Dermatologia Tropical

Dermatologia Tropical

SANDRA LYON

Dermatologista em Belo Horizonte, Minas Gerais. Graduação em Medicina pela Faculdade de Medicina da Universidade Federal de Minas Gerais – UFMG. Residência Médica em Dermatologia pelo Hospital das Clínicas da UFMG. Mestrado em Dermatologia pela Faculdade de Medicina da UFMG. Doutorado em Medicina Tropical pela Faculdade de Medicina da UFMG. Professora de Dermatologia do Curso de Medicina da Faculdade de Ecologia Humana – FASEH, Vespasiano – MG. Professora dos Cursos de Pós-graduação do Centro de Medicina Especializada, Pesquisa e Ensino – CEMEPE. Preceptora-chefe da Residência Médica em Dermatologia do Hospital Eduardo de Menezes da Fundação Hospitalar do Estado de Minas Gerais – FHEMIG.

COAUTORAS

ANA CLÁUDIA LYON DE MOURA

Dermatologista em Belo Horizonte, Minas Gerais. Graduação em Medicina pela Faculdade de Medicina da UFMG. Mestrado em Microbiologia, área de concentração em Micologia, pelo Instituto de Ciências Biológicas da UFMG. Doutorado em Ciências da Saúde: Infectologia e Medicina Tropical pela Faculdade de Medicina da UFMG. Preceptora da Residência Médica em Dermatologia do Hospital Eduardo de Menezes da Fundação Hospitalar do Estado de Minas Gerais – FHEMIG.

MARIA APARECIDA DE FARIA GROSSI

Dermatologista em Belo Horizonte, Minas Gerais. Graduação em Medicina pela Faculdade de Medicina da UFMG. Mestrado em Dermatologia pela Faculdade de Medicina da UFMG. Doutorado em Medicina Tropical pela Faculdade de Medicina da UFMG. Professora de Dermatologia do Curso de Medicina da Faculdade de Ecologia Humana – FASEH, Vespasiano – MG. Professora dos Cursos de Pós-graduação do Centro de Medicina Especializada, Pesquisa e Ensino – CEMEPE. Ex-coordenadora da Coordenação Estadual de Dermatologia Sanitária da Secretaria de Estado de Saúde de Minas Gerais. Ex-coordenadora Geral do Programa Nacional de Controle de Hanseníase do Ministério da Saúde.

ROZANA CASTORINA DA SILVA

Dermatologista em Belo Horizonte, Minas Gerais. Graduação em Medicina pela Faculdade de Medicina – Escola Superior de Ciências da Santa Casa de Misericórdia de Vitória – EMESCAM. Mestrado em Medicina Tropical pela Faculdade de Medicina da UFMG. Doutorado em Ciências da Saúde: Infectologia e Medicina Tropical pela Faculdade de Medicina da UFMG. Professora dos Cursos de Pós-graduação do Centro de Medicina Especializada, Pesquisa e Ensino – CEMEPE. Professora de Dermatologia do Curso de Medicina da Faculdade de Ecologia Humana – FASEH, Vespasiano – MG. Preceptora da Residência Médica em Dermatologia do Hospital Eduardo de Menezes da Fundação Hospitalar do Estado de Minas Gerais – FHEMIG.

Medbook

EDITORA CIENTÍFICA LTDA.

DERMATOLOGIA TROPICAL
Direitos exclusivos para a língua portuguesa

Nota da editora: Os autores desta obra verificaram cuidadosamente os nomes genéricos e comerciais dos medicamentos mencionados; também conferiram os dados referentes à posologia, objetivando fornecer informações acuradas e de acordo com os padrões atualmente aceitos. Entretanto, em virtude do dinamismo da área da saúde, os leitores devem prestar atenção às informações fornecidas pelos fabricantes, para que possam se certificar de que as doses preconizadas ou as contraindicações não sofreram modificações, principalmente em relação a substâncias novas ou prescritas com pouca frequência. Os autores e a editora não podem ser responsabilizados pelo uso impróprio nem pela aplicação incorreta de produto apresentado nesta obra.

Apesar de terem envidado esforço máximo para localizar os detentores dos direitos autorais de qualquer material utilizado, os autores e a editora estão dispostos a acertos posteriores caso, inadvertidamente, a identificação de algum deles tenha sido omitida.

Editoração Eletrônica: REDB STYLE – Produções Gráficas e Editorial Ltda.
Capa: Adielson Anselme
Produção editorial: Ricardo Cesar Santos

CIP-BRASIL. CATALOGAÇÃO NA PUBLICAÇÃO
SINDICATO NACIONAL DOS EDITORES DE LIVROS, RJ

L997d

Lyon, Sandra

Dermatologia tropical / Sandra Lyon; coautoras Ana Cláudia Lyon de Moura; Maria Aparecida de Faria Grossi, Rozana Castorina da Silva. - 1. ed. - Rio de Janeiro : MedBook, 2017.

800 p.: il. ; 28 cm.

ISBN 9788583690139

1. Dermatologia.I. Lyon, Sandra. II. Moura, Ana Cláudia Lyon de. III. Grossi, Maria Aparecida de Faria. IV. Silva, Rozana Castorina da. V. Título.

15-27479 CDD: 615.5
CDU: 615.5

21/10/2015 21/10/2015

MEDBOOK – Editora Científica Ltda.
Rua Professora Ester de Melo, 178 – Benfica – Cep 20930-010 – Rio de Janeiro – RJ
Telefones: (21) 2502-4438 e 2569-2524 – **www.medbookeditora.com.br**
contato@medbookeditora.com.br – medbook@superig.com.br

Dedicatória

Às pessoas que foram dizimadas por
pestes e pandemias ao longo da
história da humanidade

Epígrafe

"A medicina não é apenas uma ciência; é também uma arte.
Não consiste em fazer pílulas e emplastos;
trata-se dos próprios processos da vida, que devem ser
entendidos antes que possam ser guiados."

Paracelso (1493-1541)

Agradecimentos

A edição de *Dermatologia Tropical* resultou da participação qualificada de grande número de pessoas. Nossos agradecimentos pelo esmero e a disponibilidade de todos os colaboradores, que se empenharam para que cada tema proposto tivesse uma abordagem teórico-prática bastante atualizada.

Cabe ressaltar, também, a participação qualificada de Núbia de Souza Santos, que, com empenho, dedicação e cuidado, muito contribuiu para a conclusão desta obra.

Às equipes do Centro de Referência em Dermatologia Sanitária do Hospital Eduardo de Menezes e do Centro de Medicina Especializada, Ensino e Pesquisa – CEMEPE, que participaram ativamente nas diversas etapas do processo de elaboração deste livro.

Um reconhecimento especial à Medbook Editora, nas pessoas de seus editores, Jackson Alves de Oliveira e Deber Alves de Oliveira, e sua equipe editorial, que possibilitaram a edição deste livro com alto nível de qualidade.

Nossa gratidão a nossas famílias, amigos, alunos e pacientes, que dão sentido às nossas vidas.

Sandra Lyon

Colaboradores

ABRAHÃO OSTA VIEIRA
Dermatologista em Pedro Leopoldo-MG. Graduação em Medicina pela Universidade Federal de Minas Gerais – UFMG. Médico Dermatologista da Secretaria Municipal de Saúde de Pedro Leopoldo e Secretaria Municipal de Saúde de Matozinhos-MG. Professor dos Cursos de Pós-graduação do Centro de Medicina Especializada, Pesquisa e Ensino – CEMEPE.

ADRIANA DE SOUSA CARNEIRO
Dermatologista em Belo Horizonte, Minas Gerais. Graduação em Medicina pela Faculdade de Medicina da Universidade Federal de Minas Gerais – UFMG. Residência Médica em Clínica Médica pelo Hospital Municipal Odilon Behrens – Belo Horizonte-MG. Residência Médica em Dermatologia pelo Hospital Eduardo de Menezes da Fundação Hospitalar do Estado de Minas Gerais – FHEMIG.

ALINE MELO DOS SANTOS
Médica em Belo Horizonte, Minas Gerais. Graduação em Medicina pela Faculdade de Medicina da Universidade José do Rosário Vellano – UNIFENAS – Alfenas-Minas Gerais. Especialização em Dermatologia pelo Centro de Medicina Especializada, Pesquisa e Ensino – CEMEPE, Belo Horizonte-MG. Especialização em Medicina e Cirurgia Estética pelo Centro de Medicina Especializada, Pesquisa e Ensino – CEMEPE.

AMANDA MOREIRA CORRÊA ARAÚJO
Médica em Belo Horizonte-MG. Graduação em Medicina pela Faculdade de Saúde e Ecologia Humana – FASEH – Vespasiano-MG. Especialização em Dermatologia pelo Centro de Medicina Especializada, Pesquisa e Ensino – CEMEPE, Belo Horizonte-MG. Especialização em Medicina e Cirurgia Estética pelo Centro de Medicina Especializada, Pesquisa e Ensino – CEMEPE. Dermatology Fellowship – Mount Sinai Hospital New York, USA. Mestrado em Ciências da Saúde pela Santa Casa de Misericórdia de Belo Horizonte-MG. Professora da Faculdade de Medicina da FAMINAS – Belo Horizonte-MG.

AMANDA NETO LADEIRA
Dermatologista do Hospital Infantil João Paulo II da Fundação Hospitalar do Estado de Minas Gerais – FHEMIG. Graduação em Medicina pela Faculdade de Medicina da Universidade Federal de Juiz de Fora – UFJF. Residência Médica em Dermatologia pelo Hospital Eduardo de Menezes da FHEMIG. Mestrado em Ciências de Saúde: Infectologia e Medicina Tropical pela Faculdade de Medicina da UFMG. Preceptora da Residência Médica em Dermatologia da FHEMIG.

ANA CAROLINA LEITE DE MOURA
Dermatologista em João Pessoa-PB. Graduação em Medicina pela Faculdade de Medicina da Universidade Federal da Paraíba. Residência Médica em Dermatologia pelo Hospital Eduardo de Menezes da Fundação Hospitalar do Estado de Minas Gerais – FHEMIG.

ANA FLÁVIA DE SALES SANTOS
Graduação em Medicina pela Faculdade de Saúde e Ecologia Humana – FASEH – Vespasiano-MG. Residência Médica em Infectologia pelo Hospital Eduardo de Menezes da Fundação Hospitalar do Estado de Minas Gerais – FHEMIG.

ANDREIA COUTINHO DE FARIA
Dermatologista em Belo Horizonte-MG. Graduação em Medicina pela Faculdade de Medicina da UFMG. Residência Médica em Dermatologia pelo Hospital Eduardo de Menezes da Fundação Hospitalar do Estado de Minas Gerais – FHEMIG. Médica do Ambulatório de Referência em Leishmanioses do Centro de Pesquisa René Rachou da Fiocruz.

ANELISE DINIZ GARCIA LEÃO
Dermatologista em Divinópolis-MG. Graduação em Medicina pela Faculdade de Medicina da UFMG. Residência Médica em Medicina de Família e Comunidade pela UFMG. Residência Médica em Dermatologia pelo Hospital Eduardo de Menezes da Fundação Hospitalar de Minas Gerais – FHEMIG. Professora de Clínica Médica da Faculdade de Medicina da Universidade Federal de São João Del Rei – Campus Divinópolis.

ANGELA CAROLINA NASCIMENTO

Médica em Tangará da Serra-MS. Graduação em Medicina pela Faculdade de Medicina da Universidade José Rosário Velano – UNIFENAS – Alfenas-MG. Especialização em Dermatologia pelo Centro de Medicina Especializada, Pesquisa e Ensino – CEMEPE. Especialização em Medicina e Cirurgia Estética pelo Centro de Medicina Especializada, Pesquisa e Ensino – CEMEPE.

ANGELINA TOLEDO LYON

Médica em Belo Horizonte-MG. Bacharel em Direito pela Pontifícia Universidade Católica de Minas Gerais – PUC-MG. Graduação em Medicina pela Faculdade de Medicina da Universidade do Vale do Rio Verde – UNINCOR. Especialização em Dermatologia pelo Centro de Medicina Especializada, Pesquisa e Ensino – CEMEPE. Especialização em Medicina e Cirurgia Estética pelo Centro de Medicina Especializada, Pesquisa e Ensino – CEMEPE.

ANTÔNIO CARLOS DE CASTRO TOLEDO JÚNIOR

Médico Infectologista em Belo Horizonte-MG. Graduação em Medicina pela Faculdade de Medicina da UFMG. Doutorado em Ciências da Saúde: Infectologia e Medicina Tropical pela Faculdade de Medicina da UFMG. Professor do Curso de Medicina da Universidade José Rosário Vellano – UNIFENAS – Belo Horizonte-MG.

BÁRBARA PROENÇA NARDI DE ASSIS

Dermatologista em Belo Horizonte-MG. Graduação em Medicina pela Faculdade de Medicina da UFMG. Residência Médica em Dermatologia pelo Hospital Eduardo de Menezes da Fundação Hospitalar do Estado de Minas Gerais – FHEMIG. Mestrado em Ciências da Saúde: Infectologia e Medicina Tropical pela Faculdade de Medicina da UFMG. Professora dos Cursos de Pós-graduação do Centro de Medicina Especializada, Pesquisa e Ensino – CEMEPE. Professora de Dermatologia da Faculdade de Medicina da UNI-BH – Belo Horizonte-MG. Preceptora da Residência Médica em Dermatologia do Hospital Eduardo de Menezes da Fundação Hospitalar do Estado de Minas Gerais – FHEMIG.

CIDIANE GRACIELE DA SILVA MELO

Graduação em Ciências Biológicas pela Faculdade Pitágoras, Belo Horizonte-MG. Mestranda em Medicina/Biomedicina no Instituto de Ensino e Pesquisa da Santa Casa de Belo Horizonte.

DAGMAR TOLEDO LYON

Oftalmologista em Belo Horizonte-MG. Graduação em Medicina pela Faculdade de Medicina da UFMG. Residência Médica em Oftalmologia pela Santa Casa de Misericórdia de Belo Horizonte – Minas Gerais. Professora dos Cursos de Pós-graduação do Centro de Medicina Especializada, Pesquisa e Ensino – CEMEPE. Preceptora/Colaboradora da Residência Médica em Dermatologia do Hospital Eduardo de Menezes da Fundação Hospitalar do Estado de Minas Gerais – FHEMIG.

DANIEL SEIXAS DOURADO

Dermatologista em Belo Horizonte-MG. Graduação em Medicina pela Faculdade de Medicina da Universidade Severino Sombra – Vassouras-RJ. Especialização em Dermatologia pelo Centro de Medicina Especializada, Pesquisa e Ensino – CEMEPE. Especialização em Medicina e Cirurgia Estética pelo Centro de Medicina Especializada, Pesquisa e Ensino – CEMEPE. Preceptor dos Cursos de Pós-graduação do Centro de Medicina Especializada, Pesquisa e Ensino – CEMEPE.

DARIO BROCK RAMALHO

Médico Infectologista em Belo Horizonte-MG. Graduação em Medicina pela Faculdade de Medicina da UFMG. Residência Médica em Infectologia pelo Hospital Eduardo de Menezes da Fundação Hospitalar do Estado de Minas Gerais – FHEMIG. Preceptor da Residência Médica em Infectologia do Hospital Eduardo de Menezes da Fundação Hospitalar do Estado de Minas Gerais – FHEMIG.

EDILAMAR SILVA DE ALECRIM

Graduação em Enfermagem pela Pontifícia Universidade Católica de Minas Gerais – PUC-MG. Enfermeira do Ambulatório de Dermatologia do Hospital Eduardo de Menezes da Fundação Hospitalar do Estado de Minas Gerais – FHEMIG. Mestranda em Ciências da Saúde: Infectologia e Medicina Tropical pela Faculdade de Medicina da UFMG.

ELEN ROSE DOS REIS TEIXEIRA

Dermatologista em Formiga-MG. Graduação em Medicina pela Faculdade de Medicina da UFMG. Residência Médica em Dermatologia pelo Hospital Eduardo de Menezes da Fundação Hospitalar do Estado de Minas Gerais – FHEMIG.

ENIO ROBERTO PIETRA PEDROSO

Graduação em Medicina pela Faculdade de Medicina da UFMG. Mestrado em Medicina Tropical pela Faculdade de Medicina da UFMG. Doutorado em Medicina Tropical pela Faculdade de Medicina da UFMG. Professor Titular do Departamento de Clínica Médica da Faculdade de Medicina da UFMG.

FABIANA ROCHA DA SILVA

Graduação em Ciências Biológicas pela Universidade Católica de Minas Gerais/Betim-PUC. Mestrado em Medicina/Biomedicina pelo Instituto de Ensino e Pesquisa da Santa Casa de Belo Horizonte. Doutoranda em Medicina/Biomedicina pelo Instituto de Ensino e Pesquisa da Santa Casa de Belo Horizonte.

FABIANY SANGLARD DA SILVA

Dermatologista em Belo Horizonte-MG. Graduação em Medicina pela Faculdade de Medicina de Barbacena-MG. Preceptora da Residência Médica em Dermatologia do Hospital Eduardo de Menezes da Fundação Hospitalar do Estado de Minas Gerais – FHEMIG.

FÁBIO LYON MOREIRA

Cirurgião em Belo Horizonte-MG. Graduação em Medicina pela Faculdade de Medicina da Universidade José Rosário Velano – UNIFENAS – Alfenas-MG. Residência Médica em Cirurgia Geral pelo Hospital Geral Universitário de Mato Grosso – Cuiabá-MT. Residência Médica em Cirurgia Plástica pelo Hospital Mater Dei – Belo Horizonte-MG.

FABRÍCIO NETO LADEIRA

Angiologista e Cirurgião Vascular em Belo Horizonte-MG. Graduação em Medicina pela Fundação Educacional Serra dos Órgãos – UNIFESO. Residência Médica em Angiologia e Cirurgia Vascular pelo Hospital Municipal Odilon Behrens – Belo Horizonte-MG.

FERNANDA ARAGÃO GRASSI MARQUES

Dermatologista em Belo Horizonte-MG. Graduação em Medicina pela Faculdade de Medicina da UFMG. Residência Médica em Dermatologia pelo Hospital Eduardo de Menezes da Fundação Hospitalar do Estado de Minas Gerais – FHEMIG. Mestrado em Patologia Médica pela Faculdade de Medicina da UFMG.

FERNANDA LYON FREIRE

Graduação em Ciências Biológicas pelo Instituto de Ciências Biológicas da UFMG. Graduação em Medicina pela Faculdade de Ciências Médicas de Minas Gerais. Mestrado em Genética pelo Instituto de Ciências Biológicas da UFMG. Especialização em Oftalmologia pela Santa Casa de Misericórdia de Belo Horizonte-MG.

GLÁUCIA FERNANDES COTA

Médica Infectologista em Belo Horizonte-MG. Graduação em Medicina pela Faculdade de Medicina da UFMG. Residência Médica em Clínica Médica pelo Hospital das Clínicas da UFMG. Residência Médica em Infectologia pelo Hospital Eduardo de Menezes da Fundação Hospitalar do Estado de Minas Gerais – FHEMIG. Mestrado em Ciências da Saúde: Infectologia e Medicina Tropical pela Faculdade de Medicina da Universidade Federal de Minas Gerais – FHEMIG. Doutorado em Ciências da Saúde, Doenças Infecciosas e Parasitárias pelo Centro de Pesquisa René Rachou-Fundação Oswaldo Cruz – Fiocruz.

GABRIELA MARIA ABREU GONTIJO

Dermatologista em Belo Horizonte-MG. Graduação em Medicina pela Faculdade de Medicina da UFMG. Residência Médica em Clínica Médica pelo Hospital Municipal Odilon Behrens – Belo Horizonte. Residência em Dermatologia pela Faculdade de Medicina de Jundiaí-SP.

GIOVANE RODRIGO DE SOUSA

Graduação em Enfermagem pela Pontifícia Universidade Católica de Minas Gerais – PUC-MG. Mestrado em Ciências da Saúde: Infectologia e Medicina Tropical pela Faculdade de Medicina da UFMG.

GUY JOSÉ ALVES DE GOUVEIA JUNIOR

Graduação em Medicina pela Faculdade de Medicina da Universidade Federal de Juiz de Fora – UFJF. Residência Médica em Infectologia pelo Hospital Eduardo de Menezes da Fundação Hospitalar do Estado de Minas Gerais – FHEMIG.

HELENA LYON MOREIRA

Médica em Belo Horizonte-MG. Graduação em Odontologia pela Pontifícia Universidade Católica de Minas Gerais – PUC-MG. Graduação em Medicina pela Faculdade de Medicina da Universidade do Vale do Rio Verde – UNINCOR. Especialização em Endodontia pela Associação Brasileira de Odontologia – ABO – Regional Alfenas-MG. Especialização em Saúde Coletiva pela Faculdade de Odontologia da UFMG. Especialização em Dermatologia pelo Centro de Medicina Especializada, Pesquisa e Ensino – CEMEPE. Especialização em Medicina e Cirurgia Estética pelo Centro de Medicina Especializada, Pesquisa e Ensino – CEMEPE.

HYLLO BAETA MARCELLO JÚNIOR

Micologista em Belo Horizonte-MG. Graduação em Farmácia/Bioquímica pela UFMG. Mestre em Microbiologia, área de concentração em Micologia, pelo Instituto de Ciências Biológicas da UFMG. Preceptor/Colaborador da Residência Médica em Dermatologia do Hospital Eduardo de Menezes da Fundação Hospitalar do Estado de Minas Gerais – FHEMIG.

IGOR FELIX CARDOSO

Cirurgião Plástico em Brasília-DF. Graduação em Medicina pela Faculdade de Medicina da Universidade de Brasília – UNB. Residência Médica em Cirurgia Geral pelo Hospital Regional da Asa Norte – SES/DF. Residência Médica em Cirurgia Plástica no Instituto Nacional do Câncer – INCA/RJ.

ISMAEL ALVES RODRIGUES JÚNIOR

Dermatologista em Ipatinga-MG. Graduação em Medicina pela Faculdade de Medicina da UFMG. Residência Médica em Dermatologia pelo Hospital Eduardo de Menezes da Fundação Hospitalar do Estado de Minas Gerais – FHEMIG. Mestrado em Patologia Médica pela UFMG. Doutorado em Patologia Médica pela UFMG. Professor das Disciplinas Bases Anatomofuncionais das Doenças e Dermatologia da Faculdade de Medicina do Instituto Metropolitano de Ensino Superior, Ipatinga-MG.

IZABEL CRISTINA SAD DAS CHAGAS

Graduação em Enfermagem pela Universidade Severino Sombra – Vassouras-RJ. Enfermeira do Ambulatório de Dermatologia do Hospital Eduardo de Menezes da Fundação Hospitalar do Estado de Minas Gerais – FHEMIG. Especialista em Estomaterapia pela Escola de Enfermagem da UFMG. Mestranda em Enfermagem pela Faculdade de Enfermagem da UFMG. Preceptora/Colaboradora da Residência Médica em Dermatologia do Hospital Eduardo de Menezes da Fundação Hospitalar do Estado de Minas Gerais – FHEMIG.

JAYME NEVES
Graduação em Medicina pela UFMG. Doutorado em Infectologia e Medicina Tropical pela UFMG. Professor Emérito da Faculdade de Medicina da UFMG.

JULIANA CUNHA SARUBI NOVIELLO
Dermatologista em Belo Horizonte-MG. Graduação em Medicina pela Faculdade de Medicina da UFMG. Residência Médica em Dermatologia pelo Hospital Eduardo de Menezes da Fundação Hospitalar do Estado de Minas Gerais – FHEMIG. Mestrado em Ciências da Saúde: Infectologia e Medicina Tropical pela Faculdade de Medicina da UFMG. Preceptora da Residência Médica em Dermatologia do Hospital Eduardo de Menezes da Fundação Hospitalar do Estado de Minas Gerais – FHEMIG.

LEANDRO OURIVES NEVES
Dermatologista em Manaus-AM. Graduação em Medicina pela Faculdade de Medicina da UFMG. Mestrado em Medicina Tropical pela Universidade do Estado do Amazonas – UEA. Doutorado em Medicina Tropical pela Universidade Federal do Amazonas em Convênio com a Fundação de Medicina Tropical Dr. Heitor Vieira Dourado – FMT-HVD. Professor Auxiliar de Dermatologia da Faculdade de Medicina da Universidade Federal do Amazonas – UFAM.

LEONARDO OLIVEIRA FERREIRA
Médico em Vitória-ES. Graduação em Medicina pela Faculdade de Saúde e Ecologia Humana – FASEH – Vespasiano-MG. Mestrado em Gerontologia pela Pontifícia Universidade Católica de Brasília. Doutorado pela Pontifícia Universidade Católica do Rio Grande do Sul – PUC-RS. Fellow em Dermatologia pelo Hospital de Santa Maria, de Lisboa, Portugal. Professor de Dermatologia da Faculdade de Medicina do Centro Universitário do Espírito Santo – UNESC – Colatina-ES. Professor de Dermatologia da Faculdade de Medicina de Vitória – Multivix – Vitória-ES.

LETÍCIA TRIVELLATO GRESTA
Médica Patologista em Ipatinga-MG. Graduação em Medicina pela Faculdade de Medicina da UFMG. Residência Médica em Anatomia Patológica pela Faculdade de Medicina da Universidade Federal de Minas Gerais – UFMG. Doutorado em Patologia Médica pela Faculdade de Medicina da UFMG. Professora da Disciplina Bases Anatomofuncionais das Doenças na Faculdade de Medicina do Instituto Metropolitano de Ensino Superior – Ipatinga-MG.

LÍVIA PAULA FREIRE BONFIM
Médica em Belo Horizonte-MG. Graduação em Medicina pela Faculdade de Medicina da UFMG. Especialização em Medicina do Trabalho da Faculdade de Ciências Médicas de Minas Gerais. MBA em Gestão em Serviços de Saúde da Fundação Getúlio Vargas. Médica do Corpo Clínico do Serviço de Urgência do Hospital Municipal Odilon Behrens – Belo Horizonte-MG.

LORENZA NOGUEIRA CAMPOS DEZANET
Médica Infectologista em Belo Horizonte-MG. Graduação em Medicina pela Faculdade de Medicina da UFMG. Residência Médica em Infectologia pelo Hospital Eduardo de Menezes da Fundação Hospitalar do Estado de Minas Gerais – FHEMIG. Mestrado em Saúde Pública pela Faculdade de Medicina da UFMG. Doutorado em Saúde Pública pela Faculdade de Medicina da UFMG. Professora da Faculdade de Medicina da Universidade José do Rosário Vellano – UNIFENAS-BH. Gerente de Risco do Núcleo de Risco do Hospital Eduardo de Menezes da Fundação Hospitalar do Estado de Minas Gerais – FHEMIG. Médica Infectologista do Serviço de Prevenção e Assistência em Doenças Infecciosas (SEPADI) da Prefeitura Municipal de Betim-MG.

LUCIANO JOSÉ DE OLIVEIRA
Dermatologista em Belo Horizonte-MG. Graduação em Medicina pela Faculdade de Medicina da UFMG. Residência Médica em Clínica Médica pelo Hospital Odilon Behrens – Belo Horizonte-MG. Residência Médica em Dermatologia pelo Hospital Eduardo de Menezes da Fundação Hospitalar do Estado de Minas Gerais – FHEMIG.

LUCINÉIA MARIA DE QUEIROZ CARVALHAIS RAMOS
Médica Infectologista em Belo Horizonte-MG. Graduação em Medicina pela Faculdade de Medicina da UFMG. Residência Médica em Infectologia pelo Hospital Eduardo de Menezes da Fundação Hospitalar do Estado de Minas Gerais – FHEMIG. Mestrado em Ciências da Saúde pela Faculdade de Medicina da UFMG. Professora da Faculdade de Medicina do Centro Universitário UNI-BH.

LUÍS FERNANDO PIACITELLI LYON
Médico em Botucatu-SP. Graduação em Medicina pela Faculdade de Medicina de Catanduva-SP. Médico do Programa de Saúde da Família de Botucatu-SP. Especialização em Dermatologia pelo Centro de Medicina Especializada, Pesquisa e Ensino – CEMEPE. Especialização em Medicina e Cirurgia Estética pelo Centro de Medicina Especializada, Pesquisa e Ensino – CEMEPE.

LUÍZA ANDRADE ARAÚJO
Médica em Belo Horizonte-MG. Graduação em Medicina pela Faculdade de Medicina do Instituto Metropolitano de Ensino Superior – Ipatinga-MG. Especialização em Dermatologia pelo Centro de Medicina Especializada, Pesquisa e Ensino – CEMEPE. Especialização em Medicina e Cirurgia Estética pelo Centro de Medicina Especializada, Pesquisa e Ensino – CEMEPE.

MAÍSA NEIVA SANTOS HERNANDEZ
Médica em Belo Horizonte-MG. Graduação em Medicina pela Faculdade de Medicina da Universidade do Vale do Rio Verde. Especialização em Dermatologia pelo Centro de Medicina Especializada, Pesquisa e Ensino – CEMEPE. Especialização em Medicina e Cirurgia Estética pelo Centro de Medicina Especializada, Pesquisa e Ensino – CEMEPE. Mestrado em Ciências da Saúde pela Santa Casa de Misericórdia de Belo Horizonte-MG. Doutoranda em Ciências da Saúde pela Santa Casa de Misericórdia de Belo Horizonte-MG.

MANOEL OTÁVIO DA COSTA ROCHA
Graduação em Medicina pela Faculdade de Medicina da UFMG. Doutorado em Medicina (Medicina Tropical) pela UFMG. Professor Titular do Departamento de Clínica Médica da Faculdade de Medicina da UFMG. Coordenador do Centro de Pós-graduação da Faculdade de Medicina da UFMG.

MARCELA FONSECA LADEIRA
Dermatologista do Hospital Infantil João Paulo II da Fundação Hospitalar do Estado de Minas Gerais – FHEMIG. Graduação em Medicina pela Faculdade de Medicina da UFMG. Residência Médica em Dermatologia pelo Hospital Eduardo de Menezes da FHEMIG. Preceptora da Residência Médica em Dermatologia da FHEMIG.

MÁRCIA BEATRIZ DE SOUZA
Pneumologista em Belo Horizonte-MG. Graduação em Medicina pela Faculdade de Medicina de Barbacena-MG. Residência Médica em Pneumologia pela Santa Casa de Misericórdia de Belo Horizonte-MG. Professora de Clínica Médica do Curso de Medicina da Faculdade de Medicina FAMINAS – Belo Horizonte-MG. Mestrado em Clínica Médica pela Santa Casa de Misericórdia de Belo Horizonte-MG. Pneumologista do Hospital Eduardo de Menezes da Fundação Hospitalar do Estado de Minas Gerais – FHEMIG. Professora de Clínica Médica do Curso de Medicina da Faculdade de Saúde e Ecologia Humana – FASEH – Vespasiano-MG, e da Faculdade de Minas – FAMINAS – Belo Horizonte-MG.

MÁRCIA FERNANDA PEREIRA COUTINHO
Dermatologista em Belo Horizonte-MG. Graduação em Medicina pela Faculdade de Medicina da UFMG. Residência Médica em Dermatologia pelo Hospital Eduardo de Menezes da Fundação Hospitalar do Estado de Minas Gerais – FHEMIG.

MÁRCIA GREGORY TAVARES MELO
Médica Pneumologista do Hospital Eduardo de Menezes da Fundação Hospitalar do Estado de Minas Gerais – FHEMIG. Graduação em Medicina pela Faculdade de Ciências Médicas de Minas Gerais. Especialização em Pneumologia pela Santa Casa de Misericórdia de Belo Horizonte-MG.

MARCUS DE ALMEIDA MAGALHÃES GONTIJO
Graduação em Medicina pela Faculdade de Ciências Médicas de Minas Gerais. Mestrado em Microbiologia pelo Instituto de Ciências Biológicas da UFMG. Doutorado em Medicina pela Santa Casa de Misericórdia de Belo Horizonte-MG.

MARCUS HENRIQUE DE ALVARENGA MORAIS
Dermatologista em Belo Horizonte-MG. Graduação em Medicina pela Faculdade de Medicina da UFMG. Residência em Clínica Médica pela Fundação Mário Penna e Hospital Luxemburgo. Residência Médica em Dermatologia pelo Hospital Eduardo de Menezes da Fundação Hospitalar do Estado de Minas Gerais – FHEMIG. Coordenador do Serviço de Dermatologia do Hospital Life Center – Belo Horizonte-MG.

MARIA JÚLIA LARA LAMAC VIEIRA CUNHA
Médica em Belo Horizonte-MG. Graduação em Medicina pela Faculdade de Medicina do Vale do Aço – FAMEVAÇO – Ipatinga-MG. Especialização em Dermatologia pelo Centro de Medicina Especializada, Pesquisa e Ensino – CEMEPE. Especialização em Medicina e Cirurgia Estética pelo Centro de Medicina Especializada, Pesquisa e Ensino – CEMEPE. Mestranda em Ciências da Saúde: Infectologia e Medicina Tropical pela Faculdade de Medicina da UFMG. Professora da Faculdade de Medicina da Pontifícia Universidade Católica de Minas Gerais – Belo Horizonte-MG.

MARIA RITA TEIXEIRA DUTRA
Médica Infectologista em Belo Horizonte-MG. Graduação em Medicina pela Faculdade de Medicina da UFMG. Residência Médica em Infectologia pelo Hospital Eduardo de Menezes da Fundação Hospitalar do Estado de Minas Gerais – FHEMIG. Mestrado em Saúde Pública pela Faculdade de Medicina da UFMG. Preceptora da Residência de Infectologia do Hospital Eduardo de Menezes da Fundação Hospitalar do Estado de Minas Gerais – FHEMIG.

MARIA THEREZA VIEIRA DE ARAÚJO
Graduação em Medicina pela Faculdade de Medicina da Universidade Federal de Juiz de Fora – UFJF. Especialização em Dermatologia pelo Centro de Medicina Especializada, Pesquisa e Ensino – CEMEPE.

MARIA THEREZA PACE CAPANEMA
Médica em Belo Horizonte-MG. Graduação em Medicina pela Faculdade de Medicina do Vale do Aço – Caratinga-MG. Residência Médica em Medicina da Família e Comunidade pelo Hospital Municipal José Lucas Filho – Contagem-MG. Especialização em Geriatria pela Universidade Federal de Minas Gerais – UFMG. Especialização em Dermatologia pelo Centro de Medicina Especializada, Pesquisa e Ensino – CEMEPE. Médica Dermatologista da Policlínica Iria Diniz – Contagem-MG.

MARIANA COSTA ALVES
Dermatologista em Belo Horizonte-MG. Graduação em Medicina pela Faculdade de Medicina da UFMG. Residência Médica em Dermatologia pelo Hospital Edurado de Menezes da Fundação Hospitalar do Estado de Minas Gerais – FHEMIG.

MARINA DIAS COSTA
Dermatologista em Alfenas-MG. Graduação em Medicina pela Faculdade de Medicina da Universidade José do Rosário Vellano – UNIFENAS-MG. Mestrado em Clínica Médica pela Santa Casa de Misericórdia de Belo Horizonte-MG. Professora dos Cursos de Pós-graduação do Centro de Medicina Especializada, Pesquisa e Ensino – CEMEPE.

MAYUME DIAS SHIBUYA
Dermatologista em Salvador-BA. Graduação em Medicina pela Faculdade de Medicina da UFMG. Residência Médica em Dermatologia pelo Hospital Eduardo de Menezes da Fundação Hospitalar do Estado de Minas Gerais – FHEMIG. Mestrado em Ciências da Saúde pela Universidade Federal da Bahia – UFBA.

MILENE TIBURCIO NARENTE FERRADOZA
Médica em Curitiba-PR. Graduação em Medicina pela Faculdade de Medicina da Região de Joinville – UNIVILLE. Pós-graduação em Dermatologia pelo Centro de Medicina Especializada, Pesquisa e Ensino – CEMEPE.

MOISÉS SALGADO PEDROSA
Médico Patologista em Belo Horizonte-MG. Graduação em Medicina pela Faculdade de Ciências Médicas de Minas Gerais. Coordenador do Centro de Anatomia Patológica – CEAP – em Belo Horizonte-MG. Preceptor da Residência Médica em Dermatologia do Hospital Eduardo de Menezes da Fundação Hospitalar do Estado de Minas Gerais – FHEMIG.

PAULA FORÇA DELLAQUA
Graduação em Medicina pelo Centro Universitário do Espírito Santo – UNESC – Colatina-ES.

PAULA GOMES BERNARDINO
Médica em Belo Horizonte-MG. Graduação em Medicina pela Faculdade de Saúde e Ecologia Humana – FASEH – Vespasiano-MG. Especialização em Dermatologia pelo Centro de Medicina Especializada, Pesquisa e Ensino – CEMEPE. Especialização em Medicina e Cirurgia Estética pelo Centro de Medicina Especializada, Pesquisa e Ensino – CEMEPE.

PEDRO RASO
Professor Emérito da Faculdade de Medicina da UFMG.

POLLYANA MAIA DE FARIA
Médica em São João Del Rey-MG. Graduação em Medicina pela Universidade Federal de Juiz de Fora – UFJF. Especialização em Dermatologia pelo Centro de Medicina Especializada, Pesquisa e Ensino – CEMEPE. Especialização em Medicina e Cirurgia Estética pelo Centro de Medicina Especializada, Pesquisa e Ensino – CEMEPE.

PRISCILA PENASSO FURTADO
Médica em Ouro Branco-MG. Graduação em Medicina pela Faculdade de Medicina da Universidade Federal de Juiz de Fora – UFJF. Especialização em Dermatologia pelo Centro de Medicina Especializada, Pesquisa e Ensino – CEMEPE – Belo Horizonte-MG. Mestrado em Medicina e Biomedicina pelo Instituto de Ensino e Pesquisa da Santa Casa de Misericórdia de Belo Horizonte-MG.

RACHEL BASQUES CALIGIORNE
Graduação em Ciências Biológicas pelo Instituto de Ciências Biológicas da UFMG. Mestrado em Microbiologia pela UFMG. Doutorado em Microbiologia pela UFMG. Pós-doutorado em Micologia pelo Muséum National d'Histoire Naturelle de Paris e pelo Centraalbureau Voor Schimmelcultures (CBS) – Utrecht, Holanda. Chefe do Laboratório de Micologia do Instituto de Ensino e Pesquisa da Santa Casa de Belo Horizonte-MG. Professora/Pesquisadora do Curso de Pós-graduação em Medicina/Biomedicina do Instituto de Ensino e Pesquisa da Santa Casa de Belo Horizonte.

REGINA LUNARDI ROCHA
Graduação em Medicina pela UFMG. Especialização em Pediatria pelo Hospital das Clínicas da UFMG. Mestrado em Medicina Tropical pela UFMG. Doutorado em Medicina Tropical pela UFMG. Professora-Associada do Departamento de Pediatria da Faculdade de Medicina da UFMG. Professora de Pediatria da Faculdade de Saúde e Ecologia Humana – FASEH.

ROBERTA ILHA OLIVEIRA CARDOSO
Dermatologista em Brasília-DF. Graduação em Medicina pela Faculdade de Medicina da Universidade de Brasília – UnB. Residência Médica em Dermatologia pelo Hospital Eduardo de Menezes da Fundação Hospitalar do Estado de Minas Gerais – FHEMIG.

ROCHELLE FERREIRA FRIZON LORENZINI
Médica em Belo Horizonte-MG. Graduação em Medicina pela Faculdade de Medicina da Universidade do Vale do Rio Verde – UNINCOR. Especialização em Saúde Coletiva pela Faculdade de Odontologia da UFMG. Especialização em Dermatologia pelo Centro de Medicina Especializada, Pesquisa e Ensino – CEMEPE.

ROSA JACQUELINE GARCIA MÁCIAS
Graduação em Medicina pela Universidade Estadual de Guayaquil – Equador. Especialização em Dermatologia pelo Centro de Medicina Especializada, Pesquisa e Ensino – CEMEPE. Especialização em Medicina e Cirurgia Estética pelo Centro de Medicina Especializada, Pesquisa e Ensino – CEMEPE. Professora dos Cursos de Pós-graduação do Centro de Medicina Especializada, Pesquisa e Ensino – CEMEPE.

ROSANE DIAS COSTA
Dermatologista em Alfenas-MG. Graduação em Medicina pela Faculdade de Medicina da Universidade José do Rosário Vellano – UNIFENAS – Alfenas-MG. Mestrado em Clínica Médica pela Santa Casa de Misericórdia de Belo Horizonte-MG. Professora dos Cursos de Pós-graduação do Centro de Medicina Especializada, Pesquisa e Ensino – CEMEPE.

SAMIRA OLIVEIRA TEIXEIRA
Dermatologista em Formiga-MG. Graduação em Medicina pela Faculdade de Medicina da UFMG. Residência Médica em Dermatologia pelo Hospital Eduardo de Menezes da Fundação Hospitalar do Estado de Minas Gerais – FHEMIG.

SARAH DE FIGUEIREDO MIRANDA
Médica em Belo Horizonte-MG. Graduação em Medicina pela Faculdade de Medicina da Universidade José do Rosário Vellano – UNIFENAS – Alfenas-MG. Especialização em Dermatologia pelo Centro de Medicina Especializada, Pesquisa e Ensino – CEMEPE. Especialização em Medicina e Cirurgia Estética pelo Centro de Medicina Especializada, Pesquisa e Ensino – CEMEPE.

SÍLVIA HEES DE CARVALHO

Médica Infectologista em Belo Horizonte-MG. Graduação em Medicina pela Faculdade de Medicina da Escola Superior de Ciências da Santa Casa de Misericórdia de Vitória – EMESCAM. Residência Médica em Infectologia pelo Hospital Eduardo de Menezes da Fundação Hospitalar do Estado de Minas Gerais – FHEMIG. Mestrado em Ciências da Saúde: Infectologia e Medicina Tropical pela Faculdade de Medicina da UFMG – FHEMIG. Preceptora da Residência Médica em Infectologia do Hospital Eduardo de Menezes da Fundação Hospitalar do Estado de Minas Gerais – FHEMIG. Professora da Faculdade de Medicina da Universidade José do Rosário Velano – UNIFENAS – Belo Horizonte-MG.

SILVIA HELENA LYON DE MOURA

Dermatologista em Belo Horizonte-MG. Graduação em Medicina pela Faculdade de Medicina da UFMG. Mestrado em Ciências da Saúde: Infectologia e Medicina Tropical pela Faculdade de Medicina da UFMG. Doutorado em Ciências da Saúde: Infectologia e Medicina Tropical pela Faculdade de Medicina da UFMG. Professora de Dermatologia da Faculdade de Medicina da UNI-BH – Belo Horizonte-MG. Preceptora da Residência Médica em Dermatologia do Hospital Eduardo de Menezes da Fundação Hospitalar do Estado de Minas Gerais – FHEMIG.

TÂNIA MARIA MARCIAL

Médica Infectologista em Belo Horizonte-MG. Graduação em Medicina pela Faculdade de Medicina da Universidade Federal de Juiz de Fora – UFJF. Residência Médica em Infectologia pela Universidade de São Paulo – Ribeirão Preto-SP. Residência Médica em Clínica Médica pelo Hospital Sarah Kubitschek – Belo Horizonte-MG. Mestrado em Ciências da Saúde: Infectologia e Medicina Tropical pela Faculdade de Medicina da UFMG. Professora do Curso de Medicina da Faculdade de Saúde e Ecologia Humana – FASEH – Vespasiano-MG.

TATHYA MATTOS TARANTO

Graduação em Medicina pela Universidade CEUMA – São Luís-MA. Residência Médica em Dermatologia pelo Hospital Eduardo de Menezes da Fundação Hospitalar do Estado de Minas Gerais – FHEMIG.

TERESA CRISTINA BECHARA NOVIELLO NISHIMOTO

Dermatologista em Belo Horizonte-MG. Graduação em Medicina pela Faculdade de Ciências Médicas de Minas Gerais. Residência em Clínica Médica pelo Hospital Alberto Cavalcante da Fundação Hospitalar do Estado de Minas Gerais – FHEMIG. Residência em Dermatologia pela Universidade Federal do Rio de Janeiro – UNIRIO. Professora de Dermatologia na Faculdade de Medicina da Universidade José do Rosário Vellano – UNIFENAS-BH.

THÂMARA CRISTIANE ALVES BATISTA

Dermatologista em Aracaju-SE. Graduação em Medicina pela Faculdade de Medicina da Universidade Federal de Sergipe. Residência Médica em Dermatologia pelo Hospital Eduardo de Menezes da Fundação Hospitalar do Estado de Minas Gerais – FHEMIG.

THAMARA THÁSCILA DA SILVA SILVEIRA

Graduanda em Ciências Biológicas da Faculdade Newton Paiva – Belo Horizonte-MG. Estudante de Iniciação Científica do Laboratório de Micologia do Instituto de Ensino e Pesquisa da Santa Casa de Belo Horizonte (Bolsista FAPEMIG).

THELMA TIRONE SILVÉRIO MATOS

Graduanda em Ciências Biológicas pelo Centro Universitário de Belo Horizonte – Uni-BH. Estudante de Iniciação Científica do Laboratório de Micologia do Instituto de Ensino e Pesquisa da Santa Casa de Belo Horizonte (Bolsista FAPEMIG).

VALÉRIO RODRIGUES AQUINO

Graduação em Farmácia pela Universidade Federal do Rio Grande do Sul – UFRGS. Doutorado em Ciências Pneumológicas pela UFRGS.

VIRGÍNIA ANTUNES DE ANDRADE ZAMBELLI

Médica Infectologista em Belo Horizonte-MG. Graduação em Medicina pela Faculdade de Medicina de Teresópolis-RJ. Residência Médica em Infectologia pelo Hospital Eduardo de Menezes da Fundação Hospitalar do Estado de Minas Gerais – FHEMIG. Preceptora da Residência Médica em Infectologia do Hospital Eduardo de Menezes da Fundação Hospitalar do Estado de Minas Gerais – FHEMIG.

VITOR ALVES DOURADO

Médico em Belo Horizonte-MG. Graduado em Medicina pela Faculdade de Medicina da Universidade Federal de Ouro Preto-MG.

Prefácio

É com grande admiração e avidez em buscar a compreensão de tema de excepcional importância em saúde que a comunidade médica recebe a primeira edição deste livro-texto, *Dermatologia Tropical*.

A dermatologia constitui uma das especialidades médicas de maior alcance e impacto na vida de todas as pessoas e um grande desafio para a prática da medicina, com a necessidade de resolução imediata em todos os níveis da atenção à saúde, desde a Unidade Básica aos Centros de Alta Complexidade.

A amplitude do conhecimento envolvido na área da dermatologia engloba características referentes não só à aparência, que afeta e estigmatiza o espírito humano em toda sua intensidade, mas representa um alerta e pistas para que várias doenças que colocam em risco a função e a vida sejam procuradas e reconhecidas.

A contribuição histórica da medicina brasileira ao conhecimento de tema de tão expressiva importância é de grande relevo com a descrição de várias doenças, fenômenos fisiopatológicos, terapêutica, controle de cura, prevenção e profilaxia.

Dermatologia Tropical vem ocupar um espaço há muito tempo vago, com a contribuição expressiva da experiência e talento, conhecimento e discernimento explícitos nas vidas de Sandra Lyon, editora, Ana Cláudia Lyon de Moura, Maria Aparecida de Faria Grossi e Rozana Castorina da Silva, coeditoras, que lideram este excepcional empreendimento, seguidas pela extraordinária contribuição de colaboradores de grande estirpe e que apresentam a ciência aliada ao humanismo e ao senso humanitário, em que a medicina se assenta e expressa sua missão de cuidar e acolher pessoas, e participar da transformação humanística da sociedade moderna, degradadamente tecnicista e tecnocrata. A dermatologia sabe bem o que significam indignação e marginalização da pessoa e incita a crítica, o humanismo e o espírito humanitário, partícipe da busca do bem-estar que todos almejam e merecem, e é capaz de equilibrar técnica e sensibilidade, objetividade e subjetividade, corpo e alma, para a preservação e o restabelecimento da saúde, que representa o bem maior de que dispõe o ser vivo. A contribuição ao conhecimento e à atualização em dermatologia, aqui expressa, trata de todos os conteúdos que representam a preocupação e a apreensão dos médicos em propiciar alívio e consolo.

É preciso parabenizar o esforço e a sensibilidade do senhor Jackson Alves de Oliveira que, em pouco tempo de existência da Medbook Editora, já produz obras de grande valor social.

É para mim honroso destacar todas essas virtudes contidas em *Dermatologia Tropical*, que associa tantos talentos a cumprirem seu compromisso social, e que se constitui na arte de cuidar das pessoas, intrinsecamente ligada à missão de médicos e da medicina.

Enio Roberto Pietra Pedroso
Professor Titular do Departamento de
Clínica Médica da Faculdade de Medicina
da Universidade Federal de Minas Gerais

Apresentação

A dermatologia tropical confunde-se com a história da medicina, que é também a história da doença. Muitas dermatoses hoje existentes, e que perturbam a humanidade, sempre existiram, o que mudou foi nossa capacidade de lidar com elas.

No entanto, algumas doenças foram erradicadas, enquanto outras surgiram fatais e incuráveis, e provavelmente novas doenças infecciosas deverão aparecer, desafiando o limite do conhecimento médico.

A dermatologia tem acompanhado a evolução da medicina, dos novos recursos de prevenção, diagnóstico e terapêutica clínica e cirúrgica, proporcionando controle e tratamentos eficientes.

Dermatologia Tropical representa uma importante contribuição para o conhecimento e a atualização na área da dermatologia sanitária, não só para médicos dermatologistas e infectologistas, mas para todos os profissionais da atenção à saúde pública.

Sandra Lyon

Sumário

Dermatologia Tropical

PARTE I

HISTÓRIA DA MEDICINA

História da Medicina

Sandra Lyon

A medicina é a arte de lidar com a saúde e a doença. Consequentemente, a história da medicina é a história da doença. O médico é qualificado para diagnosticar e tratar doenças catastróficas na prática convencional. Atualmente, procura-se dar um enfoque importante à prevenção de doenças porque a saúde não é simplesmente a ausência de doença diagnosticada, mas um caminho para o bem-estar espiritual, emocional e físico cada vez maior (Figura 1.1).

A história da medicina tem início na China, na Índia, na Mesopotâmia e no Egito. O sistema médico mais antigo é o Ayurveda (que em sânscrito significa "ciência da vida"), que data da era védica na Índia, há 3.500 anos. O conhecimento médico do Ayurveda tem origem divina e propõe que um indivíduo deve ter equilíbrio físico, espiritual e mental. O Ayurveda baseava sua terapêutica em medicamentos derivados de plantas para restabelecer o equilíbrio e a saúde de um indivíduo.

Na China, o texto médico mais antigo e mais relevante é o *Nei Ching* (*Canon of Internal Medicine*), que data do terceiro milênio antes de Cristo (a.C.) e que provavelmente foi escrito pelo imperador Hwang Ti.

A medicina tradicional chinesa veicula a condição física do corpo à saúde e ao espírito. A invenção da medicina é atribuída ao imperador lendário Shen Nung (~ 2698 a.C.).

O Egito pode ser considerado o primeiro berço das ciências e da medicina. Foram encontrados nos papiros, onde se acham associados a ritos religiosos e mágicos, ensinamentos sobre a incisão dos abscessos, o tratamento de luxações e queimaduras e o uso de plantas medicinais. Imhotep (~ 2700 a.C.), sábio egípcio (Figura 1.2), é considerado a primeira figura de médico a se destacar na Antiguidade. Imhotep possivelmente escreveu o texto que se encontra preservado no papiro de Edwin Smith, no qual posiciona a medicina no âmbito da magia. Transformado em semideus 100 anos após sua morte, foi elevado a deidade plena por volta de 525 a.C.

Na Grécia antiga, Imhotep foi associado a Asclépio, o deus grego da medicina, filho de Apolo, que aprendera medicina com o centauro Quíron (Figura 1.3). O símbolo médico de uma serpente enrolada em um bastão foi retirado das imagens tradicionais de Asclépio (Figura 1.4).

Hammurabi, o sexto rei da primeira dinastia babilônica, que reinou de 1728 a 1686 a.C., mandou compilar o mais antigo código de leis escritas, conhecido como Código de Hammurabi, que reconhece oficialmente e regulamenta pela primeira vez a profissão de médico, prevendo gratificação e penalidades (Figura 1.5).

Considerado o Pai da Medicina, Hipócrates (450-375 a.C.) nasceu na ilha grega de Cós, onde aprendeu medicina com seu pai. Deixou um legado ético e moral ainda hoje reconhecido. É o idealizador da medicina clínica, que coloca o doente no centro da busca pela cura. Nas obras hipocráticas há uma série de descrições clínicas para o diagnóstico de doenças (Figura 1.6).

O nome de Hipócrates está ligado a cerca de 70 textos reunidos em Alexandria em torno de 100 anos após sua morte. O conhecimento médico atribuído a Hipócrates disseminou-se pela Europa a partir de um conjunto de escritos, o *Corpus Hippocraticum*, que reúne textos oriundos da Antiguidade, alguns de autoria do próprio Hipócrates, mas muitos deles apócrifos, agrupados a partir do século III a.C na Biblioteca de Alexandria. Com a invenção da imprensa, no século XV, esses escritos encontraram ampla circulação na Europa e foram reunidos em livros (Figura 1.7).

Galeno viveu durante o Império Romano, entre 129 e 200 d.C., e, a partir da releitura da tradição hipocrática, criou um sistema médico que exerceu enorme influência nos séculos que se seguiram. Nascido em Pérgamo, Smurna (atual Izmir), Galeno estudou medicina na melhor escola médica do mundo antigo, em Alexandria. Ele defendia a dissecação e o estudo da anatomia como a base para o conhecimento médico (Figura 1.8).

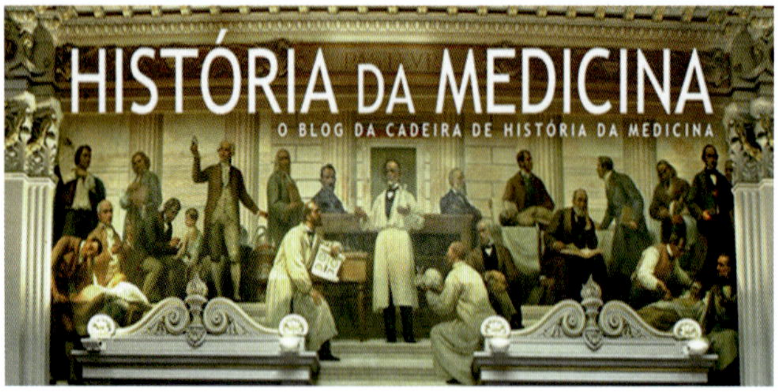

Figura 1.1 ■ *História da Medicina* (*blog* da cadeira de História da Medicina).

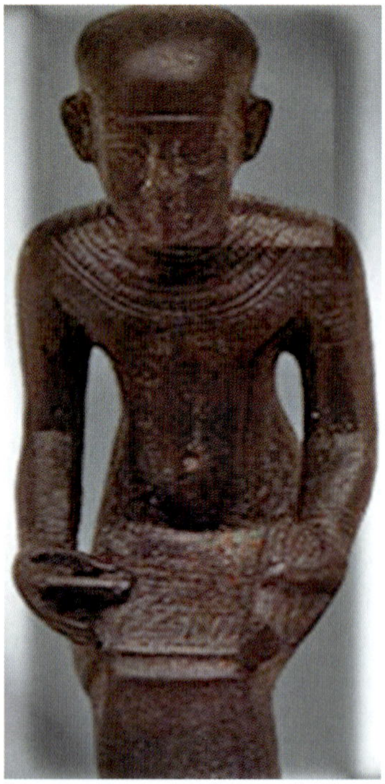

Figura 1.2 ■ Imhotep, sábio egípcio (2650 a.C.).

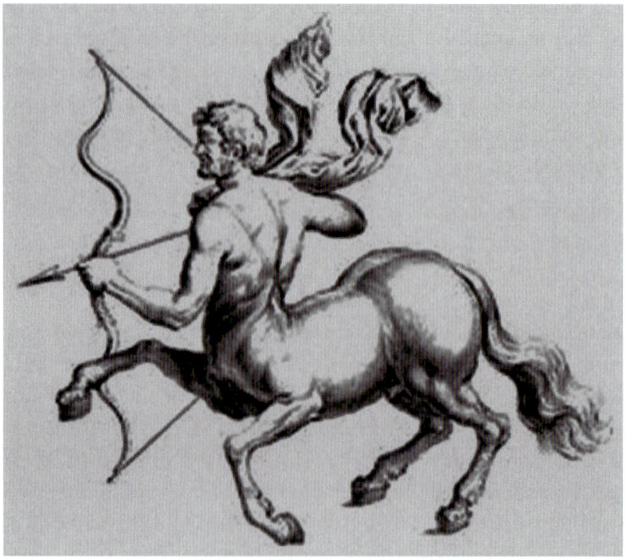

Figura 1.3 ■ Quíron.

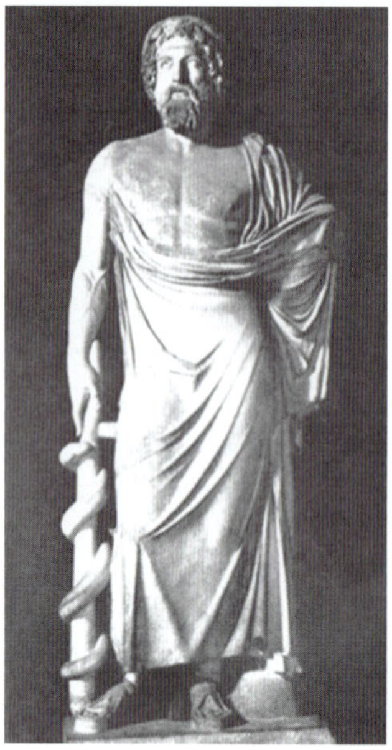

Figura 1.4 ■ Asclépio, deus da Medicina, com o bastão e a serpente.

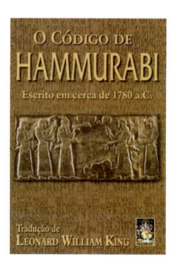

Figura 1.5 ■ O *Código de Hammurabi* regulamenta a profissão de médico.

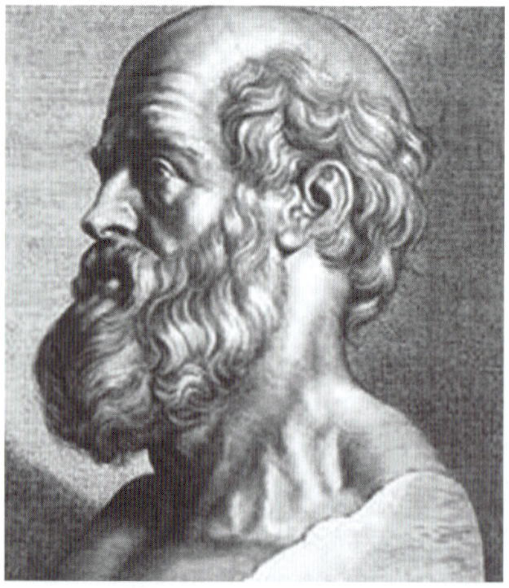

Figura 1.6 ■ Hipócrates.

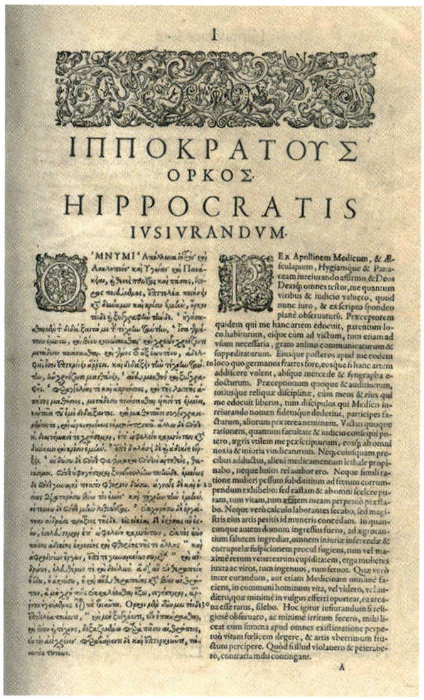
I

ΙΠΠΟΚΡΑΤΟΥΣ

ΟΡΚΟΣ

HIPPOCRATIS

IVSIVRANDVM

Figura 1.7 ■ *Corpus Hippocraticum* – textos oriundos da Antiguidade e agrupados no século III a.C. na Biblioteca de Alexandria.

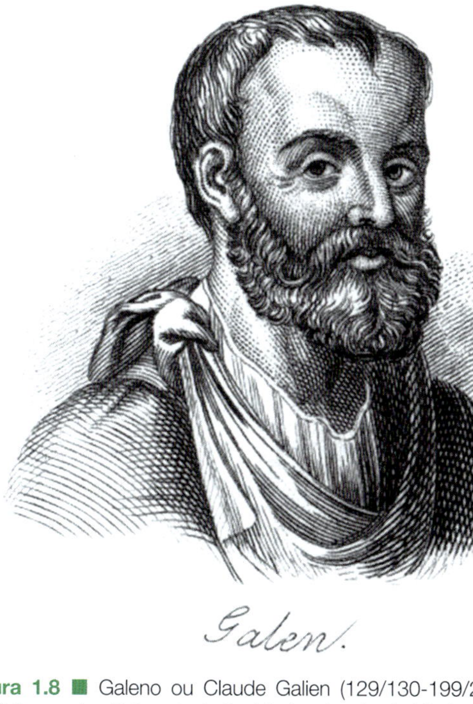

Figura 1.8 ■ Galeno ou Claude Galien (129/130-199/200 d.C.) foi o médico mais célebre da Antiguidade, depois de Hipócrates de Cós. Considerado o Pai da Farmácia, criou o primeiro sistema terapêutico.

Como a dissecação de corpos humanos era proibida, sua pesquisa era confinada ao estudo de animais.

O galenismo se fundamentava na medicina de humores e enfatizava que a doença tinha uma causa natural e precisava de cura que não fosse sobrenatural. Defendia que todos os corpos eram compostos de quatro elementos fundamentais: terra, ar, fogo e água, os quais geravam quatro qualidades essenciais: o quente, o frio, o seco e o úmido, que se refletiam em quatro fluidos ou humores, normalmente causados por fatores morais e ambientais, como a higiene, o clima e a alimentação, já que o Universo estava conectado entre si (Figura 1.9).

Galeno teve uma influência duradoura sobre a medicina praticada na Europa e no Oriente Médio. Seus trabalhos foram incorporados rapidamente a outros textos e dominaram a tradição médica no Oriente Médio e na Europa durante séculos.

As figuras médicas mais proeminentes do mundo clássico foram Hipócrates, Celsus e Galeno, os quais, por quase dois mil anos, influenciaram a medicina. Hipócrates foi reverenciado como o grande médico e professor de medicina durante dois milênios. Além de Hipócrates, as ideias do médico greco-romano Galeno dominaram a medicina até o século XVIII. Os trabalhos de Galeno, salvos da obscuridade do período histórico denominado Idade das Trevas, foram traduzidos para o árabe e serviram de base para a medicina praticada naquela região. Os textos árabes foram traduzidos para o latim no século XI e foram determinantes no ensino das escolas médicas da Europa medieval.

Aulus Cornelius Celsus (25 a.C.-50 d.C.) escreveu uma extensa enciclopédia, cujo volume sobre medicina foi publicado quase 1.500 anos depois, em 1478, após a invenção da imprensa no Ocidente. Seus ensinamentos eram muito respeitados. Mais tarde, o médico suíço Teófrasto Bombasto de Hohenheim (1493-1541) viria a adotar o nome de Paracelso

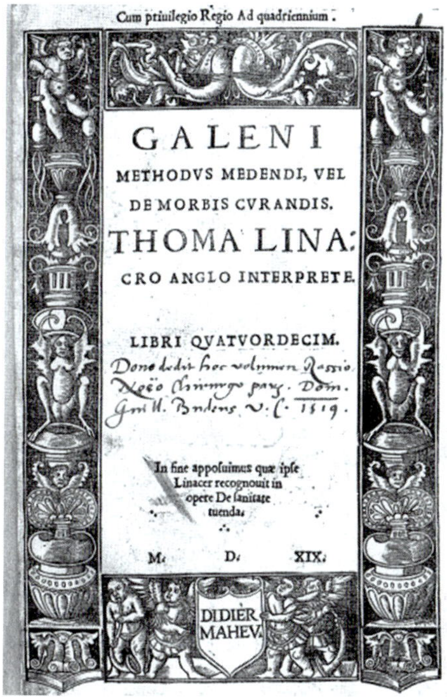
Cum priuilegio Regio Ad quadriennium.

GALENI

METHODVS MEDENDI, VEL

DE MORBIS CVRANDIS.

THOMA LINA:

CRO ANGLO INTERPRETE.

LIBRI QVATVORDECIM.

In fine appofuimus quæ ipse

Linacer recognouit in

opere De fanitate

tuenda.

M. D. XIX.

DIDIER

MAHEV.

Figura 1.9 ■ O conhecimento de Galeno na área da terapêutica encontra-se, principalmente, em sua grande obra *Método Terapêutico* (*Methodus Medendi*), conhecida em inglês como *On the Art of Healing (Sobre a Arte da Terapia)*.

(igual ou maior que Celso). Ele ensina que o corpo humano é composto de três princípios, cada um produzindo, respectivamente, combustibilidade (ácido sulfúrico), liquidez (mercúrio) e solidez (sal), e as doenças seriam decorrentes do desequilíbrio entre esses princípios. Paracelso não respeitava as autoridades médicas clássicas, à exceção de Hipócrates. Notabilizou-se pela arrogância e por ter introduzido curas químicas importantes na farmacopeia (Figuras 1.10 e 1.11).

Os primeiros anatomistas surgiram na Alexandria helênica. Herófilo, considerado o Pai da Anatomia Científica, contradisse Aristóteles ao defender que o cérebro seria o centro da inteligência. Herófilo foi o primeiro médico a medir o pulso, o que fez usando um relógio d'água (Figura 1.12).

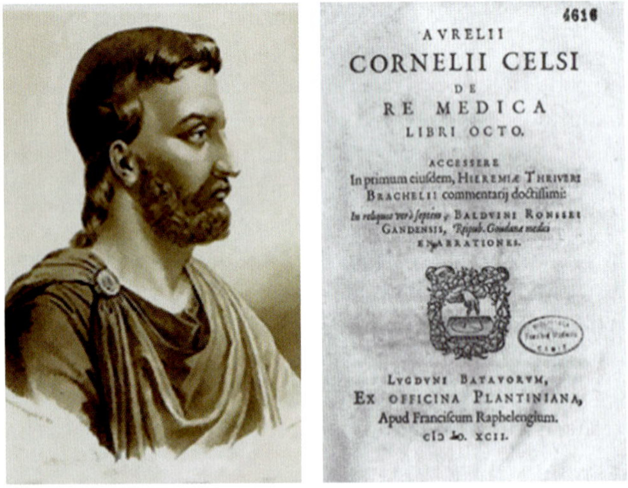

Figura 1.10 ■ Cornelius Celsus escreveu uma extensa enciclopédia, publicada postumamente, em 1478.

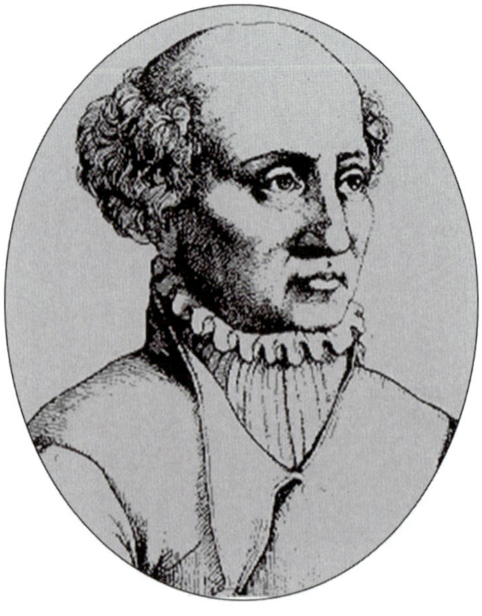

Figura 1.11 ■ Paracelso introduziu curas químicas importantes na farmacopeia.

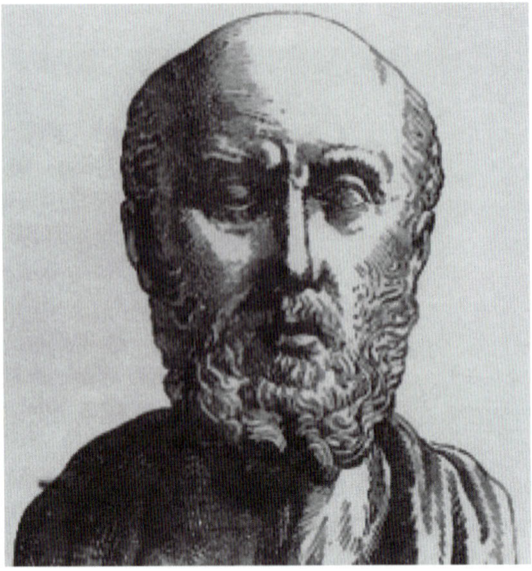

Figura 1.12 ■ Herófilo, considerado o Pai da Anatomia Científica.

As sociedades antigas proibiam a dissecação dos corpos humanos, e foi o cirurgião indiano Susruta, no século VI a.C., quem conseguiu eliminar a restrição ao uso de lâminas. A incursão dos gregos na dissecação durou pouco, porque a prática voltou a ser proibida. Galeno dissecava animais mortos e fazia os experimentos com animais vivos, o que o levou a cometer erros, já que fisiologia animal não correspondia à fisiologia humana.

Os primeiros cristãos e muçulmanos não permitiam a dissecação de cadáveres. No entanto, a redescoberta dos trabalhos de Aristóteles, no final do século XII, suscitou o renascimento da prática experimental de dissecação em animais, levando ao reaparecimento da dissecação humana. Apesar de se acreditar que a Igreja proibia a dissecação médica, a religião teve papel importante e favoreceu o progresso científico, quando o Quarto Conselho Luterano, de 1215, levou a Igreja Católica a se posicionar a respeito da natureza da ressurreição. Segundo Tomás de Aquino (1225-1274), no Dia do Julgamento a alma e o corpo se tornariam um só e não seria necessário estar inteiro para que se desse a ressurreição (Figura 1.13).

A dissecação sistemática nas escolas médicas teve início em Salermo, na Itália, a primeira das escolas médicas europeias, por volta de 1150. A dissecação logo se espalhou para outras escolas italianas. O édito de Frederico II, imperador do Sacro Império Romano-Germânico, obriga a escola de Nápoles a introduzir o treinamento prático de anatomia, em 1240, levando à redescoberta dos estudos gregos sobre anatomia. Cerca de meio século mais tarde, Mondino de Liuzzi executava em Bolonha as primeiras dissecações didáticas de cadáveres, publicando em 1316 um manual sobre autópsia. Artistas renascentistas, como Michelângelo (Figura 1.14), Leonardo da Vinci (Figura 1.15) e Rafael, também mostraram grande interesse pela estrutura do corpo humano. No entanto, Andreas Vesalius, o maior anatomista da época, foi quem escreveu o primeiro texto baseado na observação direta do corpo humano: *De Humani Corporis Fabrica* (Figuras 1.16 e 1.17).

O enigma de como Michael Servetus (1511-1553) descobriu a circulação pulmonar perdurou por quatro séculos, até que o pesquisador egípcio M. Altawi encontrou manuscritos do médico árabe Ibn al-Nafis (1210-1288) na biblioteca do Estado da Prússia, em Berlim, em 1924 (Figura 1.18). Em seu livro *Commentary on the Anatomy of the Canon of Avicenna*, lbn al-Nafis já havia descrito a circulação pulmonar.

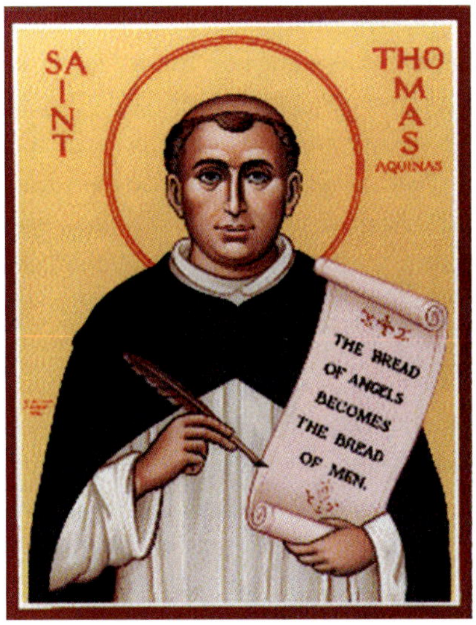
SAINT
THOMAS
AQUINAS
THE BREAD OF ANGELS BECOMES THE BREAD OF MEN.

Figura 1.13 ■ São Tomás de Aquino, teólogo e filósofo, definiu a posição da Igreja Católica sobre a natureza da ressurreição.

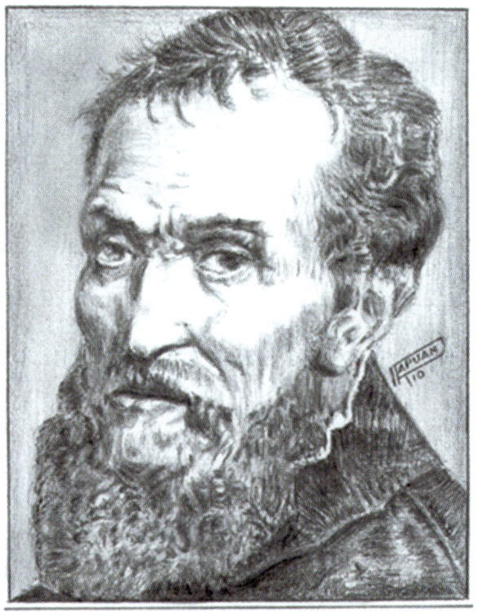

Figura 1.14 ■ Michelângelo, artista renascentista que demonstrou grande interesse pela estrutura do corpo humano.

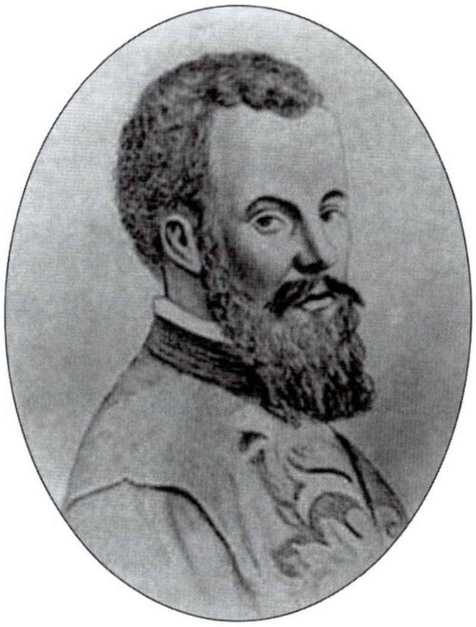

Figura 1.16 ■ Andreas Vesalius (1514-1564) nasceu pouco antes da meia-noite do dia 31 de dezembro de 1514. Tanto seu bisavô como seu avô foram médicos, e seu pai era o boticário do imperador Maximiliano I, da família Habsburgo. Incentivado pelo pai a seguir a profissão da família, Vesalius cursou primeiro a Universidade de Louvain, nas cercanias de Bruxelas, na Bélgica, e depois começou a estudar medicina na Universidade de Paris.

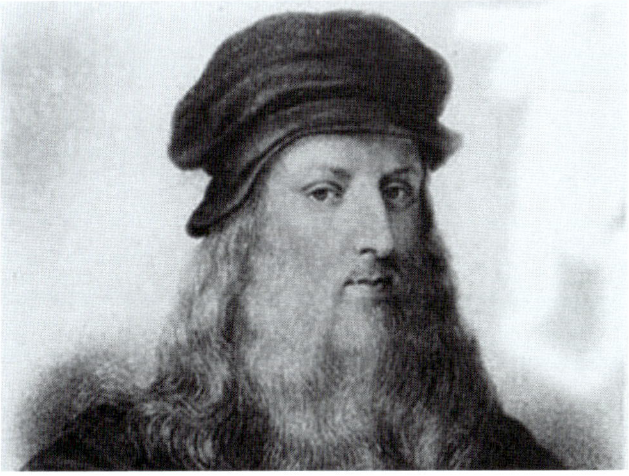

Figura 1.15 ■ Leonardo da Vinci nasceu em Vinci, próximo a Florença, na Itália, em 15 de abril de 1452.

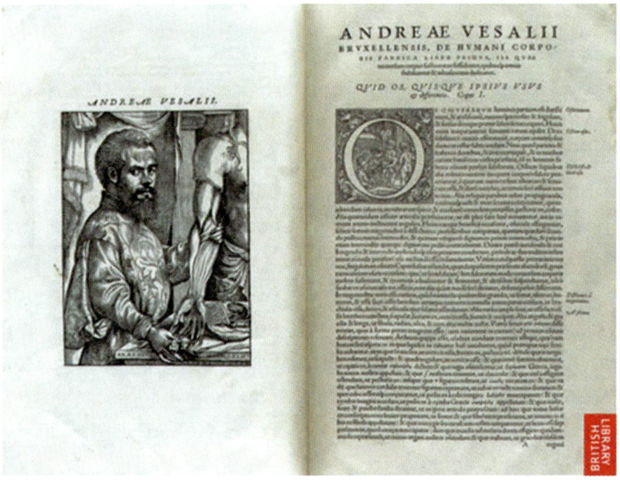

Figura 1.17 ■ Vesalius publicou *A Estrutura do Corpo Humano* em sete volumes.

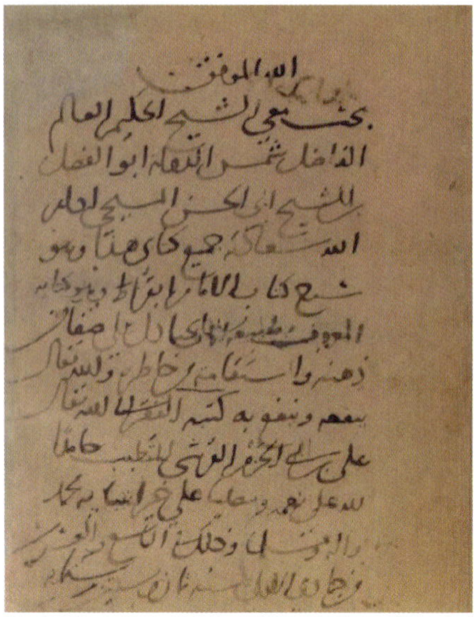

Figura 1.18 ■ Ibn al-Nafis descreveu a circulação pulmonar.

O anatomista Andreas Vesalius (1514-1563), nascido em Bruxelas, na Bélgica, publicou uma obra sobre a estrutura do corpo humano em sete livros (Figura 1.17) com ilustrações detalhadas para mostrar as estruturas internas do corpo. Assim, estabeleceu as bases para a anatomia moderna e corrigiu os erros de avaliação de Galeno.

Aulus Cornelius Celsus, conhecido como Cícero Medicorum, é considerado um dos maiores escritores romanos sobre a medicina. Ele escreveu a primeira enciclopédia sobre o assunto, organizando o saber médico e facilitando o acesso a essas informações. Nesse documento, *Medicorum*, classifica e ordena as doenças e suas respectivas curas. Ainda sob a forte influência da medicina de Hipócrates, Celsus dividiu seus escritos em três áreas principais: tratamentos por meio de alimentação adequada, remédios ou cirurgias. Os textos revelam sua preocupação com a higiene e como as doenças poderiam adquirir comportamentos diferentes de acordo com o clima e a idade. A *Enciclopédia* da *Medicina* já recomendava o uso de substâncias antissépticas, como o vinagre, na ferida.

A religião católica ganha força e domina o último período da Antiguidade e do Império Romano. A busca pelo conhecimento, que caracteriza a Antiguidade Clássica, é suprimida em detrimento do rito religioso. A ciência e a técnica são deixadas de lado. O paciente deixa de ser o centro do conhecimento médico. As curas e a salvação agora são méritos da prática religiosa. O conhecimento é substituído pela oração. A dor é causada pelo pecado e não mais por doenças. As grandes epidemias e a disseminação das pestes passam a ser atribuídas a forças malignas. Desse modo, a causa das doenças era o pecado, a cura vinha pela oração e o jejum representava o arrependimento. Por outro lado, a civilização árabe se insere no contexto e começa a desenvolver os conhecimentos médicos.

A era da experimentação clínica teve início com a descoberta da circulação do sangue pelo inglês Harvey (1578-1657). As ideias de Harvey legaram à história da medicina o raciocínio lógico e se constituíram no maior avanço científico do século XVII. René Descartes baseou-se nas ideias de Harvey para publicar *Descrição do Corpo Humano*, sustentando o pensamento de que as artérias e as veias seriam canos que carregavam nutrientes pelo corpo (Figura 1.19).

A descoberta dos instrumentos científicos permitiu observar além dos limites dos sentidos. O primeiro microscópio foi inventado em 1590, por Zacharias Janssen (Figura 1.20), de Middelburg, na Holanda. No entanto, foi Marcello Malpighi (1628-1694) (Figura 1.21), médico italiano, o primeiro a conceber a técnica de microscopia básica (Figura 1.22). Simultaneamente, o padre alemão Athanasius Kircher, através da microscopia, constatou que organismos invisíveis a olho nu reproduziam as doenças em organismos sau-

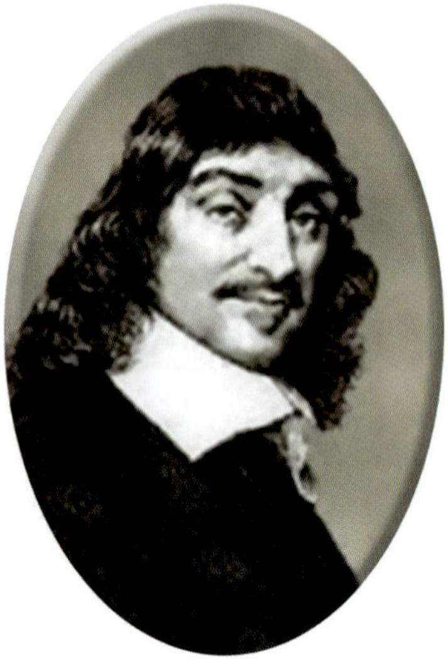

Figura 1.19 ■ René Descartes (1596-1650) publicou, no século XVII, *Descrição do Corpo Humano*.

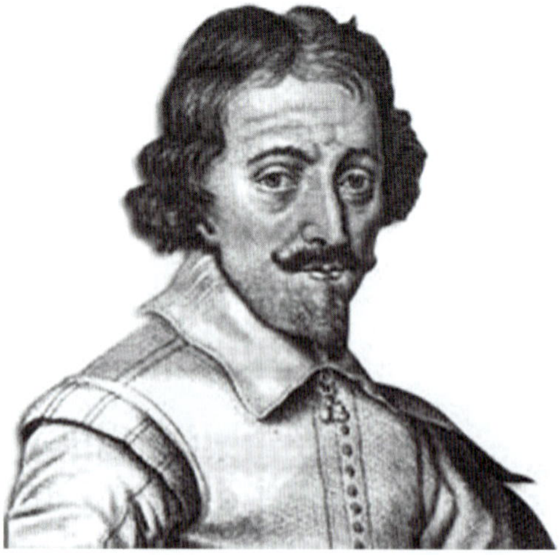

Figura 1.20 ■ Zacharias Janssen (c. 1580-c. 1638).

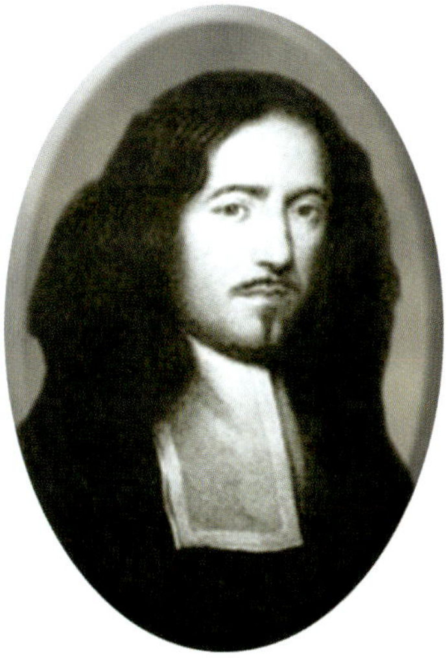

Figura 1.21 ■ Marcello Malpighi (1628-1694) concebeu a técnica da microscopia básica.

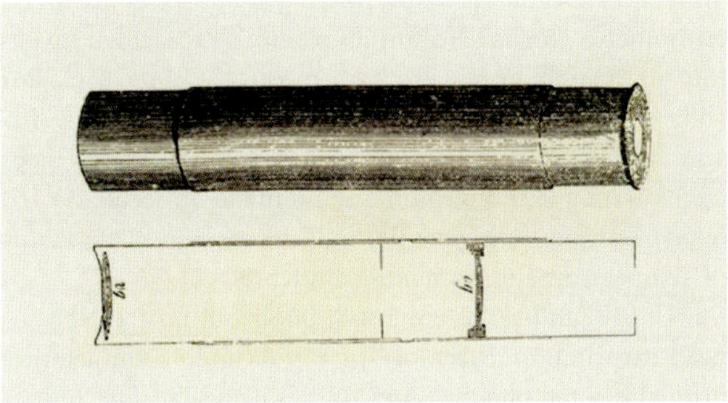

Figura 1.22 ■ Primeiro microscópio inventado (1590).

dáveis. Antoni Van Leeuwenhoek construiu mais de 400 microscópios, chegando a ampliar em 200 vezes o objeto observado, o que representou um grande marco para o avanço da medicina.

A descoberta das vacinas se deve ao médico inglês Edward Jenner, que, em 1796, inoculou em James Phipps, uma criança de 8 anos de idade, o pus retirado de uma pústula de *cowpox*, doença viral de ordenhadores. O menino contraiu a virose de maneira benigna e curou-se em 10 dias. Meses depois, Jenner inoculou Philips com o pus da varíola. A criança não adoeceu. Estava descoberta a vacina (Figura 1.23).

Na Europa, até a metade do século XIX, o único alívio para as dores de uma cirurgia consistia na ingestão de grande quantidade de álcool. O químico Joseph Priestley descobriu que o óxido nitroso produzia efeitos estimulantes e analgésicos e poderia ser usado durante as cirurgias (Figura 1.24). Em outubro de 1846, o dentista William Thomas Green Morton (1819-1869) (Figura 1.25) aplicou a primeira anestesia local para que o médico John Warren, em Massachusetts, fizesse a exérese de lesão tumoral no pescoço de um paciente. Assim, iniciou-se a história da anestesia.

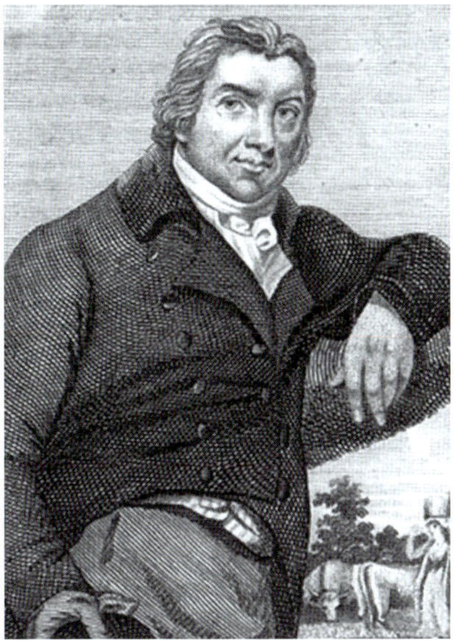

Figura 1.23 ■ Edward Jenner (1749-1823) descobriu a vacina em 1796.

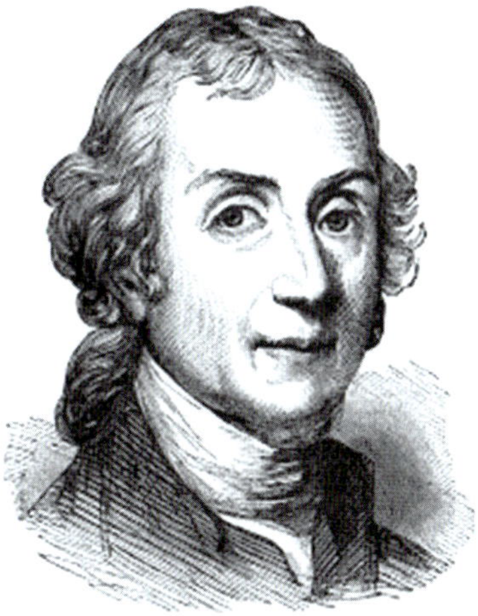

Figura 1.24 ■ Joseph Priestley (1733-1804) descobriu que o óxido nitroso exercia efeitos estimulantes e analgésicos.

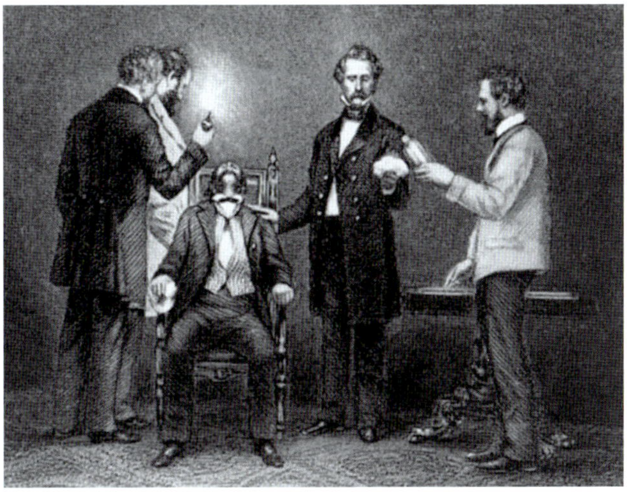

Figura 1.25 ■ William Thomas Green Morton, o inventor da anestesia.

As infecções pós-cirúrgicas eram muito comuns na metade do século XIX. O médico húngaro Ignaz Semmelweis (1818-1865) (Figura 1.26) preconizava que as infecções pós-operatórias seriam decorrentes da falta de antissepsia dos profissionais que manipulavam os pacientes. Em Glasgow, Joseph Lister (1827-1912) adotou as primeiras medidas de assepsia para procedimentos cirúrgicos, diminuindo assim a mortalidade (Figura 1.27).

René-Théophile-Hyacinthe Laennec, em 1816, criou o primeiro estetoscópio com o objetivo de auscultar os ruídos internos dos pacientes. Em 1850, George Camman produziu o precursor do estetoscópio moderno, com duas peças de ouvido e um tubo de borracha flexível que permitia que os médicos ouvissem os sons do coração e dos pulmões (Figura 1.28).

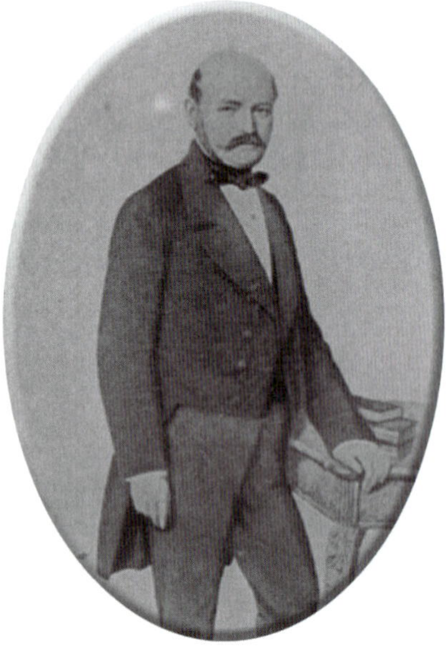

Figura 1.26 ■ Segundo Ignaz Philipp Semmelweis (1818-1865), as infecções pós-operatórias eram decorrentes da falta de antissepsia nos procedimentos médicos.

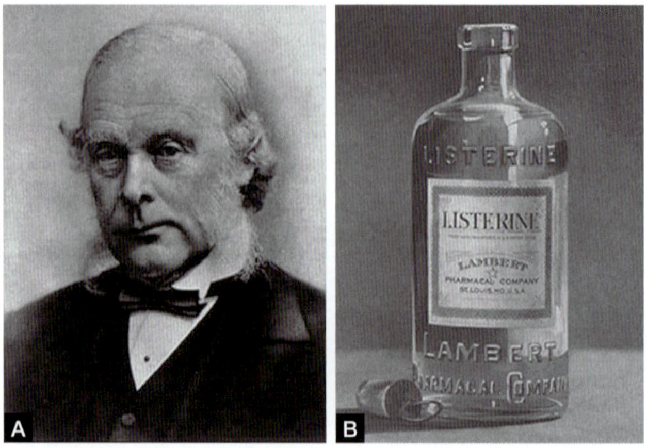

Figura 1.27 ■ Joseph Lister (1827-1912) (**A**) adotou as primeiras medidas de assepsia nos procedimentos cirúrgicos (**B**).

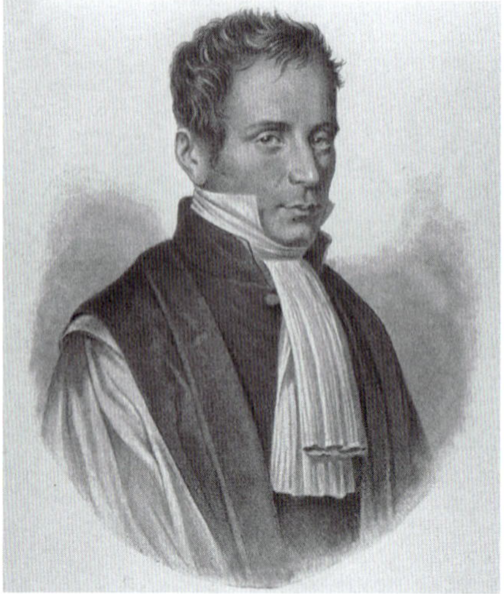

Figura 1.28 ■ René-Théophile-Hyacinthe Laennec (1794-1894), inventor do primeiro estetoscópio.

Outra ferramenta básica para o diagnóstico consistiu no termômetro clínico. No fim do século XVI, Galileu inventou um aparelho grosseiro para medir a temperatura. Por volta de 1625, Santorio concebeu o termoscópio, que viria a ser a primeira versão do termômetro clínico. Os médicos começaram a usar o termômetro no início do século XVIII, quando Anton De Haen (1704-1776) estudou as mudanças de temperatura nos pacientes com febre.

Carl Wunderlich, em 1868, publicou um trabalho sobre a mensuração da temperatura, indicando a temperatura normal e a temperatura fora da faixa normal, que sugeria doença. Em 1866, Thomas Clifford Allbutt produziu o primeiro termômetro portátil, que registrava a temperatura de um paciente em apenas 5 minutos (Figura 1.29).

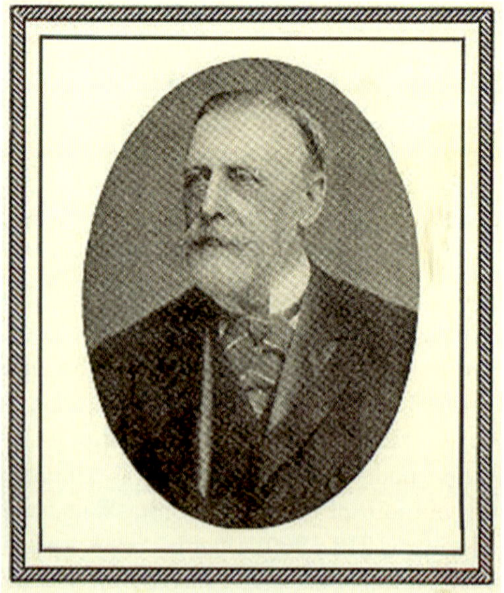

Figura 1.29 ■ Sir Thomas Clifford Allbutt produziu o primeiro termômetro portátil.

Um endoscópio foi encontrado nas ruínas de Pompeia, cidade romana destruída por uma erupção vulcânica em 79 d.C., e um tipo de endoscópio também era usado na Grécia Antiga, de acordo com os textos de Hipócrates. A primeira tentativa moderna de montar um endoscópio foi feita por Philip Bozzini, em 1805 (Figura 1.30). Ele usou um tubo, o qual denominou *Lichtleiter*, para examinar o trato urinário, o reto e a faringe. Em 1868, Adolph Kussmaul, na Alemanha, examinou o estômago de um paciente vivo (Figura 1.31). Em 1932, Rudolph Shindler desenvolveu um endoscópio mais útil. Hoje os endoscópios modernos usam fibras ópticas e obtêm imagens de alta definição.

O primeiro aparelho de raio-X foi feito por Wilhelm Roentgen, em 1895, para detectar alterações ósseas (Figura 1.32). O uso mais revolucionário de imagem ocorreu em 1972, com a invenção da tomografia axial computadorizada, por Godfrey Newbold Hounsfield. O austríaco Karl Theodore Dussik publicou, em 1942, o primeiro trabalho sobre o uso de ultrassom em medicina (Figura 1.33). O primeiro experimento com ressonância magnética foi desenvolvido em 1946. O conceito de tomografia por emissão de pósitrons surgiu em 1950, mas as técnicas de escaneamento modernas só foram desenvolvidas a partir de 1970.

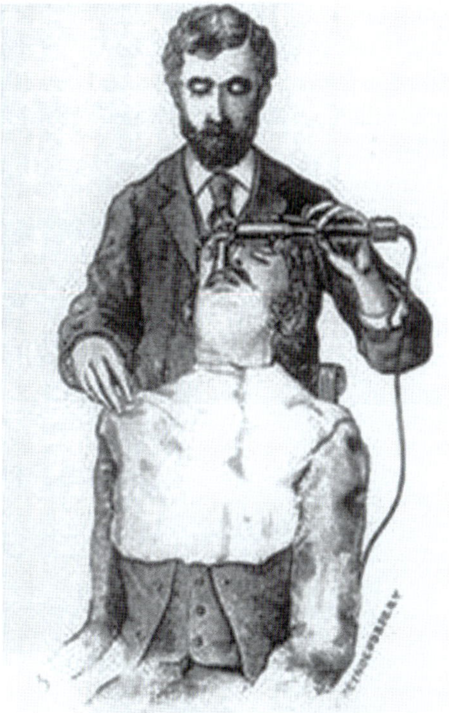

Figura 1.31 ■ Em 1886, o médico alemão Adolph Kussmaul conseguiu observar, pela primeira vez, o estômago de um corpo humano vivo.

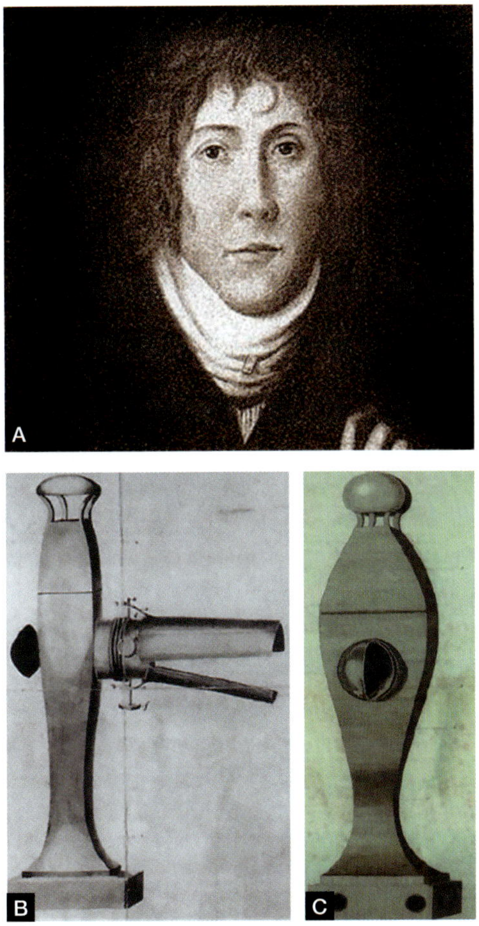

Figura 1.30 ■ Philip Bozzini (1773-1809) (**A**) produziu um endoscópio em 1805 (**B** e **C**).

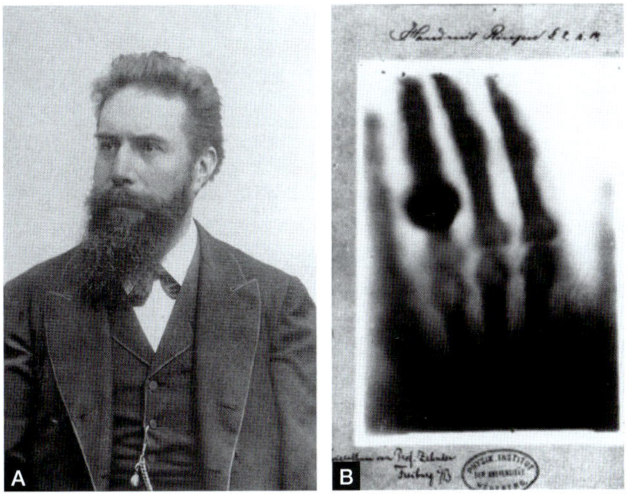

Figura 1.32 ■ Wilhelm Konrad von Roentgen (**A**) realizou o primeiro registro de raio-X do corpo humano (**B**).

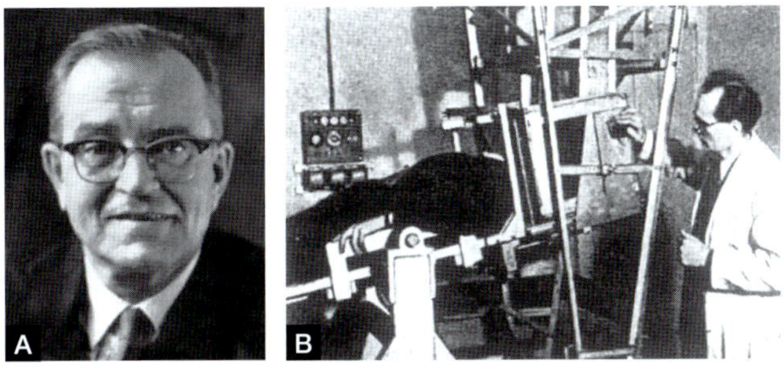

Figura 1.33 ■ Karl Theo (Theodore) Dussik (1908-1968) (**A**) publicou, em 1942, o primeiro trabalho sobre o uso do ultrassom na medicina (**B**).

Não obstante a quantidade de técnicas desenvolvidas na medicina, o médico canadense William Osler (1849-1919) preconizava que para o diagnóstico de uma patologia mais importantes seriam o exame físico e a anamnese do paciente (Figura 1.34).

Um dos grandes avanços cirúrgicos do século XX foi o transplante de órgãos. O primeiro transplante foi realizado em 3 de dezembro de 1967, pelo médico Christian Barnard, que transplantou o coração de Louis Washkansky, o qual sobreviveu por apenas 3 semanas. Hoje, a técnica de transplante está cada vez mais avançada, tornando possível o transplante de coração, pulmão, rins, pâncreas e fígado (Figura 1.35).

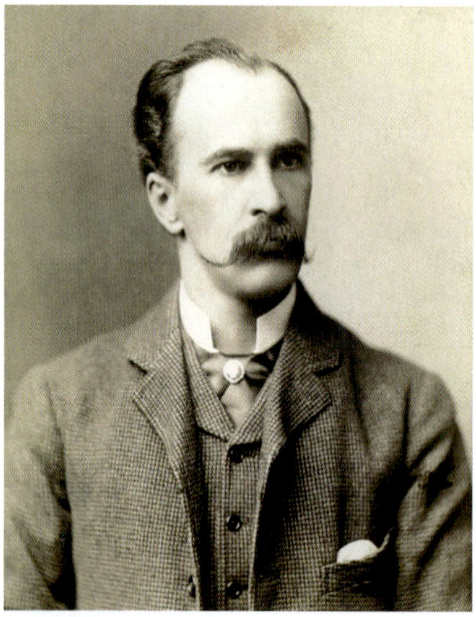

Figura 1.34 ■ William Osler, médico canadense, valorizava o exame físico e a anamnese do paciente.

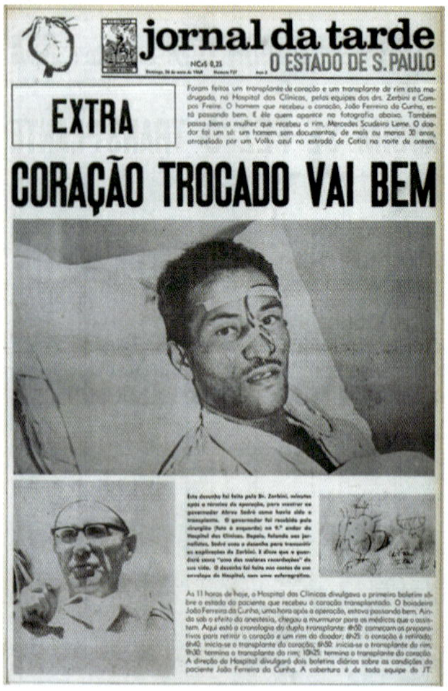

jornal da tarde
O ESTADO DE S. PAULO
EXTRA
CORAÇÃO TROCADO VAI BEM

Figura 1.35 ■ Em 1968 foi realizado o primeiro transplante cardíaco no Brasil.

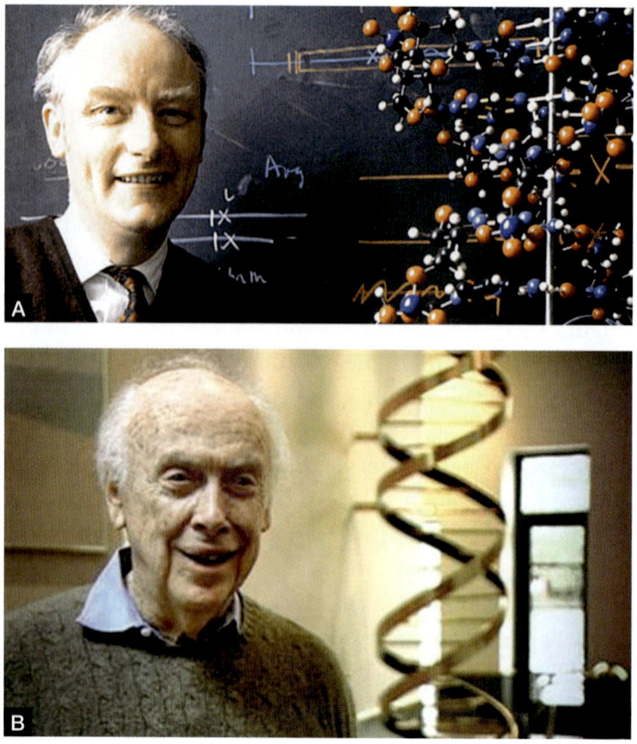

Figura 1.36 ■ **A** Francis Crick. **B** James Watson é considerado um dos autores do "modelo de dupla hélice" para a estrutura da molécula de DNA.

A tecnologia genética poderá, com o passar dos anos, revolucionar a medicina. Em 1953, James Watson e Francis Crick (Figura 1.36) descobriram a estrutura do DNA e a partir daí, mediante o mapeamento genético, tornou-se possível a identificação do desenvolvimento de doenças hereditárias. A medicina certamente sofrerá transformações com as pesquisas sobre clonagem e células-tronco.

A história da medicina atravessa os séculos e define um mundo no qual as pessoas buscam formas de superar as doenças, de sobreviver às epidemias, de romper com os tabus e proibições religiosas, de utilizar o desenvolvimento tecnológico e buscar incessantemente uma boa qualidade de vida. Os grandes avanços registrados pela medicina moderna são respaldados pelos laboratórios de pesquisas, as universidades, a indústria farmacêutica, as novas técnicas cirúrgicas, as terapias com células-tronco e a engenharia genética.

A história da medicina seguirá seu curso, uma vez que os processos da vida são inexoráveis.

Bibliografia

Kurzweil R, Grossman T. A medicina da imortalidade. São Paulo: Editora Aleph, 2007.

Rooney A. A história da medicina. São Paulo: M. Brooks do Brasil Editora, 2013.

Starling HMM, Germano LBP, Marques RC. Medicina – História em exame. Belo Horizonte: Editora UFMG, 2011.

Tomazelli F et al. A história da medicina contada a céu aberto. Eurofarma, 2006.

2

Marcos Epidemiológicos da Medicina

Sandra Lyon

Ao longo de sua história, a medicina foi marcada por pestes e pandemias. As doenças epidêmicas não afetaram nossos ancestrais, uma vez que para que ocorra uma epidemia é necessário um reservatório, ou seja, uma população deve armazenar um vírus ou uma bactéria. A transmissão e a disseminação de uma doença tornaram-se viáveis a partir do aumento populacional e, sobretudo, com o processo de urbanização.[1]

As doenças humanas se mesclam às que acometem os animais. O ser humano adquire novas doenças de animais e transmite outras. Por exemplo, o vírus da influenza continua a cruzar a barreira entre as espécies. O processo de migração entre os povos, a superpopulação, a falta de saneamento básico em algumas regiões, as condições das habitações, a poluição e o desequilíbrio nutricional constituem meios de geração e transmissão de doenças.[1]

O Velho Testamento refere-se às pestes do Egito como tendo sido enviadas por Deus com o intuito de punir os pecadores. A *peste bubônica*, causada pela bactéria *Yersinia pestis* e transmitida pela picada de pulga infectada (Figura 2.1), descrita como Peste de Justiniano, atingiu a Europa em 541/542 a.C., durante o reinado do imperador bizantino Justiniano (Figura 2.2). Originada no Egito, disseminou-se para Constantinopla (a atual Istambul), dizimando toda a população. Em 600 d.C., a praga matou metade da população da Europa, coincidindo com o período denominado Idade das Trevas (Figura 2.3).[1]

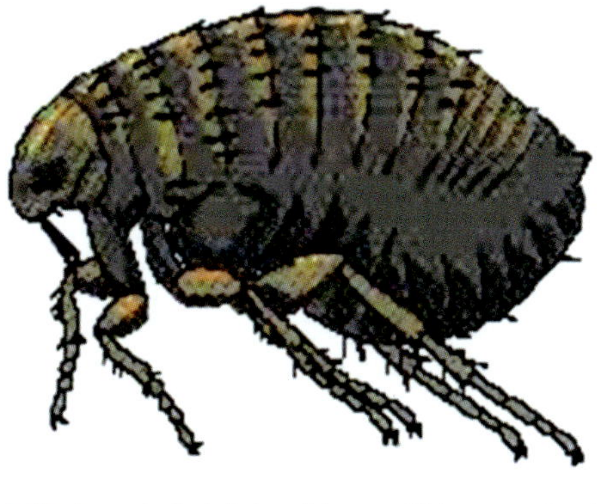

Figura 2.1 ■ A peste bubônica é transmitida por ratos infectados por *Yersinia pestis*. Ao mordê-los, as pulgas desses roedores ficam infectadas e transmitem a doença aos mamíferos. A bactéria entra no sistema linfático, envenenando rapidamente o sangue, que a transporta para todos os órgãos principais do corpo.

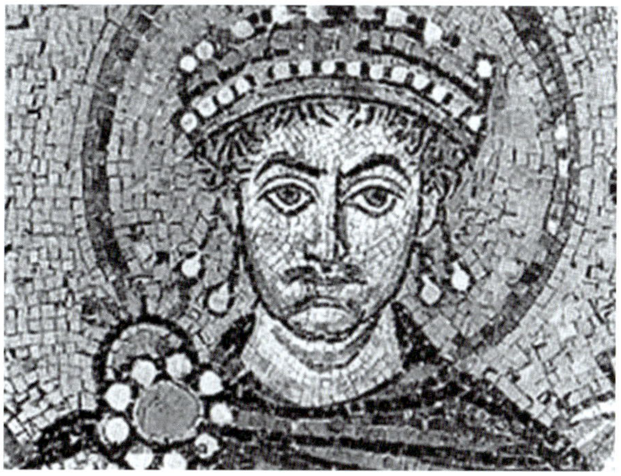

Figura 2.2 ■ Imperador bizantino Justiniano.

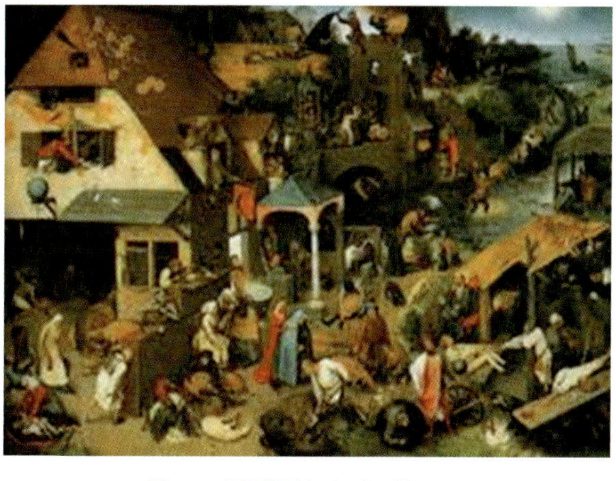

Figura 2.3 ■ Idade das Trevas.

No século XIV, a peste voltou a assolar e foi novamente considerada castigo de Deus para punir os pecadores, sendo denominada *peste negra* (Figura 2.4 e 2.5), por produzir manchas escuras na pele devido ao sangramento subcutâneo. Guy de Chaulic (Figura 2.6), em 1363, descreveu, em *Chirurgia Magna*, os três tipos de doenças causadas pela bactéria *Yersinia pestis*: a peste bubônica acomete o sistema linfático; a peste septicêmica, o fluxo sanguíneo; e a peste pneumônica é causada pela inalação do bacilo através das vias aéreas.[1]

Há o registro de três grandes pandemias de peste na história: a peste de Justiniano, que apareceu entre os anos de 541 e 542; a peste negra, de 1246 a 1353; e a terceira pandemia teve início no Extremo Oriente e durou de 1792 até 1850. Em 1894, Alexandre Yersin (Figura 2.7), nascido na Suíça, isolou o bacilo da peste, a *Yersinia pestis*, e o pesquisador francês Paul-Louis Simond (Figura 2.8), em 1898, demonstrou o papel das pulgas na disseminação da doença. O rato-negro é o hospedeiro de pulgas portadoras do bacilo *Yersinia pestis*.[1]

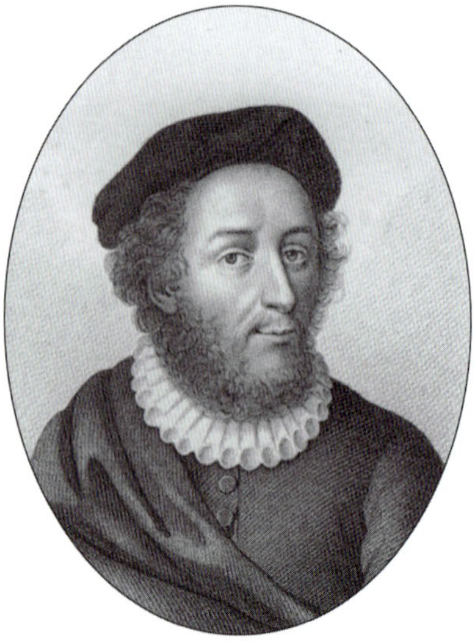

Figura 2.6 ■ Guy de Chauliac (1300-1368).

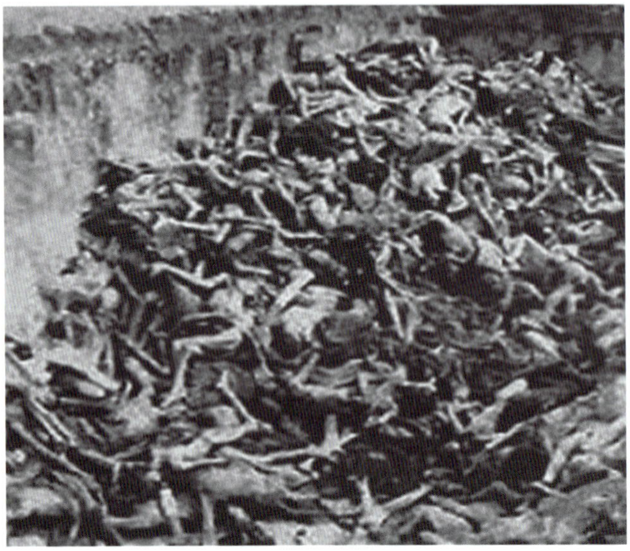

Figura 2.4 ■ Peste negra.

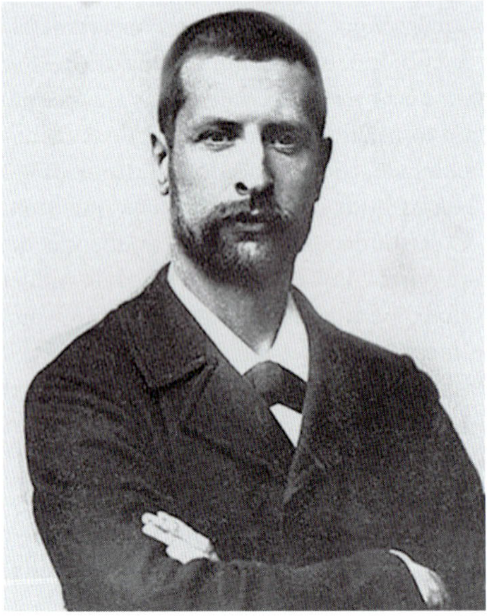

Figura 2.7 ■ Alexandre Emile Jean Yersin (1863-1943).

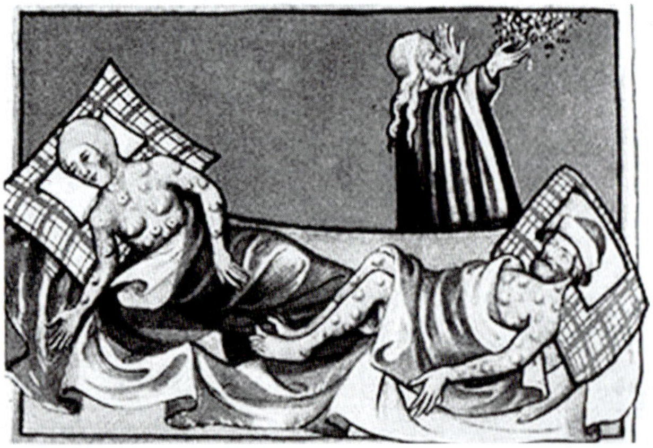

Figura 2.5 ■ Peste negra é a designação pela qual ficou conhecida, durante a Baixa Idade Média, a pandemia de peste bubônica que assolou a Europa durante o século XIV e dizimou entre 25 e 75 milhões de pessoas.

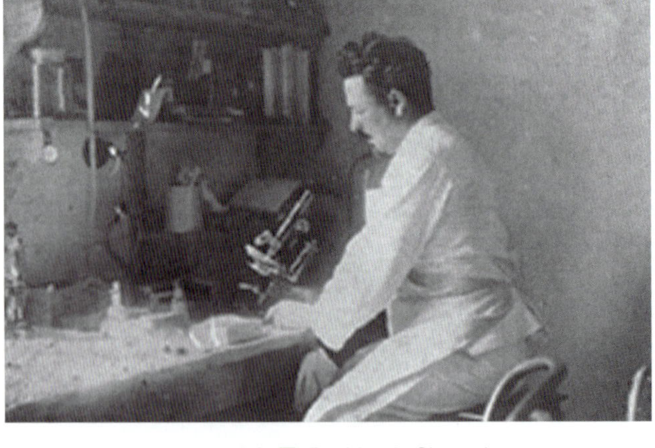

Figura 2.8 ■ Paul-Louis Simond.

A *varíola* foi a primeira doença erradicada pela ação da medicina. Anteriormente, constituía-se em uma das grandes pragas da humanidade, ocorrendo de maneira endêmica em todo o mundo, inclusive no Brasil.[2]

A varíola clássica (varíola *major*) consistia em uma doença grave, com letalidade de 30%, enquanto a outra forma registrada da doença, chamada varíola hemorrágica, que era rara, caracterizava-se pelo aparecimento de manchas purpúricas e hemorrágicas cutâneas, sobrevindo a morte em 3 ou 4 dias, geralmente antes que se manifestasse a erupção típica (Figura 2.9). Já o alastrim (varíola *minor*), a forma mais benigna da doença, com letalidade inferior, apresentava sintomas prodrômicos brandos, erupção discreta e pouco extensa, com evolução mais rápida das lesões.[3]

Há muitos séculos a varíola já era conhecida na Ásia e na África. No período medieval difundiu-se pela Europa. Após a descoberta do Novo Mundo, foi introduzida nas Américas, primeiro pelos europeus e mais tarde pelos escravos africanos. Assim, sua presença era endêmica e epidêmica em todas as regiões do mundo.[2]

O vírus da varíola surgiu como um vírus *pox* de animais domésticos, quando as populações humanas começaram as práticas agrícolas e a criação de animais. Acredita-se que o vírus evoluiu e se adaptou gradualmente aos humanos. As primeiras vítimas humanas viveram, provavelmente, em uma das primeiras áreas de concentração agrícola na Ásia e na África, há aproximadamente 10.000 anos.[4]

Historiadores sugerem que as marcas na face mumificada do faraó egípcio Ramsés são consequência da varíola. No ano de 1100 a.C. já era conhecida na China, com o nome de *tai-tu*, onde aparecem relatos de grandes epidemias.[4]

No ano de 312 d.C., a varíola causou grande número de mortes em Roma. A partir do ano 675 passou a ser registrada na Irlanda e, posteriormente, na Espanha, onde a introdução da doença pode ser atribuída aos invasores sarracenos. O tratado de Rhazes (Abu Bakr Muhammad ibn Zakarīya al-Rāzi), do início do século X, descreveu em detalhes os aspectos clínicos e a evolução da doença, pela primeira vez, bem como a disseminação da moléstia a partir do Oriente, opinião compartilhada por Avicena e outros escritores muçulmanos dos séculos X e XI. Estudiosos de sua história parecem concordar que, ao fim do século VI, a varíola se tornou epidêmica na Arábia e se espalhou pela área mediterrânea até a Europa.[5]

Há muitos séculos presente na Europa e na Ásia, a varíola não era conhecida no Novo Mundo antes da chegada dos europeus e causou epidemias devastadoras depois de sua chegada. Data de 1563 o primeiro relato de seu aparecimento no Brasil.[6]

A vacina para varíola surgiu em 1797, pelas mãos do médico inglês Edward Jenner (Figura 2.10),[7] e chegou ao Brasil em 1804, vinda de Portugal.[8] As grandes epidemias que varriam as cidades brasileiras até o início do século XX desapareceram, dando lugar a surtos da doença. A partir do início da década de 1960, o governo brasileiro instituiu uma campanha nacional para o controle da doença (Figura 2.11).[5]

A primeira descrição clínica da varíola foi feita por Abu Bakr Muhammad ibn Zakarīya al-Rāzi (Figura 2.12), médico árabe, no século X. Desde então, várias epidemias foram registradas, levando a altos índices de mortalidade, principalmente nos séculos XV e XVI, até que, no século XVIII, Edward Jenner desenvolveu a vacina contra a varíola.[5,7]

Classificada como uma das enfermidades mais devastadoras da história da humanidade, em 1980 a varíola foi considerada erradicada do mundo pela Organização Mundial de Saúde (OMS) (o último caso foi registrado em 1977).[2]

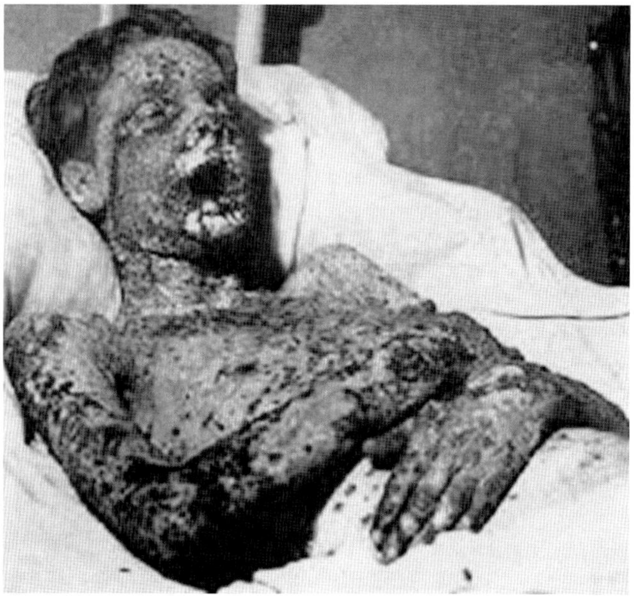

Figura 2.9 ■ Varíola hemorrágica.

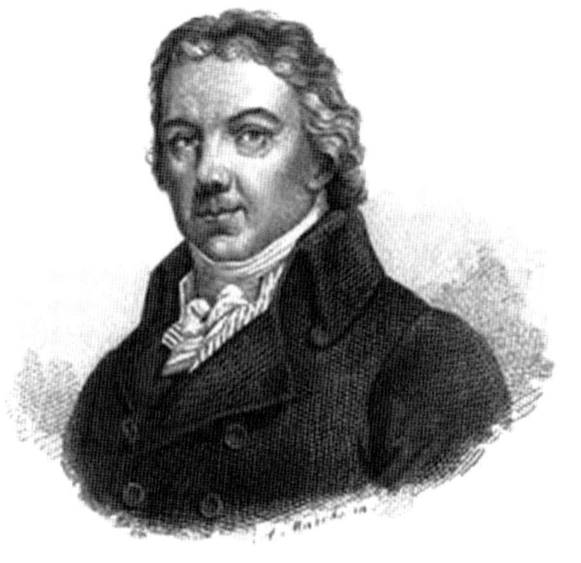

Figura 2.10 ■ Edward Jenner.

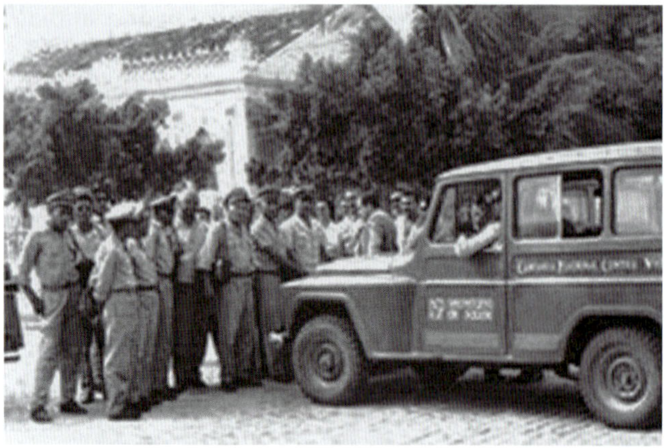

Figura 2.11 ■ Equipe da antiga Companhia Nacional contra Varíola em Pernambuco, 1971.

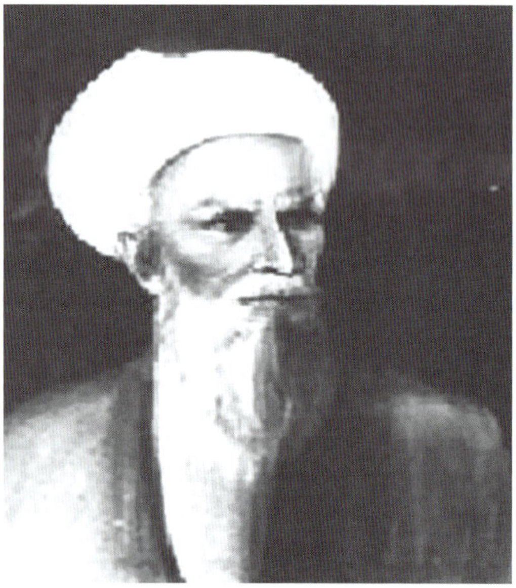

Figura 2.12 ■ Abu Bakr Muhammad ibn Zakariya al-Rāzi, o famoso Rhazes (864-926).

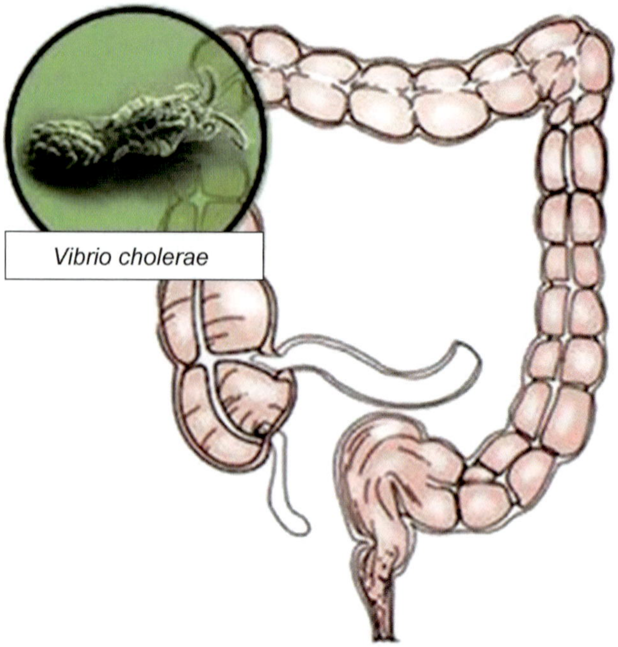

Figura 2.13 ■ *Vibrio cholerae.*

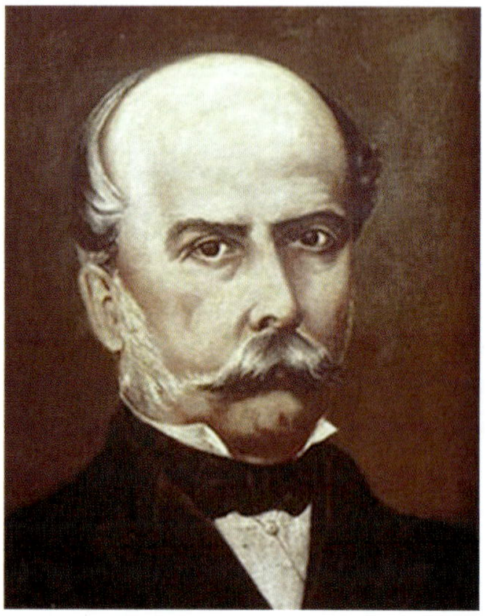

Figura 2.14 ■ Filippo Pacini.

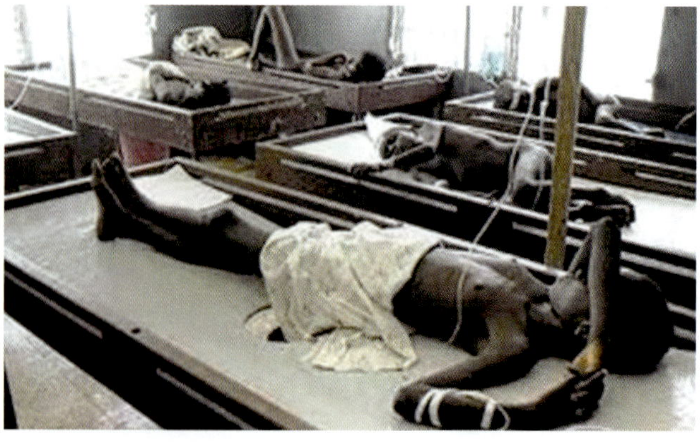

Figura 2.15 ■ Cólera epidêmica.

A *cólera* é uma infecção intestinal aguda, causada pela enterotoxina do bacilo da cólera, *Vibrio cholerae* (Figura 2.13), que é toxigênico. O reservatório é o ser humano, podendo haver reservatórios ambientais, como plantas aquáticas e frutos do mar.[3] O bacilo foi isolado por Filippo Pacini (Figura 2.14), em 1854, mas sua descoberta foi ignorada devido à preponderância da teoria miasmática das doenças na época. No entanto, o trabalho de Pacini foi reconhecido em 1965, quando a bactéria recebeu o nome de *Vibrio cholerae pacini.*[1]

A cólera é epidêmica em algumas partes do mundo (Figura 2.15). Atualmente, o comportamento da doença no Brasil sugere um padrão endêmico. A deficiência no abastecimento de água tratada, o destino inadequado dos dejetos, a alta densidade populacional, carências de habitação, higiene inadequada, alimentação precária e educação insuficiente favorecem a ocorrência da doença.[9]

A *hanseníase* é considerada uma das mais antigas doenças da humanidade. Acredita-se que seja originária da Ásia, embora alguns autores apontem a África como o berço da doença. Conhecida há mais de 3 ou 4 mil anos na Índia, na China e no Japão, já havia relatos no Egito 4.300 anos antes de Cristo, em papiros da época de Ramsés II. No segundo século antes de Cristo, esqueletos descobertos no Egito apresentavam evidências objetivas da doença.[10]

No livro *Huang Di Nei Jing Su Wen* (Figura 2.16), cuja autoria é atribuída ao imperador chinês Huang Tin, traduzido entre 2698 e 2598 a.C., aparece o termo *lifeng* para designar paralisia grave e descrever um estado patológico que provoca queda das sobrancelhas, nódulos, ulcerações, dormência, mudança de cor da pele e desabamento do nariz. Nos registros da dinastia Chou, em 600 a.C., existem referências à aquisição da doença por um dos discípulos de Confúcio, no livro *Analects*. A doença era conhecida, então, como *lai ping* e *Ta Feng*.[10]

Nos primeiros Vedas, os livros sagrados da Índia, a hanseníase é denominada *Sushta* e descrita com dois tipos de manifestações: com insensibilidade local e deformações nas extremidades e com ulcerações, queda de dedos e desabamento da pirâmide nasal. No entanto, a existência da hanseníase na Índia já é referida em 1500 a.C., e nas "leis de Manu" (1300-500 a.C) são encontradas instruções sobre a profilaxia da doença.[10]

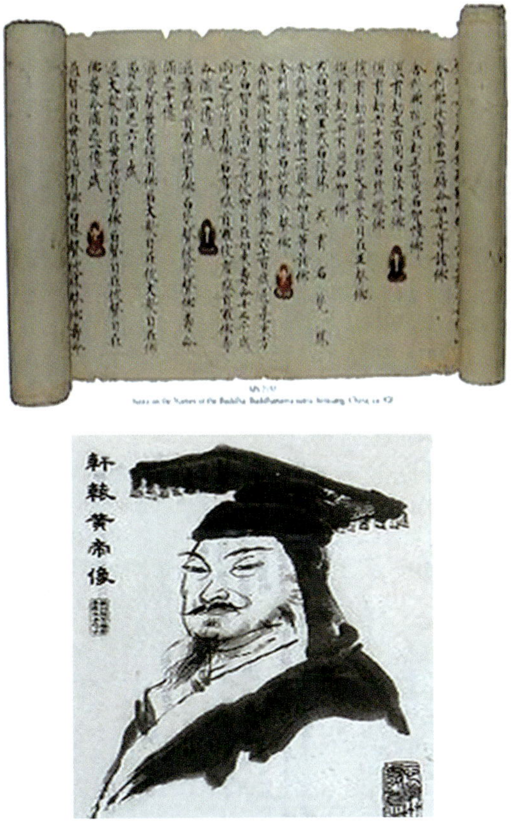

Figura 2.16 ■ *Huang Di Nei Jing Su Wen*, ou *O Livro de Medicina Interna do Imperador Amarelo*.

A hanseníase existia em épocas remotas no Egito e é citada no Papiro de Ebers (1300-1800 a.C.). Supõe-se que a hanseníase era desconhecida na época de Hipócrates (467 a.C.), embora em 480 a.C. o Império Persa tenha disseminado a doença na Grécia. Em 300 a.C., os romanos disseminaram a doença por toda a Europa, atingindo o auge endêmico na Idade Média. Por volta do ano 150 d.C., Arateus e Galeno fizeram referências a sinais clínicos da doença. Da Europa, a doença chegou às Américas com os colonizadores e por intermédio dos imigrantes e escravos oriundos da África.[10]

O *Mycobacterium leprae* foi apontado pelo médico norueguês Gerhard Henrik Armauer Hansen (Figura 2.17) como agente etiológico da hanseníase em seu trabalho publicado em fevereiro de 1874, anunciando que aquela doença mutilante, marcada por um estigma milenar, era causada por um bacilo, e não por herança nem por pecados.[11]

Ainda hoje a hanseníase é endêmica em algumas regiões do mundo, como Índia e Brasil, e embora não represente causa básica de óbito, destaca-se entre as morbidades que originaram incapacidades, e milhões de pacientes sofrem com suas sequelas.[12]

O gênero *Mycobacterium* causa mais sofrimento à humanidade do que todos os outros gêneros de bactéria conhecidos. A *tuberculose* é uma doença infecciosa causada pelo *Mycobacterium tuberculosis* e compromete, principalmente, pulmões, gânglios linfáticos, ossos, articulações, pele, intestino e outros órgãos. Hipócrates (460-375 a.C.) chamou a doença de tísica, referindo-se à tuberculose pulmonar. A palavra tísica origina-se do grego *phthsis*, que significa consumpção, debilitação progressiva do organismo por doença. O termo tuberculose é derivado do idioma francês. A natureza infecciosa da doença foi confirmada por Robert Koch, em 1882, com a descoberta do bacilo. Bayle compreendeu que

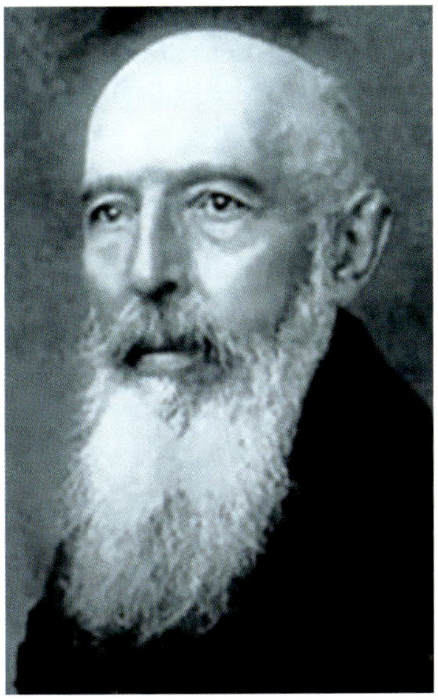

Figura 2.17 ■ Gerhard Henrik Armauer Hansen (1841-1912).

a tuberculose não era doença exclusiva dos pulmões. A incidência da tuberculose tem aumentado nas últimas décadas devido à pandemia da imunodeficiência adquirida (AIDS).[13]

A *sífilis* é considerada uma evolução da pinta, cujos registros de ocorrência datam do período entre 15.000 e 3.000 a.C.[14] No entanto, duas teorias tentam explicar a origem da sífilis: a teoria colombiana e a teoria pré-colombiana. A teoria colombiana atribui a introdução da sífilis na Europa às tripulações das naves de Colombo, que teriam adquirido a doença de mulheres indígenas do Haiti.[14,15]

A teoria pré-colombiana admite a origem da sífilis na África, a partir de onde a doença teria se disseminado para Ásia Menor, Índia, Indochina, Ilhas do Pacífico, pelo norte da China e a Manchúria, e daí para as Américas. Algumas publicações científicas relatam que uma devastadora epidemia de sífilis propagou-se por toda a Europa no final do século XV. Cada país denomina a infecção com o nome do país rival. Os italianos chamam a doença de "mal francês", os franceses, de "mal napolitano". Os russos a denominam "mal polonês" e os espanhóis, "La Espanhola", a designação da ilha em que aportaram os navios de Colombo. No século XVI, em consequência da epidemia que se desenvolveu, o conhecimento sobre as características da sífilis progrediu rapidamente.[15]

Em 1530, o médico e poeta Girolamo Fracastoro (Figura 2.18*A* e *B*) publicou o terceiro livro de seu poema *Syphilis sive Morbus Gallicus*, sobre a aflição de um pastor de ovelhas saudável e bonito, de nome Syphillus, que apresentava uma doença repulsiva que lhe fora imposta como castigo por sua blasfêmia contra o deus Sol.[16] O poema incluía uma descrição detalhada do período de incubação, sintomas, prevenção e tratamento, e o nome do pastor batizou a infecção. Fracastoro pode ter derivado o nome do pastor de ovelhas do mítico Siphillus, um dos filhos da inconsolável Níobe. Outro nome, lues, praga ou pestilência (em latim), pelo qual a doença é comumente conhecida, foi introduzido pelo médico e poeta do século XVI Jean Fennel, o primeiro a diferenciar os estágios primário e secundário da doença. No final do século XVI, as manifestações clínicas e o tratamento com madeira de guáiaco e mercúrio ("dois minutos com Vênus, dois anos com Mercúrio") eram bem documentados. No entanto, as maiores contribuições surgiram depois do século XVIII. Nenhuma delas teve maior impacto do que a introdução da penicilina para o tratamento da sífilis.[15]

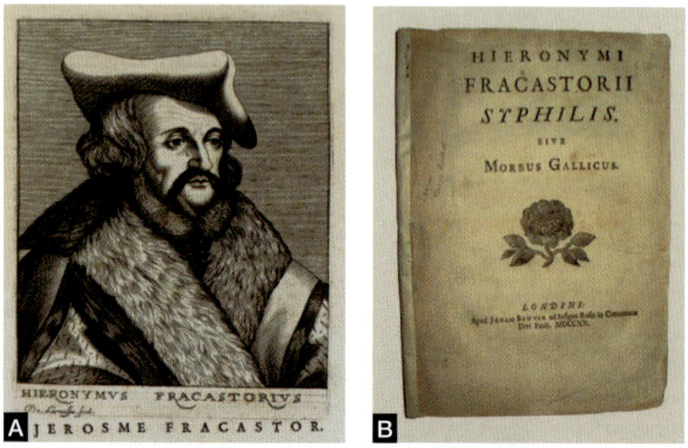

Figura 2.18 ■ Girolamo Fracastoro. (**A**) seu poema *Syphilis sive Morbus Gallicus* (**B**).

Os marcos da sifilogia (Figura 2.19) são:

- **1797** John Hunter conclui que a sífilis e a gonorreia são a mesma doença, após desenvolver ambas pela autoinoculação de uma descarga uretral.
- **1837** Phillipe Ricord diferencia a sífilis da gonorreia em estágios primário, secundário e terciário.
- **1854** John Diday escreve seu popular manual sobre sífilis congênita.
- **1856** Ricord faz a descrição definitiva da biologia da sífilis.
- **1880** Jonathan Hutchinson descreve a tríade da sífilis congênita (ceratite, labirintite e dentes entalhados).
- **1891** Caesar Boeck estuda o curso natural da doença em 2.181 pacientes que não foram tratados por medo de que as complicações causadas pelo mercúrio fossem maiores do que as causadas pela sífilis.
- **1905** Fritz Schaudinn e Erich Hoffman identificam treponemas e cancros.
- **1909** Paul Erlich trata a sífilis com a "pílula mágica" (arsênico).
- **1910** August von Wasserman desenvolve um teste diagnóstico pela fixação do complemento.
- **1933** John Nelson cria um teste sorológico treponema-específico.
- **1943** John Mahoney descreve a cura da sífilis com a penicilina.[15]

As treponematoses não sexuais – pinta, bouba e sífilis endêmica – em virtude de seu potencial desfigurante e incapacitante, constituíam um grave problema de saúde pública. Em 1948, a OMS patrocinou um programa de controle global, que envolveu 46 países e, utilizando tratamento em massa com penicilina benzatina, obteve o controle dessas doenças.[17] No entanto, a doença não foi erradicada, e a ausência de vigilância epidemiológica favoreceu a persistência de focos endêmicos, o que levou ao ressurgimento da sífilis em países africanos e asiáticos a partir da década de 1980. Atualmente, as treponematoses endêmicas acometem

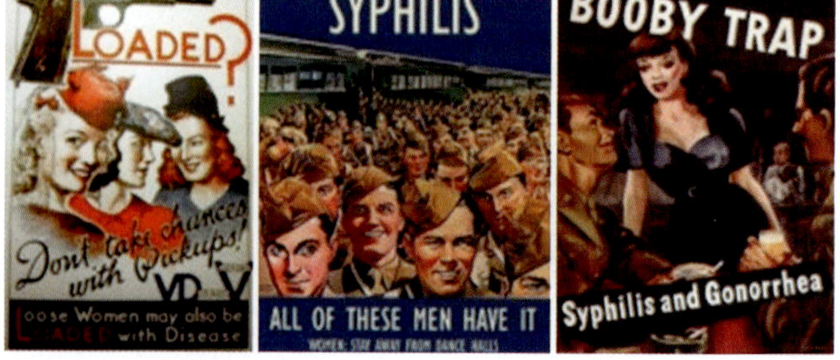

Figura 2.19 ■ Marcos da sifilogia.

comunidades pobres, em áreas rurais remotas de países tropicais e subtropicais.[18] A bouba ocorre, principalmente, nas regiões úmidas e quentes da África, Sudeste da Ásia, ilhas do Pacífico, Caribe e Américas Central e do Sul. A pinta está presente nas Américas Central e do Sul, entre indígenas da Região Amazônica.[19] A sífilis endêmica ocorre, sobretudo, nas regiões áridas da África e no Oriente Médio. Infelizmente, não se encontram disponíveis dados epidemiológicos atualizados.[20]

O vírus influenza surgiu entre os humanos há milhares de anos, transmitido de animais, provavelmente porcos ou pássaros, que ainda constituem fontes de novas cepas de gripe humana. A primeira menção à gripe humana encontra-se nos textos hipocráticos. A primeira pandemia conhecida ocorreu em 1580, começando na Ásia e espalhando-se pela Europa.

A pandemia de gripe que ocorreu entre os anos de 1918 e 1919, ao final da Primeira Guerra Mundial, é conhecida como gripe espanhola, denominação imprópria, uma vez que não se originou na Espanha, embora esta tenha sido um dos países mais atingidos pela pandemia (Figura 2.20).[21] A gripe, ou influenza, é causada por vírus só isolado em 1933 e que apresenta a propriedade de sofrer mutações a intervalos variáveis de 10 a 20 anos. Admite-se que esse vírus tenha se originado na China, em aves aquáticas e, por recombinação de genes, tenham surgido cepas infectantes para outras aves, mamíferos e o próprio ser humano.[22]

Dos três tipos de vírus da influenza – A, B e C – somente o tipo A causa grandes epidemias e pandemias. Na superfície do vírus A encontram-se hemoaglutininas (H), que atuam facilitando sua adesão e penetração no interior da célula, e a enzima neuraminidase (N), que possibilita a extrusão das novas partículas virais que se formam. Assim, a notação H_1N_1 da gripe atual significa que o vírus é do tipo A, com hemoaglutinina da forma 1 e a neuraminidase também da forma 1. Em outras epidemias já foram identificados os subtipos H_2N_2 (gripe asiática [1957]), H_3N_2 (gripe de Hong Kong [1968]) e H_5N_1 (gripe aviária [1997]).[23,24]

A epidemia de gripe tem ocorrido com frequência, e em intervalos irregulares, com mutações de vírus e perda da imunidade das pessoas para resistir a esses vírus. Uma cepa particularmente nociva da gripe surgiu no fim da Primeira Guerra Mundial, em 1918, causando uma pandemia.[1] Em 2003, no Oriente, surgiu a gripe aviária H_5N_1, causando alto índice de mortalidade. Em abril de 2009 foi detectado, no México, um novo vírus da influenza A, o H_1N_1, colocando em alerta a saúde pública mundial. Essa nova cepa rapidamente se disseminou, causando outra pandemia. Em geral, as novas cepas que passam a infectar humanos apresentam diferentes graus de distinção em relação àquelas até então circulantes, devido ao processo de mutação possivelmente por meio da recombinação de genes entre cepas que infectam diferentes espécies animais.[9]

Durante a Primeira Guerra Mundial, a *malária* dizimou muitas vidas.[25,26] A XI Conferência Sanitária Pan-Americana, em 1942, classificou a malária como a doença que mais causou mal às nações no continente. Na tentativa de controlar a doença durante a Segunda Guerra Mundial, o inseticida diclorodifeniltricloroetano (DDT) era borrifado nos domicílios. Em razão de seu uso indiscriminado, que atinge tanto as pragas como o restante da fauna e flora, seu uso foi abandonado, depois de causar vários prejuízos ao ecossistema.[27]

Em 1955, no México, uma campanha para erradicação da malária foi aprovada na XVIII Assembleia Mundial da Saúde. O empenho para erradicação mundial da malária, apoiada pela Organização Pan-Americana da Saúde (OPAS) até 1992, concentrou-se no combate ao mosquito. O Brasil, a partir de 1993, mudou a estratégia de erradicação para

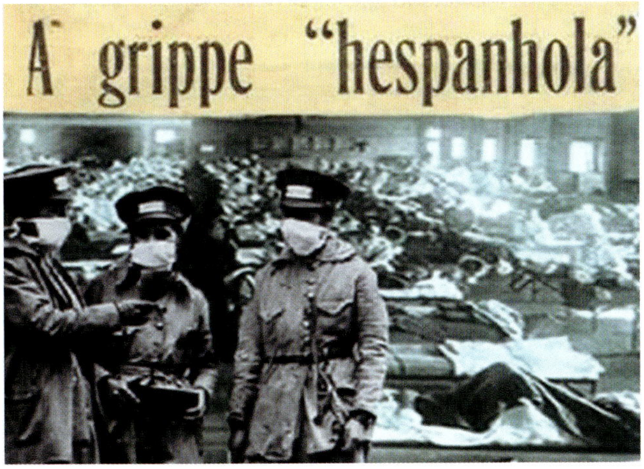

Figura 2.20 ■ No ano de 1918, começou a propagar-se pelo mundo a epidemia de gripe denominada gripe espanhola, que alcançou quase todo o globo terrestre, à exceção de algumas regiões do Polo Norte (Sibéria) e da Oceania.

Tabela 2.1 ■ Número total de entradas no PubMed sob as rubricas International e Global, por década

Década	International Health*	Global Health*
1950	1.007	54
1960	3.303	155
1970	8.369	1.137
1980	16.924	7.176
1990	49.158	27.794
2000 – set./2005	54.540**	41.623**

*Esta contagem considera terminações variantes, por exemplo, *internationalize* e *internationalization*; *globalize* e *globalization*.

**Note-se que a contagem abrange apenas 55 meses.

Fonte: Brown TM, Cueto M, Fee E. A transição de saúde pública "internacional" para "global" e a Organização Mundial da Saúde. Hist Cienc Saúde-Manguinhos 2006 Sep; 13(3):623-47.

um controle integrado da malária por meio de diagnóstico precoce e preciso e tratamento imediato e eficaz dos casos. Apesar das descobertas de novos produtos e novas estratégias de tratamento, a doença ainda apresenta índice de incidência muito elevado.[28]

A epidemia de *febre amarela* irrompeu em meados do século XIX, no Rio de Janeiro, com a chegada de um navio negreiro procedente de Nova Orleãns, que havia feito escalas em Havana e Salvador antes de atracar na capital do Império, em 3 de dezembro de 1849. No ano seguinte, a febre amarela disseminou-se pela cidade, causando milhares de mortes. O saneamento do solo e a drenagem do subsolo do Rio de Janeiro foram as medidas mais urgentes dentre aquelas votadas no II Congresso Nacional de Medicina e Cirurgia, em 1889, para sanear a cidade. O médico Oswaldo Cruz (Figura 2.21) se notabilizou pelo combate à epidemia. Em 1958, a V Conferência Sanitária Pan-Americana, realizada em Porto Rico, aprovou resolução em que declarava livres do *Aedes aegypti* não apenas o Brasil, mas vários países sul-americanos. Em 1967, o *Aedes aegypti* ressurgiu no Pará e reconquistou seu território primitivo, e hoje é o protagonista de nova epidemia urbana, a dengue.

Em 1981, a AIDS foi divulgada pelo Centro de Controle de Doenças dos EUA como uma doença que ocasionava profunda diminuição da imunidade celular, levando a uma epidemia de pneumonia pelo *Pneumocystis carinii*, hoje denominado *Pneumocystis jirovecii*. O *Pneumocystis* foi visualizado pela primeira vez por Carlos Chagas (Figura 2.22), em 1909, em pulmões de cobaias. Inicialmente, foi confundido com o agente causal da doença de Chagas. Em 1913, Antônio Carini o descreveu como patógeno classificado como protozoário, mas hoje sabe-se que se trata de um fungo. Em 1999, o agente mudou de nome para *Pneumocystis jirovecii,* em homenagem a Otto Jirovec (Figura 2.23), professor de parasitologia tcheco que descreveu o micro-organismo em humanos.[30]

A pandemia da infecção pelo vírus da imunodeficiência humana (HIV) se constitui, até hoje, em um dos maiores desafios da ciência mundial. Ainda se expande pelo mundo, porém mostra tendência a predomínio nas populações carentes, sem distinção de sexo, faixa etária, religião ou etnia.[31]

Estudos de sequência de DNA do HIV por meio de análise filogenética evidenciam que o vírus surgiu na África, em meados da década de 1930. O HIV é dividido em dois tipos, o HIV-1 e o HIV-2. O HIV-1 teve origem em um vírus que causa AIDS em chimpanzés, o vírus da imunodeficiência símia, denominado SIV_{cpz}.[31] O HIV-2, por sua vez, originou-se do SIV que infecta outro tipo de macaco, o mangabeu fuligento, a partir do vírus denominado SIV_{sm}. O HIV-2 surgiu entre os seres humanos na região da África Ocidental, onde estão localizados Senegal, Guiné, Serra Leoa, Libéria e Costa do Marfim. Nessa região é alta a prevalência do HIV-2 em seres humanos e é grande a quantidade de mangabeus fuligentos infectados pelo SIV_{sm}. O HIV-1 surgiu na região de Uganda, onde é alta a prevalência de chimpanzés infectados pelo SIV_{cpz}. O cruzamento do vírus entre primatas (macacos e humanos) é explicado pelo fato de os africanos usarem o macaco como fonte de alimentação, mantendo contato com o sangue do animal infectado.[31]

O HIV saiu da África pela primeira vez de maneira epidêmica em direção ao restante do mundo pelo Haiti, e a entrada do vírus nas Américas data de 1958. O Haiti mantinha, nessa ocasião, relações comerciais e culturais com países africanos, o que possibilitou a entrada do vírus naquele país. O próximo passo foi a entrada do vírus nos EUA, o que contribuiu para a disseminação da infecção para o mundo ocidental. Mais tarde, a epidemia apresentou como característica o tráfego mais intenso de pessoas infectadas, em virtude do fenômeno da globalização. Múltiplas entradas do vírus, a partir da África, ocorreram em diversas localidades no mundo, incluindo Brasil, Índia, Tailândia e Rússia. A partir do Brasil, o vírus disseminou-se pela América do Sul e o Japão.[30]

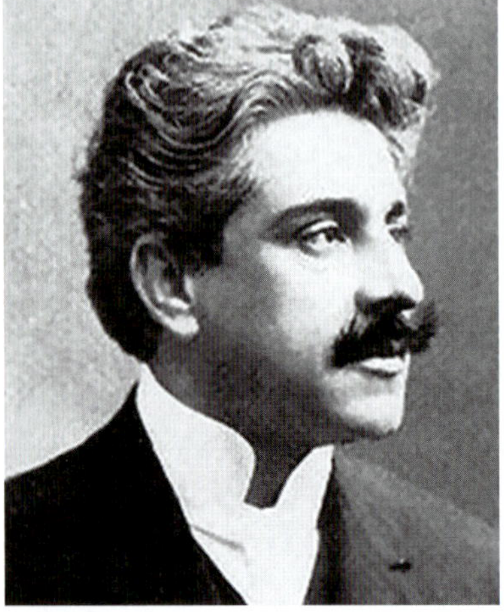

Figura 2.21 ■ Oswaldo Gonçalves Cruz.

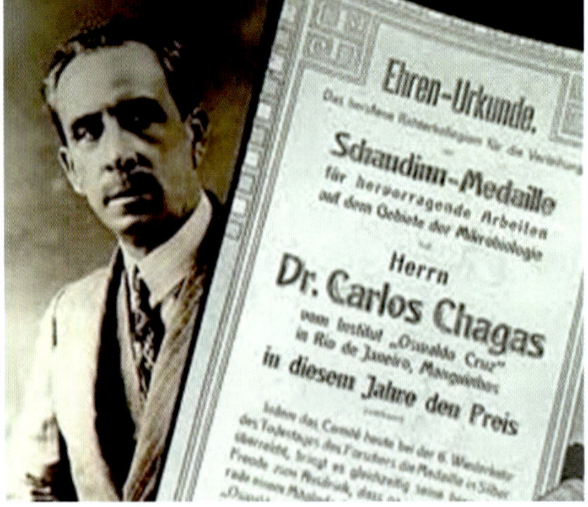

Figura 2.22 ■ Carlos Chagas.

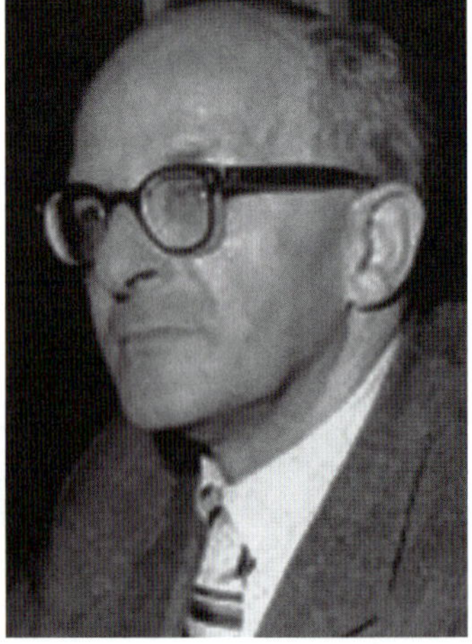

Figura 2.23 ■ Otto Jirovec.

A pandemia da infecção pelo HIV iniciou-se no século XX e se estende pelo século XXI, tendo grande impacto na medicina e tornando-se um grande marco epidemiológico.

A febre Chikungunya é doença febril, infecciosa, causada pelo vírus *Chikungunya*, transmitido pelos mosquitos *Aedes aegypti* e *Aedes albopictus*.[32,33] Originada na Tanzânia, em 1952, logo se espalhou pela África, Ásia e Europa. [34] Atualmente, circula por alguns países da África e da Ásia. De acordo com a Organização Mundial de Saúde (OMS), desde 2004, o vírus já foi identificado em 19 países, entre os quais estão Itália, França, EUA e a região do Caribe.[35] O primeiro caso relatado no Brasil ocorreu no Rio de Janeiro, em 2010.[36]

A doença causada pelo vírus Ebola, também conhecida como febre hemorrágica, é altamente letal e pode matar um em cada dois infectados. O vírus, da família Filoviridae, foi identificado pela primeira vez em 1976, durante dois surtos simultâneos: um em aldeia próxima ao Rio Ebola, na República Democrática do Congo (que deu nome à doença), e o outro em área remota do Sudão.[37] A origem do vírus Ebola continua desconhecida, mas os morcegos frugívoros são considerados seus prováveis hospedeiros.[38]

Uma das razões para o início do surto no continente africano é o contato com ou o manuseio de carne crua de chimpanzés, gorilas, morcegos, macacos, antílopes florestais e porcos-espinhos doentes ou mortos na floresta.[39]

O vírus escapou do controle na África, principalmente na Guiné, na Libéria e em Serra Leoa, e bateu às portas dos EUA e da Europa. Para controle da epidemia é fundamental garantir diagnóstico rápido, isolamento e tratamento adequados dos doentes.[40]

A febre Zika é provocada pela picada do mosquito da dengue. No final de 1940, o vírus *Zica* (ZIKV) foi isolado em macacos na floresta africana de Zika, em Uganda. O vírus foi detectado em humanos em 1968, na Nigéria. Até 2007 não havia registros da doença fora da África e da Ásia, quando foi identificado um surto na Micronésia. Seus sintomas são semelhantes aos da dengue. No Brasil, os primeiros casos foram detectados na Bahia, no município de Camaçari, após a Copa do Mundo de 2014.[41]

A infecção pelo vírus do Nilo Ocidental tem como agente etiológico um arbovírus do gênero *Flavivirus*, isolado em 1937. Inicialmente, a doença distribuía-se pelo vale do Nilo, na África, e o Oriente Médio. Posteriormente, observou-se a ocorrência da infecção no oeste da Rússia, na Ásia Central, na Europa e na África do Sul.[42] Até 1999 a circulação do vírus do Nilo Ocidental não havia sido detectada no hemisfério ocidental, quando foi detectado o primeiro surto da infecção no continente americano, especificamente na cidade de Nova York.[43] A transmissão do vírus se dá pela picada de mosquito do gênero *Culex* infectado. Esse gênero, em particular, apresenta distribuição cosmopolita e diversas espécies, muitas das quais são antropofílicas e adaptadas ao convívio humano.[44] O vírus infecta predominantemente as aves, mas também tem sido isolado de bovinos, cães, gatos e morcegos. No entanto, as aves são consideradas seu reservatório mais importante.[45] A infecção pelo vírus do Nilo Ocidental pode produzir desde quadros oligossintomáticos até casos graves, como encefalite. Cursa com sintomatologia semelhante à da gripe, com febre, cefaleia, dores musculares, *rash* cutâneo e linfadenopatia.[46]

As doenças transmitidas por vetores constituem, ainda hoje, importante causa de morbidade no Brasil e no mundo. A dengue é considerada a principal doença reemergente nos países tropicais e subtropicais.[47]

A Malária continua sendo um dos maiores problemas de saúde pública na África, ao sul do deserto do Saara, no Sudeste Asiático e nos países da região amazônica, na América do Sul.

As tripassonomíases americana e africana são fontes importantes de incapacitação e morte precoce.

As leishmanioses tegumentar e visceral constituem doenças vetoriais com ampla distribuição no mundo.

As filarioses, a doença de Lyme e as esquistossomoses são doenças transmitidas por vetores presentes em diferentes países de todos os continentes.[47,48]

A febre Q é causada pela riquétsia *Coxiella burnetii*, zoonose encontrada em todos os continentes, e que pode apresentar amplo espectro clínico. Tem elevada letalidade quando se torna crônica devido à endocardite não tratada.[49]

As doenças, em geral, são um fenômeno que ameaça e modifica a vida dos seres humanos e o equilíbrio coletivo, alterando a história da humanidade através dos tempos. A saúde, a doença e as grandes epidemias através dos séculos adquiriram dimensões de impacto nas sociedades e nas relações entre as sociedades e a natureza. Ao longo da história humana foram responsáveis pela criação da medicina, o saber médico-científico e seus respectivos e vitoriosos avanços, que se dão, principalmente, a partir da prática médica em relação aos diagnósticos e às terapêuticas.

Inserir a doença em contextos e épocas específicas, assim como percebê-la para além de sua nomeação médica específica, é a tarefa básica de um historiador. A prioridade atribuída ao combate a uma enfermidade, com base nos danos à vida biológica e social dos indivíduos, incorporou e ampliou a intervenção da saúde pública. Nesse contexto, a doença reorganiza e define o processo coletivo de ações de modo a proporcionar o bem-estar físico, psíquico e social dos indivíduos.

Referências

1. Rooney A. A história da Medicina. Das primeiras curas aos milagres da medicina moderna. M. Books do Brasil Editora LTDA. São Paulo, 2013.
2. Teixeira LA, Almeida M. The beginnings of the small-pox vaccine in São Paulo: a little known story. Hist Cienc Saude. Manguinhos OnLine, 2003; 10 (suppl. 2:475-98).
3. Schatz Mayr HG. A varíola uma antiga inimiga. Cadernos de Saúde Pública, 17(6): 1525-30, nov-dez, 2001.

4. Hopkins DR. Princes and peasants small pox in history. Chicago. University of Chicago Press, 1983.
5. Rosen G. Uma história da Saúde Pública. São Paulo, UNESP, 1994.
6. Gazêta AAB. Uma contribuição à história do combate à varíola no Brasil: do controle à erradicação. Tese de Doutorado. História das Ciências e da Saúde. Casa Oswaldo Cruz, Fundação Oswaldo Cruz, Rio de Janeiro, 2006.
7. Rodrigues BA, Alves L. Evolução Institucional da Saúde Pública. Brasília: Ministério da Saúde, 1977.
8. Fischmann A. Investigação epidemiológica de varíola no Estado do Rio Grande do Sul. Dissertação Mestrado da Faculdade de Saúde Pública da Universidade de São Paulo, Departamento de Epidemiologia. São Paulo, 1978.
9. Risi Jr. JB. Varíola. Arquivos de Higiene, v. 21, Tomo único, dez, 1968.
10. Brasil. Ministério da Saúde. Secretaria de Vigilância Sanitária. DF. Doenças infecciosas e parasitárias, 2010.
11. Lyon S, Lyon AT. História da Hanseníase. In: Lyon, S. ; Grossi, M.A.F. Hanseníase, Medbook, Rio de Janeiro, 2013.
12. Barroso-Carvalho G. Cronologia da doença. In: Lyon, S. ; Grossi, M.A.F. Hanseníase, Medbook, Rio de Janeiro, 2013.
13. Visschedijk J, Van De Broek J, Eggens H, Lever P, Van Beers S, Klatser P. Review: Mycobacterium leprae- Millennium resistant. Leprosy control on the threshold of a new era. Trop Med Int Health, 2000; 5:388-9.
14. Tappeiner G. Woll Klaus. Tuberculose e outras infecções micobacterianas. In: Fitzpatrick, F.B Tratado de Dermatologia. vol. II Revinter, Rio de Janeiro, 2005.
15. Rotchild BM, Rotchschid C. Treponemal disease revisited: Skeletal discrimination of yaws, bejel and veneral syphilis. Clin Infect Dis 1995; 20:1402.
16. Sanchez MR. Sífilis. In: Tratado de Dermatologia. Fitzpatrick TB. 5. ed. vol. II, Revinter, Rio de Janeiro, 2005.
17. Hudson MM, Morton RS. Fracastoro and syphilis: 500 years on. Lacet, 348: 1495-1996.
18. Walker SL, Hay RJ. Yaws – a review of the last 50 years. Int J Dermatol, 2000; 39(4)258-60.
19. Meheus AZ, Arya OP. Endemic Treponematoses. In: Cohen, J.; Powderly, W.G. Editors Infections Diseases. 2. ed. New York: Elsevier, 2004; 39(4):258-60.
20. Castro LG. Nonvenereal treponematosis. J Am Acad Dermatol. 1994; 31(6):1075-6.
21. The World Health Report 1998. Life in the 21st Century: A vision for all. Genova: WHO, 1998.
22. Kolata G. Gripe, a história da pandemia de 1918, Rio de Janeiro, Campus, 2002.
23. Brito NA. La dansarina: a gripe espanhola e o cotidiano da Cidade do Rio de Janeiro. História, Ciências, Saúde. Manguinhos IV 1997(1):11-30.
24. Hays JN. Epidemics and pandemics. Their impacts on human history. Santa Bárbara, Cal, ABC Clin, 2005.
25. Bertucci LM. Gripe A, uma nova espanhola? Rev Assoc Med Bras 2009; 55(3):230-1.
26. Rocha MNA, Ferreira EAP, Souza JM. Aspecto Histórico da Malária. Revista Paraense de Medicina. v. 20(3) julho-setembro, 2006.
27. Brasil. Ministério da Saúde. Secretaria de Vigilância em Saúde. Programa Nacional de Prevenção e Controle da Malária – Brasília, 2003.
28. Ambiente Brasil S/S LTDA. DDT – Dicloro-difenil-tricloroetano, 2005. Disponível em: www.webmaster@ambientebrasil.com.br.
29. Organização Pan Americana de Saúde, 136ª Sessão do Comitê Executivo. Malária e objetivos de desenvolvimento do milenium. Buenos Aires, Argentina, 2005.
30. F. Benchimol, J.L. História Ciências Saúde. Manguinhos, v.1. Rio de Janeiro, Jul-oct, 1994.
31. Diaz RS. A história de uma doença. Os primeiros 30 anos da epidemia pelo HIV e a Ciência por detrás da História. Permanyer Brasil Publicações, São Paulo, 2012.
32. Sudeep AB, Parashar D. Chikungunya: uma visão geral. J Biosci 2008; 33:443-9.
33. Burt FJ et al. Chikungunya: a re-emerging virus. Lancet, 2012; 662-71:379.
34. Robinson MC. An epidemic of virus disease in Southern Province, Tanganyika Territory, in 1952-53; I, Clinical features. Trans R Soc Trop Med Hyg 1955; 49:28-32.
35. Vazeille M, Jeannin C, Martin E, Schaffner F, Failloux AB. Chikungunya: A Risk For Mediterranean Countries. Acta Trop 2008; 105(2):200-2.
36. Albuquerque IGC, Marandino R, Mendonça PA et al. Infecção pelo vírus chikungunya: relato do primeiro caso diagnosticado no Rio de Janeiro, Brasil. Rev Soc Bras Med Trop Uberaba Jan/Fev 2012; 45.
37. Groseth A, Feldmann H, Strong JE. A ecologia do vírus Ebola. Trends in Microbiology 2007; 15:408-16.
38. Leroy EM, Kumulungi B, Pourrut X et al. Os morcegos frugívoros como reservatórios do vírus Ebola. Nature 2005; 438:57576.
39. Leroy EM, Rouquet P, Formenty P et al. Vários eventos de transmissão do virus Ebola e rápido declínio da vida selvagem Africano. Central Ciência 2004; 303:387-90.
40. Carrillo-Larco RM, Ramos M. Surto de Ebola em Uganda: o que pode e o que não pode ver as tendências de consulta. SAMJ: S Afr Med J, Cidade do Cabo 2013; 103(8).
41. Di Goutte JP, Cornet M, Deubel V. Infecções virais exóticas. In: Porterfield JS (ed.) Kass – Manual de doenças infecciosas. Nova York: Champman and Hall Medical, 1995:67-102.
42. Petersen CR, Roehring JT. West Nile Virus: a reemerging global pathogen. Emerging Infections Diseases Jul/Aug 2001; 7(4):611-4.
43. Layton M. Epidemic of West Nile Virus in New York. In: The International Conference on Emerging Infections Diseases. July, Atlanta, USA, 2000.
44. Molyneux DH, Jefferies D. Feeding behaviour of pathogen-infected vectors parasitology. 1986; 92:721-36.
45. Acha PN, Szyfres B. Zoonosis y enfermidades transmisibles comunes al homble y a los animales. 2. ed. Washington, DC: OPS, 1986.
46. Chin J. Control of communicable diseases manual. 17. ed. Washington DC: Alpha, 2000.
47. Tauil PL. Inf Epidemio SUS Jun 2002:11(2).
48. Gibson G, Souza-Santos R, San Pedro A et al. Ocorrence of servere dengue in Rio de Janeiro: an ecological study. Rev Soc Bras Med Trop nov/dec 2014; 47(6):684-91.
49. Siciliano RF, Ribeiro HB, Furtado RHM et al. Endocarditis due to Coxiella burnetii (Q fever). A rare or underdiagnosed disease? Case Report. Rev Soc Bras Med Tropical jul/ago 2008; 41 (4):409-12.

3

Marcos Terapêuticos da Medicina

Sandra Lyon

Durante muitos séculos acreditava-se que as grandes epidemias e a disseminação de pestes eram causadas por forças maléficas. Desse modo, de acordo com a Igreja, a causa das doenças era o pecado; a cura era a oração; o jejum, o arrependimento.[1]

Por milhares de anos os tratamentos das doenças variaram de encantamentos e magias a rituais e procedimentos. Os medicamentos eram feitos à base de plantas e também de partes de animais, metais e minerais. Houve época em que corpos mumificados eram triturados e fluidos corporais coletados e utilizados como métodos de cura das doenças. As sangrias eram utilizadas na Mesopotâmia, no Egito e pelos maias e astecas na América do Sul. Sanguessugas eram usados para realizar sangrias por Hipócrates, Galeno, Avicena e médicos da Índia, China e Egito antigos, como um método de cura das doenças e sua profilaxia.[2]

A purgação envolvia o uso de remédios à base de ervas, que agiam como laxativos ou eméticos, e foi por muito tempo utilizada no tratamento da sífilis que, posteriormente, incluiria também a administração do mercúrio. Em 1502, Jacob Carpensic foi o primeiro médico a prescrever o mercúrio para sífilis, e a adoção universal dessa prática contou com o respaldo de Paracelso. O mercúrio era administrado via oral, sua tintura era colocada em lesões, ou era usado em emplastos, ou ainda aplicado por meio de vaporização, e acabava matando o paciente por envenenamento.[2]

O arsênio era usado há mais de 2.400 anos como agente terapêutico e como veneno na Grécia e em Roma. Em 1910, Erlich, estudando compostos arsenicais orgânicos, demonstrou a efetividade da arsfenamina no tratamento da sífilis.[3]

Em 1921, Levaditi e Sazerac descobriram o poder treponemicida do bismuto, o que veio reforçar as possibilidades terapêuticas para a sífilis. Finalmente, em 1944, Mahoney, Arnold e Harris preconizaram o uso de penicilina para o tratamento da sífilis.[3]

O uso medicinal de plantas foi amplamente difundido por toda a humanidade, desde tempos pré-históricos. Susruta relacionou 760 plantas medicinais na Índia antiga, inclusive a *cannabis* e o pé-de-juá. Os egípcios antigos usavam o ópio e a cicuta. A tradicional medicina chinesa se utilizava de ervas e óleos. O lendário imperador Shen Nung, há 5.000 anos, escreveu *The Divine Farmer's Herb-Root Classic* (*O Divino Clássico de Raízes-Ervas do Produtor* – Figura 3.1), considerada a primeira farmacopeia chinesa. O manuscrito *Recipes for Fifty-two Ailments* (*Receitas para Cinquenta e Duas Doenças*) foi encontrado em uma tumba selada em 168 a.C. Há relatos de cópias da farmacopeia chinesa de 206 a.C. a 9 d.C., durante o reinado da Dinastia Han, incluindo 365 remédios derivados de plantas, animais e minerais.[2,3]

O uso medicinal de ervas é divulgado desde a Antiguidade. Os chineses usavam a casca do salgueiro para controlar a febre, Hipócrates a usava para aliviar a dor, e na Europa, no século XVII, era usada para tratar febre, inflamação e dor.

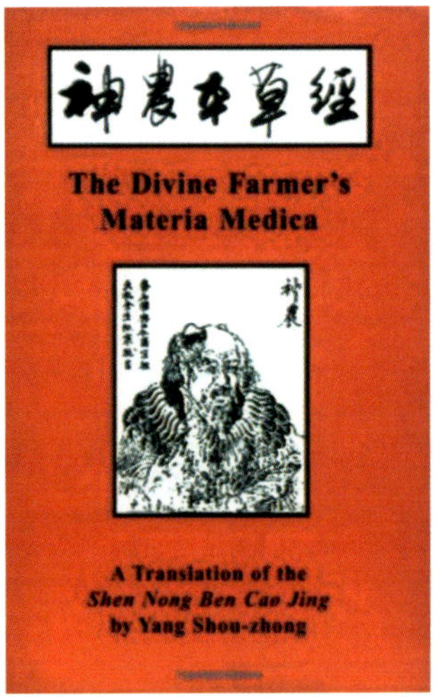

Figura 3.1 ■ *The Divine Farmer's Herb-Root Classic.*

Em 1853, o ácido acetilsalicílico foi sintetizado a partir da casca do salgueiro, primeiramente pelo químico francês Charles Frederic Gerhart, depois, com o nome de aspirina, pelo laboratório Friedrich Bayer, em 1899, e seu nome se tornou popular com o uso amplo na pandemia de gripe, em 1918.[2]

O quinino é extraído da casca da árvore cinchona, que cresce nos Andes, e é eficaz contra a malária. Descrito em 1630 pelo monge Antonio de La Calancha, passou a ser amplamente utilizado pelos conquistadores espanhóis para o tratamento da malária.[2]

A papoula, na forma de ópio, começou a ser usada como narcótico e analgésico no Período Neolítico. Descrita no Papiro de Ebers (1500 a.C.), foi usada por egípcios, gregos, romanos e persas e mencionada por Dioscórides, Galeno e Avicena, médicos da Antiguidade.[2]

A hanseníase, durante muito tempo, foi tratada com o óleo de chaulmoogra (Figura 3.2), cuja origem é lendária.[2] Nas antigas farmacopeias hindu e chinesa, o óleo era utilizado para tratamento tanto da hanseníase como de outras dermatoses.[4] No final do século XIX, no Ocidente, passou a ser utilizado no tratamento da tuberculose e da hanseníase. As plantas das quais era extraído o óleo de chaulmoogra eram encontradas em florestas tropicais da Ásia, sobretudo na Índia e no Sri Lanka (Indochina), nas Filipinas e na Indonésia. No Brasil, o óleo chalmúgrico era retirado das frutas da sapucainha.[5]

Em 1922, Frederick G. Banting e Charles H. Best (Figura 3.3), em Toronto, descobriram a insulina. Para conseguir extratos ativos de modo reprodutível, Banating e Best solicitaram a ajuda de J.J.R. MacLeod e J.R. Collip e obtiveram a insulina de origem suína e bovina. Hoje, como resultado da tecnologia do DNA recombinante, utiliza-se a insulina humana para tratamento do *diabetes mellitus* (Figura 3.4).[6,7]

Hormônios corticoides são substâncias sintetizadas a partir do colesterol pelo córtex adrenal, cuja atividade é controlada em grande parte pelo hormônio adrenocorticotrófico (ACTH), liberado pelo lobo anterior da hipófise. O principal corticoide produzido pelo organismo humano é a hidrocortisona ou cortisol.[8] Em 1936, Callow e Young denominaram esteroides os compostos que apresentavam na estrutura molecular o núcleo ciclopentanoperidrofenantreno. Em 1937, foi sintetizado o primeiro corticosteroide, por Reichstein, nos EUA, a 11-desoxicorticosterona. Em 1948, Sarett sintetizou a cortisona e, em 1949, Hench e Kendall introduziram a terapia à base de cortisona para tratamento sintomático da artrite reumatoide. Desde então, as mais variadas doenças inflamatórias ou proliferativas vêm sendo tratadas com corticoides, com resultados efetivos.[8]

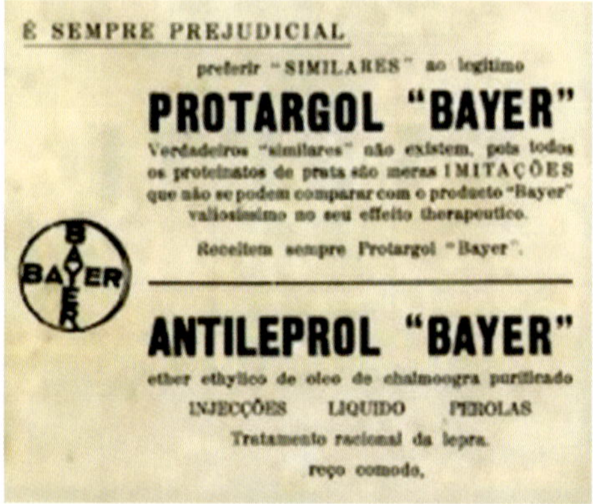

Figura 3.2 ■ Óleo de chaulmoogra, utilizado no tratamento da hanseníase.

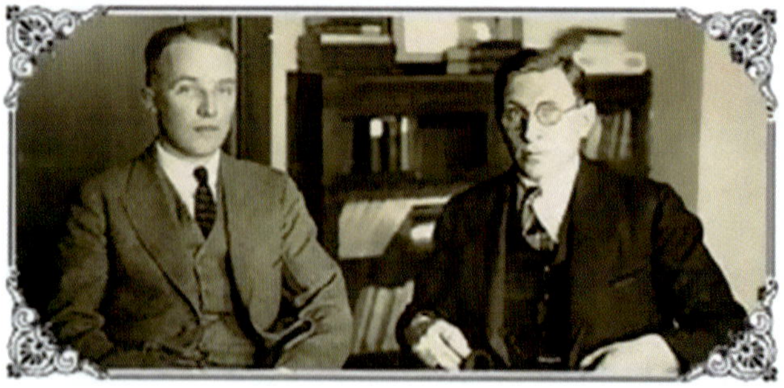

Figura 3.3 ■ Frederick G. Banting e Charles H. Best, descobridores da insulina.

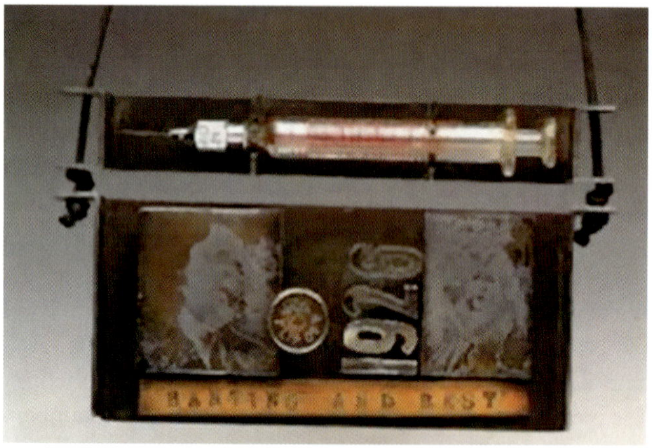

Figura 3.4 ■ Descoberta da insulina para tratamento do *diabetes mellitus*.

A penicilina foi descoberta pelo escocês Alexander Fleming (Figura 3.5), em 1928, enquanto cultivava espécies de *Staphylococcus* em placa de ágar, no Hospital St. Mary, em Paddington, Londres. Seu trabalho foi continuado por Howard Florey e Ernesl Chain, em Oxford, e a penicilina foi isolada em 1940, passando a ser produzida em larga escala (Figura 3.6).[2]

Descoberta pelo químico alemão Gerhard Domagk, em 1939, a sulfa se tornou um dos antibióticos mais amplamente utilizados.[2]

A sulfa e a penicilina constituíram as primeiras classes de antibióticos largamente utilizados e, com o tempo, começaram a apresentar resistência, assim como as classes novas de antibióticos descobertas em 1940 a 1960, o que estreitou

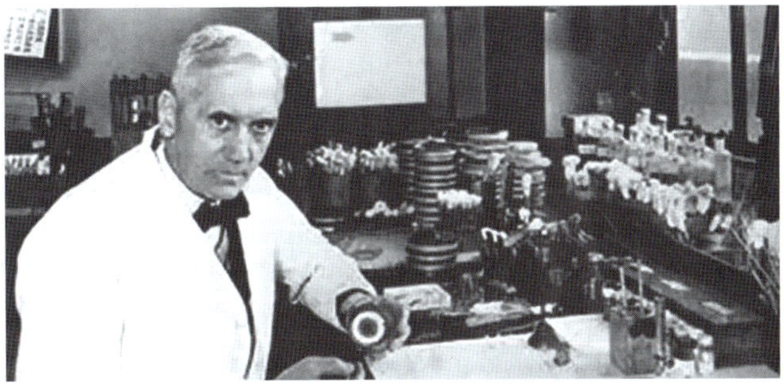

Figura 3.5 ■ Alexander Fleming, descobridor da penicilina.

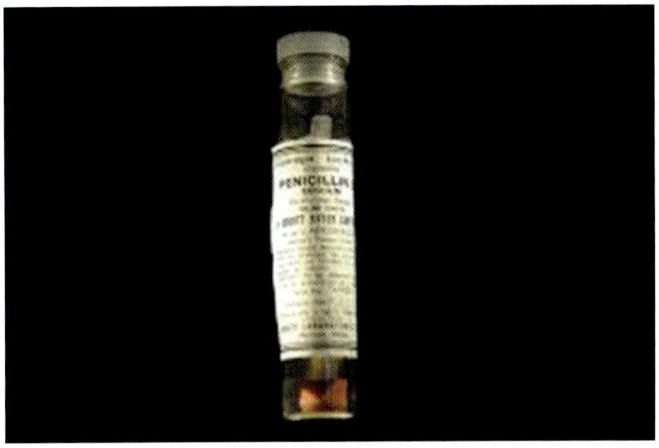

Figura 3.6 ■ Penicilina.

as opções terapêuticas. Novas cepas de bactérias, como a MRSA (*Staphylococcus aureus* resistente à meticilina), foram identificadas pela primeira vez em 1961 e demonstraram ser extremamente resistentes à terapêutica.[9]

As tetraciclinas foram descobertas em consequência da pesquisa sistemática de amostras do solo coletadas em muitas partes do mundo à procura de micro-organismos produtores de antibióticos. O primeiro desses compostos, a clortetraciclina, foi introduzido em 1948. As tetraciclinas são altamente eficazes contra riquétsias, clamídia e bactérias gram-positivas e gram-negativas. Por este motivo, tornaram-se conhecidas como de amplo espectro.[9]

O cloranfenicol é um antibiótico produzido pelo *Streptomyces venezuelae*, um micro-organismo isolado pela primeira vez em 1947 de uma amostra do solo coletada na Venezuela. Foi empregado no tratamento de surto de tifo epidêmico na Bolívia, com resultados extraordinários. Em 1948, estava disponível em escala comercial, mas logo depois passou a apresentar efeitos adversos graves, como discrasias sanguíneas fatais, sendo seu uso reservado para portadores de doenças graves, como meningite, febre tifoide e tifo.[9]

A eritromicina foi descoberta em 1952, por McGuire e colaboradores, nos produtos metabólicos de uma cepa de *Streptomyces erythreus*, originalmente obtida de uma amostra de solo coletada no arquipélago filipino.[9] A claritomicina e a azitromicina são derivados semissintéticos da eritromicina.[10]

A isoniazida ainda é considerada o fármaco primário para o tratamento quimioterapêutico da tuberculose. Em 1945, Chorine descreveu a ação tuberculostática da nicotinamida e descobriu um metabólito, a isoniazida, que inibe a multiplicação do bacilo da tuberculose.[9]

A estreptomicina foi o primeiro fármaco clinicamente eficaz a tornar-se disponível para o tratamento da tuberculose. De início, era administrado em grandes doses; no entanto, problemas relacionados com a toxicidade e o desenvolvimento de micro-organismos resistentes limitaram seriamente seu uso.[9]

Sintetizada em 1970 por Leiker, Kmap e Rees, a rifampicina age inibindo a enzima RNA-polimerase das micobactérias, tendo sido empregada no tratamento da tuberculose e outros micro-organismos gram-positivos e gram-negativos. O pesquisador Diltor Vladimir Araújo Opromolla comprovou a ação bactericida da rifampicina contra *Mycobacterium leprae* em 1970, a qual se tornou, a partir daí, o agente fundamental no tratamento da hanseníase.[11]

A clofazimina, um corante fenazínico com ação bacteriostática, inibe a multiplicação de micro-organismos e exerce importante ação anti-inflamatória.[8] Em 1954, Barry e colaboradores sintetizaram a clofazimina, a qual foi introduzida no tratamento da hanseníase em 1965.[8,11]

A talidomida é um derivado do acido glutâmico produzida inicialmente na Alemanha, em 1954. Em 1956, foi introduzida no mercado germânico, sendo posteriormente comercializada no Reino Unido e em outros países para uso no primeiro trimestre da gravidez, como antiemético, sedativo e hipnótico. Ao ser relacionada com malformações congênitas, sobretudo focomelia, foi imediatamente suspensa do mercado. Em 1965, começou a ser utilizada em pacientes portadores de hanseníase com eritema nodoso.[8]

O primeiro medicamento de ação antifúngica empregado por via sistêmica foi o iodeto de potássio em solução saturada, no início do século passado. Em 1956, a anfotericina B foi descoberta por Gold e colaboradores, que estudavam uma cepa de *Streptomyces nodosus*, um actinomiceto aeróbico obtido no vale do rio Orinoco, na Venezuela.[9] Ainda na década de 1950, surgiram a griseofulvina e a nistatina, e posteriormente, no final da de 1970, o cetoconazol; no início dos anos 1980, surgiram o itraconazol, a terbinafina e o fluconazol. O arsenal terapêutico para as infecções fúngicas é pequeno se comparado ao dos antibióticos e se restringe a poucos grupos farmacológicos.[10,12]

O primeiro agente anti-herpesvírus de administração sistêmica foi a vidarabina, aprovada em 1977, mas sua toxicidade restringiu o uso do fármaco a infecções potencialmente fatais provocadas pelo vírus herpes simples e varicela-zóster. A descoberta e desenvolvimento do aciclovir, inicialmente aprovado em 1982, tornou possível o primeiro tratamento eficaz contra infecções graves pelos vírus herpes simples e varicela-zóster em pacientes ambulatoriais. Os agentes antivirais são o penciclovir e o ganciclovir.[9]

A amantadina e a rimantadina mostram-se eficazes na prevenção e no tratamento das infecções pelo vírus da influenza A.[13]

A zidovudina (AZT) foi o primeiro agente antirretroviral a ser liberado para uso clínico, menos de 5 anos após a identificação do HIV (vírus da imunodeficiência humana). No período de 1987 a 1994, somente os análogos de nucleosídeos, inibidores da transcriptase reversa, encontravam-se disponíveis para uso clínico. Em 1996 foram introduzidos os inibidores de protease. Em 2001, o tenofovir, um análogo de nucleotídeo inibidor da transcriptase reversa, foi liberado para uso clínico, e em 2003 foi liberada a enfuvirtida, agente inibidor de fusão. O desenvolvimento de novos e mais eficazes agentes antirretrovirais levou à redução na morbidade e na letalidade associadas à infecção pelo HIV.[14]

Introduzida na prática clínica em 1922, na Alemanha, pela Hoechst, a dipirona (Figura 3.7) é ainda hoje amplamente utilizada no combate à dor e à febre.

As pirazolonas estão entre os fármacos mais antigos conhecidos, e sua síntese remonta a 1883 quando, ao pesquisar um antipirético substituto para a quinina, Pekin isolou o primeiro corante sintético – a anilina – que serviu, posteriormente, para a síntese da antipirina (ou fenazona). Nessa ocasião, a única forma conhecida de combate à febre, na Europa, era a quinina, produto feito à base da casca de cinchona, árvore natural de Java, da família das rubiáceas (a mesma do café), utilizada desde o século XVII no combate às doenças tropicais, especialmente a malária. Esse produto, além da eficácia relativa, apresentava um custo excessivamente alto, em razão de sua escassez e difícil obtenção. Assim, a produção industrial da antipirina, a partir da anilina, por um laboratório farmacêutico alemão possibilitou a produção sintética de um medicamento que antes só podia ser obtido da natureza, tornando o combate à febre mais eficaz e menos oneroso.

Isso era essencial para o combate a diversas doenças que grassavam na época, como tuberculose, malária e as demais epidemias. Ainda em 1883, um jovem cientista universitário de Erlangen, Ludwig Knorr, sintetizou a antipirina (Figura 3.8), que no mesmo ano passou a ser comercializada em grande escala. Em 1889, alguns anos após seu lançamento, foram constatadas as propriedades analgésicas do composto, durante um surto da gripe influenza que assolou a Europa e onde esse medicamento foi amplamente utilizado para o tratamento, com sucesso. Além disso, foi aplicado em 1918, logo após o término da Primeira Guerra Mundial, durante uma pandemia de gripe.

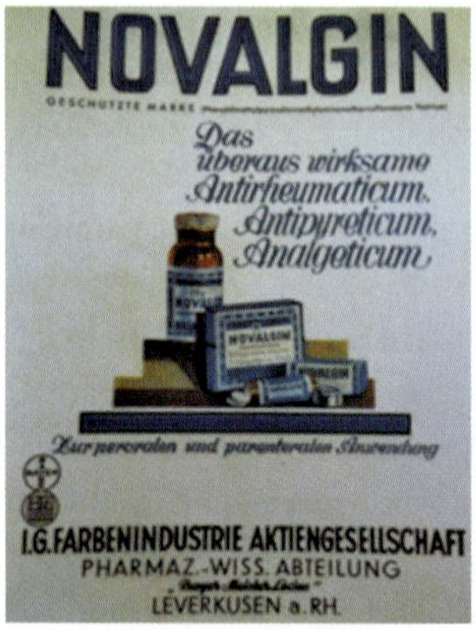

Figura 3.7 ■ Dipirona.

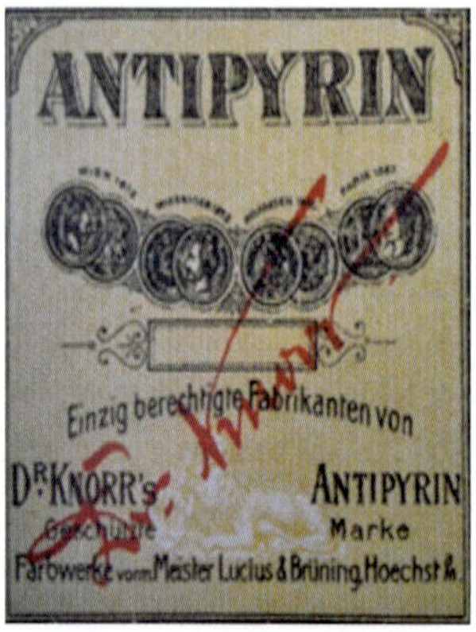

Figura 3.8 ■ Antipirina.

Nas últimas décadas foram desenvolvidos os medicamentos imunobiológicos, que se constituem em agentes biológicos, proteínas grandes com a capacidade de bloquear a emissão dos sinais necessários para a propagação da resposta imune. São agentes promissores no tratamento da psoríase, da artropatia psoriásica e da doença de Crohn.

Atualmente, vivemos em um mundo em que pessoas morrem por falta de condições sanitárias, em razão das doenças mais básicas e, ao mesmo tempo, procedimentos mais complexos se encontram potencialmente disponíveis para todos. A medicina pode dispor de medicamentos modernos com os benefícios esperados, mais também com os riscos relacionados com seus efeitos adversos. Um medicamento pode salvar a vida de um paciente, segundo a dose preconizada, mas também poderá matá-lo. Como alertava o grande médico Paracelso (1493-1541): *Dosis Sola Facit Venenum* ("a dose faz o veneno").

Referências

1. Tomazelli F. A historia da medicina contada a céu aberto. São Paulo: Eurofarma, 2006.
2. Rooney A. A história da medicina. Das primeiras curas aos milagres da medicina moderna. São Paulo: M. Books do Brasil Editora, 2013.
3. Norton AS. Useful plants in dermatology. Hydrocorpus and Chalmoogra. J Am Dermatology 1944; 31:683-6.
4. Castorina-Silva R. Tratamento da hanseníase. In: Lyon S, Grossi MAF. Hanseníase. Rio de Janeiro: Medbook, 2013.
5. Bechelli LM, Rotberg A, Maurano F. Medicação chalmúrgrica. In: Tratado de leprologia. Rio de Janeiro: Serviço Nacional de Lepra, 1944: 235-314.
6. Bartz QR. Isolation and characterization of chloromycetin. Biol Chem 1948; 172:445-50.
7. Banting FG, Best CH, Collip JB, Campbell WR, Fletcher AA. Pancreatics extract in the treatment of diabetes mellitus. Can Med Assoc J 1992; 12:141-6.
8. Castorina-Silva R. Efeitos adversos mais frequentes das substâncias em uso para tratamento da hanseníase. In: Lyon S, Grossi MAF. Hanseníase. Rio de Janeiro: Medbook, 2013.
9. Goodman LS, Gilman A. As base farmacológicas da terapêutica. 10. ed. Rio de Janeiro: McGraw-Hill, 2003.
10. Alvarez-Elcoro S, Enzler MJ. The macrolides: erythomycin, clarithromycin and azithromycin. Mayo Clin Proc 1999; 74:613-34.
11. Barroso-Carvalho G. A cronologia da doença. In: Lyon S, Grossi MAF. Hanseníase. Rio de Janeiro: Medbook, 2013.
12. Zaitz C. Compêndio de micologia médica. 2. ed. Rio de Janeiro: Guanabara Koogan, 2010.
13. Hayden FG et al. Use of the selective oral neurominidase inhibitor oseltamivir to prevent influenza. N Engl J Med 1999; 341:1336-43.
14. Rachid M, Schechter M. Manual de HIV/AIDS. Rio de Janeiro: Revinter, 2008.
15. Auer A. Über novalgin. Ther D Gegenw 1931; (72): 154-6.
16. Castelli R. O mundo contemporâneo: novalgina 70 anos. São Paulo: DBA Artes gráficas/Hoechst, 1993.

PARTE II

MICOBACTERIOSES

4

Micobacterioses

Márcia Beatriz de Souza
Márcia Gregory Tavares Melo

TUBERCULOSE

A tuberculose é uma doença granulomatosa infecciosa grave, porém curável em praticamente 100% dos casos novos, desde que obedecidos os princípios da quimioterapia específica preconizados pelo Ministério da Saúde desde 1979. Pode acometer o homem e outros animais com as mais variadas manifestações e localizações, sendo a forma pulmonar a mais comum. As doses adequadas em combinação medicamentosa correta e o uso por tempo suficiente, com supervisão quanto à tomada dos medicamentos, são os meios efetivos para evitar a persistência bacteriana e o desenvolvimento de resistência medicamentosa, assegurando, assim, a cura do paciente e reduzindo, desse modo, as fontes de infecção e o impacto da doença na comunidade.

Epidemiologia

Segundo dados divulgados pela Organização Mundial de Saúde (OMS), em 2010 foram diagnosticados e notificados 6,2 milhões de casos novos de tuberculose no mundo, e o Brasil ocupa o 19º lugar entre os 22 países que concentram 80% desses casos.

A taxa de incidência de tuberculose no Brasil, em 2011, foi de 36 casos para cada 100 mil habitantes, embora a Região Sudeste concentre o maior número de casos de tuberculose, a Região Norte apresenta as maiores taxas de incidência. Apesar de ser doença tratável e evitável, a taxa de mortalidade no Brasil ainda atinge a proporção de 4.500 pessoas/ano.

À medida que a incidência dos casos de tuberculose diminui na população em geral, em alguns segmentos ela se distribui de modo cada vez menos uniforme e mais concentrado. Esses segmentos se constituem nas populações vulneráveis, com a população de rua apresentando incidência de adoecimento 48 a 67 vezes maior, a população privada de liberdade contribuindo com 6% dos casos novos notificados por ano, a população indígena apresentando taxa de incidência quase três vezes o valor da média nacional e cerca de 10% das pessoas que vivem com HIV/AIDS se apresentando com coinfecção TB/AIDS e demonstrando maior probabilidade de apresentar desfecho desfavorável com o tratamento da tuberculose.

Além dessas vulnerabilidades, a condição determinante para a tuberculose, comprovada cientificamente, é a pobreza. A comparação realizada em janeiro de 2012 entre a base de dados do SINAN de 2010 e o *Cadastro Único para Programas Sociais*, do governo federal, revelou que 23,8% dos casos novos de tuberculose ocorrem entre pessoas que vivem em situação de pobreza.

Quanto ao encerramento dos casos de tuberculose, em 2010 observamos percentual de cura inferior (70,3%) ao considerado ideal pela OMS (85%) e percentual de abandono de tratamento (9,5%) superior ao ideal esperado pela OMS (5%) para garantia de melhor controle da doença.

Com o objetivo de melhorar os indicadores de diagnóstico e cura da tuberculose, o Programa Nacional de Combate à Tuberculose, junto com o movimento social, publicou recomendações que enfatizam a necessidade da criação de benefícios sociais para as pessoas com tuberculose, na busca da ampliação da adesão ao tratamento e da diminuição da taxa de abandono.

Considerada prioridade pelo Governo Federal do Brasil desde 2003, essa doença sempre esteve contemplada nas principais pactuações nacionais, como no *Pacto pela Saúde, Mais Saúde, Programação das Ações de Vigilância em Saúde, Pacto da Atenção Básica* e, mais recentemente, na *Agenda Estratégica da Secretaria de Vigilância em Saúde (SVS).*

Etiologia

A tuberculose é causada pelo *Mycobacterium tuberculosis*, bacilo que apresenta características e comportamentos que explicam muitas questões da história natural da doença e do tratamento medicamentoso específico instituído atualmente.

Essa micobactéria tem estrutura bacilar, sendo imóvel, não esporulada e não encapsulada; é álcool-ácido-resistente (BAAR); tem parede celular com alto conteúdo lipídico; é aeróbia estrita; parasita intracelular facultativo; longo tempo de geração (14 a 20 horas); longos períodos em estado de dormência; capacidade de desenvolver resistência a agentes químicos, principalmente quando usados isoladamente; e sensibilidade ao calor e à radiação ultravioleta.

Transmissão

A principal forma de transmissão da tuberculose é de pessoa a pessoa através do ar.

As gotículas infectantes se disseminam no ar através da tosse de um doente bacilífero que pode eliminar uma quantidade de bacilos superior a 5.000/mL de escarro enquanto ainda não foi instituído o tratamento. Além da presença do bacilo, outros dois fatores são importantes na transmissão da doença: a fonte de infecção (inóculo e viabilidade dos bacilos no escarro) e as condições ambientais (densidade das partículas infectantes no volume do ar e exposição à luz solar e à radiação ultravioleta). A infecção também depende da virulência do bacilo e da resistência natural do hospedeiro.

Uma vez nos pulmões, os bacilos podem ser destruídos antes da infecção, podem se multiplicar rapidamente, desenvolvendo a forma primária da doença, ou podem infectar o hospedeiro, seguido de um estado de latência do bacilo, traduzido clinicamente pela positividade da prova tuberculínica, não desenvolvendo doença. Este foco latente pode evoluir, anos após, para doença clínica (reativação ou reinfecção endógena), dependendo do estado imunológico do hospedeiro.

A propagação da doença está intimamente ligada às condições de vida da população. Como em todas as doenças infecciosas, a tuberculose se prolifera em áreas de grande concentração humana onde coexistem a fome e a miséria.

Imunopatogenia

Diversos estudos sobre os aspectos relacionados com a patogenia da forma pulmonar estão sendo realizados, visto ser esta a forma de maior frequência, bem como a responsável pela transmissão da doença. Acredita-se que o estabelecimento da infecção latente e o desenvolvimento da forma ativa dependem de um desequilíbrio entre citocinas ativadoras e desativadoras da função microbicida dos macrófagos. A despeito dos mecanismos protetores, como as moléculas nos macrófagos que acionam ativação celular, e de moléculas comprometidas com a proteção contra a tuberculose, como o óxido nítrico e o interferon-γ, a tuberculose progride. Um dos motivos é a presença de moléculas como a interleucina (IL) 10 e o TGF-β (*transforming growth factor beta*), capazes de desativar os macrófagos previamente ativados. Indivíduos suscetíveis teriam maior capacidade de responder a essas moléculas da micobactéria devido a mutações genéticas que facilitam a produção de IL-10. A compreensão desses mecanismos poderá representar avanços na prevenção e terapêutica para o controle da doença.

Cerca de um terço da população mundial está infectado por tuberculose, porém apenas uma pequena porcentagem (5%) vai desenvolver a doença. Indivíduos infectados que não adoecem provavelmente apresentam mecanismos de defesa que mantêm a micobactéria silente, impedindo que ela atue.

A infecção pelo bacilo da tuberculose pode apresentar três desfechos: controle na porta de entrada, doença ativa ou tuberculose latente. Nesta última, o organismo controla mas não elimina a infecção. Isso gera um reservatório enorme de tuberculose.

Há evidências de que, em sua fase de crescimento, o *Mycobacterium tuberculosis* segrega algumas proteínas, chamadas CFP32, capazes de induzir a produção de IL-10, interferindo na resposta imune e manipulando-a, por assim dizer, a seu favor.

As células dendríticas têm a capacidade de produzir resposta imune protetora contra a tuberculose, o que pode durar vários anos. Essas células, juntamente com células de linhagem monocítico-macrofágica, em número suficiente, são essenciais para a formação do granuloma, que se configura tanto em proteção do hospedeiro contra a disseminação da infecção como em proteção do micro-organismo contra sua eliminação. A densidade da população celular e a presença de certas citocinas, como os interferons tipo 1, são vitais para a formação do granuloma e a diminuição da população bacteriana.

Em síntese, estudos sobre os mecanismos de defesa do hospedeiro contra a infecção pelo *Mycobacterium tuberculosis*, bem como sobre os mecanismos pelos quais a micobactéria interage com o sistema imune do hospedeiro a seu favor, poderão trazer nova luz sobre a patogenia da tuberculose, resultando em novos alvos terapêuticos e meios de diagnósticos mais precisos para controle e combate da doença.

Manifestações clínicas

Forma pulmonar

A forma pulmonar consiste na apresentação clínica mais comum da tuberculose. Os sintomas podem variar do mais leves até quadros infecciosos graves com episódios de hemoptise. O quadro clínico é arrastado, caracterizado por tosse por mais de 3 semanas, inicialmente oligoprodutiva e depois produtiva, acompanhada de febre vespertina, sudorese noturna, emagrecimento, adinamia e hiporexia. Esses pacientes são chamados de sintomáticos respiratórios, e todos eles devem ser investigados quanto ao diagnóstico de tuberculose.

Tuberculose extrapulmonar

- **Pleural:** forma mais comum de tuberculose extrapulmonar, manifesta-se por dor tipo pleurítica, de instalação súbita ou insidiosa, podendo ser acompanhada de tosse improdutiva incaracterística. Há presença de derrame pleural unilateral inicialmente pequeno, que pode evoluir para moderado a severo, levando a dispneia e esforço respiratório. Em geral, apresenta febre vespertina, sudorese noturna, perda ponderal e hiporexia. A cultura, associada ao exame histopatológico do fragmento pleural, promove o diagnóstico em até 90% casos. Os rendimentos da baciloscopia e da cultura do líquido pleural são, respectivamente, inferiores a 5% e 40%.
- **Ganglionar:** ocorre comprometimento, principalmente, dos gânglios da cadeia cervical anterior, que inicialmente apresentam crescimento lento, evoluindo com coalescência, podendo fistulizar e drenar material purulento rico em bacilos. É mais comum nos pacientes acometidos pela AIDS e em crianças, sendo mais frequente em pessoas com menos de 40 anos de idade. O diagnóstico é obtido por meio de aspirado por agulha e/ou biópsia ganglionar para realização de exames bacteriológicos e histopatológicos.
- **Miliar:** acomete, predominantemente, pacientes imunossuprimidos, crianças não vacinadas e idosos. Os sintomas são inespecíficos, com presença de febre, emagrecimento e astenia. A apresentação radiológica define a disseminação com a presença de micronódulos na radiografia de tórax, lembrando que o acometimento pode ser sistêmico com implante bacilar em todos os tecidos, levando a um quadro grave de toxemia e dispneia progressiva. Trata-se de uma das indicações de instituição terapêutica imediata.
- **Sistema nervoso central (SNC):** de início insidioso, o acometimento do SNC, meningoencefalite tuberculosa, ocorre em pacientes imunossuprimidos e pode assumir uma apresentação aguda em crianças, geralmente nas não vacinadas. Os principais sintomas são febre, hiporexia e astenia. Os sintomas neurológicos específicos incluem cefaleia holocraniana, irritabilidade, alterações do comportamento, rebaixamento do sensório, sonolência, confusão mental, convulsões e vômitos. O exame físico mostra rigidez de nuca, podendo ser observadas alterações visuais e da fala. O comprometimento progressivo e difuso do SNC leva a hipertensão intracraniana, decorticação e descerebração.
- **Pericárdica:** tem apresentação clínica subaguda e geralmente não se associa à tuberculose pulmonar, embora possa ocorrer simultaneamente à forma pleural. Os principais sintomas são dor torácica, tosse seca e dispneia. Muitas vezes, a dor não se manifesta como a dor pericárdica clássica. Pode haver febre, emagrecimento, astenia, tonteira, edema de membros inferiores, dor no hipocôndrio direito (congestão hepática) e aumento do volume abdominal (ascite). Raramente provoca sinal clínico de tamponamento cardíaco.
- **Renal:** o achado clássico é de piúria asséptica. Em geral, apresenta evolução lenta e silenciosa. Principais manifestações clínicas são a disúria e a polaciúria. A dor lombar é manifestação da distensão da cápsula renal, ocorrendo nas fases avançadas da doença. Hematúria isolada não deve significar diagnóstico de tuberculose, exigindo, sim, que se afastem outras causas, como cálculos, cistite intersticial e neoplasias vesicais, renais e prostáticas, e que o diagnóstico seja confirmado por meio de cultura. Os sintomas constitucionais raramente estão presentes.
- **Óssea:** é uma das causas de monoartrite, mas pode haver comprometimento simultâneo de várias articulações. Os ossos mais comprometidos são as vértebras, seguidas das epífises dos ossos longos. O joelho e o quadril são as articulações preferencialmente afetadas. A tuberculose de coluna (mal de Pott) é responsável por cerca de 1% de todos os casos de tuberculose e por até 50% da forma óssea. Os achados clínicos mais frequentes são dor insidiosa e progressiva, aumento do volume articular e limitação funcional. Nas fases avançadas, aparece abscesso frio, que pode ser seguido de fistulização.
- **Oftálmica:** pode atingir qualquer parte do olho, mas a úvea é a região mais comprometida. O diagnóstico diferencial deve ser feito com toxoplasmose, sífilis, sarcoidose, brucelose e toxocaríase.
- **Cutânea:** dermatose causada pelo próprio bacilo da tuberculose ou pela resposta de hipersensibilidade a um foco tuberculoso ativo em outro local, pode ocorrer devido a infecção pulmonar, vacinação pelo BCG ou contaminação por objetos ou materiais infectados. A apresentação clínica se divide em exógena (cancro tuberculoso/tuberculose primária de inoculação e tuberculose verrucosa cutânea); endógena (lúpus vulgar, abscesso tuberculoso metastático, escrofuloderma e tuberculose orificial); vacinação pelo BCG (tubercúlide papulonecrótica, tubercúlide liquenoide e eritema indurado de Bazin). O diagnóstico é feito com biópsia para estudo anatomopatológico e cultura para micobactéria.

Métodos diagnósticos

- **Bacteriológico:** o primeiro exame a ser solicitado na suspeita de tuberculose pulmonar deve ser a pesquisa do BAAR no escarro. A pesquisa é feita pelo método de Ziehl-Neelsen, técnica mais utilizada em nosso meio. A coleta é de escarro espontâneo, em duas amostras, uma no momento em que o paciente sintomático respiratório (tosse por mais de 3 semanas) procura o atendimento e a outra pela manhã, ao acordar em jejum. Naqueles pacientes sem expectoração espontânea e história clinicoepidemiológica sugestiva, a indução de escarro com solução salina hipertônica (3% a 5%) está indicada por aumentar o rendimento diagnóstico semelhante ao da broncoscopia com lavado broncoalveolar e deve ser realizada em condições adequadas de biossegurança.

A cultura pode aumentar o rendimento diagnóstico em até 30% e possibilita a identificação da micobactéria e a realização do teste de sensibilidade. A realização de cultura está indicada em caso de suspeita clínica ou radiológica de tuberculose e pesquisa negativa de BAAR; suspeita de tuberculose com amostras paucibacilares ou com dificuldade de obtenção de escarro; suspeita de infecção por micobacteriose não tuberculosa; casos de retratamento; pacientes HIV-positivos; populações vulneráveis (detentos, profissionais da área de saúde, moradores de rua, indígenas, institucionalizados); suspeita de resistência; suspeita de tuberculose extrapulmonar; baciloscopia positiva no final do segundo mês de tratamento; e falência ao tratamento. Toda cultura positiva deve ser submetida aos testes de identificação do bacilo e de sensibilidade aos medicamentos. A pesquisa de BAAR e cultura podem ser realizadas em outras secreções na suspeita de tuberculose extrapulmonar (urina, liquor, líquido pleural, material de biópsia etc.)

- **Radiológico:** como a baciloscopia do escarro pode ser negativa em até 50% dos casos de tuberculose pulmonar e aproximadamente 30% dos pacientes não apresentam expectoração, a radiografia de tórax tem grande impacto na detecção precoce da tuberculose. Além de ajudar no diagnóstico da doença, avalia também a extensão do comprometimento pulmonar. As principais alterações encontradas são tênues opacidades nodulares agrupadas, de limites imprecisos, localizadas principalmente nos ápices pulmonares e nas regiões infraclaviculares, que, com a progressão da doença, assumem aspecto heterogêneo segmentar ou lobar, surgindo imagens cavitárias (padrão clássico da tuberculose). A cavidade pode ser única ou múltipla, com 2cm de diâmetro em média, localizada preferencialmente nos segmentos apicais e dorsais; raramente tem nível líquido em seu interior. Quando ocorre disseminação broncogênica, a imagem exibe pequenas opacidades acinares e agrupadas, denominadas lesões satélites. O aspecto miliar corresponde a um quadro de disseminação hematogênica da doença e é constituído de pequenas opacidades nodulares disseminadas, distribuídas simetricamente na maioria dos casos. Derrame pleural pode ocorrer em até 25% dos casos.
- **Tomografia computadorizada de alta resolução do tórax:** deve ser realizada em pacientes com suspeita clínica, BAAR negativo no escarro ou incapazes de coletar material para exame, e quando a radiografia de tórax não é suficiente para o diagnóstico. As alterações mais encontradas são nódulos do espaço aéreo ou nódulos acinares associados a ramificações lineares, configurando o padrão de árvore em brotamento. Podem ainda aparecer opacidades parenquimatosas, pequenas cavidades, nódulos acinares, linfadenomegalias e derrame pleural associado.
- **Prova tuberculínica (PT):** consiste na inoculação intradérmica de um derivado proteico do *Mycobacterium tuberculosis* para medir a resposta imune celular a esses antígenos. É utilizada, em adultos e crianças, para o diagnóstico de infecção latente pelo *Mycobacterium tuberculosis*. Método auxiliar no diagnóstico da tuberculose, isoladamente, indica apenas infecção pelo bacilo e não é suficiente para o diagnóstico de tuberculose doença.
- **Histopatológico:** método empregado na investigação das formas extrapulmonares da doença ou nas formas pulmonares difusas de difícil diagnóstico. A lesão encontrada é um granuloma, geralmente com necrose caseosa e infiltrado histiocitário de células multinucleadas. Como essa apresentação ocorre em outras doenças, o achado de BAAR na lesão é fundamental para auxiliar o diagnóstico de tuberculose, e todo o material coletado por biópsia deve ser também armazenado em soro fisiológico para viabilizar a realização da cultura em meio específico.
- **Adenosina deaminase (ADA):** enzima presente em várias células, particularmente no linfócito ativado, como observado na tuberculose, pode ajudar no diagnóstico de doença ativa. A determinação do aumento da atividade da ADA no líquido pleural, associado a alguns parâmetros, como idade (< 45 anos), predomínio de linfócitos (> 80%) e proteína alta (exsudado), é indicadora de pleurite tuberculosa.
- **Métodos moleculares:** os testes moleculares para o diagnóstico da tuberculose são baseados na amplificação e detecção de sequências específicas de ácidos nucleicos do complexo *Mycobacterium tuberculosis* em espécimes clínicos. Os métodos comerciais apresentam elevadas sensibilidade (96%) e especificidade (85%) em amostras com pesquisa de BAAR positiva, mas limitada sensibilidade (66%), apesar de alta especificidade (98%), em amostras BAAR-negativas. Na prática clínica, os testes de amplificação de ácidos nucleicos possibilitam o diagnóstico precoce de tuberculose em cerca de 60% dos casos com BAAR negativo e a diferenciação entre tuberculose e micobacteriose não tuberculosa em pacientes com BAAR positivo. Os testes de amplificação de ácidos nucleicos são aprovados apenas para uso em amostras respiratórias, ou seja, para a investigação de tuberculose pulmonar.
- **Métodos sorológicos:** no Brasil, até o momento, não estão recomendados ou validados para o diagnóstico de tuberculose pulmonar ou extrapulmonar.

Tratamento

O tratamento visa, principalmente, à cura do paciente, diminuindo assim a transmissão da doença, prevenindo sua recidiva e o desenvolvimento de complicações a ela relacionadas, como sequelas pulmonares incapacitantes e óbito. O sucesso do tratamento depende da utilização dos medicamentos de maneira regular e por tempo adequado.

A todos os pacientes com diagnóstico suspeito ou confirmado de tuberculose deve ser oferecido o exame para testagem do HIV, visando à melhor abordagem terapêutica.

As bases do tratamento da tuberculose se alicerçam na fisiopatologia e no comportamento de seu agente etiológico: *Mycobacterium tuberculosis*. Como a lesão tuberculosa é composta por populações bacilares com comportamentos metabólicos diferentes (crescimento geométrico, lento, intermitente e ainda uma população latente), o esquema terapêutico obedece a uma lógica que objetiva uma atividade bactericida precoce, com prevenção da emergência de bacilos resistentes e uma atividade esterilizante. Dentro desses princípios, os esquemas de tratamento para pessoas com mais de 10 anos de idade foram alterados e, de acordo com a atual recomendação do Ministério da Saúde, está em vigor a utilização da dose fixa combinada, ou seja, a combinação dos quatro principais medicamentos tuberculostáticos utilizados em comprimidos únicos, visando ao aumento da aderência ao tratamento, com diminuição do abandono e a consequente diminuição da resistência.

Para o tratamento em adultos e adolescentes, os seguintes esquemas estão indicados: o esquema básico (EB), o esquema para meningoencefalite tuberculosa (EM), o esquema para multirresistência (EMR) e os esquemas especiais (EE), utilizados em casos de toxicidade e/ou intolerância aos medicamentos. Continuam disponíveis na rede pública de saúde os medicamentos em formulações individuais que garantem a substituição em caso de toxicidade específica a determinado fármaco.

O EB (Tabela 4.1) é composto por uma fase de ataque ou intensiva com rifampicina (R), isoniazida ou hidrazida (H), pirazinamida (Z) e etambutol (E) por 2 meses, seguida de uma fase de manutenção com rifampicina (R) e hidrazida (H) por mais 4 meses (2RHZE/4RH). Esse esquema está indicado para todos os casos novos de todas as formas de tuberculose pulmonar e extrapulmonar (exceto meningoencefalite tuberculosa), infectados ou não pelo HIV, e todos os casos de recidiva independente do tempo decorrido do primeiro episódio e casos de retorno após abandono com doença ativa. É considerado caso novo aquele paciente que nunca usou ou usou por menos de 30 dias os medicamentos para tuberculose. As doses dos medicamentos são prescritas conforme o peso do paciente.

O EM (Tabela 4.2) mantém as mesmas doses e o tempo do esquema básico na fase intensiva com aumento da fase de manutenção, que será de 7 meses (2RHZE/7RH). A esse tratamento deve ser sempre associado corticoide (prednisona, na dose de 1 a 2mg/kg/dia durante 4 semanas ou dexametasona EV, na dose de 0,3 a 0,4mg/kg/dia por 4 a 8 semanas), com retirada gradual da dose nas 4 semanas subsequentes.

Os EMR (Tabela 4.3) estão indicados nos casos de resistência à rifampicina e à hidrazida, ou em caso de falência do esquema básico ou resistência à rifampicina, à hidrazida e a outro medicamento de primeira linha. Esse esquema consiste na associação de cinco fármacos e deve ser realizado somente em Unidades de Referência Terciária, após cultura para BK (bacilo de Koch) e teste de sensibilidade. Recomenda-se a associação de estreptomicina (S), etambutol (E), levofloxacino (L), pirazinamida (Z) e terizidona (T) com fase intensiva em duas etapas, com diferença na quantidade de vezes que o aminoglicosídeo é administrado durante a semana, seguida de uma fase de manutenção de 12 meses, compondo um regime com duração total de 18 meses ($2S_5ELZT/4S_3ELZT/12ELT$).

Os EE (Tabela 4.4) são aqueles utilizados em virtude de efeitos adversos maiores, que necessitam troca de medicação e nos casos de hepatotoxicidade já existente ou que ocorreu durante o tratamento. Esses esquemas devem ser iniciados em Unidades de Referência Secundária ou Terciária com

Tabela 4.1 ■ Esquema básico

Regime	Fármacos	Faixa de peso	Unidade/dose	Meses
2RHZE Fase intensiva	**RHZE** 150/75/400/275mg comprimido em dose fixa combinada	20 a 35kg	2 comprimidos	2
		36 a 50kg	3 comprimidos	
		> 50kg	4 comprimidos	
4RH Fase de manutenção	**RH** 300/200 ou 150/100mg comprimido ou cápsula	20 a 35kg	1 comp. ou cápsula 300/200mg	4
		36 a 50kg	1 comp. ou cápsula 300/200mg + 1 comp. ou cáp. 150/100mg	
		> 50kg	2 comp. ou cápsula 300/200mg	

Fonte: Ministério da Saúde. Manual de Recomendações para o Controle da Tuberculose no Brasil, Secretaria de Vigilância em Saúde, Departamento de Vigilância Epidemiológica. Brasília, 2011.

Tabela 4.2 ■ Esquema para meningoencefalite tuberculosa (EM)

Regime	Fármacos	Faixa de peso	Unidade/dose	Meses
2RHZE Fase intensiva	**RHZE** 150/75/400/275mg comprimido em dose fixa combinada	35kg	2 comprimidos	2
		36 a 50kg	3 comprimidos	
		> 50kg	4 comprimidos	
7RH Fase de manutenção	**RH** 300/200 ou 150/100mg comprimido ou cápsula	35kg	1 comp. ou cápsula 300/200mg	7
		36 a 50kg	1 comp. ou cápsula 300/200mg + 1 comp. ou cáp. 150/100mg	
		> 50kg	2 comp. ou cápsula 300/200mg	

Fonte: Ministério da Saúde. Manual de Recomendações para o Controle da Tuberculose no Brasil, Secretaria de Vigilância em Saúde, Departamento de Vigilância Epidemiológica. Brasília, 2011.

Tabela 4.3 ■ Esquema de multirresistência

Regime	Fármaco	Doses por faixa de peso				
		Até 20kg	**21 a 35kg**	**36 a 50kg**	**> 50kg**	**Meses**
2S$_5$ELZT Fase intensiva 1ª etapa	Estreptomicina Etambutol Levofloxacino Pirazinamida Terizidona	20mg/kg/dia 25mg/kg/dia 10mg/kg/dia 35mg/kg/dia 20mg/kg/dia	500mg/dia 400 a 800mg/dia 250 a 500mg/dia 1.000mg/dia 500mg/dia	750 a 1.000mg/dia 800 a 1.200mg/dia 500 a 750mg/dia 1.500mg/dia 750mg/dia	1.000mg/dia 1.200mg/dia 750mg/dia 1.500mg/dia 750 a 1.000mg/dia	2
4S$_3$ELZT Fase intensiva 2ª etapa	Estreptomicina Etambutol Levofloxacino Pirazinamida Terizidona	20mg/kg/dia 25mg/kg/dia 10mg/kg/dia 35mg/kg/dia 20mg/kg/dia	500mg/dia 400 a 800mg/dia 250 a 500mg/dia 1.000mg/dia 500mg/dia	750 a 1.000mg/dia 800 a 1.200mg/dia 500 a 750mg/dia 1.500mg/dia 750mg/dia	1.000mg/dia 1.200mg/dia 750mg/dia 1.500mg/dia 750 a 1.000mg/dia	4
12ELT Fase de manutenção	Etambutol Levofloxacino Terizidona	25mg/kg/dia 10mg/kg/dia 20mg/kg/dia	400 a 800mg/dia 250 a 500mg/dia 500mg/dia	800 a 1.200mg/dia 500 a 750mg/dia 750mg/dia	1.200mg/dia 750mg/dia 750 a 1.000mg/dia	12

Tabela 4.4 ■ Esquemas especiais

Com doença hepática prévia • Hepatite viral aguda • Hepatopatia crônica: viral, autoimune e criptogênica • Hepatopatia alcoólica: esteatose hepática; hepatite alcoólica	**Sem cirrose**	**TGO/TGP** > 3x limite superior da normalidade	2SRE/7RE 2SHE/10HE 3SEO/9EO
		TGO/TGP < 3x limite superior da normalidade	Esquema básico
	Com cirrose	**3SEO/9EO**	
Sem doença hepática prévia (hepatotoxicidade após o início do tratamento)	**TGO/TGP** (5x limite superior da normalidade ou 3× com sintomas)	Reintrodução RE → H → Z	Reintrodução do esquema básico ou substituto
	Icterícia		
	Persistência de TGO/TGP 5x limite superior da normalidade por 4 semanas ou casos graves de TB		3SEO/9EO

Fonte: Ministério da Saúde. Manual de Recomendações para o Controle da Tuberculose no Brasil, Secretaria de Vigilância em Saúde, Departamento de Vigilância Epidemiológica. Brasília, 2011.

suspensão do tratamento quando indicado e reintrodução após normalização da função hepática. Conforme orientação do Ministério da Saúde no *Manual de Recomendações para Controle da Tuberculose no Brasil*, publicado em 2011, os pacientes com possibilidades de apresentar hepatoxicidade são divididos em dois grupos: aqueles com doença hepática prévia e os sem doença hepática prévia. Os pacientes com doença hepática prévia serão divididos nos portadores ou não de cirrose hepática. Os com cirrose receberão, desde o início do tratamento, o esquema composto por estreptomicina (S), etambutol (E) e ofloxacino (O) por 3 meses, seguidos de etambutol e ofloxacino por mais 9 meses. Naqueles sem cirrose, será avaliado o nível sérico das transaminases, se inferior a três vezes o valor da normalidade, o paciente deverá receber o esquema básico. Nos pacientes com níveis séricos de transaminases superiores a três vezes o valor da normalidade deve ser administrado primeiro, por ordem de preferência, o esquema com rifampicina (2SRE/7RE); se não houver boa tolerância com aumento de transaminases, deve ser trocado por esquema com hidrazida (2SHE/10HE); se mantiver aumento de transaminases, o esquema de escolha será o mesmo para os pacientes com cirrose hepática (3SEO/9EO).

A função hepática nesses pacientes deve ser avaliada a cada semana, nos primeiros meses, e depois mensalmente, ou sempre que apresentarem icterícia. Já nos pacientes sem doença hepática prévia, cujas alterações da função hepática foram observadas após início do tratamento e as transaminases aumentaram cinco vezes em relação ao limite superior da normalidade ou três vezes esse limite, associado à presença de sintomas ou presença de icterícia, os medicamentos devem ser suspensos imediatamente e, após a normalização da função hepática, deverão ser reintroduzidos um a um, a cada 5 dias ou semanalmente, com controle rigoroso da função hepática. A reintrodução fármaco a fármaco segue a ordem da rifampicina associada ao etambutol; se não houver alteração da função hepática, é introduzida a hidrazida e por último a pirazinamida. Os pacientes que não normalizaram a função hepática por mais de 4 semanas deverão receber o esquema para hepatopata prévio com cirrose (3SEO/9EO).

Efeitos adversos no tratamento da tuberculose

A maioria dos pacientes em tratamento para tuberculose completa o tratamento sem apresentar nenhum efeito adverso. Em populações de pacientes não selecionados, a ocorrência desses efeitos variam de 5% a 26%, podendo a maioria dos efeitos menores leves ser abordada sem a necessidade de suspensão do esquema em uso. A abordagem deve ser feita de maneira a proporcionar segurança ao paciente, construindo uma relação de confiança para evitar o abandono aos primeiros desconfortos físicos, quase sempre passageiros. Já os efeitos adversos graves geralmente determinam alteração no esquema de tratamento, e sua ocorrência pode variar de 3% a 8%. As Tabelas 4.5 e 4.6 apresentam o manejo dessas reações adversas, sendo recomendado que os efeitos ditos menores sejam tratados em Unidades de Referência Primária. Por outro lado, na presença de efeitos adversos mais graves, os medicamentos devem ser suspensos e os pacientes encaminhados para Unidades de Referência Secundária e Terciária, onde a substituição será realizada, quando indicado.

Exame dos contatos

O controle de contato deve ser realizado, fundamentalmente, pela atenção básica. Os serviços devem se estruturar para que essa prática de grande repercussão para o

Tabela 4.5 ■ Manejo das reações adversas menores

Efeito adverso "menor"	Medicamento	Conduta
Intolerância digestiva (náusea e vômito) e epigastralgia	R/H/Z/E	Reformular os horários da medicação Considerar uso de sintomático Avaliar função hepática
Artralgia ou artrite	Z/H	Medicar com AAS e avaliar evolução
Neuropatia periférica	H/E	Piridoxina (B_6) e avaliar evolução
Cefaleia e mudança de comportamento (euforia, insônia, ansiedade, sonolência)	H	Orientar
Suor e urina de cor avermelhada	R	Orientar
Prurido cutâneo ou exantema leve	R/H	Anti-histamínico e avaliar evolução
Hiperuricemia (com ou sem sintomas)	Z/E	Orientar (dieta hipopurínica)
Febre	R/H	Orientar

Fonte: Ministério da Saúde. Manual de Recomendações para o Controle da Tuberculose no Brasil, Secretaria de Vigilância em Saúde, Departamento de Vigilância Epidemiológica. Brasília, 2011.
AAS: ácido acelitsalicílico.

Tabela 4.6 ■ Manejo das reações adversas maiores

Efeito adverso "maior"	Medicamento	Conduta
Exantema ou hipersensibilidade de moderada a grave	**Todos**	Suspender o tratamento; reintroduzir os medicamentos um a um após a resolução; substituir o esquema nos casos graves ou reincidentes
Psicose, crise convulsiva, encefalopatia tóxica ou coma	**H**	Substituir por S
Neurite óptica	**E/H**	Substituir por S
Hepatotoxicidade (vômitos, alterações da função hepática >5× o valor normal, hepatite)	**Z/H/R**	Suspender o tratamento até resolução da alteração hepática; reintroduzir os medicamentos um a um; avaliar a função hepática após a reintrodução de cada medicamento; avaliar possível substituição do medicamento ou mudança do esquema
Trombocitopenia, leucopenia, eosinofilia, anemia hemolítica, agranulocitose, vasculite	**R/H**	Suspender o tratamento e substituir pelo esquema de multirresistência
Nefrite intersticial	**R**-uso intermitente	Suspender o tratamento e substituir R por S
Rabdomiólise com mioglobinúria e insuficiência renal	**Z**	Suspender o tratamento e retirar P do esquema

Fonte: Ministério da Saúde. Manual de Recomendações para o Controle da Tuberculose no Brasil, Secretaria de Vigilância em Saúde, Departamento de Vigilância Epidemiológica. Brasília, 2011.

controle da tuberculose seja otimizada, lembrando que contato é toda pessoa que convive no mesmo ambiente com o paciente bacilífero, no momento do diagnóstico da tuberculose. Esse convívio pode se dar em casa e/ou em ambientes de trabalho, instituições de longa permanência, escola ou pré-escola. A avaliação do grau de exposição do contato deve ser individualizada, considerando-se a forma da doença, o ambiente e o tempo de exposição. Contatos menores de 5 anos, pessoas com HIV/AIDS e portadores de condições consideradas de alto risco devem ser encarados como prioritários no processo dessa avaliação e tratamento de tuberculose latente. Todos os contatos serão convidados a comparecer à unidade de saúde para serem avaliados. Essa avaliação consiste na realização de criteriosa anamnese e exame físico. Crianças ou adultos sintomáticos (incluindo pessoas com HIV/AIDS) deverão ter sua investigação diagnóstica ampliada com radiografia de tórax, baciloscopia de escarro e/ou outros exames, de acordo com cada caso.

Vacinação com BCG

A vacina da tuberculose (BCG) é prioritariamente indicada para crianças de 0 a 4 anos de idade, com obrigatoriedade para as menores de 1 ano de idade. Trata-se de uma vacina atenuada, e cada dose administrada contém cerca de 200 mil a mais de um milhão de bacilos. A administração da vacina é intradérmica, no braço direito, na altura da inserção do músculo deltoide. Essa localização permite fácil verificação da existência de cicatriz para efeito de avaliação do programa e limita as reações ganglionares à região axilar. A vacina BCG pode ser simultaneamente administrada com outras vacinas, mesmo com as de vírus vivos. A vacina protege contra as formas graves da primoinfecção, como as disseminações hematogênicas e a meningoencefalite, mas não evita a infecção tuberculosa. A imunidade se mantém por 10 a 15 anos. Não está recomendada a segunda dose da vacina BCG no Brasil.

A vacinação está indicada para recém-nascidos, desde que tenham peso ≥ 2kg e sem intercorrências clínicas, incluindo os recém-nascidos de mães com AIDS (assintomáticos e/ou semi-imunodepressão) e crianças < 5 anos de idade que nunca foram vacinadas. Os recém-nascidos contatos de pessoas com tuberculose bacilíferas não deverão ser vacinados com BCG, pois nesta situação está indicada quimioprofilaxia antes da vacinação. A revacinação está recomendada em lactentes que foram vacinados com BCG ao nascer e não apresentem cicatriz após 6 meses. Deve-se revacinar apenas uma vez, mesmo que não apresentem cicatriz novamente.

A vacina está contraindicada nos recém-nascidos com peso < 2kg e em caso de afecções dermatológicas no local da vacinação ou generalizadas. Em caso de uso de imunodepressores (prednisona, ≥ 2mg/kg/dia) ou em pessoas submetidas a outras terapêuticas imunodepressoras (quimioterapia antineoplásica, radioterapia etc.), a vacina BCG deverá ser adiada até 3 meses após o tratamento. Também está contraindicada nos HIV-positivos – adultos (independentemente dos sintomas) e crianças sintomáticas – e na imunodeficiência congênita.

As complicações da vacina BCG, aplicada por via intradérmica, são pouco frequentes e incluem abscessos no local da aplicação, úlcera de tamanho exagerado (> 1cm) e gânglios flutuantes e fistulizados. Essas complicações são tratadas com hidrazida, na dose de 10mg/kg de peso (máximo 300mg/dia) até a regressão da lesão, o que ocorre, em geral, em torno de 45 dias.

Tratamento preventivo da tuberculose

É praticamente universal a suscetibilidade para infecção pelo bacilo da tuberculose. A maioria das pessoas resiste ao adoecimento após a infecção e desenvolve imunidade parcial à doença. Entretanto, alguns bacilos permanecem vivos, bloqueados pela reação inflamatória do organismo. Cerca de 5% dessas pessoas não conseguem impedir a multiplicação dos bacilos e adoecem na sequência da primoinfecção. Outros 5%, embora bloqueiem a infecção nessa etapa, adoecem posteriormente por reativação endógena desses bacilos ou em consequência de nova exposição a uma fonte de infecção.

Os fatores relacionados com a imunocompetência podem aumentar o risco de adoecimento, destacando-se infecção pelo HIV, doenças ou tratamentos imunossupressores, idade > 60 anos ou < 2 anos, desnutrição e uso de substâncias ilícitas.

O período de incubação entre a primoinfecção e a reativação endógena pode se estender por muitos anos ou mesmo décadas.

Recomenda-se a prevenção da primoinfecção em recém-nascidos que coabitam com pacientes bacilíferos. Nesses casos, o recém-nascido não deverá ser vacinado ao nascer. A hidrazida é administrada por 3 meses e após esse período é feita a prova tuberculínica. Se o resultado for > 5mm, a quimioprofilaxia (QP) deverá ser mantida por mais 3 a 6 meses; se < 5mm, interrompe-se o uso da hidrazida e vacina-se com BCG.

O tratamento da infecção latente com hidrazida diminui em 60% a 90% o risco de adoecimento. Essa variação se deve à duração e à adesão ao tratamento. A hidrazida é usada na dose de 5 a 10mg/kg de peso/dia (dose máxima de 300mg/dia) por, no mínimo, 6 meses. Além do resultado da prova tuberculínica, a indicação de uso da hidrazida depende da idade, da probabilidade de infecção latente e do risco de adoecimento. Os grupos com indicação formal de tratamento são as crianças contatos de casos bacilíferos, prova tuberculínica ≥ 5mm em crianças não vacinadas com BCG, crianças vacinadas há mais de 2 anos ou com qualquer condição imunossupressora, prova tuberculínica ≥ 10mm em crianças vacinadas com BCG há menos de 2 anos e crianças que adquiriram tuberculose latente até os 5 anos (grupo prioritário para tratamento). Em adultos e adolescentes com tuberculose latente, deverá ser avaliada a relação risco-benefício, conforme recomendado na Tabela 4.7. O tratamento da tuberculose latente deve ser notificado em ficha específica já definida pelo Ministério da Saúde.

Biossegurança

Estudos têm demonstrado percentual elevado de transmissão de tuberculose em ambientes fechados em países

Tabela 4.7 ■ Recomendações para tratamento da tuberculose latente

Risco	PT ≥ 5mm	PT ≥ 10mm	Conversão
	HIV/AIDS	Silicose	Contatos de TB bacilífera
	Contatos adultos e contatos > 10 anos não vacinados com BCG ou vacinados há mais de 2 anos	Contatos com < 10 anos vacinados com BCG há menos de 2 anos	Profissional de saúde
Maior (indicado tratamento em qualquer idade)	Uso de inibidores do TNF-α	Neoplasia de cabeça e pescoço	Profissional de laboratório de micobactéria
	Alterações radiológicas fibróticas sugestivas de sequela de TB	Insuficiência renal em diálise	Trabalhador de sistema prisional
	Transplantados em terapia imunossupressora		Trabalhadores de instituições de longa permanência
Moderado (indicado tratamento em pacientes < 65 anos)	Uso de corticosteroides (> 15mg de prednisona por > 1 mês)	*Diabetes mellitus*	
Menor (indicado tratamento em pacientes < 50 anos)		Baixo peso (< 85% do peso ideal)	
		Tabagistas (≥ 1 maço/dia)	
		Calcificação isolada (sem fibrose) na radiografia	

Fonte: Ministério da Saúde. Manual de Recomendações para o Controle da Tuberculose no Brasil, Secretaria de Vigilância em Saúde, Departamento de Vigilância Epidemiológica. Brasília, 2011.

desenvolvidos e em desenvolvimento. Por isso, a OMS propôs a adoção de medidas de controle da transmissão da tuberculose nos chamados "ambientes de risco", ou seja, naqueles locais onde é elevada a chance de infecção pelo bacilo da tuberculose, de paciente para indivíduos sadios, de paciente para paciente ou de paciente para profissional de saúde.

Apesar de o perfil de transmissão da tuberculose no Brasil ser mais comunitário, estudos vêm mostrando taxas elevadas de transmissão da tuberculose em escolas médicas, hospitais universitários, serviços de urgência, prisões e ambientes psiquiátricos. Estima-se que de, 1% a 10% dos profissionais de saúde sejam infectados aualmente em hospitais de grande porte.

A biossegurança em tuberculose tem por objetivo diminuir os riscos de contágio no ambiente de trabalho. A transmissão se dá através dos aerossóis produzidos pela fala, espirro ou tosse do paciente bacilífero, como também pelos aerossóis produzidos durante os procedimentos laboratoriais com seus materiais biológicos, principalmente escarro.

O risco de infecção varia em função da prevalência local da tuberculose e da efetividade do programa institucional de controle.

Quaisquer medidas que visem ao combate da transmissão da tuberculose devem levar em consideração a instituição como um todo. Essas medidas de controle de transmissão dividem-se em três categorias: (a) administrativas: investigação, diagnóstico e tratamento precoces; (b) ambientais: quartos de isolamento com ventilação natural, quartos com pressão negativa, uso de filtro HEPA (*high-efficiency particulate air*); (c) proteção respiratória: uso de máscaras cirúrgicas pelos pacientes e de máscaras N95 pela equipe de saúde. Essas medidas devem ser instituídas de acordo com o tipo de instituição e o grau de risco de transmissão do bacilo da tuberculose.

MICOBACTERIOSES NÃO TUBERCULOSAS

Até o surgimento da AIDS, não se dava importância às infecções causadas por micobactérias não tuberculosas (MNT). Estas se encontram dispersas na natureza e, diferentemente da *M. tuberculosis*, apresentam patogenicidade variável e são reconhecidamente capazes de provocar doença no ser humano. O complexo *Mycobacterium avium-intracellulare* (CMA) parece ser o mais frequente agente causal de doença.

O diagnóstico da doença por MNT exige cautela, pois seu isolamento em espécimes clínicos não estéreis pode significar colonização ou contaminação. Por isso, é de fundamental importância a correlação clinicolaboratorial para o estabelecimento do diagnóstico e a escolha do tratamento.

As MNT presentes no meio ambiente podem colonizar um hospedeiro e determinar ou não o surgimento de infecção ou doença. Estas são identificadas por meio de testes fenotípicos (tempo de crescimento, produção ou não de pigmentos, provas bioquímicas, crescimento ou não na presença de inibidores químicos) e testes moleculares.

Tabela 4.8 ■ Classificação das MNT

Grupos	Pigmentação	Tempo de crescimento
I	Fotocromógenas	Lento
II	Escotocromógenas	Lento
III	Acromógenas	Lento
IV	Produtoras ou não de pigmentos	Rápido

Fonte: Micobacterioses: Recomendações para Diagnóstico e Tratamento. Secretaria Estadual de Saúde. Coordenadoria de Controle de Doenças. São Paulo, 2005.

Segundo suas características fenotípicas, classificam-se em quatro grupos com base em duas características: produção de pigmentos carotenoides e tempo de crescimento em meio de cultura rápido ou lento, definido como menos de 7 dias ou mais 7 dias, respectivamente (Tabela 4.8).

As MNT também podem ser classificadas como patogênicas e não patogênicas. Em geral, as doenças disseminadas em pacientes portadores de AIDS estão associadas a micobactérias de crescimento lento. Por outro lado, as lesões pós-traumáticas estão geralmente associadas às espécies de crescimento rápido.

As MNT patogênicas mais frequentemente isoladas são: *M. avium, M. intracellulare, M. kansasii, M. chelonae, M. abscessus, M. fortuitum, M. peregrinum, M. marinum, M. xenopi, M. scrofulaceum, M. malmoense, M. asiaticum* e *M. genavense*. Entre as raramente patogênicas estão *M. gordonae, M. triviale* e *M. nonchromogenicum*.

Epidemiologia e patogenia

A maioria das MNT é isolada do solo ou da água. Acredita-se que os reservatórios naturais de água são as fontes ambientais para a maior parte das infecções humanas causadas por essas bactérias. As de crescimento rápido (*M. fortuitum, M. chelonae, M. abscessus)* são geralmente recuperadas do solo e da água e habitualmente associadas a infecção nosocomial. Ainda não se conhece a patogenia das infecções pelas MNT, mas estudos recentes sugerem que a infecção pessoa a pessoa é rara, dispensando assim o isolamento respiratório, e que a maioria das pessoas é infectada por MNT de origem ambiental. Embora as MNT aerossolizadas tenham papel importante no comprometimento pulmonar, a ingestão de material infectado pode ser a causa de infecção nas crianças com linfadenite e a colonização gastrointestinal, nos pacientes com AIDS.

Diagnóstico

Na espécie humana foram descritas várias formas da doença, acometendo múltiplos órgãos, como pulmão, gânglios, pele e tendões, além da forma disseminada. Na Tabela 4.9 estão listadas as formas clínicas e as micobactérias causais.

Das doenças causadas pela MNT, a forma pulmonar é a mais frequente, sendo o CMA (complexo *Mycobacterium avium*) e *M. kansasii* os patógenos mais comumente encontrados, além de outros já identificados, como *M. abscessus, M. xenopi, M. malmoense, M. simiae, M. fortuitum* e *M. celatum.*

Com frequência, os pacientes acometidos são de idade adulta, com história pregressa de doença pulmonar crônica (pneumoconiose, doença pulmonar obstrutiva crônica, bronquiectasia, tuberculose preexistente, doença esofágica com aspiração crônica de material alimentar nas vias aéreas). Os achados clínicos são inespecíficos, como febre, tosse, expectoração, mal-estar, fadiga e, nas doenças avançadas, dispneia, hemoptise e emagrecimento. As lesões causadas pela MNT podem se diferenciar radiologicamene das lesões causadas pelo *M. tuberculosis* por apresentarem cavitações de paredes mais finas e exibirem infiltrado intersticial mais discreto nas áreas adjacentes à lesão. A disseminação, com frequência, se dá por contiguidade.

A forma ganglionar geralmente ocorre em crianças e raramente no adulto não infectado pelo HIV. Manifesta-se como linfadenite submandibular, cervical, sendo o diagnóstico diferencial com a linfadenite causada pelo *M. tuberculosis* essencial para definição do tratamento. Diagnóstico presuntivo de acometimento por MNT consiste na presença de lesão granulomatosa com necrose caseosa, com ou sem BAAR e prova tuberculínica negativa. O diagnóstico de certeza é estabelecido mediante a identificação do micro-organismo em material da lesão.

Tabela 4.9 ■ Doenças causadas por MNT

Formas clínicas	Etiologia frequente	Etiologia incomum
Doença pulmonar	CMA *M. kansasii* *M. abscessus* *M. xenopi* *M. malmoense*	*M. fortuitum* *M. asiaticum* *M. celatum* *M. shimoddi* *M. szugulai* *M. haemophillum*
Linfadenite	CMA *M. scrofulaceum* *M. malmoense*	*M. fortuitum* *M. chelonae* *M. abscessus* *M. kansasi* *M. haemophillum*
Doença cutânea	*M. marinum* *M. fortuitum* *M. chelonae* *M. abscessus* *M. ulcerans*	CMA *M. kansasii* *M. haemophillum*
Doença disseminada	CMA *M. chelonae* *M. kansasii* *M. haemophillum*	*M. abscessus* *M. xenopi* *M. malmoense* *M. genavense* *M. simiae* *M. marinum* *M. fortuitum*

Fonte: Boletim de Pneumologia Sanitária: volume 8, Nº 2 – jul/dez 2000. Hisbello S. Campos. Manejo da doença micobacteriana não tuberculosa.

As MNT podem causar lesões de pele, do subcutâneo, dos tendões, das articulações e ósseas. Em geral, apresentam sinais de inflamação, aumento da temperatura no local, eritema, nódulos e/ou abscessos, podendo evoluir com drenagem de secreções, fístulas ou deiscências de suturas. O período de incubação pode variar de semanas a 2 anos.

As MNT mais comumente encontradas nesses casos são: *M. marinum, M. ulcerans, M. chelonae, M. abscessus* e *M. fortuitum.* Em geral, ocorrem após traumatismos, fraturas ou injeções.

Relatos de casos de infecções e surtos causados por *M. fortuitum, M. chelonae* e *M. abscessus* têm sido descritos. A infecção se dá por destruição da barreira corneana, cutânea ou nasal, e após procedimentos médicos com fins terapêuticos ou estéticos.

Mesmo em indivíduos imunocompetentes, doenças causadas por MNT podem se apresentar de várias maneiras, inclusive com doença disseminada. Grande número de lesões dermatológicas que não foram diagnosticadas e que não respondem ao tratamento habitual pode estar relacionado com o acometimento por MNT.

Os pacientes imunossuprimidos estão mais suscetíveis a doenças causadas por MNT, porém ressalta-se que o comprometimento se dá, geralmente, naqueles indivíduos com imunossupressão muito avançada. Em se tratando de doença disseminada nos pacientes HIV-positivos, com CD4 < 100, apresentando febre, emagrecimento, anemia, diarreia e elevação da fosfatase alcalina, deve-se investigar a possibilidade de infecção por MNT.

A espécie mais comum encontrada nos pacientes com AIDS é o *M. avium*. Outras espécies, como *M. kansasii* e *M. genavense*, também podem provocar doenças disseminadas.

Na investigação das formas pulmonares, três amostras de escarros devem ser realizadas, visando à exclusão de outras possibilidades diagnósticas.

Os critérios atuais de diagnóstico enfatizam o seguimento do paciente a longo prazo com coleta de várias amostras de escarro, quando há suspeita de comprometimento pulmonar.

Critérios laboratoriais em casos de doenças pulmonares

- **Isolamento da mesma espécie em culturas de espécimes pulmonares.**
- **Espécime clínico não estéril:**
  - Escarro: três culturas positivas com baciloscopia negativa, ou duas culturas positivas com uma baciloscopia positiva coletadas no período de 1 ano.
  - Lavado brônquico: baciloscopia e cultura positivas ou apenas uma cultura positiva.

- **Espécime clínico estéril:**
  - Biópsia de pulmão: uma cultura positiva e/ou um exame anatomopatológico mostrando granuloma inflamatório com ou sem BAAR. Biópsia com granuloma (cultura negativa) e cultura positiva de escarro ou lavado brônquico.

Critérios laboratoriais em caso de doenças extrapulmonares

Doenças de pele e tecidos moles

Manifestam-se, geralmente, com sinais flogísticos como dor, rubor, calor, nódulos e/ou abscessos, que podem evoluir para drenagem, fistulização ou deiscências de suturas.

As espécies mais encontradas nos casos de doença de pele são: *M. marinum, M. ulcerans, M. fortuitum, M. chelonae* e *M. abscessus.* Costumam ocorrer após traumas, fraturas ou injeções.

A doença cutânea causada pelo *M. marinum*, também conhecida como granuloma de piscina, consiste em nodulações eritematosas, isoladas ou múltiplas, edemaciadas, que se localizam ao redor do ferimento. Essas lesões podem evoluir para necrose e ulceração.

M. ulcerans causa lesões ulceradas (úlcera de Buruli), apresentando evolução lenta e progressiva com destruição da pele e dos tecidos adjacentes.

Surtos causados por *M. chelonae, M. fortuitum* ou *M. abscessus*, descritos recentemente, são decorrentes da quebra da barreira corneana, cutânea ou mucosa nasal durante procedimentos médicos com fins terapêuticos ou estéticos.

Critérios laboratoriais

- **Isolamento da mesma espécie em culturas de amostras provenientes do sítio acometido.**
- **Espécime clínico estéril:**
  - Nódulo fechado: uma cultura positiva obtida por aspiração da lesão de modo asséptico ou biópsia da lesão.
- **Espécime clínico não estéril:**
  - Múltiplas lesões abertas: culturas positivas de biópsias coletadas de múltiplas lesões.
  - No caso de lesão única, pelo menos uma cultura positiva de biópsia ou secreção e anatomopatológico com processo inflamatório granulomatoso, com ou sem necrose caseosa.

Linfadenite

Nas crianças entre 1 e 5 anos de idade, a linfadenite cervical representa a forma mais comum de infecção por MNT. O processo infeccioso geralmente surge a partir de um ferimento na gengiva ou na mucosa faríngea e drenagem linfática para os linfonodos satélites. Os mais frequentemente acometidos são os do pescoço, principalmente os submandibulares. A maior parte dos casos ocorre nos países onde não há vacinação para BCG de rotina.

É de fundamental importância o diagnóstico diferencial entre infecção causada pelo *M. tuberculosis* e por complicações da vacina BCG. Para o diagnóstico definitivo é necessária cultura com identificação da micobactéria. Prova tuberculínica negativa pode sugerir infecção por MNT.

Critérios laboratoriais

- **Isolamentos da mesma espécie em culturas de amostras provenientes do sítio acometido.**
- **Espécime clínico estéril:**
  - Punção com agulha fina ou gânglio obtido por excisão cirúrgica: uma cultura positiva.
- **Espécime clínico não estéril:**
  - Secreção de gânglio: três culturas positivas.

Doenças do globo ocular

Doenças como úlceras de córnea e ceratites são geralmente precedidas de trauma ou uso de lentes de contato. Doenças causadas por MNT de crescimento rápido podem ocorrer após complicação de cirurgias, podendo levar à diminuição da acuidade visual.

Critérios laboratoriais

- **Isolamento da espécie em culturas de espécimes provenientes do globo ocular.**
- **Espécime clínico não estéril:**
  - Secreção da lesão: três culturas positivas de amostras coletadas em dias diferentes.

Doenças de trato geniturinário

As doenças do trato geniturinário são raras e geralmente acometem pacientes imunossuprimidos.

Critérios laboratoriais

- **Isolamento da mesma espécie em culturas de espécimes provenientes do trato geniturinário.**
- **Espécime clínico não estéril:**
  - Urina: três culturas positivas obtidas a partir de três amostras de urina coletadas pela manhã, em dias diferentes.

Doença disseminada

Em geral, ocorre em pacientes com alterações do sistema imunológico (HIV, doenças hematológicas, transplante de órgãos e tratamento com corticoide).

A doença disseminada em pacientes HIV-positivos ocorre em estágios avançados, geralmente com níveis de CD4 < 100 e deve ser investigada em todo paciente que esteja apresentando febre, perda de peso, anemia, diarreia e elevação da fosfatase alcalina.

Critérios laboratoriais

- **Isolamento em cultura de sangue ou medula óssea.**
- **Espécime clínico estéril:**
  - Sangue, medula óssea, biópsia: uma cultura positiva.

Exames complementares: o anatomopatológico de biópsias apresenta grande quantidade de BAAR, com necrose aguda ou crônica. Granulomas são raramente observados.

Tratamento das doenças causadas por MNT

Não há consenso sobre o tratamento mais adequado para essas infecções. As orientações se baseiam em estudos retrospectivos com poucos casos e muitas vezes não comparáveis.

Doença pulmonar e disseminada

M. avium/M. intracellulare

Para as doenças causadas por *M. avium* e *M. intracellulare*, a claritromicina é o agente de escolha, devendo ser associada a pelo menos dois outros fármacos, para evitar resistência. A associação de rifabutina (300mg/dia) ao esquema de claritromicina (500mg duas vezes ao dia) e etambutol (1.200mg/dia) reduziu a resistência à claritromicina.

Doses > 1g/dia de claritromicina estão associadas a maior incidência de efeitos colaterais, sem evidências de potencialização da atividade antimicobacteriana.

Os aminoglicosídeos estão indicados nos casos de resistência à claritromicina, e alguns especialistas defendem que, nos casos pulmonares graves com cavitação e nas formas disseminadas, a amicacina e uma quinolona (ciprofloxacino, levofloxacino ou moxifloxacino) sejam associadas ao esquema de claritromicina, etambutol e rifampicina. Há controvérsia quanto ao tempo de uso, sendo sugerido, pelo menos, até a negativação do escarro. Deve-se ter atenção especial quanto à nefrotoxicidade e à ototoxicidade em caso de associação de amicacina.

Entre as quinolonas, o moxifloxacino mostrou ser mais eficaz nos casos de resistência à claritromicina. Nesses casos, recomenda-se a associação de uma quinolona ao esquema com etambutol, amicacina e rifampicina.

O tratamento deve ter duração mínima de 12 a 18 meses, com culturas negativas por mais de 12 meses. Em pacientes HIV-positivos em uso de HAART (*highly active anti-retroviral therapy*), o tratamento só deverá ser interrompido com, no mínimo, 6 meses de contagem de CD4 > 100.

Mycobacterium kansasii

O tratamento recomendado consiste em rifampicina, hidrazida e etambutol. Os aminoglicosídeos e a claritromicina estão indicados nos casos de doenças pulmonares graves, com cavidades e/ou doenças disseminadas, até que ocorra negativação da cultura de escarro.

Outros agentes de segunda linha que apresentam atividade contra essa micobactéria são as fluroquinolonas e o sulfametoxazol.

O tratamento deve ser mantido por 18 meses e no mínimo 12 meses após negativação da cultura.

Mycobacterium abscessus e *Mycobacterium chelonae*

A doença pulmonar causada por *M. abscessus* é de difícil tratamento, frequentemente apresentando piora clínica e radiológica e permanecendo com culturas positivas. As opções de tratamento são: claritromicina, amicacina e quinolonas.

Mycobacterium fortuitum

O tratamento da doença pulmonar com quinolonas, sulfonamidas, doxiciclina e amicacina costuma ser eficaz, devendo ser mantido por 6 a 12 meses, dependendo da evolução clínica e bacteriológica.

Doenças cutâneas e oculares

Mycobacterium marinum

O tratamento pode abranger desde a simples observação clínica até a necessidade de cirurgia e/ou administração de medicamentos utilizados para tratamento da tuberculose. Pode ser utilizada a combinação com rifampicina e etambutol ou a monoterapia com doxiciclina, minociclina ou sulfametoxazol-trimetoprima. O uso da claritromicina também se mostrou eficaz.

Mycobacterium fortuitum

Há relato de casos e surtos de infecção cutânea pelo *M. fortuitum*. O tratamento deve incluir dois fármacos, sendo a claritromicina e o ciprofloxacino os agentes de escolha.

Mycobacterium chelonae e *Mycobacterium abscessus*

O tratamento preconizado consiste em monoterapia com claritromicina ou, nos casos mais graves, em sua associação com amicacina. Durante o tratamento da doença cutânea pode ocorrer piora da sintomatologia (reação paradoxal) em virtude de aumento da resposta imune. Nesses casos, aconselha-se prolongar o tratamento para 12 meses e realizar o teste de sensibilidade para direcionar o tratamento e a associação de outros fármacos.

Linfadenite

A excisão cirúrgica, sem necessidade de quimioterapia, é o tratamento de escolha para crianças com linfadenite cervical causada por MNT. Deve ser enfatizada a necessidade de se estabelecer o diagnóstico diferencial entre linfadenite causada por *M. tuberculosis* e complicações decorrentes da vacinação com BCG.

Bibliografia

Boletim de Pneumologia Sanitária: volume 8, Nº 2 – jul/dez 2000. Manejo da doença micobacteriana não tuberculosa. Hisbello S. Campos.

Boletim Epidemiológico: volume 43 – Especial Tuberculose – março – 2012. Secretaria de Vigilância em Saúde – Ministério da Saúde – Brasil.

Bull World Health Organ. A controlled study of the influence of segregation of tuberculosis patients for one year on the attack rate of tuberculosis in a 5-year period in close family contacts in South India, 1966; 34(4):517-32.

CDC. Guidelines for prevention and treatment of opportunistic infections in HIV-infected adults and adolescents. MMWR Early Release 2009; 58. Rocha MOC et al. Fundamentos em infectologia. Rio de Janeiro: Rubio, 2009.

III Diretriz para Tuberculose da Sociedade Brasileira de Pneumologia e Tisiologia. J Bras Pneumol 2009; 35(10):1018-48.

Froes GC et al. Perfil e seguimento dos pacientes portadores de Mycobacterium sp. do Hospital das Clínicas da Universidade Federal de Minas Gerais. J Brás Pneumol nov-dez 2003; 29(6).

Galesi VMN, Almeida MMMB. Indicadores de morbimortalidade hospitalar de tuberculose no Município de São Paulo. Rev Bras Epidemiol 2007; 10(1):48-55.

Kristski AL, Conde MB, Souza GRM. Tuberculose – Do ambulatório à enfermaria. 3. ed. Rio de Janeiro: Atheneu, 2005.

Lopes AC. Tratado de clínica médica. 2. ed. Rio de Janeiro: Roca, 2009.

Micobacterioses: Recomendações para o diagnóstico e tratamento. Secretaria Estadual de Saúde. Coordenadoria de Controle de Doenças. São Paulo, 2005.

Ministério da Saúde. Manual de Recomendações para o Controle da Tuberculose no Brasil. Programa Nacional de Controle da Tuberculose, 2010.

Ministério da Saúde. Manual de Recomendações para o Controle da Tuberculose no Brasil, Secretaria de Vigilância em Saúde, Departamento de Vigilância Epidemiológica. Brasília, 2011.

Veronesi R, Focaccia R. Tratado de infectologia. 3. ed. Rio de Janeiro: Atheneu, 2005.

What is DOTS? A guide to understanding the WHO – Recommended Tuberculosis Control Strategy known as DOTS. Geneva, World Health Organization (WHO/CDS/CPC/TB/99.270).

World Health Organization (WHO). Global tuberculosis control: epidemiology, strategy, financing. Geneva, 2008/2009.

5

Manifestações Cutâneas das Micobacterioses

Sandra Lyon

TUBERCULOSE CUTÂNEA

As tuberculoses cutâneas constituem quadros dermatológicos associados ao complexo *Mycobacterium tuberculosis, Mycobacterium bovis* e bacilo de Calmette-Guérin (BCG), que, na dependência de imunidade individual, fatores ambientais e tipo de inóculo, podem apresentar aspectos clínicos evolutivos múltiplos. Essas manifestações cutâneas são classificadas como tubérculos e tubercúlides.[1]

A porta de entrada do bacilo é importante na determinação do tipo de tuberculose cutânea que irá se manifestar. A pele pode ser comprometida por via exógena, através de uma solução de continuidade; por contiguidade, quando a infecção se origina de foco de tuberculose ganglionar, articular ou óssea, ou por disseminação por via linfática; por disseminação hematogênica, como na tuberculose miliar; ou por autoinoculação.[2]

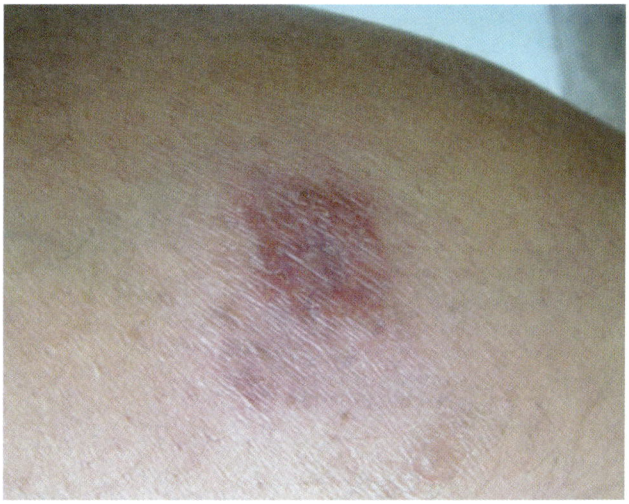

Figura 5.1 ■ Lesão em placa eritematosa – Tuberculose cutânea. (Serviço de Dermatologia do Hospital Eduardo de Menezes.)

TUBERCULOSES PRIMÁRIAS

Cancro tuberculoso

O cancro tuberculoso resulta da inoculação da micobactéria na pele de um indivíduo não previamente infectado com tuberculose. O cancro tuberculoso e o acometimento ganglionar regional constituem o complexo primário tuberculoso.

A lesão cutânea surge, geralmente, na face e nos membros, de 2 a 4 semanas após o contato, como úlcera crostosa, acompanhada de linfadenomegalia regional dolorosa e, menos frequentemente, eritema nodoso. Evolui para cura espontânea lenta e, raramente, para imunidade do hospedeiro. O cancro tuberculoso pode progredir para doença miliar aguda com êxito letal (Figuras 5.1 a 5.4).

A pesquisa de bacilo álcool-ácido-resistente (BAAR) é positiva. O teste tuberculínico – reação de Mantoux ou PPD (*purified protein derivative*) – é negativo, podendo positivar-se após 15 dias.[3]

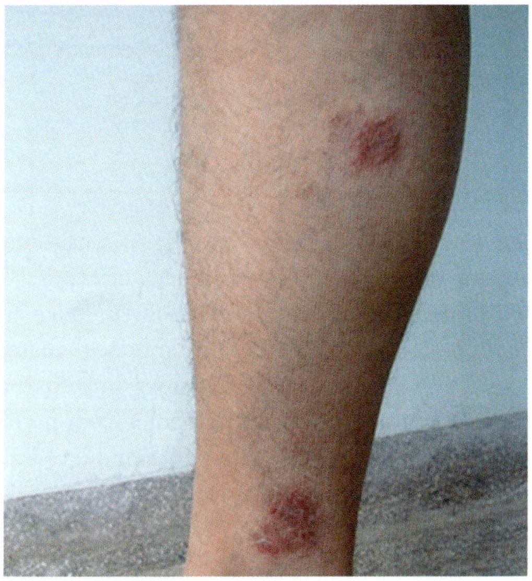

Figura 5.2 ■ Tuberculose cutânea. (Serviço de Dermatologia do Hospital Eduardo de Menezes.)

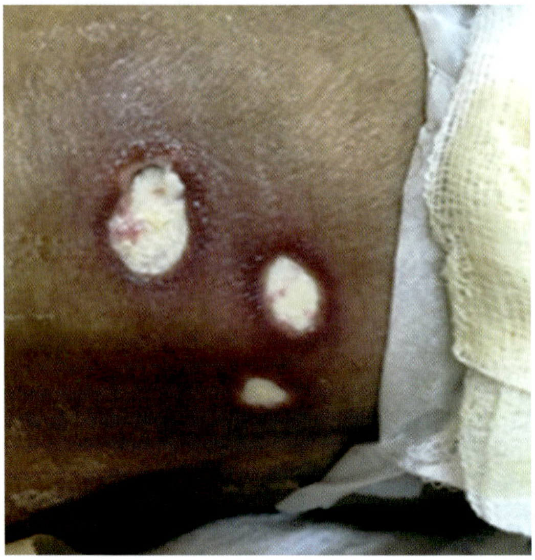

Figura 5.3 ■ Tuberculose cutânea. (Serviço de Dermatologia do Hospital Eduardo de Menezes.)

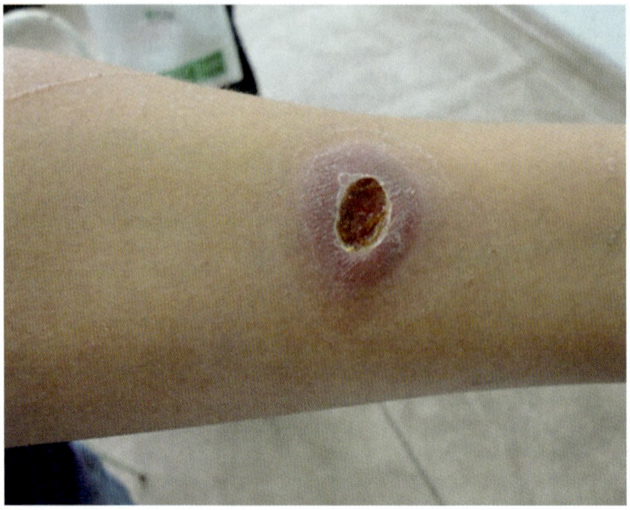

Figura 5.4 ■ Cancro tuberculoso. (Serviço de Dermatologia do Hospital Eduardo de Menezes.)

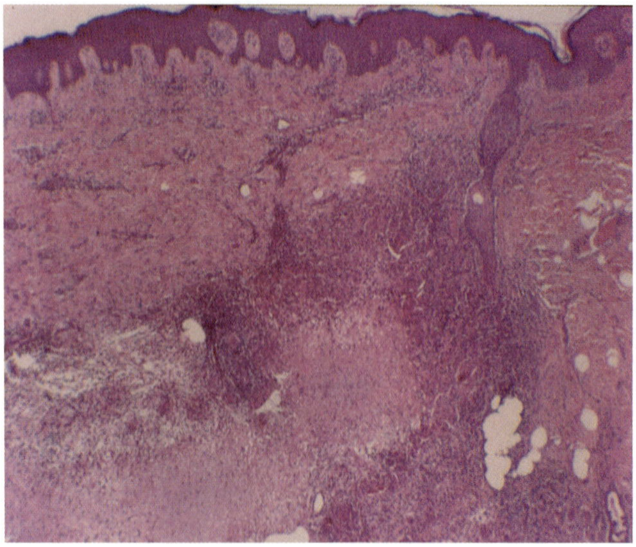

Figura 5.5 ■ Tuberculose cutânea. (Acervo do Dr. Moisés Salgado Pedrosa.)

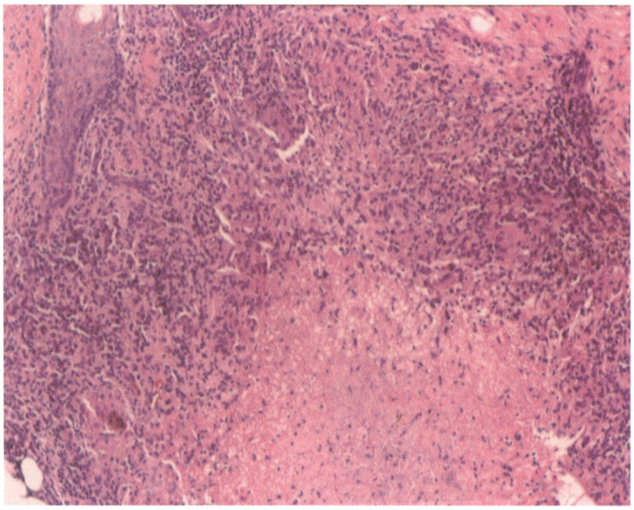

Figura 5.6 ■ Tuberculose cutânea. (Acervo do Dr. Moisés Salgado Pedrosa.)

Histopatologia

Na fase inicial, o quadro histopatológico consiste em uma reação neutrofílica aguda, resultando em ulceração. Observam-se inúmeros bacilos tuberculosos, sobretudo nas áreas de necrose. Após 2 semanas, predominam monócitos e macrófagos. Após 3 a 6 semanas, ocorre o desenvolvimento de células epitelioides e granulomas de células gigantes, com necrose caseosa. Com o tempo a necrose caseosa diminui, assim como ocorre diminuição ou desaparecimento dos bacilos.[3]

O diagnóstico diferencial do cancro tuberculoso é feito com doenças ulceronodulares, sífilis primária, doença da arranhadura do gato, esporotricose, tularemia e outras micobacterioses.

Tuberculose cutânea consequente ao BCG

A inoculação do BCG provoca, após 2 semanas, uma pápula infiltrada que se desenvolve e atinge, aproximadamente, 10mm de diâmetro. A lesão se ulcera e involui lentamente, deixando cicatriz.[4]

Pode haver linfadenopatia, e o teste tuberculínico torna-se positivo de 5 a 6 semanas após a vacinação.[3]

Algumas complicações podem ser decorrentes da vacinação com BCG:[2]

1. **Complicações não específicas:** erupções exantemáticas, eritema nodoso, reação eczematosa, granulomas, cistos epiteliais e cicatrizes queloidianas.

2. **Lesões específicas:**
   - Lúpus vulgar ocorre em meses ou até 3 anos após a vacinação com características clínicas de lúpus vulgar.
   - Fenômeno de Koch ocorre em indivíduos previamente sensibilizados ao bacilo e corresponde a necrose e ulceração, com linfadenite regional.
   - Escrofuloderma pode desenvolver-se com supuração persistente por 6 meses.
   - Linfangite regional intensa é a complicação mais frequente.
   - Adenites generalizadas, osteítes e foco tuberculoso articular são excepcionais, com febre, calafrios, artralgias e mal-estar geral.
   - Abscessos subcutâneos ocorrem quando o material da vacinação é injetado muito profundamente.
   - Erupções semelhantes às tubercúlides são observadas raramente.
   - Disfunção hepática e granulomas não caseosos contendo bacilos já foram relatados.
   - Choque anafilático de evolução fatal pode ocorrer em pacientes imunologicamente comprometidos.

TUBERCULOSES SECUNDÁRIAS

Lúpus vulgar ou tuberculose luposa

Forma rara de tuberculose cutânea no Brasil, caracteriza-se por lesão papulotuberosa de evolução lenta, que pode coalescer em placa com atrofia e ulceração central, ou formas ulcerovegetantes na face e no pescoço, podendo apresentar linfadenomegalia e outros focos de tuberculose. Carcinoma de células escamosas pode desenvolver-se nas margens das lesões (Figuras 5.7 e 5.8).[3]

As lesões do lúpus vulgar desenvolvem-se por contiguidade ou por contato direto com o bacilo. O BAAR pode ser positivo ou negativo. O PPD é positivo.

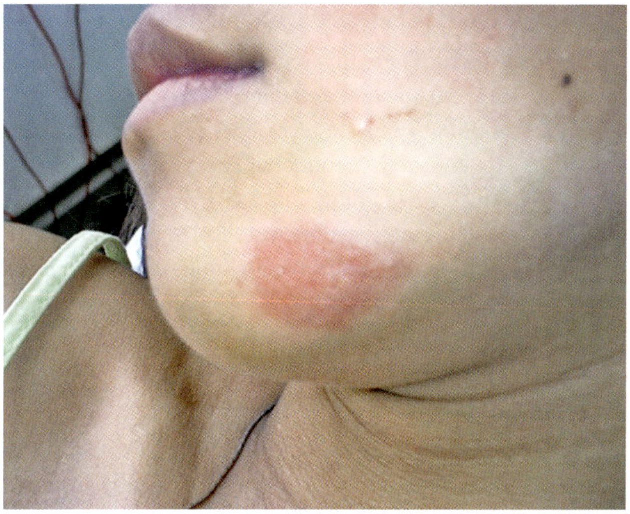

Figura 5.8 ■ Lúpus vulgar. (Serviço de Dermatologia do Hospital Eduardo de Menezes.)

Histopatologia

Formam-se granulomas tuberculoides de células epitelioides e de células gigantes. A necrose caseosa dentro dos tubérculos é discreta ou ausente. As células gigantes são do tipo Langerhans, com arranjo periférico dos núcleos. Podem ser encontradas células do tipo corpo estranho, com arranjo irregular dos núcleos. Observa-se infiltrado inflamatório de linfócitos com predomínio na porção superior da derme. Os granulomas tuberculoides causam destruição dos anexos cutâneos, levando a fibrose extensa nas áreas de cura. Nas margens das úlceras pode ocorrer hiperplasia pseudoepiteliomatosa (Figura 5.9).[6,7]

O diagnóstico diferencial se faz com as doenças granulomatosas crônicas, lúpus eritematoso, linfocitoma, sarcoidose, hanseníase, paracoccidioidomicose, leishmaniose e sífilis terciária.

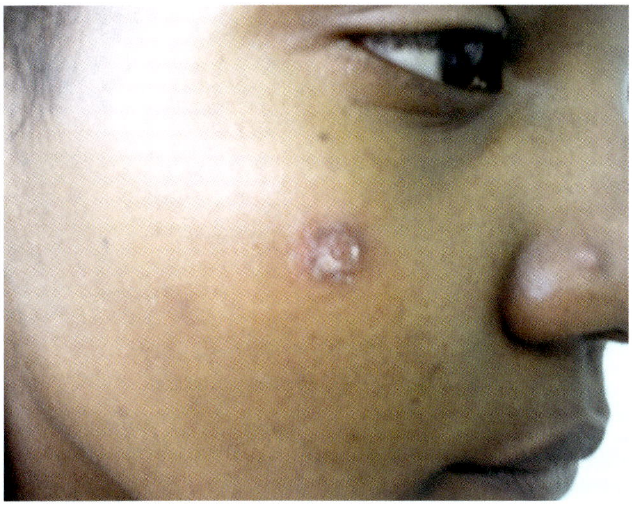

Figura 5.7 ■ Lúpus vulgar. (Serviço de Dermatologia do Hospital Eduardo de Menezes.)

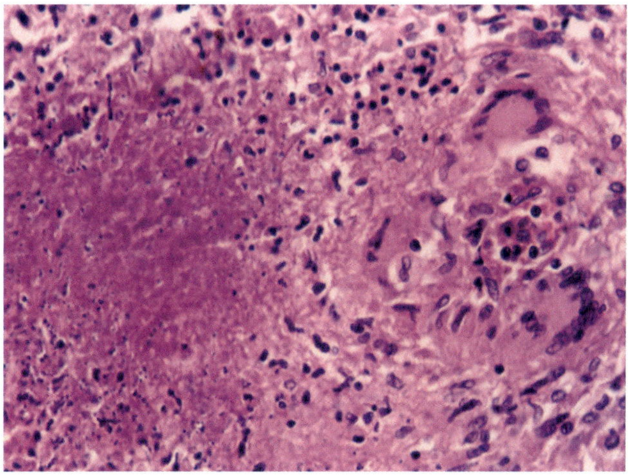

Figura 5.9 ■ Tuberculose cutânea: granulomas epitelioides com células gigantes multinucleadas com necrose caseosa. (Acervo do Dr. Moisés Salgado Pedrosa.)

Escrofuloderma (tuberculose coliquativa)

Trata-se da forma de tuberculose mais comum em nosso meio. Em geral, as lesões elementares encontradas consistem em nódulos, gomas e ulcerações secundárias à fistulização. As regiões mais frequentemente acometidas são o pescoço, a axila e a região inguinal.

O escrofuloderma usualmente decorre da propagação para a pele de foco tuberculoso, ganglionar ou ósseo, sendo rara a inoculação exógena do bacilo no subcutâneo por trauma. O BAAR é positivo, assim como o PPD.

Histopatologia

O centro da lesão apresenta processo inflamatório com a formação de abscesso ou ulceração. Nas camadas profundas há formação de granulomas tuberculoides com necrose e a presença de bacilos tuberculosos.[3]

O diagnóstico diferencial é feito, principalmente, com paracoccidioidomicose e actinomicose. Devem ser lembradas, também, a esporotricose, a hidroadenite e a goma sifilítica.

TUBERCULOSE VERRUCOSA

A tuberculose verrucosa cutânea representa uma infecção exógena da pele que acomete doentes previamente sensibilizados ao bacilo por meio de infecção exógena.

Apresenta-se como lesão papulotuberosa e verrucosa, geralmente nas extremidades, isolada ou múltipla, de evolução lenta, e eventualmente de involução espontânea (Figuras 5.10 e 5.11).

O BAAR pode ser positivo ou negativo. O PPD é positivo.

Histopatologia

Há hiperplasia, hiperceratose e acantose, além de infiltrado inflamatório agudo sob a epiderme.

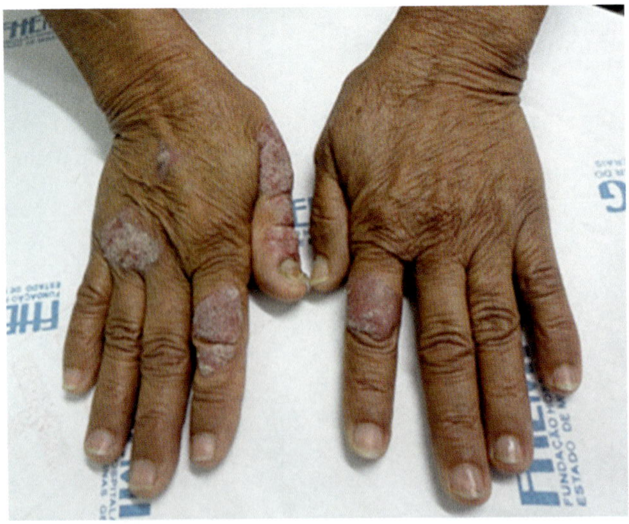

Figura 5.10 ■ Tuberculose cutânea verrucosa. (Serviço de Dermatologia do Hospital Eduardo de Menezes.)

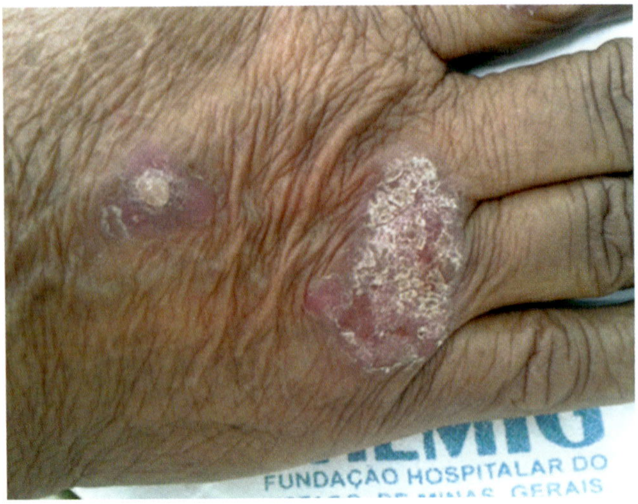

Figura 5.11 ■ Tuberculose cutânea verrucosa. (Serviço de Dermatologia do Hospital Eduardo de Menezes.)

Há formação de abscesso na porção superior da derme, enquanto na porção média da derme há formação de granulomas tuberculoides com grau moderado de necrose,[4] raramente habitadas.

Diagnóstico diferencial é feito com a síndrome PLECT (paracoccidioidomicose, leishmaniose, esporotricose, cromomicose e tuberculose), ceratoacantoma centrífugo, carcinoma, bromoderma, piodermite vegetante, líquen plano hipertrófico e líquen simples hipertrófico.

TUBERCULOSE MILIAR AGUDA

As manifestações são eritematopapulovesiculares, por vezes ulceronecrosantes, outras vezes com *rash* exantemático atingindo, predominantemente, o tronco.

Considerada uma das formas de tuberculose miliar sistêmica, ocorre em imunodeprimidos e crianças alérgicas e é de prognóstico reservado, dependendo do estado imunitário do paciente.[8]

O BAAR é positivo e o PPD pode ser positivo ou negativo.

Histopatologia

Há necrose e infiltrado inflamatório inespecífico, encontrando-se bacilos em torno e no interior dos vasos.[3]

No diagnóstico diferencial devem ser considerados doença de Letterer-Siwe, pitiríase liquenoide aguda varioliforme, exantema medicamentoso e sífilis secundária.

TUBERCULOSE CUTÂNEA ORIFICIAL

A tuberculose orificial ocorre nas mucosas e na pele próxima aos orifícios naturais devido à autoinoculação da micobactéria procedente de um foco de tuberculose interno. As lesões são úlceras rasas com uma base em granulação, ocorrendo isoladamente ou sobre os orifícios da mucosa, ou próximo a eles, em pacientes com tuberculose interna avançada.

Podem ocorrer dentro da boca, nos lábios, ao redor do ânus ou no períneo. Na tuberculose geniturinária, as úlceras podem ocorrer na vulva. Constituem lesões dolorosas.

O BAAR é positivo e o PPD pode ser negativo ou positivo.

Histopatologia

Há intenso infiltrado inflamatório inespecífico e áreas de necrose. Granulomas tuberculoides com necrose são encontrados profundamente na derme, ricos em bacilos.[3]

TUBERCULOSE GOMOSA

A infecção hematogênica da pele a partir de uma lesão interna pode resultar em um nódulo dérmico ou subcutâneo que é necrótico, podendo ulcerar. Ocorre em situação de imunodeficiência ou em consequência de desnutrição em crianças.

Histopatologia

Há necrose caseosa com borda de células epitelioides e células gigantes. Os BAAR são escassos.[3]

TUBERCÚLIDES

As tubercúlides são lesões cutâneas abacilares ou paucibacilares em pacientes com tuberculose frequentemente oculta em algum local do corpo. Constituem manifestações de hipersensibilidade a distância dos linfonodos.[9] As colorações para BAAR e cultura para micobactérias são negativas, e testes cutâneos de hipersensibilidade retardada para tuberculose são positivos. As lesões curam-se com terapia antituberculosa.

Os principais tipos de tubercúlides são: papulonecróticas, líquen escrofuloso, micropapuloide e eritema endurado de Bazin.[10,11]

As reações de tubercúlides também são descritas com micobactérias não tuberculares (*M. bovis, M. avium*).[12,13]

Tubercúlide papulonecrótica

As lesões papulonecróticas são pápulas eritematosas que ulceram e formam crostas que, ao caírem, deixam cicatriz varioliforme.

As lesões ocorrem em surtos com localização nas superfícies de extensão dos membros, tronco e nádegas.

Ocorre em indivíduos tuberculino-positivos.[14]

Histopatologia

As lesões se constituem em uma vasculite leucocitoclástica ou linfocítica associada a necrose fibrinoide e oclusão trombótica dos vasos. Há formação de granuloma tuberculoide. Em geral, não se encontram bacilos ao exame histopatológico.[3]

Diagnóstico diferencial: pitiríase liquenoide e varioliforme aguda, prurigo, vasculite, sifílides, tuberculose miliar, granuloma perfurante e foliculite supurativa.[14]

Tubercúlide liquenoide ou líquen escrofuloso

Caracteriza-se por lesões papulosas foliculares localizadas no tronco, que regridem espontaneamente.[11]

Histopatologia

São observados granulomas dérmicos superficiais, geralmente na vizinhança dos folículos pilosos ou dos ductos sudoríparos. Os granulomas são compostos de células epitelioides com algumas células gigantes de Langerhans e uma borda estreita de células linfoides na periferia. A necrose caseosa está ausente.[3]

Diagnóstico diferencial: líquen plano, sifílide liquenoide, eczemátide, líquen nítido e sarcoidose micropapulosa.

Eritema endurado de Bazin

Caracteriza-se pelo aparecimento de nódulos ou placas eritematovioláceas dolorosas, que se ulceram, em geral bilateralmente, na face posterior de pernas e coxas em adultos jovens do sexo feminino.[2,15]

Admite-se que seja uma entidade que possa adquirir características dimórficas – características de lesão tuberculosa, com presença de BAAR em alguns casos – e ser uma reação hiperérgica, apresentando-se como vasculite nodulosa em outros casos (Figura 5.12).[1]

Histopatologia

O eritema indurado é uma paniculite lobular causada por vasculite, que produz necrose isquêmica dos lóbulos de gordura com envolvimento menor da estrutura septal. Observa-se processo granulomatoso com células epitelioides e células gigantes circundando a necrose.

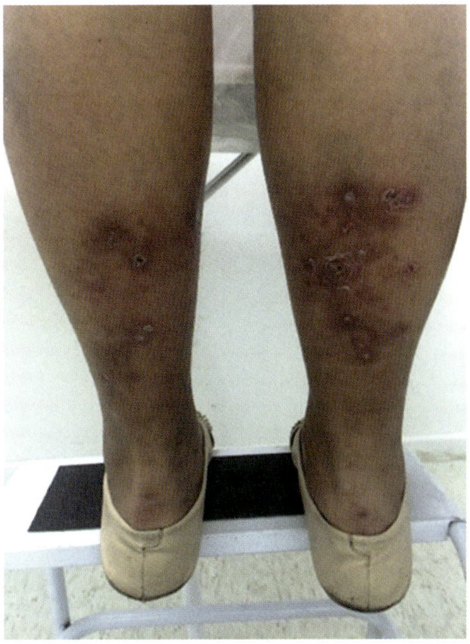

Figura 5.12 ■ Eritema endurado de Bazin. (Serviço de Dermatologia do Hospital Eduardo de Menezes.)

Podem ser formados granulomas bem delimitados do tipo tuberculoide. As colorações de Ziehl-Neelsen não revelam micobactérias intactas.

Tubercúlide micropapuloide

Existem duas variedades clínicas:

- **Acneiforme:** evolui por surtos com tendência a necrose e supuração.
- **Lupoide:** consiste em lesões localizadas no mento e na região superciliar. Podem ocorrer em outras áreas da face, pescoço e couro cabeludo. A evolução é crônica e a regressão deixa lesões atroficocicatriciais, circulares, pequenas, deprimidas e permanentes.

Histopatologia

Tubérculos característicos, caseificação moderada e ausência de bacilos. Na tubercúlide micropapuloide acneiforme existe hiperegia e na lupoide, anergia.

Diagnóstico diferencial: acne vulgar, rosácea e dermatite perioral.

Referências

1. Oliveira MLW. Infecções por micobactérias. In: Ramos-e-Silva M, Castro MCR. Fundamentos de dermatologia. Vol. 1 Rio de Janeiro: Atheneu, 2010.
2. Sampaio SAP, Rivitti EA. Dermatologia. 3. ed. Artes Médicas, 2008.
3. Samuel A, Browning J, Campbell J, Metry D. Bacillus Calmette-Guérin vaccine-induced lupus vulgaris in a child adopted from China. Pediatr Dermatol 2007; 24(5):E44-6.
4. Lever WF. Histopatologia da pele. 10. ed. Rio de Janeiro: Guanabara Koogan, 2011.
5. Morand JJ, Lightburn E. Tuberculose cutanée. In: Encyclopedie Médicale et Cirurgicale. Paris: Elsevier, 2005:1-14. Tome 1.
6. Marcoral J, Servitje O, Moreno A et al. Lupus vulgaris: clinical, histologic and bacteriologic study of 10 cases. J AM Acad Dermatol 1992; 26:404.
7. Haim S, Friedman-Birmbaun R. Cutaneous tuberculosis and malignancy. Cutis 1978; 21:643.
8. Mc Cray MK, Esterly NB. Cutaneous eruption in congenital tuberculosis. Arch Dermatol 1981; 117:460.
9. Breathnach SM, Black MM. Atypical tuberculide (acne scrofulosorum) secondary to tuberculosis lymphadenitis. Clin Exp Dermatol 1981; 6:339.
10. Morrison JGL, Furie ED. The papulonecrotic tuberculide. Br J Dermatol 1974; 91:263.
11. Smith NP, Ryan TJ, Sanderson RV et al. Lichen scrofulosorum: a report of four cases. Br J Dermatol 1976; 94:319.
12. Iden DL, Rogers RS, Schoeter AL. Papulonecrotic tuberculid secondary to Mycobacterium bovis. Arch Dermatol 1978; 114:564.
13. Williams JT, Pulitzer DR, De Villez RL. Papulonecrotic tuberculid secondary to disseminated Mycobacterium avium complex. Int J Dermatol 1994; 33:109.
14. Jordaan HE, Van Niekerk DJ, Lown M. Papulonecrotic tuberculid: a clinical, histopathological and immunohistochemical study of 15 patients. Am J Dermatopathol 1994; 16:474.
15. Rademaker M, Lowe DG, Munro D. Erithema induratum (Bazin's disease) J Am Acad Dermatol 1989; 21:740-5.

6

Triagem da Tuberculose

Sandra Lyon

INTRODUÇÃO

A tuberculose é uma doença infecciosa comum em todo o mundo.

A maioria dos indivíduos infectados com *Mycobacterium tuberculosis* (*M. tuberculosis*) apresenta infecção latente de tuberculose em vez de tuberculose ativa. Desse modo, a identificação e o tratamento de pessoas com infecção latente de tuberculose têm sido essenciais no controle da progressão para tuberculose ativa.[1-3]

A infecção latente de tuberculose ocorre quando o indivíduo é infectado pelo *M. tuberculosis,* mas a micobactéria é mantida sob controle por uma resposta imunológica eficaz. A micobactéria permanece viva, porém adormecida. A infecção é assintomática e não comunicável. É possível que pacientes desenvolvam tuberculose ativa caso não recebam tratamento. O risco de evoluir para tuberculose ativa depende da capacidade do sistema imunológico de controlar a replicação da micobactéria, a qual pode ocorrer a qualquer momento, de semanas a anos após a infecção.[4]

Um paciente com infecção latente de tuberculose não apresenta sintomas, não se sente doente e não transmite a tuberculose para outras pessoas. Em geral, apresenta exame de sangue positivo para tuberculose ou teste tuberculínico cutâneo positivo, e pode apresentar raios X torácicos normais ou sinais radiográficos de infecção latente de tuberculose, como calcificação ou espessamento pleural. No entanto, pacientes com tuberculose ativa apresentam alguma sintomatologia. Se a tuberculose é pulmonar, podem ser evidenciados sintomas de tosse persistente, dor torácica e escarro sanguinolento, acompanhados de astenia, adinamia, perda de peso, perda de apetite, calafrios, febre vespertina e sudorese noturna. Observa-se comprometimento na radiografia de pulmão e a pesquisa de bacilos álcool-ácido-resistentes (BAAR) é positiva no escarro.

Podem estar comprometidos linfonodos, pleura, vias aéreas superiores, trato geniturinário, ossos, articulações e tegumento.[5]

GRUPOS DE RISCO PARA INFECÇÃO LATENTE DE TUBERCULOSE

- Infecção com vírus da imunodeficiência adquirida (HIV).
- Contato próximo com indivíduos com tuberculose ativa.
- Achados anormais em exames radiológicos do tórax consistentes com tuberculose anterior.
- Teste tuberculínico cutâneo (PPD) que passa a ser positivo no decorrer do último ano.
- Histórico de transplante de órgãos.
- Em terapia imunossupressora (equivalente a prednisona de, no mínimo, 15mg/dia por pelo menos 1 mês), incluindo tratamento com antagonistas do fator de necrose tumoral (TNF).
- Ter nascido em país onde a tuberculose é prevalente.
- Uso abusivo de substâncias (injetáveis ou não injetáveis).
- Residente ou trabalhador de ambiente aglomerado (p. ex., cadeia ou prisão, asilo ou outras instituições para internações a longo prazo para idosos, hospitais ou outras instituições para cuidados de saúde, instituições residenciais para pacientes com síndrome da imunodeficiência adquirida e abrigos para moradores de rua).
- Apresentem certas condições clínicas, como, por exemplo, silicose, *diabetes mellitus*, insuficiência renal crônica, certos cânceres e distúrbios hematológicos, perda de 10% ou mais de peso corporal ideal, gastrectomia ou *bypass* jejunoileal.
- Crianças menores de 4 anos de idade ou bebês, crianças e adolescentes expostos a adultos em categorias de alto risco.
- Equipe laboratorial de micobacteriologia.[4]

EXAMES PARA DETECÇÃO DE INFECÇÃO DE TUBERCULOSE LATENTE

A avaliação de infecção de tuberculose latente consiste em uma série de avaliações, inclusive histórico médico e exclusão da tuberculose ativa, bem como testes diagnósticos, como teste tuberculínico cutâneo padrão ou teste de Mantoux, ou teste de derivado proteico purificado (PPD), e/ou exames de sangue para tuberculose (p. ex., testes de liberação de interferon-gama [IFN-γ] e/ou radiografias de tórax).[6]

Em geral, a infecção latente de tuberculose ocasiona um PPD ou exame de sangue para tuberculose positivo, e o tratamento deve ser considerado para evitar a progressão para doença ativa. Embora o PPD e os exames usuais para tuberculose também sejam positivos em pacientes com tuberculose ativa, nenhum dos testes consegue diferenciar entre infecção latente de tuberculose e tuberculose ativa.

PPD

O PPD, teste cutâneo para tuberculose ou teste de Mantoux, é um método usado em todo o mundo e consiste na injeção intradérmica de 0,1mL de solução de tuberculina aproximadamente 5 a 10cm abaixo da articulação do cotovelo. Após a injeção, aparecerá uma erupção dura e clara em cima da agulha, de 6 a 10mm de diâmetro; caso contrário, deve-se repetir a 5mm de distância do local original. O teste cutâneo deve ser lido entre 48 e 72 horas após a administração.[3,7]

Interpretação do teste tuberculínico cutâneo de Mantoux

A interpretação do teste cutâneo depende de dois fatores:

- Medição da enduração em milímetros (mm).
- Risco de a pessoa estar infectada com tuberculose e progressão da doença, se infectada.

Os três pontos de corte descritos a seguir devem ser usados para determinar se a reação no teste cutâneo é positiva. A pessoa com reação positiva deve ser encaminhada para avaliação médica de infecção latente de tuberculose e acompanhamento e tratamento apropriados, se necessário.

Uma medição de 0mm ou uma medição abaixo do ponto de corte definido para cada categoria é considerada negativa.

- **Enduração ≥ 5mm é considerada positiva em:**
  - Pessoas infectadas pelo HIV.
  - Contatos recentes de pacientes com tuberculose.
  - Pessoas com alterações fibróticas à radiografia torácica consistentes com tuberculose anterior.
  - Pessoas submetidas a transplantes de órgãos e outros pacientes com imunossupressão (p. ex., recebendo o equivalente a ≥ 15mg/dia de prednisona por 1 mês ou mais) e pacientes recebendo bloqueadores do TNF
- **Enduração ≥ 10mm é considerada positiva em:**
  - Imigrantes recentes (ou seja, nos últimos 5 anos) de países com alta prevalência de tuberculose.
  - Usuários de substâncias injetáveis.
  - Residentes e funcionários dos seguintes ambientes de aglomeração de alto risco: cadeias ou prisões, asilos ou outras instituições para internações de longo prazo para idosos e instituições residenciais para pacientes com síndrome da imunodeficiência adquirida (AIDS) e abrigos para moradores de rua.
  - Equipe laboratorial de micobactérias.
  - Pessoas cujas condições clínicas listadas a seguir as colocam em alto risco: silicose, *diabetes mellitus*, insuficiência renal crônica, alguns distúrbios hematológicos (p. ex., leucemias e linfomas), outras malignidades específicas (p. ex., carcinoma na cabeça, pescoço ou pulmão), perda de peso ≥ 10% do peso corporal ideal, gastrectomia e *bypass* jejunoileal.
  - Crianças < 5 anos de idade.
  - Bebês, crianças e adolescentes expostos a adultos com alto risco de desenvolvimento de tuberculose ativa.
- **Enduração ≥ 15mm é considerada positiva em:**
  - Pessoas sem fatores de risco conhecidos para tuberculose.
  - Para funcionários que de outro modo estejam sob baixo risco de tuberculose e que são examinados como parte de um programa de exame para controle de infecção no início do emprego, uma reação ≥ 15mm é considerada positiva.
  - Alguns trabalhadores da área de saúde que estejam participando de um programa de exame para controle de infecção podem ter apresentado uma enduração > 0mm, mas que foi considerada negativa na visita basal. Caso esses profissionais apresentem aumento no tamanho da enduração em um teste subsequente, eles deverão ser encaminhados para outras avaliações.

Teste de liberação de interferon-gama

O teste de liberação de NF-γ consiste em testes de sangue total que podem auxiliar o diagnóstico da infecção latente e da tuberculose ativa. Constituem, portanto, uma alternativa ao PPD. Esses testes medem a reatividade imunológica de uma pessoa para o *M. tuberculosis*. Os leucócitos da maioria das pessoas que foram infectadas pelo *M. tuberculosis* liberarão IFN-γ quando misturados a antígenos derivados da *M. tuberculosis*.

Constituem vantagens desse teste:

- Necessidade de apenas uma visita para realizar o teste.
- Os resultados podem estar disponíveis em até 24 horas.
- Não reforça as respostas medidas por testes subsequentes.
- A vacinação anterior com BCG não ocasiona resultados de testes de liberação de IFN-γ falso-positivos.

Constituem desvantagens desse teste:

- As amostras de sangue devem ser processadas dentro de 8 a 16 horas após a coleta, enquanto os leucócitos ainda são viáveis.
- São limitados os dados sobre o uso do teste de liberação de IFN-γ para prever quem apresentará progressão para tuberculose ativa no futuro.
- São limitados os dados sobre o uso em crianças < 5 anos de idade, pessoas recentemente expostas ao *M. tuberculosis*, pessoas imunocomprometidas e teste em série.
- É um teste caro.
- Há fatores que reduzem a precisão do teste, como coletas de amostras de sangue, transporte dessas amostras, condução e interpretação do teste.[3]

Interpretação do teste de liberação de IFN-γ

A interpretação é feita com base na quantidade de IFN-γ liberada ou no número de células que liberam IFN-γ:

- Tanto a interpretação do teste qualitativo padrão (positivo, negativo ou indeterminado) como a medição do teste quantitativo devem ser relatadas.
- Testes de liberação de IFN-γ (como testes tuberculínicos cutâneos) devem ser usados para auxiliar o diagnóstico de infecção por *M. tuberculosis.*
- Teste positivo: infecção por *M. tuberculosis* é provável.
- Teste negativo: infecção por *M. tuberculosis* é improvável.
- Teste indeterminado: a probabilidade de infecção por *M. tuberculosis* é incerta.
- Teste limítrofe (*T-spot* apenas): a probabilidade de infecção por *M. tuberculosis* é incerta.
- O diagnóstico de infecção latente de tuberculose necessita que a tuberculose ativa também seja excluída pela avaliação médica e inclui:
  - Verificação de sinais e sintomas sugestivos de doença tuberculosa.
  - Radiografia de tórax.
  - Exame do escarro ou outras amostras clínicas quanto à presença de *M. tuberculosis*, quando indicado.
  - Considerações das informações epidemiológicas e históricas.

TRATAMENTO DA INFECÇÃO LATENTE DE TUBERCULOSE

A infecção latente de tuberculose normalmente é tratada com isoniazida por 6 a 9 meses ou rifampicina por 4 meses. Em caso de risco de hepatoxicidade grave, o uso associado de rifampicina e pirazinamida não é mais recomendado para o tratamento de infecção latente de tuberculose.[6]

Referências

1. Centers for Disease Control and Prevention. A global perspective on tuberculosis (fact Sheet), 2010.
2. American Thoracic Society. Targeted tuberculin testing and treatment of latent tuberculosis infection. Am J Respir Crit Caremed 2000; 161:S221-S247.
3. Ministério da Saúde. Manual de recomendações para o controle da tuberculose no Brasil. Programa Nacional de Controle da Tuberculose, 2010.
4. Os fatos sobre a triagem de tuberculose (TB). Um guia de recursos para profissionais da área de saúde. Abbott Informativo, 2013.
5. Centers for Disease Control and Prevention. Targeted tuberculin testing and treatment of latent tuberculosis infection. MMWR Recomm Rep 2.000; 49:1-54.
6. Centers for Disease Control and Prevention. Questions and answers about tuberculosis, 2010.
7. Ministério da Saúde. Manual de recomendações para o controle da tuberculose no Brasil. Secretaria de Vigilância em Saúde, Departamento de Vigilância Epidemiológica. Brasília, 2011.
8. Centers for Disease Control and Prevention. Update: adverse event data and revised American Thoracic Society/CPC recomendadions against the use of rifampin and pyrazinamide for treatment of latent tuberculosis infection-united states, MMWR Morb Mortal Wkly Rep 2003; 52:735-9.

7

Micobacterioses Atípicas

Sandra Lyon

INTRODUÇÃO

As micobacterioses atípicas constituem um grupo de doenças causadas por diversas micobactérias diferentes da tuberculose e da hanseníase.[1,2]

Em 1873, Gerhard Armanuer Hansen identificou a *Mycobacterium leprae* e, em 1874, demonstrou ser este o agente etiológico da hanseníase, bacilo ainda não cultivável, que foi a primeira bactéria relacionada com uma doença humana.[3]

Em 1882, Koch identificou a *Mycobacterium tuberculosis* como causadora da tuberculose humana, o que desencadeou inúmeros estudos relacionados com meios de cultivo, coloração, transmissão, tratamento e vacina.[1,2,4]

Em 1885 foi descrita a *Mycobacterium smegmatis*. A partir daí, outras espécies também foram correlacionadas com moléstias humanas, como *Mycobacterium bovis* e *Mycobacterium avium*.[5]

A partir da década de 1950, após a identificação de novas espécies de micobactérias (*Mycobacterium ulcerans* e *Mycobacterium marinum*), outras bactérias com as propriedades álcool-ácido-resistentes foram isoladas de diferentes animais, do solo e da água. O interesse pela taxonomia do gênero recebeu várias denominações: micobactérias atípicas, oportunistas ou ambientais, MOTT (*mycobacteria other than tuberculosis*) ou NTM (*now tuberculous mycobacteria*), de acordo com a Conferência Internacional de Denver, realizada em 1979. Até o momento, foram identificadas 128 espécies, sendo 90 formalmente reconhecidas,[1,4,6] isoladas da água, inclusive potável, solo, plantas, animais diversos e em ambientes variados. De todas as espécies identificadas, a maioria é oportunista e apenas o complexo *tuberculosis* (*bovis, africanum, canetti, microtti, lazarium*) e o *Mycobacterium leprae* são considerados patógenos e de transmissão pessoa a pessoa. As evidências apontam para a aquisição das micobactérias do meio ambiente.[2]

As micobactérias são aeróbicas, em forma de bastonete, e medem de 0,2 a 0,6 por 1 a 10μm. Apresentam grande quantidade de lipídios em sua parede, como os ácidos micólicos, que impedem a remoção do corante fucsina, sendo, portanto, denominadas bacilos álcool-ácido-resistentes (BAAR).[4]

De acordo com a classificação de Runyonde (1959), com base na temperatura de desenvolvimento das colônias e na pigmentação e velocidade de crescimento das colônias (o meio utilizado é o de Löenstaen), as micobactérias podem ser divididas em quatro grupos:[5]

- **Grupo 1:** culturas de crescimento lento, fotocromogênicas, tornam-se amarelo-alaranjadas após a exposição à luz, devido à produção de betacaroteno (p. ex., *Mycobacterium marinum* e *Mycobacterium kansasii*).
- **Grupo 2:** culturas de crescimento lento, escotocromogênicas, tornam-se amareladas quando expostas ou não à luz (p. ex., *Mycobacterium scrofulaceum*).
- **Grupo 3:** culturas de crescimento lento, não cromogênicas, não produzem pigmentos (p. ex., *Mycobacterium intracellulare*).
- **Grupo 4:** culturas de crescimento rápido: as colônias crescem em até 5 dias (p. ex., *Mycobacterium fortuitum*).

As micobacterioses produzem doença pulmonar, linfadenites e lesões de pele e tecidos moles. Acarretam doença disseminada em imunossuprimidos, sobretudo em doentes infectados pelo HIV, sendo um cofator para aumentar a imunossupressão. Nos indivíduos imunocompetentes, a doença se restringe à pele e aos tecidos subjacentes.[5]

O quadro histopatológico nas micobacterioses não tuberculosas é tão variável quanto o quadro clínico, podendo exibir inflamação aguda e crônica inespecífica, supuração e formação de abscesso ou granulomas tuberculoides, com ou sem necrose caseosa.[7,8] Existem casos em que ambas as reações teciduais ocorrem concomitantemente. A presença ou ausência de BAAR depende da reação tecidual. Nas lesões supurativas, podem ser encontrados numerosos bacilos.[9]

MICOBACTERIOSE POR *MYCOBACTERIUM MARINUM*

As infecções provocadas pela *M. marinum* podem ser contraídas pelo contato com água de piscina, mar, lagos, aquários, tanques, ou por contato com peixes ou outros animais aquáticos. Essas infecções são denominadas granuloma de aquário ou dos pescadores. O período de incubação é de 3 semanas, podendo ser mais longo (Figuras 7.1 a 7.3).

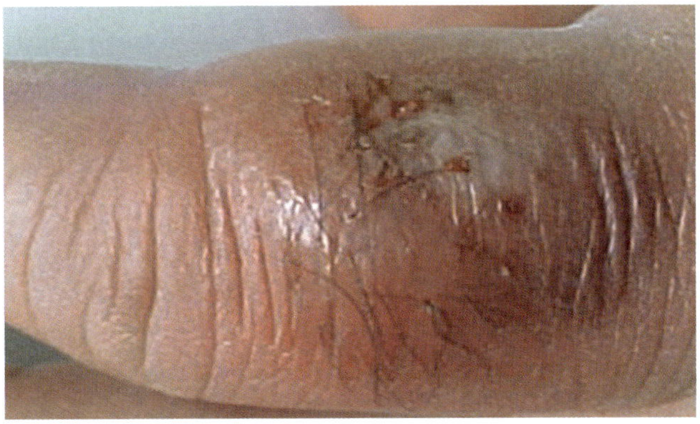

Figura 7.1 ■ Granuloma de aquário: lesão nodular em quirodáctilo.

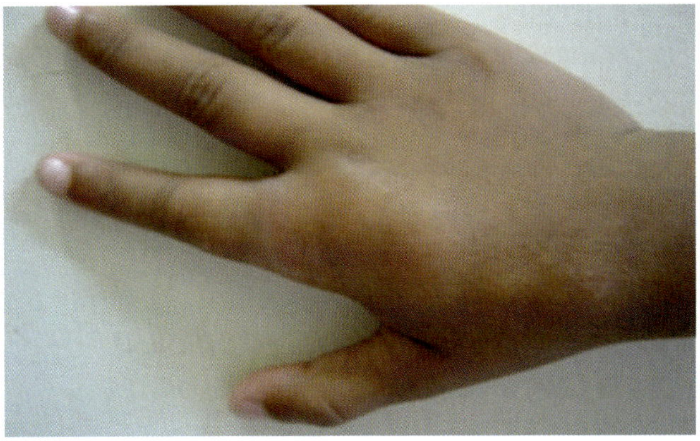

Figura 7.2 ■ Granuloma de aquário no dorso da mão. (Acervo da Dra. Maria Aparecida de Faria Grossi.)

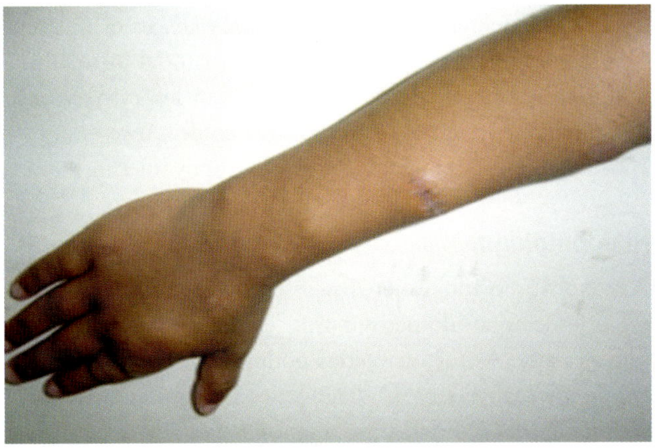

Figura 7.3 ■ Granuloma de aquário com aspecto esporotricoide em criança. (Acervo da Dra. Maria Aparecida de Faria Grossi.)

Clinicamente, consistem em lesão solitária, podendo apresentar-se como pápula ou nódulo que se desenvolve a partir de um ponto de inoculação, localizado em dedos das mãos, joelhos, cotovelos e pés. As lesões podem formar placas, que se ulceram e fistulizam. Ocasionalmente, podem surgir lesões secundárias ao longo dos linfáticos, conferindo aspecto esporotricoide ao processo.[10]

Histopatologia

As lesões iniciais com menos de 2 meses mostram infiltrado inflamatório inespecífico composto de neutrófilos, monócitos e macrófagos. Nas lesões com 4 meses, algumas células gigantes multinucleadas e alguns granulomas de células epitelioides pequenos geralmente estão presentes. As lesões com 6 meses ou mais apresentam estruturas tuberculoides típicas. A epiderme apresenta hiperceratose acentuada com infiltrado inflamatório agudo e ulceração.[11] Nas lesões recentes podem ser encontrados os BAAR, enquanto nas lesões mais antigas dificilmente são encontrados bacilos.[9]

Diagnóstico diferencial: esporotricose, cromoblastomicose, tuberculose cutânea, leishmaniose, nocardiose e sífilis terciária.

Devem ser levados em consideração os aspectos clínicos, histopatológicos e epidemiológicos. Cultura pode ser necessária para identificação definitiva.

MICOBACTERIOSE POR *MYCOBACTERIUM ULCERANS*

A úlcera de Buruli é infecção causada por uma micobactéria não tuberculosa – *Mycobacterium ulcerans* – que é endêmica na África Ocidental e Central, na América Central e no sul da Austrália.[12,13] Primeiramente descrita na Austrália, em 1948, o nome Buruli vem de Uganda, em virtude de sua alta frequência nesse país. Já foi descrita em várias partes do mundo, inclusive na América Latina (México, Guiana Francesa, Colômbia, Peru e Brasil).[14,15]

O micro-organismo é encontrado na natureza, próximo das águas não costeiras e rios, e é diretamente implantado ou acompanha uma picada de inseto aquático. A infecção inicia-se como nódulo subcutâneo palpável. Em alguns casos pode curar-se, mas geralmente progride para ulceração da pele com deslocamento extenso da epiderme e extensão da necrose para baixo até a fáscia, e até mesmo para o osso.[16] Constitui úlceras indolores localizadas nos membros e nádegas, podendo ocorrer no tronco e na face.

Histopatologia

Ocorre necrose de colágeno e gordura do tipo isquêmico sem reação celular, com depósito de fibrina em agrupamentos extracelulares hematoxifílicos de micobactérias. A ulceração prossegue à medida que a epiderme perde seu suprimento vascular. A coloração de Ziehl-Neelsen revela grande número de BAAR na gordura necrótica. Um grau variável de infiltração neutrofílica e trombose dos vasos também é observado.

Diagnóstico diferencial: granuloma de corpo estranho, tumores de anexo, pioderma gangrenoso, celulite necrosante, paniculites supurativas e micoses profundas.

MICOBACTERIOSE POR *MYCOBACTERIUM AVIUM-INTRACELLULARE*

O *Mycobacterium avium* e o *Mycobacterium intracellulare* estão relacionados, são de difícil diferenciação e são considerados um complexo ao qual se agrega, às vezes, o *Mycobacterium scrofulaceum*, constituindo o complexo MAIS (*M. avium-intracellulare-scrofulaceum*).[5]

Micro-organismos de crescimento lento, se desenvolvem melhor a 37ºC. Podem ser encontrados amplamente na natureza, como em água, solo, poeira e pássaros. A contaminação se dá pela ingestão de água contaminada ou aerossol, o que favorece a penetração nos alvéolos pulmonares.[17]

Indivíduos com pneumopatias como mucoviscidose, neoplasias, bronquiectasias e sequelas de tuberculose são suscetíveis à infecção pulmonar. Pode-se manifestar como lesões ulceradas, edema de tecidos moles, abscessos, pústulas ou tubercúlides papulonecróticas, além de lesões fistulizadas.[18]

Além de atingir o pulmão, o *M. intracellulare* pode ocasionar lesões cutâneas, espondilite e sinovite, sobretudo em imunocomprometidos, como receptores de transplante e portadores da imunodeficiência adquirida.[19]

Acometimento ganglionar, com quadro semelhante ao do escrofuloderma da tuberculose, é muito observado em crianças.[20,21]

A infecção pelo complexo *M. avium-intracellulare* é causa comum de micobacteriose dos linfonodos cervicais em crianças normais e de doença pulmonar em pulmões previamente danificados.[22]

Antes da pandemia do HIV, as lesões cutâneas transmitidas por via hematogênica eram raras.[23]

Histopatologia

Os achados histopatológicos podem ser granulomatosos ou inflamatórios de caráter agudo e crônico misto, como na tuberculose. Os macrófagos contêm grandes grupos de bacilos sem necrose, como na hanseníase virchowiana, além de transformação fusiforme dos macrófagos do tipo hanseníase histoide.[9,24,25]

MICOBACTERIOSE POR *MYCOBACTERIUM SCROFULACEUM*

O *Mycobacterium scrofulaceum* pode produzir lesões isoladas ou se associar ao *M. avium* e ao *M. intracellulare*, causando infecção. É encontrado em leite, laticínios, ostras, água e no solo.[5]

Acomete preferencialmente crianças, formando linfadenopatias cervicais, mandibulares e submaxilares com fistulização, à semelhança do escrofuloderma.[5]

Histopatologia

Há formação de granulomas tuberculoides, alguns com necrose central.

O diagnóstico é clínico, histopatológico e com cultura de tecido. O diagnóstico diferencial se faz com escrofuloderma, esporotricose e micobacterioses atípicas.

MICOBACTERIOSE POR *MYCOBACTERIUM KANSASII*

O *Mycobacterium kansasii* é encontrado na água e no solo. As lesões cutâneas consistem em pápulas, nódulos, placas verrucosas e ulceração com aspecto esporotricoide. Em abscessos, pode ser encontrado grande número de BAAR. Podem acometer linfonodos e pulmões. Em pacientes imunocomprometidos estão presentes múltiplas lesões viscerais, sobretudo de pulmões e ossos, com disseminação hematogênica para a pele.[9]

Histopatologia

O quadro de micobacteriose por *M. kansasii* é indistinguível da tuberculose com infiltrado inflamatório polimorfo, com ou sem abscessos, e com necrose.

Para o diagnóstico definitivo, é necessária cultura. O diagnóstico diferencial é feito com tuberculose, esporotricose e micobacterioses atípicas.

MICOBACTERIOSES POR *MYCOBACTERIUM FORTUITUM, MYCOBACTERIUM CHELONAE* E *MYCOBACTERIUM ABSCESSUS*

Essas micobactérias formam um complexo e são encontradas no solo, na poeira, na água e nos animais. Provocam pneumonias, endocardite, osteomielite, linfadenite e lesões cutâneas. Caracterizam-se por nódulos e abscessos que tendem à fistulização com eliminação de material purulento e sanguinolento. Em alguns casos ocorrem lesões necróticas do subcutâneo com aspecto esporotricoide. Apresentam-se após traumas, manipulação cirúrgica e após injeção.[5]

Histopatologia

São observados microabscessos com polimorfonucleares e lesões granulomatosas tipo corpo estranho, com ou sem necrose. As micobactérias podem ser visualizadas dentro de microabscessos. O diagnóstico é estabelecido a partir do quadro clínico e histopatológico e da cultura de tecido. Diagnóstico diferencial: granuloma de corpo estranho, micose profunda e osteomielite.[5]

MICOBACTERIOSE POR *MYCOBACTERIUM HEMOPHILUM*

O *M. hemophilum* pode provocar pápulas, nódulos, pústulas e placas papulosas que abscedam e ulceram. Acomete imunossuprimidos, infectados pelo HIV, transplantados e portadores de linfoma sob quimioterapia.[5]

Histopatologia

Há formação de granuloma tipo tuberculoide com bacilos aglomerados em globias.

O diagnóstico é estabelecido por meio de cultura de biópsia e histopatológico. O diagnóstico diferencial é feito com as doenças granulomatosas e micobaterioses.

OUTRAS MICOBACTERIOSES NÃO TUBERCULOSAS

Micobacterioses por *M. xenopi*

A partir de focos ósseos, do epidídimo, de linfonodos ou de articulações, surgem lesões cutâneas.

Micobacterioses por *M. szulgai*

Formam lesões cutâneas representadas por nódulos eritematosos que fistulizam no tronco, pescoço ou extremidades.

Micobacterioses por *M. malmoense*

Formam nódulos eritematosos no tronco.

Micobacterioses por *M. gordonae*

Constituem lesões papulonodulares, eritematovioláceas ulceradas com aspecto esporotricoide.[5] Além dessas, outras espécies podem causar lesões cutâneas, como *M. simiae* e *M. smegmatis.*

Diagnóstico laboratorial

Baciloscopia

O exame baciloscópico é realizado utilizando-se a coloração de Ziehl-Neelsen. O material coletado pode ser pus ou biópsia de lesão cutânea, colocados em tubo estéril ou soro fisiológico, respectivamente, e conservados a 4ºC.

Em lesões fechadas, torna-se necessária a punção aspirativa.

Cultura para micobactérias

Trata-se de método sensível e específico, necessitando, no entanto, de meses para o cultivo. O bacilo é cultivado entre 35 e 37ºC em meio aeróbico enriquecido, como Löwenstein-Jensen ou ágar (Middlebrook).

De acordo com a velocidade de crescimento, as micobactérias podem ser classificadas como de crescimento lento (> 7 dias) ou de crescimento rápido (< 7 dias).

Algumas micobactérias atípicas produzem pigmento e são classificadas em cromogênicas, não cromogênicas e estococromogênicas (sofrem pigmentação mesmo na ausência de luz).[25]

TRATAMENTO DAS MICOBACTERIOSES ATÍPICAS

O tratamento baseia-se na associação de um ou mais dos seguintes antibióticos e quimioterápicos: rifampicina, rifabutina, claritromicina, azitromicina, amicacina, ciprofloxacino, clofazimina ou sulfonamidas por longo prazo, de acordo com o estado geral do paciente.[4]

Em caso de insucesso, especialmente após procedimentos invasivos, recomenda-se:[4]

- **1ª fase:** ressecção cirúrgica das lesões com prévia exploração por propedêutica armada da parede da cavidade acessada.
- **2ª fase:** poliquimioterapia por 6 meses:
  - **Primeira escolha:**
    - Claritromicina 500mg a cada 12 horas.
    - Etambutol 1.200mg/dia.
    - Terizidona 500mg/dia < 60kg; 750mg/dia > 60kg.
  - **Segunda escolha:**
    - Claritromicina 500mg a cada 12 horas (6 meses).
    - Etambutol 1.200mg/dia (6 meses).
    - Amicacina 1,0g IM ou EV, três vezes por semana (3 meses).[4,26]

Referências

1. Grange JM. Mycobacteria and human disease. 2. ed. London: Arnold, 1996, 230p.
2. Falkinhan JO. Epidemiology of infection by nontuberculous mycobacteria. Clin Microbiol Rev 1996; 9(2):177-215.
3. Lyon S, Lyon LFP. A doença hanseníase. In: Lyon S, Grossi MAF. Hanseníase. Rio de Janeiro: Medbook, 2013.
4. Oliveira MLW. Infecção por micobacterias. In: Ramos-e-Silva M, Castro MCR. Fundamentos de dermatologia. Editora Atheneu, 2010.
5. Sampaio SAP, Rivitti EA. Dermatologia. 3. ed. São Paulo: Artes Médicas, 2008.
6. American Thoracic Society diagnosis and treatment of diseases caused by nontuberculous mycobacteria: Official Statement. Am J Respir Care Med 1997; 156:SI-25.
7. Santa Cruz DJ, Strayer DS. The histopathologic spectrum of the cutaneous mycobacteriosis. Hum Pathol 1982; 13:485.
8. Inwald D, Nelson M, Cramp M et al. Cutaneous manifestations of mycobacterial infection in patients with AIDS. Br J Dermatol 1994;130:111-4.
9. Lever WF. Histopatologia da pele. 10. ed. Rio de Janeiro: Guanabara Koogan, 2011.
10. Dickey RE. Sporotrichoid mycobateriosis caused by M. marinum. Arch Dermatol 1969; 98:385.
11. Travis WD, Travis LB, Roberts GD et al. The histopathologia spectrum in Mycobacterium marinum infections. Arch Pathol Lab Med 1985; 109:1109.
12. Van Der Werf T, Stinear T, Stienstra Y et al. Mycolactones and Mycobacterium ulcerans disease. Lancet 2003; 362:1062-4.

13. Marston BJ, Diallo MO, Horsburgh CR et al. Emergence of Buruli ulcer disease in the Daloa region of Côte d'Ivoire. Am J Trop Med Hyy 1995; 52:219.
14. McGann H, Stagier P, Portales F et al. Buruli in United Kingdom tourist returning from Latin America. Emerging In Diseases. Disponível em: www.cdc.gov/eid november 2009, 15(11).
15. Santos VM, Noronha FL, Vicentina EC, Lima CC. Mycobacterium ulcerans infection in Brasil. Med J Aust 2007; 187(10):63-4.
16. Uganda Buruli Group. Clinical features and treatment of pre-ulcerative Buruli lesions: Mycobacterium ulcerans infection. Br Med J 1970; 2:390.
17. Morand JJ, Maslin J, Darie H. Manifestations cutanéomuqueuses des mycobactéries environnementales. In: Encyclopedie Médiale et Chirurgicale. Paris: Elsevier, 2005:1-21, tome 1.
18. Noguchi H, Hiruma M, Kawada A, Fujimoto N, Fujioka A, Ishibashi A. Pediatric case of atypical Mycobacterium avium infection of the skin. J Dermatol 1998; 25:384-90.
19. Otaki Y, Nakamishi T, Nanami M et al. A rare combination of sites of involvement by Mycobacterium intracellulare in a hemodialysis patient: multifoul synovitis, spondylitis and multiple skin lesions. Nephron 2002; 92:730-4.
20. Van Coppenraet ESB, Lindeboom JA, Prins JM, Peeters MF, Claas ECJ, Kujiper EJ. Real-time PCR assay using fine-needle aspirates and tissue biopsy specimens for rapid diagnosis of mycobacterial lymphadenitis in children. J Clin Microbiol 2004; 42:2644-50.
21. Tomimori NJ, Floriano MC. Tuberculose cutânea e micobacterioses atípicas. In: Belda Jr W, Chiacchio N, Criado PR. Tratado de dermatologia. São Paulo: Atheneu, 2008.
22. Lwas SB. Mycobacteria and the tissues of man. In: Ratledge C, Stanford J. eds. The biology of the mycobacteria. Vol 3. London: Academic Press, 1988:107.
23. Beyt BE, Orbals DW, Santa Cruz DJ et al. Cutaneous mycobacteriosis: analysis of 34 cases with a new classification of disease. Medicine (Baltimore) 1980; 60:95-109.
24. Wood C, Nickoloff BJ, Todes-Taylor NR. Pseudotumour resulting from atypical mycobacterial infection: a histoid variety of Mycobacterium avium-intracellulare complex infection. Am J Clin Pathol 1985; 83:524.
25. Cole GW, Gebahard J. Mycobacterium avium infection of the skin resembling lepromatous leprosy. Br J Dermatol 1979; 101:71.

8

Hanseníase

Parte A
Hanseníase

Maria Aparecida de Faria Grossi

A hanseníase é uma doença infecciosa de evolução crônica, causada pelo *Mycobacterium leprae*, bacilo com predileção por pele e nervos periféricos, e caracterizada por manifestações clínicas típicas, tornando seu diagnóstico simples na maioria dos casos; no entanto, pode ser confundida com outras dermatoses e neuropatias.[1,2]

Embora presente em todas as classes sociais, a maior incidência é observada nas classes socioeconômicas menos favorecidas, nas quais a multiexposição está ligada a baixos níveis de instrução, moradia e nutrição. O combate à miséria, às más condições de vida e ao baixo padrão sanitário é medida que deverá estar associada ao controle da hanseníase.[1]

A hanseníase acomete pessoas de ambos os sexos, porém são citadas grandes diferenças na detecção de casos de hanseníase entre homens e mulheres. Os homens apresentam as formas mais graves e sofrem mais deformidades. Embora fatores biológicos pareçam desempenhar importante papel, protegendo a mulher da hanseníase, bem como de outras infecções, acredita-se que, além dos biológicos, os fatores socioculturais, econômicos e os referentes aos serviços de saúde são igualmente relevantes.[3,4]

Apesar de a hanseníase ocorrer em todas as idades, é doença de adulto jovem e do adulto, com maior número de casos na faixa etária que varia de 20 a 50 anos.[2] O aparecimento da hanseníase em menores de 15 anos de idade revela a precocidade da exposição ao agente etiológico, determinada pelo maior nível de endemicidade.[4]

A hanseníase, embora não represente causa básica de óbito, destaca-se entre as morbidades que originam incapacidades, e milhões de pacientes ainda sofrem com suas sequelas.[1]

A prevalência da hanseníase registrada pela Organização Mundial da Saúde (OMS) em 2014 foi de 175.554 casos, com 213.899 casos novos diagnosticados em 121 países naquele ano, 94% dos quais foram notificados em 13 deles, a saber: Bangladesh, Brasil, Congo, Índia, Etiópia, Indonésia, Madagascar, Myanmar, Nepal, Nigéria, Filipinas, Sri Lanka e Tanzânia. Entre os casos novos, 18.861 (8,8%) ocorreram em crianças e adolescentes menores de 15 anos e 14.110 (6,6%) foram detectados tardiamente, já com deformidades em olhos, mãos e/ou pés.[6]

Em 2014, o Brasil notificou 31.064 casos novos, significando uma taxa de detecção de 15,3 novos casos para cada 100 mil habitantes, sendo 2.341 em crianças ou adolescentes menores de 15 anos e 6,5% foram diagnosticados tardiamente, já com deformidades.[6,7]

Dados atualizados e outras informações podem ser encontrados nos *Websites* www.saude.gov.br e www.who.int/lep/, dentre outros.

A hanseníase é doença de notificação compulsória em todo o território nacional e de investigação obrigatória. Os casos diagnosticados devem ser notificados, utilizando-se a ficha de notificação e investigação do Sistema de Informação de Agravos de Notificação/Investigação (SINAN).[8]

Considera-se como um caso de hanseníase a pessoa que apresenta um ou mais dos seguintes sinais cardinais e que necessita de tratamento poliquimioterápico:[8]

- lesão(ões) e/ou área(s) da pele com alteração de sensibilidade térmica e/ou dolorosa e/ou tátil; ou
- espessamento de nervo periférico associado a alterações sensitivas e/ou motoras e/ou autonômicas; ou
- presença de bacilos *M. leprae* confirmada na baciloscopia de esfregaço intradérmico e/ou na biópsia de pele.

As lesões cutâneas podem se apresentar como manchas hipocrômicas, eritemato-hipocrômicas, eritematosas, infiltrações, nódulos, tubérculos, lesões foveolares ou pré-foveolares, placas eritematovioláceas, com presença ou ausência de distúrbio de sensibilidade, perda de pelos e alteração da sudorese.[9]

As alterações neurológicas podem ocorrer tanto nos ramos superficiais da pele como nos nervos periféricos, levando a distúrbios de sensibilidade, inicialmente hiperestesia, depois hipoestesia e anestesia. O envolvimento de fibras motoras resulta em incapacidades e deformidades em mãos, pés e olhos. O acometimento das fibras autonômicas pode levar, ainda, a alopecia e anidrose. Os nervos mais acometidos pelo bacilo de Hansen são: ramo oftálmico do trigêmeo, facial, auricular, radial, ulnar, mediano, radial cutâneo, fibular comum, sural e tibial. Na ausência de diagnóstico e tratamento oportunos, essas alterações podem se agravar.[10,11]

Nas formas multibacilares, outros órgãos e estruturas, além da pele e dos nervos periféricos, poderão estar comprometidos pela presença do bacilo ou por processos inflamatórios reacionais, como mucosa, linfonodos, olhos, testículos, fígado, rins, ossos e outros.[12,13]

O diagnóstico de caso de hanseníase é essencialmente clínico e epidemiológico e deve ser realizado por meio da análise da história pessoal e familiar, das condições de vida do paciente e do exame dermatoneurológico para identificação de lesões ou áreas de pele com alteração de sensibilidade e/ou comprometimento sensitivo, motor e/ou autonômico de nervos periféricos.[8,12]

Cerca de 70% dos casos de hanseníase podem ser diagnosticados com base em lesões cutâneas com perda da sensibilidade, porém 30% dos pacientes, incluindo muitos multibacilares, não apresentam esses sinais clínicos. A demora na detecção desse grupo de pacientes pode ser a principal causa da continuidade da transmissão da doença.[14-16]

O diagnóstico, a classificação correta e a interpretação das várias manifestações clínicas tornam-se indispensáveis para o tratamento e o controle da hanseníase.[4] O diagnóstico tardio aumenta a chance de a doença se disseminar para a comunidade, além de propiciar maior risco de deformidades.[17]

A OMS adotou um método simplificado para a classificação da hanseníase, para fins de tratamento, baseado na contagem do número de lesões cutâneas. Os pacientes com até cinco lesões de pele são classificados como paucibacilares (PB) e aqueles com mais de cinco lesões cutâneas, multibacilares (MB).[18]

A poliquimioterapia, esquema terapêutico padronizado pela OMS e o Ministério da Saúde, prevê a alta por cura após seis doses mensais supervisionadas de rifampicina e doses diárias autoadministradas de dapsona em até 9 meses para os pacientes PB e 12 doses mensais supervisionadas de rifampicina e clofazimina e doses diárias autoadministradas de clofazimina e dapsona em até 18 meses para os MB.[8]

As ações de controle da hanseníase fazem parte das diversas atividades da atenção primária a serem executadas pelas unidades básicas de saúde, incluindo as equipes do programa de saúde da família, ampliando, assim, o acesso do paciente ao diagnóstico e ao tratamento.[8] As intercorrências clínicas e/ou cirúrgicas, decorrentes ou não da hanseníase, em seus portadores, são encaminhadas para os serviços de referência existentes no município, na região e no estado, de acordo com a complexidade e a necessidade do paciente.[8]

É fundamental que todos os profissionais de saúde, em todas as especialidades, reconheçam os sinais e sintomas iniciais da hanseníase para propiciar diagnóstico e tratamento precoces e, quando necessário, o encaminhamento oportuno para a assistência de média e alta complexidade, incluindo a reabilitação cirúrgica.[19]

TRANSMISSÃO

A hanseníase é transmitida predominantemente através da respiração, por um doente com a forma contagiosa sem tratamento para outra pessoa de seu convívio. A transmissão é tanto mais fácil quanto mais próximo e mais prolongado o relacionamento, embora 90% a 95% da população apresentem boa resistência imunológica contra o *M. leprae*. O período de incubação é, em média, de 2 a 7 anos. O *M. leprae* caracteriza-se por alta infectividade e baixa patogenicidade, o que significa que muitos se infectam e poucos adoecem.[14,20]

A evolução da hanseníase depende da competência da imunidade celular do indivíduo infectado diante do *M. leprae*. Aquele que apresenta resistência ao bacilo poderá evoluir para cura espontânea ou para as formas PB, não contagiosas. Por outro lado, as pessoas infectadas que não apresentem resistência poderão evoluir, se não tratadas, para as formas MB.[12]

Os pacientes MB sem tratamento, nem sempre com sinais clínicos aparentes, são considerados a mais importante fonte de infecção. Acredita-se que a principal porta de entrada e de saída do *M. leprae* seja a mucosa do trato respiratório, através de aerossóis e secreções nasais.[14,20]

O homem é considerado o único reservatório natural do bacilo, embora haja relato de animais selvagens naturalmente infectados, como tatus e macacos. Contudo, sua importância na transmissão da doença ainda não foi definida.[14,20]

O bacilo tem predileção pelas células de Schwann e pela pele, porém sua disseminação para outros tecidos pode ocorrer nas formas MB da doença, nas quais a imunidade celular não é eficiente, favorecendo sua multiplicação.[20] Assim, olhos, linfonodos, testículos, fígado e outros órgãos podem abrigar grande quantidade de bacilos. A resposta imunológica celular é capaz de destruir os bacilos no interior dos macrófagos. A produção de anticorpos específicos contra o *M. leprae* não participa na eliminação dos bacilos, uma vez que estes estão alojados dentro das células. Assim, as diferentes manifestações clínicas da hanseníase estão relacionadas com a resposta imune do hospedeiro.[14,20]

DIAGNÓSTICO

O diagnóstico de uma pessoa com hanseníase é essencialmente clínico e epidemiológico e é realizado por meio da análise da história e das condições de vida do paciente e do exame dermatoneurológico, para identificação de lesões ou áreas de pele com alteração de sensibilidade e/ou comprometimento de nervos periféricos sensitivo, motor e/ou autonômico.[8,12] A escassez de sintomas no início da doença pode contribuir para a demora e os erros no diagnóstico ou para o subdiagnóstico.[21]

O diagnóstico clínico baseia-se na presença de um ou mais dos três sinais cardinais da doença: lesão(ões) e/ou área(s) de pele com alteração de sensibilidade térmica e/ou dolorosa e/ou tátil; ou espessamento de nervo periférico, associado a alterações sensitivas e/ou motoras e/ou autonômicas; ou presença de bacilos *M. leprae* confirmada na baciloscopia de esfregaço intradérmico ou na biópsia de pele. A baciloscopia negativa não afasta o diagnóstico de hanseníase. Esta definição não inclui os casos curados com sequelas.[8,22]

A sensibilidade do diagnóstico de hanseníase quando os três sinais cardinais estão presentes alcança até 97%. Quando se utiliza a quantificação das lesões anestésicas hipopigmentadas em pacientes multibacilares, cerca de 30% dos casos podem ser subdiagnosticados, em comparação com os paucibacilares, nos quais essas lesões são observadas em até 90% dos casos.[23]

Em crianças, o diagnóstico da hanseníase exige exame criterioso diante da dificuldade de aplicação e interpretação dos testes de sensibilidade. Recomenda-se a aplicação do Protocolo Complementar de Investigação Diagnóstica de Casos de Hanseníase em Menores de 15 anos (PCID < 15), conforme a Portaria Ministerial 3.125, de 2010.[8,24]

Não existe padrão-ouro para o diagnóstico de hanseníase, pois seu agente etiológico não pode ser cultivado em meios sintéticos ou em culturas de células, e nem sempre é encontrado em exames bacterioscópicos, como a baciloscopia de raspado dérmico e a histopatologia.[25] Assim, a hanseníase é considerada uma doença de diagnóstico eminentemente clínico.[26]

Os casos com suspeita de comprometimento neural, sem lesão cutânea, suspeita de hanseníase neural primária e aqueles que apresentam área(s) com alteração sensitiva e/ou autonômica duvidosa e sem lesão cutânea evidente deverão ser encaminhados aos serviços de referência (municipal, regional, estadual ou nacional) para confirmação diagnóstica. Recomenda-se que, nessas unidades, os casos sejam submetidos novamente ao exame dermatoneurológico, à avaliação neurológica, à coleta de material (baciloscopia ou histopatologia cutânea ou de nervo periférico sensitivo) e, sempre que possível, a exames eletrofisiológicos e/ou outros mais complexos para identificação de comprometimento cutâneo ou neural discreto e avaliação pelo ortopedista, neurologista e outros especialistas para diagnóstico diferencial com outras neuropatias periféricas. Para a biópsia de nervos são utilizados, principalmente, o cutâneo dorsal do ulnar, no dorso da mão, o sural ou ramos do fibular superficial, no dorso do pé.[8]

O diagnóstico de hanseníase deve ser informado ao paciente de modo semelhante aos diagnósticos de outras doenças curáveis e, se causar impacto psicológico tanto em quem adoeceu como nos familiares ou pessoas de sua rede social, a equipe de saúde deve buscar uma abordagem apropriada da situação, de modo a favorecer a aceitação do problema, a superação das dificuldades e uma maior adesão aos tratamentos. Essa abordagem deve ser oferecida desde o momento do diagnóstico, bem como no decorrer do tratamento da doença e, se necessário, após a alta por cura.[8]

A hanseníase é doença de notificação compulsória em todo o território nacional. Ao diagnosticar um caso de hanseníase, o profissional deverá preencher a Ficha de Notificação, importante para estudos e análises epidemiológicas, por parte do próprio serviço local, distrito, município, região, estado, país e da OMS, para propiciar o planejamento e a avaliação das ações de controle.[8]

Diagnóstico clínico

A hanseníase manifesta-se por meio de áreas ou lesões de pele com diminuição ou ausência de sensibilidade, em decorrência do acometimento dos ramos periféricos cutâneos. As principais manifestações clínicas da doença são aquelas relacionadas com o comprometimento neurológico periférico, o qual resulta em grande potencial para provocar incapacidades físicas que podem evoluir para deformidades.[9]

O diagnóstico da hanseníase baseia-se em sintomas e sinais clínicos característicos, geralmente na pele e/ou resultantes do comprometimento dos nervos periféricos ou do estado geral, nos episódios reacionais. Constituem os principais sinais da hanseníase: manchas hipocrômicas ou eritematosas, lesões infiltradas e avermelhadas em todo o tegumento; diminuição ou perda de sensibilidade ao calor, ao frio, à dor e ao tato em lesões ou áreas cutâneas, sobretudo em mãos e pés; espessamento e dor em nervos dos membros superiores e inferiores; nódulos e infiltração, principalmente na face e nos pavilhões auriculares, madarose supraciliar e ciliar, edema e dormência nos membros inferiores e obstrução nasal crônica.[27]

As formas avançadas da hanseníase podem ocasionar comprometimento sistêmico, como de mucosas, trato respiratório alto, olhos, linfonodos, medula óssea, vísceras abdominais e testículos.[13]

As lesões neurais na hanseníase são precoces e as manifestações clínicas resultantes geralmente antecedem os sinais cutâneos. Essas lesões são secundárias à invasão bacilar.[28]

O dano neural ocorre exclusivamente no sistema nervoso periférico, estando presente em todas as formas clínicas. Na hanseníase indeterminada, é evidenciado pela presença de hipoestesia ou anestesia em determinada área do tegumento ou lesão cutânea.[11]

A anamnese deve ser conduzida de acordo com a história epidemiológica e familiar e a procedência. O exame clínico dermatoneurológico deve ser realizado em local com boa iluminação, se possível natural, e atingir toda a superfície corpórea. Além da inspeção da pele, testam-se as sensibilidades térmica, dolorosa e tátil das lesões suspeitas, verificando-se, ainda, a presença de alopecia e anidrose.[1,12]

Devem ser examinados os nervos mais frequentemente acometidos pelo *M. leprae:* trigêmeo, facial, auricular, radial, ulnar, mediano, fibular comum e tibial, verificando-se, por meio de palpação, a existência de dor, espessamento, forma e simetria, bem como alterações sensitivas, motoras e autonômicas na área inervada, mediante o mapeamento da sensibilidade da córnea, mãos e pés, e testes de força muscular, para diagnóstico e monitoramento das lesões neurológicas.[1,12]

O exame dermatoneurológico é complementado por outros procedimentos que visam verificar a integridade das terminações nervosas na pele, como testes de sensibilidade e provas da histamina ou pilocarpina.[21]

Testes de sensibilidade

De execução simples, o teste de sensibilidade pode ser utilizado em todo ambulatório e consultório médico. Vários instrumentos podem ser usados para pesquisa da sensibilidade cutânea em suas três modalidades: térmica, dolorosa e tátil. A ordem das alterações detectadas depende da sensibilidade e da especificidade do instrumento utilizado.[12,22]

Embora 70% das lesões de pele dos pacientes com hanseníase apresentem diminuição da sensibilidade, as lesões cutâneas não anestésicas (cerca de 30%) ocorrem em pacientes MB que são infectantes e têm maior risco de disseminar a hanseníase para a comunidade e de desenvolver incapacidades e recidivas do que os PB.[14]

O paciente, com os olhos abertos, deve ser orientado sobre o procedimento, testando-se, aleatoriamente, a lesão ou área suspeita e as áreas não afetadas. Em seguida, com os olhos fechados, o paciente é solicitado a responder sobre a sensibilidade térmica, dolorosa e tátil.[12] Embora existam vários testes de sensibilidade, neste capítulo serão descritos os mais frequentemente utilizados:

Sensibilidade térmica

A sensibilidade térmica pode ser testada tocando-se a pele com tubos de ensaio contendo água fria (temperatura em torno de 25°C) e quente (temperatura entre 37 e 45°C). O paciente deve identificar as temperaturas quente e fria. Se houver hipoestesia térmica, o paciente será incapaz de diferenciar os dois tubos.

Na impossibilidade de se proceder ao teste com água quente e fria, pode ser usado um procedimento alternativo com algodão embebido em éter, que corresponderá à sensação de frio, e outro seco.[12,22,29]

Sensibilidade dolorosa

A sensibilidade dolorosa pode ser pesquisada com alfinete ou agulha de injeção descartáveis e esterilizados, devendo o paciente identificar se é a ponta ou o fundo da agulha ou a cabeça do alfinete que está tocando sua pele. Testa-se a percepção da ponta, que causa dor, e da cabeça, que provoca o estímulo proprioceptivo.[12,22]

Sensibilidade tátil

A sensibilidade tátil pode ser avaliada tocando-se as lesões levemente com uma fina mecha de algodão seca, solicitando ao paciente que aponte a área tocada.[12,22,29]

Estesiometria

A estesiometria de lesões cutâneas sugestivas de hanseníase e de áreas da pele para detecção de lesão neural com os monofilamentos de Semmes-Weinstein tem sido utilizada no campo, em serviços de atenção primária e centros de referência. Trata-se de um método quantitativo, de fácil aplicação, seguro, de baixo custo, com grandes sensibilidade, especificidade e reprodutividade, quando comparado a outros métodos eletrofisiológicos.[12,29-32]

O estesiômetro disponível no Brasil é composto por seis monofilamentos, que exercem sobre a pele pesos equivalentes a 0,05g (verde), 0,2g (azul), 2g (violeta), 4g (vermelho-escuro), 10g (laranja) e 300g (vermelho-magenta), como mostra a Figura 8.1.

O filamento verde de 0,05g corresponde à sensibilidade tátil normal em qualquer área do corpo, exceto na região plantar, onde o filamento azul de 0,2g é considerado padrão de normalidade.[29,30]

O teste de sensibilidade tátil de lesões cutâneas com estesiômetro deve ser iniciado com o monofilamento mais fino, de cor verde (0,05g); caso o paciente não seja capaz

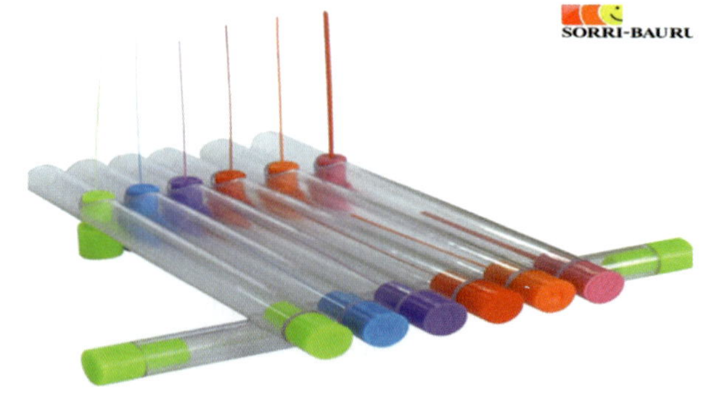

Figura 8.1 ■ Estesiômetro: conjunto de monofilamentos de Semmes-Weinstein. (Sorri-Bauru.)

de senti-lo, passa-se sucessivamente aos monofilamentos de maior calibre. O teste é concluído quando o paciente sente um dos monofilamentos ou até que se chegue ao mais calibroso, sem o sentir.[29,30]

É necessário que o paciente seja orientado e compreenda bem a metodologia e a simplicidade do exame. Após as instruções, o campo de visão do paciente deve ser ocluído, aplicando-se os filamentos de 0,05g (verde) e de 0,2g (azul) com três toques seguidos sobre a pele a ser testada; com os demais monofilamentos, testa-se somente com um toque. A pressão na pele deve ser feita até obter-se a curvatura do filamento sem permitir que este deslize sobre a pele. Deve-se repetir o teste em caso de dúvidas. O paciente será orientado a responder "sim" sempre que sentir o toque do filamento.[29,30]

Prova da histamina

A prova da histamina baseia-se na integridade dos ramúsculos nervosos da pele, verificando se a tríplice reação de Lewis está completa em determinada área. Coloca-se uma gota de solução milesimal de cloridrato de histamina (1:1.000) na pele normal e na área suspeitada e perfura-se com uma agulha, sem sangrar, através da gota. Após 20 segundos, aparece um pequeno eritema em razão da ação direta da histamina sobre os pequenos vasos da pele. A seguir, surge halo eritematoso maior, denominado eritema reflexo secundário. Após 1 a 3 minutos, no local da puntura surge pápula urticada devido à transudação do líquido do interior dos vasos.[12,21,22]

Na hanseníase, a tríplice reação de Lewis é incompleta, não existindo o eritema reflexo secundário, por haver o comprometimento das terminações nervosas.[12,21,22]

Em pacientes melanodérmicos, a prova da histamina não contribui para o diagnóstico, pois a observação do eritema secundário fica prejudicada. Nesses casos, utiliza-se a prova da pilocarpina.[12,21]

Prova da pilocarpina

Na prova de pilocarpina, a pele a ser testada é pincelada com tintura de iodo; em seguida, injeta-se 0,1 a 0,2mL de solução de pilocarpina a 0,5% ou 1% por via intradérmica e polvilha-se com amido. Onde houver integridade das fibras nervosas autonômicas, ocorrerão estímulo das glândulas sudoríparas e aparecimento do suor, que produzirá cor azulada resultante da reação do iodo com o amido misturados ao suor, o que não será evidenciado em caso de hanseníase.[12,21]

Exames complementares ao diagnóstico

Os critérios convencionais para confirmação laboratorial do diagnóstico de hanseníase são constituídos pelos exames baciloscópicos e histopatológicos que, além das restrições de aspecto operacional, só revelam a doença já polarizada e, em geral, já identificável por suas características clínicas.[12] O exame anatomopatológico, a sorologia, a reação de Mitsuda, a reação em cadeia de polimerase (PCR), a eletroneuromiografia e a ultrassonografia não são usados na rotina dos serviços de atenção primária, e sim nos de referência e em pesquisas.[12,21]

Baciloscopia

De execução simples e de custo relativamente baixo, a baciloscopia é o exame complementar mais útil no diagnóstico da hanseníase, porém necessita de laboratório e profissionais treinados, nem sempre disponíveis nos serviços de atenção básica. A baciloscopia, quando positiva, demonstra diretamente a presença do *M. leprae* e indica o grupo de pacientes mais infectantes, com especificidade de 100%; entretanto, sua sensibilidade é baixa, pois raramente ocorre em mais de 50% dos casos novos diagnosticados chegando, algumas vezes, a 10%.[12]

O raspado dérmico é coletado nas lesões suspeitadas, nos lóbulos e nos cotovelos, sendo padronizado pelo Ministério da Saúde o exame direto dos esfregaços dérmicos em quatro sítios: de lesão cutânea, de cotovelo e dos lóbulos auriculares. A coloração da lâmina contendo os esfregaços é feita pelo método de Ziehl-Neelsen.[25,33]

O índice baciloscópico (IB), proposto por Ridley em 1962, representa a escala logarítmica de cada esfregaço examinado, constituindo a média dos índices dos esfregaços, e é o método de avaliação quantitativo mais correto e utilizado na leitura da baciloscopia em hanseníase.[34] Os bacilos observados em cada campo microscópico são contados e o número de campos examinados é anotado. O resultado é expresso conforme a escala logarítmica de Ridley, variando de 0 a 6+, como descrito a seguir:[34]

- IB = (0): não há bacilos em nenhum dos 100 campos examinados
- IB = (+1): um a 10 bacilos, em 100 campos examinados
- IB = (+2): um a 10 bacilos, em 10 campos examinados
- IB = (+3): um a 10 bacilos, em média, em cada campo examinado
- IB = (+4): 10 a 100 bacilos, em média, em cada campo examinado
- IB = (+5): 100 a 1.000 bacilos, em média, em cada campo examinado
- IB = (6+): mais de 1.000 bacilos, em média, em cada campo examinado

A média do número de bacilos será o IB do esfregaço. O IB do paciente será a média dos índices dos esfregaços.[25,33,34]

Importante no diagnóstico e na classificação das diversas formas de hanseníase, a baciloscopia mostra-se negativa nos pacientes PB, indeterminados e tuberculoides, fortemente positiva na forma virchowiana e de resultados variáveis nos dimorfos.[25,33]

O *Guia de Procedimentos Técnicos de Baciloscopia em Hanseníase* do Ministério da Saúde[33] pode ser encontrado no seguinte endereço eletrônico: http://portal.saude.gov.br/portal/arquivos/pdf/guia_hanseniase_10_0039_m_final.pdf.

Histopatologia

É importante ressaltar que, na rotina dos serviços básicos de saúde, o diagnóstico da hanseníase é clínico, baseado nos sinais cardinais da doença.[26] O exame histopatológico das lesões cutâneas ou de nervos, embora não seja essencial para o diagnóstico, é frequentemente realizado para confirmação de casos que apresentam dificuldade diagnóstica, na classificação espectral de Ridley-Joppling, na avaliação dos episódios reacionais e no acompanhamento dos pacientes.[35]

Na hanseníase indeterminada encontra-se infiltrado inflamatório de linfócitos e mononucleares ao redor dos vasos, anexos e filetes nervosos. O laudo histopatológico é apenas de compatibilidade com a clínica. Ocasionalmente, podem ser vistos raros bacilos.[26,35]

Na forma tuberculoide são encontrados granulomas ricos em células epitelioides, com células gigantes e halo linfocitário. O infiltrado inflamatório pode agredir a epiderme, os anexos e os filetes nervosos.[26,35]

Na forma virchowiana, a epiderme encontra-se atrófica, separada da derme por uma faixa livre de infiltrado inflamatório, denominada faixa de Unna ou zona de Grenz. A derme e o tecido celular subcutâneo são tomados por histiócitos, muitos deles repletos de bacilos e em processo de degeneração lipoídica. Os histiócitos são denominados células de Virchow. É possível visualizar macrófagos com citoplasma eosinofílico abundante, contendo numerosos bacilos em sua maioria íntegros.[26,35]

Na forma dimorfa existem granulomas frouxos difusamente distribuídos e com células epitelioides de citoplasma claro. Os linfócitos são escassos, e os filetes nervosos estão mais preservados. Há grande número de bacilos, tanto nas terminações como nas células epitelioides.[26,35]

Sorologia

Vários testes sorológicos foram desenvolvidos para detecção de anticorpos anti-*M. leprae*. A parede celular do *M. leprae* contém importantes componentes antigênicos da resposta imune do hospedeiro, incluindo o glicolipídio fenólico I (PGL-I), que estimula potente resposta de anticorpos IgM relacionada com a carga bacilar dos pacientes.[36,37]

A sorologia não pode ser usada como teste diagnóstico para hanseníase, pois a grande maioria dos pacientes PB é soronegativa. Há evidências de que o *ML Flow* pode ser útil como instrumento adicional para a correta classificação de casos novos de hanseníase em PB e MB e a identificação do contato com risco de desenvolver hanseníase no futuro, por detectar anticorpos IgM contra *M. leprae*. De fácil execução, pode ser utilizado diretamente pelos profissionais de saúde, não necessitando de laboratório.[37-40]

Reação de Mitsuda

O teste de Mitsuda consiste em uma reação que avalia a integridade da imunidade celular específica de um indivíduo ao *M. leprae*. O teste não é diagnóstico, tem valor prognóstico, e pode auxiliar a classificação da doença. O teste positivo representa o amadurecimento do sistema imunológico celular após o estímulo pelo próprio *M. leprae* ou por outras micobactérias, bem como a capacidade de defesa do hospedeiro.[12,41-43]

As pessoas, ao nascimento, não têm resistência ao *M. leprae* e o teste de Mitsuda é negativo; à medida que são expostas ao *M. leprae*, a maioria desenvolve resistência e o teste se torna positivo. Apenas uma parcela da população permanecerá negativa, o que indica tendência para formas MB.[42,43]

A técnica de aplicação consiste em injetar 0,1mL do antígeno integral de Mitsuda-Hayashi por via intradérmica, com uma seringa de insulina, na pele sã da face anterior do antebraço direito, 3cm abaixo da dobra antecubital. No local da picada formar-se-á uma pápula de mais ou menos 1cm no momento da inoculação.[42,43]

A injeção intradérmica do antígeno de Mitsuda origina respostas independentes, conhecidas como reação precoce e reação tardia.

A *reação precoce*, ou reação de Fernandez, é caracterizada por eritema e enduração local 48 a 72 horas após a introdução do antígeno. São consideradas positivas endurações com diâmetros > 10mm. Se o diâmetro da enduração for inferior, considera-se como resposta aos antígenos comuns do *M. leprae* e outras micobactérias. A reação de Fernandez é considerada uma reação precoce, tipo tuberculínica, manifestando-se em organismos previamente sensibilizados.[42,43]

A *reação tardia*, ou de Mitsuda, processa-se gradualmente e atinge intensidade máxima por volta de 28 dias.[42,43]

O critério adotado para leitura da reação de Mitsuda foi formulado no Congresso Internacional em Tóquio, em 1948, sendo assim descrito: (a) negativo: ausência de resposta; (b) duvidoso: infiltração com diâmetro < 5mm; (c) positivo: infiltração com diâmetro ≥ 5mm.[21,41]

Em 1953, no VI Congresso Internacional de Madri, a reação de Mitsuda foi definitivamente incorporada aos critérios de classificação da hanseníase. Assim, considera-se o resultado do teste Mitsuda *negativo* quando se observa ausência de qualquer sinal no ponto de inoculação ou a presença de uma pápula ou nódulo com < 5mm de diâmetro. A reação de Mitsuda é considerada *positiva* quando ocorre pápula ou nódulo ≥ 5mm de diâmetro.[21,41]

Reação em cadeia de polimerase

A reação em cadeia de polimerase (PCR) é altamente específica e sensível, porém o custo e a infraestrutura necessária impedem seu uso rotineiro nos serviços de saúde.[12,21]

Trata-se de uma reação enzimática que resulta em múltiplas cópias de um segmento específico de ácido desoxirribonucleico (DNA), mediante a amplificação dessa região por ciclos repetitivos de síntese da sequência-alvo selecionada. A vantagem dessa técnica consiste na amplificação em milhares de vezes de uma região específica de interesse contida no DNA, a partir de pouco material biológico, promovendo grande sensibilidade na detecção. Assim, a PCR possibilita obter, a partir de uma quantidade mínima de DNA do *M. leprae*, a amplificação das sequências específicas dos ácidos nucleicos. Pode-se detectar o *M. leprae* em casos de infecção subclínica ou nas diversas manifestações da hanseníase.[44]

Eletroneuromiografia

A eletroneuromiografia torna possível o estudo da função de nervos periféricos e músculos. Utilizada no território de cada nervo suspeito, promovendo a análise das medidas de velocidade de condução motora e sensitiva, está indicada nos casos com manifestação neurológica pura, quando a confirmação de alterações eletrofisiológicas orienta a biópsia de nervos e no diagnóstico diferencial com outras formas de neuropatias periféricas.[21]

Ultrassonografia

Introduzida na medicina em 1950, a ultrassonografia é aplicada na dermatologia desde 1979, contribuindo para caracterizar a localização, a extensão e a profundidade de lesões cutâneas. A ultrassonografia pode identificar as estruturas espessadas e as alterações que se processam na epiderme e derme na hanseníase, bem como indicar espessamento de nervos ou sua regressão pela resposta terapêutica. As lesões nodulares sólidas são identificadas pelas áreas hipoecogênicas homogêneas circunscritas na derme e no tecido celular subcutâneo.[21]

Diagnóstico diferencial

Dermatológico

As seguintes dermatoses podem se assemelhar a algumas formas e reações de hanseníase e exigem segura diferenciação: eczemátides, nevo acrômico, pitiríase *versicolor*, vitiligo, pitiríase rósea de Gilbert, eritema solar, eritrodermias e eritemas difusos vários, psoríase, eritema polimorfo, eritema nodoso, eritemas anulares, granuloma anular, lúpus eritematoso, farmacodermias, fotodermatites polimorfas, pelagra, sífilis, alopecia *areata*, sarcoidose, tuberculose, xantomas, hemoblastoses, esclerodermias e neurofibromatose.[12,49]

Neurológico

As principais neuropatias que fazem diagnóstico diferencial com hanseníase são: polineuropatias com alterações sensitivas e motoras, como no *diabetes mellitus,* alcoolismo, síndrome do túnel do carpo, traumas em nervos e intoxicações.[29,45]

Doenças inflamatórias, como artrite reumatoide, psoríase artropática, esclerodermia e doença de Dupuytren, podem ocasionar deformidades em mãos e pés, semelhantes às da hanseníase.[29,45]

Doenças hereditárias, como camptodactilia, caracterizada por flexão congênita do dedo mínimo, sem alteração da sensibilidade e da força muscular, acropatia ulceromutilante de Thevenard e ausência congênita da dor, devem ser lembradas no diagnóstico diferencial.[29,45]

Síndrome de Bernhardt-Roth ou meralgia parestésica é descrita como uma disestesia ou anestesia na distribuição do nervo cutâneo femoral lateral. Trata-se de uma mononeuropatia compressiva desse nervo, mais comum nos homens, e se caracteriza, frequentemente, por dor em queimação ou sensação de desconforto na face anterolateral da coxa, mas não se observam alterações motoras e/ou de força muscular.[29,45]

Além da hanseníase, o espessamento de nervos periféricos é encontrado em neuropatias muito pouco frequentes, como a de Charcot-Marie-Tooth, a doença de Dejerine-Sottas e a doença de Refsum, que devem ser consideradas no diagnóstico diferencial.[29,45]

CLASSIFICAÇÃO E FORMAS CLÍNICAS

Da interação entre o *M. leprae* e o ser humano resultam diferentes manifestações clínicas da hanseníase, com sinais e sintomas variados, decorrentes de diversos mecanismos fisiopatológicos, diferentes níveis de contagiosidade e variações na evolução e no prognóstico, originando inúmeras classificações ao longo de sua história. Serão mencionadas as mais frequentes.[20]

A classificação de Madri, de 1953, considera dois polos estáveis e opostos – tuberculoide e virchowiano – e dois grupos instáveis – indeterminado e dimorfo – que, na evolução natural da doença, evoluiriam para um dos polos. A hanseníase indeterminada é considerada a primeira manifestação clínica da doença, podendo curar-se ou evoluir para outra forma clínica, após período que varia de poucos meses a anos. Para a classificação de Madri são utilizados os critérios clínico, baciloscópico, histopatológico e imunológico pelo resultado do teste de Mitsuda.[46,48]

A classificação proposta por Ridley e Jopling, em 1966, é a mais utilizada em pesquisas e leva em consideração a imunidade dentro de um espectro de resistência do hospedeiro e a histopatologia, sendo, portanto, difícil sua utilização no campo pelos serviços de saúde. São descritas as formas tuberculoide, *borderline* (subdividida em *borderline*-tuberculoide, *borderline-borderline* e *borderline*-virchowiana), virchowiana subpolar e virchowiana.[34]

A OMS e o Ministério da Saúde adotam um método simplificado para classificação da hanseníase, para fins de tratamento, baseado na contagem do número de lesões cutâneas. Os pacientes com até cinco lesões de pele são classificados como PB e aqueles com mais de cinco lesões cutâneas, MB. A baciloscopia de pele (esfregaço intradérmico), sempre que disponível, deve ser utilizada como exame complementar para classificação dos casos como PB ou MB. A baciloscopia positiva classifica o caso como MB, independentemente do número de lesões. Observe-se que o resultado negativo da baciloscopia não exclui o diagnóstico de hanseníase.[8]

A classificação é necessária para alocação dos pacientes nos dois esquemas terapêuticos existentes e seria desnecessária se um regime terapêutico único fosse desenvolvido para todos os pacientes.[47]

Para descrição das formas clínicas foi adotada a classificação de Madri, por ser esta a utilizada na ficha de notificação no Brasil.

Indeterminada

A manifestação inicial da doença surge após período de incubação que varia, em média, de 2 a 5 anos. Pode passar despercebida por meses ou anos e evoluir para cura espontânea ou para outra forma clínica. Caracteriza-se por uma ou poucas manchas hipocrômicas, ou eritemato-hipocrômicas, com alteração de sensibilidade em virtude do comprometimento dos ramos terminais da pele, sem acometimento dos nervos periféricos. A forma inicial pode manifestar-se apenas por áreas com distúrbios de sensibilidade, sem alteração da cor da pele. A baciloscopia é negativa (Figura 8.2).[12,48]

Histopatologia

A histologia geralmente é inespecífica; o infiltrado é discreto com predomínio de linfócitos, histiócitos não diferenciados e alguns fibroblastos. A localização perineural e ao redor de vasos e anexos é muito importante e deve ser valorizada quando não forem encontrados os bacilos, correlacionando-a com os achados clínicos sugestivos. Nesse caso, o laudo será apenas compatível. Somente o achado de bacilos, o que é raro, permitirá ao patologista emitir laudo de hanseníase indeterminada (Figuras 8.3 a 8.6).[26,35]

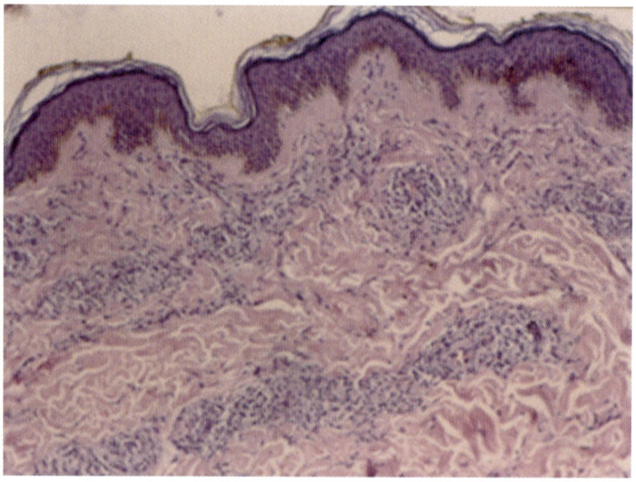

Figura 8.3 ■ Hanseníase indeterminada: infiltrado inflamatório de distribuição perivascular, perineural e perianexial. (Acervo do Dr. Moisés Salgado Pedrosa.)

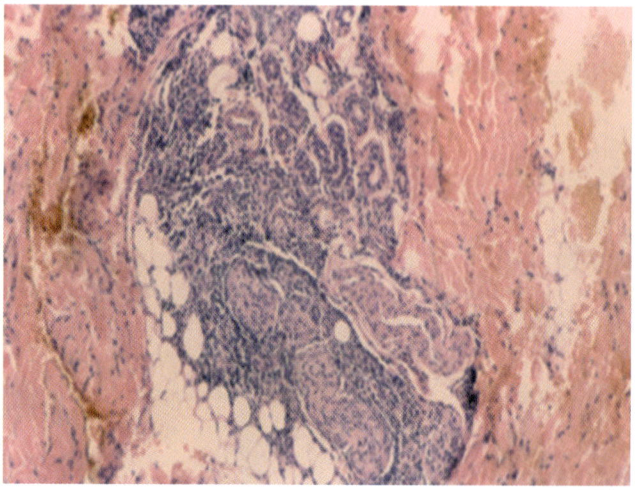

Figura 8.4 ■ Hanseníase de forma indeterminada. (Acervo do Dr. Moisés Salgado Pedrosa.)

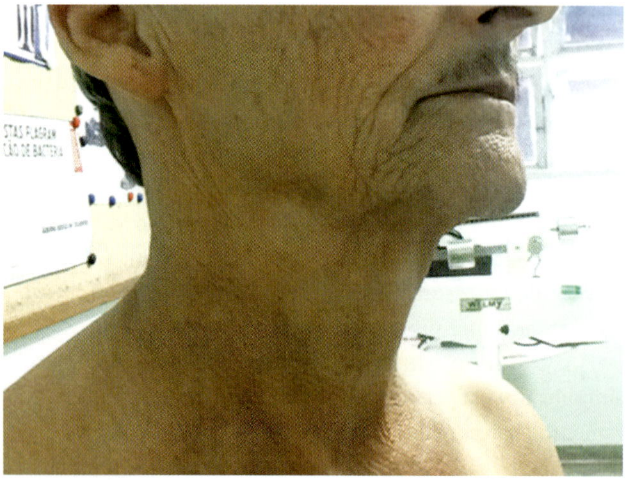

Figura 8.2 ■ Hanseníase indeterminada. (Serviço de Dermatologia do Hospital Eduardo de Menezes.)

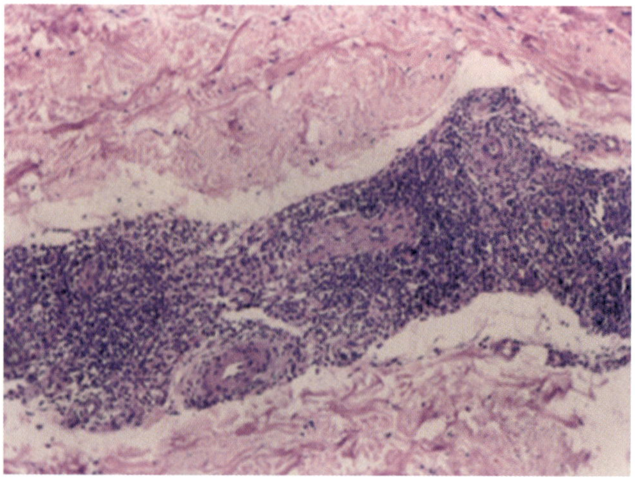

Figura 8.5 ■ Hanseníase de forma indeterminada – infiltrado inflamatório perineural. (Acervo do Dr. Moisés Salgado Pedrosa.)

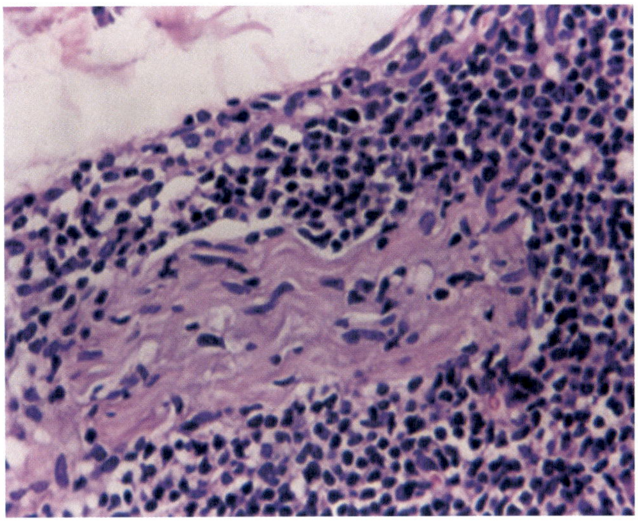

Figura 8.6 ■ Hanseníase de forma indeterminada. (Acervo do Dr. Moisés Salgado Pedrosa.)

Tuberculoide

Surge a partir da forma indeterminada não tratada em indivíduos com boa resistência da imunidade celular. Apresenta tendência a não se disseminar, ficando limitada às áreas iniciais, podendo evoluir para a cura espontânea. Manifesta-se por uma ou poucas lesões eritemato-hipocrômicas, eritematosas, com limites bem definidos ou discretamente elevados ou micropapulosos, com marcada alteração da sensibilidade. O comprometimento dos anexos cutâneos pode levar a alopecia e anidrose nas lesões e nas áreas acometidas, mesmo na ausência de manchas. Alguns nervos periféricos podem ser afetados. A baciloscopia é negativa (Figura 8.7).[12,48]

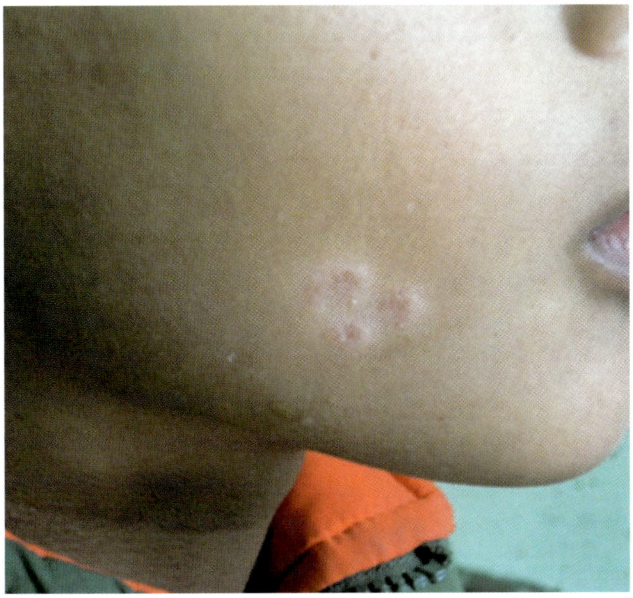

Figura 8.7 ■ Hanseníase tuberculoide. (Serviço de Dermatologia do Hospital Eduardo de Menezes.)

Histopatologia

As lesões histológicas da hanseníase tuberculoide mostram que os histiócitos ou macrófagos diferenciam-se em células epitelioides que, reunidas, formam granulomas com maior capacidade de destruir os bacilos. Esses granulomas, com orla linfocitária nítida, mais ou menos densa, apresentam, frequentemente, células gigantes de permeio. Os granulomas superficiais entram em contato com a epiderme, produzindo atrofia. A pesquisa de bacilos é, quase sempre, negativa. A localização de granulomas em filetes nervosos provoca desestruturação e mesmo completa destruição, e, nos mais calibrosos, pode ocorrer "necrose caseosa". Esse quadro permite ao patologista emitir o laudo de compatibilidade com hanseníase tuberculoide, diante da correlação clínica. O laudo definitivo de hanseníase tuberculoide exige a presença de bacilos (Figuras 8.8 a 8.11).[26,35]

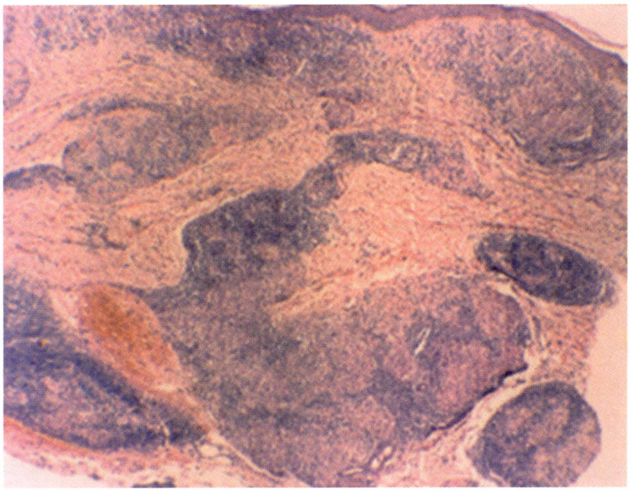

Figura 8.8 ■ Hanseníase tuberculoide (MHT) – granulomas tuberculoides com bainha linfocitária – distribuição perivascular, perineural e perianexial. (Acervo do Dr. Moisés Salgado Pedrosa.)

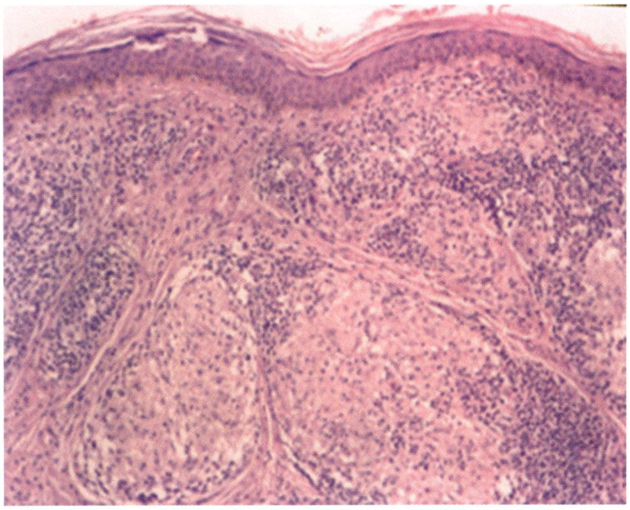

Figura 8.9 ■ Hanseníase tuberculoide. (Acervo do Dr. Moisés Salgado Pedrosa.)

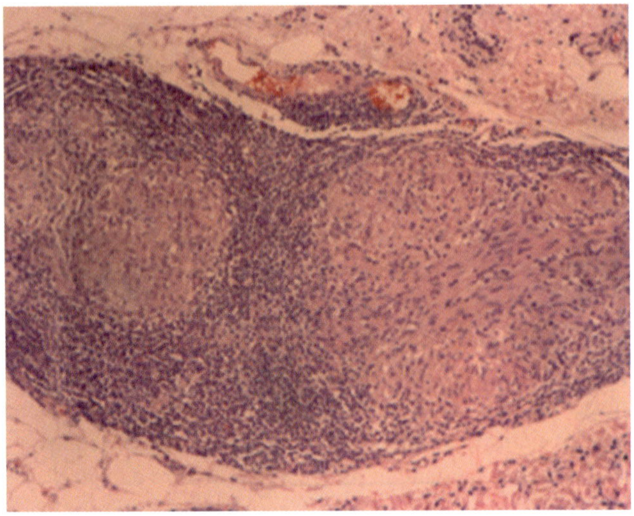

Figura 8.10 ■ Hanseníase tuberculoide – granulomas tuberculoides com bainha linfocitária e distribuição perivascular e perianexial. (Acervo do Dr. Moisés Salgado Pedrosa.)

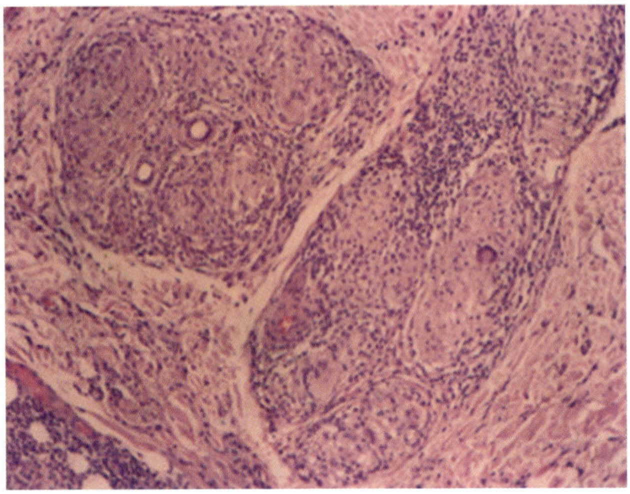

Figura 8.11 ■ Hanseníase tuberculoide – granulomas tuberculoides. (Acervo do Dr. Moisés Salgado Pedrosa.)

Dimorfa

Trata-se da evolução de pacientes com hanseníase indeterminada com resistência imunológica superior à daqueles com a forma virchowiana e inferior à daqueles com a forma tuberculoide. Manifesta-se por lesões eritematosas, eritematovioláceas, ferruginosas, infiltradas, edematosas, brilhantes, escamosas, com contornos internos bem delimitados e externos mal definidos (lesões foveolares), centro deprimido, aparentemente poupado, hipocrômicas ou de coloração normal da pele, hipoestésicas ou anestésicas.[12,48]

O caráter instável da hanseníase dimorfa faz com que haja grande variedade em sua apresentação clínica, desde pacientes com lesões semelhantes às bem delimitadas da hanseníase tuberculoide até aqueles com lesões disseminadas da hanseníase virchowiana. Nódulos e infiltrações em face e pavilhões auriculares são comuns em dimorfos que se aproximam do polo virchowiano, enquanto lesões cutâneas menos numerosas e assimétricas são encontradas naqueles que tendem para o polo tuberculoide. O acometimento de nervos periféricos e os estados reacionais são frequentes, dando a esses pacientes um elevado potencial incapacitante. A baciloscopia pode ser negativa ou positiva com índice bacilar variável (Figuras 8.12 a 8.16).[12,48]

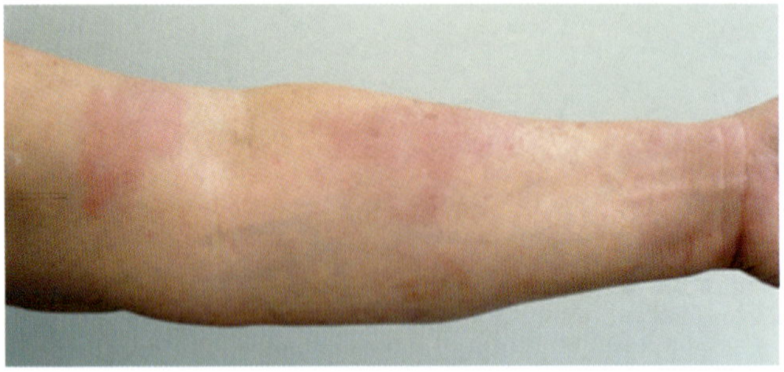

Figura 8.12 ■ Hanseníase dimorfa. (Serviço de Dermatologia do Hospital Eduardo de Menezes.)

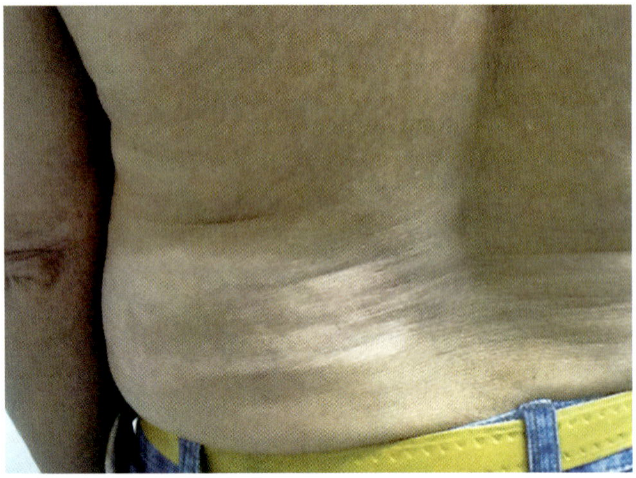

Figura 8.13 ■ Hanseníase dimorfa. (Serviço de Dermatologia do Hospital Eduardo de Menezes.)

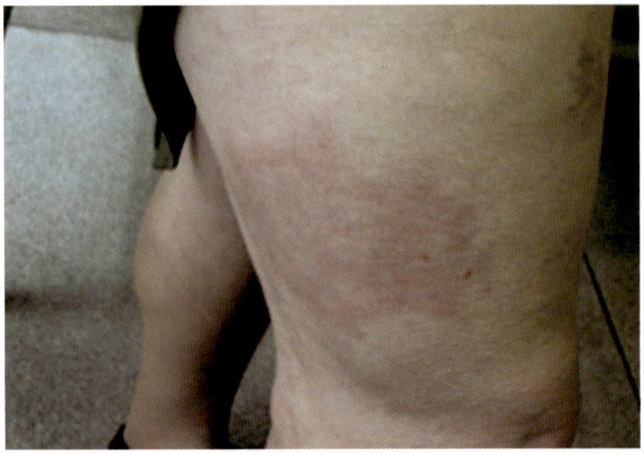

Figura 8.14 ■ Hanseníase dimorfa. (Serviço de Dermatologia do Hospital Eduardo de Menezes.)

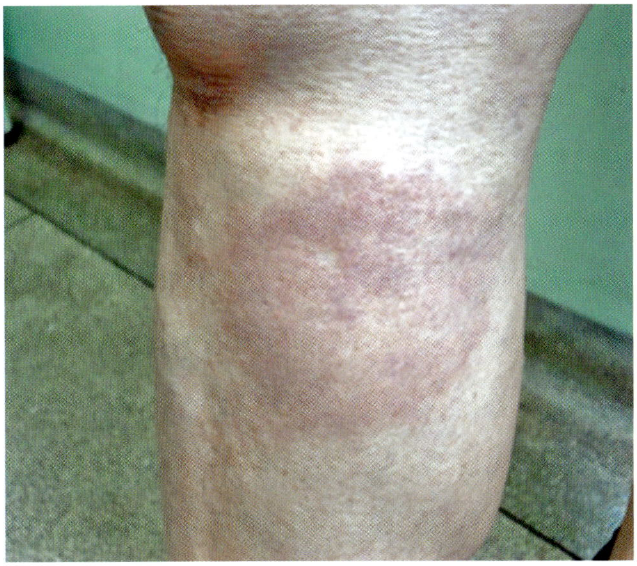

Figura 8.15 ■ Hanseníase dimorfa – lesão foveolar. (Serviço de Dermatologia do Hospital Eduardo de Menezes.)

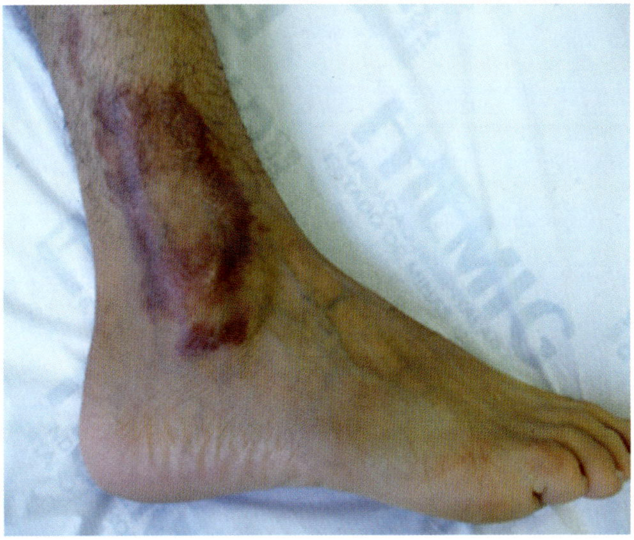

Figura 8.16 ■ Hanseníase dimorfa. (Serviço de Dermatologia do Hospital Eduardo de Menezes.)

Histopatologia

O grupo dimorfo representa situação instável, do ponto de vista imunológico, com participação variável das estruturas tuberculoides e virchowianas. A maioria dos diagnósticos é estabelecida com duas biópsias de lesões cutâneas distintas, uma que pode revelar estrutura tuberculoide e a outra, estrutura virchowiana. O encontro simultâneo das duas estruturas celulares em um mesmo corte histológico representa a menor parte dos diagnósticos. É importante observar a diferença quantitativa de bacilos raros ou ausentes nos granulomas de células epitelioides e a presença de bacilos, globias e lipídios nos infiltrados de células de Virchow (Figuras 8.17 a 8.19).[26,35]

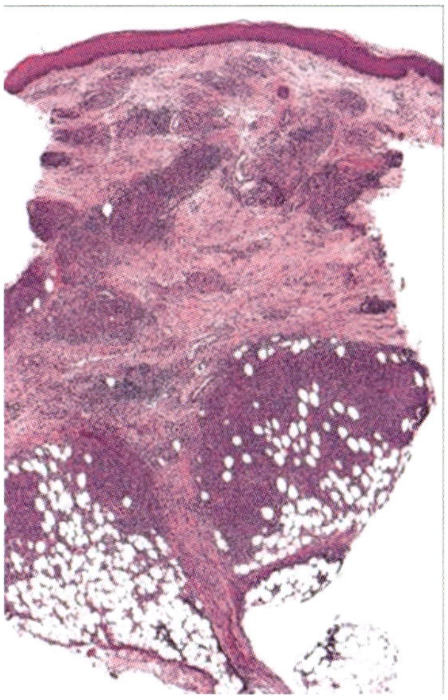

Figura 8.17 ■ Hanseníase dimorfa. (Acervo do Dr. Moisés Salgado Pedrosa.)

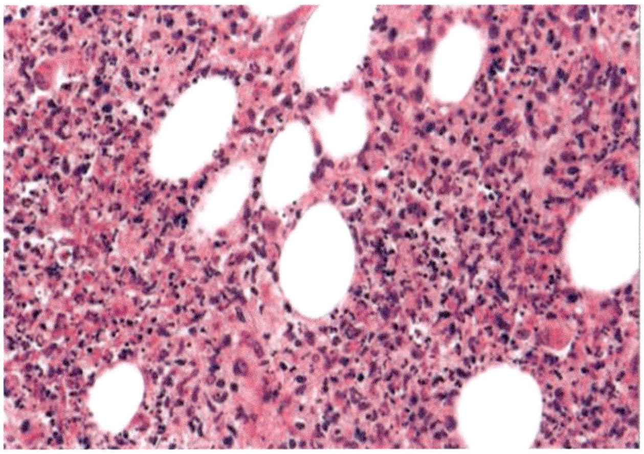

Figura 8.18 ■ Hanseníase dimorfa. (Acervo do Dr. Moisés Salgado Pedrosa.)

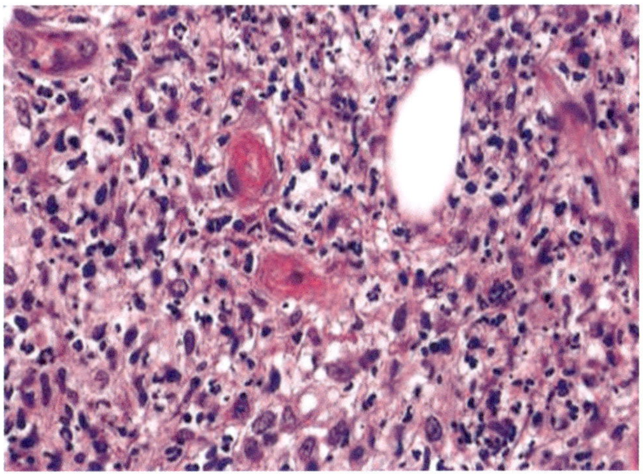

Figura 8.19 ■ Hanseníase dimorfa. (Acervo do Dr. Moisés Salgado Pedrosa.)

Casos de hanseníase unicamente com comprometimento de nervo, sem lesões cutâneas, são chamados de hanseníase neural pura ou primária e podem ser encontrados nas formas tuberculoide e dimorfa. As manifestações neurais são, em geral, assimétricas, envolvendo um ou, algumas vezes, vários nervos periféricos. O nervo ulnar é o mais frequentemente afetado. As alterações sensitivas em geral ocorrem mais precocemente do que as motoras, iniciando-se por dormência, perda de tato, da sensibilidade ao calor, dor, pressão e, posteriormente, hipotrofia, atrofia e paralisia muscular nas mãos e nos pés. Outras alterações incluem pele seca, anidrótica, e a presença de fissuras e úlceras.[28]

Virchowiana

Representa, em geral, a evolução de pacientes da forma indeterminada, não tratados, com pouca resistência da imunidade celular. As manchas, inicialmente hipocrômicas, tornam-se eritematosas, infiltradas e ferruginosas, disseminando-se simetricamente por todo o tegumento; surgem pápulas, nódulos, tubérculos e infiltrações em placas, acometendo, com frequência, face, orelhas e extremidades e levando à perda das sobrancelhas e cílios, a denominada madarose. Nos pacientes com a forma virchowiana ocorre comprometimento mais lento dos nervos superficiais da pele, da inervação vascular, e dos nervos periféricos, o que leva a deformidades de aparecimento mais tardio.[12,50]

A hanseníase virchowiana é uma doença sistêmica com manifestações mucosas e viscerais importantes. Olhos, nariz, rins, fígado, baço, linfonodos, testículos, adrenais e ossos podem ser envolvidos, determinando complicações na ausência de tratamento precoce e/ou adequado.[12,48]

É frequente e precoce o acometimento da mucosa nasal, promovendo sintomas semelhantes aos da gripe ou da rinite alérgica, entupimento nasal ou coriza e epistaxe, e, na ausência do tratamento específico e orientações adequadas, poderá evoluir para perfuração de septo e desabamento nasal. No diagnóstico tardio, outras mucosas podem ser acometidas pela presença do bacilo, levando à infiltração em lábios, língua, palato, faringe e laringe.[12,48]

As complicações oculares decorrentes da presença direta do bacilo ou indireta, por processo inflamatório nas reações, são frequentes: infiltração dos anexos, lagoftalmo (lesão do nervo facial), anestesia da córnea (lesão do ramo oftálmico do nervo trigêmeo), entrópio, ectrópio, triquíase, conjuntivite, ceratite, irite, iridociclite, glaucoma e catarata podem ser evitados com o tratamento precoce e orientações quanto aos autocuidados.[12,48]

A baciloscopia é fortemente positiva, e os casos sem tratamento constituem importante foco de disseminação da doença (Figuras 8.20 a 8.25).[12,48]

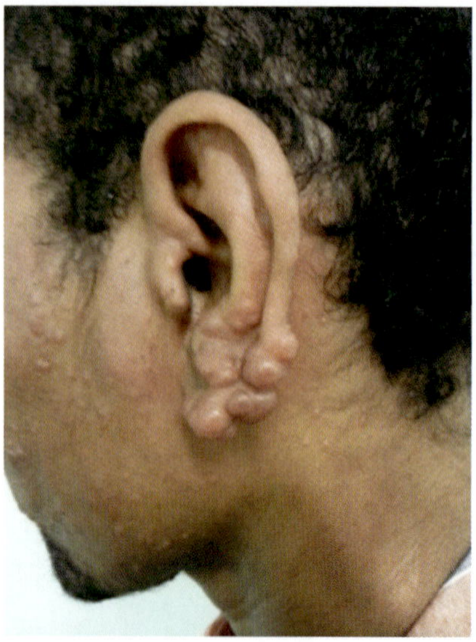

Figura 8.20 ■ Hanseníase virchowiana. (Serviço de Dermatologia do Hospital Eduardo de Menezes.)

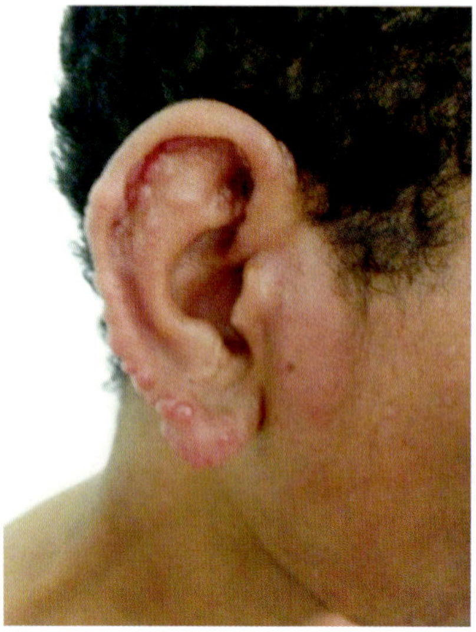

Figura 8.21 ■ Hanseníase virchowiana – hansenoma. (Serviço de Dermatologia do Hospital Eduardo de Menezes.)

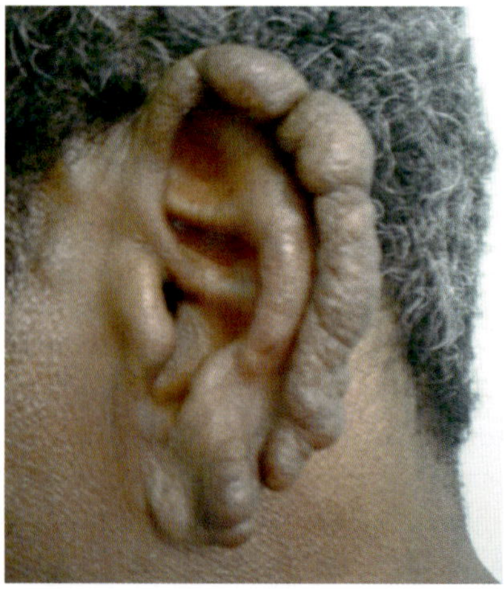

Figura 8.22 ■ Hanseníase virchowiana – hansenoma. (Serviço de Dermatologia do Hospital Eduardo de Menezes.)

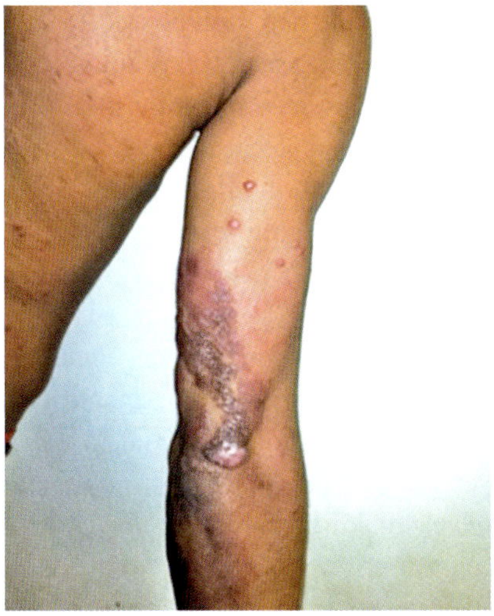

Figura 8.23 ■ Hanseníase virchowiana. (Serviço de Dermatologia do Hospital Eduardo de Menezes.)

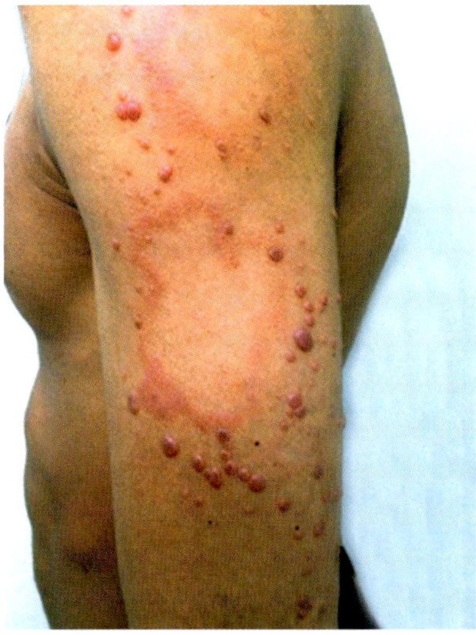

Figura 8.24 ■ Hanseníase virchowiana. (Serviço de Dermatologia do Hospital Eduardo de Menezes.)

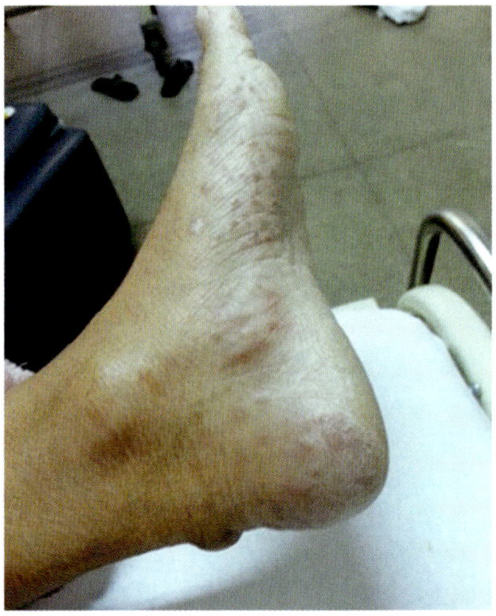

Figura 8.25 ■ Hanseníase virchowiana – hansenomas. (Serviço de Dermatologia do Hospital Eduardo de Menezes.)

Histopatologia

Na forma virchowiana, encontramos os macrófagos carregados de bacilos e globias, pois não têm capacidade de destruí-los. Os bacilos são vistos também nos filetes nervosos, no endotélio e na parede de vasos, nas bainhas e nos músculos eretores dos pelos. Da incapacidade de destruir os *M. leprae* resulta o contínuo afluxo de novos histiócitos, formando infiltrados compactos, maciços, porém sempre separados da epiderme por faixa colágena, a faixa de Unna ou zona de Grenz. Os linfócitos são escassos e não apresentam nenhuma disposição especial. Os plasmócitos representam células satélites e justificam a produção de anticorpos. Ao invadir os filetes nervosos, o infiltrado assume disposição concêntrica, em camadas, com aspecto de casca de cebola (Figuras 8.26 a 8.30).[26,35]

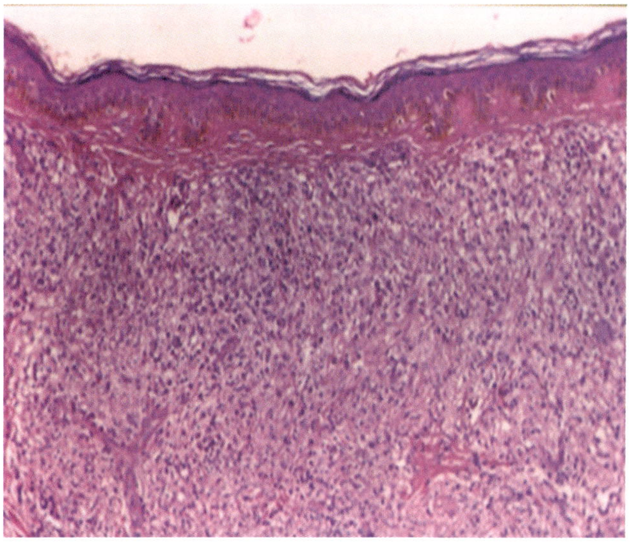

Figura 8.26 ■ Hanseníase virchowiana. (Acervo do Dr. Moisés Salgado Pedrosa.)

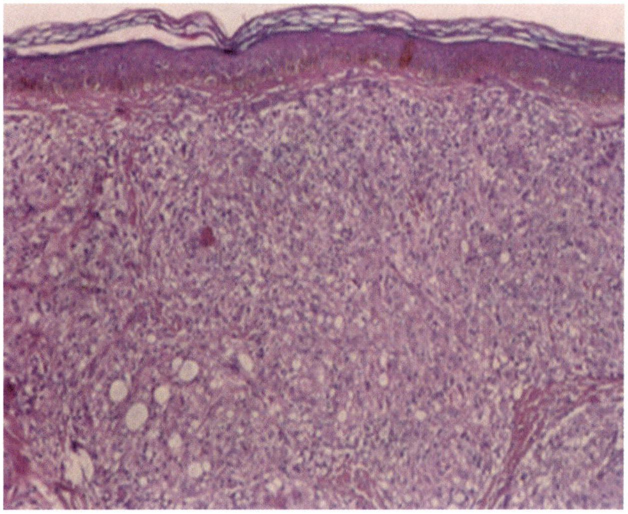

Figura 8.27 ■ Hanseníase virchowiana. (Acervo do Dr. Moisés Salgado Pedrosa.)

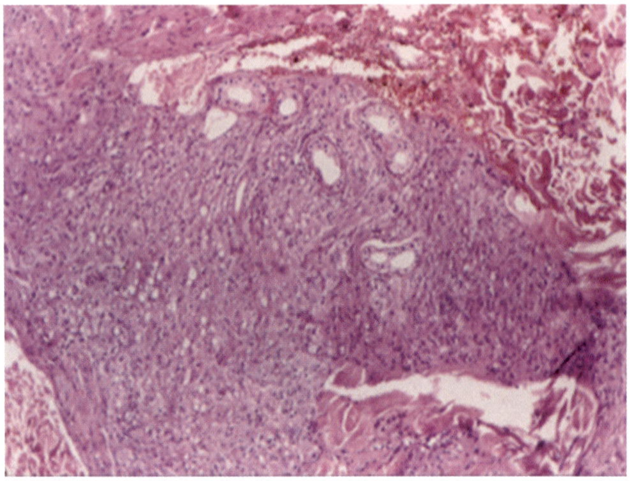

Figura 8.28 ■ Hanseníase virchowiana. (Acervo do Dr. Moisés Salgado Pedrosa.)

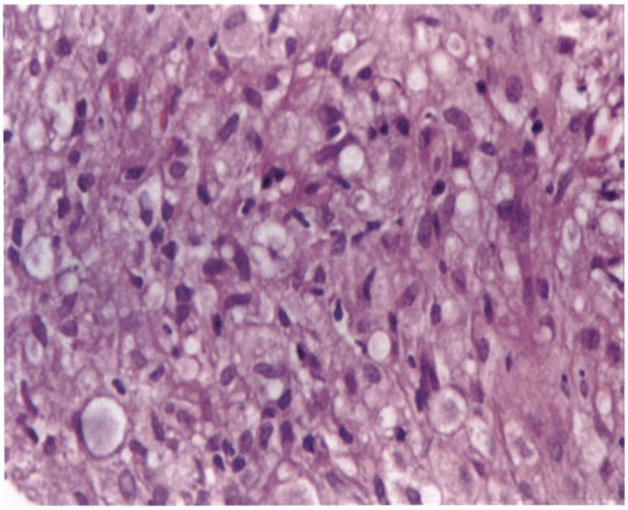

Figura 8.29 ■ Hanseníase virchowiana. (Acervo do Dr. Moisés Salgado Pedrosa.)

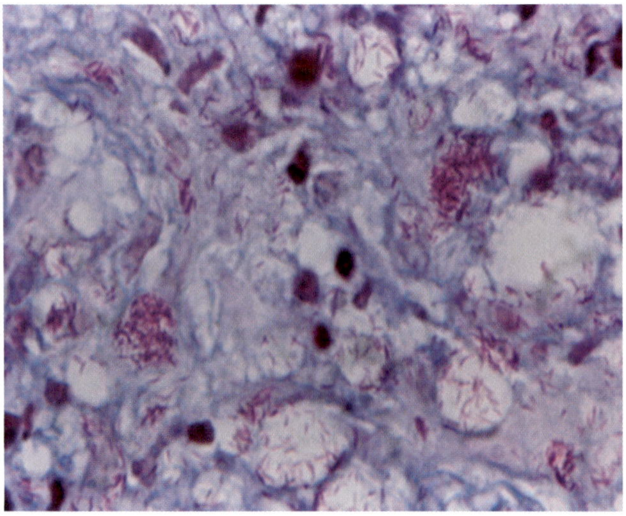

Figura 8.30 ■ Hanseníase virchowiana – globias. (Acervo do Dr. Moisés Salgado Pedrosa.)

Na coloração pela hematoxilina-eosina, o citoplasma apresenta-se espumoso e vacuolar. A coloração para bacilos ácido-alcool-resistentes revela grande quantidade de bacilos isolado, agrupados e globias. Os cortes histológicos em congelação e corados para lipídios (p. ex., Sudão III), mostram presença de lipídio grumoso, intracelular. A célula de Virchow é um macrófago modificado, contendo bacilos e degeneração lipoídica.[26,35]

Na variante histoide, descrita por Wade, as lesões apresentam semelhanças clínicas e histopatológicas aos dermatofibromas e são ricas em bacilos (Figuras 8.31 a 8.34).[26,35]

A hanseníase de Lúcio-Alvarado-Latapi, variedade rara entre nós, revela, além do infiltrado de células de Virchow, tendência para fenômenos trombóticos e extravasamento hemático. O aspecto infiltrativo difuso da pele, sem hansenomas, e a presença de lesões maculopurpúricas, às vezes bolhas e necrose, impõem o diagnóstico com vasculopatias necrosantes.[26,35]

A grande proliferação bacilar e o comprometimento vascular na hanseníase virchowiana favorecem a disseminação hematogênica e linfática para os diversos órgãos.[26,35]

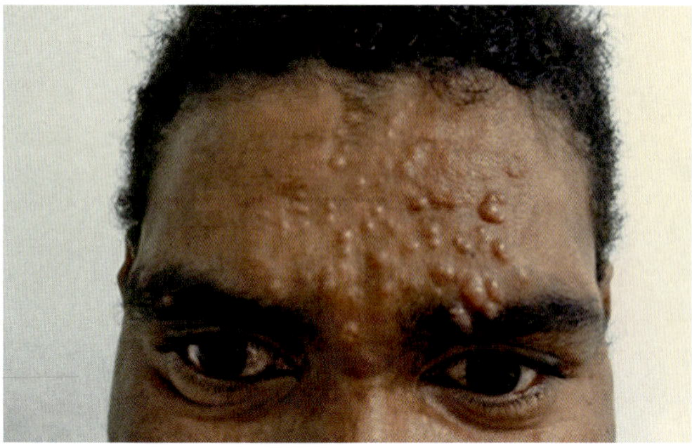

Figura 8.31 ■ Hanseníase virchowiana histoide. (Serviço de Dermatologia do Hospital Eduardo de Menezes.)

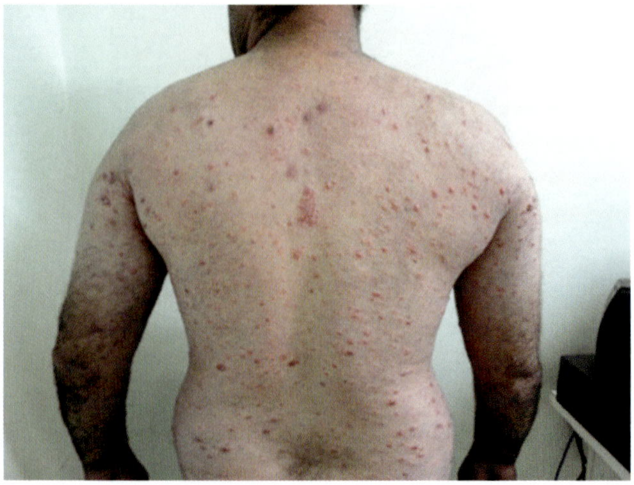

Figura 8.32 ■ Hanseníase virchowiana histoide. (Serviço de Dermatologia do Hospital Eduardo de Menezes.)

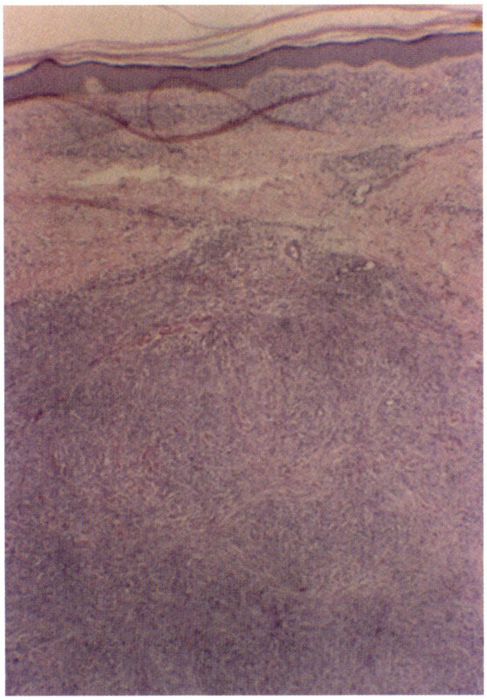

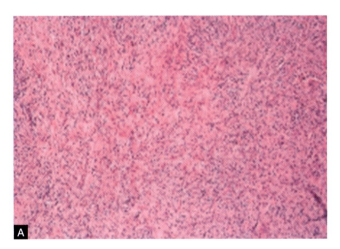

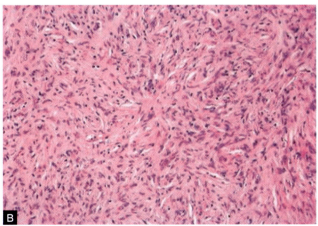

Figura 8.33 ■ Hanseníase virchowiana histoide – histiócitos fusiformes. (Acervo do Dr. Moisés Salgado Pedrosa.)

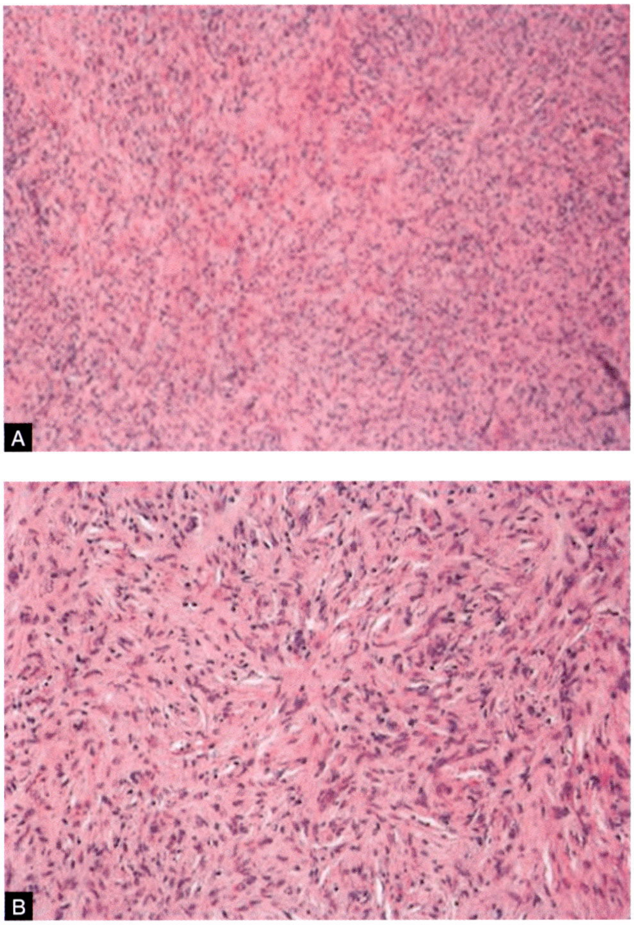

Figura 8.34 ■ A e B Hanseníase virchowiana histoide – histiócitos fusiformes. (Acervo do Dr. Moisés Salgado Pedrosa.)

Episódios reacionais

A evolução crônica da hanseníase pode cursar, às vezes, com fenômenos agudos ou subagudos, devido à hipersensibilidade aos antígenos do *M. leprae*, chamados episódios reacionais, que guardam relação com a imunidade do indivíduo e, dependendo da intensidade e do órgão atingido, podem deixar sequelas, se não precocemente diagnosticados e tratados adequadamente.[4,20,49,50]

Cerca da metade dos pacientes com hanseníase desenvolve episódios reacionais durante o tratamento, enquanto 30% apresentam reações imunológicas após alta do tratamento específico, por período médio de até 5 anos. Pacientes com índice baciloscópico ≥ 2, por ocasião do diagnóstico, têm maior chance de apresentar reações.

Nos episódios reacionais são descritas as reações do tipo 1 ou reação reversa e do tipo 2 ou eritema nodoso.[49,51]

Reação do tipo 1

A reação do tipo 1 ocorre nos pacientes com a forma tuberculoide e do grupo dimorfo e tende a surgir mais precocemente, depois de iniciado o tratamento, entre o segundo e o sexto mês, especialmente nos doentes dimorfos, porém pode ocorrer independentemente de o paciente estar sob tratamento.[4,20,49,50]

Trata-se de uma reação de hipersensibilidade celular, que corresponde ao tipo IV de Gell e Coombs, podendo resultar em melhora (*upgrading* ou reversa) ou piora (*downgrading*) da doença ao longo de seu espectro, sem qualquer diferença clínica entre elas. A reação de *downgrading* ocorre, em geral, quando o tratamento ainda não foi instituído, indicando evolução natural de progressão da doença em direção ao polo virchowiano. A reação de *upgrading* surge, em geral, após iniciada a terapêutica específica para hanseníase, indicando melhora na evolução da doença em direção ao polo tuberculoide.[4,20,49,50]

As lesões preexistentes ficam hiperestésicas, mais salientes, brilhantes, quentes, lembrando erisipela, podendo ocorrer necrose, ulceração e escamação ao involuir, e novas lesões podem surgir, inclusive manchas hipocrômicas, como na reação reversa maculosa (Figuras 8.35 e 8.36).[4,20,49]

As neurites são frequentes e podem ser silenciosas, isto é, o dano neural ocorre sem dor ou espessamento do nervo. Os nervos mais frequentemente acometidos são: ulnar, mediano, fibular e tibial.[51,53]

Os sintomas sistêmicos são poucos comuns; febre, mal-estar e anorexia podem acompanhar as reações do tipo 1 mais graves, porém com menor frequência do que na reação do tipo 2. Em geral, na reação do tipo 1 não são observadas alterações hematológicas e da bioquímica sanguínea.[4,20,49,51]

No período pós-tratamento específico da hanseníase, a diferenciação entre episódio reacional do tipo 1 e recidiva é de extrema importância. Clinicamente, o quadro é muito semelhante e existe dificuldade diagnóstica até para os mais

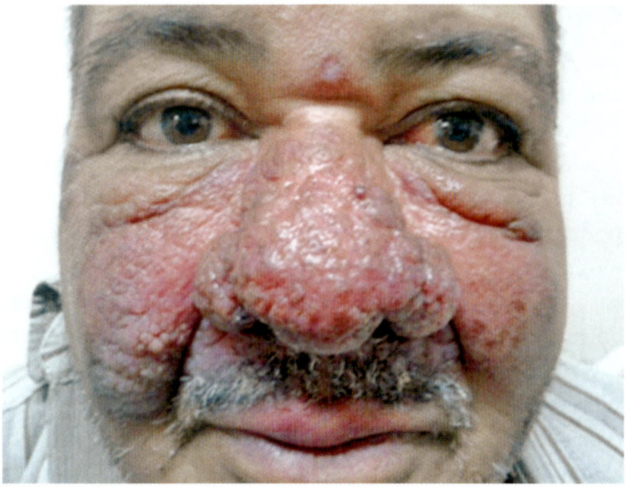

Figura 8.35 ■ Reação tipo 1 – paciente dimorfo. (Serviço de Dermatologia do Hospital Eduardo de Menezes.)

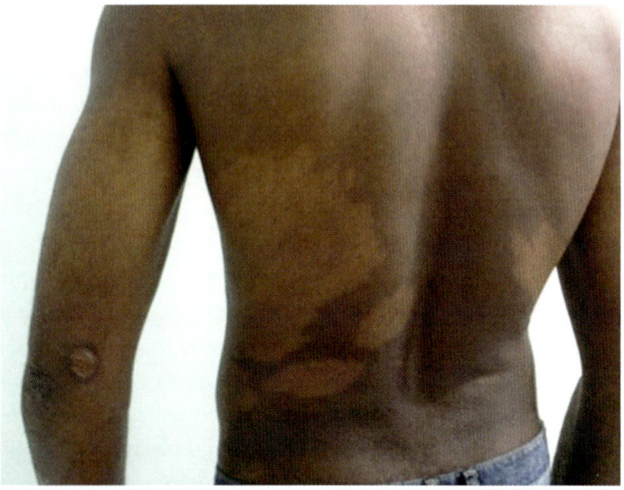

Figura 8.36 ■ Reação do tipo 1 maculosa. (Serviço de Dermatologia do Hospital Eduardo de Menezes.)

experientes profissionais. Deve-se sempre levar em consideração que as reações pós-alta são muito frequentes e as recidivas, muito raras.[8]

Suspeita-se de recidiva quando o paciente, após alta por cura, apresenta dor no trajeto de nervos, novas áreas com alterações de sensibilidade, lesões novas e/ou exacerbação de lesões anteriores que não respondem ao tratamento com corticosteroide, por pelo menos 90 dias, e pacientes com surtos reacionais tardios, em geral 5 anos após a alta.[8]

Reação do tipo 2

A reação do tipo 2 ou eritema nodoso aparece na forma virchowiana e em alguns dimorfos, em geral associada a fatores precipitantes, como infecções intercorrentes, traumatismos, estresse físico, cirúrgico ou psíquico, imunizações, gravidez, parto, diminuição da imunidade por exposição solar, uso de iodetos, dentre outros. Pode ser recidivante e ocorrer antes, durante ou após o tratamento específico da hanseníase.[4,20,49,50]

Caracteriza-se por reação inflamatória desencadeada por imunocomplexos, que acompanha alterações iniciais da imunidade celular. Observa-se aumento das citocinas séricas, como o fator de necrose tumoral alfa e o interferon gama, mas sem alterar a situação imunológica anterior do paciente.[4,20,49,51]

As lesões cutâneas específicas permanecem inalteradas. Surgem as lesões de eritema nodoso, brilhantes, dolorosas, de tamanhos variados, numerosas, superficiais ou profundas, com distribuição simétrica e bilateral, acometendo, sobretudo, face, braços e coxas. O eritema nodoso é a lesão mais frequente e pode ser a única manifestação da reação do tipo 2. Caracteriza-se por pápulas ou nódulos eritematosos com 2 a 5mm de diâmetro, dolorosos ao toque ou espontaneamente. Em geral, ocorrem por episódios, podendo ser subentrantes, e tendem a recorrer nos mesmos locais; se não desaparecem totalmente, podem evoluir para quadro de paniculite crônica dolorosa, que persiste por meses ou anos. Em casos graves, as lesões podem ser bolhosas, evoluindo para ulceração e necrose. Podem ocorrer lesões de eritema polimorfo e edema de face, mãos e pés (Figuras 8.37 a 8.41).[4,8,20,49,51]

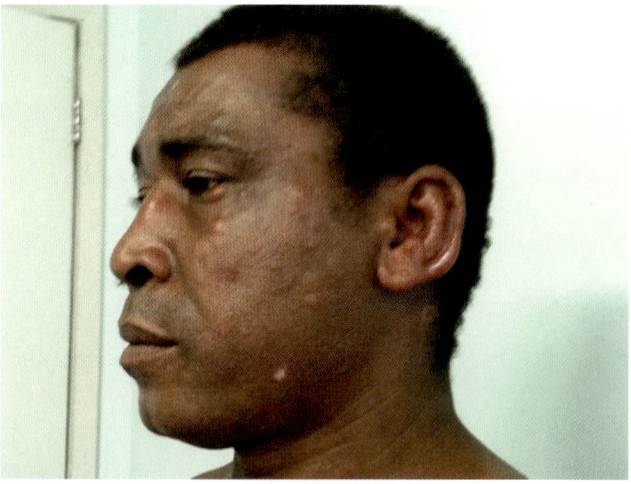

Figura 8.37 ■ Surto reacional do tipo 2. (Serviço de Dermatologia do Hospital Eduardo de Menezes.)

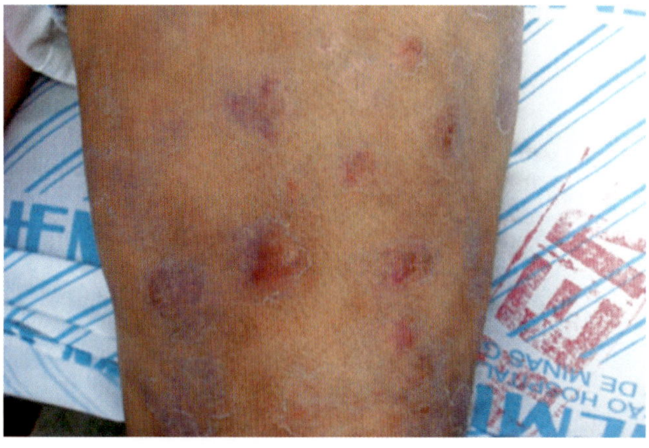

Figura 8.38 ■ Reação do tipo 2 – eritema nodoso hansênico. (Serviço de Dermatologia do Hospital Eduardo de Menezes.)

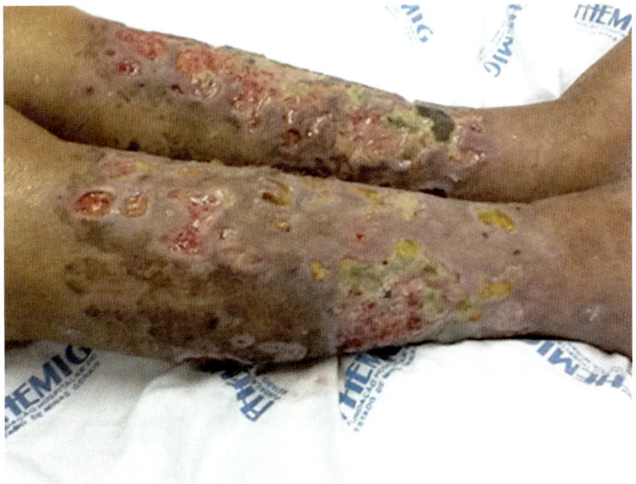

Figura 8.39 ■ Reação do tipo 2 – eritema nodoso necrosante. (Serviço de Dermatologia do Hospital Eduardo de Menezes.)

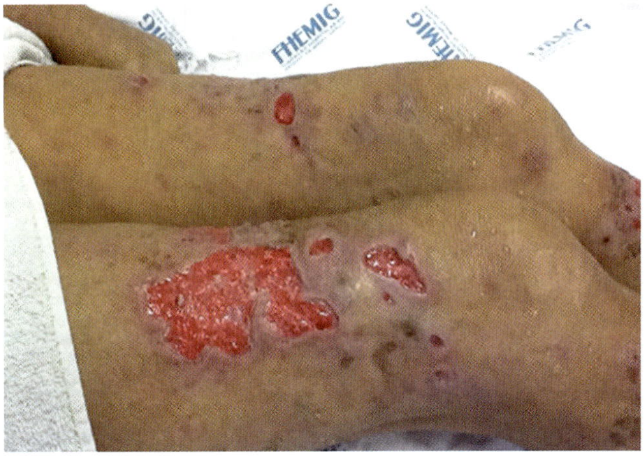

Figura 8.40 ■ Reação do tipo 2 – eritema nodoso necrosante. (Serviço de Dermatologia do Hospital Eduardo de Menezes.)

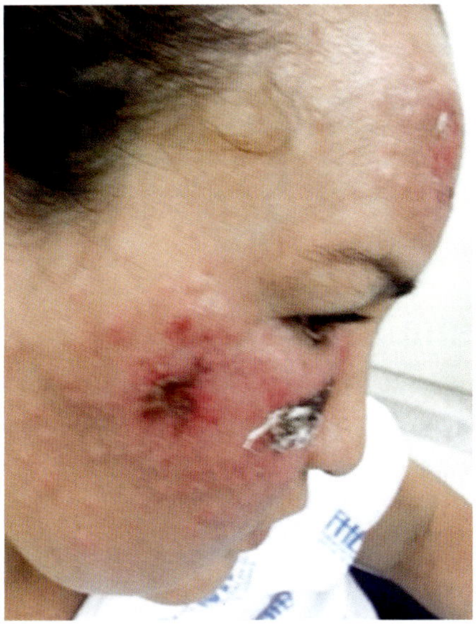

Figura 8.41 ■ Reação do tipo 2 – eriterma nodoso necrosante. (Serviço de Dermatologia do Hospital Eduardo de Menezes.)

As alterações sistêmicas e laboratoriais são frequentes, podendo ser discretas, moderadas ou graves, manifestando-se por febre, mal-estar, neurite, mialgia, artralgia, rinite, epistaxe, irite, iridociclite uni ou bilateral, dactilite, linfadenite dolorosa, epidídimo-orquite, uni ou bilateral, glomerulonefrite, vasculite e hepatite, dentre outros.[4,8,20,49,51]

A neurite é manifestação comum, porém é menos intensa do que na reação do tipo 1. Irite, iridociclite, esclerite e episclerite são muito frequentes e podem constituir a única manifestação da reação ou já estar presentes ao diagnóstico. A orquite pode ocorrer com edema e dor nos testículos, que podem atrofiar-se rapidamente, ou mesmo surgir sem sintomatologia, mas com perda progressiva da função. Dor e edema nas mãos e nos pés podem ocorrer com maior frequência do que na reação do tipo 1; quando nas articulações, podem simular um quadro artrítico. Usa-se a expressão "mãos e pés reacionais" para designar a inflamação aguda e difusa dos tecidos moles das mãos e dos pés, como tenossinovites, miosites, artrites e osteítes, que podem deixar sequelas retráteis. Sintomas gerais, como febre, prostração, cefaleia, anorexia, insônia e depressão, estão comumente associados à reação do tipo 2. Hepatoesplenomegalia pode estar presente. A função renal pode estar prejudicada, com proteinúria temporária, e quadro de amiloidose pode levar à insuficiência renal.[4,8,20,49,51]

Alterações hematológicas e da bioquímica sanguínea, em estreita relação com a gravidade do surto reacional, podem ser observadas. As mais frequentes são: leucocitose, neutrofilia e plaquetose; aumento de proteínas da reação inflamatória aguda, especialmente proteína C reativa e α-1-ácido glicoproteína; aumento das imunoglobulinas IgG e IgM e das frações C2 e C3, e proteinúria.[4,50]

Nos virchowianos e dimorfo-virchowianos, o diagnóstico diferencial entre as reações do tipo do 2 e as recidivas, diferentemente das reações do tipo 1, pode contar com o auxílio da baciloscopia.[8]

Nos multibacilares, suspeita-se de recidiva quando o paciente, após alta por cura, apresenta novas lesões cutâneas e/ou exacerbação de lesões antigas, novas alterações neurológicas que não respondem ao tratamento com talidomida e/ou corticosteroide nas doses e nos prazos recomendados, baciloscopia positiva e quadro compatível com pacientes virgens de tratamento, e ainda em pacientes com surtos reacionais tardios, em geral 5 anos após a alta, aumento do índice baciloscópico em 2+, em qualquer sítio de coleta, comparado com exame anterior do paciente após alta da poliquimioterapia (PQT), caso exista, sendo os dois coletados na ausência de estado reacional ativo.[8]

Fenômenos trombóticos cutâneos

Fenômenos trombóticos cutâneos, acrocianose e ulcerações graves podem ocorrer, caracterizando o fenômeno de Lúcio.

Inicialmente, as lesões cutâneas são eritematosas ou cianóticas, às vezes bolhosas e geralmente dolorosas. Há vasculopatia marcante com trombose de vasos profundos e superficiais, levando a hemorragia e infarto cutâneo. Posteriormente se desenvolvem necrose e ulceração (Figuras 8.42 a 8.46).[53]

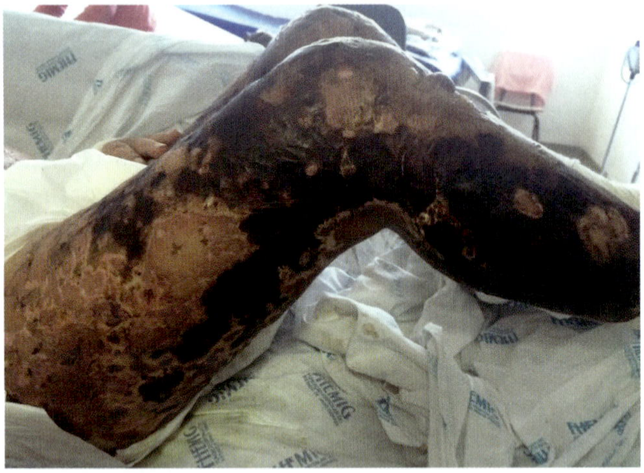

Figura 8.42 ■ Fenômeno de Lúcio. (Serviço de Dermatologia do Hospital Eduardo de Menezes.)

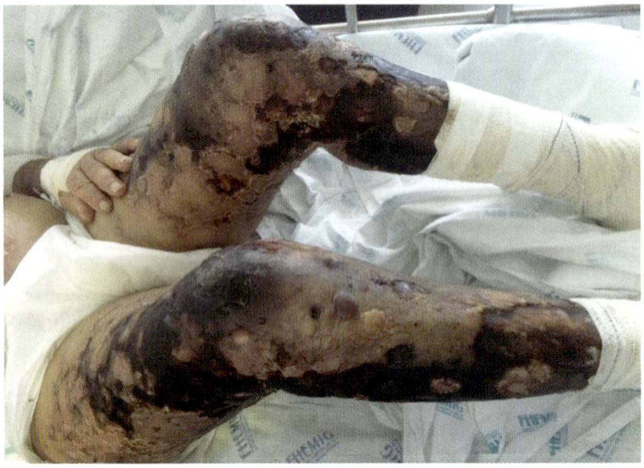

Figura 8.43 ■ Fenômeno de Lúcio. (Serviço de Dermatologia do Hospital Eduardo de Menezes.)

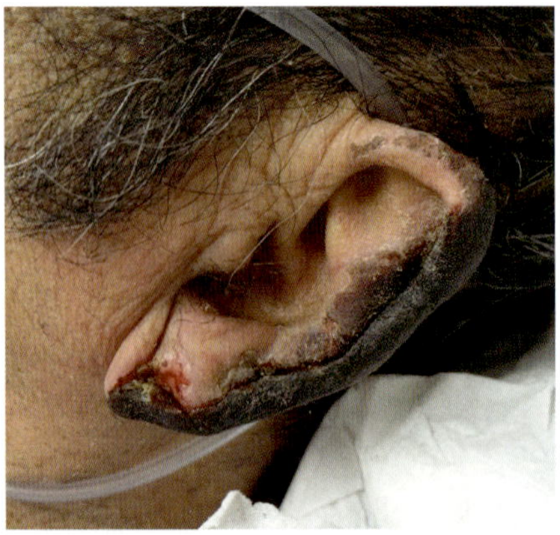

Figura 8.44 ■ Fenômeno de Lúcio. (Serviço de Dermatologia do Hospital Eduardo de Menezes.)

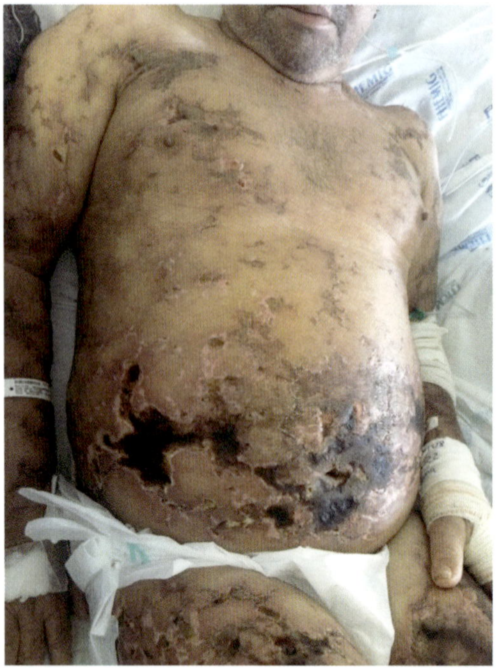

Figura 8.45 ■ Fenômeno de Lúcio. (Serviço de Dermatologia do Hospital Eduardo de Menezes.)

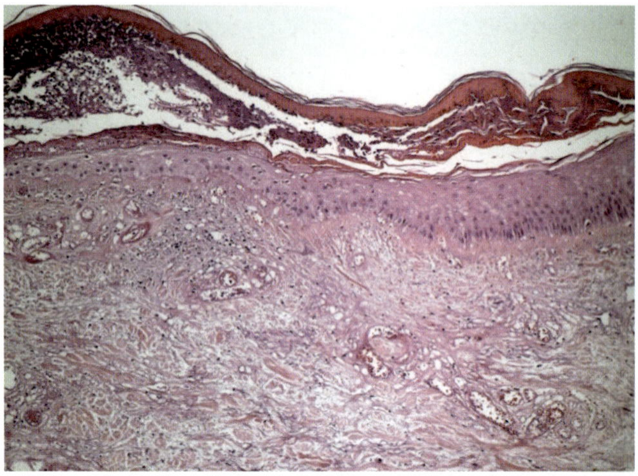

Figura 8.46 ■ Fenômeno de Lúcio. Epiderme com extensas áreas de infiltrado inflamatório linfo-histiocitário com numerosas células espumosas de distribuição perivascular e perineural e vasculite trombótica com obliteração de vasos. (Acervo do Dr. Moisés Salgado Pedrosa.)

TRATAMENTO

O tratamento de uma pessoa com hanseníase deverá ser feito em regime ambulatorial, independente da forma clínica, sempre que possível nos serviços de atenção primária à saúde e, em caso de intercorrências clínicas e/ou cirúrgicas, decorrentes ou não da hanseníase, o paciente deverá ser atendido em serviço especializado ambulatorial ou hospitalar dentro de uma rede de atenção integral.[1,8,12]

A PQT prevê a *alta por cura*, após 6 doses mensais supervisionadas de rifampicina e doses diárias autoadministradas de dapsona em até 9 meses, para os pacientes PB, e 12 doses mensais supervisionadas de rifampicina, clofazimina e dapsona e doses diárias autoadministradas de clofazimina e dapsona em até 18 meses, para os MB.[8]

Os medicamentos são fornecidos em cartelas individuais, que contêm a dose mensal supervisionada e as doses diárias autoadministradas, existindo as cartelas para PB e MB, adulto e infantil, com as apresentações listadas na Tabela 8.1.[8]

A rifampicina é medicação com potente ação bactericida contra *M. leprae*, enquanto a dapsona e a clofazimina exercem ação bacteriostática. Essa associação torna o esquema terapêutico eficaz com baixas taxas de recidiva.[8,54] São medicamentos, em geral, bem tolerados pelos pacientes, e os efeitos adversos mais frequentes não impedem a continuidade do tratamento.[55]

Os pacientes deverão ser bem orientados quanto à possibilidade de ocorrência de efeitos adversos dos medicamentos específicos e antirreacionais e a procurar o serviço de saúde por ocasião de seu aparecimento.[8,55]

Em caso de intolerância ou impossibilidade absoluta do uso do esquema padrão da PQT, os pacientes deverão ser encaminhados para os Serviços de Referência, para que sejam avaliados e introduzidos os esquemas substitutivos, que utilizam medicamentos de segunda linha, como o ofloxacino e a minociclina.[8,54,55]

Na indicação do esquema terapêutico deve-se levar em conta toda a história clínica do paciente, com especial atenção para alergias a medicamentos, interação medicamentosa e doenças associadas.[54,55]

A seguir, serão abordadas as principais características dos três fármacos que compõem a PQT: dapsona, rifampicina e clofazimina, bem como ofloxacino e minociclina, utilizados nos esquemas substitutivos, e seus principais efeitos adversos.[55-57]

Tabela 8.1 ■ Cartelas do esquema terapêutico padrão

Faixa	Cartela PB	Cartela MB
Adulto	Rifampicina (RFM): cápsula de 300mg (2)	Rifampicina (RFM): cápsula de 300mg (2)
	Dapsona (DDS): comprimido de 100mg (28)	Dapsona (DDS): comprimido de 100mg (28)
	–	Clofazimina (CFZ): cápsula de 100mg (3) e cápsula de 50mg (27)
Criança	Rifampicina (RFM): cápsula de 150mg (1) e cápsula de 300mg (1)	Rifampicina (RFM): cápsula de 150mg (1) e cápsula de 300mg (1)
	Dapsona (DDS): comprimido de 50mg (28)	Dapsona (DDS): comprimido de 50mg (28)
	–	Clofazimina (CFZ): cápsula de 50mg (16)

Dapsona

A dapsona é bacteriostática para o *M. leprae*, e estima-se que, após 3 a 4 meses de uso, 99,9% dos bacilos tornam-se inviáveis por métodos habituais de pesquisa.

A di-amino-difenil-sulfona, disponível em comprimidos de 50 e 100mg, é rapidamente absorvida pelo tubo gastrointestinal e quase completamente excretada por via urinária; tem vida média de cerca 28 horas. Seu mecanismo de ação compete com o ácido paraminobenzoico por uma enzima, a diidropteroato sintetase, impedindo a formação de ácido fólico pela bactéria. Em geral, é bem tolerada, podendo ocorrer efeitos adversos, principalmente com doses > 100mg/dia. O efeito adverso mais comum é a anemia hemolítica, em geral discreta e precoce; por isso, é aconselhável repetir o hemograma sempre que a clínica indicar. A metemoglobinemia é relativamente comum e se caracteriza por cianose dos lábios e leito ungueal. Os indivíduos com deficiência de glicose-6-fostato desidrogenase (G6PD) apresentam graves crises de metemoglobinemia com as doses habituais ou menores, pois o organismo não consegue metabolizar a substância. A síndrome da sulfona é um quadro raro, grave, cuja evolução pode ser fatal, que ocorre nas primeiras 4 a 6 semanas depois de iniciada a medicação e caracteriza-se por exantema papuloso ou esfoliativo acompanhado de febre, alteração do estado geral e sintomas como hepatomegalia, dores abdominais, icterícia e adenomegalias.[12,55-57]

Principais efeitos adversos da dapsona[55,56]

- **Cutâneos:** fotodermatite, urticária, eritema pigmentar fixo, eritema polimorfo, síndrome de Stevens-Johnson, eritrodermia, dermatite esfoliativa, síndrome de hipersensibilidade à sulfona – não são frequentes.
- **Gastrointestinais:** anorexia, náuseas, vômitos e gastrite.
- **Hepáticos:** icterícia e hepatite.
- **Hemolíticos:** tremores, febre, náuseas, cefaleia, às vezes choque, acrocianose, metemoglobinemia, anemia hemolítica, agranulocitose, dispneia, taquicardia, fadiga e desmaios. Agranulocitose é rara, e seu diagnóstico é um grande desafio para o médico que acompanha o paciente. Sua ocorrência deve ser sempre cogitada em pacientes que apresentam desequilíbrios hematológicos.[58]

Outros efeitos colaterais raros podem ocorrer, como insônia e neuropatia motora periférica.

Rifampicina

A rifampicina é bactericida para o *M. leprae*, e em poucos dias não são encontrados bacilos viáveis nos exames de lesões cutâneas ou muco nasal.

Apresentada em cápsulas de 150 e 300mg, é rapidamente absorvida, principalmente quando ingerida em jejum, e eliminada pelo intestino, em sua maior parte, e pela urina, apresentando vida média de 3 horas. Interfere na síntese do RNA bacteriano. Trata-se de um fármaco bem tolerado, e seus efeitos mais graves ocorrem quando administrado de maneira intermitente.

No tratamento da hanseníase, a rifampicina é administrada mensalmente, podendo ocorrer, eventualmente, síndrome pseudogripal e insuficiência renal. Interfere com o efeito de outras medicações, quando administrada concomitantemente, diminuindo os níveis plasmáticos do corticoide, quinidina, cetoconazol, propranolol, digitoxina, sulfonilureia, anticoagulantes cumarínicos e estrogênio, com redução da atividade de contraceptivos orais.[12,55-57]

Principais efeitos adversos da rifampicina[55,56]

- **Cutâneos:** rubor de face e pescoço, prurido e *rash* generalizado e erupção acneiforme.
- **Gastrointestinais:** diminuição do apetite e náuseas. Ocasionalmente, podem ocorrer vômitos, episódios de diarreia e dor abdominal leve.
- **Hepáticos:** mal-estar, perda do apetite e náuseas, podendo ocorrer também icterícia. São descritos dois tipos de icterícia: a leve ou transitória e a grave, com repercussão hepática importante. A medicação deve ser suspensa e o paciente encaminhado à unidade de referência, se as transaminases e/ou bilirrubinas aumentarem mais de duas vezes o valor normal.
- **Hematológicos:** eosinofilia, leucopenia, hemólise, anemia, trombocitopenia, púrpuras ou sangramentos anormais, como epistaxes. Podem também ocorrer hemorragias gengivais e uterinas. Nesses casos, o paciente deve ser encaminhado ao hospital.
- **Síndrome pseudogripal:** inicia-se com sintomas semelhantes aos da gripe: febre, calafrios, astenia, mialgias, cefaleia, dores ósseas. Esse quadro pode evoluir com eosinofilia, nefrite intersticial, necrose tubular aguda, trombocitopenia, anemia hemolítica e choque. Essa síndrome, muito rara, se manifesta a partir da segunda ou quarta dose supervisionada, em virtude da hipersensibilidade por formação de anticorpos antirrifampicina, quando o medicamento é utilizado em dose intermitente.

A coloração avermelhada da urina não deve ser confundida com hematúria. A secreção pulmonar avermelhada não deve ser confundida com escarros hemoptoicos. A pigmentação conjuntival não deve ser confundida com icterícia.

Clofazimina

Corante rimino-fenazínico, encontra-se disponível em cápsulas de 50 e 100mg. Setenta por cento são absorvidos, e sua excreção se dá pelo suor, glândulas sebáceas e fezes, sendo muito pequena a eliminação pela urina. Tem meia-vida de 70 dias. Seu mecanismo de ação é desconhecido.

Bacteriostática para *M. leprae*, tem ação anti-inflamatória, podendo ser utilizada em caso de reação do tipo 2. Sua eficácia è similar à da dapsona e em cerca de 5 meses elimina 99,9% dos bacilos. É lipossolúvel, e altas concentrações são depositadas em mucosa intestinal, linfonodos mesentéricos e tecido gorduroso. Bem tolerada, deve ser administrada durante a refeição.

Seu uso está contraindicado em caso de doença de Crohn, síndrome do intestino irritável e adenite mesentérica, tendo em vista exacerbar esses quadros por se depositar no epitélio intestinal.[12,55-57]

Principais efeitos adversos da clofazimina[55,56]

- **Cutâneos:** xerodermia ictiosiforme, hiperpigmentação da pele, mucosa e suor. Nas pessoas de pele escura, a cor pode se acentuar; nas pessoas claras, a pele pode adquirir coloração avermelhada ou um tom acinzentado, devido à impregnação e ao ressecamento. Esses efeitos são mais acentuados nas lesões específicas e regridem lentamente, após a suspensão do medicamento.
- **Gastrointestinais:** diminuição da peristalse e dor abdominal, devido ao depósito de cristais de clofazimina nas submucosas e linfonodos intestinais, resultando na inflamação da porção terminal do intestino delgado. Esses efeitos poderão ser encontrados com maior frequência com a utilização de doses de 300mg/dia por períodos prolongados, por mais de 90 dias.

Ofloxacino

O ofloxacino, potente fluoroquinolona de terceira geração, apresentado em comprimidos de 400mg, tem ampla atividade bactericida contra a maioria dos micro-organismos gram-positivos e gram-negativos mais comuns, inclusive para *M. leprae,* constituindo-se em alternativa terapêutica em caso de impossibilidade da utilização do esquema padrão.

Atua na inibição das enzimas sintetizadoras de DNA, observando-se lise bacteriana quando se usam as concentrações inibitórias mínimas. A atividade bacteriana das quinolonas tem sido atribuída à inibição da subunidade A da enzima DNA-girase, que controla o superenovelamento do DNA bacteriano. O ofloxacino pode apresentar, também, outro mecanismo de ação, envolvendo a inibição da subunidade B dessa enzima.

Esse fármaco não deve ser utilizado em indivíduos em fase de crescimento em virtude do risco de lesão da cartilagem articular com retardo na ossificação. Além disso, está contraindicado em mulheres grávidas e em fase de amamentação. Deve ser administrado com cautela a paciente epiléptico ou com história de convulsão, e em caso de deficiência de G6PD. Em pacientes idosos (> 65 anos de idade), pode ocasionar diminuição da filtração glomerular e da depuração renal.

Os antiácidos diminuem a absorção de todas as quinolonas, assim como os fármacos com radicais metálicos, como o sulfato, sais de ferro ou zinco, também podem reduzir a absorção.[55-57]

Principais efeitos adversos do ofloxacino[57,58]

Entre os efeitos adversos das quinolonas, os sintomas gastrointestinais são os mais comuns, seguidos de alteração do sistema nervoso e reação de fotossensibilidade, hipersensibilidade e dermatoses.

- **Gastrointestinais:** náuseas, vômitos, desconforto ou dor epigástrica e abdominal, anorexia e, mais raramente, pirose, dispepsia e estomatite.
- **Sistema nervoso central:** cefaleia, tonteira, distúrbios do sono e agitação, distúrbios visuais com diplopia e escotomas visuais e distúrbios gustativos e olfatórios.
- **Cutâneos:** vasculite, prurido, dermatoses, fotossensibilidade e sinais e sintomas sugestivos de anafilaxia.
- **Hepáticos:** elevação transitória das transaminases, fosfatase alcalina e bilirrubinas.
- **Renais:** elevação da ureia e creatinina séricas.
- **Hematológicos**: redução transitória da contagem de leucócitos, eritrócitos e plaquetas, redução da hemoglobina e eosinofilia.

Minociclina

O cloridrato de minociclina é um derivado semissintético da tetraciclina, apresentado em comprimidos de 100mg, com atividade antibacteriana para micro-organismos gram-positivos e gram-negativos, incluindo *M. leprae*.

As tetraciclinas são principalmente bacteriostáticas, e acredita-se que exerçam sua ação inibindo a síntese de proteínas. A vida média sérica varia de 11 a 17 horas.

A absorção é reduzida e retardada quando a minociclina é administrada juntamente com uma refeição que contém leite. A eliminação se dá pelas vias urinárias e pelas fezes.

A minociclina é a única tetraciclina com ação bactericida contra *M. leprae*, superior à da claritromicina, porém menor que a da rifampicina.[56-58]

Principais efeitos adversos da minociclina[55,56]

- **Gastrointestinais:** anorexia, náusea, vômitos, diarreia, glossite, disfagia, enterocolite e lesões inflamatórias da região anogenital, provavelmente pelo favorecimento de candidose. Antiácidos que contêm alumínio, cálcio ou magnésio e preparações que contêm ferro prejudicam a absorção e não devem ser administrados a pacientes em uso de minociclina. Além disso, há redução da eficácia e aumento da incidência de sangramento intermenstrual com o uso concomitante desse fármaco e contraceptivos orais.
- **Cutâneos:** eritema multiforme, erupções maculosas, azuladas ou acinzentadas no tegumento e mucosa e, ainda, nos dentes.
- **Sistema nervoso central:** visão turva, cefaleia, tonteiras e vertigens.
- **Dentários e ósseos:** pode causar dano fetal quando administrada a mulheres grávidas, provocando manchas permanentes nos dentes (amarelo-cinza-castanho) e hipoplasia do esmalte dentário. Age também sobre o tecido ósseo em formação, levando à diminuição do crescimento da fíbula em prematuros.
- **Hematopoéticos:** pode deprimir a atividade da protrombina plasmática. Assim, os pacientes sob terapia anticoagulante podem necessitar redução posológica do medicamento.

Esquemas terapêuticos

Os esquemas terapêuticos são padronizados de acordo com a classificação operacional.[8,54]

A gravidez e o aleitamento não contraindicam o tratamento PQT padrão. Em mulheres em idade reprodutiva, deve-se atentar para o fato de que a rifampicina pode interagir com anticoncepcionais orais, diminuindo sua ação.[8,54]

Quando disponíveis, os exames laboratoriais complementares, como hemograma, TGO, TGP e creatinina, poderão ser solicitados no início do tratamento, para acompanhamento dos pacientes. A análise dos resultados desses exames não deverá retardar o início da PQT, exceto nos casos em que a avaliação clínica sugerir doenças que contraindiquem o início do tratamento.[8,54]

O critério de alta por cura não depende da negativação da baciloscopia do raspado intradérmico. O paciente deve ser orientado a não tomar a dose autoadministrada no dia da dose supervisionada.[8,54]

Nos casos de hanseníase neural primária, faz-se o tratamento com PQT de acordo com a classificação (PB ou MB) definida pelo serviço de referência e o tratamento adequado do dano neural. Os pacientes deverão ser orientados para retorno imediato à unidade de saúde em caso de aparecimento de lesões de pele e/ou de dores nos trajetos dos nervos periféricos e/ou piora da função sensitiva e/ou motora, mesmo após a alta por cura.[8,54]

Esquema terapêutico padrão[8]

No esquema terapêutico padrão, os medicamentos são fornecidos em cartelas individuais, que contêm a dose mensal supervisionada e as doses diárias autoadministradas, existindo cartelas para PB e MB, adulto e infantil (Tabelas 8.2 e 8.3).

Para o tratamento de crianças com hanseníase, deve-se considerar o peso corporal: para crianças com peso > 50kg deve-se utilizar o mesmo tratamento prescrito para adultos; para crianças com peso entre 30 e 50kg devem-se utilizar as cartelas infantis (marrom/azul); para crianças < 30kg devem ser feitos os ajustes de dose conforme a Tabela 8.4.

Tabela 8.2 ■ Esquema terapêutico padrão para casos paucibacilares: 6 cartelas

Adulto	Rifampicina (RFM): dose mensal de 600mg (2 cápsulas de 300mg) com administração supervisionada
	Dapsona (DDS): dose mensal de 100mg supervisionada e dose diária de 100mg autoadministrada
Criança	Rifampicina (RFM): dose mensal de 450mg (1 cápsula de 150mg e 1 cápsula de 300mg) com administração supervisionada
	Dapsona (DDS): dose mensal de 50mg supervisionada e dose diária de 50mg autoadministrada

Duração: 6 doses.
Seguimento dos casos: comparecimento mensal para dose supervisionada.
Critério de alta: o tratamento estará concluído com seis (6) doses supervisionadas em até 9 meses. Na sexta dose, os pacientes deverão ser submetidos ao exame dermatológico e às avaliações neurológica simplificada e do grau de incapacidade física e receber alta por cura.

Tabela 8.3 ■ Esquema terapêutico padrão para casos multibacilares: 12 cartelas

Adulto	Rifampicina (RFM): dose mensal de 600mg (2 cápsulas de 300mg) com administração supervisionada
	Dapsona (DDS): dose mensal de 100mg supervisionada e uma dose diária de 100mg autoadministrada
	Clofazimina (CFZ): dose mensal de 300mg (3 cápsulas de 100mg) com administração supervisionada e uma dose diária de 50mg autoadministrada
Criança	Rifampicina (RFM): dose mensal de 450mg (1 cápsula de 150mg e 1 cápsula de 300mg) com administração supervisionada
	Dapsona (DDS): dose mensal de 50mg supervisionada e uma dose diária de 50mg autoadministrada
	Clofazimina (CFZ): dose mensal de 150mg (3 cápsulas de 50mg) com administração supervisionada e uma dose de 50mg autoadministrada em dias alternados

Duração: 12 doses.
Seguimento dos casos: comparecimento mensal para dose supervisionada.
Critério de alta: o tratamento estará concluído com doze (12) doses supervisionadas em até 18 meses. Na 12ª dose, os pacientes deverão ser submetidos ao exame dermatológico e às avaliações neurológica simplificada e do grau de incapacidade física e receber alta por cura.

Os pacientes MB que excepcionalmente não apresentarem melhora clínica, com presença de lesões ativas da doença, ao final do tratamento preconizado de 12 doses (cartelas), deverão ser encaminhados para avaliação em serviço de referência (municipal, regional, estadual ou nacional) para verificar a conduta mais adequada para o caso.

Tabela 8.4 ■ Esquema terapêutico para crianças com peso < 30kg

Fármaco	Dose PQT	Dose (mg/kg)
Rifampicina (RFM) em suspensão	Mensal	10 a 20
Dapsona (DDS)	Mensal	1 a 2
	Diária	1 a 2
Clofazimina (CFZ)	Mensal	5,0
	Diária	1,0

Utilizada há mais de 30 anos, a PQT já beneficiou milhões de pacientes sem relatos quantitativamente expressivos que inviabilizassem seu uso em saúde pública. Sabe-se, porém, que nenhum medicamento é inócuo; por isso, os pacientes deverão ser cuidadosamente orientados sobre a possibilidade da eventual ocorrência de efeitos adversos dos medicamentos específicos e antirreacionais e a procurar o serviço de saúde por ocasião de seu aparecimento.[8,55-57]

Os profissionais de saúde devem estar sempre atentos à possibilidade de ocorrência de efeitos adversos e realizar imediatamente a conduta adequada para cada caso, como sugerida a seguir:[22]

- **Conduta no caso de náuseas e vômitos incontroláveis:** suspender o tratamento; encaminhar o paciente para a unidade de referência; solicitar exames complementares para o diagnóstico diferencial com outras causas e investigar e informar à unidade de referência se os efeitos ocorrem após a ingestão da dose supervisionada de rifampicina ou após as doses autoadministradas de dapsona.
- **Conduta no caso de icterícia:** suspender o tratamento se houver alteração das provas de função hepática, com valores superiores a duas vezes os normais; encaminhar o paciente à unidade de referência; fazer a avaliação da história pregressa: alcoolismo, hepatite e outras doenças hepáticas; solicitar exames complementares necessários para o diagnóstico diferencial e investigar se a ocorrência desse efeito está relacionada com a dose supervisionada de rifampicina ou com as doses autoadministradas de dapsona.
- **Conduta no caso de anemia hemolítica:** suspender o tratamento; encaminhar o paciente à unidade de referência ou ao hematologista para avaliação e conduta e investigar se a ocorrência desse efeito está relacionada com a dose supervisionada de rifampicina ou com as doses autoadministradas de dapsona.
- **Conduta no caso de metemoglobinemia:**
  - **Leve:** suspender o medicamento e encaminhar o paciente para unidade de referência; observar, pois a metemoglobinemia costuma desaparecer gradualmente com a suspensão do medicamento.
  - **Grave:** encaminhar para internação hospitalar.

- **Conduta no caso de síndrome pseudogripal:** suspender a rifampicina imediatamente, encaminhar o paciente para unidade de referência e avaliar a gravidade do quadro. Nos quadros leves, administrar anti-histamínico e antitérmico e deixar o paciente sob observação por, pelo menos, 6 horas. Nos casos moderados e graves, encaminhar o paciente à unidade de referência para administração de corticosteroides (hidrocortisona, 500mg/250mL de soro fisiológico – 30 gotas/min EV) e, em seguida, prednisona VO, com redução progressiva da dose até a retirada completa.
- **Conduta no caso de efeitos cutâneos secundários à clofazimina:** prescrever a aplicação diária de óleo mineral ou creme de ureia, após o banho, e orientar para evitar a exposição solar, a fim de minimizar esses efeitos.
- **Conduta nos casos de farmacodermia, síndrome de Stevens-Johnson, dermatite esfoliativa ou eritrodermia secundários ao uso da dapsona:** interromper definitivamente o tratamento com a dapsona e encaminhar o paciente à unidade de referência ou para internação hospitalar.

Esquema terapêutico substitutivo[8]

Os esquemas substitutivos deverão ser utilizados nos casos de intolerância grave ou contraindicação a um ou mais fármacos do esquema padrão PQT/OMS e estão disponíveis nos serviços especializados, ambulatoriais e/ou hospitalares (Tabelas 8.5 a 8.9).

Ao referenciar a pessoa em tratamento para outro serviço, deve-se enviar, por escrito, todas as informações disponíveis: quadro clínico, tratamento PQT, resultados de exames laboratoriais (baciloscopia e outros), número de doses tomadas, se apresentou episódios reacionais, qual o tipo, se apresentou ou apresenta efeitos adversos a alguma medicação e causa provável do quadro, entre outras.

As seguintes observações deverão ser levadas em conta na utilização dos esquemas substitutivos:

- Em crianças MB < 8 anos de idade, quando houver necessidade de retirada da dapsona, o paciente deve ser encaminhado à unidade de referência para avliação do caso e definição da conduta terapêutica.
- Em crianças < 8 anos de idade, tanto MB como PB, quando houver necessidade de retirada da rifampicina, este medicamento deverá ser substituído por ofloxacino, na dose de 10mg/kg/dia, e não pela minociclina, que implica riscos para essa faixa etária.
- Em gestantes MB ou PB com intolerância à dapsona, o esquema terapêutico recomendado consiste na associação da rifampicina com a clofazimina, em virtude do risco do uso do ofloxacino e da minociclina para o feto.
- O doente deve ser orientado a não tomar a dose autoadministrada no dia da dose supervisionada.

Tabela 8.5 ■ Esquema terapêutico substitutivo em casos de intolerância à dapsona

Paucibacilares	Multibacilares
Rifampicina (RFM): dose mensal de 600mg (2 cápsulas de 300mg) com administração supervisionada + Clofazimina (CFZ): dose mensal de 300mg (3 cápsulas de 100mg) com administração supervisionada + Clofazimina (CFZ): dose diária de 50mg autoadministrada	Rifampicina (RFM): dose mensal de 600mg (2 cápsulas de 300mg) com administração supervisionada + Clofazimina (CFZ): dose mensal de 300mg (3 cápsulas de 100mg) com administração supervisionada + Ofloxacino (OFX): dose mensal de 400mg supervisionada e dose diária de 400mg autoadministrada + clofazimina (CFZ): dose diária de 50mg, autoadministrada OU Minociclina (MNC): dose mensal de 100mg supervisionada e dose diária de 100mg autoadministrada
Duração: 6 doses. **Seguimento dos casos:** comparecimento mensal para dose supervisionada. **Critério de alta:** o tratamento estará concluído com 6 (seis) doses supervisionadas em até 9 (nove) meses. Na sexta dose, os pacientes deverão ser submetidos a exame dermatológico e avaliações neurológica simplificada e do grau de incapacidade física e receber alta por cura.	**Duração:** 12 doses. **Seguimento dos casos:** comparecimento mensal para dose supervisionada. **Critério de alta:** o tratamento estará concluído com doze (12) doses supervisionadas (12 cartelas MB sem dapsona) + ofloxacino (ou minociclina) em até 18 meses. Na 12ª dose, os pacientes deverão ser submetidos a exame dermatológico e avaliações neurológica simplificada e do grau de incapacidade física e receber alta por cura. Os pacientes MB que excepcionalmente não apresentarem melhora clínica e com presença de lesões ativas da doença no final do tratamento preconizado de 12 doses (cartelas) deverão ser encaminhados para avaliação em serviço de referência (municipal, regional, estadual ou nacional) para verificar a conduta mais adequada para o caso.

Tabela 8.6 ■ Esquema terapêutico substitutivo em casos de intolerância à clofazimina (os efeitos adversos da clofazimina geralmente são toleráveis e deve-se evitar sua suspensão por queixa de pigmentação cutânea)

Paucibacilares	Multibacilares
Não previsto	Rifampicina (RFM): dose mensal de 600mg (2 cápsulas de 300mg) com administração supervisionada + Dapsona (DDS): dose mensal de 100mg supervisionada e dose diária de 100mg autoadministrada (28 dias) + Ofloxacino (OFX): dose mensal de 400mg supervisionada e dose diária de 400mg autoadministrada OU Minociclina (MNC): dose mensal de 100mg supervisionada e dose diária de 100mg autoadministrada
	Duração: 12 meses. **Seguimento dos casos:** comparecimento mensal para dose supervisionada. **Critério de alta:** o tratamento estará concluído com 12 doses supervisionadas (12 cartelas MB sem clofazimina) + ofloxacino (ou minociclina) em até 18 meses. Na 12ª dose, os pacientes deverão ser submetidos a exame dermatológico e avaliações neurológica simplificada e do grau de incapacidade física e receber alta por cura. Os pacientes MB que excepcionalmente não apresentarem melhora clínica e com presença de lesões ativas da doença no final do tratamento preconizado de 12 doses (cartelas) deverão ser encaminhados para avaliação aos serviços de referência (municipal, regional, estadual ou nacional) para verificar a conduta mais adequada para o caso.

Tabela 8.7 ■ Esquema terapêutico substitutivo em casos de intolerância à rifampicina

Paucibacilares	Multibacilares
Dapsona (DDS): dose mensal de 100mg supervisionada e dose diária de 100mg autoadministrada + Ofloxacino (OFX): dose mensal de 400mg supervisionada e dose diária de 400mg autoadministrada OU Minociclina (MNC): dose mensal de 100mg supervisionada e dose diária de 100mg autoadministrada	Dapsona (DDS): dose mensal de 100mg supervisionada e dose diária de 100mg autoadministrada + Clofazimina (CFZ): dose mensal de 300mg (3 cápsulas de 100mg) com administração supervisionada + Clofazimina (CFZ): dose diária de 50mg, autoadministrada + Ofloxacino (OFX): dose mensal de 400mg supervisionada e dose diária de 400mg autoadministrada OU Minociclina (MNC): dose mensal de 100mg supervisionada e dose diária de 100mg autoadministrada
Duração: 6 doses. **Seguimento dos casos:** comparecimento mensal para dose supervisionada e exame dermatoneurológico. **Critério de alta:** o tratamento estará concluído com 6 (seis) doses supervisionadas (6 cartelas PB sem rifampicina) + ofloxacino (ou minociclina) em até 9 meses. Na sexta dose, os pacientes deverão ser submetidos a exame dermatológico e avaliações neurológica simplificada e do grau de incapacidade física e receber alta por cura.	**Duração:** 24 doses. **Seguimento dos casos:** comparecimento mensal para dose supervisionada e realização de exame dermatoneurológico e baciloscópico na 12ª e 24ª doses. **Critério de alta:** o tratamento estará concluído com 24 doses supervisionadas de clofazimina e dapsona (24 cartelas MB sem rifampicina) + ofloxacino (ou minociclina) em até 36 meses. Na 24ª dose, os pacientes deverão ser submetidos a exame dermatológico e baciloscópico e avaliações neurológica simplificada e do grau de incapacidade física e receber alta por cura.

Tabela 8.8 ■ Esquema terapêutico substitutivo em casos de intolerância à rifampicina e à dapsona

Paucibacilares	Multibacilares
Clofazimina (CFZ): dose mensal supervisionada 300mg e dose diária de 50mg autoadministrada. + Ofloxacino (OFX): dose mensal de 400mg supervisionada e dose diária de 400mg autoadministrada OU Minociclina (MNC): dose mensal de 100mg supervisionada e dose diária de 100mg autoadministrada	Nos 6 primeiros meses: Clofazimina (CFZ): dose mensal de 300mg supervisionada e dose diária de 50mg autoadministrada + Ofloxacino (OFX): dose mensal de 400mg supervisionada e dose diária de 400mg autoadministrada + Minociclina (MNC): dose mensal de 100mg supervisionada e dose diária de 100mg autoadministrada Nos 18 meses subsequentes: Clofazimina (CFZ): dose mensal de 300mg supervisionada e dose diária de 50mg autoadministrada + Ofloxacino (OFX): dose mensal de 400mg supervisionada e dose diária de 400mg autoadministrada OU Clofazimina (CFZ): dose mensal de 300mg supervisionada e dose diária de 50mg autoadministrada + Minociclina (MNC): dose mensal de 100mg supervisionada e dose diária de 100mg autoadministrada
Duração: 6 doses. **Seguimento dos casos:** comparecimento mensal para dose supervisionada e exame dermatoneurológico. **Critério de alta:** o tratamento estará concluído com seis (6) doses supervisionadas em até nove (9) meses. Na sexta dose, os pacientes deverão ser submetidos a exame dermatológico e avaliações neurológica simplificada e do grau de incapacidade física e receber alta por cura.	**Duração:** 24 doses em até 36 meses. **Seguimento dos casos:** comparecimento mensal para dose supervisionada e realização de exame dermatoneurológico e baciloscópico na 12ª e 24ª doses **Critério de alta:** o tratamento estará concluído com 6 (seis) doses supervisionadas e autoadministradas de clofazimina + minociclina + ofloxacino e 18 (dezoito) doses supervisionadas e autoadministradas de clofazimina + ofloxacino ou clofazimina + minociclina. Na 24ª dose, os pacientes deverão ser submetidos a exame dermatológico e baciloscópico e avaliações neurológica simplificada e do grau de incapacidade física e receber alta por cura.

Tabela 8.9 ■ Esquema terapêutico substitutivo em casos de intolerância à dapsona e à clofazimina

Faixa	Casos paucibacilares	Casos multibacilares
Adulto	Rifampicina (RFM): cápsula de 300mg (2)	Rifampicina (RFM): cápsula de 300mg (2)
	Ofloxacino (OFX): comprimido de 400mg (1)	Ofloxacino (OFX): comprimido de 400mg (1)
	Minociclina (MNC): comprimido de 100mg (1)	Minociclina (MNC): comprimido de 100mg (1)
	Duração: 6 doses. **Seguimento dos casos:** comparecimento mensal para dose supervisionada e exame dermatoneurológico. **Critério de alta:** o tratamento estará concluído com 6 (seis) doses supervisionadas em até 9 (nove) meses. Na sexta dose, os pacientes deverão ser submetidos a exame dermatológico e avaliações neurológica simplificada e do grau de incapacidade física e receber alta por cura.	**Duração:** 24 doses. **Seguimento dos casos:** comparecimento mensal para dose supervisionada e exame dermatoneurológico. **Critério de alta:** o tratamento estará concluído com 24 (vinte e quatro) doses supervisionadas em até 36 (trinta e seis) meses. Na 24ª dose, os pacientes deverão ser submetidos a exame dermatológico e baciloscópico e avaliações neurológica simplificada e do grau de incapacidade física e receber alta por cura.

Tratamento específico dos episódios reacionais

O diagnóstico oportuno e o tratamento adequado e precoce dos episódios reacionais constituem medidas importantes para a prevenção de incapacidades. Os episódios reacionais devem ser abordados como situações de urgência, para se evitar o dano neural permanente, responsável pela manutenção do estigma. Deve ser valorizada a identificação dos fatores desencadeantes das reações, em especial as infecções intercorrentes e o estresse físico e emocional.[8]

As reações com ou sem neurites devem ser diagnosticadas por meio de investigação cuidadosa dos sinais e sintomas específicos, valorização das queixas e exame físico geral, com ênfase na avaliação dermatológica e neurológica simplificada. Essas ocorrências deverão ser consideradas situações de urgência e tratadas nas primeiras 24 horas.[8]

Nas situações em que há dificuldade de encaminhamento imediato, os seguintes procedimentos deverão ser aplicados até a avaliação:[8]

1. Orientar repouso do membro afetado em caso de suspeita de neurite.
2. Iniciar prednisona na dose de 1mg/kg/dia, devendo ser tomadas as seguintes precauções para sua utilização: garantia de acompanhamento médico, registro do peso, da pressão arterial e da glicemia de jejum e tratamentos profiláticos da estrongiloidíase e da osteoporose.

Para o encaminhamento deverá ser utilizada a Ficha de Referência/Contrarreferência padronizada pelo município, contendo todas as informações necessárias, incluindo a data de início do tratamento, esquema terapêutico, número de doses administradas e o tempo de tratamento.[8]

O acompanhamento dos casos com reação deverá ser realizado por profissionais com maior experiência ou pelas unidades de referência. O tratamento dos estados reacionais é geralmente ambulatorial, mas ocasionalmente hospitalar, devendo ser prescrito e supervisionado por médico.[8]

Tratamento da reação do tipo 1

Em caso de comprometimento de nervos, recomenda-se o uso de prednisona na dose diária de 1mg/kg/dia ou dexametasona 0,15mg/kg/dia em casos de doentes hipertensos ou cardiopatas, conforme avaliação clínica, até a melhora acentuada do quadro reacional; a partir daí, a dosagem deverá ser reduzida gradual e lentamente. Manter a PQT se o doente ainda estiver em tratamento específico. Imobilizar o membro afetado com tala gessada em caso de neurite associada.[8,52]

O monitoramento da função neural, sensitiva e motora, deve ser realizado sistematicamente, sendo constituído de inspeção da pele, palpação dos nervos, observando-se o espessamento e a presença de dor, mapeamento da sensibilidade e avaliação da força muscular e da mobilidade articular. Programar e realizar ações de prevenção de incapacidades.[8,52]

Pacientes com neurites resistentes à corticoterapia, em doses terapêuticas, poderão se beneficiar do tratamento cirúrgico.[8,52]

Para melhora dos demais sintomas, quando não houver comprometimento neural, recomenda-se o uso de outros anti-inflamatórios não esteroides nos esquemas habituais.[8,52]

Tratamento da reação do tipo 2

A apresentação clínica variada da reação do tipo 2 ou eritema nodoso pode ocorrer de modo insidioso, recidivante, podendo ter a duração de meses ou anos.

A talidomida é o medicamento de escolha, na dose de 100 a 400mg/dia, conforme a intensidade do quadro, mantendo-se a mesma dose até a remissão clínica do quadro reacional. Está formalmente proibido o uso da talidomida em mulheres gestantes e em idade fértil, em razão de seus conhecidos efeitos teratogênicos (Resolução da Diretoria Colegiada – RDC 11, de 22 de março de 2011, da Agência Nacional de Vigilância Sanitária).[59]

Na impossibilidade de uso da talidomida, prescreve-se prednisona na dose de 1mg/kg de peso/dia ou dexametasona na dose equivalente. Deve-se manter a PQT se o doente ainda estiver em tratamento específico; introduzir corticosteroide em caso de comprometimento de nervos (bem definido após palpação e avaliação da função neural), segundo o esquema já referido; imobilizar o membro afetado em caso de neurite associada; monitorar a função neural sensitiva e motora; reduzir a dose da talidomida e/ou do corticoide conforme resposta terapêutica; programar e realizar ações de prevenção de incapacidades; e, na associação de talidomida e corticoide, usar AAS 100mg/dia como profilaxia para tromboembolismo.[8,52]

As principais reações adversas à talidomida incluem: teratogenicidade, sonolência, edema unilateral de membros inferiores, constipação intestinal, secura de mucosas e, mais raramente, linfopenia; neuropatia periférica, não comumente descrita no Brasil, pode ocorrer em doses acumuladas > 40g, sendo mais frequente em pacientes com mais de 65 anos de idade.[8,52,55,59]

Em caso de reação do tipo 2, indica-se o uso de corticosteroides nas seguintes situações:[8,52]

1. Contraindicações da talidomida.
2. Mulheres grávidas ou sob risco de engravidar (mulheres em idade fértil).
3. Presença de lesões oculares reacionais, com manifestações de hiperemia conjuntival com ou sem dor e embaçamento visual, acompanhadas ou não de manifestações cutâneas.
4. Edema inflamatório de mãos e pés (mãos e pés reacionais).
5. Glomerulonefrite, orquiepididimite, artrite, vasculites e eritema nodoso necrosante.
6. Reações tipo eritema polimorfo-símile e síndrome de Sweet-símile.

Conduta nos casos de reação crônica ou subentrante

A reação subentrante consiste em reação intermitente, cujos surtos são tão frequentes que, antes de terminado um, surge o outro. Esses casos respondem ao tratamento com corticosteroides e/ou talidomida, mas, tão logo a dose seja reduzida ou retirada, a fase aguda recrudesce. Isso pode acontecer mesmo na ausência de doença ativa e perdurar após o tratamento da doença. Nesses casos, recomendam-se:[8,52]

- Observar a coexistência de fatores desencadeantes, como parasitose intestinal, infecções concomitantes, cárie dentária, estresse emocional, distúrbios hormonais, fatores metabólicos, diabetes descompensado, sinusopatia, contato com doente MB sem diagnóstico e tratamento.
- Após excluída atividade de doença (recidiva), se houver disponibilidade de clofazimina avulsa (50 ou 100mg) em centros de referência, utilizar o seguinte esquema: clofa-

zimina em dose inicial de 300mg/dia por 30 dias; reduzir para 200mg/dia por 30 dias e, em seguida, para 100mg/dia por mais 30 dias, associada ao corticosteroide ou à talidomida.

Recomendam-se, ainda, medidas gerais para o tratamento dos estados reacionais, importantes para a prevenção de incapacidades:[8]

- Dar atenção especial aos olhos e aos nervos acometidos.
- Realizar atendimento frequente do paciente e orientá-lo adequadamente.
- Efetuar hospitalização do paciente sempre que houver comprometimento de seu estado geral e/ou complicação neural, não resolvidas no nível ambulatorial.
- Suspender a medicação específica somente naqueles casos em que o comprometimento geral do paciente assim recomende.
- Os casos que apresentarem, após a alta, episódios reacionais, alterações da função neural e/ou suas complicações deverão continuar a receber a atenção adequada, sem reintrodução da medicação específica para a hanseníase.

Esquema terapêutico alternativo para reação do tipo 2

A pentoxifilina pode ser uma opção quando a talidomida está contraindicada, como em mulheres em idade fértil. Essa medicação deve ser utilizada após alimentação, na dose de 1.200mg/dia, dividida em doses de 400mg a cada 8 horas, associada ou não ao corticosteroide. Sugere-se iniciar com a dose de 400mg/dia, com aumento de 400mg a cada semana, no total de 3 semanas para alcançar a dose máxima e minimizar os efeitos gastrointestinais. Reduzir a dose conforme resposta terapêutica, após pelo menos 30 dias, observando a regressão dos sinais e sintomas gerais e dermatoneurológicos. A pentoxifilina pode beneficiar os quadros com predomínio de vasculites. Anti-inflamatórios não esteroides também são úteis em casos de reações leves.[8]

Tratamento cirúrgico das neurites

O tratamento cirúrgico das neurites está indicado depois de esgotados todos os recursos clínicos para reduzir a compressão do nervo periférico por estruturas anatômicas constritivas próximas. O paciente deverá ser encaminhado para avaliação em unidade de referência de maior complexidade para descompressão neural cirúrgica, de acordo com as seguintes indicações:[8]

1. Abscesso de nervo.
2. Neurite que não responde ao tratamento clínico padronizado dentro de 4 semanas.
3. Neurites subentrantes ou reentrantes.
4. Neurite do nervo tibial após avaliação, por ser geralmente silenciosa e nem sempre responder bem ao corticoide. A cirurgia pode auxiliar a prevenção da ocorrência de úlceras plantares.
5. Neurite deficitária crônica com dor crônica.
6. Neurite com outras comorbidades associadas (glaucoma, DM, HAS) que contraindicam o uso do corticoide.

Os efeitos adversos mais frequentemente descritos com o uso dos corticosteroides são: hipertensão arterial, disseminação de infestação por *Strongyloides stercoralis*, disseminação de tuberculose pulmonar, distúrbios metabólicos (redução de sódio e potássio, aumento das taxas de glicose no sangue, alteração no metabolismo do cálcio, levando à osteoporose e à síndrome de Cushing), distúrbios gastrointestinais (gastrite e úlcera péptica) e outros efeitos (agravamento de infecções latentes, glaucoma, catarata, acne cortisônica e psicoses).[8,52]

Para a utilização de prednisona, devem ser tomadas algumas precauções, como:[8,52]

1. Registro do peso, da pressão arterial e da glicemia de jejum no sangue para controle.
2. Tratamento antiparasitário com medicamento específico para *Strongyloides stercoralis*, prevenindo a disseminação sistêmica desse parasita: tiabendazol, 50mg/kg/dia, em três tomadas por 2 dias, ou 1,5g/dose única, ou albendazol, na dose de 400mg/dia, durante 3 dias consecutivos.
3. Profilaxia da osteoporose: cálcio, 1.000mg/dia, vitamina D, 400 a 800UI/dia, ou bisfosfonatos (p. ex., alendronato, 10mg/dia, administrado com água, pela manhã, em jejum – recomenda-se que o desjejum ou outra alimentação matinal seja realizado, no mínimo, 30 minutos após a ingestão do comprimido de alendronato).

Perspectivas terapêuticas

Poucas medicações têm sido estudadas para o tratamento futuro da hanseníase, o que também é verdade no que se refere a muitas doenças causadas por outras micobactérias.[57,60,61]

Dentre os novos fármacos estudados com ação sobre a *M. leprae* destacam-se o sparfloxacino sem, no entanto, evidenciar vantagem sobre o ofloxacino,[56] o perfloxacino, o moxifloxacino e a rifapentina.[57,60,61]

A diarilquinolona, com atividade bactericida comparável à do moxifloxacino e da rifapentina, pode ser uma interessante opção para o futuro.[57,60,61]

EDUCAÇÃO EM SAÚDE[8]

A educação em saúde deverá ser dirigida às equipes de saúde, às pessoas com hanseníase, aos casos suspeitos, aos contatos de casos índices, aos líderes da comunidade e ao público em geral.

A educação em saúde visa, prioritariamente, incentivar a demanda espontânea de doentes e contatos nos serviços de saúde para exame dermatoneurológico, eliminar falsos conceitos relativos à hanseníase, informar quanto aos sinais e sintomas da doença e à importância do tratamento oportuno, incentivar a adoção de medidas de prevenção de incapacidades, estimular a regularidade do tratamento do doente e a realização do exame de contatos e informar os locais de tratamento, além de orientar o paciente quanto às medidas de autocuidado.

Caberá às três esferas de governo trabalhar em parceria com as demais instituições e entidades da sociedade civil para a divulgação de informações atualizadas sobre a hanseníase e para o desenvolvimento de ações educativas sobre a hanseníase voltadas para a população geral.

O Ministério da Saúde, bem como as secretarias estaduais e municipais de Saúde, devem atuar em parceria com o Ministério da Educação e as secretarias municipais e estaduais de Educação como agentes facilitadores da integração ensino-serviço nos cursos de graduação e pós-graduação e nos cursos técnicos profissionalizantes do ensino médio.

VIGILÂNCIA DE CONTATOS[8]

A investigação epidemiológica dos contatos de hanseníase tem por finalidade a descoberta de casos entre aqueles que convivem ou conviveram de maneira prolongada com o doente e suas possíveis fontes de infecção no domicílio (familiar) ou fora dele (social), independentemente da classificação do caso índice.

Considera-se contato domiciliar toda e qualquer pessoa que resida ou tenha residido com o doente de hanseníase. Contato social é qualquer pessoa que conviva ou tenha convivido em relações familiares ou não, de maneira próxima e prolongada. Os contatos sociais, que incluem vizinhos, colegas de trabalho e de escola, entre outros, devem ser investigados de acordo com o grau e o tipo de convivência, ou seja, aqueles que tiveram contato muito próximo e prolongado com o paciente não tratado. Atenção especial deve ser dada aos contatos familiares do paciente (pais, filhos, irmãos, avós, tios etc.).

Contatos familiares recentes ou antigos de pacientes MB e PB devem ser examinados independentemente do tempo de convívio.

Recomenda-se a avaliação anual, durante 5 anos, de todos os contatos não doentes, sejam familiares ou sociais. Após esse período, os contatos devem ser liberados da vigilância, mas esclarecidos quanto à possibilidade de aparecimento, no futuro, de sinais e sintomas sugestivos da hanseníase.

A vigilância de contatos consiste em:[8]

- Anamnese dirigida aos sinais e sintomas da hanseníase.
- Exame dermatoneurológico de todos os contatos dos casos novos detectados, independentemente da classificação operacional.
- Orientações sobre transmissão, período de incubação, sinais e sintomas da hanseníase e retorno ao serviço, se necessário.
- Aplicação de BCG nos contatos que não apresentam sinais e sintomas da hanseníase.

A vacina BCG-ID deverá ser aplicada nos contatos sem sinais e sintomas de hanseníase no momento da avaliação, independentemente de serem contatos de casos PB ou MB.

Todo contato de hanseníase deve receber a orientação de que a BCG não é uma vacina específica para hanseníase.

Contatos de hanseníase com menos de 1 ano de idade, já comprovadamente vacinados, não necessitam da aplicação de outra dose de BCG. Em caso de incerteza quanto à cicatriz vacinal, no exame dos contatos, recomenda-se aplicar uma dose independentemente da idade (Tabela 8.10).

Doentes em tratamento para tuberculose e/ou já tratados para essa doença não necessitam vacinação BCG profilática para hanseníase.

PREVENÇÃO E TRATAMENTO DE INCAPACIDADES

A prevenção e o tratamento das incapacidades são partes integrantes das ações de controle da hanseníase e devem ser realizados por todos os profissionais de saúde, abordando os aspectos biopsicossociais e, sempre que possível, envolvendo o paciente, a família e a comunidade.[63]

O objetivo da prevenção de incapacidades é evitar ou minimizar a ocorrência de danos físicos, emocionais e socioeconômicos, bem como proporcionar ao paciente, durante o tratamento e após a alta, a manutenção ou melhora das condições observadas no momento do diagnóstico e por ocasião da alta.[63]

As seguintes ações fazem parte da prevenção de incapacidade:[63]

- Educação em saúde.
- Diagnóstico e tratamento precoce da doença.
- Avaliação dos contatos e aplicação de BCG.
- Detecção precoce e tratamento adequado das reações e neurites.
- Realização de autocuidados, incluindo, exercícios e utilização de adaptações para as atividades da vida diária.
- Apoio emocional e integração social na família, escola, trabalho e grupos sociais.
- Identificação das necessidades de reabilitação e encaminhamento oportuno.

Tabela 8.10 ■ Esquema de vacinação com BCG para contatos de hanseníase

Avaliação da cicatriz vacinal	Conduta
Sem cicatriz	Prescrever uma dose
Com uma cicatriz de BCG	Prescrever uma dose
Com duas cicatrizes de BCG	Não prescrever nenhuma dose

É imprescindível avaliar a integridade da função neural e o grau de incapacidade física no momento do diagnóstico do caso de hanseníase e do estado reacional, sendo recomendada a utilização do formulário de Avaliação Neurológica Simplificada.[8,63]

Para determinação do grau de incapacidade física devem ser realizados os testes de força muscular e da sensibilidade de olhos, mãos e pés. Recomenda-se a utilização do conjunto de monofilamentos de Semmes-Weinstein (seis monofilamentos: 0,05, 0,2, 2, 4, 10 e 300g) nos pontos de avaliação de sensibilidade em mãos e pés e do fio dental (sem sabor) para os olhos. Nas situações em que não houver a disponibilidade de estesiômetro ou monofilamento lilás, deve-se fazer o teste de sensibilidade de mãos e pés com a ponta da caneta esferográfica.

O formulário para avaliação do grau de incapacidade física deverá ser preenchido e obedecer aos critérios do Ministério da Saúde expressos na Tabela 8.11.[8]

Para a prevenção de incapacidades são fundamentais a avaliação e o monitoramento da função neural com a seguinte frequência:[8,63]

- no início do tratamento;
- a cada 3 meses durante o tratamento, se não houver queixas;
- sempre que houver queixas, como dor em trajeto de nervos, fraqueza muscular, início ou piora de queixas parestésicas;
- no controle periódico de pacientes em uso de corticoides, em estados reacionais e neurites;
- na alta do tratamento; e
- no acompanhamento pós-operatório de descompressão neural com 15, 45, 90 e 180 dias.

Tabela 8.11 ■ Critérios para avaliação e classificação do grau de incapacidade física

Grau	Características
0	**Olhos:** força muscular das pálpebras e sensibilidade da córnea preservadas e conta dedos a 6 metros ou acuidade visual ≥0,1 ou 6:60 **Mãos:** força muscular das mãos preservada e sensibilidade palmar: sente o monofilamento 2g (lilás) ou o toque da ponta de caneta esferográfica **Pés:** força muscular dos pés preservada e sensibilidade plantar: sente o monofilamento 2g (lilás) ou o toque da ponta de caneta esferográfica
1	**Olhos:** diminuição da força muscular das pálpebras sem deficiências visíveis e/ou diminuição ou perda da sensibilidade da córnea: resposta demorada ou ausente ao toque do fio dental ou diminuição/ausência do piscar **Mãos:** diminuição da força muscular das mãos sem deficiências visíveis e/ou alteração da sensibilidade palmar: não sente o monofilamento 2g (lilás) ou o toque da ponta de caneta esferográfica **Pés:** diminuição da força muscular dos pés sem deficiências visíveis e/ou alteração da sensibilidade plantar: não sente o monofilamento 2g (lilás) ou o toque da ponta de caneta esferográfica
2	**Olhos:** deficiência(s) visível(eis) causada(s) pela hanseníase, como: lagoftalmo; ectrópio; entrópio; triquíase; opacidade corneana central; iridociclite e/ou não conta dedos a 6 metros ou acuidade visual <0,1 ou 6:60, excluídas outras causas **Mãos:** deficiência(s) visível(eis) causada(s) pela hanseníase, como: garras, reabsorção óssea, atrofia muscular, mão caída, contratura, feridas **Pés:** deficiência(s) visível(eis) causada(s) pela hanseníase, como: garras, reabsorção óssea, atrofia muscular, pé caído, contratura, feridas

Fonte: Coordenação-Geral de Hanseníase e Doenças em Eliminação – CGHDE/DEVIT/SVS/MS.[8]

Autocuidado apoiado

Autocuidados são procedimentos, técnicas e exercícios que o próprio paciente, devidamente apoiado, incentivado e capacitado, poderá realizar regularmente em seu domicílio e em outros ambientes. Os pacientes devem ser orientados a fazer a autoinspeção diária e, se necessário, devem ser estimulados a usar proteção, especialmente voltada para olhos, nariz, mãos e pés.[8,64]

A prevenção das incapacidades e deformidades decorrentes da hanseníase é realizada por meio de técnicas simples e de orientação ao paciente para a prática regular de autocuidado apoiado. Elas precisam ser aplicadas e ensinadas nas unidades básicas de saúde durante o acompanhamento do paciente e após a alta.[8,64]

Reabilitação

A reabilitação de pessoas com hanseníase e/ou suas sequelas, como em outras patologias, não é um processo simples. Seu objetivo é corrigir e/ou compensar danos físicos, emocionais, espirituais e socioeconômicos, considerando a capacidade e a necessidade de cada indivíduo e adaptando-o à realidade pessoal.[8,65]

O paciente com incapacidade instalada, apresentando mão em garra, pé caído e lagoftalmo, bem como outras incapacidades, como madarose superciliar, desabamento da pirâmide nasal, queda do lóbulo da orelha e atrofia cutânea da face, deverá ser encaminhado para avaliação e indicação de cirurgia de reabilitação em centros de atenção especializada hospitalar, de acordo com os seguintes critérios: ter completado o tratamento PQT e estar sem apresentar estados inflamatórios reacionais e/ou uso de medicamentos antirreacionais há pelo menos 1 ano.[8,65]

Atualmente, existem mais pacientes curados sem danos da função neural e consequentes incapacidades e deformidades, entretanto, considerando todos aqueles que necessitam de reabilitação, mesmo já estando curados, ainda é grande o número de pessoas que se beneficiariam do tratamento especializado.[8,65]

Referências

1. Grossi MAF. Noções de hansenologia. Informe Técnico de Hanseníase, FHEMIG, 1987.
2. Lyon S, Lyon LFP. A doença hanseníase. In: Lyon S, Grossi MAF. Hanseníase. Rio de Janeiro: Medbook, 2013.

3. Moreira TMA, Varkevisser MC. Gender, leprosy and leprosy control: a case study in Rio de Janeiro State, Brasil. Amsterdã: Royal Tropical Institute Publishers, Aug. 2002.
4. Opromolla DVA. Noções de hansenologia. Bauru: Centro de Estudos Dr. Reynaldo Quagliato, 2000.
5. Lana FCFL, Araújo MG, Fonseca PTS. Situação epidemiológica da hanseníase no município de Belo Horizonte/MG – Período 92/97. Hansenologia International 2000; 25(2):121-32.
6. WHO. Weekly epidemiological record, No. 36, 2015, 90, 46-476. 04 Setembro 2015. Disponível em: http://www.who.int/wer. Acesso em 12/09/2015.
7. Brasil. Ministério da Saúde. Secretaria de Vigilância em Saúde. Portal da Saúde. Registro ativo: número e percentual, Casos novos de hanseníase: número, coeficiente e percentual, faixa etária, classificação operacional, sexo, grau de incapacidade, contatos examinados, por estados e regiões, Brasil, 2014. http://portalsaude.saude.gov.br/images/pdf/2015/julho/27/Dados-2014---final.pdf. Acesso em 12/09/2015.
8. Brasil. Ministério da Saúde. Diretrizes para vigilância, atenção, e eliminação da hanseníase como problema de saúde pública: Manual técnico-operacional. Ministério da Saúde, Secretaria de Vigilância em Saúde, Departamento de Vigilância das Doenças Transmissíveis. Brasília: Ministério da Saúde, 2016. Disponível no endereço: http://portalsaude.saude.gov.br/images/pdf/2016/fevereiro/04/diretrizes--eliminacao-hanseniase-4fev16-web.pdf. Acesso em 19/03/2016.
9. Lyon S. Manifestações cutâneas da hanseníase. In: Lyon S, Grossi MAF. Hanseníase. Rio de Janeiro: Medbook, 2013.
10. Sarubi JC, Shibuya MD. Neuropatia na hanseníase. In: Lyon S, Grossi MAF. Hanseníase. Rio de Janeiro: Medbook, 2013.
11. Duerksen F. Comprometimento neural em hanseníase. In: Duerksen F, Virmond M. Cirurgia reparadora e reabilitação em hanseníase. 1. ed. Greenvile (SE): ALM International, 1997.
12. Rodrigues MM, Galindo JCS, Silva PG, Grossi MAF, Penna GO. Hanseníase. In: Rodrigues MM. Dermatologia: do nascer ao envelhecer. Rio de Janeiro: Medbook, 2012.
13. Klioze AM, Ramos-Caro FA. Visceral leprosy. International Journal of Dermatology 2000; 39(9):641-58.
14. Britton WJ, Lockwood DNJ. Seminar leprosy. The Lancet 10 Apr. 2004; 363:1209-19.
15. Oskam L, Slim E, Bührer-Sékula S. Serology: recent developments, strengths, limitations and prospects: A state of the art overview. Leprosy Review 2003; 74:196-205.
16. Summary of the Report of The International Leprosy Association Technical Forum. Int J Lepr Other Micobact Dis Paris, France, Mar. 2002; 70(1 supp.).
17. Bührer-Sékula S, Smits HL, Gussenhoven GC et al. Simple and fast lateral flow test for classification of leprosy patients and identification of contacts with high risk of developing leprosy. Journal of Clinical Microbiology May 2003; 41(5):1991-5.
18. World Health Organization. Guide to the elimination of leprosy as a public health problem. Who/CDS/CPE/CEE/2000.14. Disponível em <http://www.who.int/lep/disease/Eliminate_Leprosy_V8.pdf>. Acesso em: 15/10/2004.
19. Lehman LF, Orsini MBP, Grossi MAF, Villarroel MF. A mão na hanseníase. In: Freitas PP. Reabilitação da mão. São Paulo: Atheneu, 2005:301-18.
20. Araújo MG. Hanseníase no Brasil. Artigo de atualização. Revista da Sociedade Brasileira de Medicina Tropical maio-jun. 2003; 36(3):373-82.
21. Lyon S, Lyon-Moreira H. Marcadores biológicos na hanseníase. In: Lyon S, Grossi MAF. Hanseníase. Rio de Janeiro: Medbook, 2013.
22. Brasil. Ministério da Saúde. Guia para o controle da hanseníase. Brasília, 2002 (Cadernos de Atenção Básica, nº 10).
23. Moschella SL. An update on the diagnosis and treatment of leprosy. J Am Acad Dermatol 2004; 51:417-26.
24. Brasil. Ministério da Saúde. Secretaria de Vigilância em Saúde. Departamento de Vigilância Epidemiológica. Guia de Vigilância Epidemiológica. 7. ed. (Série A. Normas e Manuais Técnicos). Brasília: Ministério da Saúde, 2009. 816 p.
25. Sarubi JC, Marcello-Júnior HB. Baciloscopia. In: Lyon S, Grossi MAF. Hanseníase. Rio de Janeiro: Medbook, 2013.
26. Lyon-Moura AC, Pedrosa MS. Histopatologia da hanseníase. In: Lyon S, Grossi MAF. Hanseníase. Rio de Janeiro: Medbook, 2013.
27. Oliveira MLW. Infecção por micobactérias. In: Ramos-e-Silva M, Castro MCR. Fundamentos de dermatologia. Rio de Janeiro: Atheneu, 2010.
28. Sarubi JC, Shibuya MD. Neuropatia na hanseníase. In: Lyon S, Grossi MAF. Hanseníase. Rio de Janeiro: Medbook, 2013.
29. Rodrigues Júnior IA, Gresta LT. Testes de sensibilidade cutânea. In: Lyon S, Grossi MAF. Hanseníase. Rio de Janeiro: Medbook, 2013.
30. Brasil. Ministério da Saúde. Manual de Prevenção de Incapacidades. Ministério da Saúde, Secretaria de Vigilância em Saúde. Departamento de Vigilância Epidemiológica. 3. ed. Brasília (DF), MS, 2008.
31. Villarroel MF, Orsini MB, Grossi MAF, Antunes CM. Impaired warm and cold perception thresholds in leprosy skin lesions. Leprosy Review 2007; 78:110-21.
32. Villarroel MF, Orsini MBP, Lima RC, Antunes CMF. Comparative study of the cutaneous sensation of leprosy-suspected lesions using Semmes-Weinstein monofilaments and quantitative thermal testing. Leprosy Review 2007; 78:102-9.
33. Brasil. Ministério da Saúde. Guia de procedimentos técnicos: Baciloscopia em hanseníase. Série A: Normas e manuais técnicos. Brasília, 2010.
34. Ridley DS, Jopling WH. Classification of leprosy according to immunity. A five-group system. Int J Lepr 1966; 34:255-73.
35. Bogliolo L. Patologia. 5. ed. Rio de Janeiro: Guanabara Koogan, 1994:788-9, 1057-60.
36. Breman PJ, Barrow WW. Evidence for species lipid antigens in Mycobacterium leprae. Int J Lepr Other Micobact Dis, Paris, France, 1980; 48:382-7.
37. Bührer-Sékula S, Visschedijk J, Grossi MAF et al. Flow test as a point of care test for leprosy control programmes: potential effects on classification of leprosy patients. Leprosy Review 2007; 78:70-9.
38. Castorina-Silva R. Sorologia na hanseníase. In: Lyon S, Grossi MAF. Hanseníase. Rio de Janeiro: Medbook, 2013.
39. Grossi MAF, Leboeuf MAA, Andrade ARC, Lyon S, Antunes CMF, Bührer-Sékula S. The influence of ML Flow test in leprosy classification. Rev Soc Bras Med Trop 2008; 41:34-8.
40. Lyon S, Castorina-Silva R, Lyon-Moura AC et al. Association of the ML flow serological test with slit skin smear. Rev Soc Bras Med Trop 2008; 41:23-6.
41. Eichelmann K et al. Lepra: puesta al día. Definición, patogénesis, clasificación, diagnóstico y tratamiento. Actas Dermosifiliogr 2012. Disponível em: http://dx.doi.org/10.1016/j.ad.2012.03.003.
42. Mitsuda K. On the value of a skin reaction to a suspension of leprous nodules. JAP, J. Dermatol Urol 1919; 19:698- 708 (republicado em Inst Lepr 1953; 21:347-58).
43. Hayashi Y. On a pure culture of leprosy bacilli skin reaction by means of the pure culture suspensions. J Bacteriol 1918; 272:51-3 (republicado em Int J Leprosy 1933; 1:31-8).
44. Santos AR, Miranda AB, Sarno EN, Suffys PN, Degrave WM. Use of PCR-mediated amplification of Mycobacterium leprae DNA in different types of clinical samples for the diagnosis of leprosy. J Med Microbiol 1993; 39:298-304.
45. Oliveira SG, Talhari S, Neves RG, Talhari AC. Manifestações neurológicas e diagnóstico diferencial. In: Talhari S, Neves RG, Penna GO, Oliveira MLW. Hanseníase. Dermatologia Tropical. 4. ed. Manaus, 2006.

46. Congreso Internacional de Leprologia, Madrid, 1953. Memória. Madrid: Association Inaternacional de La Lepra, 1953.
47. Gallo EM, Nery AC, Junior LANR, Sales AM, Albuquerque ECA. Alocação do paciente hanseniano na poliquimioterapia: correlação da classificação baseada no número de lesões cutâneas com os exames baciloscópicos. Anais Brasileiros de Dermatologia, Rio de Janeiro, jul./ago. 2003; 78(4):415-24.
48. Lyon S. Classificação e formas clínicas da hanseníase. In: Lyon S, Grossi MAF. Hanseníase. Rio de Janeiro: Medbook, 2013.
49. Talhari S, Neves RG, Oliveira MLW et al. Manifestações cutâneas e diagnóstico diferencial. In: Talhari S, Neves RG, Penna GO, Oliveira MLW. Hanseníase. Medicina Tropical. 4. ed. Manaus, 2006.
50. Foss NT, Souza CS, Goulart IMB, Gonçalves HS, Virmond M. Sociedade Brasileira de Hansenologia e Sociedade Brasileira de Dermatologia. Hanseníase: Episódios Reacionais. Projeto Diretrizes da Associação Médica Brasileira e Conselho Federal de Medicina, 2003.
51. Andrade ARC, Lehman LF, Schreuder PAM, Fuzikawa PL (eds.) Como reconhecer e tratar as reações hansênicas. 2. ed. Coordenadoria Estadual de Dermatologia Sanitária, Secretaria de Estado da Saúde de Minas Gerais. Belo Horizonte, 2007.
52. Brasil. Ministério da Saúde. Secretaria de Vigilância em Saúde. Corticosteroide em Hanseníase. Orientações para uso. Brasília: Ministério da Saúde, 2010.
53. Lyon S. Manifestações cutâneas da hanseníase. In: Lyon S, Grossi MAF. Hanseníase. Rio de janeiro: Medbook, 2013.
54. Castorina-Silva R. Tratamento da hanseníase. In: Lyon S, Grossi MAF. Hanseníase. Rio de Janeiro: Medbook, 2013.
55. Castorina-Silva R. Efeitos adversos dos medicamentos utilizados no tratamento da hanseníase. In: Lyon S, Grossi MAF. Hanseníase. Rio de Janeiro: Medbook, 2013.
56. Gonçalves HS, Penna GO, Oliveira MLW, Neves RG, Talhari S. Tratamento. In: Talhari S, Neves RG, Penna GO, Oliveira MLW. Hanseníase. Dermatologia tropical. 4. ed. Manaus, 2006.
57. Legendre DP, Muzny CA, Swiatlo E. Reviews of therapeutics. Hansen's disease (leprosy): Current and future pharmacotherapy and treatment of disease-related immunologic reactions. Pharmacotherapy 2012; 32(1):27-37.
58. Silva IMCB, Oliveira CAP, Guedes WRCA, Oliveira BB, Oliveira DAP, Guedes Filho G. Agranulocytosis induced by multidrug therapy in leprosy treatment: A case report. The Brazilian Journal of Infectious Diseases 2009; 13(1):158-60.
59. Brasil. Ministério da Saúde. Agência Nacional de Vigilância Sanitária. Resolução da Diretoria Colegiada – RDC nº 11, de 22 de março de 2011.
60. Ji B, Chauffour A, Andries K, Jarlier V. Bacterial activities of R207910 and other newer antimicrobial agents against Mycobacterium leprae in mice. Antimicrob Agents Chemother 2006; 50:1558-60.
61. Andries K, Verhasselt P, Guillemont J et al. A diarylquinoline drug active on ATP synthase of Mycobacterium tuberculosis. Science 2005; 307-7.
62. Brasil. Ministério da Saúde. Secretaria de Vigilância em Saúde. Departamento de Vigilância Epidemiológica. Doenças Infecciosas e Parasitárias: Guia de Bolso. 8. ed. rev. Brasília, 2010.
63. Brasil. Ministério da Saúde. Secretaria de Vigilância em Saúde. Manual de prevenção de incapacidades (cadernos de prevenção e reabilitação em hanseníase – nº 1). Brasília: Ministério da Saúde, 2008.
64. Brasil. Ministério da Saúde. Secretaria de Vigilância em Saúde. Autocuidado em Hanseníase: face, mãos e pés (usuários). Brasília: Ministério da Saúde, 2010.
65. Brasil. Ministério da Saúde. Secretaria de Vigilância em Saúde. Manual de reabilitação e cirurgia em hanseníase (cadernos de prevenção e reabilitação em hanseníase – nº 4). Brasília: Ministério da Saúde, 2008.

Parte B
Aplicação das Técnicas de Biologia Molecular em Auxílio ao Diagnóstico de Hanseníase

Maísa Neiva Santos Hernandez
Fabiana Rocha da Silva
Rachel Basques Caligiorne

MYCOBACTERIUM LEPRAE

O *Mycobacterium leprae* é um bacilo álcool-ácido-resistente, ou seja, cora-se em vermelho pela fucsina e não se descolora pelo álcool nem pelos ácidos[1]. Trata-se de um parasita intracelular, sendo a única espécie de micobactéria que infecta os nervos periféricos, especificamente as células de Schwann.[2,3]

O gênero *Mycobacterium* é composto por bacilos aeróbios, não formadores de esporos e sem motilidade. A parede celular é rica em lipídios, o que torna a superfície hidrofóbica.[1,4,5] A estrutura da parede celular se assemelha à de uma bactéria gram-positiva, por sua espessa camada de peptoglicano e ausência da camada externa. Entretanto, seu esqueleto é diferenciado por estar ligado covalentemente a moléculas de ácido micólico-arabinogalactano e recoberto por lipídios livres e polipeptídeos. Os lipídios são responsáveis por 60% do peso seco da parede celular, o que dificulta sua coloração com corantes anilinas básicas.[5] As cadeias de peptídeos na camada externa constituem 15% do peso seco da parede celular e consistem em antígenos biologicamente importantes, que estimulam a resposta imune celular do paciente.[1,6]

O gênero é formado por 74 espécies, das quais, apenas 28 têm sido associadas a doenças em humanos. As mais importantes são *M. leprae*, agente da hanseníase, e *M. tuberculosis*, agente da tuberculose.

O complexo *M. avis-intracellulare* (MAI) tem causado infecções em indivíduos imunossuprimidos, principalmente nos infectados pelo HIV.[4] A exposição ambiental pode resultar em colonização das vias respiratórias e gastrointestinal, ocorrendo bacteriemia transitória seguida de invasão dos tecidos. As demais espécies de *Mycobacterium* (*M. ulcerans, M. kansasii, M. fortuitum, M. chelonae, M. abcessus, M. haemophilum*) causam doenças raras, tendo os indivíduos imunossuprimidos como alvo principal.[4]

ISOLAMENTO E CULTIVO

Os bacilos álcool-ácido-resistentes típicos, isoladamente ou em feixes paralelos, ou ainda em massas globulares, são encontrados regularmente em raspados de pele ou mucosas, principalmente no septo nasal de pacientes com hanseníase virchowiana.[1,7,8] Os bacilos são frequentemente encontrados no interior das células endoteliais dos vasos sanguíneos e em células mononucleadas. Não é possível cultivar essa bactéria em meios artificiais, sendo necessário cultivá-la em meios celulares.[1,7-9]

O diagnóstico da doença é dificultado pela incapacidade de cultivo do bacilo de Hansen e pela dificuldade de detecção de casos subclínicos, ou seja, aqueles indivíduos que estão infectados, mas que não apresentam os sintomas característicos. Desse modo, as técnicas de biologia molecular, como a amplificação de regiões genômicas espécie-específicas, por meio da técnica de reação em cadeia da polimerase (PCR), dão suporte ao diagnóstico da doença e à identificação de cepas. Essas técnicas permitem a detecção do DNA da bactéria nos tecidos do hospedeiro, sem necessitar passar pela etapa de cultivo.[2,10]

Em virtude das exigências nutricionais, as micobactérias crescem muito lentamente, em 8 a 10 semanas de cultivo, como é o caso das espécies do complexo MAI e de *M. tuberculosis*. O *M. leprae* é a única espécie do gênero incapaz de crescer em meios artificiais, necessitando de cultura de células para se replicar.[2,8] O tempo de multiplicação do bacilo é de 11 a 16 dias, e apenas 1% parece permanecer viável por até 7 dias no meio ambiente.[5,8]

GENOMA DA MICOBACTÉRIA

Em 2001 foi publicada a sequência completa do genoma do *M. leprae,* cujo estudo foi coordenado por Stewart Cole, do Instituto Pasteur, França.[10]

Sabe-se que o genoma da micobactéria possui cerca de 3.268.230 pares de bases, sendo 1.100 pseudogenes, quantidade relativamente grande em comparação com as demais espécies (Figura 8.47). Apesar de apresentar um genoma muito pequeno e apenas uma pequena porcentagem de genes ativos (apenas 1.614 genes), o *M. leprae* é fortemente adaptado ao organismo do hospedeiro.[10] Esse aparente processo de estagnação evolutiva indica que houve rearranjos e deleções no genoma que o tornaram adaptado e muito estável no organismo do hospedeiro humano.[11]

Com os dados sobre o genoma do *M. leprae* tem sido possível avançar na padronização de métodos de biologia molecular aplicados ao diagnóstico e à epidemiologia da doença.[12]

Graças ao sequenciamento do genoma tem sido possível identificar, expressar e purificar cerca de 40 proteínas do *M. leprae*, importantes candidatas a se tornarem marcadores moleculares para o diagnóstico da doença. A partir das sequências dos genes dessas proteínas é possível desenhar sondas e iniciadores que se ligam exclusivamente nessas sequências e são

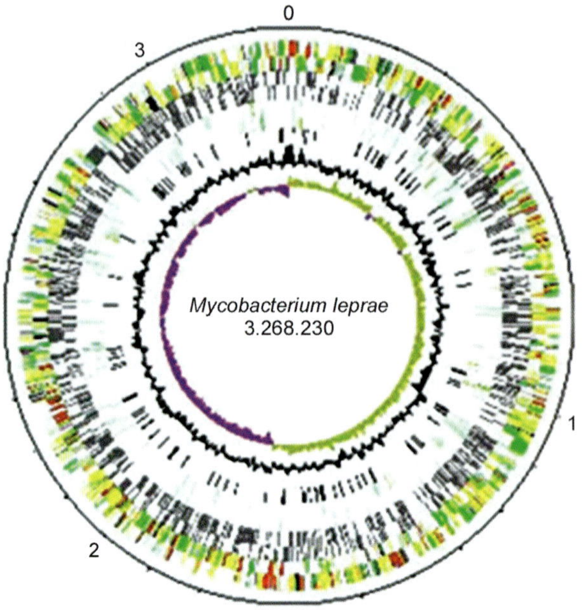

Figura 8.47 ■ Mapa do genoma circular do *Mycobacterium leprae*, contendo 3.268.230 pares de bases, mostrando a orientação dos genes conhecidos, pseudogenes e sequências repetitivas. A escala do genoma está representada pelos números fora do círculo. Os números 0, 1, 2 e 3 correspondem a 0, 1.000, 2.000 e 3.000 pares de bases, respectivamente. (Disponível em: http://www.pasteur.fr/recherche/unites/Lgmb/mycogenomics.html.)

usadas nas reações de PCR. A reação de PCR inicia-se com o anelamento de iniciadores em regiões específicas do genoma e a partir desse pareamento a enzima *Taq DNA polimerase* começa a polimerização da primeira fita cópia. Em seguida, as próprias fitas cópias se tornam moldes para as próximas polimerizações e, assim, em uma escala exponencial, o genoma do agente é polimerizado, chegando a obter milhares de cópias a partir de uma única fita molde de DNA do agente (Figura 8.48). Pode-se desenhar uma sonda fluorescente que se anela nessas sequências específicas, fazendo com que o produto da PCR seja visualizado por aparelhos que detectam fluorescências e, assim, demonstram o resultado positivo da reação.

As reações de PCR possibilitam detectar o bacilo mesmo quando em quantidades mínimas na lesão ou no sangue do paciente.[12-14] Para o melhor desempenho da técnica de PCR é importante que o desenho dos iniciadores e sondas seja bastante preciso, evitando que ocorram reações cruzadas com outros genomas.

APLICAÇÃO DAS TÉCNICAS DE BIOLOGIA MOLECULAR EM ESTUDOS DE TAXONOMIA E IDENTIFICAÇÃO DE ESPÉCIES E PARA DIAGNÓSTICO E EPIDEMIOLOGIA DA HANSENÍASE

Para padronização de um método eficiente de identificação de espécies e diagnóstico de doenças é necessário, primeiramente, estudo intensivo sobre a taxonomia e filogenia entre as espécies, para comparação dos genomas e identificação das

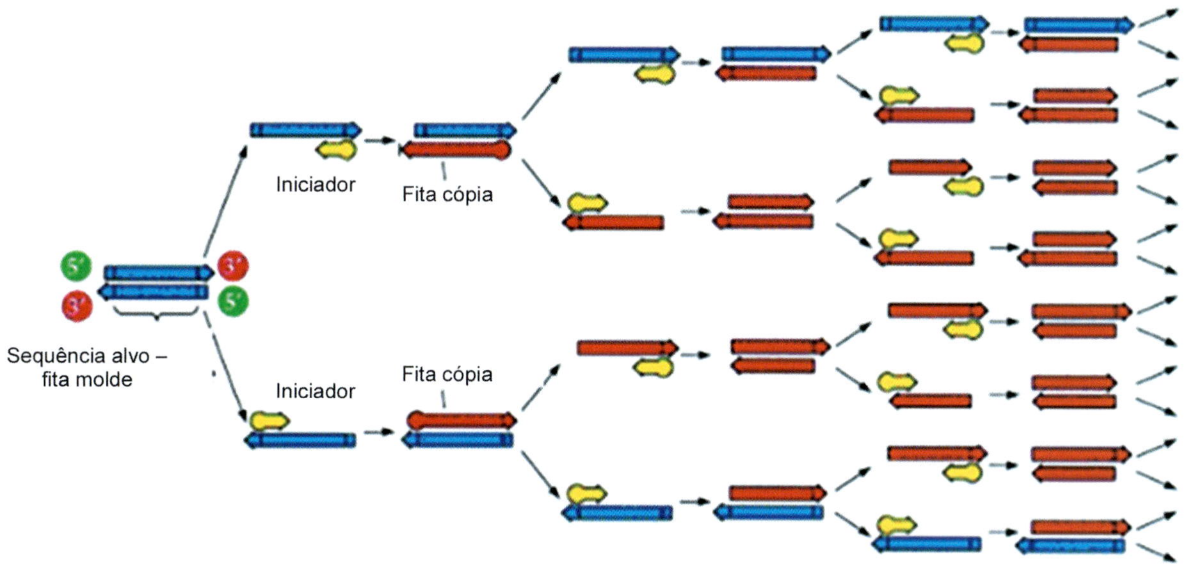

Figura 8.48 ■ Esquema dos passos da reação de PCR, que começam com o anelamento dos iniciadores na sequência-alvo e, em seguida, ocorre a polimerização das fitas moldes, multiplicando o fragmento de DNA desejado. A enzima *Taq DNA polimerase* (não demonstrada no esquema) é responsável por copiar o DNA. (Disponível em: (http://www.odec.ca/projects/2005/anna5m0/public_html/methods.htm.).

diferenças e semelhanças existentes. O achado de regiões polimórficas entre os genomas identifica as regiões espécie-específicas que podem ser usadas como marcadores moleculares de identificação de espécies e diagnóstico de doenças. Somente após o desenho de um bom marcador espécie-específico no genoma de um agente etiológico é possível desenvolver uma técnica de diagnóstico com especificidade entre 98% e 100%.

As análises filogenéticas das principais espécies do gênero *Mycobacterium* (*M. tuberculosis, M. bovis, M. leprae* e *Mycobacterium avium* spp *paratuberculosis*) têm sido amplamente realizadas.[13,14] Uma análise comparativa dos produtos gênicos das vias metabólicas revelou maiores diferenças entre as espécies quanto aos produtos gênicos constituintes da parede celular e as famílias dos genes que codificam as proteínas *acidic glycine-rich* (PE/PPE/PGRS).[2]

A bioinformática foi utilizada para comparação dos genes presentes nos genomas de *M. leprae, M. tuberculosis, M. bovis* e *M. avium paratuberculosis* que codificam as proteases.[16] A partir dessa comparação foi observada a grande conservação dos genes que codificam as proteases no *M. leprae*, em relação à de outras famílias de genes.[16] Os genes das proteases são essenciais para a sobrevida no hospedeiro, podendo ser bons candidatos a se tornar marcadores para o diagnóstico da doença.[16]

Algumas regiões repetitivas do genoma do bacilo têm sido utilizadas como marcadores moleculares, não apenas por seu alto grau de especificidade, mas também por aumentar a possibilidade de detecção do DNA em amostras biológicas, justamente por serem regiões que se repetem ao longo do genoma. Uma das metodologias mais utilizadas tem sido a RELP (*repetitive element length polimorphism*), que compara as espécies pelo número de repetições em seus genomas.[17] Iniciadores para região repetitiva RLEP já foram utilizados com sucesso para amplificar o DNA bacilo em amostra de pacientes com hanseníase, apresentando índice baciloscópico (IB) igual a zero.[17] Essa região é um bom marcador molecular e pode ser utilizada para determinação da carga bacteriana, uma vez que coincidiu com os achados dos IB em raspados dérmicos de pacientes infectados.[17]

Vários estudos têm demonstrado que outras regiões repetitivas, como as VNTR (*variable number tandem repeat*), também são bons marcadores moleculares, capazes de distinguir as cepas do *M. leprae*.[18] Há 475 VNTR no genótipo de *M. leprae*, descritas a partir de cepas de seis países nos quais a hanseníase é endêmica. O grau de variação genética do *M. leprae* é extremamente baixo nessa região do genoma.[19] A genotipagem das VNTR possibilitou grandes avanços na epidemiologia molecular da hanseníase. As VNTR com grande variedade são ferramentas úteis para análise da genotipagem e sua transmissão em pequenas áreas, enquanto as VNTR com pequeno grau de variação são favoráveis para investigar a transmissão global da hanseníase.

LIMITE DE DETECÇÃO DA TÉCNICA DE PCR

Pesquisas que visam avaliar a aplicação da PCR utilizando uma região espécie-específica no genoma do *M. leprae* vêm aprimorando o diagnóstico e a epidemiologia da hanseníase.[2,17,21,22]

A PCR é a técnica que, em relação a outros exames, consegue detectar o menor número de bacilos.[23,24] É capaz de detectar o DNA de pequenas quantidades de bacilos em sangue,[12,25,26] raspado dérmico,[12,27,28] biópsia de lesão,[12,29,30] nervo,[30] *swab* nasal[7,21,26] e urina.[31]

A PCR possibilitou a detecção de *M. leprae* em amostras de espécies que viveram há mais de 1.000 anos.[32] Algumas publicações têm demonstrado a aplicabilidade da técnica de PCR na detecção do genoma da micobactéria em amostras biológicas, amplificando sequências de DNA de genes que codificam proteínas de 18kDa, 36kDa e 65kDa, Ag 85, hsp65, 16S-rRNA e sequências específicas repetitivas de *M. leprae*, ou seja, RELP.[17,24,29,33]

DIFERENTES METODOLOGIAS DE PCR

Algumas variações da técnica de PCR vêm aumentando a sensibilidade e a especificidade da amplificação do DNA do *M. leprae*. A primeira a ser padronizada foi a PCR convencional, que vem sendo amplamente utilizada por apresentar custo acessível e por ser de fácil implantação em um laboratório de pesquisas clínicas.[2,33]

A "Nested-PCR" é uma pequena modificação na técnica de PCR, uma vez que apenas repete a reação de PCR usando o próprio produto de amplificação da primeira reação na segunda, aumentando, assim, a sensibilidade da técnica e a chance de detecção do DNA do agente nos tecidos do hospedeiro.[34]

A PCR-multiplex utiliza mais de um par de iniciadores na reação, aumentando, assim, as possibilidades de anelamento no genoma do agente e, portanto, de detecção desse genoma nos tecidos do hospedeiro. A coloração Fite-Faraco (FF), combinada com a PCR multiplex, foi considerada eficaz para o diagnóstico rápido e precoce da doença, comparada aos métodos padrões (coloração de hematoxilina e eosina [HE] e de Ziehl-Neelsen [ZN]).[35] Os testes foram realizados em fragmentos de biópsia divididas em quatro e submetidos aos quatro testes. Os resultados obtidos nesse estudo demonstram que a PCR combinada com a coloração FF possibilita diagnóstico rápido e definitivo com base nos seguintes dados de sensibilidade: sensibilidade de 87,8% da PCR, de 74,6% da coloração de FF, de 70,6 da coloração de HE e de 59;9% da coloração de ZN.

A PCR quantitativa, ou *quantitative real-time PCR* (qPCR), detecta o genoma do agente por fluorescência, e, para isso, é utilizada uma sonda fluorescente, que se anela em regiões espécie-específicas dos genomas. Assim como a PCR convencional, a PCR em tempo real (qPCR) consiste na amplificação exponencial *in vitro* de uma sequência-alvo do genoma de um organismo. No entanto, a qPCR detecta o momento da primeira amplificação por causa da emissão da fluorescência da sonda, ao contrário da PCR convencional, que detecta o produto acumulado ao final de todos os ciclos.

Estudo comparativo entre as técnicas de PCR convencional e a qPCR, utilizando como alvo o complexo do gene 85 de *M. leprae*, demonstrou 100% de especificidade para o agente. Entretanto, a qPCR apresentou 91,3% de sensibilidade, enquanto a PCR convencional apresentou apenas 82,6%. Diante desses resultados, é sugerido o emprego da qPCR nos casos de difícil diagnóstico da hanseníase.

A PCR reversa, ou *reverse transcriptase* (RT-PCR), consiste na amplificação de um gene a partir de seu DNA complementar (cDNA). O cDNA é formado a partir da transcrição reversa de um RNA mensageiro pela enzima *transcriptase reversa*, o que ocorre normalmente nas células e pode também ser realizado *in vitro*. Após a formação do cDNA, este será amplificado pela técnica de PCR. Muitos estudos têm aplicado a técnica de RT-PCR para a detecção do RNA mensageiro do *M. leprae*.[36,37] A presença do mRNA significa que o agente está na sua forma ativa, ou seja, está sintetizando proteínas. Desse modo, a detecção do mRNA pode ser usada como medida de viabilidade do bacilo. Entretanto, a detecção do mRNA é relativamente difícil porque o mRNA é lábil e há poucas cópias em cada célula, comparado com o DNA.[38]

A detecção do DNA e do mRNA tem diferentes objetivos para o diagnóstico da hanseníase. A detecção do DNA do agente indica a positividade da doença. A presença de mRNA indica que o patógeno é viável, podendo ser uma importante ferramenta de acompanhamento do tratamento e controle de cura da doença.[32]

A RT-PCR pode ser seguida de uma PCR convencional ou mesmo uma qPCR. A diferença entre PCR convencional e qPCR está na detecção de mRNA, principalmente nos pacientes com raspado dérmico negativo.[39] Um estudo recente, utilizando a RT-PCR seguida de qPCR, quantificou a expressão do gene *hsp18*, que codifica a proteína de choque térmico de *18K*Da, e o gene *esxa*, que codifica a proteína ESAT-4 para verificar a existência de *M. leprae* viáveis em tecido de camundongos infectados.[40] Como controle foi utilizada a expressão de regiões repetitivas RLEP também com sonda. Os resultados demonstraram que a qPCR utilizando os alvos *hsp18* e *esxA* qRT-PCR é uma ferramenta útil e eficaz para testes de viabilidade, além de ser indicador molecular sensível. Essa técnica detecta com veracidade a viabilidade do *M. leprae* em tecidos sem a necessidade de isolamento bacteriano.[40]

Os miRNAs influenciam a regulação de genes que resultam em doenças infecciosas, como as causadas pelas micobactérias. Foram avaliados os miRNA MiR21 e MiR181a para análise da suscetibilidade ao *M. leprae*. Os resultados obtidos mostraram que nos tecidos de pacientes doentes o MiR21 é superexpresso e que em PBMC o MiR181a é subexpresso. A detecção desses miRNA pode ser usada como biomarcador de diagnóstico e prognóstico.[41]

A técnica de PCR também tem sido utilizada para auxiliar a classificação de pacientes multibacilares (MB) e paucibacilares (PB). A técnica mostrou ser mais eficiente para a detecção de MB em tratamento e em PB pós-tratamento. Um estudo com técnica de qPCR, empregando diversos alvos simultaneamente, obteve índice de detecção de 100% de MB e de 80% de PB, com especificidade de 100%. Os alvos utilizados foram as sequências dos genes dos antígenos de 36kDa, 18kDa, 65kDa, complexo 85, rDNA 16s, RLEP e TTC em DNA extraído de biópsias.[13,23,24,33,42]

Existem inúmeras variações da técnica de PCR, com os respectivos aprimoramentos na sensibilidade e na especificidade. Entretanto, vale ressaltar que as técnicas de biologia molecular são ferramentas que apenas auxiliam o diagnóstico da hanseníase, assim como de outras doenças. Será sempre imprescindível que o médico combine os achados da PCR com os dados clínicos, sorológicos e epidemiológicos para então concluir o diagnóstico e iniciar o tratamento e o acompanhamento para a cura do paciente.

EPIDEMIOLOGIA MOLECULAR

A biologia molecular também tem sido uma importante ferramenta a ser utilizada na epidemiologia da hanseníase. A presença de DNA de *M. leprae* foi comprovada em 47% das amostras de água em áreas endêmicas na Indonésia.[20] Em outro estudo, utilizando qPCR e tendo como alvo a região do gene 16S rRNA, *M. leprae* viáveis foram encontrados em 35% das amostras do solo de áreas endêmicas na Índia.[43]

Alguns estudos epidemiológicos têm demonstrado a aplicação da biologia molecular na detecção do DNA do *Mycobacterium* em contatos de pacientes com hanseníase. Esses estudos utilizam em geral amostras de mucosa nasal e oral, havendo poucos estudos realizados com sangue periférico. Um grande estudo epidemiológico, utilizando a qPCR e o alvo ML0024, foi realizado para detecção dos bacilos a partir do DNA extraído de amostras de sangue periférico de 200 pacientes com hanseníase e 826 contatos domiciliares. A detecção foi de 22% (44/200) do total de amostras de pacientes com hanseníase, sendo 23,2% (16/69) em PB e 21,4% (28/131) em MB. Já a positividade entre os contatos foi de 1,2% (10/826). Nos 7 anos seguintes do estudo, 26 dos 826 contatos desenvolveram hanseníase. Comparando os resultados dos contatos saudáveis com aqueles que ficaram doentes, a positividade da qPCR utilizando como alvo o gene ML0024 qPCR no momento do diagnóstico o risco foi de 14,78 vezes maior para o aparecimento da hanseníase. A qPCR também pode ser utilizada com o alvo ML0024 ou outro alvo como marcador combinado com os demais marcadores de prognóstico para o gerenciamento de contatos.[44]

Em estudo com amostras de muco nasal de contatos intradomiciliares de pacientes na Colômbia houve 12,8% de positividade na PCR utilizando o gene LSR/A15, que codifica a proteína de 15kDa do *M. leprae*. Outro estudo, realizado com 4.903 pacientes em uma área endêmica da Indonésia, mostrou que os contatos intradomiciliares com PCR positiva para DNA do *M. leprae* no nariz apresentam risco quase dez vezes maior de desenvolver hanseníase, comparados com os não contatos. De acordo com esse estudo, pessoas que têm mais de sete contatos intradomiciliares apresentam risco três vezes maior, quando comparado a lares de uma a quatro pessoas.[46]

As reações de PCR são capazes de detectar o DNA de *M. leprae* em diferentes amostras biológicas, como sangue periférico, urina, liquor, raspado dérmico e biópisa. A PCR no sangue pode ser padronizada para auxiliar o diagnóstico da hanseníase, principalmente nos casos em que as técnicas convencionais não resolvem o diagnóstico, uma vez que seria a técnica menos invasiva ao paciente. Além disso, será importante realizar a PCR em sangue periférico de todos os contatos, usando essa técnica como importante instrumento no controle da infecção entre o paciente e seus contatos.

A técnica de PCR não apresenta um custo elevado, sendo aplicável em laboratórios clínicos devido ao baixo custo atual dos reagentes necessários. Será necessária a implantação de um laboratório de biologia molecular, com a aquisição de um aparelho termociclador e de eletroforese e, evidentemente, o treinamento de um profissional qualificado para realizar as reações e interpretá-las.

Referências

1. Talhari SP, Penna GO, Gonçalves HS, Oliveira MLW, de Andrade ARC. Hanseníase 1ª ed, Manaus: Di livros, 2014. 1p-5-p
2. Barbosa VG. Aplicação da técnica de PCR na detecção do Mycobacterium leprae em pacientes do ambulatório de hanseníase da Santa Casa de Belo Horizonte. Dissertação Mestrado. Belo Horizonte, 2011. 98p.
3. Brasil, Ministério da Saúde. Vigilância em saúde: Dengue, esquistossomose, hanseníase, malária, tracoma e tuberculose. Brasília: Ministério da Saúde, 2008.
4. Sampaio SAP, Rivitti EA. Dermatologia. São Paulo: Artes Médicas, 2011. 689p.
5. Rees RJ, Young DB. The microbiology of leprosy. In: Hasting RC. Opromolla DVAL. Leprosy. Edinburgh: Churchill Livingstone,1985; 3: 35-52.
6. Cook G, Berney M, Gebhard S. Physiology of mycobacteria, advances in microbial physiology 2009; 55:81-182.
7. Pontes ARB, Almeida MGC, Xavier MB, Quaresma JAS, Yassui EA. Detecção do DNA de Mycobacterium leprae em secreção nasal. Rev Bras Enferm; 2008. 61(spe): 734-737.
8. Lyon S, Grossi M AF. Hanseníase. Rio de Janeiro: Medbook, 2013: 57-70
9. Lastória JC, Morgado de Abreu MAM. Hanseníase: revisão dos aspectos epidemiológicos, etiopatogênicos e clínicos – Parte I. An Bras Dermatol 2014; 89(2):205-19.
10. Cole ST, Eiglmeier K, Parkhill J et al. Massive gene decay in the leprosy bacillus. Nature 2001 Feb 22; 409(6823):1007-11.
11. Muro EM, Mah N, Moreno-Hagelsieb G, Andrade-Navarro MA. The pseudogenes of Mycobacterium leprae reveal the functional relevance of gene order within operons. Nucleic Acids Res 2011 Mar 1; 39(5):1732-8
12. Santos AR, Miranda AB, Sarno EN, Suffys PN, Degrave WM. Use of PCR- mediated amplification of Mycobacterium leprae DNA in different types of clinical samples for the diagnosis of leprosy. J Med Microbiol 1993 Oct; 39(4):298-304.
13. Yoon KH, Cho SN, Lee MK et al. Evaluation of polymerase chain reaction amplification of Mycobacterium leprae specific repetitive sequence in biopsy specimens from leprosy patients. J Clin Microbiol 1993 Apr; 31(4):895-9.
14. Goulart IMB, Cardoso AM, Santos MS, Gonçalves MA, Pereira JE, Goulart LR. Detection of Mycobacterium leprae DNA in skin lesions of leprosy patients by PCR may be affected by amplicon

size. Arch Dermatol Res 2007; 299:267-71.
15. Marri PR, Bannantine JP, Golding GB. Comparative genomics of metabolic pathways in Mycobacterium species: gene duplication, gene decay and lateral gene transfer. FEMS Microbiol Rev 2006; 30(6):906-25.
16. Ribeiro-Guimarães ML, Pessolani MC. Comparative genomics of mycobacterial proteases. Microb Pathog 2007 Nov-Dec; 43(5-6):173-8.
17. Martinez AN, Lahiri R, Pittman TL, Scollard D, Truman R, Moraes MO, Williams DL. Molecular determination of Mycobacterium leprae viability by use of real-time PCR. J Clin Microbiol 2009 Jul;47(7): 2124-30.
18. Gillis T, Vissa V, Matsuoka M, Young S, Richardus JH, Truman R, Hall B, Brennan P, Ideal Consortium Partners. Characterisation of short tandem repeats for genotyping Mycobacterium leprae. Lepr Rev 2009 Sep; 80(3):250-60.
19. Hall BG, Salipante SJ.Molecular epidemiology of Mycobacterium leprae as determined by structure-neighbor clustering. J Clin Microbiol 2010 Jun; 48(6):1997-2008.
20. Matsuoka M. Recent advances in the molecular epidemiology of leprosy. Nihon Hansenbyo Gakkai Zasshi 2009 Feb; 78(1):67-73
21. Patrocínio LG, Goulart IM, Goulart LR, Patrocínio JA, Ferreira FR, Fleury RN. Detection of Mycobacterium leprae in nasal mucosa biopsies by polymerase chain reaction. FEMS Immunol Med Microbiol 2005 jun; 44(3):311-6.
22. Santos GG, Marcucci G, Guimarães Júnior J, Margarido LC, Lopes LHC. Pesquisa de Mycobacterium leprae em biópsias de mucosa oral por meio da reação em cadeia da polimerase/ Molecular detection of Mycobacterium leprae by polymerase chain reaction in oral mucosa biopsy specimens. An Bras Dermatol 2007;82 (3):245-9.
23. Woods SA, Cole ST. A rapid method for the detection of potentially viable Mycobacterium leprae in human biopsies: a novel application of PCR. FEMS Microbiol 1989 Dec; 65:305-9.
24. Hartskeerl RA, Madeleine YLW, Klatser PR. Polymerase chain reaction for the detection of Mycobacterium leprae. J Gen Microbiol 1989 Sep; 135(9):2357-64.
25. Santos AR, Balassiano V, Oliveira ML, Pereira MA, Santos PB, Degrave WM, Suffys PN. Detection of Mycobacterium leprae DNA by polymerase chain reaction in blood of individuals eight years after completion of anti-leprosy therapy. Mem Inst Oswaldo Cruz 2001 Nov; 96(8):1129-33.
26. Almeida EC, Martinez AN, Maniero VC, Sales AM, Duppre NC, Sarno EN, Santos AR, Moraes MO. Detection of Mycobacterium leprae DNA by polymerase chain reaction in the blood and nasal secretion of Brazilian household contacts. Mem Inst Oswaldo Cruz 2004 Aug; 99(5):509-11.
27. Torres P, Camarena JJ, Gomez JR, Nogueira JM, Gimeno V, Navarro JC, Olmos A. Comparison of PCR mediated amplification of DNA and the classical methods for detection of Mycobacterium leprae in different types of clinical samples in leprosy patients and contacts. Lepr Rev 2003 Mar; 74(1): 18-30.
28. Kamble RR, Shinde VS, Madhale SP, Kamble AA, Ravikumar BP, Jadh RS. Extraction and detection of Mycobacterium leprae DNA from ZNCF-stained skin smear slides for better identification of negative skin smears. Indian J Med Microbiol 2010 Jan-Mar; 28(1):57-9
29. Yoon KH, Cho SN, Lee MK, et al. Evaluation of polymerase chain reaction amplification of Mycobacterium leprae specific repetitive sequence in biopsy specimens from leprosy patients. J Clin Microbiol 1993 Apr; 31(4):895-9.
30. Jardim MR, Chimelli L, Faria SC, Fernandes PV, Neri JAC, Sales AM, Sarno EN, Antunes SLG. Clinical, electroneuromyographic and morphological studies of pure neural leprosy in a Brazilian referral centre. Lepr Ver 2004; 75(3):242-53.
31. Caleffi KR, Hirata RDC, Hirata MH, et al. Evaluation of 85 A-C intergenic region PCR primers for detection of Mycobacterium leprae DNA in urine samples. Int J Dermatol 2010 Jun; 49(6):717-8.
32. Donoghue HD, Marcsik A, Matheson C, et al. Co-infection of Mycobacterium tuberculosis and Mycobacterium leprae in human archaeological samples: a possible explanation for the historical decline of leprosy. Proc Biol Sci 2005 Feb 22; 272(1561): 389-94
33. Martinez AN, Britto CFPC, Nery JAC, et al. Evaluation of real-time and conventional PCR targeting complex 85 genes for detection of M. leprae DNA in skin biopsy samples from patients diagnosed with leprosy. J Clin Microbiol 2006; 44(9):3154-9.
34. Plikaytis BB, Gelber RH, Shinnick TM. Rapid and sensitive detection of Mycobacterium leprae using a nested- primer gene amplification assay. J Clin Microbiol 1990 Sep; 28(9):1913-7.
35. Reja AH, Biswas N, Biswas S, Dasgupta S, Chowdhury IH, Banerjee S et al. Fite-Faraco staining in combination with multiplex polymerase chain reaction: a new approach to leprosy diagnosis. Indian Journal of Dermatology, Venereology and Leprology 2013;79 (5):693-700.
36. Muro EM, Mah N, Moreno-Hagelsieb G, Andrade-Navarro MA. The pseudogenes of Mycobacterium leprae reveal the functional relevance of gene order within operons. Nucleic Acids Res 2011 Mar 1; 39(5):1732-8.
37. Kurabachew M, Wondimu A, Ryon JJ. Reverse transcription-PCR detection of Mycobacterium leprae in clinical specimens. J Clin Microbiol 1998 May; 36(5):1352-6
38. Phetsuksiri B, Rudeeaneksin J, Supapkul P, Wachapong S, Mahotarn K, Brennan PJ. A simplified reverse transcriptase PCR for rapid detection of Mycobacterium leprae in skin specimens. FEMS Immunol Med Microbiol.2006 Dec; 48(3):319-28.
39. Lini N, Shankernarayan NP, Dharmalingam K.Quantitative real--time PCR analysis of Mycobacterium leprae DNA and mRNA in human biopsy material from leprosy and reactional cases. J Med Microbiol 2009 Jun; 58(Pt6): 753-9.
40. Davis GL, Ray NA, Lahiri R, et al. Molecular assays for determining Mycobacterium leprae viability in tissues of experimentally infected mice. PLoS neglected tropical diseases 2013; 7(8):e2404.
41. Singh PK, Singh AV, Chauhan DS. Current understanding on micro RNAs and its regulation in response to Mycobacterial infections. Journal of Biomedical Science 2013; 20:14
42. Kang TJ, Kim SK, Lee SB, Chae GT, Kim, JP. Comparison of two different PCR amplification products (the 18-kDa protein gene vs RLEP repetitive sequence) in the diagnosis of Mycobacterium leprae. Clin Exp Dermatol 2003 Jul; 28(4):420-4.
43. Lavania M, Katoch K, Katoch VM, et al. Detection of viable Mycobacterium leprae in soil samples: Insights into possible sources of transmission of leprosy. Infect Genet Evol 2008 Sep; 8(5):627-631.
44. Reis EM, Araujo S, Lobato J, et al. Mycobacterium leprae DNA in peripheral blood may indicate a bacilli migration route and high--risk for leprosy onset. Clinical Microbiology and Infection: the official publication of the European Society of Clinical Microbiology and Infectious Diseases 2013.
45. Guerrero MI, Arias MT, Garces MT, León CI. Desarrollo y aplicación de una prueba RCP para detectar la infección subclínica por Mycobacterium leprae/ Developing and using a PCR test to detect subclinical Mycobacterium leprae infection. Rev Panam Salud Pública 2002; 11(4):228-34.
46. Bakker MI, Hatta M, Kwenang A, Van Mosseveld P, Faber WR, Klatser PR, Oskam L. Risk factors for developing leprosy – a population-based cohort study in Indonesia. Lepr Rev 2006 Mar; 77(1): 48-61. Erratum in: Lepr Rev 2006 Jun; 77(2):170.

Parte III

TREPONEMATOSES

Sífilis

Sandra Lyon

CONCEITO

A sífilis é doença infecciosa crônica sistêmica, de transmissão sexual e eventualmente transplacentária, causada pelo *Treponema pallidum*, subespécie *pallidum*. Caracteriza-se por apresentar longos períodos de silêncio clínico e pela capacidade de atingir múltiplos sistemas orgânicos, acarretando lesões cutâneas, mucosas, cardiovasculares e nervosas.[1-3]

HISTÓRICO

O termo sífilis foi usado pela primeira vez em 1530, por Hieronymus Fracastorius, médico e poeta italiano que descreveu a clínica da sífilis no poema *Syphilis sive morbus gallicus*, em que relata a história do pastor Syphillus, castigado por Deus com a doença.

A origem da sífilis é explicada por duas teorias: a teoria colombiana e a pré-colombiana. De acordo com a teoria colombiana, a introdução da sífilis na Europa é atribuída às tripulações das naves de Colombo, que a teriam adquirido das mulheres indígenas do Haiti. No retorno à Europa, os marinheiros infectados disseminaram a doença.[1]

A segunda teoria, a pré-colombiana, admite a origem da sífilis na África, sendo o centro da África o grande reservatório de treponemas, a partir de onde as mutações teriam se sucedido, originando a doença de transmissão sexual. Assim, a partir da África, a doença teria se disseminado para Ásia Menor, China, Indochina, Ilhas do Pacífico, norte da China, Manchúria, e daí para as Américas.[4]

No século XV, toda a Europa estava infectada. De acordo com a localidade, a doença recebeu diferentes denominações, sendo chamada pelos italianos de "mal francês", pelos franceses de "mal napolitano" e pelos russos de "mal polonês".[5,6]

Inicialmente, a terapêutica para sífilis era o mercúrio, o qual ocasionava sintomas de intoxicação com erupções cutâneas, úlceras e efeitos neurológicos. Em 1910, Ehrlich demonstrou a efetividade da arsfemina na doença, introduzindo a primeira medicação efetiva no tratamento da sífilis. Em 1921, Levaditi e Sazerac descobriram o poder treponemicida do bismuto, o que veio reforçar as possibilidades terapêuticas. Finalmente, em 1944, Mahoney, Arnold e Harris preconizaram o uso da penicilina para o tratamento da sífilis.[4]

EPIDEMIOLOGIA

A sífilis é uma doença universal que atinge todas as classes sociais. Essa doença tem afligido a humanidade, no mínimo, desde o século XV. Embora tenha sido a principal causa de morbidade e mortalidade no início do século XX, os programas de saúde pública e o advento da penicilina reduziram sua incidência.

O recrudescimento da sífilis observado nas últimas décadas deveu-se, principalmente, ao fato de a doença estar ligada epidemiologicamente à infecção epidêmica do vírus da imunodeficiência humana, com o qual é comum a coinfecção.[7,8]

Os programas de atenção à saúde da mulher têm contribuído para a diminuição dos casos de sífilis, apesar de outros fatores, como promiscuidade, prostituição, vida sexual precoce e grupos itinerantes, poderem contribuir para o aumento de sua incidência.

TRANSMISSÃO

A transmissão da sífilis se faz por contato direto com lesões abertas, por transfusão de sangue contaminado, na sífilis adquirida, e por via transplacentária, na sífilis congênita. O treponema é capaz de penetrar a pele e as mucosas íntegras, porém sua penetração é muito facilitada por soluções de continuidade. A transmissão da sífilis adquirida é sexual e na quase totalidade dos casos, ocorre na área genitoanal. O contágio extragenital é raro, sendo encontrado sobretudo nos lábios, por lesões contagiantes na mucosa oral. Os treponemas transmitidos pelo contato multiplicam-se localmente e penetram a corrente sanguínea e a linfática, atingindo outros tecidos. Na sífilis congênita, há infecção fetal por via hematogênica, transplacentária, a partir das primeiras semanas da gestação.

A transmissão não sexual da sífilis é excepcional. Existem relatos de casos de transfusão de sangue, inoculação acidental e, ainda, pelo uso de substâncias EV.[1]

Não há imunidade natural contra a sífilis. A inoculação em indivíduos sadios sempre produz a infecção, desencadeando uma resposta celular e humoral.

No sangue total e plasma conservados a 4°C, os treponemas permanecem vivos por pelo menos 24 horas, o que pode representar um potencial de transmissão por via transfusional.

ETIOLOGIA

O *T. pallidum* é um micro-organismo espiralado, desprovido de membrana celular, pequeno, que mede de 5 a 20μ de comprimento e de 0,1 a 0,2μ de espessura, e que contém de 4 a 14 espiras. O envelope externo do *T. pallidum* é composto de três camadas, com a interna contendo uma macromolécula heteropolímera peptidoglicana – a "*sacculus mureinico*" – formada por sequências de ácidos n-acetil-murânico e n-metil-glicosamina com ligações cruzadas tetrapeptídeas. Essa estrutura garante a forma do treponema, protege o citoplasma de agressões externas e atua como filtro para macromoléculas.

O *T. pallidum* não é cultivado em meios artificiais.

O treponema de Reiter foi isolado em 1920 de lesão sifílica e mantido em meios artificiais. É facilmente cultivado e não é patogênico. É considerado mutante do *T. pallidum* e dos treponemas saprófitas contaminantes de lesão sifílica da qual foi isolado. É utilizado como substrato para absorção na reação FTA-Abs para comprovar especificidade.

O *T. pallidum* deve ser diferenciado dos treponemas saprófitas da cavidade oral, como *T. macrodentium* e *T. microdentium*, e da área prepucial, como *T. calligira* e *T. minutum*. Ainda deve ser distinguido das borrélias da área genital. Quando examinado em campo escuro, o *T. pallidum* apresenta algumas particularidades: tem mais espiras, é mais delgado, não sofre deformidades ao longo de seu deslocamento e apresenta movimentos mais lentos, quando comparado com os treponemas saprófitas.

A sequência completa do genoma da bactéria foi determinada com 1.138.006 pares de base, predizendo 1.041 sequências codificadas.

IMUNOLOGIA

A resposta imune em pacientes com sífilis pode variar durante os vários estágios da doença. Não existe imunidade natural contra a sífilis. A inoculação em indivíduos sadios sempre produz a infecção, que desencadeia uma resposta humoral e celular. Os anticorpos são produzidos contra antígenos treponêmicos e não treponêmicos, o complexo cardiolipina, lecitina e colesterol, resultante da ação do treponema. O anticorpo antitreponêmico IgM é o primeiro a aparecer, depois o IgG e, em seguida, os anticorpos treponêmicos. A imunidade celular surge posteriormente, o que explica a disseminação da infecção.[1] A demora no estabelecimento da imunidade celular pode tornar possível a proliferação do *T. pallidum* por longo tempo, o que explica o curso prolongado da doença, que apresenta evolução final para a cura. As oscilações clínicas, incluindo os períodos de latência, correspondem às oscilações da resposta imune do hospedeiro.[7]

O macrófago é a célula efetora na eliminação bacteriana. Na lesão da sífilis primária há predominância de linfócitos CD4+, enquanto nas lesões da sífilis secundária estão presentes CD8+.[3]

Assim que estabelecem a imunidade humoral e celular, os treponemas são gradualmente destruídos, sobrevivendo apenas em alguns tecidos; é o estado de latência, que pode permanecer por tempo indeterminado. Quando os treponemas são reativados, é determinado o quadro de sífilis tardia.

A infecção sifilítica estimula as respostas humoral e celular; no entanto, a imunidade celular se estabelece plenamente apenas na sífilis tardia, latente ou sintomática.[9]

CLASSIFICAÇÃO

A sífilis pode ser classificada em:

- **Sífilis congênita:** adquirida por via transplancetária, é subdividida em sífilis congênita precoce e sífilis congênita tardia.
- **Sífilis adquirida:** classificada como sífilis recente e tardia.

A sífilis adquirida recente engloba a chamada sífilis primária, a sífilis secundária e, ainda, a sífilis latente recente, isto é, a forma com até 1 ano de evolução, na qual não há sinais clínicos da doença, sendo esta detectada apenas por meio de exames laboratoriais. A sífilis adquirida tardia engloba as chamadas sífilis terciária cutânea, cardiovascular, nervosa, visceral e latente tardia.[3]

MANIFESTAÇÕES CLÍNICAS

Sífilis primária, cancro duro ou protossifiloma

A primeira manifestação clínica da sífilis é o cancro duro, que surge no ponto de inoculação do treponema, após um período de inoculação médio de 3 semanas, podendo variar de 10 a 90 dias. Aparece mácula eritematosa que evolui para pápula e, posteriormente, torna-se um cancro pela ulceração no centro. Constitui uma lesão redonda ou ovalada, com aproximadamente 1 a 2cm de diâmetro e bordas endurecidas, elevadas, bem definidas e regulares. A base da úlcera geralmente apresenta superfície lisa e coloração avermelhada, podendo estar recoberta por secreção acinzentada. A lesão é firme, de consistência elástica e indolor. O cancro regride em 6 semanas sem deixar cicatriz (Figuras 9.1 a 9.3).[10]

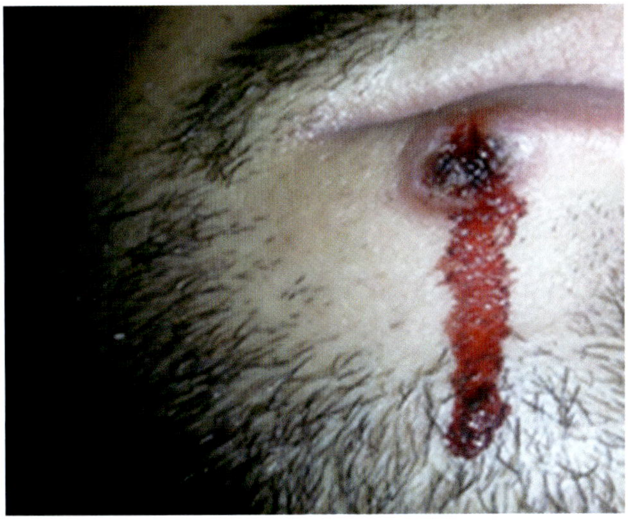

Figura 9.1 ■ Cancro duro. (Serviço de Dermatologia do Hospital Eduardo de Menezes.)

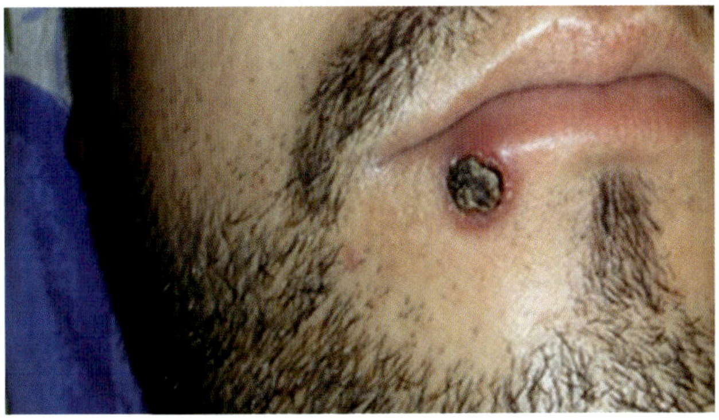

Figura 9.2 ■ Cancro duro – 7 dias após uso de penicilina benzatina. (Serviço de Dermatologia do Hospital Eduardo de Menezes.)

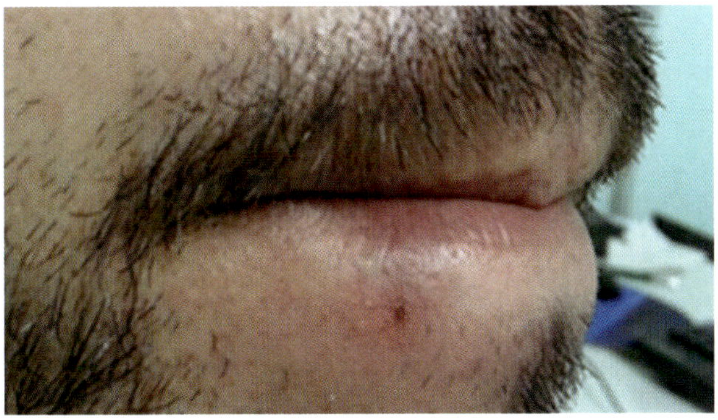

Figura 9.3 ■ Cancro duro – 30 dias após uso de penicilina benzatina. (Serviço de Dermatologia do Hospital Eduardo de Menezes.)

As lesões primárias localizam-se, sobretudo, na genitália externa, mas podem acometer a região intrauretral no homem ou os órgãos internos da genitália feminina. As localizações extragenitais mais importantes são a anal ou a retal, com ou sem proctite, a oral e a mamária.

O cancro duro é acompanhado de adenopatia regional não supurativa e indolor. Os linfonodos são geralmente unilaterais no início e mais comumente palpáveis na região inguinal, embora nas mulheres os gânglios femorais estejam frequentemente aumentados.

O cancro retal manifesta-se pela presença de secreções sanguinolentas acompanhadas de tenesmo, e seu diagnóstico é estabelecido pela retoscopia. Lesões bucofaríngeas, localizadas nos lábios, apresentam-se como erosões, às vezes recobertas por crostas nas mucosas como erosão arroxeada. Na amígdala, apresenta-se como amigdalite unilateral de consistência lenhosa, acompanhada de adenopatia submaxilar ou submentoniana volumosa. Em alguns casos, a infecção sifilítica associa-se ao cancro mole, sendo denominada cancro misto de Rolet.

Histopatologia

Na epiderme da periferia do cancro duro há acantose, espongiose e exocitose de linfócitos e neutrófilos. No centro da lesão, a epiderme torna-se adelgaçada, edematosa e permeada por células inflamatórias. Um infiltrado celular de plasmócitos perivascular denso e outro linfo-histiocitário abarcam toda a espessura da derme. Observa-se endarterite obliterante, caracterizada por intumescência endotelial e edema mural. Por meio do método de Warthin-Starry, as espiroquetas são identificadas ao longo da junção derme-epiderme e dentro e ao redor dos vasos sanguíneos.

O exame histopatológico dos linfonodos regionais aumentados revela infiltrado inflamatório crônico contendo plasmócitos com hiperplasia endotelial e folicular.

Diagnóstico diferencial

O diagnóstico diferencial do cancro duro é feito com cancro mole, herpes simples genital, lesões traumáticas da genitália, lesões iniciais do linfogranuloma venéreo, donovanose, lesões das síndromes de Behçet e Reiter, lesões ulceradas da leishmaniose tegumentar americana, paracoccidioidomicose, erupções medicamentosas, vulvites, balanites, infecções bacterianas inespecíficas, psoríase e líquen plano.

Sífilis secundária

Os sintomas da sífilis secundária surgem de 2 a 6 meses após o início da infecção, em geral de 6 a 8 semanas após o aparecimento do cancro duro, que pode estar presente ou não quando ocorrem as lesões do secundarismo sifilítico. Os pacientes com sífilis secundária podem apresentar um quadro semelhante a um estado gripal, com mal-estar geral, anorexia, febre, cefaleia, rigidez de nuca, lacrimejamento, mialgia, artralgia, coriza e depressão. No entanto, a maioria só apresenta lesão cutânea. A roséola sifilítica é a primeira manifestação a ser evidenciada, sendo relatada em 10% dos casos. São máculas ovais, não escamosas, discretas, rosadas, de cerca de 0,05 a 2cm de diâmetro, acometendo o tronco e a face flexora dos membros superiores. A face é geralmente poupada.[11]

As lesões maculopapulosas são encontradas em 22% a 70% dos casos de sífilis secundária e representam a evolução das lesões maculares para pápulas e placas que vão adotando uma coloração acastanhada. Acometem genitália, face e regiões palmoplantares. As lesões localizadas na linha de implantação dos cabelos formam uma coroa denominada *corona veneris*.[11]

As lesões papulosas constituem 12% das lesões da sífilis secundária, sendo representadas por lesões papuloescamosas, foliculares, lenticulares, corimbiformes, nodulares e anulares. As lesões papuloescamosas são pápulas ou placas endurecidas com superfície escamosa, brilhante e plana. Podem ser eritematosas ou acobreadas. Apresentam-se em configuração arciforme e concêntrica, sendo denominadas sifílides em *cocarde*, podendo ainda ser serpiginosas ou anulares. (Figuras 9.4 a 9.6).

As lesões com aspecto liquenoide podem, às vezes, ser pruriginosas e são confundidas com líquen plano.

O colarete de Biette é representado por um anel de escamas esbranquiçadas na superfície da lesão. As regiões palmoplantares estão acometidas. Lesões anulares e concêntricas, acometendo a face, a área anogenital, as áreas flexurais e as palmas e plantas, são denominadas sifílides elegantes (Figuras 9.7 e 9.8).

Podem ainda ser visualizadas lesões lenticulares eritematoacastanhadas na face, nas comissuras labiais, no sulco nasogeniano e na genitália.

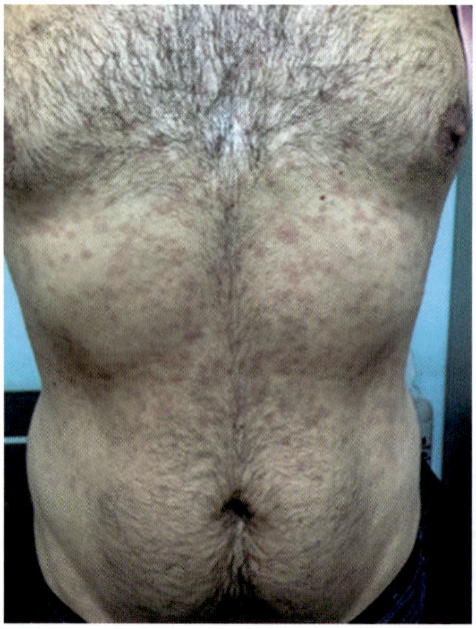

Figura 9.4 ■ Roséola sifilítica. (Serviço de Dermatologia do Hospital Eduardo de Menezes.)

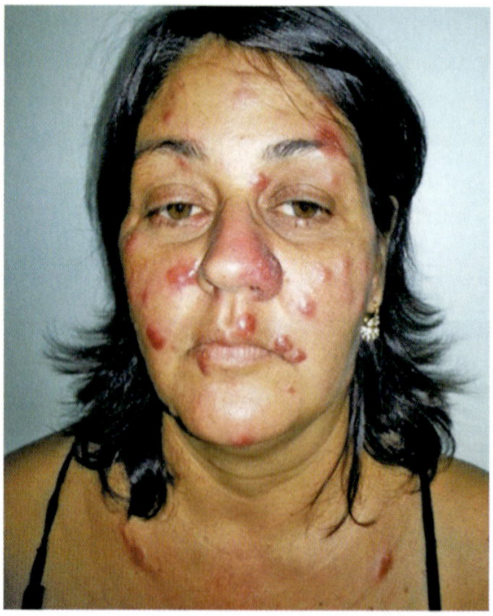

Figura 9.5 ■ Lesões papulonodulares na sífilis secundária. (Serviço de Dermatologia do Hospital Eduardo de Menezes.)

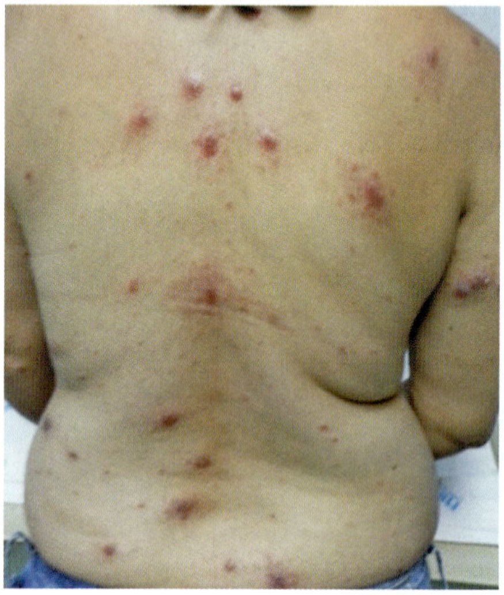

Figura 9.6 ■ Lesões papulonodulares no secundarismo sifilítico. (Serviço de Dermatologia do Hospital Eduardo de Menezes.)

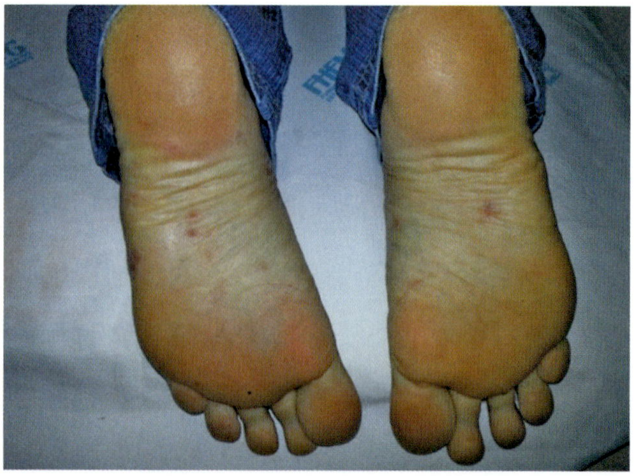

Figura 9.7 ■ Lesões plantares características da sífilis secundária. (Serviço de Dermatologia do Hospital Eduardo de Menezes.)

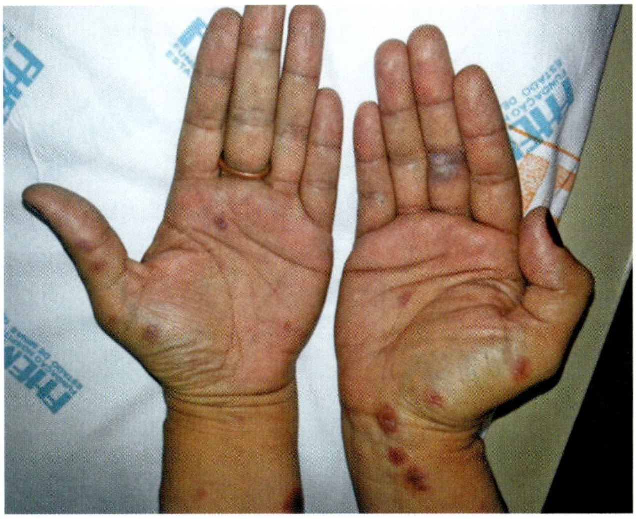

Figura 9.8 ■ Lesões palmares características da sífilis secundária. (Serviço de Dermatologia do Hospital Eduardo de Menezes.)

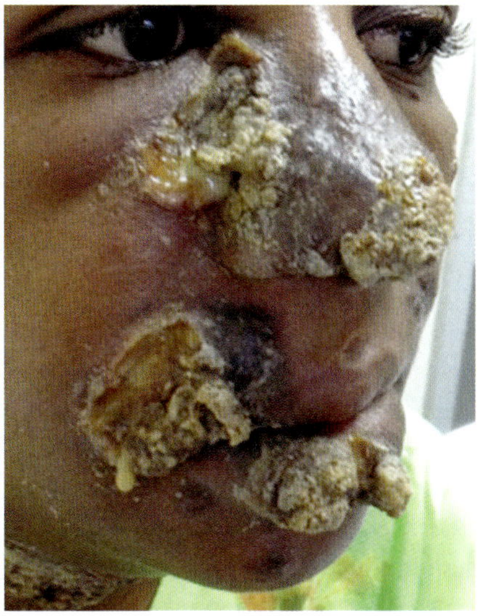

Figura 9.9 ■ Sífilis maligna. (Serviço de Dermatologia do Hospital Eduardo de Menezes.)

Lesões nodulares em nódulos dérmicos e lesões corimbiformes com uma pápula central e pápulas satélites menores podem ser visualizadas.

As lesões foliculares são denominadas líquen sifilítico ou sífilis papulomiliar. Constituem pápulas eritematosas acuminadas ou arredondadas, puntiformes, predominando no dorso e nas extremidades.

A sífilis secundária pustulosa apresenta algumas variantes:

- Erupção pustulosa miliar, com pústulas acuminadas ou pápulas que regridem, deixando cicatrizes pigmentadas e deprimidas.
- Erupções acneiformes, varioliformes e obtusas formadas por pústulas perifoliculares acuminadas, grandes e polimorfas.
- Lesões impetigoides ou ectimiformes com pústulas rasas que confluem e são recobertas por crostas extensas, denominadas carapaça.
- Sífilis maligna, com papulopústulas disseminadas, necróticas, que evoluem para úlceras recobertas por crostas de aspecto sujo, lembrando conchas de ostras (rupoide) (Figuras 9.9 e 9.10). A sífilis noduloulcerativa acomete pacientes imunodeprimidos. Essa erupção acomete face e couro cabeludo, com comprometimento sistêmico: febre, artralgia e hepatite.

Alterações pigmentares

As lesões podem cicatrizar com hiper ou hipopigmentação pós-inflamatória. Ao redor do pescoço são descritas lesões constituídas por máculas hipopigmentadas sobrepostas a placas hiperpigmentadas, reticulares e lineares, conhecidas como colar de Vênus. Muitas vezes, a hipopigmentação assume aspecto vitiligoide.

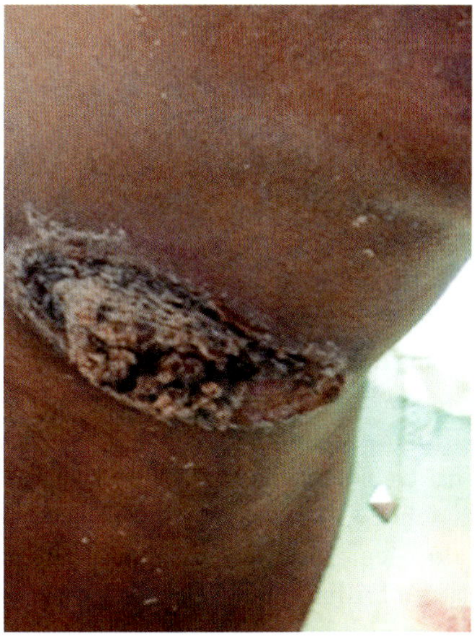

Figura 9.10 ■ Sífilis maligna. (Serviço de Dermatologia do Hospital Eduardo de Menezes.)

Lesões das mucosas

As lesões das mucosas são geralmente contagiosas: condiloma plano, placas mucosas e faringite.

O condiloma plano é constituído de pápulas úmidas, transudantes, cor da pele ou hipopigmentadas, que se tornam achatadas e maceradas. A superfície pode ser lisa, papilomatosa ou com aspecto de couve-flor.

As localizações mais comuns são as áreas genital e anal, podendo ocorrer em comissuras labiais, face, axilas, pregas inframamárias e região interdigital dos dedos dos pés.[13]

As lesões em áreas intertriginosas podem proliferar, formando placas aveludadas, acastanhadas e elevadas, ou lesões nodulares, hipertróficas e agrupadas, sendo denominadas sifílide moriforme.

As placas mucosas são erosões arredondadas, rasas, indolores, recobertas por escamas acinzentadas e maceradas, que acometem a cavidade oral e são mais comuns na língua e nos lábios. As amígdalas e a epiglote podem estar afetadas, resultando em rouquidão. A confluência de lesões erodidas na língua constitui as "*plaques fauchées en prairie*". Lesões em placas mucosas são evidenciadas na glande, vulva e ânus, onde se tornam erodidas ou ulceradas devido à fricção. Pápulas em fendas ou fissuradas (*split papules*) são placas mucosas elevadas com fissuras centrais nas comissuras labiais. As lesões das mucosas estão presentes em 7% a 12% dos casos de sífilis secundária.[11]

Ocorre faringite com eritema difuso de faringe, palato e amígdalas e edema e erosões em 25% dos casos. Podem ainda ser descritas pseudomembrana e necrose; além de acometimento da laringe, com rouquidão.

A sífilis secundária pode acometer as unhas com alterações da matriz ungueal e periungueal. Na lâmina ungueal são descritas distrofia, helconixe lunular com fissuras, depressões cupuliformes, onicólise, fissuras e fragilidade. A lâmina ungueal pode apresentar linhas de Beau e onicomadese e tornar-se endurecida, seca e espessada. O leito ungueal pode ulcerar, produzindo exsudato que leva ao descolamento da lâmina com alterações permanentes. Pode, ainda, ser encontrada paroníquia lateral e proximal, com descamação periungueal levando à úlcera em ferradura.

Na sífilis tardia, a lâmina ungueal adquire coloração âmbar. A síndrome do dedo azul apresenta pododáctilos cianóticos e dolorosos.[13]

Alopecia é descrita em 3% a 7% dos casos e pode ser o único sinal da sífilis secundária. Apresenta-se em placas ou pode ser difusa. É denominada alopecia em clareira, apresentando-se em pequenas placas com áreas de alopecia irregulares, com predomínio nas regiões parietal e occipital. O aspecto denominado ruído de traças se deve ao fato de as placas não serem bem delimitadas.[14]

Os supercílios, a barba e outras áreas podem ser acometidas de maneira difusa. Eflúvio telógeno é observado de 3 a 5 meses após o início da infecção.[11]

Os linfonodos estão aumentados em 50% a 80% dos casos, por ordem decrescente: gânglios inguinais, axilares, cervicais, epitrocleares, femorais e supraclaviculares. Consistem em linfonodos móveis, firmes, elásticos, bilaterais e indolores. Pode haver esplenomegalia.[10]

Entre as manifestações oftalmológicas, irite pode ser observada como manifestação mais comum em 3% dos casos de sífilis secundária e mais tardiamente na sífilis recidivante. A uveíte sifilítica constitui manifestação importante em 4% dos casos.[15] Podem ocorrer coriorretinite, oclusão vascular da veia e artéria central da retina e neuromielite óptica. Observam-se, ainda, fotofobia, lacrimejamento, hiperemia dolorosa e cegueira (Figuras 9.11 a 9.13).

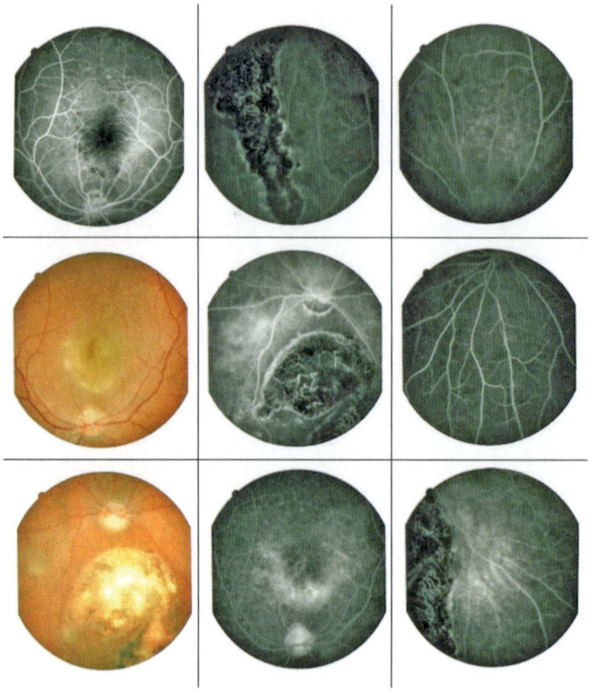

Figura 9.11 ■ Neurolues. (Acervo da Dra. Dagmar Toledo Lyon.)

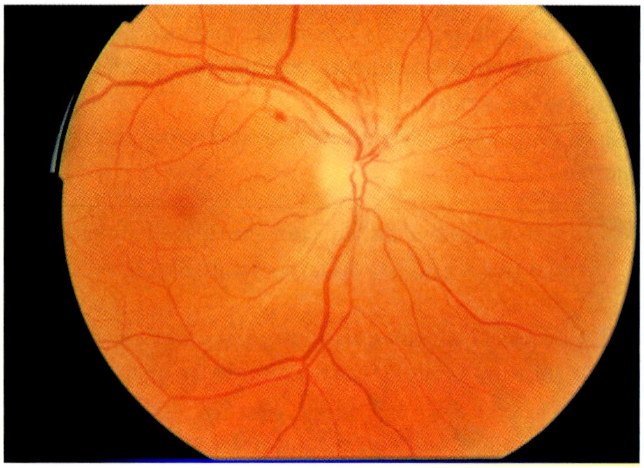

Figura 9.12 ■ Papilite por neurolues em paciente HIV-positivo. (Acervo da Dra. Dagmar Toledo Lyon.)

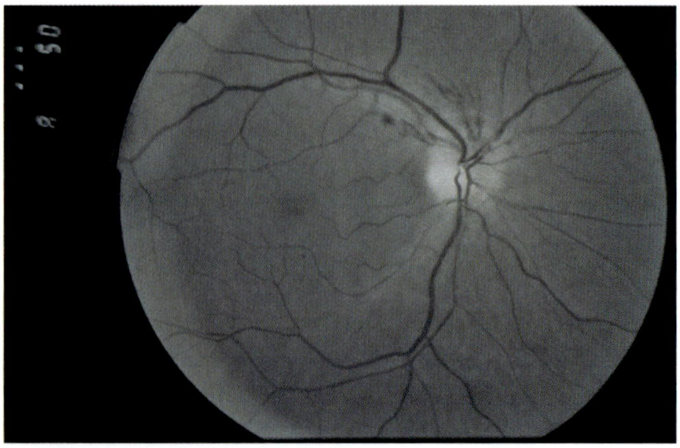

Figura 9.13 ■ Papilite por neurolues em paciente HIV-positivo. (Acervo da Dra. Dagmar Toledo Lyon.)

Entre as manifestações auditivas, pode ser observada perda auditiva neurossensorial com piora rápida e progressiva, tendendo a ser bilateral. Pode haver comprometimento vestibular com labirintite.[16] Há lesão do oitavo par craniano, com meningite basilar. O tratamento deve ser precoce para preservar a audição.[11]

Entre as manifestações renais, observa-se glomerulonefrite membranosa aguda com manifestação clínica de síndrome nefrótica.[11]

Entre as manifestações gástricas, observam-se lesões gástricas polipoides, ulceradas ou erodidas, levando a epigastralgia e vômitos pós-prandiais. A gastrite sifilítica erosiva acomete o antro gástrico.[17] Como manifestação hepática, hepatite ocorre em 9% dos casos, com pouca evidência de icterícia.[10,11] Manifestações neurológicas no líquido cefalorraquidiano (LCR) são comuns na sífilis precoce.

As manifestações musculoesqueléticas aparecem clinicamente em 4% dos casos e em 9% radiologicamente. Os principais sintomas são dor, eritema, tumefação e calor locais. Os mais acometidos são os ossos longos das extremidades, sobretudo a tíbia. Podem acometer, ainda, a calota craniana, levando a cefaleia persistente. Observam-se periostite, osteomielite, destruição óssea e esclerose. São relatadas lombalgia, artralgia, artrite, tenossinovite e bursite. Há mialgia generalizada e fraqueza muscular semelhante à miopatia inflamatória.[11]

As alterações hematológicas manifestam-se como anemia, leucocitose, linfopenia e elevação da velocidade de hemossedimentação.

Sífilis latente

Após o secundarismo sifilítico, segue-se um período assintomático, sem manifestações clínicas, com testes sorológicos reativos. A latência pode permanecer de maneira indefinida ou levar à recorrência da sífilis secundária, ou progredir para sífilis terciária. O estágio de latência é dividido em estágios precoce e tardio.

A sífilis latente precoce não apresenta manifestações clínicas visíveis, mas existem treponemas localizados em determinados tecidos. A possibilidade diagnóstica é estabelecida pela anamnese e eventualmente apoiada por cefaleia discreta, polimicroadenopatia e alopecia. O diagnóstico pode ser determinado pelos testes sorológicos lipídicos e treponêmicos reagentes.

A sífilis latente tardia caracteriza-se pela ausência de sinais clínicos por mais de 1 ano. O diagnóstico é suspeitado pela anamnese e confirmado pela sorologia reagente. A sífilis latente tardia pode permanecer latente por toda a vida ou tornar-se sintomática em qualquer época.[3]

Sífilis recorrente

A sífilis recorrente pode se manifestar como lesões secundárias em 25% dos pacientes não tratados, mesmo na ausência de reinfecção. Mais de dois terços dos casos de recorrência manifestam-se dentro de 6 meses, 90% no primeiro ano e 95% no segundo ano de infecção. No entanto, não ocorre após 6 anos. As manifestações clínicas de recorrência consistem em aparecimento de cancro duro e erupção de sífilis secundária como placas mucosas e condiloma plano. As lesões tendem a ser menos extensas e confinadas à área anogenital e à cavidade oral. Na sífilis recorrente são descritas, ainda, periostite da tíbia, irite e hepatite.[11]

Sífilis terciária

Aproximadamente um terço dos pacientes com sífilis latente não tratada desenvolve sífilis terciária, enquanto dois terços permanecem em latência definitiva. As principais apresentações na sífilis terciária são: sífilis benigna tardia, sífilis cardiovascular e neurossífilis.

Sífilis benigna tardia

As manifestações sifilíticas sintomáticas após o estágio secundário ou recorrente que não comprometam o sistema cardiovascular ou sistema nervoso central (SNC) fazem parte do quadro clínico da sífilis benigna tardia.

As manifestações cutâneas terciárias podem ser divididas em três tipos: nódulos granulomatosos, placas granulomatosas psorisiformes e gomas.

As lesões denominadas precoces desenvolvem-se nos primeiros 2 anos após a resolução do estágio secundário. As lesões tardias aparecem a partir de qualquer momento após esse período. A maioria das lesões desenvolve-se dentro de 3 a 7 anos, mas existem relatos de aparecimento de gomas até 60 anos depois da infecção. Quanto maior o intervalo que antecede o aparecimento das lesões terciárias, mais solitário e destrutivo é considerado o processo.[11]

A sífilis terciária precoce caracteriza-se por pápulas agrupadas infiltradas que tendem à ulceração, podendo ser localizadas ou disseminadas. As pápulas apresentam características das lesões do estágio secundário e dos granulomas terciários, com tendência à cura e sem lesões cicatriciais.

Os nódulos granulomatosos tendem a agrupar-se, confluindo e formando placas que ulceram e se recobrem de crostas. Há formação de placas policíclicas, serpiginosas, anulares ou arciformes em face, dorso e membros superiores. Algumas lesões podem adquirir aspecto psorisiforme. Ao regredirem, formam cicatrizes atróficas com hiper ou hipopigmentação.[18]

Gomas são nódulos ou placas indolores, rosadas, vermelho-escuras, de tamanhos variados, podendo surgir em qualquer local do corpo. O nódulo é inicialmente firme e consistente e, à medida que forma tecido necrótico, torna-se semelhante a um abscesso frio. Há formação de úlceras cilíndricas com base granulomatosa, recobertas por membrana branco-amarelada. Ao regredirem, as gomas deixam cicatrizes atróficas e surgem novas lesões gomosas na periferia da goma central que cicatrizou (Figuras 9.14 e 9.15).

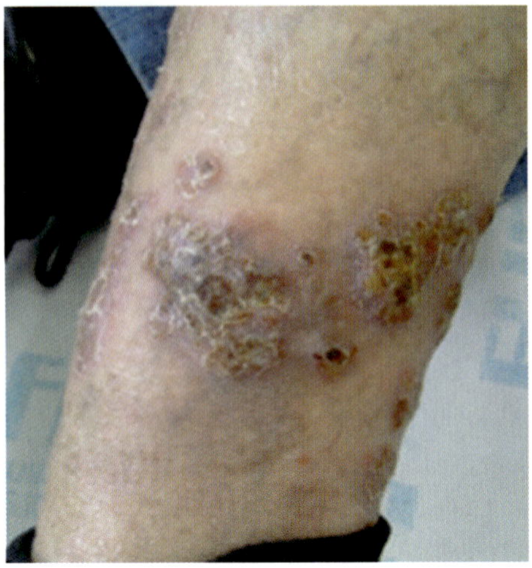

Figura 9.14 ■ Goma sifilítica. (Serviço de Dermatologia do Hospital Eduardo de Menezes.)

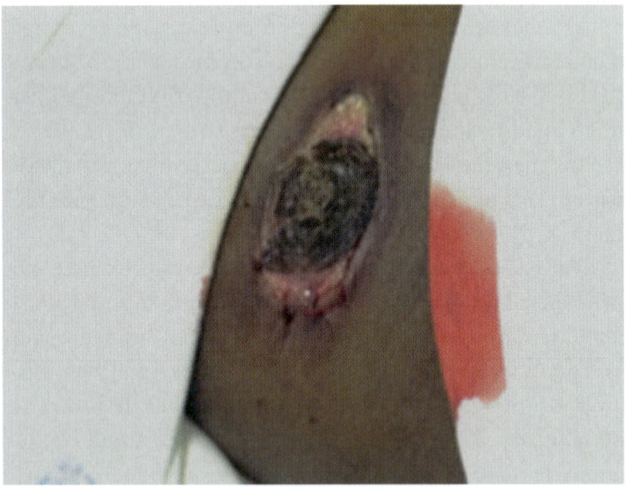

Figura 9.15 ■ Goma sifilítica. (Serviço de Dermatologia do Hospital Eduardo de Menezes.)

Na sífilis benigna tardia ocorre acometimento das mucosas, em especial de palato, mucosa nasal, língua, amígdalas e faringe. Há destruição da cartilagem nasal, formando o nariz em sela, e perfuração do septo. Pode ocorrer glossite intersticial pré-maligna.

No pênis ocorre o pseudocancro *redux*, que corresponde à goma solitária. Lesões pulmonares com nódulos, lesões miliares e derrame pleural podem ser observados.

Sífilis tardia óssea

Na sífilis tardia óssea podem ser encontrados osteíte gomosa, periostite e acometimento de todos os ossos, em especial tíbia, clavícula, fíbula, fêmur, úmero e calota craniana.

Os sintomas incluem dor noturna, inchaço e dor persistente.

As gomas podem levar à obliteração da medula óssea, formando o osso de marfim. A cárie *sicca* corresponde à osteíte esclerosante da calota craniana. A osteíte gomosa pode causar destruição óssea com esclerose na periferia. Periostite com espessamento do periósteo pode levar à destruição do osso. A bursite sifilítica bilateral de Verneuil leva à ulceração, expondo conteúdo gelatinoso da bursa.

A *gummata* fibroide corresponde a nódulos firmes e multilobulados sobre a pele que recobre as articulações.

Sífilis cardiovascular

O sistema cardiovascular é acometido na sífilis terciária, levando a aortite, aneurisma da aorta, incompetência da válvula aórtica, estenose ostial coronária e doença gomosa do miocárdio.

A aortite não complicada ocorre predominantemente na aorta ascendente, em cerca de 10% dos casos acometendo a aorta abdominal e em 2% afetando a artéria renal. Calcificações lineares da parede aórtica anterolateral são encontradas nas radiografias do tórax.

Aneurismas da aorta são encontrados em 20% dos casos de sífilis cardiovascular. Há maior comprometimento da aorta ascendente (60% dos casos) e do arco transverso (25%); os aneurismas abdominais formam-se acima das artérias renais.

A estenose ostial coronariana constitui de 25% a 30% dos casos de sífilis cardiovascular, levando a sintomas de angina de peito e insuficiência cardíaca congestiva.

A incompetência valvular aórtica constitui complicação tardia, causada pela dilatação do anel aórtico e estiramento da válvula. É encontrada em 30% dos casos.

A doença miocárdica ocorre em 2,4% dos pacientes com sífilis cardiovascular com formação de gomas únicas ou múltiplas. Na miocardite gomosa difusa, as localizações mais comuns são o ventrículo esquerdo e o septo. Podem ocorrer bloqueio cardíaco e defeito de condução.[11]

Neurossífilis

A neurossífilis é classificada em:

1. Assintomática.
2. Meníngea:
   a. Meningite aguda (cefaleia, febre, fotofobia, rigidez da nuca, confusão mental):
      - Com hidrocefalia (cefaléia intensa, náusea, vômitos e papiledema).
      - Com comprometimento do vértex (convulsões, afasia, hemiplegia).
      - Com comprometimento basilar (zumbido, surdez, paralisia de Bell).
   b. Paquimeningite espinhal (dor cervical, atrofia muscular, perda sensorial, paraplegia espástica).
3. Meningovascular:
   a. Cerebral (sintomas prodrômicos, hemiparesia, hemiplegia, afasia, convulsões).

b. Espinhal:
  - Meningomielite (paresia, fraqueza espástica dos membros inferiores, perda sensorial, alterações esfincterianas).
  - Meningite transversa aguda (paraplegia flácida súbita, hemiparesia, perda sensorial, retenção urinária).

4. Parenquimatosa:
   a. Paresia geral (julgamento prejudicado, irritabilidade, delírio, disartria, tremores, incontinência).
   b. *Tabes dorsalis* (parestesia, dor em queimação, ataxia, incontinência, impotência, alterações pupilares).
   c. Atrofia óptica (perda visual).
5. Gomosa:
   a. Cerebral (sintomas de compressão).
   b. Espinhal (sintomas de compressão).

A neurossífilis assintomática é representada por infecção no SNC com anormalidades no LCR na ausência de sinais ou sintomas neurológicos. No LCR podem ser encontradas sorologia reativa, contagens de proteínas e células aumentadas, com pico em 12 a 18 meses após a infecção, mas que desaparecem em 70% dos casos. Os testes treponêmicos são positivos no soro e no LCR, e os testes não treponêmicos podem não ser reativos.[19]

A sífilis meníngea pode ser precoce ou tardia. A maioria dos casos ocorre no primeiro ano da infecção, sendo a meningite a apresentação clínica inicial em 25% dos casos,[20] e 10% dos casos apresentam lesões cutâneas simultaneamente.

Os sintomas são compatíveis com meningite asséptica: cefaleia, febre, fotofobia, rigidez de nuca (sinal de Kernig), confusão, naúseas e vômitos. Há relatos de hidrocefalia em um terço dos pacientes com cefaleia, náusea e vômitos em razão da pressão intracraniana aumentada, além de febre. Outro achado da hidrocefalia é o papiledema.[19] Ocorre meningite do vértex ou da fossa posterior com convulsões, afasia e hemiplegia.[21] Como complicações podem ser observadas paralisias dos pares cranianos, em virtude do comprometimento basilar, frequentemente encontradas nos nervos oculomotor, auditivo e facial. Há surdez sensorineural reversível.

A paquimeningite espinhal com espessamento da dura-máter, comprometendo a área cervical, causa dor, atrofia muscular, perda sensorial, reflexos profundos diminuídos e paraplegia com perda sensorial.

A sífilis meningovascular compromete o cérebro (cerebrovascular) ou a medula espinhal (meningovascular) e corresponde a 10% dos casos de neurossífilis.[11]

A sífilis cerebrovascular é causada pela endarterite das artérias de médio e grande calibre (arterite de Heubner) ou artérias de pequeno calibre em arteríolas (arterite de Nissl), levando a infarto trombótico. A patogênese é de uma meningite crônica com sinais prodrômicos de tonteira, cefaleia, insônia, perda de memória e alterações do humor.[22] O quadro clínico estabelecido é de doença oclusiva aterosclerótica. São descritas hemiparesia ou hemiplegia, afasia e convulsões. Não tratada, a doença evolui para *tabes dorsalis* ou paresia geral.

A sífilis meningovascular espinhal pode apresentar-se como meningomielite e mielite transversa aguda.

A meningomielite inicia-se 20 anos após a infecção inicial, com parestesia e fraqueza espástica dos membros inferiores. Há perda sensorial, distúrbios esfincterianos, dor e atrofia muscular.

A mielite transversa aguda leva a paraplegia flácida súbita, déficits sensoriais e retenção urinária, quadro semelhante à hemissecção de Brown-Séquard.[11]

A neurossífilis parenquimatosa compreende quadros sindrômicos bem estabelecidos: *tabes dorsalis*, paresia geral e atrofia óptica.[19]

A *tabes dorsalis* acomete 5% dos pacientes com sífilis dos 20 aos 25 anos de idade; é causada pela infecção do parênquima do cordão e das raízes posteriores da medula espinhal. Os três estágios são pré-ataxia, ataxia e paralisia. Os sintomas precoces são ataques recorrentes de parestesia e paroxismos de dor em queimação. Ocorre dor lancinante em órgãos viscerais do abdome, reto e laringe. Com a evolução da doença, o paciente desenvolve impotência, retenção urinária, perda visual e incontinência retal. A ataxia locomotora inicia-se com tropeções e dificuldade de caminhar. A ataxia é mais evidenciada no escuro, sendo compensada pela orientação visual. O paciente sofre queda quando os pés estão juntos e os olhos fechados – sinal de Romberg positivo. Ocorre lentificação precoce da reatividade da pupila em 90% dos casos. Posteriormente, a pupila se acomoda a objetos e não reage à luz – pupila de Argyll-Robertson. Há perda da audição por comprometimento do oitavo par em 25% dos casos. Os nervos ópticos e oculomotor podem se apresentar atróficos.

Os pacientes tornam-se incapazes e dependentes. Os testes sorológicos no LCR e no soro são reativos na *tabes dorsalis* precoce e podem ser negativos em uma fase mais tardia da doença.

A paresia geral, uma meningoencefalite crônica, que leva à atrofia grosseira dos lobos frontal e temporal, é caracterizada por granulações nos ventrículos, hidrocefalia e sulcos cerebrais alargados. Os sintomas podem ser psíquicos ou neurológicos.[19]

A atrofia óptica pode ocorrer, com neurite óptica sifilítica. Há perda visual.

A sífilis meníngea focal (gomosa) é causada pela compressão e invasão do cérebro pela goma, que, em geral, origina-se da pia-máter. Os sintomas são causados pela compressão sendo, muitas vezes, necessária a ressecção cirúrgica.[23]

Sífilis e infecção pelo HIV

Todos os pacientes com sífilis devem ser testados para o HIV. As lesões genitais aumentam o risco de adquirir o vírus da imunodeficiência adquirida.[24,25] Os pacientes HIV-positivos podem apresentar manifestações atípicas da sífilis clínicas e laboratoriais e maior chance de evoluir precocemente para quadros de sífilis terciária,[24,26] principalmente a neurossífilis. Recomenda-se que esses pacientes sejam submetidos à punção lombar para diagnóstico e terapêutica mais adequados e que mesmo os casos precoces devam ser tratados como sífilis latente tardia.[27]

Na maioria dos doentes com sífilis e infecção pelo HIV, as lesões ulcerosas são mais numerosas e extensas, com fácil sangramento e tempo de cicatrização maior, sugerindo um quadro denominado sífilis maligna precoce. As lesões não ulcerosas têm tempo maior de desaparecimento, em comparação aos não coinfectados. Os títulos sorológicos são, em média, mais elevados nos doentes coinfectados pelo HIV. No seguimento sorológico, a queda do título sorológico pode não ocorrer. Os títulos mais elevados são devidos a estimulação policlonal das células β. No entanto, pela depleção imune-humoral, há soro não reagentes.[1]

Na prática, existem dois tipos de testes sorológicos disponíveis:

- **Testes não treponêmicos:**
  - *Venereal Disease Research Laboratory* – VDRL.
  - *Rapid Plasma Reagin* – PRP.
- **Testes treponêmicos:**
  - *Microhemagglutination-Assay (T. pallidum)* – MHA-TP.
  - *Fluorescent Treponemal Antibody Absorption* – FTA-Abs.

Os testes não treponêmicos costumam ser usados em triagem populacional em virtude de seu custo mais acessível. As análises quantitativas se correlacionam com a atividade da doença e propiciam o acompanhamento do tratamento.[25]

Diante da positividade dos exames não treponêmicos, são realizados os testes treponêmicos, mais sensíveis e mais específicos, para confirmação do resultado.

Sífilis maligna precoce

Variante rara da sífilis recente, ocorre em indivíduos com imunodeficiência adquirida. Anteriormente considerada uma variante que atingia indivíduos debilitados e desnutridos, é considerada atualmente uma manifestação de resposta imune ao *T. pallidum*, em que ocorre destruição tissular com vasculite de vasos de médio calibre. As lesões são mais destrutivas, inicialmente papulosas, papulopustulosas bem delimitadas e recobertas por crostas rupioides. Acomete face e couro cabeludo. Apresenta febre, cefaleia, artralgia e manifestações sistêmicas.

DIAGNÓSTICO

O *T. pallidum* não pode ser prontamente cultivado *in vitro*. Ele pode ser isolado e sobreviver por uma ou duas gerações em meios enriquecidos e cultura de células, mas o crescimento estável não é possível nessa época. Por isso, foi desenvolvida uma grande variedade de testes diagnósticos, os quais podem ser divididos em três grandes categorias:

- Métodos de detecção direta.
- Testes sorológicos não treponêmicos, usados para rastreamento.
- Testes sorológicos treponêmicos, usados para confirmação diagnóstica.

Para rastreamento da sífilis na gravidez é usado um teste sorológico não treponêmico na primeira consulta, entre 28 e 32 semanas de gravidez em mulheres de alto risco e próximo ao parto.

Métodos de detecção direta

Um dos mais antigos métodos de detecção direta, ainda considerado o padrão-ouro, é o teste de infectividade em coelhos *(Rabbit Infectivity Test* – RIT). O material clínico é injetado mais comumente no testículo do coelho e o organismo é mantido por passagens seriadas entre os coelhos. Esse é o teste mais sensível para sífilis, exigindo apenas um a dois espiroquetas para a infecção. A sensibilidade atinge 100 quando mais de 23 espiroquetas são injetados. A detecção direta é também possível com o uso de um microscópio de campo escuro que direciona a luz em ângulo oblíquo, possibilitando a visualização dos finos espiroquetas, e a sensibilidade atinge 80% quando o examinador é experiente. Esse teste é útil para diagnóstico rápido na clínica e na vigência de sífilis primária precoce, antes que os testes sorológicos se tornem positivos. Técnicas de impregnação pela prata e imunofluorescência direta podem ser utilizadas em amostras de biópsia ou necropsia para detecção de espiroquetas. A reação em cadeia da polimerase (*polimerase chain reaction* – PCR) está rapidamente se tornando um teste útil na presença de sífilis congênita, sífilis primária precoce e neurossífilis e na distinção entre infecção recente e antiga. Sua sensibilidade está aumentando à medida que a técnica vem melhorando, mas ainda não se iguala à sensibilidade do RIT.

Testes não treponêmicos

Os testes sorológicos não treponêmicos medem anticorpos contra uma mistura padrão de antígenos composta de cardiolipina, colesterol e lecitina purificada, presumivelmente liberados de células do hospedeiro danificadas. A cardiolipina também pode ser liberada do próprio espiroqueta. Os testes comercialmente disponíveis são o VDRL, o RPR, TRUST e USR. Eles são baratos, de fácil realização e amplamente disponíveis, o que os torna excelentes testes de rastreamento. Também podem ser quantificados por diluições seriadas e negativam-se com o tratamento adequado, o

Tabela 9.1 ■ Sensibilidade e especificidade de testes sorológicos para sífilis de acordo com o estágio da infecção

Tipo de teste	Estágio da infecção	Sensibilidade (%)	Especificidade (%)
Não treponêmicos	Primária	78 a 86	97 a 99
	Secundária	100	97 a 99
	Latente	95 a 98	97 a 99
	Terciária	71 a 73	97 a 99
Treponêmicos	Primária	76 a 84	97 a 99
	Secundária	100	97 a 99
	Latente	97 a 100	97 a 99
	Terciária	94 a 96	97 a 99

Fonte: adaptada de Fitzpatrick TB. Tratado de dermatologia, 2005.

que permite que eles sejam usados para acompanhamento. A sensibilidade dos testes é semelhante e depende do estágio da doença (Tabela 9.1). Os níveis de reatividade variam entre os testes não treponêmicos, e o mesmo teste deve ser utilizado para acompanhar a eficácia de tratamento individualmente em um paciente. O teste VDRL é o único disponível para o diagnóstico de neurossífilis.

Resultados falso-positivos de testes não treponêmicos não são incomuns; ocorrem em aproximadamente 1% dos pacientes, dependendo da prevalência da doença na população testada. Os títulos são usualmente baixos. Resultados falso-positivos são associados a doenças virais ou bacterianas, outras infecções por espiroquetas, imunização, uso de substâncias injetáveis, neoplasias, doenças crônicas, distúrbios autoimunes e do tecido conjuntivo e envelhecimento. Acreditava-se que a gravidez também estava associada a testes falso-positivos, mas há evidências que afastam essa hipótese. Testes falso-negativos são relatados com sífilis primária precoce, erro de laboratório e fenômeno de pró-zona, que ocorre quando o paciente tem títulos muito elevados de anticorpos. O soro precisa ser diluído para a obtenção de um resultado positivo verdadeiro. A suspeita clínica e o técnico de laboratório experiente são requeridos nesse cenário para um diagnóstico acurado. A coinfecção com o HIV foi associada a testes falso-positivos (infecção precoce pelo HIV), resposta sorológica alterada com altos títulos secundária à ativação de linfócitos B e testes falso-negativos (infecção tardia pelo HIV). Em virtude das limitações dos testes não treponêmicos supracitados, um resultado positivo deve ser sempre confirmado com um teste treponêmico.

Testes treponêmicos

Os testes treponêmicos detectam anticorpos direcionados especificamente contra *T. pallidum*. Os dois mais comumente utilizados são o teste de absorção de anticorpos treponêmicos fluorescentes (FTA-Abs) e o ensaio de micro-hemaglutinação para anticorpos contra *T. pallidum* (MHA-TP). Esses testes são mais caros, tecnicamente de realização mais difícil e não são úteis para rastreamento. Não podem ser quantificados e, uma vez positivos, assim permanecerão para o resto da vida em 85% dos pacientes. Isso proíbe seu uso para monitoramento da eficácia do tratamento. A associação de um teste treponêmico positivo a um teste não treponêmico positivo é muito sensível e específica para a sífilis.

O diagnóstico da sífilis na presença do cancro é feito pela pesquisa direta do treponema em microscópio de campo escuro ou pela imunofluorescência direta. Nas demais fases, a avaliação é sorológica.[6]

A neurossífilis também se apresenta como um dilema diagnóstico porque não há um padrão diagnóstico único. O teste VDRL do LCR é o teste sorológico padrão, com especificidade de quase 100%, mas não é muito sensível. Associado a um FTA-Abs do LCR, que é mais sensível e menos específico, pode ser feito um diagnóstico mais acurado. A contagem de leucócitos do LCR geralmente está elevada (> 5 células/mm^3) e pode ser usada para determinar a resposta ao tratamento. Como mencionado previamente, 40% dos adultos com sífilis em um estágio precoce têm evidência da invasão do *T. pallidum* em seu exame do LCR. A maioria desses pacientes, entretanto, não desenvolve neurossífilis clínica. As diretrizes não são unânimes quanto à indicação de punção lombar. O Centers for Disease Control (CDC) recomenda punção lombar se os sinais ou sintomas clínicos de neurossífilis estão presentes e em casos de refratariedade ao tratamento, infecção pelo HIV ou evidência de sífilis tardia ativa, mas também é recomendada a tomada de decisões clínicas para os pacientes individualmente.

Os testes treponêmicos, por seu caráter qualitativo, não são indicados para controlar a eficácia do tratamento.[8] Os testes sorológicos são muito confiáveis para diagnóstico e acompanhamento do tratamento da doença nos pacientes HIV-positivos, ainda que ocorram resultados anormalmente altos, baixos ou flutuantes.[25] As técnicas de amplificação do DNA (PCR), embora específicas e sensíveis, não são utilizadas na prática clínica.[26]

No primeiro ano após tratamento da sífilis, recomenda-se realizar a sorologia quantitativa trimestral. Se houver reatividade em titulações decrescentes, deve-se manter o acompanhamento semestral. Considera-se falha terapêutica quando existe persistência de sinais ou sintomas, se não houver redução de duas diluições nos títulos dos testes não treponêmicos nos primeiros 6 meses após o tratamento, ou ainda se houver elevação persistente de uma diluição nos títulos dos testes não treponêmicos após o tratamento.[29]

Deverá ser instituído novo tratamento, mesmo na ausência de sintomas, caso ocorra elevação de duas diluições acima do último título do VDRL.[27]

Interpretação da sorologia para sífilis

Para a correta interpretação dos testes sorológicos, deve-se conhecer a evolução teórica dos anticorpos em cada fase da doença, assim como a sensibilidade e a especificidade de cada prova.

Durante o período de incubação, todas as provas sorológicas são negativas. Durante a fase primária, após 10 a 15 dias do surgimento do cancro, começam a positivar-se as reações sorológicas na seguinte ordem: FTA-Abs, MHA-TP e VDRL.

Na sífilis secundária, todas as provas sorológicas são positivas, sendo excepcionais os casos de sorologia negativa, geralmente causados pelo fenômeno de zona, ou seja, excesso de anticorpos. A pró-zona é o fenômeno físico-químico produzido por um excesso de anticorpos em relação à quantidade de antígenos que é oferecida. Quando existe tal excesso relativo de anticorpos, o soro direto pode resultar não reativo em virtude da formação de imunocomplexos solúveis, tornando-se reativo nas diluições seguintes. Esse fato pode ocorrer, principalmente, no secundarismo precoce.[2]

As alterações no LCR são comuns na sífilis recente, ainda que poucos pacientes desenvolvam neurossífilis nessa etapa. Devem ser considerados os falso-positivos.

Na sífilis terciária é recomendado o exame liquórico. As provas sorológicas podem permanecer positivas durante toda vida do paciente (Tabela 9.2).

Tabela 9.2 ■ Interpretação dos testes sorológicos

RPR	MHA-TP	CAPTIA (IgM) EIA	
–	–	–	Sem sífilis
–	–	+	Sífilis
+	+	+	Sífilis
+	–	+	Infecção
+	+	–	Sífilis
+	–	–	Falso
–	+	–	Infecção
↑	+	↑	Reinfecção

Fonte: adaptada de Fitzpatrick TB. Tratado de dermatologia. Vol. 2, Rio de Janeiro: Revinter, 2005.

Histopatologia

Na histopatologia, deve-se realizar coloração pela prata para identificação dos espiroquetas por meio do método de Levaditi ou pelo método de Warthin-Starry. Pode-se ainda utilizar as técnicas de imunofluorescência usando anticorpos antitreponêmicos.

Na sífilis primária (cancro duro) observam-se acantose, espongiose e exocitose de linfócitos e neutrófilos. Em direção ao centro, a epiderme torna-se adelgaçada, edematosa e permeada por células inflamatórias. No centro, a epiderme pode estar ausente. A derme papilar é edematosa. Há infiltrado celular de plasmócitos perivascular, denso e infiltrado linfo-histiocitário na derme. Observa-se, ainda, endarterite obliterante.

Os linfonodos regionais estão aumentados na sífilis primária, revelando infiltrado inflamatório crônico, contendo plasmócitos com hiperplasia endotelial e folicular. Podem ocorrer, ainda, granulomas não necrosantes.[12]

Na sífilis secundária ocorre hiperplasia psoriasiforme com espongiose, exocitose de linfócitos, pustulação espongiforme e paraceratose restrita a algumas áreas, com ou sem abscessos neutrofílicos intracórneos. Na derme, observam-se edema da derme papilar e infiltrado perivascular composto de linfócitos e plasmócitos.[30]

Na sífilis terciária confinada à pele, os granulomas são pequenos e podem estar ausentes. O processo granulomatoso está limitado à derme, com ilhotas dispersas de células epitelioides anexadas a poucas células gigantes multinucleadas, linfócitos e plasmócitos. Na sífilis gomosa há inflamação granulomatosa com zonas de necrose. Há endarterite obliterante com infiltrado de plasmócitos.[30]

TRATAMENTO

A penicilina é a base do tratamento da sífilis nos esquemas preconizados pelo Ministério da Saúde (MS):[27]

1. **Sífilis primária:** penicilina benzatina, 2,4 milhões UI, IM, em dose única (1,2 milhão UI em cada glúteo).
2. **Sífilis recente secundária e latente:** penicilina benzatina, 2,4 milhões UI, IM, repetidos após 1 semana. Total de 4,8 milhões UI.
3. **Sífilis tardia (latente e terciária):** penicilina benzatina UI, IM semanal por 3 semanas. Total de 7,2 milhões UI. Os casos de sífilis latente com evolução desconhecida devem ser tratados como sífilis latente tardia.[27]

Havendo evidências de envolvimento neurológico, com alteração cognitiva ou sensorimotora, sintomas oftálmicos ou auditivos, paralisia de nervos cranianos ou meningite, deve-se fazer avaliação do LCR. Em caso de diagnóstico de neurossífilis ou sífilis ocular, devem ser utilizados os seguintes esquemas:

1. Penicilina G cristalina, 3 a 4 milhões UI, EV, a cada 4 horas, ou infusão contínua de 18 a 24 milhões UI/dia, por 10 a 14 dias.
2. Penicilina G procaína, 2,4 milhões UI/dia IM, por 10 a 14 dias, associada a 500mg de probenecida VO, quatro vezes ao dia.

Pode ser feito o uso complementar de penicilina G benzatina na dose de 2,4 milhões UI, IM, uma vez por semana, por 3 semanas.[25]

Tabela 9.3 ■ Causas de testes biológicos falso-positivos

	Agudas	Crônicas
Fisiológicas	Gravidez	Idade avançada
Infecção por espiroquetas	Leptospirose Doença de Lyme Febre da mordedura do rato Borreliose	
Infecção viral	Citomegalovírus Mononucleose infecciosa Hepatite Herpes simples Herpes zoster/ varicela Sarampo Caxumba Pneumonia por *Mycoplasma* Toxoplasmose Sepse viral	Leucemia de células T humana/linfoma vírus 1 HIV-I
Infecção bacteriana	Pneumonia	Hanseníase virchowiana Linfogranuloma venéreo Tuberculose
Infecção por protozoários	Malária	Calazar Tripanossomíase
Outras		Uso abusivo de substâncias Disproteinemias Cirrose hepática Desnutrição Malignidade Desordens linfoproliferativas
Doença autoimune		Síndrome hemolítica autoimune Tireoidite autoimune Púrpura trombocitopênica idiopática Doença mista do tecido conjuntivo Poliarterite nodosa Cirrose biliar primária Artrite reumatoide Síndrome de Sjögren Lúpus eritematoso sistêmico

Em casos de alergia comprovada à penicilina, é recomendada a terapia de dessensibilização. No entanto, pode-se usar eritromicina (estearato ou estolato), 500mg, VO, a cada 6 horas por 15 dias para sífilis recente e por 30 dias para sífilis tardia; tetraciclina, na mesma dosagem; e doxiciclina, 100mg, VO, a cada 12 horas para sífilis recente e por 30 dias para sífilis tardia. Deve ser lembrado que essa alternativa terapêutica é menos efetiva.[27]

Em grávidas, a penicilina G é a única terapia com eficácia comprovada.[25] Todas as terapias alternativas, além de menos eficazes, devem ser evitadas em gestantes e nutrizes, à exceção do estearato de eritromicina.[27] Os fetos de gestantes tratadas com estearato de eritromicina devem ser considerados incompletamente tratados.[31]

Reação de Jarish-Herxheimer

Trata-se de uma reação de hipersensibilidade provocada pelo contato antígeno-anticorpo, em que o antígeno é representado pelos produtos de destruição dos treponemas. Em geral, ocorre de 8 a 24 horas após a administração da primeira dose de qualquer agente treponemicida, sobretudo nos pacientes em fase de erupções cutâneas. Caracteriza-se por cefaleia, calafrios, mialgias e artralgias. As lesões cutâneas, quando existentes, tornam-se infiltradas, edemaciadas e de coloração mais brilhante. O quadro clínico pode ser confundido com hipersensibilidade ao agente utilizado. Sua profilaxia pode ser feita com o uso prévio de corticoide por via oral ou injetável.[2]

Controle de cura

Os exames sorológicos deverão ser realizados 3, 6 e 12 meses após o tratamento. Admite-se que, se a titulação da sorologia não diminuir quatro vezes na sífilis recente 3 meses após o tratamento, ou aos 6 meses na sífilis latente recente, ou ainda se persistirem os sinais e sintomas clínicos, deve-se considerar a hipótese de falha terapêutica ou de reinfecção. Nesse caso, antes de instituir novo tratamento, deverão ser realizados punção lombar e exame do LCR. O exame do LCR também deverá ser realizado sempre que ocorrer aumento de quatro vezes na titulação dos exames sorológicos.[2]

Manejo dos parceiros

1. Pessoas que tiveram contato sexual com pacientes nos estágios recentes, nos 90 dias que antecederam o diagnóstico, podem estar infectadas. Mesmo com sorologia negativa, podem receber o tratamento.
2. Pessoas que tiveram contato sexual com pacientes nos estágios recentes, em data anterior aos 90 dias que antecederam o diagnóstico, podem ser tratadas caso seus exames sejam negativos, mas haja dificuldade no acompanhamento sorológico.

3. Parceiros em risco de contágio são aqueles que tiveram contato sexual com o paciente infectado nos seguintes períodos antes do tratamento: 3 meses mais a duração dos sintomas na sífilis primária, 6 meses mais a duração dos sintomas na sífilis secundária e 1 ano para a sífilis latente precoce.[25,31]

Referências

1. Rivitti EA. Sífilis adquirida. In: Belda Jr W (ed.) Doenças sexualmente transmissíveis. São Paulo: Atheneu, 1999:9-21.
2. Belda Jr W. Sífilis adquirida e congênita. In: Belda Jr W, Chiacchio ND, Criado PR. Tratado de dermatologia. Vol. 1, São Paulo: Atheneu, 2010.
3. Sampaio SAP, Rivitti EA. Dermatologia. 3. ed. São Paulo: Artes Médicas, 2008.
4. Dennie CC. A history of syphilis. Springfield: Charles C. Thomas, 1962:111.
5. Hackett CJ. On the origin of the human treponematoses. Bull WHO 1963; 29:7.
6. Jeanselme E. Historie de la syphilis. In: Traité de la syphilis. Vol. 1. Paris: G. Doen et cie, 1931:3-342.
7. Kamali A, Nunn AJ, Mulder DW et al. Seroprevalence and incidence of genital ulcer infections in a rural Ugandan population. Sex Transm Infect 1999; 75:98.
8. Goh BT. Syphilis in adults. Sex Transm Infect 2005; 81:448.
9. Paria CS et al. Cell-mediated immunity during syphilis. Br J Vener Dis 1980; 54:144-50.
10. Sanchez MR. Infections syphilis. Semin Dermatol 1994; 31:134.
11. Sanchez MR. Sífilis In: Fitzpatrick TB. Tratado de dermatologia. Vol. 2, Rio de Janeiro: Revinter, 2005.
12. Templeton SF. Condyloma latum of the toe webs: an unusual manifestation of secondary syphilis. A report of two cases. Cutis 1996; 57:38.
13. Federman DG et al. Syphilis presenting as the "blue toe syndrome". Arch Inter Med 1994; 154:1029.
14. Cuozzo DW et al. Essential syphilitic alopecia revisited. J Am Acad Dermatol 1995; 32:840.
15. Barile GR, Flynn TE. Syphilis exposure in patients with uveitis. Ophtalomology 1997; 104:1605.
16. Peilec JL. Mèniére's disease of syphitic etiology. Ear Nose Throat J 1997; 76:509.
17. Inagaki H et al. Gastric syphilis: polimerase chain reaction detection of treponemal DNA in pseudolymphomatous lesions. Hum Pathol 1996; 27:767.
18. Sule RR et al. Late cutaneous syphilis. Cutis 1997; 59:135.
19. Scheck DN, Hook EW III. Neurosyphilis. Infect Dis Clin North Am 1994; 8:769.
20. Syphilis in the adult. In: Sexually transmitted diseases. Companion Handbook, Adimora A et al. New York: Mc Graw-Hill, 1994:63-86.
21. Lo Vecchio F. Neurosyphilis presenting as refractory status epilepticus. Am J Emerg Med 1995; 13:685.
22. Tyler KL et al. Medical medullary syndrome and meningovascular syphilis. A case report in an HIV-infected man and a review of the literature. Neurology 1994; 44:2231.
23. Horowitz HW et al. Brief report: cerebral syphitic gumma confirmed by PCR in a man with human immunodeficiency virus infection. N Engl Med 1994; 331:1488.
24. Fleming DT, Wasserheit JN. From epidemiological synergy to public health policy and practice the contribuition of other sexually transmitted disease to sexual transmission of HIV infection. Sex Transm Inf 1999; 75:3-17.
25. Centers for Disease Control and Prevention. Sexually transmitted disease, treatment guidelines. MMWR Morb Mortal Wkly Rep 2002; 51:53-9.
26. Weir E, Fisman D, Fishman D. Syphilis have we dropped the ball. CMAJ 2002; 167(11):1267-8.
27. Coordenação Nacional de DST e AIDS. Manual de controle de doenças sexualmente transmissíveis. 3. ed. Ministério da Sáude, 1999.
28. Morse AS, Moreland AA, Holmes KK. Doenças sexualmente transmissíveis e AIDS. 2. ed. Porto Alegre. Artes Médicas, 1997.
29. Golden MR, Marra CM, Holmes KK. Update on syphilis resurgence of an old problem. JAMA 2003; 290:1510-4.
30. Lever WF. Histopatologia da pele. 10. ed. Rio de Janeiro: Guanabara Koogan, 2011.
31. Zampese MS, Benvemuto-Andrade C, Cunha V. Doenças sexualmente transmissíveis e treponematoses não sexuais. In: Ramos-e-Silva, Castro MCR. Fundamentos de dermatologia. Rio de Janeiro: Atheneu, 2010.

10

Sífilis Congênita

Sandra Lyon

INTRODUÇÃO

A sífilis é doença sistêmica, crônica, causada pelo *Treponema pallidum*, comumente adquirida pelo contato sexual ou através da via transplacentária e, mais raramente, por hemotransfusão.

A transmissão transplacentária do treponema pode causar abortamento, prematuridade, feto hidrópico ou recém-nascido com sífilis congênita. A sífilis pode infectar o feto em qualquer período da gestação.[1] As gestantes geralmente transmitem a infecção ao feto pela via transplacentária e, possivelmente, durante o parto, pelo contato com lesão genital infectante. A sífilis não é transmitida por meio de aleitamento materno, a menos que uma lesão infectante esteja presente na mama.[2] Acredita-se que muitos lactentes apresentem ao nascimento colonização da nasofaringe ou do trato gastrointestinal pelo *T. pallidum* e mais tarde desenvolvam a infecção.[3]

As possibilidades de infecção para o feto estão relacionadas com a época de transmissão, o grau de espiroquetemia e o tratamento realizado pela gestante.

A sífilis congênita pode ser dividida em sífilis congênita precoce, quando os sinais e sintomas surgem até os 2 anos de vida, e sífilis congênita tardia, quando os sinais e sintomas surgem a partir dos 2 anos de idade.

A sífilis congênita precoce é o resultado de uma septicemia provocada pelo *T. pallidum* e da formação de anticorpos pelo concepto.[4] Pode apresentar-se sob formas clínicas variadas, desde recém-nascido assintomático até quadros exacerbantes.

As manifestações cutaneomucosas ocorrem em cerca de metade dos pacientes com menos de 6 meses de idade. As lesões assemelham-se às lesões secundárias da sífilis, com máculas e pápulas eritematosas, acobreadas, com ou sem escamação, predominando nas palmas, plantas e região das fraldas. Observam-se ulcerações ao redor da boca, nariz e ânus, formando as rágades, que são cicatrizes lineares deprimidas, denominadas linhas de Parrot. Podem se formar pústulas nos dedos das mãos e dos pés e no ângulo da boca. As lesões bolhosas, denominadas pênfigo sifilítico, apresentam-se flácidas com conteúdo seroso ou seropurulento e constituem sinal grave da doença.

O condiloma plano anogenital mostra pesquisa positiva de treponema por meio da técnica de campo escuro. Sinais típicos são a oníquia e a paroníquia, ocasionando lesão nas unhas. Há, ainda, micropoliadenopatia generalizada.

Na mucosa, a rinite sifilítica constitui um sinal importante da sífilis congênita precoce, sempre acompanhada de obstrução nasal, podendo tornar-se hemorrágica com grande quantidade de treponemas. O processo inflamatório da mucosa pode levar a lesão óssea.

A lesão óssea da sífilis congênita precoce pode ser a primeira ou a única evidência da infecção sifilítica, podendo estar presente ao nascimento.

As principais lesões ósseas são a osteocondrite, a periostite e a osteomielite, acometendo todos os ossos de maneira simétrica, sobretudo os ossos longos, na seguinte ordem: fêmur, tíbia, úmero, fíbula, rádio e, em menor grau, os ossos das mãos e arcos intercostais. Ademais, pode ocorrer osteomielite em uma ou mais falanges, caracterizando a dactilite sifilítica.

A lesão óssea mais comum é a osteocondrite, que apresenta aparência radiográfica de dente de serra na metáfise. Lesão na face medial da metáfise tibial proximal ocorre em um quinto dos casos e é denominada sinal de Wimberg, ou mordida de gato. Podem ocorrer fraturas. Há linhas longitudinais de rarefação, estendendo-se para a diáfise. A criança apresenta dor ocasionada pela osteocondrite dos ossos longos, ou epifisite, a qual é exacerbada pela movimentação, fazendo com que o membro afetado fique imóvel. Constitui a pseudoparalisia de Parrot. A periostite dolorosa pode levar ao adelgaçamento das espinhas escapulares e margens tibiais anteriores em idade mais avançada. O sinal radiográfico de periósteo em casca de cebola representa as múltiplas camadas resultantes da formação de osso novo. A osteíte da calota craniana produz amolecimento, sendo denominada *cranio tabes*, que, sob pressão, fragmenta-se. A osteomielite sifilítica é rara.

A linfadenopatia é observada, sendo a linfadenomegalia epitroclear firme, móvel, não dolorosa, característica da sífilis congênita precoce.

A neurossífilis ocorre em 40% a 60% dos lactentes sifilícos, mas somente 10% apresentam neurossífilis sintomática, evidente do terceiro ao sexto mês de vida. É do tipo meningovascular. Ao exame do liquor, evidenciam-se linfocitose, aumento de proteínas e sorologia reativa.

SÍFILIS CONGÊNITA TARDIA

As manifestações da sífilis congênita tardia aparecem após 2 anos de idade e não são contagiosas. Assemelham-se às da sífilis adquirida, como sifílides nodulares, gomas e periostites.

A ceratite intersticial é a mais comum e a mais séria das lesões tardias. Com frequência, surge na idade escolar, sendo rara entre os 5 e os 6 anos de idade. Aparecem pequenas manchas ou uma mácula difusa na córnea. A visão é precocemente afetada, iniciando em um olho e comprometendo o outro. Há fotofobia e dor, e ocorrem iridociclites e coroidorretinites. A presença de atrofia óptica sugere sífilis congênita. A doença evolui para opacificação da córnea (névoa sifilítica) ou glaucoma. Neovascularização da córnea produz a aparência de uma mancha salmão.

A neurossífilis assintomática ocorre em 30% a 50% dos pacientes e é diagnosticada pelas alterações liquóricas. A neurossífilis sintomática é rara. A paresia juvenil é o padrão mais comum, comprometendo de 1% a 5% dos pacientes. Ocorrem alterações de comportamento e personalidade, com comprometimento do rendimento escolar, ataxia, disartria, tremores e convulsões. Há complicações do sistema nervoso central, retardo mental e paralisia dos pares cranianos.[5]

Comprometimento do oitavo nervo bilateral ocorre em 3% a 38% dos pacientes. Os sintomas mais precoces são vertigem, náuseas e zumbido. A surdez é provocada pela osteocondrite da cápsula otológica, resultando em degeneração coclear.

Entre as manifestações ósseas, são evidenciadas perissinovite artrítica, epifisite e periostite. A condrosteoartrite leva a anquilose. Cerca de 87% dos casos se desenvolvem por meio da periostite localizada dos ossos frontal e parietal, a bossa frontal de Parrot, que consiste em fronte proeminente, espessada, em virtude das proeminências ósseas em forma de lente. Em até 83% dos pacientes observa-se maxilar curto, com configuração em prato raso, devido ao desenvolvimento inadequado provocado pela rinite sifilítica.[3]

O sinal de Higoumenakis corresponde ao aumento irregular e unilateral da porção esternoclavicular da clavícula em razão da periostite prévia. A tíbia em sabre ocorre em 4% dos pacientes e corresponde a abaulamento e espessamento da porção média da tíbia, ocasionados pela periostite.

Em 0,7% dos pacientes observa-se escápula escafoide em virtude da concavidade da borda vertebral da escápula. Protuberância mandibular, ou mandíbula de buldogue, é encontrada em cerca de 25% dos pacientes.[3]

As articulações de Clutton consistem em joelhos edemaciados, indolores e simétricos, levando à hidrartose bilateral, acompanhada de dor, eritema, calor e febre. Representam uma sinovite, sem comprometimento de osso ou cartilagem. A presença de gomas pode resultar em deformidades como perfuração indolor do septo nasal ou do palato mole e úlceras profundas na faringe e na língua.

As anormalidades dentárias são causadas pela invasão do botão dentário pelos treponemas. A deformidade dos dentes incisivos é característica da sífilis congênita tardia, sendo denominada dentes de Hutchinson, devido à deficiência de implantação dos dentes definitivos, associada às anormalidades do desenvolvimento do maxilar superior.

Os incisivos centrais superiores, os mais acometidos, apresentam aspecto de chave de fenda, com entalhe semilunar causado pelo defeito no esmalte do dente. Os incisivos estão dispostos irregularmente, havendo grande espaço entre eles. Outra característica dentária, menos frequente, aparece nos molares, cujas cúspides têm aspecto de anões, sendo chamados molares em amora ou molares de Moon, encontrados em 65% dos casos. Apesar de todos os molares poderem estar comprometidos, o diagnóstico baseia-se apenas no comprometimento do primeiro molar inferior. O esmalte é defeituoso e os dentes estão mais propensos a cáries.[3,6]

Hemoglobinúria paroxística ao frio pode ocorrer como a única manifestação. Câimbras, calafrios e urina avermelhada ou enegrecida seguem-se à exposição ao frio. Podem ser detectados febre, urticária, fenômeno de Raynaud e icterícia.

O comprometimento cardiovascular é muito raro, e as alterações cerebroespinhais são representadas pelo *tabes* juvenil e pela paralisia geral progressiva.

Constituem a tríade de Hutchinson: ceratite intersticial, surdez do oitavo par e dentes de Hutchinson. São importantes na sífilis congênita: palato em ogiva, nariz em sela, fronte olímpica, rágades periorificiais e nódulos de Parrot no crânio.

A tríade de Hochimser consiste em nariz em sela, alterações craniofaciais e presença de gânglios epitrocleares.

DIAGNÓSTICO

- Provas diretas com achado do *T. pallidum* em lesões, líquidos corporais ou tecidos.
- Testes sorológicos do sangue do cordão ou sangue periférico do recém-nascido.
- Anticorpos maternos podem passar para o feto sem infecção, sendo necessária sorologia quantitativa periódica

(negativação, em média, dentro de 6 meses após o nascimento).

- FTA-Abs-IgM.
- VDRL: quatro ou mais vezes o título materno.
- Radiologia: radiografar os ossos longos na sífilis congênita; osteocondrite, periostite e osteomielite podem ser as únicas alterações no recém-nascido.
- Normatização do Ministério da Saúde para definição de caso de sífilis congênita:
  - Caso confirmado: quando o *T. pallidum* ou seu material genético é constatado em amostra de lesões, líquido amniótico, cordão umbilical ou tecidos.
  - Caso presuntivo: na presença de pelo menos um dos seguintes parâmetros:
    - Recém-nascido ou criança com mãe contaminada não tratada ou inadequadamente tratada.
    - Recém-nascido ou criança com teste treponêmico positivo e uma das seguintes alterações: lesões características ao exame físico, alterações radiológicas, VDRL positivo no líquido cefalorraquidiano (LCR), aumento de proteínas e leucocitose no LCR, descartadas outras causas, IgM positiva para lues.

Tabela 10.1 ■ Definição de sífilis congênita*

Tipo	Definição
Confirmada	Um lactente no qual o *T. pallidum* foi identificado em lesões, placenta, cordão umbilical ou tecido autopsiado
Presumida	Quaisquer lactentes cujas mães não foram tratadas com antibióticos outros que não a penicilina antes do parto, independente dos achados no lactente **ou** Quaisquer lactentes ou crianças com teste treponêmico reativo para sífilis e qualquer um dos seguintes: a) Evidência de sífilis congênita ao exame físico ou radiografia de ossos longos b) Presença no LCR de linfocitose e proteínas elevadas (sem outra causa) c) VDRL reativo no LCR **ou** Lactente com RPR em uma proporção de quatro vezes maior que o da mãe (ambos testados ao nascimento) **ou** Teste do anticorpo treponêmico IgM reativo no soro
Natimorto sifilítico	Morte de feto cuja mãe tinha sífilis não tratada ou inadequadamente tratada no momento do parto de um feto de gestação de 20 semanas ou mais, ou um feto pesando > 500g

*Sífilis congênita inclui os casos de sífilis adquirida no período pré-natal em lactentes e crianças, assim como natimortos sifilíticos.

    - Natimorto sifilítico: morte fetal com mais de 20 semanas ou de feto com mais de 500g, filho de mãe com sífilis não tratada ou inadequadamente tratada.

TRATAMENTO

A. Em recém-nascidos de mães com sífilis não tratada ou inadequadamente tratada, independente do resultado do VDRL do recém-nascido, realizar radiografia de ossos longos e punção lombar (na impossibilidade de realizar esse exame, tratar como neurossífilis), quando clinicamente indicados. Tratar conforme os seguintes critérios:

A1. Em caso de alterações clínicas e/ou sorológicas e/ou radiológicas: penicilina cristalina, 50.000UI/kg/dose, EV ou IM, por 10 dias (< 1 semana de vida, duas vezes ao dia; > 1 semana de vida, três vezes ao dia).

A2. Em caso de alteração liquórica: penicilina cristalina nas mesmas doses por 14 dias.

A3. Se não houver alterações clínicas e/ou sorológicas e/ou radiológicas e/ou liquóricas: penicilina benzatina, 50.000UI/kg, IM, em dose única. O acompanhamento é obrigatório; na impossibilidade de acompanhamento, tratar como A1.

B. Recém-nascidos de mães adequadamente tratadas: realizar VDRL de sangue periférico do recém-nascido; se for reagente em titulação maior que a materna e na presença de alterações clínicas, realizar radiografia de ossos longos e análise do LCR:

B1. Se houver alterações radiológicas, sem alterações liquóricas, o tratamento deverá ser feito com penicilina G cristalina, 50.000UI/kg/dose, duas a três vezes ao dia, dependendo da idade, por 10 dias (esquema A1).

B2. Em caso de alteração liquórica, o tratamento deverá consistir no esquema A2.

C. Se o recém-nascido tiver sorologia não reagente ou reagente em titulação igual ou menor que a materna e for assintomático, com radiografia de ossos longos normais, fazer apenas seguimento ambulatorial.

Referências

1. Nathan L et al. In utero infection with Treponema pallidum in early pregnancy. Prenatal Diagn 1997; 17:119.
2. Sanchez PJ, Wendel GD. Syphilis in pregnancy. Clin Perinatal 1997; 24:71.
3. Sanchez MR. Sífilis. In: Fitzpatrick TB. Tratado de dermatologia. Vol. II, Rio de Janeiro: Revinter, 2005.
4. Benirschke K. Syphilis: the placents and the fetus. Am J Dis Chil 1974; 128:142-3.
5. Goeman J et al. Dementia paralytica in a fifteen year old boy. J Neural Sci 1996; 144:214.
6. Desmons F. Etiologie et epidemiologie de la syphilis congenitales: aspects actualles. Lille Med 1979; 24:220.
7. Coordenação Nacional de DST e AIDS. Manual de controle de doenças sexualmente transmissíveis. 3. ed. Ministério da Saúde, 1999.

11

Treponematoses não Sexuais

Sandra Lyon

INTRODUÇÃO

As treponematoses endêmicas constituem um grupo de infecções bacterianas crônicas causadas por diferentes subespécies de treponemas, as quais são indistinguíveis quanto aos aspectos morfológicos, imunológicos e sorológicos.[1]

Fazem parte das treponematoses endêmicas:

- **Pinta:** *Treponema carateum.*
- **Bouba:** *Treponema pallidum pertenue.*
- **Sífilis endêmica:** *Treponema pallidum endemicum.*

As treponematoses endêmicas apresentam potencial desfigurante e incapacitante, tendo sido instituído pela Organização Mundial da Saúde (OMS), em 1948, um programa de controle global, em comunidades pobres, envolvendo diversos países, onde a penicilina benzatina era aplicada com o objetivo de erradicar essas doenças.[2]

No entanto, a falta de vigilância sanitária levou à persistência de focos endêmicos em países tropicais e subtropicais.[3]

PINTA

A pinta é denominada puru-puru, caratê ou mal del pinto. Trata-se de doença infectocontagiosa, não venérea, causada pelo *Treponema carateum*, que provoca apenas manifestações cutâneas.[4]

Apresenta focos endêmicos no México, na América Central, na Venezuela, na Colômbia, no Peru, na Bolívia e, no Brasil, no estado do Amazonas, entre a população indígena.[1,5,6]

A transmissão se faz por contato físico, por meio de fômites, picadas de insetos, pequenos ferimentos na pele e, ainda, no decurso de cerimônias ou ritos tribais.[1-6]

O período de incubação varia de semanas a meses, e os estágios da pinta não são definidos, podendo sobrepor-se.[1,3]

A pinta é classificada em fases primária, secundária e terciária.

A lesão primária corresponde ao ponto de inoculação, geralmente em áreas expostas, surgindo pápula pruriginosa única ou múltipla, evoluindo para placa descamativa, acompanhada por adenopatia, persistindo por meses ou anos, até a resolução com hipopigmentação.

As lesões secundárias ou píntides manifestam-se meses após a inoculação como pápulas pequenas e eritematosas que coalescem para formar placas psoriasiformes, sendo essas lesões infecciosas por longo período.

De 2 a 5 anos depois do aparecimento das lesões iniciais, surgem máculas hipopigmentadas, com bordas imprecisas, predominando sobre as proeminências ósseas, como punhos, tornozelos e cotovelos. Nas nádegas, podem surgir manchas hipocrômicas salpicadas, de aspecto mosqueado. As lesões acrômicas são irreversíveis. Não há comprometimento de mucosas e vísceras nem transmissão congênita.

O diagnóstico diferencial pode ser feito com pitiríase *versicolor*, eczemátide hipocromiante, bouba, sífilis, vitiligo e eritema *discromicum perstans*.

O diagnóstico laboratorial pode ser feito pela pesquisa de treponema em campo escuro através das lesões cutâneas.

As reações sorológicas com antígenos não treponêmicos não específicos (Kahn, VDRL, Kolmer, Wasserman) e reações com antígenos treponêmicos específicos (TPI, FTA-Abs) são positivas durante vários anos. A positividade das reações sorológicas surge após o segundo mês de infecção.

Histopatologia

As lesões primárias e secundárias têm morfologia semelhante, com acantose, espongiose e infiltrado dérmico esparso de linfócitos, plasmócitos e neutrófilos dispostos ao redor de casos linfáticos.

As lesões terciárias podem ser hiperpigmentadas, com grande número de melanófagos no interior da derme, ou despigmentadas, com ausência completa de melanina na epiderme. Há atrofia da epiderme e infiltrados linfocitários perivasculares.[7] No exame anatomopatológico é possível evidenciar o treponema na epiderme em todas as fases da pinta por meio da coloração pela prata (Warthin-Starry). O *T. carateum* não é cultivado *in vitro*.[8]

Tratamento

Recomenda-se a dose única de 2.400.000 unidades de penicilina benzatina no adulto; na criança, a dose é de 50.000UI/kg de peso. As lesões discrômicas são irreversíveis. A queda do título sorológico é lenta, e os testes sorológicos podem persistir reagentes nas formas tardias.[9] A profilaxia pode ser feita com penicilina benzatina nos comunicantes.

BOUBA OU FRAMBOESIA TROPICAL

Denominada *yaws* (inglês), *pian* (francês), *framböise* (alemão) e *parang* e *paru* (malaio), a bouba é doença infecciosa, contagiosa, não venérea ou congênita.[1,4] O agente etiológico é o *Treponema pallidum* da subespécie *pertenue*.[10]

A bouba ocorre exclusivamente em países de clima tropical ou subtropical, com incidência maior em regiões de pequenas altitudes, índice pluviométrico elevado, solo úmido e fértil, com vegetação abundante, ao lado de outros fatores, como hábitos primitivos de vida, habitação e vestimenta, que contribuem para o estabelecimento de aspectos epidemiológicos bem definidos. Na década de 1930, a bouba atingia grandes massas populacionais no mundo. Após campanha da OMS, quando mais de 50 milhões de pessoas foram tratadas com penicilina benzatina em países endêmicos, no período de 1952 a 1964, houve diminuição dessa treponematose no mundo. Hoje, a doença é prevalente na Indonésia, nas ilhas do Pacífico, na Guiana Inglesa e na Costa do Marfim.[2] No Brasil, a doença já foi endêmica na região nordeste do estado de Minas Gerais e atualmente são encontrados casos esporádicos.

O *T. pallidum* subespécie *pertenue*, descrito em 1905 por Castellani, é transmitido pelo contato direto com exsudato de lesões da secreção com solução de continuidade da pele, áreas de escoriação ou picadas de inseto. Após período de incubação variável de 10 dias a 6 semanas, aparece a lesão inicial (framboesoma, ou pianoma inicial ou solitário, bouba-mãe), que geralmente adquire o aspecto de pápula ou nódulo vegetante, arredondado, medindo de 2 a 6cm, de superfície rugosa, recoberta por crosta melicéria que, ao ser destacada, mostra superfície úmida, esbranquiçada ou rosada.[11] Em geral, o framboesoma localiza-se nos membros inferiores. A duração da lesão primária é variável, podendo involuir e desaparecer antes da erupção de generalização ou persistir, coexistindo com as lesões secundárias.[11] Depois de 2 a 4 meses, surgem lesões menores, por disseminação hematogênica, os "framboesomas-filhos", e lesões de redisseminação hematogênicas, as framboesides. Após 3 a 4 anos, a doença entra em fase de latência ou aparecem lesões tardias.[4,12]

Alguns pacientes podem apresentar os dois tipos de lesões simultaneamente. Os "framboesomas-filhos" são lesões múltiplas, enquanto as framboesides são pápulas róseas, liquenoides e de consistência endurecida, que surgem em torno da "bouba-mãe", constituindo uma erupção do tipo miliária folicular. Inicialmente, as lesões predominam na face, em torno do nariz e da boca, e posteriormente aparecem em áreas intertriginosas, como axila, nádegas, ânus e vulva. Com a evolução clínica, as lesões disseminam-se por tronco, cabeça e membros superiores.[1,11,12]

Alguns pacientes apresentam *rash* macular, denominado roséola boubática, ou máculas hipocrômicas escamativas no tronco. Podem acometer as regiões palmoplantar e ungueal. Não ocorre alopecia, e o acometimento da mucosa é excepcional.[1,4,10]

À medida que as lesões cutâneas progridem, aparecem cicatrizes atróficas e hipocromia residual.[1]

Em crianças, podem ser observadas lesões ósseas como osteoperiostite e pododactilite de mão, antebraço, perna e pé. Sintomas como febre, adenopatia generalizada e dores ósseas noturnas podem ser detectados.[10,12]

As lesões da fase secundária são polimorfas, variando desde roséola até lesões escamosas, pitiriasiformes, psoriasiformes, liquenoides, ceratósicas, verrucosas, condilomatosas, sendo observadas lesões palmoplantares circunscritas: ceratomas (cravos da bouba) e ceratodermias pontuadas e difusas. As lesões osteoarticulares podem levar ao encurvamento dos ossos longos, ocasionando a tíbia em sabre.[11] A fase secundária da bouba dura de 2 a 5 anos.

A fase terciária ou tardia da bouba desenvolve-se com tendência à destruição e à mutilação. Apresenta acometimento cutâneo, mucoso, ósseo e articular. As lesões cutâneas podem ser tuberosas e nodulares, podendo evoluir para ulceração. As lesões ulcerosas são as mais frequentes entre todas as manifestações tardias da bouba.[11] Muitas vezes, as lesões provenientes das lesões tuberosas e nodulares se ulceram, coalescem e se estendem, promovendo também as configurações serpiginosas e policíclicas. As lesões cicatrizam em uma área para progredirem em outra próxima, invadindo, em sua evolução, grandes segmentos das regiões do tegumento cutâneo acometidas. Constituem, assim, as lesões ulcerocicatriciais ao longo dos membros inferiores e superiores, as quais progridem, atingindo as superfícies articulares e determinando contraturas, anquiloses e deformidades (Figuras 11.1 e 11.2).[11]

A obstrução da circulação linfática pode determinar aumento de volume das regiões afetadas, compondo um quadro de elefantíase. Há formação de lesões vegetantes verrucoides, assemelhando-se à linfoestase verrucosa de Brocq.

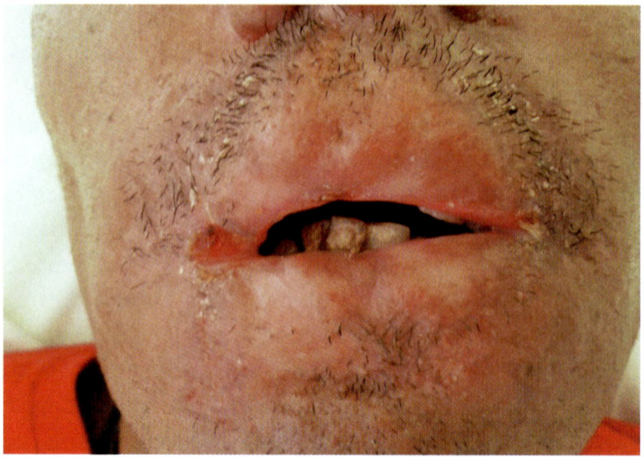

Figura 11.1 ■ Bouba terciária. (Serviço de Dermatologia do Hospital Eduardo de Menezes.)

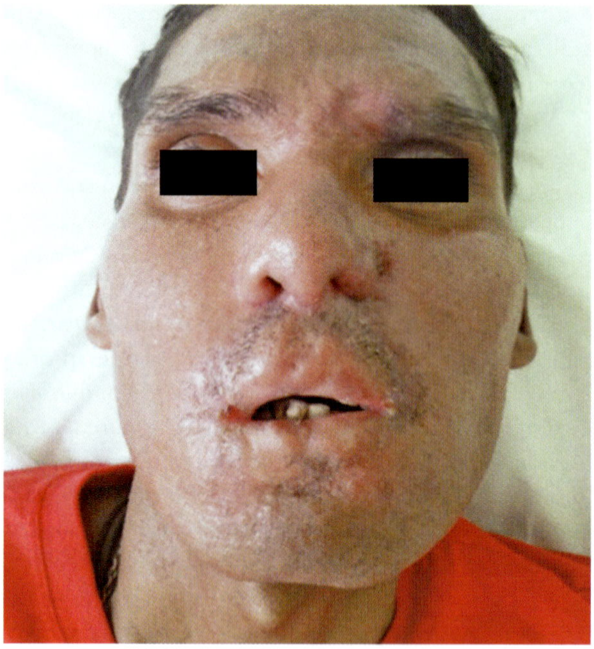

Figura 11.2 ■ Gangosa em bouba terciária. (Serviço de Dermatologia do Hospital Eduardo de Menezes.)

As manifestações palmoplantares ocorrem com muita frequência na bouba. As lesões ceratósicas palmoplantares de aparecimento tardio assumem os mais variados aspectos morfológicos: graus diversos de espessamento ou descamação epidérmicos difusos ou em placas de contornos policíclicos ou serpiginosos; aspectos geográficos, demonstrando imagens de pés roídos por traças; lesões do tipo verrucoso; lesões de hiperceratose com fissuras e rajadas de profundidade e extensão variáveis.[11]

As progressivas destruição e perfuração dos planos cartilaginoso e ósseo do palato, do septo nasal e da faringe posterior constituem a gangosa, cuja característica é a voz anasalada.[11]

As nodosidades justarticulares de Lutz-Jeanselme são nódulos subcutâneos arredondados, solitários ou agminados, que se situam nas vizinhanças das articulações e cristas ósseas. A distribuição é simétrica, com preferência pelas superfícies de extensão.[11]

O gundu caracteriza-se pela formação de saliências ósseas, geralmente bilaterais e simétricas, localizadas nos ramos ascendentes do maxilar superior e nos ossos paranasais.[11]

Diagnóstico diferencial

As lesões cutâneas das fases primária e secundária da bouba devem ser diferenciadas das lesões iniciais da sífilis, eczema, ectima, sarcoidose, verruga vulgar, pioderma gangrenoso, tuberculose, micobacterioses, esporotricose, pitiríase rósea e psoríase.[1,10]

Na fase terciária, o diagnóstico diferencial deve ser feito com sífilis, hanseníase, leishmaniose cutaneomucosa, paracoccidioidomicose e rinosporidose. A ceratodermia palmoplantar deve ser diferenciada da sífilis endêmica e da pinta. As lesões ósseas fazem diagnóstico diferencial com sífilis venérea e endêmica, tuberculose e osteomielite.[1,10,12]

Diagnóstico laboratorial

Pode ser feita a pesquisa do treponema em campo escuro. O diagnóstico laboratorial da bouba é confirmado por VDRL, FTA-Abs, TPI e TOGA (*T. pallidum hemagglutination assay*).

Histopatologia

As lesões primárias exibem acantose, papilomatose, espongiose e exocitose neutrofílica com formação de microabscessos intraepidérmicos. Ocorre infiltrado dérmico intenso e difuso de plasmócitos, linfócitos, histiócitos e granulócitos. Não ocorre proliferação endotelial de vasos sanguíneos como na sífilis. As lesões secundárias apresentam infiltrado dérmico em disposição difusa. As lesões ulcerativas da bouba são semelhantes às da sífilis.[7]

Tratamento

O tratamento consiste na administração de 2.400.000 de penicilina benzatina. Para crianças, a dose é de 50.000UI/kg de peso. Em caso de impossibilidade do uso da penicilina, administrar eritromicina ou tetraciclina, 2g/dia, por 15 dias.

SÍFILIS ENDÊMICA OU BEJEL

A sífilis endêmica, também denominada bejel, é treponematose crônica, não venérea, causada pelo *Treponema pallidum* da subespécie *endemicum*, transmitido pelo contato direto com lesões cutâneas e de mucosas, e também por meio de fômites, como cachimbos comunais ou vasos de bebidas.[13]

O *T. pallidum* da subespécie *endemicum* é, do ponto de vista microscópico, indistinguível dos agentes causais da sífilis, bouba e pinta.[4,13]

A sífilis endêmica acomete pele, mucosas, músculos, ossos e cartilagens. Afeta, predominantemente, crianças de 2 a 15 anos de idade, mas adultos também podem ser acometidos. Ao contrário da bouba, a doença está confinada aos climas áridos da península árabe e da fronteira meridional do deserto do Saara, cujas populações seminômades chamam essa doença de bejel.[4] A doença era endêmica na África do Norte, Europa do Norte, bacia do Mediterrâneo e no Sudeste Asiático, tendo sido erradicada na Eslovênia e na Bulgária a partir do tratamento de massa realizado na década de 1960.[14,15]

Na década de 1980, a OMS relatou aumento de casos na África Subsaariana, em tribos nômades beduínas no Oriente Médio e em Moçambique.[13,16]

As manifestações clínicas da sífilis são divididas em estágios recente e tardio. O estágio recente inclui as fases primária e secundária, e o tardio, as fases latente e terciária da doença.[1,4]

As lesões de pele no estágio primário são raras e caracterizam-se por pápulas eritematosas ou úlceras de mucosa orofaríngeas ou de pele do mamilo de mãe não infectada que alimenta uma criança infectada com lesões na boca ou nas comissuras labiais.

As lesões secundárias surgem após período de incubação de 2 a 3 meses. São múltiplas e superficiais, caracterizando-se por úlceras indolores envolvendo lábios, mucosa oral, língua e tonsilas. Desenvolvem-se linfadenopatia regional e laringite, acompanhada de rouquidão. Podem ser observados condilomas *lata* envolvendo a região anogenital e a axila. São evidenciadas alopecia em clareira e osteoperiostite dolorosa. Erupções maculares, papulares ou papuloescamosas são raras.[17]

Na fase latente não existem sinais ou sintomas, e o liquor encontra-se sem alterações. Esse estágio pode durar de 5 a 15 anos, e somente as reações sorológicas podem detectar o treponema.

O período terciário ocorre de 6 meses a vários anos após o período de latência. Compreende lesões gomosas de nasofaringe, laringe, pele e ossos, evoluindo para úlceras que cicatrizam, deixando áreas cicatriciais despigmentadas com hiperpigmentação na periferia. As principais lesões ósseas são exostose e periostite, principalmente na tíbia e na fíbula. Os ossos da porção central da face podem estar comprometidos, levando a lesão destrutiva grave do palato e do septo nasal, associada à disfagia. Podem ser evidenciadas uveíte, coriorretinite, coroidite e atrofia óptica.[1,10] As manifestações cardíacas e neurológicas são raras.[16]

O diagnóstico da sífilis endêmica é baseado na presença do treponema no exame de exsudato de lesões em campo escuro, no exame histopatológico de biópsias de pele e em exames sorológicos positivos. Os exames sorológicos são os mesmos descritos para a framboesia.[1,4,10]

No exame histopatológico são encontrados infiltrados perivasculares, constituídos de linfócitos e plasmócitos, e proliferação da íntima de veias e artérias. Nos estágios tardios ocorre infiltrado granulomatoso, evoluindo para caseificação.[17]

O diagnóstico diferencial é feito com todas as treponematoses em seus diversos estágios.

O tratamento é realizado com 1.200.000UI de penicilina benzatina em dose única IM. Em crianças, a dose é de 50.000UI/kg de peso. Nos casos de alergia, administra-se eritromicina ou tetraciclina.[1,4,17]

Referências

1. Antal GM, Lukehart AS, Meheus AZ. The endemic treponematoses. Microbes Infect 2002; 4(1):83-94.
2. Walker SL, Hay RJ. Yaws- a review of the last 50 years. Int J Dermatol 2000; 39(4):258-60.
3. Meheus AZ, Arya OP. Endemic treponematoses. In: Cohen J, Powederly WG (eds.) Infectious diseases. 2. ed, New York: Elsevier, 2004:1521-24.
4. Engelkens HJH, Niemel PLA, Van Der Sluis JL et al. Endemic treponematoses. Part II. Pinta e endemic syphilis. Int J Dermatol 1991; 30:231.
5. Talhari S. Pinta: aspectos clínicos, laboratoriais, situação epidemiológica no Estado do Amazonas (Brasil). Tese. São Paulo. Escola Paulista de Medicina, 1988.
6. Woltsche-Kahr I, Schimidt B, Aberer W, Aberer E. Pinta in Austria (or Cuba): importance of an extinct disease? Arch Dermatol 1999; 135:685-8.
7. Lever WF. Histopatologia da pele. Rio de Janeiro: Guanabara Koogan, 2011.
8. Talhari S, Guimarães JA, Barros MLB et al. Aspectos clínicos e laboratoriais da pinta. An Bras Dermatol 1979; 54:215-37.
9. Sampaio SAP, Rivitti EA. Dermatologia. 3. ed. São Paulo: Artes Médicas, 2008.
10. Koff AB, Rosen T. Nonveneral treponematoses: yaws endemic syphilis and pinta. J Am Acad Dermatol 1993; 31:1075-6.
11. Furtado TA. Manifestações tardias da framboesia. Tese de Livre Docência. Faculdade de Medicina, UFMG, Belo Horizonte, 1955.
12. Bechelli LM. Bouba. In: Veronesi R, Foccacia R. Tratado de infectologia. São Paulo: Atheneu, 1997:987-91.
13. Csonka G, Pace J. Endemic nonveneral treponematoses bejel in Saudi Arabia. Rev Infect Dis 1985; 7:5260-5.
14. Slave ZZ. Skrjevo disease in Slovenia. Lijec Vjesn 2002; 124: 150-5.
15. Spirov G. Endemic syphilis in Bulgaria. Genitourin Med 1991; 67: 428.
16. Clyti E, Santos RB. Endemic treponematoses in Maputo, Mozambique. Bull Soc Pathol Exot 2007; 100(2):107-8.
17. Basset A, Faye I, Maleville J, Malgras J. Yaws and endemic syphilis. In: Marshall J (ed.) Essays on tropical dermatology. Amsterdam: Excepta Medica, 1969:301-15.

Parte IV

DERMATOVIROSES

Dermatoviroses

Sandra Lyon

INTRODUÇÃO

Vírus são organismos acelulares caracterizados pela presença de um só tipo de ácido nucleico (DNA ou RNA). Constituem-se em parasitas intracelulares obrigatórios por não apresentarem ribossomas ou outras organelas.[1]

A partícula viral individual é denominada vírion. Medindo de 15 a 300nm, é constituído de uma parte central, o nucleoide ou genoma, formado por um ácido nucleico, DNA ou RNA, e um envoltório proteico, o capsídeo, composto por segmentos chamados capsômeros, que podem ou não estar envoltos por um envelope lipoproteico.[1] O conjunto de ácidos nucleicos e capsídeos é denominado nucleocapsídeo. Na maioria dos vírus, os capsídeos podem se organizar de duas maneiras: simétrica em hélice ou simétrica icosaédrica (cúbica).[2]

Todos os organismos, das bactérias ao ser humano, podem ser suscetíveis a infecção por vírus, mas um único vírus não é capaz de infectar todos os tipos de células. Em geral, a classificação dos vírus depende do tipo de célula hospedeira que eles podem infectar, como vírus de bactéria, planta ou animal.[1]

Inúmeras doenças cutâneas são causadas por vírus. Assim, as infecções viróticas afetam a pele por diferentes mecanismos: inoculação direta (herpes simples, molusco contagioso), infecção sistêmica (varicela, rubéola) ou disseminação local de um foco interno (herpes simples recidivante, herpes-zóster).[1,12]

Após infectar e replicar-se dentro da célula, o vírus produz alterações citopáticas, determinando três tipos de infecção: citolítica, infecção permanente e infecção integrada. A infecção citolítica ocorre quando o vírus penetra, replica e desencadeia a destruição celular, como é o caso do herpes e da varíola. Na infecção permanente, a presença do vírus não altera o metabolismo e a multiplicação da célula (p. ex., verrugas). Na infecção integrada, o vírus passa a integrar-se ao DNA da célula, mudando suas características ou induzindo a transformação neoplásica, como acontece com o vírus de Epstein-Barr.[2]

Existem vários padrões de infecção viral. O mais comum é o agudo, seguido pelo desaparecimento do vírus, que geralmente é ocasionado por mecanismos imunológicos. Esse padrão é observado nas infecções que produzem exantemas, como o sarampo. Outro padrão é o da infecção aguda, seguida pela infecção latente, o que pode originar reativação viral, como ocorre com o herpes simples, a varicela-zóster e o papilomavírus. Outro padrão é o da infecção crônica, observado na imunodeficiência adquirida (HIV).[4]

A gravidade da doença causada por um vírus depende da resposta imune do hospedeiro. Constituem fatores determinantes da variabilidade da resposta determinada pela agressão do vírus: intensidade do inóculo viral, porta de entrada, características do hospedeiro, variação das respostas imunológicas e não imunológicas e fatores genéticos na evolução das infecções virais.[3-5]

As principais técnicas utilizadas para diagnóstico da infecção viral são: isolamento viral (cultura do vírus), detecção de ácido nucleico viral ou detecção do antígeno viral (técnica PCR) e sorologia.[6]

O tratamento varia conforme o agente causal, utilizando-se desde sintomáticos até quimioterápicos. A profilaxia da infecção viral é mais eficaz do que o tratamento. As técnicas de DNA recombinante compostas de proteína viral têm sido utilizadas em vacinas. Constituem compostos de material atenuado do patógeno ou preparação inativada do vírus. Além das vacinas, é possível a administração passiva de anticorpos tipo específicos após a exposição em hospedeiro suscetível.[7,8]

Os vírus são divididos em dois grandes grupos: DNA e RNA, considerados de maior importância pelas doenças que causam:

- **Vírus DNA:**
  - **Adenovírus** (de adenoide): 70 a 80nm – infecções respiratórias.

- **Herpesvírus** (de herpes)**:** 120 a 200nm – herpes simples, herpes-zóster e outros.
- **Papovavírus** (pa = papiloma humano, po = polioma de hâmster, va = vaculoar do macaco)**:** 45 a 55nm – infecção pelo HPV – (*human papillomavirus*).
- **Parvovírus** (de *parvus* = pequeno)**:** 20nm – associado ao adenovírus.
- **Ortopoxvírus** (*pox* = pústulas)**:** 250 a 300nm – varíola, vacínia e *cowpox*.
- **Parapoxvírus:** 160 a 260nm – molusco contagioso, Orf, nódulo dos ordenhadores.

• Vírus RNA:
- **Mixovírus** (*mixo* = muco)**:** 70 a 200nm – sarampo, influenza.
- **Picornavírus** (pico = pequeno RNA)**:** 20 a 40nm – enterovírus, coxsackievírus, poliovírus, ecovírus, arbovírus (ar = *arthropod*; bo = *borne*).
- **Rabdovírus** (*rabdo* = vara)**:** 70 a 80nm – estomatite vesicular, raiva.
- **Retrovírus:** 80 a 120nm – HTLV (*human T-cell leukemia-lymphoma virus*), incluindo HIV (*human immunodeficiency virus*).
- **Rubivírus** (rubi = vermelho)**:** 50 a 100nm – rubéola.

CLASSIFICAÇÃO DA FAMÍLIA HERPESVIRIDAE

A família Herpesviridae é classificada em três subgrupos:

1. Alphaherpesviridae:
   - **Herpesvírus B:** vírus do gênero *Simplexvirus*, infecta macacos asiáticos e pode causar infecção fatal no ser humano por mordidas de animais infectados.
   - **Herpesvírus humano 1 (HHV1) ou herpes simples vírus 1 (HSV1):** vírus do gênero *Simplexvirus* – infecção predominantemente não genital.
   - **Herpesvírus humano 2 (HHV2) ou herpes simples vírus 2 (HSV2):** vírus do gênero *Simplexvirus* – infecção primariamente genital.
   - **Herpesvírus humano 3 (HHV3) ou varicela-zóster vírus (VZV):** gênero *Varicellovirus* – agente da varicela e do herpes-zóster.
2. Betaherpesviridae:
   - **Herpesvírus humano 5 (HHV5) ou citomegalovírus (CMV):** infecção por citomegalovírus.
   - **Herpesvírus humano 6 (HHV6):** agente do exantema súbito. Pode causar infecção assintomática em adultos.
   - **Herpesvírus humano 7 (HHV7):** relacionado com HHV6, pitiríase rósea e líquen plano.
3. Gamaherpesviridae:
   - **Herpesvírus humano 4 (HHV4) ou vírus de Epstein-Barr (EBV):** agente da mononucleose infecciosa. Associado a leucoplasia pilosa oral, doença de Gianotti-Crosti, neoplasias linfoides, como linfoma de Burkitt, e neoplasias em imunocomprometidos.
   - **Herpesvírus humano 8 (HHV8):** herpesvírus associado a sarcoma de Kaposi, linfoma primário de efusão e doença de Castleman do tipo plasma célula.

CLASSIFICAÇÃO DAS DERMATOVIROSES

Papovavírus

Constituem grupo heterogêneo de vírus, que tendem a agrupar-se de acordo com critérios clínicos e moleculares:

- **HPV1, 2 e 3:** verrugas vulgares.
- **HPV3:** verrugas planas.
- **HPV1 e 4:** verrugas plantares.
- **HPV6 e 11:** verrugas anogenitais.
- **HPV16 e 18:** papulose bowenoide.
- **HPV13:** hiperplasia epitelial focal.
- **HPV6 e 11:** papiloma de laringe.
- **HPV16 e 18:** máculas acetoacéticas brancacentas no colo uterino.
- **HPV5:** epidermodisplasia verruciforme.

Poxvírus

A família Poxviridae apresenta quatro gêneros:

- **Ortopoxvírus** (varíola, vacínia, *monkeypox* e *cowpox*): são ovalares e medem de 300 a 250nm.
- **Parapoxvírus** (Orf e nódulo de Milker): são cilíndricos e medem de 260 a 200nm.
- **Yatapoxvirus:** *tanapox* vírus.
- **Molluscipoxvírus:** molusco contagioso, de estrutura intermediária, mede de 275 a 200nm.

Parvoviroses

O *human parvovirus B19* é o único parvovírus patogênico em humanos e causa eritema infeccioso.

Acrodermatite papulosa infantil (síndrome de Gianotti-Crosti)

Tem como agente etiológico o vírus da hepatite B, o antígeno Austrália, subtipo Ayw, porém outros vírus podem desencadeá-la (Epstein-Barr, coxsáckie A16, B4 e B5, echovírus 7 e 9 e poliovírus).

Picornavirose

Nesse grupo incluem-se as enteroviroses (poliomielite, coxsackieviroses e ecoviroses), as rinoviroses e a hepatite A.

Febres virais hemorrágicas

Nesse grupo estão os vírus RNA: togaviroses (*ross virus* e *barmah forest virus*), flaviviroses (febre amarela e dengue), arenaviroses (vírus *junin*, na Argentina; vírus *machupo*, na Bolívia; vírus *guaranito*, na Venezuela; vírus sabiá, no Brasil), hantaviroses, filoviroses (vírus ebola, no Zaire, na Costa do Marfim e no Gabão) e burniviroses.

Mixoviroses

Compreende duas famílias:

- **Orthomyxoviridae:** abrange os vírus da influenza A, B e C.
- **Paramyxoviridae:** compreende três gêneros:
  - *Paramixovirus:* contendo o vírus parainfluenza e *mumps*.
  - *Morbilivirus:* sarampo.
  - *Pneumovirus:* representado pelo vírus sincicial respiratório (RSV), que é vírus pleomórfico, menor que o da rubéola.

Retrovírus

Os vírus linfotrópicos humanos (HTLV-1 e HTLV-2) pertencem ao grupo oncovírus, da família Retroviridae. O HTLV-1 está associado à forma agressiva de leucemia de células T do adulto e a doença neurológica crônica, paraparesia espástica tropical (TSP/HAM) e dermatite infectiva. O HTLV-2 está associado à tricoleucemia.

Príons

Os príons (*protein infections agents*) são proteínas celulares alteradas, designadas de PrPsc (*protein prion scrapie*), capazes de autorreplicação e responsáveis por inúmeras doenças que acometem tanto animais como seres humanos. Em contato com proteínas celulares, os príons induzem a formação de isoformas resistentes à digestão pelas proteases que, se acumulando no cérebro, produzem quadros clínicos. São responsáveis por alterações degenerativas no sistema nervoso, as encefalopatias espongiformes. Têm período de incubação variável, podendo chegar a 35 anos.[9]

Em animais, as doenças são *scrapie* do carneiro e da cabra e a encefalopatia espongiforme bovina (BSE – *bovine spongiform encephalopathy* – doença da vaca louca). Em humanos, as encefalopatias espongiformes são o *Kuru* (morte sorridente), encontrado unicamente na população da Nova Guiné, e as doenças de Creutzfeldt-Jacob (CJD) e de Gerstmann-Straussler-Scheinker (GSS).[9]

Clinicamente, os sintomas principais são ataxia e demência progressiva. Podem ocorrer dermatoses com prurido, perda de pelos e ulcerações. Em virtude da ausência de ácido nucleico, os príons são resistentes aos recursos que inativam os vírus e não incitam resposta imune.

É possível que, no futuro, a infecção tenha impacto sobre a saúde pública porque, além da ingestão de carne contaminada, há o risco da transmissão dos príons com a utilização rotineira de formulações de uso cosmético à base de produtos oriundos da placenta bovina e nos procedimentos cirúrgicos com a utilização de preenchedores, implantes de colágeno e transplante de pele. Existe risco de transmissão de príons a partir de restos porcinos e aviários sem valor comercial, os quais são utilizados sem estabilização prévia como complementação na ração dos bovinos.[10]

Referências

1. Oliveira L. Virologia humana. Rio de Janeiro: Cultura Médica, 1994:269-82.
2. Oliveira NOS, Romanos MTV, Wigg MD. Introdução à virologia humana. Rio de Janeiro: Guanabara Koogan, 2002:157-81.
3. Whitten L, Oldstone MB. A immune response to viruses. In: Fields virology. 3. ed. New York: Lippincott-Raven, 1996.
4. Tyler KL, Fields BN. Pathogenesis of viral infections. In: Fields virology. 3. ed. New York: Lippincott-Raven, 1996.
5. Ahmed R et al. Persistence of viruses. In: Fields virology. 3. ed. New York: Lippincott-Raven, 1996.
6. Lowy DR. Doenças virais. In: Fitzpatrick TB. Tratado de dermatologia. Rio de Janeiro: Revinter, 2005.
7. Levine MM. New generation vaccines. 2. ed, New York: Marcel Dekker, 1997.
8. Powell MF et al. Vaccine design: the subunit and adjuvant approach. New York: Plenum, 1995.
9. Prusiner SB. Molecular biology and pathogenesis of prion diseases. Trends Biochem Sci; 1996; 21(2):482-7.
10. Balter M. Origins of BSE Intriguing clues to a scrapie-mad cow link science 2001; 292(5518):827-9.

13

Herpes Simples

Marina Dias Costa

INTRODUÇÃO

As infecções pelos vírus do herpes simples (HSV) são conhecidas da raça humana desde a Antiguidade. Esses vírus são responsáveis por uma gama de infecções, que vão desde erupções cutâneas até quadros graves de encefalite.[1] São viroses transmitidas, predominantemente, pelo contato sexual (inclusive orogenital). A transmissão pode se dar, também, pelo contato direto com lesões ou objetos contaminados. O quadro clínico caracteriza-se pelo aparecimento de lesões vesiculosas que, em poucos dias, transformam-se em pequenas úlceras, precedidas de sintomas de ardência, prurido e dor (Figura 13.1). Acredita-se que a maioria dos casos de transmissão ocorre a partir de pessoas que não sabem que estão infectadas ou são portadoras assintomáticas. Mais recentemente, tem sido reconhecida a importância do herpes na etiologia de úlceras genitais, respondendo por grande percentual dos casos de transmissão do vírus da imunodeficiência humana (HIV), o que torna o controle do herpes uma prioridade.[2]

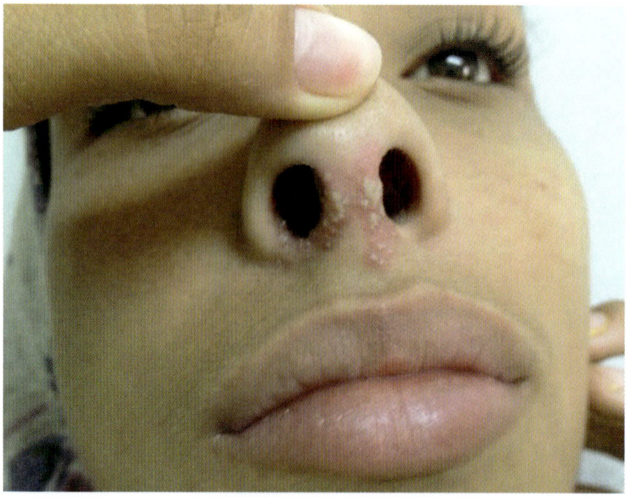

Figura 13.1 ■ Herpes simples. (CEMEPE – Centro de Medicina Especializada, Pesquisa e Ensino.)

Há muitas décadas procura-se uma vacina anti-herpética efetiva para sua profilaxia. As vacinas gênicas ou de DNA, ainda em fase experimental e de padronização, podem tornar-se extremamente úteis no combate à infecção pelo HSV.[3] O impacto epidemiológico de uma vacina profilática contra HSV para mulheres somente seria importante porque diminuiria a incidência da infecção também entre os homens.[4]

Em caso de diagnóstico positivo, a opção terapêutica inicial deve ser o tratamento medicamentoso, sendo importante definir o diagnóstico etiológico para aliviar o desconforto e evitar operação radical desnecessária, bem como para introduzir a medicação antirretroviral nos portadores do HIV, de modo a melhorar sua imunidade.[5]

HISTÓRICO

Os primeiros herpesvírus descritos na literatura foram os vírus do herpes simples 1 e 2 (HSV-1 e HSV-2). Existem indícios da presença do vírus do herpes simples no Brasil desde as mais remotas tribos indígenas.[6]

Infecções em seres humanos causadas pelos HSV foram inicialmente documentadas na Grécia Antiga. Hipócrates, considerado o pai da medicina, usou a palavra "herpes", cujo significado, em grego, é "rastejar" ou "engatinhar", para descrever lesões que apareciam próximas umas às outras na pele e/ou mucosa, compatíveis com o diagnóstico de herpes simples. Embora a natureza vesicular das lesões associadas a infecções herpéticas tenha sido bem caracterizada previamente, somente em 1893 Vidal reconheceu a transmissão interpessoal das infecções herpéticas.[1]

No século XX, estudos histopatológicos caracterizaram a célula "gigante" multinucleada como responsável pela infecção herpética. Entre 1920 e 1930, evidenciou-se que o HSV não infectava apenas a pele, mas também o sistema nervoso central, e descobriu-se, ainda, sua capacidade de manter-se latente. Nos anos 1940 e 1950, foram descobertas outras doenças causadas pelo vírus do herpes.[7]

DEFINIÇÃO E ASPECTOS EPIDEMIOLÓGICOS

O HSV é um DNA-vírus pertencente à família Herpesviridae, subfamília Alphaherpesviridae. Esse vírus apresenta quatro componentes básicos: a estrutura helicoidal de DNA em dupla hélice, envolvida por capsídeo icosaédrico e circundada por uma substância amorfa (tegumento), além do envelope lipídico, em que se expressam as glicoproteínas de superfície do HSV.[8]

Essas glicoproteínas são necessárias para a penetração do vírus na célula hospedeira, cuja superfície deve conter receptor ou receptores específicos para o vírus. Exemplificando, o vírus do herpes simples contém glicoproteínas que se ligam à glicosaminoglicana da membrana celular de ceratinócitos e neurônios.

Infecções pelo vírus do herpes simples são bastante frequentes e determinam quadros variáveis, que podem ser benignos ou graves, como úlceras orais e genitais, infecções oculares, meningoencefalite e encefalites. As infecções herpéticas recorrentes labiais e genitais representam a maioria das manifestações clínicas das infecções por HSV.[9]

As infecções por HSV são causadas por dois tipos do vírus, o tipo 1 (HSV-1) e o tipo 2 (HSV-2), sendo endêmicas em todo o mundo.[8,10] Além disso, representam uma das infecções mais prevalentes no mundo e no Brasil, sendo diagnosticados 640 mil novos casos de herpes genital anualmente. Assim, as infecções por HSV-1 e HSV-2 são bastante relevantes em saúde pública.[10]

Tipicamente, o HSV-1 é contraído na infância e adolescência por contato interpessoal por via oral e, se sintomático, caracteriza-se por lesões orolabiais ou faciais em 80% a 90% dos casos. Entretanto, em estudos recentes, o HSV-1 tem despontado como um dos principais agentes causadores do herpes genital em alguns países desenvolvidos.[9-12]

Cerca de 90% dos indivíduos de 20 a 40 anos de idade apresentam sorologia positiva para o HSV-1.[13] Destes, apenas 30% soropositivos apresentam surtos clinicamente aparentes.[8]

A doença causada por HSV-2 é quase sempre genital, ocorrendo em adolescentes e adultos sexualmente ativos em 70% a 90% dos casos. A excreção e a transmissão do vírus ocorrem não somente a partir de pessoas infectadas sintomáticas, mas também daquelas assintomáticas.[9,10,14,15]

As infecções neonatais por HSV são consequências mais sérias da forma genital de infecção materna por HSV-2, embora o HSV-1 possa ocasionalmente ser identificado.[10,16]

A prevalência do HSV-2 aumenta significativamente em grupos etários com início de atividade sexual. Profissionais de saúde deveriam incluir em seus aconselhamentos para adolescentes as informações sobre HSV e os comportamentos de risco para a aquisição da doença. O objetivo do aconselhamento é a prevenção do herpes genital e das complicações nas infecções concomitantes por HIV-1, bem como a prevenção do herpes neonatal.[10]

PATOGÊNESE

A transmissão do HSV se dá por contato direto das partículas virais com a superfície mucosa ou soluções de continuidade da pele. Os principais sítios incluem as mucosas oral, ocular, genital e anal. O HSV-2 tem como via preponderante de contágio a relação sexual ou o canal do parto, nas gestantes infectadas.

A replicação viral inicia-se na epiderme após a ligação do vírus às moléculas de heparan sulfato da membrana celular. O período de incubação é de cerca de 7 dias. A infecção propaga-se para as terminações nervosas livres com disseminação intra-axonal mediante transporte retrógrado dos vírions, partículas infectantes básicas dos vírus, para os gânglios sensoriais paravertebrais. A replicação viral prossegue no gânglio sensorial e nos tecidos neurais contíguos, com o estabelecimento da latência viral. Os gânglios sacrais e trigeminais são os mais acometidos, mas outros gânglios paravertebrais também podem servir de epicentro nas recorrências clínicas.

O ciclo biológico do HSV é controlado por suas glicoproteínas (g) de superfície. As glicoproteínas gC, gB e gD são indispensáveis para a replicação viral nas células infectadas e participam da adsorção ao heparan sulfato, além da liberação de vírions. Mutações virais, com translocação no gene codificador da gB, produzem vírions não infecciosos. Quando a translocação afeta a gB e a gD conjuntamente, o vírion efetua a adsorção, mas não penetra a célula. As glicoproteínas gE e gI codificam receptores para a fração Fc da IgG, enquanto a gC atua como receptor para o fragmento C3b do complemento.[8,9]

A reativação do HSV pode ocorrer espontaneamente ou por algum estímulo, como estresse, radiação ultravioleta, febre, dano tissular ou imunossupressão. Algumas mulheres podem apresentar recorrências no período pré-menstrual.

O vírus pode ser disseminado por indivíduo assintomático ou portador sem sinais de infecção, especialmente nos meses que se seguem ao primeiro episódio da doença, embora a quantidade disseminada a partir de lesões ativas seja 100 a 1.000 vezes maior.[9]

MANIFESTAÇÕES CLÍNICAS

O vírus do herpes simples é comumente associado a lesões de membranas mucosas e pele, ao redor da cavidade oral (herpes orolabial – Figura 13.2) e da genitália (herpes anogenital – Figuras 13.3 e 13.4). Determina quadros variáveis benignos ou graves. Tanto o vírus tipo 1 como o tipo

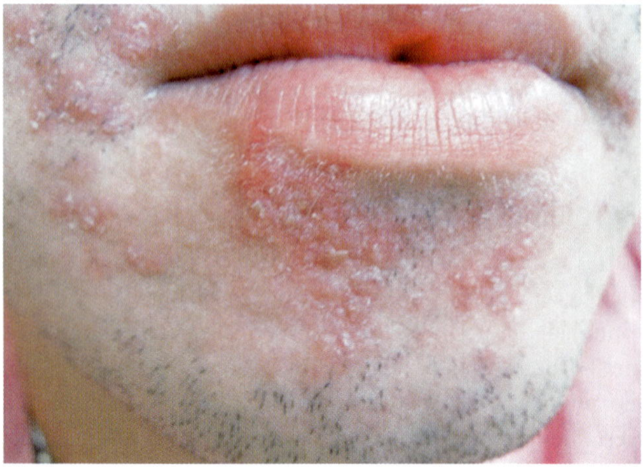

Figura 13.2 ■ Herpes simples. (Acervo da Dra. Maria Juliana Saraiva de Almeida.)

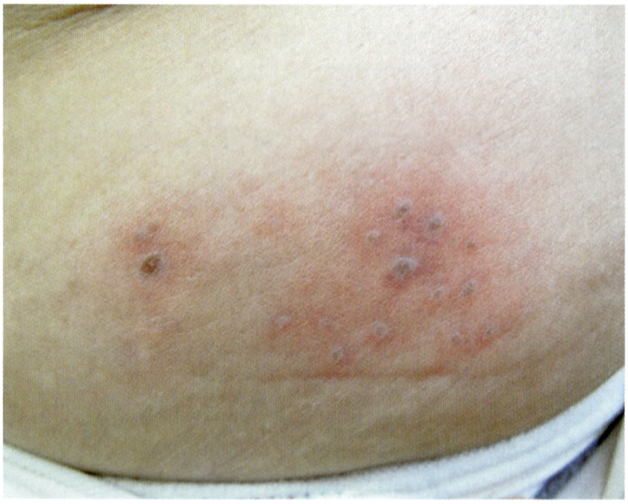

Figura 13.3 ■ Herpes simples. (Acervo da Dra. Maria Juliana Saraiva de Almeida.)

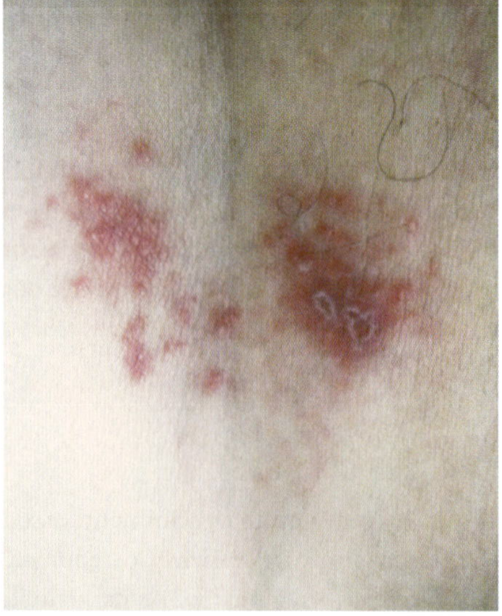

Figura 13.4 ■ Herpes simples. (Acervo da Dra. Maria Juliana Saraiva de Almeida.)

2 podem infectar qualquer área da pele ou das mucosas. As manifestações clínicas são distintas e relacionadas com o estado imunológico do hospedeiro.[17]

A infecção por herpesvírus segue a sequência de infecção primária, latência e reativação.[9]

A primoinfecção herpética ocorre em indivíduos que nunca tiveram contato prévio com o vírus e é, geralmente, assintomática ou manifesta-se por meio de sintomatologia inespecífica. Muitos dos quadros infecciosos da infância e adolescência são erroneamente atribuídos a outros vírus e infecções bacterianas da orofaringe, sendo, na verdade, primoinfecções herpéticas. O quadro clássico é frequentemente precedido por febre, cefaleia e mialgia, surgindo, após 24 horas, máculas eritematosas no local da inoculação, acompanhadas de prurido, ardor e dor e, em seguida, sobreposição de vesículas agrupadas que se rompem após cerca de 5 dias, formando crostas e reparando-se (Figura 13.5).[8,9]

A doença genital primária é geralmente mais sintomática do que a oral e ocorre mais tardiamente, após a infância.

Após a infecção primária, o vírus permanece em latência em gânglios de nervos cranianos ou espinhais. Quando reativado por várias causas, migra através de nervo periférico e retorna à pele ou à mucosa. É o herpes simples recidivante.[13]

A infecção recorrente tem a mesma história natural da primoinfecção, manifestando-se, quase sempre, na mesma topografia. Os pródromos são mais discretos, seguindo-se de vesículas agrupadas sobre base eritematosa, erosões, crostas e reparação. Todo o processo dura, em média, 7 dias. Adenite regional restringe-se a 5% dos casos.[8]

OUTRAS FORMAS DE INFECÇÃO

Vírus herpes simples congênito e neonatal

A infecção intrauterina pelo HSV-2 pode causar defeitos congênitos ou abortamentos, sendo o risco maior até a 20ª semana de gestação. Podem ocorrer vesículas, cicatrizes,

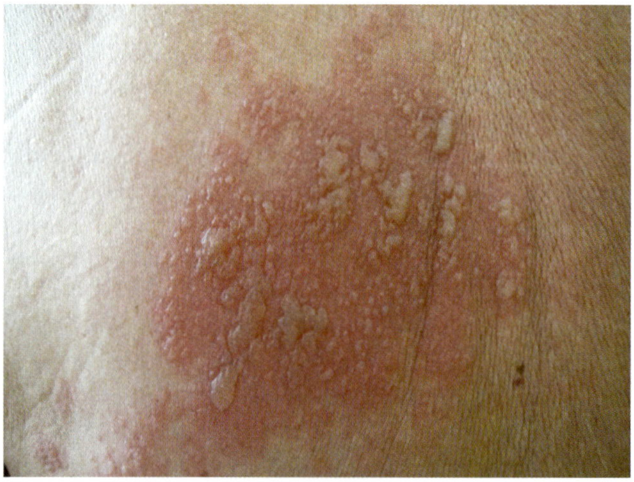

Figura 13.5 ■ Vesículas coalescentes em herpes simples. (Acervo da Dra. Maria Juliana Saraiva de Almeida.)

coriorretinite, microftalmia, calcificação intracraniana, convulsão e encefalomalacia. O herpes simples é uma das causas da síndrome TORCH, sigla que designa toxoplasmose, outras infecções, rubéola, citomegalovirose e herpes simples, em que a mãe assintomática transmite a doença por meio de um agente infeccioso que atravessa a barreira placentária.[9,13]

O herpes neonatal ocorre quando a parturiente apresenta herpes genital e, consequentemente, contamina o neonato durante o parto. O quadro é grave e caracteriza-se por vesículas e bolhas que sofrem erosão, formando crostas e podendo acometer mucosas e ocasionar infecções oculares, encefalite, pneumonite e infecção generalizada. A taxa de mortalidade é alta (> 80%), se não tratada. Dos sobreviventes, 50% têm sequelas oculares ou neurológicas.[9,13]

Um problema persistente consiste na impossibilidade de aplicação de medidas profiláticas realmente eficazes, além do aconselhamento quanto a relações sexuais com preservativos e suspensão de contato oral-genital para evitar a primoinfecção das gestantes soronegativas para HSV-1/2, grupo que abrange as gestantes expostas ao maior risco de transmitir a infecção a seus filhos. São limitadas as evidências indicando eficácia do uso de medicação antiviral, a partir de 36 semanas, para pacientes com primoinfecção por HSV precocemente na gestação. A interrupção via cesárea é capaz de reduzir a transmissão vertical, estando indicada nas pacientes que apresentam lesões nas últimas 6 semanas e no periparto. Algumas evidências sugerem que casos de lesões relacionadas com reativações no periparto não determinam aumento substancial no risco de transmissão vertical e não são indicações absolutas de cesariana. O uso de métodos diagnósticos sorológicos como rotina no acompanhamento pré-natal, apesar de poder determinar as gestantes sob risco de primoinfecção e as que se beneficiariam de terapia supressiva para evitar recorrências no termo, não é universalmente aceito na literatura, com algumas análises mostrando que tal abordagem não é custo-efetiva diante da baixa incidência da transmissão vertical. Infelizmente, o uso de *screening* sorológico universal seria a única forma de realmente determinar a conduta mais adequada para cada paciente, porém não há indícios de que essa medida vá se tornar rotina, pois seu custo é considerável e o impacto da doença, apesar de grande em casos individuais, é baixo ao se considerar uma grande população de mulheres.

Finalmente, é importante lembrar que, assim como ocorre com a transmissão sexual, há indícios de que a coinfecção HSV-HIV aumente o risco de transmissão vertical de HIV, porém não há estudos que analisem o impacto da supressão viral do HSV sobre a transmissão vertical do HIV.[18]

Meningoencefalite herpética

Sintomas de meningite ou meningoencefalite podem ocorrer na primoinfecção em 1% a 2% dos doentes, em razão da viremia.[13]

Erupção variceliforme de Kaposi (eczema *vacinatum*/eczema herpético)

Quadro de disseminação viral causado pelos vírus herpéticos HSV-1 e 2 (eczema herpético), vírus da vacínia (eczema *vacinatum*) ou coxsackievírus A16, que infectam uma dermatose preexistente, a maioria das vezes ocorre em pacientes com dermatite atópica, podendo também estar presente na doença de Darier, pênfigo foliáceo, pênfigo benigno familiar, ictiose vulgar, hiperceratose epidermolítica, micose fungoide, síndrome de Sésary, entre outras dermatoses. Existem relatos de erupção extensa após trauma, queimaduras e procedimentos cosméticos, como dermoabrasão e laserterapia.

O quadro caracteriza-se pelo aparecimento súbito de vesículas disseminadas ou confinadas em áreas de pele comprometida, transformando-se rapidamente em pústulas e crostas. Sintomas gerais, como febre, toxemia e adenopatia, estão presentes (Figura 13.6).

Atualmente, como não se realiza mais a vacinação com o vírus da vacínia, não se observa mais o eczema *vacinatum*.

A fisiopatologia do eczema herpético permanece obscura, e os estudos mostram dados conflitantes quanto à imunidade.[9,13]

Panarício herpético

Infecção por herpes simples que normalmente acomete a falange distal de um ou mais dedos das mãos, pode estar associada à autoinfecção pela gengivoestomatite herpética aguda ou ao contato direto recorrente com o vírus por profissionais da saúde, como médicos, dentistas e enfermeiros, que trabalhem sem proteção adequada. Antigamente, o agente mais comum era o HSV-1. Atualmente, observa-se aumento no número de casos devido ao HSV-2, podendo ser encontrado em mulheres com herpes genital recorrente.[9,19]

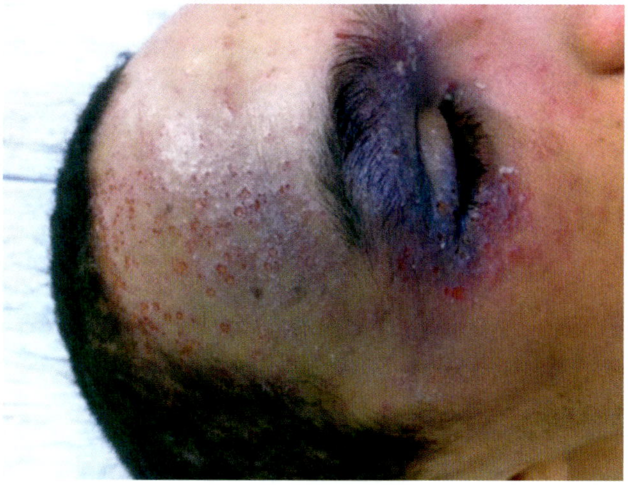

Figura 13.6 ■ Erupção variceliforme de Kaposi. (Acervo do Dr. Daniel Seixas Dourado.)

Herpes *gladiatorum*

Quadro que ocorre mais comumente em atletas de esportes de contato, como as lutas. As lesões são mais espalhadas na superfície da pele. Múltiplos agrupamentos de vesículas e pústulas sobre eritema e edema podem ser vistos em face, couro cabeludo e tronco superior, simulando impetigo.[9]

Eritema polimorfo herpético

Infecção recorrente pelo vírus do herpes simples pode ser uma das causas de eritema polimorfo ou multiforme. O herpes geralmente precede o eritema polimorfo em 7 a 15 dias, mas ambos podem ocorrer concomitantemente. O eritema polimorfo é controlável somente pela introdução de antivirais, como o aciclovir, por via sistêmica.[8,9,13]

Herpes simples em imunodeprimido

Reativação do HSV em latência ocorre frequentemente em razão da imunossupressão, como nos doentes com pênfigos, micose fungoide e outros linfomas, leucemias, mieloma, transplantados e com doenças crônicas. Trata-se de uma das complicações mais frequentes na síndrome da imunodeficiência adquirida (AIDS).

As lesões nesses pacientes são mais numerosas, exuberantes e com ulcerações mais profundas. A infecção pode se generalizar e comprometer fígado, baço ou pâncreas, ou evoluir para uma encefalite herpética, apresentando alta mortalidade.[8,9,13]

DIAGNÓSTICO

O diagnóstico é eminentemente clínico.[17]

Diagnóstico laboratorial

Atualmente, para um diagnóstico inicial rápido de infecção por HSV, têm sido realizados testes de imunofluorescência direta para detecção de antígenos virais em esfregaços coletados de lesões.

Outro método para identificação direta, ainda utilizado por muitos, consiste na citodiagnose de Tzanck. Esse método consiste na leitura de uma lâmina com o raspado do assoalho de uma vesícula ou erosão recente corada por Giemsa, Leishman ou hematoxilina-eosina (HE). O exame positivo mostra a presença de células epiteliais gigantes multinucleadas. Células similares são encontradas na varicela e no herpes-zóster. Portanto, a vantagem da imunofluorescência direta em relação à citodiagnose de Tzanck é que ela faz a distinção entre infecção por HSV e vírus varicela-zóster e é um método mais sensível.

Outros métodos para diagnóstico laboratorial

Pode ser realizada cultura a partir de fluido da vesícula recente para isolamento do HSV, levando de 1 a 5 dias para crescer.[9,17]

Microscopia eletrônica, também a partir de fluido da vesícula, possibilita a detecção de partículas virais.

O material genético do vírus pode ser identificado por hibridização e, mais recentemente, por reação em cadeia da polimerase (PCR), a qual promove o achado do DNA viral no líquido cefalorraquidiano (LCR) e, por isso, tem se tornado o método de escolha para detecção de meningoencefalite herpética. A PCR é altamente sensível, embora seja pouco acessível. Entretanto, encontra-se disponível em alguns laboratórios de referência para pesquisa.[9,13,17]

Os testes sorológicos só têm papel na identificação da soroprevalência ou confirmação de soroconversão, porém não se aplicam à rotina diagnóstica.

O exame histopatológico deve ser feito a partir de biópsia de vesícula íntegra e recente. Este mostra espongiose formando vesícula intraepidérmica, degeneração reticular ou balonizante de células epiteliais e células gigantes multinucleadas formadas pela fusão de ceratinócitos infectados. O núcleo apresenta degeneração e marginalização da cromatina para formar corpúsculos de inclusão intranuclear eosinofílicos. Há infiltrado inflamatório na derme composto de linfócitos, neutrófilos e eosinófilos. Pode haver áreas de necrose hemorrágica.[9,13]

Diagnóstico diferencial

A gengivoestomatite herpética deve ser diferenciada de candidose, aftose, síndrome de Stevens-Johnson, herpangina e infecções bacterianas, enquanto as ulcerações genitais devem ser diferenciadas de sífilis, cancroide, linfogranuloma venéreo, candidose e ulcerações traumáticas. A encefalite herpética, principalmente nas pessoas vivendo com HIV/AIDS, deve ser diferenciada de meningite bacteriana, meningoencefalite criptocócica, meningoencefalite tuberculosa e neurotoxoplasmose.[17]

TRATAMENTO

A terapia antiviral não é rotineiramente recomendada para todas as erupções de herpes simples. Os quadros leves e não complicados geralmente necessitam somente do uso de antisséptico tópico para evitar infecção bacteriana secundária.

Quando é necessária a introdução de terapia antiviral, os agentes comumente usados são aciclovir, valaciclovir e fanciclovir.[9]

O aciclovir é um análogo acíclico do nucleosídeo 2'-deoxiguanosina, que age como um inibidor seletivo da replicação do HSV. Administrado sob a forma de aciclovir, uma pró-droga com boa afinidade pelas células humanas, ocorre sua conversão a um derivado fosforilado (monofosfato de aciclovir) por uma enzima codificada pelo próprio vírus, a timidina cinase viral. Este composto sofre a fosforilação pelas enzimas celulares e transforma-se, finalmente, na forma trifosfato ativada (trifosfato de aciclovir). O aciclovir trifosforilado interage com o DNA polimerase viral, resultando na inibição da síntese do DNA viral.[8,9]

O valaciclovir e o fanciclovir têm o mesmo mecanismo de ação e são relacionados quimicamente com o aciclovir. São agentes precursores, sendo o valaciclovir convertido em aciclovir e o fanciclovir em penciclovir. Têm maior biodisponibilidade e absorção via oral (VO), facilitando as doses orais.[9]

O aciclovir é prescrito na dose de 1g/dia, fracionado em cinco tomadas. O tempo de tratamento é de 5 dias, podendo ser estendido nas primoinfecções. Para as formas graves ou disseminadas de infecção por herpes, o tratamento de escolha é o aciclovir, na dose de 5 a 10mg/kg a cada 8 horas EV, podendo chegar a doses de 15 a 20mg/kg a cada 8 horas EV, nos casos de risco de morte, incluindo encefalite. A dose para o herpes neonatal é de 20mg/kg EV a cada 8 horas.[8,9]

Com relação às recidivas, a manutenção do tratamento nos surtos pode diminuir a duração, o número de recidivas e a disseminação viral. Se o número de recidivas é alto (> seis por ano), pode-se administrar profilaticamente 400mg de aciclovir, uma ou duas vezes por dia, por 4 a 6 meses.[9]

O valaciclovir, por sua vez, é prescrito na dose de 500mg três vezes ao dia, durante 5 dias, enquanto o fanciclovir, na primoinfecção genital, é utilizado na dosagem de 250mg três vezes ao dia, por 10 dias; em caso de recidiva, a dose é de 125mg duas vezes ao dia, por 5 dias.

PROFILAXIA

A dimensão da epidemia de herpes genital[20-22] e o fato de portadores com infecção assintomática serem, aparentemente, responsáveis pela maioria das transmissões de HSV[23-25] sugerem que apenas uma vacina profilática representa um recurso de controle. A vacina HSV, dita de "segunda geração", mais avançada em seu desenvolvimento usa a glicoproteína D recombinante com um adjuvante que, em dois estudos clínicos, demonstrou alta eficácia na prevenção da doença genital herpética só entre mulheres HSV-1 e HSV-2-negativas (73% e 74%) e tendência a favor da eficácia contra infecções por HSV (39% e 48%).[26] Essas vacinas de "segunda geração" encontram-se em fase avançada de estudo clínico em cobaias, mas não estão liberadas para uso no ser humano. Apesar de apresentarem resultados encorajadores, têm algumas restrições, como potência imunogênica diminuída, durabilidade curta e necessidade de incorporação a adjuvantes. Seu custo e eficácia ainda não se comparam aos da terapêutica supressiva com o aciclovir.[27-30] Mais importante ainda é que a incidência de herpes neonatal poderia ser reduzida mediante a redução do herpes genital causado por HSV-2 em mulheres em idade fértil.

Existem, no entanto, fatores restritivos ao uso das vacinas gênicas. Não se sabe ao certo a exata possibilidade de o plasmídeo modificado integrar-se ao genoma da célula hospedeira, causando mutações ou levando ao aparecimento de oncogenes. Especula-se, também, que essas vacinas poderiam induzir a tolerância imunológica ou a formação de anticorpos contra o plasmídeo administrado.[3,27]

A outra forma de profilaxia comprovada consiste na utilização de antivirais em dose baixa e de maneira contínua, para prevenir a transmissão do herpes genital entre parceiros sorodiscordantes.[31] O valaciclovir, na dose de 500mg/dia, foi aprovado pela Food and Drug Administration (FDA) para uso por um dos cônjuges, cujo parceiro é soropositivo para o HSV-2, sendo ele mesmo soronegativo.[18,32]

Referências

1. Fonseca BAL. Clínica e tratamento das infecções pelos vírus herpes simplex tipo 1 e 2. Medicina, Ribeirão Preto, abr./jun. 1999; 32:147-53.
2. MS/Secretaria de Vigilância em Saúde. Doenças infecciosas e parasitárias. Guia de Bolso, 8. edição revista. Brasília – DF, 2010.
3. Marconi P, Argnani R, Berto E et al. HSV as a vector in vaccine development and gene therpy. Human Vaccin 2008; 4(2):91-105.
4. Binnicker MJ, Jespersen DJ, Harring JA. Evaluation of three multiplex flow immunoassays compared to an enzymeimmunoassay for the detection and differentiation of IgG class antibodies to herpes simplex virus types 1 and 2. Clin Vaccine Immunol 2010; 17(2):253-7.
5. Nadal LRM, Nadal SR. Tumores perianais provocados pelo herpes simples. Rev Bras Coloproct 2007; 27(1):93-95.
6. Santos MPM et al. Herpesvírus humano: tipos, manifestações orais e tratamento. Odontol Clin Cient 2012; 11(3):191-6.
7. Fragoso C. Herpes zoster. Revista Online – Anais Brasileiros de Dermatologia 2003; 71(3):19.
8. Lupi O. Herpes simples. An Bras Dermatol, Rio de Janeiro, maio/jun. 2000; 75(3):261-75.
9. Belda Júnior W, Chiacchio ND, Criado PR. Tratado de dermatologia. São Paulo: Atheneu, 2011. 2948 p.
10. Clemens SAC, Farhat C. Soroprevalência de anticorpos contra vírus herpes simples 1-2 no Brasil. Rev Saúde Pública São Paulo, aug. 2010; 44(4).
11. Mertz GJ, Rosenthal SL, Stanberry LR. Is herpes simplex virus type 1 (HSV-1) now more common than HSV-2 in first episodes of genital herpes? Sex Transm Dis. 2003; 30(10):801-2.
12. Stanberry L, Cunningham A, Mertz G et al. New developments in the epidemiology, natural history and management of genital herpes. Antiviral Res 1999; 42(1):1-14.
13. Sampaio SAP, Rivitti EA. Dermatologia. 3. ed. São Paulo: Artes Médicas, 2007. 1585 p.
14. Smith JS, Robinson JN. Age-specific prevalence of infection with herpes simplex virus type 1 and 2: a global review. J Infect Dis 2002; 186 (Suppl 1):S3-28.
15. Langenberg AG, Corey L, Ashley RL, Leong WP, Straus SE. A prospective study of new infections with herpes simplex virus type 1 and type 2. N Engl J Med 1999; 341(19):1432-8.
16. Gardella C, Handsfield HH, Whitley R. Neonatal herpes – the forgotten perinatal infection. Sex Transm Dis 2008; 35(1):22-4.
17. Ministério da Saúde – Guia de Bolso Herpes simples. Reproduzido de: Doenças Infecciosas e Parasitárias. 8. edição revista. Secretaria de Vigilância em Saúde Departamento de Vigilância Epidemiológica. Brasília/DF, 2010.

18. Moroni RM, Tristão EG, Urbanetz AA. Infecção por vírus herpes simples na gestação: aspectos epidemiológicos, diagnósticos e profiláticos. Femina 2011; 39(7):345-50.
19. Rau LH, Chiarelli M. Panarício herpético. Pediatria Moderna 2005; 41(1):35-9.
20. Nahmias AJ, Lee FK, Beckmann-Nahmias F. Sero-epidemiological and sociological patterns of herpes simplex infections in the world. Scand J Infect Dis Suppl. 1990; 69:19-36.
21. Passos MRL. Nosso compromisso e sua participação, 2 [editorial]. J Bras Doencas Sex Transm 2002; 14(3):3.
22. Schomogyi M, Wald A, Corey L. Herpes simplex virus-2 infections: an emerging disease? Infect Dis Clin North Am 1998; 12(1):47-61.
23. Halioua B, Malkin JE. Epidemiology of genital herpes – recent advances. Eur J Dermatol 1999; 9(3):177-84.
24. Langenberg AG, Corey L, Ashley RL, Leong WP, Straus SE. A prospective study of new infections with herpes simplex virus type 1 and type 2. N Engl J Med 1999; 341(19):1432-8. DOI:10.1056/NEJM199911043411904
25. Smith JS, Robinson JN. Age-specific prevalence of infection with herpes simplex virus type 1 and 2: a global review. J Infect Dis. 2002; 186 (Suppl 1):S3-28.
26. Jones CA, Cunningham AL. Development of prophylactic vaccines for genital and neonatal herpes. Expert Rev Vaccines 2003; 2(4):541-9.
27. Weinberg A, Canto CL, Pannuti CS, Kwang WN, Garcia SA, Zugaib M. Herpes simplex virus type 2 infection in pregnancy: asymptomatic viral excretion at delivery and seroepidemiologic survey of two socioeconomically distinct populations in São Paulo, Brazil. Rev Inst Med Trop São Paulo 1993; 35(3):285-90.
28. Xu F, Sternberg MR, Kottiri BJ et al. Trends in herpes simplex virus type 1 and type 2 seroprevalence in the United States. JAMA 2006; 296(8):964-73. DOI:10.1001.
29. Lupi O. Imunoprofilaxia anti-herpética utilizando vírus geneticamente modificado – Vacina DISC. An Bras Dermatol 2003; 78(3):345-53.
30. Lupi O. Vacinas anti-herpéticas. Infecções por herpesvírus. Rio de Janeiro: AC Farmacêutica, 2010; 8(17):305-18.
31. Lupi O. Herpes simples. In: Rotinas de diagnóstico e tratamento das doenças infecciosas e parasitárias. São Paulo: Atheneu, 2005; 77:542-50.
32. Whitley R, Gnann Jr JW. Herpes simplex viruses. 2. ed. Mucocutaneous manifestations of viral infections. Informa Health care, New York, NY, USA, 2010; 465-99.

14

Varicela-zóster

Rosane Dias Costa

INTRODUÇÃO

O vírus varicela-zóster (VZV), ou herpesvírus humano tipo 3 (HHV-3), é um vírus ácido desoxirribonucleico (DNA) responsável por duas entidades clínicas distintas: varicela, cuja sinonímia é catapora, e herpes-zóster, quadro também conhecido como cobreiro ou zona.[1-5]

A varicela representa a infecção primária pelo VZV[6-11] e é uma doença muito comum na infância, altamente contagiosa, cuja transmissão ocorre pelo contato direto com gotículas ou aerossóis contaminados, bem como por secreções do trato respiratório.[9,11]

A infecção confere imunidade permanente, embora o sistema imunológico não seja capaz de eliminar o vírus.[12] Após a primoinfecção, segue-se o período de latência, sendo possível a reativação do vírus por diversas causas e, muitas vezes, após várias décadas, a partir de um gânglio nervoso sensitivo ou autonômico, manifestando-se clinicamente como herpes-zóster. Imunodepressão, tratamento com agentes citotóxicos, radiação, presença de neoplasias malignas, senilidade, uso abusivo de álcool e tratamento dentário são fatores predisponentes para essa reativação.[6,7,10,11]

HISTÓRICO DA INFECÇÃO PELO VZV

As infecções causadas pelos vírus da família Herpesviridae têm sido descritas desde a Grécia Antiga. Hipócrates foi o primeiro a descrever uma erupção cutânea compatível com herpes simples. Seus aprendizes foram responsáveis pela criação do termo "herpes", que significa "rastejar", em alusão à maneira como as lesões herpéticas se espalham pela pele.[13,14] Adicionalmente, foram descobertas outras doenças causadas pelo vírus do herpes. Em 1888, von Bokay sugeriu que a varicela e o herpes-zóster seriam causados pelo mesmo vírus (varicela-zóster ou VZV).[15] No entanto, as descrições das erupções causadas pelo VZV se confundiam com as das erupções causadas pelo vírus da varíola, que somente no final do século XVIII foram clinicamente diferenciadas por Heberden. Em meados do século XX, Weller e Stoddard isolaram os vírus da varicela e do zóster, de maneira a poder compará-los com a descoberta da sequência completa de seu DNA, concluindo que realmente se tratava do mesmo agente causal.[16,17]

VARICELA

Definição e aspectos epidemiológicos

A varicela é uma infecção aguda, de distribuição universal, caracterizada pelo surgimento de vesículas sobre base eritematosa na pele e mucosas, ocorrendo mais comumente nos períodos pré-escolar e escolar e podendo acometer, ainda, adolescentes e adultos.[1-4,18-20]

O ser humano é o único hospedeiro natural do VZV. A transmissão da doença ocorre por contato interpessoal, através das vias aéreas, e a enfermidade é altamente contagiosa, infectando mais de 90% dos contatos suscetíveis.

O período de incubação varia de 10 a 21 dias, com média de 14 a 16 dias, e a transmissão geralmente ocorre 48 horas antes do aparecimento da erupção cutânea, variando em até 5 dias ou até as lesões formarem crostas. Em indivíduos imunocomprometidos, o período de transmissão pode ser prolongado (meses), durando por todo o período de surgimento de novas lesões (vesículas). É possível, ainda, a transmissão da varicela durante a gestação, através da placenta.[1-5,12,14,18-20]

A infecção pode ocorrer durante todo o ano, mas observa-se aumento do número de casos no período que se estende do fim do inverno até a primavera (de agosto a novembro), sendo comum, nessa época, a ocorrência de surtos em ambientes de aglomerados populacionais (creches, escolas e, eventualmente, enfermarias e salas de espera de consultórios). A ocorrência de varicela tende a ser menor em áreas rurais, resultando em maior proporção de adultos que não tiveram a doença na infância e, consequentemente, na preocupação particular com a possibilidade de que esses indivíduos adquiram a doença (com maior risco de formas graves nessa faixa etária) ao migrarem ou viajarem para áreas urbanas.

No Brasil, como a varicela não é doença de notificação compulsória, os dados existentes são esparsos e pouco representativos.[12]

Patogênese

Na sequência de eventos envolvidos no desenvolvimento da imunidade ante a infecção pelo VZV, observa-se complexa interação entre a imunidade mediada por células e a imunidade humoral.

As células T CD4+ têm papel fundamental na aquisição da imunidade ao VZV, ao promoverem a síntese de anticorpos pelas células β e ao induzirem a proliferação clonal de linfócitos T CD8+ e a ação lítica das células *natural killer*. As células CD4+ exercem, também, atividades citotóxicas, sendo portadoras de memória imunológica.

Embora a imunidade celular pareça ser o componente mais importante na proteção contra a infecção pelo VZV, a participação dos anticorpos na resposta imune tem sua relevância ao se observar o efeito protetor obtido com a utilização da imunoglobulina hiperimune antivaricela-zóster (VZIG) em pacientes com risco de desenvolver varicela grave. O desenvolvimento da imunidade humoral diante do VZV é precoce, verificando-se a presença de anticorpos poucos dias após o aparecimento da varicela e com duração prolongada, estando esses anticorpos frequentemente presentes antes do início do zóster.[20,21]

Manifestações clínicas

A fase prodrômica inicia-se com mal-estar, febre moderada, anorexia e cefaleia, seguindo-se erupção maculopapular (exantema). Caracteristicamente, a evolução ocorre por surtos e lesões polimórficas, ou seja, lesões em vários estágios de evolução (pápulas, pústulas, vesículas com umbilicação central e crostas – Figuras 14.1 a 14.3), observadas em diferentes áreas de pele simultaneamente e que se disseminam de modo centrípeto. Pode haver, também, lesões em membranas mucosas da orofaringe, trato respiratório, genitália e conjuntivas. Em geral, ocorrem de dois a quatro ciclos de novas lesões, resultando em cerca de 200 a 500 lesões, nas quais o prurido é comum e, às vezes, intenso. Na maioria das vezes, a doença é clinicamente óbvia, mas em 4% dos casos pode escapar ao reconhecimento clínico.[1-5,18,20]

Em crianças, geralmente é doença benigna, autolimitada e de fácil recuperação, ao passo que o quadro clínico costuma ser mais exuberante em adolescentes e adultos.[1-3,12,15,20]

A evolução para a cura comumente ocorre em até 1 semana, período em que as crianças podem voltar a frequentar a escola, embora lesões crostosas residuais possam persistir por 2 a 3 semanas e algumas pequenas cicatrizes permaneçam indefinidamente.[2,12]

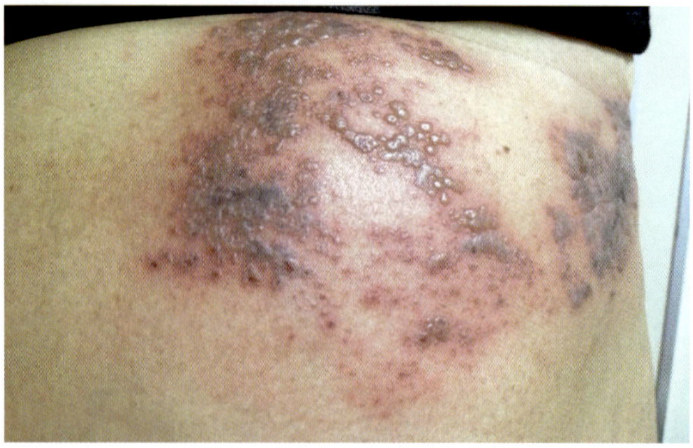

Figura 14.1 ■ Herpes-zóster. (Serviço de Dermatologia do Hospital Eduardo de Menezes.)

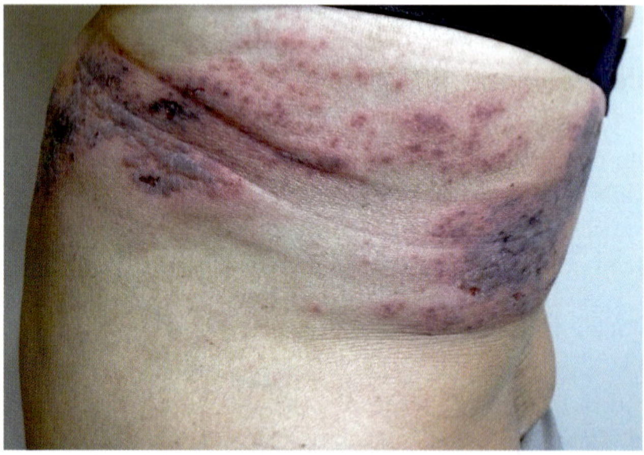

Figura 14.2 ■ Herpes-zoster. (Acervo da Dra. Pollyana Maia de Faria.)

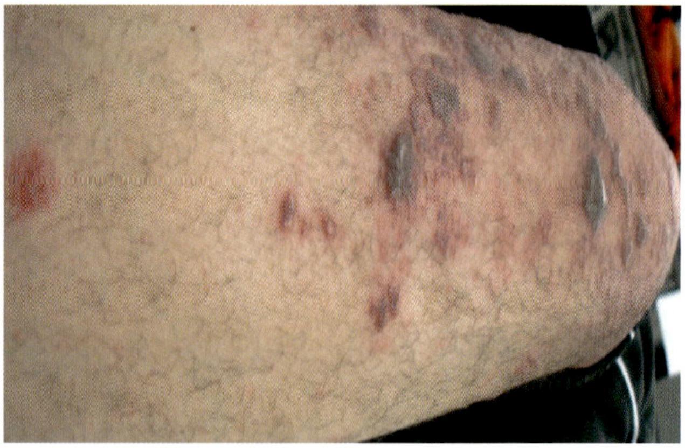

Figura 14.3 ■ Herpes-zóster. (Serviço de Dermatologia do Hospital Eduardo de Menezes.)

Complicações

Infecções bacterianas secundárias são as principais causas de internação hospitalar e de consultas médicas ambulatoriais por varicela. A complicação mais frequente é a infecção da pele, em geral causada por *Streptococcus pyogenes* e *Staphylococcus aureus*. São piodermites do tipo impetigo, abscesso, erisipela e celulite, que podem levar a quadros sistêmicos de sepse. Em crianças com menos de 1 ano de idade, a ocorrência de pneumonia bacteriana secundária é particularmente comum. Em contrapartida, as manifestações neurológicas são incomuns e podem estar associadas a sequelas. A ataxia cerebelar, caracterizada por perda de coordenação dos movimentos, vômitos, alterações na fala, tonteira e tremores, é a apresentação neurológica mais frequente nas crianças, podendo comprometer uma em cada 4.000 infectadas com menos de 15 anos de idade. As manifestações surgem cerca de 1 semana após o aparecimento das lesões, e a resolução espontânea geralmente ocorre em até 4 semanas. A encefalite, acometimento cerebral mais difuso e grave, caracteriza-se por diminuição do nível de consciência, cefaleia, vômitos, febre e convulsão, sendo uma complicação pouco frequente (estimativa de 1,8 por 10 mil casos), mas que pode culminar em coma e algum grau de sequela neurológica. Mais comum em adultos do que em crianças, sua letalidade pode chegar a 37%. A síndrome de Reye, de etiologia desconhecida, é complicação incomum, caracterizada por quadro neurológico de rápida progressão e disfunção hepática, que ocorre quase que exclusivamente em crianças que fazem uso de ácido acetilsalicílico (AAS) durante a doença aguda. Raras complicações da varicela incluem mielite transversa, síndrome de Guillain-Barré, trombocitopenia, púrpura fulminante, miocardite, glomerulonefrite, artrite, orquite, uveíte, irite e hepatite.

Infecção durante a gestação, em geral com menos de 4 a 5 meses, pode levar à embriopatia até 2% dos casos, com o desencadeamento da síndrome da varicela congênita (varicela neonatal em recém-nascidos expostos, com micro-oftalmia, catarata, atrofia óptica e do sistema nervoso central [SNC]). Os efeitos da doença dependem da idade gestacional quando do acometimento infeccioso e a síndrome pode manifestar-se, também, com outras alterações do tipo baixo peso, cicatrizes cutâneas, hipoplasia das extremidades, contratura articular, retardamento mental, paralisia motora, paralisia bulbar, coriorretinite e anisocoria. Além das alterações neuromusculares, podem ser encontradas paralisias das cordas vocais e diafragmática. Nas vias urinárias, por sua vez, podem ser observadas hidronefrose e bexiga neurogênica.

A varicela neonatal tardia (perinatal) cursa com quadro exantemático grave, nos primeiros 5 a 10 dias de vida, e o risco de mortalidade pode estar presente em até 30% dos acometidos, ocorrendo em recém-nascidos de gestantes que adoeceram 5 dias antes ou até 2 dias após o parto.

A varicela hemorrágica é relativamente incomum, e a ocorrência de plaquetopenia pronunciada e persistente pode resultar em sangramentos e cursar com letalidade. Manifestações hemorrágicas do tipo sangramentos espontâneos pelas lesões de pele, epistaxe, gengivorragia, hematúria, melena e hemoptise surgem subitamente, em geral no segundo ou terceiro dia após o aparecimento das lesões cutâneas, com agravamento do estado geral. Indivíduos imunocomprometidos podem ter a forma disseminada da varicela, cursando com lesões hemorrágico-necróticas e envolvimento de múltiplos órgãos, e a doença pode se tornar fulminante. Crianças infectadas pelo HIV têm risco aumentado de morbidade por varicela e herpes-zóster. Em cerca de 10% a 20% dos indivíduos que tiveram a doença, principalmente idosos e imunodeficientes, pode ocorrer – geralmente vários anos após a doença – reativação do vírus, levando ao aparecimento do herpes-zóster.[1,3,12,15]

Diagnóstico

Em geral, o diagnóstico é baseado nas características clínicas e morfológicas e na distribuição e progressão das lesões. Quando necessário, pode-se recorrer a exames complementares: citodiagnose de Tzanck, que revela células multinucleadas, e histopatologia, com identificação de células balonizantes. Além desses, o exame histopatológico pode revelar inclusões eosinofílicas em núcleos de células epiteliais e células endoteliais. Antígenos virais podem ser evidenciados em lâminas ou cortes histológicos por imuno-histoquímica, utilizando anticorpos monoclonais específicos para VZV. O vírus também pode ser demonstrado por microscopia eletrônica e seu DNA, por reação em cadeia da polimerase (PCR) que, por sua vez, é considerada o método de escolha para o diagnóstico. Sorologicamente, a presença de anticorpos IgM VZV sugere infecção recente.[1,2,4,5,15,18]

Diagnóstico diferencial

No início da erupção, a varicela pode ser confundida com outras doenças exantemáticas, estrófulo e herpes simples, mas logo surge o polimorfismo lesional, sugerindo o diagnóstico. Atualmente, a diferenciação com a varíola é desnecessária por não ocorrer mais em nosso país.[2,5,19]

Tratamento

A consulta inicial, além de possibilitar a confirmação (ou não) da suspeita clínica por profissional habilitado, torna possível avaliar a necessidade de intervenção terapêutica específica, esclarecendo as medidas importantes para que sejam evitadas possíveis complicações e orientando o correto reconhecimento dos indícios de gravidade que exijam reavaliação médica.

Devem ser recomendados repouso, corte das unhas e higiene corporal, sendo possível a limpeza apenas com água e sabões antissépticos. Não existe comprovação científica de benefício com o uso de substâncias como o permanganato de potássio e soluções iodadas para a higiene das lesões de pele, pois essa prática pode resultar em danos, incluindo queimaduras e reações alérgicas. Quando ocorrem, as complicações bacterianas (infecção secundária da pele, pneumonia e sepse) devem ser tratadas com antibióticos adequados, tópicos e/ou sistêmicos, visando às bactérias mais comumente envolvidas nos processos. Em caso de falta de resposta depois de 48 horas de uso, recomenda-se a coleta de material para cultura e antibiograma.

Loções antipruriginosas contendo mentol, cânfora, aveia coloidal ou calamina podem ser de grande ajuda no alívio do prurido, assim como anti-histamínicos sistêmicos. Recomenda-se o uso de sintomáticos antitérmicos para controle da febre. O uso do AAS deve ser evitado em virtude do risco de síndrome de Reye e por provocar alterações na função das plaquetas, podendo aumentar o risco de episódios de sangramento espontâneos em indivíduos de qualquer idade.

Diversos agentes antivirais (aciclovir, valaciclovir, fanciclovir) exercem ação sobre o VZV e estão disponíveis para o tratamento específico da varicela, embora somente o aciclovir esteja, até o momento, liberado para uso em crianças. Esses fármacos não são capazes de eliminar o vírus, mas podem reduzir a duração da doença e o número de lesões cutâneas. Os benefícios do uso dos antivirais parecem mais evidentes nas circunstâncias em que é considerável o risco de evolução mais grave, como no caso de imunodeficientes, não havendo justificativa para o emprego sistemático da terapêutica em indivíduos saudáveis. Podem ser úteis , também, na varicela dos adultos e adolescentes. A segurança do uso desses medicamentos em gestantes não foi estabelecida de maneira inequívoca, restringindo-se sua utilização (particularmente no primeiro trimestre) aos casos com manifestações graves.

A eficácia da terapêutica antiviral está associada à atuação do fármaco sobre a replicação do vírus e, portanto, esta deve ser iniciada precocemente, de preferência nas primeiras 24 horas após o início das manifestações.[1-3,8,12,15]

Profilaxia

Indivíduos com varicela devem ser afastados da escola ou do trabalho para diminuição do risco de transmissão. Além disso, devem evitar, ao máximo, o contato com os mais suscetíveis ao desenvolvimento de varicela grave (adultos, gestantes, imunodeficientes e prematuros). O período de risco vai até a formação de crostas em todas as lesões, o que, em indivíduos previamente saudáveis, geralmente ocorre em até 1 semana. Para os imunocomprometidos com varicela, o afastamento das atividades deverá ser mais longo, pois é comum a formação de novas lesões (vesículas) por período mais prolongado, eventualmente meses.[3,12]

A profilaxia é feita pela vacina com vírus vivo atenuado, derivada da cepa Oka do VZV, e os países que adotaram a vacinação sistemática de suas crianças observaram queda significativa do número de casos e óbitos. Estima-se que sua eficácia seja de 80% a 90% contra a infecção viral e de 95% contra a manifestação de doença grave. Deve ser realizada a aplicação de somente uma dose da vacina em crianças de 12 meses ou menores de 12 anos e de duas doses em maiores de 12 anos, com intervalo de 4 a 8 semanas. Além disso, também está indicada em situações especiais, como em crianças que receberão AAS por período prolongado, em pacientes imunocomprometidos e nos contactantes íntimos destes últimos. Adicionalmente, a vacinação pode ser útil para evitar ou atenuar a infecção natural pelo vírus selvagem em indivíduo suscetível que tenha entrado em contato com um caso de varicela, desde que administrada em até 72 a 96 horas da exposição. Mulheres em idade fértil deverão se abster de gravidez por 30 dias após a imunização.

A VZIG indica imunização passiva em crianças imunocomprometidas sem história de varicela ou com história desconhecida (com idade ≤ 15 anos), recém-nascidos de mães que adoeceram 5 dias antes ou até 2 dias depois do parto, nos prematuros com idade gestacional ≥ 28 semanas, grávidas suscetíveis e mães que não tiveram varicela. Deve ser administrada em até 96 horas da exposição. Adultos expostos suscetíveis, em vigência de doença imunossupressora ou em tratamento, devem ser encaminhados a uma Comissão de Controle de Infecção Hospitalar (CCIH) para definição da melhor imunoprofilaxia (VZIG ou vacinação). Quando não impede o surgimento da varicela, a VZIG geralmente prolonga o período de incubação e atenua as manifestações da doença.[1,12,15,23-27]

HERPES-ZÓSTER

Definição e aspectos epidemiológicos

O herpes-zóster é uma dermatovirose comum, que ocorre por reativação do VZV e se caracteriza por erupção vesicular sobre base eritematosa, limitada ao dermátomo inervado pelo gânglio sensorial afetado, geralmente unilateral (Figuras 14.4 e 14.5) e que raramente ultrapassa a linha mediana. A maioria dos doentes relata, antecedendo as le-

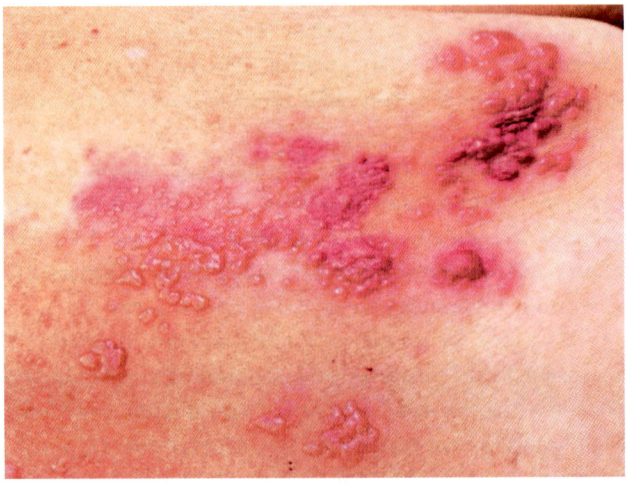

Figura 14.4 ■ Herpes-zóster. (Acervo do Dr. Daniel Seixas Dourado.)

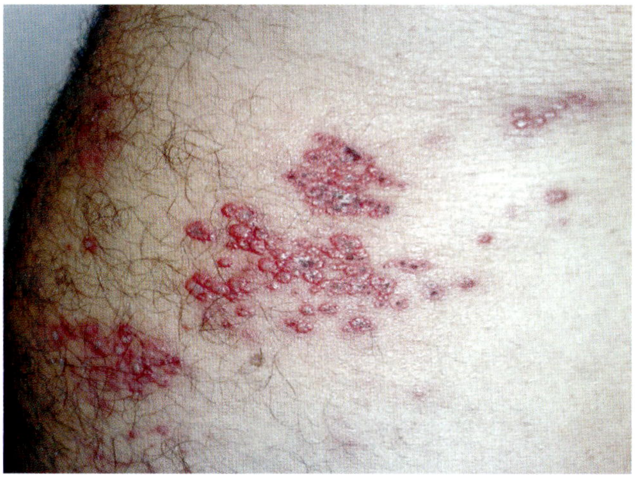

Figura 14.5 ■ Herpes-zóster. (CEMEPE – Centro de Medicina Especializada Pesquisa e Ensino.)

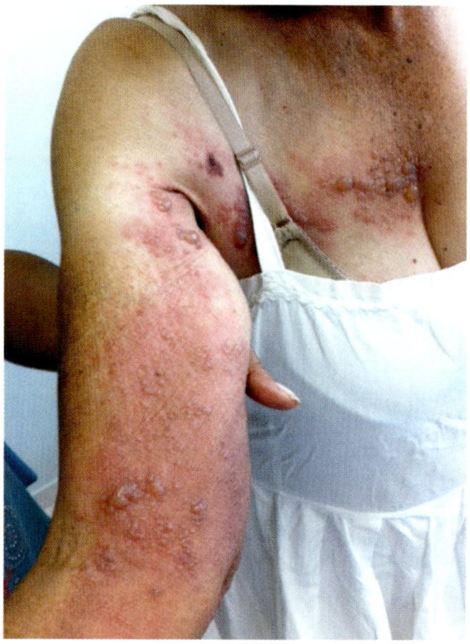

Figura 14.6 ■ Herpes-zóster em paciente idoso. (Acervo do Dr. Daniel Seixas Dourado.)

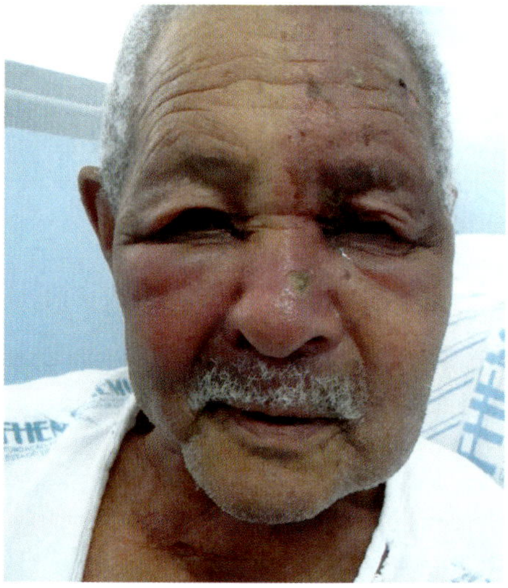

Figura 14.7 ■ Herpes-zóster. (Serviço de Dermatologia do Hospital Eduardo de Menezes.)

sões cutâneas, dores nevrálgicas e sensações parestésicas de prurido e "dormência".[1,5,7,18]

Classicamente descrita como acometimento sensorial neural, a doença pode disseminar-se e afetar qualquer segmento do SNC.[1,7,28,29]

Em geral, trata-se de doença localizada e autolimitada, que causa desconforto por vários dias mas que, quando não ocorre infecção secundária, costuma evoluir para a cura sem complicações.

A infecção manifesta-se em aproximadamente 1% da população, e a incidência aumenta com a idade. Portanto, a incidência em crianças é baixa, sendo o risco maior naquelas de menor idade, que desenvolveram varicela muito precocemente na vida ou cujas mães contraíram varicela durante a gravidez. Assim, o risco relativo de crianças que tiveram varicela antes do primeiro ano de vida contraírem herpes-zóster antes dos 20 anos de idade varia de 2,8% a 20,9%. Por outro lado, indivíduos com idades entre 70 e 80 anos (Figuras 14.6 e 14.7) correspondem a 40% dos casos em algumas estatísticas. Após os 80 anos de idade, são observados cerca de cinco casos por 100 indivíduos ao ano. Além da idade, doenças neoplásicas, anormalidades do sistema imunológico (imunodeficiências congênitas ou adquiridas, esplenectomia, transplantes, emprego de quimioterapia, radioterapia e corticoterapia) e outros processos infecciosos (tuberculose, sífilis e malária) constituem alguns fatores predisponentes ao surgimento da erupção, que pode cursar com lesões hemorrágico-necróticas. Em doentes acometidos pelo vírus HIV, a doença desenvolve-se como lesão infecciosa cutânea indolente e crônica. Nesses indivíduos, a incidência de herpes-zóster é significativamente maior do que entre os soronegativos (15 vezes mais frequente nos primeiros).

Não há diferença entre os sexos ou variação sazonal para a ocorrência do herpes-zóster.[1,2,4,20,28-30]

Além disso, vale ressaltar que o quadro neurológico pode ser intenso e as lesões cutâneas discretas, podendo passar despercebidas, o que pode ocasionar erros na diagnose. Excepcionalmente, pode haver somente o comprometimento neural (*zoster sine herpete*).

A neuralgia pós-herpética (NPH) é a mais indesejada e principal complicação do herpes-zóster: ocorre em 10% a 20% dos casos, com maior risco a partir da quinta década de vida (Figura 14.8).[1,3,8,31]

Patogênese

Após a primoinfecção pelo VZV e a fase de disseminação hematogênica, em que o agente infeccioso atinge a pele, este segue centripetamente pelos nervos periféricos até os gânglios nervosos, onde poderá permanecer em latência por

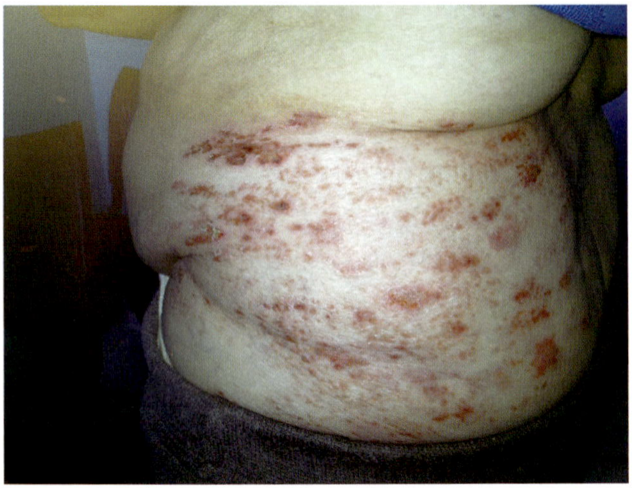

Figura 14.8 ■ Herpes-zóster. (Serviço de Dermatologia do Hospital Eduardo de Menezes.)

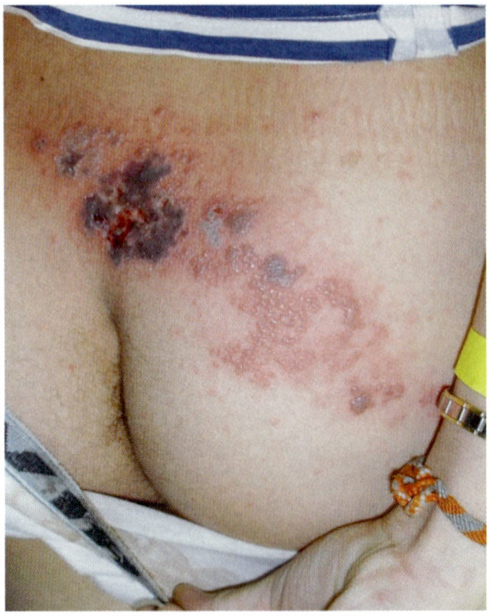

Figura 14.9 ■ Herpes-zóster. (Serviço de Dermatologia do Hospital Eduardo de Menezes.)

toda a vida. Inúmeras causas podem levar à reativação viral, desencadeada por diminuição de resposta imune celular, de modo que, caminhando centrifugamente pelo nervo periférico, o vírus atinge a pele e causa a característica erupção do herpes-zóster. Excepcionalmente, há pacientes que desenvolvem herpes-zóster após o contato com doentes com varicela e, até mesmo, com outro doente com zóster, o que indica a possibilidade de reinfecção em paciente previamente imunizado. É possível, também, que uma criança adquira varicela por contato com doente com zóster.[1,32]

Manifestações clínicas e complicações

Dor, prurido e parestesia com distribuição localizada podem preceder a erupção cutânea. Além disso, mal-estar, cefaleia e febre podem preceder e/ou acompanhar as lesões cutâneas. As lesões têm, a princípio, distribuição posterior e progridem para a região anterior e periférica do nervo acometido, unilateralmente (Figura 14.9). Inicialmente, são observadas máculas, pápulas e placas eritematosas e, na maioria dos casos, surgem vesículas agrupadas sobrepostas em 24 horas, que podem evoluir para bolhas, embora alguns pacientes nunca as apresentem. As placas podem ser distribuídas irregularmente ao longo do dermátomo, bem como podem confluir. As mucosas nos dermátomos também são acometidas. As vesículas tornam-se purulentas e, a seguir, dessecam, formando-se crostas de modo análogo à evolução observada na varicela e no herpes simples, que desaparecem em 2 a 4 semanas. A presença de poucas vesículas (10 a 25) fora do dermátomo acometido é comum e não implica disseminação. A erupção aparece mais frequentemente nos segmentos torácico e cervical. Adicionalmente, paresias e lesões motoras permanentes são mais comuns do que se pensava anteriormente e encontradas, em sua maior parte, com o acometimento dos nervos trigêmeo, cervical e torácico superior. Assim, em caso de acometimento da porção motora, o que é raro, sendo mais comum em idosos, pacientes com malignidade subjacente e envolvimento cerebral, pode haver disfunção urinária ou paralisia intestinal (bexiga neurogênica e pseudo-obstrução do cólon) por comprometimento dos nervos lombares – síndrome de Ogilvie – que se acompanha de fraqueza muscular, paralisia de nervos cranianos e paralisia diafragmática. Lesões vesiculosas na ponta do nariz (sinal de Hutchinson) prenunciam o acometimento do ramo nasociliar da divisão oftálmica do nervo trigêmeo, implicando forte probabilidade de ceratoconjuntivite concomitante, desnervação da córnea e consequente cegueira, enquanto o acometimento do nervo facial mostra característica distorção da face (paralisia de Bell). Lesões dos nervos facial e auditivo, comprometendo o gânglio geniculado, podem acarretar paralisia facial, nistagmo, zumbido, vertigem, diminuição da acuidade auditiva e perda da gustação nos dois terços anteriores da língua (síndrome de Ramsay-Hunt). Envolvimento visceral pode causar dor abdominal, dor pleural e anormalidades eletrocardiográficas temporárias, com ou sem dor precordial. Indivíduos predispostos a lesões mais graves podem apresentar lesões infarto-gangrenosas, hemorrágicas e bolhosas, que se curam lentamente, deixando cicatrizes e discromias residuais. A complicação mais grave e frequente, por sua vez, é a NPH.[1,2,4,5,17,28]

Neuralgia pós-herpética

Caracteriza-se pela dor, que se distribui ao longo do curso de um nervo periférico, com persistência mínima de 1 mês, usualmente após a resolução total do quadro cutâneo do herpes-zóster.

A incidência de NPH na população geral é em torno de 10% dos acometidos pelo herpes-zóster, sendo indivíduos com idade superior a 50 anos acometidos pelo quadro doloroso em 20% a 50% dos casos. Além da idade avançada, a imunossupressão é considerada fator de risco para sua ocorrência.[33-35]

Em 53% a 55% dos casos, a NPH manifesta-se na região torácica, em 17% a 25% na face, em 10% a 20% na região cervical e em 11% a 17% na região lombossacra, sendo generalizada em 1% a 1,8% dos casos.[20,33]

Diagnóstico

O diagnóstico do herpes-zóster é essencialmente clínico.[1,28,29] No entanto, a infecção pode ser confirmada por esfregaço citológico da vesícula (citodiagnóstico de Tzanck, que revela a presença de células gigantes multinucleadas), biópsia com exame anatomopatológico (demonstrando alterações degenerativas das células epiteliais, como balonismo, células gigantes multinucleadas e inclusões eosinofílicas intranucleares), cultura do líquido vesical, imunofluorescência direta (IFD) com anticorpo monoclonal, PCR (que, quando disponível, constitui ferramenta útil) ou provas sorológicas, incluindo ELISA e imunofluorescência indireta (IFI).[2,3] Sadick e cols. mostraram que, em 56 pacientes com herpes-zóster típico, 64% tiveram esfregaços positivos (Tzanck), 55%, IFD positiva, e 26%, culturas positivas.[36]

Diagnóstico diferencial

Lesões vesiculares unilaterais em padrão de dermátomo sugerem o diagnóstico de herpes-zóster, embora tenha sido relatada a ocorrência da doença na ausência de erupção. Tanto as infecções causadas pelo herpesvírus simples como as infecções por vírus coxsáckie podem causar lesões vesiculares em dermátomos. Antes do aparecimento das lesões cutâneas, pode ser confundido com dores reumáticas, infarto do miocárdio e pneumonia (quando localizado no tórax), e ainda com cólica nefrética, pancreatite e apendicite, quando as dores estão localizadas no abdome, e com nevralgia do trigêmeo e glaucoma, em caso de localização oftálmica. Distingue-se, ainda, da dermatite de contato, na qual se podem observar eritema, edema e vesículas, mas sem disposição em "cacho". Nessa afecção, o prurido costuma estar presente e não há dor. Nas infecções bacterianas, como no impetigo, as lesões logo se tornam purulentas e não têm disposição segmentar, como habitualmente ocorre no herpes-zóster. Além disso, o diagnóstico diferencial também pode ser feito com dermatoses bolhosas autoimunes, como a dermatite herpetiforme de Duhring Brocq. No estágio prodrômico, o diagnóstico pode ser muito difícil.[2,19,37]

Tratamento

Pacientes com maior risco de varicela grave ou aqueles com zóster disseminado devem ser hospitalizados e mantidos sob observação cuidadosa em quartos individuais e isolados de pacientes gravemente enfermos e daqueles com doença linfoproliferativa ou sob tratamento imunossupressor. Em todos os pacientes com zóster disseminado, deve ser investigada doença neoplásica ou imunológica subjacente.

Os principais objetivos do tratamento são tratar a infecção viral aguda, a dor aguda associada e as infecções bacterianas secundárias e prevenir a NPH. Terapia específica não é necessária em doentes com sintomas mínimos e acometimento limitado.

Localmente, pode-se fazer a limpeza das lesões com água e sabonetes antissépticos. Antipruriginosos tópicos contendo mentol e cânfora podem ser utilizados como auxílio no combate ao prurido.

O aciclovir, um nucleosídeo purínico análogo da guanosina, constitui a terapia eletiva do herpes-zóster. Pode ser administrado na dose de 800mg VO, cinco vezes ao dia (na dose diária de 4g), durante 7 a 14 dias, devendo ser utilizado precocemente, ou EV (10 a 15mg/kg em adultos ou 500mg/m^2 em crianças, com intervalo de 8 horas, por gotejamento) durante 7 a 14 dias. No herpes agudo, diminui a duração da dor e apressa a cicatrização e, em indivíduos imunodeprimidos, evita ou aborta a disseminação. Os efeitos colaterais são raros e incluem recorrência temporária da dor quando da interrupção do tratamento e comprometimento da função renal após infusão rápida. O aciclovir tópico (aplicado a cada 4 horas durante 10 dias) tem papel discutível na cicatrização do herpes localizado em imunodeprimidos. Acredita-se, entretanto, que não tenha qualquer ação na nevralgia. Ainda não se conhece o papel do aciclovir oral na nevralgia pós-herpética nem se sabe se esse fármaco, em qualquer apresentação, pode evitá-la. Estudo realizado por McKendrick e cols. (1986) demonstrou que o aciclovir oral (800mg, cinco vezes ao dia, durante 7 dias), administrado a pacientes idosos, diminuiu a formação de novas lesões e reduziu a duração das vesículas e crostas quando o tratamento foi iniciado em até 48 horas após o aparecimento do quadro. Houve, também, redução da dor durante o tratamento, quando comparado ao uso de placebo. O aciclovir pode ser substituído pelo fanciclovir, 500 a 750mg a cada 8 horas, ou pelo valaciclovir, na dose de 1g, três vezes ao dia, igualmente administrados VO, durante 7 a 14 dias. Em geral, pacientes imunocomprometidos necessitam de doses maiores, enquanto nos pacientes com insuficiência renal deve-se diminuir a frequência de administração de acordo com o grau de lesão renal, avaliado pelo *clearance* de creatinina.

Analgésicos e anti-inflamatórios não esteroides podem ser utilizados de acordo com a intensidade da dor, bem como opioides podem vir a ser necessários. Além disso, anti-histamínicos sistêmicos podem ser úteis para alívio do prurido. Se a dor for intensa e/ou houver risco de NPH, pode-se associar o uso de corticoides sistêmicos (p. ex., prednisona, 0,5 a 1,0mg/kg/dia), embora exista contravérsia e não haja concordância entre os autores quanto a seu emprego. Em casos de infecção bacteriana secundária, pode-se utilizar antibióticos tópicos e/ou sistêmicos, preferencialmente orientados por exame direto e cultura.[1,19,37-39]

O comprometimento ocular deve ser avaliado por um oftalmologista. A ceratoconjuntivite do herpes-zóster é tratada com corticoides tópicos de uso oftalmológico, sendo importante o diagnóstico diferencial com a ceratite do herpes simples.

Uma vez instalada a NPH, o tratamento é extremamente difícil e o arsenal terapêutico é muito vasto, o que justifica os múltiplos esquemas existentes para este fim. São utilizados topicamente:

- Creme de capsaicina, neuropeptídeo natural derivado da pimenta ("chili"), que depleta a substância P, principal transmissora da sensação dolorosa do sistema nervoso periférico para o central. Deve ser usado nas concentrações de 0,025% a 0,075%, aplicado de três a quatro vezes por dia.
- *Patchs* ou adesivos de lidocaína a 5% (não disponíveis em nosso meio) ou lidocaína tópica a 4% sobre a área comprometida.
- Mentol a 10% para alívio da dor por 4 a 6 horas, durante 2 meses, em razão de suas propriedades analgésica, anti-inflamatória e anestésica.[1,29,40]

Sistemicamente, a melhor opção parece ser o uso de baixas doses de antidepressivos tricíclicos, além do uso de fenotiazinas.

Amitriptilina, nortriptilina e imipramina, antidepressivos tricíclicos, podem ser empregadas para tornar a dor tolerável, nas doses de 25, 75 ou 100mg/dia, 50 a 100mg e 50 a 100mg/dia, respectivamente. Em idosos, deve-se fazer uso de metade da dose; anticonvulsivantes como a carbamazepina, em doses que variam de 100 a 1.600mg/dia, e a gabapentina, em doses variando de 1.200 a 1.800mg/dia, constituem outras opções terapêuticas, podendo ser, inclusive, associados aos antidepressivos. A pregabalina tem afinidade seis vezes maior pelos canais de cálcio do que a gabapentina; sua ação é mais rápida, os efeitos adversos são menos intensos e a dose pode variar de 150 a 600mg/dia. A difenil-hidantoína constitui medicação de segunda linha no tratamento da NPH devido aos efeitos adversos, agindo bem na neuralgia do trigêmeo e podendo ser associada à carbamazepina.[41,42]

Injeções intralesionais de corticoides (triancinolona de 2% a 4%) associadas a anestésicos (lidocaína de 1% a 2%) parecem diminuir a dor do herpes agudo e da NPH. O bloqueio anestésico, procedimento realizado por anestesista e que consiste na injeção de bupivacaína a 0,5% em gânglio estelar ou epidural, é capaz de reduzir o escore da dor de 9 a 10 para 2 a 3.[40,41]

Profilaxia

Para combater o herpes-zóster foi desenvolvida a primeira vacina contra a doença, Zostavax®, ainda não disponível em nosso meio, feita com vírus vivo atenuado 14 vezes mais potente do que a vacina antivaricela. As pesquisas com a medicação têm mostrado bons resultados, com diminuição superior a 60% nas taxas de desenvolvimento do herpes-zóster e da NPH, bem como atenuação do curso e da gravidade dos referidos quadros, quando comparados a indivíduos não imunizados.

A utilização da vacina em pessoas com mais de 60 anos de idade foi aprovada pela FDA (Food Drug Administration) desde 2006, independentemente de terem tido ou não varicela. No entanto, vale ressaltar que a vacina não é usada para tratamento, mas para prevenção. Além disso, a imunização não previne totalmente o surgimento do herpes-zóster e da NPH na faixa etária mais suscetível, embora seja capaz de reduzir a incidência e a sintomatologia.

A vacina anti-herpes-zóster está contraindicada em alguns casos: reações à gelatina e a outros componentes da fórmula, imunossupressão (HIV/AIDS, com células T < 200), corticoterapia (> 2mg/kg), radioterapia e quimioterapia, neoplasias do sistema hematopoético (leucemias e linfoma), casos de tuberculose ativa e não tratada, estados gripais acentuados, grávidas e crianças com menos de 2 anos de idade.[41]

Referências

1. Sampaio SAP, Rivitti EA. Dermatologia. 3. ed. São Paulo: Artes Médicas, 2007. 1585p.
2. Krowchuk DP, Mancini AJ. Dermatologia pediátrica. São Paulo: Roca, 2009. 410p.
3. Lupi O, Belo J, Cunha P. Rotinas de diagnóstico e tratamento da Sociedade Brasileira de Dermatologia. 2. ed. São Paulo: Guanabara Koogan, 2012. 680p.
4. Du Vivier A. Atlas de dermatologia clínica. 3. ed. São Paulo: Elsevier, 2004. 776p.
5. Belda Júnior W, Chiacchio ND, Criado PR. Tratado de dermatologia. São Paulo: Atheneu, 2011. 2948p.
6. Neville BW et al. Patologia oral & maxilofacial. Rio de Janeiro: Guanabara Koogan, 2004.
7. Silverman Júnior S, Eversole LR, Truelove EL. Fundamentos de medicina oral. Rio de Janeiro: Guanabara Koogan, 2002.
8. Santos MPM et al. Herpesvírus humano: tipos, manifestações orais e tratamento. Odontol Clin Cient 2012; 11(3):191-6.
9. Reis AD, Panutti CS, Souza VAUF. Prevalência de anticorpos para o vírus da varicela zoster em adultos jovens de diferentes regiões climáticas brasileiras. Rev Soc Bras Med Trop 2003; 36(3):317-20.
10. Cunha S, Sá, R, Pombo V. Doenças infecciosas: o desafio da clínica. [dissertação]. Faculdade de Medicina da Universidade de Coimbra, Coimbra, 2008.
11. Wim O et al. Tratamento de herpes zoster. Can Fan Physician 2008; 54:373-7.
12. Castiñeiras TMPP, Pedro LGF, Martins FSV. Varicela. 2010. Disponível em: <http://www.cives.com.br>. Acesso em: 12/01/2013.
13. Wildy P. Herpes: history and classification. In: Kaplan AS (ed.) The herpesviruses. New York: Academic Press, 1973:1-25.

14. Roizman B, Sears AE. Herpes simplex viruses and their replication. In: Fields BN, Knipe DM, Howley PM (eds.) Fields virology. Philadelphia, 1996:2231-95.
15. CDC. Varicella: Epidemiology and prevention of vaccine-preventable diseases. The Pink BooK: Course Textbook 2012; 21:301-24.
16. Abraham N, Murray J. The belt of roses from hell: historical aspects of herpes zoster and postherpetic neuralgia. In: Watson CPN (ed.) Herpes zoster and postherpetic neuralgia. Amsterdam: Elsevier, 1993:1-6.
17. Weller TH, Coons AH. Fluorescent antibody studies with agents of varicella and herpes zoster propagated in vitro. Proc Soc Exp Biol 1954; 86:789-94.
18. Azulay RD, Azulay DR, Azulay-Abulafia L. Dermatologia. 5. ed. Rio de Janeiro: Guanabara Koogan, 2008. 910p.
19. Cucé LC, Neto CF. Manual de dermatologia. 2. ed. São Paulo: Atheneu, 2001. 656p.
20. Teixeira MJ et al. A lesão do trato de Lissauer e do corno posterior da medula espinal e a estimulação do sistema nervoso central para o tratamento da neuralgia pós-herpética. Arq Bras Neurocir 1999; 18(1):17-36.
21. Arvin A, Koropchak CM, Wittek AE. Immunologic evidence of reinfection with varicella-zoster virus. J Infect Dis 1983; 148:200-6.
22. Wilson A, Sharp M, Koropchak C. Subclinical varicella-zoster virus viremia, herpes zoster and T lymphocyte immunity to varicella--zoster viral antigens bone marrow transplantation. J Infect Dis 1991; 165:119-27.
23. Izurieta HS, Strebel PM, Blake PA. Postlicensure effectiveness of varicella during na oubreak in a child care center. JAMA 1977; 278:1495-9.
24. White CJ et al. Varicella vaccine (VARIVAX) in healthy children and adolescents: results from clinical trials, 1987 to 1989. Pediatrics 1991; 87:604-10.
25. Lopez AS, Marin M. Strategies for the Control and Investigation of Varicella Outbreaks 2008. National Center for Immunization and Respiratory Diseases – Center for Diseases Control and Prevention. Disponível em: <http://www.cdc.gov >. Acesso em: 12/01/2013.
26. Siegel JD, Rhinehart E, Jackson M. Guideline for isolation precautions: preventing transmission of infectious agents in healthcare settings, june 2007. Disponível em: <http:// www.cdc.gov/ncidod/dhqp/pdf/guidelines/isolation2007.pdf>. Acesso em: 12/01/2013.
27. Cvjetković D, Jovanović J, Hrnjaković-cvjetković I. Primary varicella-zoster virus infection-current knowledge, diagnostic and therapeutic approaches. Med Pregl 2000; 53(5-6):272-6.
28. Rook A et al. Herpes zoster: textbook of dermatology. 4. ed. San Francisco: Blackwell Editions, 1986:680-5.
29. McCrary ML et al. Varicella zoster virus (CME). J Am Acad Dermatology 1999; 41(1):1-16.
30. Brasil. Ministério da Saúde. Doenças infecciosas e parasitárias. 8. ed. Brasília: Ministério da Saúde, 2010.
31. Gershon AA. Zoster in immunosupressed patients. In: Watson CPN (ed.) Herpes zoster and postherpetic neuralgia. Amsterdam: Elsevier, 1993:73-86.
32. Cvjetkovi D et al. Reactivation of herpes zoster infection by varicella-zoster virus. Med Pregl 1999; 52(3-5):125-8.
33. Naylor RM. Neuralgia pós-herpética: aspectos gerais. São Paulo: Segmento Farma, 2004.
34. Nagasako EM et al. Rash severity in herpes zoster: correlates and relationship to postherpetic neuralgia. J Am Acad Dermatol 2002; 46(6):834-9.
35. Watson PN, Evans RJ. Postherpetic neuralgia: a review. Arch Neurol 1986; 43:836-40.
36. Sadick NS et al. Comparison of detection of varicella-zoster virus by the Tzanck smear, direct immunofluorescence with a monoclonal antibody, and virus isolation. J Am Acad Dermatol 1987; 17:64-9.
37. Brasil. Ministério da saúde. Guia digital de doenças dermatológicas. Cadernos de Atenção Básica, nº 9. Brasília: Ministério da Saúde, 2006.
38. McKendrick MW, McGill JI, White JG. Oral acyclovir in acute herpes zoster. Br Med J 1986; 293:1529-32.
39. Thiers BH. Unusual treatments for herpes virus infections: Herpes zoster. J Am Acad Dermatol 1983; 8:433-6.
40. Davies SJ. A novel treatment of postherpetic neuralgia using peppermint oil. The Clin J Pain 2002; 18(3):200-2.
41. Alper BS, Lewis PR. Treatment of postherpetic neuralgia: systematic review of the literature. J Fam Pract 2002; 51:121-8.
42. Carter GT, Galer BS. Advances in the management of neurophatic pain. Phys Med Rehabil Clin N Am 2001; 12(2):447-59.
43. Oxman MN et al. A vaccine to prevent herpes zoster and postherpetic neuralgia in older adults. N Eng J Med 2005; 352:2271-84.

15

Vírus Epstein-Barr

Luciano José de Oliveira
Lívia Paula Freire Bonfim

HISTÓRICO

Em 1958, Dennis Burkitt, um desconhecido cirurgião que atuava em Uganda, na África, começou a observar determinado tipo de neoplasia de células β, cuja incidência sobre a população se dava de maneira caracteristicamente endêmica, o chamado linfoma de Burkitt ou "linfoma africano" (*African Burkitt Lymphoma* – AfLB). Condições geográficas específicas encontradas nas regiões onde era maior a prevalência do tumor levaram-no a pensar que um agente biológico, como mosquito ou outro artrópode, poderia estar envolvido na disseminação da doença, e que um suposto agente infeccioso estaria implicado na etiologia do referido linfoma. Burkitt passou então a enviar para a Inglaterra amostras de biópsias desses tumores, as quais eram analisadas por Epstein, Achong e Barr, a fim de investigar a ocorrência de algum vírus oncogênico nas peças. Após inúmeras tentativas malsucedidas por meio de técnicas diversas, em 1964 o cultivo de células tumorais *in vitro* finalmente evidenciou, por meio de microscopia eletrônica, a presença de vírions característicos de herpes em uma pequena proporção dos linfócitos em cultura. Os exaustivos estudos virológicos e sorológicos que se seguiram levaram à conclusão de que se tratava de vírus distinto daqueles já conhecidos, de modo que foi denominado *Epstein-Barr virus* (EBV), nome da linhagem celular na qual havia sido isolado pela primeira vez. Historicamente associado ao linfoma de Burkitt, na atualidade sabe-se que o EBV também está relacionado com outras doenças, como mononucleose infecciosa (MI), síndrome de Gianotti-Crosti, doença de Hodgkin, carcinoma nasofaríngeo, síndrome linfoproliferativa ligada ao "X", doença linfoproliferativa de células β, linfomas não Hodgkin, leucoplasia pilosa oral e leiomiossarcomas.[1-7]

Em 1966, Henle e Henle desenvolveram técnicas de imunofluorescência para detecção de anticorpos específicos para o EBV, o que viabilizou os primeiros estudos soroepidemiológicos a esse respeito. Percebeu-se, então, que os referidos anticorpos se distribuíam nos soros de crianças da África e dos EUA de maneira semelhante à observada nas doenças infecciosas mais comuns. Em seguida, constatou-se que a infecção ocorria em praticamente todas as partes do planeta, incluindo as regiões mais remotas e as populações mais isoladas, como as ilhas Aleutas, a tribo Tiriyo da Amazônia e os nativos da Nova Guiné. Por fim, notou-se que a distribuição dos anticorpos por grupos etários variava consideravelmente conforme o padrão de higiene e o desenvolvimento socioeconômico das populações estudadas. Assim, nas regiões menos favorecidas, a grande maioria das crianças já apresentava os anticorpos para o EBV nos primeiros 5 anos de vida, enquanto nas populações residentes em áreas mais desenvolvidas a aquisição de anticorpos ocorria mais tardiamente. Desse modo, pôde-se perceber que, a depender das condições sociais e de higiene, as infecções primárias pelo EBV poderiam ocorrer mais cedo ou mais tarde. Mas, certamente, todos os indivíduos, com raras exceções, em algum momento da vida adquiriam anticorpos contra o vírus, seja em que parte do mundo fosse.[3]

A mera detecção de anticorpos anticápside do vírus EB (anti-EBVCA) logo se mostrou insuficiente para comprovar a relação entre o EBV e o linfoma de Burkitt ou qualquer outra entidade patológica, visto que a sorologia para o vírus era frequentemente positiva nas populações normais. No entanto, a comparação dos títulos de anticorpos dosados em indivíduos doentes e não doentes corroborou a hipótese de que o agente estaria, de fato, relacionado com a etiologia daquela doença. A partir daí, passou-se a investigar sua relação com a ocorrência de altos títulos de anti-EBVCA não apenas com o linfoma africano, mas com outras neoplasias, dentre as quais destacou-se o carcinoma de nasofaringe.[3]

Por outro lado, a alta incidência de anticorpos nas populações normais sugeria que o vírus também estaria envolvido em algum outro tipo de afecção, mais comum. A hipótese foi comprovada em 1968, por acaso, quando uma técnica do laboratório de Henle e Henle desenvolveu as manifestações clínicas do que hoje corresponde à síndrome da MI. Durante o curso evolutivo da enfermidade, ela apresentou sorologia positiva para o EBV, análise que antes havia demonstrado resultados persistentemente negativos em amostras de sangue coletadas por outros motivos. Estudos soroepidemiológicos subsequentes, iniciados na Universidade de Yale e confirmados por outros grupos, evidenciaram, de maneira clara, que o anti-EBVCA, a princípio ausente, surgia em decorrência da MI e persistia por muitos anos. Além disso, observou-se que indivíduos com títulos ≥ 1:10 não desenvolviam a doença. Dessa maneira, essas análises mostraram, de modo convincente, a relação entre o vírus EBV e a etiologia da MI, o que mais tarde seria novamente confirmado por meio de técnicas mais específicas, como a demonstração de IgM EBV-específico na fase aguda da doença e o isolamento do EBV em secreções de orofaringe nos casos de MI, entre outras.[3,7]

Em 1889, o quadro clínico de uma doença semelhante à MI já havia sido descrito por Filatov e Pfeiffer, na Alemanha. A princípio denominada febre glandular (*Drusenfieber*), a nova entidade clínica epidêmica, que ocorria sob a forma de surtos familiares e acometia principalmente crianças, era caracterizada por dor orofaríngea, mal-estar, febre, hepatomegalia, linfadenopatia e desconforto abdominal. Alguns casos chegaram a ser considerados como leucemia aguda que evoluía para cura espontânea. Em 1920, Sprunt e Evans se referiram a uma doença semelhante à "febre glandular", acometendo preferencialmente adolescentes, caracterizada por linfocitose e mononucleares atípicos, a qual denominaram "mononucleose infecciosa". As duas entidades, por longo tempo consideradas clinicamente semelhantes e de diversidade etiológica, mais tarde reconhecidas como de mesma origem, correspondem à doença que hoje chamamos de MI. Em 1923, Downey e McKinley descreveram em detalhes as alterações hematológicas associadas à doença. Em 1932, ao observarem que o soro de pacientes doentes causava aglutinação em eritrócitos de carneiros, Paul e Bunnell acabaram por descobrir um teste sorológico mais direcionado para a MI. O teste, conhecido como teste de anticorpos heterófilos, tornou-se a base do diagnóstico sorológico da MI e é utilizado até hoje. Posteriormente, Davidsohn colaborou para o aumento da especificidade do teste por meio da absorção diferencial do soro com rim de cobaia e hemácias de boi.[7,8]

A partir desses estudos, foi possível estabelecer associação causal entre o EBV e diversas doenças, como MI positiva para anticorpos heterófilos, AfLB (linfoma de Burkitt endêmico), doença de Hodgkin, carcinoma nasofaríngeo, bem como linfomas de células β em pacientes com imunodeficiências congênitas ou adquiridas.[1,2]

O VÍRUS

A família Herpesviridae é dividida em três subfamílias: Alphaherpesvirinae, Betaherpesvirinae e Gammaherpesvirinae. O *human herpesvirus* tipo 4 (HHV-4), ou *Epstein-Barr virus* (EBV), pertence à subfamília Gammaherpesvirinae e ao gênero Lymphocryptovirus.[1,2,7-10]

Agente etiológico da MI, o EBV está também relacionado com as seguintes doenças: síndrome de Gianotti-Crosti, linfoma de Burkitt, doença de Hodgkin, carcinoma nasofaríngeo, síndrome linfoproliferativa ligada ao "X", doença linfoproliferativa de células β, linfomas não Hodgkin, leucoplasia pilosa oral e leiomiossarcomas, principalmente em imunossuprimidos por deficiências que afetam os linfócitos T (LI).[1-4,6,7,11-20]

Trata-se de vírus de distribuição universal, com alta prevalência na população, podendo ser transmitido por saliva, hemotransfusão ou secreções genitais.[2,4] Baixas condições socioeconômicas e de higiene favorecem sua propagação.[3,7]

Na primoinfecção, veiculado por saliva contaminada, o EBV se replica em células epiteliais e linfócitos B da orofaringe. Após a multiplicação inicial nesse sítio, o vírus se propaga para células β presentes em outros tecidos linfoides e no sangue periférico. Os linfócitos B infectados se tornam ativados, proliferam e secretam imunoglobulinas. A infecção é contida após o surgimento de uma resposta imunológica eficaz, mediada por linfócitos T, que inibe a multiplicação do vírus. Esses eventos patogênicos e imunológicos estão relacionados com o aparecimento de manifestações clinicolaboratoriais que serão descritas mais adiante.[4,6,7]

Apesar de a resposta imunológica do hospedeiro ser capaz de coibir a infecção, o EBV permanece latente no organismo por muito tempo, sendo eliminado periodicamente pela saliva.[2] Para tanto, o vírus desenvolve estratégias de resistência ao sistema imunológico, dentre as quais se destaca a estimulação da síntese de imunomoduladores inibitórios, como um análogo de interleucina (IL) 10, que impede a completa destruição do micro-organismo nos tecidos. Assim, considerado o principal parasita das células β, o EBV é capaz de promover infecção crônica ativa, bem como induzir proliferação e imortalização de linfócitos B. Além disso, a persistência do DNA viral no interior das células está relacionada com o surgimento de neoplasias.[6,7,19,20]

PATOGÊNESE E IMUNIDADE

Caracteristicamente, o EBV apresenta tropismo por linfócitos B, bem como por células do epitélio da nasofaringe e orofaringe, as quais expressam CD21, que funciona como receptor para o vírus.[6] Ao infectar essas células, o vírus inicia sua replicação. Por conseguinte, a circulação de células β infectadas pelos tecidos linfoides e as viremias que sucedem a primoinfecção permitem que o EBV se propague para linfócitos B presentes em outros órgãos e para a corrente sanguínea.[2,6]

Os linfócitos B infectados são, então, ativados e induzidos à proliferação. As células β ativadas sintetizam diversos anticorpos, alguns dos quais são capazes de reconhecer antígenos encontrados sobre a superfície de eritrócitos de carneiros e cavalos. Trata-se dos anticorpos heterófilos, imunoglobulinas da classe IgM, também conhecidos como anticorpos de Paul-Bunnell, assim denominados por terem sido descobertos por esses dois pesquisadores, em 1932. Desde então, o teste é utilizado para o diagnóstico da MI; no entanto, sua positividade e nível sérico não estão relacionados com a gravidade da doença. Raramente, podem surgir anticorpos contra neutrófilos, hemácias e plaquetas, acarretando manifestações menos comuns, como anemia hemolítica e plaquetopenia.[2,5,6,8]

No interior das células, o genoma viral se expressa e passa a utilizar a maquinaria citoplasmática para sintetizar suas próprias proteínas. Há três possibilidades patogênicas para o EBV: (1) replicação intracelular produtiva; (2) estabelecimento do estado de latência; e (3) imortalização de linfócitos B.[6]

Na fase de replicação ocorre a produção de grande quantidade de partículas virais e a consequente ruptura da célula hospedeira. Trata-se do ciclo lítico, fenômeno que ocorre quando ainda não se estabeleceu uma resposta imune eficiente. A seguir, com o surgimento de LT competentes, o vírus é compelido a entrar em estado de latência, e cessa o ciclo lítico. Contudo, em razão de sua alta capacidade de promover estratégias adaptativas relacionadas com a modulação do sistema imune, o EBV não é completamente extinto. O vírus é capaz de induzir a síntese de análogos de IL-10 e seus receptores, cuja ação biológica consiste em inibir a produção de interferon-gama (INF-γ), além de reduzir a atuação de LT e *natural killer* (NK). Esses mecanismos garantem a permanência do DNA viral nas células, de modo que o material genético remanescente estimula a proliferação celular e inibe a apoptose (morte programada da célula). Esse processo de imortalização dos linfócitos B constitui o fundamento que explica o desenvolvimento do carcinoma nasofaríngeo e de outras doenças linfoproliferativas no contexto de infecção pelo EBV.[6-8]

O genoma do vírus tem a codificação de mais de 70 peptídeos[6] e para cada situação patogênica do EBV – replicação ativa, estado de latência e imortalização de linfócitos B – são sintetizadas proteínas específicas. No ciclo lítico, por exemplo, estão presentes antígenos precoces (EA), antígenos da cápside (VCA) e antígenos de membrana (MA). Durante a fase de latência, surgem os antígenos nucleares do tipo 1 (EBNA-1) e proteínas latentes de membrana do tipo 2 (LMP-2). Por fim, no processo de imortalização celular, aparecem os antígenos nucleares tipo 2 (EBNA-2).[6-8] Assim, considerando que os antígenos virais estimulam a síntese de determinadas imunoglobulinas conforme o estágio em que o vírus se encontra, é possível identificar a fase patogênica de um indivíduo infectado mediante a construção de um painel sorológico.[42]

Paralelamente ao ciclo biológico do vírus no corpo humano, surgem as manifestações do sistema imunológico, relacionadas tanto com a resposta celular como com a humoral. A ativação de LT citotóxicos e NK constitui a principal linha de defesa, já que os anticorpos são pouco efetivos.[7,18] As diferentes imunoglobulinas, direcionadas a antígenos específicos do vírus, apresentam cinéticas peculiares, o que torna possível relacioná-las a infecções recentes, antigas ou latentes, contribuindo para determinar a situação de cada paciente em particular.

O início dos sintomas ocorre após um período de incubação de 4 a 8 semanas, período correspondente ao desenvolvimento de uma resposta celular mais eficiente no controle da infecção. Nesse processo, os principais agentes são os linfócitos T (LT) direcionados contra o EBV. A ativação de LT leva à resposta T *helper* do tipo 1 (Th1) com a consequente produção de IL-2 e IFN-γ. Os linfócitos atípicos no sangue periférico, também chamados células de Downey, aparecem em 1 a 3 semanas do início da MI e correspondem a LT CD8+ (citotóxicos) e LT CD16+ (NK) ativados. Assim, a clássica linfocitose com linfócitos atípicos no sangue periférico representa, principalmente, a ativação e proliferação das células T, que também estão relacionadas com febre, mal-estar, faringite e hipertrofia de tecidos linfoides (aumento de linfonodos, amígdalas e tonsilas e hepatoesplenomegalia).[6-8,18,25]

A resposta imune é capaz de controlar a infecção aguda, mas não de eliminar o vírus definitivamente, o qual se mantém latente e passível de reativações periódicas, podendo ser eliminado pela saliva de seu portador intermitentemente. Mesmo na vigência de resposta imune adequada, estudos demonstraram a associação de infecção pelo EBV com doença de Hodgkin, esclerose múltipla e lúpus eritematoso sistêmico (LES). Já a imunodeficiência pode impedir a resolução da infecção aguda e/ou aumentar o risco de neoplasias malignas.[6-8,19-22]

A magnitude da resposta imune do hospedeiro à infecção pelo EBV está diretamente relacionada com a intensidade das manifestações clínicas e dos fenômenos patogênicos ocasionados pelo vírus. Assim, enquanto a MI se associa a uma imunidade hiperativa, as doenças linfoproliferativas e a leucoplasia pilosa oral surgem em um contexto de imunodeficiência.[6,19,20]

MONONUCLEOSE INFECCIOSA

Definição

A MI, doença multissistêmica causada pelo EBV,[1-4,8] caracteriza-se classicamente por febre, faringite, fadiga, mal-estar, adenomegalia cervical, hepatoesplenomegalia, linfocitose com linfócitos atípicos e anticorpos heterófilos.[2,4-6,24,25] Afeta principalmente adolescentes e adultos jovens, uma vez que a infecção costuma ser assintomática ou oligossintomática em crianças.[3,7,8] Tem como sinonímia angina monocítica e doença do beijo.[4]

Epidemiologia

Encontrado em todas as populações do planeta, o EBV tem o ser humano como principal reservatório. A transmissão da infecção se dá por contato íntimo entre portadores e indivíduos suscetíveis, quase sempre pela saliva contaminada.[17] Não há diferença de prevalência em relação a estações do ano, gêneros ou grupos étnicos. Entretanto, durante a adolescência, o sexo feminino se infecta em idade mais precoce que o masculino.[8]

Aproximadamente 80% a 95% dos adultos apresentam anticorpos contra o EBV, dependendo da população estudada, já que os baixos níveis socioeconômicos e de higiene facilitam a disseminação do vírus.[3,7] Dessa maneira, nas comunidades menos desenvolvidas, a soroprevalência é de quase 100% em crianças de até 4 anos de idade. Em contrapartida, nos EUA, considerando a população compreendida na faixa etária até os 30 anos, essa taxa pode ser reduzida a 70%.[6]

Quando a infecção primária ocorre na infância, geralmente é assintomática, e a minoria das crianças desenvolve alguma manifestação semiológica, muitas vezes incaracterística. Entretanto, os adultos jovens manifestam a MI clássica em mais de 50% dos casos.[3,6] Quanto mais elevada a faixa etária do indivíduo submetido a uma primoinfecção pelo EBV, maior a probabilidade de o quadro ser mais típico, florido e intenso. Em outras palavras, se a infecção ocorrer em um adulto, a chance de ser sintomática e de os sintomas serem mais graves estará aumentada, se comparada a uma infecção primária em uma criança.[12] Dessa maneira, o pico de infecções sintomáticas ocorre em torno de 15 a 25 anos de idade,[4,8,11] uma vez que as crianças tendem a ser assintomáticas e a maioria dos adultos tornou-se imune ao adquirir a infecção na infância. Além disso, indivíduos com mais de 40 anos, mais particularmente os idosos, provavelmente são imunes ao EBV e têm chance muito remota de adquirir MI. Manifestações clínicas sugestivas de MI nessa faixa etária exigem muito zelo quanto aos diagnósticos diferenciais, já que apenas excepcionalmente trata-se de infecção pelo EBV.

Transmissão

Nos pacientes com MI, o EBV é eliminado pela saliva por muitas semanas após o início dos sintomas, em uma média de 32 semanas, mesmo após a recuperação completa do estado de saúde. Além disso, mais de 90% das pessoas infectadas, mesmo assintomáticas, liberam o vírus pela saliva intermitentemente por décadas.[6] Portanto, se um indivíduo suscetível entrar em contato com saliva contaminada, há risco elevado de transmissão. Isso ocorre, por exemplo, quando um portador assintomático que esteja em fase de excreção vírica beija uma pessoa virgem de contato com o vírus. Em virtude dessa forma comum de transmissão entre adolescentes e adultos jovens, a MI é conhecida como a "doença do beijo".[14,17] O compartilhamento de copos ou escovas de dente constitui uma das formas de contaminação em infantes.[6] Também é possível contrair o vírus por meio de hemotransfusão ou relação sexual, tendo sido comprovada a identificação desse agente em secreções genitais.[4,16] Já a amamentação não se apresenta como forma comum de contaminação, a despeito da possibilidade de o EBV ser isolado de leite materno.[15]

CLÍNICA

As manifestações clínicas se instalam de modo gradativo no decorrer de dias, persistem por 2 a 3 semanas e são seguidas de resolução progressiva. Após algumas semanas, a maioria dos doentes se recupera, mas uma minoria pode levar meses para retornar a seu estado plenamente hígido, com a disposição física habitual.[5-7,23]

Na fase prodrômica, que dura de 4 a 5 dias,[7] os sintomas são inespecíficos, como cefaleia, adinamia, febre baixa, anorexia e náuseas. Com o desenrolar da doença, as manifestações tendem a se tornar mais típicas, possibilitando o direcionamento do diagnóstico para MI.[4,5] É menos comum o aparecimento súbito dos sintomas. Assim, considerando o auge clínico da enfermidade, a MI pode resultar em combinações variadas de cefaleia, anorexia, náusea, calafrios, febre, sudorese, mialgia, tosse, fadiga, odinofagia, artralgia, linfadenomegalias, faringoamigdalite, hepatoesplenomegalia, icterícia, dispneia, edema palpebral (sinal de Hoagland[7]), exsudato amigdaliano e exantema.[4-6,13,23-25]

Após o período prodrômico, a febre, presente em mais de 90% dos pacientes, alcança picos de 39ºC a 40ºC, sendo geralmente vespertina. Na maioria dos casos, a defervescência ocorre em até 2 semanas, mas pode durar mais de 1 mês.[7]

Em relação aos nódulos linfáticos, nota-se envolvimento simétrico, sendo os cervicais, principalmente da cadeia posterior, os mais afetados. Também podem ser acometidos linfonodos submandibulares e axilares, os quais se apresentam aumentados, móveis e de consistência fibroelástica. A despeito do aumento volumétrico, são mantidas características benignas.[7]

Dor de garganta associada a linfadenopatias cervicais, em geral, suscita a hipótese de faringoamigdalite causada por germes como *Streptococcus* ou adenovírus. Entretanto, no caso da MI, está descrito acometimento linfonodal generalizado, de modo que sua ocorrência favorece o diagnóstico de MI em detrimento de outras causas de faringite.[5,25]

A linfadenomegalia pode ser dolorosa, sendo mais expressiva entre a segunda e quarta semanas de doença. Podem ser encontrados gânglios de até 4cm.[7] A adenopatia cervical exuberante e desfigurante origina a expressão semiológica "pescoço de touro".[5,25]

A faringite pode ocasionar dor importante, constituindo-se em queixa frequente no início do quadro. Na cavidade oral, associado à hipertrofia das tonsilas, pode aparecer exsudato branco-acinzentado, recobrindo as amígdalas em um terço dos casos.[5,7,13,25] Petéquias no palato são encontradas em 30% dos casos.[5] Alguns pacientes apresentam hipertrofia amigdaliana exuberante que, associada ao aumento de outros tecidos linfoides da orofaringe, pode resultar em obstrução das vias aéreas superiores e dispneia.[26]

Esplenomegalia discreta ocorre em 50% dos pacientes,[5] os quais podem se queixar de dor no quadrante superior esquerdo do abdome. Em geral, regride após 3 a 4 semanas da doença.[7] A ruptura do baço é complicação rara, porém grave, desencadeada por traumatismos leves ou até espontaneamente, manifestando-se como dor abdominal, sinais de hipovolemia e queda do hematócrito.[27-30] Na maioria das vezes, ocorre entre a primeira e a terceira semana de doença. Hepatomegalia e icterícia podem estar presentes em 10% e 5% dos casos, respectivamente.[5]

O exantema pode ser de diversos tipos: rubeoliforme, escarlatiniforme, urticariforme, macular, petequial ou eritema multiforme.[7] Em geral, ocorre em menos de 3% a 15% dos casos, podendo chegar a mais de 90%, quando se trata de paciente que fez uso de antibióticos, particularmente ampicilina[5,6] ou amoxicilina, mas também azitromicina, levofloxacino, piperacilina/tazobactam e cefalexina.[31-34] O exantema pode ser pruriginoso, surgindo em torno de 1 semana após o início do antibiótico e durando alguns dias. Trata-se de reação entre as imunoglobulinas resultantes da infecção e o antibiótico.[2] A utilização desses fármacos em pacientes acometidos por infecção aguda pelo EBV pode ser explicada pelo fato de o médico considerar a possibilidade de faringoamigdalite bacteriana diante de um paciente com febre, exsudato amigdaliano, petéquias no palato e linfadenopatia.

O sistema nervoso também pode ser acometido, tendo sido descritos casos de encefalite, meningite asséptica, neurite óptica, neuropatia do plexo braquial, mononeuropatia *multiplex*, mielite transversa, paralisia facial e síndrome de Guillain-Barré. Enquanto a polirradiculoneurite ascendente (síndrome de Guillain-Barré) é a complicação neurológica mais comum no sistema nervoso periférico, a encefalite é a mais frequente no sistema nervoso central. Esse diagnóstico deve ser suspeitado em pacientes que desenvolvem irritabilidade, crises convulsivas, vômitos, confusão mental e desorientação. Esses transtornos tendem a ocorrer de 2 a 4 semanas após o início da doença.[6,7,35,36]

Outras manifestações clínicas menos comuns, muitas vezes relacionadas com fenômenos imunológicos, podem ocorrer, como miocardite, pericardite, pneumonite, derrame pleural, pancreatite, gastrite, colecistite, adenite mesentérica, miosite, glomerulonefrite, ascite, hepatite fulminante, anemia hemolítica (0,5% a 3% dos casos), anemia aplásica (raríssima), granulocitopenia, plaquetopenia leve, púrpura trombocitopênica trombótica/síndrome hemolítico-urêmica, coagulação intravascular disseminada (CIVD) e síndrome de Reye.[6-9,23] Aliás, o uso de ácido acetilsalicílico (AAS) para alívio de sintomas aumenta o risco de aparecimento da síndrome de Reye e deve ser evitado.

As diversas possibilidades de complicações ratificam a condição de "doença multissistêmica" compreendida na definição de MI.

Diagnóstico

Manifestações clínicas sugestivas aliadas a linfocitose, linfócitos atípicos e presença de anticorpos heterófilos suscitam a hipótese diagnóstica de MI, a qual, idealmente, deve ser confirmada por meio de exames mais específicos.[2,4,5,37-43]

Na primeira semana, uma minoria de pacientes pode apresentar leucopenia. Entretanto, o habitual é a ocorrência de leucocitose, que pode atingir até 70.000/mm^3 em crianças e mais de 20.000/mm^3 em adultos. Comumente, o aumento global de leucócitos tem início na primeira semana, com pico entre a segunda e a terceira semana e desaparecimento em 2 a 3 meses.[8,23] Acomete mais de 90% dos doentes, sendo decorrente da elevação do número absoluto de linfócitos.

A linfocitose, por sua vez, ocorre em 70% dos casos, exibindo pico entre a segunda e a terceira semana.[7] Em geral, mais de 10% dos linfócitos são atípicos. Conhecidos como células de Downey, os linfócitos atípicos correspondem às células no estado ativado, são maiores que o habitual e apresentam citoplasma mais basofílico, vacuolizado, além de núcleo oval, lobulado ou em formato de rim,[6,7] achados facilmente identificados no esfregaço de sangue periférico. Trata-se da linfocitose com linfócitos atípicos, alteração muito característica da MI, porém não patognomônica.[5,7,8,23]

Apesar de muito sugestivos, os linfócitos atípicos não são exclusivos da MI, podendo ser encontrados também em portadores de rubéola, sarampo, caxumba, herpesvírus tipo 6, linfoma, leucemia, toxoplasmose, hepatite viral, citomegalovírus (CMV), infecção aguda pelo HIV e em algumas reações a medicamentos. Na maioria das condições citadas, não passam de 10% do global de leucócitos e persistem por poucos dias.[8,27]

Linfocitose, o achado laboratorial mais comum da MI, é definida pela contagem absoluta de linfócitos > 4.500/µL, ou, em termos relativos, por uma porcentagem > 50% no diferencial de leucócitos. Neutropenia discreta com resolução espontânea ocorre em 60% a 90% dos casos. Plaquetopenia (50.000 a 100.000/mL) é vista em mais 50% dos casos, mas raramente pode ser grave e acarretar sangramentos.[7]

Em muitos pacientes, as transaminases estão discretamente aumentadas,[5] em um processo autolimitado, que, quando associado à faringite, favorece muito o diagnóstico de MI. Considerando transaminases e desidrogenase láctica

(LDH), pelo menos uma delas está elevada na maior parte dos pacientes (em torno de 90%). Já fosfatase alcalina e bilirrubinas encontram-se acima dos valores de referência em 60% e 45% das vezes, respectivamente.[8] Icterícia franca é menos comum, aparecendo somente em 5% dos casos.[7]

A pesquisa de anticorpos heterófilos é positiva em 80% a 90% dos pacientes com clínica e hemograma sugestivos de MI. Surgem logo nos primeiros dias, alcançam valores máximos em 2 a 3 semanas e desaparecem após 1 ou 2 meses.[6-8,23,40,43] Raros casos de testes heterófilos falso-positivos têm sido relatados em pacientes com leucemia, linfoma, câncer pancreático, LES, infecção por HIV e rubéola.

Semiologia compatível associada a leucocitose, linfocitose, linfócitos atípicos e pesquisa de anticorpos heterófilos positiva sela o diagnóstico de MI. No entanto, há doentes que não apresentam anticorpos heterófilos, correspondendo aos exames falso-negativos. Ocorrem, principalmente, nas fases iniciais da doença e em crianças, sobretudo naquelas com menos de 4 anos de idade.[5,6,8,40,43]

Na suspeita de falso-negativo, opta-se pela repetição do exame, caso tenha sido realizado de maneira precoce, o que supostamente teria reduzido sua sensibilidade. Outra estratégia seria solicitar ensaio imunoenzimático (ELISA) ou imunofluorescência (IF) para os anticorpos direcionados ao EBV.[6,8,41]

Imunoglobliulinas contra antígenos do capsídeo viral do EBV (IgM e IgG anti-VCA-EBV) têm sensibilidade de 97% e especificidade de 94%. Estão presentes a partir de 1 a 2 semanas do início da instalação da enfermidade. A IgM persiste por 4 a 8 semanas, desaparecendo gradualmente em até 3 meses, constituindo-se no exame mais específico para confirmação da infecção aguda pelo EBV. A IgG alcança pico entre 2 e 4 semanas e permanece em títulos mais baixos por toda a vida.[5,7,8,42]

Além dessas, podem ser pesquisadas IgG antiantígeno precoce (anti-EA) e IgG antiantígeno nuclear (anti-EBNA). A IgG anti-EA aparece na fase aguda, dura meses e, eventualmente, é detectada, de modo intermitente, por anos. Já a IgG anti-EBNA surge de 6 a 12 semanas após o início dos sintomas e pode ser demonstrada por toda a vida. Como o anti-EBNA é formado tardiamente, sua ausência, na presença de anticorpos de fase aguda (anti-VCA e anti-EA), indica doença recente.[8,42]

Portanto, os anticorpos relacionados com a fase replicativa são o anti-VCA e o anti-EA. O anti-EA aparece antes do anti-VCA. Os dois indicam infecção aguda. O anti-EA é o primeiro a ser sintetizado, o anti-VCA, em momento intermediário e o anti-EBNA, por último. O anti-EBNA surge posteriormente, denotando infecção tardia ou latente. Todos podem permanecer em títulos baixos, como cicatriz sorológica, exceto os da classe IgM.[8,42]

Desse modo, diante de clínica sugestiva, o hemograma e a pesquisa de anticorpos heterófilos confirmam o diagnóstico na maioria dos doentes. Se os anticorpos heterófilos estiverem ausentes, por terem sido pesquisados em fase precoce, o exame deverá ser repetido. Se ainda negativo, o próximo passo passaria a ser a dosagem das imunoglobulinas específicas. Anti-EA e anti-VCA (IgM e IgG) positivos, associados a anti-EBNA negativo, indicam doença aguda. O anti-EBNA pode ser usado para excluir infecção aguda pelo EBV. Se o anti-EBNA estiver presente, mas a enfermidade tiver curso menor do que 4 semanas, significa que o paciente teve contato com o EBV no passado, mas não apresenta infecção aguda no momento. Esse anticorpo, relacionado com antígenos expressos pelo vírus a partir de sua latência, é formado 6 semanas depois do início da MI. Em outras palavras, espera-se que o anti-EBNA seja negativo para um paciente portador de infecção aguda. Anti-EBNA positivo indica infecção ocorrida no passado, e um diagnóstico diferencial deve ser aventado em pacientes com sintomas há menos de 1 mês. Assim, o perfil sorológico otimiza o diagnóstico e esclarece se a infecção é recente ou antiga. Entretanto, à semelhança do que ocorre com os anticorpos heterófilos, os títulos das imunoglobulinas específicas não têm correlação com a gravidade dos sintomas.[40,42,43]

A presença do genoma ou de antígenos do EBV é evidência da infecção. O DNA viral pode ser demonstrado por PCR e as proteínas por IF. Esses métodos são utilizados quando a sorologia é duvidosa, como em indivíduos com deficiência de produção de anticorpos ou nos casos de imunização passiva materno-fetal. A cultura de lavado orofaríngeo ou de linfócitos do sangue é positiva em 80% a 90% dos pacientes, mas não é um método muito utilizado na prática clínica, devido a dificuldades técnicas e à expressiva presença de portadores saudáveis na população geral.[6-8,44,45]

Diagnóstico diferencial

Inicialmente, os pacientes que apresentam quadro clinicolaboratorial semelhante à MI são classificados como portadores da "síndrome da mononucleose infecciosa". Se uma relação causal com o EBV for comprovada, passam a receber o diagnóstico de MI.[7]

A síndrome da MI pode ser provocada por EBV, infecção aguda pelo HIV, CMV, HHV-6 e *Toxoplasma gondii.* Entretanto, o principal causador dessa síndrome é o EBV, agente etiológico da doença MI.[2,6,7,27,28,46]

Há diferença entre o diagnóstico sindrômico e o etiológico. Este se refere ao agente causador e aquele, ao conjunto de sinais e sintomas. Diante de um paciente com a "síndrome da mononucleose infecciosa", quase 90% dos casos se devem à doença mononucleose infecciosa. A síndrome engloba uma série de possibilidades etiológicas, enquanto a expressão "mononucleose infecciosa" (doença e não síndrome) se aplica exclusivamente às manifestações clínicas da infecção aguda pelo EBV.[40]

Outros diagnósticos diferenciais possíveis para a síndrome da mononucleose são: faringoamigdalite por adenovírus ou estreptococos, leptospirose, brucelose, difteria, hepatites A e B, rubéola, sarampo, linfoma, leucemia aguda e reações de hipersensibilidade medicamentosa (difenil-hidantoína, carbamazepina, ácido para-aminossalicílico, isoniazida e minociclina).[2,4,7,8,37-39,46]

Tratamento

Não há fármacos específicos para o tratamento da MI.[6] O tratamento é de suporte, baseado em repouso, sintomáticos, manutenção do estado de hidratação e aporte nutricional adequado. Casos selecionados podem receber corticoterapia.[4,7]

A fadiga é queixa importante e pode ser duradoura.[24] O repouso relativo, além de promover conforto, diminui as chances de ruptura esplênica, descrita principalmente entre 2 e 21 dias de doença, sendo rara após 1 mês. A MI afeta, sobretudo, adolescentes e adultos jovens, grupo no qual a prática esportiva é comum. As atividades que aumentam o risco de traumas devem ser suspensas por pelo menos 3 a 4 semanas após o início dos sintomas.[7,29,30] O retorno aos exercícios deve ser gradativo, e os atletas devem ser orientados quanto a uma esperada queda de desempenho.[8,40]

Como sintomáticos, dipirona ou paracetamol[7] são adequados, enquanto AAS deve ser evitado, por predispor a síndrome de Reye.[9,52]

O uso de corticoides de rotina não está recomendado. No entanto, podem ser adotados, se considerados imprescindíveis, em casos de complicações significativas, como meningite, obstrução de vias aéreas, hepatite fulminante, plaquetopenia associada a sangramentos e anemia hemolítica ou aplástica grave.[4,7,26] Nessas situações, devem ser administrados corticoides sistêmicos: prednisona 1mg/kg/dia, ou dexametasona, 0,25mg/kg, a cada 6 horas, por 1 semana, seguidos de redução gradual, após melhora clínica, por 1 a 2 semanas. Em caso de trombocitopenia grave, hemorrágica, refratária à corticoterapia, pode ser administrada imunoglobulina EV. Plasmaférese precoce está indicada na síndrome de Guillain-Barré.[8,40,47-52]

Não há evidência de que o aciclovir promova benefícios aos portadores de MI, na medida em que não altera a história natural da doença.[8,49]

Profilaxia

A profilaxia consiste em evitar o contato com a saliva de portadores e orientar os pacientes a não doar sangue por pelo menos 6 meses após a melhora dos sintomas.[8]

Não existe vacina. O isolamento não é necessário, mesmo para pacientes hospitalizados, uma vez que para a disseminação do vírus é necessário contato íntimo.[4,8]

Em geral, o EBV em crianças provoca infecção assintomática ou subclínica e confere imunidade contra a MI. Assim, a contaminação durante a infância contempla essa vantagem, a aquisição de imunidade, sem o ônus do adoecimento.[6,8]

Doença crônica

Apesar de acontecer raramente, a infecção pelo EBV pode se tornar cronicamente ativa, persistente ou mesmo cíclica e recorrente. Nesse caso, o paciente pode apresentar febre baixa, cefaleia, fadiga persistente, dor de garganta, adenopatia e hepatoesplenomegalia.[24] Exames laboratoriais podem revelar transaminases aumentadas, citopenias e altos títulos de DNA viral no sangue periférico.[6,44,45,47,48]

Já a reativação viral que ocorre em imunossuprimidos pode resultar em faringites, erupção papulopurpúrica, nódulos necrosantes e eritema polimorfo. Quanto à síndrome da fadiga crônica, há estudos sugerindo que o EBV não está relacionado com o quadro, mas o assunto é controverso.[24,47,48]

ACRODERMATITE PAPULOSA INFANTIL (SÍNDROME DE GIANOTTI-CROSTI)

Histórico

Em 1955, Gianotti descreveu, pela primeira vez, a síndrome de Gianotti-Crosti (SGC).[53] Ao longo da década de 1970, a doença foi relacionada com infecção pelo vírus da hepatite B.[54,55] Contudo, pesquisas subsequentes apontaram para o fato de que outros vírus, bactérias e imunizações por vacinas poderiam provocar a SGC.[56-58] Além disso, novos estudos demonstraram que não se tratava de uma erupção exclusiva da infância, como descrito inicialmente.[59,60]

Definição

Erupção cutânea de início agudo, caracterizada por pápulas róseas, eritematosas, monomorfas e com o topo aplainado. Surgem difusamente, de maneira simétrica, predominantemente em face e membros, exibindo distribuição acrolocalizada. Trata-se de afecção mais comum em crianças, benigna e autolimitada. Fisiopatologicamente, associa-se a antígenos de vacinas e infecções. Tem como sinonímia: acrodermatite papulosa infantil, acrodermatite papular infantil e acrodermatite papular da infância.[61-64]

Epidemiologia

É difícil estabelecer a incidência e a prevalência da SGC em virtude do subdiagnóstico.[13] Quase todos os pacientes estão compreendidos na faixa etária entre 3 meses e 15 anos. O pico de incidência se dá entre 1 e 6 anos, e pelo menos 90% das crianças acometidas estão abaixo dos 4 anos de idade. Casos descritos em adultos são raros e predominam em mulheres. Durante a infância, não há distinção quanto a sexo ou etnia no que diz respeito à predisposição. Entretanto, há aumento da incidência da síndrome nos indivíduos com história pessoal ou familiar de atopia. Em geral, são identificados casos isolados, mas há descrição de surtos da doença.[58,59,61-63,66-68]

Fisiopatologia

A fisiopatologia é incerta, mas possivelmente há interações entre antígenos provenientes de infecções ou vacinas e as defesas do indivíduo. A maior prevalência da SGC em atópicos corrobora a importância do sistema imune na gênese da doença.[62,63,68,69]

Muitas espécies de vírus, bactérias e vacinas podem ser vinculadas à fisiopatogenia. O vírus mais implicado na etiologia é o EBV, mas há que se citar outros, como HHV-6, citomegalovírus, rotavírus, parvovírus, paramixovírus, poxvírus, coxsackievírus, echovírus, poliovírus, adenovírus, vírus sincicial respiratório, vírus parainfluenza, vírus da rubéola, HIV, enterovírus e vírus das hepatites A, B e C. O vírus da hepatite B, historicamente associado à SGC, exibia maior destaque antes da instituição da vacinação de rotina. *Bartonella henselae, Streptococci* β-hemolítico, *Borrelia burgdorferi, Mycoplasma pneumoniae* e *Mycobacterium avium intracellulare* constituem os principais exemplos de bactérias envolvidas. A administração de BCG, DPT, DP, antipoliomielite, anti-influenza, MMR e vacinas contra as hepatites, entre outras, pode desencadear o processo da doença. Entretanto, a SGC é raramente associada às imunizações, especialmente quando realizadas com vacinas inativadas.[58,62,63,66,69-72]

Antígenos circulantes, complexos imunes, aumento de linfócitos T CD4 ativados em infiltrado inflamatório dérmico e hipersensibilidade tardia foram descritos como achados fisiopatológicos constantes nas lesões. O fato de a incidência da primoinfecção pelo EBV ser muito maior na infância, além da condição de imaturidade imunológica inerente a essa faixa etária, talvez justifique o predomínio da ocorrência da SGC em crianças.[62,63,66,68,69]

Clínica

O *rash* tem início agudo e tende a ser assintomático, mas eventualmente há discreto prurido associado. Pode ser precedido, em torno de 1 semana, por infecções de vias aéreas superiores ou gastrointestinais, como faringite ou diarreia. O aspecto clínico das lesões é, em parte, inerente ao hospedeiro e inespecífico quanto ao estabelecimento de um agente etiológico. O exantema clássico é constituído de pápulas ou vesicopápulas róseas, eritematosas ou acastanhadas, monomórficas ou confluentes. Distribuem-se simetricamente pelo corpo inteiro; entretanto, tendem a adotar uma localização acral, predominando em face, nádegas e membros e preservando palmas, plantas e tronco. O envolvimento de mucosas é raríssimo. Cada pápula tem de 1 a 5mm de diâmetro, dificilmente mais de 10mm, e apresenta topo achatado, algumas vezes hemorrágico. As lesões persistem por várias semanas, em torno de 10 a 60 dias, e desaparecem de modo espontâneo, notando-se, muitas vezes, uma descamação pitiriásica. No início do quadro, o fenômeno de Koebner pode ser apreciado.[60-63,66]

Outros achados possíveis são febre baixa, mal-estar e diarreia. Linfonomegalia pode estar presente, principalmente nas regiões cervical, axilar e inguinal. Acometimento hepático e/ou esplênico é raro, mas, se presente, o mais comum é o aumento desses órgãos. Dificilmente ocorre icterícia.[60,62,63,66,73-75]

Laboratório

O hemograma pode revelar leucopenia, trombocitopenia, linfocitose ou linfopenia. O esfregaço de sangue periférico revela mononucleares atípicos. Esses achados são condizentes, por exemplo, com a principal infecção vinculada à acrodermatite papular infantil, o EBV. No entanto, exames sugestivos mas inespecíficos de um agente não excluem outras possibilidades, por não serem patognomônicos. Aumento de transaminases e bilirrubinas pode estar presente. Na suspeita de hepatites virais, deve ser solicitada sorologia específica para os vírus A, B e C. Além disso, o conhecimento das alterações laboratoriais, da clínica e da epidemiologia de agentes capazes de provocar a SGC mais frequentes no ambiente do paciente direciona a investigação laboratorial específica.[58,60,62,63,66,76]

Histologia

O exame anatomopatológico, embora inespecífico, pode contribuir para afastar outros diagnósticos. Na epiderme, notam-se espongiose, acantose e paraceratose. Vesículas podem estar presentes. Na derme são vistos edema, infiltrado inflamatório linfo-histiocitário perivascular e extravasamento de hemácias. Ocasionalmente, há exocitose de linfócitos exuberantes, que lembram microabscessos de Pautrier da micose fungoide. A imuno-histoquímica pode ser utilizada para subtipagem dos leucócitos. A presença de linfócitos T citotóxicos constituindo a maioria das células inflamatórias pode ser uma característica da SGC causada pelo EBV.[60,62,63,66,77,78]

Diagnóstico e seus diferenciais

Pacientes com quadros clínicos característicos facilitam o diagnóstico. Entretanto, manifestações iniciais, tardias, brandas, intensas ou atípicas geram dúvidas. Nesses casos, configuram diagnósticos diferenciais: líquen plano, reações liquenoides a medicamentos, pitiríase liquenoide, pitiríase rósea, eritema polimorfo, eritema infeccioso, doença mão-pé-boca, estrófulo, prurigo de Hebra, escabiose, doença de Kawasaki e púrpura de Henoch-Shönlein, entre outros.[58,61-63,66,78]

Em geral, a SGC é assintomática ou apresenta discreto prurido. O acometimento mucoso é raríssimo. As pápulas duram semanas e afetam a face e as extremidades simetricamente, tendendo a poupar tronco, palmas e plantas. Conhecer essas e outras características da acrodermatite papulosa infantil e de suas nosologias diferenciais contribui para o diagnóstico correto.[58,61-63,66,78]

Tratamento

A história natural da SGC é benigna, havendo, na maioria das vezes, resolução espontânea do quadro. Trata-se de afecção assintomática na maioria dos casos, mas alguns pacientes apresentam discreto prurido, que pode ser aliviado com umectantes e anti-histamínicos. O uso de corticoides tópicos de média potência uma vez ao dia, por 7 a 14 dias, pode acelerar a resolução das lesões. Nos casos mais exuberantes, a corticoterapia sistêmica pode ser eventualmente empregada. Entretanto, há carência de estudos que esclareçam os riscos e benefícios do uso de corticoides na acrodermatite papulosa infantil. O agente etiológico desencadeante da SGC, para cada paciente em particular, exige o acompanhamento habitual. O vírus da hepatite B, por exemplo, pode cronificar e desencadear outras complicações, como hepatocarcinoma e cirrose. Nesses casos, é interessante monitorizar as transaminases e encaminhar o paciente a especialistas, como infectologistas ou hepatologistas.[62,63,66,79-82]

Assim, embora não haja medicação específica para a SGC, medidas de suporte, hidratação da pele, uso de sintomáticos, orientações médicas, monitorização, encaminhamento a especialistas e seguimento do paciente constituem as condutas mais adequadas.

LEUCOPLASIA PILOSA ORAL

Histórico

Em 1982, Greenspan e cols. observaram a presença de uma lesão branca na borda da língua de pacientes homossexuais masculinos, portadores do HIV, os quais vieram a desenvolver a síndrome da imunodeficiência adquirida (AIDS) alguns meses após a constatação da alteração na mucosa oral.[85-89]

Em 1984, a referida lesão foi descrita e denominada leucoplasia pilosa oral, tendo sido considerada uma nova entidade, reconhecida a partir do aparecimento da infecção pelo HIV.[85,90]

A partir de então, vários autores, como Greeenspan e cols., Lupton e cols. e Husak e cols., investigaram e demonstraram a associação entre leucoplasia pilosa oral (LPO) e HIV/AIDS, concluindo que a ocorrência da LPO seria um indicador precoce da infecção pelo HIV e importante marcador do desenvolvimento e progressão da AIDS.[85,91,92]

Definição

Trata-se de infecção causada pelo EBV, caracterizada por placa esbranquiçada, localizada nas bordas laterais da língua, com superfície variando de plana a pilosa, não removível por raspagem. Afeta, principalmente, pacientes imunossuprimidos, porém, na maioria dos casos, é assintomática, tornando desnecessário tratamento específico. Tem como sinonímia leucoplaquia oral pilosa e tricoleucoplasia oral.[83-87]

Epidemiologia

As lesões da LPO parecem ser relativamente específicas da infecção pelo HIV, na medida em que raramente são observadas em portadores de outras imunodeficiências. No entanto, também podem acometer pacientes transplantados submetidos ao uso de imunossupressores, bem como pacientes leucêmicos em tratamento quimioterápico.[87,93-95]

Na prática, sua ocorrência pode ser considerada indicativa da presença de infecção pelo HIV e do comprometimento imunológico do paciente, ou seja, em caso de LPO, deve-se levantar a suspeita de AIDS.[87]

Embora seja objeto de estudo em vários países, não há consenso quanto à prevalência da LPO. Entretanto, pode-se afirmar que o desenvolvimento de novas terapias antirretrovirais (TARV), o emprego da terapia tripla e o avanço nos conhecimentos sobre a infecção pelo HIV têm contribuído significativamente para a redução dos casos de AIDS. Consequentemente, observa-se aumento do tempo e da qualidade de vida dos pacientes soropositivos, bem como diminuição do número de manifestações orais associadas. Portanto, há que se concluir que o emprego de TARV para o tratamento da AIDS tem reduzido a incidência da LPO.[87]

No Brasil, Dias e cols. estudaram a prevalência da LPO mediante análise citológica de 676 pacientes portadores de HIV/AIDS, apresentando ou não a lesão clinicamente. Foram identificados 65 (9,6%) casos de LPO na forma clínica e 114 (17%) na forma subclínica.[88]

Por fim, vale ressaltar que a LPO não é considerada uma lesão pré-maligna, sendo pouco provável sua progressão para carcinoma de células escamosas.[87]

Patogênese

O processo de patogênese se dá basicamente pela intensa replicação do EBV no interior dos ceratinócitos infectados.[87]

Clínica

A LPO caracteriza-se clinicamente como lesão branca, formada por placas não destacáveis, de limites irregulares, podendo apresentar superfície plana, corrugada ou pilosa. Localiza-se, principalmente, nas bordas laterais da língua, mas outras regiões da cavidade oral podem ser acometidas, como mucosa jugal, ventre e dorso de língua, assoalho da boca, palato mole e orofaringe.[83-85]

É comum a presença de candidose associada, a qual pode ser removida com uma espátula, ao contrário da LPO, característica que facilita o diagnóstico diferencial.[87]

A maioria dos casos é assintomática e regride espontaneamente ou não apresenta sintomatologia relevante, de modo que não está indicado nenhum tipo de tratamento.[83,84]

Em algumas situações podem ocorrer dor e ardência, ou até mesmo comprometimento estético para o paciente, tornando necessário, nesse caso, tratamento específico.[84,85]

Diagnóstico

No que se refere ao diagnóstico da LPO, os achados clinicoepidemiológicos são úteis para guiar a investigação; no entanto, são insuficientes para o estabelecimento de um diagnóstico definitivo. Essa ideia é reforçada pelo fato de existir uma categoria de lesões brancas, denominadas "pseudoleucodisplasias" pilosas, as quais mimetizam clínica e histopatologicamente a LPO, porém não estão associadas ao EBV. Consequentemente, ressalta-se a importância do diagnóstico diferencial, bem como da identificação do agente etiológico.[85]

A análise do raspado da lesão por meio de exame citopatológico revela a presença de células orangeófilas e alterações nucleares nos ceratinócitos representativas do efeito citopático do EBV, a saber: Cowdry A (CA), núcleo em "vidro fosco" (VF) e núcleo "em colar" (NC).[83,84]

O estudo histopatológico do material proveniente de biópsia, por sua vez, compreende paraceratose, hiperplasia epitelial, papilomatose, acantose e células balonizadas dispostas em faixa, além dos halos perinucleares nos ceratinócitos, correspondentes ao efeito citotóxico do EBV (CA, VF e NC). Em alguns casos, podem ser observados, ainda, colônias de bactérias na camada de paraceratose, hifas de *Candida* sp. no epitélio e discreto infiltrado inflamatório na região subepitelial.[83,85]

Estudos citológicos e histopatológicos em borda de língua de pacientes soropositivos para HIV sem expressão clínica da lesão ocasionaram a descrição da forma subclínica da LPO, caracterizada pela ausência de hiperparaceratose, papilomatose ausente ou discreta, paraceratose ausente ou focal, acantose leve, células claras, hiperplasia da camada basal e as referidas alterações nucleares nos ceratinócitos.[85]

Desse modo, conclui-se que para o diagnóstico da LPO faz-se necessária a identificação do EBV ou de seu efeito citopático (CA, VF e NC). Segundo Fraga, as alterações nucleares causadas pelo EBV são suficientes para o diagnóstico, uma vez que se apresentam de modo correspondente nas análises cito e histopatológicas. Assim, a citopatologia vem sendo apontada por vários autores como metodologia de escolha para o diagnóstico definitivo da LPO, por se tratar de técnica eficaz e pouco invasiva, capaz de confirmar o diagnóstico clínico, além de possibilitar a identificação da forma subclínica.[85]

Contudo, nos casos em que tanto a cito como a histopatologia são inconclusivas, pode-se lançar mão de métodos imunológicos e moleculares, ou até mesmo de técnicas de hibridização *in situ* e PCR, para a identificação do agente etiológico.[83-86]

Diagnóstico diferencial

O diagnóstico diferencial deve contemplar: candidíase oral hiperplásica, condiloma acuminado, neoplasia induzida pelo HPV (papilomavírus humano), língua geográfica, líquen plano, leucoplaquia associada ao tabagismo, lesão mucosa da sífilis secundária, leucoplasia idiopática, lesões galvânicas, maceração, nevo branco esponjoso e ceratose friccional.[83,84]

Tratamento

Em geral, devido ao fato de a LPO não causar sintomatologia relevante, dispensa-se tratamento específico, sendo importante ressaltar que o uso da TARV para AIDS, com recuperação do estado imunológico, resulta em melhora das lesões. Inclusive, nos pacientes em uso de TARV, a LPO nem mesmo se manifesta ou, nos casos em que ocorre, regride espontaneamente.

Entretanto, em situações em que há dor, ardência ou dano estético importante, tem sido relatada a utilização de aciclovir, ganciclovir, vanciclovir, famciclovir, desciclovir, zidovudina e foscarnet. Adicionalmente, podofilina, tretinoína tópica e imiquimode são frequentemente efetivos. Por fim, *shaving* cirúrgico e crioterapia também podem ser úteis.[83-89]

Referências

1. Sampaio SAP, Rivitti EA. Dermatologia. 3. ed. São Paulo: Artes Médicas, 2008:552-3.
2. Sampaio SAP, Rivitti EA. Dermatologia. 3. ed. São Paulo: Artes Médicas, 2008:562.
3. Pannuti CS. Soro-epidemiologia do vírus de Epstein-Barr (VEB). Rev Saúde Pública [serial on the Internet]. 1981 Feb [cited 2013 Mar 10]; 15(1):93-100.
4. Ministério da Saúde. Doenças infecciosas e parasitárias. Guia de bolso. 8. ed. revista. Brasília DF, 2010:313-4.
5. Leão E, Corrêa EJ, Mota JAC, Viana MB. Pediatria ambulatorial. 4. ed. Belo Horizonte: Coopmed, 2005:261.
6. Murray PR, Rosenthal KS. Microbiologia médica. 6. ed. Rio de Janeiro: Elsevier, 2010:513-9.
7. Veronesi R, Focaccia R. Tratado de infectologia. 4. ed. revista e atualizada. Vol 1. Rio de Janeiro: Atheneu, 2010:653-8.
8. Rocha MOC, Pedroso ERP. Fundamentos em infectologia. Rio de Janeiro: Rubio, 2009:651-70.
9. Fleisher G, Schwartz J, Lennette E. Primary Epstein-Barr virus infection in association with Reye syndrome. J Pediatr 1980 Dec; 97(6):935-7.

10. Young LS, Rickinson AB. Epstein-Barr virus: 40 years on. Nat Rev Cancer 2004 Oct; 4(10):757-68. Review.
11. Heath CW Jr, Brodsky AL, Potolsky Al. Infectious mononucleosis in a general population. Am J Epidemiol 1972; 95:46.
12. Morris MC, Edmunds WJ. The changing epidemiology of infectious mononucleosis? J Infect 2002; 45:107.
13. Aronson MD, Komaroff AL, Pass TM et al. Heterophil antibody in adults with sore throat: frequency and clinical presentation. Ann Intern Med 1982; 96:505.
14. Balfour HH Jr, Holman CJ, Hokanson KM et al. A prospective clinical study of Epstein-Barr virus and host interactions during acute infectious mononucleosis. J Infect Dis 2005; 192:1505.
15. Kusuhara K, Takabayashi A, Ueda K et al. Breast milk is not a significant source for early Epstein-Barr virus or human herpesvirus 6 infection in infants: a seroepidemiologic study in 2 endemic areas of human T-cell lymphotropic virus type I in Japan. Microbiol Immunol 1997; 41:309.
16. Näher H, Gissmann L, Freese UK et al. Subclinical Epstein-Barr virus infection of both the male and female genital tract – indication for sexual transmission. J Invest Dermatol 1992; 98:791.
17. Balfour HH Jr, Holman CJ, Hokanson KM et al. A prospective clinical study of Epstein-Barr virus and host interactions during acute infectious mononucleosis. J Infect Dis 2005; 192:1505.
18. Corsi MM, Ruscica M, Passoni D et al. High Th1-type cytokine serum levels in patients with infectious mononucleosis. Acta Virol 2004; 48:263.
19. Hjalgrim H, Askling J, Rostgaard K et al. Characteristics of Hodgkin's lymphoma after infectious mononucleosis. N Engl J Med 2003; 349:1324.
20. Hjalgrim H, Smedby KE, Rostgaard K et al. Infectious mononucleosis, childhood social environment, and risk of Hodgkin lymphoma. Cancer Res 2007; 67:2382.
21. Thacker EL, Mirzaei F, Ascherio A. Infectious mononucleosis and risk for multiple sclerosis: a meta-analysis. Ann Neurol 2006; 59:499.
22. Poole BD, Scofield RH, Harley JB, James JA. Epstein-Barr virus and molecular mimicry in systemic lupus erythematosus. Autoimmunity 2006; 39:63.
23. Rea TD, Russo JE, Katon W et al. Prospective study of the natural history of infectious mononucleosis caused by Epstein-Barr virus. J Am Board Fam Pract 2001; 14:234.
24. Macsween KF, Higgins CD, McAulay KA et al. Infectious mononucleosis in university students in the United Kingdom: evaluation of the clinical features and consequences of the disease. Clin Infect Dis 2010; 50:699.
25. Aronson MD, Komaroff AL, Pass TM et al. Heterophil antibody in adults with sore throat: frequency and clinical presentation. Ann Intern Med 1982; 96:505.
26. Monem SA, O'Connor PF, O'Leary TG. Peritonsillar abscess and infectious mononucleosis: an association or a different presentation of the same condition. Ir Med J 1999; 92:278.
27. Gaines H, von Sydow M, Pehrson PO, Lundbegh P. Clinical picture of primary HIV infection presenting as a glandular-fever-like illness. BMJ 1988; 297:1363.
28. Steeper TA, Horwitz CA, Ablashi DV et al. The spectrum of clinical and laboratory findings resulting from human herpesvirus-6 (HHV-6) in patients with mononucleosis-like illnesses not resulting from Epstein-Barr virus or cytomegalovirus. Am J Clin Pathol 1990; 93:776.
29. Aldrete JS. Spontaneous rupture of the spleen in patients with infectious mononucleosis. Mayo Clin Proc 1992; 67:910.
30. Asgari MM, Begos DG. Spontaneous splenic rupture in infectious mononucleosis: a review. Yale J Biol Med 1997; 70:175.
31. Schissel DJ, Singer D, David-Bajar K. Azithromycin eruption in infectious mononucleosis: a proposed mechanism of interaction. Cutis 2000; 65:163.
32. Paily R. Quinolone drug rash in a patient with infectious mononucleosis. J Dermatol 2000; 27:405.
33. LeClaire AC, Martin CA, Hoven AD. Rash associated with piperacillin/tazobactam administration in infectious mononucleosis. Ann Pharmacother 2004; 38:996.
34. McCloskey GL, Massa MC. Cephalexin rash in infectious mononucleosis. Cutis 1997; 59:251.
35. Tselis A, Duman R, Storch GA, Lisak RP. Epstein-Barr virus encephalomyelitis diagnosed by polymerase chain reaction: detection of the genome in the CSF. Neurology 1997; 48:1351.
36. Auwaerter PG. Infectious mononucleosis in middle age. JAMA 1999; 281:454.
37. Maquiera E, Yañez S, Fernández L et al. Mononucleosis-like illness as a manifestation of carbamazepine-induced anticonvulsant hypersensitivity syndrome. Allergol Immunopathol (Madr) 1996; 24:87.
38. Lupton JR, Figueroa P Tamjidi P, et al. An infectious mononucleosis-like syndrome induced by minocycline: a third pattern of adverse drug reaction. Cutis 1999; 64:91.
39. Brown M, Schubert T. Phenytoin hypersensitivity hepatitis and mononucleosis syndrome. J Clin Gastroenterol 1986; 8:469.
40. Ebell MH. Epstein-Barr virus infectious mononucleosis. Am Fam Physician 2004; 70:1279.
41. Linderholm M, Boman J, Juto P, Linde A. Comparative evaluation of nine kits for rapid diagnosis of infectious mononucleosis and Epstein-Barr virus-specific serology. J Clin Microbiol 1994; 32:259.
42. Bruu AL, Hjetland R, Holter E et al. Evaluation of 12 commercial tests for detection of Epstein-Barr virus-specific and heterophile antibodies. Clin Diagn Lab Immunol 2000; 7:451.
43. Evans AS, Niederman JC, Cenabre LC et al. A prospective evaluation of heterophile and Epstein-Barr virus-specific IgM antibody tests in clinical and subclinical infectious mononucleosis: specificity and sensitivity of the tests and persistence of antibody. J Infect Dis 1975; 132:546.
44. Pitetti RD, Laus S, Wadowsky RM. Clinical evaluation of a quantitative real time polymerase chain reaction assay for diagnosis of primary Epstein-Barr virus infection in children. Pediatr Infect Dis J 2003; 22:736.
45 Fafi-Kremer S, Brengel-Pesce K, Barguès G et al. Assessment of automated DNA extraction coupled with real-time PCR for measuring Epstein-Barr virus load in whole blood, peripheral mononuclear cells and plasma. J ClinVirol 2004; 30:157.
46. Thami GP, Kanwar AJ, Goyal A. Heterophil negative infectious mononucleosis like syndrome due to hepatitis B virus. J Assoc Physicians India 2000; 48:921.
47. Straus SE. The chronic mononucleosis syndrome. J Infect Dis 1988; 157:405.
48. Okano M, Kawa K, Kimura H et al. Proposed guidelines for diagnosing chronic active Epstein-Barr virus infection. Am J Hematol 2005; 80:64.
49. Tynell E, Aurelius E, Brandell A et al. Acyclovir and prednisolone treatment of acute infectious mononucleosis: a multicenter, double-blind, placebo-controlled study. J Infect Dis 1996; 174:324.
50. Candy B, Hotopf M. Steroids for symptom control in infectious mononucleosis. Cochrane Database Syst Rev 2006: (3).
51. Wohl DL, Isaacson JE. Airway obstruction in children with infectious mononucleosis. Ear Nose Throat J 1995; 74:630.
52. Tanret I, Duh D. [The Reye syndrome]. J Pharm Belg 2011 Mar; (1):13-5. Review.
53. Gianotti F. Rilievidi una particolare casistica tossinfettiva caratterizzata da un `eruzione eritemato-infiltrativa desquamativa a focolai lenticolari, a sede elettiva acroposta. G Ital Dermatol 1955; 96:678-97.
54. Gianotti F. L'acrodermatite papulosa infantile "malattia". Gazz Sanitaria 1970; 41:271-4.

55. Gianotti F. Papular acrodermatitis of childhood. An Australia antigen disease. Arch Dis Child 1973 Oct; 48(10):794-9.
56. Magaña-García M, Vázquez R. The Gianotti-Crosti syndrome. Bol Med Hosp Infant Mex 1993 Dec; 50(12):880-4. Review. Spanish.
57. Haug S, Schnopp C, Ring J, Fölster-Holst R, Abeck D. Gianotti--Crosti syndrome following immunization. Hautarzt 2002 Oct; 53(10): 683-5. German.
58. Lima DA, Rocha DM, Miranda MF. Síndrome de Gianotti-Crosti: aspectos clínicos, laboratoriais e perfis sorológicos observados em 10 casos procedentes de Belém-PA (Brasil). An. Bras Dermatol 2004; 79(6):699-707.
59. Gibbs S, Burrows N. Gianotti-Crosti syndrome in two unrelated adults. Clin Exp Dermatol 2000 Nov; 25(8):594-6.
60. Iorizzo LJ 3rd, Scott G, Tausk FA. Gianotti-Crosti syndrome: a case report in an adult. Cutis 2012 Apr; 89(4):169-72.
61. Caputo R, Gelmetti C, Ermacora E, Gianni E, Silvestri A. Gianotti--Crosti syndrome: a retrospective analysis of 308 cases. J Am Acad Dermatol 1992 Feb; 26(2 Pt 1):207-10.
62. Sampaio SAP, Rivitti EA. Dermatologia. 3. ed. São Paulo: Artes Médicas, 2008:574-5.
63. Fitzpatrick TB. Tratado de dermatologia. 7. ed. Vol. 2. Rio de Janeiro: Revinter, 2010:1860-1.
64. Fox BJ, Odom RB. Papulosquamous diseases: a review. J Am Acad Dermatol 1985 Apr; 12(4):597-624. Review.
65. Jindal T, Arora VK. Gianotti-Crosti syndrome. Indian Pediatr 2000; 37:683-4.
66. Brandt O, Abeck D, Gianotti R, Burgdorf W. Gianotti-Crosti syndrome. J Am Acad Dermatol 2006; 54:136-45.
67. Ting PT, Barankin B, Dytoc MT. Gianotti-Crosti syndrome in two adult patients. J Cutan Med Surg 2008 May-Jun; 12(3):121-5.
68. Ricci G, Patrizi A, Neri I, Specchia F, Tosti G, Masi M. Gianotti-Crosti syndrome and allergic background. Acta Derm Venereol 2003.
69. Baldari U, Monti A, Righini MG. An epidemic of infantile popular acrodermatitis (Gianotti-Crosti syndrome) due to Epstein-Barr virus. Dermatology 1994; 188(3):203-4.
70. Hofmann B, Schuppe HC, Adams O, Lenard HG, Lehmann P, Ruzicka T. Gianotti-Crosti syndrome associated with Epstein-Barr virus infection. Pediatr Dermatol 1997 Jul-Aug; 14(4):273-7.
71. Erkek E, Senturk GB, Ozkaya O, Bükülmez G. Gianotti-Crosti syndrome preceded by oral polio vaccine and followed by varicella infection. Pediatr Dermatol 2001 Nov-Dec; 18(6):516-8.
72. Retrouvey M, Koch LH, Williams JV. Gianotti-Crosti syndrome after childhood vaccination. Pediatr Dermatol 2012 Sep-Oct; 29(5):666-8. Epub 2012 Feb 22.
73. Schwerk N, Schwerk C, Vogler L, Schuster V. [Gianotti-Crosti syndrome in na infant following immunization]. Klin Padiatr. 2005 Sep--Oct; 217(5):297-9. German.
74. Taïeb A, Plantin P, Du Pasquier P, Guillet G, Maleville J. Gianotti--Crosti syndrome: a study of 26 cases. Br J Dermatol 1986 Jul; 115(1):49-59.
75. Chuh A, Lee A, Zawar V. The diagnostic criteria of Gianotti-Crosti syndrome: are they applicable to children in India? Pediatr Dermatol. 2004 Sep-Oct; 21(5):542-7.
76 Weinerman HC, Weisman SJ, Cates KL. Transient lymphoblastosis and thrombocytopenia in Gianotti-Crosti syndrome. Clin Pediatr (Phila) 1990 Mar; 29(3):185-7.
77. Smith KJ, Skelton H. Histopathologic features seen in Gianotti--Crosti syndrome secondary to Epstein-Barr virus. J Am Acad Dermatol 2000 Dec; 43(6):1076-9.
78. Stefanato CM, Goldberg LJ, Andersen WK, Bhawan J. Gianotti--Crosti syndrome presenting as lichenoid dermatitis. Am J Dermatopathol 2000 Apr; 22(2):162-5.
79. Boeck K, Mempel M, Schmidt T, Abeck D. Gianotti-Crosti syndrome: clinical, serologic, and therapeutic data from nine children. Cutis 1998 Dec; 62(6):271-4;quiz 286.
80. Michitaka K, Horiike N, Chen Y et al. Gianotti-Crosti syndrome caused by acute hepatitis B virus genotype D infection. Intern Med 2004 Aug; 43(8):696-9.
81. Dikici B, Uzun H, Konca C, Kocamaz H, Yel S. A case of Gianotti Crosti syndrome with HBV infection. Adv Med Sci 2008; 53(2): 338-40.
82. Golovanova EV. [Treatment of chronic viral hepatitis: achievements and prospects]. Eksp Klin Gastroenterol 2012; (6):3-12. Review. Russian.
83. Fitzpatrick TB. Tratado de dermatologia. 7. ed. Vol. 1. Rio de Janeiro: Revinter, 2010:1932-3.
84. Castro LP (org.). Gastroenterologia. Vol. 1. Rio de Janeiro: Medsi, 2004:445-7.
85. Milagres A, Ramos RT, Castiliano MH, Dias EP. Leucoplasia pilosa oral em paciente HIV positivo: revisão da literatura e relato de caso (Oral hairy leukoplakia in HIV seropositive patient: literature review and case report). DST – J Bras Doenças Sex Transm 2004; 16(2):58-62.
86. Murray PR et al. Microbiologia médica. 5. ed. Rio de Janeiro: Elsevier, 2006.
87. Triantos D, Porter SR, Scully C, Teo CG. Oral hairy leukoplakia: clinicopathologic features, pathogenesis, diagnosis, and clinical significance. Clin Infect Dis 1997 Dec; 25(6):1392-6.
88. Dias EP, Feijó EC, Polignano GAC. Diagnóstico clínico e cito-histopatológico das manifestações bucais na AIDS. DST J Bras Doenças Sex Transm 1998; 10(1):10-6.
89. Greenspan D, Greenspan JS, Conant M. Oral hairy leukoplakia in male homosexuals: evidence of association with both papillomavirus and a herpes-group virus. Lancet 1984; 2:831-7.
90. Greenspan D, Hearst NG. Relation of oral hairy leukoplakia to infection with the human immunodeficiency virus and the risk of developing AIDS. J Infect Dis 1987; 155(3):475-81.
91. Lupton GP, James WD, Redfield RR. Oral hairy leukoplakia – a distinctive marker of human T-cell lymphotropic virus type III (HTLVIII) infection. Arch Dermatol May 1987; 123:624-8.
92. Husak R, Garbe C, Orfanos CE. Oral hairy leukoplakia in 71 HIV--seropositive patients: clinical symptoms, relation to immunologic status, and prognostic significance. J Am Acad Dermatol 1996; 35: 928-34.
93. Epstein JB, Sherlock CH, Greenspan JS. Hairy leukoplakia-like lesions following bone-marrow transplantation. AIDS 1991; 5:101.
94. Greenspan D, Canchola AJ, MacPhail LA et al. Effect of highly active antiretroviral therapy on frequency of oral warts. Lancet 2001; 357:1411.
95. Birnbaum W, Hodgson TA, Reichart PA et al. Prognostic significance of HIV-associated oral lesions and their relation to therapy. Oral Dis 2002; 8 Suppl 2:110.

16

Citomegalovírus

Samira Oliveira Teixeira

BETAHERPESVIRINAE

Betaherpesvirinae é uma subfamília da ordem dos Herpesvirales e da família Herpesviridae. Nessa subfamília estão incluídos o vírus humano do gênero *Cytomegalovirus*, ou HHV-5, e os vírus do gênero *Roseolovirus*, HHV-6 e HHV-7.[1]

Etiologia e epidemiologia

O citomegalovírus (CMV), ou herpesvírus humano 5 (HHV-5), é um beta-herpesvírus muito prevalente em todo o mundo. Sua soropositividade em adultos alcança de 40% a 100%, dependendo da população investigada e de baixas condições socioeconômicas.[2] Estima-se que 10% a 20% das crianças sejam infectadas antes da puberdade.[3]

A infecção pelo citomegalovírus é a infecção congênita mais comum em países desenvolvidos, com prevalência variando entre 0,3% e 2,4% dos recém-nascidos (RN). Em virtude de sua alta prevalência, CMV congênito é a causa mais frequente de retardo psicomotor e surdez neurossensorial de fonte infecciosa.[4,5]

Transmissão

O ser humano é o único reservatório conhecido do vírus, e a transmissão ocorre de pessoa a pessoa.[3] Esta se dá pelo contato íntimo com pessoas que excretam o vírus em seus fluidos corporais (p. ex., saliva, urina, sangue, leite materno, esperma) e, até mesmo, tecidos de órgãos transplantados.[6] Após a infecção primária, o CMV permanece em estado de infecção latente, mas ocasionalmente ocorrem reativações e o vírus pode aparecer na saliva e/ou urina.[7,8] Reativação do CMV pode ocorrer em qualquer época da vida em indivíduos imunocompetentes, porém o risco é muito maior em pacientes imunossuprimidos, principalmente com síndrome da imunodeficiência adquirida (AIDS).[9]

A transmissão vertical pode ocorrer intraútero (por transmissão transplacentária ou transfusão intrauterina), no canal de parto (por secreção cervical) ou, ainda, durante a amamentação.[4] A transmissão intrauterina ocorre em 0,1% a 1% dos nascimentos.[2]

Manifestações clínicas

A primoinfecção pelo CMV costuma ser assintomática. Assim como acontece com outros herpesvírus, o CMV permanece latente no hospedeiro, com tropismo para glândulas salivares e tecidos linfoides, reativando quando o sistema imune do hospedeiro está comprometido.[7]

Quando sintomática, a infecção se apresenta como síndrome mononucleose-símile. Esta ocorre, geralmente, em mulheres na terceira década de vida e é caracterizada por febre, calafrios, mal-estar, mialgias, hepatopatia, linfocitose atípica e teste de aglutinação heterófilo-negativo. Embora possam ocorrer faringite, linfadenopatia e esplenomegalia, esses sinais tendem a ser menos graves do que na infecção associada ao vírus de Epstein-Barr. Em cerca de um terço dos casos ocorre exantema folicular, rubeoliforme ou maculopapular, muitas vezes afetando as pernas e com a duração de 2 dias.[10] Assim como na mononucleose pelo vírus de Epstein-Barr, os pacientes com mononucleose por citomegalovírus também apresentam alta frequência de erupções cutâneas induzidas por ampicilina.[11]

O CMV é um importante vírus oportunista em hospedeiros imunocomprometidos. Nesses pacientes, o CMV pode se apresentar como infecção primária, reinfecção ou reativação da infecção latente. Os padrões de envolvimento de órgãos e clínicas da doença variam, com algumas manifestações sendo características de grupos particulares de pacientes como, por exemplo, retinite em pacientes HIV-positivos, ulceração gastrointestinal e hepatite em transplantados de órgãos sólidos e pneumonite e mielossupressão em receptores de transplante de medula óssea. O envolvimento cutâneo nesses pacientes é raro e, muitas vezes, confundido com a infecção pelo vírus do herpes simples. É mais comum a ocorrência de ulcerações genitais e perianais.[12,13] A infecção por CMV em imunocomprometidos pode ser grave e até mesmo fatal, com presença de pneumonia, hepatite, ulcerações gastrointestinais, retinite, lesões cutâneas disseminadas, complicações neurológicas e superinfecção com outros patógenos oportunistas.[2]

A infecção congênita pelo CMV apresenta achados semelhantes aos encontrados em outras infecções congênitas, sendo incluída na síndrome TORCH (toxoplasmose, outras infecções, rubéola, citomegalovírus e herpes simples).[10] A infecção no primeiro ou segundo trimestre de gravidez pode ter vários efeitos danosos sobre o feto. Em sua forma mais grave, há hepatoesplenomegalia, icterícia e púrpura, e a maioria dos casos evolui para óbito dentro dos primeiros 2 meses de vida. Os que sobrevivem normalmente desenvolvem danos neurológicos graves.[14] Muito característico, embora raro, é o surgimento de focos de eritropoese extramedular no nível subdérmico, o que ocasiona lesões maculopapulares purpúricas de aproximadamente 2 a 10mm de diâmetro, distribuídas por toda a superfície corporal (*blueberry muffin baby*).[4,15] Vesículas muito raramente ocorrem na doença por CMV congênita. Cerca de 15% das crianças infectadas terão sequelas neurológicas a longo prazo, especialmente surdez.[2,10] A infecção adquirida quase nunca é associada a doença significativa no RN a termo, uma vez que geralmente é causada por uma reativação da infecção na mãe e a criança nasce com anticorpos protetores adquiridos passivamente. Em contraste, bebês muito prematuros, com sistemas imunológicos imaturos, nascem abaixo do peso e antes da transferência de imunoglobulinas maternas que ocorre, principalmente, após 28 semanas de gestação. Essas crianças são suscetíveis à infecção pós-natal grave por CMV.[5]

Diagnóstico

Classicamente, a infecção é diagnosticada histologicamente pelo achado de células endoteliais aumentadas com inclusões intranucleares típicas rodeadas por um halo claro, que conferem o aspecto de "olho de coruja". Quando se associa a imuno-histoquímica, essas inclusões citomegálicas são mais facilmente demonstráveis. Essas células citomegálicas são mais provavelmente encontradas em úlceras cutâneas.[16]

A infecção primária pode ser diagnosticada sorologicamente pelo aparecimento de anticorpos CMV IgM e IgG. Culturas de CMV de urina, saliva e sangue podem também ser positivas durante a fase aguda da infecção.[2,9]

A infecção congênita por CMV só pode ser diagnosticada mediante o isolamento do vírus ou pela presença de anticorpos CMV IgM dentro de 3 semanas após o nascimento.[4,5] A confirmação laboratorial de infecção ativa por CMV em hospedeiro imunocomprometido é difícil e frequentemente exige a demonstração de CMV no órgão final envolvido em combinação com viremia por CMV, antigenemia para CMV ou reação em cadeia da polimerase (PCR) positivos para DNA de CMV em sangue. Sorologia e culturas de urina ou saliva raramente são úteis para essa população, pois a maioria dos pacientes é soropositiva e eliminou vírus, e a positividade desses testes não é específica para mostrar a atividade da doença.[9]

Tratamento

A maioria das infecções por CMV não necessita de terapia específica, pois trata-se de quadros autolimitados. Pacientes com imunossupressão ou quadros graves devem ser tratados com agentes antivirais, como ganciclovir, foscarnet ou cidofovir. Doses de indução por pelo menos 2 semanas (de preferência 3 semanas, se toleradas) são geralmente recomendadas, seguidas por dose de manutenção por mais 3 a 4 semanas. O tratamento deve ser mantido até a resolução dos sintomas e a negativação da carga viral. Em pacientes com imunossupressão contínua, terapia de manutenção ou estreita vigilância virológica são recomendadas e ciclos de tratamento podem ser necessários.[11,17]

Valganciclovir, um profármaco do ganciclovir, é usado como tratamento profilático em receptores de transplante com sorologia negativa para CMV que irão receber um órgão sólido a partir de um doador CMV-positivo. Também tem sido relatada sua eficácia no tratamento de doença aguda ou recorrente.[3]

HERPESVÍRUS HUMANO 6

Etiologia e epidemiologia

O HHV-6 pertence ao gênero *Roseolavirus*, da subfamília Betaherpesvirinae.[18]

Esse vírus foi primeiramente isolado em 1986, por Salahuddin e cols., a partir de células mononucleares do sangue periférico de pacientes com doenças linfoproliferativas e AIDS. Inicialmente acreditava-se que esse herpesvírus teria um tropismo para infectar as células β e, portanto, foi denominado vírus humano B linfotrópico.[19] Posteriormente, foi definido que o tropismo seria pela célula T humana, e o vírus foi renomeado como HHV-6.[20] Há dois grupos distintos: o grupo A e o grupo B. Embora exista elevado grau de reação cruzada, o HHV-6 do grupo B é quase sempre a causa de doença em humanos, sendo o HHV-6 do grupo A raramente implicado.[21]

O vírus é ubíquo na população, e estudos de soroprevalência demonstram que, até 1 ano de idade, 75% das crianças têm anticorpos para HHV-6 e 90% dos adultos são soropositivos.[2]

Transmissão

A via mais comum de infecção pelo HHV-6 parece ser a transmissão através da saliva da mãe para o bebê. Também são possíveis a transmissão perinatal e a intrauterina. Apesar da escassez de dados sobre o período de incubação da infecção por HHV-6, estima-se em aproximadamente 9 dias (com intervalo de 5 a 15 dias). A infecção geralmente ocorre nos primeiros 2 anos de vida como uma doença febril. Assim como outros herpesvírus, o HHV-6 pode persistir no hospedeiro em estado latente em monócitos e células progenitoras da medula óssea, infectando cronicamente glândulas salivares e amígdalas e estabelecendo, assim, o modo de transmissão.[22]

Manifestações clínicas

O HHV-6 é o agente responsável pelo exantema súbito, também conhecido como roséola *infantum* ou sexta doença, a doença febril exantemática mais comum em crianças com idade inferior a 2 anos, com pico de incidência entre 6 e 9 meses. O exantema súbito é caracterizado por 3 a 5 dias de febre elevada (39ºC a 40ºC), seguido por exantema maculopapular após a defervescência. As lesões iniciam-se no pescoço e no tronco e progressivamente se espalham para braços, rosto e pernas.[23] As lesões geralmente desaparecem depois de 1 ou 2 dias e podem, raramente, tornar-se vesiculares. O quadro pode ser acompanhado de sintomas do trato respiratório superior e linfadenopatia cervical. Infecção subclínica é comum, e estima-se que apenas cerca de um terço dos casos desenvolva a doença clínica.[2] Outras causas possíveis de exantema *subitum* incluem infecções por HHV-7, enterovírus e parvovírus. A maioria das crianças evolui sem sequelas; no entanto, disfunção hepática e convulsões são as complicações mais frequentes. Outras complicações, mais raras, incluem encefalite, trombocitopenia e síndrome hemofagocítica.[23,24]

Quando a infecção primária ocorre em adultos, desenvolve-se uma doença semelhante à mononucleose.[25] O vírus pode, ainda, se comportar como patógeno oportunista em pacientes HIV-positivos, causando encefalite e pneumonite em alguns casos, e ser responsável por rejeição a transplantes.[26]

Outras associações descritas com o HHV-6 incluem pitiríase rósea, DRESS (*drug reaction with eosinophilia and systemic symptoms*), síndrome de Guillain-Barré, esclerose múltipla e desordens linfoproliferativas.[2,3,27] A associação mais debatida é com a pitiríase rósea.[28] Dada a prevalência quase universal do HHV-6, os estudos atuais são insuficientes para estabelecer ou refutar uma associação.[29]

Diagnóstico

O diagnóstico da infecção pelo HHV-6 na infância ou adolescência costuma ser feito com base apenas na apresentação clínica, sendo desnecessária a investigação laboratorial. Para apresentações atípicas, complicações e hospedeiros imunocomprometidos, o diagnóstico pode ser feito por sorologia ou detecção viral por meio da PCR. Anticorpo IgM geralmente está presente de 5 a 7 dias após a erupção e persiste por cerca de 2 meses.[2,24,25]

Tratamento

Somente medidas sintomáticas costumam ser necessárias, já que na maioria dos casos a infecção é leve e autolimitada. A terapia antiviral com ganciclovir, cidofovir ou foscarnet pode ser instituída em indivíduos com doença grave.[2,24,25]

HERPESVÍRUS HUMANO 7

O herpesvírus humano 7 (HHV-7) pertence ao gênero *Roseolovirus*, da subfamília Betaherpesvirinae. O HHV-7 foi isolado pela primeira vez em 1990, a partir das células T CD4+ de um indivíduo saudável, cujas células ativadas em cultura mostraram efeitos citopáticos. O HHV-7 é ubíquo, sendo mais de 95% dos adultos soropositivos. Seu papel em doenças humanas ainda não foi bem definido. O HHV-7 infecta cronicamente glândulas salivares, e sua transmissão se dá pela saliva. Foi proposta a associação do HHV-7 com exantema súbito, pitiríase rósea e líquen plano. Seu diagnóstico pode ser estabelecido por meio de sorologia ou PCR. Em geral, não é necessário tratamento; se preciso, pode ser utilizado o mesmo tratamento da infecção pelo HHV-6.[2,3,30,31]

Referências

1. Davison AJ et al. The order Herpesvirales. Arch Virol 2009; 154: 171-7.
2. Sterling JC. Virus infections. In: Tony Burns T, Breathnach S, Cox N, Griffiths C. Rook's textbook of dermatology. 8. ed., 2010; 33:29-33.
3. Belazarian L et al. Exanthematous viral disease. In: Wolff K, Goldsmith LA, Katz SI, Gilchrest BA, Paller AS, Jeffell DJ. Fitzpatrick's dermatology in general medicine. 7. ed., Vol. 2, New york: McGraw-Hill,2008:1861-7.
4. Baquero-Artigao F. Documento de consenso de la Sociedad Espanõla de Infectología Pediátrica sobre el diagnóstico y el tratamiento de la infeccíon congénita por citomegalovirus. An Pediatr (Barc) 2009; 71:535-47.
5. Alarcón Allen A, Baquero-Artigao F. Revisión y recomendaciones sobre la prevención, diagnóstico y tratamiento de la infección posnatal por citomegalovirus. An Pediatr (Barc) 2011; 74:52.e1-52.e13.
6. Drago F et al. Cytomegalovirus infection in normal and immunocompromised humans. A review. Dermatology 2000; 200:189-95.
7. Taylor G. Cytomegalovirus. American Family Physician 2003; 67:519-24.
8. Gandhi MK, Khanna R. Human cytomegalovirus: clinical aspects, immune regulation, and emerging treatments. Lancet Infect Dis 2004; 4:725.
9. Friel TJ. Epidemiology, clinical manifestations, and treatment of cytomegalovirus infection in immunocompetent hosts. UpToDate 2013. Disponível em: http://www.uptodate.com.
10. Lesher JL Jr. Cytomegalovirus infections and the skin. J Am Acad Dermatol 1988; 18:1333-8.
11. Boeckh M. Complications, diagnosis, management, and prevention of CMV infections: current and future. Hematology Am Soc Hematol Educ Program 2011; 2011:305-9.
12. Choi Y-L et al. Characteristics of cutaneous cytomegalovirus infection in non-acquired immune deficiency syndrome, immunocompromised patients. Brit J Dermatol 2006; 155:977-82.

13. Kaisar MO et al. Cutaneous manifestations of cytomegalovirus disease in renal transplant recipients: a case series. Transpl Infect Dis 2008; 10:209-13.
14. Osawa R, Singh N. Cytomegalovirus infection in critically ill patients: a systematic review. Critical Care 2009; 13:1-10.
15. Mehta V, Balachandran C, Lonikar V. Blueberry muffin baby: a pictoral differential diagnosis. Dermatol Online J 2008; 14:8.
16. Pariser RJ. Histologically specifi c skin lesions in disseminated cytomegalovirus infection. J Am Acad Dermatol 1983; 9:937-46.
17. Prichard MN, Kern ER. The search for new therapies for human cytomegalovirus infections. Virus Res 2011; 152:212-21.
18. De Araujo T, Berman B, Weinstein A. Human herpesviruses 6 and 7. Dermatol Clin 2002; 20:301-6.
19. Salahuddin SZ et al. Isolation of a new virus, HBLV, in patients with lymphoproliferative disorders. Science 1986; 234:596-601.
20. Caserta MT, Mock DJ, Dewhurst J. Human herpesvirus 6. Clinical Infectious Diseases 2001; 33:829-33.
21. Tremblay C. Virology, pathogenesis, and epidemiology of human herpesvirus 6 infection. UpToDate 2013. Disponível em: http://www.uptodate.com.
22. Emery VC. Human herpesviruses 6 and 7 in solid organ transplant recipients. Clinical Infectious Diseases 2001; 32:1357-60.
23. Leung AKC. Infant with high fever and rose-pink macular rash at defervescence. Consultant for Pediatrician 2011; 10:11-2.
24. Tremblay C, Brady MT. Human herpesvirus 6 infection in children: Clinical manifestations; diagnosis; and treatment. UpToDate 2013. Disponível em: http://www.uptodate.com.
25. Tremblay C. Clinical manifestations, diagnosis, and treatment of human herpesvirus-6 infection in adults. UpToDate 2013. Disponível em: http://www.uptodate.com.
26. Corti M et al. Human herpesvirus 6: report of emerging pathogen in five patients with HIV/SIDA and review of the literature. Revista da Sociedade Brasileira de Medicina Tropical 2011; 44:522-5.
27. Özcan D et al. The role of human herpesvirus-6, Epstein-Barr virus and cytomegalovirus infections in the etiopathogenesis of different types of cutaneous drug reactions. International Journal of Dermatology 2010; 49:1250-4.
28. Wolz MM, Sciallis GF, Pittelkow MR. Human herpesviruses 6, 7, and 8 from a dermatologic perspective. Mayo Clin Proc 2012; 87:1004-14.
29. Chuh A, Chan H, Zawar V. Pityriasis rosea – evidence for and against an infectious aetiology. Epidemiol Infect 2004; 132: 381-90.
30. Tremblay C. Human herpesvirus 7 infection. UpToDate 2013. Disponível em: http://www.uptodate.com.
31. Magalhães IM et al. Detection of human herpesvirus 7 infection in young children presenting with exanthema subitum. Mem Inst Oswaldo Cruz 2011; 106:371-3.

17

Dermatoviroses Associadas ao HHV-8: Sarcoma de Kaposi, Doença de Castleman do Tipo Plasma Celular e Linfoma Primário de Efusão

Amanda Neto Ladeira
Marcela Fonseca Ladeira
Fabrício Neto Ladeira

SARCOMA DE KAPOSI

Definição

Descrito por Moritz Kaposi em 1872, o sarcoma de Kaposi ficou conhecido por quase um século como uma doença rara de homens idosos do Mediterrâneo ou de herança judaica.[1]

Considerado uma neoplasia maligna de células endoteliais, há controvérsias quanto a sua origem vascular sanguínea, linfática ou mista, mas à imuno-histoquímica são detectados marcadores linfáticos – VEGFR-3 *(vascular endothelial growth factor)* e podoplanina.[2]

Etiologia

Em 1994, Chang e cols.[3] descobriram a associação de um vírus com todos os tipos de sarcoma de Kaposi. Esse vírus era um gama-herpesvírus intimamente relacionado com o vírus de Epstein-Barr, o denominado herpesvírus humano tipo 8 (HHV-8).[1]

A associação do HHV-8 é necessária, mas não suficiente, para o desenvolvimento da doença. Outros fatores, como imunossupressão, também exercem papel importante.

A forma de transmissão do HHV-8 não é completamente conhecida.

A frequência do sarcoma de Kaposi em infestados pelo vírus da imunodeficiência humana (HIV) é mais elevada em homossexuais ou bissexuais do sexo masculino do que em pacientes hemofílicos que receberam transfusão sanguínea ou usuários de substâncias injetáveis, o que sugere a transmissão sexual do vírus.[4]

A transmissão pela saliva parece ter papel importante nos casos de sarcoma de Kaposi em crianças de áreas endêmicas.[5]

Além disso, o HHV-8 pode ser transmitido através de doadores de sangue e em transplantes de órgãos.[6,7]

Epidemiologia

A incidência da doença é maior nos seguintes grupos: homens idosos de origem judaica e mediterrânea, africanos de áreas como Uganda, República do Congo, Congo, Burundi e Zâmbia, pacientes em uso de agentes imunossupressores e homens homossexuais.[8-11]

A idade dos doentes varia de acordo com as diferentes formas de apresentação do sarcoma de Kaposi. Mulheres com parceiros bissexuais ou múltiplos parceiros sem o uso de preservativo também fazem parte do grupo de risco.[12]

Formas clínicas

Sarcoma de Kaposi clássico

O sarcoma de Kaposi clássico desenvolve-se geralmente em homens judeus da Europa Oriental ou entre homens de hereditariedade mediterrânea (principalmente italianos). De acordo com a literatura, a relação homem:mulher varia entre 3:1 e 15:1.[13]

Aproximadamente 65% dos pacientes têm mais de 50 anos de idade no momento do diagnóstico.[14] O primeiro sinal da doença consiste no aparecimento de máculas ou pápulas de coloração vermelho-azulada na região distal dos membros inferiores. A confluência das lesões pode dar origem a placas ou nódulos. Edema da região acometida é muito comum e pode ser doloroso. O processo é lento e o curso da doença, benigno. Envolvimento visceral ou mucoso ocorre em 10% dos pacientes.[2]

Sarcoma de Kaposi endêmico

O sarcoma de Kaposi endêmico, também conhecido como sarcoma de Kaposi africano, é uma forma da doença que se desenvolve entre os povos que vivem na África Equatorial e Central. Ocorre mais frequentemente em homens, sendo próprio de jovens (idade média de 48 anos entre os homens e 36 anos entre as mulheres), mas também acomete crianças. Representa 9% dos tumores malignos registrados nessas regiões africanas.[2]

Existem quatro variantes da doença: nodular, florida, infiltrativa e linfadenopática.

A variante nodular assemelha-se ao sarcoma de Kaposi clássico. A infiltrativa apresenta lesões que podem invadir derme, subcutâneo, músculos e ossos.

As formas florida e linfadenopática são mais agressivas.[15] A forma linfadenopática afeta predominantemente crianças, podendo evoluir de maneira rápida e fulminante.[16] Envolvimento visceral pode levar a um quadro precocemente letal.[2]

Sarcoma de Kaposi iatrogênico

O sarcoma de Kaposi iatrogênico ocorre em quadros de imunossupressão severa causada pelo uso de imunossupressores em transplantes de órgãos ou tratamento de doenças autoimunes e neoplasias. As lesões geralmente aparecem vários anos após o transplante.[17,18] Em caso de doses baixas de imunossupressores, as lesões assemelham-se às do sarcoma de Kaposi clássico e geralmente regridem com a suspensão da medicação. Quando são utilizadas doses maiores, podem ocorrer quadros fulminantes.[18,19] A ocorrência da doença é maior quando da utilização de ciclosporina em relação a corticoide e azatioprina.[20,21]

Sarcoma de Kaposi epidêmico

O sarcoma de Kaposi relacionado com a síndrome de imunodeficiência adquirida (AIDS), ou sarcoma epidêmico, acomete pessoas infectadas pelo HIV geralmente quando as células CD4+ estão < 500/mm^3. Trata-se do tumor associado à AIDS mais comum entre os pacientes.[22] A prevalência é maior em homens homossexuais.[23] Diferentemente do sarcoma de Kaposi clássico, as lesões iniciais geralmente aparecem na face, principalmente no nariz, nos supercílios e nas orelhas. Além disso, a doença apresenta evolução mais rápida com disseminação multifocal. A mucosa oral é o sítio inicial da doença em 10% a 15% dos casos, normalmente no palato.[2]

As lesões iniciais consistem em máculas ou pápulas eritematoviolaceas assintomáticas. Com a evolução da doença, as lesões podem evoluir para placas e nódulos, que se distribuem de modo variável (Figuras 17.1 a 17.3), agrupadamente ou com padrão de distribuição do tipo pitiríase rósea.[2] Outro elemento clínico importante do quadro é o edema que ocorre por extravasamento de líquido em decorrência da proliferação vascular e por obstrução de estruturas linfáticas.

O trato gastrointestinal e os linfonodos são os sítios extracutâneos mais acometidos.[24] Envolvimento pulmonar é raro, mas pode levar a insuficiência respiratória progressiva.[24,25]

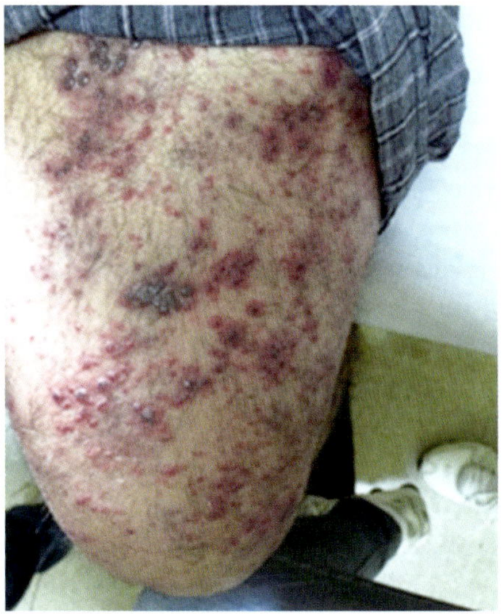

Figura 17.1 ■ Lesões de sarcoma de Kaposi. (Acervo da Dra. Sarah do Nascimento Laranjeira.)

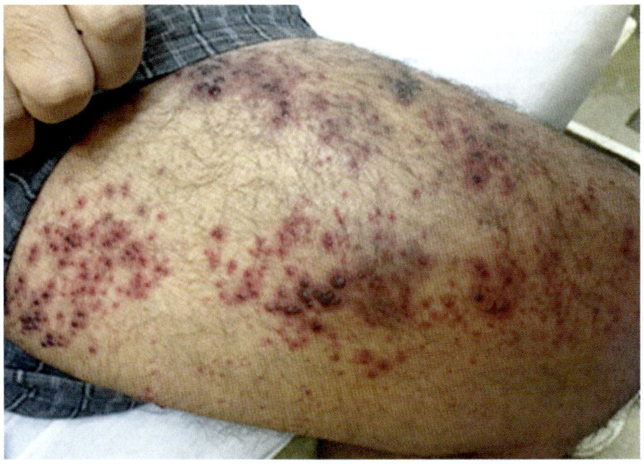

Figura 17.2 ■ Lesões de sarcoma de Kaposi. (Acervo da Dra. Sarah do Nascimento Laranjeira.)

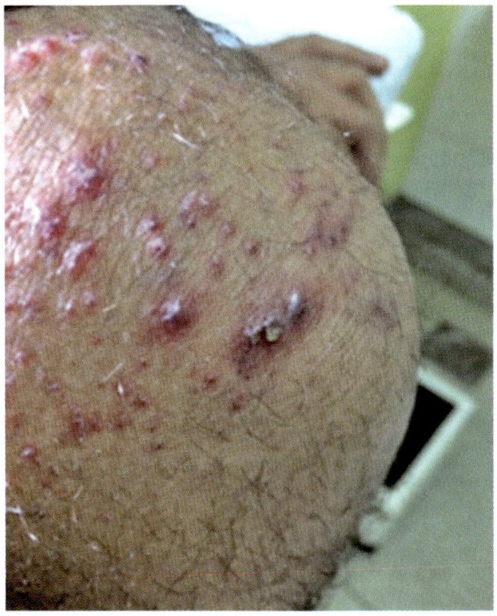

Figura 17.3 ■ Lesões de sarcoma de Kaposi. (Acervo da Dra. Sarah do Nascimento Laranjeira.)

Diagnóstico

O diagnóstico do sarcoma de Kaposi baseia-se nos achados clínicos e no exame histopatológico.[26]

Exames de imagem podem ser usados para avaliar lesões internas, como, por exemplo, tomografia computadorizada, para investigar comprometimento pulmonar, e endoscopia digestiva ou colonoscopia, para avaliar o trato gastrointestinal.[26]

A histopatologia é essencialmente a mesma nos diferentes tipos epidemiológicos do sarcoma de Kaposi. No entanto, alguns estudos demonstram pequenas diferenças histopatológicas entre o sarcoma de Kaposi associado e o não associado ao HIV. Os casos não associados ao HIV apresentam mais frequentemente mitoses e anaplasia celular, quando comparados aos associados ao HIV.[27]

O exame histopatológico depende do estágio de desenvolvimento. Lesões precoces, como máculas, exibem discretas mudanças histopatológicas, que consistem em aumento no número de vasos dérmicos recobertos por células endoteliais. Esses vasos localizam-se, principalmente, na derme superficial e muitas vezes cercam vasos ectásicos e anexos da pele, produzindo o sinal do promontório. Este sinal não é patognomônico de sarcoma de Kaposi, sendo descrito também em outras lesões vasculares, incluindo tumores vasculares benignos e angiossarcoma. Infiltrado inflamatório moderado e eritrócitos e macrófagos ricos em hemossiderina estão frequentemente presentes. Essas alterações histopatológicas iniciais podem ser imperceptíveis e passar despercebidas.[27-29]

O estágio de placas é caracterizado histopatologicamente por proliferação vascular extensa, envolvendo a maior parte da derme e, por vezes, até mesmo o subcutâneo. Há múltiplos espaços vasculares dilatados e angulados dissecando o colágeno, o que dá um aspecto esponjoso à derme. Um sinal característico é a presença de cordões sólidos de fascículos de células fusiformes arranjadas entre canais vasculares irregulares.

Os tumores bem desenvolvidos consistem em vários fascículos de células fusiformes tumorais em meio a espaços vasculares do tipo fendas sem cobertura endotelial, muitas vezes misturados a infiltrado inflamatório crônico composto por linfócitos, plasmócitos e células dendríticas. Há, também, macrófagos ricos em hemossiderina.[30]

A microscopia eletrônica pode mostrar ocasionais corpos de Weibel-Palade dentro das células vasculares, bem como hemácias fragmentadas. Acredita-se que correspondam aos glóbulos hialinos observados por microscopia. Lesões típicas de sarcoma de Kaposi são desprovidas de acentuado pleomorfismo ou de um número significativo de figuras de mitose. Em casos raros de sarcoma de Kaposi associado ao HIV, as lesões podem abrigar, concomitantemente, infecções oportunistas, como criptococose, granulomas micobacterianos e molusco contagioso.[30,31]

Na imuno-histoquímica, a forma de máculas do sarcoma de Kaposi apresenta células positivas para marcadores de células endoteliais, como antígeno do fator VIII, CD31 (PECAM-1) e CD34. Em estágios avançados das lesões, o CD34 tende a mostrar mais forte expressão do que o CD31. As células fusiformes também expressam marcadores linfáticos específicos, como D2-40 (que se liga ao antígeno podoplanina), LYVE-1 (*lymphatic vessel endothelial hyaluronan receptor 1 [human]*), VEGFR-3 e Prox-1.[32]

A pesquisa do HHV-8 exige padronização e pode ser de difícil interpretação.[33] A técnica de reação em cadeia da polimerase (PCR) é de difícil execução e resulta em muitos falso-positivos. A detecção do antígeno latente nuclear (LNA-1) do HHV-8 pode ser útil nos casos duvidosos. A ênfase recente está nos testes solorógicos para detecção do LNA-1.[34,35]

Diagnóstico diferencial

O diagnóstico diferencial do sarcoma de Kaposi é amplo e depende do estágio clínico. A história clínica, como infecção pelo HIV e imunossupressão após transplante, pode apoiar fortemente o diagnóstico. Mesmo nesses contextos clínicos, o estágio em máculas deve ser diferenciado de hemangioma, histiocitoma fibroso e granuloma anular.

O diagnóstico diferencial histopatológico do estágio em placas inclui angioma em tufos, hemangioma e acroangiodermatite (pseudossarcoma de Kaposi).

Lesões nodulares devem ser diferenciadas de angiomatose bacilar, hemangioendotelioma kaposiforme, histiocitoma fibroso, dermatofibrossarcoma *protuberans*, leiomiossarcoma cutâneo, melanoma e angiossarcoma.[36]

Tratamento

A doença é multifocal e recidivante, apesar do tratamento. As modalidades de tratamento dependem do tipo clínico, da extensão das lesões e do sistema de origem envolvido.[37,38] Uma vez estabelecido o diagnóstico, a observação é apropriada para imunocompetentes e para pacientes assintomáticos com a pouca progressão da doença em longo período de tempo, uma vez que pode haver regressão espontânea.[39,40]

Independente da variante clínica, pacientes com doença localizada restrita à pele podem ser tratados apenas com terapias locais, como excisão cirúrgica, destruição local com nitrogênio líquido, *laser* ou terapia fotodinâmica e terapia tópica com ácido 9-cis-retinoico. Radioterapia é útil nos casos de difícil acesso por outros métodos de tratamento, como nariz e mucosa oral.[41-45]

A combinação de cirurgia, quimioterapia e radiação, ou apenas quimioterapia, está indicada para pacientes com lesões extensas ou recorrentes. Quimioterapia inclui o uso de interferon, bleomicina, vimblastina, doxorrubicina, vincristina e etoposídeo.[39]

Sarcoma de Kaposi associado à imunossupressão terapêutica responde bem à redução da imunossupressão.[46]

Antes do advento da terapia antirretroviral de alta potência (HAART), o tratamento do sarcoma de Kaposi associado à AIDS era primordialmente paliativo. Após a introdução da HAART, observou-se diminuição da incidência de sarcoma de Kaposi associado ao HIV, além de frequente remissão de lesões precoces.[47]

No entanto, nos casos de doença disseminada e/ou envolvimento de órgãos que não a pele, é necessária a adição de quimioterapia.[48] Antralinas lipossômicas são mais eficientes e mais bem toleradas do que a combinação de bleomicina e vincristina ou ambas combinadas com doxorrubicina.[49-51]

As opções de tratamento encontram-se resumidas na Tabela 17.1.

DOENÇA DE CASTLEMAN TIPO PLASMA CELULAR

Histórico

Doença rara, linfoproliferativa, a doença de Castleman foi descrita pela primeira vez em 1956 como uma massa linfoide localizada com curso benigno após a remoção cirúrgica.[52] Posteriormente, três diferentes variantes histopatológicas foram descritas: vascular hialina, plasmocitária e de celularidade mista.[53,54]

A variante hialino-vascular é geralmente encontrada em adultos jovens assintomáticos, enquanto as variantes plasmocitária e de celularidade mista costumam estar associadas a sintomas constitucionais, como anemia, hipergamaglobulinemia e síndrome inflamatória. Esses sintomas podem desaparecer após remoção cirúrgica. Os primeiros casos de DC multicêntrica foram notificados no final de 1970.[55] Casos multicêntricos foram definidos pelo envolvimento de pelo menos duas regiões linfonodais não contíguas. Com a emergência do HIV, as formas multicêntricas se tornaram mais frequentes e mais estreitamente relacionadas com a presença de sarcoma de Kaposi.[56-58]

Tabela 17.1 ■ Opções de tratamento para sarcoma de Kaposi

Doença localizada
Terapia local
Excisão cirúrgica
Crioterapia
Ácido retinoico tópico
Terapia por radiação
Doença disseminada/envolvimento de órgãos internos
Terapia sistêmica
Pacientes com AIDS – HAART
Paciente com terapia de imunossupressão – reavaliar regime de medicamentos
Paciente com AIDS sem resposta à HAART – quimioterapia sistêmica citotóxica
Antralina lipossômica (p. ex., doxorrubicina lipossômica, 20 a 40mg/m² a cada 2 a 4 semanas)
Placitaxel (100mg/m² a cada 2 semanas)
Sarcoma de Kaposi clássico
Doxorrubicina lipossômica (20 a 40mg/m² a cada 2 a 4 semanas)
Vimblastina (6mg EV uma vez por semana)
Doxorrubicina/bleomicina/vincristina (20 a 30mg/m²; 10mg/m²; 1 a 2mg a cada 2 a 4 semanas)
Interferon-α (3 a 30 milhões de unidades, três a sete vezes por semana)

Definição e patogênese

Também conhecida como hipertrofia linfoide angiofolicular ou hiperplasia linfonodal gigante,[54,59-62] a DC consiste em um distúrbio linfoproliferativo policlonal de etiologia indeterminada e ocorre no contexto da infecção pelo vírus HIV associado ao HHV-8, que também foi detectado no sarcoma de Kaposi e em linfomas primários.[63,64]

Epidemiologia

Após a emergência da infecção por HIV, aumentou a incidência da doença.[65] Em indivíduos infectados pelo HIV, a DC mais frequentemente se apresenta na quarta década de vida, ao contrário de indivíduos HIV-negativos, nos quais a idade média de início da doença é de 56 anos. Há também predomínio do sexo masculino entre os pacientes HIV-positivos, o que não é observado em indivíduos HIV-negativos. No entanto, nenhuma correlação significativa foi observada entre a ocorrência da doença e a contagem de células CD4 ou a carga viral do HIV no momento do diagnóstico.[66]

Clínica

A DC se apresenta mais frequentemente como uma massa mediastinal isolada, ainda que exista uma forma multicêntrica. As lesões podem ser nodais e/ou extranodais. Raramente, pode apresentar-se como tumores cutâneos ou subcutâneos, solitários ou múltiplos, em várias localizações.

A variante plasmocitária pode estar relacionada com polineuropatia, organomegalia, endocrinopatia, proteína M, hiperpigmentação e hipertricose (síndrome de POEMS).[63,67]

Diagnóstico

O diagnóstico é estabelecido pela associação de achados clínicos e exame histopatológico. A histopatologia da variante vascular hialina caracteriza-se pela presença de folículos linfoides concêntricos circundados por pequenos linfócitos dispostos em um padrão concêntrico, em casca de cebola. Há, ainda, extensa proliferação de vasos sanguíneos.[68]

A forma plasmocitária, por sua vez, exibe grandes folículos linfoides hiperplásicos secundários, associados a zona interfolicular altamente vascular, rica em plasmócitos.[54]

Os plasmócitos geralmente expressam cadeias leves (IgG ou IgA), especialmente em casos associados a mieloma e síndrome de POEMS.[69-734]

Tratamento

A excisão cirúrgica é uma terapia eficaz para a DC localizada. Radiação e quimioterapia vêm sendo utilizadas para tratar variantes multicêntricas.[74,75]

LINFOMA PRIMÁRIO DE EFUSÃO

Logo depois da descoberta do herpesvírus associado ao sarcoma de Kaposi (KSHV), ou herpesvírus humano tipo 8 (HHV-8), a presença do genoma viral foi detectada em linfomas de pacientes com AIDS que se apresentavam com efusões linfomatosas em cavidades do corpo.[76] Em 1997, Nador e cols. mostraram que esses linfomas associados ao HHV-8 apresentavam características clínicas, morfológicas e moleculares específicas e passaram a chamá-los de linfomas primários de efusão.[77]

O linfoma primário de efusão é um raro linfoma de células β agressivo que ocorre predominantemente em pacientes com AIDS, sendo responsável por aproximadamente 3% dos casos de linfomas associados ao HIV. Para o diagnóstico, é obrigatória a demonstração do genoma do HHV-8 nas células tumorais.[76,78,79] Os pacientes apresentam efusões linfomatosas nas cavidades pleural, abdominal ou pericárdica, geralmente sem a presença de uma massa tumoral, linfadenopatia ou hepatoesplenomegalia.[76]

A doença pode causar dispneia, devido ao acometimento da pleura e do pericárdio, ou distensão abdominal, quando o espaço peritoneal é atingido. Acomete cavidades, mas na evolução pode desenvolver massa sólida e disseminação extracavitária. A maioria dos pacientes não sobrevive mais do que 6 meses.

Em geral, o tratamento consiste na combinação de quimioterapia (ciclofosfamida, doxorrubicina, vincristina e prednisona) com HAART.[80,81] Há relatos na literatura do uso de agentes antivirais como o cidofovir.[82]

Referências

1. Geraminejad P, Memar O, Aronson I, Rady PL, Hengge U, Tyring SK. Kaposi's sarcoma and other manifestations of human herpesvirus 8. J Am Acad Dermatol 2002; 47(5):641-55.
2. Sampaio SP, Rivitti EA. Tumores e malformações vasculares. In: Dermatologia. São Paulo: Artes Médicas, 2007:1218-221.
3. Chang Y, Cesarman E, Pessin MS et al. Identification of new herpesvirus-like DNA sequences in AIDS-associated Kaposi's sarcoma. Science 1994; 266:1865-9.
4. Beral V et al. Kaposi's sarcoma among persons with AIDS: A sexually transmitted infection. Lancet 1990; 335:123.
5. Cattani P et al. Human herpesvirus 8 seroprevalence and evaluation of nonsexual transmission routes by detection of DNA in clinical specimens from human immunodeficiency virus-seronegative patients from central and southern Italy, with and without Kaposi's sarcoma. J Clin Microbiol 1999; 37:1150.
6. Dukers NH, Rezza G. Human herpesvirus 8 epidemiology: What we do and do not know? AIDS 2003; 17:1717.
7. Engels EA et al. Risk of transfusion-associated transmission of human herpesvirus 8. J Natl Cancer Inst 1999; 91:1773.
8. Hengge UR, Ruzicka T, Tyring SK et al. Update on Kaposi's sarcoma and other HHV8 associated diseases. Part 1: epidemiology, environmental predispositions, clinical manifestations, and therapy. Lancet Infect Dis 2002; 2:281-92.
9. Dourmishev LA, Dourmishev AL, Palmieri D, Schwartz RA, Lukac DM. Molecular genetics of Kaposi's sarcoma associated herpesvirus (human herpesvirus-8) epidemiology and pathogenesis. Microbiol Mol Biol Rev 2003; 67:175-212.
10. Hjalgrim H, Tulinius H, Dalberg J, Hardarson S, Frisch M, Melbye M. High incidence of classical Kaposi's sarcoma in Iceland and the Faroe Islands. Br J Cancer 1998; 77:1190-3.
11. Schiavo AL, Ruocco V, Marino F, Ferraiolo S, Pinto F, Orlando G. Tommaso de Amicis, Augusto Ducrey, Lodovico Tommasi: three Neapolitan stars in the dermatovenereology firmament. Int J Dermatol 1996; 35:57-62.
12. Renwick N, Dukers NH, Weverling GJ et al. Risk factors for human herpesvirus 8 infection in a cohort of drug users in the Netherlands, 1985-1996. J Infect Dis 2002; 185:1808-12.
13. Iscovich J, Boffetta P, Franceschi S, Azizi E, Sarid R. Classic Kaposi sarcoma: epidemiology and risk factor. Cancer. 2000 Feb 1; 88(3):500. Review.
14. Antman K, Chang Y. Kaposi's sarcoma. N Engl J Med 2000; 342: 1027-38.
15. Cook-Mozaffari P, Newton R, Beral V, Burkitt, DP. The geographical distribution of Kaposi's sarcoma and of lymphomas in Africa before the AIDS epidemic. Br J Cancer 1998; 78:1521-8.
16. Dutz W, Stout AP. Kaposi's sarcoma in infants and children. Cancer 1960 jul-aug; 13:684-94.
17. Cathomas G, Tamm M, McGandy C et al. Transplantation-associated malignancies. Transplantation 1997; 64:175-8.
18. Trattner A, Hodak E, David M, Sandbank M. The appearance of Kaposi's sarcoma during corticosteroid therapy. Cancer 1993; 72:1779-83.
19. Alkan S, Karcher D, Ortiz A, Khalil S, Akhtar M, Ali MA. Human herpesvirus-8/Kaposi's sarcoma-associated herpesvirus in organ transplant patients with immunosuppression. Br J Haematol 1997; 96:412-4.
20. Penn I. Kaposi's sarcoma in organ transplant recipients: Report of 20 cases. Transplantation 1979 Jan; 27(1):8-11.
21. Penn I. Kaposi's sarcoma in organ transplant recipients. Transplantation 1997 Sep 15; 64 (5):669-73.
22. Feigal E. AIDS-associated malignancies: research perspectives. Biochim Biophys Acta 1998; 1423:C1-C9.
23. Hermans P. Epidemiology, etiology and pathogenesis, clinical presentations and therapeutic approaches in Kaposi's sarcoma: 15-year lessons from AIDS. Biomed Pharmacother 1998; 52:440-6.
24. Lundgren JD. Kaposi's sarcoma and its management in AIDS patients. Scand J Infect Dis 1997; 29:3-12.
25. Tamm M, Reichenberger F, McGandy C et al. Diagnosis of pulmonary Kaposi's sarcoma by detection of human herpes virus 8 in bronchoalveolar lavage. Am J Respir Crit Care Med 1998; 157:458-63.
26. Schwartz RA, Micali G, Nascar MR, Scuderi L. Kaposi sarcoma: a continuing conundrum. J Am Acad Dermatol 2008; 59:179-206.
27. Ackerman AB. Subtle clues to diagnosis by conventional microscopy: the patch stage of Kaposi's sarcoma. Am J Dermatopathol 1979; 1(2):165-72.
28. Cockerell CJ. Histopathological features of Kaposi's sarcoma in HIV infected individuals. Cancer Surv 1991; 10:73.
29. Chor PJ, Santa Cruz DJ. Kaposi's sarcoma. A clinicopathologic review and differential diagnosis. J Cutan Pathol 1992; 19:6.
30. Pantanowitz L, Grayson W, Simonart T, Dezube BJ. Pathology of Kaposi's sarcoma. J HIV Ther 2009; 14(2):41-7.
31. Pantanowitz L, Dezube BJ, Pinkus GS, Tahan SR. Histological characterization of regression in acquired immunodeficiency

syndrome-related Kaposi's sarcoma. J Cutan Pathol 2004; 31(1):26-34.

32. Pantanowitz L, Pinkus GS, Dezube BJ, Tahan SR. HHV8 is not limited to Kaposi's sarcoma. Mod Pathol 2005; 18(8):1148-50.
33. Edelman DC, Ketema F, Saville RD et al. Specifics on the refinement and application of two serological assays for the detection of antibodies to HHV-8. J Clin Virol 2000; 16:225-37.
34. Hong A, Davies S, Lee CS. Immunohistochemical detection of the human herpes virus 8 (HHV-8) latent nuclear antigen-1 in Kaposi's sarcoma. Pathology 2003; 35:448-50.
35. KazaKov DV, Schmid M, Adams V et al. HHV-8 DNA sequences in the peripheral blood and skin lesions of an HIV-negative patient with multiple eruptive dermatofibromas: implications for the detection of HHV-8 as a diagnostic marker for Kaposi's sarcoma. Dermatology 2003; 206:217-21.
36. Radu O, Pantanowitz L. Kaposi sarcoma. Arch Pathol Lab Med 2013; 137:289-94.
37. Robles R et al. Effect of antiviral drugs used to treat cytomegalovirus end-organ disease on subsequent course of previously diagnosed Kaposi's sarcoma in patients wit AIDS. J Acquir Immune Defic Syndr Hum Retrovirol 1999; 20:34.
38. Brenner B, Rakowsky E, Katz A et al. Tailoring treatment for classical Kaposi's sarcoma: Comprehensive clinical guidelines. Int J Oncol 1999; 14:1097-102.
39. Stein ME, Spencer D, Ruff P et al. Endemic African Kaposi's sarcoma: Clinical and therapeutic implications: 10-year experience in the Johannesburg Hospital (1980-1990). Oncology 1994; 51:63-9.
40. David M. Aboulafia, MD. Kaposi's sarcoma. Clinics in Dermatology 2001; 19:269-83.
41. Lo TC, Salzman FA, Smedal MI, Wright KA. Radiotherapy for Kaposi's sarcoma. Cancer 1980; 45:684-7.
42. Levine AM, Tulpule A. Clinical aspects and management of AIDS--related Kaposi's sarcoma. Eur J Cancer 2001; 37:1288.
43. Karrer S et al. Role of lasers and photodynamic therapy in the treatment of cutaneous malignancy. Am J Clin Dermatol 2001; 2:229.
44. Walmsley S et al. Treatment of AIDS-related cutaneous Kaposi's sarcoma with topical alitretinoin (9-cis-retinoic acid) gel. Panretin Gel North American Study Group. J Acquir Immune Defic Syndr 1999; 22:235.
45. Kirova YM et al. Radiotherapy in the management of epidemic Kaposi's sarcoma: A retrospective study of 643 cases. Radiother Oncol 1998; 46:19.
46. Shepherd FA, Maher E, Cardella C et al. Treatment of Kaposi's sarcoma after solid organ transplantation. J Clin Oncol 1997; 15:2371-7.
47. Mocroft A et al: The changing pattern of Kaposi sarcoma in patients with HIV, 1994-2003: The EuroAIDS Study. Cancer 2004; 100:2644.
48. Martin-Carbonero L et al. Pegylated liposomal doxorubicin plus highly active antiretroviral therapy versus highly active antiretroviral therapy alone in HIV patients with Kaposi's sarcoma. AIDS 2004; 18:1737.
49. Gill PS et al. Randomized phase III trial of liposomal daunorubicin versus doxorubicin, bleomycin, and vincristine in AIDS-related Kaposi's sarcoma. J Clin Oncol 1996; 14:2353.
50. Stewart S et al. Randomized comparative trial of pegylated liposomal doxorubicin versus bleomycin and vincristine in the treatment of AIDS-related Kaposi's sarcoma. International Pegylated Liposomal Doxorubicin Study Group. J Clin Oncol 1998; 16:683.
51. Northfelt DW et al. Pegylated-liposomal doxorubicin versus doxorubicin, bleomycin, and vincristine in the treatment of AIDS-related Kaposi's sarcoma: Results of a randomized phase III clinical trial. J Clin Oncol 1998; 16:2445.
52. Castleman B, Iverson L, Menendez VP. Localized mediastinal lymph node hyperplasia resembling thymoma. Cancer 1956; 9:822-30.
53. Clark RL, Cumley RW Flendrig JA. Benign giant lymphoma: clinicopathologic correlation study. In: Clark RL, Cumley RW (eds.) The year book of cancer. Chicago: Year Book Medical, 1970:296-9.
54. Keller AR, Hochholzer L, Castleman B. Hyaline-vascular and plasma-cell types of giant lymph node hyperplasia of the mediastinum and other locations. Cancer 1972; 29:670-83.
55. Gaba AR, Stein RS, Sweet DL, Variakojis D. Multicentric giant lymph node hyperplasia. Am J Clin Pathol 1978; 69:86-90.
56. Rywlin AM, Rosen L, Cabello B. Coexistence of Castleman's disease and Kaposi's sarcoma. Report of a case and a speculation. Am J Dermatopathol 1983; 5:277-81.
57. Lachant NA, Sun NC, Leong LA, Oseas RS, Prince HE. Multicentric angiofollicular lymph node hyperplasia (Castleman's disease) followed by Kaposi's sarcoma in two homosexual males with the acquired immunodeficiency syndrome (AIDS). Am J Clin Pathol 1985; 83:27-33.
58. Frizzera G, Peterson BA, Bayrd ED, Goldman A. A systemic lymphoproliferative disorder with morphologic features of Castleman's disease: clinical findings and clinicopathologic correlations in 15 patients. J Clin Oncol 1985; 3:1202-16.
59. Kessler E. Multicentric giant lymph node hyperplasia. A report of seven cases. Cancer 1985; 56:2446-51.
60. Grossin M et al. [Subcutaneous localizations of Castleman's pseudolymphoma. Review of the literature apropos of a case]. Ann Dermatol Venereol 1985; 112:497.
61. Kubota Y et al. Skin involvement in giant lymph node hyperplasia (Castleman's disease). J Am Acad Dermatol 1993; 29:778.
62. Skelton Hea. Castleman's disease in the skin; a rare lymphoid hyperplasia not previously reported in the skin. J Cutan Pathol 1997; 24:125.
63. Gherardi RK et al. Elevated levels of interleukin-1 beta (IL-1 beta) and IL-6 in serum and increased production of IL-1 beta mRNA in lymph nodes of patients with polyneuropathy, organomegaly, endocrinopathy, M protein, and skin changes (POEMS) syndrome. Blood 1994; 83:2587.
64. Ishiyama T et al: Immunodeficiency and IL-6 production by peripheral blood monocytes in multicentric Castleman's disease. Br J Haematol 1994; 86:483.
65. Powles T, Stebbing J, Bazeos A et al. The role of immune suppression and HHV-8 in the increasing incidence of HIV-associated multicentric Castleman's disease. Ann Oncol 2009; 20(4):775-9.
66. Mylona EE, Baraboutis IG, Lekakis LJ, Georgiou O, Papastamopoulos V, Skoutelis A. Multicentric Castleman's disease in HIV infection: a systematic review of the literature. AIDS Rev 2008 Jan/Mar; 10(1):25-35.
67. Soubrier MJ, Dubost JJ, Sauvezie BJ. POEMS syndrome: A study of 25 cases and a review of the literature. French Study Group on POEMS Syndrome. Am J Med 1994; 97:543.
68. Weiss LM. Castleman disease. Lymph nodes. New York, NY: Cambridge University Press, 2008:25-32.
69. Dispenzieri A, Kyle RA, Lacy MQ et al. POEMS syndrome: definitions and long-term outcome. Blood 2003; 101:2496-506.
70. Radaszkiewicz T, Hansmann ML, Lennert K. Monoclonality and polyclonality of plasma cells in Castleman's disease of the plasma cell variant. Histopathology 1989; 14:11-24.
71. Hanson CA, Frizzera G, Patton DF et al. Clonal rearrangement for immunoglobulin and T-cell receptor genes in systemic Castleman's disease. Association with Epstein-Barr virus. Am J Pathol 1988; 131:84-91.

72. Hall PA, Donaghy M, Cotter FE et al. An immunohistological and genotypic study of the plasma cell form of Castleman's disease. Histopathology 1989; 14:333-46; discussion 429-432.
73. Isaacson PG, Campo E, Harris NL. Large B-cell lymphoma arising in HHV8-associated multicentric Castleman disease. In: Swerdlow SH, Campo E, Harris NL et al (eds.) WHO Classification of Tumours of Haematopoietic and Lymphoid Tissue. Lyon: IARC, 2008:258-9.
74. Hisatake J et al. [Autoimmune hemolytic anemia associated with multicentric Castleman's disease with a 28-year history]. Rinsho Ketsueki 1994; 35:768.
75. Kondo M et al. [A case of idiopathic plasmacytic lymphadenopathy with polyclonal hyperimmunoglobulinemia associated with chronic renal failure]. Nippon Jinzo Gakkai Shi 1990; 32:1133.
76. Cesarman E, Chang Y, Moore PS et al. Kaposi's sarcoma-associated herpesvirus-like DNA sequences in AIDS-related body-cavity-based lymphomas. N Engl J Med 1995; 332:1186-91.
77. Nador RG, Cesarman E, Chadburn A et al. Primary effusion lymphoma: a distinct clinicopathologic entity associated with the Kaposi's sarcoma-associated herpes virus. Blood 1996; 88: 645-56.
78. Banks PM, Warnke RA. Primary effusion lymphoma. In: Jaffe ES, Harris NL, Stein H, Vardiman JW (eds.) World Health Organization Classification of Tumours: Pathology & genetics, tumour of haematopoietic and lymphoid tissues. Lyon: IARC Press, 2001: 179-80.
79. Carbone A, Gloghini A, Vaccher E et al. Kaposi's sarcoma-associated herpesvirus DNA sequences in AIDS-related and AIDS--unrelated lymphomatous.
80. Boulanger E, Gerard L, Gabarre J et al. Prognostic factors and outcome of human herpesvirus 8-associated primary effusion lymphoma in patients with AIDS. J Clin Oncol 2005; 23:4372-80.
81. Hocqueloux L, Agbalika F, Oksenhendler E et al. Long-term remission of an AIDS-related primary effusion lymphoma with antiviral therapy. AIDS 2001; 15:280-2.
82. Luppi M, Trovato R, Barozzi P et al. Treatment of herpesvirus associated primary effusion lymphoma with intracavity cidofovir. Leukemia 2005; 19:473-6.

18

Infecções por Papovavírus Humanos

Lucinéia Maria de Queiroz Carvalhais Ramos
Sílvia Hees de Carvalho
Tathya Mattos Taranto

INTRODUÇÃO

O HPV (*human papiloma virus* ou papilomavírus humano), em suas diversas formas clínicas, é motivo de consultas médicas repetidas, as quais costumam ser frustrantes tanto para os profissionais como para as pacientes.

HISTÓRICO

As descrições mais remotas sobre verrugas citam, especialmente, aquelas localizadas na região genital. Poemas eróticos da Grécia Antiga já se referiam a lesões verrucosas ou papilomatosas de áreas genitais, denominando-as *Ficus* ou *Thymus*.[1] Esses registros descreviam os sinais e sintomas, além de alguns tratamentos, mas as causas não eram definidas. Escritos greco-romanos sugeriam que as verrugas genitais seriam doença sexualmente transmissível (DST).[1]

Ao final do século XV, após extensa epidemia de sífilis na Europa, as verrugas passaram a ser consideradas manifestações sifilíticas, assim como todas as ulcerações e secreções genitais.[1] Em 1891, a natureza infecciosa das verrugas foi sugerida em estudo sobre verruga comum, quando Joseph F. Payne, em Londres, publicou o artigo clássico *On the contagiousness of commom warts*, em que descreve o desenvolvimento de verrugas em seu próprio polegar, após inoculação de raspado da superfície de lesão verrucosa de uma criança.[9] Em 1894, trabalhos independentes e semelhantes induziram verrugas em voluntários inoculados experimentalmente com macerados de tecido verrucoso.[9] Em 1896, suspeitou-se que o agente infeccioso seria um vírus, e material de verruga foi passado por filtragem através de poros incapazes de reter partículas com dimensões virais e inoculado em pele sã, ocasionando lesões verrucosas. Em 1907, outro pesquisador realizou experimento semelhante, inoculando o filtrado em 76 sítios de pele normal de seis indivíduos e obtendo verrugas em 31 sítios. Novos experimentos semelhantes, nos anos seguintes, induziram verrugas com tempo de incubação entre 2 e 9 meses.[1] Estudos feitos em soldados que retornaram das guerras na Coreia e no Japão portando verrugas genitais demonstraram o surgimento de verrugas similares nas esposas, com período de incubação que variou de 4 a 6 semanas.[21] Em 1949, a microscopia eletrônica e o estudo histopatológico identificaram o papilomavírus como agente etiológico das verrugas em humanos.[26]

A partir da década de 1970, estudos definiram melhor o HPV, os tipos e o tropismo por diferentes sítios corporais. À medida que os tipos do HPV foram descobertos, receberam números sequenciais. Nessa época, estudos sobre a epidermodisplasia verruciforme descreveram o primeiro modelo humano de carcinogênese cutânea induzida pelo HPV.[24,30]

Nas décadas de 1970 e 1980, estudos epidemiológicos, clínicos e de biologia molecular associaram definitivamente o câncer de colo de útero ao comportamento de uma DST causada pelo HPV.[34]

Até o momento foram identificados mais de 100 tipos de HPV, muitos dos quais infectam pele e mucosa e mais de 25 tipos infectam a região anogenital.[5,11,32] Na infecção anogenital, os tipos de HPV estão subdivididos segundo o potencial de risco para indução de neoplasias. Dos 15 tipos classificados como de alto risco, oito deles (tipos 16, 18, 31, 33, 35, 45, 52 e 58) são responsáveis por 95% dos casos de câncer de colo uterino (Tabela 18.1).

Tabela 18.1 ■ Distribuição dos tipos de HPV segundo o potencial de risco para oncogênese

Potencial de risco	Tipo de HPV
Alto	16, 18, 26, 31, 33, 35, 39, 45, 51, 52, 53, 56, 58, 59, 66, 68, 73 e 82
Baixo	3, 6, 11, 40, 41 42, 43, 44, 54, 61, 70, 72, 81 e CP6108

Fonte: Munõz, 2003; Rosenblatt, 2005; Fedrizzi, 2011; Brasil, 2012.

Os estudos sobre os HPV com tropismo pelos genitais femininos são responsáveis pela maior parte do conhecimento atual sobre a história natural dos papilomavírus. É correto afirmar que todo câncer de colo uterino contém gene de HPV de alto risco,[12,16,24] em percentuais tão altos quanto 99,7%.[10,16,39] Ações de saúde pública para rastreio e tratamento precoce de lesões precursoras de câncer de colo de útero são persistentemente conduzidas em larga escala, resultando em melhoria da saúde da mulher.[8,12] Ainda assim, esse tipo de câncer permanece como a segunda causa de morte de mulheres por câncer, no Brasil,[23] e é responsável por cerca de quatro milhões de mortes a cada ano, no mundo.[21] Estudos têm demonstrado que o HPV está associado a outros cânceres de grande impacto em saúde pública.[12,38]

Na busca por medidas de impacto na prevenção do HPV, muitos estudos multicêntricos e de grande porte foram conduzidos, resultando em duas vacinas contra os principais tipos de HPV genital, uma bivalente (HPV-16 e 18) e outra tetravalente (HPV-6, 11, 16 e 18). Em 2007, as vacinas contra HPV genitais estavam aprovadas para comercialização em vários países desenvolvidos e em desenvolvimento. Hoje, essas vacinas estão licenciadas em praticamente todos os países.[8] A Austrália foi o primeiro país a incorporar a vacinação contra o HPV em seu calendário nacional e já apresenta elevadas taxas de cobertura vacinal, assim como o Reino Unido.[7,8] Atualmente, cerca de 40 países introduziram uma vacina do HPV em suas orientações formais de imunização. Além da boa proteção contra os HPV genitais mais prevalentes, demonstram boa proteção contra os HPV de alto risco e alguma proteção contra lesões pré-malignas associadas ao HPV-16 em vulva, vagina, ânus e pênis[12] e boca.[38]

No Brasil, desde abril de 2013, a primeira vacina tornou-se disponível pelo SUS, por intermédio do governo do Distrito Federal, para meninas estudantes entre 11 e 13 anos de idade.

DEFINIÇÃO

O HPV é um papilomavírus semelhante aos que infectam outros vertebrados mamíferos, aves e répteis.[14] Apresenta tropismo por células epiteliais, onde produz hiperplasia e neoplasia.[11,18,24] As papilomavírus pertencem à família Papovaviridae, gênero *Papillomavirus*. Nesse gênero estão descritas oito espécies, entre as quais se encontra o HPV.[9,15]

O HPV é um vírus pequeno, com diâmetro de 50 a 55nm, não envelopado, com capsídeo externo de arranjo icosaédrico, o que lhe confere aspecto esférico à microscopia eletrônica.[11,18,24,34] O ácido desoxirribonucleico (DNA) é circular, de fita dupla, com cerca de 8.000 pares de bases e oito *open reading frames* (ORF), seis genes de expressão precoce e dois genes que se expressam tardiamente, denominados, respectivamente, E (*early*) e L (*late*).[11,15,18,24,39] Os eventos iniciais da infecção, transcrição e replicação do DNA viral são coordenados por E, especialmente E1 e E2. A região E é formada por genes da transcrição e replicação, enquanto a região L contém sequências abertas (L1 e L2) que codificam as proteínas do capsídeo viral e se expressam em células mais superficiais e diferenciadas do epitélio.[11,18,24,32,39] O genoma viral pode ficar sob a forma circular extracromossomal (epissomal) dentro do núcleo da célula (nos tumores benignos) ou sofrer ruptura (forma linear) e integrar-se ao DNA celular (tumores malignos).[11,18,24] Essa integração tem consequências na produção de outras proteínas precoces do vírus, responsáveis pela transformação celular.[9,39] Após a entrada na célula, o DNA do HPV se estabiliza e o número de cópias virais aumenta para aproximadamente 50 por célula.[18,39]

O HPV é transmitido por contato direto. A transmissão por meio de fômites pode ocorrer, porém essa via não está estabelecida como de importância epidemiológica.[34] A infecção pode ocorrer a partir de portadores de todas as formas clínicas. As verrugas recentes apresentam maior carga viral do que as antigas, as verrugas palmares apresentam maior carga viral do que as comuns, e as verrugas genitais apresentam alta infectividade.[4,24] O HPV penetra a epiderme a partir da perda da integridade, microfissuras ou macerações do epitélio escamoso, migrando para as células suprabasais.[4,9,18,24] A produção de HPV fica restrita às células suprabasais, e as células da camada basal continuam a proliferação habitual.[18,24] O período de incubação varia de 2 a 6 meses (em média, 3 meses).[4]

Historicamente, os HPV são agrupados, segundo seu tropismo tecidual, em três grupos: cutâneos, mucosos e associados à epidermodisplasia verruciforme.[21,24] Essa classificação não é precisa, uma vez que por vezes o HPV mucoso pode acometer área ceratinizada, e o contrário também pode ocorrer.[24] Sob o ponto de vista clínico, após a infecção, o HPV pode apresentar-se em três situações: latência (ausência de lesão e presença de DNA HPV), lesão subclínica (identificada com métodos de magnificação da imagem) e doença clínica com diferentes graus de expressão.[18]

A maioria dos trabalhos sobre HPV se concentrou naqueles de alto risco para oncogênese genital, especialmente os tipos 16 e 18. A partir desses estudos, um padrão geral de expressão gênica viral pode, com modificações, ser aplicado aos outros tipos de HPV.[14] Sabe-se hoje que as infecções pelo HPV são geralmente assintomáticas e transitórias, com resolução espontânea em 70% dos casos em até 12 meses e em 90% em até 2 anos.[17,40]

A infectividade do HPV depende da carga viral e da imunidade celular do hospedeiro.[20,24] O HPV não produz viremia nem lise ou morte celular, o que o deixa "protegido",[25] além de a célula epitelial não ser uma boa apresentadora de antígeno.[31] Ainda que a imunidade celular dos linfócitos T e as células de Langerhans, localmente, tenham grande importância no controle da infecção pelo HPV,[25,46] a capacidade de escapar do sistema imune por período prolongado, retardando a ativação da resposta, a variedade e a diversidade dos tipos de HPV-DNA, dificulta a resposta imunológica efetiva.[25] A resposta humoral é tipo-específica e pode contribuir para o controle do HPV. As lesões induzidas pelo HPV, na maioria das vezes, ocorrem em indivíduos saudáveis, sendo pacientes com imunossupressão particularmente suscetíveis a infecção, os quais tendem a desenvolver lesões generalizadas e refratárias aos tratamentos.[42]

As infecções por HPV são um problema particular em pacientes receptores de transplante renal, em alguns pacientes com doenças genéticas que comprometem o sistema imune[14,41] e em pacientes com doença de Hodgkin, síndrome da imunodeficiência adquirida (AIDS) ou imunocomprometidos por medicamentos, nos quais são relatadas lesões extensas, numerosas e persistentes.[41,42] Relatos de literatura mostram que pacientes imunocomprometidas apresentam aumento na incidência de carcinoma de colo uterino, vulva e ânus.[42] Nas situações em que há redução da resposta celular, mesmo que temporárias e fisiológicas como a gravidez, podem ocorrer lesões genitais extensas e gigantes.[4,43] Embora não seja a regra, no puerpério pode ocorrer diminuição do tamanho e do número de lesões.[1]

Na epidermodisplasia verruciforme (EV), há suscetibilidade à infecção por tipos de HPV específicos da doença, denominados HPVEV.[30,42] Uma genodermatose rara, a doença pode ser familial ou esporádica e ter evolução benigna ou levar à formação de cânceres.[30]

EPIDEMIOLOGIA

O HPV tem distribuição universal. A manifestação clínica mais comum são as verrugas. Verrugas são proliferações benignas contagiosas na epiderme ou na mucosa. Nas últimas décadas, estudos relatam o crescente aumento de pessoas com manifestações genitais e extragenitais do HPV, atribuídas às diversas práticas sexuais.[10]

As verrugas, como um todo, são raras na primeira infância, e sua incidência aumenta durante os anos escolares, atingindo um pico entre os 12 e os 16 anos de idade.[20] As verrugas vulgares representam 70% dos casos. Estudos com populações gerais estimam valores muito diferentes, como 19,9% na Rússia,[20] de 7% a 10% na população europeia e entre 0,84% e 1% na população norte-americana.[20,24] Formas clínicas comuns são as verrugas plantares (24%), seguidas das verrugas planas (3,5%) e verrugas filiformes (2%).[4,41] Embora seja difícil estimar com segurança a prevalência de todos os tipos de verrugas, em particular no Brasil, muitos estudos epidemiológicos são conduzidos de modo a avaliar os HPV de tropismo para a área genital, particularmente em mulheres, e oferecem dados mais seguros quanto às verrugas genitais, as quais se constituem em problema relevante em todo o mundo.

Atualmente, o HPV genital é a DST mais comumente diagnosticada.[6,17] A partir do início da vida sexual, pelo menos uma em cada duas pessoas irá adquirir o HPV genital.[11,17,30] Esse contato ocorre em 80% das mulheres com idade de 50 anos ou mais.[17] A prevalência da infecção sexual pelo HPV aumenta a cada ano entre as idades de 14 e 24 anos, tendendo a sofrer redução nos anos posteriores.[40] A população mais atingida encontra-se entre os 18 e os 24 anos de idade, em percentuais de prevalência semelhantes segundo dados americanos, britânicos e brasileiros.[6,40] No Brasil, em pesquisa com gestantes de risco habitual, usando técnica de captura híbrida, detectou-se alta prevalência do HPV genital (40,4%), especialmente entre aquelas de 24 anos de idade ou menos.[40] O mesmo estudo avaliou pacientes de clínicas de DST e encontrou prevalências de 44,7% para as mulheres e 32,6% para os homens.[40] A existência de mais de um parceiro sexual no ano anterior foi considerada fator de risco para infecção pelo HPV.[40] O número de parceiros é o fator de risco mais relevante para aquisição do HPV.[17] Outros fatores são relevantes, como idade de início da vida sexual, tabagismo, contracepção hormonal, paridade, imunossupressão e outras DST.[17,38] A probabilidade de transmissão por relação sexual é, em média, de 40%, e a transmissão dos homens para as mulheres é estimada em 60% para verrugas genitais e para o HPV-16.[17]

O câncer de colo uterino é grave problema de saúde pública.[7,23] Para o ano de 2016, foi estimada a incidência de 16.340 novos casos de câncer de colo de útero em mulheres brasileiras,[23] sendo o HPV-16 e o HPV-18 responsáveis por 70% dos casos.[8,12,17,40] Estima-se que, nos EUA, ocorram 11.500 novos casos de câncer de colo de útero a cada ano.[12]

Estudos mais recentes têm apontado o HPV como participante na oncogênese em vários sítios corporais.[12,18,24,38,39] Os EUA estimam 7.400 casos/ano de câncer de laringe atribuíveis ao HPV.[12] Outras consequências associadas ao HPV incluem carcinoma de pênis e de ânus.[5,19] Não é doença de notificação compulsória.

QUADRO CLÍNICO

As manifestações clínicas podem ocorrer em pele ceratinizada ou em mucosa e consistir em lesões benignas, pré-malignas ou malignas. Em busca da melhor apresentação didática, a exemplo de outros autores,[18,24] optamos por descrever os quadros clínicos a partir de sua classificação em lesões benignas e malignas.

Lesões benignas

Quanto às manifestações clínicas benignas, as verrugas são as lesões mais características do HPV. Apresentam distribuição mundial, sem preferência por sexo, e podem acometer pele e mucosas. A evolução é imprevisível, e as lesões podem aumentar ou desaparecer completamente, mesmo sem tratamento. Lesões benignas em mucosas também podem ter a forma de hiperplasias e papilomas:

- **Verruga vulgar:** é causada, principalmente, pelos HPV-2, 27-29 57, 4, 1.[5,24] Em manipuladores de carne, o HPV-7 é o mais encontrado.[24] Consiste em pápulas ou nódulos, geralmente assintomáticos, de consistência endurecida, hiperceratósicos, às vezes salpicados por pontos enegrecidos, evidenciando capilares trombosados. Pode ser única ou múltipla, podendo confluir e formar grandes massas. Pode ocorrer em qualquer local da pele, mas o dorso das mãos e os joelhos são os locais mais frequentemente acometidos. Pode localizar-se no leito ungueal ou na dobra periungueal. O hábito de manipulação das verrugas pode favorecer a multiplicação e inoculação em locais diversos (Figuras 18.1 a 18.3). A evolução não é previsível, mas sabe-se que em cerca de 60% a 65% dos casos as verrugas desaparecem espontaneamente em 2 anos.[20,24,41] O fenômeno isomórfico de Köbner pode estar presente. O diagnóstico é clínico, enquanto o diagnóstico diferencial consiste em ceratose seborreica, ceratose actínica, dermatose papulosa *nigra*, carcinomas, líquen plano, cromomicose, tuberculose verrucosa e ceratoacantoma, entre outros.[4] Para a maioria das verrugas cutâneas deve ser considerada a benignidade dessas lesões, e a remissão espontânea costuma ocorrer em 2 anos, ao se decidir por algum tratamento.[24,41] A remissão espontânea é mais frequente em crianças do que em adultos. Assim, o tratamento deve ser conservador, não agressivo, evitando cicatrizes.

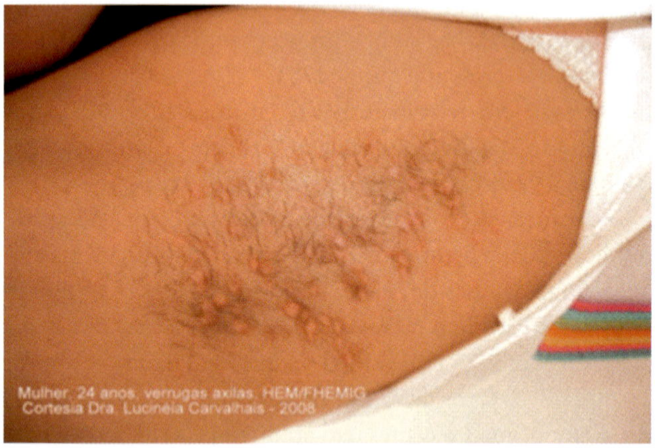

Figura 18.1 ■ Verruga vulgar em mulher jovem com deficiência intelectual. Lesões também estavam presentes em joelhos, dedos das mãos e dos pés e região pubiana. (Acervo das autoras.)

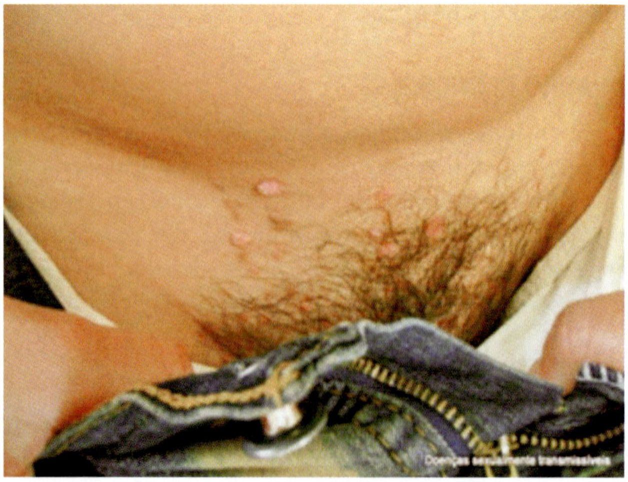

Figura 18.2 ■ Verruga vulgar em mulher jovem com deficiência intelectual. Lesões também estavam presentes em joelhos, dedos das mãos, axilas e região pubiana. (Acervo das autoras.)

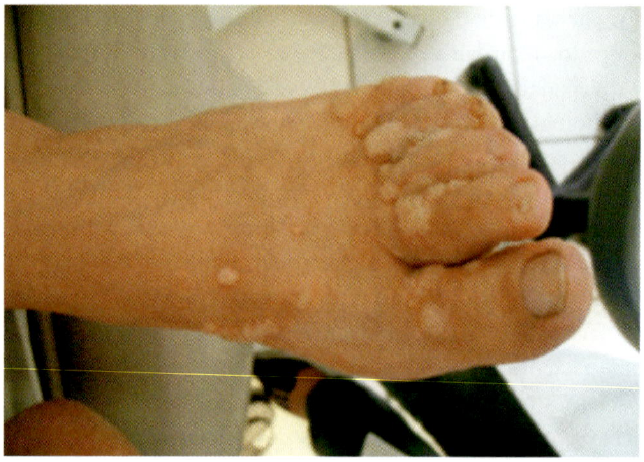

Figura 18.3 ■ Verruga vulgar em mulher jovem com deficiência intelectual. Lesões também estavam presentes em joelhos, dedos das mãos e dos pés e axilas. (Acervo das autoras.)

- **Verruga plantar:** é causada pelos HPV-1, 2, 4 e 63.[4,24] As lesões são arredondadas, de crescimento endofítico, superfície rugosa, ceratósica e rodeada por um anel liso de ceratina espessada, vulgarmente descritas como "olho de peixe".[4] Quando isoladas, profundas e crônicas, a sinonímia é mirmécia. Comumente dolorosa, a mirmécia é causada, principalmente, pelo HPV-1. Quando mais superficiais, múltiplas, formando placas, a sinonímia é verruga em mosaico, causada, principalmente, pelo HPV-2.[24] Pontos negros podem ser vistos na superfície da lesão (vasos sanguíneos).[4] Pode ocorrer em qualquer idade, mas é relativamente rara na primeira infância e após os 25 anos de idade. A incidência aumenta dos 5 aos 6 anos de idade, atingindo um pico entre os 10 e os 15 anos. Em crianças, 30% a 50% desaparecem espontaneamente em 6 meses. Em adultos, podem persistir por anos. Trinta por cento dos pacientes com verruga plantar têm verrugas vulgares. Defeitos ortopédicos (pés planos) e hiperidrose plantar são fatores predisponentes. O diagnóstico diferencial mais importante, em verrugas plantares isoladas, é com o calo plantar. As verrugas plantares, quando se localizam nas áreas de maior apoio do pé (calcanhar e do primeiro ao quinto metatarsianos), tendem a crescer lateralmente, dificultando o tratamento e aumentando a chance de recidiva. A verruga plantar isolada responde melhor à terapêutica. A verruga em mosaico é menos dolorosa e de tratamento mais difícil.[24] Em qualquer método utilizado no tratamento, pode-se enfrentar insucessos e recidivas.[4]

- **Verruga plana:** é causada, principalmente, pelos HPV-3 e 10, além de 2, 26-29 e 41.[4,24] Consiste em pápulas levemente elevadas, de 1 a 5mm de diâmetro, em geral múltiplas, assintomáticas, com pouca ceratose ou lisas, normocrômicas ou pigmentadas (acastanhadas ou amareladas).[4] Podem ser numerosas. Os locais mais acometidos são a face (Figura 18.4), o dorso das mãos, a superfície de extensão dos antebraços, a área da barba nos homens e as pernas de mulheres.[4,24] Distribuição linear em área de escoriação (fenômeno de Köbner) é frequente. A regressão é comum, geralmente precedida de inflamação. Pode haver associação com verrugas vulgares.[24] O diagnóstico diferencial se faz com ceratose seborreica, ceratose actínica, dermatose papulosa *nigra*, carcinomas e líquen plano.[4]
- **Verruga filiforme:** é causada, principalmente, pelo HPV-2, além dos tipos 3, 10, 23-29 e 41.[24] Trata-se de pápulas filiformes, isoladas ou pouco numerosas, perpendiculares ou oblíquas à superfície cutânea. Ocorrem, principalmente, na face e no pescoço[4] (Figura 18.5). Áreas de predileção: face, pescoço e comissuras da boca.[4,24] O diagnóstico diferencial principal se faz com acrocórdon.[4]
- **Verrugas anogenitais ou condiloma acuminado:** são causadas pelo HPV-6 e o HPV-11 em 90% dos casos, usualmente em coinfecção entre si ou com outros tipos.[4,11,24] Também estão envolvidos os HPV-30, 43, 44 e 55.[4,11] Cerca de 70% das lesões podem ser subclínicas.[4] As lesões clínicas são pápulas vegetantes, não ceratósicas, rosadas e úmidas, que aumentam em número, formando placas e vegetações na mucosa da genitália e ao redor do ânus. As lesões podem ser, inicialmente, únicas ou múltiplas, localizadas ou difusas e de tamanho variável.[4] Nos homens, são mais comuns no corpo do pênis, no sulco balanoprepucial e na região perianal. Na mulher, encontram-se com maior frequência na vulva (Figura 18.6), no períneo, na vagina e no colo do útero. Em ambos os sexos, podem estar presentes, também, na orofaringe e nas cordas vocais.[11,24,39,43] Verrugas intra-anais são observadas, predominantemente, em pessoas que tiveram relação sexual anal receptiva, mas também podem ocorrer em homens e mulheres sem histórico de contato sexual anal.[11] Autoinoculação e sexo orogenital podem ocasionar condiloma oral com aspecto de couve-flor.[18] O diagnóstico, habitualmente, é clínico, mediante inspeção visual. Na dependência do tamanho, da localização, da cor, da existência de umidade e do aspecto da superfície, os

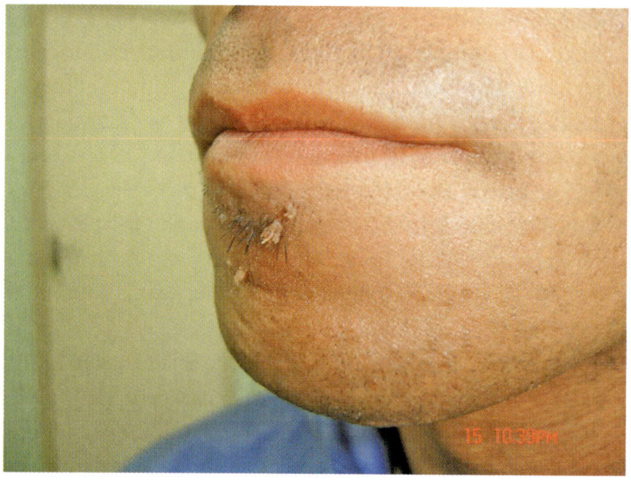

Figura 18.5 ■ Pápulas filiformes, oblíquas à superfície cutânea, em paciente portador de HIV. (Acervo das autoras.)

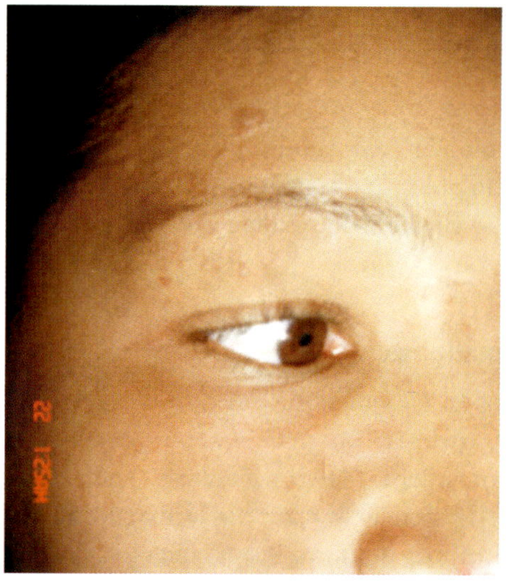

Figura 18.4 ■ Pápulas levemente pigmentadas, achatadas, assintomáticas, com fenômeno de Köbner em região frontolateral direita. (Acervo das autoras.)

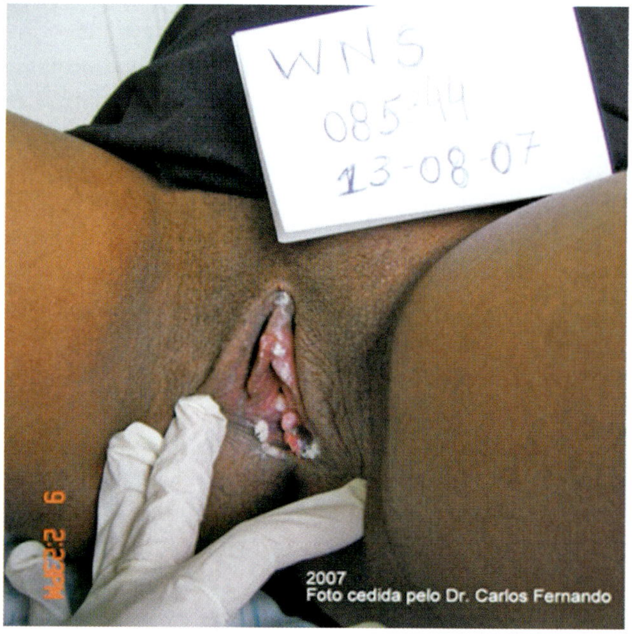

Figura 18.6 ■ Múltiplas pápulas, difusas, de tamanho variável, após aplicação de ATA 90%. (Acervo das autoras.)

diagnósticos diferenciais incluem condiloma plano (sífilis secundária), molusco contagioso, carcinoma espinocelular, líquen plano, ceratose seborreica, papulose bowenoide, doença de Bowen, pequenos nevos e condiloma gigante ou tumor de Buschke-Löwenstein.[4,5,11,24] Verrugas pequenas em sulco balanoprepucial podem ser confundidas com hiperplasia papilar fisiológica do contorno da glande (pápulas perláceas ou coroa hirsuta), que são lesões benignas de aspecto papular/micropaular, esféricas ou cônicas do adulto.[4,5]

- **Papiloma recorrente de laringe:** está associado aos HPV tipos 6 e 11, dentre outros.[11,45] A implantação do HPV pode ocorrer de modo vertical, durante a gestação e o parto vaginal (mesmo na ausência de lesões clínicas), por autoinoculação ou por contato orogenital.[10,18,45] É considerado o tumor benigno mais comum da laringe, com grande tendência a recorrência e progressão, independente do tratamento instituído.[45] Em relação à idade, é dividido em duas formas clínicas: juvenil (quando se instala até os 20 anos de idade) e adulta (após os 20 anos de idade). Em relação à severidade, é classificado como benigno (limitado à laringe, com poucas ou nenhuma recorrência) ou agressivo (recorrências, disseminação para árvore traqueobrônquica, progressão antes da puberdade, atipia epitelial e desenvolvimento de carcinoma de células escamosas).[45] Os sintomas principais são disfonia, afonia, estridor e dispneia, podendo cursar com obstruções agudas de vias aéreas. Visualizadas por laringoscopia, as lesões têm aspecto clínico sugestivo, e a conduta principal consiste em exérese da peça para exame histopatológico. Para seu tratamento, muitos procedimentos cirúrgicos podem ser necessários, o que causa frustração tanto nos médicos como nos pacientes.
- **Hiperplasia epitelial focal:** é associada aos HPV-13 e 32. Sinonímia: doença de Heck.[18] A doença, rara e assintomática, acomete mucosa oral, é de curso benigno e tende à regressão espontânea. As lesões características consistem em múltiplas pápulas róseas ou normocrômicas, individualizadas ou coalescentes, formando placas, mais comumente em lábios e mucosa jugal[10,18] (Figuras 18.7 e 18.8). Ocorre em indígenas brasileiros e norte-americanos, esquimós e em algumas comunidades africanas.[10,24] A suspeita clínica é confirmada por biópsia e estudo histopatológico.[10,18]
- **Lesões em outras mucosas:** em geral, estão relacionadas com os HPV-6 e 11.[11] Ocorrem em toda a cavidade oral e nasal, nos seios paranasais, em uretra e conjuntivas.[10,11] O papiloma escamoso consiste na proliferação mais frequente, com predomínio de lesões em língua e palato.[18] Outras apresentações são relatadas. Em lesões de boca, não está esclarecido o papel do HPV no líquen plano e na leucoplasia oral, apesar de os tipos 6 e 11 terem sido identificados em algumas amostras.[10] O diagnóstico clínico é confirmado por técnicas complementares de citologia, biópsia com estudo histopatológico e técnicas de detecção viral. O tratamento também depende da apresentação clínica e do resultado dos exames, podendo ser clínico ou cirúrgico.[10]

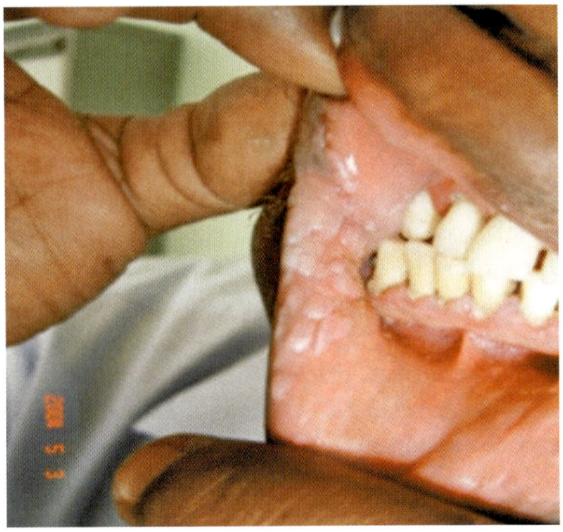

Figura 18.7 ■ Múltiplas pápulas achatadas, coalescentes, normocrômicas, em mucosa de lábios e comissura labial, em paciente com AIDS. (Acervo das autoras.)

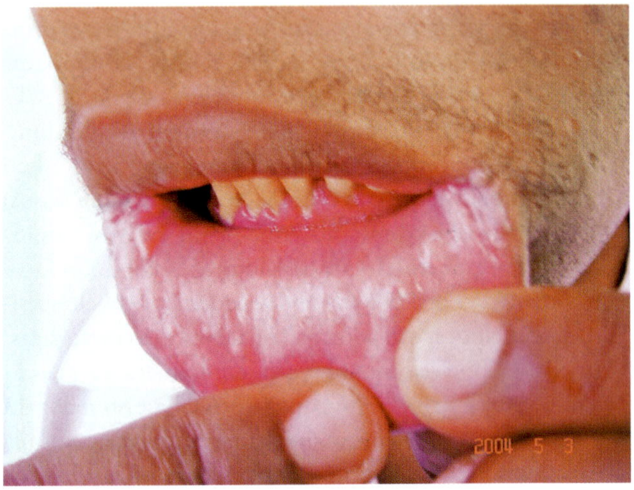

Figura 18.8 ■ Múltiplas pápulas achatadas, coalescentes, normocrômicas, em mucosa de lábios e comissura labial, em paciente com AIDS. (Acervo das autoras.)

Lesões malignas

A biópsia é mandatória em caso de suspeita de malignidade ou de lesões pré-malignas, para estudo histopatológico. O tratamento, além da exérese, pode incluir outras terapias. Algumas dessas lesões são diagnosticadas e tratadas por médicos de outras especialidades. A condução do tratamento das lesões mais extensas ou que levam a maior comprometimento de função ou com risco para progressão, frequentemente, necessita de equipe de especialistas:

- **Epidermodisplasia verruciforme (EV):** doença genética rara da imunidade celular, usualmente autossômica recessiva, apresenta alta suscetibilidade para câncer de pele induzido por alguns tipos de HPV.[30,42] Os tipos encontrados na EV são chamados HPV associados à EV ou HPVEV. São mais frequentes os tipos 5 e 8. Ainda são implicados os tipos 9, 12, 14, 15, 17, 19-25, 28, 29, 36-38, 47, 49 e 50.[24,30,42] As manifestações clínicas iniciam-se, geralmente, entre os 5 e os 11 anos de idade, mais comumente na face e no pescoço, sendo indistinguíveis da verruga plana. No tronco e nos membros, evoluem com lesões eritematosas de aspecto hipocrômico ou de tonalidade acastanhada e aspecto escamativo, confundindo-se com pitiríase *versicolor*, ou podem assumir o aspecto de ceratose seborreica.[24] Podem evoluir de maneira benigna, com o aspecto de verrugas planas (isomórficas) ou, a partir da terceira década de vida, evoluir para a forma maligna (polimorfa), com ceratose actínica e tumores malignos (doença de Bowen e carcinoma espinocelular [CEC]) nas áreas fotoexpostas.[24,30] A transformação maligna ocorre em 30% a 50% dos casos.[30] Em cerca de 25% dos casos é detectada ocorrência familiar. O diagnóstico é clínico, epidemiológico e familiar, amparado por estudo histopatológico das lesões com aspecto suspeito de malignidade (Figura 18.9).[30]
- **Tumor de Buschke-Löwenstein, condiloma acuminado gigante ou condiloma verrucoso anogenital:** há evidência de que seja causado pelos HPV-6 e 11.[24] Clinicamente, trata-se de uma lesão tumoral extensa, tipo couve-flor, na região genital, anal ou perianal, às vezes obstruindo a vagina ou o ânus.[4] Comporta-se localmente como uma neoplasia com capacidade de invasão das estruturas adjacentes com crescimento endofítico e exofítico e, raramente, de produzir metástases[24] (Figura 18.10). A cirurgia é considerada a melhor opção terapêutica inicial, ainda que apresente alta taxa de recorrência pós-cirúrgica. Em gestantes, pode haver regressão espontânea para lesões de pequeno tamanho no pós-parto.
- **Papulose bowenoide:** está fortemente associada ao HPV-16, mas também estão implicados os tipos 18, 31 e 33.[28] Apresenta-se como pápulas pequenas, usualmente múltiplas, às vezes pigmentadas, presentes nas superfícies cutâneas ou mucosas da região anogenital[4,28] (Figura 18.11). A evolução para carcinoma é observada em menos de 5% dos casos.[4] Inicialmente, as lesões podem ser diagnosticadas como condiloma, ceratoses seborreicas ou nevos. O diagnóstico é estabelecido a partir da biópsia com estudo

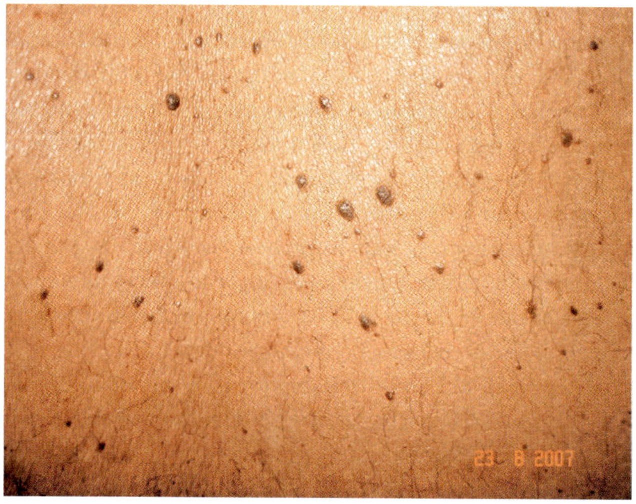

Figura 18.9 ■ Epidermodisplasia verruciforme (Serviço de Dermatologia do Hospital Eduardo de Menezes.)

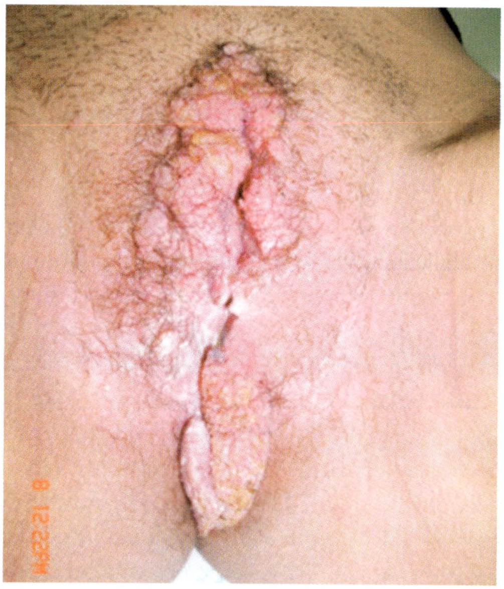

Figura 18.10 ■ Gestante com lesão tumoral extensa, tipo couve-flor, na regiões genital, perineal e anal. (Acervo das autoras.)

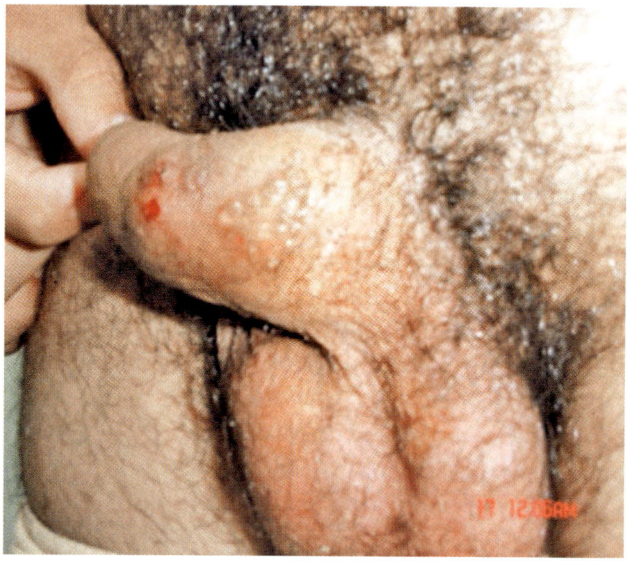

Figura 18.11 ■ Jovem com pápulas múltiplas, às vezes pigmentadas, presentes na superfície cutânea peniana, submetido à biópsia na primeira consulta. (Acervo das autoras.)

histopatológico. Clinicamente, as lesões parecem benignas mas, ao exame histopatológico, encontram-se atipias celulares na epiderme. Trata-se de carcinoma *in situ*, assim como a doença de Bowen e a eritroplasia de Queyrat.[28] A histopatologia é indistinguível da doença de Bowen.[28,29] O tratamento com medicações tópicas reduz as lesões; embora não leve ao desaparecimento de todas as lesões, falicita a remoção cirúrgica.[28] O imiquimode tem sido apresentado com boa resposta, associado ou não a outros tratamentos.[28]

- **Câncer de colo de útero:** está relacionado com o HPV em quase 100% dos casos.[10,16,24,39] Os tipos 16 e 18 estão presentes em 70% dos casos; somados aos tipos 31 e 45, representam mais de 90% de todos os HPV do câncer de colo do útero.[21,24] Outros tipos envolvidos: 31, 33, 35, 39, 45, 51, 52 e 58. Apesar de ser condição necessária, a infecção pelo HPV não representa por si só causa suficiente para o surgimento dessa neoplasia. Tipo viral, carga viral, infecção única ou múltipla, coinfecção com outros vírus, imunidade, genética, tabagismo e comportamento sexual parecem influenciar os mecanismos ainda incertos que determinam a regressão ou a persistência da infecção e a progressão de lesões precursoras ou câncer.[23,24] A coinfecção por mais de um tipo de HPV não é incomum.[17] As maiores taxas de eliminação espontânea do HPV de colo de útero são, encontradas nas pacientes com menos de 30 anos de idade.[23] Mulheres que persistem com a infecção pelo HPV de alto risco são mais propensas ao desenvolvimento do câncer de colo do útero, especialmente aquelas infectadas pelos tipos 16 ou 18.[16,38,40] Em pacientes com AIDS, a coinfecção de dois ou mais tipos de HPV leva à progressão mais rápida para lesões malignas e a recorrências mais frequentes do que em mulheres não infectadas pelo HIV.[23] Entretanto, quando a imunidade é recuperada pela terapia antirretroviral de alta atividade (HAART), a história natural do HPV de colo do útero é semelhante à das demais mulheres.[46] O rastreio dessas lesões é simples, de baixo custo, com boa sensibilidade, e está disponível na rede básica de saúde, no SUS e na rede privada. O diagnóstico precoce de lesões pré-malignas oferece a oportunidade de tratamentos simples que impeçam a progressão para o câncer. O diagnóstico se dá pela biópsia com estudo histopatológico. A classificação, o tratamento e o seguimento estão bem estabelecidos em protocolos de saúde da mulher. A tipagem molecular do HPV não está indicada na rotina assistencial, embora ainda possam ter valor na triagem de mulheres com achados citológicos cervicais testes que mostram células escamosas atípicas de significado indeterminado (*atypical squamous cells of undetermined significance* [ASCUS]).[43]
- **Câncer vulvar:** em geral, é precedido por neoplasia intraepitelial vulvar (NIV). O HPV-16 é o mais observado, embora outros tipos também sejam encontrados.[24] Desenvolve-se a partir de verrugas genitais de longa evolução. Em CEC vulvares, DNA do HPV foi identificado em 30% a 70% dos casos.[24] O diagnóstico se dá pelo estudo histopalógico. O tratamento visa à erradicação da lesão por cirurgia, mas outros tratamentos podem ser associados.
- **Câncer peniano:** o HPV-16 é o tipo mais encontrado (40% a 70% dos casos). Trata-se de lesões enduradas, nodulares, ulceradas ou erosivas, podendo apresentar superfície verrucosa.[24] O diagnóstico é estabelecido pelo estudo histopatológico. O tratamento visa à erradicação da lesão por cirurgia com margem de segurança. No Brasil, o câncer de pênis representa 2% de todos os tipos de câncer que atingem o homem, sendo mais frequente nas regiões Norte e Nordeste.[23]
- **Câncer anal:** tem DNA de HPV tipos 16, 18 e 33 em até 96% dos casos.[24] O HPV-16 é o mais encontrado.[24,43] Historicamente, observa-se dificuldade no controle da transmissão do HPV genital. O rastreio sistemático, especialmente em imunocomprometidos, parece ser importante. Papanicolau anal mostra sensibilidade e especificidade semelhantes às do rastreio do colo do útero.[43] Quanto ao rastreio primário e secundário para essas neoplasias, não existem protocolos nacionais disponíveis.
- **Doença de Bowen da genitália:** está associada ao HPV-16, principalmente.[13,24,29] A doença geralmente acomete área fotoexposta, associada à exposição a arsênico. Raramente é vista em área genital. Trata-se de carcinoma *in situ*, com poucos casos descritos.[29] Tem apresentação variada, placas eritematoescamativas, lesões verrucosas e, mais comumente, é lesão única, de crescimento lento e sem tendência para regressão espontânea. O potencial de evolução para carcinoma epidermoide invasivo é estimado em 2% a 10%.[13,29] O diagnóstico clínico diferencial inclui doença de Paget, CEC, ceratose seborreica, líquen simples crônico, eczemas, condiloma acuminado e papulose bowenoide.[29] O diagnóstico de certeza é obtido por meio de biópsia e estudo histopatológico, associados ao quadro clínico, já que, histologicamente, é indistinguível da papulose bowenoide.[29] À histologia, a membrana basal está preservada, há papilomatose desorganizada com perda da polaridade celular da camada basal para a camada córnea, hiperparaceratose, numerosas mitoses com algumas atipias, células displásicas com núcleos grandes e hipercromáticos e halo não corado (o que as diferencia das células de Paget).[29] O tratamento de escolha consiste em ressecção cirúrgica com margens de segurança de 1cm ou mais, sendo este o tratamento com menor índice de recidivas (16% a 31%).[29] Alguns estudiosos consideram que a doença de Bowen da mucosa corresponde à eritroplasia de Queyrat.[24]
- **Eritroplasia de Queyrat:** é provável sua associação ao HPV-16 (Choi, 2009) e consiste em carcinoma *in situ*

raro. Apresenta-se como placa mucosa, eritematosa, brilhante e aveludada em glande, prepúcio, uretra,[13] vulva e mucosa oral ou conjuntiva.[24] A progressão para CEC é descrita em 10%[22] a 33% dos casos.[13] A etiologia definitiva não é conhecida, apesar do achado de HPV-16.[13,22,24] O diagnóstico é estabelecido por meio de estudo histopatológico. Diagnóstico diferencial inclui psoríase, balanite plasmocelular de Zoon e eczemas.[13] O tratamento deve ser eficaz e oportuno. A cirurgia ainda é o procedimento mais indicado, podendo estar associada a outros (imiquimode a 5%, creme tópico) ou cirurgia a *laser* de CO_2 (não acessível para a maioria dos pacientes). É prudente individualizar a escolha terapêutica, de modo a promover ótimo resultado, preservando as funções urinária e sexual.[22]

- **Cânceres de mucosa de cabeça e pescoço:** o HPV tem sido amplamente estudado como possível agente carcinogênico, sendo o HPV-16 o mais frequentemente associado aos cânceres de mucosa oral.[18,44] A implantação oral do HPV pode ocorrer por autoinoculação ou por contato orogenital.[10,18] A identificação de DNA de HPV tem sido relatada em cânceres de tonsila, hipofaringe, nasofaringe e orofaringe, com percentuais bastante variados entre os estudos, o que gera controvérsias. Estudos sobre a prevalência de HPV em pacientes com CEC oral relatam variações de 0% a 100%. O CEC representa 90% de todos os tumores malignos que afetam a cavidade bucal. A análise brasileira de Xavier (2005), em estudo anatomopatológico de CEC de cavidade oral e orofaringe, observou alta prevalência de coilocitose (75%), o que sugere alta prevalência de HPV nesses tumores. CEC oral associado ao HPV tem melhor prognóstico do que o não associado.[18] Estão envolvidos fatores variados, como uso de álcool e tabaco, má higiene, exposição ao sol e traumas mecânicos, especialmente entre pacientes mais velhos.[10,18,24] A suspeita clínica é confirmada por estudo histopatológico, e podem ser usadas técnicas auxiliares (biologia molecular) para o diagnóstico de certeza da presença do HPV. O tratamento é cirúrgico, segundo o tipo de neoplasia e a localização anatômica.
- **Câncer de pele não melanoma (CPNM):** consiste nos CEC e nos carcinomas basocelulares (CBC). Estudos têm evidenciado a presença de DNA de HPV em pacientes receptores de rim, especialmente com CEC. Após 15 anos vivendo com rim transplantado, 90% ou mais desses pacientes desenvolvem verrugas virais e 40%, CPNM, nos quais é encontrado DNA de HPV em até 88% dos casos.[24] Os estudos ainda apresentam resultados discrepantes, e o papel do HPV não está esclarecido. O diagnóstico é estabelecido por biópsia com estudo histopatológico, e o tratamento segue os critérios adotados para o tratamento de CEC e CBC.

DIAGNÓSTICO

O diagnóstico das verrugas costuma ser clinicoepidemiológico. Desde cedo, a biópsia está indicada para lesões em que exista dúvida diagnóstica ou suspeita de neoplasia e lesões que não respondam ao tratamento convencional ou que aumentem durante o tratamento.

Técnicas simples que melhoram a visualização das lesões (ácido acético, Lugol, lentes de aumento) representam importante fonte de apoio ao diagnóstico clínico. O método está bem estabelecido para a saúde da mulher em protocolos das lesões de colo, vulva e vagina. O ácido acético entre 3% e 5%, aplicado na área genital, opacifica o epitélio displásico ou metaplásico, melhorando a visualização das lesões, especialmente ao olho armado, direcionando biópsias e tratamentos.[4] O teste de Schiller consiste no uso da solução de Lugol, através da embrocação da mucosa genital, demonstrando coloração amarronzada nas áreas normais, devido à combinação do iodo com glicogênio citoplasmático, e áreas claras anormais. A colposcopia (genitoscopia) consiste na avaliação das lesões através de lente de aumento, sem e com o emprego de ácido acético e corantes. A genitoscopia masculina não tem aplicabilidade estabelecida para uso clínico rotineiro. O uso de ácido acético pode melhorar a visualização de pequenas lesões genitais externas em ambos os sexos; no entanto, outros processos irritativos ou traumáticos também se tornam esbranquiçados, exigindo prudência do profissional.

Por vezes, são necessários exames complementares, visando à identificação das alterações celulares e teciduais induzidas pelo HPV, podendo ser associados a técnicas de biologia molecular (detecção de DNA viral é diagnóstico de certeza) em protocolos de pesquisa e situações especiais.[5] O HPV não cresce em meios de cultura convencionais, e testes sorológicos não estão disponíveis na prática clínica. Esses exames, resumidamente, podem ser:

- **Estudo citológico:** mediante coleta de material (facilmente executado com espátula ou escova) e fixação em lâmina, para pesquisa de celularidade e do efeito citopático típico do HPV (presença do coilócito).[7] O método, simples e barato, é chamado exame de Papanicolau. Identifica a célula patognomônica da infecção pelo HPV, o coilócito, célula epitelial com ampla vacuolização do citoplasma, balonização do ceratinócito com deslocamento periférico das organelas e alterações nucleares.[10,18] À histopatologia, pode haver coilocitose em pequena quantidade (lesões orais) ou mais intensa (condiloma acuminado) ou, ainda, raramente (verruga vulgar). Coilócitos podem, ainda, estar agrupados em topo das projeções digitiformes (papiloma escamoso) ou em camadas espinhosa e granular (verruga vulgar). Podem ser mais comuns e associados a células apoptóticas na camada espinhosa (hiperplasia epitelial focal e, menos comumente, no papiloma escamoso oral).[18] O coilócito é marcador diagnóstico da presença do HPV no colo uterino e pode ser útil em algumas lesões da mucosa oral.

- **Estudo histopatológico:** confirma e gradua a lesão epitelial, os sinais da associação com o HPV e a existência de neoplasias *in situ* ou invasivas. O estudo histopatológico de verrugas vulgares e genitais, condiloma acuminado, hiperplasia epitelial focal e papiloma escamoso apresenta hiperplasia epitelial, principalmente a acantose, com ou sem hiperplasia da camada basal (presente nas lesões de maior atividade mitótica), aquisição ou aumento na camada granulosa (exuberante na verruga vulgar), inclusão de grânulos ceratoialinos (verruga vulgar) e inclusão intranuclear de corpos eosinofílicos e basofílicos (verruga vulgar) e ceratinização. Há, ainda, intensidades de papilomatose (predomina sobre a acantose, na verruga vulgar) e de acantose (predomina sobre a papilomatose, no condiloma acuminado) ou equilíbrio entre essas (na hiperplasia epitelial focal – 1:1).[18,24] As projeções epiteliais interpapilares podem ser alongadas e se curvar na margem, apontando para o centro da lesão, alteração chamada arborização (verruga vulgar), ou podem ser alargadas em graus diferentes (mais largas no condiloma acuminado do que no papiloma escamoso e na verruga vulgar) ou, ainda, podem ser largas e confluentes, por vezes em formato de taco de golfe (hiperplasia epitelial focal).[18,24] Pode haver acantose abrupta das margens da lesão e células com degeneração nuclear, denominadas células mitosoides (hiperplasia epitelial focal).[18] Podem ocorrer hiperceratose e acantose com pouca palilomatose e pouca paraceratose (verrugas planas).

As técnicas de biologia molecular não estão indicadas de rotina para o diagnóstico de lesões comumente associadas ao HPV, segundo os protocolos assistenciais. Esses testes têm alto valor para pesquisas e apresentam vantagens como alta reprodutividade, possibilidade de automação e interpretação objetiva e quantificável. São exemplos: captura híbrida e reação em cadeia da polimerase (PCR), *southern blot*, hibridização *in situ* e hibridização em fase sólida.[10,33] A captura híbrida é um ensaio rápido não radioativo que se utiliza de sondas de RNA específicas que se ligam ao DNA do HPV e são amplificadas por um sistema de sinal quimioluminescente.[2] No Brasil, esse é o principal ensaio para detecção do HPV, mas vem sendo gradativamente substituído por técnicas mais modernas, como a PCR convencional e a PCR em tempo real.[10,33] A PCR tem alta sensibilidade, procedendo à identificação e à genotipagem de tipos de HPV em microarranjos de DNA (*multiplex*) de vários tipos de HPV.[2]

As sorologias para DST/HIV devem ser ofertadas adequadamente às pacientes com HPV genital e anal, HPV oral ligado às práticas sexuais e àquelas com doença indicadora de imunocomprometimento, assim como a seus parceiros.

TRATAMENTO

O objetivo principal do tratamento é remover as lesões visíveis, sintomáticas ou inestéticas, as pré-malignas e os cânceres. Alguns tratamentos são fundamentados em práticas históricas, apesar dos raros estudos sobre seu uso.[43]

A incerteza quanto à eliminação do HPV e à redução da infectividade e a relevante possibilidade de a regressão espontânea ser ou não DST, além do arsenal terapêutico disponível, são fatores importantes na decisão quanto ao tratamento das lesões benignas. É relevante lembrar, ainda, que as verrugas podem afetar a qualidade de vida dos pacientes, causando efeitos psicológicos adversos ou percepção social negativa.[20] O tratamento eficaz depende de uma compreensão completa da doença subjacente (tipo, quantidade, localização, tamanho, ceratinização, tratamentos prévios, perfil imunológico), da tolerância do paciente à doença e ao tratamento e da experiência do médico. A expectativa de sucesso é de 60% a 90% com qualquer forma de tratamento, não havendo nenhum estudo na literatura médica atual que demonstre superioridade isolada de um método sobre o outro.[43] Os tratamentos clínicos são os mais acessíveis para profissionais da atenção básica. Os tratamentos cirúrgicos para lesões benignas também se constituem em opções terapêuticas para casos específicos (falha terapêutica e verrugas filiformes e periorificiais).[4,36]

A ferida cirúrgica resultante da maioria das excisões de lesões benignas, se realizadas corretamente, deve estender-se apenas pelas regiões superiores da derme. Para as lesões pré-malignas e os cânceres, a remoção deve ser feita por técnicas que considerem a progressão, o grau de malignidade, a integridade da peça para estudo histopatológico, o potencial de metástase e a preservação das funções do paciente.

Vale relembrar que os estudos sobre tratamento são dificilmente comparáveis, apresentando grande variedade na idade dos pacientes, nos tipos de lesões, na duração e história de tratamentos prévios e nas concentrações e formulações de mesmos medicamentos, além de variedade nos tempos de tratamentos.[20]

Os tratamentos podem ser:

- **Não cirúrgicos:** de uso tópico, com ceratolíticos, cáusticos, abrasivos, imunomoduladores e antiblásticos.
- **Cirúrgicos:** eletrocirurgia, excisão cirúrgica, crioterapia e cirurgia a *laser*.

Os tratamentos estão descritos sequencialmente, sem critério de superioridade ou de preferência dos autores. O tratamento ideal para as verrugas virais deve ser simples, barato, eficiente e com o mínimo de efeitos colaterais:

- **Ácido nítrico fumegante:** é aplicado pelo médico uma a duas vezes por semana, com tubos capilares ou cotonetes, seguido de oclusão com esparadrapo, para maior penetração do ácido. Essa posologia pode ser alternada com a autoaplicação diária oclusiva, domiciliar, de outro agente cáustico (p. ex., o ácido salicílico). Recomenda-se a remoção das camadas cauterizadas antes de novas aplicações.[36] É particularmente útil em verrugas plantares e periungueais. O tempo do tratamento varia com o número e o tamanho das lesões.

- **Ácido salicílico e ácido lático:** ceratolíticos geralmente utilizados associados em creme, pomada ou coloide elástico. A aplicação deve ser diária, precedida pelo amolecimento prévio da verruga em água morna e abrasão delicada com alguma lâmina. Recomenda-se oclusão por 24 horas após a aplicação, o que promove a maceração do tecido, aumentando a penetração do medicamento. O tratamento tem duração de cerca de 3 meses e é acessível e barato.[20] Sua desvantagem é o tempo prolongado. Esses ácidos são utilizados para verrugas vulgares, planas, palmares e plantares e periungueais. A aplicação não deve ser feita na face nem nas áreas anogenitais. Pode causar dor, ardor, erosão ou inflamação.[4,20,36] Isoladamente, o ácido salicílico é agente ceratolítico em concentrações > 4%. Quando em excesso, absorvido pela pele, pode produzir quadro tóxico com náuseas, vômitos, dispneia, tinidos e alucinações.[4] Ácido salicílico a 16% é de aplicação diária, até o desaparecimento das lesões.[4] Ácido salicílico a 27% é o mais utilizado para lesões palmoplantares e periungueais. Utilizado em verrugas plantares, o ácido salicílico a 40% encontra-se disponível em *patches* que são aplicados sobre a lesão com curativo oclusivo, devendo ser removidos após 48 horas. Antes da aplicação do ceratolítico, deve-se proteger a pele adjacente com vaselina líquida.
- **Podofilina:** extrato da planta *Podophyllum emodi*, a podofilina é indicada para verrugas genitais.[3,5,37,43] Contém uma série de substâncias com ação antimitótica. É usada em solução alcoólica ou em tintura de benjoim, entre 15% e 25%.[4,5,11,37] A aplicação de vaselina líquida na pele perilesional, antes da aplicação da podofilina, evita alguns eventos adversos. Após a aplicação, aguarda-se a secagem para evitar a extensão do produto para áreas vizinhas, o que pode ocasionar grande irritação. Está contraindicada em grávidas, lactantes, crianças e em lesões de grande superfície, principalmente sangrantes.[3,5,11,37] Recomenda-se a utilização de até 0,5mL em cada aplicação ou a limitação da área tratada a $10cm^2$ por sessão.[5] Aplicações sobre áreas > $10cm^2$ ou em tecido com perda de integridade estão associadas a uma variedade de eventos adversos, incluindo supressão de medula óssea, hepatotoxicidade, nefrotoxicidade, náuseas, diarreia e dor abdominal aguda.[43] A aplicação deve ser semanal, em consultório, e a solução deverá ser removida pelo paciente, por meio de lavagem, de 4 a 6 horas após a aplicação.[3,5,37] Recorrências são frequentes.[43]
- **Podofilotoxina:** a principal substância ativa da resina de podofilina, de efeito antimitótico, destrói as verrugas por induzir necrose do tecido localmente, sendo menos tóxica do que a podofilina. É compatível com formulações em géis, soluções e cremes e apresenta baixa absorção sistêmica.[43] Está disponível comercialmente em creme a 0,15% para autoadministração.[43] Deve ser aplicada em ciclos de duas vezes por dia, durante 3 dias consecutivos a cada semana, e repetida por dois a quatro ciclos.[43] É um dos tratamentos indicados para verrugas genitais. Efeitos adversos comumente relacionados incluem inflamação local, na maioria das vezes a erosão, queimação, dor e prurido. Podem ocorrer, ainda, balanopostite em não circuncisados, dispareunia, sangramento, cicatrizes, insônia e parafimose.[43] Devido à inexistência de estudos, está contraindicada em gestantes, lactantes e crianças.[3,5,43]
- **Ácido tricloroacético (ATA):** desnatura as proteínas celulares, destruindo a lesão. Pode ser usado em pele e mucosas,[5,43] secando-se bem as mucosas antes da aplicação. Trata-se de produto amplamente usado na prática e historicamente aceito, apesar dos estudos escassos,[43] em concentrações que variam de 50% a 90%.[3,5,11,36,37] As soluções de ATA são bastante fluidas, semelhantes à água, com rápida propagação para tecido adjacente à área aplicada, produzindo dor imediata. A secagem é muito rápida, conferindo cor esbranquiçada à área de ação do produto (Figura 18.12). É um dos tratamentos indicados para verrugas genitais. Deve ser aplicado com cuidado em consultório, a cada 5 a 7 dias, em quantidade mínima, preferencialmente com capilar de vidro ou cotonete de ponta fina. Se a dor for intensa ou houver extravasamento para pele íntegra,

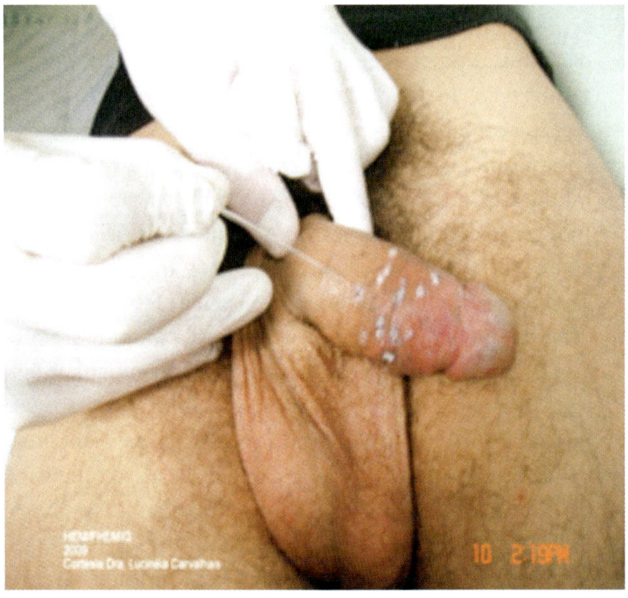

Figura 18.12 ■ Aplicação de ATA com capilar de vidro sobre lesões verrucosas. (Acervo das autoras.)

cobrir rapidamente com bicarbonato de sódio, talco ou sabão, para tamponamento do ácido.[5,37] Não há absorção pela circulação sistêmica, podendo ser usado em gestante e lactantes. Lesões muito ceratinizadas respondem pouco ao ATA.

- **Imiquimode creme a 5%:** derivado imidazoquinolinamina, não tem atividade antiviral *in vitro* e estimula a produção local de interferon e outras citocinas.[37,43] Trabalhos descrevem sucesso com o uso de imiquimode, geralmente associado a terapia cirúrgica, em casos de eritroplasia de Queyrat, verrugas extragenitais e outras lesões genitais associadas ao HPV.[13,43] Deve ser feita aplicação tópica à noite, ao deitar, três vezes por semana, em dias alternados, por até 16 semanas. A área de tratamento deve ser lavada com sabão neutro e água de 6 a 10 horas depois da aplicação. Podem ocorrer irritação localizada, prurido, sensação de queimação, formação de crostas, sensibilidade e ardência.[37,43] Recorrências têm sido relatadas em 13% a 19% dos tratados com imiquimode creme a 5% que participaram de ensaios clínicos.[43] A contracepção eficaz é recomendável para mulheres em idade fértil. Está contraindicado para gestantes e lactantes, devido à ausência de dados sobre a segurança.[3,5,37,43] Seu uso não está indicado em áreas em que há risco de grande absorção, como vagina. O tratamento é prolongado e de alto custo.[43]
- **Retinoides:** compostos naturais ou sintéticos, derivados da vitamina A, encontram-se disponíveis em formulações diferentes, de uso tópico. Foram descritos resultados lentos e com poucos efeitos colaterais para verrugas vulgares.[19] Verrugas planas podem ser tratadas diariamente com tretinoína de 0,05% a 0,1% em gel ou creme, à noite, por 4 a 6 semanas.[36] O tempo de tratamento é variável, a depender da verruga em tratamento e da resposta clínica observada durante o seguimento. A ação, resumidamente, se dá pela regulagem da diferenciação das células epiteliais e na produção de ceratina, alterando a interação do HPV com a célula e permitindo que o tecido normal substitua as verrugas.[19]
- **Interferon:** age reprimindo a multiplicação virótica e inibindo a multiplicação celular e a proliferação epitelial.[5] Interferons são citocinas pró-inflamatórias de grande efeito antiviral.[43] Os efeitos colaterais mais comuns se caracterizam pelo estado gripal (astenia, febre, calafrios, cefaleia, mialgia e artralgia).[20] Exige monitoramento cuidadoso e equipe qualificada para o acompanhamento. Seu custo elevado e os efeitos colaterais limitam sua utilização. Está contraindicado para gestantes, lactantes, cardiopatas, hepatopatas e pacientes renais crônicos. A via de administração pode ser intralesional ou sistêmica. Injeção sistêmica está associada a eventos adversos graves em até 25% dos pacientes.[43] Administrada na base da lesão, injeção intralesional é procedimento doloroso e necessita de anestesia local.[43] Não há provas suficientes de sua eficácia;[20] no entanto, tem indicação como tratamento adjuvante em lesões persistentes ou recidivantes, resistentes a outros tratamentos, especialmente condiloma, sobretudo em imunodeprimidos.[5]
- **Bleomicina intralesional:** antibiótico antineoplásico com afinidade por tecidos epiteliais e que interfere na síntese de DNA, a bleomicina tem sido utilizada, principalmente, em verrugas plantares rebeldes a outros tratamentos, com infiltrações intralesionais. Outra forma de aplicação utilizada em verrugas vulgares consiste no uso de fita adesiva contendo sulfato de bleomicina. Alguns eventos adversos registrados: pigmentação, exulceração e discreta inflamação no local. Foi relatado seu uso em pacientes sob imunossupressão e com lesões de difícil tratamento.[20] Contraindicado para gestantes e lactantes.
- **5-Fluorouracil (5-FU) tópico:** não foi avaliado de maneira adequada. Tem como evento adverso a irritação local; quando usado para tratamento de verrugas periungueais, leva a onicólise.[20] Sabe-se pouco sobre as recidivas. Em verrugas genitais, houve recidiva em até 50% dos pacientes.[43] O medicamento é mutagênico e teratogênico, sendo contraindicado para gestantes e lactantes. Mulheres em idade fértil devem estar sob contracepção adequada.[43] A eficácia é limitada, sem evidência visível de vantagens sobre outros tratamentos tópicos de uso mais fácil.[20]
- **Cidofovir:** análogo de nucleosídeo de monofosfato de desoxicitidina, é utilizado sistemicamente para o tratamento de infecções por citomegalovírus e vírus do herpes. Há relatos de seu uso em preparações de injeção intralesional e de uso tópico.[43] Dados *in vitro* sugerem que as polimerases virais são mais sensíveis ao cidofovir do que as polimerases celulares. Há relato de seu uso em pacientes imussuprimidos com verrugas de difícil controle, com medicação tópica. Eventos adversos incluíram irritação e ulcerações no local de tratamento.[43]

Outros tratamentos são relatados e necessitam estudos mais aprofundados, como:[20]

- **Cantaridina** (substância encontrada no extrato desidratado da mosca espanhola): usada na Europa e nos EUA.
- **Formol ou formalina:** entre 2% e 3% em água, é usado em verrugas plantares múltiplas, com imersão por 10 a 15 minutos, podendo ressecar e favorecer fissuras.
- **Glutaraldeído:** a 10% em álcool, aplicação diária, seguindo-se a mesma técnica empregada com o ácido salicílico. A desvantagem consiste no endurecimento e na pigmentação acastanhada da pele.
- **Nitrato de prata em lápis:** a aplicação tópica tem taxa de cura de cerca de 43%.[20]
- **Dinitroclorobenzeno (DNCB) tópico.**
- **Terapia fotodinâmica:** dimetilsulfóxido tópico e exposição à fonte de luz.

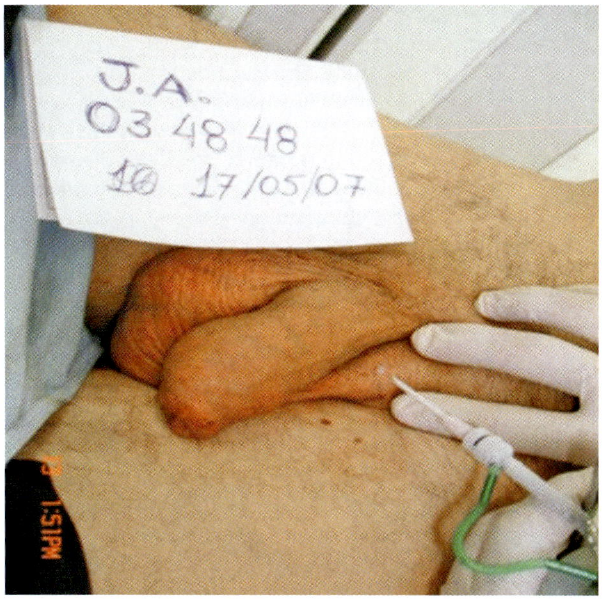

Figura 18.13 ■ Áreas de congelamento de verrugas ceratinizadas em raiz de coxa e região inguinal. (Acervo das autoras.)

- **injeção intralesional de antígenos para verrugas e aplicação tópica de alfa-lactoalbumina-oleico** (ALOA, combinação de alfa-lactalbumina a partir de leite e de ácido oleico): para as verrugas resistentes ao tratamento.

- **Crioterapia:** geralmente com nitrogênio líquido, promove a destruição por induzir citólise térmica, por resfriamento por CO_2 ou nitrogênio líquido.[43] É útil em caso de poucas lesões ou nas lesões muito ceratinizadas. Pode ser necessária mais de uma sessão terapêutica, respeitando um intervalo de 1 a 2 semanas.[11] Trata-se de um dos tratamentos indicados para verrugas vulgares, além de poder ser usada em outras verrugas, inclusive as genitais (Figura 18.13).[20] Não deve ser usada em mucosa devido ao risco de congelamento de área grande. Raramente necessita anestesia, porém não está indicada para áreas muito sensíveis, como dobras ungueais. A escolha da crioterapia pode facilitar o tratamento quando existem muitas lesões ou a área envolvida é extensa.[5,37] As recidivas podem ser numerosas, na dependência do tipo de verruga.[43] Queimaduras e hiperemias e hipocromia residual são eventos adversos. Eventos adversos estão associados a congelamentos mais agressivos ou a intervalos menores, como de 1 semana, entre as sessões.[20]
- **Eletrocauterização:** na forma de coagulação térmica ou eletrocautério, utiliza-se de um eletrocautério para remover ou fulgurar lesões isoladas. Exige equipamento específico e anestesia local.[5] É um dos tratamentos indicados para verrugas genitais. Não se aplica às lesões vaginais, cervicais e anais, visto que o controle da profundidade do efeito é difícil, podendo levar a necrose tecidual extensa e estenose em estruturas tubulares, como canal anal e vagina.[5] Deve ser sempre realizada após anestesia local.[37] A recorrência pode chegar a 22%.[43] Lesões condilomatosas grandes (excluídos colo uterino e vagina): ressecção com eletrocautério ou cirurgia de alta frequência ou exérese por alça diatérmica ou LEEP (*Loop Excison Electrosurgical Procedure*), em qualquer fase da gravidez. Esse procedimento exige profissional habilitado.[5]
- **Cirurgia com bisturi, curetagem ou tesoura:** método apropriado para tratamento de poucas lesões, quando é desejável exame histopatológico do espécime.[5] Normalmente, a sutura não é necessária (risco de recidiva sobre cicatriz).[5] Esse método traz maiores benefícios aos pacientes com grande número de lesões ou extensa área acometida, ou, ainda, em casos resistentes a outras formas de tratamento.[5] Em verrugas plantares, está contraindicado qualquer tipo de cirurgia. Os riscos de disseminação são grandes, a cicatrização é demorada e podem ocorrer infecção secundária e formação de graves cicatrizes hipertróficas, que podem comprometer seriamente a deambulação.
- ***Laser:*** tratamento mais complexo e caro do que outros tratamentos cirúrgicos, como a crioterapia e a eletrocirurgia, exige equipamento especializado e formação clínica adicional para execução adequada.[43] Pode ser empregado em ambulatório com bons resultados em lesões vulvares, frequentemente ceratinizadas e não responsivas a outros tratamentos, e em lesões vaginais em áreas de difícil manejo por outros métodos (lesões em fórnices e nas pregas vaginais).[5] O tratamento é de alto custo.[5]

PREVENÇÃO PRIMÁRIA E MEDIDAS DE CONTROLE

É fundamental investir em educação em saúde, especialmente dos escolares, orientando sobre saúde sexual e reprodutiva.

Ao atendimento, é importante explicar a etiologia da doença, sobre o HPV, respeitando a capacidade de compreensão do paciente e enfatizando que algumas pessoas são mais suscetíveis. Quanto à maioria das lesões benignas, deve-se orientar sobre o risco da autoinoculação, o uso adequado do medicamento, as respostas terapêuticas e o risco de recidivas. Familiares com quadro semelhante devem procurar atendimento médico. Deve-se desestimular o uso de produtos populares agressivos, chamando atenção para o caráter autolimitado da doença.

Em casos de HPV genital, proceder-se a uma abordagem mais cuidadosa e esclarecedora, de modo a evitar repercussões inadequadas entre os parceiros sexuais. Deve--se incentivar a redução do número de parceiros sexuais, estimular o sexo seguro e esclarecer sobre a transmissão do HPV, os riscos relacionados com o sexo genital, orogenital e genitoanal e a associação entre as DST e outros fatores (tabaco, álcool). O uso do preservativo sexual de látex ainda não é satisfatório. Em estudo sobre HPV em colo uterino em portadoras e não portadoras do HIV, conduzido em Minas Gerais, Zimmermmann[46] encontrou baixo uso de preservativos, já que 81,1% das mulheres soronegativas para o HIV não utilizavam preservativos de látex em suas relações sexuais. Ainda que esses preservativos não ofereçam a proteção ideal para o HPV, seu uso reduz a transmissão,[3,12,43] além de oferecer proteção de qualidade contra as demais DST. O paciente deve ser orientado a estimular os parceiros sexuais a fazerem o autoexame e a buscarem avaliação médica. Todos os pacientes devem receber aconselhamento sobre DST e a oferta de exames para HIV e as demais DST.[5,6] Em crianças com lesões anogenitais, deve ser considerada a possibilidade de abuso sexual, em abordagem multiprofissional cuidadosa, notificando a suspeita ao Conselho Tutelar e ao SINAN (Sistema de Informação de Agravos de Notificação).

Duas vacinas para prevenção de infecção pelo HPV estão registradas no Brasil. A vacina tetravalente, que teve seu registro publicado em 2006, está indicada para mulheres de 9 a 26 anos de idade e previne contra HPV dos tipos 6, 11, 16 e 18. A vacina bivalente obteve o registro em 2008 e está indicada para mulheres de 10 a 25 anos de idade, para prevenção contra dois tipos de HPV, 16 e 18. São insumos de profilaxia, seguros, desenvolvidos com a utilização de tecnologia genética complexa, com recombinação de proteínas e desenvolvimento de *virus-like particles* (VLP) que se assemelham ao HPV, mas sem suas propriedades infectantes.

No Brasil, a vacinação para meninas recentemente foi incorporada pelo PNI (Programa Nacional de Imunização) buscando atingir cobertura adequada mediante a vacinação nas escolas públicas e privadas, inicialmente para meninas de 9 a 11 anos de idade com progressiva expansão para idades superiores nos anos subsequentes. O Brasil, a exemplo da Organização Mundial da Saúde (OMS), elaborou documento favorável à vacinação contra o HPV, alertando para o cuidado de não desestimular o uso de preservativos de látex, os demais cuidados preventivos e os programas de rastreamento e tratamento do câncer de colo cervical, diante do grande contingente de mulheres que não poderão se beneficiar de uma das vacinas.[7,8]

Referências

1. Almeida Filho GL. Infecção pelo papilomavírus humano: história, biologia e epidemiologia. DST-Jornal Brasileiro de Doenças Sexualmente Transmissíveis, Rio de Janeiro, junho 1995; 7(2):11-24.
2. Barra BG et al. Diagnóstico molecular, passado, presente e futuro. RBAC 2011; 43(3):254-60.
3. Belo Horizonte. Secretaria Municipal de Saúde. Protocolo de atenção ao viajante. Belo Horizonte, 2012. Disponível em <http://portalpbh.pbh.gov.br/pbh/ecp/comunidade.do?evento=portlet&pIdPlc=ecpTaxonomiaMenuPortal&app=saude&tax=22643&lang=pt_BR&pg=5571&taxp=0&>. Acesso em 26/03/2013.
4. Brasil. Ministério da Saúde. Secretaria de Políticas de Saúde. Departamento de Atenção Básica. Dermatologia na atenção básica. Brasília, DF, 2002.
5. Brasil. Ministério da Saúde. Secretaria de Vigilância em Saúde. Programa Nacional de DST e AIDS. Manual de Controle das Doenças Sexualmente Transmissíveis. 4. ed. Brasília, 2006. Disponível em: < http://bvsms.saude.gov.br/bvs/publicacoes/manual_controle_das_dst.pdf>. Acesso em: 15/01/2013.
6. Brasil. Ministério da Saúde. Secretaria de Vigilância em Saúde. Programa Nacional de DST e AIDS. Prevalências e freqüências relativas de Doenças Sexualmente Transmissíveis (DST) em populações selecionadas de seis capitais brasileiras. Brasília, 2008. Disponível em: < http://www.AIDS.gov.br/sites/default/files/pesquisa_de_DST_para_web.pdf>. Acesso em: 18/12/2012.
7. Brasil. Ministério da Saúde. Agencia Nacional de Vigilância Sanitária. Câncer de colo de útero: a vacina para prevenção do HPV e o desafio para a melhoria da qualidade do rastreamento no Brasil. Boletim brasileiro de Avaliação de Tecnologia em Saúde-BRATS. Ano VI nº 17, Dezembro de 2011. Disponível em: <http://portal.anvisa.gov.br/wps/wcm/connect/4bbac7804a14f133a713afaa19e2217c/BRATS17.pdf?MOD=AJPERES>. Acesso em 08/01/2013.
8. Brasil. Ministério da Saúde. Secretaria de Ciência, Tecnologia e Insumos Estratégicos. Avaliação tecnológica de vacinas para a prevenção de infecção por papilomavírus humano (HPV): estudo de custo-efetividade da incorporação de vacina contra HPV no Programa Nacional de Imunizações/PNI do Brasil. Brasília, DF, 2012.
9. Camara GNNL et al. Os papilomavírus humanos – HPV: histórico, morfologia e ciclo biológico. Universitas Ciências da Saúde 2003; 1(1):149-58.
10. Castro TMPG et al. Manifestações orais associadas ao papilomavírus humano (HPV) conceitos atuais: revisão bibliográfica. Rev Bras Otorrinolaringol. jul./ago. 2004; 70(4):546-50.
11. Centers for Disease Control and Prevention – CDC. sexually transmitted diseases: treatament guideline 2010. Disponível em: <http://www.cdc.gov/std/treatment/2010/genital-warts.htm>. Acesso em: 22/02/2013.
12. Centers for Disease Control and Prevention – CDC. Human papillomavirus: associated cancers United States, 2004-2008. Morbidity and Mortality Weekly Report-MMWR. April 20 2012; 61 (15):258-61.
13. Choi JW, Choi M, Cho KH. A case of erythroplasia of queyrat treated with imiquimod 5% cream and excision. Ann Dermatol 2009; 21.(4):419-22.
14. Doorbar J. The papillomavirus life cycle. Journal of Clinical Virology 2005; 32S:S7-S15.
15. Dôres GB. Epidemiologia do HPV. In: ROSENBLATT et al. HPV na prática clínica. São Paulo: Atheneu, 2005:1-6.
16. Federação Brasileira das Sociedades de Ginecologia e Obstetrícia – Febrasgo. Papilomavírus humano (HPV): diagnóstico e tratamento. Projeto Diretrizes. Associação Médica Brasileira e Conselho Federal de Medicina, 11 de setembro de 2002.
17. Fedrizzi EN. Epidemiologia da infecção genital pelo HPV. Rev Bras Pat Trato Gen Inf 2011; 1(1):3-8.
18. Ferraro CTL et al. Infecção oral pelo HPV e lesões epiteliais proliferativas associadas. Bras Patol Med Lab agosto 2011; 47(4):451-9.
19. Gaston A, Garry RF. Topical vitamin A treatment of recalcitrant common warts. Virology Journal 2012, 9:21. Disponível em: <http://www.virologyj.com/content/pdf/1743-422X-9-21.pdf>. Acesso em: 20/03/ 2013.
20. Gibbs S, Harley I. Tratamientos tópicos para las verrugas cutáneas. La Biblioteca Cochrane Plus, 2008, Número 4. Oxford: Update Software Ltd. Disponível em: <http://www2.uca.es/dept/enfermeria/socrates/cmenor/verrugas.pdf>. Acesso em: 20/01/2013.
21. GRM HS, Bergant M, Banks L. Human papillomavirus infection, cancer & therapy. Indian J Med Res September 2009:277-85.
22. Guedes R et al. Eritroplasia de Queyrat – tratamento com laser de CO2. Revista da Sociedade Portuguesa de Dermatologia e Venereologia 2011; 69(3):455-9.

23. Instituto Nacional de Câncer José Alencar Gomes da Silva – INCA. Estimativa 2016: incidência de câncer no Brasil. Rio de Janeiro: INCA, 2016. Disponível em: http://www.inca.gov.br/estimativa/2016/tabelaestados.asp?UF=BR. Acesso em: 10/05/2016.
24. Leto MGP et al. Infecção pelo papilomavírus humano: etiopatogenia, biologia molecular e manifestações clínicas. An Bras Dermatol 2011; 86.(2):306-17.
25. Lucena AAS et al. Resposta imune celular ao papilomavírus humano em mulheres inectadas e não infectadas pelo vírus da imunodeficiência humana. Femina março 2011; 39(3):149-55.
26. Mendonça ML, Netto JCA. Importância da infecção pelo papilomavírus humano em pacientes do sexo masculino. DST-Jornal Brasileiro de Doenças Sexualmente Transmissíveis, Rio de Janeiro, 2005; 17(4):306-10.
27. Muñoz N et al. Epidemiologic classification of human papillomavirus types associated with cervical cancer. N Engl J Med 2003; 348:518-27.
28. Nadal SD, Formiga FB, Manzione CR. Papulose Bowenóide – um aspecto clínico da infeção pelo HPV. Revista Brasileira de Coloproctologia outubro/dezembro 2009; 29(4):505-7.
29. Netto LPP et al. Doença de Bowen perianal – Diagnóstico e tratamento: relato de caso. Revista Brasileira de Coloproctologia janeiro/março 2009; 29(1):92-6.
30. Oliveira WRP, Neto CF, Tyring SK. Aspectos clínicos da epidermodisplasia verruciforme. Anais Brasileiro de Dermatologia, Rio de Janeiro, set/out, 2002; 77(5):545-56.
31. Parellada CI, Pereyra EAG. Novas terapêuticas. In: Rosenblatt et al. HPV na prática clínica. São Paulo: Atheneu, 2005:117-30.
32. Pompeo ACL, Gil AO. HPV e cancer de pênis. In: Rosenblatt et al. HPV na prática clínica. São Paulo: Atheneu, 2005:165-81.
33. Rodrigues AD et al. Comparação das técnicas de captura de híbridos e PCR para detecção de HPV em amostras clínicas. Jornal Brasileiro de Patologia e Medicina Laboratorial dezembro 2009; 45(6):457-62.
34. Rosenblatt C et al. Patogênese e a importância do homem como transmissor. In: Rosenblatt et al. HPV na prática clínica. São Paulo: Atheneu, 2005:25-41.
35. Rothschild BM. History of syphilis. Clinical Infectious Diseases 2005; 40:1454-63.
36. Sampaio SAP, Rivitti EA. Dermatoses por vírus. In: Dermatologia. São Paulo: Artes Médicas, 2007; 37:564-72.
37. São Paulo. Secretaria Municipal de Saúde de São Paulo. Programa Municipal de DST/AIDS. Diretrizes para o diagnóstico e tratamento do HPV na rede municipal especializada em DST/AIDS. São Paulo, 2012. Disponível em: <http://www10.prefeitura.sp.gov.br/dstaids/novo_site/images/fotos/diretrizes_HPV_2ed_2008.pdf>. Acesso em: 18/01/2013.
38. Schlecht NF, Burk RD, Nucci-Sack et al. Cervical, anal and oral HPV in an adolescent inner-city health clinic providing free vaccinations. PLoS ONE 7.(5): e37419.
39. Souto R, Falhari JPB, Divino da Cruz A. O papilomavírus humano: um fator relacionado com a formação de neoplasias. Revista Brasileira de Canceroloiga 2005; 51(2):155-60.
40. Steben AM, Duarte-Franco E. Human papillomavirus infection: epidemiology and pathophysiology. Gynecologic Oncology 2007; 107:S2-S5.
41. Stefani M et al. Comparação entre a eficácia da cimetidina e do sulfato de zinco no tratamento de verrugas múltiplas e recalcitrantes. Anais Brasileiros de Dermamatologia 2009; 84(1):23-9.
42. Tannus BG et al. Dermatologia compararativa: verrugas virais. Anais Brasileiros de Dermatologia 2008; 83(1):93-4.
43. Wiley DJ et al. External genital warts: diagnosis, treatment, and prevention. Clinical Infectious Disease 2002; 35 (Suppl 2):S-210-224.
44. Xavier SD, Bussoloti Filho I, Lancellotti CLP. Prevalência de achados sugestivos de papilomavírus humano (HPV) em biópsias de carcinoma espinocelular de cavidade oral e orofaringe: estudo preliminar. Revista Brasileira de Otorrinolaringologia jul./ago. 2005; 71(4):510-4.
45. Ximenes Filho JA et al. Papilomatose laríngea recorrente: experiência de 10 anos. Revista Brasileira de Otorrinolaringologia set./out. 2003; 69(5):599-604.
46. Zimmermmann JB. Resposta imune local às lesões HPV induzidas do colo uterino em pacientes portadoras e não portadoras do vírus da imunodeficiência humana. Faculdade de Medicina Universidade Federal de Minas Gerais. Belo Horizonte, 2008 [Tese].
47. Zur Hausen H, Villiers EM, Gissmann L. Papillomavirus infection and human genital cancer. Gynecol Oncol 1981; 12:S124-S128.

19

Infecções por Poxvírus

Mayume Dias Shibuya

INTRODUÇÃO

Poxviridae é uma família que tem a capacidade de infectar tanto animais como humanos. Seu vírion é envelopado, mede aproximadamente 300nm de comprimento, e seu material genético está contido em um segmento de DNA.

O gênero *Orthopoxvirus*, o mais importante por causar infecções em humanos, inclui o vírus *vaccinia*, o vírus da varíola, o vírus *cowpox* e o vírus *monkeypox*. O gênero *Parapoxvirus* inclui o vírus Orf e o gênero *Molluscipoxvirus* inclui o vírus *Molluscum contagiosum*, que é específico do ser humano.

Há evidências de poxviroses na Antiguidade, especialmente a varíola, desde o Egito antigo até a Índia e a Ásia, espalhando-se depois pela Europa. Ao chegar ao Novo Mundo, a varíola dizimou populações americanas nos séculos XV e XVI. No século XX, causou mais de meio milhão de mortes por ano na Europa.

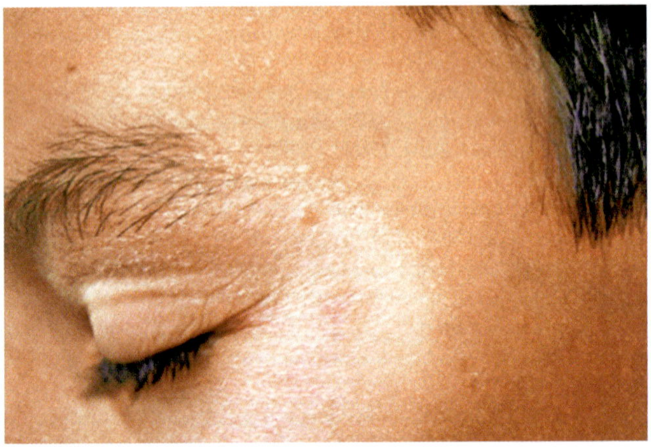

Figura 19.1 ■ Molusco contagioso com hipocromia e eczema perilesional. (Acervo da autora.)

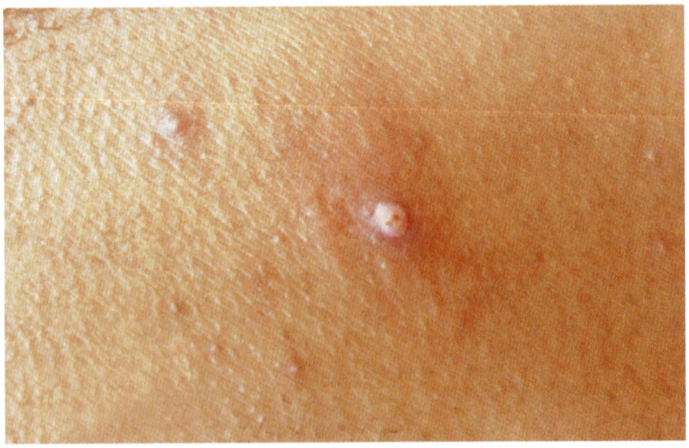

Figura 19.2 ■ Molusco contagioso em adulto soropositivo. (Acervo da autora.)

MOLUSCO CONTAGIOSO

Molusco contagioso é a afecção mais frequentemente provocada pela família dos poxvírus. Sua distribuição é universal, com preferência por climas tropicais, chegando a acometer 20% das crianças. O período de incubação é variável, e o contágio ocorre por contato com indivíduos acometidos ou por autoinoculação. O uso de piscinas está associado a aumento da incidência.

Em adultos, pode ser doença sexualmente transmitida, acometendo a região anogenital. Em indivíduos imunocomprometidos, pode se tornar infecção recalcitrante e acometer qualquer região do corpo (Figuras 19.1 e 19.2).

Quadro clínico

Mais frequente em crianças em idade escolar, o molusco contagioso se manifesta como pápula única ou várias pápulas, que variam de 2 a 5mm, de formato semiesférico ou séssil, amareladas e com umbilicação central, geralmente assintomáticas. Podem aparecer agrupadas em uma ou duas áreas. A localização mais comum é no tronco, seguido pelos membros e a genitália, mas podem atingir qualquer segmento corporal, mostrando-se até mesmo disseminadas. Podem ainda vir acompanhadas de prurido, hipocromia, eczema ou infecção secundária, sintomas mais frequentes em crianças com dermatite atópica associada.

Em adultos com infecção pelo HIV, as lesões podem tornar-se gigantes e simular outras lesões dermatológicas, como tumores. A presença nas pálpebras pode complicar-se com ceratite e conjuntivite.

Histopatologia

O exame histopatológico é típico. A epiderme é acantótica. O material viral eosinofílico, chamado de corpúsculo de Henderson-Patterson, ocupa o citoplasma. Surgem acima da camada basal e deslocam o núcleo dos ceratinócitos para a periferia, à medida que se movem para a superfície. Na camada córnea, os corpos de *molluscum* situam-se dentro de uma malha de fibras córneas eosinófilas. No centro da lesão, o estrato córneo desintegra-se, liberando os corpos de *molluscum* e formando uma cratera central.

O estudo das citoceratinas nas lesões do molusco contagioso mostrou alteração na diferenciação dos ceratinócitos. Foram evidenciadas a presença da citoceratina K14 e a expressão de p63 nas camadas suprabasal e espinhosa, além da expressão precoce de involucrina e filagrina. A hiperproliferação da epiderme desencadeada pela infecção pode ser confirmada pela presença da citoceratina K16 (Figura 19.3).

Diagnóstico

Normalmente, o quadro dermatológico é típico, sendo o diagnóstico essencialmente clínico. Às vezes, entretanto, a identificação da lesão pode não ser tão clara, em situações como falta de umbilicação central, localizações atípicas, lesões solitárias, pequenas e iniciais, lesões inflamatórias com eczema perilesional e em associação a outras lesões dermatológicas.

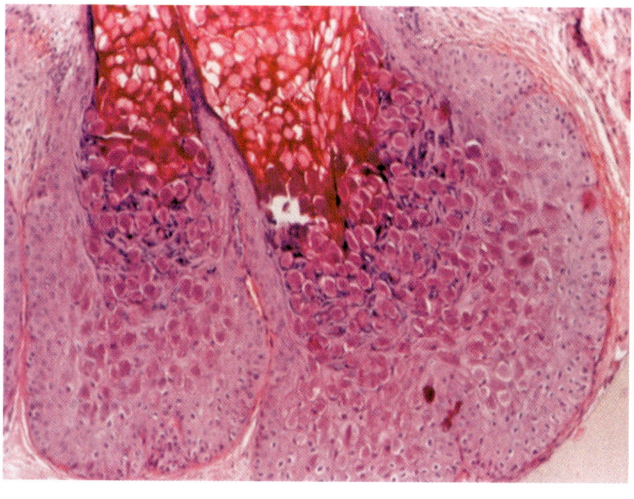

Figura 19.3 ■ Histopatologia do molusco contagioso. (Acervo do Dr. Moisés Salgado Pedrosa.)

O exame histopatológico é bastante característico e não deixa dúvidas. O exame em lâmina do conteúdo da pápula de molusco corada pelo Giemsa pode evidenciar as inclusões citoplasmáticas intracelulares. Recentemente, a dermatoscopia vem sendo usada em diversas patologias dermatológicas e não apenas em lesões melanocíticas. Estudos recentes descreveram o padrão dermatoscópico do molusco contagioso, com a presença de estrutura branco-amarelada central e vasos em coroa ao redor da lesão.

No diagnóstico diferencial, inúmeras lesões podem ser incluídas, como acrocórdon, calázio, carcinoma basocelular e espinocelular, cisto epidérmico, comedão, condiloma, corno cutâneo, criptococose, dermatite herpetiforme, ectima, foliculite, furúnculo, glândulas de Tyson, granuloma anular, granuloma piogênico, herpes simples, hiperplasia sebácea, histoplasmose, líquen plano, milia, neurofibroma, nevo sebáceo, ceratoacantoma, siringoma, tricoepitelioma, verruga vulgar e varicela.

Tratamento

Apesar de ser doença autolimitada em crianças imunocompetentes, geralmente os pais não querem esperar a resolução espontânea. Há várias opções de tratamento, o qual deve ser individualizado de acordo com o paciente.

A curetagem é o método de escolha. Aplica-se um anestésico tópico como lidocaína ou lidocaína com prilocaína 1 hora antes e, com uma cureta, remove-se o molusco contagioso. Crioterapia com nitrogênio líquido é uma boa opção, porém um pouco dolorosa. Hidróxido de potássio de 5% a 10% pode ser aplicado sobre as lesões até surgir irritação, quando deve ser suspenso. O resultado é bastante lento e a eficácia é pequena. Historicamente, cantaridina, tretinoína e peróxido de benzoíla também foram usados com resultados variáveis.

Imiquimode é um imunomodulador que induz produção de citocinas inflamatórias no local da lesão. São necessárias várias semanas de uso, em geral de 12 a 16, para resolução do quadro. Pode causar eritema, ardor e prurido no local de aplicação, além de mialgia, cefaleia e sintomas gripais.

VARÍOLA

Também conhecida como bexiga, a varíola é causada pelo *Poxvirus variolae*. Ocorria sob duas formas, uma mais grave, a varíola *major*, com alto índice de mortalidade, e uma forma mais branda, a varíola *minor* ou *alastrim*, que levava ao óbito menos de 1% dos atingidos.

A varíola foi erradicada e não há casos registrados no mundo desde 1977. Após a erradicação da varíola, o vírus está confinado a apenas alguns laboratórios designados pela Organização Mundial da Saúde e poderia se tornar uma potencial arma biológica.

Histórico

As evidências mais antigas da presença da varíola foram encontradas em egípcios mumificados há mais de 3 mil anos. A doença chegou à Índia no século I d.C. e se espalhou por todo o continente asiático. A primeira referência a sua presença na Europa data do ano 582. Já no século VIII, atingiu todo o continente europeu, causando epidemias devastadoras. Estima-se que somente no século XVIII a varíola tenha matado mais de 60 milhões de pessoas.

A doença afetou o desenvolvimento de civilizações ocidentais e promoveu a queda de alguns impérios.

Chegou às Américas com os espanhóis e dizimou populações indígenas, facilitando a colonização dos EUA e do Canadá.

A primeira epidemia no Brasil teve início na Ilha de Itaparica, na Bahia, em 1563, onde matou pelo menos 30 mil índios.

Patogênese

O vírus penetra o trato respiratório e acomete mucosas e linfonodos. Há um primeiro período breve de viremia, antes do período latente, que dura de 4 a 14 dias, quando o vírus se multiplica no sistema reticuloendotelial. Um segundo período de viremia, também breve, ocorre antes da fase prodrômica. Nessa fase, as mucosas da boca e da faringe são infectadas e o vírus atinge a pele, levando ao aparecimento das lesões. Estas são abundantes em partículas virais, bem como as secreções oculares e a urina, além de órgãos como baço, fígado, linfonodos, rins e outras vísceras.

Anticorpos podem ser detectados por inibição da hemaglutinina ou fixação do complemento do sexto ao 18º dia após a infecção. Persistem por 6 meses a 5 anos. No entanto, acredita-se que os anticorpos desempenhem papel pouco significativo na recuperação do doente. Pouco se sabe, também, sobre a resposta imune mediada por células.

Quadro clínico

Após período de incubação de 7 a 17 dias, ocorre a fase prodrômica, que dura de 2 a 3 dias e se caracteriza por início abrupto de forte cefaleia, dor nas costas, febre alta, prostração e *rash* maculopapular ou petequial. O *rash* se inicia como máculas pequenas e eritematosas. Em 1 ou 2 dias, estas se tornam vesículas de 2 a 5mm. Ocorrem primeiro na face e nas extremidades, espalhando-se depois pelo corpo. Pústulas desenvolvem-se de 4 a 7 dias após o início do *rash* e evoluem para umbilicação e crostas. As lesões geralmente têm distribuição centrífuga e todas estão no mesmo estágio de desenvolvimento. O óbito pela varíola é atribuído a toxemia, imunocomplexos circulantes e hipotensão.

Panoftalmite e cegueira podem ocorrer após ceratite viral, artrite, encefalite ou orquite. Tosse e complicações como pneumonia e toxemia podem levar ao êxito letal.

Há, ainda, duas formas hemorrágicas da doença: na primeira, a hemorragia ocorre no período prodrômico, antes da erupção na pele; na segunda, ocorre hemorragia nas lesões da pele. Ambas são graves e costumam levar ao óbito em um período de 7 a 12 dias.

Histopatologia

No estágio papular há dilatação capilar e edema na derme papilar com infiltrado perivascular linfocítico e histiocítico. Adelgaçamento e vacuolização no epitélio resultam na formação da vesícula. A infiltração de leucócitos resulta na formação da pústula, que se resolve com a migração epitelial e a formação de crostas. Os corpos de inclusão eosinofílicos descritos no citoplasma são chamados corpos de Guarnieri.

Diagnóstico

A maioria dos casos era diagnosticada a partir do quadro clínico: *rash* típico, distribuição centrífuga das vesículas e pústulas e o fato de essas lesões estarem todas no mesmo estágio de desenvolvimento.

No diagnóstico diferencial entram muitas doenças eruptivas, como varicela, erupção por drogas, acne, infecção por coxsackievírus, vacínia, picadas de inseto, pênfigo, meningococcemia, sarampo e febres hemorrágicas.

Tratamento

Não há tratamento específico eficaz para varíola. Em caso de suspeita, o indivíduo deve ser vacinado o quanto antes. Devem ser adotadas medidas de suporte, que incluem hidratação, nutrição e isolamento. Antibioticoterapia é usada em casos de infecção secundária. O cidofovir apresentou resultados promissores em estudos em animais e *in vitro* para outras poxviroses.

Atualmente, um possível caso de varíola seria considerado uma emergência em saúde pública. As autoridades deveriam ser imediatamente avisadas para que medidas fossem tomadas.

VACÍNIA

A origem do vírus *vaccinia* é incerta, mas acredita-se que seja um híbrido dos vírus *smallpox* e *cowpox*. A inoculação do vírus produz uma infecção localizada da pele, denominada vacínia; entretanto, em indivíduos imunocomprometidos, a vacínia pode disseminar-se e causar doença sistêmica grave.

Patogênese

Após inoculação intradérmica, a multiplicação do vírus causa reação celular local. Após 4 a 5 dias, surge pápula, a qual se torna pústula em 7 a 10 dias e alcança o tamanho máximo de 2 a 4cm. Esta é chamada pústula jenneriana. Podem ocorrer febrícula e linfadenopatia axilar associada.

Após 3 semanas, a pústula seca e forma uma crosta, deixando cicatriz de 1cm, aproximadamente.

O vírus *vaccinia* induz imunidade tanto através das células β como das células T. Anos após a vacinação antivacínia, os anticorpos circulantes tornam evidente a resposta dos linfócitos B. Quanto às células T, sua ativação deve ser mais importante, já que foi observada resistência ao vírus em crianças com agamaglobulinemia que foram vacinadas. As células T CD8+ são importantes para a imunidade e as células T CD4+, para a resistência a longo prazo.

Quadro clínico e complicações

A maioria dos efeitos adversos da inoculação do vírus *vaccinia* envolve a pele e o sistema nervoso central (SNC). Em imunocomprometidos, os efeitos tornam-se mais graves.

Vacínia progressiva ou vacínia *necrosum* é uma rara complicação em que a viremia pode levar a infecção de diversas vísceras, necrose da pele e, em alguns casos, morte. Em menores de 15 anos com eczema atópico, o vírus pode se replicar rapidamente, levando ao quadro de eczema *vaccinatum*.

O acometimento do SNC inclui encefalite e encefalopatia pós-vacinal. Mais frequente em menores de 2 anos, caracteriza-se por febre, convulsões, cefaleia e coma. Há risco de edema cerebral, hemorragia, sequela permanente e óbito.

Podem ocorrer, ainda, ceratoconjuntivite ocular, *rash* cutâneo eritematoso, superinfecção bacteriana e a síndrome da vacínia aguda, que inclui febre, cefaleia, mialgia e fadiga.

Diagnóstico e tratamento

A história da inoculação do vírus *vaccinia* é imprescindível.

Basicamente, o tratamento é suportivo. Nos casos extensos e graves, a imunoglobulina para vacínia mostrou bons resultados. Cidofovir e adefovir estão sendo estudados como opções para os casos que não respondem à imunoglobulina.

Indivíduos com lesões de pele, eczema e imunocomprometidos não devem ser imunizados com o vírus *vaccinia*.

ORF OU ECTIMA CONTAGIOSO E NÓDULOS DOS ORDENHADORES

Orf ou ectima contagioso e nódulos dos ordenhadores são dermatoses ocupacionais causadas pelos parapoxvírus Orf e o vírus *pseudocowpox*, respectivamente. Habitualmente, o vírus Orf infecta ovelhas e cabras e o vírus *pseudocowpox*, animais bovinos. Apresentam manifestações clínicas e alterações histopatológicas idênticas. O diferencial é feito pela epidemiologia, o que torna imprescindível a anamnese correta.

Embora sejam infecções endêmicas nos animais, podem ser transmitidas ao ser humano pelos espécimes doentes em contato com áreas na pele com soluções de continuidade ou no manejo de carne fresca contaminada.

O vírus pode permanecer viável por meses ou anos em temperatura ambiente, sendo transmitido por fômites e objetos contaminados. Sobrevive ao calor e é resistente a solventes lipídicos, como éter e clorofórmio.

Por ser uma zoonose mais frequente em comunidades de criadores de ovinos e bovinos, acredita-se que muitos indivíduos não procurem assistência médica uma vez que a doença tem resolução espontânea, geralmente em até 36 dias.

Orf

A incidência é maior no final da primavera e atinge preferencialmente os profissionais que têm contato com ovinos ou sua carne contaminada. A primoinfecção não confere imunidade permanente, embora episódios subsequentes sejam menos graves.

O período de incubação dura cerca de 1 semana. As lesões se desenvolvem e progridem em seis estágios de 6 dias cada um. O início é como pápula eritematosa, usualmente nas mãos. Surge pequena vesícula que sugere uma lesão em alvo, com centro e halo eritematosos. Progride para nódulo semelhante ao granuloma piogênico. Na terceira fase, a lesão cresce, tornando-se cada vez mais úmida e exsudativa. Na fase regenerativa, torna-se seca com pontos negros, evolui para a fase papilomatosa e, finalmente, a crosta cai sem deixar cicatrizes. As lesões podem ser acompanhadas por febre, dor, edema e linfangite. Em 5% dos casos, podem cursar com eritema multiforme.

O diagnóstico baseia-se na história clínica e nos sinais e sintomas. Pode ser confirmado por microscopia eletrônica e pelo exame histopatológico. Este revela hiperplasia pseudoepiteliomatosa e paraceratose no estágio de nódulo. Os ceratinócitos mostram alterações virais citoplasmáticas e vacuolização nucleolar com inclusões eosinofílicas. A derme papilar apresenta edema, infiltrado denso e extenso composto por linfócitos, histiócitos, neutrófilos e eosinófilos. Há intensa proliferação e dilatação capilar.

O diagnóstico diferencial pode ser feito com granuloma piogênico, eritema multiforme, esporotricose, nódulos dos ordenhadores, micobacterioses, ceratoacantoma, molusco contagioso gigante e carcinomas basocelular e espinocelular.

Não há tratamento efetivo para o Orf, que tem resolução espontânea e bom prognóstico, embora cidofovir tenha mostrado bons resultados *in vitro* para o tratamento de poxviroses. Antibioticoterapia pode ser usada em infecções secundárias.

Nódulos dos ordenhadores

Causados pelo vírus *cowpox*, consistem em infecção endêmica entre bovinos e atingem veterinários, ordenhadores e trabalhadores que manipulam a carne contaminada. No animal, atingem úbere, tronco, pernas e cavidade oral como uma estomatite papular.

O período de incubação varia de 5 a 15 dias. As lesões apresentam seis estágios de evolução e melhoram espontaneamente em 4 a 6 semanas. Começam como pápulas eritematosas e tornam-se nódulos eritematovioláceos, com discreta depressão central e pequenas crostas, além de eritema circundante. Passam depois pelo estágio papilomatoso e atingem o estágio de regressão. Os nódulos podem ser únicos ou múltiplos, sendo mais frequentes nas mãos e nos quirodáctilos. Pode haver linfangite associada ou eritema multiforme.

O diagnóstico é baseado na história clínica, nos sinais e sintomas, no exame histopatológico, na microscopia eletrônica e na reação em cadeia da polimerase (PCR). O diagnóstico diferencial pode ser feito com inúmeras lesões, como granuloma piogênico, esporotricose, micobacterioses, tuberculose, tularemia, cancro sifilítico e Orf, dentre outros.

O exame histopatológico é semelhante ao do Orf. Apresenta hiperceratose, paraceratose e acantose da epiderme. Em geral, estão presentes vesículas multiloculares, degeneração reticular, espongiose e edema intracelular. Corpos de inclusão eosinofílicos no citoplasma de células vacuoladas são característicos, mas não são encontrados em todos os estágios da doença. A derme apresenta infiltrado inflamatório predominantemente mononuclear, abundância de eosinófilos e aumento do número dos capilares.

O tratamento é sintomático. Podem ser feitas curetagem e cauterização, mas, como a infecção tem resolução espontânea, pode-se manter apenas tratamento paliativo. Cidofovir é um potencial medicamento para o tratamento dos nódulos dos ordenhadores, especialmente em imunossuprimidos.

COWPOX

Há mais de 200 anos, Edward Jenner inoculou o vírus *cowpox* em um indivíduo jovem e este se tornou resistente à varíola. Surgia assim uma das primeiras vacinas. Jenner observou que as pessoas que contraíam a varíola bovina não se infectavam com a varíola humana.

Atualmente, *cowpox* é uma infecção rara, que ocorre principalmente no continente europeu, e o reservatório não se limita apenas aos bovinos, uma vez que os roedores também são reservatórios naturais do vírus, assim como os gatos, que podem infectar o ser humano.

Patogênese

Em geral, o vírus é transmitido aos humanos com pele lesionada em contato com animal infectado, comumente o gato. A doença pode ficar confinada ao sítio de inoculação ou disseminar-se por via linfática em um padrão esporotricoide ou, mais raramente, infecção generalizada da pele.

Do ponto de vista imunológico, o vírus produz homólogos dos receptores de citocinas inflamatórias do hospedeiro, o que possibilita que ele drible o sistema imune. Como exemplo, podem ser citados homólogos dos receptores de fator de necrose tumoral, interferon-alfa e beta, interleucina 1β, interleucina 18, interferon-gama e proteínas que se ligam ao complemento. Desse modo, o vírus inibe a ação dessas citocinas inflamatórias e escapa da lise pelas células T citotóxicas.

Quadro clínico

Acomete prefencialmente jovens, talvez em razão do maior contato com animais, no final do verão e no outono. A lesão se inicia nas mãos ou na face com mácula eritematosa e evolui para pápula, vesícula e pústula. Há edema e eritema ao redor. Torna-se mais seca, formando a crosta e, após o desprendimento desta, deixa uma cicatriz residual. Pode levar de 6 a 12 semanas da inoculação até a cura, e é uma doença autolimitada. O indivíduo pode apresentar sintomas sistêmicos, como febre, letargia e vômitos, queixas oculares, como conjuntivite, ceratite e edema periorbital, aumento e dor em linfonodos. Pacientes com dermatite atópica têm risco maior de desenvolver infecção disseminada.

Diagnóstico

O diagnóstico é essencialmente clínico e epidemiológico, mas pode ser confirmado por microscopia eletrônica, exame histopatológico e PCR.

No exame histopatológico, o sinal mais importante é a presença de dois tipos de corpos de inclusão citoplasmáticos: o tipo B, irregular, e o tipo A, homogêneo e acidófilo.

Como diagnóstico diferencial, deve-se pensar em ectima, esporotricose, herpes simples, Orf, nódulos dos ordenhadores e antraz.

Tratamento

O tratamento é de suporte, já que a infecção é autolimitada. Não há relatos de transmissão entre humanos.

Nos casos extremos, a imunoglobulina antivacínia pode ser empregada. Cidofovir poderá ser empregado futuramente, em virtude dos resultados obtidos nos estudos em animais.

Bibliografia

Almeida Jr AL, Abuchaim MO, Schneider MA, Marques L, Castro LAS. Microscopia eletrônica de varredura do molusco contagioso. An Bras Dermatol 2013; 88(1):92-5.

Artenstein AW. New generation smallpox vaccines: a review of preclinical and clinical data. Rev Med Virol Jul-Aug 2008; 18(4):217-31.

Artenstein AW. New generation smallpox vaccines: a review of preclinical and clinical data. Rev Med Virol Jul-Aug 2008; 18(4):217-31.

Barraviera SRCS. Diseases caused by poxvirus – orf and milker's nodules: a review. J Venom Anim Toxins incl Trop Dis [online] 2005; 11(2) [cited 2013-04-14]:102-8.

Baxby D, Bennett M, Getty B. Human cowpox 1969-93: a review based on 54 cases. Br J Dermatol Nov 1994; 131(5):598-607.

Blackford S, Roberts DL, Thomas PD. Cowpox infection causing a generalized eruption in a patient with atopic dermatitis. Br J Dermatol. Nov 1993; 129(5):628-9.

Bodnar MG, Miller OF, Tyler WB. Facial orf. J Am Acad Dermatol 1999; 40:815-7.

Braue A, Ross G, Varigos G, Kelly H. Epidemiology and impact of childhood molluscum contagiosum: a case series and critical review of the literature. Ped Dermatol 22:287-97.

Bray M, Martinez M, Smee DF, Kefauver D, Thompson E, Huggins JW. Cidofovir protects mice against lethal aerosol or intranasal cowpox virus challenge. J Infect Dis Jan 2000; 181(1):10-9.

Breman JG, Henderson DA. Diagnosis and management of smallpox. N Engl J Med 2002; 346:1300-8.

Brown J, Janniger CK, Schwartz RA Silverberg NB. Childhood molluscum contagiosum. Int J Dermatol 2006; 45:93-9.

Buller RMR, Palumbo GJ. Poxvirus pathogenesis. Microbiol Rev 1991; 55(3):80-122.

Casey CG, Iskander JK, Roper MH, Mast EE, Wen XJ, Török TJ. Adverse events associated with smallpox vaccination in the United States, January-October 2003. JAMA Dec 7 2005; 294(21): 2734-43.

Dasgupta A, Hammarlund E, Slifka MK, Fruh K. Cowpox virus evades CTL recognition and inhibits the intracellular transport of MHC class I molecules. J Immunol Feb 1 2007; 178(3):1654-61.

Davis CM, Musil G, Trochet JA. Electron microscopy for the rapid diagnosis of pseudocowpox and milker's nodule. Am J Vet Res Aug 1970; 31(8):1497-503.

De Clercq E. Cidofovir in the treatment of poxvirus infections. Antiviral Res Jul 2002; 55(1):1-13.

Diven DG. An overview of poxviruses. J Am Acad Dermatol 2001; 44(1):1-16.

Dohil MA, Lin P, Lee J, Lucky AW, Paller AS, Einchenfield LF. The epidemiology of molluscum contagiosum in children. J Am Acad Dermatol 2006; 54:47-54.

Erbagci Z, Erbagci I, Almila Tuncel A. Rapid improvement of human orf (ecthyma contagiosum) with topical imiquimod cream: report of four complicated cases. J Dermatol Treat 2005; 16(5-6):353-6.

Espy MJ, Cockerill III FR, Meyer RF et al. Detection of smallpox virus DNA by LightCycler PCR. J Clin Microbiol Jun 2002; 40(6): 1985-8.

Fenner F, Henderson DA, Arita I, Jezek Z, Ladnyi ID. Smallpox and its eradication. World Health Organization. History of International Public Health 1988; 6:1371-409.

Ferrando MF, Léauté-Labrèze C, Fleury H, Taïeb A. Orf and erythema multiforme in a child. Ped Dermatol Mar-Apr 1997; 14(2):154-5.

Gani R, Leach S. Transmission potential of smallpox in contemporary populations. Nature 2001; 414:748-51.

Geerinck K, Lukito G, Snoeck R et al. A case of human Orf in an immunocompromised patient treated successfully with cidofovir cream. J Med Virol 2001; 64:543-9.

Gill MJ, Arlette J, Buchan KA et al. Human orf. A diagnostic consideration? Arch Dermatol 1990; 126:356-8.

Groves RW, Wilson-Jones E, MacDonald DM. Human orf and milkers' nodule: a clinicopathologic study. J Am Acad Dermatol 1991 Oct; 25(4):706-11.

Haga IR, Bowie AG. Evasion of innate immunity by vaccinia virus. Parasitology 2005; 130 Suppl:S11-25.

Harrop R, Ryan MG, Golding H, Redchenko I, Carroll MW. Monitoring of human immunological responses to vaccinia virus. Methods Mol Biol 2004; 269:243-66.

Henderson DA, Inglesby TV, Bartlett JG et al. Smallpox as a biological weapon. JAMA 1999; 281(22):2127-37.

Henderson DA. Smallpox: clinical and epidemiologic features. Emerg Infect Dis 1999 Jul-Aug; 5(4):537-9.

Honlinger B, Huemer HP, Romani N, Czerny CP, Eisendle K, Hopfl R. Generalized cowpox infection probably transmitted from a rat. Br J Dermatol Aug 2005; 153(2):451-3.

Ianhez M, Cestari SCP, Enokihara MY, Seize MBMP. Padrões dermatoscópicos do molusco contagioso: estudo de 211 lesões confirmadas por exames histopatológico. An Bras Dermatol 2011; 86(1):74-9.

Kesson AM, Ferguson JK, Rawlinson WD, Cunningham AL. Progressive vaccinia treated with ribavirin and vaccinia immune globulin. Clin Infect Dis Oct 1997; 25(4):911-4.

Kuokkanen K, Launis J, Mörttinen A. Erythema nodosum and erythema multiforme associated with milker's nodules. Acta Derm Venereol 1976; 56(1):69-72.

Lane JM, Ruben FL, Neff JM, Millar JD. Complications of smallpox vaccination. N Engl J Med. 1969 Nov 27; 281(22):1201-8.

Leavell UW Jr, Phillips IA. Milker's nodules. Pathogenesis, tissue culture, electron microscopy, and calf inoculation. Arch Dermatol 1975 Oct; 111(10):1307-11.

Lee WC, Manjaly G, Skinner DW, O'Neill PM. Cowpox infection of the nose. J Laryngol Otol Aug 1996; 110(8):782-4.

Lewis-Jones MS, Baxby D, Cefai C, Hart CA. Cowpox can mimic anthrax. Br J Dermatol Nov 1993; 129(5):625-7.

Mendez B, Burnett JW. Orf. Cutis 1989; 44:286-7.

Molina L, Romiti R. Molusco contagioso em tatuagem. An Bras Dermatol 2011; 86:352-4.

Moss B. Vaccinia virus: a tool for research and vaccine development. Science Jun 21 1991; 252(5013):1662-7.

Nagington J, Tee GH, Smith JS. Milker's nodule virus infections in dorset and their similarity to Orf. Nature 1965; 208:505-7.

Nettleton PF, Gilray JA, Reid HW, Mercer AA. Parapoxviruses are strongly inhibited in vitro by cidofovir. Antiviral Research 2000 Dec; 48(3):205-8.

Pannell RS, Fleming DM, Cross KW. The incidence of molluscum contagiosum, scabies and lichen planus. Epidemiol Infect 2005; 133:985-91.

Pelkonen PM, Tarvainen K, Hynninen A et al. Cowpox with severe generalized eruption, Finland. Emerg Infect Dis Nov 2003; 9(11):1458-61.

Quenelle DC, Collins DJ, Kern ER. Cutaneous infections of mice with vaccinia or cowpox viruses and efficacy of cidofovir. Antiviral Res Jul 2004; 63(1):33-40.

Schatzmayr HG, Costa RVC, Goncalves MCR et al. Infecções humanas causadas por poxvírus relacionados ao vírus vaccínia no Brasil. Rev Soc Bras Med Trop 2009; 42(6):672-6.

Seize MBMP, Ianhez M, Cestari SCP. Estudo da correlação entre molusco contagioso e dermatite atópica em crianças. An Bras Dermatol 2011; 86(4):663-8.

Sepkowitz KA. How contagious is vaccinia? N Engl J Med Jan 30 2003; 348(5):439-46.

Shelley WB, Shelley ED. Surgical treatment of farmyard pox. Orf, milker's nodules, bovine papular stomatitis pox. Cutis Feb 1983; 31(2):191-2.

Stark JH, Frey SE, Blum PS, Monath TP. Lack of transmission of vaccinia virus. Emerg Infect Dis Apr 2006; 12(4):698-700.

Stolz W, Gotz A, Thomas P et al. Characteristic but unfamiliar – the cowpox infection, transmitted by a domestic cat. Dermatology 1996; 193(2):140-3.

Torfason EG, Gunadóttir S. Polymerase chain reaction for laboratory diagnosis of orf virus infections. J Clin Virol Feb 2002; 24(1-2):79-84.

Vestey JP, Yirrell DL, Norval M. What is human catpox/cowpox infection? Int J Dermatol Oct 1991; 30(10):696-8.

Villa L, Varela JA, Otero L et al. Molluscum contagiosum: A 20-year study in a sexually transmitted infections unit. Sex Transm Dis 2010; 37:423-4.

Wolfs TF, Wagenaar JA, Niesters HG, Osterhaus AD. Rat-to-human transmission of Cowpox infection. Emerg Infect Dis Dec 2002; 8(12):1495-6.

Yirrell DL, Vestey JP, Norval M. Immune responses of patients to orf virus infection. Br J Dermatol Apr 1994; 130(4):438-43.

20

Acrodermatite Papulosa Infantil e Eritema Infeccioso

Helena Lyon Moreira

ACRODERMATITE PAPULOSA INFANTIL

A acrodermatite papulosa infantil, também denominada síndrome de Gianotti-Crosti, constitui um conjunto de alterações cutâneas em resposta a uma infecção viral. Essa dermatose infantil foi descrita pela primeira vez em 1953.[1]

Epidemiologia

Doença de distribuição universal, na maioria dos casos ocorre entre os 3 e os 6 anos de idade. Em 90% dos casos, surge antes dos 4 anos de idade. É frequente a ocorrência de antecedente atópico.[1,2]

Etiopatogenia

São considerados agentes etiológicos da acrodermatite papulosa infantil: o vírus das hepatites A, B e C, o antígeno Austrália, subtipo Ayw, o Epstein-Barr, os coxsáckies A16, B4 e B5, os ecovírus 7 e 9, o poliovírus, o herpesvírus 6, o rotavírus, o parvovírus, o paromixovírus (parotidite) e o poxvírus (molusco contagioso). A acrodermatite papulosa infantil está relacionada com infecções bacterianas e com imunizações, as vacinas antivariólicas, hepatites, encefalite japonesa, poliomielite, DTP e BCG. Existe interação entre a infecção e o estado atópico do paciente.[3]

Manifestações clínicas

A acrodermatite papulosa infantil apresenta sintomas prodrômicos como febre, adinamia, astenia, dispneia e tosse. A erupção cutânea surge após 1 semana, constituindo-se de pápulas eritematosas ou purpúricas, sem tendência a confluir, localizadas em face, pescoço, nádegas e membros, excepcionalmente em palmas e plantas. Não há acometimento do tronco e das mucosas. Podem ser observadas linfadenopatia difusa, hepatite anictérica e esplenomegalia. As lesões regridem com descamação pitiriásica após 2 a 8 semanas. O exantema é ausente ou mínimo.[2-4]

Diagnóstico diferencial

O diagnóstico diferencial é feito com púrpura de Henoch-Schönlein, eritema multiforme, prurigo, pitiríase liquenoide, escabiose e mononucleose infecciosa.[4]

Diagnóstico laboratorial

A histologia mostra infiltrado linfoistiocitário na derme com poucas alterações na epiderme, como espongiose e acantose.[4]

A sorologia para hepatite B e outras viroses relacionadas deve ser associada à pesquisa da função hepática.[5]

Tratamento

O quadro evolui para cura com tratamento sintomático. São raros os relatos de hepatite crônica e fulminante.

ERITEMA INFECCIOSO

O eritema infeccioso é uma virose causada pelo parvovírus B19 que acomete, predominantemente, crianças e jovens, caracterizando-se por rubor das regiões malares e exantema rendilhado no tronco e nas extremidades. É denominado quinta moléstia.

Histórico

O eritema infeccioso foi descrito em 1808 por Robert Wilan. Durante o século XIX, acreditava-se que o eritema infeccioso seria uma forma leve de sarampo ou rubéola.[6] Em 1889, Tschammer descreveu uma doença distinta compatível com o eritema infeccioso, que ele acreditava ser um quadro clínico frusto de rubéola.[7] No início do século XX, o eritema infeccioso foi denominado a quinta doença, enquanto o exantema súbito foi designado como a sexta doença.[8] Em 1975, na Inglaterra, o parvovírus B19 foi detectado em soro de doadores de sangue. Até então, acreditava-se que o parvovírus infectasse apenas animais. Em 1980, o parvovírus foi identificado como agente etiológico de doença febril aguda em soldados ingleses e, em 1981, foi isolado de pacientes com anemia falciforme e crise aplástica. No entanto, somente em 1983 o parvovírus B19 foi identificado como causador de um surto epidêmico da denominada quinta doença entre escolares, em Londres.

Epidemiologia

O eritema infeccioso é doença de distribuição universal, podendo acometer pessoas de todas as faixas etárias, embora predomine na infância. Ocorre em qualquer época do ano.

O período de incubação é de 4 a 14 dias. O período de viremia é de 6 a 14 dias após a inoculação, com febre baixa e queixas inespecíficas. O exantema surge entre o 17º e o 18º dia.[9]

A transmissão se dá por vias aéreas respiratórias durante o período de viremia. A transmissão também pode ocorrer por transfusão sanguínea e verticalmente, da mãe para o feto.[10] A infecção prévia pelo parvovírus B19 confere imunidade por toda a vida.[6]

Etiopatogenia

O eritema infeccioso é causado pelo vírus B19, da família Parvoviridae e gênero *Erythrovirus*. É o menor vírus com DNA e tem tropismo por eritrócitos. O antígeno P do grupo sanguíneo é o receptor para os parvovírus. Assim, indivíduos que não têm tal antígeno não são suscetíveis à infecção pelo B19.[11]

A infecção pelo vírus B19 pode levar a quadros de crises aplásticas transitórias com aumento da destruição das hemácias. Os eritroblastos de um feto em desenvolvimento, quando infectados pelo vírus B19, causam redução do tempo de vida dos glóbulos vermelhos, levando a hemólise e anemia, o que acarreta insuficiência cardíaca congestiva, hidropisia fetal e morte do feto.[6,12]

Manifestações clínicas

Manifestações clínicas em crianças

As manifestações prodrômicas consistem em febre baixa, cefaleia e faringite, antecedendo o exantema. A seguir, ocorrem cefaleia, faringite, febre, astenia, mialgia, coriza, diarreia, náuseas, tosse e conjuntivite. Em cerca de 10% das crianças manifestam-se artralgia e artrite, afetando predominantemente as grandes articulações. Quando se torna crônico, o quadro clínico pode sugerir artrite reumatoide.[13]

A erupção cutânea característica constitui-se de placas eritematosas, edematosas e confluentes nas regiões malares, denominadas bochechas esbofeteadas. Após 1 a 4 dias, a erupção facial desaparece, dando lugar a máculas e pápulas róseas ou eritematosas com palidez central e aspecto reticulado no tronco, pescoço e superfícies extensoras das extremidades.[14] Essa erupção de aspecto morbiliforme, confluente e circundado pode acometer, também, regiões palmares e plantares. Dura de 5 a 9 dias e também apresenta prurido. O enantema pode ser evidente na língua e na faringe, ocorrendo máculas na mucosa oral e no palato. Púrpuras vasculares ocasionais podem ser evidenciadas.[15]

Manifestações clínicas em adultos

A primeira manifestação clínica da infecção pelo vírus B19 em adultos é a artropatia aguda.[16] Acomete as pequenas articulações das mãos, joelhos, punhos, tornozelos e pés. Pode acometer, ainda, as articulações da coluna vertebral e as costocondrais. A poliartrite simétrica é de início súbito e autolimitada, podendo ser persistente ou recorrente por meses.[16]

A erupção cutânea manifesta-se com padrão macular ou rendilhado nas extremidades, não apresentando rubor característico na face. Em adultos, podem ocorrer púrpura, vesículas, descamação palmoplantar, erupção morbiliforme e livedo reticular. O prurido é generalizado.[16]

Síndrome papular purpúrica em luvas e botas

Constitui síndrome caracterizada por eritema pruriginoso e edema de mãos e pés, associados a petéquias, febre e erosões orais. Acomete adolescentes e adultos e resolve-se espontaneamente ao final de dias ou semanas. Descrita em 1990 por Harms, foi atribuída ao vírus B19.[17]

Complicações

O parvovírus B19 causa alterações hematológicas, reumatológicas e neurológicas.

Crises aplásticas transitórias

As crises aplásticas transitórias têm como principal agente etiológico o parvovírus B19 e podem ser a manifestação inicial de uma doença hematológica de base.[18] Podem ocorrer em pacientes com anemia falciforme, espoferocitose hereditária, heterozigotos para betatalassemia, com deficiência de piruvato cinase e anemia hemolítica autoimune. Ocorrem febre, fadiga, palidez e piora da anemia. Podem ocorrer erupções exantemáticas associadas.[19]

A aplasia eritroide transitória pode ocorrer em pessoas saudáveis sem patologias hematológicas com poucas alterações nos níveis de hemoglobina.[6]

Infecção crônica pelo parvovírus B19

Anemia grave e prolongada por lise persistente dos precursores eritroides pode ser encontrada em pacientes portadores da imunodeficiência adquirida, nas imunodeficiências congênitas, nas leucemias agudas, em transplantados, no lúpus eritematoso e durante o primeiro ano de vida em crianças sem imunodeficiência.[20]

Infecção fetal pelo parvovírus B19

A infecção intrauterina pelo parvovírus B19 pode resultar em feto normal, aborto espontâneo (na primeira metade da gravidez) e hidropisia fetal, que surge na segunda metade da gestação e pode causar anemia congênita e morte fetal.[20]

A hidropisia fetal não imune é a complicação mais comum da infecção intrauterina pelo B19. O vírus infecta os precursores eritroides, causando hemólise, anemia grave, anóxia tecidual, insuficiência cardíaca e edema generalizado.[20]

Outras complicações causadas pelo parvovírus B19

São descritas complicações hematológicas, como púrpura trombocitopênica idiopática, neutropenias transitórias, síndrome hemofagocítica e síndrome de Diamond-Blackfan.[6]

Podem ser encontradas, ainda, outras complicações, como encefalites, meningites, neurite braquial, síndrome miastênica e paresias. A infecção pelo parvovírus B19 pode simular granulomatose de Wegener, poliarterite nodosa, doença de Kawasaki, síndrome de Gianotti-Crosti e síndrome lúpica.[21-25]

Diagnóstico diferencial

O diagnóstico do eritema infeccioso é clínico e o diagnóstico diferencial é feito com sarampo, rubéola e escarlatina. Pode ser realizada sorologia para a IgM específica. A reação em cadeia da polimerase (PCR) detecta o DNA do parvovírus B19 em secreções, soro e urina.

Tratamento

O tratamento se restringe à terapia de suporte. A anemia crônica persistente deve ser tratada com imunoglobulinas EV. As crises aplásticas exigem oxigenoterapia e hemotransfusão.

Referências

1. Santos NOS, Romanos MTV, Wigg MD. Introdução à virologia humana. Rio de Janeiro: Guanabara Koogan, 2002.
2. Caputo R, Gelmetti C, Ermacora E et al. Gianotti-Crosti syndrome: a retrospective analysis of 308 cases. J Am Acad Dermatol 1992; 26:207-10.
3. Crosti A, Gianotti F. Ulteriore contributo alla conoscenza dell'acrodermatite papulosa nfantile. Giorn Ital Dermatol 1964; 105:477-504.
4. Gianotti F. Papular acrodermatitis of childhood and other papulo-vesicular acrolocated syndromes. Brit J Dermatol 1979; 100(1): 45-9.
5. Lee S, Kim KY, Hahn CS, Lee MG. Chock-Gianotti-Crosti syndrome associated with hepatitis B surface antigen (subtype adr) Am Acad Dermatol 1985; 12(4):629-33.
6. Wiss K. Eritema infeccioso e infecção pelo parvovírus B19. In: Fitzpatrick TB. Tratado de dermatologia. Vol. II. Rio de Janeiro: Revinter, 2005.
7. Tschammer A. Ueber Ortliche Rotheln Jahrbuch Fur Kinderheilkunde 1889; 29:372.
8. Sampaio L. The numbered diseases: first through sixth. JAMA 1965; 194:210.
9. Anderson MJ et al. Experimental parvoviral infection in humans. J Infect Dis 1985; 152:257.
10. Cohen B. Parvovírus B19: an expanding spectrum of disease. BMJ 1995; 311:1549.
11. Brown KE et al. Resistence to parvovirus B19 infection due to lack of virus receptor (erythrocyte P antigen). N Engl J Med 1994; 330:1192.
12. Anand A et al. Human parvovirus infection in pregnancy and hydrops fetalis. N Engl J Med 1987; 316:183.
13. Feder HM, Anderson I. Fifth disease. A brief review of infection in childhood, in adulthood, and in pregnancy. Arch Intern Med 1989; 149:2176.
14. Anderson LJ. Human parvoviruses. J Infec Dis 1990; 603:8.
15. Lefrere JJ et al. Henoch-Schönlein purpura and human parvovirus infection. Pediatrics 1989; 78:183.
16. Woolf AD et al. Clinical manifestations of human parvovirus B19 in adults. Arch Intern 1989; 149:1153.
17. Harms M et al. Papular-purpuric "gloves and socks syndrome". J Am Acad Dermatol 1990; 23:850.
18. Young N. Hematologic and hematopoietic consequences of B19 parvovirus infection Semin Hematol 1988; 25:159.
19. Ware R. Human parvovirus infection. J Pediatric 1989; 114:343.
20. Levy R et al. Infection by parvovirus B19 infection in pregnancy. Br Med J 1990; 300:1166.
21. Finkel TH et al. Chronic parvovirus B19 infection and systemic necrosting vasculitis: opportunistic infection or aetiological agent? Lancet 1994; 343:1255.
22. Corman LC, Dolson DJ. Polyarteritis nodosa and parvovirus B19 infection. Lancet 1992; 339:491.
23. Nigro G et al. Recurrent Kawasaki disease associated with co-infection with parvovirus B19 and HIV-AIDS 1993; 7:228.
24. Nesher G et al. Parvovirus infection mimicking systemic lupus erythematosus. Semin Arthritis Rheum 1995; 24:297.
25. Boeck K, Menpel M, Schimidt T et al. Gianotti-Crosti syndrome: clinical serologic and therapeutic data from nine children. Cutis 1998; 62:271.

Picornaviroses

Daniel Seixas Dourado
Vitor Alves Dourado

INTRODUÇÃO

Os membros da família Picornaviridae são vírus não envelopados, de RNA com cadeia fita única e positiva e com um capsídeo icosaédrico de 18 a 30nm. Essa família de vírus exibe considerável variabilidade genética dirigida tanto por mutação como por recombinação. Inclui importantes patógenos humanos e animais, como os vírus da pólio, da hepatite A e da febre aftosa. O gênero *Enterovirus* (GEV) é um exemplo da heterogeneidade dos Picornaviridae em níveis genéticos e fenotípicos. Esse gênero é dividido em 10 espécies, sete das quais contêm três espécies de rinovírus (Figura 21.1). As duas espécies originais de rinovírus humanos foram transferidas para o GEV, e o gênero rinovírus não existe mais. Apesar de suas características genômicas comuns, os rinovírus se restringem ao trato respiratório, ao passo que a grande maioria dos enterovírus infecta o trato gastrointestinal e pode disseminar-se para outros órgãos, como o coração ou o sistema nervoso central (SNC).[1,2]

GÊNERO: ENTEROVÍRUS

Os enterovírus foram inicialmente classificados de acordo com sua patogenicidade em humanos e animais. Os primeiros enterovírus humanos (EVH) descobertos foram os coxsackievírus (CV), cujo nome deriva da cidade onde o agente foi isolado (Coxsackie NY, EUA). Com a descoberta de novos tipos de EVH, tornou-se cada vez mais difícil classificá-los com base em manifestações clínicas específicas. Assim, desde 1974, os novos EVH com testes sorológicos diferentes foram numerados por ordem de identificação, começando com o EV68. Mais recentemente, graças à tipagem molecular, a classificação de enterovírus tem sido adaptada e revista. Uma grande mudança foi provocada pela reclassificação taxonômica desses vírus. Em 2008, o gênero rinovírus (RV) foi removido da família Picornaviridae e as espécies de RV foram reclassificadas dentro do GEV.[3] Essa nova classificação se justifica pela observação de que RV e EVH não apresentam diferenças significativas na organização do genoma ou na estrutura morfológica externa. Além disso, análises filogenéticas revelaram que o RVB e os EVH são os picornavírus mais estreitamente relacionados entre si no nível dos nucleotídeos.[2,3]

ESPÉCIE: RINOVÍRUS (RV)

Apesar do grande número de tipos diferentes, todos os RV humanos (RVH) têm tropismo restrito, principalmente, ao trato respiratório. Inúmeros estudos epidemiológicos mostraram que o RV do tipo A é o mais prevalente em infecções humanas (45% a 65%, dependendo do estudo),

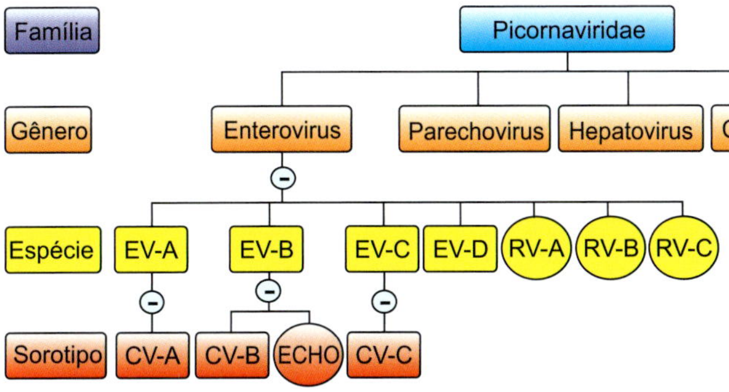

Figura 21.1 ■ Filologia da família Picornaviridae. O gênero *Enterovirus* (GEV) é o que mais se correlaciona com doenças de importância dermatológica. Os rinovírus (RVA, B e C) deixaram de ser considerados um gênero e foram realocados para espécies do GEV. Os coxsackievírus (CVA, B e C) e os echovírus (ECHO) são sorotipos do GEV relacionados com a doença mão-pé-boca.[2]

seguido de perto pelos RVH do tipo C (30% a 50%) e do tipo B (2% a 13%).[4,5]

Durante uma infecção por rinovírus, o epitélio respiratório permanece relativamente intacto, sugerindo que os efeitos patogênicos ligados à infecção se devem, principalmente, a ativação indireta e liberação de várias citocinas e quimiocinas pelo sistema imunológico do hospedeiro.[6] Os RV representam a principal causa do resfriado comum, uma infecção geralmente limitada às vias respiratórias superiores.

Os sintomas clássicos são: obstrução nasal, rinorreia, espirros, dor de garganta e tosse. Embora geralmente seja uma doença benigna e autolimitada, está associada a custos significativos de consultas médicas, absenteísmo e prescrições de sintomáticos, além de levar ao uso inadequado de antibióticos. Complicações são frequentes, como rinossinusite, por levar à replicação viral nos seios da face,[6] ou otite média. Além disso, os RV podem infectar o trato respiratório inferior e são cada vez mais associados a doenças como asma, exacerbações de doença pulmonar obstrutiva crônica, pneumonia e bronquiolite em crianças e jovens.[2]

ESPÉCIE: ENTEROVÍRUS (EV)

Além das três espécies de RVH, o GEV contém mais quatro "espécies enterovírus" que infectam o ser humano (EVH-A, B, C e D) e três espécies que infectam animais (enterovírus simian A, enterovírus bovino e enterovírus suíno).[3]

O EVH-A consiste em 23 sorotipos, incluindo coxsáckie A (CV-A) e EV-A sorotipo. O EVH B consiste em 60 sorotipos, incluindo coxsáckie-B (CV-B), echovírus (E) e EV-B sorotipo.[2]

A maioria das infecções por EVH é assintomática, porém mais de 20 síndromes clinicamente reconhecidas têm sido frequentemente associadas a muitos tipos de EV. Entre elas estão poliomielite, encefalite, meningite asséptica, miocardite, pericardite, pleurodinia, doenças respiratórias, doenças febris, síndrome de Reye, síndrome de Guillain-Barré, exantemas, conjuntivite, uveíte, gastroenterite, hepatite, artrite, pancreatite e infecções crônicas em imunodeprimidos. Sexo, idade e estado imune do hospedeiro influenciam a apresentação clínica e a gravidade da infecção. A seguir, são apresentadas algumas doenças causadas por enterovírus de importância dermatológica.

INFECÇÕES POR ENTEROVÍRUS HUMANOS (EVH)

Herpangina

O nome "herpangina" foi inicialmente introduzido como entidade clínica em 1924 para diferenciar de outras afecções da boca e faringe. Constitui uma doença febril aguda, com mal-estar, cefaleia, aumento linfonodal cervical e lesões em orofaringe. Estão implicados na etiologia da doença: coxsackievírus (A1, A5, A10, A16, B1), echovírus (6, 9, 11, 16, 17 e 25) e enterovírus A71.[7-9]

O achado mais significativo consiste na presença de poucas lesões vesiculares branco-amareladas, de aproximadamente 2mm, que evoluem para úlceras com halos eritematosos de cerca de 10mm. As lesões são encontradas com maior frequência em pilares amigdalianos anteriores, úvula e palato mole. Eventualmente, papilas gustativas na região posterior da língua estão inflamadas e proeminentes. Em geral, o exantema está ausente. As lesões têm evolução autolimitada de 5 a 10 dias.

O tratamento é sintomático, incluindo o uso de anestésicos tópicos.

Doença mão-pé-boca

Definição

A doença mão-pé-boca (DMPB) é uma forma de exantema viral causada por espécies de EVH da família Picornaviridae. Usualmente, trata-se de enfermidade branda e mais bem reconhecida em decorrência dos enterovírus. Doença geralmente febril, é caracterizada por erupção vesicular das regiões palmares e plantares, em conjunto com estomatite erosiva. DMPB é mais comumente associada a CV-A16, ECHO-9 e EV-A71.[2] Outros EVH também têm sido associados a surtos ou casos esporádicos de DMPB (Tabela 21.1).

Epidemiologia

A DMPB acomete, basicamente, crianças entre 2 e 10 anos de idade, mas também ocorre em adultos jovens ou de meia-idade. A incidência clínica é mais elevada em crianças pequenas, e as infecções acometem com maior frequência os grupos socioeconômicos mais baixos. O período de incubação usual é de 4 a 6 dias. Mundialmente relatada, costuma ser transmitida por contágio inter-humano, por vias oro-oral e orofecal ou, menos comumente, pelas vias respiratórias, podendo também haver transmissão vertical no período periparto. Exposições à água de origem comum, como piscinas, podem ser responsáveis por algumas infecções. Nas regiões de clima tropical não acontecem surtos epidêmicos, diferentemente das localidades com clima temperado, onde ocorrem surtos no final do verão e no início do outono.

Tabela 21.1 ■ Agentes etiológicos relacionados com DMPB. Todos os sorotipos apresentados na tabela pertencem a espécies de EVH: coxsackievírus (CV), enterovírus (EV) e echovírus (ECHO). DMPB é mais comumente associada a CV-A16, ECHO-9 e EV-A71, sendo a última associada a maior gravidade

Coxsackievírus (CV)	A4, A5, A6, A7, A9, A10, A12, **A16**, B1, B2, B3, B5
Enterovírus sorotipos (EV)	**A71**, B84
Echovírus (ECHO)	4[10], **9**, 11, 19[11]

Patogênese

Os EV infectam o tecido mucoso do trato gastrointestinal e/ou respiratório, principalmente mucosa oral e íleo. A replicação viral nos tecidos linfoides locais desses sítios possibilita o aparecimento de sintomas clínicos (febre, anorexia, mal-estar e odinofagia). Uma viremia maior acontece durante o período de multiplicação viral nos sítios de infecção secundários. Quando se trata de cepas com maior virulência, como EV-A71, pode ocorrer disseminação viral com replicação em outros órgãos, como SNC, coração, fígado e suprarrenais.

Manifestações clínicas

Caracterizam-se por febre branda e mal-estar, seguidos pelo aparecimento de lesões vesiculares em mucosa bucal e língua, mãos, pés e, eventualmente, nádegas, genitália e face. As lesões iniciam-se com vesículas que rapidamente se ulceram, circundadas por um halo eritematoso na mucosa bucal, língua, palato mole e gengiva (Figura 21.2). O número de lesões orais varia de 1 a 10 unidades, as quais são mais dolorosas nas crianças mais novas, persistindo por 3 a 5 dias. As lesões nas mãos e nos pés ocorrem em dois terços dos pacientes e aparecem em menos de 24 horas após as lesões orais. Iniciam como máculas eritematosas sintomáticas, de 3 a 7mm, que rapidamente se transformam em vesículas ovaladas, de cor esbranquiçada, circundadas por halos vermelhos. Distribuem-se espaçadamente nos dedos das mãos e pés e, mais frequentemente, nas palmas e plantas (Figura 21.3).

Foram relatados casos de DMPB causados por CV-A6 em adultos com envolvimento do couro cabeludo e sem lesões de mucosa oral, onde são mais comumente encontradas.[11,12]

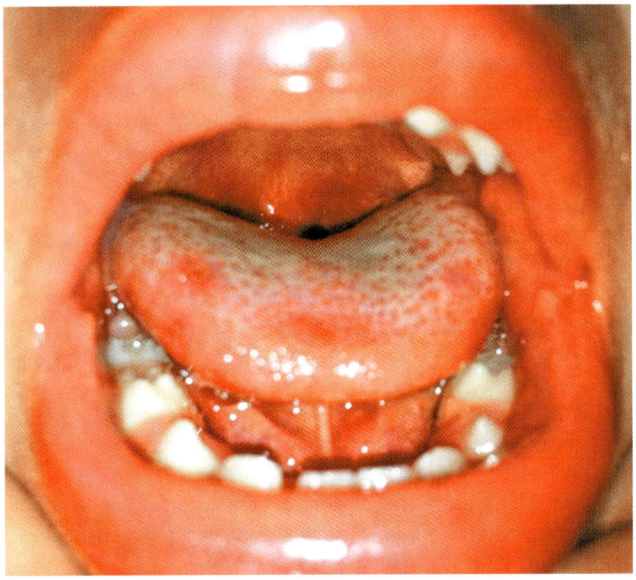

Figura 21.2 ■ Doença mão-pé-boca. Vesículas ovaladas esbranquiçadas, ulceradas, circundadas por halo eritematoso, localizadas em palato mole, língua e região sublingual, em criança de 3 anos de idade que apresentava febre moderada. (Acervo do Dr. Daniel Seixas Dourado.)

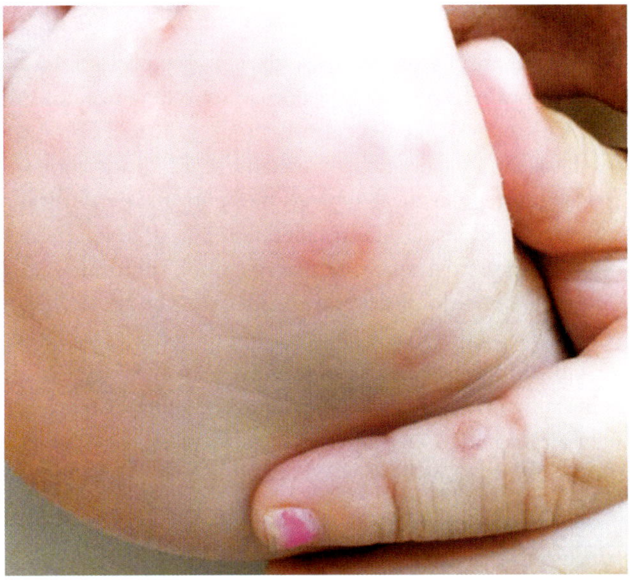

Figura 21.3 ■ Doença mão-pé-boca. Vesículas ovaladas esbranquiçadas, circundadas por halo vermelho, localizadas em região plantar e lateral do dedo indicador na mesma criança da Figura 21.2. (Acervo do Dr. Daniel Seixas Dourado.)

Embora a DMPB seja usualmente branda e autolimitada, pode complicar-se quando se trata do agente EV-A71, um sorotipo de maior virulência e neurotrópico.[13] Ele pode causar complicações neurológicas em crianças com DMPB, as quais rapidamente progridem para insuficiência cardiorrespiratória[14] fulminante e morte. Vários focos principais foram descritos em diferentes países (Bulgária, Hungria, Cingapura, Hong Kong, Japão, Austrália, Malásia e Taiwan). A pior epidemia foi descrita em Taiwan, em 1998, que afetou mais de 1 milhão de pessoas e ocasionou 78 mortes.[13] O reconhecimento precoce de crianças sob risco de hepatite fulminante, edema pulmonar e disfunção cardíaca é a chave para reduzir a morbimortalidade. Os fatores de risco em pacientes hospitalizados por DMPB incluem idade jovem, média de temperatura corporal ≥ 38,5°C, duração total da febre ≥ 3 dias, sexo masculino e infecção comprovada por EV-A71.[15] O comprometimento neurológico revela-se por letargia, coma e edema pulmonar neurogênico. As complicações neurológicas graves incluem meningite asséptica, encefalite e paralisia flácida aguda.[16]

Foi relatado um caso de tireoidite de De Quervain (TdQ) seguida de DMPB causada por CV-B4 em uma criança de 2 anos e 7 meses.[17] A TdQ, também conhecida como tireoidite subaguda, é uma doença inflamatória autolimitada da glândula tireoide. As características para diagnóstico são aumento doloroso da tireoide, elevação de marcadores inflamatórios e diminuição da absorção da glândula na cintilografia da tireoide. A infecção viral tem sido considerada associada a TdQ.[18]

No Brasil, uma criança de 3 anos e 2 meses com DMPB por CVA comprovada evoluiu com hepatite, miosite e rabdomiólise.[19]

Diagnóstico

O diagnóstico da DMPB é clínico. A exposição das lesões e a localização topográfica orientam o diagnóstico.

A histopatologia não confirma o diagnóstico. Os aspectos histopatológicos incluem necrose epidérmica com vesículas intraepidérmicas repletas de neutrófilos e infiltrado inflamatório dérmico inespecífico, e o esfregaço de Tzanck mostra-se negativo para células gigantes multinucleadas, diferentemente do observado na infecção por herpes.[20,21] A confirmação específica da infecção pode ser feita por meio de cultura viral, imuno-histoquímica, ELISA, fixação de complemento ou RT-PCR (reação da transcriptase reversa, seguida de reação em cadeia da polimerase).[22-24] A grande diversidade de sorotipos dificulta o diagnóstico sorológico.

Diagnóstico diferencial

O diagnóstico diferencial inclui erupções por drogas, eritema multiforme, vasculites, infecções bacterianas, herpes, herpangina e varicela.

Tratamento

Habitualmente, a DMPB não exige tratamento. Os sintomas são atenuados com o uso de analgésico/antitérmicos e anestésicos orais tópicos. Hidratação venosa pode ser necessária em crianças impossibilitadas de beber líquido. O aciclovir promove redução acentuada das erupções após 24 horas de uso[25,26] e deve ser uma alternativa importante na DMPB em imunocomprometidos.

A infecção por EV-A71 pode ser letal, como já descrito. Alguns fármacos se mostraram efetivos contra esse sorotipo, como ribavirina, brefeldina A, valsartana[27] e pleconaril.[28] A quinacrina (adere ao material genético viral, impedindo a transcrição proteica) foi eficaz na inibição tanto do EV-A71 como dos coxsackievírus e echovírus, em culturas de células *in vitro*, e se mostra uma promessa futura no tratamento das enteroviroses.[29]

Profilaxia

A DMPB se espalha através do contato com saliva, secreções respiratórias, fluidos de vesículas e fezes. Precauções de higiene são importantes para reduzir a transmissão. A lavagem das mãos reduz em 95% o risco de infecção por DMPB.[30] A exposição por 5 minutos a hipoclorito de sódio a 3.120ppm promoveu inativação completa dos sorotipos EV-A71 e CV-A16.[31]

Echoviroses

O nome echovírus (*Enteric Citopatogenic, Human, Orfan* – ECHO) foi escolhido a partir da reunião de um grupo de vírus relacionados, cuja associação com a doença em humanos era desconhecida quando de sua descoberta.[32] Posteriormente, tornou-se óbvio que os sorotipos ECHO individuais são de fato associados a uma larga variedade de manifestações clínicas.[33] Causam meningite asséptica, infecção do trato respiratório superior, doença febril com erupção cutânea, diarreia infantil e conjuntivite hemorrágica.[33,34]

No Brasil, foi descrito um caso de doença febril exantemática por ECHO-6 em uma criança de sexo masculino de 1 ano e 11 meses de idade, além de alguns casos de meningite asséptica.[35,36]

ECHO-9 e ECHO-18 foram associados a exantema rubeoliforme ou morbiliforme e febre baixa em meningite asséptica.[37] As erupções se iniciam na fase aguda e se disseminam para troncos e pernas. Além desses dois echovírus, o ECHO 25 também é comumente associado a exantema.[38]

Referências

1. Koike S. Early steps of picornavirus infection. Uirusu 2011; 61(2): 183-91.
2. Tapparel C et al. Picornavirus and enterovirus diversity with associated human diseases. Infect Genet Evol 2012; 14C:282-93.
3. Institute TP. http://www.picornaviridae.com/. The Pirbright Institute: United Kingdom, 2006-2013.
4. Harvala H et al. High detection frequency and viral loads of human rhinovirus species A to C in fecal samples; diagnostic and clinical implications. J Med Virol 2012; 84(3):536-42.
5. Tapparel C et al. Rhinovirus genome variation during chronic upper and lower respiratory tract infections. PLoS One 2011; 6(6):e21163.
6. Heikkinen T, Järvinen A. The common cold. Lancet 2003; 361(9351): 51-9.
7. Park K et al. Enteroviruses isolated from herpangina and hand-foot-and-mouth disease in Korean children. Virol J 2012; 9:205.
8. Mirand A et al. Outbreak of hand, foot and mouth disease/herpangina associated with coxsackievirus A6 and A10 infections in 2010, France: a large citywide, prospective observational study. Clin Microbiol Infect 2012; 18(5):E110-8.
9. Park SH et al. Detection and characterization of enterovirus associated with herpangina and hand, foot, and mouth disease in Seoul, Korea. Clin Lab 2011; 57(11-12):959-67.
10. Russo DH et al. Echovirus 4 associated to hand, foot and mouth disease. Rev Inst Med Trop Sao Paulo 2006; 48(4):197-9.
11. Zhu Z et al. Molecular epidemiological analysis of echovirus 19 isolated from an outbreak associated with hand, foot, and mouth disease (HFMD) in Shandong Province of China. Biomed Environ Sci 2007; 20(4):321-8.
12. Lønnberg AS et al. Two cases of hand, foot, and mouth disease involving the scalp. Acta Derm Venereol 2013.
13. Chang LY et al. Risk factors of enterovirus 71 infection and associated hand, foot, and mouth disease/herpangina in children during an epidemic in Taiwan. Pediatrics 2002; 109(6):e88.
14. Chang LY et al. Clinical features and risk factors of pulmonary oedema after enterovirus-71-related hand, foot, and mouth disease. Lancet 1999; 354(9191):1682-6.
15. Suzuki Y et al. Risk factors for severe hand foot and mouth disease. Pediatr Int 2010; 52(2):203-7.
16. Tseng FC et al. Epidemiological survey of enterovirus infections occurring in Taiwan between 2000 and 2005: analysis of sentinel physician surveillance data. J Med Virol 2007; 79(12):1850-60.

17. Engkakul P, Mahachoklertwattana P, Poomthavorn P. De Quervain thyroiditis in a young boy following hand-foot-mouth disease. Eur J Pediatr 2011; 170(4):527-9.
18. Engkakul P, Mahachoklertwattana P, Poomthavorn P. Eponym: de Quervain thyroiditis. Eur J Pediatr 2011; 170(4):427-31.
19. Vaisbich MH. Myositis and rhabdomyolysis in hand-foot-mouth disease in childhood. Rev Paul Pediatr 2010; 28:109-14.
20. Zhang YC et al. Clinicopathologic features and molecular analysis of enterovirus 71 infection: report of an autopsy case from the epidemic of hand, foot and mouth disease in China. Pathol Int 2012; 62(8):565-70.
21. Gaaloul I et al. Sudden unexpected death related to enterovirus myocarditis: histopathology, immunohistochemistry and molecular pathology diagnosis at post-mortem. BMC Infect Dis 2012; 12:212.
22. Wu PC et al. An outbreak of coxsackievirus A16 infection: comparison with other enteroviruses in a preschool in Taipei. J Microbiol Immunol Infect 2010; 43(4):271-7.
23. Yang E et al. A comparative study of the characteristics of two Coxsackie A virus type 16 strains (genotype B). Sci China Life Sci 2012; 55(4):336-42.
24. Li J et al. [Etiological detection of severe hand-food-mouth disease and related genetic characteristics of enterovirus type 71 infection in Beijing, 2010]. Zhonghua Liu Xing Bing Xue Za Zhi 2012; 33(9):926-9.
25. Faulkner CF et al. Hand, foot and mouth disease in an immunocompromised adult treated with aciclovir. Australas J Dermatol 2003; 44(3):203-6.
26. Shelley WB, Hashim M, Shelley ED. Acyclovir in the treatment of hand-foot-and-mouth disease. Cutis 1996; 57(4):232-4.
27. Funke C et al. Antiviral effect of Bosentan and Valsartan during coxsackievirus B3 infection of human endothelial cells. J Gen Virol 2010; 91(Pt 8):1959-70.
28. Shang L, Xu M, Yin Z. Antiviral drug discovery for the treatment of enterovirus 71 infections. Antiviral Res 2013; 97(2):183-94.
29. Wang J et al. Quinacrine impairs enterovirus 71 RNA replication by preventing binding of polypyrimidine-tract binding protein with internal ribosome entry sites. PLoS One 2013; 8(1):e52954.
30. Ruan F et al. Risk factors for hand, foot, and mouth disease and herpangina and the preventive effect of hand-washing. Pediatrics 2011; 127(4):e898-904.
31. Kadurugamuwa JL, Shaheen E. Inactivation of human enterovirus 71 and coxsackie virus A16 and hand, foot, and mouth disease. Am J Infect Control 2011; 39(9):788-9.
32. Enteric cytopathogenic human orphan (ECHO) viruses. Science 1955; 122(3181):1187-8.
33. Lefterova MI et al. Severe hepatitis associated with an echovirus 18 infection in an immune-compromised adult. J Clin Microbiol 2013; 51(2):684-7.
34. Miyoshi M et al. Genomic characterization of echovirus 6 causing aseptic meningitis in Hokkaido, Japan: a novel cluster in the nonstructural protein coding region of human enterovirus B. Arch Virol 2012.
35. Dos Santos GP et al. Enterovirus meningitis in Brazil, 1998-2003. J Med Virol 2006; 78(1):98-104.
36. Santos AP et al. [Echovirus 6 associated with exanthematic disease]. Rev Soc Bras Med Trop 2008; 41(6):672-5.
37. Bell EJ, Ross CA, Grist NR. ECHO 9 infection in pregnant women with suspected rubella. J Clin Pathol 1975; 28(4):267-9.
38. Hill WM. Are echoviruses still orphans? Br J Biomed Sci 1996; 53(3):21-6.

Sarampo

Angelina Toledo Lyon

INTRODUÇÃO

O sarampo é doença infectocontagiosa, aguda e autolimitada, exantemática, de etiologia virótica e alta transmissibilidade.[1]

HISTÓRICO

O sarampo era denominado Morbilli, diminuto de Morbus, e reconhecido como entidade clínica há 1.900 anos, e era confundido com outras doenças exantemáticas. Acreditava-se que o sarampo seria uma variante da varíola nos países mediterrâneos.[2]

El Yehudi Rhazes (865-925), médico árabe do primeiro século, elaborou descrições clínicas da varíola e do sarampo e foi o primeiro a descrever a doença.

Em 1670, Thomas Sydenham, clínico e epidemiologista inglês, descreveu uma epidemia de sarampo em Londres, separando-o da escarlatina e estabelecendo o diagnóstico diferencial com a varíola.[3]

O vírus do sarampo foi isolado pela primeira vez em 1954, por Enders e Peebles,[4] e a partir daí uma vacina efetiva foi desenvolvida, em 1960, e introduzida na rotina em 1963. Nos países em desenvolvimento, apesar da introdução da imunização ativa, a doença constitui ainda hoje importante causa de hospitalização, morbidade e letalidade na infância, seja como causa primária ou associada.[2,3]

No Brasil, a transmissão do vírus do sarampo foi interrompida em 2000. Desde então, alguns casos da doença foram observados, todos relacionados com a importação do vírus de países onde a doença continua endêmica.[5,6]

ETIOPATOGENIA

O agente etiológico do sarampo é do gênero *Morbillivirus*, da família Paramyxoviridae. A transmissão do mixovírus se faz entre os humanos via trato respiratório superior. O período prodrômico é de 3 a 5 dias, havendo o estabelecimento da infecção no sistema reticuloendotelial, o que provoca hiperplasia linfoide. O *rash* prodrômico manifesta-se como resultado da viremia. A resposta imune mediada leva à erupção macular no quarto dia, e, devido à intensa e disseminada multiplicação viral, haverá a chamada viremia secundária, que resultará no estabelecimento de infecção pelo vírus do sarampo, geralmente no organismo, entre o sétimo e o 11º dia. A pele, as mucosas do trato respiratório e as conjuntivas são locais comprometidos. Nos 3 dias seguintes, a quantidade de vírus no sangue aumenta consideravelmente para diminuir rapidamente e cessar em 2 a 3 dias.

Essa é a evolução que costuma ocorrer em indivíduos imunocompetentes. Pode não haver *rash* em imunocomprometidos e surgir replicação viral progressiva, resultando em pneumonia de células gigantes ou encefalopatia fatal. Após o *rash*, o vírus do sarampo causa depressão transitória da resposta celular mediada, o que aumenta a suscetibilidade à tuberculose e pode tornar possível a penetração do vírus no cérebro, produzindo posteriormente a panencefalite esclerosante aguda. A imunidade tardia surge após a infecção natural.[7-9]

EPIDEMIOLOGIA

O sarampo é doença universal, de distribuição em todo o mundo, que ocorre principalmente em crianças. Não há influência de sexo ou raça na taxa de infectividade pelo sarampo, mas o estado geral de saúde e nutrição afeta as taxas de morbidade e mortalidade. Ocorre, predominantemente, no inverno e na primavera.[7]

A porta de entrada do vírus no organismo consiste na penetração de gotículas contaminadas em contato com as mucosas, especialmente de vírus respiratórios. O ser humano e o macaco são os únicos hospedeiros naturais do vírus do sarampo. A fonte de contágio é constituída pelos doentes, disseminando-se aos suscetíveis através do contato direto com gotículas de secreção eliminadas pelas vias respiratórias.

O vírus sobrevive 36 horas, em média, no núcleo da gota, à temperatura ambiente.

O contágio ocorre entre o final do período de incubação e 5 dias após o aparecimento do exantema. O período pré-exantemático é considerado o de maior contágio.

A presença do vírus na urina pode ser demonstrada vários dias depois, sem que isso possa influir na transmissão da doença.[1]

A epidemiologia do sarampo mudou drasticamente devido ao impacto dos programas de imunização para erradicação da doença. Entretanto, permanece de maneira endêmica em alguns países.[5,6]

MANIFESTAÇÕES CLÍNICAS

As manifestações clínicas do sarampo podem ser divididas em três fases distintas:

- Período de incubação essencialmente assintomático, de 10 a 11 dias após a exposição.
- Fase prodrômica, caracterizada por febre, astenia, coriza acentuada crescente, conjuntivite e tosse, que persiste por 3 a 4 dias.
- Erupção cutânea, que normalmente não ultrapassa de 5 a 6 dias. As manchas de Koplik aparecem na mucosa oral de 24 a 48 horas antes da erupção cutânea e podem permanecer por 2 a 3 dias.[7]

Sintomas prodrômicos

Coriza, conjuntivite, tosse e febre caracterizam os pródromos do sarampo, aumentando de intensidade até que surja a erupção cutânea. A conjuntivite estende-se até as margens das pálpebras e os olhos permanecem avermelhados. Há lacrimejamento, edema de pálpebras e fotofobia. Ocorre comprometimento difuso da árvore traqueobrônquica, o que induz a tosse persistente, podendo se estender até 1 semana depois da coriza. Adenopatia generalizada é comum no sarampo.

Erupção cutânea

Após período prodrômico de 7 dias, surge erupção cutânea eritematosa maculopapular que se inicia atrás dos pavilhões auriculares e da fronte e se estende para baixo, no pescoço e no tronco, espalhando-se para as extremidades superiores e inferiores. As mãos e os pés são acometidos. A erupção torna-se mais intensa em 3 dias, coincidindo com os picos clínicos de febre, tosse e conjuntivite. O exantema começa a desaparecer na mesma sequência de seu aparecimento, levando a clareamento gradativo da pele e descamação fina. Lesões purpúricas podem ser observadas em alguns pacientes.

O sarampo hemorrágico grave, denominado sarampo negro, está associado a extrema toxicidade, sangramento nos tratos respiratório e gastrointestinal, hiperpirexia e taxa de mortalidade significativa.[7]

Lesões da mucosa oral

As lesões orais mais precoces consistem em pontos avermelhados que coalescem até que toda a faringe se torne avermelhada. As denominadas manchas de Herman, áreas azul-acinzentadas ou esbranquiçadas nas tonsilas, podem estar presentes. As manchas de Koplik são patognomônicas do sarampo: manchas pequenas irregulares, vermelhas e brilhantes, encimadas por máculas branco-azuladas. As manchas de Koplik surgem em 24 a 48 horas antes da erupção cutânea.[10]

COMPLICAÇÕES

O início das complicações é acompanhado de um novo pico de febre ou prolongamento de uma febre quando seria esperada sua resolução. As complicações podem ser decorrentes do efeito direto do vírus do sarampo nos tecidos-alvo ou pode haver um componente imunológico. A encefalite pode levar à morte ou ocasionar dano cerebral permanente. A púrpura, geralmente associada a citopenia e trombocitopenia, pode ser grave. Complicações bacterianas comuns são pneumonia e otite média.

O sarampo pode desencadear ou exacerbar a tuberculose. Em crianças que receberam vacinação para o sarampo e foram expostas ao vírus existem dois relatos de infecção atípicas com erupção urticariforme, vesicular, petequial, pés e mãos edemaciados e pneumonia grave.

Outra complicação a longo prazo do sarampo é a panencefalite esclerosante subaguda. Há deterioração mental e motora com crises mioclônicas.

DIAGNÓSTICO

O diagnóstico é clínico, epidemiológico e laboratorial. O sarampo é facilmente diagnosticado em bases clínicas, com manchas de Koplik, tosse, coriza, conjuntivite e erupção exantemática craniocaudal. O diagnóstico diferencial inclui: síndrome de Kawasaki, escarlatina, mononucleose infecciosa, toxoplasmose, erupção medicamentosa e infecção por *Mycoplasma pneumoniae*. A maior parte dessas condições pode ser identificada por cultura e provas sorológicas.[11]

DIAGNÓSTICO LABORATORIAL

A sorologia é o método diagnóstico mais utilizado. Imunoglobulina M (IgM) é detectada de 3 a 4 dias após o início dos sintomas clínicos e persiste por 8 a 12 semanas. IgG é detectável dentro de 7 a 10 dias após o surgimento do quadro clínico e permanece elevada por toda a vida. Após a vacinação, IgM é positiva nas seguintes proporções: em 2% dos vacinados na primeira semana; em 61% na segunda semana; em 79% na terceira semana; e em 60% na quarta semana. IgM pode persistir por 8 semanas após a vacinação.[12]

TRATAMENTO

Não há terapia específica para o sarampo. São preconizadas medidas de suporte e baseadas nos sintomas, podendo ser usados antitérmicos, hidratação oral, terapia nutricional e higiene adequada dos olhos, da pele e das vias aéreas superiores.

Os pacientes com otite média e pneumonia devem ser tratados com antibióticos específicos para o quadro clínico. Os pacientes com encefalite necessitam tratamento de suporte, incluindo observação de elevação da pressão intracraniana. São também recomendadas altas doses de vitamina A no sarampo grave ou potencialmente grave, nos indivíduos com imunodeficiências, com evidência de xeroftalmia, desnutrição e problemas de absorção intestinal. A suplementação de vitamina A está indicada nos seguintes casos:

- **Crianças de 6 a 12 meses:** 100.000UI, VO, em aerossol.
- **Crianças > 1 ano:** 200.000UI, VO, em aerossol ou cápsula. Uma única dose é administrada em 2 dias consecutivos. Episódios transitórios de vômitos e cefaleia podem associar-se à administração de vitamina A.
- A ribavirina é efetiva contra o vírus do sarampo *in vitro* e pode ser considerada para uso em pacientes imunocomprometidos.

A vacinação é a principal medida de controle do sarampo. A primeira dose da vacina é dada aos 9 meses de idade, com uma dose adicional a partir dos 12 meses, de preferência aos 15 meses, junto com o reforço da tríplice bacteriana (DTP) e da Sabin ou com a tríplice viral (sarampo, rubéola e caxumba), também aos 15 meses. Em caso de suspeita de surtos ou contatos entre familiares com caso suspeito, a vacina deverá ser administrada a todas as faixas etárias, dos 6 meses aos 39 anos, por via subcutânea, na parte superior do braço.[11]

Referências

1. Santos NSO, Romanos MTV, Wigg MD. Introdução à virologia humana. 2. ed. Rio de Janeiro: Guanabara Koogan, 2002.
2. Creighton C. A history of epidemics in Britain. In: Morley. Cambridge: Cambridge University Press, 1894:638.
3. Sinha NP. Measles in children under six-months-of-age: an epidemiological study. J Trop Med Hyy 1980; 83(6):255-7.
4. Enders JF, Peebles TC. Propagation in tissue culture of cytopathoenic from patients with measles. Proc Soc Exp Biol Med 1954; 86:277-86.
5. Carneiro SC, Cestari T, Allen SH, Ramos-e-Silva M. Viral exanthems in the tropics. Clin Dermatol 2007; 25(3), 212-20.
6. Secretaria da Saúde de São Paulo. Alerta de sarampo. Rev Saúde Publ 2006; 40(4):751.
7. Cooper LZ. Sarampo. In: Fitzpatrick TB. Tratado de dermatologia. Vol. II. Rio de Janeiro: Revinter, 2005.
8. Mitus A et al. Persistence of measles vírus and depression of antibody formation in patients with giant cell pneumonia after measles. N Engl J Med 1959; 261:882.
9. Lupi O, Tyring SK. Tropical dermatology: viral tropical diseases. J Am Acad Dermatol 2003; 49:979-1000.
10. Koplik H. The diagnosis of the invasion of measles from a study of the exanthema as it appears on the buccal mucous membrane. Arch Pediatr 1896; 13:918.
11. Leão E et al. Pediatria ambulatorial. 3. ed. Belo Horizonte: Cooperativa Médica, 1998.
12. Cerqueira MC. Manual de exames. Belo Horizonte: Laboratório São Marcos, 2013.

23

Rubéola

Angelina Toledo Lyon

INTRODUÇÃO

A rubéola é uma infecção viral exantemática que acomete, predominantemente, crianças e adultos jovens, podendo causar, no feto, a síndrome da rubéola congênita com malformações em alta proporção de fetos infectados.[1]

HISTÓRICO

A rubéola foi identificada inicialmente na Alemanha, no século XVIII, como entidade epidêmica e benigna, apresentando características clinicoevolutivas que a diferenciam do sarampo e da escarlatina. Foi denominada sarampo alemão por sua semelhança clinicoepidemiológica com o sarampo. A designação Rötlen (do alemão, avermelhado) foi posteriormente sugerida por Veale, em 1886, e levou à mudança do nome para rosália idiopática ou *rubeolla* (rubro em inglês), *rubéole* (francês), universalizando-se como rubéola.[2]

A independência fisiopatológica foi reconhecida oficialmente em 1881, no Congresso Internacional de Medicina, em Londres. A natureza vírica da infecção foi postulada por Hess, em 1914. Norman Greg, em 1941, alterou o conceito de benignidade da rubéola, correlacionando a infecção congênita em recém-nascidos de gestantes com a infecção.[3]

ETIOPATOGENIA

O vírus *Rubella* é o único membro do gênero *Rubivirus,* da família Togaviridae. Diferentemente de todas as outras togaviroses, não depende de outra para se disseminar.[1]

O ser humano é o único hospedeiro natural do vírus. A mucosa do aparelho respiratório de hospedeiros suscetíveis é o local inicial de entrada do vírus. Através da via sanguínea ou linfática, o vírus atinge os linfonodos. Há replicação inicial, responsável pelos primeiros sinais da infecção. A seguir, ocorre dispersão hemática, surgindo as manifestações gerais da doença: coriza, tosse e conjuntivite, as quais aparecem 2 dias antes da erupção cutânea. Esta surge cerca de 15 dias após a exposição e tem duração de 3 a 5 dias. Pode representar reação imunológica da pele com ou sem a presença do vírus.[1,4,5]

O vírus pode ser isolado das secreções nasofaríngeas desde 1 semana antes até 2 semanas após o término do exantema. As secreções respiratórias constituem, provavelmente, o veículo principal de transmissão do agente, com o período de transmissibilidade coincidindo com o encontro do vírus na nasofaringe.[1,5]

A rubéola pós-natal é doença benigna e autolimitada, enquanto na congênita o embrião e depois o feto abrigam o vírus por toda a vida intrauterina e mesmo por vários meses após o nascimento. Em consequência, pode ser observado um amplo espectro de anomalias congênitas, determinadas pela idade gestacional à época da infecção materna.[1,5]

EPIDEMIOLOGIA

A rubéola é doença de distribuição universal com tendência a ocorrer nos meses frios. Acomete crianças, sobretudo em idade escolar, adolescentes e adultos jovens. É transmitida através das vias aéreas superiores durante o período que compreende o final da fase de incubação da doença até o desaparecimento do exantema. Um único episódio confere ao indivíduo imunidade permanente.[6]

MANIFESTAÇÕES CLÍNICAS

O período de incubação pode variar de 14 a 21 dias, geralmente de 16 a 18 dias. Podem ocorrer febre baixa, cefaleia, odinofagia, rinite, tosse e linfadenopatia. Esse quadro antecede o exantema em 3 a 5 dias, desaparecendo rapidamente após o início das lesões cutâneas. O exantema da rubéola é observado na face, acometendo depois pescoço, braços, tronco e pernas. Trata-se de lesões maculares, de coloração róseo-avermelhada de tonalidade uniforme. As lesões cutâneas desaparecem ao final de 2 a 3 dias, com fina descamação. O enantema é observado no final do período prodrômico ou no início do exantema com lesões eritematosas puntiformes no palato mole. A linfadenomegalia da rubéola é proeminente, acometendo todos os nódulos linfáticos. A dor e o aumento dos linfonodos tornam-se mais proeminentes nas regiões suboccipital, retroauricular e cervical anterior e posterior. A febre é baixa. O quadro de artrite é mais frequente no adulto, podendo simular febre reumática. A artrite pode durar de 1 a 2 semanas ou, em alguns casos, persistir por mais tempo ou ser recorrente (Figura 23.1).[6]

A rubéola pode eventualmente complicar-se com encefalite. A púrpura trombocitopênica pode manifestar-se com petéquias, equimoses, hemorragia intestinal e hematúria. Essas manifestações desaparecem em 1 mês. Há relatos de neurite periférica como complicação da rubéola.[6]

DIAGNÓSTICO LABORATORIAL

O hemograma pode estar normal ou apresentar leucopenia com aumento de células plasmáticas. A sorologia para rubéola é realizada em pacientes com quadro clínico compatível com rubéola e como exame de rastreamento nas gestantes assintomáticas ou em recém-nascidos de mães que tiveram rubéola durante a gravidez, para avaliação da possibilidade de rubéola congênita. A ausência de anticorpos IgG e IgM indica suscetibilidade, ou seja, ausência de contato com o vírus e ausência de vacinação. Resultados positivos para IgG e negativos para IgM indicam imunidade (vacinação ou rubéola prévia). Presença de IgM positiva pode indicar a doença aguda, e os resultados devem ser confirmados.

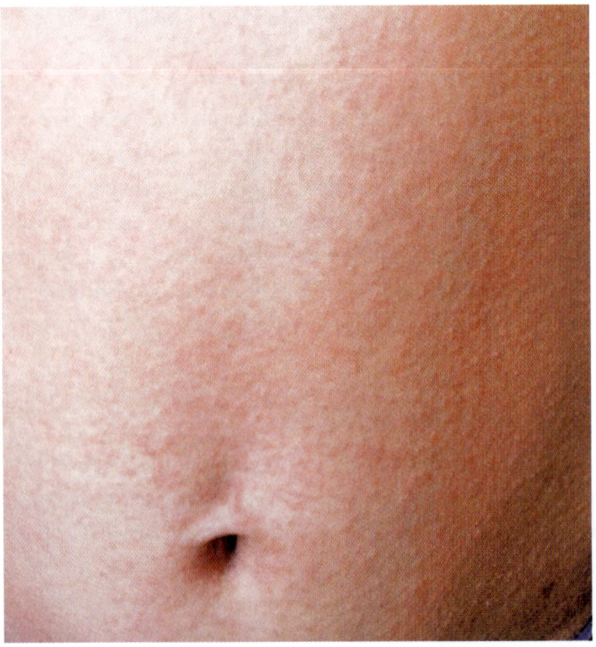

Figura 23.1 ■ Rubéola em criança. (Acervo da Dra. Sandra Lyon.)

Na rubéola congênita, a IgG materna atravessa a placenta e pode ser encontrada no soro do recém-nascido por até 6 meses. Como a IgM não atravessa a barreira placentária, sua presença em soro do recém-nascido indica infecção.[7]

RUBÉOLA CONGÊNITA

Cerca de 50% dos lactentes que foram expostos ao vírus da rubéola no primeiro trimestre da vida intrauterina poderão apresentar malformações, como baixo peso, microcefalia com retardo, catarata, surdez ou malformação cardíaca (p. ex., persistência do canal arterial e defeito do septo ventricular). O vírus da rubéola pode provocar lesões sistêmicas no recém-nascido com malformações hepáticas, esplenomegalia, pneumonia, miocardite, encefalite e osteomielite. O acometimento da medula óssea pode levar a trombocitopenia, caracterizada por petéquias e equimoses.[6]

Síntese das manifestações da síndrome da rubéola congênita:

- **Manifestações cardíacas:** persistência do canal arterial, coarctação pulmonar e defeito do septo ventricular.
- **Olhos:** catarata, microftalmia, retinopatia, glaucoma, opacificação da córnea.
- **Defeito de audição.**
- **Sistema nervoso central:** microcefalia, hidrocefalia.
- **Alterações dermatológicas.**
- **Agamaglobulinemia.**
- **Alterações sistêmicas.**
- **Outros achados:** prematuridade, meningoencefalite, pneumonia, hepatite, alterações no tecido cardíaco, rarefação óssea, trombocitopenia com ou sem púrpura, anemia, exantema rubeoliforme, adenopatia generalizada.[6]

O risco de infecção fetal existe em qualquer período da gravidez, sendo mais elevado antes de 8 semanas ou no final da gestação, após 36 semanas. Entre 12 e 18 semanas, o acometimento fetal manifesta-se exclusivamente por surdez e, após as 18 semanas, a infecção do feto é assintomática, voltando a aumentar após 36 semanas.

Os recém-nascidos devem ser mantidos afastados de gestantes por um período superior a 1 ano, pois eliminam o vírus pelas secreções respiratórias, urina e saliva.

Rastreamento pré-natal

O diagnóstico laboratorial é feito com mais frequência pela sorologia, a qual deve ser realizada na primeira consulta do pré-natal. A infecção fetal pode ser diagnosticada por meio de PCR no líquido amniótico. Para pesquisa de malformações, realizam-se ultrassonografia e cordocentese para detectar sinais de comprometimento sistêmico, como alteração de função hepática, anemia, trombocitopenia e pesquisa de IgM específica.

Diagnóstico

Pode ser realizado mediante isolamento do vírus em cultura de tecidos, cultura da conjuntiva, líquido cefalorraquidiano, urina e sangue.

O hemograma revela plasmocitose e plaquetopenia.

As sorologias ELISA, IgG e IgM têm sensibilidades e especificidades altas. Na ausência de IgM(+), a IgG com títulos quatro vezes superiores aos índices maternos é forte indício de infecção congênita. Após 6 a 12 meses de idade, se esses títulos persistirem ou aumentarem em avaliações seriadas, há infecção.[9]

TRATAMENTO

Não há terapia específica, e o curso da doença não é alterado pelos agentes terapêuticos disponíveis. O prognóstico é sombrio. Em geral, ocorrem sequelas em 80% a 90% dos casos, principalmente surdez. Há também o risco de autismo e retardamento mental, tornando necessário acompanhamento neurológico, oftalmológico e auditivo.

PREVENÇÃO

Visando diminuir a circulação do vírus da rubéola e, consequentemente, prevenir a ocorrência da síndrome da rubéola congênita, devem ser mantidas altas coberturas vacinais homogêneas com a vacina.

A vacina confere proteção a 90% dos suscetíveis e tem duração de 15 anos em 95% dos vacinados, reduzindo, assim, a possibilidade de ocorrência da rubéola.

A vacinação de gestantes está contraindicada. As mulheres vacinadas devem aguardar pelo menos 30 dias para engravidar. Gestantes suscetíveis devem ser afastadas do contato com casos e comunicantes durante o período de transmissibilidade e incubação da doença.[5]

Referências

1. Santos NOS, Romanos MTV, Wigg MD. Introdução à virologia humana. Rio de Janeiro: Guanabara Koogan, 2002.
2. Veale H. History of an epidemic of Roteln, with observations on its pathologia. Edingurg Med J 1866; 12:404-12.
3. Gregg NM. Congenital cataract following german measles in the mother. Trans Ophtalmol Soc Aust 1941; 3:35.
4. Carneiro SC, Cestari T, Allen SH, Ramos-e-Silva M. Viral exanthems in the tropics. Clin Dermatol 2007; 25(3):212-20.
5. Guia de Vigilância Epidemiológica – Ministério da Saúde. Secretaria de Vigilancia e Saúde. Departamento de Vigilância Epidemiológica. Brasília, 2007.
6. Gellis SE. Rubéola. In: Fitzpatrick TB. Tratado de dermatologia. Vol. II, Rio de Janeiro: Revinter, 2005.
7. Cerqueira MC. Manual de exames. Belo Horizonte: Laboratório São Marcos, 2013.
8. Zolti M et al. Rubella-specific IgM in reinfection and risk of the fetus. Gyncol Obstetr Invest 1990; 30:184.
9. Miller E, Cradock-Watson JE, Pollock TM. Consequence of confirmed maternal at successive stages of pregnancy. Lancet 1982; ii:781-4.

Febres Virais Hemorrágicas

Luís Fernando Piacitelli Lyon

INTRODUÇÃO

As febres virais hemorrágicas constituem um grupo de doenças causadas por vírus RNA – togaviroses (*ross river virus* e *barmah forest virus*), encontradas na Austrália. O vetor é um mosquito, o período de incubação é de 3 a 21 dias, e esses vírus provocam *rash* cutâneo e poliartrite:

- **Flaviroses (febre amarela e dengue):**
  - A febre amarela é encontrada na África Central e nas Américas Central e do Sul. O vetor é um mosquito, o período de incubação é de 3 a 6 dias; a doença provoca exantema, icterícia e trombocitopenia.
  - Dengue, com quatro sorotipos, distribui-se pela África Central, Índia, Sudeste da Ásia e Américas Central e do Sul. O vetor é um mosquito que provoca *rash* cutâneo maculopapular e petéquias. O período de incubação é de 3 a 15 dias. Pode ser assintomática ou constituir doença febril ou febre hemorrágica.
- **Arenaviroses** (vírus *junin* na Argentina, vírus *machupo* na Bolívia, vírus *guaranito* na Venezuela e vírus sabiá no Brasil): transmitidos por roedores, esses vírus provocam *rash* cutâneo e têm período de incubação de 7 a 14 dias, com febre alta, mialgia e petéquias.
- **Filoviroses** (vírus ebola no Zaire, na Costa do Marfim e no Gabão): não têm vetor estabelecido e provocam *rash* cutâneo a partir do terceiro ao quinto dia, sobretudo em nádegas, tronco e parte superior dos braços, após período de incubação de 3 a 10 dias; a mortalidade é de 50%, com quadro clínico de cefaleia, febre alta, mialgia, diarreia, desidratação, hepatite e hemorragia gastrointestinal.
- **Hantavírus:** com distribuição pela Coreia, Europa, incluindo a Rússia, e América do Norte, através de inalação de excretas de roedores, provoca *rash* cutâneo e petéquias na mucosa oral e na porção superior do tronco, após período de incubação de 14 a 21 dias, acompanhados de hepatite e sinais de hemorragia.

Essas viroses têm em comum as febres hemorrágicas, decorrentes de trombocitopenia e, algumas vezes, níveis reduzidos de fatores de coagulação. Podem estar presentes, ainda, outros mecanismos, como disfunção plaquetária e coagulação intravascular disseminada (CIVD). As febres hemorrágicas apresentam quadros hemorrágicos graves, levando a petéquias, equimoses, epistaxe, melena e CIVD.

DENGUE

Dengue é infecção aguda causada por arbovírus do gênero *Flavivirus*, da família Flaviviridae (quatro sorotipos: Den 1, Den 2, Den 3 e Den 4), transmitidos por mosquitos do gênero *Aedes*.[1,2]

O ciclo de transmissão consiste em ser humano-*Aedes aegypti*-ser humano.

O mosquito transmite o vírus de 8 a 12 dias após o repasto de sangue e permanece infectado até o final de sua vida. A transmissibilidade no ser humano começa 1 dia antes do aparecimento da febre e vai até o sexto dia de doença.[1]

O período de incubação é de 3 a 15 dias.[1,2]

Agente etiológico

O vírus da dengue é um arbovírus do gênero *Flavivirus*, família Flaviviridae – a mesma taxonomia do vírus da febre amarela. Trata-se de um vírus RNA, de filamento único, esférico, envelopado, medindo aproximadamente 60nm. Existem quatro sorotipos do vírus da dengue, nomeados como Den 1, Den 2, Den 3 e Den 4.[3]

Transmissão pelo vetor

A transmissão da dengue se dá, quase sempre, por meio de vetores hematófagos. O ser humano é a principal fonte de infecção.

O principal transmissor é o *Aedes aegypti* (Figura 24.1), uma espécie perfeitamente adaptada ao meio urbano.

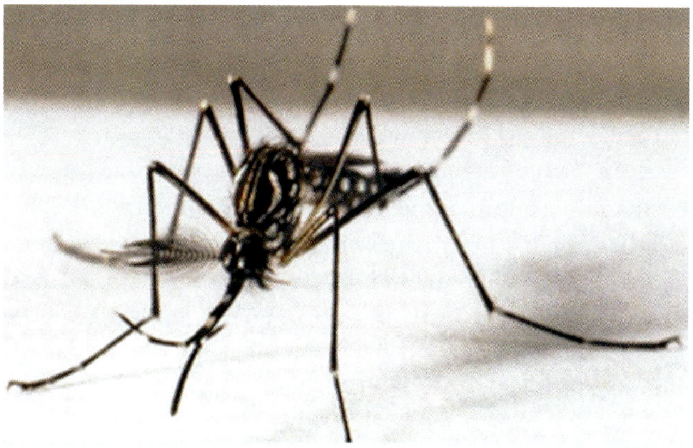

Figura 24.1 ■ Mosquito *A. aegypti*.

O *Aedes aegypti* é provavelmente originário da África, da região da Etiópia, acreditando-se que tenha sido introduzido na América em época precoce da colonização, a partir das embarcações provenientes do continente africano.[4]

A fêmea faz a postura de seus ovos em coleções de água parada, onde se desenvolverão suas larvas. Poços, caixas d'água abertas, vasos de plantas, pequenos recipientes de plástico ou pneus velhos que acumulam água da chuva são excelentes viveiros para as larvas do mosquito.[3]

Outro mosquito, o *Aedes albopictus*, também é capaz de transmitir a dengue. Introduzida recentemente nas Américas, essa espécie apresenta hábitos urbanos, mas também pode ser vista em áreas semirrurais, uma constatação preocupante, pois esse mosquito poderá servir de ponte para o ressurgimento da febre amarela urbana.[3]

O mosquito adquire o vírus ao se alimentar do sangue de um indivíduo infectado na fase de viremia, que começa 1 dia antes do aparecimento da febre e vai até o sexto dia da doença. Após 8 a 12 dias, ele está apto a transmitir o vírus para outro ser humano. Seu hábito é diurno (início da manhã) e vespertino (final da tarde).

O mosquito da dengue tem autonomia de voo limitada, mantendo-se por toda a vida a uma distância não maior do que 200m dos locais de oviposição, fato importante para a vigilância ambiental a partir da notificação de caso suspeito.

Em todo seu período de vida (45 dias, em média), um único mosquito pode contaminar até 300 pessoas.[5]

Os ovos do mosquito podem permanecer viáveis por até 1 ano (Figura 24.2).[6]

Epidemiologia

As epidemias caracterizam-se pelo aumento explosivo do número de casos e geralmente ocorrem no verão, quando as condições ambientais favorecem a proliferação dos vetores. O calor e a umidade aceleram a oviposição e aumentam a voracidade do mosquito, que necessita picar várias pessoas em curto período de tempo.[3]

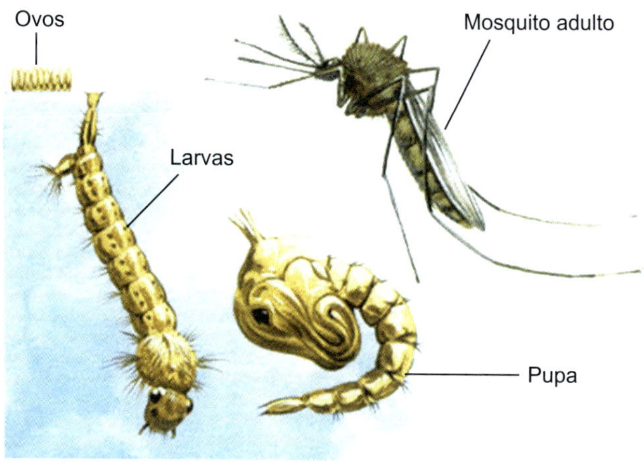

Figura 24.2 ■ Ciclo de desenvolvimento do *A. aegypti* do ovo ao vetor. (Instituto Oswaldo Cruz [IOC/Fiocruz].)[6]

O Brasil vem registrando um número crescente de casos desde 1995, culminando com uma grande epidemia em 2002, em que mais de 670 mil casos foram notificados. Nos anos seguintes, o número de casos foi menor, mas com surtos registrados em diferentes regiões do país, dependendo do ano.[3]

Histórico das epidemias

Os primeiros surtos foram descritos no século XVIII, na Ásia, na África e nas Américas.[7]

Por seu caráter até então benigno, não lhe era conferida a importância dada a outras doenças tropicais, como a febre amarela e a malária. O combate à febre amarela urbana, transmitida pelo mesmo mosquito, reduziu inicialmente o número de casos de dengue e, por um tempo, a doença foi relativamente esquecida. Entretanto, a partir de meados do século XX (década de 1950), surgiram novas epidemias e uma hiperendemia no Sudeste da Ásia, em virtude do aumento da população e da urbanização em condições de aglomeração. Nas Filipinas, em 1954, foi descrito o primeiro caso de febre hemorrágica da dengue. Na década de 1970, as condições encontradas na Ásia se reproduziram na América Latina. A primeira nova epidemia ocorreu em Cuba, em 1981.[3,7]

No Brasil, a história da dengue remonta ao século XIX, sendo praticamente controlada na década de 1920, com a erradicação do *Aedes aegypti*, a partir dos programas de combate à febre amarela urbana. O último surto parece ter sido descrito por Antônio Pedro, em Niterói, no ano de 1923.

Em 1981, a doença ressurgiu no Norte do país (Boa Vista, Rondônia) e, em 1986 e 1987, uma epidemia de grandes proporções assolou a cidade do Rio de Janeiro. Mais de 92 mil casos foram notificados. A maior incidência da doença foi observada em 2002, quando foram registrados cerca de 700 mil casos.

Tabela 24.1 ■ Tipos de vírus da dengue circulantes nas Américas

Panamá	1 e 3
Guiana Francesa	1, 2 e 4
Venezuela	1, 2, 3 e 4
Colômbia	1, 2 e 4
Equador	1, 2 e 4
México	1, 2, 3 e 4
Guatemala	1, 2, 3 e 4
Brasil	1, 2, 3 e 4

É importante ressaltar o papel dos sorotipos do vírus da dengue na epidemiologia. Sabe-se que a forma hemorrágica da dengue é mais comum em pacientes com história prévia de dengue que se infectaram novamente com um vírus de sorotipo diferente. A epidemia carioca de 1986 foi causada pelo sorotipo 1. Este logo se disseminou por toda a área litorânea entre o Rio de Janeiro e os estados do Nordeste. Em 1990, um novo surto se iniciou no Rio de Janeiro e em Niterói, dessa vez com o sorotipo 2. Cerca de 300 casos de dengue hemorrágica foram notificados, com algumas mortes. A partir daquele ano, os números da doença no Brasil só aumentaram, com grandes epidemias ocorrendo nos anos de 1998, 2001 e 2002.[3]

Patogênese

Após a inoculação pela picada do *A. aegypti*, o vírus replica-se inicialmente nas células mononucleares dos linfonodos locais ou nas células musculares esqueléticas, produzindo uma viremia. No sangue, o vírus penetra os monócitos, onde sofre sua segunda replicação. No interior dessas células ou livre no plasma, ele se dissemina por todo o organismo. O tropismo celular do vírus da dengue predomina sobre o macrófago/monócito e, em segundo lugar, sobre as células musculares esqueléticas, o que justifica a intensa mialgia. Nesse momento, a replicação passa a ocorrer nos macrófagos presentes no sistema reticuloendotelial, mantendo a viremia.[3]

A replicação viral estimula a produção de citocinas pelos macrófagos e, indiretamente, pelos linfócitos Th específicos, que interagem com o HLA classe II dessas células. A síndrome febril da dengue provavelmente depende da liberação dessas citocinas, sendo as mais importantes o fator de necrose tumoral alfa (TNF-α) e a interleucina 6 (IL-6).

A resposta imunológica começa a surgir já na primeira semana de doença. Tanto a imunidade humoral como a celular participam no processo de controle da infecção. Os linfócitos T CD8+ citotóxicos são capazes de destruir as células infectadas pelo vírus, mediante a ação de anticorpos específicos (citotoxicidade anticorpo-dependente). Os vírus podem ser neutralizados diretamente pelos anticorpos. A partir do quarto dia de doença, a IgM antidengue já pode ser detectada, atingindo o pico ao final da primeira semana e persistindo no soro por alguns meses. Os anticorpos da classe IgG surgem na primeira semana e atingem o pico ao final da segunda semana, mantendo-se positivos por vários anos, o que confere imunidade sorotipo-específica provavelmente por toda a vida.[3]

Forma grave

A dengue hemorrágica geralmente ocorre em pacientes que já se infectaram previamente por um sorotipo do vírus da dengue e, anos depois, voltaram a se infectar por outro sorotipo.

A chance de dengue hemorrágica é ainda maior quando a segunda infecção é causada pelo sorotipo 2. Em termos de virulência, a ordem dos sorotipos é decrescente: 2, 3, 4 e 1.

A explicação desse fenômeno reside no fato de na primeira infecção o sistema imune do paciente produzir anticorpos neutralizantes contra esse primeiro sorotipo, denominados anticorpos homólogos, os quais provavelmente permanecem por toda a vida do indivíduo. Esses anticorpos também oferecem proteção contra outros sorotipos (imunidade cruzada ou heteróloga), porém de curta duração (de meses a poucos anos). Se o mesmo sujeito for infectado anos mais tarde por um sorotipo diferente (infecção secundária), aqueles anticorpos não serão mais capazes de neutralizá-lo. Para o novo sorotipo, eles são considerados anticorpos heterólogos, de caráter subneutralizante. Essa é a base para a principal teoria patogênica da dengue hemorrágica – a teoria de Halstead.[2]*

Manifestações clínicas

Em geral, trata-se de doença autolimitada, mas uma minoria dos casos apresenta a forma hemorrágica, que pode levar à morte.[8,9]

Após 3 a 15 dias de incubação (na maioria dos casos entre 5 e 8 dias), ocorre início súbito de calafrios, cefaleia, dor retro-orbitária, dor lombar e prostração.[8,9]

Uma característica da doença é mialgia intensa e febre alta, sendo por isso conhecida como "febre quebra-ossos".[8,9]

*Teoria de Halstead: a ligação de anticorpos heterólogos ao novo sorotipo de vírus da dengue (sem neutralizá-lo) facilita a penetração do vírus nos macrófagos, por mecanismo de opsonização, ou seja, uma quantidade muito maior de vírus ganha o interior desses fagócitos, onde podem se proliferar em alta escala, aumentando a viremia e estimulando a produção de mais ciotocinas (TNF-α e IL-6), além de proteases ativadoras do sistema complemento e tromboplastina (fator procoagulante).[3]

Podem ocorrer hiperemia de conjuntivas e edema palpebral, com exantema macular discreto, especialmente na face. Adenomegalia e esplenomegalia discretas podem ser observadas.[8,9]

Um exantema morbiliforme (erupção eritematosa maculopapular) ou escarlatiforme, centrífugo (a partir do tronco), poupando a região palmoplantar, por vezes pruriginoso, pode aparecer no terceiro ou quarto dia de início dos sintomas.[3]

Os sintomas persistem por 2 a 4 dias, seguidos por defervescência e sudorese, mas pode reaparecer febre mais baixa, quando é possível surgir exantema maculopapular centrípeto, poupando a face.[3]

A infecção pelo sorotipo 3 apresenta significativa associação com o exantema em relação àquelas infecções pelos sorotipos 1 e 2. A dor abdominal está mais associada aos indivíduos infectados pelo sorotipo 3 do que àqueles com o sorotipo 1. A ocorrência de choque é significativamente maior na infecção pelo sorotipo 3 do que pelo sorotipo 2.[10]

A doença clássica é autolimitada e não está associada a casos fatais. Entretanto, uma pequena proporção de pacientes, geralmente aqueles que sofrem um novo episódio de dengue por outro sorotipo do vírus, pode desenvolver a forma hemorrágica ou a forma de choque associado à dengue (Figura 24.3).[8,9]

Na forma hemorrágica, ocorre plaquetopenia intensa associada a coagulopatia, CIVD e fenômenos hemorrágicos, enquanto no choque associado à dengue ocorrem perda de plasma para o interstício, hipovolemia e choque.[8,9]

Ambas as apresentações são consequências de fenômenos imunológicos provocados por antígenos virais, mais comuns em crianças com menos de 1 ano de idade.[8,9]

Os achados laboratoriais consistem em leucopenia, albuminúria discreta, plaquetopenia e elevação das transaminases.[8,9]

Sinais e sintomas de acordo com as formas clínicas:[1,2]

- **Infecção inaparente:** assintomática ou sintomas leves.
- **Dengue clássica:** início abrupto, com febre alta acompanhada de cefaleia, dor retro-orbitária, prostração, mialgia, artralgia, anorexia, náuseas, vômitos, dor abdominal e exantema maculopapular.
- **Dengue hemorrágica:** manifestações hemorrágicas que surgem em pacientes com dengue clássica (grau I: prova do laço positiva; grau II: sangramentos espontâneos leves; grau III: insuficiência circulatória; grau IV: choque).
- **Sinais de alerta:** pulso rápido e fraco, extremidades frias, dor abdominal intensa e contínua, vômitos persistentes, hepatomegalia dolorosa, derrames cavitários (pleurais e/ou abdominais), sangramentos importantes, diminuição da diurese, agitação ou letargia, cianose, diminuição brusca da temperatura corpórea associada a diurese profusa, taquicardia e lipotimia. Hipotensão arterial (pressão arterial sistólica [PAS] < 80mmHg) e hipotensão postural.
- **Prova do laço:** deve ser realizada na ausência de sangramento espontâneo e consiste em manter o esfigmomanômetro insuflado em um nível entre a pressão arterial máxima e a mínima do paciente, durante 3 a 5 minutos. A prova é positiva quando aparecem petéquias.[1,2]
  - A prova do laço deve ser realizada, obrigatoriamente, em todos os casos suspeitos de dengue durante o exame físico.[11,12]
  - Desenhar um quadrado de 2,5cm de cada lado (ou uma área ao redor da falange distal do polegar) no antebraço da pessoa e verificar a pressão arterial (deitada ou sentada).
  - Calcular o valor médio: PAS + PAD/2.
  - Insuflar novamente o manguito até o valor médio e manter por 5 minutos em adultos (em crianças, 3 minutos), ou até o aparecimento de petéquias ou equimoses.
  - Contar o número de petéquias no quadrado. A prova do laço será positiva se houver 20 ou mais petéquias em adultos e 10 ou mais em crianças (Figura 24.4).[11,12]

Diagnóstico diferencial

- **Dengue clássica:** gripe, rubéola, sarampo, escarlatina.
- **Dengue hemorrágica:** hepatite, febre amarela, leptospirose, malária grave, outras febres hemorrágicas.[1,2]

Considerando que a dengue se apresenta sob um amplo espectro clínico, as principais doenças que fazem diagnóstico diferencial são: influenza, enteroviroses, doenças exantemáticas (sarampo, rubéola, parvovirose, eritema infeccioso, mononucleose infecciosa, exantema súbito, citomegalovirose e outras), hepatites virais, abscesso hepático, abdome agudo, hantavirose, arboviroses (febre amarela, Mayaro, Oropouche e outras), escarlatina, pneumonia, sepse, infecção urinária, meningococcemia, leptospirose, malária, salmonelose, riquetsioses, doenca de Henoch-Schönlein, doença de Kawasaki, púrpura autoimune, farmacodermias e alergias cutâneas. Outros agravos podem ser considerados conforme a situação epidemiológica da região.[12]

Exames complementares[1,2]

- **Hemograma:** leucopenia com desvio à esquerda, linfocitose relativa, plaquetopenia e aumento do hematócrito. Plaquetas < 100.000/mm³ e aumento do hematócrito em 20% do valor basal caracterizam a forma hemorrágica.
- **Transaminases:** podem estar elevadas.
- **Isolamento viral:** se a doença estiver entre o primeiro e o quinto dia.
- **Testes sorológicos:** MAC-ELISA com captura de IgM a partir do sexto dia de doença (apenas uma amostra).

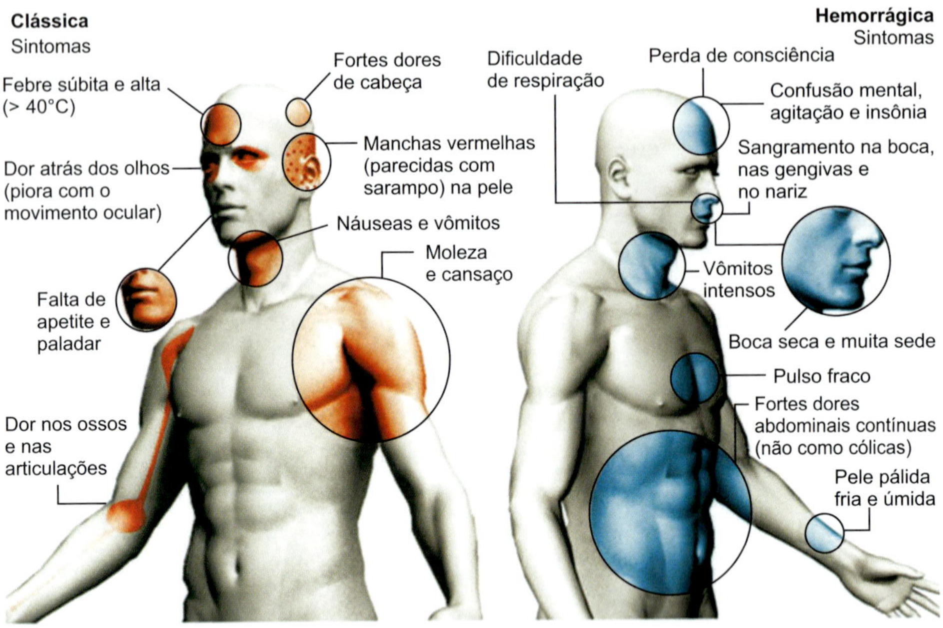

Figura 24.3 ■ Sintomas da dengue clássica e hemorrágica. (Disponível em: www.dengue.org.br.)

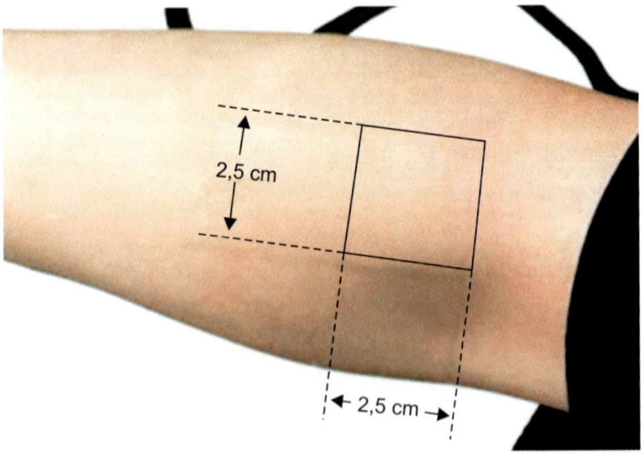

Figura 24.4 ■ Prova do laço (resistência capilar positiva), (Disponível em: bloggenfermagem.com.)

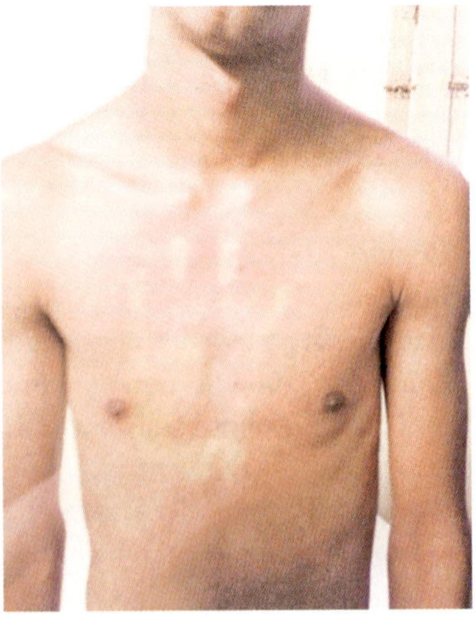

Figura 24.5 ■ Dengue. (Serviço de Dermatologia do Hospital Eduardo de Menezes.)

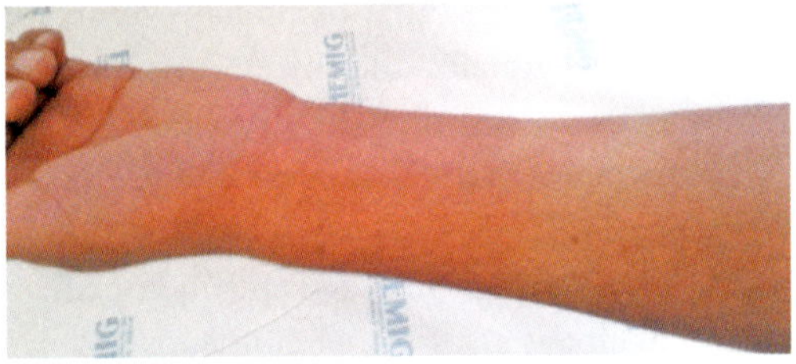

Figura 24.6 ■ Dengue. (Serviço de Dermatologia do Hospital Eduardo de Menezes.)

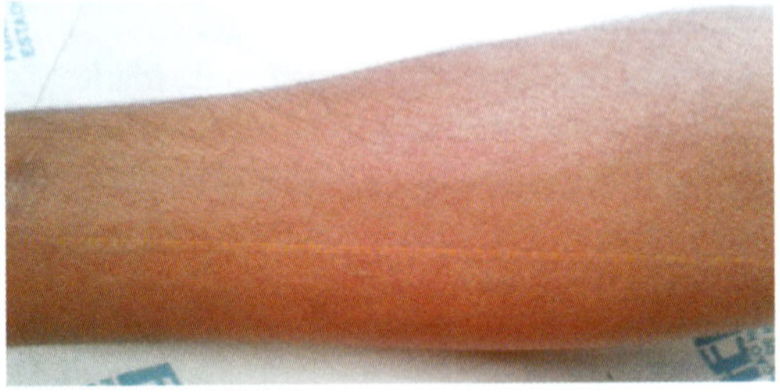

Figura 24.7 ■ *Rash* da dengue. (Acervo da Dra. Adriana de Sousa Carneiro.)

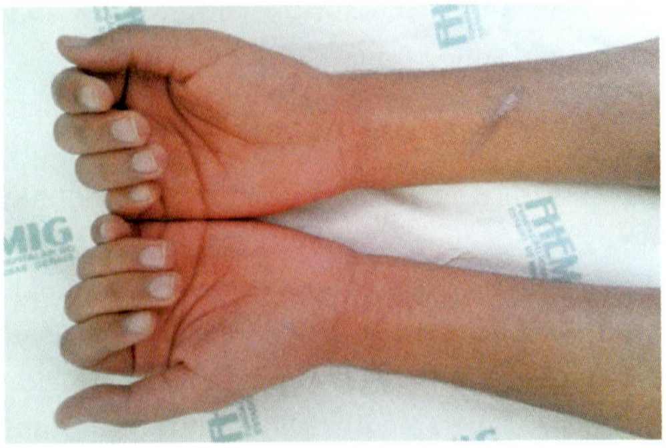

Figura 24.8 ■ Dengue. (Serviço de Dermatologia do Hospital Eduardo de Menezes.)

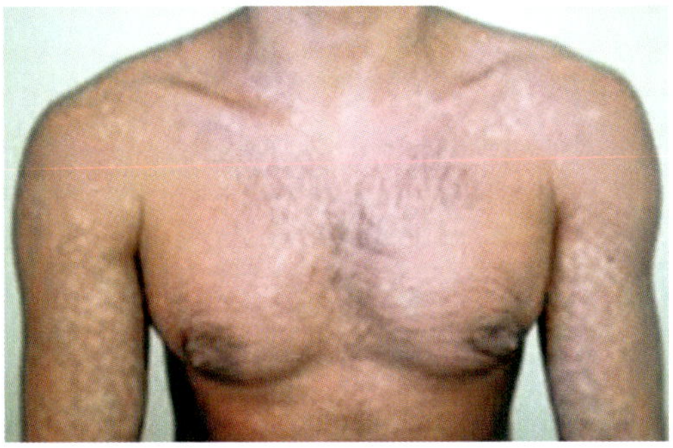

Figura 24.9 ■ Dengue. (Serviço de Dermatologia do Hospital Eduardo de Menezes.)

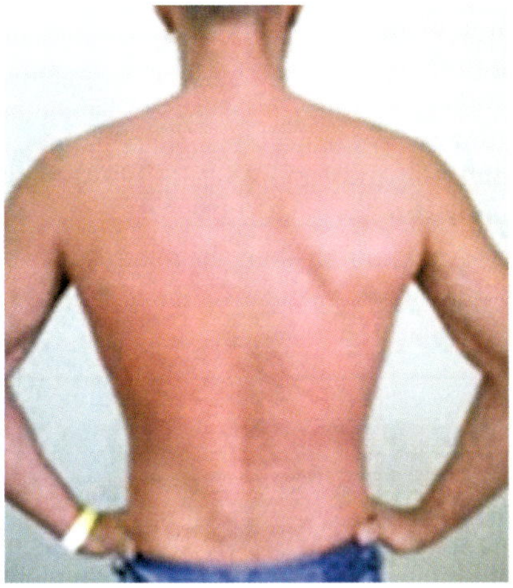

Figura 24.10 ■ *Rash* da dengue. (Acervo da Dra. Adriana de Sousa Carneiro.)

Inibição de hemaglutinação, neutralização e fixação de complemento necessitam de amostras pareadas com intervalo de 14 a 21 dias (aumento de quatro vezes ou mais nos títulos de anticorpos).

- **Coagulograma:** podem ocorrer aumento no tempo de protrombina e tromboplastina parcial e diminuição do fibrinogênio e dos fatores VIII e XII.
- **Radiografia de tórax:** em caso de suspeita de derrame pleural.
- **Dosagem de albumina:** para monitorizar perda plasmática.[1,2]

Comprovação diagnóstica

- Dados clínicos e epidemiológicos + isolamento do vírus.
- Testes sorológicos.
- Demonstração de Ag no soro ou em amostras de necropsia por imuno-histoquímica.[1,2]

Complicações

- Hemorragia.
- Choque.
- Derrames cavitários.
- Insuficiência respiratória.[1,2]

Vigilância epidemiológica[11]

- **Objetivos:** reduzir a infestação pelo *A. aegypti*, a incidência da dengue e a letalidade por febre hemorrágica da dengue (FHD).
- **Notificação:** é doença de notificação compulsória e de investigação obrigatória, principalmente quando se trata dos primeiros casos diagnosticados em uma área ou quando há suspeita de FHD. Os óbitos decorrentes da doença devem ser investigados imediatamente.[11]

Definição de caso

É suspeito de dengue todo paciente que apresente doença febril aguda com duração de até 7 dias, acompanhada de, pelo menos, dois dos seguintes sintomas: cefaleia, dor retro-orbitária, mialgias, artralgias, prostração ou exantema, associados ou não à presença de hemorragias, além de ter estado, nos últimos 15 dias, em área onde esteja ocorrendo transmissão de dengue ou haja a presença de *A. aegypti*.[11]

A presença de sinais de alarme indica a possibilidade de gravidade do quadro clínico e de evolução para dengue hemorrágica e/ou síndrome do choque da dengue.

A confirmação de dengue clássica (DC) é realizada por meio de exames laboratoriais. Durante uma epidemia, a confirmação pode ser feita pelos critérios clinicoepidemiológicos, exceto nos primeiros casos da área, os quais deverão receber confirmação laboratorial.

A confirmação de FHD é feita no laboratório na presença de todos os critérios citados a seguir: trombocitopenia (< 100.000/mm^3); tendências hemorrágicas evidenciadas por um ou mais dos seguintes sinais: prova do laço positiva, petéquias, equimoses ou púrpuras, sangramento de mucosas do trato gastrointestinal ou outros; extravasamento do plasma devido ao aumento da permeabilidade capilar, manifestado por hematócrito apresentando aumento de 10% sobre o basal na admissão e queda do hematócrito em 20% após o tratamento adequado, e presença de derrame pleural, ascite e hipoproteinemia. Os casos de FHD são classificados de acordo com sua gravidade (graus de 1 a 4).[11]

Considera-se dengue com complicação (DCC) todo caso grave que não se enquadre nos critérios de FHD da Organização Mundial da Saúde (OMS) ou quando a classificação de dengue clássica é insatisfatória.[11]

Tratamento

Não há tratamento específico para a dengue. Portanto, as medidas devem visar ao alívio dos sintomas.[8,9]

Não está indicado o uso de ácido acetilsalicílico.

Os graus de hemoconcentração e desidratação e o distúrbio eletrolítico precisam ser avaliados nas formas moderadas e graves da doença, seguidos de medidas de controles específicas, como reidratação (Tabela 24.2) e balanço hidroeletrolítico.[8,9]

Ainda não há vacina disponível para prevenção da doença (os estudos estão na fase III). O controle da transmissão da doença deve ser realizado com medidas para impedir a propagação do mosquito transmissor.[8,9]

Como cuidar do paciente

Proceder à transfusão de sangue em caso de choque persistente após reposição adequada de líquidos.[1,2]

Medicamentos

- Não existe tratamento específico.[1,2]
- Antitérmicos: dipirona ou paracetamol (não usar ácido acetilsalicílico e anti-inflamatórios não esteroides [AINE]):[1,2,12]
  - Dipirona:
    - Crianças: 10 a 15mg/kg/dose até 6/6 horas (respeitar dose máxima para peso e idade).
    - Adultos: 20 a 40 gotas ou um comprimido (500mg) até 6/6 horas.
  - Paracetamol:
    - Crianças: 10 a 15mg/kg/dose até 6/6 horas; respeitar dose máxima para peso e idade.
    - Adultos: 20 a 40 gotas ou um comprimido (500 a 750mg) até 6/6 horas.

Em situações excepcionais, para pacientes com dor intensa, pode-se utilizar, nos adultos, a associação de paracetamol e fosfato de codeína (7,5 a 30mg) até 6/6 horas.[12]

- Antiemético – se necessário:
  - Metoclopramida:
    - Adultos: um comprimido de 10mg até 8/8 horas.
    - Crianças < 6 anos: 0,1mg/kg/dose, até três doses diárias.
  - Bromoprida:
    - Adultos: um comprimido de 10mg até 8/8 horas.
    - Crianças: 0,5 a 1mg/kg/dia em três a quatro doses diárias. Parenteral: 0,03mg/kg/dose EV.
  - Alizaprida:
    - Adultos: um comprimido de 50mg até 8/8 horas.
  - Dimenidrinato:
    - Crianças: 5mg/kg/dose, até quatro vezes ao dia, VO.

Tabela 24.2 ■ Tabela de hidratação para pacientes com dengue

Soro de hidratação oral – tratamento no domicílio			
→ Oferecido de maneira sistemática, conforme descrito abaixo: **Crianças:** oferecer soro oral de forma precoce e abundante, **50mL/kg/dia** (1/3 das necessidades basais, complementando o restante com água, suco de fruta, leite, chá, água de coco, sopa, leite materno). **Adultos: 60 a 80mL/kg/dia** (1/3 do volume em soro oral e, para os 2/3 restantes, complementar com água, suco de frutas, leite, chá, água de coco, sopa).			
Crianças			
kg	**Volume**	**Soro oral 1/3**	**Líquido 2/3**
10	500mL	200mL	300mL
15	750mL	250mL	500mL
20	1.000mL	350mL	650mL
25	1.250mL	450mL	800mL
30	1.500mL	500mL	1.000mL
35	1.750mL	600mL	1.150mL
40	2.000mL	700mL	1.300mL
45	2.250mL	750mL	1.500mL
Adultos			
kg	**Volume**	**Soro oral 1/3**	**Líquido 2/3**
50	3.000 a 4.000mL	1.000 a 1.200mL	2.000 a 2.800mL
55	3.300 a 4.400mL	1.100 a 1.500mL	2.200 a 2.900mL
60	3.600 a 4.800mL	1.200 a 1.600mL	2.400 a 3.200mL
65	3.900 a 5.200mL	1.300 a 1.800mL	2.600 a 3.400mL
70	4.200 a 5.600mL	1.400 a 1.900mL	2.800 a 3.700mL
75	4.500 a 6.000mL	1.500 a 2.000mL	3.000 a 4.000mL
80	4.800 a 6.400mL	1.600 a 2.200mL	3.200 a 4.200mL
85	5.100 a 6.800mL	1.700 a 2.300mL	3.400 a 4.500mL
90	5.400 a 7.200mL	1.800 a 2.400mL	3.600 a 4.800mL
95	5.700 a 7.600mL	1.900 a 2.600mL	3.800 a 5.000mL
100	6.000 a 8.000mL	2.000 a 2.700mL	4.000 a 5.300mL

Fonte: Diretrizes Nacionais para Prevenção e Controle de Epidemias de Dengue – MS – Brasília/DF – 2009.

- Hidratação oral ou venosa, em caso de hipotensão.
- Anti-histamínico em caso de prurido: o prurido na dengue pode ser extremamente incômodo, mas é autolimitado, durando em torno de 36 a 48 horas. A resposta à terapêutica usual nem sempre é satisfatória, mas podem ser utilizadas medidas como banhos frios, compressas com gelo, pasta d'água etc.

Fármacos de uso sistêmico

- Dexclorfeniramina:
  - Adultos: 2mg até 8/8 horas.
- Cetirizina:
  - Adultos: 10mg uma vez ao dia.
  - Crianças de 6 a 12 anos: 5mL (5mg) de 12/12 horas, VO.
- Loratadina:
  - Adultos: 10mg uma vez ao dia.
  - Crianças: 5mg uma vez ao dia para pacientes com peso ≤ 30kg.
- Hidroxizina:
  - Adultos (> 12 anos): 25 a 100mg, VO, três a quatro vezes ao dia.
  - Crianças (> 2 anos): 2mg/kg/dia de 8/8 horas.[12]
- Bloqueadores H2 em pacientes com história de gastrite, úlcera péptica ou hemorrágica.[1,2]

Evolução e prognóstico

Na dengue clássica, ocorre regressão dos sintomas após cerca de 7 dias, mas fadiga podendo permanecer por tempo prolongado.[1,2]

Na forma hemorrágica, o quadro pode se agravar após desaparecimento da febre (entre 3 e 7 dias de doença), evoluindo com hemorragias, hipotensão arterial e choque.[1,2]

Prevenção

- Educação sanitária.
- Saneamento ambiental.
- Destruição de locais que sirvam de criadouros para o *Aedes*.[1,2]

A dengue não é uma doença benigna. Pode matar. Não existe vacina contra a doença.[13-15]

Por isso, é essencial o controle sanitário da doença. As bases do controle são o combate e a eliminação do mosquito, começando pela procura sistemática dos focos do mosquito.[13-15]

Ao ser localizado um foco, deve ser iniciada a campanha imediata e intensiva de toda a área, com destruição de todos os criadouros e colocação de larvicidas nas coleções de água infestadas e/ou não removíveis. Quando os focos são muitos, a campanha exige participação popular maciça, em mutirão. A remoção dessas coleções de água deve abranger todos os domicílios, peridomicílios, lotes vagos, indústrias, depósitos comerciais, depósitos de lixo e imóveis fechados. Os criadouros mais frequentes são pneus, latas, tanques, barris, garrafas, embalagens plásticas, caixas d'água, cisternas, latas de lixo, vasos de plantas aquáticas, pratos colocados sob vasos de plantas, piscinas, calhas, poças sobre lajes, ralos de esgoto pluvial, bandeja de evaporação debaixo de geladeira, vasos sanitários pouco usados, bromélias, bebedouros de animais domésticos e passarinhos, pedaços de plástico e lonas etc.[13-15]

Os focos de água infestada com larvas devem ser destruídos ou tratados com creolina, cloro (água sanitária) ou larvicida. Os reservatórios devem ser lavados com água, sabão e escova. O ciclo de ovo a mosquito demora 1 semana, e a lavagem semanal de reservatórios que não podem ser removidos impede seu desenvolvimento. Deve ser lembrado que os ovos podem sobreviver nas paredes dos reservatórios secos por 1 ano e eclodir quando a água voltar. Por isso, não basta esvaziar os reservatórios.[13,14]

O uso de inseticidas aspergidos por carros com equipamentos próprios (fumacê) nas áreas de grande concentração do vetor durante epidemias ajuda a diminuir a intensidade da progressão e o número de casos (é importante manter janelas e portas abertas).[13,14]

Em termos individuais, o uso de inseticidas dentro de casa, telas nas janelas e portas, cortinados, roupas adequadas e repelentes ajudam a reduzir o risco individual durante epidemias. Essas medidas devem ser adotadas, principalmente, por pessoas que já tiveram algum tipo de dengue, caso esteja em curso uma epidemia por outro tipo.[13-15]

Vacina

No Brasil, a dengue foi relatada pela primeira vez em 1986. A partir daí, todos os anos foram registrados avanços de casos de picos epidêmicos.[16]

A dengue hemorrágica foi beneficiada pelo surgimento no país de três dos quatro sorotipos da doença existente. Além disso, o mosquito transmissor demonstrou grande capacidade de adaptação, com criadouros até mesmo em regiões como a Sul e as serranas, onde tradicionalmente não aparecia.[16]

O aumento no número de casos da dengue em 2007 fez com que a doença se tornasse epidêmica em vários estados brasileiros.[16]

Em meio às medidas de prevenção e aos debates políticos sobre a doença, recentemente surgiu uma boa notícia: o Instituto Butantan, um dos principais centros de pesquisa do país, mostrou-se capaz de produzir uma vacina para combater os quatro sorotipos da doença.[16]

Segundo o Butantan, o imunobiológico está sendo desenvolvido nos EUA pelo National Institutes of Health (NIH).[16]

Em setembro de 2012, o laboratório francês Sanofi Pasteur anunciou que os testes de sua nova vacina contra a dengue atingiram a eficácia média de 30%. Contra cada variação do vírus (sorotipo) obteve-se uma taxa de eficiência entre 60% e 90% para os sorotipos DEN 1, DEN 3 e DEN 4. Para o sorotipo DEN 2 ainda não foi obtida uma vacina eficaz (Figura 24.11 e Tabela 24.3).[17]

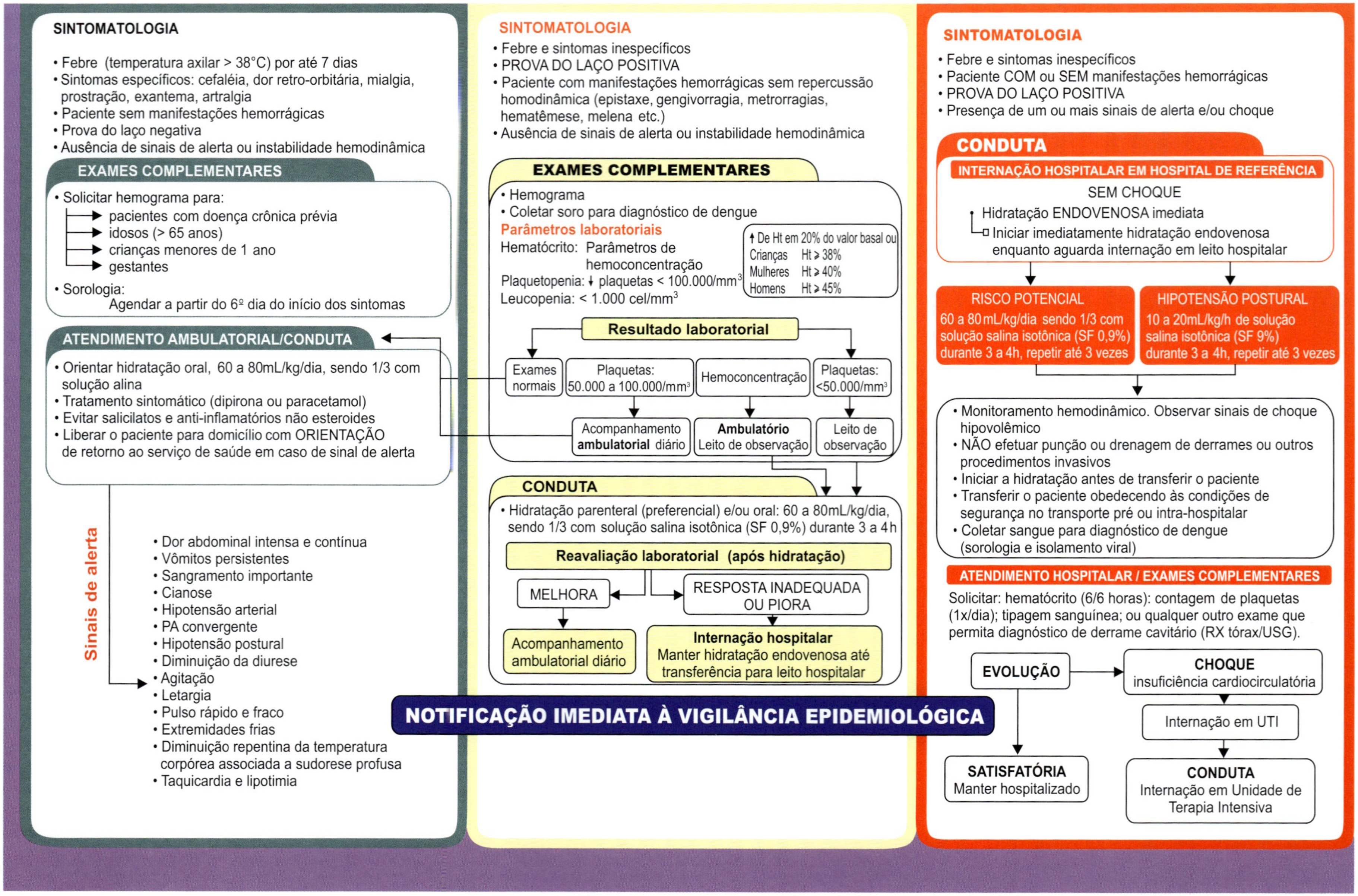
SINTOMATOLOGIA
• Febre (temperatura axilar > 38°C) por até 7 dias
• Sintomas específicos: cefaléia, dor retro-orbitária, mialgia, prostração, exantema, artralgia
• Paciente sem manifestações hemorrágicas
• Prova do laço negativa
• Ausência de sinais de alerta ou instabilidade hemodinâmica
EXAMES COMPLEMENTARES
• Solicitar hemograma para:
pacientes com doença crônica prévia
idosos (> 65 anos)
crianças menores de 1 ano
gestantes
• Sorologia:
Agendar a partir do 6º dia do início dos sintomas
ATENDIMENTO AMBULATORIAL/CONDUTA
• Orientar hidratação oral, 60 a 80mL/kg/dia, sendo 1/3 com solução alina
• Tratamento sintomático (dipirona ou paracetamol)
• Evitar salicilatos e anti-inflamatórios não esteroides
• Liberar o paciente para domicílio com ORIENTAÇÃO de retorno ao serviço de saúde em caso de sinal de alerta
Sinais de alerta
• Dor abdominal intensa e contínua
• Vômitos persistentes
• Sangramento importante
• Cianose
• Hipotensão arterial
• PA convergente
• Hipotensão postural
• Diminuição da diurese
• Agitação
• Letargia
• Pulso rápido e fraco
• Extremidades frias
• Diminuição repentina da temperatura corpórea associada a sudorese profusa
• Taquicardia e lipotimia
SINTOMATOLOGIA
• Febre e sintomas inespecíficos
• PROVA DO LAÇO POSITIVA
• Paciente com manifestações hemorrágicas sem repercussão homodinâmica (epistaxe, gengivorragia, metrorragias, hematêmese, melena etc.)
• Ausência de sinais de alerta ou instabilidade hemodinâmica
EXAMES COMPLEMENTARES
• Hemograma
• Coletar soro para diagnóstico de dengue
Parâmetros laboratoriais
Hematócrito: Parâmetros de hemoconcentração
Plaquetopenia: ↓ plaquetas < 100.000/mm³
Leucopenia: < 1.000 cel/mm³
↑ De Ht em 20% do valor basal ou
Crianças Ht ≥ 38%
Mulheres Ht ≥ 40%
Homens Ht ≥ 45%
Resultado laboratorial
Exames normais
Plaquetas: 50.000 a 100.000/mm³
Hemoconcentração
Plaquetas: <50.000/mm³
Acompanhamento ambulatorial diário
Ambulatório Leito de observação
Leito de observação
CONDUTA
• Hidratação parenteral (preferencial) e/ou oral: 60 a 80mL/kg/dia, sendo 1/3 com solução salina isotônica (SF 0,9%) durante 3 a 4h
Reavaliação laboratorial (após hidratação)
MELHORA
RESPOSTA INADEQUADA OU PIORA
Acompanhamento ambulatorial diário
Internação hospitalar
Manter hidratação endovenosa até transferência para leito hospitalar
SINTOMATOLOGIA
• Febre e sintomas inespecíficos
• Paciente COM ou SEM manifestações hemorrágicas
• PROVA DO LAÇO POSITIVA
• Presença de um ou mais sinais de alerta e/ou choque
CONDUTA
INTERNAÇÃO HOSPITALAR EM HOSPITAL DE REFERÊNCIA
SEM CHOQUE
Hidratação ENDOVENOSA imediata
Iniciar imediatamente hidratação endovenosa enquanto aguarda internação em leito hospitalar
RISCO POTENCIAL
60 a 80 mL/kg/dia sendo 1/3 com solução salina isotônica (SF 0,9%) durante 3 a 4h, repetir até 3 vezes
HIPOTENSÃO POSTURAL
10 a 20mL/kg/h de solução salina isotônica (SF 9%) durante 3 a 4h, repetir até 3 vezes
• Monitoramento hemodinâmico. Observar sinais de choque hipovolêmico
• NÃO efetuar punção ou drenagem de derrames ou outros procedimentos invasivos
• Iniciar a hidratação antes de transferir o paciente
• Transferir o paciente obedecendo às condições de segurança no transporte pré ou intra-hospitalar
• Coletar sangue para diagnóstico de dengue (sorologia e isolamento viral)
ATENDIMENTO HOSPITALAR / EXAMES COMPLEMENTARES
Solicitar: hematócrito (6/6 horas): contagem de plaquetas (1x/dia); tipagem sanguínea; ou qualquer outro exame que permita diagnóstico de derrame cavitário (RX tórax/USG).
EVOLUÇÃO
CHOQUE insuficiência cardiocirculatória
Internação em UTI
CONDUTA Internação em Unidade de Terapia Intensiva
SATISFATÓRIA Manter hospitalizado
NOTIFICAÇÃO IMEDIATA À VIGILÂNCIA EPIDEMIOLÓGICA

Figura 24.11

Tabela 24.3 ■ Estadiamento e tratamento dos casos suspeitos de dengue

Grupo	Caracterização	Conduta
A	Paciente com prova do laço negativa e ausência de manifestações hemorrágicas. Ausência de sinais de alarme	Hidratação oral, antitérmicos e analgésicos
B	Prova do laço positiva ou manifestação hemorrágica espontânea. Ausência de sinais de alarme se hemograma normal	Hidratação oral, antitérmicos e analgésicos
	Se hematócrito aumentado em até 10% do valor basal ou, na ausência desse, com as seguintes faixas de valores: crianças: >38% e < 42%; mulheres: > 40% e < 44%; homens: > 45% e < 50% e/ou plaquetopenia entre 50 e 100.000 células/mm³ e/ou leucopenia < 1.000 células/mm³	Tratamento ambulatorial com hidratação oral vigorosa, antitérmicos e analgésicos
	Se hematócrito > 10% do valor basal ou na ausência desse com os seguintes valores: crianças: > 42%; mulheres: > 44%; homens: > 50% e/ou plaquetopenia < 50.000 células/mm³	Hidratação oral supervisionada ou parenteral, antitérmicos e analgésicos Reavaliação clínica e de hematócrito após hidratação
C	Presença de algum sinal de alarme Manifestações hemorrágicas presentes ou ausentes	Hidratação venosa rápida em unidade com capacidade para realizar hidratação venosa sob supervisão médica por um período mínimo de 24 horas Exames inespecíficos obrigatórios: hemograma completo, tipagem sanguínea, dosagem de albumina sérica, radiografia do tórax (PA, perfil e incidência de Laurell) Outros exames conforme a necessidade: glicose, ureia, creatinina, eletrólitos, transaminases, gasometria, ultrassonografia de abdome e de tórax
D	Choque Manifestações hemorrágicas presentes ou ausentes	

Fonte: Ministério da Saúde. Guia de bolso. Doenças infecciosas e parasitárias. 8. ed.

Referências

1. Pereira LIA. Dengue febre quebra-ossos. In: Porto CC, Porto AL. Vademecum de clínica médica. Rio de Janeiro: Guanabara Koogan, 2007:222.
2. Ministério da Saúde. Fundação Nacional de Saúde. Doenças infecciosas e parasitárias. 2. ed. Funasa, 2000.
3. Medgrupo. Medcurso. Infectologia. Ciclo 1. Principais síndromes febris. Medklin 2009; 4:25-30.
4. Pontes RJS, Ruffino A. Dengue em localidade urbana da região Sudeste do Brasil: aspectos epidemiológicos. Rev Saúde Pública 1994; 28(3):218-27.
5. Degallier, Nicolas et al. Avaliação do risco de transmissão silvestre da dengue no Brasil. Inf Epidemiol SUS [online] 2001; 10(suppl.1): [citado 2011-03-08], 13-15. Disponível em: http://scielo.iec.pa.gov.br/scielo.php?script=sci_arttext&pid=S0104-16732001000500003&lng=pt&nrm=iso.
6. Fotos – Site da Dengue [homepage na internet]. 2013 [acesso em 22 jan 2013]. Disponível em http:// www.dengue.org.br.
7. Gubler DJ, Clark GG. Dengue/dengue hemorrhagic fever: the emergence of a global health problem. Emerging Infectious Disease 1995; 2(1):55-7.
8. Kallás EG, Júnior MS, Salomão R, Houly SGB, Bolzan VL. Infectologia: leptospirose, febre amarela e dengue. In: Higa SEM, Atallah NA, Bafi AT, Schiavon LL, Kikuchi LOO, Cavallazzi RS. Medicina de urgência: guias de medicina ambulatorial e hospitalar da Unifesp-EPM. 2. ed. São Paulo: Manole, 2008:552-53.
9. Perez JG. Severe dengue: The need for new case definitions. Lancet Infect Dis 2006; 6(5):297-302.
10. Masera DC, Schenkel GC, Silva LL et al. Febre hemorrágica da dengue: aspectos clínicos, epidemiológicos e laboratoriais de uma arbovirose. Rev Conhecimento online 2011; vol 2.
11. Brasil. Ministério da Saúde. Secretaria de Vigilância em Saúde. Departamento de Vigilância Epidemiológica. Doenças infecciosas e parasitárias: guia de bolso.Textos Básicos de Saúde. Brasília. 2010; 8:129-36.
12. Ministério da Saúde. Secretaria de Vigilância em Saúde. Diretoria Técnica de Gestão. Dengue: diagnótico e manejo clínico – adulto e criança. Série A. Normas e Manuais Técnicos. 3. ed. Brasília, 2007.
13. Pedroso ERP, Oliveira RG. Blackbook Clínica Médica. Belo Horizonte: Blackbook, 2009; 1(7):634-35.
14. Isturiz RE, Gubler DJ, Castilho JB. Emerging and re-emerging diseases in Latin American dengue and dengue hemorraghic in Latin American and the Caribean. Inf Dis Clin N Am 2000; (14):121-40.
15. Mcbrid WJ, Bielefeldt. Dengue viral infections pathogenesis and epidemiology. Microbes Infect 2000; 2(9):1041-50.
16. Souza U. Saúde pública: dengue apavora. Rev da APM 2007; 584:6-8.
17. Vacina-dengue. Org [homepage na internet]. Laboratório vacina [acesso em 20 de fev de 2013]. Disponível em: http//veja.abril.com.br/noticia/saude/laboratorio-anuncia-primeira-vacina-contra-a-dengue-que-tem-eficacia-parcial.

25

Retrovírus: Vírus Linfotrópico de Células T Humanas e Dermatite Infecciosa

Maria Aparecida de Faria Grossi

VÍRUS LINFOTRÓPICO DE CÉLULAS T HUMANAS

O vírus linfotrópico de células T humanas pertence à família Retroviridae, à subfamília Orthoretrovirinae e ao gênero *Detaretrovirus*. As infecções causadas por esse vírus são antigas no ser humano. Retrovírus semelhantes têm sido descritos em primatas.[1]

O nome vírus linfotrópico de células T de primatas (PTLV) tem sido proposto para agrupar vírus relacionados que têm como hospedeiros primatas humanos (HTLV) e não humanos – o vírus linfotrópico de células T em símios (STLV).[1]

Existe uma grande homologia do genoma do HTLV-1 com o STLV, que pode ser ainda maior do que entre o HTLV-1 e o HTLV-2.[2] Os vírus HTLV-1 e HTLV-2 se originam de maneira independente e estão relacionados com o STLV-1 e o STLV-2, respectivamente.[1]

Os estudos sugerem que o HTLV deve ter surgido do contato entre humanos e primatas não humanos infectados. A transmissão zoonótica do STLV para humanos tem como hipótese sua exposição a primatas não humanos por meio de atividades como a caça e merece atenção da saúde pública.[1]

A semelhança das sequências do vírus de primatas com as observadas em humanos indica a possibilidade de ocorrência da transmissão da infecção dos símios para humanos e destes para os símios e a possível origem do HTLV-1 na África.[3]

O vírus linfotrópico de células T humanas tipo 1 (*human T lymphotropic virus type 1* [HTLV-1]) foi o primeiro retrovírus humano descrito.[4] Esse vírus foi inicialmente associado à leucemia de células T do adulto (ATL) no Japão, em 1977, e depois encontrado em outros países. Em 1980, foi isolado de um paciente com linfoma cutâneo de células T.[4]

Mais tarde, o vírus foi associado a doenças neurológicas, como paraparesia espástica tropical (TSP) e mielopatia associada ao HTLV (HAM), que posteriormente foram identificadas como uma única entidade nosológica, que passou a ser denominada HAM/TSP.[1]

O HTLV-2 foi identificado em 1982 em paciente com leucemia de células pilosas – tricoleucemia – e apresenta diferenças antigênicas com o HTLV1.[5] O vírus HTLV-2 foi associado a raros casos neurológicos.[1]

Em 2005 foram descritos dois novos retrovírus, o HTLV-3 e o HTLV-4, em populações de Camarões que mantinham contato com primatas não humanos. Esses vírus ainda não formam relacionados com doenças em humanos.[6,7]

Patogênese

A infecção pelo HTLV não implica necessariamente o desenvolvimento de doenças em seus portadores. Inúmeros fatores estão envolvidos na interação vírus/hospedeiro, e o modo como essa interação se desenvolve determinará doença ou não, variando desde o portador assintomático até o que sofre de doença hematogênica (ATL) ou inflamatória (HAM/TSP), doença ocular (uveíte associada ao HTLV-1 [HAU]), dermatite infecciosa ou artrite reumatoide, entre outras.[8-10]

A variabilidade da sequência do HTLV-1 intra e interindividual é baixa. Acredita-se que isso seja decorrente de sua disseminação mais à custa da transmissão do provírus nos linfócitos infectados do que pelas partículas virais. A replicação do vírus mediada pela enzima transcriptase reversa ocorre no início da infecção, e o aumento da carga proviral se dá por expansão clonal de linfócitos infectados e menos pela produção de vírions.[11,12]

A maioria dos infectados pelo HTLV-1 permanece assintomática, mas até 10% podem desenvolver, ao longo de suas vidas, alguma das doenças relacionadas com o vírus.[11]

Epidemiologia

A epidemiologia do HTLV tem evoluído desde a identificação do HTLV-1, em 1980. A distribuição geográfica do HTLV-1 está bem definida em regiões do Japão, Caribe,

América do Sul e África, com prevalência variável entre elas, embora algumas dúvidas permaneçam, como, por exemplo, o fato de existirem áreas de alta prevalência, como o Japão, ao lado de regiões vizinhas de baixa prevalência, como Coreia, China e Rússia Oriental.[13]

Estima-se que existam entre 15 e 20 milhões de infectados no mundo,[14] e acredita-se que o Brasil conte com 2,5 milhões destes, sendo considerado o país com o maior número absoluto de casos infectados, considerando a população e as taxas de prevalência.[15,16] Estudo de triagem em candidatos à doação de sangue no Brasil mostrou prevalência variável e maior nos estados do Nordeste, Norte e Sudeste, com taxas de 0,4/1.000 em Florianópolis a 10/1.000 em São Luís.[16]

Os principais modos de transmissão são bem conhecidos: sexual, exposição ao sangue e hemocomponentes e pelo leite materno, porém ainda falta melhor conhecimento dos fatores inibidores e promotores que interferem na transmissão.[14,17,18]

Como em outras doenças sexualmente transmissíveis, a transmissão sexual do HTLV-1 está relacionada com a prática do sexo sem proteção, múltiplos parceiros, úlceras genitais e sexo pago.[13]

A transmissão por via endovenosa ocorre em 40% a 60% dos expostos a sangue e seus componentes contaminados, com soroconversão ocorrendo, em média, de 51 a 65 dias após a exposição.[19] Observou-se redução significativa de novas infecções na população geral em vários países que adotaram a triagem sorológica em seus bancos de sangue.[11]

A transmissão da mãe para o filho ocorre em 20% a 36% dos expostos, especialmente pela amamentação, podendo também se dar pela via transplacentária,[13] e parece estar relacionada com carga proviral materna, altos títulos de anticorpos e tempo prolongado de aleitamento.[14]

Outra forma importante de transmissão consiste no compartilhamento de agulhas contaminadas entre usuários de substâncias endovenosas.[13,14]

As taxas de soroprevalência aumentam com a idade e predominam no sexo feminino em diferentes países com situações epidemiológicas diferentes. O aumento da soroprevalência com a idade parece estar relacionado com a redução do número de novas infecções e a possível soroconversão tardia. Fatores hormonais e maior eficiência na transmissão homem-mulher seriam possíveis explicações para a maior prevalência em mulheres.[14]

Manifestações dermatológicas

O reconhecimento das manifestações dermatológicas associadas ao HTLV tem por objetivo não somente beneficiar o portador, mas também a coletividade, ao diagnosticar precocemente e possibilitar a adoção de medidas preventivas para reduzir o risco de transmissão do HTLV-1.[18]

As lesões dermatológicas associadas ao HTLV-1 têm sido descritas desde que foi confirmada a relação desse vírus com a ATL e a HAM/TSP.[18] A ocorrência de dermatoses em indivíduos assintomáticos infectados pelo HTLV-1 também foi descrita.[20]

Foram propostas várias classificações para agrupar as manifestações cutâneas associadas ao HTLV-1. Rueda e Blanck, em 1996,[21] propuseram dois grandes grupos:

1. Lesões cutâneas associadas à presença de células infectadas pelo HTLV-1, incluindo as neoplásicas e não neoplásicas.
2. Lesões cutâneas associadas à imunossupressão, englobando as infecciosas e as neoplásicas.

La Grenade, em 2000,[22] sugeriu a classificação em três grupos:

1. Lesões cutâneas relacionadas com as doenças causadas pelo HTLV-1.
2. Lesões cutâneas relacionadas com a imunossupressão.
3. Lesões cutâneas inespecíficas.

Em 2005, com base nas classificações anteriores e nos mecanismos envolvidos na patogênese, Nobre e cols.[23] propuseram uma nova classificação, que utilizaremos neste capítulo:

1. Lesões cutâneas diretamente causadas por células infectadas pelo HTLV-1 na pele, incluindo as neoplásicas e não neoplásicas.
2. Lesões cutâneas indiretamente causadas pelas células infectadas pelo HTLV-1 na pele, incluindo as alterações por imunossupressão e por alterações neurológicas, lesões por produção de citocinas e aquelas provocadas por outros mecanismos.
3. Lesões cutâneas inespecíficas.

Lesões cutâneas diretamente causadas por células infectadas pelo HTLV-1 na pele, neoplásicas e não neoplásicas

Nesse grupo estão incluídas as lesões dermatológicas mais conhecidas que aparecem na ATL. Essas lesões podem ser decorrentes da infiltração cutânea pelas células neoplásicas ou de alterações inflamatórias reativas à ATL. Prurido, xerose e ictiose adquirida podem ser sinais ou sintomas prodrômicos da doença linfoproliferativa e, portanto, devem ser valorizados. As lesões inflamatórias reativas podem manifestar-se como placas edematosas e parapsoríase.[18,23,24]

As lesões cutâneas decorrentes da infiltração cutânea na ATL são frequentes, acometendo de 40% a 50% dos pacientes, e estão relacionadas com as diferentes apresentações clínicas.[18,24]

Na forma subaguda da ATL, as lesões cutâneas em geral constituem a primeira manifestação clínica da doença e podem preceder em meses ou anos a fase leucêmica aguda. No Brasil, as lesões cutâneas foram descritas em 67% dos casos.[25]

Na forma aguda predominam as lesões papulosas e nodulares, que aparecem em 60% dos doentes.[25]

Na forma crônica, o quadro clínico é arrastado e, na pele, podem ser observadas placas eritematoedematosas e eritrodermia, acometendo 73% dos pacientes.[25]

A forma clínica caracterizada por linfoma, que acomete cerca de 30% dos casos, tende a apresentar manifestações mais exuberantes, com extensas lesões infiltradas, placas, nódulos, tumorações e eritrodermia.[25]

A histopatologia da pele mostra densos infiltrados de células pleomórficas, constituídos de linfócitos atípicos que ocupam a derme, podendo chegar até o subcutâneo. O epidermotropismo das células malignas na ATL é incomum, diferente do que ocorre nos linfomas cutâneos de células T não relacionados com o HTLV-1.[18,24]

Lesões cutâneas indiretamente causadas por células infectadas pelo HTLV-1 na pele

Nesse grupo encontram-se aquelas lesões relacionadas com alterações imunológicas, especialmente imunossupressão, alterações cutâneas secundárias ao dano neurológico que ocorre na HAM/TSP e alterações resultantes de distúrbios funcionais de algumas células, induzidos por citocinas produzidas por linfócitos infectados pelo HTLV-1.[18,23,24]

Dermatoses relacionadas com alterações imunológicas

A imunossupressão no curso da infecção pelo HTLV-1 está bem estabelecida nos casos de ATL, podendo ser grave e incluindo infecções e agravos oportunistas, como criptococose, pneumocistose e sarcoma de Kaposi.[18,23,24]

Alterações na resposta imunológica ocorrem também em indivíduos que não desenvolvem ATL, podendo ser constatadas pela frequência aumentada e maior gravidade da sarna crostosa e da estrongiloidíase, além das alterações laboratoriais.[18,24]

Nos pacientes com HAM/TSP, outras alterações imunológicas envolvendo a produção de citocinas poderiam ter relação com lesões cutâneas.[18]

Rueda e Blanck, em 1996, propuseram o agrupamento das dermatoses relacionadas com imunossupressão pelo HTLV-1, de acordo com os agentes envolvidos, em: bacterianas, fúngicas, viróticas e ectoparasitoses, as quais passaremos a descrever.[21]

Infecções bacterianas

Entre as infecções bacterianas relacionadas com a imunossupressão pelo HTLV-1 destacam-se a dermatite infecciosa e a foliculite decalvante.

A dermatite infecciosa tem relação bem estabelecida com a infecção pelo HTLV-1 e, por sua importância, será descrita com destaque neste capítulo. Caracteriza-se clinicamente por dermatite exsudativa grave, recorrente, acometendo couro cabeludo, região cervical, orelha externa, dobra retroauricular, axilas e virilhas, além de rinite. A rinite manifesta-se por descarga nasal fluida e formação de crostas nas fossas nasais anteriores. Culturas das secreções nasais e da pele mostram-se positivas para *Staphylococcus aureus* e/ou estreptococos β-hemolíticos. Em sua evolução, observam-se pronta resposta à antibioticoterapia e imediata recidiva com a suspensão do tratamento.[18,23,24]

A foliculite decalvante manifesta-se com pústulas foliculares, formando placa que cresce centrifugamente, deixando atrofia central cicatricial, em razão da destruição dos folículos pilosos. Acomete especialmente o couro cabeludo e, com menor frequência, a barba e as pernas. A cultura das secreções isola com frequência o *Staphylococcus aureus.*[18,23,24]

Infecções fúngicas

São frequentes as micoses superficiais, relacionadas com a baixa resposta da imunidade celular causadas por dermatófitos e *Candida*, manifestando-se nas unhas, nos pés, na região inguinocrural e em outras áreas do corpo.

A candidose é considerada infecção fúngica oportunista, e as leveduras do gênero *Candida* são saprófitas universais presentes na pele e nas mucosas oral, intestinal e vaginal. O quadro clínico varia desde queilite angular, estomatite cremosa, vulvovaginite, balanopostite, intertrigo, dermatite da área de fralda, acometimento ungueal em mãos e pés, perioníquia, até quadros sistêmicos graves.[18,23,24]

Infecções viróticas

As dermatoviroses mais frequentemente associadas à infecção pelo HTLV-1 são o molusco contagioso e o herpes--zóster.

O molusco contagioso é uma dermatose causada por um poxvírus, frequente na criança imunocompetente. No adulto, é considerado um marcador para doenças de transmissão sexual e de imunossupressão. Foi descrito em pacientes com HAM/TSP. Clinicamente, manifesta-se por pápulas brilhantes e umbilicadas que, ao serem rompidas, eliminam material brancacento.[18,23,24]

O herpes-zóster é uma dermatovirose causada pelo vírus varicela-zóster, cuja ocorrência aumenta com a idade, sendo mais frequente após os 50 anos, e é considerado um marcador de imunossupressão. O vírus da varicela, após a primoinfecção, pode permanecer latente em um gânglio por longo período e reativar-se em um nervo em situações de imunossupressão. A localização mais comum é a intercostal, sendo precedido por dor no trajeto do nervo e posterior erupção papulovesiculosa com base eritematosa ao longo de um dermátomo. Em situações de imunossupressão grave, o quadro clínico pode generalizar-se.[18,23,24]

Ectoparasitoses

A escabiose crostosa, também chamada de sarna norueguesa, é a forma mais grave da escabiose, altamente contagiosa, e está relacionada com a imunossupressão. Manifesta-se clinicamente por extensas lesões papulosas com formação de escamas, crostas e áreas de hiperceratose. Tem sido associada à infecção pelo HTLV-1 tanto em indivíduos com ATL como naqueles sem esta condição.[18,23,24]

Manifestações cutâneas relacionadas com a HAM/TSP

As manifestações dermatológicas mais frequentemente associadas à HAM/TSP são: xerodermia, ictiose adquirida, calosidades plantares, erisipela de repetição, candidose, eritema palmar e rubor facial.[18,23,24]

A xerodermia e a ictiose adquirida são as manifestações cutâneas mais frequentes nos pacientes com HAM/TSP, comprometendo a face anterolateral das pernas, flancos e braços e podendo se estender para todo o corpo.

As calosidades plantares estão relacionadas com alterações da marcha, decorrentes da paralisia espástica.

A erisipela de repetição pode ser secundária aos traumatismos, especialmente em membros inferiores.

A candidose é micose superficial oportunista, frequente em lesões de intertrigo da região inguinal, podendo estar associada à incontinência urinária.

Eritema palmar persistente tem sido descrito em pacientes japoneses e brasileiros e rubor facial tem sido observado apenas nos pacientes japoneses.

Lesões cutâneas inespecíficas

Nesse grupo encontram-se dermatoses frequentes na população geral, mas aqui serão descritas aquelas que têm sido associadas à infecção pelo HTLV-1: ictiose adquirida, dermatite seborreica, vitiligo e eritrodermia.[18,23,24]

A ictiose adquirida e a xerodermia são as manifestações cutâneas mais frequentemente associadas à infecção pelo HTLV-1, especialmente nos pacientes com HAM/TSP. Acometem a face anterolateral das pernas, os flancos e os braços, podendo se estender para todo o corpo. A ictiose adquirida predomina no adulto e tem sido associada a várias doenças sistêmicas, como linfomas, hipotireoidismo, hanseníase virchowiana e síndrome da imunodeficiência adquirida, além da ingestão de medicamentos, como a clofazimina, entre outros.[18,23,24]

A dermatite seborreica é dermatose frequente na população geral, acometendo, preferencialmente, crianças e adultos após os 40 anos de idade. É conhecida sua associação com tensão emocional e quadros neurológicos, como na doença de Parkinson. Clinicamente, manifesta-se por lesões eritemato-escamativas, desde quadros leves e localizados até generalizados com aspecto psoriasiforme ou eritrodérmico grave. As áreas mais frequentemente acometidas são: couro cabeludo, região mediofacial, sobrancelhas, cílios, região nasolabial, região medioesternal, região interescapular, dobras retroauriculares, axilares, região cervical, inframamária, umbilical e inguinocrural. Blefarite e acometimento da orelha externa podem ser a única manifestação da dermatite seborreica. Quadros extensos e refratários ao tratamento têm sido observados em pacientes com síndrome da imunodeficiência adquirida. Tem sido descrita maior frequência em soropositivos pelo HTLV-1. O diagnóstico diferencial com dermatite infecciosa se faz necessário, em virtude de sua semelhança clínica.[18,23,24]

O vitiligo, discromia de etiologia multifatorial e pouco definida, com grande ocorrência familiar e associação com alterações endócrinas, oculares e imunológicas, caracteriza-se por manchas acrômicas com hipercromia marginal. Na infecção pelo HTLV-1, o vitiligo tem sido observado em soropositivos independentemente da presença de ATL ou HAM/TSP.[18,23,24]

A eritrodermia é dermatose caracterizada por eritema e escamação generalizados, em geral secundários a outras condições dermatológicas, como psoríase, dermatite atópica, dermatite seborreica, farmacodermia, pênfigos e neoplasias. Tem sido observada com mais frequência em pacientes infectados pelo HTLV-1, especialmente com ATL.[18,23,24]

DERMATITE INFECCIOSA

A dermatite infecciosa (DI) associada à infecção pelo HTLV-1 é uma doença da infância pouco conhecida pelos pediatras e dermatologistas brasileiros. Caracteriza-se por eczema infectado crônico e recidivante, que se inicia após os 18 meses de vida e raramente na idade adulta.[20,26]

A DI foi descrita por Sweet, em 1966,[27] em crianças na Jamaica, e associada ao HTLV-1 por La Grenade e cols., em 1990,[10] com posterior detecção desse retrovírus em linfócitos extraídos de lesões cutâneas de crianças com essa dermatose.[28] Na Jamaica, país onde a prevalência do HTLV-1 é alta, a DI corresponde a 10% dos casos de eczema infantil.[29] Em Salvador, cidade brasileira com maior prevalência do HTLV-1, há relatos de poucos casos de DI.[30-32] Criança diagnosticada com DI em Belo Horizonte, procedente da Bahia, apresentava soropositividade para HTLV-1, bem como os pais.[23]

A transmissão do HTLV-1 na DI ocorre por via vertical, embora exista relato de um caso por transfusão de sangue no Brasil.[33]

As maiores prevalências têm sido relatadas na Jamaica[34] e, mais recentemente, no Brasil, predominantemente na Bahia.[33] Outros países têm publicado menor número de casos, como o Japão, onde é elevada a prevalência do HTLV-1 (curiosamente, foram publicados dois casos de DI na infância, os quais evoluíram para ATL na idade adulta),[35] Trinidad e Tobago,[36] Peru[37] e Senegal.[38]

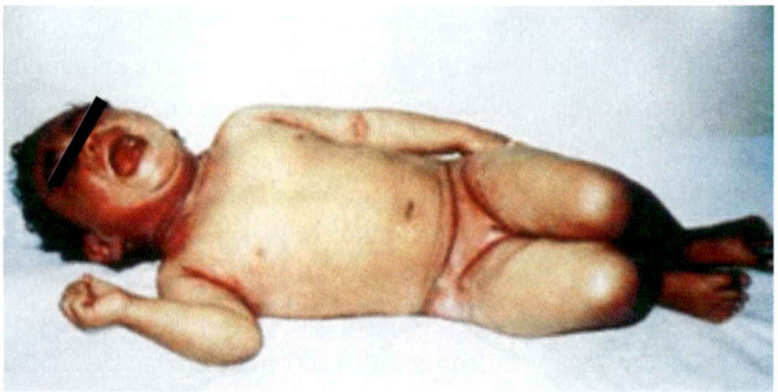

Figura 25.1 ■ Criança com 2 anos de idade com dermatite infecciosa apresentando, desde 3 meses, lesões eczematosas pruriginosas, recidivantes, predominando no couro cabeludo e nas regiões perinasal, retroauricular, axilar e inguinocrural. Sorologia negativa para HIV e positiva para HTLV-1 na criança e nos pais. (Arquivo do Centro Geral de Pediatria da Fundação Hospitalar do Estado de Minas Gerais.)

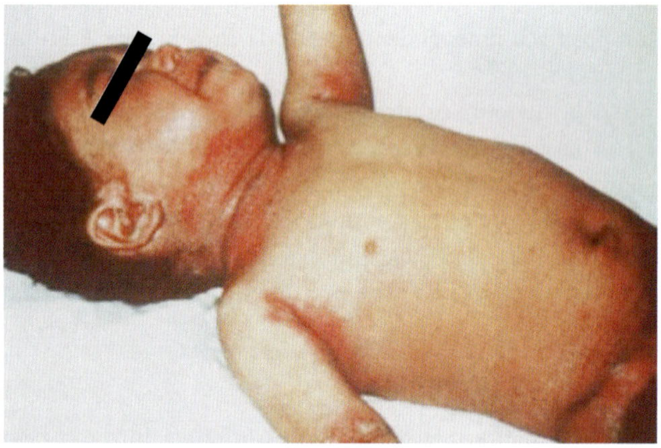

Figura 25.2 ■ Mesma criança – detalhes das lesões. (Arquivo do Centro Geral de Pediatria da Fundação Hospitalar do Estado de Minas Gerais.)

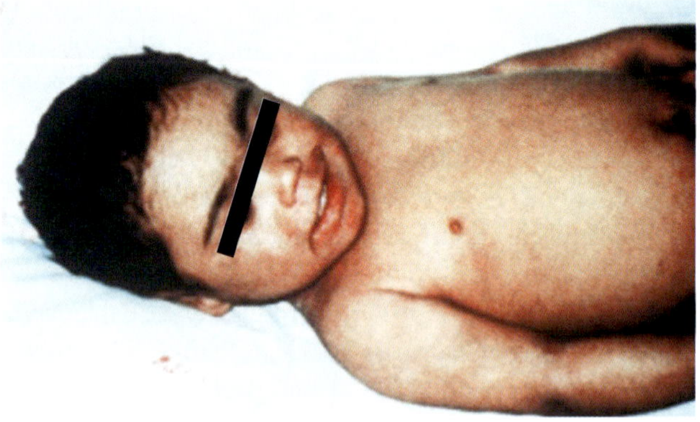

Figura 25.3 ■ Mesma criança – melhora clínica após antibioticoterapia sistêmica. (Arquivo do Centro Geral de Pediatria da Fundação Hospitalar do Estado de Minas Gerais.)

Desconhece-se por que apenas algumas crianças infectadas pelo HTLV-1 desenvolvem a DI e a maioria permanece assintomática. É possível que fatores genéticos do hospedeiro desempenhem papel importante na gênese da DI.[39]

Quadro clínico

A dermatite infecciosa manifesta-se por quadro clínico pruriginoso, recorrente, lesões eritematoescamativas, exsudativas e crostosas, pápulas e pústulas foliculares, acometendo couro cabeludo, orelha externa, área retroauricular, região cervical, fossas nasais, axilas, virilhas e outras áreas corpóreas, podendo generalizar-se. O quadro cutâneo é acompanhado por rinite persistente com descarga nasal fluida e formação de crostas nas fossas nasais anteriores.[23,39] Podem ser observadas, também, blefaroconjuntivite, pápulas foliculares e pústulas, ao lado das lesões eritematoescamativas, nas áreas comprometidas.[40,41]

É frequente a associação com complicações infecciosas e parasitárias, como piodermite, otite, escabiose e estrongiloidíase. As culturas das secreções nasais e da pele mostram-se positivas para *Staphylococcus aureus* e/ou estreptococos β-hemolíticos. Em sua evolução, observam-se pronta resposta à antibioticoterapia e imediata recidiva com a suspensão do tratamento.[23,39]

Os cinco principais critérios para diagnóstico de DI, descritos por La Grenade e cols. em 1998,[34] incluem:

1. Eczema de couro cabeludo, axilas, virilhas, conduto auditivo externo, regiões retroauriculares, pálpebras, pele paranasal e/ou pescoço.
2. Rinorreia crônica e/ou lesões crostosas no vestíbulo nasal.
3. Dermatite crônica recidivante com resposta imediata à antibioticoterapia e com recidiva após suspensão do tratamento.
4. Início precoce na infância
5. Soropositividade para HTLV-1.

Para o diagnóstico são obrigatórios os itens 1, 2 e 5 e o envolvimento de pelo menos duas áreas corpóreas para o item 1.

Embora nesses critérios esteja incluída como obrigatória a presença de rinite crônica e lesões crostosas nas narinas, estas podem estar ausentes em alguns casos, como descrito por Oliveira e cols. em 2005.[33]

Diagnóstico diferencial

Faz-se necessário o diagnóstico diferencial da DI, especialmente, com a dermatite atópica e a dermatite seborreica, ambas frequentes na infância.

Em populações endêmicas, a soropositividade para HTLV-1 em crianças com eczema crônico não pode ser critério de certeza para o diagnóstico de DI, tendo em vista a prevalência das duas dermatoses na infância.[33,39]

A dermatite atópica na fase infantil pode ser confundida com a DI, porém naquela o prurido é mais intenso e nesta as lesões são mais exuberantes e mais infectadas, com maior acometimento da região mediofacial, narinas e conjuntivas.[24,33,39]

Na dermatite seborreica, as lesões eritematoescamativas são mais oleosas, graxentas e, com frequência, habitadas pela levedura *Pityrosporum*, enquanto as lesões de DI são mais exsudativas, fétidas, recobertas por crostas amareladas e não associadas à levedura. A DI responde rapidamente ao sulfametoxazol/trimetoprima e aos antibióticos, o que não ocorre na dermatite seborreica.[24,33,39]

Do ponto de vista histopatológico, não é possível o diagnóstico da DI, pois o quadro histológico é o mesmo de uma dermatite aguda espongiótica ou de uma dermatite crônica e, às vezes, de uma dermatite simuladora de micose fungoide ou da psoríase, sendo muitas vezes importante e necessária essa diferenciação.[24,33,39]

Evolução e prognóstico

A DI pode evoluir para HAM/TSP[42] e ATL,[35,43,44] sendo prudente a sorologia para HTLV-1 em todos os casos de crianças e adolescentes com eczema crônico recidivante, e os casos de DI devem ser monitorizados do ponto de vista clínico e neurológico.

Como a estrongiloidíase, frequentemente assintomática, constitui fator predisponente para a evolução para ATL, é importante que seja sempre pesquisada em pacientes com DI para que possa ser tratada, prevenindo sua evolução e interferindo no prognóstico.[24,39]

Tendo em vista a frequente associação da DI com infecções bacterianas, observam-se, em sua evolução, pronta resposta à antibioticoterapia e recidiva imediata com a suspensão do tratamento.[39] Há relato de desaparecimento do quadro clínico e recidivas esporádicas após tratamento.[33]

CONSIDERAÇÕES FINAIS

Em um país com as dimensões do Brasil, com áreas sabidamente endêmicas para a infecção pelo retrovírus HTLV-1 e o contínuo fluxo inter-regional de pessoas, bem como a variedade de manifestações dermatológicas associadas a essa condição, são necessários o conhecimento e a atenção dos profissionais de saúde, especialmente do dermatologista, para a identificação precoce dos pacientes infectados.

Referências

1. Kroon EG, Proietti ABFC. HTLV-1/2 – O vírus, sua multiplicação e estrutura genômica. In: Proietti ABFC (org.) HTLV. Cadernos Hemominas. Fundação Hemominas. Vol. XVI. 6. ed. Belo Horizonte, 2015:15-24.
2. Goubau P, Vandamme AM, Desmyter J. Questions on the evolution of primate T-limphotropic viruses raised by molecular and epidemiological studies of divergent strains. J Acquir Immune Defic Syndr Hum Retrovirol 1996; 13(suppl.1):S242-247.
3. Koralnik IJ, Boeri E, Saxinger WC et al. Phylogenetic associations of human and simian T-cell leukemia/lymphotropic virus type i strains: evidence of interspecies transmission. J Virol 1994; 68:2693-707.
4. Poiesz BJ, Ruscetti FW, Gazdar AF, Bunn PA, Minna JD, Gallo RC. Detection and isolation of type C retrovirus particles from fresh and cultured lymphocytes of a patient with cutaneous T-cell lymphoma. Proc Natl Acad Sci USA 1980; 77:7415-9.
5. Kalyanaraman VS, Samgadharan MG, Guroff M et al. A new subtype of HTLV-II associated with a T-cell variant of hairy cell leukemia. Science 1982; 218:571-3.
6. Wolfe ND, Heneine W, Carr JK et al. Emergence of unique primate T-lymphotropic viruses among central african bushmeat hunters. Proc Nat Acad Sci USA 2005; 102:7994-9.
7. Calattini S, Chevalier AS, Duprez R et al. Discovery of a new human T-cell lymphotropic virus (HTLV-3) in Central Africa. Retrovirology 2005; 2:31-4.
8. Martins ML, Souza JG, Franco GM, Santos DMS, Stancioli EFB. Patogênese da infecção pelo HTLV. In: Proietti ABFC (org.) HTLV. Cadernos Hemominas. Fundação Hemominas. Vol. XVI. 6. ed. Belo Horizonte, 2015:25-60.
9. Gessain A, Barin F, Vernant JC et al. Antibodies to human T-lymphotropic virus type-I in patients with tropical spastic paraparesis. Lancet. 1985; 326:407-10.
10. La Grenade L, Hanchard B, Fletcher V, Cranston B, Blattner W. Infective dermatitis of jamaican children: a marker of HTLV-I infection. Lancet 1990; 336:1345-7.
11. Verdonck K, Gonzaléz E, Van Doreen S, Vandamme AM, Vanham G, Gottuzzo E. Human T-lymphotropic virus 1: Recent knowledge about an ancient infection. Lancet Infect Dis 2007; 7:266-81.
12. Bangham, CR. The immune control and cell-to-cell spread of human T-lymphotropic virus type 1. J Gen Virol 2003; 84:3177-89.
13. Santos MM, Pinto MG, Pereira NBU et al. Aspectos epidemiológicos da infecção por HTLV-1 e HTLV-2. In: Proietti ABFC (org.) HTLV. Cadernos Hemominas. Fundação Hemominas. Vol. XVI. 6. ed. Belo Horizonte, 2015:97-115.
14. Proietti FA, Carneiro-Proeitti ABF, Catalan-Soares BC, Murphy EL. Global epidemiology of HTLV-I infection and associated diseases. Oncogene 2005; 24:6058-68.
15. Carneiro-Proietti ABF, Catalan-Soares B, Proietti FA, GIPH (Interdisciplinary HTLV-I/II Research Group). Human T cell lymphotropic viruses (HTLV-I/II) in South America: Should it be a Public Health concern? J Biomed Sci 2002; 9:587-95.
16. Catalan-Soares B, Carneiro-Proietti ABF, Proietti FA. Interdisciplinary HTLV Research Group. Heterogeneous geographic distribution of human T-cell lymphotropic viruses I and II (HTLV-I/II): Serological screening prevalence rates in blood donors from large urban areas in Brazil. Cad Saude Publica 2005; 21: 926-31.
17. Bittencourt AL. Vertical transmission of HTLV-I/II: a review. Rev Inst Med Trop São Paulo. 1998; 40:245-51.
18. Guedes ACM, Araújo MG, Ottoni LQ. Manifestações dermatológicas na infecção pelo HTLV-1. In: Proietti ABFC (org.) HTLV. Cadernos Hemominas. Fundação Hemominas. Vol. XVI. 6. ed. Belo Horizonte, 2015:267-78.
19. Manns A, Wilks RJ, Murphy EL et al. A prospective study of transmission by transfusion of HTLV-I and risk factors associated with seroconversion. Int J Cancer 1992; 51:886-91.
20. Gonçalves DU, Guedes ACM, Carneiro-Proietti ABF, Pinheiro ML, Proietti FA, Lambertucci JR. Interdiciplinary HTLV-1/2 Research Group. Dermatologic lesions in assymptomatic blood donors seropositive for human T-cell lymphotropic virus type-1. Am J Trop Med Hyg 2003; (68):562-5.
21. Rueda R, Blank A. HTLV-I associated cutaneous manifestations. In: Zanonovic V (ed.) HTLV – Truths and questions. Cali: Feriva 1996:212-22.
22. La Grenade L. Manifestações dermatológicas do HTLV-1. In: Carneiro-Proietti ABF (ed.) HTLV-I / HTLV-II. Fundação Centro de Hematologia e Hemoterapia de Minas Gerais, Belo Horizonte, 2000:139-46.

23. Nobre V, Guedes ACM, Proietti FA et al. Lesões dermatológicas em pacientes infectados pelo vírus linfotrópico humano de células T do tipo 1 (HTLV-1). Rev Soc Bras Med Trop 2005; 38:43-52.
24. Araújo MG, Gonçalves DU, Carneiro-Proietti ABF, Proietti FA, Guedes ACM. Manifestações cutâneas em indivíduos infectados ou com doenças relacionadas ao vírus linfotrópico de células T humanas do tipo 1. An Bras Dermatol 2008; 83(5):393-407.
25. Pombo de Oliveira MS, Loureiro P, Bittencourt A et al.; the Brazilian ATLL Study Group. Geografic diversity of adult T-cell leukemia/lymphoma in Brazil. Int Journal of Cancer 1999; 83:291-8.
26. Bittencourt AL, Oliveira MF, Ferraz N, Vieira MG, Muniz A, Brites C. Adult-onset infective dermatitis associated with HTLV-I. Clinical and immunopathological aspects of two cases. Eur J Dermatol 2006; 16:62-6.
27. Sweet RD. A pattern of eczema in Jamaica. Br J Dermatol 1966; 78:93-100.
28. La Grenade L. HTLV-1 associated infective dermatitis: past, present and future. J AIDS Human Retrovirol 1996a; 13:46-9.
29. La Grenade L. HTLV-1 associated infective dermatitis: past, present and future. J Acquir Immune Defic Syndr Hum Retrovirol 1996b; 13 Suppl 1:46-9.
30. Galvão-Castro B, Loures L, Rodrigues LG et al. Distribution of HTLV-1 human T-cell lymphotropic virus among blood donors a nationwide Brazilian study. Transfusion. 1997; 37:242-3.
31. Dourado I, Alcantara LCJ, Barreto ML, Teixeira MG, Galvão-Castro B. HTLV-1 in the general population of Salvador, Brazil – A city with African ethnic and sociodemografic characteristics. J Acquir Immune Defic Syndr 2003; 34:527-31.
32. Maloney EM, Hisada M, Palmer P et al. Human T-cell lymphotropic virus type 1 associated infective dermatitis in Jamaica: A case report of clinical and biologic correlates. Pediatr Infect Dis J 2000; 19:456-61.
33. Oliveira MF, Brites C, Ferraz N, Magalhães P, Almeida F, Bittencourt AL. Infective dermatitis associated with the human T-cell lymphotropic virus type 1 HTLV-1 in Salvador, Bahia, Brazil. Clin Infect Dis 2005; 40:90-6.
34. La Grenade L, Manns A, Fletcher V et al. Clinical, pathologic, and immunologic features of human T-lymphotrophic virus type I-associated infective dermatitis in children. Arch Dermatol 1998; 134:439-44.
35. Tsukasaki K, Yamada Y, Ikeda S, Tomonaga M. Infective dermatitis among patients with ATL in Japan. Int J Cancer 1994; 57:293.
36. Suite M, Jack N, Basdeo-Maharaj K et al. Infective dermatitis in Trinidad and Tobago. AIDS Res Hum Retroviruses 1994; 10:447.
37. Aquije M, Ballona R. Dermatitis infectiva associada a HTLV-1 en el Servicio de Dermatología del Instituto de Salud del Niño. Folia Dermatol 2002; 1-8.
38. Mahé A, Meertens L, Ly F et al. Human T-cell leukaemia/lymphoma virus type 1 associated infective dermatitis in Africa: a report of five cases from Senegal. Brt J Dermatol 2004; 150:958-65.
39. Bittencourt ACL. A infecção pelo HTLV-1 na faixa infanto-juvenil. In: Proietti ABFC (org.) HTLV. Cadernos Hemominas. Fundação Hemominas. Vol. XVI. 6. ed. Belo Horizonte, 2015:279-300.
40. Pérez CL, Villarroel BJ, Reyes JA, Benavides MA, Muñoz OC. Exfoliative erythroderma and infective dermatitis in an infant infected with human T-lymphotropic virus type I (HTLV I). Rev Chilena Infectol 2007; 24:142-8.
41. Bittencourt AL, Primo J, Oliveira MF. Manifestations of the human T-cell lymphotropic virus type i infection in childhood and adolescence. J Pediatr 2006; 82:411-20.
42. Primo JRL, Brites C, Oliveira MFS, Moreno-Carvalho O, Machado M, Bittencourt AL. Infective dermatitis and human T-cell lymphotropic virus type 1-associated myelopathy/tropical spastic paraparesis in childhood and adolescence. Clin Infect Dis 2005; 41:535-41.
43. Hanchard B, La Grenade L, Carberry C et al. Childhood infective dermatitis evolving into adult T-cell leukaemia after 17 years. Lancet 1991; 338:1593-4.
44. La Grenade L, Morgan C, Carberry C et al. Tropical spastic paraparesis occurring in HTLV-1 associated infective dermatitis: Report of two cases. West Indian Med J 1995; 44:34-5.

Hepatites Virais

Virgínia Antunes de Andrade Zambelli

APRESENTAÇÃO

A hepatite viral consiste na inflamação do fígado em decorrência de uma infecção por vírus. Neste capítulo serão abordados os clássicos vírus hepatotrópicos A, B, C, D e E.

HEPATITE A[1]

A hepatite A é uma doença contagiosa causada pelo vírus A (HAV), um vírus de RNA do gênero *Hepatovirus*, pertencente à família dos picornavírus, que provoca uma hepatite aguda associada a morbidade significativa e mortalidade ocasional.[1]

Epidemiologia[1-5]

A infecção pelo HAV ocorre em todo o mundo, mas sua incidência diminuiu substancialmente com o advento da vacinação.

O período de incubação varia de 15 a 45 dias, com mas de 30 dias. O HAV é excretado nas fezes por 1 a 2 semanas antes do início da doença e por pelo menos 1 semana depois.

O HAV é transmitido por via fecal-oral e é mais prevalente em áreas de baixo nível socioeconômico, onde a falta de saneamento básico e a higiene inadequada facilitam a propagação da infecção.

Outros fatores de risco incluem práticas sexuais e contato íntimo e prolongado (familiar e institucional). Transmissão via parenteral é rara devido ao curto período de viremia.

Quadro clínico[1,3,5-14]

A infecção pelo HAV geralmente resulta em doença aguda e autolimitada e raramente leva a insuficiência hepática fulminante. A insuficiência hepática fulminante ocorre mais comumente em pacientes com doença hepática subjacente (principalmente coinfecção com o vírus da hepatite C crônica). As manifestações também variam com a idade. A infecção pelo HAV é geralmente silenciosa ou subclínica em crianças. Em contraste, a infecção em adultos pode variar, em termos de gravidade, de uma doença semelhante a gripe leve a hepatite fulminante. O início dos sintomas é abrupto. O período prodrômico é caracterizado por fadiga, mal-estar, náuseas, vômitos, anorexia, febre, artralgia e dor no quadrante superior direito do abdome. Dentro de poucos dias a 1 semana, os pacientes podem observar colúria, fezes acólicas, icterícia e prurido. Os sintomas prodrômicos geralmente diminuem quando a icterícia aparece. O período ictérico tem intensidade variável e, geralmente, duração de 3 a 6 semanas.

O HAV pode servir como gatilho para a hepatite autoimune em indivíduos geneticamente suscetíveis.

Os dois achados físicos mais comuns são icterícia e hepatomegalia, que ocorrem em 70% e 80% dos pacientes sintomáticos, respectivamente. Menos comuns são esplenomegalia, linfadenopatia cervical, *rash* evanescente, artrite e, raramente, vasculite leucocitoclástica.

A hepatite viral pode servir de gatilho para o desenvolvimento de hepatite autoimune, que se caracteriza por hiperglobulinemia, presença de certos autoanticorpos circulantes e alterações inflamatórias na histologia do fígado.

Manifestações atípicas podem ocorrer, como hepatite colestática, hepatite prolongada, hepatite recorrente e doença extra-hepática associada à infecção aguda. Mais frequentemente observada em adultos, a hepatite colestática pode durar mais de 3 meses e tem características clinicolaboratoriais semelhantes às da obstrução de vias biliares, cursando com icterícia acentuada, prurido de difícil controle, febre, perda de peso, diarreia e mal-estar. As manifestações dispépticas são geralmente incômodas (dor abdominal, vômitos, empachamento). A icterícia e o prurido podem durar 12 semanas ou mais, mas são seguidos por recuperação completa. Uma forma recorrente da hepatite A é observada em 3% a 20% dos casos. Após a recuperação clinicolaboratorial, o paciente pode apresentar recaída (igualmente clinicolaboratorial) da doença, que muitas vezes é mais suave do que o episódio inicial. As causas dessa forma de hepatite A são desconhecidas. O prognóstico é excelente, e deve ser esperada recuperação completa. A duração da recaída clínica costuma ser curta.

A hepatite A eventualmente apresenta-se de modo prolongado, podendo arrastar-se por alguns meses (6, em média) com persistência dos sintomas e, principalmente, com elevação de transaminases por tempo maior do que o observado nas outras formas clínicas.

Muitas manifestações extra-hepáticas do HAV foram descritas. Erupção evanescente e artralgias são as mais comuns. Várias outras condições relacionadas com doença do complexo imune e vasculite raramente ocorrem, incluindo vasculite leucocitoclástica (frequentemente mais aparente nas pernas e nas nádegas), glomerulonefrite, artrite, miocardite, neurite óptica, mielite transversa, trombocitopenia, anemia aplástica e aplasia de células vermelhas. Essas condições são mais prováveis em pacientes que têm doença prolongada, recorrente ou hepatite colestática.

Diagnóstico laboratorial[1,3,8,9]

Anormalidades laboratoriais podem incluir elevações acentuadas das transaminases séricas (em geral > 1.000 UI/dL), aumento das bilirrubinas à custa da fração direta e elevação da fosfatase alcalina. Os níveis séricos da alanina aminotransferase (ALT) são geralmente mais altos do que os da aspartato aminotransferase (AST). O aumento das transaminases séricas precede a elevação da bilirrubina. Níveis séricos de bilirrubina podem alcançar valores 20 a 25 vezes acima do normal e podem permanecer alterados por mais de 3 meses.

Na hepatite colestática, níveis de bilirrubina de pico podem ser alcançados na oitava semana ou mais tarde.

Na hepatite recorrente, o paciente pode apresentar nova alteração bioquímica após resolução do quadro, a qual pode durar até 12 meses.

Outras alterações laboratoriais incluem elevações inespecíficas de reagentes de fase aguda (VHS, imunoglobulina). O leucograma é normal ou revela leucopenia com linfocitose (pode haver atipia). Entretanto, nos casos de lesão hepática extensa observada na hepatite fulminante, há possibilidade de leucocitose com neutrofilia.

O diagnóstico específico da infecção aguda por HAV é estabelecido pela detecção de anticorpos anti-HAV. Anti-HAV IgM é o padrão-ouro para detecção de doença aguda, sendo positivo desde o início dos sintomas e podendo permanecer assim por meses (de 3 a 8 meses). A detecção de anticorpos é mais simples, mais fácil e menos dispendiosa do que outras técnicas, como detecção de antígenos HAV nas fezes e fluidos corporais. Anti-HAV IgG aparece no início da fase de convalescença da doença e após vacinação, permanecendo positivo ao longo da vida. É possível a detecção do vírus por biologia molecular; entretanto, esse método encontra-se disponível apenas em centros avançados.

Tratamento[1,3,9,10]

A doença é geralmente autolimitada e, por este motivo, o tratamento é de suporte. Se necessário, usa-se apenas agente sintomático para febre, náuseas, vômitos e prurido. Recomendam-se repouso relativo e abstinência de bebidas alcoólicas até a recuperação clínica e a quase completa normalização das transaminases.

Os pacientes que desenvolvem infecção fulminante necessitam terapia agressiva de suporte e devem ser transferidos para um centro capaz de efetuar transplante de fígado. Aproximadamente 85% dos indivíduos infectados pelo HAV apresentam recuperação clínica e bioquímica completa dentro de 3 meses, e em quase todos a recuperação se completa em 6 meses.

O uso de corticoide para tratamento de hepatite colestática é controverso.

Prevenção[1,3,15-18]

Medidas de prevenção incluem educação da população quanto às boas práticas de higiene, com ênfase na lavagem das mãos e nos cuidados com os alimentos, medidas de saneamento básico e orientações às creches, escolas e instituições.

A vacinação está indicada para aqueles pacientes com fatores de risco aumentados para contrair a infecção (homossexuais masculinos, usuários de substâncias ilícitas, residentes em instituições para doentes mentais) e aqueles que possam apresentar evolução complicada de hepatite, como portadores da hepatopatia crônica e hemofílicos. Também pode ser realizada em crianças com mais de 1 ano de idade.

A vacina é de uso intramuscular, administrada em duas doses (dia zero e 6 meses após). Os eventos adversos mais comuns são febre, reações no local da injeção, prurido e cefaleia. Eventos adversos graves, incluindo síndrome de Guillain-Barré e púrpura trombocitopênica, têm sido relatados, mas são raros.

A gamaglobulina humana está indicada em crianças menores de 2 anos e gestantes no primeiro trimestre e para proteção imediata pós-contaminação.

A imunidade passiva dura até 6 meses, dependendo da dose de imunoglobulina utilizada, mas só é eficaz se administrada dentro de 2 semanas após a exposição. Vários fatores impedem o uso generalizado de profilaxia com imunoglobulina: custo, dor no local da injeção, exigência de readministração a cada 3 a 6 meses e riscos de transmissão de agentes infecciosos. Como resultado, a profilaxia pré-exposição com imunoglobulina deve ser reservada para os indivíduos não imunes, sob risco de exposição à hepatite A, ou que são alérgicos à vacina da hepatite A.

HEPATITE B

Doença viral que cursa de modo assintomático ou sintomático (até formas fulminantes), a hepatite B é causada por um vírus DNA pertencente à família Hepadnaviridae, que apresenta em seu genoma um DNA parcialmente duplicado, o HBV.[1,3,20,21]

As proteínas virais de importância clínica incluem a proteína do envelope externo que constitui antígeno de superfície (HBsAg), uma proteína do nucleocapsídeo, antígeno do núcleo (*core*) estrutural (HBcAg), e uma proteína produzida pelo vírus, translocada para o retículo endoplasmático e secretada na circulação sanguínea do infectado (antígeno do nucleocapsídeo solúvel – HBeAg). Além de o HBsAg fazer parte do envelope do HBV, há também proteínas L (*large*) e M (*medium*), que contêm os antígenos correspondentes às regiões pré-S1 e pré-S2 do genoma. Essas proteínas L e M participam no processo de captação do vírus B pelo hepatócito.

Epidemiologia[1,3,19-23]

Estima-se que 350 milhões de pessoas em todo o mundo estejam cronicamente infectadas com o HBV. Portadores de HBV têm risco aumentado de desenvolver cirrose e suas complicações (ascite, hemorragia digestiva, peritonite bacteriana espontânea, encefalopatia hepática) e carcinoma hepatocelular (CHC).

No Brasil, os estudos realizados a partir da década de 1990 revelam mudanças na endemicidade da infecção pelo vírus B. Isso se deve, provavelmente, à instituição da vacinação universal contra hepatite B para menores de 1 ano, em 1998, e sua posterior ampliação para indivíduos com mais de 30 anos de idade.

A transmissão pode ocorrer por via parenteral, sexual, vertical, ou por meio de solução de continuidade (pele e mucosa).

As maiores concentrações de vírus são encontradas no sangue e em secreções serosas. O HBV continua a ser viável e infeccioso no meio ambiente durante pelo menos 7 dias e pode estar presente em concentrações elevadas em objetos inanimados, mesmo na ausência de sangue visível.

As principais vias de transmissão do HBV são: contato sexual desprotegido, exposição percutânea a fluidos corporais infectados (por meio de compartilhamento de agulhas por usuários de substâncias injetáveis ou ferimentos com agulhas em contextos de cuidados de saúde, tatuagens, *piercing*, acupuntura), transmissão mãe-filho (sobretudo durante o parto, pela exposição do recém-nascido a sangue ou líquido amniótico e também, mais raramente, por transmissão transplacentária) e contato pessoal prolongado com pessoa infectada (p. ex., mediante exposição a exsudato de lesões dermatológicas, compartilhamento de escovas de dente ou lâminas de barbear). Não existe evidência de transmissão do HBV pelo contato casual no local de trabalho. Embora possam conter o HBsAg, saliva, suor, fezes, lágrimas e urina não contêm a partícula viral infectante e, por isso, não têm sido associados à transmissão. Foram relatados poucos casos em que os profissionais da saúde transmitiram a infecção aos pacientes, particularmente desde a implementação de precauções padrões de controle de infecção universal.

O período de incubação é de 30 a 180 dias (em média, 80 dias). O período de transmissibilidade é de 2 a 3 semanas antes dos primeiros sintomas, mantendo-se durante a evolução clínica da doença. O portador crônico pode transmitir o vírus por vários anos.

Quadro clínico[1,3,19-23]

A infecção pelo HBV pode causar hepatite aguda ou crônica, sendo ambas as formas, habitualmente, oligossintomáticas. Cerca de 30% dos indivíduos adultos apresentam a forma ictérica da doença na fase aguda, e essa porcentagem é ainda menor entre crianças.

As formas sintomáticas são caracterizadas por mal-estar, cefaleia, febre baixa, hiporexia, astenia, fadiga, artralgia, náuseas, vômitos e desconforto em hipocôndrio direito. Icterícia, geralmente, inicia-se quando a febre desaparece, podendo ser precedida por colúria e acolia fecal. Hepatoesplenomegalia pode estar presente. Diferentemente da hepatite A, a síndrome febril pode estar ausente, ao passo que artralgia, artrite e exantema são mais frequentes. Raramente, pode acontecer a forma fulminante com rápida evolução para insuficiência hepática e desenvolvimento de encefalopatia em 2 a 8 semanas. Algumas pessoas desenvolvem a forma crônica, mantendo um processo inflamatório hepático por mais de 6 meses.

Nos indivíduos adultos expostos exclusivamente ao HBV, a cura espontânea ocorre em cerca de 90% dos casos e a evolução para formas crônicas é observada em aproximadamente 5% a 10% dos adultos.

Fatores comportamentais e genéticos, características demográficas ou concomitância de exposição a algumas substâncias tóxicas aumentam o risco de cirrose e neoplasia primária do fígado nos portadores crônicos do HBV, como consumo de álcool e fumo, gênero masculino, extremos de idade, história familiar de carcinoma hepatocelular (CHC) e contato com carcinógenos. A replicação viral persistente, a presença de cirrose, o genótipo C do HBV, a mutação na região promotora do *precore* e a coinfecção com o vírus da imunodeficiência humana (HIV) e o vírus da hepatite C (HCV) também são fatores que aumentam a probabilidade de evolução para formas graves.

Embora a cirrose seja um fator de risco para CHC, 30% a 50% dos casos de CHC associados ao HBV ocorrem na ausência desta.

Às vezes, na hepatite B crônica, há acometimento extra- hepático, como poliarterite nodosa (febre, artralgia e erupções cutâneas), vasculite (hipertensão arterial e nefropatia) e glomerulonefrite membranosa e membranoproliferativa (depósitos de imunocomlplexos).

Diagnóstico laboratorial[1,3,19-24]

Os aspectos clínicos não bastam para identificar o agente etiológico, sendo necessária a realização de exames sorológicos.

Os exames laboratoriais inespecíficos incluem a dosagem de aminotransferases (AST/ALT), o que denuncia a lesão do parênquima hepático. Os níveis são variáveis. O aumento de bilirrubina total, principalmente da fração conjugada ou direta, é mais pronunciado na forma colestática, assim como o aumento de gamaglutamil transferase (γ-GT) e fosfatase alcalina. Diminuições da albumina sérica e da atividade de protrombina podem representar função hepática deteriorada.

O leucograma geralmente apresenta-se normal ou diminuído com linfocitose. Pode haver plaquetopenia.

O diagnóstico etiológico é feito a partir da pesquisa de antígenos HBsAg, HBeAg ou dos anticorpos anti-HBs e anti-HBc, por meio de testes sorológicos. Técnicas moleculares, como reação em cadeia da polimerase (PCR), demonstram DNA-RNA qualitativa e quantitativamente. Em situações extraordinárias, podem ser identificados antígenos virais em tecido hepático obtido por biópsia.

O aparecimento de anti-HBs e o desaparecimento de HBsAg indicam resolução da infecção pelo HBV na maioria dos casos. Em raras situações, a doença pode evoluir para forma crônica na presença desses dois marcadores. A cronificação da infecção é definida como persistência do vírus, ou seja, pela presença do HBsAg por mais de 6 meses, detectada por meio de testes sorológicos.

O rastreio de infecção pelo HBV está recomendado para os seguintes grupos: pessoas não vacinadas quando crianças, cujos pais nasceram em zonas com alta endemicidade para HBV, contatos domiciliares e sexuais de pessoas HBsAg-positivas, pessoas que já consumiram substâncias injetáveis, pessoas com múltiplos parceiros sexuais ou história de doença sexualmente transmissível, homens que fazem sexo com homens, detentos, indivíduos com elevação crônica de ALT ou AST, indivíduos infectados com HCV ou HIV, pacientes submetidos a diálise renal, todas as mulheres grávidas e pessoas que necessitam de terapia imunossupressora.

Interpretação dos marcadores sorológicos:

- **HBsAg+:** principal marcador da presença do vírus B. Quando positivo por mais de 6 meses, é preditivo de evolução crônica. Sua negativação deverá indicar *clearance* viral.
- **HBeAg+:** indica atividade replicativa do vírus B. Tendência à cronicidade enquanto positivo. Grande infectividade do portador. Está ausente nas infecções por vírus B mutante (mutações da região *precore* ou *core promoter* – não produtoras da proteína "e").
- **Anti-HBs+:** tendência à cura. Desenvolvimento de imunidade. Quando está presente isoladamente, indica imunidade vacinal.
- **Anti-HBe+:** parada ou redução da replicação viral. Evolução para cura. Baixa infectividade do portador do vírus B.
- **Anti-HBcIgM+:** infecção atual ou recente. Sua evolução tem valor preditivo de gravidade.
- **Anti-HBcIgG+:** pode ser marcador de infecção recente ou tardia. Quando o HBsAg está ausente (raramente), pode ser o único marcador do vírus B ou também pode significar cura, quando associado ao anti-HBs+.
- **DNA-HBV+:** a dosagem quantitativa determina os níveis de HBV-DNA. Pode ser encontrado em qualquer fase da doença. Sua presença associa-se ao HBeAg. Alto risco de transmissão.

Critérios diagnósticos

Hepatite B crônica

- HBsAg-positivo por mais de 6 meses.
- DNA-HBV > 20.000UI/mL; valores mais baixos – 2.000 a 20.000UI/mL – são frequentemente vistos em HBeAg-negativos.
- Elevação persistente ou intermitente dos níveis de ALT/AST.
- Biópsia hepática mostrando hepatite crônica com atividade necroinflamatória moderada ou grave.

Portador inativo HBsAg

- HBsAg-positivo por mais de 6 meses.
- HBeAg-negativo, anti-HBe-positivo.
- HBV-DNA sérico < 2.000UI/mL.
- Níveis de ALT/AST persistentemente normais.
- Biópsia do fígado confirmando a ausência de hepatite significativa.

Hepatite B resolvida

- História conhecida de hepatite B aguda ou crônica ou presença de anti-HBc+ e anti-HBs+.
- HBsAg-negativo.
- HBV-DNA indetectável.
- Níveis de ALT normais.

Fases da doença[19,22,24]

A hepatite viral crônica B pode ser dividida em quatro fases:

- **1ª fase – imunotolerância:** nessa fase, há elevada replicação viral, sem evidências de agressão hepatocelular. A denominação fase de imunotolerância se deve ao fato de o sistema imunológico do hospedeiro ser induzido a tolerar a replicação viral; por isso, as aminotransferases estão normais ou próximo do normal e há pouca atividade necroinflamatória no fígado. Em geral, essa fase é mais longa nos indivíduos infectados por transmissão vertical, não havendo indicação de tratamento com os fármacos atualmente disponíveis.

- 2ª **fase** – ***imunoclearance:*** nessa fase, esgota-se a tolerância imunológica diante das tentativas do sistema imune de eliminar o vírus. Em função disso, há agressão dos hepatócitos, nos quais ocorre replicação viral, ocasionando a elevação das transaminases. Para os pacientes que apresentam o HBeAg reagente, que traduz replicação viral, está indicado tratamento de acordo com os critérios de inclusão.
- 3ª **fase** – **portador inativo:** essa fase é caracterizada por níveis muito baixos ou indetectáveis de replicação viral, normalização das transaminases e, habitualmente, soroconversão HBeAg/anti-HBe. Nesse caso, o sistema imunológico do hospedeiro impôs-se ao vírus, reprimindo a replicação viral, mas a eliminação do HBV não pôde ser realizada pelo fato de o DNA viral se integrar ao núcleo dos hepatócitos do hospedeiro. Não há indicação de tratamento com os agentes atualmente disponíveis para os pacientes na terceira fase (portadores inativos), os quais têm bom prognóstico. Pode haver escape viral, seja por depressão da atividade imunológica do hospedeiro, seja por mutações que confiram ao HBV a capacidade de escapar da resposta do hospedeiro, passando-se, então, para a quarta fase (reativação). Esta última situação é particularmente importante e exige determinações seriadas da carga viral, mesmo em pacientes anti-HBe-reagentes com transaminases normais, os quais podem ter carga viral > 104/mL ou 2.000UI/mL. Portanto, recomendam-se determinações de HBV-DNA quantitativo – carga viral – pelo menos a cada 6 meses.[25]
- 4ª **fase** – **reativação:** após a fase de portador inativo, pode haver a reativação viral, com retorno da replicação. Esse fenômeno pode ocorrer por imunossupressão no hospedeiro em virtude de quimioterapia, uso de imunossupressores etc., ou por mutações virais, permitindo o retorno da replicação pelo escape à vigilância imunológica do hospedeiro. No primeiro caso, geralmente o paciente reverte a soroconversão, tornando-se novamente HBeAg-reagente, enquanto na segunda situação o paciente continua anti--HBe-reagente, caracterizando a mutação *precore* e/ou *core--promoter*, em decorrência da substituição de nucleotídeos nessas regiões, incapacitando a expressão do HBeAg ou levando sua expressão a níveis muito baixos. Entre os portadores do HBV que se mantêm HBeAg-reagentes, aqueles com ALT elevada (mais de duas vezes o limite normal) apresentam taxa de soroconversão espontânea (HBeAg/anti-HBe) de 8% a 12% ao ano. Uma taxa bem menor é observada em portadores que apresentam ALT normal ou com elevações mínimas e nos indivíduos imunodeprimidos. Após o desaparecimento do HBeAg, com ou sem soroconversão HBeAg/anti-HBe, pode seguir-se uma exacerbação do quadro de hepatite, manifestada pela elevação da ALT e mesmo pelo aparecimento de icterícia, quadro que pode ser confundido com hepatite aguda. Depois da soroconversão HBeAg/anti-HBe, 67% a 80% dos portadores apresentam acentuada redução na carga viral ou mesmo a indetectabilidade desta. Habitualmente, a ALT se normaliza, pois o processo necroinflamatório no fígado é mínimo ou ausente. Esses indivíduos são chamados de portadores inativos. Cerca de 4% a 20% deles se tornarão novamente HBeAg-reagentes, com replicação viral e exacerbação do quadro de hepatite depois de anos de quiescência. É necessário o acompanhamento desses indivíduos para verificar a manutenção da inatividade entre os que sofreram soroconversão, tornando-se, portanto, HBeAg-não reagentes/anti--HBe-reagentes. Uma proporção mantém níveis de replicação viral, o que pode ser observado por meio de exames de biologia molecular para carga viral, ou seja, HBV-DNA e ALT elevados. Esses pacientes se tornaram portadores de uma variante do HBV que não produz HBeAg, devido a uma mutação nas regiões *precore* ou região promotora do *core*. Nos pacientes nos quais o HBeAg não diferencia aqueles com ou sem replicação significativa, é necessário realizar o teste de carga viral, ou seja, HBV-DNA quantitativo. Vários ensaios disponíveis quantificam a carga viral do HBV, os quais apresentam características baseadas no método de amplificação do DNA viral.

Manejo[19-23]

Avaliação inicial

1. História e exame físico.
2. História familiar de doença hepática, carcinoma hepatocelular.
3. Testes laboratoriais: hemograma completo com plaquetas, provas de função hepática.
4. Testes para verificar replicação viral: HBeAg/anti-HBe, HBV-DNA.
5. Testes para descartar coinfecções: anti-HCV, anti-HDV (em pessoas de locais onde a infecção pelo HDV é comum) e anti-HIV.
6. Testes para triagem de hepatocarcinoma: alfafetoproteína inicial e, em pacientes de alto risco, ultrassonografia abdominal.
7. Considerar biópsia hepática para grau e estágio da doença hepática – para os pacientes que preenchem os critérios para hepatite crônica.

Acompanhamento para pacientes sem critério inicial para tratamento

1. **HBeAg+, HBV-DNA > 20.000UI/mL e ALT normal:**
   - ALT a cada 3 a 6 meses; mais frequentemente se ALT se torna elevada.
   - Se os níveis de ALT estiverem uma ou duas vezes acima do valor de referência, verificar novamente ALT a

cada 1 a 3 meses; considerar biópsia hepática em caso de idade > 40 anos, ALT *borderline* ou ligeiramente elevada em testes seriados. Considerar tratamento quando a biópsia mostra inflamação moderada/grave ou fibrose significativa.

- Se ALT maior do que duas vezes o valor de referência por 3 a 6 meses, considerar biópsia do fígado e tratamento.
- Considerar triagem para CHC na população relevante.

2. **Portador inativo HBsAg:**
   - ALT a cada 3 meses por 1 ano; se persistentemente normal, ALT a cada 6 a 12 meses.
   - Quando os níveis de ALT estiverem uma ou duas vezes acima do valor de referência, verificar níveis séricos de HBV-DNA e excluir outras causas de doença hepática. Considerar biópsia hepática em caso de ALT *borderline* ou levemente elevada em coletas seriadas ou se HBV-DNA persistentemente > 2.000UI/mL. Considerar tratamento se a biópsia mostrar inflamação moderada/grave ou fibrose significativa.
   - Considerar triagem para CHC na população relevante.

Tratamento[3,19-29]

Fase aguda

Em geral, procede-se apenas à terapia de suporte nos pacientes sintomáticos, pois mais de 95% deles se recuperam espontaneamente. Para os pacientes com hepatite grave ou fulminante, deve ser considerado tratamento específico com lamivudina ou entecavir, além de suporte intensivo. O tratamento deve ser continuado até a negativação do HBsAg ou indefinidamente, naqueles submetidos a transplante hepático.

Fase crônica

Encontram-se disponíveis os seguintes agentes terapêuticos: interferon-alfa (IFN-α) comum e peguilhado, lamivudina, entecavir, adefovir e telbivudina.

Está indicada terapia para aqueles pacientes com insuficiência hepática aguda, complicações clínicas da cirrose, cirrose ou fibrose avançada com DNA-HBV elevado ou prevenção de reativação da crônica por HBV durante quimioterapia ou imunossupressão.

Pode ser indicada terapia para pacientes na fase imunoativa que não têm fibrose avançada ou cirrose (HBeAg-positivos ou hepatite crônica HBeAg-negativa)(Tabela 26.1).

Profilaxia[1,3,19,21,23]

A profilaxia em casos de HBV inclui medidas de controle pré e pós-exposição. São recomendadas medidas educativas (biossegurança em estabelecimentos de saúde, controle de banco de sangue e controle dos riscos, como uso de preservativo, não compartilhamento de agulhas e seringas ou outros objetos potencialmente contaminados), além de imunização. O esquema básico de vacinação consiste em três doses com intervalo de 1 mês entre a primeira e a segunda e de 6 meses entre a primeira e a terceira. A eficácia da vacina é comprovada por meio do marcador sorológico anti-HBs. Os títulos de anti-HBs podem reduzir com o passar do tempo. A imunoglobulina humana contra o vírus B (IGHB) pode ser usada como profilaxia imediata pós-exposição em pacientes não vacinados, para prevenção de casos especiais, como infecção perinatal, vítimas de acidente com material biológico positivo e de abuso sexual, comunicantes sexuais de casos agudos e imunodeprimidos, geralmente associada à primeira dose da vacina.

Tabela 26.1 ■ Recomendações para tratamento de hepatite B crônica

HBeAg	HBV-DNA	ALT	Estratégia de tratamento
+	> 20.000UI/mL	≤ 2× VR	Baixa eficácia com o tratamento atual Considerar o tratamento quando ALT se tornar elevada. Considerar biópsia Considerar tratamento se biópsia mostrar inflamação moderada/grave ou fibrose significativa
+	> 20.000UI/mL	>2× VR	Observar por 3 a 6 meses e tratar se HBeAg persistir + Considerar biópsia hepática antes do tratamento, se compensado Tratamento imediato em caso de descompensação clínica ou icterícia IFN/PEG-IFN, 3TC, ADV, ETV, TDF ou LdT podem ser utilizados como terapia inicial
–	> 20.000UI/mL	> 2× VR	IFN/PEG-IFN, 3TC, ADV, ETV, TDF LdT podem sem usados
–	> 2.000UI/mL	1 a > 2× VR	Considerar tratamento se biópsia mostrar inflamação moderada/grave ou fibrose significativa
–	≤ 2.000UI/mL	≤ VR	Observar e tratar se ALT ou HBV-DNA tornar-se elevado
+/–	Detectável	Cirrose	Compensado: HBV-DNA > 2.000UI/mL: 3TC, ADV, ETV, TDF LdT podem sem usados HBV-DNA < 2.000UI/mL: considerar tratamento se ALT elevada Descompensado: encaminhar para centro de transplante, coordenar tratamento em conjunto
+/–	Indetectável	Cirrose	Compensado: observar Descompensado: encaminhar para centro de transplante

VR: valor de referência; ALT: alanina aminotransferase; IFN: interferon; PEG-IFN: interferon peguilado; 3TC: lamivudina; ADV: adefovir; ETV: entecavir; TDF: tenofovir; LdT: telbivudina.

HEPATITE C

O vírus da hepatite C (HCV), vírus RNA da família Flaviviridae, foi inicialmente isolado em 1989 no soro de uma pessoa com hepatite não A não B. Em 1992, foi desenvolvido o primeiro teste para identificação do anticorpo contra o HCV (anti-HCV), promovendo maior segurança nas transfusões sanguíneas.[3,32-36]

O HCV é classificado em seis principais genótipos (designados de 1 a 6), diversos subtipos e cerca de 100 diferentes cepas, com base na heterogeneidade da sequência genômica. Os genótipos 1, 2 e 3 têm distribuição mundial: entre eles, os genótipos 1a e 1b são os mais comuns, representando 60% das infecções no mundo. No Brasil, são encontrados, principalmente, os genótipos 1a, 1b, 2a, 2b e 3, com predomínio do genótipo 1 sobre genótipos não 1, com distribuição de 60% e 40%, respectivamente.

As frequentes mutações do HCV e os numerosos subtipos virais são alguns dos obstáculos para o desenvolvimento de uma vacina eficaz.

A infecção pelo HCV pode resultar em hepatite aguda e crônica. A infecção aguda raramente provoca insuficiência hepática, na maioria das vezes é assintomática e geralmente evolui com cronicidade. A infecção crônica frequentemente é lenta e progressiva e pode não resultar em doença hepática clinicamente aparente em muitos pacientes, se a infecção é adquirida mais tardiamente. HCV crônica é a causa mais comum de doença hepática crônica e a principal indicação de transplante de fígado nos EUA. Fatores que aceleram a progressão clínica da hepatite C incluem o consumo de álcool, a coinfecção com HIV ou HBV, sexo masculino e idade avançada no momento da infecção.

Epidemiologia[1,32,33,35,36]

Estima-se que, aproximadamente, 3% da população mundial estejam infectados pelo HCV, o que representa cerca de 170 milhões de indivíduos com infecção crônica e sob risco de desenvolver as complicações da doença.

A transmissão do HCV se dá pelo contato com sangue infectado em virtude de exposição percutânea, transfusão de sangue e/ou hemoderivados e transplantes de doadores infectados.

Constituem populações com maior risco de apresentar infecção pelo HCV: pessoas que receberam transfusão de sangue e/ou hemoderivados antes de 1993, usuários de drogas, que compartilham equipamentos contaminados, como agulhas, seringas, canudos e cachimbos, pessoas que compartilham equipamentos não esterilizados ao frequentar pedicures, manicures e podólogos, pessoas submetidas a procedimentos para colocação de *piercing* e confecção de tatuagens e pacientes que realizam procedimentos cirúrgicos, odontológicos, de hemodiálise e de acupuntura sem as normas de biossegurança adequadas.

O HCV é transmitido de modo menos eficiente por exposição de mucosas ou contato com fluidos corporais. A transmissão sexual ocorre, principalmente, em pessoas com múltiplas parcerias e com práticas sexuais desprotegidas. A coexistência de alguma doença sexualmente transmissível (DST), incluindo o HIV, constitui relevante facilitador para a transmissão.

A transmissão vertical do HCV pode ocorrer, principalmente, naqueles nascidos de mães portadoras do HCV com carga viral elevada, mas esse tipo de transmissão não é comum.

O período de incubação varia de 15 a 150 dias (média de 50 dias).

Quadro clínico[1,32,33,36,37,40-42]

Os sintomas, quando presentes, são caracterizados por mal-estar, cefaleia, febre baixa, hiporexia, astenia, artralgia, náuseas, vômitos e desconforto abdominal em hipocôndrio direito. A icterícia é encontrada em 18% a 26% dos casos de hepatite aguda e inicia-se quando a febre desaparece, podendo ser precedida por colúria e acolia fecal.

A maioria dos pacientes com infecção crônica é assintomática ou apresenta somente sintomas inespecíficos leves. A queixa mais frequente é a fadiga; outras manifestações, menos comuns, incluem náuseas, anorexia, mialgia, artralgia, fraqueza e perda de peso. Os sintomas raramente são incapacitantes e podem ser de difícil atribuição à doença hepática; no entanto, podem reduzir a qualidade de vida. Os sintomas da infecção crônica pelo HCV não refletem fielmente a atividade da doença. Pode estar associada a disfunção cognitiva, independente da gravidade da doença hepática.

Nos casos mais graves, ocorre progressão para cirrose e descompensação hepática, caracterizada por alterações sistêmicas e hipertensão portal, cursando com ascite, peritonite bacteriana espontânea, varizes esofágicas, hemorragia digestiva alta e encefalopatia hepática, além de trombocitopenia. Na ausência de tratamento, ocorre cronificação em 60% a 85% dos casos; em média, 20% podem evoluir para cirrose e 1% a 5% dos pacientes desenvolvem carcinoma hepatocelular (CHC).

Existem várias manifestações extra-hepáticas de infecção crônica pelo HCV, incluindo doenças hematológicas, como crioglobulinemia e linfoma, doenças autoimunes, doença renal (principalmente por depósito de imunocomplexos), condições dermatológicas, *diabetes mellitus*, diminuição da densidade mineral óssea e fraturas.

Manifestações extra-hepáticas do vírus HCV são comuns. Na maioria dos casos, parecem estar diretamente relacionadas com a presença do vírus.

A crioglobulinemia mista essencial é uma doença linfoproliferativa que pode levar à deposição de complexos imunes nos vasos sanguíneos. As manifestações clínicas mais comuns incluem púrpura palpável, artralgias, doença renal (geralmente uma glomerulonefrite membranoproliferativa), doença neurológica e hipocomplementemia. A púrpura, muitas vezes, envolve a parte inferior das pernas e deixa manchas marrons como sequelas. A vasculite pode resultar em necrose isquêmica e ulceração da pele.

Algumas doenças autoimunes estão associadas à infecção pelo HCV, como síndrome de Sjögren, artrite reumatoide, lúpus eritematoso sistêmico, poliarterite nodosa, síndrome antifosfolipídio, hepatite autoimune, tireoidite, púrpura trombocitopênica autoimune e anemia hemolítica. Associação entre miastenia grave e infecção pelo HCV tem sido sugerida em relatos de casos, embora uma relação causal não tenha sido claramente estabelecida. Sarcoidose tem sido relacionada com o tratamento com interferon.

Uma grande variedade de doenças dermatológicas pode ser descrita, como a porfiria cutânea tardia (PCT), caracterizada por fotossensibilidade, fragilidade da pele, hematomas, hirsutismo facial e vesículas ou bolhas, que podem se tornar hemorrágicas. Vasculite leucocitoclástica pode ocorrer em conjunto com crioglobulinemia mista essencial, apresentando-se clinicamente com púrpura palpável e petéquias, que geralmente envolvem os membros inferiores. A biópsia de pele demonstra vasculite cutânea com destruição do vaso sanguíneo cutâneo associada a infiltração de neutrófilos e em torno da parede do vaso. Líquen plano, caracterizado por pápulas achatadas, violáceas e pruriginosas, com distribuição generalizada, também está associado à infecção pelo HCV. A biópsia de pele demonstra infiltração linfocitária densa na derme superior. Prurigo nodular e psoríase são relatados.

Diagnóstico laboratorial[32-35]

Exames inespecíficos

As aminotransferases (AST/ALT) são marcadores de agressão hepatocelular. Na forma aguda, principalmente, as ALT/TGP podem atingir valores de 25 a 100 vezes acima do normal. Na forma crônica, na maioria das vezes, não ultrapassam 15 vezes o valor normal; em indivíduos assintomáticos, podem ser o único exame laboratorial sugestivo de dano hepático.

Pode haver aumento tanto da fração não conjugada (indireta) como da conjugada (direta), predominante desta última. Pode ser detectada antes mesmo do surgimento da icterícia. Proteínas séricas normalmente não se alteram nas formas agudas. Nas hepatites crônicas e em caso de cirrose, a albumina apresenta diminuição acentuada e progressiva. Fosfatase alcalina pouco se altera, exceto nas formas colestáticas, quando se apresenta com níveis elevados. γ-GT é a enzima mais relacionada com os fenômenos colestáticos. Ocorre elevação discreta, exceto nas formas colestáticas. A atividade da protrombina sofre pouca alteração na forma aguda. Na forma crônica, o aumento do tempo de protrombina indica deterioração da função hepática. Alfafetoproteína, de modo geral, apresenta valores elevados ou progressivamente crescentes em pacientes portadores de hepatite crônica, o que indica o desenvolvimento de CHC, sendo por isso utilizada para *screening*. No hemograma, a leucopenia é habitual na forma aguda; entretanto, muitos casos cursam sem alteração no leucograma. Plaquetopenia pode ocorrer em caso de infecção crônica.

Diagnóstico sorológico

São utilizados testes de detecção de anticorpo ou testes de detecção combinada de antígeno e anticorpo do HCV, em que o anti-HCV é considerado o principal marcador. São indicados como testes de triagem em caso de suspeita de infecção pelo HCV, para diagnóstico sorológico inicial. A presença de anti-HCV não define isoladamente a presença de infecção ativa e deve ser interpretada como contato prévio com o HCV. O resultado reagente desse marcador deverá ser confirmado por testes moleculares para detecção de ácidos nucleicos do HCV. São testes de amplificação de ácidos nucleicos, denominados HCV-RNA, que permitem detectar o RNA viral de todos os genótipos e subtipos do HCV descritos. Esses testes podem ser qualitativos, quando detectam apenas a presença do RNA viral, ou quantitativos, quando quantificam o RNA viral. O protocolo do Ministério da Saúde recomenda o método quantitativo para diagnóstico e monitoramento. O exame de genotipagem do HCV utiliza testes moleculares baseados em amplificação do RNA viral, capazes de identificar os diversos genótipos e subtipos do HCV. A caracterização genotípica complementa a avaliação clinicolaboratorial na definição da estratégia de tratamento da hepatite crônica. Deve ser realizada na ocasião da confirmação do diagnóstico.

A biópsia hepática é um procedimento invasivo que, na maioria dos casos, é essencial para estadiamento da hepatite crônica e para definição da necessidade de tratamento. A hepatite aguda caracteriza-se pela presença predominante das alterações necroinflamatórias no parênquima, em contraposição à hepatite crônica, na qual a inflamação é predominantemente portal. Nos casos de infecção aguda, a biópsia hepática está justificada somente em caso de dúvida diagnóstica. O diagnóstico histológico da hepatite C crônica baseia-se na presença de infiltrado inflamatório portal predominantemente linfocitário, geralmente com número variável de plasmócitos e histiócitos, acompanhada por grau variável de atividade periportal (atividade de interface ou necrose em saca-bocados), atividade parenquimatosa (lobular) e fibrose. São critérios para realização de biópsia para indicação de tratamento: doença hepática compensada, contagem de plaquetas > 60.000/mm^3, atividade de protrombina > 50% e ausência de contraindicação aos medicamentos usados para tratamento.

Para avaliação das possíveis complicações, manifestações extra-hepáticas, coinfecções e comorbidades, nos pacientes com diagnóstico de hepatite C devem ser realizados, na avaliação inicial, exames de creatinina, glicemia de jejum, TSH, testagem para HIV (anti-HIV-1 e 2), sorologia para hepatites A e B (anti-HAV total ou IgG, HBsAg, anti-HBc total ou IgG), exame de urina de rotina, exame parasitológico de fezes, ultrassonografia abdominal e endoscopia digestiva alta, se houver suspeita de hipertensão portal.

Tratamento[32-39]

O tratamento deve ser iniciado na fase aguda, caso a doença seja diagnosticada precocemente. Se em 12 semanas após o início dos sintomas não houver o clareamento do HCV-RNA, está indicado o uso de IFN convencional, associado ou não a ribavirina (RBV) ou PEG-IFN-α por 24 semanas.

Na fase crônica, o tratamento tem por objetivo controlar a progressão da doença hepática por meio da inibição da replicação viral. De modo geral, a redução da atividade inflamatória impede a evolução para cirrose e CHC. A decisão de iniciar o tratamento deve considerar o risco de progressão da doença, a probabilidade de resposta terapêutica, os eventos adversos do tratamento e a presença de comorbidades. Algumas condições podem interferir no tratamento e devem ser investigadas, como, por exemplo, presença de doença psiquiátrica, cardíaca ou renal, doenças autoimunes e uso abusivo de álcool e outras drogas. Os objetivos do tratamento são: resposta virológica sustentada, aumento da expectativa de vida, melhora da qualidade de vida, redução da probabilidade de evolução para insuficiência hepática terminal que necessite de transplante hepático e diminuição do risco de transmissão da doença.

Para o tratamento da infecção crônica estão disponíveis no Brasil o IFN convencional, o PEG-IFN-α2a e α2b, boceprevir e telaprevir.

A combinação de PEG-IFN-α com RBV costuma ser a terapia recomendada para tratamento da hepatite C crônica. A duração do tratamento será definida de acordo com a infecção por genótipo 1, 2, 3, 4 ou 5.

O IFN-α é um componente da resposta inata do hospedeiro humano. Ele induz e estimula diversos genes envolvidos na resposta imune, resultando em ativação de células *natural killer*, maturação de células dendríticas e proliferação de células de memória, além de prevenir a apoptose das células T. A lesão hepatocelular observada na hepatite C crônica não se deve a efeito citopático do HCV, sendo imunomediada através de células *natural killer* e linfócitos T CD8, ativadas, portanto, pela ação do IFN-α. A RBV é um análogo de nucleosídeo oral com atividade antiviral.

Atualmente, os inibidores de protease telaprevir e boceprevir estão disponíveis para associação ao PEG-IFN e à RBV para tratamento de pacientes com genótipo 1 e doença hepática avançada.

Características das pessoas nas quais a terapia é amplamente aceita:

- Idade: 18 anos ou mais.
- RNA do HCV no soro positivo.
- Biópsia hepática mostrando hepatite crônica com fibrose significativa.
- Doença hepática compensada (bilirrubina total < 1,5g/dL; RNI = 1,5, albumina sérica > 3,4, contagem de plaquetas > 75.000) e sem evidência clínica de descompensação (encefalopatia hepática ou ascite).
- Índices hematológicos e bioquímicos aceitáveis (hemoglobina 13g/dL para homens e 12g/dL para mulheres; neutrófilos > 1.500/mm^3 e creatinina < 1,5mg/dL).
- Disposição de ser tratada e atender aos critérios de adesão ao tratamento.
- Não apresentar contraindicações.

Características das pessoas nas quais a terapia deve ser individualizada:

- Falha de tratamento prévio (sem resposta e recidivantes).
- Usuários atuais de substâncias ilícitas ou álcool, mas dispostos a participar de um programa de apoio. Os candidatos devem estar abstinentes por um período mínimo de 6 meses.
- Biópsia hepática sem evidência de fibrose ou fibrose leve.
- Hepatite C aguda.
- Coinfecção com HIV.
- Menores de 18 anos de idade.
- Doença renal crônica.
- Cirrose descompensada.
- Receptores de transplante de fígado.

Características das pessoas nas quais a terapia está rotineiramente contraindicada:

- Doença depressiva maior descontrolada.
- Transplante de órgão sólido (rim, coração ou pulmão).
- Hepatite autoimune ou outra doença autoimune exacerbada por PEG-IFN e RBV.
- Doença da tireoide não tratada.
- Grávidas ou mulheres que não querem usar métodos contraceptivos adequados.
- Comorbidades graves, como hipertensão grave, falência cardíaca, doença coronariana significativa, diabetes mal controlado e pulmonar obstrutiva crônica doença.
- Idade < 2 anos.
- Hipersensibilidade conhecida aos medicamentos usados para o tratamento de HCV.

Critérios de resposta virológica para avaliação do tratamento:

- **Resposta virológica rápida (RVR)**: definida como HCV-RNA quantitativo (carga viral) indetectável (abaixo do limite inferior de detecção) na quarta semana de tratamento.

- **Resposta virológica precoce (RVP):** definida como queda de pelo menos duas escalas logarítmicas (2 Log) ou 100 vezes o valor do HCV-RNA pré-tratamento (RVP parcial), ou sua indetecção na 12ª semana de tratamento (RVP total).
- **Resposta virológica ao final do tratamento (RVF):** definida como HCV-RNA indetectável ao final do tratamento.
- **Resposta virológica sustentada (RVS):** definida como HCV-RNA indetectável na 24ª semana de seguimento, após o término do tratamento.
- **Recidiva virológica (recidivantes):** definida como HCV-RNA indetectável ao final do tratamento e HCV-RNA detectável 24 semanas após o término do tratamento.
- **Respondedor lento:** definido como o indivíduo que apresenta RVP parcial (HCV-RNA detectável, porém com queda > 2 Log na 12ª semana) e HCV-RNA indetectável na 24ª semana de tratamento.
- **Não respondedor parcial:** definido como indivíduo que apresenta RVP parcial (HCV-RNA detectável, porém com queda > 2 Log na 12ª semana) e HCV-RNA detectável na 24ª semana de tratamento.
- **Sem resposta:** definido como indivíduo que não apresenta pelo menos RVP parcial (queda de pelo menos 2 Log do valor do HCV-RNA pré-tratamento na 12ª semana de tratamento).

Coinfecção HIV/HCV

O tratamento da hepatite C é prioritário naqueles pacientes assintomáticos com contagem de linfócitos T CD4 > 500 células/mm³. Nos pacientes com CD4 entre 350 e 500 células/mm³, deve-se iniciar terapia antirretroviral com o devido controle imunovirológico e considerar o tratamento, tomando os devidos cuidados com o acúmulo de toxicidade das medicações.

Coinfecção HBV/HCV

Deve-se proceder ao tratamento do agente que causa maior dano, geralmente o HCV, e considerar associação de um inibidor de transcriptase reversa (ITRN), tenofovir ou entecavir, ao esquema de PEG-IFN combinado à RBV para aqueles com HBeAg não reagentes com carga viral alta.

Profilaxia

Baseia-se em medidas educativas preventivas, principalmente relacionadas com a transmissão parenteral, à semelhança das profilaxias contra HIV e HBV. Não existe vacina disponível.

HEPATITE D

O vírus da hepatite D (HDV, também chamado vírus Delta) é um agente patogênico defeituoso que exige a presença do vírus da hepatite B (HBV) para provocar infecção. Trata-se de um vírus incompleto, que não consegue, por si, reproduzir seu antígeno de superfície, o qual seria fundamental para exercer sua ação patogênica. Pertencente à família Deltaviridae (único representante), foi descrito pela primeira vez em 1977.

Epidemiologia[1,3,19]

O HDV predomina na Bacia Mediterrânea, no Leste Europeu e no Norte da África. Na América do Sul, a infecção pelo HDV está restrita à Região Amazônica Ocidental, onde ainda existem áreas de alta prevalência do HBV. O vírus se dissemina por via parenteral e sexual, podendo ser transmitido ao mesmo tempo que é transmitido o vírus da hepatite viral crônica B ou superinfectar portadores do VHB.

Quadro clínico[1,3,19]

Na maioria dos casos de coinfecção, o paciente tenderá a desenvolver uma doença aguda benigna, ocorrendo recuperação completa em até 95% dos casos. Excepcionalmente, pode levar às formas fulminantes e crônicas. Na superinfecção, o portador do vírus B pode sofrer agudização da doença, e a cronicidade é elevada. O prognóstico é pior, pois o HDV encontra condição ideal para intensa replicação, podendo produzir grave dano hepático e evolução para cirrose. A doença crônica geralmente cursa com períodos de febre, icterícia, epistaxe, astenia, artralgia e esplenomegalia.

Diagnóstico laboratorial[1,19]

Exames laboratoriais inespecíficos incluem alterações variáveis de transaminases. A bilirrubina pode estar elevada tanto em sua fração direta como indireta (predomínio da forma conjugada). Pode haver hipoglicemia e hipoalbuminemia.

O diagnóstico específico baseia-se na detecção de anticorpos anti-HDV IgG e IgM no soro, até 2 a 4 semanas após a infecção. Após esse período, anticorpos anti-HDV IgG são detectados no soro, permanecendo com títulos baixos até 2 anos após a infecção ser resolvida espontaneamente. A persistência do anti-HBV IgM e/ou elevados títulos de anti-HDV IgG associam-se fortemente à viremia. Recomenda-se que os pacientes portadores de HBsAg em áreas endêmicas (Amazônia), assim como aqueles com história de viagens ou residência prévia na Amazônia, sejam rastreados para o anti-HDV IgG. Caso sejam reagentes, devem ter determinada a viremia, HDV-RNA.

Tratamento[1,3,19,43]

Embora a taxa de sucesso seja baixa, pacientes com hepatite crônica D e doença hepática ativa, como evidenciado por níveis elevados de ALT e/ou hepatite crônica na biópsia hepática, devem ser tratados, particularmente se houver fibrose avançada. Isso se baseia na observação de que a hepatite D pode ser uma doença hepática grave e que a resposta é mais provavelmente atingida em pacientes com infecção de curta duração. Portadores de HDV assintomáticos com níveis de ALT normais não necessitam de terapia, mas devem ser monitorizados quanto a sinais de doença ativa. O tratamento ideal do HDV é incerto. O único tratamento aprovado consiste no uso de IFN-α. Os dados disponíveis não demonstraram vantagens com a adição de análogos nucleosídeos.

Profilaxia

São recomendadas as mesmas medidas utilizadas na prevenção de hepatite B.

HEPATITE E[1,3,44,45]

O vírus da hepatite E (HEV) é o agente causador de uma hepatite aguda de transmissão entérica, autolimitada. Trata-se de uma doença de curso benigno, embora em alguns casos, principalmente em gestantes, evolua para a forma fulminante. Consiste em um vírus RNA da família Caliciviridae.

Epidemiologia

A maior incidência de infecção pelo HEV é registrada na Ásia, na África, no Oriente Médio e na América Central. As maiores taxas de prevalência são encontradas em adultos entre 15 e 40 anos de idade. O HEV é transmitido por água contaminada com fezes em áreas endêmicas. Transmissão pessoa a pessoa é incomum. Pode ser transmitido por transfusão de sangue e perinatal.

Quadro clínico

Em geral, o HEV causa uma infecção aguda autolimitada, embora possa se desenvolver hepatite fulminante. O período de incubação da infecção por HEV varia de 15 a 60 dias. Os sinais e sintomas clínicos, em pacientes com infecção típica, são semelhantes aos observados em outras formas de hepatite viral aguda, embora a doença pareça ser relativamente mais grave, em comparação com a hepatite A. Colestase prolongada foi descrita em até 60% dos casos. A icterícia é geralmente acompanhada de mal-estar, anorexia, náuseas, vômitos, dor abdominal, febre e hepatomegalia. Outras características, menos comuns, incluem diarreia, artralgias, prurido, urticária e erupção. Alguns pacientes têm infecção assintomática.

Por motivos ainda não compreendidos, insuficiência hepática fulminante ocorre mais frequentemente durante a gravidez, resultando em uma taxa de mortalidade excessivamente elevada – de 15% a 25% – principalmente em mulheres no terceiro trimestre de gestação.

Diagnóstico laboratorial

Os achados laboratoriais incluem elevadas concentrações séricas de bilirrubina, ALT e AST. Resolução dos testes bioquímicos alterados geralmente ocorre dentro de 1 a 6 semanas após o início da doença.

O diagnóstico da hepatite E é baseado na detecção de HEV em soro ou fezes, por PCR, ou mediante a detecção de anticorpos. O anti-HEV IgM aparece durante a fase inicial da doença clínica e desaparece rapidamente dentro de 4 a 5 meses. A resposta de IgG surge pouco depois, permanecendo elevada indefinidamente.

Tratamento

Não há tratamento específico, mas apenas sintomático. Sugere-se repouso relativo e que seja evitado o consumo de bebidas alcoólicas.

Prevenção

Vacinas contra o HEV estão em desenvolvimento, mas ainda não se encontram disponíveis. Viajantes para áreas endêmicas devem se envolver em práticas que podem prevenir a infecção, como evitar água de procedência desconhecida e alimentos crus.

Referências

1. Ministério da Saúde, Secretaria de Vigilância em Saúde, Departamento de Vigilância Epidemiológica. Doenças infecciosas e parasitárias: guia de bolso. 8. ed. rev. Brasília: Ministério da Saúde, 2010.
2. Wasley A, Samandari T, Bell BP. Incidence of hepatitis A in the United States in the era of vaccination. JAMA 2005; 294:194.
3. Marinho LAC, Ronchini KROM, Milan EP. Hepatites virais A, B, C, D, E & não A-E. In: Tavares W, Marinho LAC. Rotinas de diagnóstico e tratamento das doenças infecciosas e parasitárias. 3. ed. São Paulo: Atheneu, 2012:501-22.
4. Bell BP, Shapiro CN, Alter MJ et al. The diverse patterns of hepatitis A epidemiology in the United States: implications por vaccination strategies. J Infect Dis 1998; 178:1579-84.
5. Daniels D, Grytdal S, Wasley A, Centers for Disease Control and Prevention (CDC). Surveillance for acute viral hepatitis – United States, 2007. MMWR Surveill Summ 2009; 58:1.
6. Mutsch M, Spicher VM, Gut C, Steffen R. Hepatitis A virus infections in travelers, 1988-2004. Clin Infect Dis 2006; 42:490.
7. Taylor RM, Davern T, Munoz S et al. Fulminant hepatitis A virus infection in the United States: incidence, prognosis, and outcomes. Hepatology 2006; 44:1589.
8. Tong MJ, el-Farra NS, Grew MI. Clinical manifestations of hepatitis A: recent experience in a community teaching hospital. J Infect Dis 1995; 171 Suppl1:S15.
9. Conceição OJG, Siciliano RF. Hepatite A: patogenia e diagnóstico. In: Focaccia R. Tratado de hepatites virais. 2. ed. São Paulo: Atheneu, 2007.
10. Koff RS. Clinical manifestations and diagnosis of hepatitis A virus infection. Vaccine 1992; 10 Suppl 1:S15.
11. Vento S, Garofano T, Di Perri G et al. Identification of hepatitis A virus as a trigger for autoimmune chronic hepatitis type 1 in susceptible individuals. Lancet 1991; 337:1183.

12. Skoog SM, Rivard RE, Batts KP, Smith CI. Autoimmune hepatitis preceded by acute hepatitis A infection. Am J Gastroenterol 2002; 97:1568.
13. Grünhage F, Spengler U, Fischer HP, Sauerbruch T. Autoimmune hepatitis-sequel of a relapsing hepatitis A in a 75-year-old woman. Digestion 2004; 70:187.
14. Brasil. Ministério da Saúde. Secretaria de Ciência, Tecnologia e Insumos estratégicos. Vacina de Hepatite A. Brasília: Ministério da Saúde, 2012.
15. Victor JC, Monto AS, Surdina TY et al. Hepatitis A vaccine versus immune globulin for postexposure prophylaxis. N Engl J Med 2007; 357:1685.
16. Advisory Committee on Immunization Practices (ACIP), Fiore AE Wasley A, Bell BP. Prevention of hepatitis A through active or passive immunization: recommendations of the Advisory Committee on Immunization practices (ACIP). MMWR Recomm Rep 2007; 55.
17. Craig AS, Schaffner W. Prevention of hepatitis A with the hepatitis A vaccine. N Engl J Med 2004; 350:476-81.
18. Velasco MCC, Lopes MH. Hepatite A: profilaxia vacinal. In: Focaccia R. Tratado de hepatites virais. 2. ed. São Paulo: Atheneu, 2007.
19. Brasil: Ministério da Saúde. Secretaria de Vigilância em Saúde, Departamento de DST, AIDS e Hepatites Virais. Protocolo clínico e diretrizes terapêuticas para o tratamento da hepatite viral crônica B e coinfecções. Brasília: Ministério da Saúde, 2010.
20. Dienstag JL. Hepatitis B virus infection. N Engl J Med 2008; 359:1486-500.
21. Weinbaum CM, Williams I, Mast EE et al. Recommendations for identification and public health management of persons with chronic hepatitis B virus infection. MMWR Recomm Rep 2008; 57:1.
22. European Association for the Study of the Liver/EASL Clinical Practice Guidelines: Management of chronic hepatitis B. Journal of Hepatology 2009; 50:227-42.
23. Lok ASF, McMahon BJ. Chronic hepatitis B: update 2009/AASLD Practice Guidelines. Hepatology 2009; 50 (3).
24. Lubel JS et al. HBV reactivation following immunosuppressive therapy: guidelines for prevention and management. Internal Medicine Journal 2007; 37:705-12.
25. Tedaldi E, Lars P, Neuhaus J et al. Opportunistic disease and mortality in patients coinfected with hepatitis B or C virus in the Strategic Management of Antiretroviral Therapy (SMART) Study. Clinical Infectious Diseases 2008; 47:1468-75.
26. Marcellin P et al. Tenofovir disoproxil fumarate versus adefovir dipivoxil for chronic hepatitis B. New Engl J Med 2008; [S. l.] 4, v. 359(23): 2442-55, 2008.
27. Chang TT et al. A comparison of entecavir and lamivudine for HBeAg-positive chronic hepatitis B. New Engl J Med [S. l.] 2006; 354(10):1001-10.
28. Lai CL et al. Entecavir versus lamivudine for patients with HbeAg negative chronic hepatitis B. New Engl J Med 2006; [S. l.] 354(10): 1011-20.
29. Dienstag JL et al. Lamivudine as initial treatment for chronic hepatitis B in the United States. New Engl J Med 2006; [S. l.], 341(17):1256-63.
30. Brook G, Main J, Nelson M. et al. British HIV Association guidelines for the management of coinfection with HIV-1 and hepatitis B or C 2010. HIV Medicine 2010; 11:1-30.
31. Koziel MJ, Peters MG. Viral hepatitis in HIV infection. N Engl J Med 2007; 356:1445-54.
32. Brasil. Ministério da Saúde. Secretaria de Vigilância em Saúde, Departamento de DST, SIDA e Hepatites Virais. Protocolo clínico e diretrizes terapêuticas para o tratamento da hepatite viral C e coinfecções. Brasília: Ministério da Saúde, 2011.
33. Ghany et al. Diagnosis, management, and treatment of hepatitis C: an update. Hepatology 2009; 49 (4):1335-74.
34. Villano SA, Vlahov D, Nelson KE et al. Persistence of viremia and the importance of long-term follow-up after acute hepatitis C infection. Hepatology 1999; 29:908.
35. Lauer GM, Walker BD. Hepatitis C virus infection. N Engl J Med 2001; 345(1).
36. The Brazilian Society of infectious Disease. Consensus of The Brazilian Society of infectious Disease on Management and Treatment of Hepatitis C. BJID 2007; Suppl 1.
37. Spiegel BM, Younossi ZM, Hays RD et al. Impact of hepatitis C on health related quality of life: a systematic review and quantitative assessment. Hepatology 2005; 41:790.
38. Brasil. Ministério da Saúde. Secretaria de Vigilância em Saúde. Departamento de DST, AIDS e Hepatites Virais. Protocolo clínico e diretrizes terapêuticas para hepatite viral C e coinfecções: manejo do paciente infectado cronicamente pelo genótipo 1 de HCV e fibrose avançada. Brasília: Ministério da Saúde, 2013.
39. Soriano et al. New therapies for HCV/Infection. CID 2009; 48: 313-20.
40. El-Serag HB, Hampel H, Yeh C, Rabeneck L. Extrahepatic manifestations of hepatitis C among United States male veterans. Hepatology 2002; 36:1439.
41. Berk DR, Mallory SB, Keeffe EB, Ahmed A. Dermatologic disorders associated with chronic hepatitis C: effect of interferon therapy. Clin Gastroenterol Hepatol 2007; 5:142.
42. Gisbert JP, García-Buey L, Pajares JM, Moreno-Otero R. Prevalence of hepatitis C virus infection in porphyria cutaneatarda: systematic review and meta-analysis. J Hepatol 2003; 39:620.
43. Yurdaydin C, Bozkaya H, Onder FO et al. Treatment of chronic delta hepatitis with lamivudine vs lamivudine + interferon vs interferon. J Viral Hepat 2008; 15:314.
44. Kuniholm MH, Purcell RH, McQuillan GM et al. Epidemiology of hepatitis E virus in the United States: results from the Third National Health and Nutrition Examination Survey, 1988-1994. J Infect Dis 2009; 200:48.
45. Krawczynski K, Aggarwal R, Kamili S. Hepatitis E. Infect Dis Clin North Am 2000; 14:669.

27

Histopatologia das Dermatoviroses

Sandra Lyon
Moisés Salgado Pedrosa

HISTOPATOLOGIA DO MOLUSCO CONTAGIOSO

Em casos de molusco contagioso, a epiderme é acantótica. Acima da camada basal formam-se os lóbulos das células epidérmicas, contendo corpos de inclusão intracitoplasmáticos, Feulgen-positivos, denominados corpos de Paterson-Henderson, os quais contêm partículas virais. Inicialmente, esses corpos são representados como estruturas eosinofílicas ovoides, pequenas, situadas uma ou mais camadas acima da camada basal. À medida que as células se movem em direção à superfície, os corpos do molusco aumentam de tamanho e as células tornam-se basofílicas e empurram o núcleo e os grânulos cerato-hialinos para os lados.

Na camada córnea, os corpos do molusco são envolvidos em uma rede fibrosa que se dissolve no centro da lesão, formando a cratera (Figuras 27.1 a 27.3).

Na derme, ocorre pouco ou nenhum processo inflamatório.

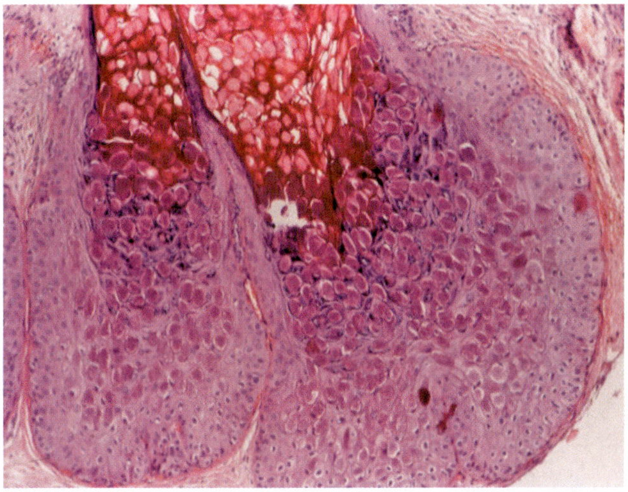

Figura 27.2 ■ Molusco contagioso – imagem mostrando corpos de inclusão citoplasmáticos e eosinofílicos. (Acervo do Dr. Moisés Salgado Pedrosa.)

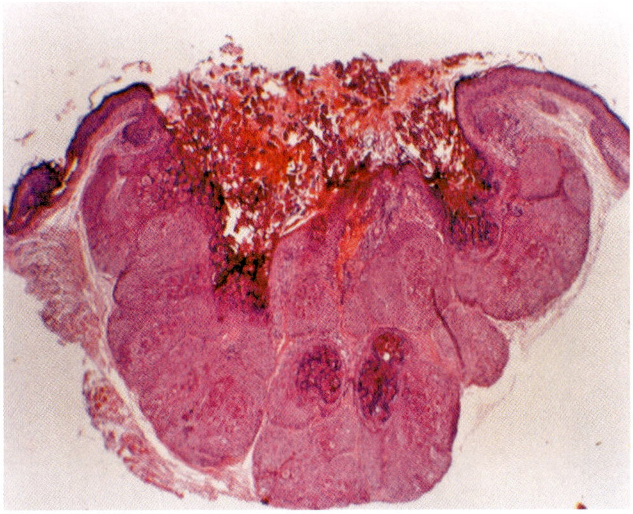

Figura 27.1 ■ Molusco contagioso (pequeno aumento) – imagem mostrando cratera, corpúsculo do molusco e hipergranulose. (Acervo do Dr. Moisés Salgado Pedrosa.)

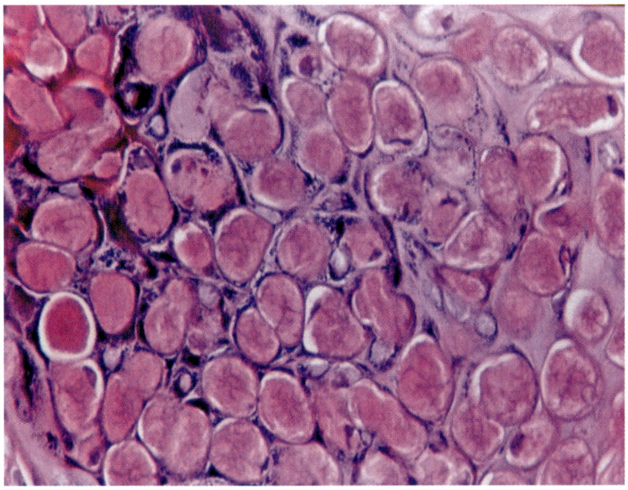

Figura 27.3 ■ Molusco contagioso (grande aumento) – imagem mostrando corpúsculo de molusco e núcleo dos ceratinócitos empurrado para o lado pelo corpúsculo. (Acervo do Dr. Moisés Salgado Pedrosa.)

HISTOPATOLOGIA DOS HERPESVÍRUS

O aspecto histopatológico do herpes simples e do herpes-zóster é semelhante.

As vesículas, inicialmente intraepidérmicas, podem se tornar subepidérmicas. Há degeneração balonizante. O edema intracelular leva à distensão dos ceratinócitos, que se rompem e, ao coalescer, ocasionam a formação de vesículas multiloculares. Na degeneração balonizante, as células edemaciadas mostram citoplasma eosinofílico homogêneo. Corpos de inclusão eosinofílicos circundados por halos claros podem ser vistos nos núcleos das células balonizadas. Essas células podem ser multinucleadas e perdem as pontes intercelulares, resultando em vesículas uniloculares (Figuras 27.4 a 27.9).

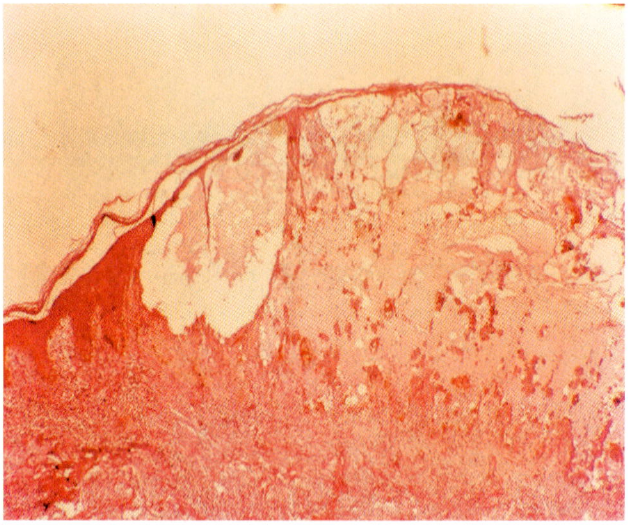

Figura 27.4 ■ Infecção pelo vírus herpes (pequeno aumento) – presença de vesículas intraepidérmicas. (Acervo do Dr. Moisés Salgado Pedrosa.)

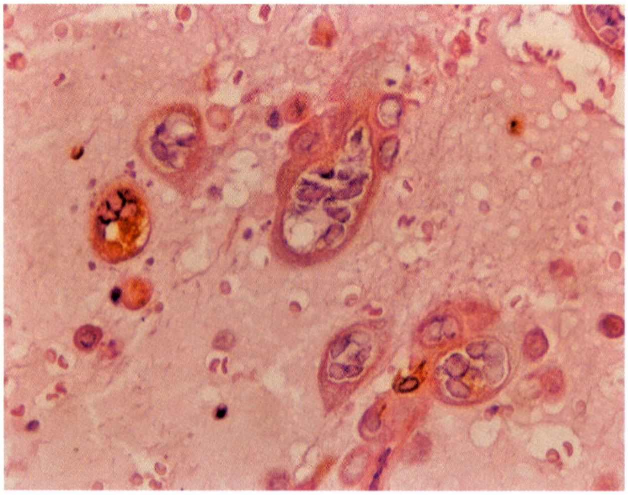

Figura 27.5 ■ Infecção pelo vírus herpes – imagem mostrando ceratinócito acantolítico multinucleado. (Acervo do Dr. Moisés Salgado Pedrosa.)

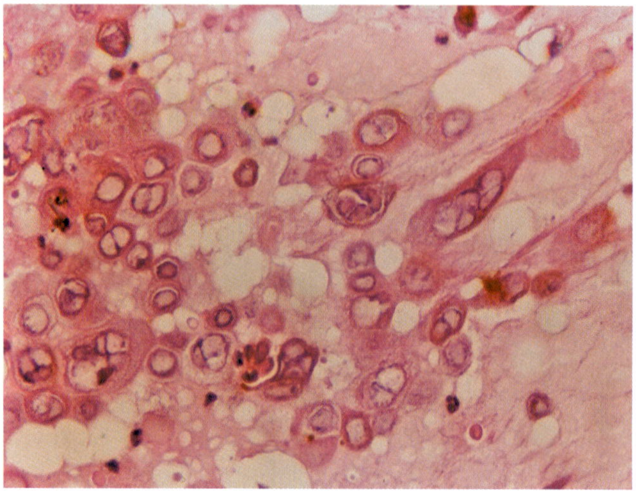

Figura 27.6 ■ Infecção pelo vírus herpes – células multinucleadas. (Acervo do Dr. Moisés Salgado Pedrosa.)

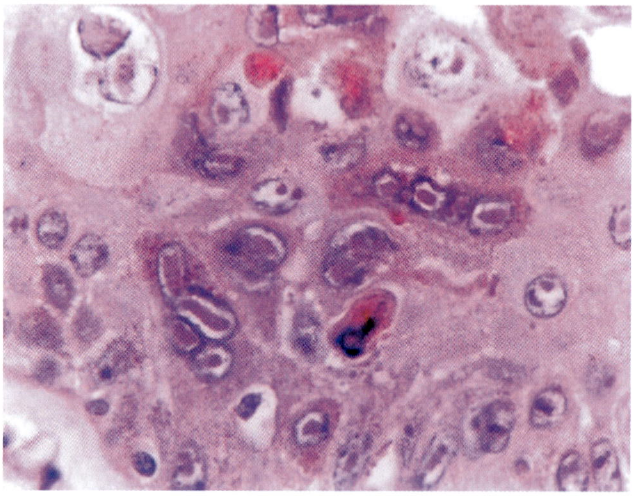

Figura 27.7 ■ Infecção pelo vírus herpes – células balonizadas. (Acervo do Dr. Moisés Salgado Pedrosa.)

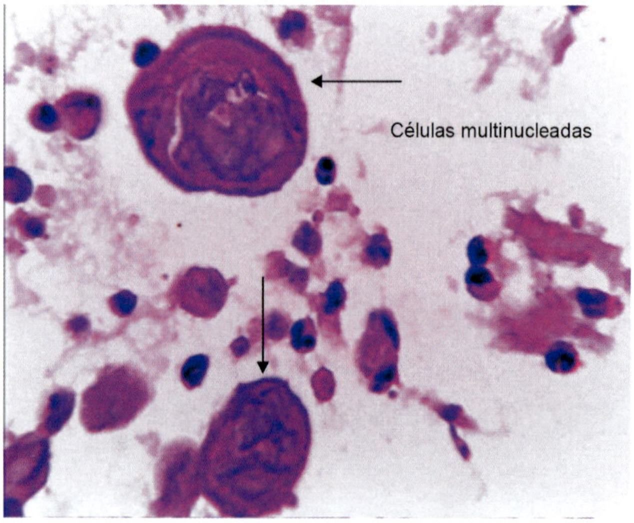

Figura 27.8 ■ Infecção pelo vírus herpes (maior aumento) – células multinucleadas. (Acervo do Dr. Moisés Salgado Pedrosa.)

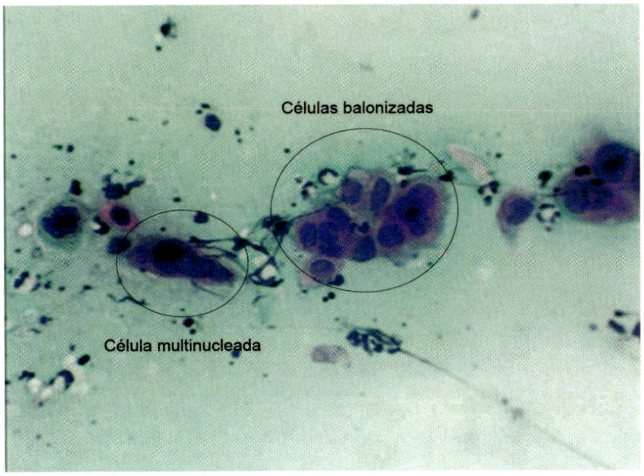

Figura 27.9 ■ Infecção pelo vírus herpes (maior aumento) – células balonizadas e multinucleadas. (Acervo do Dr. Moisés Salgado Pedrosa.)

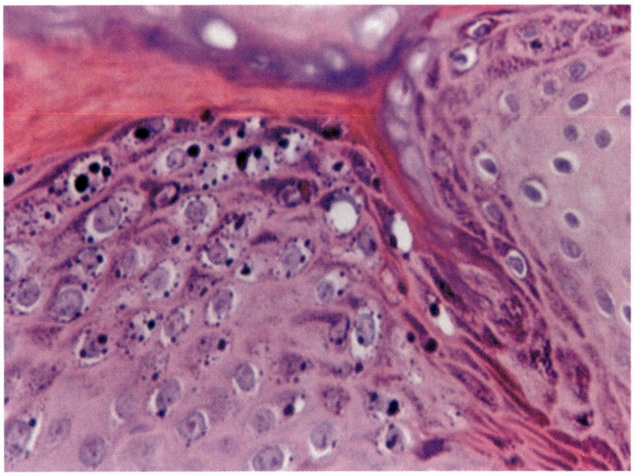

Figura 27.11 ■ Verruga vulgar – células vacuoladas as camadas granulosa e de Malpighi. (Acervo do Dr. Moisés Salgado Pedrosa.)

HISTOPATOLOGIA DA VERRUGA VULGAR

Na verruga vulgar, observam-se hiperceratose, acantose e papilomatose. Os cones interpapilares são alongados e, na periferia da verruga, inclinam-se como se apontassem para o centro, com aspecto de arborização, algumas vezes com aspecto de dedos espalmados à lesão.

As características típicas consistem em ceratinócitos superficiais vacuolados com núcleos picnóticos semelhantes à uva-passa, denominados coilócitos. Os focos de coilócitos estão localizados na camada granulosa e na porção superior da camada de Malpighi. Os coilócitos têm núcleos pequenos, redondos e intensamente basofílicos, circundados por um halo claro de citoplasma, que se cora fracamente.

Podem ser observados capilares dilatados nas papilas dérmicas e linfócitos perivasculares (Figuras 27.10 a 27.13).

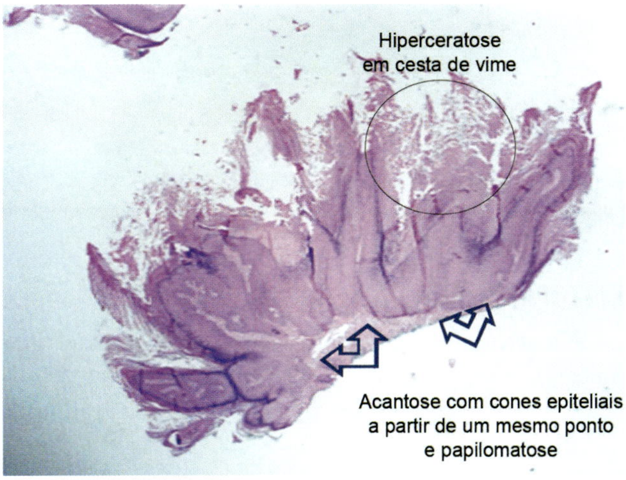

Figura 27.12 ■ Verruga vulgar – acantose com cones epiteliais a partir de um mesmo ponto e papilomatose. (Acervo do Dr. Moisés Salgado Pedrosa.)

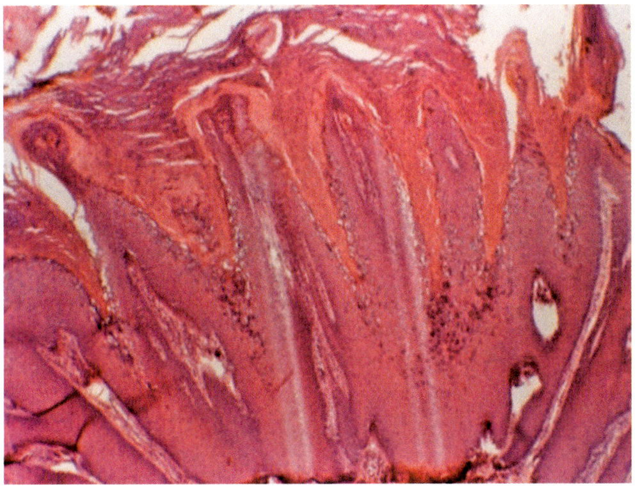

Figura 27.10 ■ Verruga vulgar – hiperceratose, acantose, papilomatose e cristas interpapilares alongadas. (Acervo do Dr. Moisés Salgado Pedrosa.)

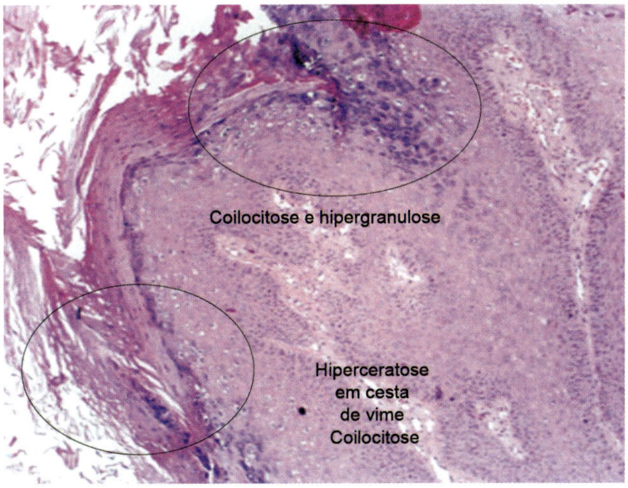

Figura 27.13 ■ Verruga vulgar – hiperceratose em cesta de vime. Coilocitose e hipergranulose. (Acervo do Dr. Moisés Salgado Pedrosa.)

HISTOPATOLOGIA DA VERRUGA PLANA

Na verruga plana, ocorrem hiperceratose e acantose, mas não há papilomatose, apenas alongamento de cristas interpapilares, sem paraceratose. Na porção superior da camada de Malpighi, há vacuolização difusa das células.

A derme é aparentemente normal (Figura 27.14).

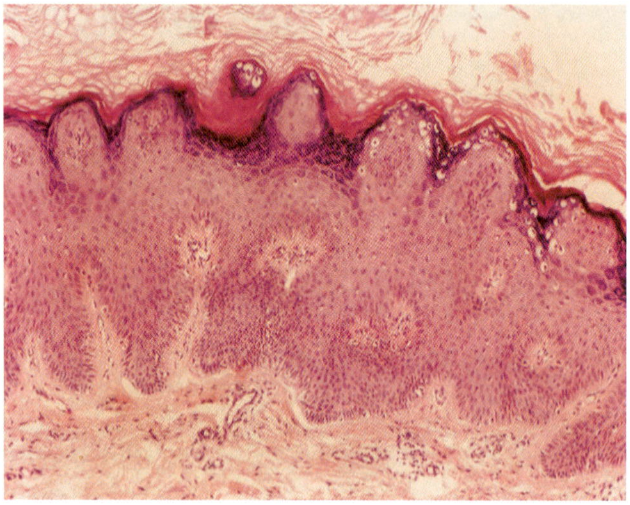

Figura 27.14 ■ Verruga plana – acantose, hipergranulose e presença de coilócitos. (Acervo do Dr. Moisés Salgado Pedrosa.)

HISTOPATOLOGIA DA VERRUGA PLANTAR

Na verruga plantar, ocorrem hiperceratose e hipergranulose e o citoplasma das células contém grânulos eosinofílicos que coalescem para formar corpos de inclusão grandes, de formato irregular.

Os núcleos na porção superior da epiderme são intensamente basofílicos, circundados por zona clara (Figuras 27.15 e 27.16).

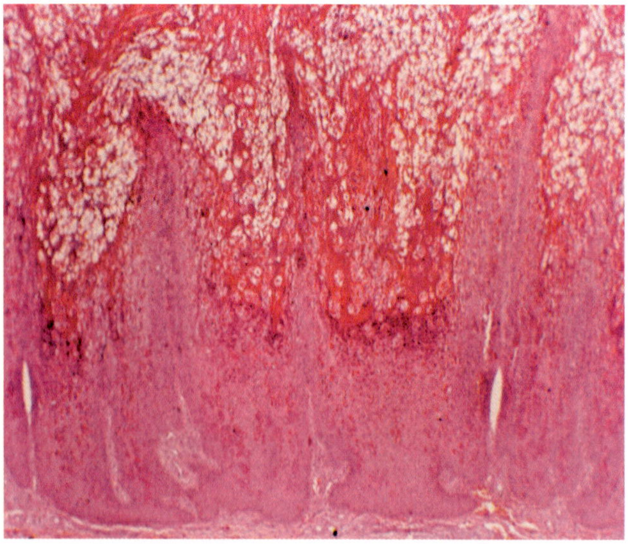

Figura 27.15 ■ Verruga plantar – hiperceratose, hipergranulose e corpos de inclusão. (Acervo do Dr. Moisés Salgado Pedrosa.)

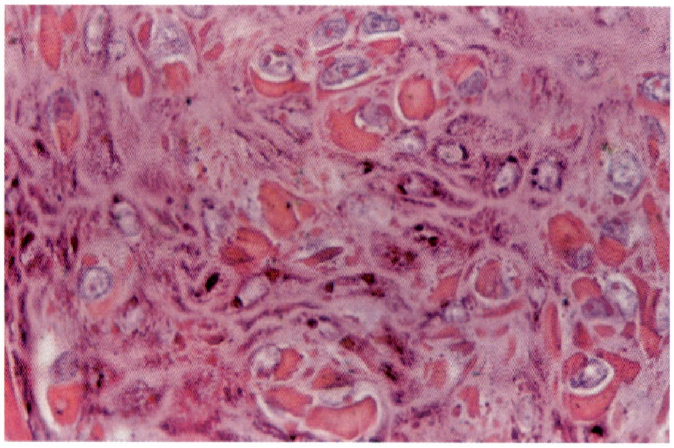

Figura 27.16 ■ Verruga plantar – células epidérmicas com inclusões citoplasmáticas eosinofílicas. (Acervo do Dr. Moisés Salgado Pedrosa.)

HISTOPATOLOGIA DO CONDILOMA ACUMINADO

No condiloma acuminado, a camada córnea encontra-se pouco espessada e há papilomatose e acantose, com espessamento e alongamento das cristas interpapilares.

Encontram-se áreas apresentando células com vacuolização perinuclear com núcleo hipercromático redondo. São visualizados núcleos coilocitóticos tipo uva-passa e ceratinócitos apoptóticos (Figuras 27.17 a 27.19).

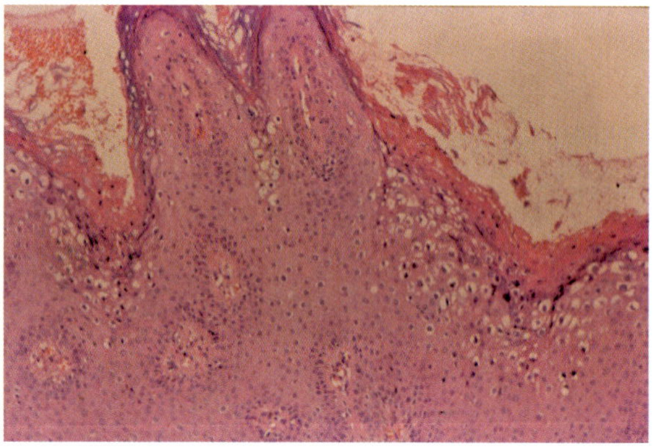

Figura 27.17 ■ Condiloma acuminado – camada córnea pouco espessada, acantose, papilomatose, alongamento das cristas interpapilares e coilócitos. (Acervo do Dr. Moisés Salgado Pedrosa.)

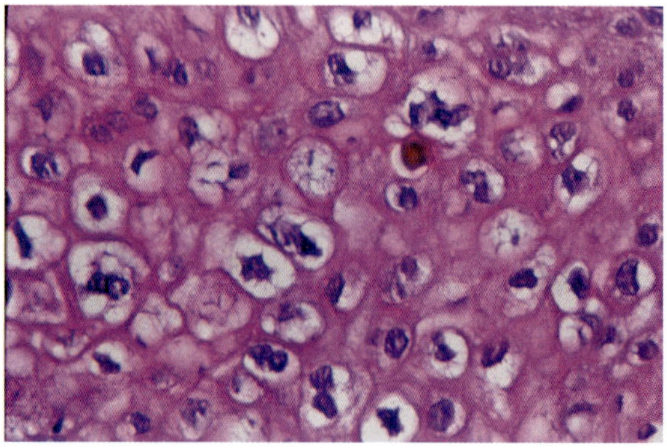

Figura 27.18 ■ Condiloma acuminado – células com vacuolização perinuclear, núcleo hipercromático redondo e ceratinócitos apoptóticos. (Acervo do Dr. Moisés Salgado Pedrosa.)

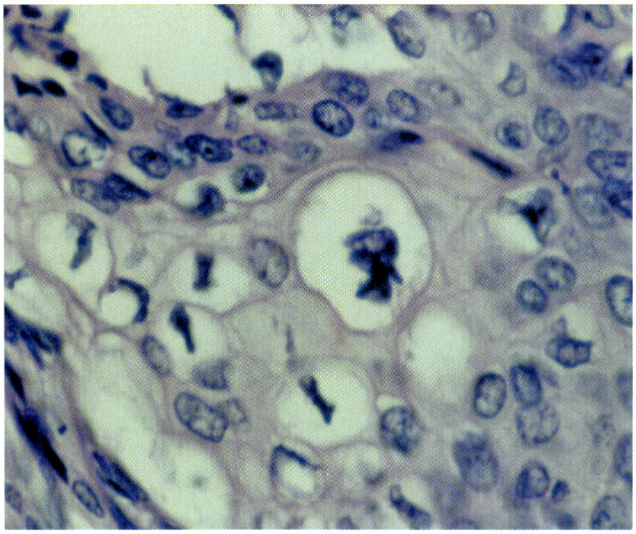

Figura 27.19 ■ Condiloma acuminado – núcleos coilocitóticos tipo uva-passa. (Acervo do Dr. Moisés Salgado Pedrosa.)

HISTOPATOLOGIA DA EPIDERMODISPLASIA VERRUCIFORME

Na epidermodisplasia verruciforme, os ceratinócitos apresentam-se tumefeitos, de formato irregular, e o citoplasma é abundante, ligeiramente basofílico, com grânulos cerato-hialinos redondos e basofílicos.

Há células disceratóticas na porção inferior da epiderme (Figuras 27.20 e 27.21).

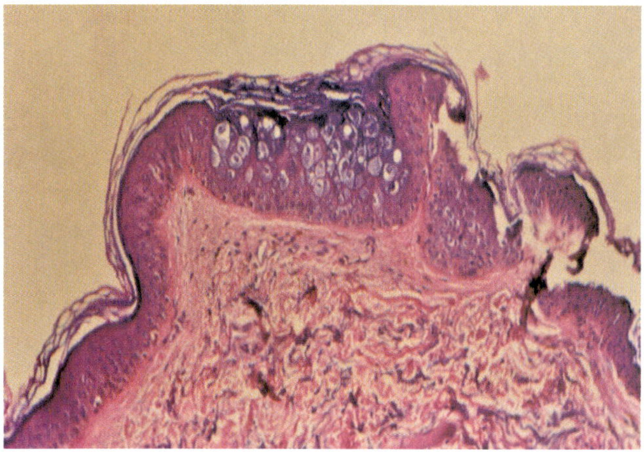

Figura 27.20 ■ Epidermodisplasia verruciforme – ceratinócitos tumefeitos, citoplasma abundante e ligeiramente basofílicos. (Acervo do Dr. Moisés Salgado Pedrosa.)

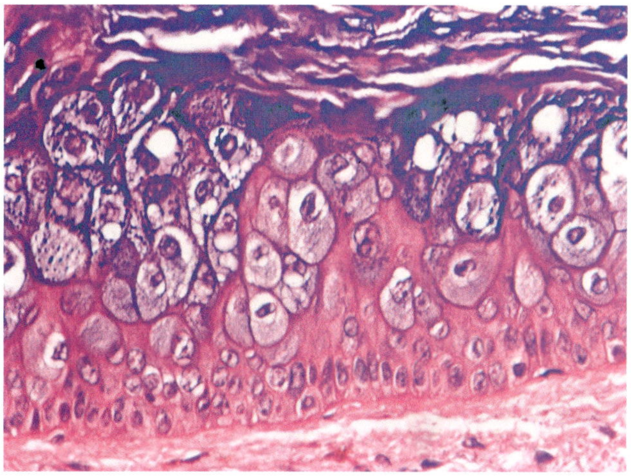

Figura 27.21 ■ Epidermodisplasia verruciforme – células disceratóticas na porção inferior da epiderme e grânulos cerato-hialinos redondos e basofílicos. (Acervo do Dr. Moisés Salgado Pedrosa.)

Bibliografia

Lever FW. Histopatologia da pele. Rio de Janeiro: Guanabara Koogan, 2011.

McKee P. Pathology of the skin with clinical correlations. 2. ed. Londres: Mosby-Wolfe, 1997.

Rapini RP. Dermatologia prática. Rio de Janeiro: Dilivros, 2007.

PARTE V

INFECÇÕES FÚNGICAS

Morfologia, Reprodução e Taxonomia dos Fungos

Milene Tiburcio Narenti Ferradoza

HISTÓRICO TAXONÔMICO

Os fungos comestíveis são conhecidos desde a Pré-história, havendo gravações em monolitos e pinturas em ruínas que descrevem como separar fungos comestíveis dos venenosos e alucinógenos.

Entretanto, a classificação em reino específico só ocorreu séculos depois. No início, todos os seres eram classificados como pertencentes a um dos dois grupos: animais ou vegetais. Os fungos se incluíam neste último reino.

A observação de que, diferentemente dos vegetais, os fungos não contêm clorofila, não fazem fotossíntese, não armazenam amido e, em sua maioria, não apresentam celulose na parede celular levou à sua caracterização como organismos diferentes, exigindo nova classificação.

Em 1866, o médico alemão Ernst Haeckel, estudando os processos evolutivos, propôs um reino específico para os seres monocelulares ou multicelulares sem diferenciação dos tecidos, o chamado Reino Protista. Neste grupo foram incluídos os fungos, como protistas superiores, eucarióticos ou com núcleo verdadeiro. No mesmo momento, as bactérias e algas cianofíceas foram reclassificadas como protistas inferiores, procarióticos ou sem membrana nuclear.

Desse modo, sabemos que os fungos são seres vivos eucarióticos (apresentam núcleo individualizado com membrana) e heterotróficos (não têm capacidade de produzir glicose a partir da fotossíntese, necessitando alimentar-se de outros seres vivos autótrofos, direta ou indiretamente, para garantir sua energia).

Estudos subsequentes levaram à classificação atual dos seres vivos em cinco reinos: Monera, Protista, Fungi, Plantae e Animalia.

A classificação em cinco reinos baseia-se em três critérios básicos:

- A organização estrutural (procariota ou eucariota, unicelular ou pluricelular).
- O tipo de nutrição (fotossíntese, ingestão ou absorção).
- A forma de interação nos ecossistemas (produtores, microconsumidores ou macroconsumidores).

O Reino Monera é formado pelas bactérias e algas azuis, o Protista, por protozoários e algas protistas, o Fungi, pelos fungos, o Plantae, pelas plantas e vegetais, e o Animalia, pelos animais, incluindo o ser humano.

Há um grupo de bactérias que, embora atualmente classificadas no Reino Monera, é tradicionalmente estudado na Micologia Médica pelo fato de terem sido consideradas fungos por longo período histórico. São os actinomicetos patogênicos dos gêneros *Actinomyces*, *Nocardia* e *Streptomyces*.

O mesmo ocorre com as algas dos gêneros *Prototheca* e *Chlorella* e o *Rhinosporidium seeberi*, do Reino Protista.

MORFOLOGIA

Os fungos podem ser unicelulares (microscópicos) ou pluricelulares (facilmente identificados a olho nu, como os cogumelos). O maior fungo conhecido ocupa uma área subterrânea de 9km² em uma floresta localizada nos EUA (Figuras 28.1 e 28.2).

Sua parede celular é responsável pela rigidez da célula e parece estar relacionada com o grau de patogenicidade do fungo. É composta por glucanas, mananas, proteínas, lipídios e, principalmente, quitina. Alguns fungos têm cápsula protetora acessória, que é composta por mucopolissacarídeos, como ocorre com o *Cryptococcus neoformans*.

Algumas espécies de fungos apresentam melanina em sua parede celular e pigmento acastanhado, sendo, por isso, chamadas fungos demácios. A cromomicose e a *tinea nigra* são exemplos de fungos demácios. Os que não apresentam pigmentos são denominados fungos hialinos.

A membrana plasmática separa a célula do meio externo e é formada por duas camadas de fosfolipídios, sendo

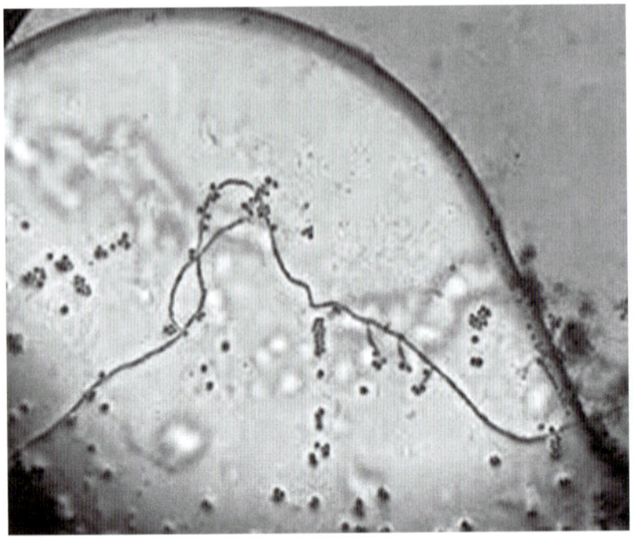

Figura 28.1 ■ Fungo unicelular em visão microscópica.

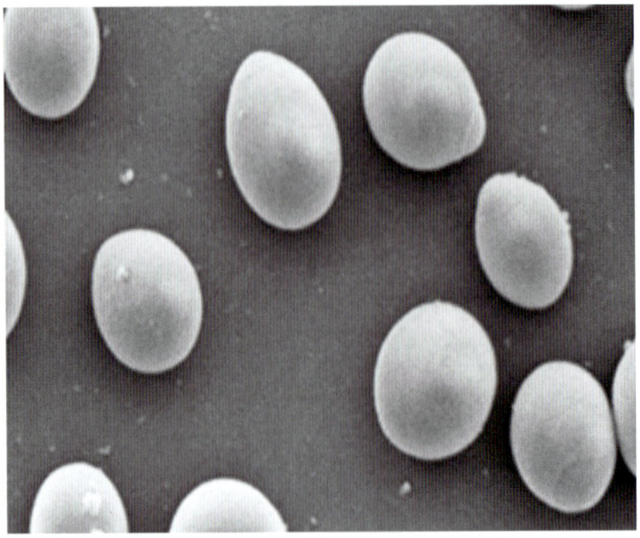

Figura 28.3 ■ Fungos arredondados/esferoidais/unicelulares – visão microscópica.

sua porção lipídica formada por ergosterol, o qual difere do colesterol, que compõe a parede celular animal. Essa porção celular constitui um dos principais locais de ação dos antifúngicos, que interferem na síntese do ergosterol e, portanto, alteram sua permeabilidade e resistência.

No citoplasma estão situados os órgãos responsáveis pela síntese proteica e de carboidratos, além das inclusões de glicogênio, principal substância de reserva energética da célula fúngica.

O núcleo contém DNA, RNA e proteínas e é envolto por uma membrana, o que lhe confere a classificação de eucarioto (com núcleo verdadeiro).

Quanto à forma, os fungos podem ser classificados em dois tipos:

- **Arredondados/esferoidais:** representados pelas leveduras, geralmente unicelulares (Figura 28.3).

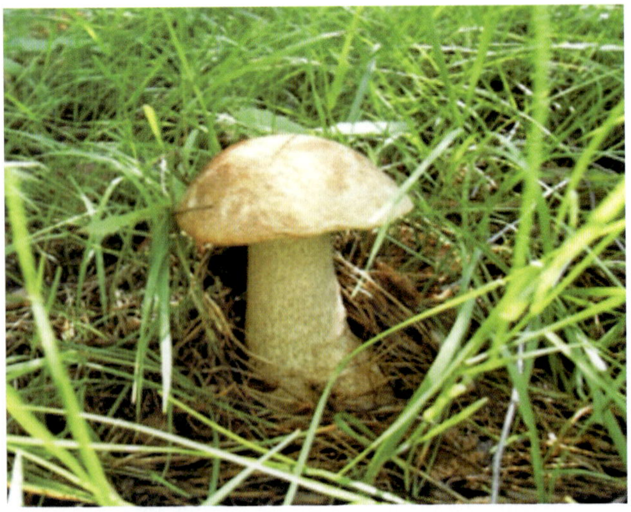

Figura 28.2 ■ Fungo pluricelular – cogumelo.

- **Alongados/filamentosos:** representados pela maioria dos bolores. Os bolores são multicelulares e o formato de suas células é tubular. Na micologia, cada filamento de fungo é chamado hifa e o conjunto de hifas, micélio (Figura 28.4).

As hifas podem ser reclassificadas quanto à espessura (delgada ou espessa), quanto à presença ou à ausência de septos (septadas ou asseptadas, respectivamente), quanto à presença ou à ausência de pigmento (demácia ou hialina/mucedínea, respectivamente) e quanto à forma de crescimento (Figura 28.5).

Observando a forma de crescimento das hifas, é possível identificar estruturas de frutificação, como os artroconídios, blastoconídios, clamidoconídios, rizoides e muitas outras estruturas ditas de ornamentação que, até o presente momento, não têm função reconhecida na biologia dos fungos, mas que possibilitam a diferenciação das espécies (Figura 28.6).

Existem, ainda, fungos chamados dimórficos, ou seja, alguns fungos apresentam-se na forma filamentosa, quando em temperatura ambiente (25 a 28ºC), e na forma leveduriforme, à temperatura de 37 a 39ºC, como, por exemplo, *Sporothrix schenckii*, *Histoplasma capsulatum* e *Paracoccidioides brasiliensis*.

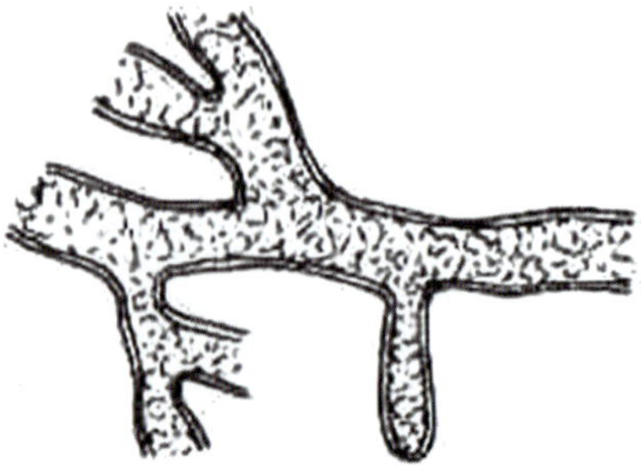

Figura 28.4 ■ Hifas/micélio.

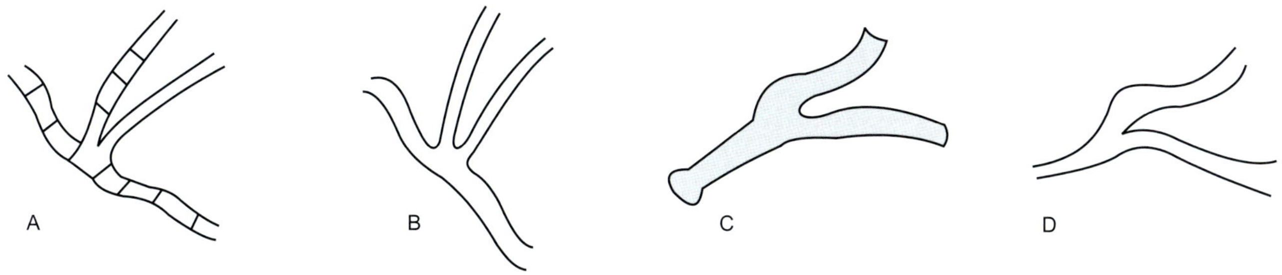

Figura 28.5 ■ **A** Hifa septada. **B** Hifa asseptada. **C** Hifa demácia. **D** Hifa hialina.

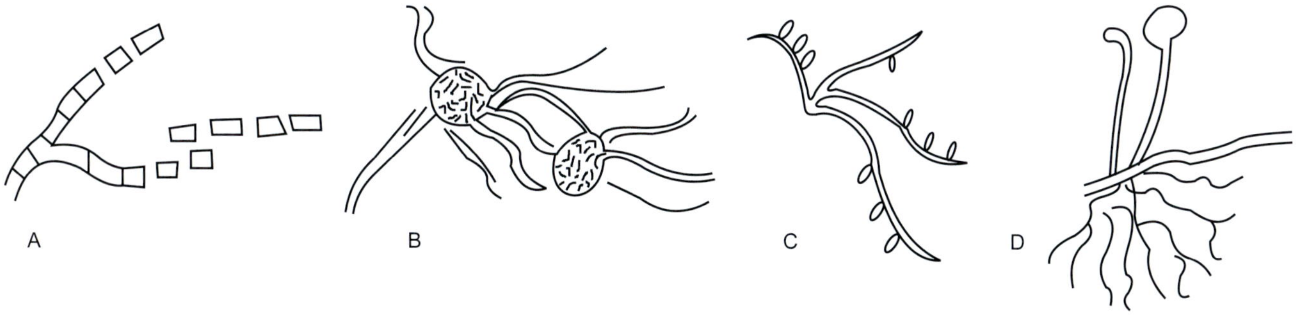

Figura 28.6 ■ **A** Artrononídios. **B** Blastoconídios. **C** Clamidoconídios. **D** Rizoides.

Algumas estruturas reprodutivas também facilitam o reconhecimento da espécie.

REPRODUÇÃO

As leveduras, bem como os bolores, podem se reproduzir de modo sexuado ou assexuado. Os que se reproduzem de modo sexuado são ditos fungos perfeitos. Os que se reproduzem de maneira assexuada são classificados como imperfeitos. Muitos fungos apresentam os dois tipos de reprodução.

A reprodução assexuada das leveduras pode ocorrer por cissiparidade (quando a célula se divide ao meio, dando origem a duas células iguais) ou por brotamento/gemulação (pela separação de um broto em qualquer ponto da célula) (Figura 28.7).

A reprodução assexuada dos bolores ocorre por dispersão de esporos. Os esporos são células programadas para resistir às condições climáticas adversas do meio ambiente. Cada esporo, em condições favoráveis, gera um novo micélio ou se torna uma levedura, se o fungo for dimórfico.

Quando liberados de dentro das bolsas chamadas esporângios, são chamados esporangiósporos. Quando liberados diretamente da haste de frutificação, sem estarem armazenados em uma bolsa, são chamados conídios (Figura 28.8).

Na fase de reprodução sexuada, a maioria dos fungos de interesse médico reproduz-se pela formação de ascos, com ascósporos em seu interior. Esse tipo de reprodução garante variabilidade genética e adaptação ao meio (Figura 28.9).

TAXONOMIA

Os fungos foram agrupados de acordo com as semelhanças fisiológicas e morfológicas e o estágio sexual.

Sua nomenclatura tem sido alterada ao longo dos anos, de acordo com as mais novas descobertas (Tabela 28.1).

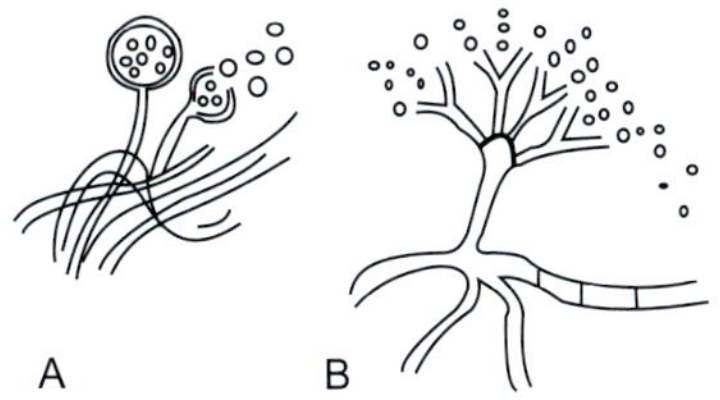

Figura 28.8 ■ **A** Esporangiósporos. **B** Conídios.

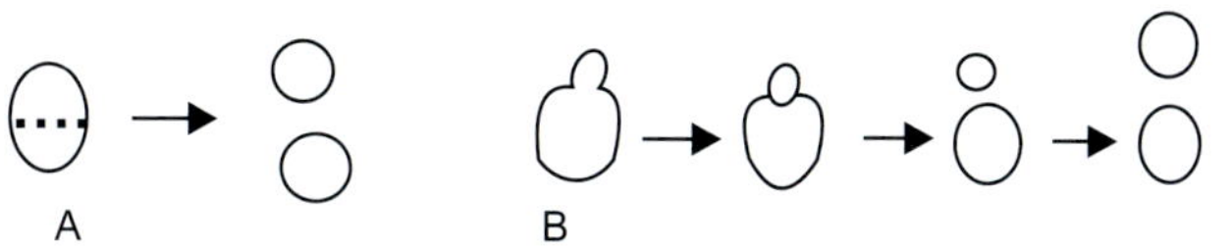

Figura 28.7 ■ **A** Cissiparidade. **B** Brotamento.

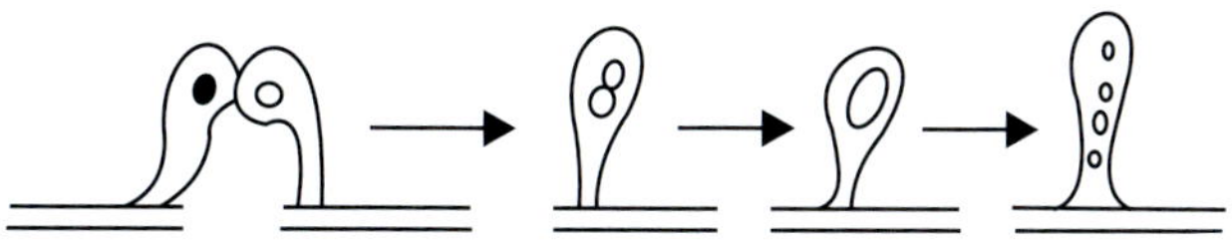

Figura 28.9 ■ Fusão de núcleos e formação de asco.

Tabela 28.1 ■ Grupamento de fungos de acordo com as semelhanças

Reino	Fungi
Filo	...(mycota)
Classe	...(mycetes)
Ordem	...(ales)
Família	...(aceae)
Gênero	Sem sufixo específico
Espécie	Sem sufixo específico

Atualmente, a classificação mais aceita os divide em quatro filos:

1. **Zygomycota:** contém os fungos mais simples, com hifas asseptadas ou poucos septos. Formam zigosporos durante a reprodução sexuada e esporangiosporos durante a assexuada. Inclui os gêneros *Absidia, Mucor, Rhizopus, Conidiobolus* e *Basidiobolus*. O *Rhizopus* é representado pelo bolor negro do pão.
2. **Basidiomycota:** o nome deriva do fato de os fungos terem a base presa ao corpo de frutificação e a extremidade livre. São filamentosos, com hifas septadas. Formam basidiósporos durante a reprodução sexuada e conídios durante a assexuada. Inclui os gêneros *Cryptococcus* e *Rhodotorula*. Popularmente, os mais conhecidos representantes são os cogumelos.
3. **Ascomycota:** representa a maioria dos fungos descritos (mais de 30 mil espécies). Inclui leveduras (unicelulares) e bolores (filamentosos). Sua reprodução sexuada forma ascósporos (do grego *askos*, "saco de couro") e a assexuada, conídios. Inclui os gêneros *Candida guilliermondii, C. norvegensis, C. krusei, C. lusitaneae, Geotrichum candidum, Histoplasma capsulatum, Blastomyces dermatitidis, Microsporum* spp, *Trichophyton* spp, *Scedosporiumapio spermum* e *Fusarium solani*. Seu representante mais popular é o *Saccharomyces cerevisae*, ou levedo de cerveja.
4. **Fungos imperfeitos:** estes últimos não constituem um filo verdadeiro, mas um grupo de fungos cujas estruturas sexuadas não estão bem identificadas. Antigamente recebiam o nome de filo Deuteromycota. Incluem os gêneros: *Nattrassia mangiferae, Phoma* spp, *Pyrenochaetaromeroi, Acremonium* spp, *Alternaria alternata, Aspergillus flavus, Aspergillus fumigatus, Coccidioides immitis, Epidermophyton floccosum, Exophiala* spp, *Fonsecaea* spp, *Fusarium* spp, *Madurella* spp, *Paracoccidioides brasiliensis, Penicillium* spp, *Phialophora verrucosae, Rhinocladiella aquaspersa, Sporothrix schenckii, Trichophyton concentricum, T. mentagrophytes, T. rubrum, T. shoenleinii, T. tonsurans, Candida albicans, Malassezia* spp e *Trichosporon* spp.

Bibliografia

Lacaz CS, Porto E, Heins-Vaccari EM, Melo NT. Guia para identificação: fungos, actinomicetos, algas de interesse médico. São Paulo: Sarvier, 1998.

Lacaz CS, Porto E, Martins JEC, Heins-Vaccari EM, Melo NT. Tratado de micologia médica. 9. ed. São Paulo: Sarvier, 2002.

Oliveira JC. Micologia médica. Rio de Janeiro: J. Carvalhaes de Oliveira, apoio Control-Lab, 1999.

Sidrim JJC, Rocha MFG. Micologia médica à luz de autores contemporâneos. Rio de Janeiro: Guanabara Koogan, 2004.

Zaitz C, Campbell I, Marques SA, Ruiz LRB, Framil VMS. Compêndio de micologia médica. 2. ed. Rio de Janeiro: Guanabara Koogan, 2012.

Técnicas Laboratoriais em Micologia

Hyllo Baeta Marcello Júnior
Valério Rodrigues Aquino
Marcus de Almeida Magalhães Gontijo

INTRODUÇÃO

As micoses podem ser definidas como infecções provocadas por fungos. Estes, normalmente, apresentam como hábitat natural o solo ou as plantas, podendo parasitar o homem e outros animais.

O parasitismo fúngico depende da produção de enzimas e de mecanismos de escape contra as defesas naturais dos hospedeiros. A patogenicidade provocada por esses agentes está relacionada com o oportunismo oferecido pelo hospedeiro.

Os fungos raramente são transmitidos por contato interpessoal. Apenas os dermatófitos, considerados parasitas obrigatórios, são transmitidos desse modo.

A infecção fúngica, superficial ou sistêmica, relaciona-se, principalmente, com fatores do hospedeiro, o gênero do fungo envolvido, o tamanho do inóculo e o sítio de inoculação.

O diagnóstico micológico é baseado na epidemiologia, no exame micológico direto e no isolamento do fungo em cultura.

Este capítulo abordará o diagnóstico laboratorial das micoses superficiais, cutâneas, subcutâneas, sistêmicas, oportunistas e profundas de interesse clínico em nosso meio.

COLETA

Um bom diagnóstico laboratorial das micoses é totalmente dependente da coleta do material. Uma coleta inadequada diminuirá muito a sensibilidade do diagnóstico:

- **Escamas de pele:** utilizando lâmina de bisturi 10, raspa-se a borda das lesões, acondicionando o material coletado em um recipiente limpo. Nos casos de pitiríase *versicolor*, a coleta pode ser realizada colando uma fita adesiva sobre a lesão para a obtenção das escamas.
- **Unhas:** utilizando uma cureta de Hollenbak (Figura 29.1), coleta-se o material subungueal, desprezando a parte mais distal, até chegar à interface entre a unha sadia e a comprometida. Nos casos de onicomicose branca superficial, coleta-se o material utilizando a lâmina de bisturi.
- **Pelos e cabelo:** com o auxílio de uma pinça, arrancam-se os pelos (cabelos) tonsurados e, com um bisturi, raspa-se a placa de alopecia (Figura 29.2).
- **Escarro:** solicita-se ao paciente que colete o escarro em frasco esterilizado, orientando-o para ingerir bastante líquido no dia anterior à coleta, de modo a fluidificar o escarro, tornando mais fácil sua expectoração.
- **Fragmento de tecido:** realiza-se a biópsia no local mais representativo da lesão (periferia, locais com pontos pretos, fístulas). O material deve ser acondicionado em frasco com soro fisiológico, para evitar ressecamento.
- **Secreções:** coleta-se a secreção utilizando um *swab* ou por meio de punção do material.

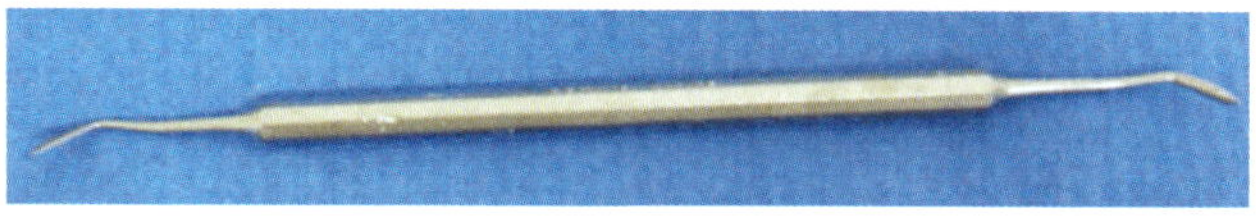

Figura 29.1 ■ Cureta de Hollenbak. (Acervo do Dr. Marcus de Almeida Magalhães Gontijo.)

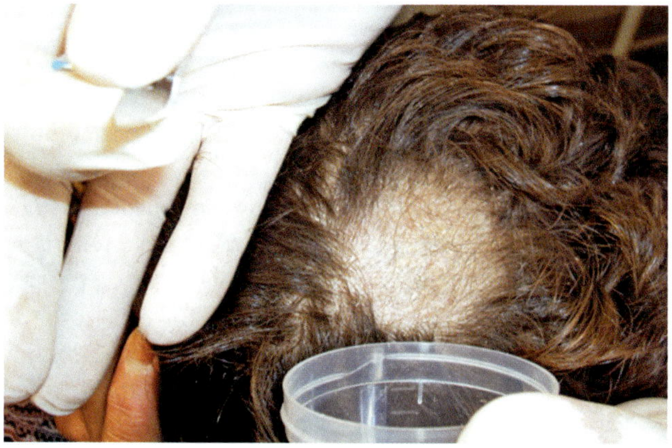

Figura 29.2 ■ Coleta de couro cabeludo. (Acervo do Dr. Marcus de Almeida Magalhães Gontijo.)

- **Sangue:** coleta-se o volume recomendado (até 4mL para crianças e até 10mL para adultos), por meio de venopunção com antissepsia, e inocula-se no frasco de hemocultura.
- **Liquor (LCR):** coletado assepticamente.
- **Urina:** depois de antissepsia rigorosa, coleta-se o jato médio.
- **Fezes:** este material não é indicado para exame micológico.

EXAME MICOLÓGICO DIRETO

O exame micológico direto (EMD) é utilizado para visualização das estruturas fúngicas no material clínico. É imprescindível que cada amostra seja examinada antes da cultura ou durante o processo. O exame direto possibilita o envio imediato de um relatório preliminar ao médico. Com um resultado positivo do exame direto, também é possível inocular meios de cultura especiais para isolar o organismo com rapidez e identificá-lo com especificidade. Várias preparações podem ser utilizadas para a confecção do EMD, dependendo do material clínico:

- **KOH a 20%:** o mais utilizado, tem como finalidade a clarificação do material para facilitar a visualização das estruturas fúngicas.
- ***Calcofluor White:*** baseado na fluorescência das estruturas fúngicas, apresenta a mesma sensibilidade que o KOH.
- **Tinta-da-china ou nigrosina:** utilizada para visualização da cápsula de *Cryptococcus.*
- **Gram:** para coloração de leveduras e bactérias.
- **Giemsa:** útil para visualização de protozoários (*Leishmania*) e *Histoplasma.*
- **Ziehl-Neelsen:** para coloração de micobactérias e *Nocardia.*
- **Prata (Grocott):** cora a parede celular dos fungos e está indicada para diagnóstico de micoses sistêmicas e oportunistas, especialmente *Pneumocystis jirovecii.*

Em muitos casos, o diagnóstico pode ser obtido pelo EMD, como na presença de *Malassezia, Cryptococcus, Paracoccidiodes brasiliensis* e *Histoplasma.*

CULTURA

Após o EMD, é necessária cultura para isolamento e identificação do fungo. Um dos passos para identificação do agente etiológico baseia-se nas características da colônia, como textura, cor e pigmentação.

Os meios de cultura mais utilizados em micologia são o ágar Sabouraud dextrose e o ágar Mycosel (Sabouraud com cloranfenicol e cicloeximida). O tubo de ensaio é preferível à placa de Petri, porque atravessa o longo período de incubação sem ressecar, o que reduz a probabilidade de contaminação do ar por estruturas fúngicas reprodutivas.

A partir do crescimento do fungo em cultura, é possível realizar a microscopia da colônia para o estudo das estruturas de frutificação (conídios, conidióforos, esporos, esporângios, esporangióforos), de modo a se chegar ao agente etiológico.

O tempo de crescimento dos fungos pode variar de 24 horas a até 30 dias, dependendo da espécie.

PROVAS BIOQUÍMICAS

- **Auxanograma e zimograma:** para identificação de leveduras, assimilação de carboidratos (auxanograma) e fermentação de carboidratos (zimograma).
- **Urease:** avalia a capacidade de alguns fungos hidrolisarem a ureia.

PROVAS BIOLÓGICAS

- **Tubo germinativo:** processo inicial de formação da hifa, serve para o diagnóstico de algumas espécies de *Candida* (p. ex., *Candida albicans, C. dubliniensis*). Consiste em adicionar uma suspensão da colônia em soro humano e incubar a 35ºC durante 3 horas. Após esse período, examina-se uma alíquota no microscópio óptico para visualização da presença ou ausência do tubo germinativo (Figura 29.3).
- **Teste de perfuração do pelo *in vitro*:** diferencia o *Trichophyton mentagrophytes*, que é positivo, do *T. rubrum*, negativo. Pelos estéreis são colocados na cultura. O pelo é retirado após alguns dias e examinado no microscópio óptico para verificar a capacidade do fungo de perfurar ou não o pelo. A perfuração positiva tem aspecto de cunha.

DIAGNÓSTICO LABORATORIAL DAS PRINCIPAIS MICOSES

Ceratofitoses

As micose superficiais estritas compreendem:

- **Pitiríase *versicolor*:** causada por leveduras do gênero *Malassezia.*
  - **EMD:** presença de células leveduriformes de parede espessa, formando cachos e fragmentos de hifas ("macarrão com almôndegas") (Figura 29.4).

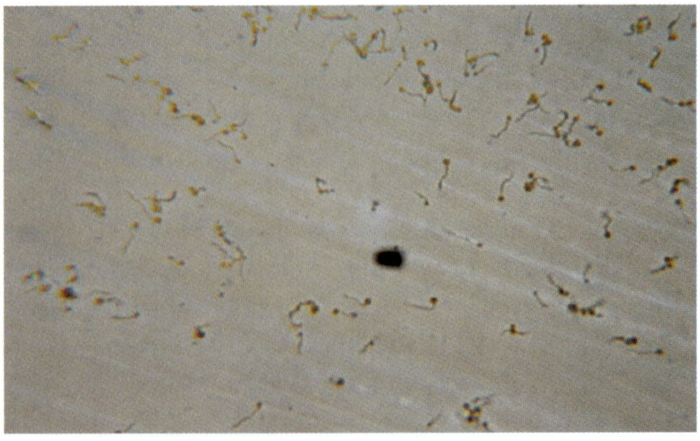

Figura 29.3 ■ Tubo germinativo em *Candida albicans* (100×). (Acervo do Dr. Marcus de Almeida Magalhães Gontijo.)

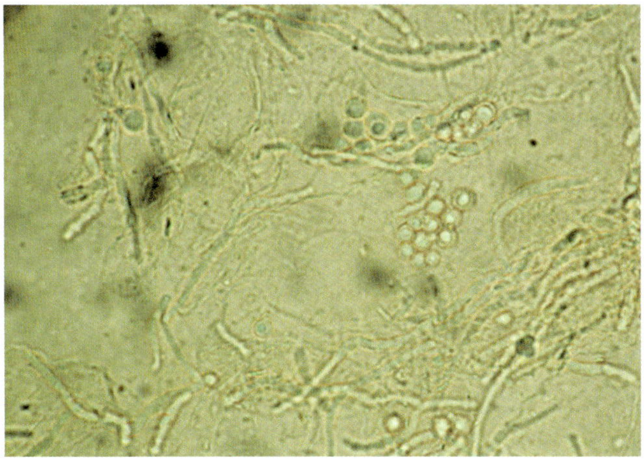

Figura 29.4 ■ EMD de *Malassezia* spp (100×). (Acervo do Dr. Marcus de Almeida Magalhães Gontijo.)

- ***Piedra* branca:** causada por leveduras do gênero *Trichosporon* (Figuras 29.5 a 29.7).
  - **EMD:** presença de nódulos brancos aderidos aos pelos constituídos de células leveduriformes e artroconídios.

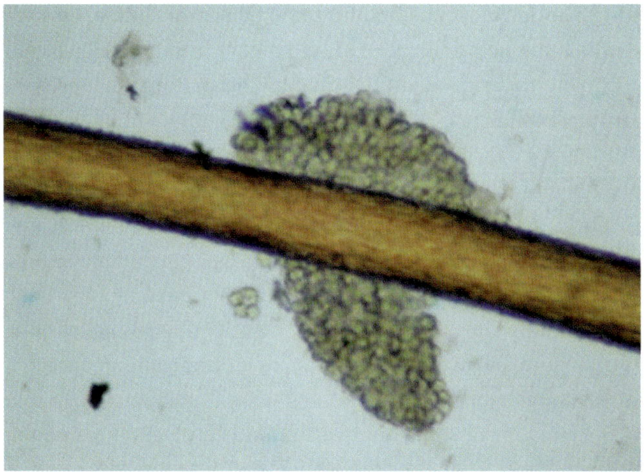

Figura 29.5 ■ *Piedra* branca (100×). (Acervo do Dr. Hyllo Baeta Marcello Júnior.)

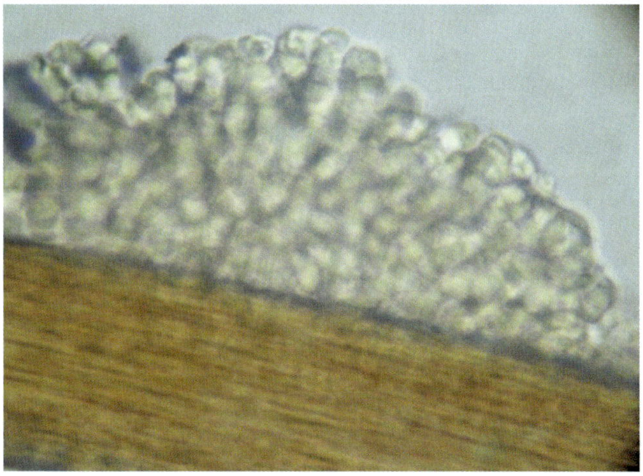

Figura 29.6 ■ *Piedra* branca (400×). (Acervo do Dr. Hyllo Baeta Marcello Júnior.)

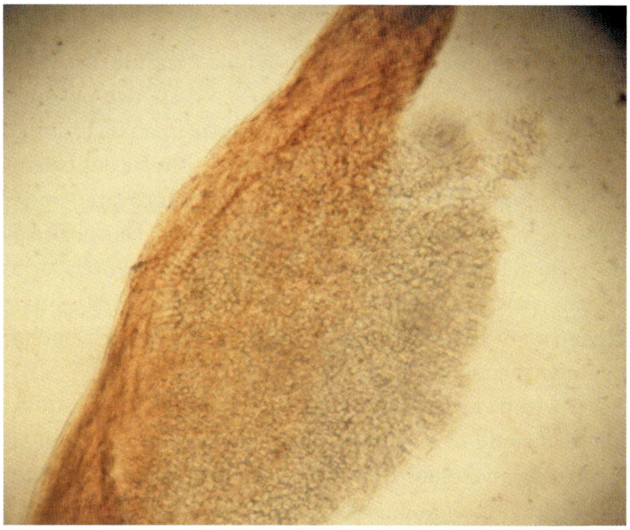

Figura 29.7 ■ *Piedra* branca (400×). (Acervo do Dr. Marcus de Almeida Magalhães Gontijo.)

- ***Piedra* preta:** causada pela levedura *Piedraia hortae.*
  - **EMD:** presença de nódulos pretos aderidos aos pelos com visualização de suas estruturas de reprodução sexuada (ascos e ascósporos).
- ***Tinea nigra*:** causada pela levedura *Hortaea werneckii* (Figura 29.8).
  - **EMD:** presença de hifas septadas demácias.

Dermatofitoses

Para identificação dos dermatófitos são usados:

- Pesquisa direta em KOH a 20%.
- Cultura em ágar seletivo (Sabouraud com cloranfenicol e cicloeximida). Este meio é essencial para o isolamento de dermatófitos.

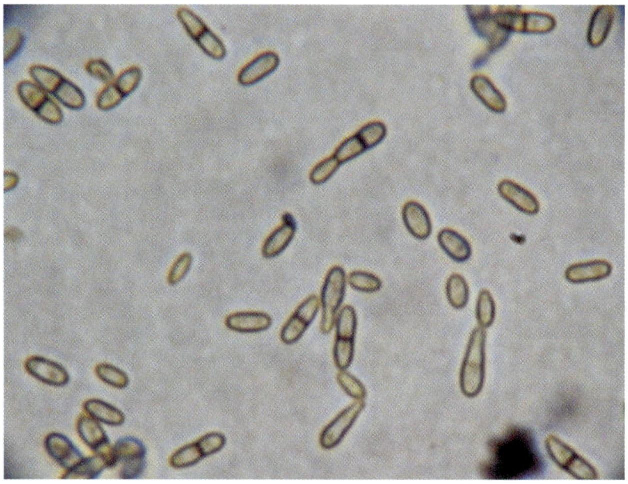

Figura 29.8 ■ Micromorfologia da *Hortaea werneckii* – leveduras anelídicas (400×). (Acervo do Dr. Marcus de Almeida Magalhães Gontijo.)

Pesquisa direta

O exame direto é feito entre lâmina e lamínula com hidróxido de potássio (KOH) a 20%. A potassa tem por finalidade a desagregação das células e a dissociação da ceratina, funcionando como clarificante. A parede celular dos fungos resiste à potassa. O tempo de ação da potassa varia com a natureza do material. Nos cabelos, deve-se deixar por mais ou menos 10 minutos; em escamas de pele e em raspados subungueais, em torno de 15 minutos até várias horas ou de 1 dia para o outro, em câmara úmida, no caso de fragmento de unha (Figura 29.9).

Na tinha fávica, onde se observam bolhas de ar com túneis ocupando os espaços vazios deixados pelos micélios desaparecidos (vestígios do fungo), não devemos deixar a potassa agindo muito tempo para depois examinarmos, mesmo porque os fragmentos dificultam a observação. Deve-se olhar quase que de imediato.

No exame direto, devemos ter cuidado para não confundir hifas com artefatos, principalmente os formados pelo cimento intercelular da epiderme, quando dão cristais de colesterol.

Além do KOH usado no exame direto dos raspados, ou para exame entre lâmina e lamínula de crescimento miceliano de culturas, usamos o lactofenol azul de algodão, que tem a propriedade de corar a hifa. O ácido láctico preserva as estruturas que são mortas pelo fenol e coradas pelo azul de algodão.

Cultura

Os dermatófitos são identificados pelas características macroscópicas e microscópicas das colônias. O meio de cultura padrão para crescimento desses fungos é o ágar Sabouraud dextrose, que contém pH ácido (5,6) e alto teor de glicose (4%). Esses dois fatores, pH baixo e alta tensão superficial devido à concentração da glicose, impedem o crescimento de bactérias. Atualmente, o cultivo é feito em Sabouraud modificado por Emmons, no qual o pH é neutro (6,9) e a glicose está em menor concentração (2%). Esse meio é mais favorável ao desenvolvimento de certos fungos, embora exerça menor ação inibidora sobre as bactérias. Para corrigir esse problema, Emmons acrescentou cloranfenicol ao meio. Para evitar contaminação por fungos sapróftos usamos, para cultura de dermatófitos, o meio de Sabouraud acrescido de cicloeximida (actidiona), 400mg/dL, além de cloranfenicol, 50mg/dL, e glicose a 1% e pH neutro. Esse meio pode ser encontrado comercialmente com outras denominações (Mycosel [BBL] ou Mycobiotic [difco], entre outras).

Existe também o meio de DTM (*Dermatophytes Test Medium*) que, em síntese, consiste no Mycosel acrescido do indicador vermelho de fenol. Ao crescer, o dermatófito alcaliniza o meio, virando o indicador para vermelho. Em síntese, o DTM contém peptona, ágar, glicose, antibióticos e indicador de pH, porém os antibióticos são gentamicina e tetraciclina.

É importante que o DTM seja observado até 1 semana ou após ser verificado o primeiro crescimento, porque muitos "não dermatófitos" podem eventualmente crescer e produzir a cor vermelha. O DTM serve, portanto, de triagem e não de meio de identificação dos dermatófitos. Devemos sempre lançar mão das características microscópicas da colônia, já que alguns fungos sapróftas podem crescer e produzir viragem do indicador no DTM em uma incubação mais prolongada (*Aspergillus, Alternaria, Acremonium, Fusarium, Scopulariopsis, Verticillium, T. terrestre, T. fischeri* e alguns *Chrysosporium*).

Usualmente, o laboratório dispõe de poucas provas bioquímicas para identificação dos dermatófitos, porém a maioria das espécies dispensa seu uso.

Ao examinarmos uma cultura (cultivo), devemos observar a textura, a cor e a presença de pigmentação no meio.

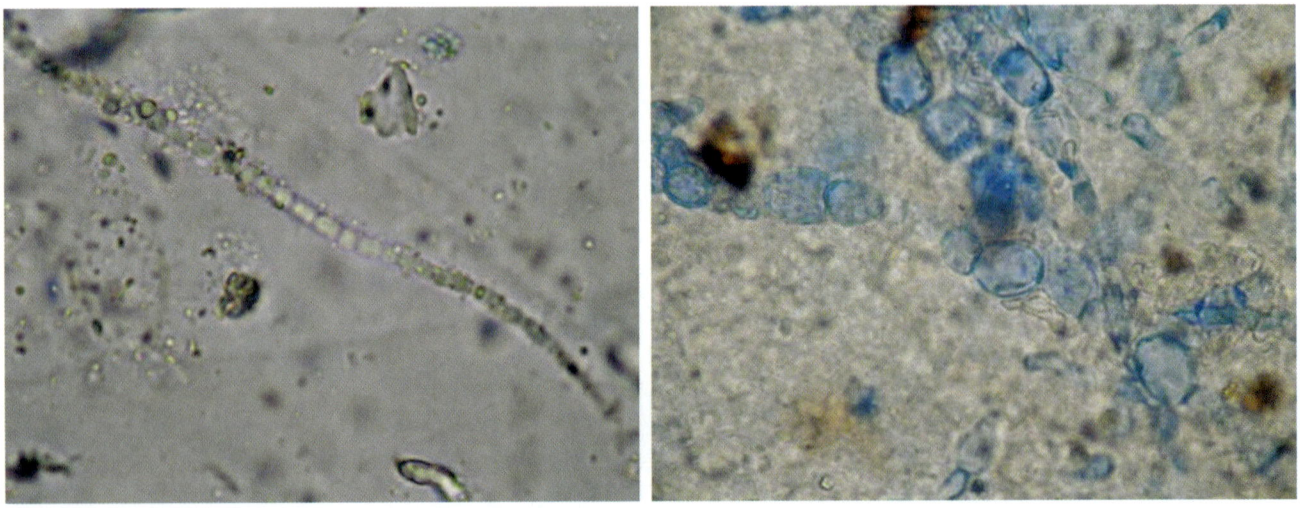

Figura 29.9 ■ Escamas dérmicas de unha clarificadas com KOH a 20% – hifas septadas e artroconídios (400×). (Acervo do Dr. Hyllo Baeta Marcello Júnior.)

Podemos usar ainda penetração em cabelo, o ágar vitaminado para *Trichophyton* e o cultivo em lâmina.

Micetoma

É muito difícil diferenciar clinicamente eumicetoma (Figura 29.10) de actinomicetoma e botriomicose, o que só é possível por meio de exames laboratoriais.

Para isso, são usadas a secreção drenada da fístula e a biópsia do nódulo.

O exame anatomopatológico (hematoxilina-eosina – HE) dos eumicetomas revela a presença de hifas fúngicas rodeadas pelo fenômeno de Splendore-Hoeppli e também de grãos (Figura 29.11).

A coloração de Gram cora os grãos de actinomicetos com suas estruturas filamentosas.

No exame direto, podemos pesquisar tanto a presença de hifas (Figura 29.12) como a de grãos, que podem variar da coloração branca, rosa-amarelada e vermelha, até a castanha. Como regra geral, os fungos pretos produzem grãos pretos e os fungos brancos, grãos brancos; por outro lado, as bactérias podem produzir grãos brancos, amarelos, vermelhos e pretos.

A identificação do agente é feita por meio da cultura.

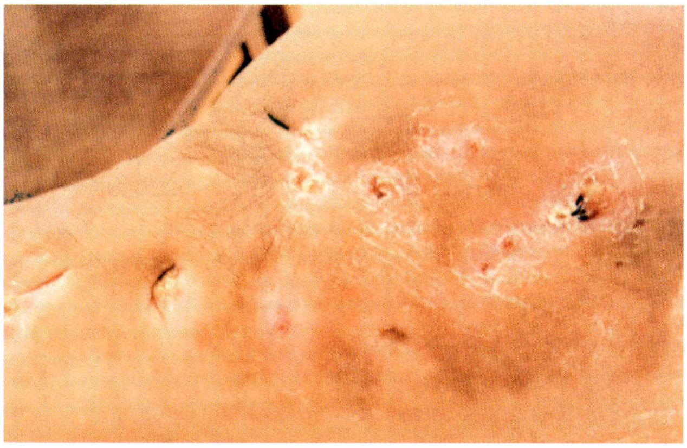

Figura 29.10 ■ Eumicetoma no pé. (Acervo do Dr. Marcus de Almeida Magalhães Gontijo.)

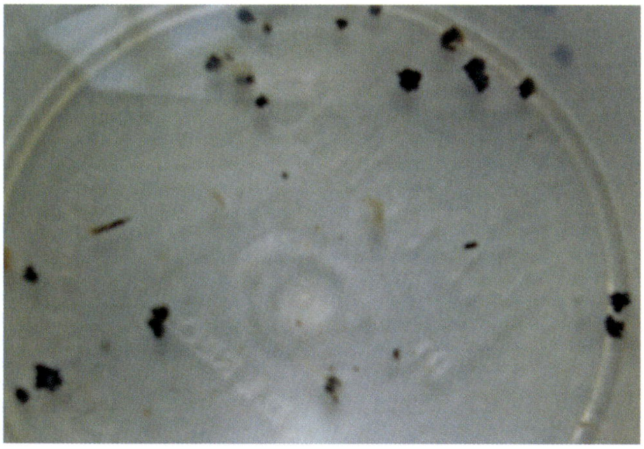

Figura 29.11 ■ Grãos pretos (eumicetoma). (Acervo do Dr. Marcus de Almeida Magalhães Gontijo.)

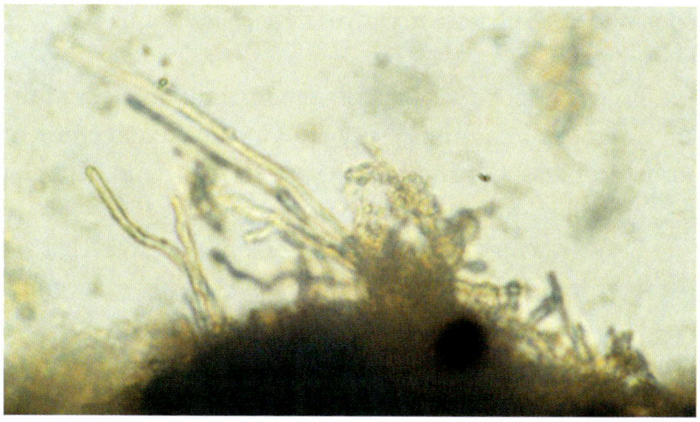

Figura 29.12 ■ EMD do grão (400×). (Acervo do Dr. Marcus de Almeida Magalhães Gontijo.)

Zigomicose

Os fungos cenocíticos (poucos septos) de interesse clínico pertencem a duas ordens:

- **Mucorales:** causadores de mucormicose.
- **Entomoftorales:** causadores de entomoftoromicose.

Entomoftoromicose

O exame micológico direto apresenta, caracteristicamente, hifas cenocíticas. Na cultura, o *Basidiobolus* apresenta balistósporos que são ejetados e contêm esporangiósporos globosos. Os de *Coniobolus* também são ejetados, porém têm conídios grandes com papilas basais arredondadas.

Mucormicose

O exame direto ajuda a descartar uma possível suspeita de contaminação, em que o fungo aparece com hifas largas e irregulares, geralmente em ângulos próximo de 90 graus (Figura 29.13). No entanto, no caso do escarro, o exame direto e a cultura são geralmente negativos e deve-se proceder ao lavado broncoalveolar. Em caso de infiltrado pulmonar e febre com lavado brônquico positivo, não se deve pensar em

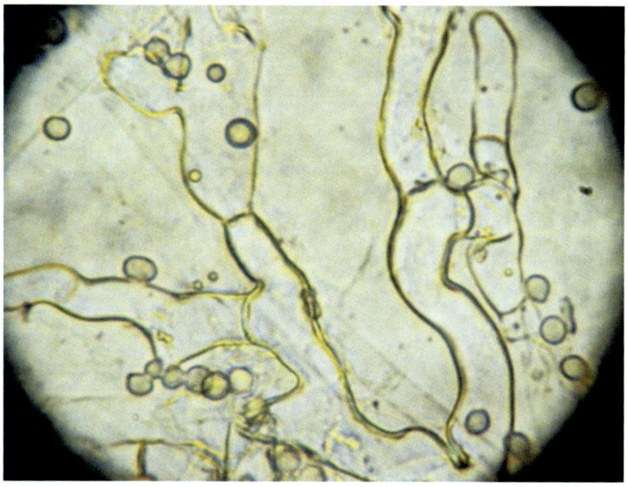

Figura 29.13 ■ Micromorfologia de *Mucor* (100×). (Acervo do Dr. Marcus de Almeida Magalhães Gontijo.)

contaminação; quando negativo, deve-se fazer uma pesquisa mais invasiva.

A cultura pode ser feita no Sabouraud sem cicloeximida. A temperatura ótima é a de 30°C, com crescimento em torno de 4 dias. O material não deve ser macerado para não romper as hifas, que contêm poucos septos.

O fungo consegue crescer a 37°C, o que favorece a separação de outros fungos patogênicos. O *R. rhizopodiformis* (15% dos casos de mucormicose) cresce bem a 50°C. Outros fungos com clínica semelhante são: *Aspergillus, Fusarium* e *Pseudallescheria boydii.*

Cromoblastomicose

Trata-se de uma micose crônica da pele e do tecido subcutâneo causada por cinco espécies de fungos dematiáceos saprófitas do solo. São eles: *Fonsecaea pedrosoi, Fonsecaea compacta, Phialophora verrucosa* (Figura 29.14), *Cladophialophora carrionii* e *Rhinocladiella aquaspersa.*

O diagnóstico clínico pode ser confirmado pelo achado dos corpos muriformes no exame a fresco com KOH a 20% ou na biópsia, onde o material é mais representativo, por ser mais profundo. No momento de coleta do raspado da lesão, devem ser procurados os pontos pretos, que consistem em micro-hemorragias e são chamados de pontos de "pimenta-caiana", onde se encontram mais corpos muriformes, os quais são aí drenados através de microfístulas (eliminação transepitelial do fungo).

O cultivo micológico poderá esclarecer a etiologia da espécie fúngica envolvida. Os fungos causadores da cromomicose têm como característica o fato de não serem inibidos pela cicloeximida usada para inibir fungos saprófitas nos meios de cultura, diferentemente dos fungos causadores de feo-hifomicose. Para classificação da espécie de dematiáceo é sempre necessário microcultivo para estudo micromorfológico, devido à grande semelhança macromorfológica entre eles.

A cultura e o exame histológico devem sempre nortear o processo de cura.

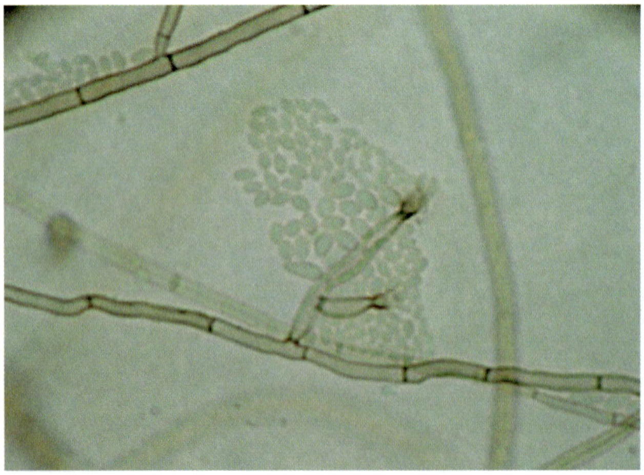

Figura 29.14 ■ *Phialophora verrucosa*. (Acervo do Dr. Hyllo Baeta Marcello Júnior.)

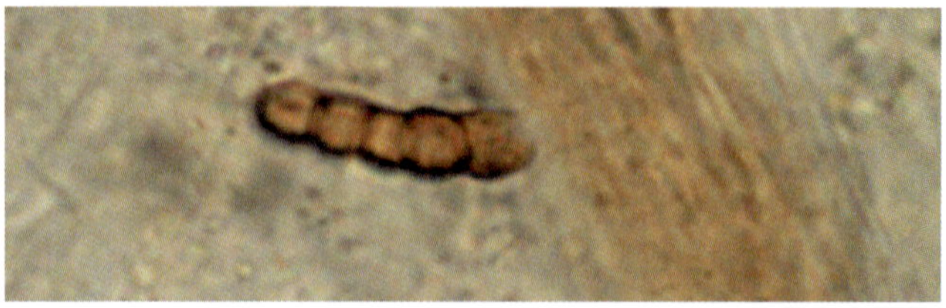

Figura 29.15 ■ EMD (hifas septadas demácias e toruloides). (Acervo do Dr. Marcus de Almeida Magalhães Gontijo.)

Feo-hifomicose

No exame direto, aparecem hifas escuras com aspecto toruloide (Figura 29.15).

A cultura é feita com Sabouraud simples e acrescida de cicloeximida que, apesar de ser inibidor de fungos dematiáceos, quando permite o crescimento de alguma espécie, serve como meio de identificação. Por ser termorresistente, o *Cladosporium batianum* pode ser triado com a cultura a 42ºC. Como todas as culturas de fungos demácios se parecem macroscopicamente, o microcultivo deverá ser feito para identificação da espécie.

Esporotricose

A pesquisa direta a partir da biópsia normalmente não demonstra o fungo, porém, raramente, podem ser encontradas leveduras em forma de charuto ou disformes. Quanto à cultura, é de fácil recuperação do fungo e pode ser feita por meio de material de punção ou biópsia do tecido. O fungo tem esterigmas e hifas finas, semelhantes a fios de cabelo, o que deu origem a seu nome (*trichum* = pelo). O *Sporothrix* cresce em torno de 4 dias e a cicloeximida não inibe seu crescimento. A colônia adere ao meio de cultura, com aspecto membranoso, e vai se tornando marrom e depois preta com o envelhecimento (Figura 29.16). À micromorfologia, observam-se hifas hialinas delgadas com a presença de conidióforos com aspecto floral (aspecto de margarida) (Figura 29.17).

Paracoccidioidomicose

Atualmente, nos laboratórios clínicos, o diagnóstico micológico (direto e cultura) e o histopatológico (HE, Grocott, PAS [ácido periódico de Schiff]) são mais comuns do que o

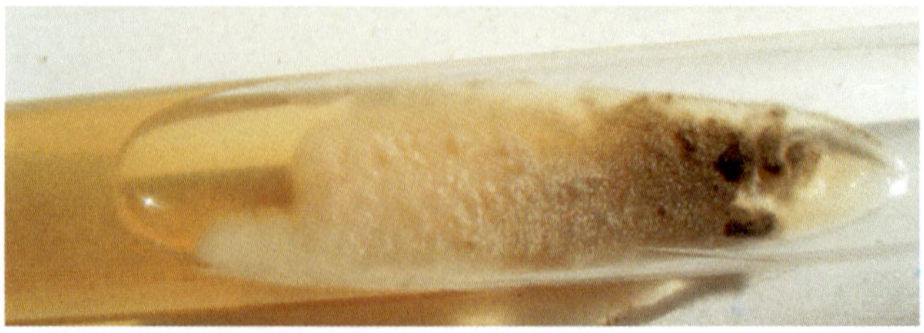

Figura 29.16 ■ Cultura em Sabouraud de *S. schenckii* mostrando a viragem da colônia de bege para preta. (Acervo do Dr. Marcus de Almeida Magalhães Gontijo.)

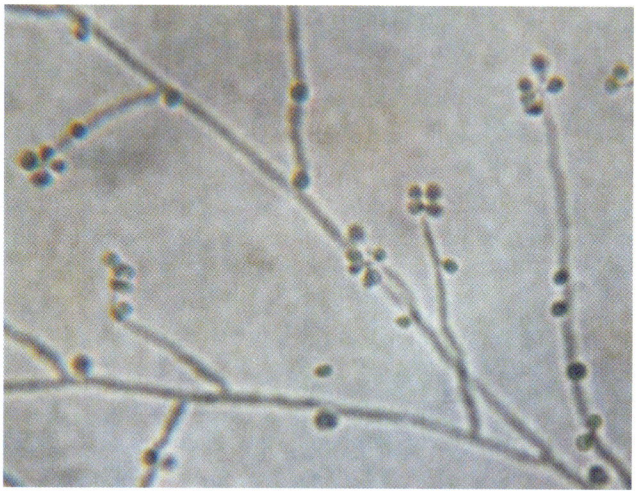

Figura 29.17 ■ Micromorfologia de *S. schenckii* (400×). (Acervo do Dr. Marcus de Almeida Magalhães Gontijo.)

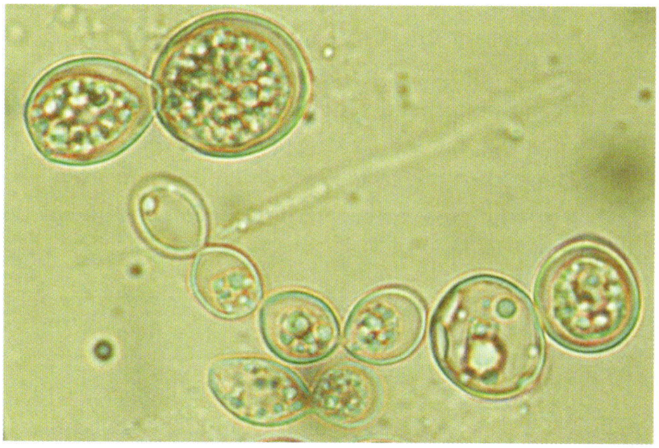

Figura 29.18 ■ EMD com a presença das células leveduriformes, com múltiplos brotamentos, características de *Paracoccidioides brasiliensis* (400×). (Acervo do Dr. Marcus de Almeida Magalhães Gontijo.)

sorológico, apesar de o exame sorológico ser mais sensível e mais rápido. Isso se deve ao fato de ser difícil a obtenção de antígenos específicos de gp43 (protease de 43kDa), uma vez que os antígenos puros promovem muitas reações cruzadas.

O *Paracoccidioides* é um fungo de fácil observação e bem caracterizado, tornando o exame direto bastante específico. Trata-se de um dos maiores fungos encontrados na clínica médica (5 a 40μm), com parede de duplo contorno, contendo vesículas de lipídios no citoplasma com aspecto de *Mickey Mouse* ou "roda de leme", entre outros (Figura 29.18).

Histoplasmose

A detecção do *Histoplasma capsulatum* no escarro através da microscopia de preparações a fresco tratadas com KOH é praticamente impossível. Esfregaços corados pelo método de Giemsa e cultura são os métodos mais utilizados. O histoplasma pode ser também encontrado no sangue periférico corado pela coloração de May-Grünwald (Figura 29.19). A hemocultura é pouco útil porque, apesar de positiva em vários casos, é muito demorada (no mínimo, 3 a 5 dias). Na América do Sul, a histoplasmose é frequentemente acompanhada de lesões cutâneas, e o fungo pode ser isolado em Sabouraud com cloranfenicol e cicloeximida.

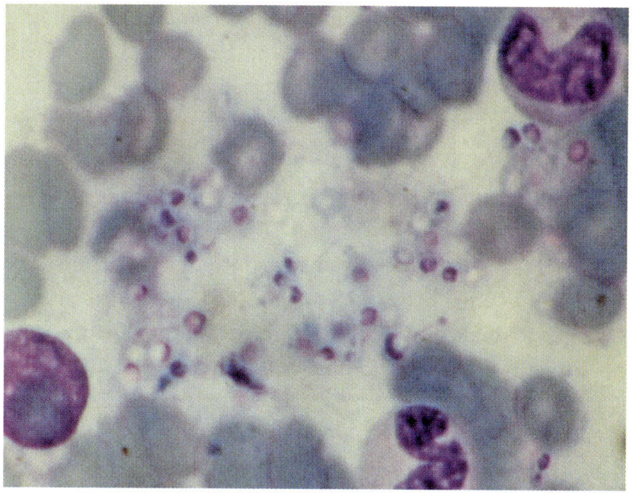

Figura 29.19 ■ Leveduras características de *Histoplasma capsulatum* em lâmina de hemograma na coloração de May-Grünwald (1.000×). (Acervo do Dr. Marcus de Almeida Magalhães Gontijo.)

Criptococose

Deve-se realizar o exame de rotina do LCR nos casos de suspeita do acometimento do sistema nervoso central. Em geral, é observada baixa celularidade (< 200 células/m^3) com predomínio de mononucleados, exceto nos casos de infecção pela espécie *gatti*, em que há predomínio de polimorfonucleares e hipercelularidade. A possibilidade de tuberculose deve ser sempre afastada.

O diagnóstico micológico pode ser feito por meio do exame a fresco com tinta-da-china (Figura 29.20) e pela cultura. O método da tinta nanquim ressalta a cápsula no exame direto e se presta mais para pesquisa no liquor do que no escarro ou lavado broncoalveolar.

O *Cryptococcus* sp. cresce bem em Sabouraud sem cicloeximida em temperaturas de até 29°C, levando de 3 a 4 dias para seu crescimento. Ele não sobrevive em temperaturas

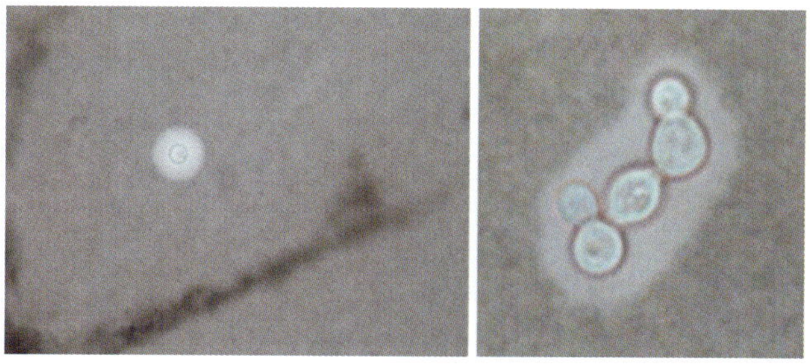

Figura 29.20 ■ *Cryptococcus* em tinta-da-china. (Acervo do Dr. Marcus de Almeida Magalhães Gontijo.)

mais altas (Figura 29.21). Em amostras contaminadas, como escarro, lavado broncoalveolar e urina, deve-se utilizar o meio de STAIB (Figura 29.22), que usa alpiste níger (*Guizotia abyssinica*) e onde as colônias de *Cryptococcus* crescem escuras, devido à produção de melanina pela ação da difenil-oxiase.

Aspergilose

Os *Aspergillus*, diferentemente do *Fusarium*, raramente causam fungemia e, quando isolados de hemoculturas, deve ser descartada uma possível contaminação, pois apenas 10% dos isolamentos são significativos. A cultura positiva para *Aspergillus* no escarro é acrescida de valor diagnóstico quando o exame direto também é positivo. O exame histológico mostra lesões necróticas supurativas e granulomas. As características culturais das principais espécies patogênicas de *Aspergillus* são, resumidamente:

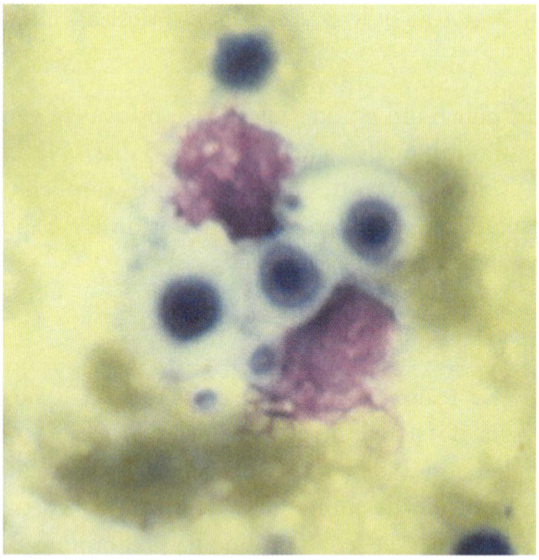

Figura 29.21 ■ *Cryptococcus* em esfregaço de medula óssea corado pela coloração de May-Grünwald. (Acervo do Dr. Marcus de Almeida Magalhães Gontijo.)

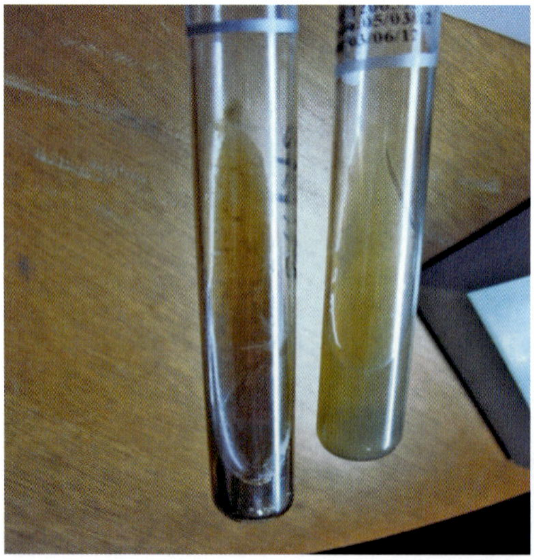

Figura 29.22 ■ Ágar níger: tubo da esquerda positivo; da direita, controle.

- *A. clavatus:*
  - **Macromorfologia:** crescimento rápido da colônia, que inicialmente é branca e vai se tornando esverdeada com o tempo (Figura 29.23).
  - **Micromorfologia:** sua vesícula se parece com um cotonete. Tem as fiálides unisseriadas (Figura 29.24).
- *A. flavus:*
  - **Macromorfologia:** colônia verde-amarelada com o reverso branco ou róseo. Pode crescer a 37°C. O aparecimento de gotículas acastanhadas na superfície da colônia geralmente coincide com a presença de esclerócitos.
  - **Micromorfologia:** seu micélio é fino, mas de textura densa. Tem predominância de fiálides radiadas, porém algumas podem ser colunares, semelhantes ao *A. fumigatus*. Fiálides uni e bisseriadas podem ocorrer simultaneamente. Seu conidióforo é longo e rugoso (parede espessa), com a presença de alguns conídios que vão se tornando rugosos com o envelhecimento. A vesícula, quando jovem, tem formato de cabaça ou bilha, assim como o *A. fumigatus*, porém, quando madura, é globosa. Seus conídios são grandes (média de 4μm) (Figura 29.25).

No exame direto de escarro e secreção nasal de pacientes alérgicos, podem ser encontrados eosinofilia e cristais de Charcot-Leyden (Figura 29.26).

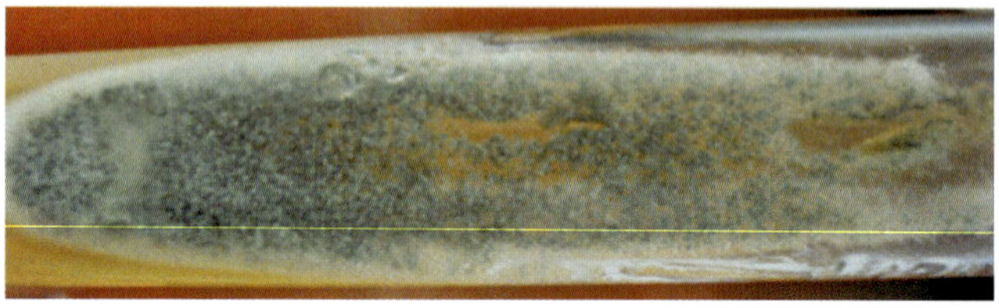

Figura 29.23 ■ Colônia de *Aspergillus clavatus*. (Acervo do Dr. Marcus de Almeida Magalhães Gontijo.)

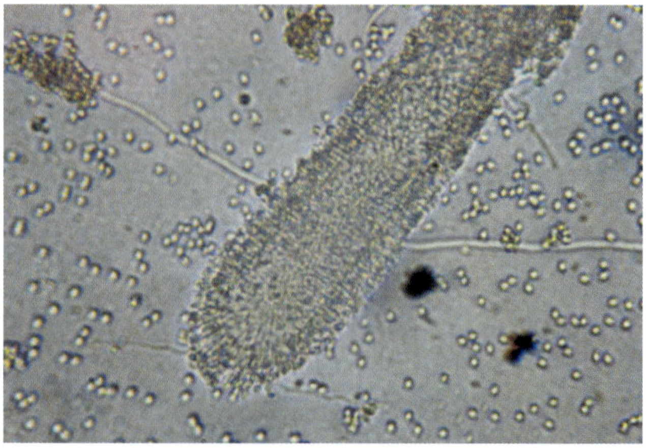

Figura 29.24 ■ Micromorfologia de *Aspergillus clavatus*. (Acervo do Dr. Marcus de Almeida Magalhães Gontijo.)

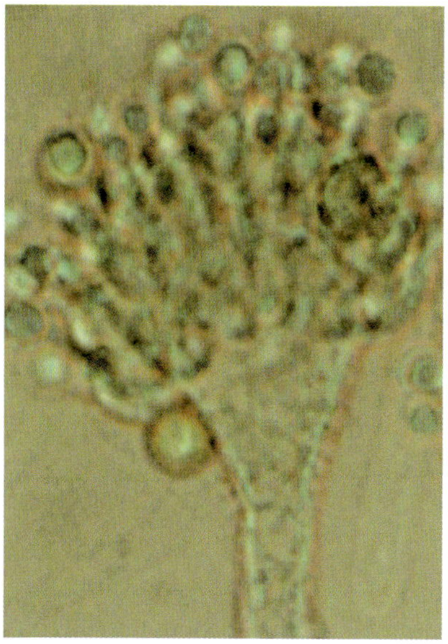

Figura 29.25 ■ Conidióforo de *Aspergillus flavus.* (Acervo do Dr. Marcus de Almeida Magalhães Gontijo.)

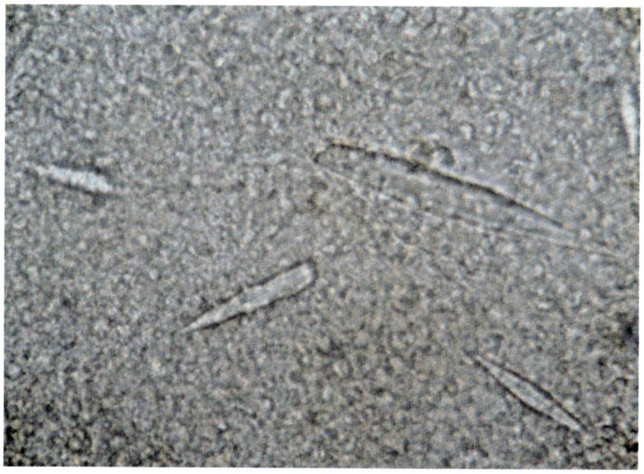

Figura 29.26 ■ Cristais de Charcot-Leyden (400×). (Acervo do Dr. Marcus de Almeida Magalhães Gontijo.)

- *A. fumigatus*:
  - **Macromorfologia:** colônias verde-azuladas ou cinza (Figura 29.27). Crescem bem a 45°C, o que facilita seu isolamento. Algumas cepas podem suportar temperaturas de até 65°C.
  - **Micromorfologia:** apresenta o conidióforo tortuoso com as fiálides ocupando dois terços da vesícula em disposição colunar com formação unisseriada. Contém conídios pequenos (3μm) (Figura 29.28).
- *A. niger:*
  - **Macromorfologia:** sua colônia tem a superfície da cor de carvão (Figura 29.29) e o reverso é branco (não é demácio) (Figura 29.30).
  - **Micromorfologia:** tem a cabeça em formato radiado, podendo apresentar fiálides uni ou bisseriadas. Seus conídios são grandes (5,5 a 8,0μm), e alguns podem ser rugosos (Figura 29.31).

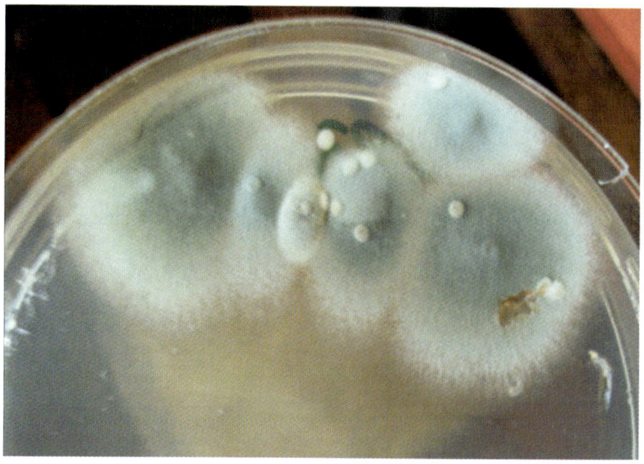

Figura 29.27 ■ Colônia de *Aspergillus fumigatus.* (Acervo do Dr. Marcus de Almeida Magalhães Gontijo.)

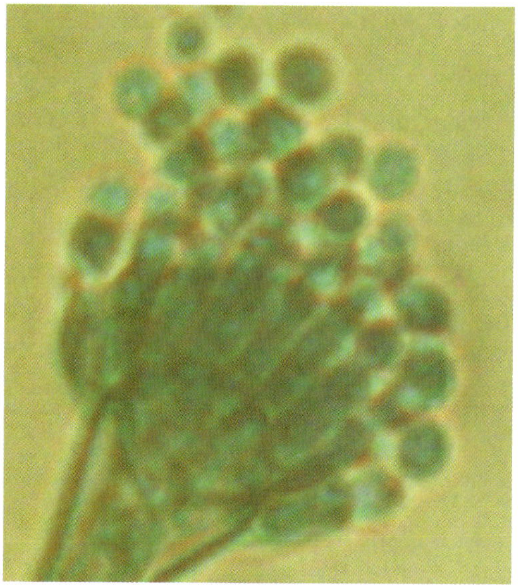

Figura 29.28 ■ Conidióforo do *Aspergillus fumigatus* (400×). (Acervo do Dr. Marcus de Almeida Magalhães Gontijo.)

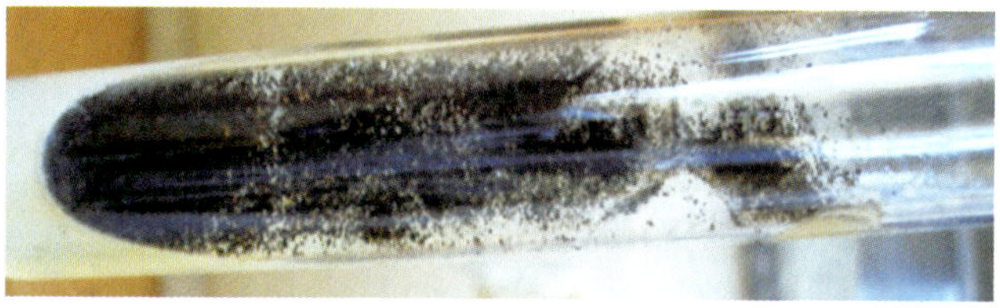

Figura 29.29 ■ Anverso de *Aspergillus niger* em ágar batata. (Acervo do Dr. Marcus de Almeida Magalhães Gontijo.)

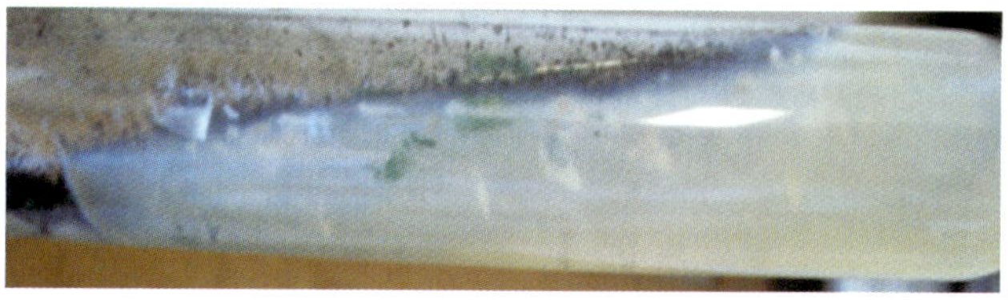

Figura 29.30 ■ Reverso de *Aspergillus niger.* (Acervo do Dr. Marcus de Almeida Magalhães Gontijo.)

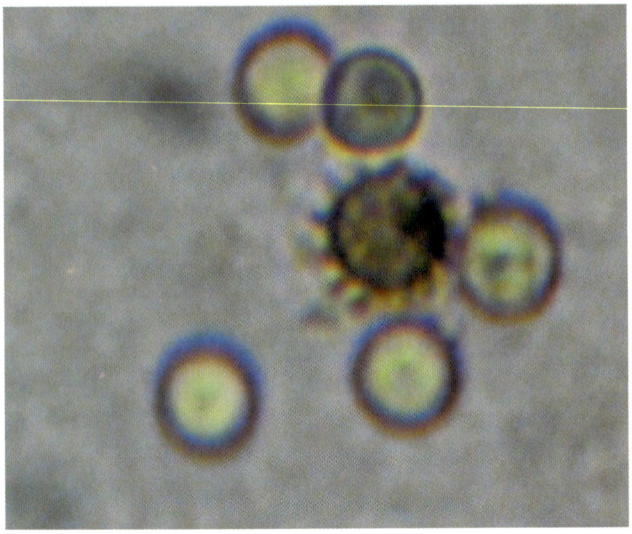

Figura 29.31 ■ Microconídio rugoso de *Aspergillus niger* (400×). (Acervo do Dr. Marcus de Almeida Magalhães Gontijo.)

No exame direto do escarro, podem ser encontrados cristais de oxalato de cálcio (produz ácido oxálico), principalmente quando o paciente é diabético e faz acidose metabólica.

- *A. terreus:*
  - **Macromorfologia:** colônias pregueadas de cor de areia, amarelo-claro ou canela. Contém pregas radiadas originadas do centro.
  - **Micromorfologia:** contém todas as estruturas pequenas: vesícula e fialoconídios, sendo a menor de todas as espécies de *Aspergillus*. Suas fiálides são bisseriadas e têm aspecto de leque sobre sua vesícula. As fiálides proximais (profiálides ou metula) são tipicamente mais curtas do que as secundárias. Em corte de tecido e em microcultivos a partir de hifas submersas, pode aparecer um conídio secundário (aleuroconídios) de 6 a 7μm que nasce ao lado da hifa ou, às vezes, de pequenas projeções de hifa, que são patognomônicas do *A. terreus.*

Candidose

Normalmente, procede-se ao exame a fresco e à cultura. Para identificação da espécie de *Candida* é necessário proceder ao auxonograma e ao zimograma, sendo muito útil o microcultivo.

Na candidose sistêmica, podem ser detectados antígenos ou anticorpos circulantes, metabólitos ou componentes da parede celular da levedura.

Bibliografia

Elewski BE. Onychomycosis: pathogenesis, diagnosis, and management. Clin Microbiol Rev 1998; 11:415-29.

Guarro J. Enferm Infecc Microbiol Clin 2012; 30(1):33-9.

Kern ME, Blevins KS. Medical mycology: a self-instructional text. 2. ed. Philadelphia: Davis Company, 1999.

Lacaz CS , Porto E, Martins JEC, Vaccari EMH, Melo NT. Tratado de micologia médica. 9. ed. São Paulo: Sarvier, 2002.

Sidrim JJC, Rocha MFG (eds.). Micologia médica à luz de autores contemporâneos. 1. ed. Rio de Janeiro: Guanabara Koogan, 2004.

30

Classificação Clínica das Micoses

Sandra Lyon

INTRODUÇÃO

Durante muito tempo, os fungos foram classificados como pertencentes ao Reino Vegetalia, apesar de não apresentarem clorofila nem pigmentos fotossintéticos, obtendo sua energia por absorção de nutrientes. Por outro lado, os fungos guardam alguma semelhança com o Reino Animalia, por armazenarem glicogênio e conterem quitina na parede celular.

O Reino Fungi ou Mycetalia foi criado para justificar as características morfológicas dos fungos.[1]

As infecções causadas pelos fungos são muito diversificadas e podem ser agrupadas de acordo com a localização da infecção, o estado imunológico do hospedeiro e o gênero do fungo que causou a infecção.[2]

A Sociedade Internacional de Micologia Humana e Animal adotou, em 1992, a classificação clínica proposta por Odds e cols., englobando todas as infecções fúngicas de importância clínica.[3]

INFECÇÕES POR FUNGOS – REINO FUNGI[3,4]

- **Micoses superficiais que acometem pele, pelos e unhas:**
  - **Micoses superficiais propriamente ditas:** pitiríase *versicolor*, *piedra* branca, *piedra* preta, *tinea nigra*.
  - **Micoses superficiais cutâneas:** dermatofitoses, candidíase, dermatomicoses (fungos filamentosos não dermatófitos, hialinos ou demácios).
- **Micoses profundas:** as micoses profundas são subdivididas em:
  - **Micoses profundas subcutâneas, quando a inoculação do fungo ocorre por trauma:** esporotricose, cromomicose, eumicetoma, doença de Jorge Lobo, entomoftoromicose, feo-hifomicose, hialo-hifomicose.
  - **Micoses profundas sistêmicas, quando a inoculação se dá por meio da inalação do fungo:** podem ser subdivididas em:
    - **Micoses profundas sistêmicas por fungos patogênicos:** paracoccidioidomicose, histoplasmose, blastomicose, coccidioidomicose, esporotricose.
    - **Micoses profundas sistêmicas por fungos oportunistas:** candidíase, criptocose, mucormicose, feo-hifomicose, hialo-hifomicose.

INFECÇÕES POR ACTINOMICETOS – REINO MONERA

As infecções por actinomicetos abrangem actinomicetomas endógenos (actinomicose), actinomicetomas exógenos (nocardiose), eritrasma, tricomicose axilar, ceratólise plantar e dermatofibrose.

INFECÇÕES POR ALGAS – REINO PROTISTA

As infecções por algas são ocasionadas, principalmente, pelo gênero Protheca e denominadas prototecoses.

Infecções por *Rhinosporidium seeberi*, também pertencente ao Reino Protista, causam a rinosporidiose.

Além das infecções fúngicas propriamente ditas, os fungos podem ocasionar outros quadros clínicos importantes, como micetismos e micotoxicoses.

Os micetismos são intoxicações por ingestão de cogumelos, o que causa distúrbios gastrointestinais, disfunção hepática, perturbações neuropsíquicas, distúrbios eletrolíticos e alguns quadros de óbito.[4]

As micotoxicoses são quadros clínicos oriundos da ingestão de alimentos contaminados por fungos e seus metabólitos. Os alimentos que levam a esses quadros são, principalmente, grãos de cereais.[4]

Referências

1. Gambale W. Morfologia, reprodução e taxonomia dos fungos. In: Zaitz C. Compêndio de micologia médica. Rio de Janeiro: Guanabara Koogan, 2010.
2. Lacaz CS, Porto C, Matias JEC. Micologia médica. 9. ed. São Paulo: Sarvier, 2002.
3. Odds FC et al. Nomenclature of fungal diseases: a report and recommendations from a sub-committee of the International Society for Human and Animal Mycology (ISHAM). J Med Vet Mycol 1992; 30:1-10.
4. Ruiz LRB. Micoses: classificação clínica. In: Zaitz C. 2. ed. Rio de Janeiro: Guanabara Koogan, 2010.

31

Micoses Superficiais Propriamente Ditas

Rozana Castorina da Silva

INTRODUÇÃO

As micoses superficiais são infecções fúngicas que acometem as camadas superficiais da pele, os pelos e as unhas. São classificadas em micoses superficiais propriamente ditas (pitiríase *versicolor*, *piedra* branca, *piedra* preta e tinha negra) e micoses superficiais cutâneas (dermatofitoses, candidíase, dermatomicoses por fungos filamentosos não dermatófitos, hialinos ou demácios).[1]

Micoses superficiais propriamente ditas são infecções fúngicas da camada córnea ou cutícula do pelo em que a resposta celular do hospedeiro é mínima ou pode estar ausente, podendo a presença do fungo ser assintomática e de caráter crônico.

PITIRÍASE *VERSICOLOR*

A pitiríase *versicolor* é uma infecção fúngica cutânea superficial e benigna, decorrente da colonização do estrato córneo por um fungo dimórfico lipofílico da flora normal da pele, conhecido pelo gênero *Malassezia* (Figura 31.1).[2,3]

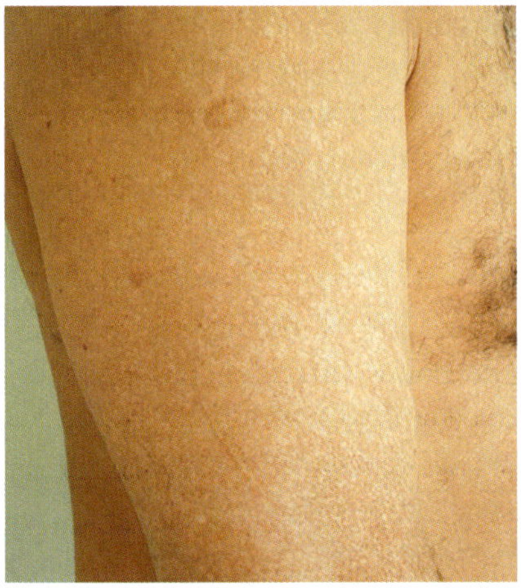

Figura 31.1 ■ Pitiríase *versicolor*. (Serviço de Dermatologia do Hospital Eduardo de Menezes.)

O agente etiológico da pitiríase *versicolor* foi isolado por Eichstedt, em 1846, e também por Sluyter, em 1847, os quais descreveram a doença mas, no entanto, não propuseram um nome para o fungo. Malassez, em 1874, caracterizou o fungo como uma levedura. Em 1889, Bailion denominou-o *Malassezia furfur*. Outros autores propuseram outros nomes, como *Pityrosporum ovale* e *Pityrosporum orbiculare* (Figuras 31.2 e 31.3).[4]

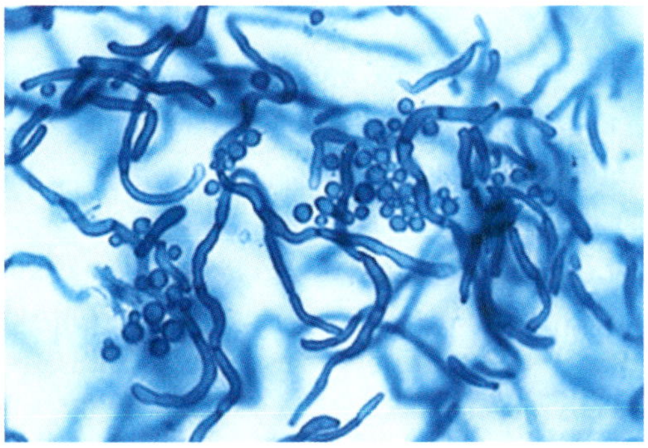

Figura 31.2 ■ *Malassezia* spp – esporos arredondados e ovalados, agrupados em cachos. Pseudo-hifas curtas e grossas. (CEMEPE – Centro de Medicina Especializada, Pesquisa e Ensino.)

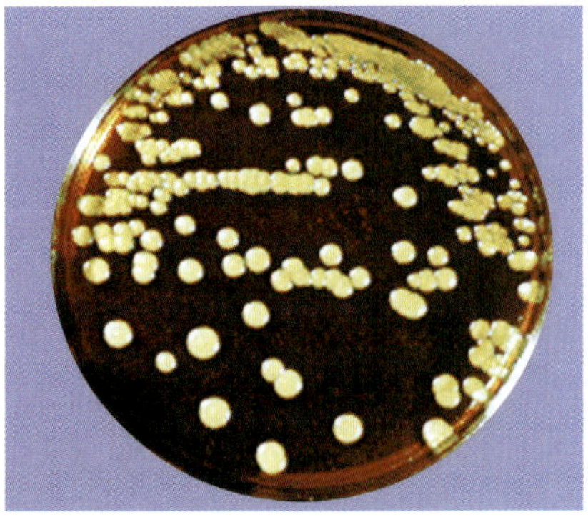

Figura 31.3 ■ *Malassezia* spp – colônia leveduriforme de superfície lisa e uniforme. Coloração bege-ocre-opaca. (CEMEPE – Centro de Medicina Especializada, Pesquisa e Ensino.)

A infecção acomete ambos os sexos, sendo doença mais prevalente em países tropicais, em virtude das altas temperatura e umidade. Ocorre predominantemente em peles seborreicas, sendo o fungo encontrado na flora normal de quase todos os indivíduos.[5]

O hábitat normal do fungo é o folículo pilossebáceo. A pitiríase *versicolor* surge quando o fungo passa da forma micelial para leveduriforme, em razão de fatores exógenos, como umidade, alta temperatura, oclusão da pele por cosméticos ou roupas, e fatores endógenos, como dermatite seborreica, síndrome de Cushing, tratamento com imunodepressores, desnutrição e hiperidrose. Pode estar associada a algumas doenças, como foliculite pitirospórica, papilomatose confluente e reticulada de Gougerot e Carteaud, onicomicose, dermatite seborreica e septicemia.[6]

A *Malassezia* sp. tem atividade lipásica, liberando os ácidos graxos a partir dos triglicerídeos do sebo, sendo, portanto, mais colonizada após a puberdade, com redução de sua presença nos indivíduos idosos.[6]

A *Malassezia globosa* é a espécie mais isolada nos casos de pitiríase *versicolor*. Outras espécies encontradas incluem *M. furfur, M. sympodialis, M. restrita, M. sloofiae* e *M. obtusa*.[7,8]

A hipopigmentação é produzida pela inibição da tirosinase ou pela ação tóxica sobre os melanócitos de ácidos dicarboxílicos, sobretudo o ácido azelaico, sintetizados pela levedura a partir de lipídios existentes na pele.

O quadro clínico é representado pela presença de lesões assintomáticas, bem delimitadas, de coloração variável (acastanhadas, eritematosas ou hipocrômicas) na porção superior do tronco. As lesões apresentam escamação fina e são evidenciadas mediante o estiramento da pele, constituindo o sinal de Zileri. O fungo é encontrado, predominantemente, no couro cabeludo e no meato acústico. A palma da mão e a planta dos pés são poupadas.[2,3] Em crianças, as lesões podem se localizar na face e na região das fraldas, apresentando-se menos escamativas. Nos indivíduos imunossuprimidos, a *Malassezia* aprofunda-se no folículo piloso, constituindo a foliculite pitirospórica.[6]

A *Malassezia furfur* tem sido isolada de unhas com quadro semelhante aos dermatófitos.[9]

Algumas doenças estão associadas à *Malassezia* sp. (p. ex., dermatite atópica, psoríase, papilomatose confluente e reticulada de Gougerot e Carteaud e dermatose acantolítica transitória).[8,10] A dermatite seborreica pode ser agravada pela *Malassezia* sp.[8,11]

O exame histopatológico não apresenta alterações características. Há acantose e paraceratose focal. O número normal de melanócitos a diferencia do vitiligo.[12]

O diagnóstico clínico da pitiríase *versicolor* não oferece dificuldades. Devem ser lembrados os quadros clínicos de foliculite pitirospórica e onicomicose. À lâmpada de Wood, pode ser visualizada coloração róseo-esverdeada.[6] Silva-Hunter, em 1980, demonstrou que a substância responsável pela fluorescência é uma coproporfirina.[4]

No diagnóstico diferencial devem ser considerados, nas lesões hipocrômicas, eczemátide hipocromiante, hipocromia pós-inflamatória, hanseníase indeterminada e vitiligo; nas lesões eritematosas, pitiríase rósea de Gilbert e eczemátides; nas lesões hipercrômicas, papilomatose reticulada e confluente de Gougerot e Carteaud e eritrasma.[6]

O diagnóstico laboratorial pode ser estabelecido por meio dos seguintes exames:

- Exame micológico direto, realizado com material coletado mediante raspagem da lesão e clarificado por hidróxido de potássio (KOH a 10%) e corado com tinta lavável azul ou Gram. Podem ser evidenciadas células leveduriformes agrupadas, assemelhando-se a cachos de uva, e pseudo-hifas curtas e grossas.
- Cultura para fungos em meio enriquecido com azeite de oliva incubado à temperatura de 32 a 35°C, por 15 dias. A colônia é leveduriforme, de coloração branco-amarelada. À microscopia, evidenciam-se células leveduriformes com aspecto de pinos de boliche, nas quais o brotamento é único.[3]
- Biologia molecular: um método como o PCR-RFLP contra o 26S rDNA, utilizando duas enzimas de restrição, é capaz de identificar 11 espécies de *Malassezia*.[13]

O tratamento deve ser tópico e sistêmico. No tratamento tópico podem ser usados:

- Derivados azólicos: imidazólicos em *spray*, em loções como o clotrimazol a 1% e o cetoconazol a 2%.
- Solução aquosa de hipossulfito de sódio a 30%.
- Sulfacetamida sódica em veículo hidroalcoólico.
- Terbinafina a 1% em creme.

O tratamento deve ter a duração de 21 a 30 dias.

O paciente deve utilizar xampus para o tratamento do couro cabeludo, onde a *Malassezia furfur* está sempre presente (sulfacetamida sódica a 2%, cetoconazol a 2%, sulfato de selênio a 2,5% e ciclopiroxolamina a 2%). Os tópicos também devem ser utilizados no pavilhão auricular, onde o fungo também é encontrado.

O tratamento sistêmico deve ser sempre utilizado e consiste em:

- Itraconazol, na dose de 100mg, duas vezes ao dia, ou sob a forma de pulsos (itraconazol, 100mg, duas cápsulas após o almoço e duas após o jantar, por 7 dias).
- Fluconazol, na dose de 450mg em dose única, sendo repetido após 1 semana.
- Cetoconazol, 200mg, durante 30 dias.

Para profilaxia dos casos recidivantes, utiliza-se cetoconazol, 400mg, uma vez ao mês, ou cetoconazol, 200mg, por

3 dias consecutivos, uma vez ao mês. Xampus podem ser utilizados de maneira profilática.[14]

MALASSEZIOSE

Malasseziose é uma doença sistêmica causada por leveduras do gênero *Malassezia*. Esses fungos podem ser a causa de fungemia e septicemia, tanto em crianças de baixo peso como em adultos imunossuprimidos. O fungo é introduzido no organismo por meio de cateteres, sobretudo aqueles utilizados para alimentação parenteral. Acomete, predominantemente, coração e pulmões.[3,15]

ONICOMICOSE

As leveduras da *Malassezia* sp. podem colonizar as unhas de indivíduos imunossuprimidos ou portadores de psoríase, diabetes, dermatite de contato ou traumas. Podem ocorrer coloração branco-amarelada na lâmina ungueal, onicólise e hiperceratose. Acomete, predominantemente, os quirodáctilos.

DOENÇAS DECORRENTES DOS METABÓLITOS DA *MALASSEZIA* SP.

Foliculite pitirospórica

A foliculite pitirospórica é caracterizada por pápulas foliculares eritematosas e pústulas localizadas no tronco e nos membros superiores (Figuras 31.4 e 31.5). As leveduras da *Malassezia* sp. podem hidrolisar ácidos graxos livres e triglicerídeos, levando à inflamação do folículo piloso. Constituem fatores predisponentes: antibioticoterapia, *diabetes mellitus*, oclusão folicular e imunossupressão. Ao exame histopatológico, observam-se leveduras no óstio folicular e na porção infundibular do folículo pilossebáceo. O diagnóstico diferencial é feito com foliculite eosinofílica, acne, foliculite bacteriana e

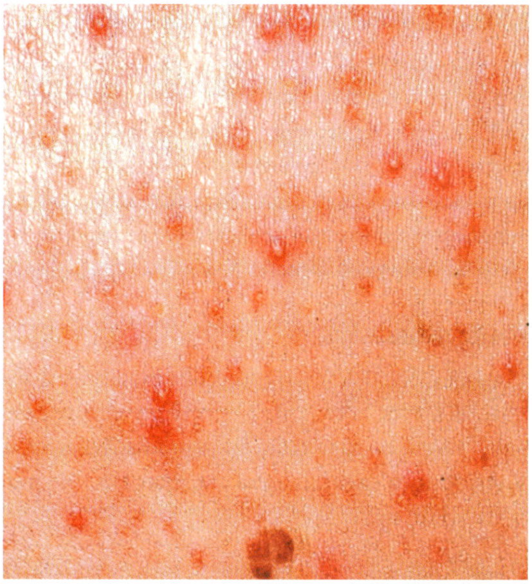

Figura 31.5 ■ Foliculite pitirospórica. (CEMEPE – Centro de Medicina Especializada, Pesquisa e Ensino.)

foliculite pustulosa pelo *Demodex* sp. O tratamento é feito com antifúngicos tópicos e sistêmicos.[16]

Papilomatose confluente e reticulada de Gougerot e Carteaud

Descrita em 1927 por Gougerot e Carteaud, caracteriza-se por pápulas acastanhadas que evoluem para placas hiperceratósicas e reticuladas, acometendo áreas seborreicas. Ocorre em associação a endocrinopatias como diabetes, em disfunções da tireoide. O diagnóstico é clínico e histopatológico com hiperceratose, acantose e papilomatose. A resposta terapêutica é medíocre, havendo a ocorrência de recidivas (Figura 31.6).[16]

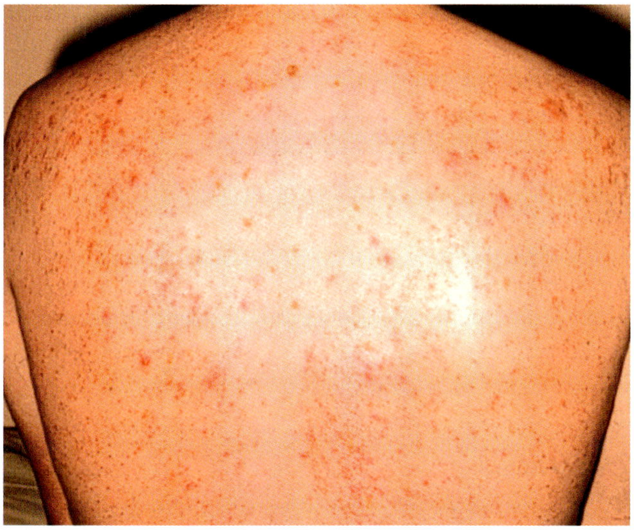

Figura 31.4 ■ Foliculite pitirospórica. (CEMEPE – Centro de Medicina Especializada, Pesquisa e Ensino.)

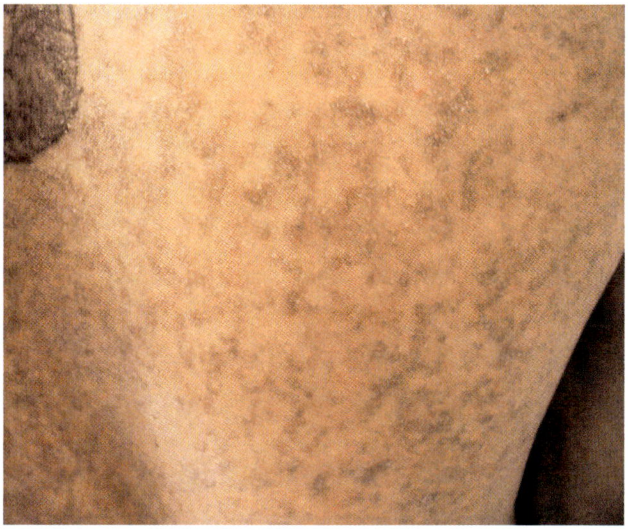

Figura 31.6 ■ Papilomatose reticulada de Gougerot e Carteaud. (CEMEPE – Centro de Medicina Especializada, Pesquisa e Ensino.)

Pustulose neonatal por *Malassezia furfur*

Foi descrita em 1991 em recém-nascidos que apresentavam papulopústulas na face, no pescoço e no couro cabeludo. O aumento da secreção da glândula sebácea durante o primeiro mês de vida favorece a colonização da levedura. O diagnóstico diferencial é feito com acne neonatal, eritema tóxico neonatal e pustulose neonatal. O tratamento consiste no uso de antifúngicos tópicos.[16]

Dermatite seborreica

Trata-se de afecção crônica, recidivante, de distribuição universal. Há associação entre a dermatite seborreica e leveduras da *Malassezia*, que estão aumentadas nas áreas seborreicas. A presença da *Malassezia* constitui fator de piora da dermatite seborreica.

Dermatite atópica

Na dermatite atópica verifica-se a relação com leveduras do gênero *Malassezia* em testes cutâneos positivos ou presença de IgE sérica específica para antígenos dessa levedura.[15,16] O fungo está envolvido na patogênese da dermatite atópica, sendo um importante fator desencadeante, em decorrência da sensibilidade deste alérgeno, com aumento da imunoglobulina E.[6]

Piedra branca

A *piedra* branca é uma infecção fúngica assintomática e crônica da cutícula do pelo, caracterizada por nódulos de coloração esbranquiçada nas hastes do pelo, causados pelo *Trichosporon ovoides* (*Trichosporon beigelli*).[17] A doença foi descrita em 1865, por Beijel (Figuras 31.7 a 31.9).

O *Trichosporon* sp. é levedura saprofítica do solo encontrada em regiões temperadas e tropicais. Faz parte da biota normal da pele e das mucosas, podendo atingir todas as faixas etárias. Não está relacionado com higiene, contato sexual ou contato com indivíduos contaminados. É mais prevalente na Região Norte do Brasil.[18]

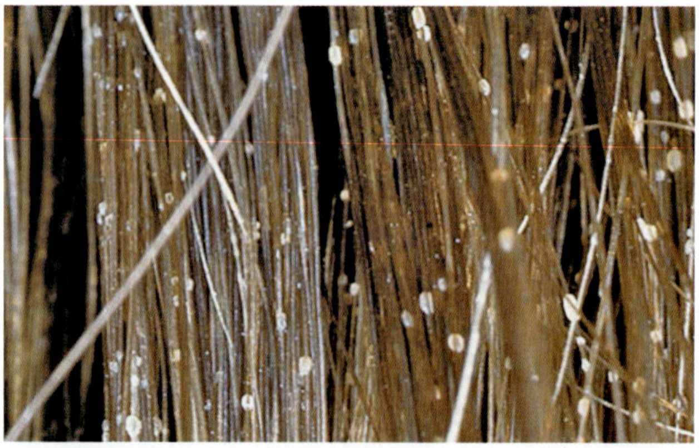

Figura 31.7 ■ *Piedra* branca – nódulos esbranquiçados amolecidos nos cabelos. (CEMEPE – Centro de Medicina Especializada, Pesquisa e Ensino.)

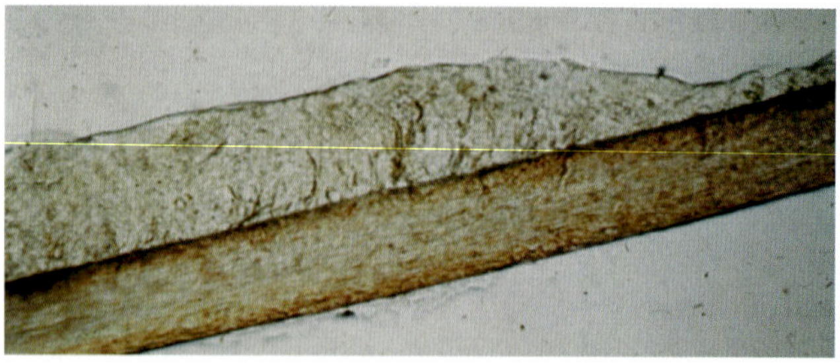

Figura 31.8 ■ *Piedra* branca – *Trichosporon beigelli* – nódulos moles, pálidos, formados por hifas e artrósporos ovais. (CEMEPE – Centro de Medicina Especializada, Pesquisa e Ensino.)

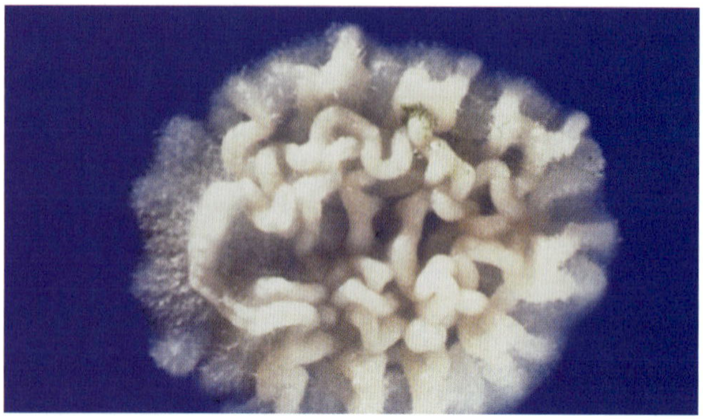

Figura 31.9 ■ *Piedra* branca – *Trichosporon beigelli* – colônia leveduriforme. Branco, com aspecto de cera. Sulcos radiais e pregas irregulares. (CEMEPE – Centro de Medicina Especializada, Pesquisa e Ensino.)

O *Trichosporon* sp. pode produzir infecção sistêmica em indivíduos imunodeprimidos, neutropênicos ou em recém-nascidos.

As manifestações clínicas consistem em nódulos cuja coloração varia do branco ao castanho-claro, atingindo pelos da barba, bigode, área genital e, raramente, do couro cabeludo. Muitas vezes, o pelo apresenta aspecto rugoso à palpação.[4]

O diagnóstico laboratorial é feito pelo exame direto do pelo contaminado com KOH, sendo possível visualizar as hifas e os artrósporos ovais formando o nódulo. A cultura é leveduriforme branco-amarelada com aspecto de cera e a presença de sulcos radiais e pregas irregulares. À micromorfologia, podem ser visualizados artroconídios hialinos, blastoconídios, hifas e pseudo-hifas, denominadas leveduras blastoartrosporadas.[3]

O tratamento é realizado com raspagem dos pelos acometidos e aplicação de antifúngicos tópicos até a cura clínica. Xampus à base de azólicos podem ser utilizados. Para evitar recidivas, preconiza-se o uso de itraconazol, 100mg/dia, até a cura micológica.[19]

Piedra negra

A *piedra* negra caracteriza-se por nódulos firmes e múltiplos, fortemente aderidos ao pelo, que podem medir cerca de 1mm de diâmetro e afetam os pelos do couro cabeludo.[20]

A doença foi descrita por Malgoi-Hoes, em 1901. Parreiras Horta, em 1911, diferenciou clinicamente as duas *piedras*, a branca e a negra. Em 1913, Brumpt denominou o fungo *T. hortae*. Posteriormente, Fonseca e Area Leão, em 1928, mudaram a denominação desse fungo para *Piedraia hortae*.

O *Piedraia hortae* é um fungo filamentoso demácio, que forma massas endurecidas em pelos de seres humanos e animais, sobretudo macacos, que habitam regiões tropicais da América do Sul e ilhas do Pacífico. Os reservatórios do fungo são florestas úmidas e águas paradas às margens de rios. No Brasil, é descrito em populações indígenas da Amazônia, e alguns casos já foram relatados na Ásia e na África (Figuras 31.10 e 31.11).[3]

O diagnóstico é feito pelo exame direto do pelo infectado pelo *P. hortae*, que mostra massas de hifas pigmentadas. O crescimento em meio de Sabouraud é lento e não há crescimento da *P. hortae* em meio de cicloeximida.

O tratamento da *piedra* consiste no corte dos cabelos e na administração de terbinafina, 250mg/dia, durante 6 semanas.[17,21]

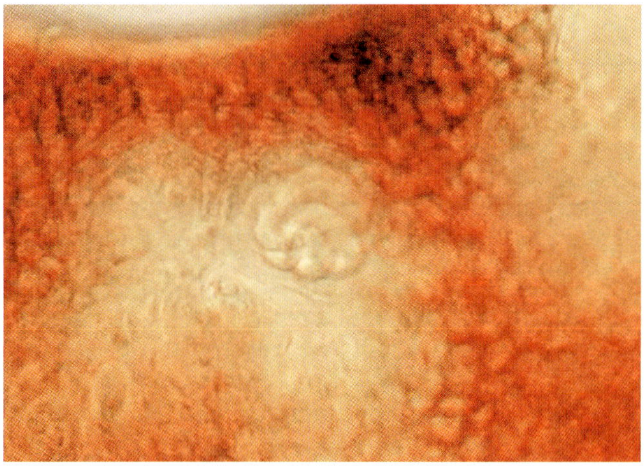

Figura 31.10 ■ *Piedra* negra (*Piedraia hortae*) – nódulos escuros com ascos ovais e ascósporos. (CEMEPE – Centro de Medicina Especializada, Pesquisa e Ensino.)

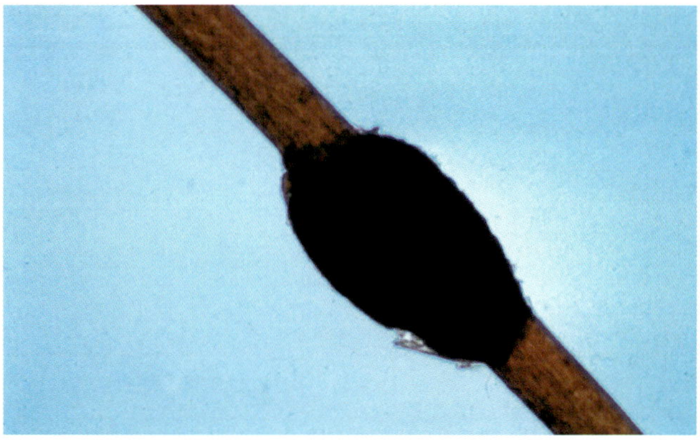

Figura 31.11 ■ *Piedra* preta (*Piedraia hortae*) – nódulos pretos que envolvem e são aderentes à haste dos cabelos e, eventualmente, à barba ou ao bigode. (CEMEPE – Centro de Medicina Especializada, Pesquisa e Ensino.)

Tinha negra

A tinha negra, ou *tinea nigra*, é uma infecção fúngica, assintomática e benigna, que acomete a camada córnea, causada por um fungo demácio: *Hortaea werneckii (Exophiala werneckii, Phaeoannellomyces werneckii)*.

A tinha negra foi descrita no Brasil por Alexandre Cerqueira, em 1891. Em 1970, Von Arx denominou o fungo *Exophiala werneckii*, o qual atualmente é chamado *Hortae werneckii*.[3]

Trata-se de um fungo filamentoso preto encontrado, principalmente, na América do Sul, em regiões de clima úmido. Atinge pessoas de todas as idades (Figuras 31.12 a 31.14).

Manifesta-se clinicamente como mancha assintomática, acastanhada, de escurecimento progressivo na palma da mão e na planta dos pés.

O diagnóstico é estabelecido por meio do exame direto, sendo observadas hifas demácias septadas e ramificadas. Na cultura para fungos, pode ser evidenciada uma colônia de coloração enegrecida e de crescimento lento, em torno de 2 semanas.

O principal diagnóstico diferencial é com melanoma, sendo indicado exame dermatoscópico.[22,23]

O tratamento é realizado com antifúngicos azólicos tópicos e agentes ceratolíticos.[24]

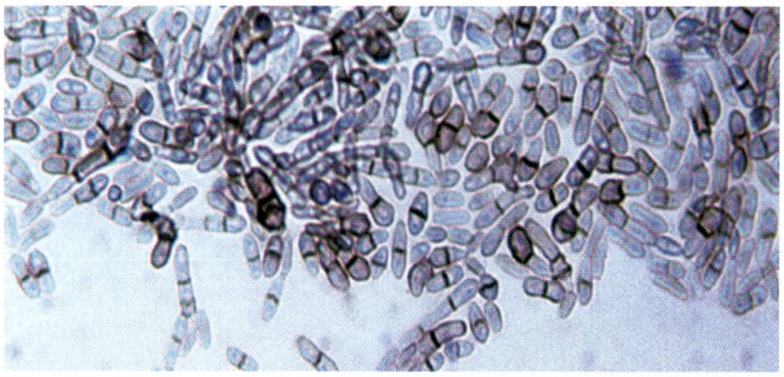

Figura 31.12 ■ Tinha negra (*Hortaea werneckii*) – células leveduriformes com divisão por cissiparidade. (CEMEPE – Centro de Medicina Especializada, Pesquisa e Ensino.)

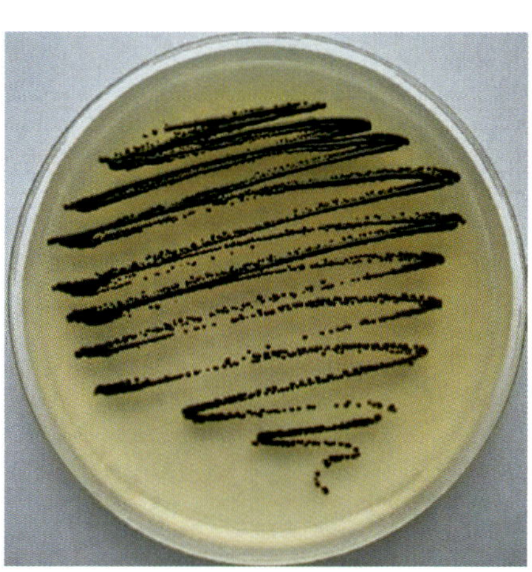

Figura 31.13 ■ Tinha negra (*Hortaea werneckii*) – colônia filamentosa enegrecida. (CEMEPE – Centro de Medicina Especializada, Pesquisa e Ensino.)

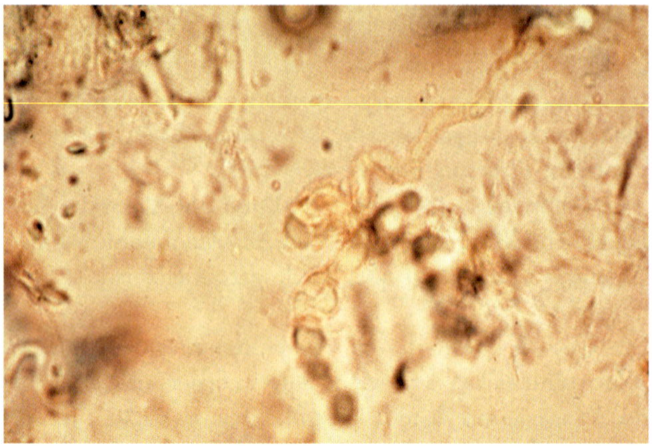

Figura 31.14 ■ Tinha negra (*Hortaea werneckii*) – hifas septadas demácias (demácio – melanina na parede celular). (CEMEPE – Centro de Medicina Especializada, Pesquisa e Ensino.)

Referências

1. Odds FC et al. Nomeclature of fungal diseases: a report and recomendations from a Sub-committee of the International Society for Human and Animal Mycology (ISHAM). J Med Vet Mycol 1992; 30:1-10.
2. Crissey JT, Lang H, Parish LC. Manual of medical mycology. Cambridge: Blackwell Science, 1995, 263p.
3. Lacaz CS, Porto E, Martins JEC. Micologia médica. São Paulo: Sarvier, 2002.
4. Zaitz C. Micoses superficiais propriamente ditas. In: Zaitz C, Campbell I, Marques AS, Ruiz LRB, Souza VM. Compêndio de micologia médica. Rio de Janeiro: Medsi, 1998:65-79.
5. Sunenshine PJ, Schwartz A, Janniger CK. Tinea versicolor. Int J Dermatol 1998; 37:648-55.
6. Tomimori J. Micoses superficiais. In: Ramos-e-Silva M, Castro MCR. Fundamentos de dermatologia. Rio de Janeiro: Atheneu, 2010.
7. Salah SB, Makni F, Marrakchi S et al. Identification of Malassezia species from Tunisian patients with pityriasis versicolor and normal subjects. Mycoses 2005; 48(4):242-5.
8. Sandstrom-Falk MH, Tengvall-Linder M, Johansson C et al. The prevalence of Malassezia yeasts in patients with atopic dermatitis seborrheic dermatitis and healthy controls. Acta Derm Venereol 2005; 85(1):17-23.
9. Silva V, Moreno GA, Zaror L, De-Oliveira E, Fischman O. Isolation of Malassezia furfur from patients with onychomycosis. J Med Vet Mycol 1997; 35:73-4.
10. Gupta AK, Batra R, Bluhm R, Dawson TL. Skin diseases associated with Malassezia species. J Am Acad Dermatol 2004; 51(5):785-98.
11. Takechi M. Minimum effective dosage in the treatment of chronic atopic dermatitis with itraconazole. J Int Med Res 2005; 33(3):273-83.
12. Mckee PH. Infections diseases. In: McKee PH. Pathology of skin with clinical correlations. London: Mosby-Wolfe, 1997:41-4, 91.
13. Mirhendi H, Makimura K, Zomorodian K, Yamada T, Sugita T, Yamaguchi H. A simple PCR-RFLP method for identification and differentiation of 11 Malassezia species. J Microbiol Methods 2005; 61(2):281-4.
14. Rausch LJ, Jacobs PH. Tinea versicolor treatment and prophylaxis with monthly administration of ketoconazole. Cutis 1984; 34:470-1.
15. Faergemann J. Treatment of pityriasis versicolor with a single dose of fluconazole. Acta Derm Venereol 1992; 72:74-5.
16. Zaitz C, Ruiz LRB, Souza VM. Dermatoses associadas às leveduras do gênero Malassezia. An Bras Dermatol 2000; 75(2):129-42.
17. Drake LA, Dinehart SM, Farner ER et al. Guidelines of care for superficial mycotic infections of the skin: Piedra. J Am Acad Dermatol 1996; 34:122-4.
18. Pontes ZB, Ramos AL, Lima-Ede O, Guerra MDF, Oliveira NM, Santos JP. Clinical and mycological study of scalp White piedra in the state of Paraíba, Brazil. Mem Inst Oswaldo Cruz 2002; 97(5):747-50.
19. Khandpur S, Reddy BS. Itraconazole therapy for white piedra affecting scalp hair. J Am Acad Dermatol 2002; 47 (3):415-8.
20. Gupta AK, Chaudhry M, Elewski B. Tinea corporis, Tinea cruris, Tinea nigra e piedra. Dermatol Clin 2003; 21(3):395-400.
21. Gip L. Black piedra: the first case treated with terbinafine. Br J Dermatol 1994; 130(suppl 43):26-8.
22. Smith SB, Beals SL, Elston DM, Meffert JJ. Dermatoscopy in the diagnosis of tinea nigra plantaris. Cutis 2001; 68(6):377-80.
23. Tseng SS, Whittier S, Miller SR, Zalar GL. Bilateral Tinea nigra plantaris mimicking melanoma. Cutis 1999; 64(4):256-8.
24. Burke WA. Tinea nigra: treatment with topical ketoconazol. Cutis 1993; 52(4):209-11.

Micoses Superficiais Cutâneas

Angelina Toledo Lyon

INTRODUÇÃO

As micoses superficiais cutâneas acometem a pele, os pelos e as unhas e são causadas por dermatófitos, leveduras do gênero *Candida* e fungos filamentosos não dermatófitos hialinos, ou demácios, além de leveduras exógenas.[1-3]

DERMATOFITOSES

As dermatofitoses são infecções causadas por fungos dermatófitos, cuja principal característica é a ceratofilia, ou seja, a afinidade pela ceratina, o que faz com que o fungo somente prolifere no tecido que contenha ceratina.[4]

Constituem as mais frequentes infecções da pele. Em virtude de sua afinidade pela ceratina, o fungo não invade outros órgãos, somente pele e fâneros, possibilitando a utilização para sua subsistência. A variabilidade do quadro clínico depende da área afetada e da resposta imune do paciente.[5,6]

As dermatofitoses são causadas por três gêneros de fungos ceratinofílicos:

- *Microsporum*, descrito por David Gruby em 1843.
- *Trichophyton*, descrito por Malmsten em 1845.
- *Epidermophyton*, descrito por Sabouraud em 1907.[1,7]

Esses fungos contaminam a pele humana sob a forma de esporos que se transformam em micélios e penetram o interior da camada córnea. A penetração desse agente infeccioso ocorre em virtude da ação de enzimas líticas.[8,9]

A identificação dos fungos tem importância epidemiológica no controle das infecções, determinando a origem do fungo. As espécies zoofílicas, originárias dos animais domésticos, e geofílicas, que vivem no solo, podem ocasionar reações inflamatórias e alérgicas intensas e, geralmente, evoluem para regressão espontânea. Nas espécies antropofílicas, por outro lado, restritas à pele humana, as reações inflamatórias são menores, pouco alergênicas e com tendência à evolução crônica, com raras exceções.

As formas clínicas são designadas de acordo com o critério topográfico. Em nosso meio são mais frequentes as tinhas dos pés, unhas e região inguinocrural. As manifestações clínicas são polimórficas, apresentando-se de diferentes formas. A infecção pode ser classificada de acordo com a topografia das lesões.

Tinha do couro cabeludo (*Tinea capitis*)

Trata-se de uma forma de dermatofitose da infância, sendo mais rara nos adultos. O principal agente é o *Microsporum canis*, um fungo zoofílico, que tem importância epidemiológica na orientação do tratamento dos animais domésticos em contato com o paciente, em especial cães e gatos.[10]

O *Trichophyton tonsurans* (Figura 32.1), o segundo agente causal da tinha do couro cabeludo, é um fungo antropofílico. Essa espécie causa infecção crônica, por vezes com reação inflamatória e supuração.[8,11]

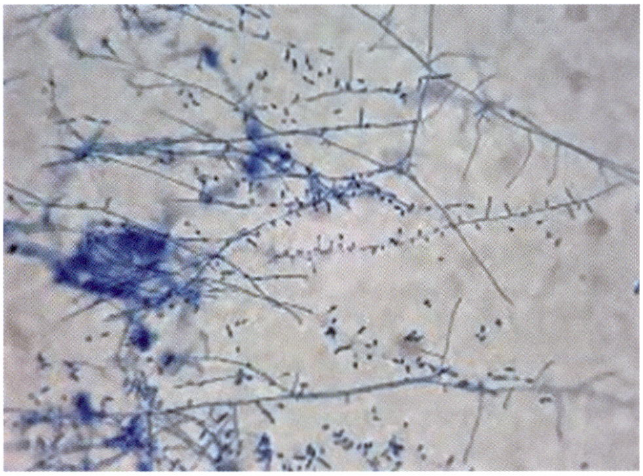

Figura 32.1 ■ *Trichophyton tonsurans.* (CEMEPE – Centro de Medicina Especializada, Pesquisa e Ensino.)

As manifestações clínicas da tinha do couro cabeludo ocorrem em áreas de alopecia em tonsura, ou seja, são observados pequenos cotos de cabelos provenientes de fratura do pelo, acompanhados de descamação do couro cabeludo (Figuras 32.2 a 32.5). A tinha microspórica caracteriza-se por área de alopecia única, grande e bem delimitada, e por parasitismo *ectothrix*, produzindo fluorescência amarelo-esverdeada. A tinha tricofítica apresenta-se com múltiplas áreas alopécicas de pequenas dimensões, parasitismo *endothrix* no pelo, não produzindo fluorescência.[1,8]

Uma forma inflamatória de intenso parasitismo, com formação de pústulas e microabscessos, mais relacionada com o *Microsporum canis*, é o *Kerion Celsi*, que pode evoluir para alopecia cicatricial.[1]

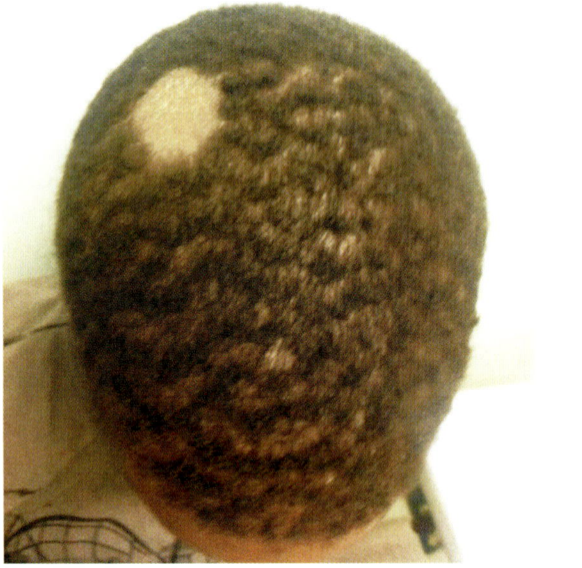

Figura 32.2 ■ *Tinea capitis.* (Serviço de Dermatologia do Hospital Eduardo de Menezes.)

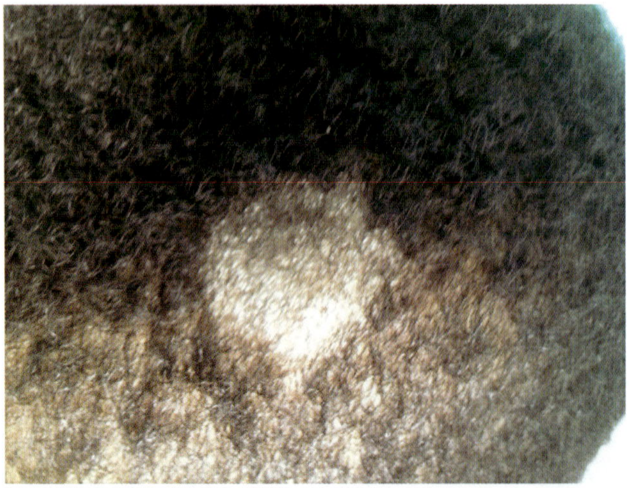

Figura 32.3 ■ *Tinea capitis.* (Acervo das Dras. Sandra Lyon e Maísa Neiva Santos Hernandes.)

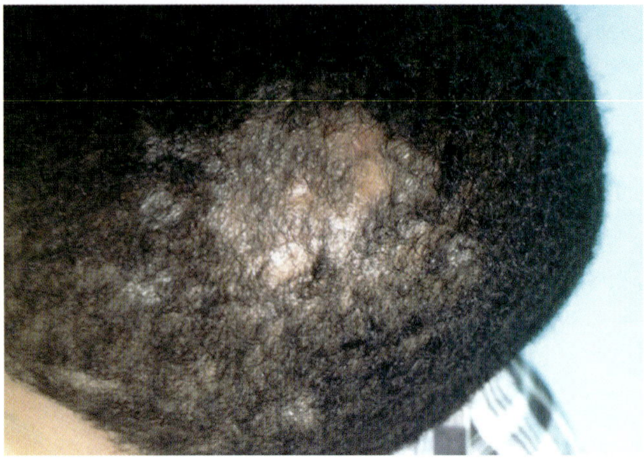

Figura 32.4 ■ *Tinea capitis.* (Acervo das Dras. Sandra Lyon e Maísa Neiva Santos Hernandes.)

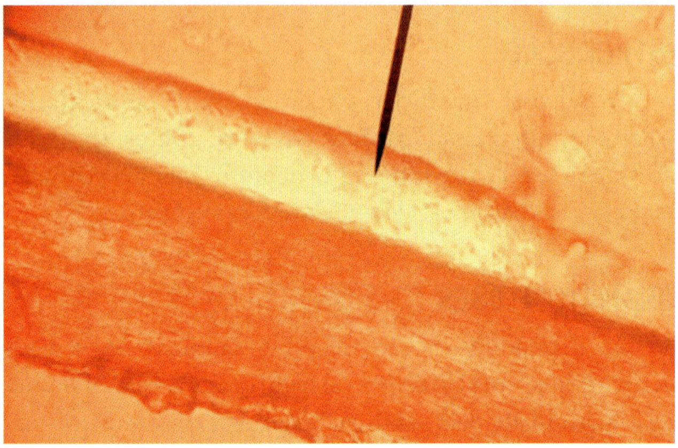

Figura 32.5 ■ *Trichopyton mentagrophytes – ectothrix* – esporos e hifas artrosporadas dentro e fora do pelo. (CEMEPE – Centro de Medicina Especializada, Pesquisa e Ensino.)

Uma forma rara é a tinha favosa, ocasionada pelo *Trichophyton schoenleinii* (Figura 32.6) e caracterizada por escamas e crostas amareladas, arredondadas, convexas, em formato de pires (*godet* fávico). A evolução é crônica, causando alopecia difusa, irregular e atrófica e deixando cicatrizes permanentes.[1,8]

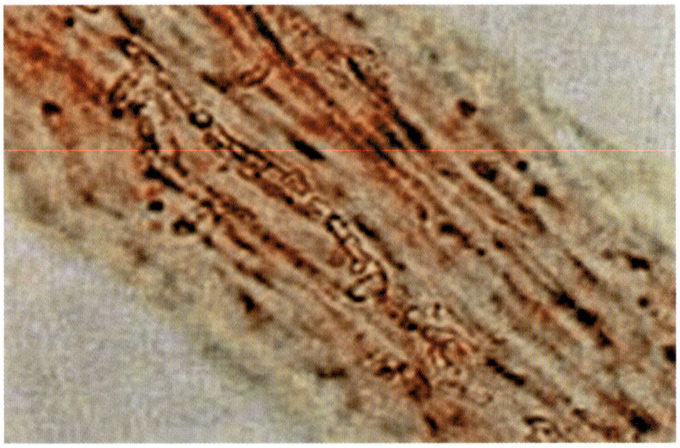

Figura 32.6 ■ *Trichophyton schoenleinii* – parasitismo do pelo *endothrix*. Presença de hifas degeneradas dentro do pelo. (CEMEPE – Centro de Medicina Especializada, Pesquisa e Ensino.)

Tratamento

O tratamento tópico para tinha do couro cabeludo, utilizando-se apenas xampus de cetoconazol a 2%, é ineficiente. É necessário tratamento sistêmico com:

- Griseofulvina, 15mg/kg/dia, após uma das refeições, por um período de 90 dias, é o tratamento preconizado para crianças.
- Terbinafina, 62,5mg/dia, para crianças de 12 a 18kg, 125mg/dia para crianças de 18 a 25kg; para crianças > 25kg, administram-se 250mg de terbinafina por 60 dias.[4]

Tinha do corpo (*Tinea corporis*)

A tinha do corpo é uma dermatofitose que acomete a pele glabra, com predomínio em face, tronco e membros, mas pode atingir a região glútea e a inguinal. Comum em crianças, também pode acometer adultos. A manifestação mais usual caracteriza-se por lesões com separação nítida da pele sadia, com bordas acentuadas que apresentam crescimento marginal lento, escamações, coloração avermelhada e formação de pústulas nas bordas (Figuras 32.7 e 32.8). A forma mais comum é a anular, de crescimento centrífugo e cura central. As lesões são pruriginosas. Na criança, o fungo mais comum é o *Microsporum canis* (Figura 32.9) com relato de contato com animais como cães, gatos e porquinhos-da-índia.[1]

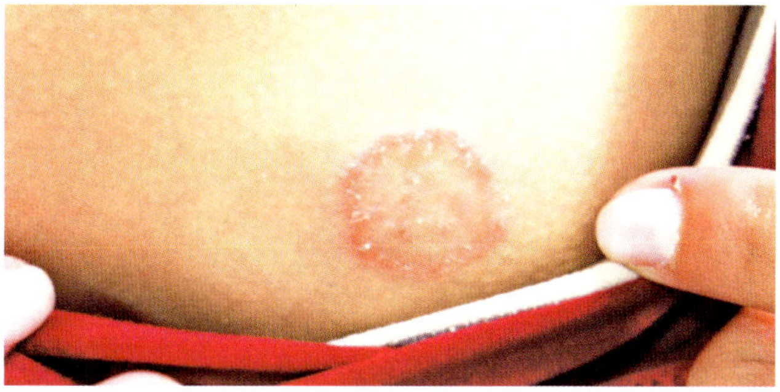

Figura 32.7 ■ *Tinea corporis*. (CEMEPE – Centro de Medicina Especializada, Pesquisa e Ensino.)

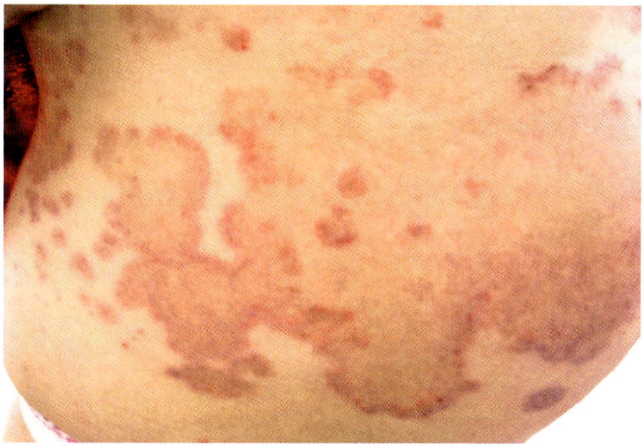

Figura 32.8 ■ *Tinea corporis*. (Acervo do Dr. Carlos Alberto Lopes Farinelli.)

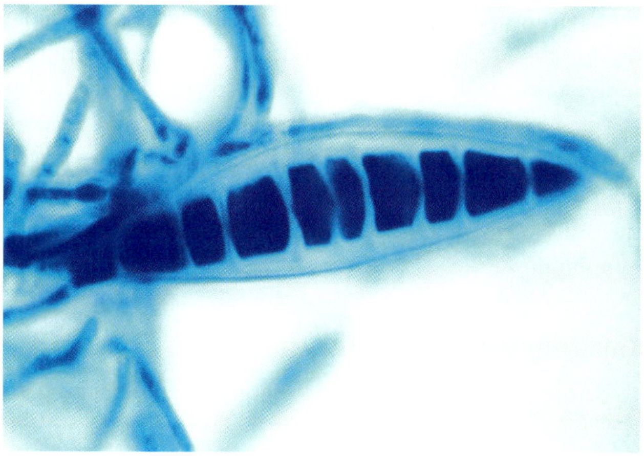

Figura 32.9 ■ *Microsporum canis* – hifas hialinas septadas. Macroconídios numerosos, com formato de fuso, extremidades afiladas e parede grossa e rugosa. Contém de seis a 15 células internas. Microconídios piriformes em pequena quantidade. (CEMEPE – Centro de Medicina Especializada, Pesquisa e Ensino.)

O diagnóstico diferencial é feito com as seguintes dermatoses: dermatite seborreica, pitiríase rósea de Gibert, psoríase, granuloma anular, eritema anular centrífugo e sífilis secundária.

Tratamento

O tratamento tópico mostra-se eficiente nas lesões localizadas. Nos casos extensos, deve-se instituir tratamento sistêmico por 2 a 4 semanas: terbinafina, 250mg/dia; fluconazol, 150mg/semana; itraconazol, 200mg/dia; griseofulvina, 500mg/dia; ou cetoconazol, 200mg/dia.

Tinha da barba (*Tinea barbae*)

Incomum em nosso meio, a tinha da barba é causada pelo *Tricophyton rubrum* (Figura 32.10). Manifesta-se como erupção papulopustulosa semelhante à foliculite bacteriana.

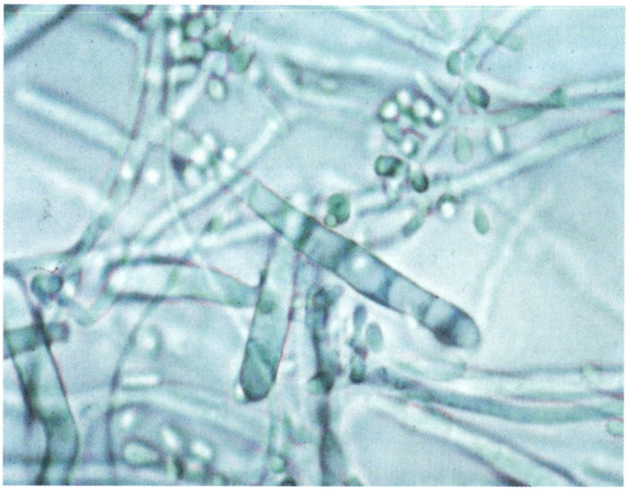

Figura 32.10 ■ *Trichophyton rubrum* – hifas hialinas septadas. Microconídios com formato de lágrima ao longo das hifas ou em cachos. Macroconídios abundantes, parede lisa e vários septos. (CEMEPE – Centro de Medicina Especializada, Pesquisa e Ensino.)

Podem surgir, eventualmente, lesões eritematosas infiltradas ou furunculoides, geralmente circunscritas. Apresenta-se, também, como lesões anulares, circunscritas, como elementos papulovesiculares, e nas bordas aparecem escamas, com menor intensidade no centro. Quando a infecção é causada pelo *Trichophyton mentagrophytes* (Figuras 32.11 e 32.12), o quadro se torna mais inflamatório com lesões circunscritas, lembrando *Kérion*.[18]

Tinha inguinocrural (*Tinea cruris*)

Antes denominada eczema marginado de Hebra, a tinha inguinocrural é mais comum no sexo masculino, em razão da conformação anatômica local. A maior retenção de umidade e a proliferação de patógenos favorecem a instalação do fungo. O agente causal mais frequente é o *Trichophyton rubrum*, podendo também ser ocasionada pelo *Epidermophyton floccosum* (Figura 32.13.) e pelo *Trichophyton mentagrophytes*.

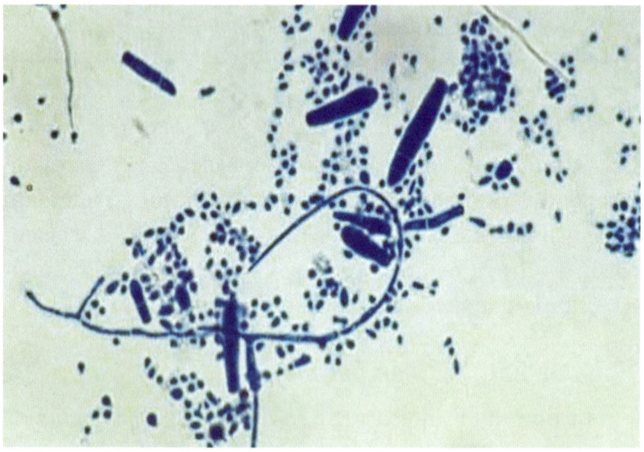

Figura 32.11 ■ *Trichophyton mentagrophytes* – hifas hialinas septadas. Microconídios redondos, unicelulares, de paredes finas, isoladas, ou dispostos em cachos ao longo da hifa. Macroconídios raros, septados, em forma de charuto. Hifas em espiral. (CEMEPE – Centro de Medicina Especializada, Pesquisa e Ensino.)

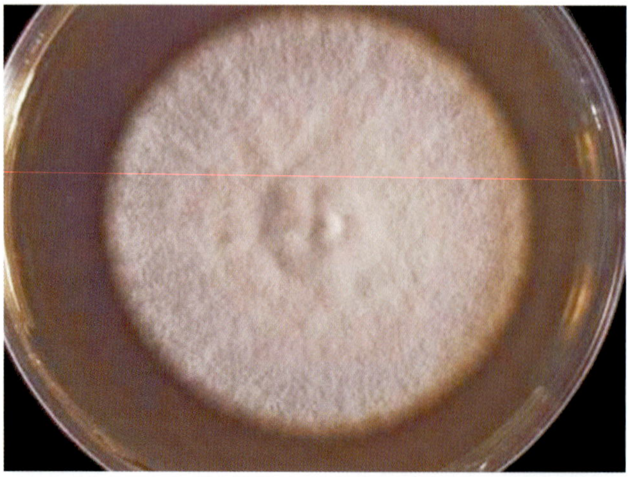

Figura 32.12 ■ *Trichophyton mentagrophytes* – colônia filamentosa de coloração branca. (CEMEPE – Centro de Medicina Especializada, Pesquisa e Ensino.)

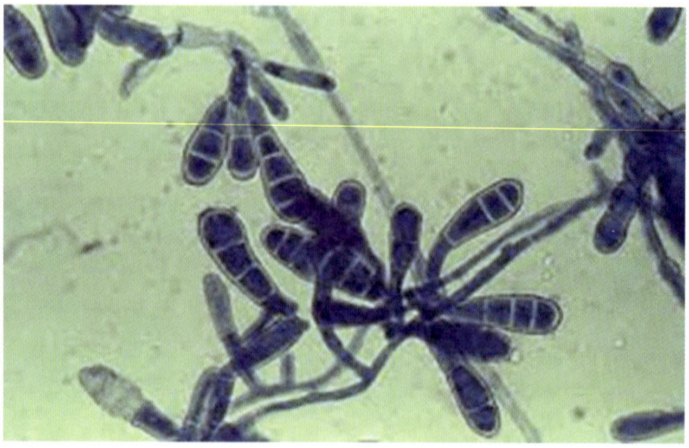

Figura 32.13 ■ *Epidermophyton floccosum*. (CEMEPE – Centro de Medicina Especializada, Pesquisa e Ensino.)

As manifestações clínicas consistem em lesões pruriginosas, eritematodescamativas com bordas circunscritas, localizadas uni ou bilateralmente na região inguinocrural. Em alguns casos, pode acometer coxas, nádegas, região abdominal e, até mesmo, as pregas axilares (Figuras 32.14 e 32.15).[1,8]

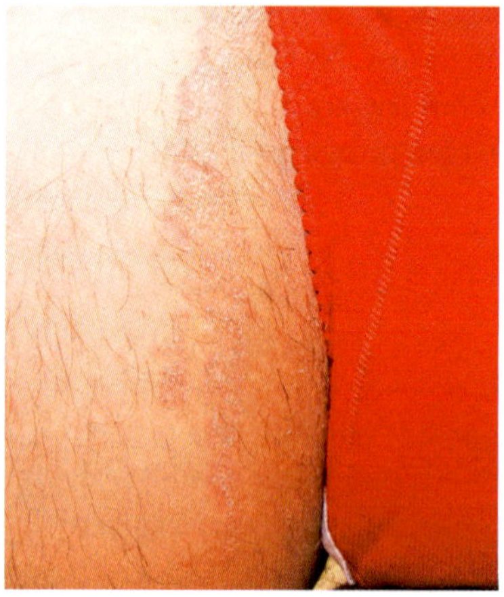

Figura 32.14 ■ Tinha crural. (Acervo da Dra. Maria Juliana Saraiva de Almeida.)

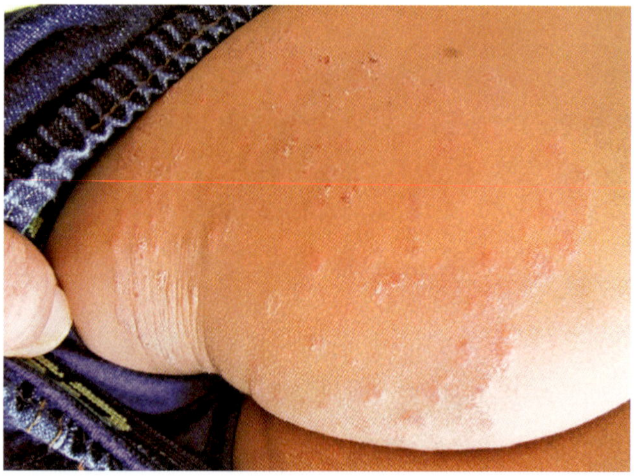

Figura 32.15 ■ Tinha crural. (Acervo da Dra. Maria Juliana Saraiva de Almeida.)

O diagnóstico diferencial é feito com candidose, psoríase invertida e eritrasma. Preconiza-se o tratamento tópico por 2 semanas, associado ao sistêmico, à semelhança do indicado para tinha da pele glabra.[4]

Tinha do pé (*Tinea pedis*)

Causada por *Trichophyton rubrum, Trichophyton mentagrophytes* e *Epidermophyton floccosum*, a tinha do pé apresenta-se sob três formas clínicas:

- **Tinha interdigital:** acomete, principalmente, o espaço interdigital entre o quinto e o quarto pododáctilos, com escamação e maceração, podendo se estender até o dorso e a planta dos pés. Constitui forma clínica que pode evoluir com infecção secundária, sendo importante porta de entrada para bactérias e o desenvolvimento de erisipela.
- **Tinha em mocassim:** forma crônica, com descamação, pode evoluir com espessamento da camada córnea e lesões ceratósicas. Constitui uma condição clínica causada pelo *Trichophyton rubrum* e frequentemente evolui para onicomicose. Não apresenta nenhum componente inflamatório.
- **Tinha vesiculosa:** apresenta vesículas e prurido intenso; acomete a planta dos pés uni ou bilateralmente. É causada pelo *Trichophyton interdigitale* (Figura 32.16).[4]

A tinha do pé é uma das formas mais frequentes de dermatofitose, e o quadro clínico piora quando há umidade e calor, levando a maceração interdigital.

O tratamento é tópico e sistêmico por um período de 4 a 8 semanas. Como medida profilática, deve ser feita limpeza adequada de pisos de vestiários e banheiros com substâncias fungicidas.[7]

Tinha da unha (onicomicose)

O termo onicomicose engloba agentes fúngicos, como dermatófitos, leveduras do gênero *Candida*, fungos filamentosos não dermatófitos hialinos ou demácios, além de leveduras exógenas.

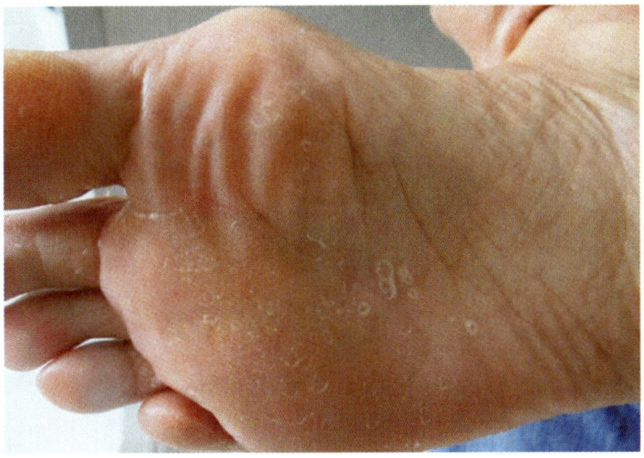

Figura 32.16 ■ Tinha do pé vesiculosa. (Acervo da Dra. Maria Juliana Saraiva de Almeida.)

Os dermatófitos mais prevalentes são *Trichophyton rubrum, Trichophyton mentagrophytes, Epidermophyton floccosum* e, mais raramente, *Microsporum* sp. Entre os fungos filamentosos não dermatófitos, são encontrados os gêneros: *Scopulariopsis, Hendersonula, Aspergillus, Penicillium, Fusarium* e *Acremonium.*

Os dermatófitos acometem, preferencialmente, os pododáctilos (80%), enquanto as leveduras acometem os quirodáctilos (90%).

A infecção inicia-se por manchas brancas e, à medida que invade a lâmina ungueal, surgem opacidade, espessamento, hiperceratose ungueal e distrofia.

A tinha da unha é classificada em quatro formas:

- Distal lateral, com ou sem ceratose subungueal: ocorre descolamento da porção lateral e/ou distal.
- Branca superficial, em que a infecção é restrita à superfície da unha. É causada pelo *Trichophyton mentagrophytes*. Em indivíduos imunossuprimidos, essa manifestação é causada pelo *Trichophyton rubrum.*
- Subungueal proximal, em que a infecção fúngica acomete a porção abaixo da lâmina ungueal.
- Distrófica total, na qual existem distrofia e ceratose subungueal. Apresenta-se como evolução das demais formas de onicomicoses (Figuras 32.17 a 32.25).[12,13]

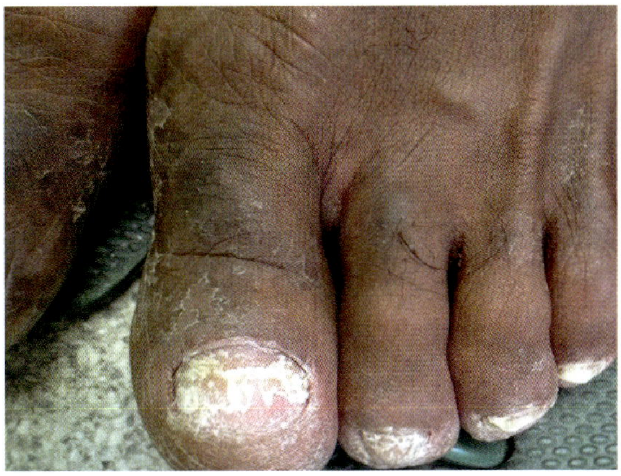

Figura 32.17 ■ Onicomicose superficial branca. (Serviço de Dermatologia do Hospital Eduardo de Menezes.)

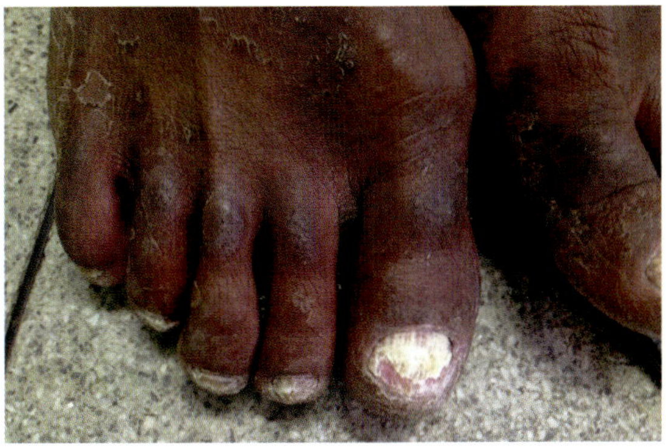

Figura 32.18 ■ Onicomicose superficial branca. (Serviço de Dermatologia do Hospital Eduardo de Menezes.)

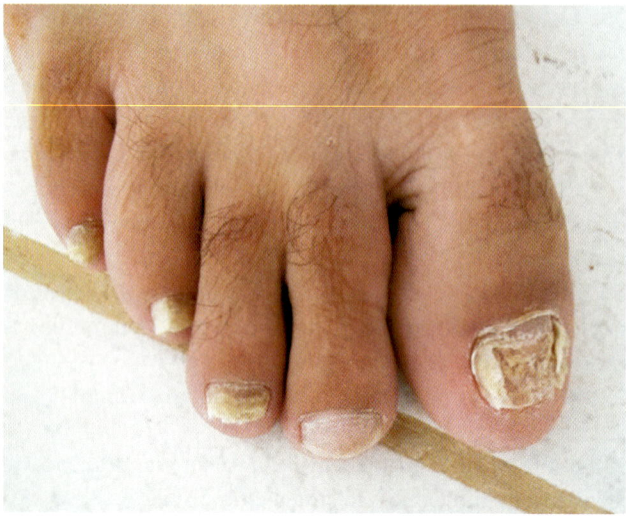

Figura 32.19 ■ Onicomicose. (Acervo da Dra. Maria Juliana Saraiva de Almeida.)

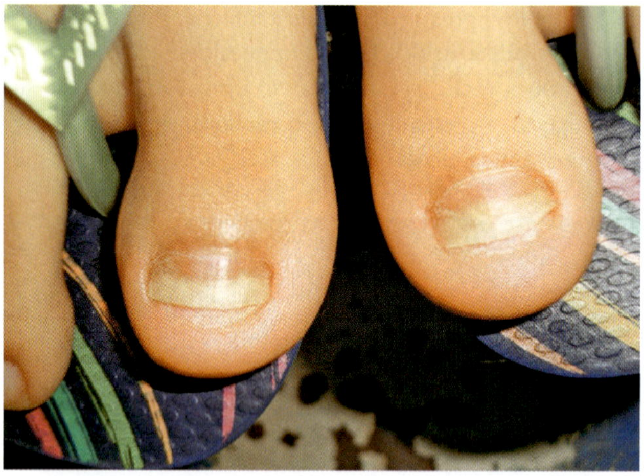

Figura 32.20 ■ Onicomicose. (CEMEPE – Centro de Medicina Especializada, Pesquisa e Ensino.)

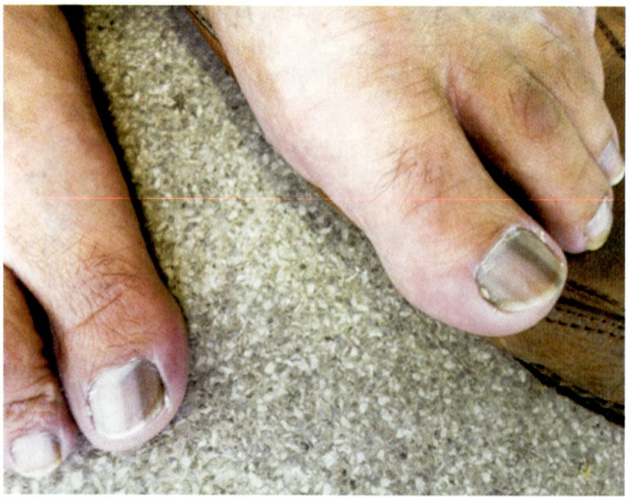

Figura 32.21 ■ Onicomicose por dermatófitos. (CEMEPE – Centro de Medicina Especializada, Pesquisa e Ensino.)

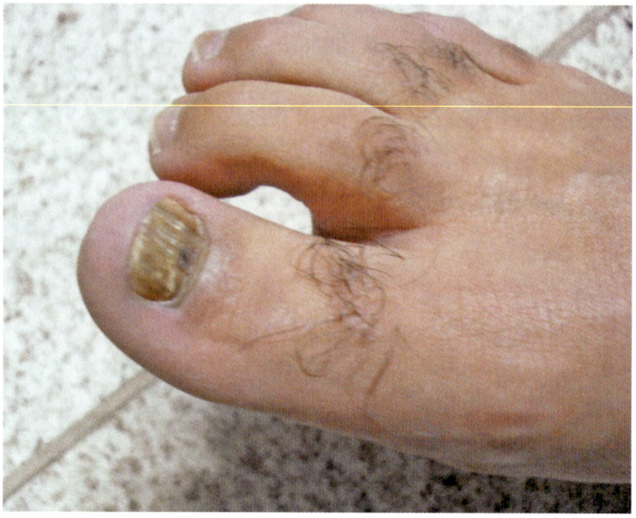

Figura 32.22 ■ Onicomicose. (CEMEPE – Centro de Medicina Especializada, Pesquisa e Ensino.)

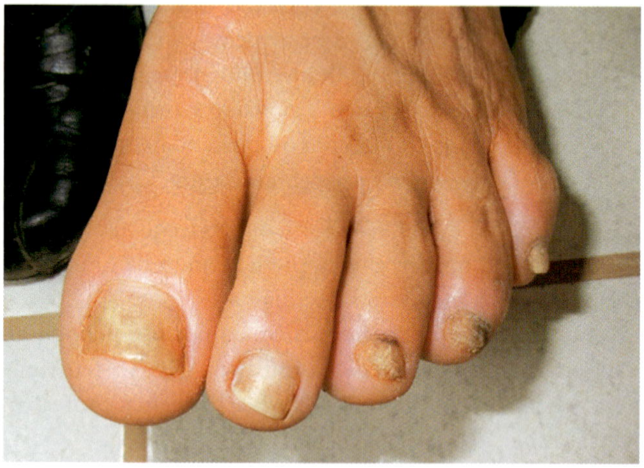

Figura 32.23 ■ Onicomicose. (Acervo da Dra. Maria Juliana Saraiva de Almeida.)

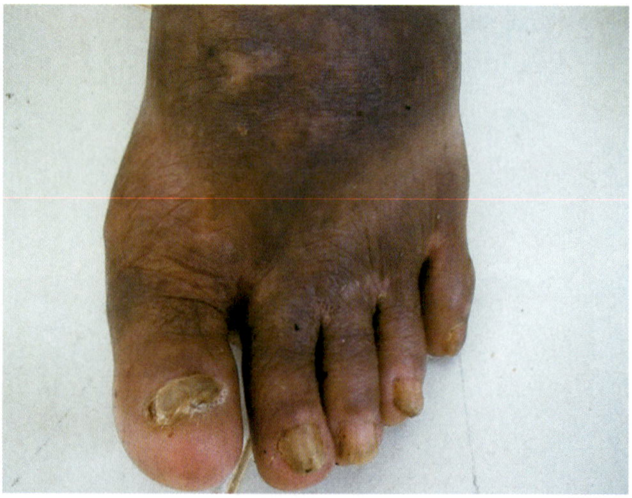

Figura 32.24 ■ Onicomicose por dermatófitos em pododáctilos. (Acervo da Dra. Maria Juliana Saraiva de Almeida.)

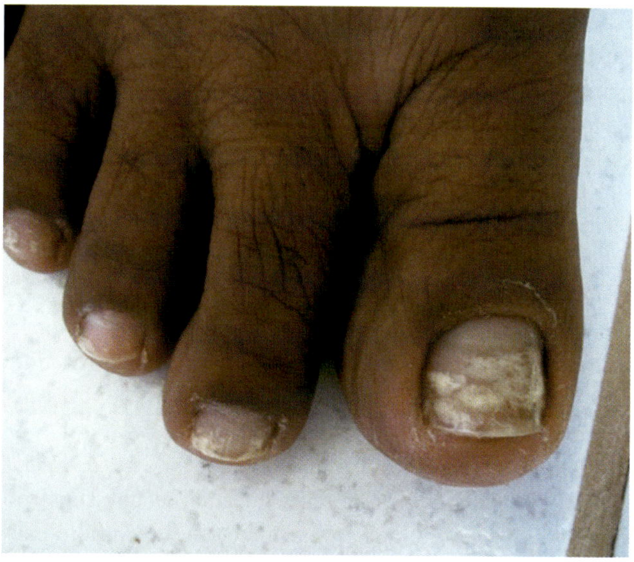

Figura 32.25 ■ Onicomicose branca superficial. (Acervo da Dra. Maria Juliana Saraiva de Almeida.)

O diagnóstico é firmado pelo exame micológico direto. O diagnóstico diferencial é feito com psoríase ungueal, líquen plano ungueal e lesões traumáticas.

As onicomicoses são mais refratárias ao tratamento quando comparadas ao acometimento fúngico de outras partes do corpo. O sucesso terapêutico vai depender da forma clínica e do grau de acometimento da unha. O estado biológico do fungo e a forma invasiva filamentosa ou quiescente afetam a resposta terapêutica.[12,15]

Após confirmado o diagnóstico, o tratamento é feito com antifúngicos tópicos na forma de esmalte associado ao tratamento sistêmico, de acordo com os seguintes esquemas:

- Terbinafina, 250mg/dia, durante 3 meses, ou em pulso, 500mg/dia por 7 dias; interromper por 21 dias. Repetir por 3 a 4 meses.
- Itraconazol, 200mg/dia por 3 a 4 meses, ou itraconazol, 200mg duas vezes ao dia, por 7 dias; interromper por 21 dias e repetir de três a quatro vezes (pulsoterapia).
- Fluconazol, 150mg/semana, por 6 a 12 meses.
- Cetoconazol, 200mg/dia, por 6 a 12 meses.
- Griseofulvina, 500 a 1.000mg/dia, por 12 meses.

Os esmaltes utilizados são amorolfina a 5% (uma vez por semana) e ciclopiroxolamina a 8% (duas vezes por semana).

O tempo de tratamento pode ser prolongado nos casos de unhas muito distróficas.[16] Muitas vezes, exige abrasão da lâmina ungueal.[17]

Tinha da mão (*Tinea manum*)

Causada pelo *Trichophyton rubrum*, a tinha da mão apresenta-se como lesão ceratósica e eritematosa nas palmas. O acometimento é unilateral.[4]

Tinha da face

Pouco frequente, a tinha da face muitas vezes está associada a imunodeficiência. Trata-se de uma forma atípica, e as lesões podem piorar com a exposição solar.[4]

Tinha da orelha (*Tinea auris*)

Acomete o pavilhão auricular e, às vezes, o conduto auditivo. As lesões são descamativas e, muitas vezes, sem bordas ativas. O diagnóstico diferencial é feito com dermatite seborreica.

Em crianças, o agente causal é o *Microsporum canis*, mas outros fungos podem ser isolados em adultos.[16]

Tinha imbricada (*Tinea imbricata*)

Também denominada tokelau ou chimberê, é causada pelo *Trichophyton concentricum*. Acomete populações indígenas da América Central, do Pacífico e da Região Norte do Brasil. É infecção crônica, com lesões eritematoescamosas, imbricadas, formando desenhos bizarros.[16]

Granuloma tricofítico de Majocchi

Constitui forma particular de dermatofitose, na qual o fungo se instala profundamente, provocando foliculite e perifoliculite. A lesão é eritematopustulosa ou papulopustular, localizada nas extremidades. Está associada ao uso local de corticoide.[4]

Mícides ou dermatofítides

A mícide é uma reação de hipersensibilidade a distância em decorrência da presença de um foco de dermatófito não adaptado. Na tinha do couro cabeludo observam-se pápulas e vesículas na região frontal e no dorso, as quais desaparecem com o tratamento específico da micose (Figura 32.26).[1,4,16]

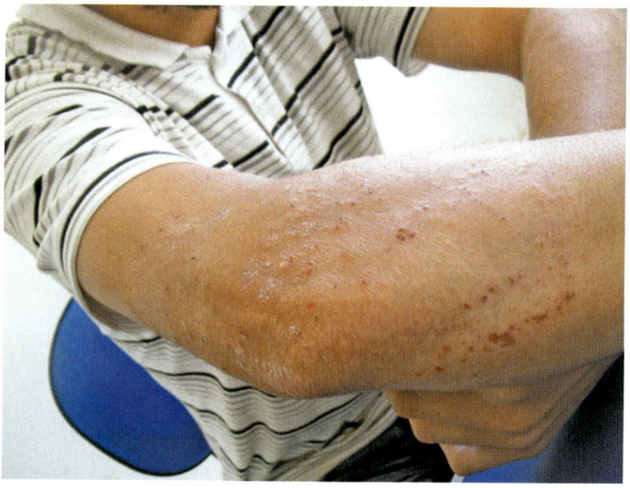

Figura 32.26 ■ Mícide. (Acervo da Dra. Maria Juliana Saraiva de Almeida.)

As tinhas do pé podem ser acompanhadas de vesículas intensamente pruriginosas nas palmas e plantas. As mícides podem acometer qualquer parte do tegumento.[4]

Micetoma e formas sistêmicas

O micetoma por dermatófito é raro, assim como a disseminação para órgãos internos em indivíduos imunodeprimidos.

A raridade da ocorrência dessas formas se deve ao fato de esses fungos apresentarem a propriedade de ceratofilia.[4]

Diagnóstico laboratorial

- Exame micológico direto é feito por meio da raspagem das lesões, cujas escamas são colocadas em lâmina de vidro, sendo o material clarificado com uma gota de solução de hidróxido de potássio a 10%. O objetivo do exame é identificar se o fungo é filamentoso ou não, evidenciando as hifas septadas ou não.
- Cultura para fungos em meio de Sabouraud ou meios contendo antibióticos e cicloeximida. Para identificar a espécie fúngica, separando os fungos dermatófitos dos fungos filamentosos não dermatófitos.[1,8]

Outros métodos laboratoriais:

- Exame micológico direto com *calcofluor white*, que, acrescido à solução de potassa, pode aumentar a sensibilidade para detecção do fungo, por corar em verde-maçã os fungos viáveis. Realizado sob microscopia de fluorescência, pode também ser utilizado o *Blankofor*.[4,6,15]
- Dissolução da unha em potassa e centrifugação com o objetivo de aumentar a positividade do exame direto. A coloração é feita com PAS (ácido periódico de Schiff) e a visualização se dá por meio de microscopia comum.[4,18]
- Microscopia confocal *in vivo* é realizada diretamente no paciente ou no material coletado da unha.[4,19]
- A citometria de fluxo promove a identificação dos fungos a partir de suas propriedades moleculares.[4,20]
- Biologia molecular: existem testes para identificação de novas espécies de fungos ou para melhorar a identificação das espécies já existentes: o RAPD (*random amplification polymorphic DNA*) torna possível a diferenciação das várias espécies de dermatófitos antropofílicos,[4,21] enquanto o PCR-RFLP (*polymerase chain reation-restriction fragment lengt polymorphism*) possibilita o estudo etiológico das dermatofitoses.[4,22]

Candidíase superficial (candidose, monilíase)

A infecção cutânea, mucosa ou sistêmica causada por leveduras do gênero *Candida* é denominada candidíase.

A principal espécie do gênero é a *Candida albicans*, descrita por Langenbeck em 1839.[1] Acreditava-se que a única espécie patogênica era a *Candida albicans*; no entanto, a partir da década de 1950, foram demonstradas outras espécies patogênicas, como *C. glabrata, C. tropicalis, C. krusei, C. parapsilosis, C. kefir, C. lusitaniae, C. inconspicua, C. rugosa, C. dubliniensis* e *C. guilliermondii*.[23]

Entretanto, a *C. albicans* é a espécie mais frequente.[1-3]

Dentre as diversas espécies de *Candida* sp., aquelas que prevalecem em nosso meio são: *C. albicans, C. tropicalis, C. krusei* e *C. parapsilosis*.

Essa levedura encontra-se saprofiticamente no organismo. Em caso de imunodepressão ou alteração da flora bacteriana, o equilíbrio é rompido e a *Candida* se torna patogênica, podendo afetar vários órgãos.[24]

As manifestações tegumentares são dependentes da interação do parasita com o hospedeiro, podendo se apresentar sob várias formas clínicas. A forma tegumentar superficial é mais comum do que as formas profundas. Em casos de imunodepressão, a infecção pode se manifestar de modo sistêmico.[4]

A candidíase pode comprometer as mucosas oral e vaginal e a pele, levando a quadros de intertrigo e perioníquia (Figuras 32.27 e 32.28), enquanto os fâneros provocam onicomicoses.[25]

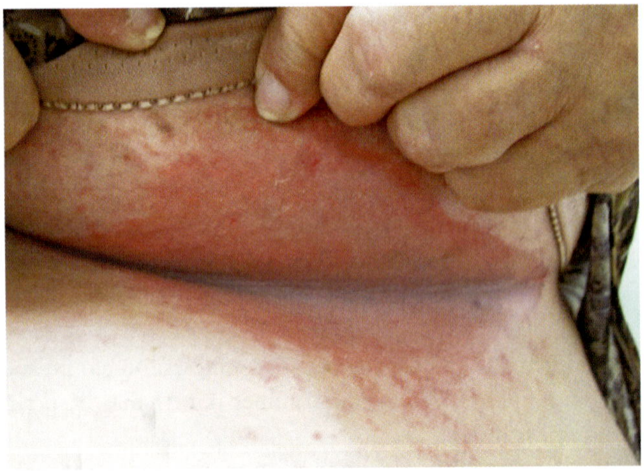

Figura 32.27 ■ Intertrigo moniliásico. (Acervo da Dra. Maria Juliana Saraiva de Almeida.)

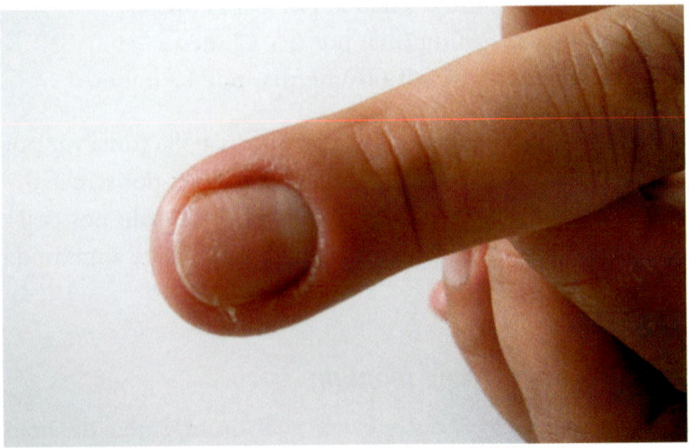

Figura 32.28 ■ Paroníquia em quirodáctilo. (Acervo da Dra. Maria Juliana Saraiva de Almeida.)

Pode haver disseminação para órgãos internos, constituindo quadro grave.

A candidíase mucocutânea é um defeito imunológico de defesa contra a levedura.[4]

Candidíase cutânea

O intertrigo pode afetar áreas de dobras da pele, como região inguinocrural, inframamária e axila, comissuras labiais e espaços interdigitais. O quadro clínico inicia-se com eritema local, seguido de maceração e fissura na prega. Observam-se prurido e ardor.

As lesões intertriginosas podem formar pequenos nódulos em suas margens, como um colar de escamas, que são lesões satélites, típicas da candidíase.

Em pacientes com resposta imunitária baixa, outras áreas podem ser invadidas a partir desses locais.[1]

Nos lactentes, o uso de fraldas favorece dermatite de contato por irritação primária e torna-se um fator desencadeante para a infecção pela *Candida*, causando eritema, pústulas e maceração nas dobras inguinais e nádegas.[4]

A candidíase mucocutânea é rara, decorrente de uma deficiência imunológica. A candidíase disseminada é uma manifestação dessa deficiência imune, ocasionando lesão da pele e das mucosas oral e vaginal e acometendo as unhas. As lesões cutâneas disseminadas podem adquirir aspecto papilomatoso e verrucoso.[8]

As leveduras da *Candida* podem acometer as unhas, sobretudo dos quirodáctilos, em indivíduos predisponentes e em casos de candidíase mucocutânea.

Em pacientes com paroníquia (eritema da cutícula e edema), observa-se a associação de leveduras, levando a acometimento ungueal, que se desenvolve da porção proximal para a distal. Essa infecção pode se complicar com a instalação de infecção bacteriana, predominantemente estafilococos e pseudomonas.

O acometimento das unhas dos pododáctilos por *Candida* é raro, ocorrendo com maior frequência em indivíduos diabéticos.

Outros fâneros, como os cabelos, podem ser acometidos pelas leveduras, com pústulas foliculares nas foliculites do couro cabeludo, em indivíduos toxicômanos.[1,8]

A forma mucosa mais comum é a pseudomembranosa da mucosa oral. Inicia-se na mucosa jugal, progredindo para gengivas, palato e pregas amigdalianas. Surgem lesões eritematosas recobertas por placas esbranquiçadas, as quais se desprendem facilmente com uma espátula. A esofagite surge como uma complicação, levando à disfagia.[8]

São propensos a essa infecção: lactentes, idosos, diabéticos, indivíduos com hipogamaglobulinemia (deficiência de IgA) e alteração de polimorfonucleares ou linfócitos.[4,8]

O uso de antibióticos de largo espectro leva à proliferação da levedura no trato intestinal por desnutrição da flora intestinal.[8]

A forma genital na mulher ocorre com prurido local, dispareunia e disúria. Observa-se corrimento vaginal esbranquiçado, semelhante a leite coalhado, com eritema vulvar.

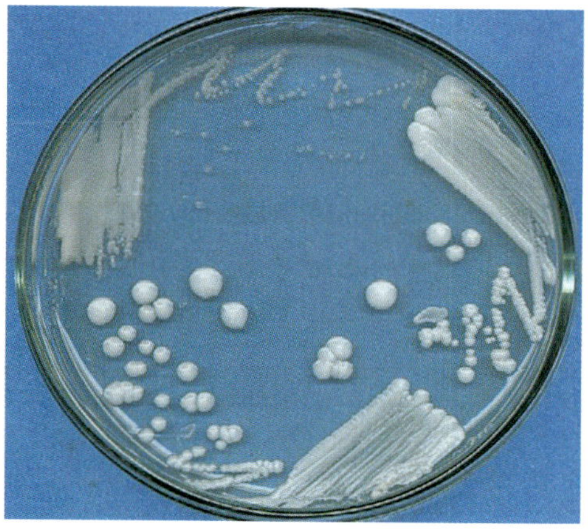

Figura 32.29 ■ *Candida* spp – colônia leveduriforme – coloração branco-creme. (CEMEPE – Centro de Medicina Especializada, Pesquisa e Ensino.)

No homem, ocorre sob a forma de balanite ou balanopostite, evoluindo para uretrite. Observam-se eritema e induto esbranquiçado, acompanhados de ardor e prurido (Figura 32.29).[1,4]

DIAGNÓSTICO LABORATORIAL

O diagnóstico laboratorial é feito por meio de:

- Exame micológico direto, que possibilita a visualização dos blastósporos e pseudofilamentos, com exceção da *Candida glabrata*, que não forma pseudofilamentos.
- Cultura para fungos, que torna possível o diagnóstico etiológico.
- Biologia molecular, para identificação de *Candida* sp., utilizando o PCR-RFLP.[26]

Tratamento

A medicação tópica pode ser administrada por quatro semanas: polienos (nistatina), azólicos (clotrimazol) e hidroxipiridonas (ciclopiroxalamina).

Em caso de necessidade de medicação sistêmica, podem ser utilizados:

- **Polienos:** nistatina (em pastilhas: 200.000UI; em drágeas: 5.000.000UI; suspensão oral: 100.000UI/mL). A dose é de 200.000 a 5000.000UI, duas vezes ao dia. Está indicado na estomatite moniliásica ou para restabelecimento da flora intestinal em caso de uso prolongado de antibióticos.
- **Azólicos:** fluconazol está indicado no tratamento de candíase orofaríngea, esofagite e da mucosa vaginal e uretral.
- **Anfotericina B:** em casos graves.[27]

CONSIDERAÇÕES SOBRE OS FÁRMACOS UTILIZADOS NO TRATAMENTO DAS MICOSES SUPERFICIAIS[4,28]

Griseofulvina

- **Ação:** fármaco efetivo contra fungos dermatófitos e com pouco efeito sobre leveduras e fungos não dermatófitos.

- **Contraindicação:** gestação, porfiria, hepatopatias e lúpus eritematoso, por ser fármaco fotossensibilizante.
- **Interações:** anticoagulante (varfarina).

Barbitúricos e anticoncepcionais orais

- **Reações adversas:** cefaleia, fotossensibilidade, erupção mobiliforme e urticária, granulocitopenia, proteinúria e hepatotoxicidade.
- **Controle:** funções hepática, renal e hematológica.

Cetoconazol

- **Ação:** agente de amplo espectro de ação em dermatófitos, leveduras, *Malassezia* sp. e fungos não dermatófitos.
- **Reações adversas:** hepatotoxicidade, idiossincrasia fatal após 28 dias de uso, urticária, naúseas, dor abdominal e impotência.
- **Interações medicamentosas:** dicumarínicos, rifampicina, isoniazida, ciclosporina, hipoglicemiantes orais e fenitoína. A associação com terfenadina pode levar à disritmia cardíaca fatal.
- **Controle:** função hepática.

Itraconazol

- **Apresentação:** 100mg.
- **Ação:** amplo espectro de ação.
- **Reações adversas:** reação idiossincrática hepática reversível, náuseas, sintomas gastrointestinais, erupções cutâneas, cefaleia, tonturas e fadiga. Não pode ser associado à terfenadina em virtude do risco de disritmia cardíaca fatal.
- **Interações medicamentosas:** digoxina, ciclosporina, fenitoína, rifampicina, derivados cumarínicos, isoniazida, hipoglicemiantes orais e sinvastatina.

Fluconazol

- **Apresentação:** 150mg.
- **Ação:** semelhante ao cetoconazol, com a vantagem de penetrar o líquido cefalorraquidiano.
- **Reações adversas:** hepatotoxicidade menor do que por cetoconazol, cefaleia, náuseas, vômitos, diarreia, *rash* cutâneo e dor abdominal.

Terbinafina

- **Ação:** age com muita eficácia contra fungos dermatófitos, embora com menor espectro de ação. Não exerce atividade contra leveduras e fungos não dermatófitos.
- **Efeitos adversos:** dispepsia, erupção cutânea, sensação de plenitude gástrica, dispepsia, dor abdominal leve e diarreia, artralgia, mialgia e alteração do paladar.
- **Controle:** monitorização de doentes renais e hepáticos em virtude da metabolização hepática e excreção renal.

Referências

1. Lacaz CS, Porto C, Martins JEC. Micologia médica. 9. ed. São Paulo: Sarvier, 2002.
2. Odds FC Arai T, Disalvo AF et al. Nomenclature of fungal diseases: a report and recommendations from a sub-committee of the International Society for Human and Animal Mycology (ISHAM). J Med Vet Mycol 1992; 30:1-10.
3. Ruiz LRB. Micoses: classificação clínica. In: Zaitz C et al. Compêndio de micologia médica. 2. ed., Rio de Janeiro: Guanabara Koogan, 2010.
4. Tomimori J. Micoses superficiais. In: Ramos-e-Silva M, Castro MCR. Fundamentos de dermatologia. Rio de Janeiro: Atheneu, 2010.
5. Haneke E, Roseeuw D. The scope of onycomycosis epidemiology and clinical features. Int J Dermatol 1999; 38 (Suppl 2):7-12.
6. Rinaldi MG. Dermatophytosis epidemiological and microbiological update. J Am Acad Dermatol 2000; 43S:120-4.
7. Rippon JW. Dermatophytosis and dermatomycosis. In: Medical mycology. 3. ed. Philadelphia: WB Saunders, 1988:169-275.
8. Crissey JT, Lang H, Parish LC. Manual of medical mycology. Cambridge: Blackwell Science, 1995, 263 p.
9. Duek L, Kaufman G, Ulman Y, Berdiceusky I. The pathogenesis of dermatophyte infections in human skin sections. J Infect 2004; 48(2):175-80.
10. Cabañes FJ. Dermatofitosis animales. Recientes avances. Rev Iberoam Micol 2000; 17(1):58-512.
11. Babel DE, Rogers AL, Beneke ES. Dermatophytosis of the scalp: incidence, immune response, and epidemiology. Mycopathologia 1990; 109:69-73.
12. Zaias N. Onychomicosis. Dermatol Clin 1985; 3(3):445-60.
13. Summerbell RC, Cooper E, Bunn U, Jamieson F, Gupta AK. Onychomycosis: a critical study of techniques and criteria for confirming the etiologic significance of nondermatophytes. Med Mycol 2005; 43:39-59.
14. Gupta AK, Konnikov N, MacDonald P et al. Prevalence and epidemiology of toenail onychomicosis in diabetic subjects: a multicentre survey. Br J Dermatol 1988 Oct; 139(4):665-71.
15. Ellis DH. Diagnosis of onychomicosis made simple. J Am Acad Dermatol 1999; 40(6):3-8.
16. Zaitz C. Compêndio de micologia médica. Rio de Janeiro: Guanabara Koogan, 2010.
17. Di Chiacchio N, Kadunc BV, Almeida ART, Madeira CL. Nail abrasion. J Cosm Dermatol 2004; 2:150-2.
18. Liu HN, Lee DD, Wong CK et al. KONCPA: a new method for diagnosing tinea unguium. Dermatology 1993; 187:166-8.
19. Pierad GE, Arrese JE, Pierre S et al. Diagnostic microscopique des onychomycoses. Ann Dermatol Venerol 1994; 121:25-9.
20. Arrese J, Piérard GE. Facing up to the diagnostic uncertainty and management of onychomycoses. Int J Dermatol 1999; 8 (suppl 2):1-6.
21. Mochizuki T, Suzie N, Uehar M. Random amplification of polymorfhic DNA is useful for the differentiation of several anthophilic dermatophytes. Mycoses 1997; 40:405-9.
22. Kamiya A, Kiduchi A, Tomita Y, Kanbe T. PCR and PCR-RFLP techniques targeting the DNA topoisomerase II gene for rapid clinical diagnosis of the etiologic of dermatophytosis. J Dermatol Sci 2004; 34(1):35-48.

23. Pfaller MA. Epidemiology of candidiasis. J Hosp Infect 1995; 30:329-38.
24. Brilhante RS, Cordeiro RA, Medrano DJ et al. Onychomycosis in Ceará (Northeast Brazil): epidemiological and laboratory aspects. Mem Inst Oswaldo Cruz 2005; 100(2):131-5.
25. Jarvis WR. The epidemiology of colonization. Infect Control Hosp Epidemiol 1996; 17(1):47-52.
26. Trost A, Graf B, Wucker J et al. Identification of clinically relevant yeasts by PCR- RFLP. J Microbiol Methods 2004; 56(2):201-11.
27. Kwok YK, Tay YK, Goh CL,Kamarudin A, Koh MT, Seow CS. Epidemiology and in vitro activity of antimycotics against candical vagina/skin/nail infections in Singapore. Int J Dermatol 1998; 37(2):145-9.
28. Goodman LS, Gilman A. As bases farmacológicas da terapêutica. 10. ed. Rio de Janeiro: Mc-Graw-Hill, 2003.

Dermatomicoses: Fungos Filamentosos não Dermatófitos Hialinos ou Demácios

Fernanda Aragão Grassi Marques

INTRODUÇÃO

Dermatomicoses são lesões em pele, unhas e pelos que se assemelham às dermatofitoses, mas que, no entanto, têm como agentes causais fungos filamentados não dermatófitos, que podem ser hialinos ou demácios. Os hialinos estão relacionados com as hialo-hifomicoses superficiais e os demácios, com as feo-hifomicoses superficiais. Muitos deles podem causar infecções crônicas no ser humano.

A importância do estudo desses fungos está relacionada com o aumento recente na incidência em imunocompetentes e imunocomprometidos.

Trata-se de fungos geofílicos amplamente distribuídos na natureza e em matérias orgânicas e detritos vegetais.

Ao contrário dos dermatófitos, não são fungos ceratinofílicos, vivendo do cimento intercelular ou da ceratina desnaturada previamente por trauma ou doença. São considerados invasores secundários, mas permanecem colonizando ativamente a epiderme.

Como os fungos filamentosos não dermatófitos podem ser contaminantes ou sapróbios, é importante salientar as características que permitem concluir que naquele caso o fungo em questão é o agente causador da dermatomicose (Tabela 33.1).

Tabela 33.1 ■ Critérios para diagnóstico de dermatomicoses

1. Quadro clínico semelhante à dermatofitose sem isolamento de dermatófito
2. Isolamento de fungo compatível com quadro clínico
3. Três culturas com isolamento do mesmo fungo não dermatófito
4. O agente etiológico suspeito cresce a 37°C
5. Não de isola outro patógeno em meio de cultura com ou sem cicloeximida

VARIANTES CLÍNICAS

Onicomicose

As alterações ungueais podem ser idênticas às da tinha da unha, sendo a forma clínica mais observada a proximal superficial. No entanto, podem apresentar inflamação da prega ungueal proximal, coloração amarelada na cutícula, dor e secreção purulenta, com lâmina ungueal enegrecida.

Dentre as onicomicoses, a prevalência de fungos filamentosos não dermatófitos varia entre 1,45% e 17,6%, a depender do estudo realizado.

Os agentes mais frequentemente isolados são: *Scopulariopsis brevicaulis, Fusarium* spp, *Acremonium* spp, *Aspergillus* spp, *Scytalidium hyalinum, Hendersonula toruloidea* (ou *Nattrassia mangiferae*) e *Scytalidium dimidiatum.*

O diagnóstico é confirmado pelo exame micológico direto, que revela hifas septadas hialinas e ausência de crescimento de dermatófitos em cultura.

O tratamento é difícil, e as recidivas são frequentes. O tratamento deve durar 6 meses ou mais com a combinação de antifúngico oral, preferencialmente o itraconazol, em razão de seu amplo espectro de ação, com medicação tópica em veículo esmalte (amorolfina a 5% ou ciclopiroxolamina a 8%). Pode ser necessária a associação de dois antifúngicos sistêmicos, em casos resistentes. Em caso de hiperceratose ungueal pronunciada, é aconselhável a avulsão química das unhas afetadas com creme de ureia a 40%.

Dermatomicose de pés e mãos

Lesões semelhantes à tinha dos pés acometem planta e espaços interdigitais, raramente apresentando quadro semelhante nas mãos.

Agentes mais frequentes: *Scytalidium hyalinum, Scopulariopsis brevicaulis, Aspergillus* spp, *Penicillium* spp, *Hendersonula toruloidea, Alternaria chlamydospora, Cladosporium phaerospermum, Curvularia verrucosa* e *Curvularia senegalensis.*

O tratamento pode ser tópico, sistêmico ou combinado. A medicação oral de escolha é o itraconazol, e derivados imidazólicos e ciclopiroxolamina podem ser usados topicamente.

Dermatomicose da pele glabra

Trata-se de nosologia pouco frequente. Em pacientes imunocompetentes, há casos de acometimento por *Acremonium falciforme, Scopulariopsis brevicaulis, Hendersonula toruloidea, Alternaria chlamydospora, Cladosporium phaerospermum, Curvularia verrucosa* e *Curvularia senegalensis*. O tratamento consiste no uso de itraconazol, e derivados imidazólicos e ciclopiroxolamina podem ser usados topicamente.

Scytalidioses

Denominam-se *scytalidioses* as infecções superficiais causadas pelo *Neoscytalidium dimidiatum* e pelo *Scytalidium hyalinum* em humanos. Essas infecções simulam dermatofitoses.

São descritas 15 espécies no gênero *Scytalidium*, as quais se encontram amplamente distribuídas ao redor do mundo. Enquanto o *S. hyalinum* é isolado principalmente em pacientes da Ásia, América do Sul e oeste da África, o *N. dimidiatum* é encontrado na Ásia, no Oceano Índico e na África Central. Endêmicos em regiões tropicais e subtropicais, podem corresponder a até 40% das dermatomicoses nessas localidades. Não são frequentes nos países temperados, mas sua prevalência é crescente e está associada aos imigrantes e viajantes.

Esses fungos filamentosos da família dos ascomicetos são associados, principalmente, a plantas e árvores frutíferas, como limoeiros e bananeiras, e ao solo.

Clinicamente, causam infecções cutâneas superficiais e onicomicoses indistinguíveis das dermatofitoses. É maior a tendência de acometimento de plantas e artelhos, em detrimento das palmas das mãos. A invasão das unhas dos pés se dá pela borda lateral e distal, podendo ocorrer paroníquia e distrofia ungueal total. Melanoníquia é frequentemente observada.

O acometimento palmar é usualmente unilateral, enquanto o acometimento plantar é bilateral, compondo a síndrome de uma mão e dois pés.

É controversa a hipótese de que esses fungos possam estar presentes como comensais, sem causar doenças.

Diagnóstico

O diagnóstico é estabelecido por meio de exame micológico direto e cultura, sendo necessária a confirmação em caso de exame positivo, uma vez que esses fungos podem ser contaminantes.

Ao exame micológico direto, podem ser visualizadas hifas septadas indistinguíveis daquelas dos dermatófitos, mas a apresentação característica é de hifas irregulares e sinuosas.

Tanto o *S. dimidiatum* como o *S. hyalinum* são cultivados em ágar Sabouraud sem cicloeximida, com antibióticos, a 30°C por até 3 semanas, para isolamento dos dermatófitos. Os *Scytalidium* spp são fungos de crescimento rápido, em 2 a 4 dias.

A colônia de *S. dimidiatum* é inicialmente cinza e evolui para verde-oliva a acastanhada, podendo ser preta com reverso também preto. Já a colônia de *S. hyalinum* varia de branca a bege.

Tratamento

O tratamento da onicomicose por esses fungos deve ser prolongado, 6 meses ou mais, e consistir na associação de abrasão química ou mecânica da unha com antifúngico oral e tópico; neste último caso, a preferência recai sobre o esmalte de amorolfina.

Tinha negra

Descrita pela primeira vez por Alexandre Cerqueira em 1891, na Bahia, só foi divulgada após a publicação, em 1916, da tese *Keratomycosis nigricans palmaris*, de Antônio G. Cerqueira.

Infecção fúngica crônica e assintomática da camada córnea, caracteriza-se por máculas acastanhadas ou enegrecidas com bordas bem definidas e sem descamação.

Acomete ambos os sexos e todas as faixas etárias, sendo mais frequente no sexo feminino, em pacientes com menos de 20 anos de idade e que apresentam hiperidrose.

Tem como sinonímia *keratomycosis nigricans palmaris,* por acometer mais frequentemente as palmas das mãos, mas pode atingir ainda plantas e, menos frequentemente, outros sítios, quando é considerada atípica.

Por não ser uma dermatofitose, e sim uma feo-hifomicose superficial, a expressão tinha negra é imprópria, mas foi consagrada pelo uso.

O agente etiológico *Hortaea werneckii* é um fungo sapróbio e exclusivo da tinha negra. Tolera elevada concentração salina, sendo isolado do mar, de frutos do mar, do solo, de esgotos, húmus e madeira. Está presente em áreas litorâneas das regiões tropicais e subtropicais, mas também foram descritos casos em regiões de clima temperado. A transmissão da doença está associada ao contato do hospedeiro com o ambiente marinho.

Diagnóstico diferencial

Clinicamente, pode assemelhar-se a lesões melanocíticas, eritema pigmentar fixo, hematomas e pigmentações exógenas. Assim, a dermatoscopia da lesão é de grande ajuda no diagnóstico diferencial, bem como o exame micológico direto e a cultura.

Diagnóstico

- **Exame micológico direto:** hifas septadas demácias e ramificadas.
- **Cultura:** crescimento de colônia do fungo filamentoso, de coloração que varia do castanho-esverdeado ao preto.
- **Microcultivo:** presença de células leveduriformes com divisão por cissiparidade, apresentando aneloconídeos.
- **Exame anatomopatológico:** hifas septadas demácias septadas e ramificadas na camada córnea.

Tratamento

Raras vezes evolui para cura espontânea. Na maioria dos casos, não é necessário o uso de medicação sistêmica, sendo considerada boa a eficácia de antifúngicos tópicos, como ciclopiroxolamina, derivados imidazólicos e butenafina. Agentes ceratinolíticos podem ser associados para aumentar a eficácia e diminuir o tempo de tratamento. Não há tendência de recidiva, exceto em caso de reexposição a materiais infectados.

Piedra preta

A *piedra* preta foi por muito tempo confundida com a *piedra* branca, até que, em 1911, o brasileiro Parreiras Horta definiu as duas variedades de *piedras* e denominou *Trichosporon* sp. o agente da *piedra* negra, que posteriormente passou a ser chamado *Trichosporon hortae.* No entanto, desde 1928 é utilizada a denominação *Piedraia hortae.* A *piedra* branca, por sua vez, é causada por fungos do gênero *Trichosporon.*

O quadro pode ser assintomático ou percebido como sensação arenosa ao toque ou por som metálico ao pentear os cabelos. O couro cabeludo, principalmente a região da fronte, é o sítio principal.

Nódulos negros e firmes, com tamanho e formato irregulares, são encontrados presos aos fios e raramente ocasionam a quebra dos cabelos.

O ambiente e a flora da pele são as principais fontes da *piedra.* O fungo pode ser isolado do solo, mas também de locais com água parada em regiões quentes e úmidas, como a Floresta Amazônica, sendo frequente na população indígena dessa região, com casos também registrados na Ásia e na África.

Diagnóstico

- **Exame micológico direto:** nódulos pretos, firmes e aderentes ao pelo. Os nódulos contêm vários ascos, ascósporos e hifas aderidos ao pelo. Os ascósporos são agrupados em grupos de oito em cada asco. As hifas e os artroconídeos estão alocados na periferia dos nódulos. O *P. hortae* é um dos poucos fungos que parasitam humanos e que produz esporos sexuais em sua forma parasitária.
- **Cultura:** enegrecida de crescimento lento no ágar Sabouraud, sem inibição pela cicloeximida.

Tratamento

Em geral, a doença se limita aos nódulos do couro cabeludo e é considerada benigna. Cortar os cabelos é terapêutica eficaz, sendo possível a associação de antifúngicos tópicos e terbinafina oral, em casos mais resistentes.

Bibliografia

Bonifaz A, Gómez-Daza F, Paredes V, Ponce RM. Tinea versicolor, tinea nigra, white piedra, and black piedra. Clin Dermatol 2010 Mar 4; 28(2):140-5.

Cerqueira AG. Keratomycosis nigricans palmaris [Tese]. Salvador: Faculdade de Medicina da Bahia, 1916.

Dinato SLM, Almeida JRP, Romiti N, Camargo FAA. Tinea nigra na Cidade de Santos: relato de cinco casos. Na Bras Dermatol 2002; 77:713-8.

Fernández MS, Rojas FD, Cattana ME, de Los Ángeles Sosa M, Mangiaterra ML, Giusiano GE. Aspergillus terreus complex: na emergent opportunistic agent of Onychomycosis. Mycoses 2013 Mar 1.

García-Martos P, Domínguez I, Marín P, Linares M, Mira J, Calap J. Onychomycoses caused by non-dermatophytic filamentous fungi in Cádiz. Enferm Infec Microbiol Clin. 2000 Aug-Sep; 18(7):319-24.

Krijgsheld P, Bleichrodt R, van Veluw GJ, Wang F, Müller WH, Dijksterhuis J, Wösten HA. Development in Aspergillus. Stud Mycol 2013 Mar 15; 74(1):1-29.

Machouart M, Menir P, Helenon R, Quist D, Desbois N. Scytalidium and scytalidiosis: What's new in 2012? J Mycol Med 2013 Mar; 23(1):40-6.

Rossetto AL, Cruz RC. Tinea nigra: successful – treatment with topical butenafine. Na Brás Dermatol 2012 Nov-Dec; 87(6):939-41.

Rotta I, Sanchez A, Gonçalves PR, Otuki MF, Correr CJ. Efficacy and safety of topical antifungals in treatment of dermatomycosis: a systematic review. Brit J Dermatol 2012; 166:927-33.

Schwartz RA. Superficial fungalinfections. Lancet 2004 Sep 25-Oct 1; 364(9440):1173-82.

Xavier APM, Oliveira JC, Ribeiro VLS, Souza MAJ. Aspectos epidemiológicos de pacientes com lesões ungueais e cutâneas causadas por Scytalidium spp. An Bras Dermatol 2010; 85(6):805-10.

Zaitz C, Campbell I, Marques AS, Ruiz LRB, Framil VMS. Dermatomicoses por fungos filamentosos septados demácios. In: Zaitz C, Campbell I, Marques SA, Ruiz LRB, Framil VMS. Compêndio de micologia médica. 2. ed. Rio de Janeiro: Guanabara Koogan, 2010:180-6.

Micoses Profundas Subcutâneas

Parte A
Esporotricose

Bárbara Proença Nardi de Assis

INTRODUÇÃO

Esporotricose é uma micose subcutânea, subaguda ou crônica, causada pelo fungo *Sporothrix schenckii*. Na maioria das vezes, trata-se de infecção benigna, limitada a pele, tecido subcutâneo e vasos linfáticos adjacentes. Eventualmente, pode disseminar-se para ossos e órgãos internos. Ainda mais raramente, a inalação de conídios do fungo pode levar a doença sistêmica, de início pulmonar.[1,2]

O primeiro relato de caso de esporotricose foi publicado pelo estudante de medicina Benjamin Schenck, em 1898, no *Johns Hopkins Medical Bulletin*. Tratava-se de um paciente do sexo masculino com múltiplas lesões ulceradas em antebraço direito, que surgiram após ferimento no dedo indicador. A cultura da secreção mostrou o crescimento de um fungo, então classificado como do gênero *Sporotrichum*.[3] Pouco tempo depois desse primeiro relato, novos casos foram descritos em outras regiões dos EUA e na França. Subsequentemente, surgiram relatos provenientes de todas as partes do mundo.[4]

ETIOLOGIA

O *Sporothrix schenckii* é um fungo ubíquo na natureza, que vive como saprófita na vegetação, na excreta de animais e no solo. O fungo já foi isolado de madeira, folhas, frutas, grãos, solo, excretas de animais, animais terrestres e marinhos, e até mesmo de alguns insetos (Figuras 34.1 e 34.2).[1,2,5]

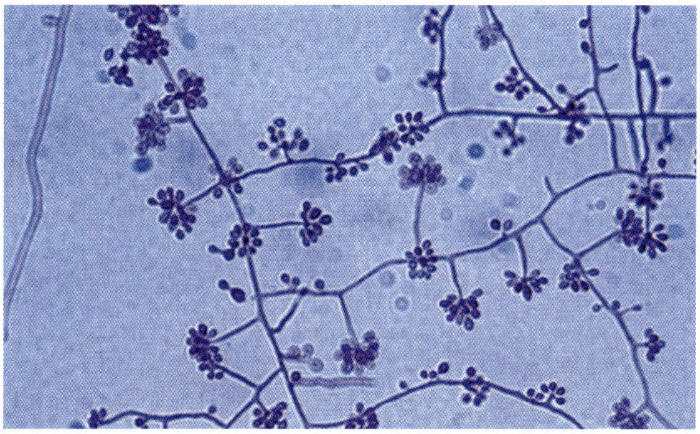

Figura 34.1 ■ *Sporothrix schenckii* – hifas hialinas septadas. Conídios ovais ou piriformes dispostos em forma de margarida na extremidade do conidióforo. (CEMEPE – Centro de Medicina Especializada, Pesquisa e Ensino.)

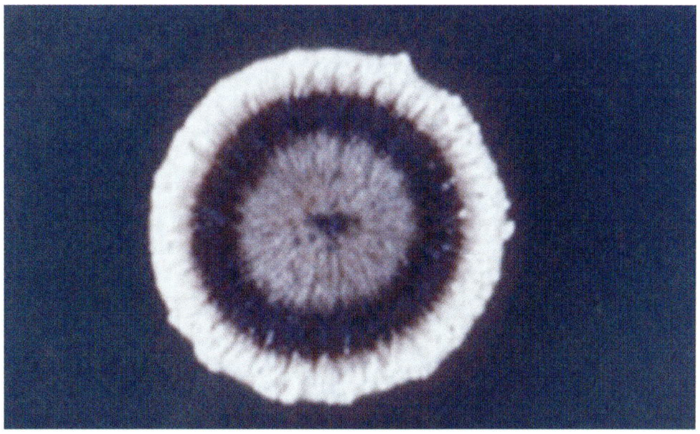

Figura 34.2 ■ *Sporothrix schenckii* – colônia filamentosa inicialmente branca, formando halo preto que progride até escurecimento total da colônia. (CEMEPE – Centro de Medicina Especializada, Pesquisa e Ensino.)

O *S. schenckii* é um fungo dimórfico. Quando cresce em temperatura ambiente, desenvolve a forma miceliana saprofítica. Nos tecidos do hospedeiro ou em culturas a 37ºC, apresenta-se sob a forma leveduriforme parasitária.[2,4]

Os fatores de virulência do *S. schenckii* ainda não foram completamente elucidados. O fungo produz melanina, o que parece conferir proteção contra fagocitose. Termotolerância é outro suposto fator de virulência. Cepas que crescem a 35°C, mas não a 37°C, são incapazes de causar esporotricose cutaneolinfática e provocam formas cutâneas localizadas, ao passo que fungos isolados de lesões nas formas linfáticas, disseminadas e extracutâneas da doença apresentam termotolerância e crescem a 37°C.[1,6]

PATOGÊNESE

A infecção geralmente ocorre por inoculação traumática do fungo na pele, por meio de ferimentos com material contaminado, como espinhos, plantas e madeira. Contudo, a história de trauma nem sempre estará presente.[1,4,5] Como se trata de fungo que vive na vegetação e no solo, indivíduos que exercem certas atividades ocupacionais e de lazer, como floricultura, jardinagem, agricultura e mineração, estão mais propensos à infecção.[1,2,5] Em estudo realizado no Rio Grande do Sul, 74,3% dos pacientes com esporotricose exerciam atividades profissionais associadas a maior risco de exposição ao fungo. Ao todo, 54,9% dos pacientes eram fazendeiros e 19,4% eram apicultores, carpinteiros, jardineiros, pescadores, caçadores ou floristas.[7]

Transmissão zoonótica por meio de arranhadura ou mordida de animais já foi descrita em casos isolados e em pequenos surtos. Os animais mais comumente responsáveis por essa forma de transmissão são tatus e gatos, mas cachorros, cavalos, cobras, ratos e pássaros já foram implicados em alguns relatos de casos.[1,5,6] Nos últimos anos, o papel dos felinos na transmissão da esporotricose tem ganhado importância.[8] No estado do Rio de Janeiro, a transmissão por gatos assumiu proporções epidêmicas, configurando-se na primeira e maior epidemia zoonótica já descrita.[9] Nessa epidemia, a alta infectividade dos gatos foi demonstrada mediante isolamento do *S. schenckii* em 100% das lesões cutâneas, 66,2% dos *swabs* de cavidade nasal, 41,8% dos *swabs* de cavidade oral e em 39,5% de fragmentos de unhas de gatos com esporotricose.[10]

Mais raramente, a esporotricose ocorre por inalação de conídios do fungo, o que pode acarretar infecção pulmonar e subsequente disseminação hematogênica para ossos, olhos, sistema nervoso central (SNC) e vísceras.[1,5,6] Diabetes, alcoolismo, idade avançada, câncer, uso prolongado de corticosteroides e imunodepressão predispõem o indivíduo à infecção sistêmica.[2]

Os mecanismos imunitários envolvidos na defesa do hospedeiro contra a infecção ainda são pouco conhecidos. Provavelmente há participação tanto da resposta imune celular como da humoral.[1,2] A resposta imune celular do tipo Th1 é de grande importância na patogênese da doença e a principal responsável pelo controle da infecção. Diferentes graus de ativação das células Th1 ocasionam diferentes manifestações clínicas.[1] Existem evidências de que algumas pessoas têm imunidade parcial ou total contra o *S. schenckii*. Pessoas com alta resistência não desenvolvem a doença, o que pode ser demonstrado por meio da reação positiva à esporotriquina na ausência de doença clínica (esporotricose-infecção).[2] A forma cutânea localizada poderia representar maior grau de imunidade do hospedeiro diante da infecção, ocorrendo em indivíduos que tiveram contato prévio com o fungo.[1,4,7]

EPIDEMIOLOGIA

Esporotricose é a micose subcutânea mais comum, havendo relatos de casos em todo o mundo.[5,6] Apesar da distribuição universal, é mais prevalente em áreas tropicais e subtropicais.[1,5] A doença é endêmica na África e nas Américas Central e do Sul, com grande concentração de casos no México, Brasil, Uruguai, Peru, Japão e Índia. A maior epidemia conhecida ocorreu entre 1941 e 1944, na África do Sul, quando mais de três mil casos de esporotricose foram detectados entre trabalhadores de uma mina de ouro.[1,5,6]

A primeira epidemia de esporotricose com transmissão zoonótica foi detectada no Rio de Janeiro, a partir de 1998, e estava relacionada com contato com gato doméstico. Entre 1998 e 2001, 178 casos humanos foram diagnosticados, dos quais 68% ocorreram em mulheres. A ocupação mais comum era a de dona de casa, e 5% dos pacientes eram veterinários.[11] O predomínio de mulheres adultas envolvidas em atividades domésticas sugere que esse é o grupo mais exposto ao fungo em razão dos cuidados diários com gatos.[8] A partir do ano 2000, o número de casos cresceu exponencialmente.[9] Até o ano de 2004 foram detectados 759 casos em seres humanos e 1.503 casos em gatos. Dos pacientes com esporotricose, 83,4% relatavam contato com gatos com a doença e 55,8% destes relatavam mordidas ou arranhaduras.[8] Em 2006, mais de 900 casos em humanos já haviam sido diagnosticados, provenientes de 22 municípios do estado do Rio de Janeiro. Os municípios mais acometidos foram Rio de Janeiro, Duque de Caxias e São João de Meriti. Até dezembro de 2009, o número de casos em humanos já havia subido para aproximadamente 2.200. Como a doença não é um agravo de notificação compulsória no Brasil, a real incidência é desconhecida.[9]

Esporotricose afeta ambos os sexos e todas as idades.[1] Não há um padrão uniforme na distribuição de casos por gênero nas áreas endêmicas, com algumas regiões mostrando predomínio de homens e outras regiões com maior prevalência de casos entre as mulheres.[4] A maior proporção de casos ocorre em adultos em todas as áreas endêmicas, com exceção de Abancay, no Peru, onde 60% dos casos ocorreram em menores de 15 anos de idade.[4,12] As diferenças na distribuição estão relacionadas com variações na ocupação e no risco de exposição a fungo.[1,4]

MANIFESTAÇÕES CLÍNICAS

A apresentação clínica da esporotricose varia de acordo com diversos fatores, como resistência imunológica do hospedeiro, tamanho do inóculo, profundidade da inoculação, virulência e termotolerância do fungo.[1,5,6]

A esporotricose pode ser classificada em quatro formas clínicas: cutaneolinfática, cutânea localizada, cutânea disseminada e extracutânea. As formas cutaneolinfática e a localizada representam mais de 95% de todos os casos. Esporotricoses disseminada e sistêmica são raras e quase sempre associadas à imunossupressão do hospedeiro.[2,5]

Forma cutaneolinfática

A forma mais comum, representa mais de 75% de todos os casos de esporotricose.[1,5] Contudo, existem diferenças regionais, e essa frequência pode variar de 46% até 92% em diferentes estudos.[4]

Caracteriza-se pelo surgimento de uma pápula endurada no local do trauma de 7 a 30 dias após a inoculação do fungo na pele. A lesão tende a crescer lentamente e, com frequência, sofre ulceração.[5,6] A característica do cancro de inoculação varia conforme o tempo de evolução. Na maioria das vezes, consiste em uma úlcera de base infiltrada e eritematosa, mas pode ser pápula, nódulo, placa vegetante ou lesão ulcerogomosa.[2] À medida que a doença progride, nódulos similares indolores surgem em trajeto ascendente ao longo dos vasos linfáticos. As lesões podem amolecer e ulcerar.[5,6] Presença de sintomas sistêmicos e comprometimento de linfonodos regionais não são comuns (Figuras 34.3 a 34.5).[1]

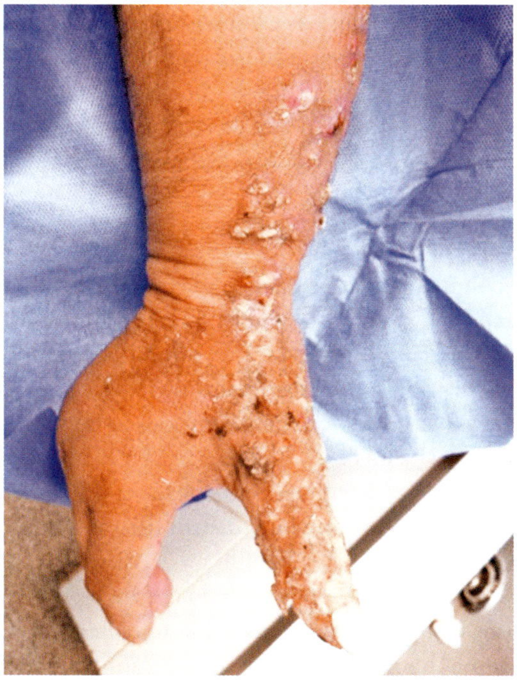

Figura 34.3 ■ Esporotricose. (Serviço de Dermatologia do Hospital Eduardo de Menezes.)

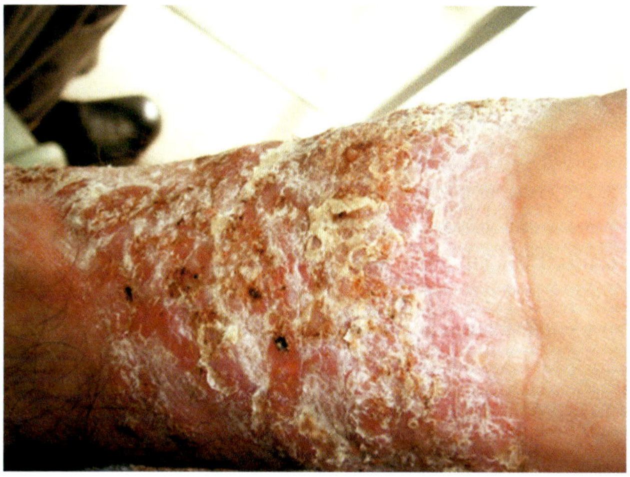

Figura 34.4 ■ Esporotricose. (Serviço de Dermatologia do Hospital Eduardo de Menezes.)

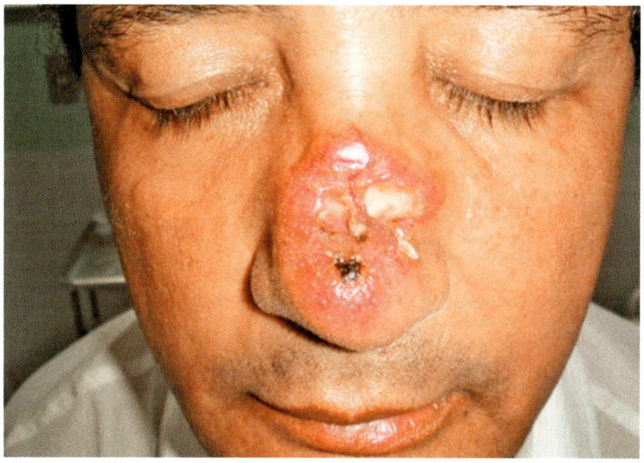

Figura 34.5 ■ Esporotricose. (Serviço de Dermatologia do Hospital Eduardo de Menezes.)

A lesão primária é comumente localizada nas extremidades, especialmente em mãos e antebraços, que são regiões mais expostas a traumas.[1] Em adultos, diversos estudos demonstraram maior prevalência de comprometimento dos membros superiores.[7] Em crianças, há predomínio da localização facial, onde a pele é mais fina e delicada.[4,7,12]

O diagnóstico diferencial dessa forma clínica se faz com leishmaniose, micobacteriose atípica, tularemia, nocardiose linfocutânea e outras micoses subcutâneas.[6]

Forma cutânea localizada

A segunda forma mais comum de esporotricose, cuja frequência varia de zero a 54% em diferentes estudos.[4]

A disseminação linfática não é observada no curso da doença, e essa forma clínica é caracterizada por lesão única ou em pequeno número, apenas no ponto de inoculação traumática. As lesões podem ser pápulas, nódulos, úlceras, placas endurecidas ou verrucosas e ocorrem na face, no pescoço, no tronco ou nos membros.[1,5,6] Podem evoluir para resolução espontânea, mas geralmente são persistentes se não tratadas.[6]

Nessa variedade de apresentação, a esporotricose faz parte da síndrome verrucosa, o que impõe a necessidade de diagnóstico diferencial com as outras doenças do grupamento PLECT (paracoccidioidomicose, leishmaniose, esporotricose, cromomicose e tuberculose cutânea). Além disso, vários tumores, como carcinoma epidermoide e ceratoacantoma, devem ser levados em consideração no diagnóstico diferencial.[2]

Forma cutânea disseminada

Foi relatada apenas em algumas regiões, com frequências variando entre 0,5% e 9%.[4,7] Resulta da disseminação hematogênica do fungo, após inoculação na pele ou inalação, e usualmente ocorre em indivíduos com imunodeficiência celular.[1,5,6] Alcoolismo, diabetes, sarcoidose, tuberculose, malignidades, transplante de órgãos, corticoterapia, uso de imunossupressores e AIDS são condições predisponentes ao aparecimento da forma disseminada.[2,5] Mais recentemente, a forma cutânea disseminada também foi relatada na doença transmitida por gatos, em virtude de inoculações múltiplas em diversas localizações.[13]

Caracteriza-se por múltiplas lesões cutâneas em sítios não contíguos.[1] As lesões tendem a ser muito variadas, podendo ser ulceradas, ulcerocrostosas, eritematopapulosas ou formar placas vegetantes.[2] Lesões das formas cutaneolinfática e cutânea localizada podem coexistir no mesmo paciente.[1]

Forma extracutânea

Forma ainda mais rara e de difícil diagnóstico, tem, contudo, se tornado mais frequente com o advento da AIDS. A forma extracutânea é causada por inalação de conídios do fungo ou por disseminação hematogênica a partir de um sítio de inoculação profundo.[1,5] Está frequentemente associada à forma cutânea disseminada e, assim como esta, ocorre em indivíduos com algum tipo de imunodepressão.[2,5]

A esporotricose pode acometer qualquer tecido, e os sintomas estão relacionados com o órgão envolvido. Depois da pele, o tecido mais frequentemente envolvido é o ósseo.[1,2] Infecção osteoarticular é encontrada em até 80% dos casos de doença extracutânea.[5] As lesões podem assumir formas variadas, desde pequenos granulomas solitários até grandes lesões líticas com intensa destruição óssea. Um ou vários ossos e articulações podem estar envolvidos. A raridade da doença e a escassez de fungos no líquido sinovial e no exame histopatológico da sinóvia atrasam o diagnóstico.[1]

Esporotricose pulmonar primária, resultante da inalação de fungos, está frequentemente associada a doença pulmonar obstrutiva crônica, alcoolismo, uso de corticoides e doenças imunodepressoras.[1] O quadro clínico é semelhante ao da tuberculose, com febre baixa, tosse e perda de peso. Exame radiológico pode mostrar lesões nodulares, cavitação ou linfadenomegalia hilar.[1,5]

Esporotricose sistêmica é extremamente rara e está sempre associada a imunodepressão. Relatos de meningite ocorreram, em sua maioria, após o início da epidemia da AIDS. O diagnóstico dessa forma clínica é um grande desafio devido à escassez do fungo no líquido cefalorraquidiano e à dificuldade do isolamento em cultura.[1] Existem relatos de casos com acometimento ocular, testicular, renal, mamário, cardíaco, tireoidiano e até sistêmico generalizado.[2]

Em pacientes com AIDS, a esporotricose pode assumir papel de doença oportunista com envolvimento sistêmico e frequente disseminação para as meninges. O quadro cutâneo nos estágios avançados da AIDS pode ser atípico, com inflamação mínima.[1,5]

DIAGNÓSTICO

Exame micológico direto

Exame micológico direto de espécimes clínicos pode ser realizado com hidróxido de potássio a 10%. Contudo, a taxa de positividade do exame direto é baixa.[1,2,4,6] As leveduras são pequenas e escassas e, consequentemente, de difícil visualização.[1] Quando encontrados, os elementos fúngicos têm formatos variáveis, apresentando-se como corpos ovais, redondos ou em forma de charuto. Quando a coloração de Gram é utilizada, os elementos fúngicos são gram-positivos e podem ser extra ou intracelulares, localizados dentro de células gigantes ou polimorfonucleares.[1,2] A coloração com anticorpos fluorescentes auxilia a observação do fungo, mas não é uma técnica disponível na maioria dos laboratórios. Além da baixa sensibilidade, a observação de células leveduriformes no exame direto não permite confirmar a etiologia da infecção. A forma em charuto característica nem sempre é encontrada, e outras espécies de leveduras podem ser erroneamente identificadas como *S. schenckii*.[1]

Cultura

A cultura permanece como o método padrão-ouro para o diagnóstico de esporotricose.[1,4,14] Trata-se de exame simples, seguro, rápido e barato, que promove a identificação do agente etiológico.[1,2] Fragmentos de tecido, pus, escarro, sangue ou líquido sinovial são adequados para cultura.[5]

O material clínico obtido deve ser semeado diretamente em meio ágar Sabouraud e incubado a 25ºC. A forma miceliana cresce rapidamente, dentro de 3 a 5 dias.[5,6] Em estudo realizado no Peru, a cultura foi positiva em todos os casos, com o crescimento ocorrendo em até 8 dias em 89% dos casos e em até 29 dias nos 11% restantes.[12] A colônia filamentosa tem, inicialmente, coloração esbranquiçada. Com o crescimento, a coloração vai escurecendo, devido à síntese de melanina, e a superfície vai se tornando enrugada e dobrada, até formar a característica colônia marrom-enegrecida de aspecto coriáceo.[2,5,6] O exame microscópico da cultura mostra hifas hialinas, septadas, ramificadas e muito delicadas. Os conídios são ovais ou piriformes e dispõem-se em cachos na extremidade do conidióforo, formando arranjos florais semelhantes a margaridas.[2,6]

A demonstração do dimorfismo do fungo possibilita o diagnóstico definitivo de esporotricose. Essa demonstração pode ser feita transferindo-se uma porção da colônia filamentosa para um meio de cultura enriquecido, como ágar sangue, ágar chocolate ou ágar BHI (*brain heart infusion*), e incubando-se esse meio entre 35ºC e 37ºC. Após 5 a 7 dias, há crescimento de colônias de aspecto cremoso, com coloração pardo-amarelada.[1,6] O exame microscópico revela células leveduriformes com gemulação única, que variam em formato e tamanho, podendo ser ovais, arredondadas ou em forma de charuto. Essas células são idênticas em aparência àquelas observadas em exsudatos e tecidos infectados.[2,6]

Exame histopatológico

O achado histopatológico típico da esporotricose é uma reação inflamatória mista, granulomatosa e piogênica, na derme e no tecido subcutâneo, frequentemente acompanhada de microabscessos e fibrose. Na epiderme, observam-se hiperceratose e acantose, podendo chegar à hiperplasia pseudoepiteliomatosa.[1,15] A resposta inflamatória mista é característica de todas as formas de esporotricose, mas não é específica e, muitas vezes, é indistinguível de outras micoses, tuberculose e sífilis.[2]

As características do infiltrado inflamatório na esporotricose podem variar com o tempo de evolução da doença e com a resposta imunológica do hospedeiro.[15,16] Nas fases iniciais, a inflamação pode ser inespecífica. Gradualmente, granulomas esporotricoides típicos podem surgir. Em fases avançadas, os granulomas são constituídos, principalmente, por células epitelioides.[15]

Os subtipos mais característicos de granuloma são o supurativo, em que há neutrófilos de permeio ao agregado histiocitário, e o piogranuloma, que consiste em granulomas com abscesso central.[16] O granuloma esporotricoide completamente desenvolvido apresenta três zonas distintas e concêntricas: abscesso central com leucócitos polimorfonucleares; zona intermediária com células epitelioides, histiócitos e células gigantes multinucleadas (também chamada de zona tuberculoide); e uma zona periférica com linfócitos e plasmócitos (zona sifiloide).[2,15,17] Estudo histopatológico, realizado em 97 amostras de pacientes com esporotricose, mostrou que a presença de granuloma supurativo foi o achado de maior acurácia para o diagnóstico de esporotricose.[17]

Estruturas fúngicas, como células leveduriformes ovais, corpos em forma de charuto ou corpos asteroides, podem eventualmente ser visualizadas no tecido.[15] A sensibilidade do exame histopatológico para detecção do fungo tende a ser baixa, variando de 5% até 89%, dependendo do estudo.[7,17] Essa discrepância pode ser, ao menos em parte, justificada por diferenças nas técnicas de coloração utilizadas e no número de cortes histológicos avaliados.[16] Exame convencional corado por hematoxilina-eosina (HE) apresenta baixa sensibilidade para detecção do fungo.[1,4,15] Colorações especiais, como ácido periódico de Schiff (PAS) e coloração pela prata (Grocott-Gomori), podem ser usadas para aumentar a probabilidade de detecção da levedura.[1,15] Exame imuno-histoquímico pode alcançar 83% de sensibilidade.[4]

Na epidemia do Rio de Janeiro, o fungo foi detectado em 35,3% dos exames histopatológicos corados pela prata.[16] Em estudo realizado no Sul do Brasil, com cortes seriados corados pelo PAS, estruturas fúngicas foram observadas em 89,1% dos casos. Leveduras arredondadas foram visualizadas em 83,7% dos casos, corpos em forma de charuto, em 32,9%, e corpos asteroides, em 21,8% dos casos.[7]

Corpos asteroides são estruturas fúngicas circundadas por projeções radiais eosinofílicas, resultantes do depósito de imunoglobulina na superfície do parasita.[1,16] Há relatos de achado de corpos asteroides no exame histopatológico em 20% a 66% dos casos de esporotricose.[1] No entanto, podem ser encontrados em outras doenças infecciosas e não infecciosas, como, por exemplo, botriomicose, nocardiose, actinomicose, eumicetoma, zigomicose, estrongiloidíase, esquistossomose, granulomas conjuntivais alérgicos e síndromes hipereosinofílicas.[15] Na esporotricose, os corpos asteroides apresentam localização extracelular e podem ser encontrados no interior do abscesso.[2,15] Apesar de não ser patognomônico, o encontro do corpo asteroide, associado a resposta inflamatória mista, é altamente sugestivo de esporotricose.[2]

Exames sorológicos

Testes sorológicos para diagnóstico de esporotricose ainda não foram adequadamente avaliados e, até o momento, não existem exames sorológicos confiáveis e amplamente disponíveis.[4,5,14]

Diversas metodologias para diagnóstico imunológico já foram descritas e são baseadas na detecção de anticorpos no soro de pacientes infectados. As mais conhecidas são: soroaglutinação pelo látex, fixação do complemento, imunodifusão e imunofluorescência indireta. Esses testes têm baixa sensibilidade para as formas cutâneas e devem ser usados para auxiliar o diagnóstico de formas extracutâneas e sistêmicas.[1,2] Outra desvantagem dos exames sorológicos é a possibilidade de haver reação cruzada com leishmaniose e outras infecções fúngicas. Recentemente, ensaios imunoenzimáticos também têm sido usados com resultados variáveis, alguns deles promissores. É importante ressaltar que testes sorológicos propiciam apenas diagnóstico presuntivo e necessitam estreita correlação clínica e epidemiológica para o diagnóstico definitivo.[1]

Teste cutâneo com esporotriquina

A esporotriquina é um antígeno para injeção intradérmica, preparado com filtrados de cultura de *S. schenckii*. A leitura do teste é feita 48 horas após a aplicação.[2]

O exame detecta hipersensibilidade tardia e é mais útil em inquéritos epidemiológicos.[1] O teste não possibilita a confirmação do diagnóstico, pois pode ser positivo em pessoas sem doença ativa (esporotricose-infecção) e indicar apenas exposição prévia ao fungo. Também pode haver reação cruzada com outras infecções fúngicas. Teste negativo, contudo, praticamente exclui esporotricose, principalmente as formas cutâneas mais comuns.[2,6] Já as formas disseminadas são anérgicas ao teste.[2,5]

TRATAMENTO

A resolução espontânea da esporotricose é rara, e o tratamento é necessário para a maioria dos pacientes.[14]

Itraconazol

Em virtude de sua segurança, fácil administração e alta eficácia, é o fármaco de escolha para tratamento da esporotricose cutânea.[4,7,14]

Nas formas cutaneolinfática e cutânea localizada, deve ser usado na dose de 200mg/dia, a qual deve ser mantida por 2 a 4 semanas após a resolução das lesões, geralmente totalizando 3 a 6 meses de tratamento. Em crianças, a dose recomendada é de 6 a 10mg/kg, não podendo ultrapassar 400mg ao dia. A melhora clínica geralmente ocorre cerca de 4 semanas após o início da terapia. Pacientes que não responderem a essa dose inicial podem ser tratados com doses mais altas de itraconazol (200mg, duas vezes ao dia) ou com iodeto de potássio ou terbinafina.[14]

Estudos não controlados com uso de itraconazol na dose de 100 a 200mg/dia por 2 a 9 meses mostraram taxas de cura de 90% a 100%, com relatos escassos de efeitos adversos.[5,6,14]

A segurança e a eficácia do itraconazol foram avaliadas em 645 pacientes provenientes do Rio de Janeiro com diagnóstico de esporotricose cutânea confirmado por cultura. A taxa de cura foi de 94,6%, sendo 547 pacientes curados com a dose de 100mg/dia, 59 com 200 a 400mg/dia e quatro crianças com a dose de 50mg/dia. O tempo médio de tratamento foi de 12 semanas. Eventos adversos foram mais comuns em pacientes que receberam doses mais elevadas. Náuseas e dores epigástricas foram os efeitos colaterais mais relatados, mas também ocorreram casos de exantema, hipertensão, tonteira, diarreia e cefaleia. Eventos adversos levaram à suspensão definitiva do tratamento em dois casos. Apesar de a maioria dos autores recomendar a dose inicial de 200mg/dia, o estudo mostrou que o esquema terapêutico com 100mg de itraconazol ao dia é eficaz e seguro, além de ter custo menor.[18]

Ensaio clínico randomizado com 50 pacientes comparou a eficácia do tratamento contínuo com itraconazol (200mg/dia) à pulsoterapia (200mg, duas vezes ao dia por 7 dias, seguidos de intervalo de 3 semanas) para tratamento de formas cutâneas de esporotricose. As taxas de cura com a pulsoterapia nas semanas 12, 24 e 48 foram de 77,3%, 81,8% e 81,8%, respectivamente. A taxa de incidência de eventos adversos foi de 4,5%. No grupo de pacientes em tratamento contínuo, as taxas de cura correspondentes foram de 79,2%, 91,7% e 95,8%, respectivamente. Efeitos colaterais ocorreram em 16,7% dos casos. As diferenças encontradas nas taxas de cura e de eventos adversos não foram estatisticamente significativas, o que sugere que a eficácia de ambos os esquemas é similar.[19] Contudo, são necessários estudos com maior número de pacientes.

Na esporotricose osteoarticular e nos casos leves de esporotricose pulmonar, o itraconazol deve ser usado na dose de 200mg, duas vezes ao dia, por no mínimo 12 meses.[14]

Iodeto de potássio

O iodeto de potássio é considerado um tratamento eficaz e barato, sendo efetivo apenas para as formas cutâneas e cutaneolinfáticas da esporotricose.[4,14] Apesar de ser usado há mais de um século, seu mecanismo de ação ainda é desconhecido. Deve ser indicado, preferencialmente, para pacientes que não responderam ao tratamento inicial com 200mg de itraconazol.[14] Contudo, em países em desenvolvimento, onde está localizada a maior parte das áreas endêmicas, o alto custo do itraconazol pode torná-lo proibitivo e o iodeto de potássio permanece como importante forma de tratamento da esporotricose.[4,7]

A dose inicial da solução saturada de iodeto de potássio (1g/mL) recomendada para adultos é de cinco gotas, três vezes ao dia. Essa dose deve ser progressivamente aumentada, conforme a tolerância, até que ocorram efeitos colaterais ou até o máximo de 40 a 50 gotas, três vezes ao dia. O medicamento deve ser mantido por 2 a 4 semanas após a resolução das lesões.[5,14] Em crianças, a dose inicial é de uma gota, três vezes ao dia. A dose deve ser aumentada até o máximo de uma gota por quilo, não podendo ultrapassar 40 a 50 gotas, três vezes ao dia.[14]

As taxas de cura com iodeto de potássio variam de 80% até 100% em diferentes estudos.[14] Em área endêmica no Peru, o iodeto mostrou-se bastante eficaz, quando usado de modo regular, com quase todos os pacientes curados após período médio de 12 semanas de tratamento.[12] No Sul do Brasil, todos os pacientes que completaram o tratamento evoluíram para cura em até 16 semanas.[7] Em São Paulo, a taxa de cura foi de 94,7%.[20]

Contudo, o tratamento é limitado pela ocorrência de efeitos adversos, como distúrbios gastrointestinais, coriza, exantema, aumento das glândulas salivares, gosto metálico na boca e disfunção tireoidiana.[5,14] A ocorrência de eventos adversos e esquemas posológicos complicados acarretam má adesão ao tratamento.[4] As taxas de abandono de tratamento variaram de 20%, no Sul do Brasil, a 60%, em área hiperendêmica no Peru.[7,12]

Terbinafina

Ainda há pouca experiência clínica com o uso da terbinafina na esporotricose. Contudo, um de dois ensaios clínicos randomizados existentes sobre o tratamento da esporotricose envolveu o uso desse fármaco.[14]

A terbinafina está indicada para tratamento de casos das formas cutaneolinfáticas e cutâneas que não responderam ao tratamento com 200mg/dia de itraconazol. Deve ser usada na dose de 500mg, duas vezes ao dia, por até 2 a 4 semanas após a cicatrização completa das lesões.[14]

Ensaio clínico randomizado, duplo-cego, envolvendo 63 pacientes com formas cutâneas ou cutaneolinfáticas de esporotricose, comparou dois esquemas posológicos de terbinafina. A taxa de cura foi significativamente maior em pacientes tratados com esquemas com dosagem mais alta. No grupo que recebeu 500mg de terbinafina ao dia, a taxa de cura foi de 52% e a taxa de recidiva foi de 22%, após 6 meses de acompanhamento. No grupo tratado com 1.000mg/dia, a taxa de cura foi de 87% e não houve recidivas. Ambos os esquemas foram bem tolerados. A maior parte dos eventos adversos foi de leve a moderada, e interrupção do tratamento foi necessária em apenas dois pacientes, ambos no grupo de alta dosagem.[21]

Estudo tipo coorte, que comparou a eficácia da terbinafina (250mg/dia) com a do itraconazol (100mg/dia), resultou em taxas de cura de 92,7% e 92%, respectivamente, demonstrando que a terbinafina é um tratamento efetivo para formas cutâneas de esporotricose. Ressalta-se que o sucesso terapêutico foi obtido com dosagens mais baixas do que as recomendadas por outros investigadores. Uma possível explicação é que se trata de estudo envolvendo uma população homogênea, originária da mesma epidemia no Rio de Janeiro, na qual estudos prévios demonstraram alta sensibilidade das cepas envolvidas aos antifúngicos.[22]

Outros derivados azólicos

Fluconazol pode ser usado para o tratamento das formas cutaneolinfáticas e cutâneas localizadas de esporotricose apenas em pacientes que não toleraram o uso de outras medicações (itraconazol, iodeto de potássio e terbinafina). Nesses casos, deve ser usado na dose de 400 a 800mg/dia, por até 2 a 4 semanas após a cicatrização das lesões. As taxas de cura variam de 63% a 71%.[14]

Cetoconazol foi o primeiro derivado azólico usado no tratamento da esporotricose. Contudo, é pouco efetivo e associado a diversos eventos adversos, não devendo mais ser usado.[1,14]

Anfotericina B

Anfotericina B é o agente de escolha para tratamento das formas disseminadas de esporotricose.[5,6,14]

Esporotricose meníngea, formas disseminadas (sistêmicas) e quadros graves de esporotricose pulmonar devem ser tratados com anfotericina B. A dose recomendada é de 3 a 5mg/kg/dia das formulações lipídicas ou 0,7 a 1mg/kg/dia da anfotericina desoxicolato. Após melhora inicial, o tratamento pode ser modificado para itraconazol, 400mg/dia, que deve ser mantido por no mínimo 12 meses. Em pacientes com AIDS ou outras causas de imunossupressão, tratamento supressivo com 200mg/dia de itraconazol pode ser necessário por toda a vida, para prevenir recidivas.[14]

Casos graves de esporotricose que necessitem de tratamento durante a gestação podem ser tratados com anfotericina B. Em casos menos graves, é prudente aguardar o término da gestação para iniciar o tratamento. Mulheres grávidas não podem receber derivados azólicos, devido ao potencial teratogênico dessa classe de medicamentos, ou iodeto de potássio, em razão da toxicidade para a tireoide fetal.[14]

Hipertermia local

Pode ser usada para tratamento da forma cutânea localizada em mulheres grávidas ou em fase de amamentação.[14]

Referências

1. Barros MB, de Almeida Paes R, Schubach AO. Sporothrix schenckii and sporotrichosis. Clin Microbiol Rev 2011; 24(4):633-54.
2. Campbell IT, Zaitz C. Esporotricose. In: Sidrin JJC, Rocha MFG (eds.) Micologia médica à luz de autores contemporâneos. Rio de Janeiro: Guanabara Koogan, 2004:177-88.
3. Schenck BR. On refractory subcutaneous abscess caused by a fungus possibly related to the Sporotricha. Bull Johns Hopkins Hosp 1898; 9:286-90.
4. Bustamante B, Campos PE. Endemic sporotrichosis. Curr Opin Infect Dis 2001; 14(2):145-9.
5. Ramos-e-Silva M, Vasconcelos C, Carneiro S, Cestari T. Sporotrichosis. Clin Dermatol 2007; 25(2):181-7.
6. De Araujo T, Marques AC, Kerdel F. Sporotrichosis. Int J Dermatol 2001; 40(12):737-42.
7. da Rosa AC, Scroferneker ML, Vettorato R, Gervini RL, Vettorato G, Weber A. Epidemiology of sporotrichosis: a study of 304 cases in Brazil. J Am Acad Dermatol 2005; 52(3 Pt 1):451-9.
8. Schubach A, Barros MB, Wanke B. Epidemic sporotrichosis. Curr Opin Infect Dis 2008; 21(2):129-33.
9. Barros MB, Schubach TP, Coll JO, Gremião ID, Wanke B, Schubach A. Sporotrichosis: development and challenges of an epidemic. Rev Panam Salud Publica 2010; 27(6):455-60.

10. Schubach TM, Schubach A, Okamoto T et al. Evaluation of an epidemic of sporotrichosis in cats: 347 cases (1998-2001). J Am Vet Med Assoc 2004; 224(10):1623-9.
11. Barros MB, Schubach TP, do Valle AC et al. Cat-transmitted sporotrichosis epidemic in Rio de Janeiro, Brazil: description of a series of cases. Clin Infect Dis 2004; 38(4):529-35.
12. Pappas PG, Tellez I, Deep AE, Nolasco D, Holgado W, Bustamante B. Sporotrichosis in Peru: description of an area of hyperendemicity. Clin Infect Dis 2000; 30(1):65-70.
13. de Lima Barros MB, de Oliveira Schubach A, Galhardo MC et al. Sporotrichosis with widespread cutaneous lesions: report of 24 cases related to transmission by domestic cats in Rio de Janeiro, Brazil. Int J Dermatol 2003; 42(9):677-81.
14. Kauffman CA, Bustamante B, Chapman SW, Pappas PG, America IDSa. Clinical practice guidelines for the management of sporotrichosis: 2007 update by the Infectious Diseases Society of America. Clin Infect Dis 2007; 45(10):1255-65.
15. Zhang YQ, Xu XG, Zhang M et al. Sporotrichosis: clinical and histopathological manifestations. Am J Dermatopathol 2011; 33(3):296-302.
16. Quintella LP, Passos SR, do Vale AC et al. Histopathology of cutaneous sporotrichosis in Rio de Janeiro: a series of 119 consecutive cases. J Cutan Pathol 2011; 38(1):25-32.
17. Quintella LP, Passos SR, de Miranda LH et al. Proposal of a histopathological predictive rule for the differential diagnosis between American tegumentary leishmaniasis and sporotrichosis skin lesions. Br J Dermatol 2012; 167(4):837-46.
18. de Lima Barros MB, Schubach AO, de Vasconcellos Carvalhaes de Oliveira R, Martins EB, Teixeira JL, Wanke B. Treatment of cutaneous sporotrichosis with itraconazole – study of 645 patients. Clin Infect Dis 2011; 52(12):e200-6.
19. Song Y, Zhong SX, Yao L et al. Efficacy and safety of itraconazole pulses vs. continuous regimen in cutaneous sporotrichosis. J Eur Acad Dermatol Venereol 2011; 25(3):302-5.
20. Yamada K, Zaitz C, Framil VM, Muramatu LH. Cutaneous sporotrichosis treatment with potassium iodide: a 24 year experience in São Paulo State, Brazil. Rev Inst Med Trop Sao Paulo 2011; 53(2):89-93.
21. Chapman SW, Pappas P, Kauffmann C et al. Comparative evaluation of the efficacy and safety of two doses of terbinafine (500 and 1000 mg day(-1)) in the treatment of cutaneous or lymphocutaneous sporotrichosis. Mycoses 2004; 47(1-2):62-8.
22. Francesconi G, Francesconi do Valle AC, Passos SL et al. Comparative study of 250 mg/day terbinafine and 100 mg/day itraconazole for the treatment of cutaneous sporotrichosis. Mycopathologia 2011; 171(5):349-54.

Parte B
Cromoblastomicose

Thâmara Cristiane Alves Batista

DEFINIÇÃO

A cromoblastomicose é micose profunda subcutânea de evolução lenta, situada no espectro das doenças provocadas por fungos demácios. Esses fungos têm como característica a presença de melanina em sua parede, que se comporta como fator de virulência. Além da cromoblastomicose, as infecções por fungos demácios na pele podem se apresentar como feo-hifomicose ou micetoma de grãos pretos.[1-3]

HISTÓRICO

A primeira publicação científica sobre o tema é atribuída a Max Rudolph, médico alemão residente no Brasil. Rudolph relatou seis casos da doença, conhecida como "figueira", em 1914. No ano seguinte, E. M. Medlar descreveu detalhadamente seus achados histopatológicos, identificando os corpos escleróticos, patognomônicos da cromoblastomicose.[4,5]

Em 1920, Pedroso e Gomes relataram em periódico nacional quatro casos de dermatite verrucosa associados ao gênero *Phialophora*, o primeiro deles observado já em 1911. Entretanto, o termo cromoblastomicose foi introduzido apenas em 1922, por Terra e cols. Em 1992, a Sociedade Internacional de Micoses Humanas e Animais validou a nomenclatura. Atualmente, grande parte dos autores tem preferido o termo cromoblastomicose a cromomicose para se referir a essa infecção.[6-9]

EPIDEMIOLOGIA

Embora existam registros em todos os continentes, a maioria dos casos é detectada nas áreas tropicais e subtropicais. Madagascar detém a maior incidência de cromoblastomicose: 1/6.819 habitantes.[10] Venezuela, México e China representam outros importantes focos da doença. Ademais, no Brasil, é descrita nas cinco regiões geográficas, destacando-se Norte, Sul e sobretudo o Sudeste, com número significativo de casos publicados.[11-14]

Assim, ao lado da esporotricose e do micetoma, a cromoblastomicose é uma das infecções subcutâneas mais frequentes.[1] No entanto, a real incidência dessas doenças em nosso meio é desconhecida, sobretudo por não se tratar de doenças de notificação compulsória.[12,15]

Em sua maioria, os indivíduos acometidos são do sexo masculino, imunocompetentes, com média de idade entre 30 e 60 anos. Mesmo nas áreas endêmicas, a ocorrência em crianças é excepcional. Classificada como doença ocupacional, tipicamente, a cromoblastomicose é observada em pacientes oriundos de zonas rurais, sobretudo agricultores. Todavia, tem sido cada vez mais associada a profissões que lidam com processamento de madeira, como carpintaria, e à construção civil.[11-14]

PATOGÊNESE

Os agentes etiológicos classicamente descritos são: *Fonsecaea pedrosoi*, *F. compacta*, *Phialophora verrucosa*, *Cladophialophora carrionii* e *Rhinocladiella aquaspersa*. Comumente encontrada em áreas úmidas, *F. pedrosoi* é a espécie mais frequentemente isolada, inclusive no Brasil. Já *C. carrionii* é prevalente em regiões de clima semiárido, como Austrália e norte da China.[1,11-14]

Os ascomicetos causadores de cromoblastomicose são saprófitas presentes no solo, na madeira, em espinhos de plantas e nos vegetais em decomposição. A infecção decorre da implantação traumática de propágulos, geralmente em segmentos corporais não protegidos por vestimentas.[8,12]

No tecido, a forma filamentosa saprofítica converte-se na forma leveduriforme parasitária por intermédio da capacidade de dimorfismo fúngico. Corpos fumagoides, corpos de Medlar e células muriformes são outras denominações empregadas para as células leveduriformes.[15]

A patogênese das infecções causadas por fungos demácios ainda é pouco conhecida, mas existem evidências de que o padrão de resposta linfocitária varia de acordo com a gravidade da doença. As formas leves desenvolvem resposta do tipo Th1 com produção elevada de interferon gama (IFN-γ). Lesões moderadas e graves apresentam resposta do tipo Th2 com altos níveis de interleucina 10 (IL-10) e baixa produção de IFN-γ. Assim, altos níveis de IFN-γ e baixos níveis de IL-10 são importantes para o controle da infecção.[16]

QUADRO CLÍNICO

A classificação introduzida por Carrión em 1950 divide as lesões de cromoblastomicose em cinco tipos: nodular, tumoral, verrucoso, em placa e cicatricial. Nos casos avançados, é possível identificar mais de uma forma clínica em um mesmo indivíduo.[17]

Inicialmente, observa-se pápula ou nódulo de coloração eritematosa no local da inoculação. Progressivamente, ocorrem aumento de tamanho e o surgimento de escamas psoriasiformes em sua superfície. Lesões nodulares podem apresentar ulceração e, quando confluentes, conferem aparência de couve-flor ao segmento acometido. Eventualmente, zonas cicatriciais retráteis são vistas na porção central das lesões em placa.[1]

Após período de meses a anos, o quadro assume aspecto polimórfico e ocorre disseminação por contiguidade. Há relato na literatura de lesão osteolítica por acometimento subjacente.[18] No entanto, muitos autores não reconhecem comprometimento ósseo ou muscular pela cromoblastomicose. Lesões satélites são decorrentes de autoinoculação ou, em menor número de casos, de disseminação linfática. Embora rara, há registro de disseminação por via hematogênica para sítios extracutâneos.[1,8]

Os membros inferiores são o segmento corporal predominantemente acometido, seguidos pelos membros superiores. Nádegas, tronco e face são afetados em menor proporção. Inicialmente, o quadro é assintomático e não interfere nas atividades diárias do paciente. Também por esse motivo, é registrado longo período entre o surgimento das primeiras lesões e seu diagnóstico. Nas formas moderadas, os pacientes podem queixar-se de dor local e, sobretudo, de prurido intenso.[11-14]

As lesões da cromoblastomicose apresentam pontos negros (*black dots*) na superfície, que consistem em crostas serossanguinolentas que correspondem à eliminação transepidérmica do fungo. Esse fenômeno também está presente em outras micoses, como lacaziose e paracoccidioidomicose. Em virtude da riqueza parasitária, a coleta de amostras para diagnóstico laboratorial deve ser realizada, preferencialmente, nesse local.[1,15]

A principal complicação da doença é a infecção bacteriana secundária. Elefantíase e estase linfática são resultado da recorrência desses episódios. Transformação maligna pode ocorrer sobre lesões ulceradas crônicas, daí a importância do seguimento histológico. Tempo de evolução superior a 10 anos, ausência de tratamento prévio e história de recidivas pós-tratamento são sinais de alerta para o surgimento de carcinoma espinocelular (Figuras 34.6 a 34.15.)[19,20]

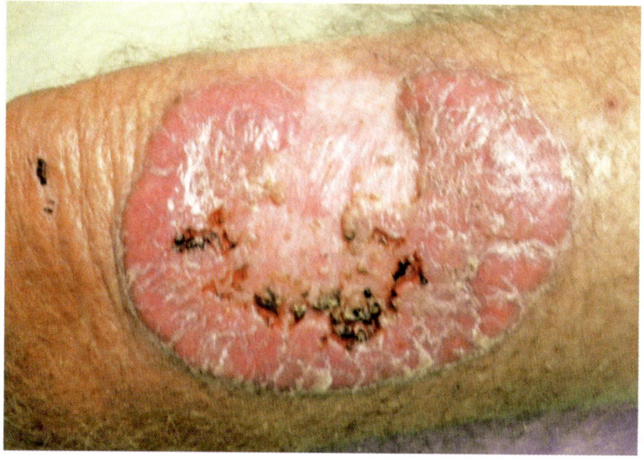

Figura 34.6 ■ Cromoblastomicose – lesão em placa eritematodescamativa no membro inferior. (Serviço de Dermatologia do Hospital Eduardo de Menezes.)

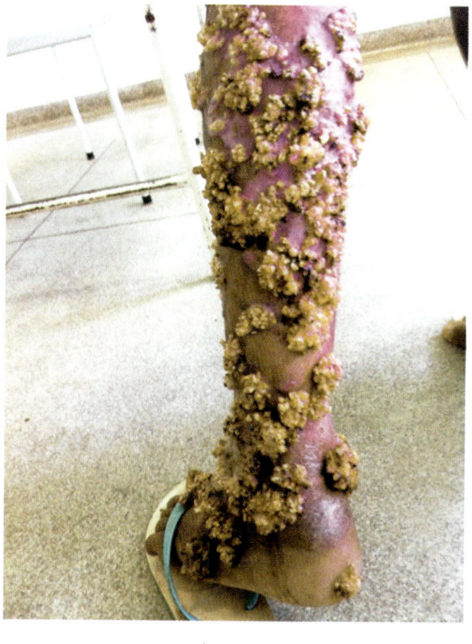

Figura 34.7 ■ Cromomicose. (Serviço de Dermatologia do Hospital Eduardo de Menezes.)

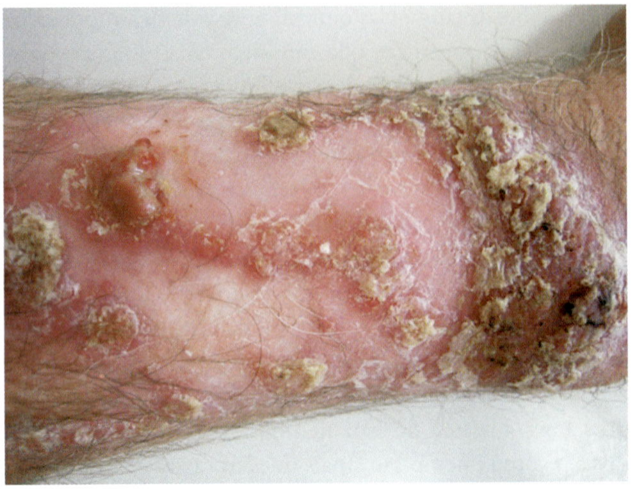

Figura 34.8 ■ Cromomicose. (Serviço de Dermatologia do Hospital Eduardo de Menezes.)

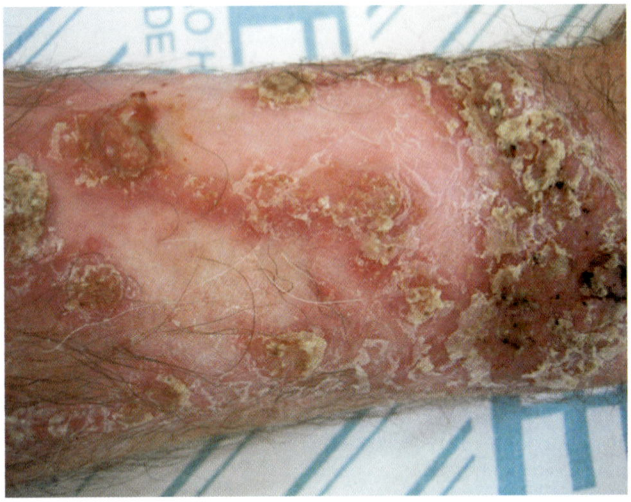

Figura 34.9 ■ Cromomicose. (Serviço de Dermatologia do Hospital Eduardo de Menezes.)

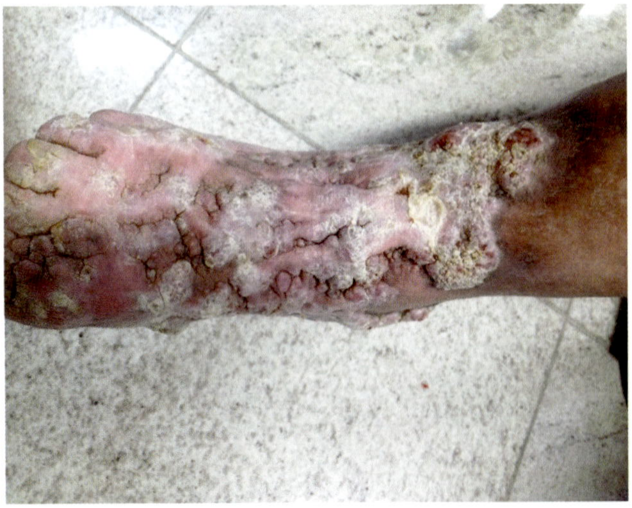

Figura 34.10 ■ Cromomicose. (CEMEPE – Centro de Medicina Especializada, Pesquisa e Ensino.)

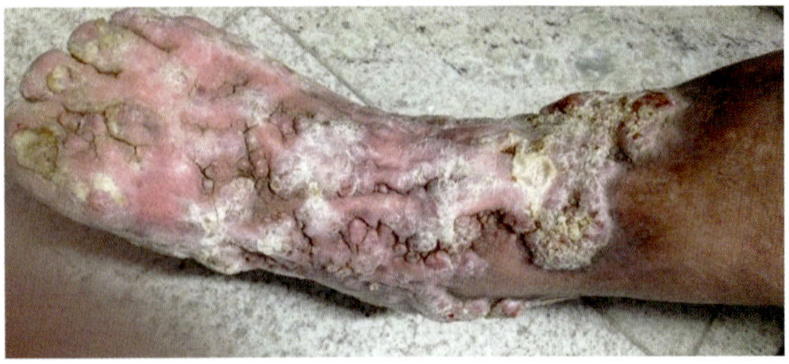

Figura 34.11 ■ Cromomicose. (CEMEPE – Centro de Medicina Especializada, Pesquisa e Ensino.)

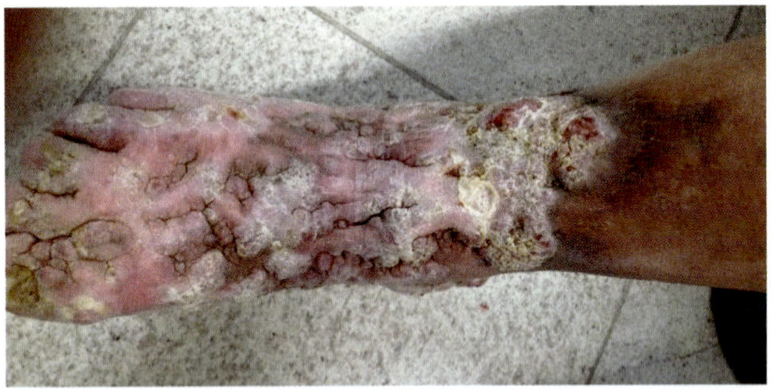

Figura 34.12 ■ Cromomicose. (CEMEPE – Centro de Medicina Especializada, Pesquisa e Ensino.)

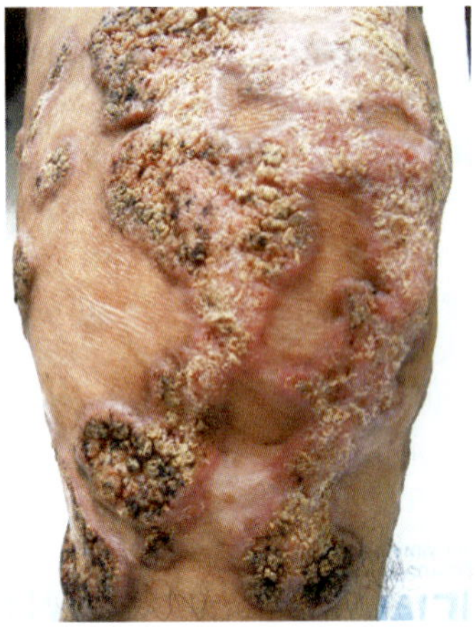

Figura 34.13 ■ Cromoblastomicose. (Serviço de Dermatologia do Hospital Eduardo de Menezes.)

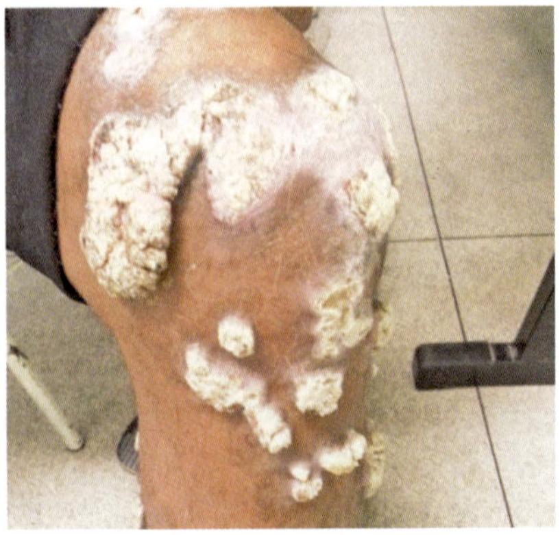

Figura 34.14 ■ Cromoblastomicose. (Serviço de Dermatologia do Hospital Eduardo de Menezes.)

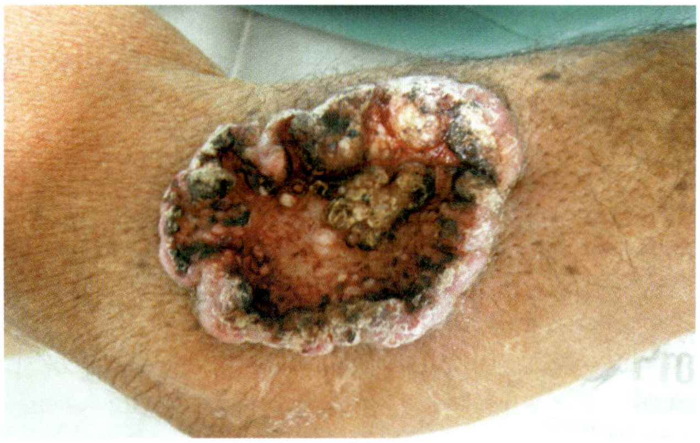

Figura 34.15 ■ Cromoblastomicose. (Serviço de Dermatologia do Hospital Eduardo de Menezes.)

DIAGNÓSTICO

Exame micológico direto

O exame micológico direto (EMD) clareado com solução de hidróxido de potássio (KOH) de 20% a 40% revela os corpos fumagoides, comuns a todas as espécies. Os corpos escleróticos são estruturas globosas, com ou sem septos, de paredes espessas e coloração acastanhada, que medem de 4 a 12µm. Embora o EMD não promova a identificação do agente etiológico, tem como vantagens a elevada sensibilidade, o baixo custo e a rápida interpretação.[8,10]

Cultura

A cultura é indispensável para isolamento e identificação do fungo patogênico. Todas as cinco espécies clássicas produzem colônias de textura aveludada, cujas cores variam do verde-oliva ao marrom ou preto, em meio ágar Sabouraud acrescido de antibióticos. Com exceção da *Rhinocladiella aquaspersa*, que forma colônia em 7 dias, as demais espécies têm maturação lenta, em aproximadamente 4 semanas (Figura 34.16).[1,10]

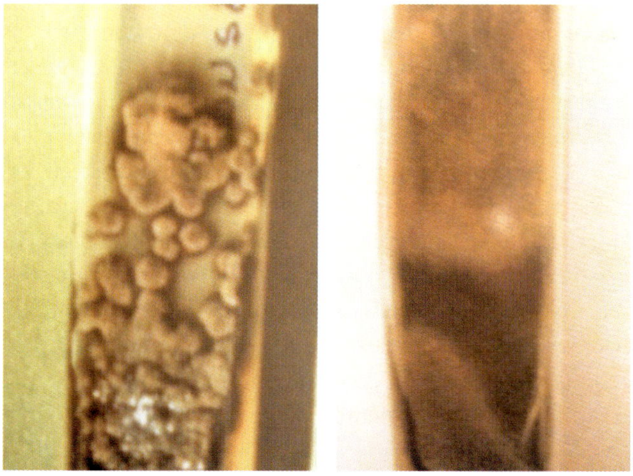

Figura 34.16 ■ Culturas filamentosas demácias – colônia filamentosa aveludada, plana ou elevada – coloração preta, olivácea ou cinza-escura. (Serviço de Dermatologia do Hospital Eduardo de Menezes.)

Microcultivo

O estudo micromorfológico dos conídios é a única maneira confiável de distinguir as espécies que causam essa infecção.[15]

Os tipos principais de conídios são:

- ***Cladosporium:*** conidióforos produzem longas cadeias de conídios ovais e de tamanho semelhante. Predomina nos gêneros *Cladosporium* e *Fonsecaea*.
- ***Phialophora:*** conídios dispostos no ápice do conidióforo, o qual apresenta formato de jarro de flores. Predomina nos microcultivos de *Phialophora verrucosa*, mas raramente pode ser visto em amostras de *Fonsecaea*.
- ***Rhinocladiella:*** conídios dispostos na extremidade e ao longo dos lados do conidióforo de formato alongado. Embora possa ser encontrado em microcultivo de *Fonsecaea*, é primariamente observado em *Rhinocladiella aquaspersa*.

Anatomopatológico

Nos cortes histológicos obtidos a partir de biópsia da lesão, encontram-se hiperceratose, acantose e microabscessos neutrofílicos. Em alguns casos, o espessamento da epiderme pode ser tão proeminente que simula um carcinoma espinocelular, processo referido como hiperplasia pseudoepiteliomatosa. Na derme, além dos granulomas formados por células epitelioides, observa-se infiltrado difuso formado por linfócitos, histiócitos, plasmócitos e neutrófilos. As leveduras podem ser encontradas no interior de células gigantes multinucleadas ou livres no tecido. Em virtude da pigmentação conferida pela melanina, elas dispensam colorações especiais para sua visualização (Figuras 34.17 e 34.18).[8,12]

Testes sorológicos

Embora pouco disponíveis nos países endêmicos, os testes sorológicos podem ser empregados para o diagnóstico

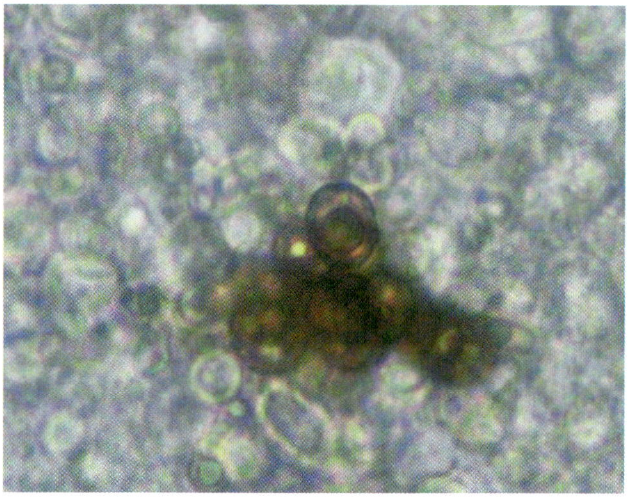

Figura 34.17 ■ Corpos fumagoides – cromomicose. (Serviço de Dermatologia do Hospital Eduardo de Menezes.)

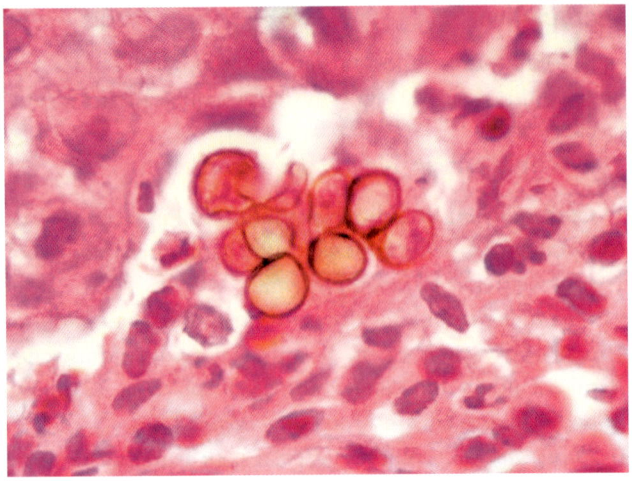

Figura 34.18 ■ Cromoblastomicose – corpúsculos fumagoides – fungos acastanhados, redondos, de parede grossa, irolados ou agrupados. Divisão binária. Corpos escleróticos ou corpúsculos fumagoides. (Serviço de Dermatologia do Hospital Eduardo de Menezes.)

da cromoblastomicose. O teste imunoenzimático (ELISA) para detecção de anticorpos anti-*F. pedrosoi* apresenta sensibilidade e especificidade de 78% e 83%, respectivamente. Além do ELISA, as reações de imunodifusão dupla e contraimunoeletroforese mostraram-se úteis também para monitorizar a resposta à terapêutica.[21,22]

DIAGNÓSTICO DIFERENCIAL

A doença deve ser diferenciada de outras dermatoses verrucosas, como esporotricose, paracoccidioidomicose, leishmaniose verrucosa, tuberculose cutânea e outras micobacterioses. Micetoma, lacaziose e feo-hifomicose são outras doenças infecciosas de aspecto similar. Dentre as patologias não infecciosas, carcinoma espinocelular, psoríase e sarcoidose encontram-se na lista de diagnósticos diferenciais.[8,10,15]

TRATAMENTO

Uma das principais características da cromoblastomicose é sua refratariedade às diversas modalidades de tratamento disponíveis, com baixas taxas de cura e altos índices de recidiva, sobretudo nos casos de lesões extensas. Formas moderadas e graves demandam tratamento combinado, farmacológico e não farmacológico.[8,16,22]

Tratamento farmacológico

Diversos autores recomendam o itraconazol como agente de escolha, em doses de 200 a 400mg/dia. O medicamento deve ser mantido até a negativação do exame micológico direto e a melhora clínica da lesão. Assim, a duração do tratamento varia de acordo com a gravidade da doença, no mínimo 6 a 12 meses, e pode ser prolongada a fim de prevenir recidivas.[16,22]

Derivado triazólico com amplo espectro de ação, o itraconazol também pode ser utilizado com o objetivo de reduzir as dimensões das lesões antes da abordagem cirúrgica, resultado alcançado após 8 a 12 meses de uso da medicação.[1]

Com o emprego de dose diária de 400mg, o regime em pulsos mensais com duração de 7 dias reduz o custo do tratamento em 50% a 75%, embora, até o presente momento, tenha sido avaliado apenas em casuísticas pequenas.[24]

A terbinafina, na dose de 500mg/dia, apresenta boas eficácia e segurança no tratamento da cromoblastomicose. Alilamina com atividade fungicida, esse medicamento não interfere no sistema do citocromo P-450, o que minimiza o risco de interações medicamentosas.[1]

As taxas de cura variam de 15% a 80% com o uso de itraconazol ou terbinafina, a depender do agente etiológico e da gravidade do quadro clínico. Fluconazol, cetoconazol e anfotericina B têm baixa eficácia contra os agentes da cromoblastomicose. Já o emprego da flucitosina tem sido abandonado em razão de sua elevada toxicidade e da perda da resposta terapêutica após alguns meses de uso em pacientes com doença de longa evolução.[22]

O posaconazol, antifúngico do grupo dos triazóis, é empregado com sucesso nos casos refratários. Nos primeiros 6 meses de tratamento, os pacientes já apresentam diminuição do diâmetro das lesões, redução da dor e aumento da mobilidade do membro afetado. No entanto, o custo elevado limita o uso dessa medicação.[25]

Tratamento físico

A cromoblastomicose responde a uma das mais antigas modalidades de tratamento médico, a termoterapia. Já foi demonstrado que *F. pedrosoi* é incapaz de crescer a temperaturas atingidas pela derme após aplicação de calor local (42°C a 45°C). Além disso, a vasodilatação produzida facilita a difusão dos agentes antifúngicos. No entanto, são escassas as informações acerca do dispositivo ideal a ser utilizado, bem como sobre a duração e a frequência do tratamento.[16,26]

Para as lesões pequenas e bem delimitadas, a exérese cirúrgica é a terapêutica mais bem estabelecida. Dermoabrasão e *shaving* promovem o desgaste de lesões verrucosas.[1,10]

A criocirurgia tem sido empregada com sucesso em associação aos antifúngicos orais, sobretudo junto ao itraconazol. O tempo de congelamento deve ser de até 60 segundos, e as sessões podem ser quinzenais. No pós-operatório, observam-se bolhas de conteúdo hemorrágico e, na evolução, necrose e úlceras de cicatrização lenta. Hipopigmentação residual é resultado da destruição dos melanócitos durante o processo de congelamento.[23,27]

A terapia fotodinâmica mostrou-se capaz de inibir o crescimento de *F. pedrosoi* e *Cladophialophora carrionii in vitro*, o que pode indicar uma nova alternativa para o tratamento da cromoblastomicose.[28]

PROFILAXIA

O uso de calçados fechados e vestimentas consiste na principal maneira de minimizar o risco de inoculação em segmentos corporais expostos a microtraumas repetidos.

Referências

1. Queiroz-Telles F et al. Chromoblastomycosis: an overview of clinical manifestations, diagnosis and treatment. Medical Mycology 2009; 47 (Special Issue):3-15.
2. Jacobson ES. Pathogenic roles for fungal melanins. Clin Microbiol Rev 2000; 13(4):708-17.
3. Nosanchuk JD, Casadevall A. The contribution of melanin to microbial pathogenesis. Cellular Microbiology 2003; 5:203-23.
4. Rudolph M. Ber die brasilianische 'Figueira' (Vorläufige Mitteilung). Archiev Schiffs und Tropen-Hyg 1914; 18:498-9.
5. Medlar EM. A cutaneous infection caused by a new fungus Phialophora verrucosa with a study of the fungus. J Med Res 1915; 32:507-22.
6. Pedroso A, Gomes JM. Sobre quatro casos de dermatite verrucosa produzida por Phialophora verrucosa. An Paul Med Cir 1920; 11:53-61.
7. Criado PR et al. Dermatite verrucosa de Pedroso e Gomes (Cromomicose): 90 anos depois, ainda entre nós. An Bras Dermatol 2010; 85(1):104-5.
8. Torres-Guerrero E et al. Chromoblastomycosis. Clinics in Dermatology 2012; 30:403-8.
9. Odds FC et al. Nomenclature of fungal diseases: a report and recommendations from a Sub-Committee of the International Society for Human and Animal Mycology (ISHAM). J Med Vet Mycol 1992; 30(1):1-10.
10. Ribeiro EL et al. Cromoblastomicose: doença presente na realidade populacional brasileira. Revista Brasileira de Análises Clínicas 2006; 38(3):189-92.
11. Pires CAA et al. Clinical, epidemiological and mycological report on 65 patients from the Eastern Amazon region with chromoblastomycosis. An Bras Dermatol 2012; 87(4):555-60.
12. Correia RTM et al. Cromoblastomicose: relato de 27 casos e revisão da literatura. An Bras Dermatol 2010; 85(4):448-54.
13. Minotto R et al. Chromoblastomycosis: a review of 100 cases in the state of Rio Grande do Sul, Brazil. J Am Acad Dermatol 2001; 44:585-92.
14. Mouchalouat MF et al. Chromoblastomycosis: a clinical and molecular study of 18 cases in Rio de Janeiro, Brazil. International Journal of Dermatology 2011; 50:981-6.
15. Sidrim JJC, Lacerda Filho AM, Bandeira V. Cromomicose e feo-hifomicose. In: Sidrim JJC, Rocha MFG. Micologia médica à luz de autores contemporâneos. Rio de Janeiro: Guanabara Koogan, 2010.
16. Queiroz-Telles F, Santos DWCL. Challenges in the therapy of chromoblastomycosis. Mycopathologia 2013, Maio 2. [Epub ahead of print]
17. Carrión AL. Chromoblastomycosis. Mycologia 1942; 34(4): 424-41.
18. Sharma NL et al. Chromoblastomycosis with underlying osteolytic lesion. Mycoses 2007; 50:517-9.
19. Bonifaz A. Chromoblastomycosis: clinical and mycologic experience of 51 cases. Mycoses 2001; 44:1-7.
20. Jamil A, Lee YY, Thevarajah S. Invasive squamous cell carcinoma arising from chromoblastomycosis. Medical Mycology 2012; 50:99-102.
21. Vidal MSM et al. Immunoprecipitation techniques and ELISA in the detection of anti-Fonsecaea pedrosoi antibodies in chromoblastomycosis. Rev Inst Med Trop S Paulo 2003; 45(6):315-8.
22. Ameen M. Managing chromoblastomycosis. Trop Doct 2010; 40(2):65-7.
23. Moraes AM, Velho PENF, Magalhães RF. Criocirurgia com nitrogênio líquido e as dermatoses infecciosas. An Bras Dermatol 2008; 83(4):285-98.
24. Ungpakorn R, Reangchainam S. Pulse itraconazole 400 mg daily in the treatment of chromoblastomycosis. Clinical and Experimental Dermatology 2006; 31:245-7.
25. Negroni R et al. Posaconazole treatment of refractory eumycetoma and chromoblastomycosis. Rev Inst Med Trop S Paulo 2005; 47(6):339-46.
26. Doherty CB, Doherty SD, Rosen T. Thermotherapy in dermatologic infections. J Am Acad Dermatol 2010; 62:909-27.
27. Ranawaka RR et al. Chromoblastomycosis: combined treatment with pulsed itraconazole therapy and liquid nitrogen cryotherapy. International Journal of Dermatology 2009; 48:397-400.
28. Lyon JP et al. In vitro photodynamic therapy against Fonsecaea pedrosoi and Cladophialophora carrionii. Mycoses 2013; 56: 157-61.
29. Martínez RL, Tovar LJM. Chromoblastomycosis. Clinics in Dermatology 2007; 25(2):188-94.

Parte C
Eumicetoma

Amanda Neto Ladeira
Marcela Fonseca Ladeira
Fabrício Neto Ladeira

INTRODUÇÃO

Micetoma é uma doença infecciosa inflamatória que afeta a pele e também pode acometer tendões, músculos e ossos. Caracteriza-se pela presença de grãos ou grânulos de secreção que fluem das lesões fistulosas ou ulceradas. Pode ser causado por bactérias, quando é chamado de actinomicetoma, ou por fungos, sendo denominado eumicetoma.

EUMICETOMA

Histórico

O termo micetoma é derivado do grego *Mykes* (fungos) e *oma* (tumor). Na Índia, o Atharva Veda menciona o micetoma como *pada valmikan,* ou pé de formigueiro.[1] A primeira descrição da doença foi feita por John Gill em 1842, em Madras, Índia. Foi denominado "pé de Madura", pois muitos pacientes acometidos provinham dessa essa cidade. Em 1860, Van Dyke Carter usou o termo micetoma para designar a doença, o qual é usado até hoje.[2]

Epidemiologia

A maioria dos casos ocorre em regiões tropicais e subtropicais, sendo mais frequente na Índia e no continente africano.[3] Pode também ser encontrado em outros países temperados, como os localizados no Mediterrâneo, incluindo norte da África, Grécia e Itália, bem como no continente americano, das ilhas do Caribe até a Argentina.[4] Casos em viajantes que visitaram áreas endêmicas têm sido descritos.[5] Alguns micro-organismos, como *Pseudallescheria boydii*, foram identificados como agentes etiológicos comuns de eumicetoma na América do Norte.[6-8] Acomete mais os homens do que as mulheres, com proporção variando de 3:1 a 5:1, provavelmente devido à maior exposição dos homens no trabalho agrícola. Ocorre mais frequentemente entre os 20 e os 40 anos de idade e é raro na infância, embora alguns países, como o Sudão, apresentem número significativo de crianças afetadas.[8-10]

Patogênese

A doença geralmente inicia com a introdução do agente infeccioso através de um trauma na pele provocado por espinhos, lascas de madeira ou outros objetos contaminados. O solo é o reservatório natural da maioria dos agentes (Tabela 34.1), sendos mais frequentemente isolados: *Madurella mycetomatis*, *Madurella grisea* (Figuras 34.19 e 34.20), *Pseudallescheria boydii* e *Neotestudina rosatti*.[11-13] História de traumatismo por objeto contaminado com agentes infecciosos é comum, mas a área da lesão pode passar despercebida.[14-16]

Inicialmente, há lesão nodular ou granulomatosa com formação posterior de fístula. A infecção pode se propagar a partir da inoculação local para tendões, músculos e ossos, com tropismo especial para tornozelos, punhos e vértebras. Pode ocorrer o acometimento de cavidades. A evolução da doença é lenta, mas fatores como gravidez e imunossupressão podem acelerar sua propagação. Inoculações múltiplas são raras.[17]

Clínica

As localizações mais comuns das lesões cutâneas são os pés (80%), as pernas (7%) e as mãos (6%).[18] A tríade característica da doença é composta por tumefação da área afetada, fístulas e presença de grãos.[6] Inicialmente, alguns indivíduos referem dor ou desconforto local, enquanto outros não apresentam qualquer sintoma ou história de trauma.[19,20] A inoculação é seguida pela formação de nódulos subcutâneos de crescimento lento.[19] Há formação de

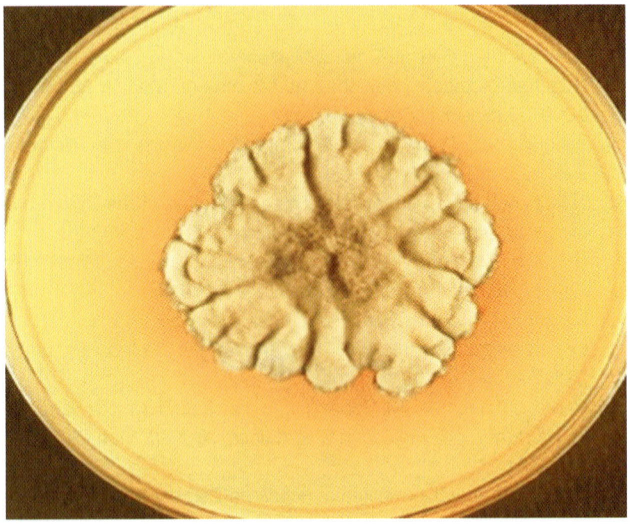

Figura 34.19 ■ Eumicetoma – *Madurella grisea* – colônia filamentosa, penugenta, sulcada. Coloração escurecida. (Serviço de Dermatologia do Hospital Eduardo de Menezes.)

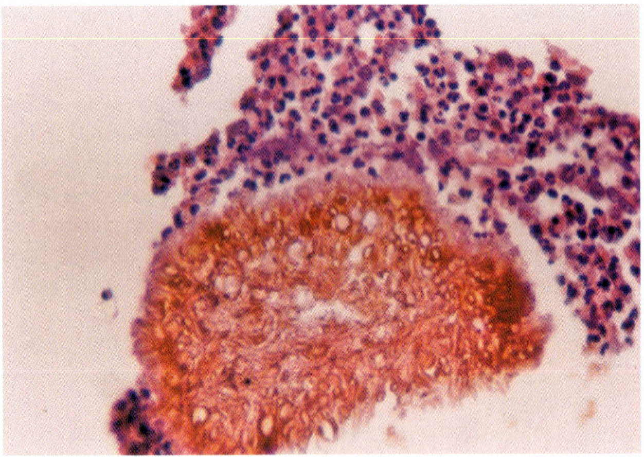

Figura 34.20 ■ Maduromicose – grão uniforme, grande, sem clavas na periferia. Estrutura interna formada por filamentos septados e grossos. Presença de clamidósporos. (Serviço de Dermatologia do Hospital Eduardo de Menezes.)

Tabela 34.1 ■ Reservatório natural da maioria dos agentes mais comuns

Grãos pretos	Grãos brancos	Grãos brancos ou amarelos	Grãos vermelhos e pretos
Madurella micetomatis	*Pseudallescheria boydii*	*Actinomadura madurae*	*Actinomadura pelletiere*
Madurella grisea	*Acremonium falciforme*	*Streptomyces somaliensis*	*Streptomyces paraguayensis*
Corynesfora cassicola	*Neotestudina rosatti*	*Nocardia brasiliensis*	
Exophiala jeanselmei	*Fusarium moniliforme*	*Nocardia asteroides*	
Pyrenochaeta romeroi	*Aspergillus nidulans*	*Nocardia caviae*	
Leptosphaeria senegalensis			
Curvularia lunata			
Chaetospheronema iarense			

abscessos e fístulas que drenam exsudato mucopurulento, no qual são encontradas as colônias de fungos em forma de grãos. Pode haver acometimento de ossos, levando à osteomielite. As características morfológicas e a cor dos grãos contribuem para a identificação do fungo. A dermatose é geralmente unilateral, sendo rara a apresentação em mais de um local no mesmo paciente.[21] Tem sido relatada disseminação para os órgãos pélvicos através do sistema linfático dos membros inferiores.[22] Casos de eumicetoma disseminado ocorrem em infecções de longa evolução (Figuras 34.21 a 34.26).[17]

O eumicetoma apresenta diferenças clínicas em relação ao actinomicetoma: caracteriza-se por menos inflamação, lesões menos agressivas, com menor número de fístulas, menor quantidade de secreção e mais fibrose. As lesões tendem a ser encapsuladas, e a invasão de estruturas ósseas é mais lenta do que no actinomicetoma.[23,24] Além disso, os actinomicetomas acometem mais frequentemente regiões não podais, como braços e pernas.[13]

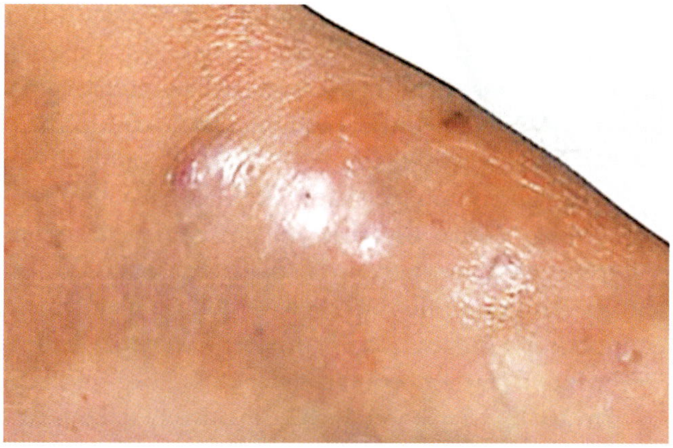

Figura 34.21 ■ Eumicetoma – aumento do volume do pé com presença de fístulas, secreção e grãos. (CEMEPE – Centro de Medicina Especializada, Pesquisa e Ensino.)

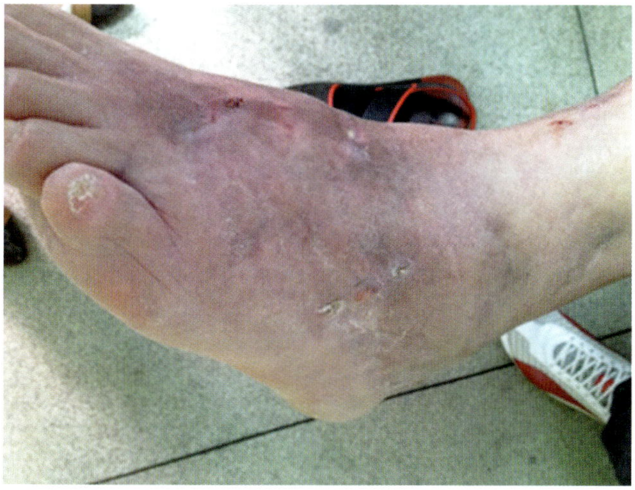

Figura 34.22 ■ Eumicetoma. (Serviço de Dermatologia do Hospital Eduardo de Menezes.)

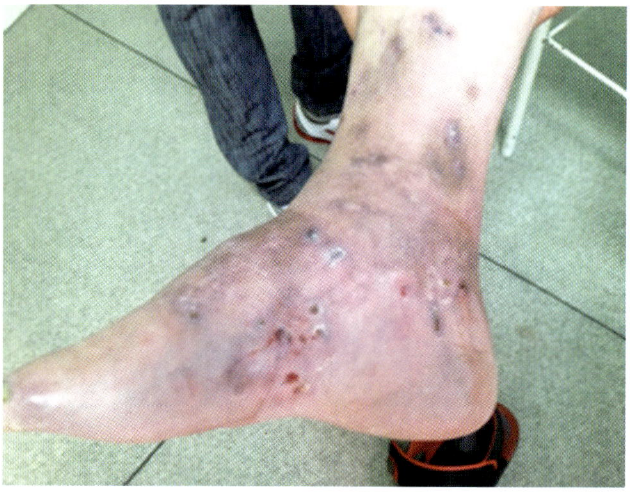

Figura 34.23 ■ Eumicetoma. (Serviço de Dermatologia do Hospital Eduardo de Menezes.)

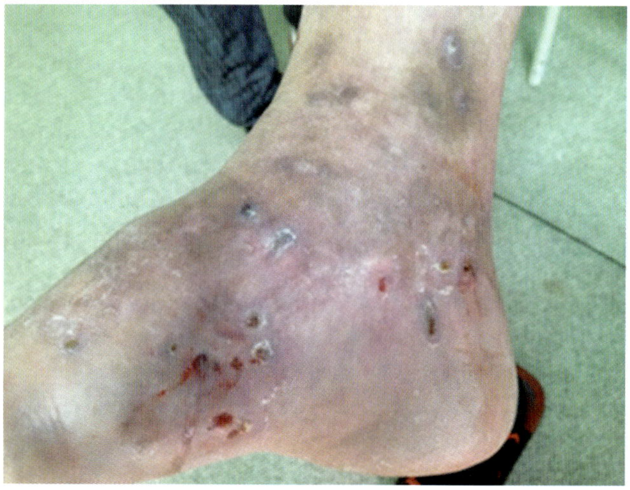

Figura 34.24 ■ Eumicetoma. (Serviço de Dermatologia do Hospital Eduardo de Menezes.)

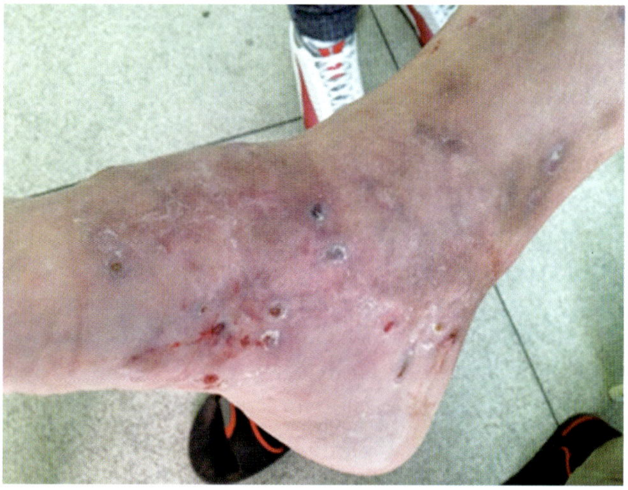

Figura 34.25 ■ Eumicetoma. (Serviço de Dermatologia do Hospital Eduardo de Menezes.)

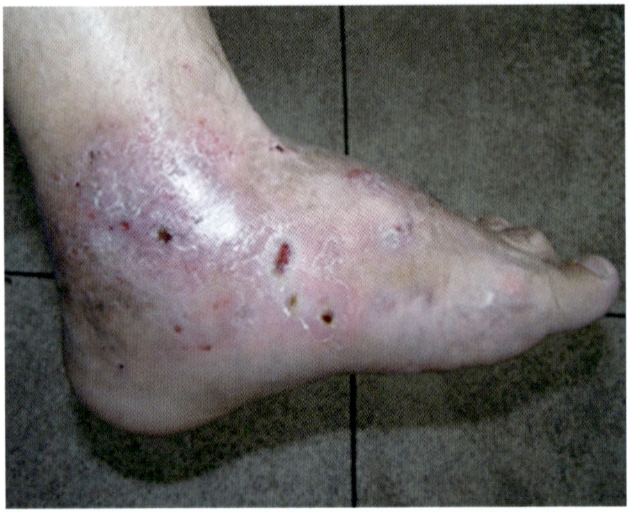

Figura 34.26 ■ Micetoma. (Serviço de Dermatologia do Hospital Eduardo de Menezes.)

Diagnóstico

A coleta do material clínico dos micetomas deve ser feita com *swab*, nas lesões que drenam espontaneamente; entretanto, nas lesões fechadas, devem ser realizadas punções, visando à observação da presença de grãos parasitários nas secreções. O material coletado é colocado em tubos de ensaio contendo soro fisiológico ou água destilada estéril (de 3 a 5mL). Parte do material é preparada para exame micológico direto e a outra é utilizada para cultura do agente infeccioso.

Os exames macro e microscópicos dos grãos são de fundamental importância para a diferenciação dos micetomas. Desse modo, grãos constituídos, à microscopia óptica, de filamentos micelianos septados, claros ou castanhos, indicam que o agente envolvido é um fungo filamentoso. Entretanto, quando os grãos apresentam estruturas filamentosas, bem finas, que se fragmentam em estruturas bacilares ou cocoides, o micro-organismo envolvido pode ser uma bactéria filamentosa, pertencente ao grupo dos actinomicetos (actinomicetoma).

Alguns autores aconselham, ainda, o uso de biópsias profundas, de 2 a 3cm de diâmetro, como material de escolha para diagnóstico dos micetomas.[13]

Os achados histológicos dos micetomas, independente do tipo (actinomicótico ou eumicótico), apresentam características muito semelhantes.[13] Há reação inflamatória subaguda (tecido de granulação), com abscessos e presença de grãos. Hiperplasia pseudoepiteliomatosa e fibrose também são observadas. Os grãos podem ser vistos no centro dos abscessos. Colorações especiais como Grocott, PAS e HE ajudam a distinguir as diferentes variedades de grãos. Na impregnação pela prata, há coloração tanto no actimicetoma como no eumicetoma, diferenciando-se um do outro, basicamente, pela espessura das estruturas formadoras de grãos. Na coloração pelo Gram, evidenciam-se as estruturas filamentosas dos grãos actinomicóticos.

Uma alternativa que facilita a obtenção de amostras consiste na aspiração com agulha fina para diagnóstico citológico.[13,25] Esse procedimento, rápido e fácil de realizar, fornece prontamente material para cultura, exame micológico direto, histopatologia e técnicas de biologia molecular.[26,29]

Ultrassonografia, radiologia, cintilografia óssea e ressonância magnética tornam possível o reconhecimento da extensão e da profundidade da infecção.[24]

Diagnóstico diferencial

As lesões iniciais devem ser diferenciadas de granuloma de corpo estranho e de tumores de partes moles.[30] As lesões não fistulizadas fazem diagnóstico diferencial com esporotricose, cromomicose e zigomicose. Outros diagnósticos a serem considerados incluem leishmaniose, tuberculose cutânea e celulite.[31] Embora as lesões cutâneas sejam características, estudos laboratoriais são necessários para estabelecer o diagnóstico etiológico.[17]

Tratamento

Ao contrário dos actinomicetomas, nos quais a antibioticoterapia é suficiente para o tratamento, nos eumicetomas o tratamento clínico costuma ser associado ao cirúrgico.[17] A exérese cirúrgica deve ser sempre utilizada nos casos iniciais, quando se observam placas ou nódulos, sem comprometimento ósseo. Nessas situações, retirada cirúrgica com boa margem de segurança pode ser uma solução rápida e eficiente. Nos casos avançados, deverá haver cautela na indicação cirúrgica e em sua realização, pois pode favorecer o desenvolvimento de metástases ganglionares.[13]

Em geral, a terapia antifúngica é insatisfatória. Emprega-se itraconazol, 200 a 400mg/dia, por vários meses. Anfotericina B é administrada EV, diluída em soro glicosado. Na primeira infusão, utiliza-se 0,25mg/kg de peso e, havendo tolerância, aumenta-se para 0,50mg e 1mg/kg de peso, três vezes por semana. O iodeto de potássio, na dosagem de 1 a 2g/dia, é outra alternativa. Em caso de infecção secundária, está indicado o uso de antibióticos.[24]

Há relatos isolados de curas de eumicetomas conseguidas com outros imidazólicos, como posaconazol e voriconazol, e com terbinafina.[32-33] Posaconazol e voriconazol estão indicados para infecções refratárias aos outros antifúngicos.[35,36]

As melhores taxas de cura são obtidas quando a terapia antifúngica é combinada à cirurgia, especialmente se a lesão é completamente ressecada.[17]

Referências

1. Finlay GH, Vismer HF. Black grain mycetoma. Br J Dermatol 1974; 91:297-303.
2. Carter HV. On a new and striking form of fungus disease, principally affecting the foot, and prevailing endemically in many parts of India. Trans Med Phys Soc Bombay 1860; 60:140-2.

3. Wethered DB, Markey MA, Hay RJ et al. Ultraestructural and immunogenic changes in the formation of mycetoma grains. J Med Vet Mycolog 1986; 25:39-46.
4. Morrone A, Hercogová J, Lotti T. Deep mycoses. In: Dermatology of human mobile population. Bologna: MNL Casa Editrice, 2004:188-9.
5. El Muttardi N, Kulendren D, Jemec B. Madura foot-mind the soil. J Plast Reconstr Aesthet Surg 2010; 63:e576-8.
6. Lupi O, Tyring SK, McGinnis MR. Tropical dermatology: fungal tropical diseases. J Am Acad Dermatol 2005; 53:931-51.
7. Maiti PK, Ray A, Bandyopadhyay S. Epidemiological aspects of mycetoma from a retrospective study of 264 cases in West Bengal. Trop Med Int Health 2002; 7:788-92.
8. Fahal AH. Mycetoma: a thorn in the flesh. Trans R Soc Trop Med Hyg 2004; 98:3-11.
9. Fahal AH, Sabaa AH. Mycetoma in children in Sudan. Trans R Soc Trop Med Hyg 2010; 104:117-21.
10. Ahmed AO, van Leewen W, Fahal A et al. Mycetoma caused by Madurella mycetomatis: a neglected infectious burden. Lancet Infect Dis 2004 Sep: 4(9):566-74.
11. Venugopal PV, Venugopal TV. Treatment of eumycetoma with ketoconazole. Australas J Dermatol 1993; 34:27-9.
12. Yu Am Zhao S, Nie LY. Mycetomas in northern Yemen: identification of causative organisms and epidemiologic considerations. Am J Trop Med Hyg 1993; 48:812-7.
13. Sidrim JJ, Costa Rocha MFG. Micologia médica à luz de autores contemporâneos. Rio de Janeiro: Guanabara Koogan, 2004.
14. Rouphael N, Talati NJ, Franco-Pares C. A painful thorn in the foot: a case of eumycetoma. Am J Med Sci 2007; 334:142-4.
15. Segretain G, Mariat F. Research on the presence of agents of mycetoma in the soil and thorny plants of Senegal and Mauritania. Bull Soc Pathol Exot Filiales 1968; 61:194-202.
16. Segretain G. Epidemiology of mycetomas. Ann Soc Belg Med Trop 1972; 52:277-85.
17. Estrada R, Chávez-López G, Estrada-Chávez G, López-Martínez R, Welsh O. Eurni cetoma. EumycetomaClinics in Dermatology 2012; 30:389-96.
18. Bustamante B, Campos PE. Eumycetoma. In: Kauffman CA (ed.) Atlas of fungal infections. 2. ed. New York: Current Medicine, LLC, 2007:203.
19. McGinnis MR. Mycetoma. Dermatol Clin 1996; 1:97-102.
20. Foltz KD Fallat LM. Madura foot: atypical finding and case presentation. J Foot Ankle Surg 2004 Sep-Oct; 43(5):327-31.
21. Fahal AH, El Hassan AM, Abdelalla AO, Sheik HE, Mahgoub ES. Cystic mycetoma: an unusual clinical presentation of Madurella mycetomatis. Trans R Soc Trop Med Hyg 1998; 92:66.
22. Magaña G, Magaña L. Dermatologia. Mexico: Editorial Médica Panamericana, 2003.
23. Padhi S, Uppin SG, Uppin MS et al. Mycetoma in South India: retrospective analysis of 13 cases and description of two cases caused by unusual pathogens: Neoscytalidium dimidiatum and Aspergillus flavus. Int J Dermatol 2010; 49:1289-96.
24. Sampaio SP, Rivitti EA. Micoses profundas. In: Sampaio SP, Rivitti EA. Dermatologia. São Paulo: Artes Médicas, 2007: 742-6.
25. Gabhane SK, Gangane N. Anshu. Cytodiagnosis of eumycotic mycetoma: a case report. Acta Cytol 2008; 52:354-6.
26. El Hag IA, Fahal AH, Gasim ET. Fine needle aspiration cytology of mycetoma. Acta Cytol 1996; 40:461-4.
27. Hemalata M, Prasad S, Venkatesh K et al. Cytological diagnosis of actynomicosis and eumycetomas: a report of two cases. Diagn Cytopathol 2010; 38:918-20.
28. Ahmed A, van de Sande W, Verbrugh H et al. Madurella mycetomatis strains from mycetoma lesions in Sudanese patients are clonal. J Clin Microbiol 2003; 41:4537-41.
29. Desnos-Ollivier M, Bretagne S, Dromer F et al. Molecular identification of black-grain mycetoma agents. J Clin Microbiol 2006; 44:3517-23.
30. Salamon ML, Edmund Lee JH, Pinney SJ. Madura foot (Madurella mycetoma) presenting as a plantar fibroma: a case report. Foot Ankle Int 2006; 27:212-5.
31. Campos P, Bustamante B. Eumycetoma. UpToDate, Inc. [Internet]. Disponível em: http://www.uptodate.com/patients/content/topic.do?topicKey=~KWPPrqh3fCp39hW. Acesso em março de 2013.
32. Negroni R, Tobón A, Bustamante B, Shikanai-Yasuda MA, Patino H, Restrepo A. Posaconazole treatment of refractory eumycetoma and chromoblastomycosis. Rev Inst Med Trop S Paulo 2005; 47:339-46.
33. Konishi M, Yonekawa S, Nakagawa C et al. Case of Scedosporium apiospermum cutaneous soft tissue infection treated with voriconazole. Kansenshogaku Zasshi 2008; 82:82-5.
34. N diaye B, Dieng MT, Perez A et al. Clinical efficacy and safety of oral terbinafine in fungal mycetoma. Int J Dermatol 2006; 45:154-7.
35. Greer ND. Posaconazole (Noxafil): a new triazole antifungal agent. Proc (Bayl Univ Med Cent) 2007; 20:188-96.
36. U.S. Food and Drug Administration. Vfend (Voriconazole) drug information. [Internet]: RxList Inc.; 2010 December. Disponível em: http://www.rxlist.com/vfend-drug.htm. Acesso em março 2013.

Parte D
Doença de Jorge Lobo (Lobomicose)

Leandro Ourives Neves

DEFINIÇÃO

A doença de Jorge Lobo, ou lobomicose, consiste em uma infecção fúngica granulomatosa crônica, que afeta a pele e o tecido celular subcutâneo. O agente etiológico, *Lacazia loboi*, é um fungo de crescimento extremamente lento, resultando em período de incubação prolongado, o que explica a evolução crônica da doença. Sabe-se que esse agente, ainda não cultivado *in vitro*, pode causar doença em humanos e golfinhos.

HISTÓRICO

A doença foi inicialmente descrita em 1931, por Jorge Lobo. Devido à presença de micro-organismos que se pareciam com *Paracoccidioides brasiliensis*, Lobo chamou a doença de blastomicose queloidiana. Após a identificação do segundo caso, 7 anos mais tarde, a moléstia recebeu a denominação de doença de Jorge Lobo. Atualmente, o termo lobomicose tem sido frequentemente empregado para descrevê-la.

EPIDEMIOLOGIA

A lobomicose é endêmica na Região Amazônica e na zona intertropical de países das Américas do Sul e Central. Dois casos autóctones foram relatados na África do Sul. Nos EUA e na Europa, há relatos de casos de pacientes com histórias epidemiológicas de viagens a países endêmicos ou que tiveram contato com golfinhos.

PATOGÊNESE

As lesões geralmente surgem depois de um evento traumático, como um corte durante trabalho agrícola ou após picadas de insetos ou mordidas de animais.

CLÍNICA

A infecção apresenta-se com nódulos cutâneos, pápulas ou placas de vários tamanhos, que podem ter superfícies macias, verrucosas ou ulceradas, tornando-se infiltradas, espessas ou endurecidas após longo período de evolução.

As lesões podem surgir isoladas ou agrupadas, de múltiplas formas, principalmente nas áreas expostas e mais frias do corpo, como membros superiores e inferiores e orelhas (Figuras 34.27 e 34.28). A doença pode ser restrita a um sítio anatômico ou disseminada, quando várias diferentes regiões são acometidas. As mucosas são sempre poupadas. Há o registro de um caso de acometimento testicular. Foi observado acometimento linfonodal. Já foi descrita a transformação de lesões crônicas de lobomicose em carcinoma escamocelular já foi descrita.

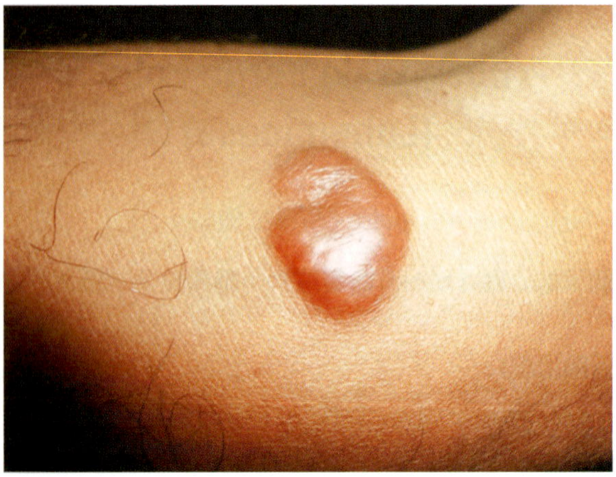

Figura 34.27 ■ Nódulo queloidiforme em antebraço. (Acervo do autor.)

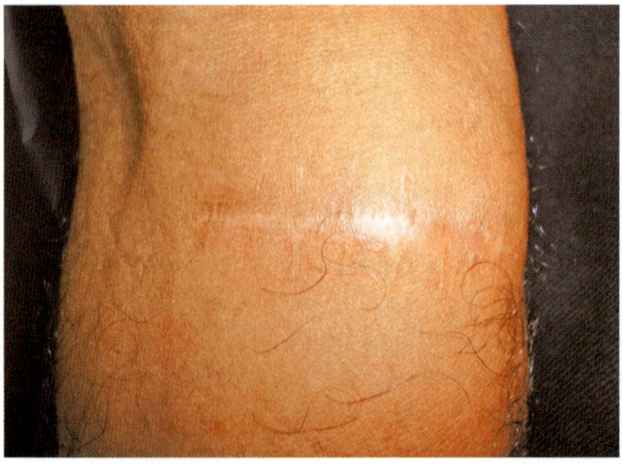

Figura 34.28 ■ Cicatriz cirúrgica após ressecção. (Acervo do autor.)

DIAGNÓSTICO

O diagnóstico é estabelecido pela visualização direta dos fungos, por meio de microscopia convencional, os quais são caracterizados por corpos arredondados, leveduriformes, de paredes espessas, isolados ou formando cadeias catenuladas com duas a 12 células.

A histopatologia é patognomônica. A epiderme é geralmente atrófica; a derme é ocupada por um infiltrado inflamatório granulomatoso difuso, fibroso, composto de histiócitos e células gigantes contendo os típicos corpos fúngicos arredondados, de paredes espessas (Figuras 34.29 e 34.30).

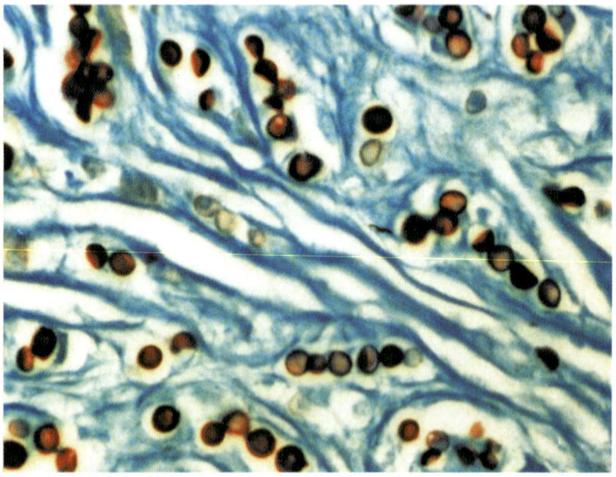

Figura 34.29 ■ *Lacazia loboi* – fungo não é cultivado – exame direto ou anatomopatológico – aspecto em vida parasitária – parasitas numerosos arredondados, isolados ou com gemulação única, podendo formar cadeias (catenulados). Estrutura em "bico de limão" na parede. (CEMEPE – Centro de Medicina Especializada, Pesquisa e Ensino.)

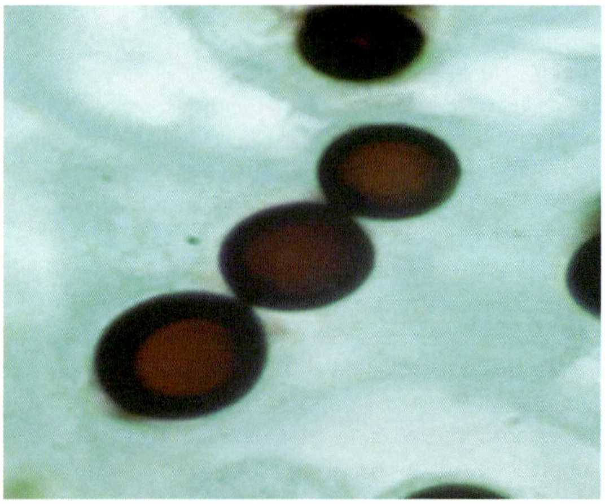

Figura 34.30 ■ *Lacazia loboi* – aspecto catenulado dos parasitas. (CEMEPE – Centro de Medicina Especializada, Pesquisa e Ensino.)

Colorações especiais, como PAS, o Grocott-Gomori (GMS) ou coloração pela prata, claramente distinguem as células leveduriformes típicas.

DIAGNÓSTICO DIFERENCIAL

O diagnóstico diferencial deve ser feito, principalmente, com hanseníase, leishmaniose cutânea, cromoblastomicose, paracoccidioidomicose, sarcoma de Kaposi, queloides, dermatofibroma, neurofibroma, dermatofibrossarcoma *protuberans* e neoplasias metastáticas.

TRATAMENTO

Ainda não existe um tratamento completamente eficaz para a lobomicose. Lesões localizadas podem ser tratadas com criocirurgia ou excisão cirúrgica total. Se as margens cirúrgicas estiverem comprometidas, poderão ocorrer recidivas.

Lesões disseminadas podem ser tratadas com itraconazol, clofazimina ou a combinação de ambas.

PROFILAXIA

A melhor forma de prevenção consiste na utilização de equipamentos de proteção individual (EPI), principalmente por agricultores e outros profissionais sujeitos a traumatismos em áreas endêmicas.

Referências

1. Talhari S, Talhari C. Lobomycosis. Clin Dermatol. 2012 Jul; 30(4): 420-4.
2. Talhari C, Rabelo R, Nogueira L, Santos M, Chrusciak-Talhari A, Talhari S. Lobomycosis. Na Brás Dermatol 2010 Mar-Apr; 85(2):239-40.
3. Paniz-Mondolfi A, Talhari C, Sander Hoffmann L et al. Lobomycosis: an emerging disease in humans and delphinidae. Mycoses 2012 Jul; 55(4):298-309.
4. Papadavid E, Dalamaga M, Kapniari I et al. Lobomycosis: a case from Southeastern Europe and review of the literature. J Dermatol Case Rep 2012 Sep 28; 6(3):65-9.
5. Talhari C, Oliveira CB, de Souza Santos MN, Ferreira LC, Talhari S. Disseminated lobomycosis. Int J Dermatol 2008 Jun; 47(6):582-3.
6. Talhari C, Chrusciak-Talhari A, de Souza JV, Araújo JR, Talhari S. Exfoliative cytology as a rapid diagnostic tool for lobomycosis. Mycoses 2009 Mar; 52(2):187-9.
7. Miranda MF, Costa VS, Bittencourt M de J, Brito AC. Transepidermal elimination of parasites in Jorge Lobo's disease. An Bras Dermatol. 2010 Jan-Feb; 85(1):39-43.
8. Fischer M, ChrusciakTalhari A, Reinel D, Talhari S. Sucessful treatment with clofazimine and itraconazole in a 46 year old patient after 32 years duration of disease. Hautarzt 2002 Oct; 53(10):677-81.

Parte E
Entomoftoromicose

Márcia Fernanda Pereira Coutinho
Guy José Alves de Gouveia Junior

INTRODUÇÃO

Os *Entomophtorales* constituem uma ordem de fungos da classe dos Zigomicetos, causadores de micoses subcutâneas e cutaneomucosas. Dessa ordem, são patógenos para o ser humano as famílias Ancylistaceae (gênero *Conidiobolus*) e Basidiolaceae (gênero *Basidiobolus*). Os *Conidiobolus* e *Basidiobolus* são isolados a partir de humanos e animais, da vegetação, de insetos e também em fezes de animais.

Os primeiros relatos sobre entomoftoromicose foram feitos na África e posteriormente também na Ásia e na América do Sul. Os casos de basidiobolomicose são mais comuns em regiões de clima quente e úmido, em países tropicais e subtropicais, como o Brasil. Já os *Conidiobolus*, mais raramente descritos como agentes de micose em humanos, têm distribuição mais ampla no globo terrestre.

Ao contrário do que ocorre na mucormicose (outra zigomicose), os entomoftorales são causa de doença crônica, sem componente angioinvasivo, acometendo, principalmente, os seios paranasais e os tecidos subcutâneos de indivíduos imunocompetentes.

EPIDEMIOLOGIA

Nos últimos anos houve aumento na prevalência das zigomicoses cutâneas e de tecidos moles, com grande número de publicações refletindo, por um lado, maior conhecimento dos médicos em relação a essa doença, e por outro, aumento real na incidência das zigomicoses, particularmente em pacientes com neoplasias hematológicas, no caso das mucormicoses.

A zigomicose cutânea é a forma mais prevalente de zigomicoses em crianças e ocupa o terceiro lugar em adultos, logo após as formas rinocerebral e pulmonar.

Os *Basidiobolus* causam infecção crônica do tecido subcutâneo e seu principal agente é o *B. ranarum*, encontrado predominantemente em pacientes com menos de 20 anos de idade (88% dos casos). Considera-se o *B. ranarum* o único representante do gênero *Basidiobolus* que causa doença em humanos. Esse fungo está presente no solo, nos vegetais em decomposição, em folhas mortas e no intestino de animais, como peixes, sapos, insetos, répteis e morcegos insetívoros.

Os *Conidiobolus* tipicamente causam infecção crônica e indolente dos seios paranasais. Acometem indivíduos sem imunossupressão, geralmente do sexo masculino, lavradores, com idades entre 40 e 60 anos. Raramente causam doenças em crianças. No Brasil, foram descritos casos, principalmente, na Amazônia e no Nordeste.

PATOGÊNESE

A infecção ocorre após pequenos traumatismos na mucosa nasal, por picadas de insetos, por contato com solo e vegetação contaminados, ou por inalação dos esporos presentes no solo ou na poeira. Em geral, traumatismo é a principal forma de infecção nos indivíduos imunocompetentes.

Alterações na fisiologia do epitélio nasal ocasionadas por fumo, drogas, congestão ou sinusite podem contribuir para facilitar a infecção por *Conidiobolus* (Figuras 34.31 e 34.32).

In vitro, esses fungos são capazes de produzir enzimas como elastases, esterases, lipases e colagenases, que podem estar envolvidas na patogênese da doença.

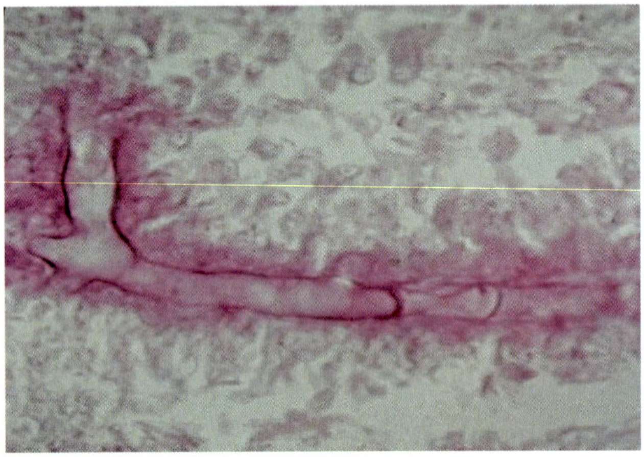

Figura 34.31 ■ *Conidiobolus coronatus* – hifas hialinas, sem ou com raros septos, envolvidas por material eosinofílico. (CEMEPE – Centro de Medicina Especializada, Pesquisa e Ensino.)

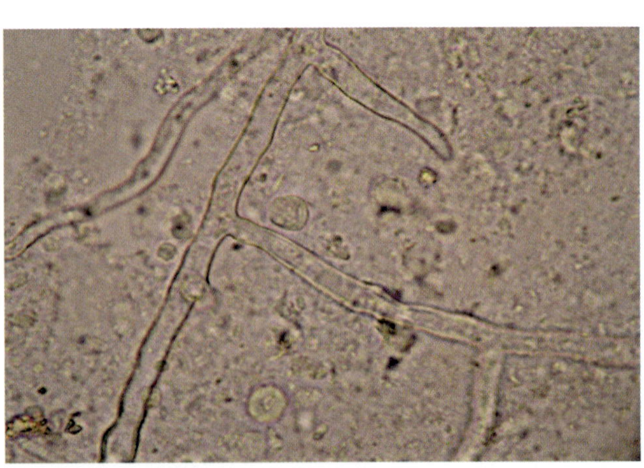

Figura 34.32 ■ *Conidiobolus coronatus* – hifas largas, sem ou com raros septos, com angulação de 90 graus. (CEMEPE – Centro de Medicina Especializada, Pesquisa e Ensino.)

Os *Basidiobolus,* assim como os *Conidiobolus,* crescem bem a 37°C, o que contribui para sua virulência, pois permite sua sobrevivência em pacientes com febre. Ouro fator de virulência descrito consiste na produção de fosfolipase A, que hidrolisa lecitina em lisolecitina, capaz de destruir as membranas celulares.

Em relação aos *Conidiobolus*, postula-se que uma imunodepressão transitória do indivíduo possa favorecer a infecção pelo fungo. Também produzem enzimas que podem contribuir para invasão de tecidos mais profundos, como os músculos.

MANIFESTAÇÕES CLÍNICAS

As manifestões da entomoftoromicose são divididas em três grupos: forma subcutânea crônica, forma centrofacial e forma visceral.

A basidiobolomicose envolve, predominantemente, nádegas, coxas ou tronco. Apresenta-se como placas subcutâneas eritematosas, indolores e enduradas, podendo haver edema da extremidade no membro acometido. Os nódulos subcutâneos são muito aderidos aos planos inferiores. Há relatos na literatura de linfonodomegalia e ulceração da pele como manifestações da doença, mas não ocorrem disseminação nem invasão vascular. O *B. ranarum* pode também, raramente, acometer o trato gastrointestinal, do estômago ao reto, causando dor abdominal, constipação intestinal, diarreia, náusea, vômitos, sangramento mucoso, febre e perda de peso, muitas vezes se assemelhando à doença de Crohn. A progressão da doença é lenta, com alguns casos de remissão espontânea.

Os *Conidiobolus* spp acometem mais frequentemente a face, causando eritema, edema progressivo de mucosa nasal, nariz, pálpebras, regiões malares e frontal, sem delimitação de seu crescimento, mas que não se estende para o SNC. Os sintomas mais comuns incluem obstrução nasal, coriza e sinusite crônica. Quando acomete faringe e laringe, pode cursar com dificuldade respiratória. Há relatos, também, do envolvimento da órbita e dos ductos lacrimais. É frequente a deformidade facial resultante de edema e infiltração da região acometida. Entretanto, não há envolvimento ósseo nem ulceração da pele. Há relatos raros na literatura de doença disseminada por *C. coronatus,* todos com êxito letal. Outra espécie de *Conidiobolus* patógena para o ser humano é a *C. incongruus*, responsável por formas invasivas graves da doença, sempre levando ao óbito. Manifesta-se com febre, emagrecimento e hemoptise e acomete fígado, pulmões e outros órgãos.

Formas invasivas de conidiobolomicose são raras e foram descritas em usuários de cocaína, que desenvolveram endocardite e vasculite fúngicas. Walsh e cols. descreveram um caso com envolvimento pulmonar e cardíaco com angioinvasão, na presença de linfoma.

DIAGNÓSTICO

O diagnóstico é difícil devido à falta de suspeição clínica nas fases iniciais da doença, sendo feito, na grande maioria das vezes, em fases mais avançadas, quando o tratamento é menos eficaz, com baixa resposta terapêutica. A confirmação diagnóstica é feita por exame histopatológico e cultura, mas esta é negativa em mais de 85% dos casos. Como o fungo não suporta refrigeração, o material deve ser enviado imediatamente para cultura, logo após a biópsia.

Na histopatologia, observa-se denso infiltrado granulomatoso do tecido subcutâneo, com material eosinofílico, intensamente rosado na coloração por HE e vermelho-brilhante na coloração por PAS, circundando uma hifa de paredes finas, frequentemente pouco septada, ou fragmentos de hifas (4 a 20µm de diâmetro), o chamado fenômeno de Splendore-Hoeppli. Esse fenômeno não está presente em todos os casos.

O infiltrado inflamatório misto contém eosinófilos, linfócitos, plasmócitos e células gigantes multinucleadas. Nos casos de doença mucocutânea, observa-se fibrose bem mais acentuada do que nas formas subcutâneas.

Na basidiobolomicose causada pelo *B. ranarum,* as hifas são paucisseptadas, mas apresentam mais septos do que os fungos da família Murcorales.

Pode ser encontrada leucocitose com eosinofilia periférica. Testes sorológicos ainda não estão amplamente disponíveis. Anticorpos contra *Conidiobolus* e *Basidiobolus* foram detectados por meio das técnicas de ELISA e imunodifusão, com boas sensibilidade e especificidade.

Micologia

Os espécimes podem ser semeados em ágar Sabouraud, ágar-batata ou ágar-*cornmeal.* A temperatura ideal para crescimento dos fungos é 30°C, sendo o crescimento mais lento a 37°C.

O *B. ranarum* cresce em temperaturas de 25°C a 37°C. As colônias, de amareladas a acinzentadas, são finas, cerosas, com muitas pregas radiais. As colônias mais antigas vão se tornando pulverulentas. Os zigósporos se tornam evidentes 10 dias após a semeadura e contêm paredes lisas e uma ponta característica, uma espécie de bico, que serve para facilitar a conjugação dos zigósporos.

A colônia do *C. coronatus* é glabra, cerosa, com crescimento rápido, amarelada a amarronzada, rugosa ou cerebriforme. Posteriormente torna-se pulverulenta, com produção de hifas aéreas brancas curtas. Não forma zigósporos, mas produz numerosos clamidósporos. Apresenta conídios grandes, com papilas basais, esféricos a piriformes, que são expelidos violentamente pelos conidióforos.

DIAGNÓSTICO DIFERENCIAL

A pitiose, ferida-brava ou ferida-da-moda, é uma doença granulomatosa crônica, que acomete principalmente equinos, e raramente é descrita em humanos. O tratamento é muito difícil, e a doença pode levar à morte, tanto humanos como animais. Pode ser diagnosticada por meio de ELISA.

Outras doenças, como esporotricose, linfoma de Burkitt, tuberculose e filariose, devem ser lembradas como diagnósticos diferenciais da entomoftoromicose.

TRATAMENTO

Os *Conidiobolus* spp costumam ser mais resistentes ao tratamento oral com antifúngicos do que os *Basidiobolus.*

O iodeto de potássio em solução saturada (40mg/kg/dia, por 3 meses) tem sido usado com resultados satisfatórios. Há também relatos de tratamentos bem-sucedidos com imidazólicos, anfotericina B, terbinafina, sulfametoxazol-trimetoprima, oxigenoterapia hiperbárica e desbridamento cirúrgico, em diversas combinações. Nenhum medicamento isolado mostrou-se totalmente confiável. Itraconazol e iodeto de potássio podem ser considerados agentes de primeira escolha.

A remoção cirúrgica das lesões, com cirurgia reconstrutora associada à terapia medicamentosa, oferece os melhores resultados.

Bibliografia

Lacaz CS, Porto C, Martins JEC. Micologia médica. 9. ed. São Paulo: Sarvier, 2002.

Sidrim JJC, Rocha MFG. Micologia médica à luz dos autores contemporâneos. Rio de Janeiro: Guanabara Koogan, 2004.

Zaitz C. Compêndio de micologia médica. Rio de Janeiro: Guanabara Koogan, 2010.

Parte F
Feo-hifomicose

Anelise Diniz Garcia Leão

INTRODUÇÃO

Feo-hifomicoses constituem infecções causadas por fungos demácios, capazes de produzir pigmento escuro, a di-hidroxinaftaleno melanina, um elemento fotoprotetor e também considerado fator de virulência do fungo.[1]

HISTÓRICO

A designação feo-hifomicose foi proposta por Ajello, em 1974, para nomear infecções cutâneas, subcutâneas e profundas, agudas ou crônicas, causadas por fungos demácios, as quais deveriam ser separadas das cromoblastomicoses.[2]

McGinnis, em 1983, enfatizou que o termo feo-hifomicose não deveria ser utilizado para substituir o nome de micoses consagradas, como tinha negra ou *piedra* preta, as quais são variantes clínicas das feo-hifomicoses.[3]

EPIDEMIOLOGIA

Os fungos demácios encontram-se amplamente distribuídos na natureza, no solo e em madeiras. A infecção pode ser adquirida mediante inoculação traumática. Outras portas de entrada seriam a inalação de esporos, a ingestão de alimentos e água contaminada e a contaminação por inserção de cateteres.

A infecção é oportunista, podendo acometer imunossuprimidos; no entanto, pode também acometer imunocompetentes.

ETIOLOGIA

Os agentes da feo-hifomicose diferem dos da cromomicose por apresentarem elementos micelianos septados em vida parasitária. Os fungos mais frequentemente isolados nas lesões são: *Wangiella dermatitidis, Exophiala jeanselmei, Cladosporium bantianaum* e *Bipolaris spicifera*. Algumas espécies são neurotrópicas, sendo o *Cladophialophora bantiana* o agente mais comum da feo-hifomicose cerebral (Figuras 34.33 e 34.34).

CLASSIFICAÇÃO CLÍNICA

- Feo-hifomicoses superficiais: tinha negra, *piedra* preta, onicomicose.
- Feo-hifomicoses subcutâneas.
- Feo-hifomicoses alérgicas.
- Feo-hifomicoses invasivas: doença pulmonar, infecção do SNC, infecção ocular.
- Feo-hifomicoses sistêmicas: fungemia.

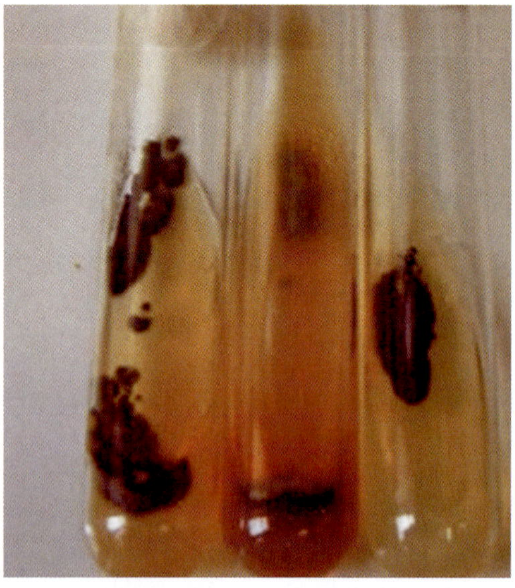

Figura 34.33 ■ *Cladosporium* spp – colônia filamentosa aveludada, de coloração cinza-escura ou cinza-olivácea. (CEMEPE – Centro de Medicina Especializada, Pesquisa e Ensino.)

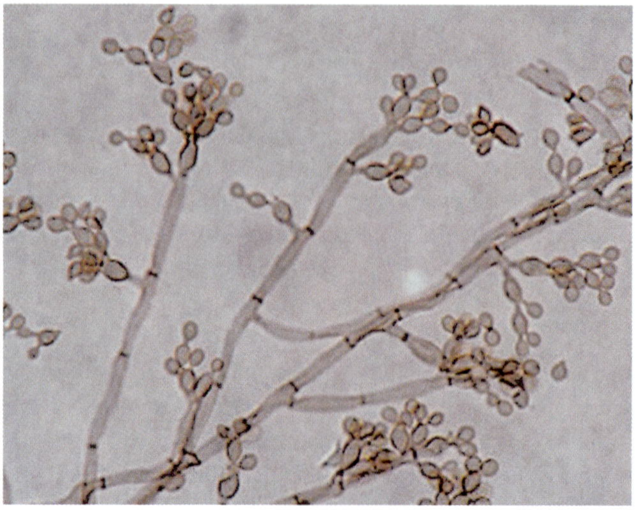

Figura 34.34 ■ *Cladosporium* spp – hifas demácias septadas. Conídios escuros, unicelulares ou bicelulares, podendo formar cadeias curtas. (CEMEPE – Centro de Medicina Especializada, Pesquisa e Ensino.)

A feo-hifomicose subcutânea é a forma clínica mais comum. Raramente, a doença é sistêmica. Trata-se de quadro infeccioso de evolução crônica, com doença lentamente progressiva, causada pela inoculação do fungo por traumatismo provocado por fragmentos de vegetais ou fômites.[5]

MANIFESTAÇÕES CLÍNICAS

A feo-hifomicose apresenta-se, geralmente, como lesão única, com aspecto de nódulo, cisto ou abscesso, contendo secreção serossanguinolenta ou seropurulenta. As lesões costumam surgir nas falanges de quirodáctilos ou em membros inferiores, geralmente em áreas expostas das extremidades (Figuras 34.35 a 34.37). Lesões verrucosas também podem ser encontradas. A lesão é aderente à pele, sem reação inflamatória ou com reação inflamatória discreta. Em geral, não há linfangite; pode haver linfadenopatia, a qual, quando presente, é mínima. A lesão não é dolorosa. Os nódulos têm consistência amolecida e podem apresentar flutuação. Apresentam cápsula bem desenvolvida. As lesões podem ulcerar-se espontaneamente, eliminando material purulento e, por vezes, escurecido, rico em hifas demácias.[6]

DIAGNÓSTICO LABORATORIAL

O diagnóstico pode ser feito por exame direto, cultura e exame histopatológico. A coleta do material depende, diretamente, do sítio anatômico acometido. No exame direto, são observadas hifas demácias de aspecto toruloide.

A cultura pode ser feita em meios clássicos. O período de crescimento das culturas pode variar de 5 a 30 dias. Para identificação do fungo é necessário observar aspectos micromorfológicos de cultura e/ou microcultivo, pois as culturas apresentam aspectos morfológicos muito semelhantes.

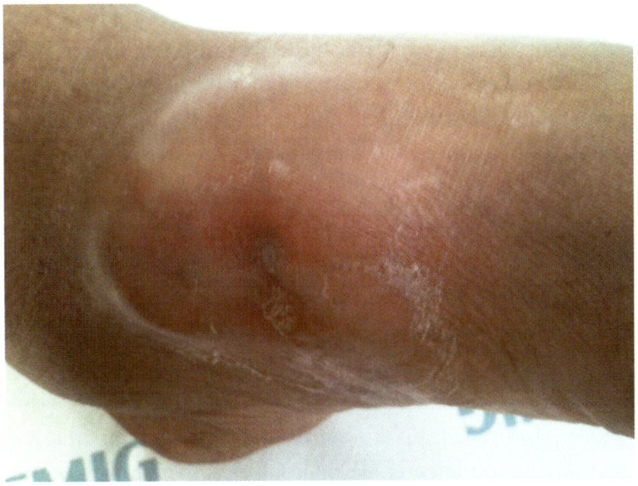

Figura 34.35 ■ Feo-hifomicose. (Serviço de Dermatologia do Hospital Eduardo de Menezes.) (CEMEPE – Centro de Medicina Especializada, Pesquisa e Ensino.)

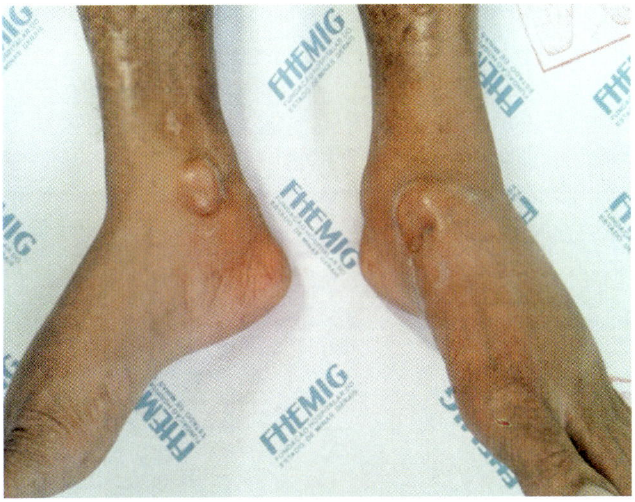

Figura 34.36 ■ Feo-hifomicose. (Serviço de Dermatologia do Hospital Eduardo de Menezes.) (CEMEPE – Centro de Medicina Especializada, Pesquisa e Ensino.)

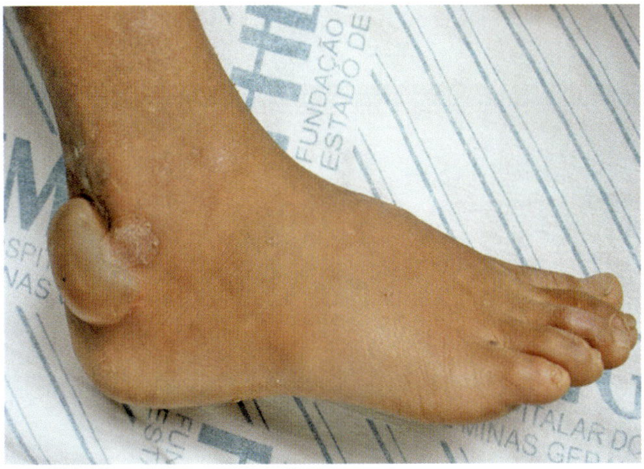

Figura 34.37 ■ Feo-hifomicose. (Serviço de Dermatologia do Hospital Eduardo de Menezes.) (CEMEPE – Centro de Medicina Especializada, Pesquisa e Ensino.)

O exame histopatológico mostra infiltrado inflamatório constituído por linfócitos, plasmócitos, macrófagos e gigantócitos. Esse infiltrado encontra-se envolvendo a área de abscesso, no interior da qual se observam hifas septadas e demácias, isoladas ou agrupadas (podendo, também, ser observado o aspecto toruloide dessas hifas), e esporos.

Não se deve utilizar a coloração de Grocott-Gomori para pesquisa de fungos demácios, uma vez que essa coloração pigmenta as estruturas fúngicas de marrom ou negro. Assim sendo, não ajuda a diferenciar um fungo demácio de um não demácio.

DIAGNÓSTICO DIFERENCIAL

O diagnóstico diferencial da feo-hifomicose subcutânea é feito com lipomas, cistos, fibromas, granulomas de corpo estranho e abscessos bacterianos. Nas lesões gomosas ou com fístulas, o diagnóstico diferencial é estabelecido com sífilis, esporotricose e micetomas.

TRATAMENTO

Nas feo-hifomicoses subcutâneas, em suas formas localizadas, pode ser suficiente tratamento cirúrgico. Em caso de lesões extensas ou em pacientes imunodeprimidos, o tratamento sistêmico pode ser necessário. Os fármacos mais utilizados são a anfotericina B e a flucitosina, sendo o itraconazol o agente de escolha, na dose de 200 a 600mg/dia.

Feo-hifomicoses alérgicas

Os fungos demácios podem se constituir em precipitantes alérgicos de sinusites e asma. O gênero *Bipolaris* está associado a sinusite alérgica e o *Alternaria*, a asma.[7,8]

Feo-hifomicoses invasivas e sistêmicas

Entre as feo-hifomicoses invasivas, são mais comuns as formas pulmonar e cerebral, as quais estão associadas à imunossupressão e têm prognóstico reservado.[4]

Fungemia e doença sistêmica disseminada causam febre de origem obscura, havendo o relato de sinais clínicos de pneumonia necrosante.[9]

O tratamento dessas infecções consiste no uso de itraconazol; no caso da infecção do SNC, o agente de escolha é a anfotericina lipossomal.[10]

Referências

1. Dixon DM, Polak-Wyss A. The medically important dematiaceous fungi and their identifications. Mycoses 1991; 34:1-18.
2. Ajello L, Georg LK, Wang CJ, Steigbigel RT. A case of phaeohyphomycosis caused by a new species of Phialophora. Mycology 1974; 66:490-8.

3. McGinnis MR. Chomoblastomycosis and phraeohyplonuycosis: new concepts, dia gnosis, and mycology. J Am Acad Dermatol 1983; 8:1-16.
4. Silveira F, Nucci M. Emergence of black moulds in fungal disease: epidemiology and therapy. Curr Opin Infect Dis 2001; 14:679-84.
5. Zaitz C. Feo-hifomicoses. In: Zaitz C. Compêndio de micologia médica. Rio de Janeiro: Guanabara Koogan, 2010.
6. Sidrim JJC, Rocha MFG. Micologia médica à luz dos autores contemporâneos. Rio de Janeiro: Guanabara Koogan, 2004.
7. Fung F, Tappen D, Wood G. Alternaria-associated asthma. Appl Occup Environ Hyg 2000; 15:924-7.
8. Asero R, Bottazi G. Nasal poliposis: a study of its association with airborne allergen hypersensitivity. Ann Allergy Asthma Immunol 2001; 86:283-5.
9. Saubolle MA. Fungal pneumonias. Semin Respir Infect 2000; 15: 162-77.
10. Al-Abdely HM. Management of rare fungal infections. Curr Opin Infect Dis 2004; 17:527-32.

Parte G
Hialo-hifomicoses

Ana Carolina Leite de Moura

DEFINIÇÃO

Em 1982, Ajjelo e McGinnis propuseram o uso do termo hialo-hifomicoses para agrupar diversas infecções fúngicas cujos agentes etiológicos se apresentam nos tecidos como hifas hialinas septadas. As infecções causadas por fungos formadores de estruturas específicas, como os grãos do micetoma, não devem ser consideradas hialo-hifomicoses.

EPIDEMIOLOGIA E PATOGÊNESE

A maioria dos fungos produtores de hialo-hifomicoses encontra-se amplamente distribuída na natureza, constituindo-se de saprófitas do solo ou parasitas de vegetais e sendo considerados fungos contaminantes, oportunistas, com limitado poder patogênico. Atualmente, porém, o aumento da expectativa de vida e, consequentemente, das possibilidades de imunodeficiência vem contribuindo para o aumento das infecções causadas por esses fungos.

As hialo-hifomicoses podem ser adquiridas por inoculação traumática do fungo, inalação de esporos ou ingestão de alimentos e água contaminada.

Exposição a materiais contaminados, associada à perda da integridade da barreira imunológica, é vista nas formas cutâneas e subcutâneas. Já as formas invasivas e sistêmicas tendem a ocorrer entre os imunodeprimidos. Fatores predisponentes têm sido implicados, como medicamentos antineoplásicos e imunossupressores, antibióticos de amplo espectro, pacientes transplantados, infecção pelo HIV e aumento da sobrevivência em cuidados intensivos, entre outros. A porta de entrada, nesses casos, costuma ser a via respiratória, posteriormente com disseminação por via hematogênica. Tem sido relatada implantação local do fungo em órgão profundo por transplantes, próteses profundas e cateteres.

ETIOLOGIA

Dentre os diversos agentes causadores das hialo-hifomicoses, destacam-se: *Aspergillus* spp (Figuras 34.38 e 34.39), *Fusarium* spp, *Acremonium* spp, *Scedosporium* spp e *Penicillium* spp. O isolamento é variável conforme a região geográfica. *Aspergillus* spp e *Fusarium* spp frequentemente são excluídos como agentes de hialo-hifomicoses, uma vez que as doenças causadas por esses fungos têm sido referidas como aspergilose ou fusariose, respectivamente. Tecnicamente, no entanto, são consideradas hialo-hifomicoses.

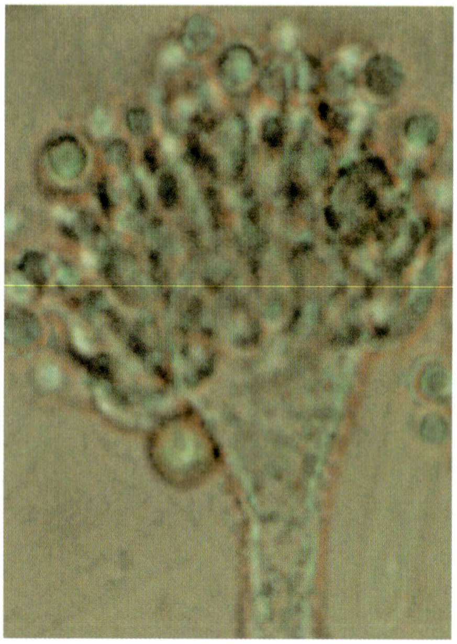

Figura 34.38 ■ Conidióforo do *Aspergillus fumigatus*. (CEMEPE – Centro de Medicina Especializada, Pesquisa e Ensino.)

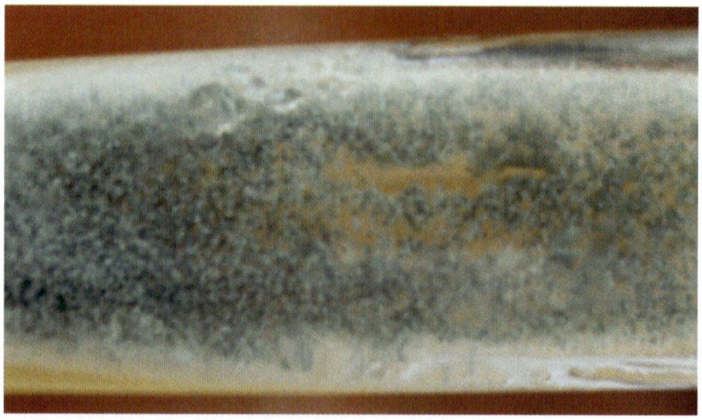

Figura 34.39 ■ Aspecto pulverulento cinza-esverdeado de colônia filamentosa de *Aspergillus fumigatus*. (CEMEPE – Centro de Medicina Especializada, Pesquisa e Ensino.)

O número e a diversidade de infecções causadas por espécies de *Acremonium* spp têm aumentado nos últimos anos, resultando em um amplo espectro de doenças clínicas, em pacientes com ou sem fatores de risco. Outros agentes emergentes de hialo-hifomicoses incluem espécies de *Paecilomyces* spp. Infecções nosocomiais por esse fungo têm sido descritas em pacientes imunossuprimidos por uso de loção dermatológica contaminada.[1,2]

CLÍNICA

As hialo-hifomicoses são classificadas em superficiais (dermatomicoses, onicomicoses, oftalmomicoses, otomicoses), subcutâneas e sistêmicas.

As hialo-hifomicoses cutâneas e subcutâneas podem se manifestar clinicamente sob diversas formas, como manchas eritematosas, pápulas, vesículas, nódulos subcutâneos, lesões tumorais, lesões císticas ou lesões micetoma-símiles, podendo ocorrer em qualquer localização.

Podem também se apresentar como úlcera irregular dolorosa com escara enegrecida e nódulo subcutâneo com centro necrótico, como nos casos de pacientes do sexo masculino de 65 anos de idade com história de asma brônquica que fazia uso de corticoide inalatório por 5 anos, no qual foi isolado *Fusarium* spp.[3]

DIAGNÓSTICO LABORATORIAL

Exame micológico direto

Para o diagnóstico das hialo-hifomicoses podem ser utilizados espécimes variados, como escamas de pele, secreções, sangue, fragmentos de unhas e esfregaço de material de biópsia.

A possibilidade de contaminação deve ser sempre aventada em exame micológico direto isolado. Por isso, o exame deve ser positivo em três coletas realizadas na mesma lesão, em momentos diferentes.

No exame microscópico, após clarificação pelo KOH, são encontradas hifas hialinas septadas (Figura 34.40).

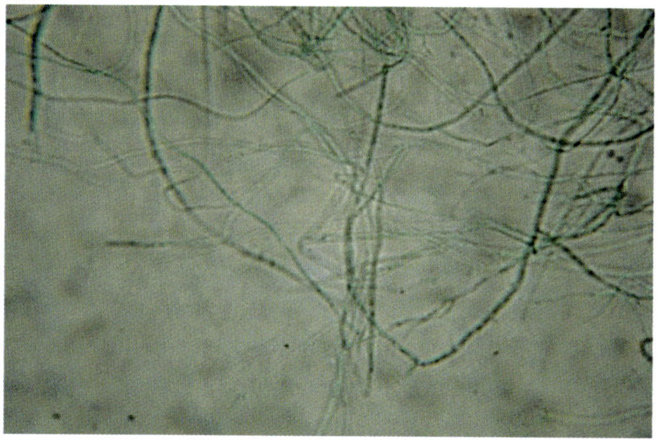

Figura 34.40 ■ Hifas hialinas septadas. (CEMEPE – Centro de Medicina Especializada, Pesquisa e Ensino.)

Cultura e micromorfologia

A cultura e as características micromorfológicas do fungo cultivado tornam possível sua identificação. O material deve ser semeado em ágar Sabouraud-dextrose e cloranfenicol e mantido em temperatura ambiente (Figuras 34.41 a 34.45).

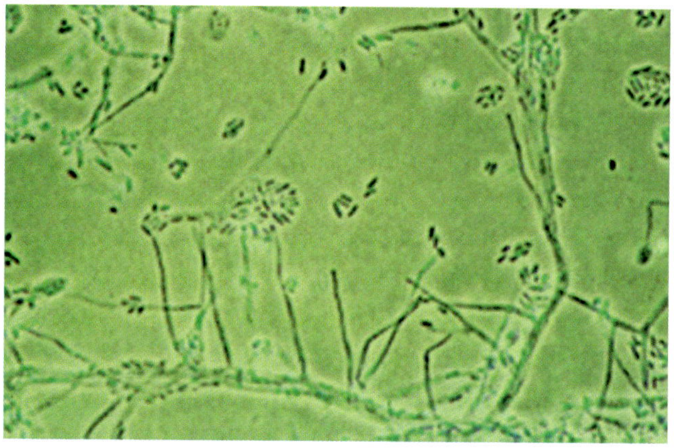

Figura 34.41 ■ *Acremonium* spp – hifas hialinas septadas. Conídios em forma de "salsichas" não septados. (CEMEPE – Centro de Medicina Especializada, Pesquisa e Ensino.)

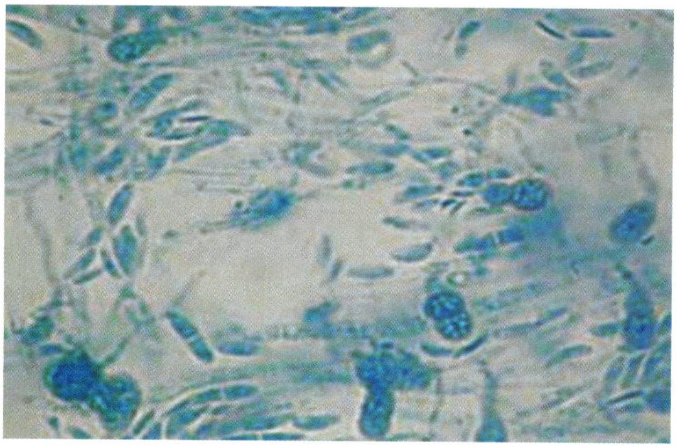

Figura 34.42 ■ *Fusarium* spp – hifas hialinas septadas. Macroconídios septados fusiformes e encurvados com extremidades afiladas. Microconídios unicelulares ovoides. (CEMEPE – Centro de Medicina Especializada, Pesquisa e Ensino.)

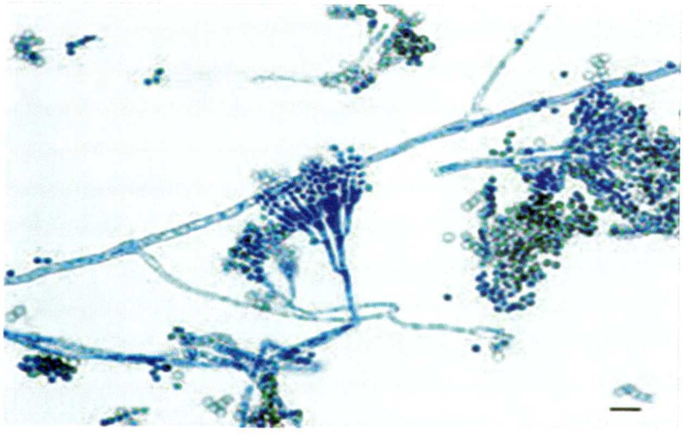

Figura 34.43 ■ *Penicillium* spp – hifas hialinas septadas. Conidióforos perpendiculares que se subdividem em ramos e fiálides em forma de pincel. (CEMEPE – Centro de Medicina Especializada, Pesquisa e Ensino.)

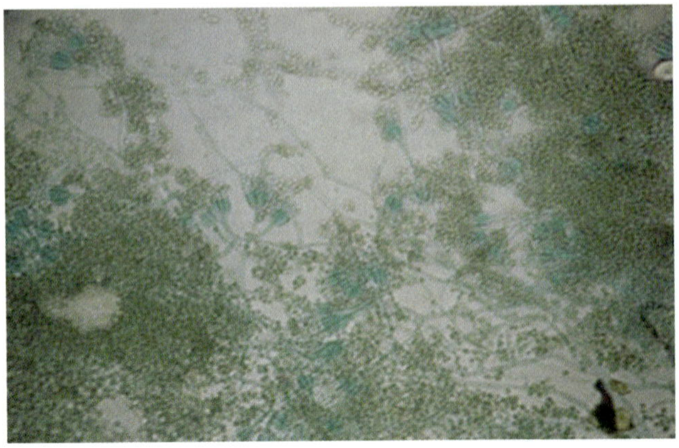

Figura 34.44 ■ *Aspergillus* spp – Hifas hialinas septadas com angulação de 45º. (CEMEPE – Centro de Medicina Especializada, Pesquisa e Ensino.)

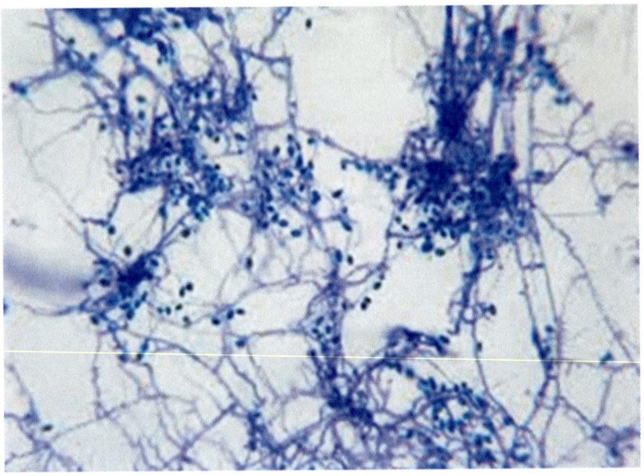

Figura 34.45 ■ *Scedosporium* spp – Microcultivo. (CEMEPE – Centro de Medicina Especializada, Pesquisa e Ensino.)

TRATAMENTO

O tratamento é variável, com agentes tópicos e sistêmicos, sendo possível o uso de imidazólicos, como itraconazol e, nos casos mais graves, anfotericina B. Nas formas localizadas, recomenda-se excisão cirúrgica.

Não existe tratamento padrão para as infecções provocadas por *Acremonium* spp no que diz respeito à escolha do agente ou à duração da terapia. O fungo é suscetível a nistatina, cetoconazol, itraconazol e anfotericina B. O tratamento adequado é impreciso em virtude do número limitado de estudos e dos resultados conflitantes das terapias.

Foi relatado tratamento bem-sucedido com imiquimode a 5% em um paciente imunocompetente com lesão em face por *Acremoniums trictum*,que não havia respondido previamente a vários antifúngicos e crioterapia.[4]

Voriconazol e posaconazol são novos imidazólicos que demonstraram eficácia contra agentes etiológicos das hialo-hifomicoses.

Referências

1. Das S, Saha R, Dar AS, Ramachandran VG. Acremonium species: a review of the etiological agents of emergin ghyalohyphomycosis. Mycopathologia 2010; 170:361-75.
2. Antas PRZ et al. Neglected and emerging funga linfections: review of hyalohyphomycosis by Paecilomyces lilacinus focusing in disease burden, in vitro antifungal susceptibility and management. Microbesand Infection 2012; 14:1-8.
3. Singhal KV, Saoji V, Saoji SV. Fusarium skin infection: a case report. Dermatol Online J 2012 Apr 15; 18(4):6.t.
4. Erbagci Z, Tuncel AA, Erkilic S, Zer Y. Successful treatment of antifungal cryotherapy resistant subcutaneous hyalohyphomycosis in an immunocompetent case with topical imiquimod cream. Mycopathologia 2005; 159:521-6.
5. Huang CY, Sun PL, Tseng HK. Cutaneous hyalohyphomycosis caused by Paecilomyces lilacinus successfully treated by oral voriconazole and nystatin packing. Mycopathologia 2011; 172:141-5.
6. Sutton DA. Rare and emerging agents of hyalohyphomycosis. Current Fungal Infection Reports 2008; 2(3):134-42.
7. Zaitz C et al. Subcutaneous hyalohyphomycosis caused by Acremonium recifei: case report. Rev Inst Med Trop São Paulo 1995; 37(3):267-70.
8. Zaitz C, Campbell I, Marques AS, Ruiz LRB, Souza VM. Compêndio de micologia Médica. Rio de Janeiro: Guanabara Koogan, 2010.
9. Sidrim JJ, Costa & Rocha MFG. Micologia médica à luz de autores contemporâneos. Rio de Janeiro: Guanabara Koogan, 2004.

35

Micoses Profundas Sistêmicas por Fungos Patogênicos

Parte A
Paracoccidioidomicose

Ana Cláudia Lyon de Moura

INTRODUÇÃO

A paracoccidioidomicose (PCM) é a micose sistêmica mais prevalente na América Latina, e a maioria dos casos da doença ocorre no Brasil.[1] Afeta, principalmente, adultos do sexo masculino em áreas rurais e é a oitava causa mais comum de morte entre as doenças infectoparasitárias crônicas recorrentes no Brasil, superando inclusive a leishmaniose, com taxa de mortalidade de 1,45 por milhão de habitantes.[2]

A PCM é causada pelo fungo termodimórfico *Paracoccidioides brasiliensis*, que costuma entrar no organismo pelas vias aéreas superiores.[1,3,4] Ao se instalar no tecido, o fungo pode ser eliminado por células do hospedeiro imunologicamente competente ou, caso contrário, dissemina-se para outros órgãos e tecidos por via linfática ou hematogênica, caracterizando a PCM-doença. Sua apresentação clínica mais frequente é a pulmonar ou tegumentar, com ou sem linfadenomegalia reacional.[5-7] O fungo pode ainda formar um foco quiescente, permanecendo viável sem manifestações aparentes; sua ativação posterior pode ser responsável por sinais e sintomas tardios da PCM ou quadros de recidiva.[8-11] A maioria dos pacientes apresenta evolução benigna e favorável com a instituição de terapia adequada, atingindo o estado de doença inativa nos primeiros 6 meses de tratamento.[6]

A determinação do momento adequado para interrupção do tratamento representa uma preocupação importante na abordagem ao paciente com PCM.[12] Os critérios atuais para definição de cura são clínicos, radiológicos e sorológicos.[13] Entretanto não existe, na prática clínica, nenhum parâmetro realmente confiável para determinação da atividade da PCM nem que permita prever ou prevenir suas recidivas, que são muito comuns.[12]

Os principais desafios clínicos da abordagem da PCM são, portanto, a determinação do momento adequado para suspensão da terapia antifúngica em pacientes com PCM, de modo a minimizar as taxas de recidiva da doença, indicar precocemente o retorno de sua atividade e a necessidade de reintrodução da terapêutica.[6]

HISTÓRICO

A PCM, também conhecida como blastomicose brasileira, blastomicose sul-americana, granuloma paracoccidióidico, moléstia de Lutz-Splendore-Almeida, granulomatose paracoccidióidica ou granulomatose blastomicoide tropical, foi primeiramente descrita por Adolpho Lutz (1908), cujo interesse foi despertado a partir do encontro de micro-organismo desconhecido em lesões orais vegetantes. Alphonso Splendore, após estudo mais aprofundado da morfologia do fungo, propôs, em 1912, a denominação *Zymonema brasiliense* para o patógeno. Seus trabalhos impulsionaram o estudo clínico e micológico sobre a PCM.[14] Floriano Paulo de Almeida, em 1930, sugeriu a denominação *Paracoccidioides brasiliensis* como agente da PCM, criando um novo gênero para o micro-organismo.[15,16]

A partir de 1930, verifica-se amplo desenvolvimento de pesquisas sobre a doença e seu agente etiológico, principalmente com os avanços na área da imunologia, da terapêutica e da epidemiologia e com o surgimento de novas tecnologias, tais como a microscopia eletrônica e técnicas de citoquímica.[17-20]

AGENTE ETIOLÓGICO

O agente etiológico da PCM é o fungo dimórfico *Paracoccidioides brasiliensis*,[14,15] isolado pela primeira vez por Lutz, em 1908, e cuja forma sexuada ainda é desconhecida. Desde sua descrição, em 1930, o *P. brasiliensis* era considerado uma espécie clonal, com reprodução exclusivamente assexuada. Entretanto, há evidências que indicam a presença de recombinações, levando ao surgimento de espécies crípticas.[21-23]

Um complexo de espécies crípticas (do grego *kryptē* e do latim *crypta:* oculto, escondido) consiste em um grupo de espécies que preenchem o critério biológico de "espécie", ou seja, são reprodutivamente isoladas umas das outras, embora sejam morfologicamente idênticas; apresentam discretas diferenças genéticas e podem ser separadas apenas por meio de estudos não morfológicos, como análise de sequência de DNA e outras técnicas de biologia molecular. Determinar se duas populações indistinguíveis constituem espécies crípticas, irmãs ou verdadeiras constitui apenas o primeiro passo para o estudo da especiação.[24-26]

Matute e cols. (2006) comprovaram a existência de pelo menos três espécies crípticas de *P. brasiliensis*: S1 (*species* 1), com 38 isolados oriundos do Brasil, Argentina, Paraguai, Peru ou Venezuela; PS2 (*phylogenetic species* 2), com cinco isolados do Brasil e um da Venezuela; e PS3 (*phylogenetic species* 3), com 21 isolados da Colômbia. A divergência genética média entre S1 e PS2 foi mais de três vezes superior à observada entre os isolados dentro de cada um dos grupos; entre S1 e PS3, essa diferença foi de 1,5 vez. Há evidência de possível reprodução sexuada em S1; em PS2 e em PS3, entretanto, esse aspecto não pode ser excluído.

Nos isolados do Brasil(S1 e PS2), foram relatadas variações no potencial de virulência e na expressão gênica. Demonstrou-se, também, que essas duas espécies crípticas são capazes de produzir PCM em humanos e em tatus.[21,22]

Taxonomia

O micro-organismo *P. brasiliensis* atualmente pertence às seguintes categorias taxonômicas: Super-reino Eukaryota; Reino Fungi; Sub-reino Dikarya; Filo Ascomycota; Subfilo Pezizomycotina; Classe Eurotiomycetes; Subclasse Eurotiomycetidae; Ordem Onygenales; Família Ajellomycetaceae; Gênero Paracoccidioides; Espécie *Paracoccidioides brasiliensis.*[27]

Morfologia

As colônias de *P. brasiliensis* podem apresentar aspectos morfológicos distintos, dependendo do meio de cultivo e, principalmente, da temperatura de incubação. Esse fenômeno, denominado dimorfismo, é reversível.[28-31]

À temperatura ambiente, o fungo apresenta-se na forma micelial (forma M). Suas colônias são inicialmente lisas e, mais tarde, são cobertas por micélio aéreo de cor branca a bronze, sendo comparadas por Lutz (1908) a "pelos de ratinhos brancos". Ao exame microscópico, são encontrados filamentos micelianos finos, septados, com esporos terminais ou intercalares. Nessa condição, não contêm estruturas típicas da espécie[29,32,33] (Figura 35.1*A* e *B*).

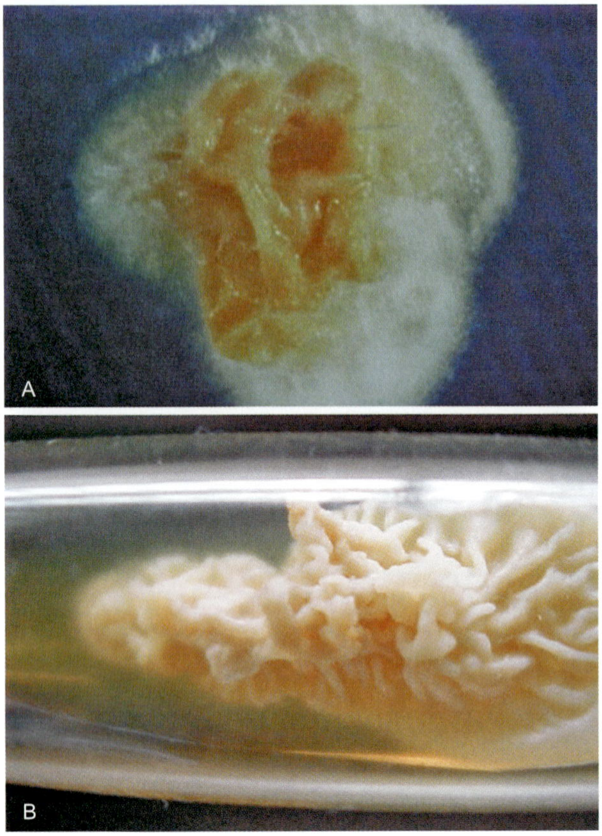

Figura 35.1 ■ Macroscopia da colônia de *P. brasiliensis*. **A** Fase micelial, obtida à temperatura ambiente. O micélio assemelha-se a "pelos de ratinhos brancos". **B** Fase leveduriforme, obtida a 37°C. A colônia é cerebriforme ou rugosa, de cor creme a bronze. (CEMEPE – Centro de Medicina Especializada, Pesquisa e Ensino.)

À temperatura de 37ºC, *P. brasiliensis* assume a forma de levedura (forma L ou Y – do inglês *yeast).* Nessas condições, as colônias são céreas, rugosas ou cerebriformes, de cor creme a bronze. Ao exame microscópico, o padrão mais comumente observado é representado por células leveduriformes relativamente grandes (podendo atingir de 5 a 25μm em seu maior diâmetro), com parede espessa birrefringente e gemulação randômica (a qual pode ser simples, múltipla ou ausente). Podem ser verificadas, também, outras formas, descritas como: pequenas (com diâmetro médio de 5μm); filamentares, semelhantes a tubos germinativos; caliciformes; em haltere; células com septações, entre outras[29,32,33] (Figura 35.2*A* e *B*).

Ecologia

O hábitat natural do *P. brasiliensis* é presumivelmente o solo, onde ele é encontrado como micélio, sua forma infectante.[28] Entretanto, a localização precisa de seu nicho ambiental permanece incerta. Mackinnon e cols. (1953) verificaram que a maioria dos casos de PCM ocorria em indivíduos que mantinham contato com florestas em suas atividades laborativas, principalmente ao longo dos rios. Outros trabalhos comprovaram essas observações, acrescentando algumas características

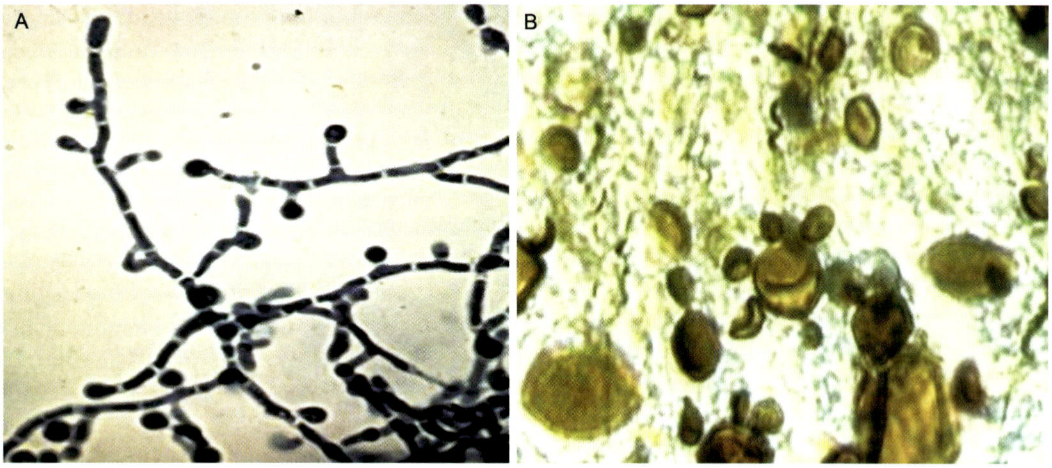

Figura 35.2 ■ Microscopia da colônia de *P. brasiliensis*. **A** Fase micelial, obtida à temperatura ambiente. Estruturas filamentosas finas, septadas, com esporos terminais ou intercalares. **B** Fase leveduriforme, obtida a 37°C. Células leveduriformes relativamente grandes, com parede espessa birrefringente e gemulação randômica. (CEMEPE – Centro de Medicina Especializada, Pesquisa e Ensino.)

ecológicas das áreas de maior prevalência da doença, como altos índices pluviométricos, invernos curtos, verões chuvosos e temperaturas anuais amenas, em torno de 17°C a 24°C.[34-38] A presença de árvores não nativas, dos gêneros *Pinus* e *Eucalyptus*, também se mostrou positivamente associada ao fungo.[39]

O fungo foi isolado esporadicamente a partir de cultivo do solo de áreas endêmicas de PCM.[40-43] Estudo recente (Terçarioli et al., 2007) demonstrou que *P. brasiliensis* é capaz de se desenvolver tanto em solos argilosos como arenosos, desde que a taxa de umidade seja elevada. A maior incidência da doença em áreas de solo argiloso pode ser decorrente de sua maior adequação para atividades agrícolas.

O crescimento do fungo é prejudicado ou inibido pela alta concentração de alumínio trocável (*exchangeable aluminum*), que também é tóxico para as plantas. O maior nível de alumínio trocável é encontrado, em geral, em solos mais ácidos. A acidez do solo é representada, basicamente, por dois componentes, que se encontram em equilíbrio: a fase sólida, que é constituída pelas argilas, pela matéria orgânica e pelos óxidos de ferro e alumínio; e a fase líquida, que é a solução do solo. Os íons hidrogênio (H^+) dissociados na fase líquida do solo são denominados "acidez ativa", a qual é estimada pelo pH. Os demais íons H^+ e os íons alumínio (Al^{+3}), ligados à fase sólida, são denominados "acidez potencial". Apenas parte dos íons alumínio (Al^{+3}) é deslocada por outros cátions, sendo, por isso, denominada alumínio trocável ou "acidez trocável".[44]

Na área investigada no referido trabalho (Terçarioli et al., 2007), o município de Botucatu-SP e adjacências, em apenas um, de nove locais de coleta, o fungo não foi isolado, exatamente no local onde os níveis de alumínio trocável eram muito elevados. As amostras de espécimes clínicos de tatus que viviam nessa mesma área também foram negativas para a pesquisa de *P. brasiliensis*. Nos outros oito locais de coleta, estudos de biologia molecular evidenciaram a presença do fungo no solo oriundo do interior das tocas dos tatus, mas não de sua superfície. Esse resultado pode decorrer da menor variação de umidade, temperatura, iluminação e de outros fatores abióticos do solo no interior das tocas, em comparação com o material coletado de sua superfície exterior.[45]

Na Colômbia são observadas taxas significativamente mais elevadas de PCM-infecção em indivíduos que relatam contato com tatus. Esses animais podem ser considerados sentinelas do nicho ambiental do fungo.[1,46]

Várias descobertas importantes sobre a área de reserva do fungo, ou nicho ambiental, extra-humano, conforme definição de Grossi (1970), têm sido trazidas pelos estudos em áreas com casos de PCM em crianças, visto que elas apresentam baixo índice migratório. Cadavid e Restrepo (1993) demonstraram associação estatisticamente significativa de altas taxas de PCM-infecção com a presença de cursos fluviais, contato com tatus e suas tocas e trabalho em hortas.

Na Amazônia, onde se acreditava que a PCM era rara, foram demonstrados casos em crianças que viviam desde seu nascimento em áreas de fronteira agrícola, com desmatamento gradual da floresta nativa.[47]

O mero contato com essas áreas de floresta, no entanto, não parece determinante para a infecção por *P. brasiliensis*. Em populações indígenas que baseiam suas atividades no extrativismo, não há relatos de casos de PCM e a reatividade à paracoccidioidina varia de 6,4% a 14,9%. Entre índios que praticam a agricultura, porém, a doença já foi diagnosticada e a intradermorreação com paracoccidioidina é positiva em mais de 40% dos indivíduos.[48] Na Argentina, em área de construção de uma usina hidrelétrica às margens do rio Paraná, onde não havia relato prévio da infecção, a positividade à paracoccidioidina foi detectada em 11,4% dos indivíduos.[49] Isso sugere que as mudanças ambientais provocadas pelo ser humano, sobretudo quando envolvem o ato de revolver ou escavar o solo, são importantes para a formação de aerossóis infectivos.

O fungo *P. brasiliensis* já foi isolado do trato intestinal de morcegos – *Artibeus lituratus*,[50] do fígado e cólon de um sagui,[51] das fezes de um pinguim – *Pygoscelis adeliae*[32]– e de fígado, baço, pulmões e linfonodos mesentéricos de tatus-galinhas – *Dasypus novemcinctus*.[34,39,52,53]

Os tatus-galinhas não são apenas "reservatórios" de *P. brasiliensis*; eles também podem ser acometidos por PCM, com desenvolvimento de granulomas ricos em células leveduriformes comprovados por exame anatomopatológico dos órgãos supramencionados.[39,53] No tatu-do-rabo-de-porco – *Cabassous centralis* –, o fungo foi recentemente isolado por técnicas de biologia molecular.[54] Em outras espécies de tatus, porém, como *D. kapplari, D. septemcinctus* e *Euphractus sexcinctus*, que compartilham os mesmos hábitos dentro das área de reserva do *P. brasiliensis*, não foi demonstrada positividade em tentativas de isolamento do fungo.[1]

A positividade sorológica em cães de ambientes rural, suburbano e urbano foi de 89,5%, 48,8% e 14,8%, respectivamente. A reatividade à paracoccidioidina foi de 38,1% e 13,1% nos cães procedentes de regiões rurais e suburbanas, respectivamente. Entretanto, o fungo *P. brasiliensis* não foi isolado em cultivo de nenhum desses animais nem foi encontrado em exame anatomopatológico de seus órgãos à necropsia.[55] Resultados similares já haviam sido descritos desde a década de 1970.[56,57] Recentemente, porém, descobriu-se que a PCM pode ocorrer nos cães, provocando linfadenomegalia cervical com infiltrado inflamatório granulomatoso rico em leveduras.[58]

Interação parasita-hospedeiro e fatores de virulência do fungo

Sabe-se que os estrogênios diminuem ou retardam a transformação de *P. brasiliensis* na forma M para a forma Y, mediante a interação com alguns de seus receptores. Existe uma proteína de ligação ao estrogênio (*estrogen binding protein* – EBP) no citoplasma do fungo, com atividade não esclarecida para este e que apresenta maior afinidade pelo estradiol (em relação aos demais estrogênios). É possível que essa proteína proteja as mulheres ou as torne mais resistentes ao desenvolvimento da PCM-doença a partir da PCM-infecção.[5,9,59]

A glicoproteína de peso molecular 43kDa (gp43), também denominada antígeno E_2 de Yarzábal, é uma proteína que age como receptora de laminina, sendo provavelmente responsável pela adesão de leveduras de *P. brasiliensis* às células do hospedeiro. Popi e cols. (2002) demonstraram que a gp43 inibe a capacidade de fagocitose de macrófagos de camundongos, bem como sua atividade fungicida. Esse é o mais importante antígeno exocelular do fungo em sua fase leveduriforme e talvez seja seu principal fator de virulência.[28,60-63]

Foi sugerido, por observações indiretas, que o polissacarídeo α-1,3-glucana, encontrado externamente na parede celular de leveduras de *P. brasiliensis*, representaria outro fator de virulência. Em modelos animais, demonstrou-se que o cultivo por tempo prolongado de isolados virulentos do fungo leva, inevitavelmente, à redução da concentração de α-1,3-glucana na parede das células, à diminuição da espessura da parede celular mensurada por microscopia eletrônica e à perda de sua virulência em modelos animais. Essas modificações são revertidas tanto por sua inoculação sucessiva em animais como por seu crescimento *in vitro* em meios suplementados com soro fetal bovino. Acredita-se que essa molécula possa proteger o fungo contra o ataque de leucócitos do hospedeiro, formando um invólucro, já que os fagócitos não contêm α-glucanases. Por outro lado, o polissacarídeo β-glucana, cuja concentração na parede celular de *P. brasiliensis* é inversamente proporcional à de α-1,3-glucana, é potente indutor de resposta inflamatória e, portanto, sua presença em maior proporção torna mais fácil o reconhecimento do fungo pelo sistema imunológico do organismo parasitado e o consequente estabelecimento de resposta inflamatória contra o parasita, visando a sua eliminação.[28,61]

Foi descrita, também, uma serina-tiol proteinase exocelular de *P. brasiliensis* em fase leveduriforme que cliva, *in vitro*, proteínas humanas associadas à membrana basal em pH neutro, a saber, laminina, fibronectina, colágeno tipo IV e proteoglicanos. A gp43 *per se* poderia mediar a ligação à laminina, agindo sinergicamente com a enzima degradadora da membrana basal, que parece ser potencialmente relevante na disseminação do fungo pelos tecidos do hospedeiro.[64]

Estudos recentes demonstraram que as células de *P. brasiliensis* produzem melanina na presença de L-DOPA.[65-67] A melanina é sabidamente um fator de virulência encontrado em diversos patógenos de plantas e animais.[28,68] A taxa de fagocitose das células de *P. brasiliensis*, quando melanizadas, é significativamente reduzida, independente da origem do macrófago. A normalização da fagocitose é estabelecida após a adição de anticorpos específicos antimelanina ao meio onde se encontra o fungo. As células fúngicas melanizadas são também menos suscetíveis à fagocitose mediada por complemento e aos efeitos fungicidas e fungistáticos de produtos derivados de oxigênio e nitrogênio, em comparação às células fúngicas não melanizadas. Além disso, verificou-se maior resistência daquelas células a antifúngicos potentes, como anfotericina B e azólicos.[66,67]

EPIDEMIOLOGIA

A PCM foi descrita em 14 países, do México (latitude 23° N) à Argentina (latitude 34° S); não há relato de casos no Chile, na Nicarágua e na Guiana.

Incidência, prevalência e mortalidade

A PCM é a micose sistêmica de maior prevalência na América Latina, sendo a maioria dos casos verificada no Brasil, na Colômbia e na Venezuela. O Brasil concentra cerca de 80% dos casos. Há regiões com alta prevalência da

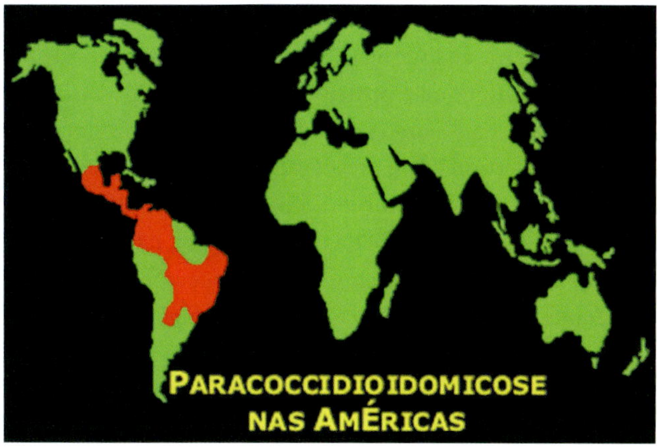

Figura 35.3 ■ Mapa de abrangência da paracoccidioidomicose no mundo. O Brasil é o país com o maior número de casos da doença. (Software Datafugi.)

doença localizadas ao lado de outras com prevalência muito baixa (Figura 35.3). A estimativa de sua incidência em áreas endêmicas da América Latina situa-se em um a três casos por 100 mil habitantes.[1,4,29]

Estima-se, a partir de estudos de reatividade à paracoccidioidina e de técnicas de biologia molecular, que pelo menos 11% da população da área endêmica tenham contato com o fungo. Em algumas áreas do Brasil, a PCM-infecção ocorre em até 43,8% da população.[1,29,48,69,70]

A doença é endêmica em todo o Brasil. Entretanto, a ausência de notificação compulsória representa um dos fatores que tornam difícil estabelecer com precisão sua prevalência e incidência nos diferentes estados brasileiros. Outro fator importante é o longo período de incubação da PCM, o que possibilita que a localidade onde é feito o diagnóstico nem sempre corresponda àquela onde a infecção foi adquirida.[6]

De 1980 a 1995 foram registrados 3.181 óbitos por PCM no Brasil, o que representa uma média anual de 198,81 mortes e uma taxa de mortalidade de 1,45/milhão de habitantes. Essa taxa de mortalidade é a maior entre as micoses sistêmicas e é a oitava entre as doenças infectoparasitárias crônicas recorrentes, superando inclusive a leishmaniose. Isso demonstra que a doença apresenta grande magnitude e pequena visibilidade.[2] Sua taxa de letalidade varia de 2% a 23%; pode atingir 30%, quando associada à síndrome da imunodeficiência adquirida.[2,33,71,72] Entre as regiões brasileiras, as maiores taxas de mortalidade por milhão de habitantes são verificadas no Sul (2,59) e Centro-Oeste (2,35), seguidos, em ordem decrescente, por Sudeste (1,81), Norte (1,06) e Nordeste (0,20). Essas taxas mais elevadas são observadas nos estados de Mato Grosso do Sul (4,39), Rondônia (3,65), Paraná (3,52) e Mato Grosso (3,22). O estado de Minas Gerais aparece em 11º lugar, com taxa de mortalidade de 1,66/milhão de habitantes, pouco acima da média nacional.[2] Estudo realizado no Paraná, sobre registros das regiões Sul e Sudeste, de 1980 a 1998, apresenta resultados semelhantes.[73]

Dados sociodemográficos

A PCM-doença é mais comum em indivíduos de 30 a 50 anos de idade. De acordo com a casuística estudada, de 3% a 10% dos pacientes com a doença têm menos de 15 anos de idade.[13,29,74,75]

A PCM-doença é mais frequente no sexo masculino, com proporção que varia de 5,4 a 10,0 homens para cada mulher acometida.[71,72,74,76] Em casuísticas de casos de PCM com acometimento exclusivo de mucosa, a proporção parece mais alta, variando de 19,3 a 30,0:1.[77-79] Em inquéritos soroepidemiológicos com paracoccidioidina, porém, não há diferença entre os sexos nas taxas de PCM-infecção. Isso sugere que a progressão da infecção subclínica para doença seja muito mais comum nos homens. Além do mais, não há diferença significativa na proporção de gêneros entre as crianças com PCM. Após os 50 anos de idade, tende a ocorrer aumento relativo na razão de mulheres acometidas. Esses dados sugerem uma influência hormonal no desenvolvimento da doença, provavelmente associada à proteína de ligação a estrogênio (EBP, na sigla em inglês) presente no citoplasma de *P. brasiliensis,* conforme previamente descrito.[5,9,10,29,59,60]

As atividades que envolvem o manejo do solo estão relacionadas com a aquisição da infecção e incluem práticas agrícolas, terraplenagem, jardinagem e transporte de produtos vegetais, entre outras. Os trabalhadores rurais são os mais comumente acometidos, porém há relatos de casos em pessoas que nunca saíram de áreas urbanas.[13,29]

A proporção de trabalhadores rurais nas diversas populações de pacientes estudados varia de 44,3% a 76,2%; as atividades ligadas à construção civil também são comumente reportadas, em 5% a 20% dos casos.[71,72,74,77-79] Nesses casos, além da questão referente ao manejo direto do solo, associado à propagação dos aerossóis infectivos, deve-se ressaltar o fato de que, após migrarem para os centros urbanos, muitos trabalhadores agrícolas são inseridos no mercado de trabalho no ramo da construção civil, como já descrito.[74] Como a PCM tem longo período de incubação, muitas vezes não é possível afirmar onde ou durante a realização de qual atividade laboral ela foi adquirida.

A influência da etnia na PCM é difícil de estabelecer, dada a grande miscigenação presente nas áreas de endemicidade dessa doença. Indivíduos leucodermas parecem ser acometidos com maior frequência do que os demais.[29] Estudos de antígenos de histocompatibilidade indicam que o HLA-B40 é significativamente mais frequente nos pacientes brasileiros em comparação com controles sadios. Os portadores do HLA-B40 têm risco 4,3 a 29,2 vezes maior de desenvolver a doença.[80,81] A frequência de HLA-A2, B7 e B21 também se mostrou aumentada nos pacientes e os haplótipos B40/Cw1 e A2/B40 apresentaram correlação positiva com a doença. Nenhum antígeno testado apresentou efeito protetor contra PCM.[80] Na Colômbia, foi demonstrado risco 5,5 vezes maior de adoecer entre os portadores de HLA-A9 e B13.[82] A análise desses dados sugere uma suscetibilidade genética à PCM.

MODO DE INFECÇÃO

A infecção é habitualmente deflagrada pela inalação de propágulos fúngicos, os quais, a seguir, alcançam o epitélio alveolar pulmonar, onde se diferenciam na forma leveduriforme, sua forma parasitária.[28]

Em quase todos os casos, o fungo *P. brasiliensis*, ao entrar no organismo humano pelas vias aéreas superiores, provoca lesões primárias situadas na orofaringe e/ou laringe. As manifestações pulmonares podem decorrer diretamente da inalação de células fúngicas ou podem ser consequência de disseminação linfática ou hematogênica, a partir das lesões primárias.[5,28]

Raramente, podem ser verificadas lesões tegumentares primárias. Em 1975, Castro et al. descreveram o caso de um biólogo que inoculou acidentalmente material de linfonodo de um paciente com PCM no dorso de sua mão. A cura completa foi obtida após a exérese da lesão e o uso de sulfametoxazol por 45 dias. Outros três casos de PCM cutânea primária foram descritos pelos mesmos autores, também com boa evolução e ausência de recidiva em seguimento de 9 anos após sulfamidoterapia.[83] Gimenez (1994) descreveu dois casos de PCM com lesão perianal isolada em indivíduos que tinham o hábito de realizar higiene local com folhas. Há relato de um paciente cuja lesão, localizada na região cervical, foi precedida por um corte acidental na barbearia por lâmina presumivelmente contaminada.[84] Não foi demonstrado, em nenhum desses casos, acometimento de outro órgão, além da pele, por *P. brasiliensis* (Figura 35.4).

IMUNOLOGIA

Está bem estabelecido que a forma clínica da doença depende basicamente da resposta imunológica do paciente. Pacientes com PCM grave comumente apresentam resposta imunológica adaptativa deficiente em seu ramo celular (Th1), haja vista que a principal defesa do hospedeiro contra o fungo é representada pela resposta mediada por células (Th1), em detrimento da resposta Th2, ou humoral.[75,85,86]

Estudos pioneiros sobre a imunologia da PCM, realizados no final da década de 1980 e início da seguinte, já haviam evidenciado que a resistência à infecção por *P. brasiliensis* está associada à ativação efetiva de fagócitos, enquanto a ativação policlonal de linfócitos B, com consequente elevação dos níveis de anticorpos específicos, resulta em disseminação do fungo e maior gravidade da doença.[87]

Calich e Kashino (1998) verificaram, em camundongos, que a produção precoce de altos níveis de fator de necrose tumoral α (TNF-α) e interferon γ (IFN-γ), seguida pela secreção sustentada de interleucina (IL-12) e IFN-γ, induz um fenótipo resistente à infecção por *P. brasiliensis.* Ao contrário, uma secreção transitória e discreta de TNF-α e IFN-γ, associada à produção de IL-5, IL-10 e fator de crescimento tumoral β (TGF-β), é típica de animais suscetíveis, que desenvolvem doença progressiva. Ensaios mais recentes, usando citometria de fluxo e frequência de polimorfismos genéticos, comprovaram o importante papel das citocinas tipo Th1, sobretudo de IFN-γ e TNF-α, na determinação da resistência imunológica do hospedeiro contra *P. brasiliensis.*[88-90]

A administração de IL-12 também revelou papel protetor em camundongos, deflagrando um intenso infiltrado inflamatório mononuclear nos pulmões, com menor disseminação de *P. brasiliensis* para outros órgãos.[91] Resultados similares foram encontrados por Romano et al. (2002), ao adicionar IL-12 e anticorpos monoclonais neutralizantes anti-IL-10 a culturas de células mononucleares de sangue periférico (*peripheral blood mononuclear cells* – PBMC) de pacientes com PCM.

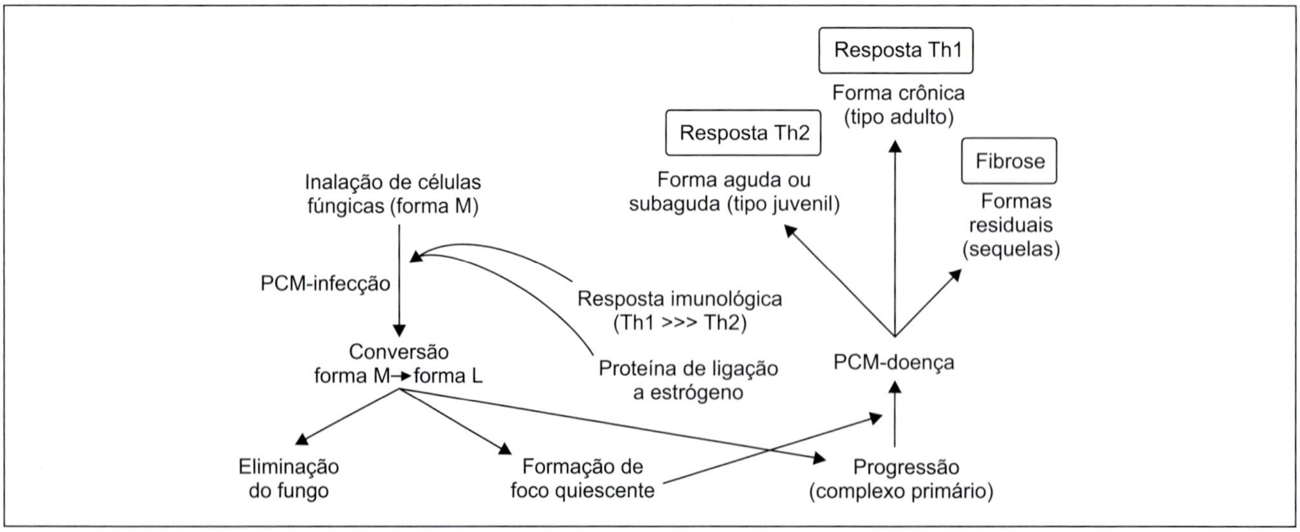

Figura 35.4 ■ Representação da patogênese da paracoccidioidomicose.

Esses achados foram ratificados por Souto e cols. (2003), que demonstraram que o IFN-γ modula a produção de quimiocinas nos pulmões de camundongos infectados com *P. brasiliensis*, ao induzir quimiocinas associadas a resposta Th1 e seus receptores, conforme discutido adiante.

Pina e cols. (2004) demonstraram que camundongos deficientes em IL-4, quando infectados por *P. brasiliensis*, apresentavam concentrações pulmonares mais elevadas de IFN-γ e menores de citocinas tipo Th2, como IL-5 e IL-10. Esse padrão resultava na formação de granulomas coesos e bem organizados, aumentando a capacidade de destruição do patógeno pelos macrófagos alveolares e, em consequência, reduzindo a carga fúngica.

Dosagens no soro dos pacientes com PCM aguda (tipo juvenil) demonstraram concentrações aumentadas de citocinas tipo Th2, como IL-4, IL-5, IL-10 e TGF-β1, e de anticorpos específicos tipo IgG4, IgE e IgA.[85,86,92] Nos pacientes com PCM crônica (tipo adulto), há ativação preferencial da resposta imunológica tipo Th1 e baixos níveis séricos de anticorpos específicos.[85]

Papel do TNF e de seus receptores solúveis

O TNF, uma citocina proinflamatória produzida por diversas células, sobretudo macrófagos ativados, tem papel essencial nos mecanismos de defesa do hospedeiro, inclusive na resposta humana contra *P. brasiliensis*.[93-95]

As atividades biológicas do TNF são mediadas por dois receptores de superfície estruturalmente relacionados, mas funcionalmente distintos. São eles: TNF-R p55 (ou TNF-R1, expresso por quase todos os tipos de células) e TNF-R p75 (ou TNF-R2, expresso primariamente por linfócitos T, linfócitos B, células de linhagem mieloide e células endoteliais). Ambos podem ser liberados na circulação por clivagem proteolítica, regulando, assim, os níveis das moléculas "livres" de TNF, que são biologicamente ativas.[93,95]

As interações entre a molécula de TNF e seus receptores solúveis (sTNF-R) são complexas. Esses receptores podem atuar como:

- Antagonistas de TNF, quando seus níveis são notavelmente mais elevados do que os da citocina.
- Proteínas carreadoras de TNF entre os compartimentos corporais.
- Estabilizadores da atividade biológica de TNF, prolongando sua meia-vida.
- "Tampões" de TNF, inibindo os efeitos da concentração elevada da citocina e liberando-a lentamente.[93]

Em várias doenças infecciosas[96-101] inflamatórias e autoimunes, a concentração sérica de sTNF-R demonstra correlação mais estreita com a atividade da doença do que outros parâmetros considerados marcadores específicos.[93,95,102,103]

Corvino e cols. (2007) verificaram que os níveis de ambos os sTNF-R estão significativamente aumentados nos pacientes com PCM ativa em relação aos controles sadios. As concentrações de sTNF-R2 estão significativamente mais elevadas em pacientes com PCM aguda (tipo juvenil) do que naqueles com a forma crônica (tipo adulto) e diminuem progressivamente ao longo de 2 anos de tratamento. A concentração de sTNF-R2 permanece constante ao longo do tratamento nos pacientes com PCM crônica. Os níveis de sTNF-R1 foram mais elevados no grupo de PCM crônica e apresentaram redução gradual durante o seguimento. No grupo de PCM aguda, os níveis de sTNF-R1 apresentaram elevação progressiva ao longo dos 2 anos de acompanhamento.

Em trabalho de Lyon e cols. (2009), com PCM crônica, os pacientes estudados apresentaram altos níveis séricos de sTNF-R1 e de sTNF-R2 antes do tratamento, com lenta diminuição ao longo da terapia antifúngica, concomitante à redução da carga parasitária. Após 36 meses, a concentração de sTNF-R1 permanecia significativamente elevada em comparação à dos controles.

É possível que a discordância de resultado dos dois estudos quanto à sTNF-R2 se deva à diferença de critérios empregados para classificar os pacientes ou ao fato de os pacientes com PCM crônica daquele estudo apresentarem apenas formas mais leves da doença. Na casuística aqui apresentada, não havia nenhum paciente com PCM aguda (tipo juvenil), mas o quadro clínico dos pacientes estudados envolveu todo o espectro de gravidade da PCM crônica (tipo adulto).[12,102]

O fato de a concentração de sTNF-R1 permanecer elevada nos pacientes com PCM pode refletir uma ativação residual ou persistente do sistema imunológico por *P. brasiliensis*, mesmo após um longo tratamento. Na forma crônica da PCM, sTNF-R1 parece ser um marcador mais fidedigno de atividade da doença do que sTNF-R2, embora sTNF-R2 seja mais preciso para separar os controles sadios dos pacientes com PCM não tratados, conforme descrito previamente. A análise conjunta do estado clínico dos pacientes com os níveis desses marcadores inespecíficos, cujos títulos apresentam correlação com a atividade da PCM, e com os anticorpos específicos anti-*P. brasiliensis*, cujos títulos podem permanecer positivos por toda a vida do paciente, poderia aumentar significativamente a acurácia da determinação do momento adequado para interrupção da terapia antifúngica nos pacientes com PCM.[12]

Papel das quimiocinas

As quimiocinas constituem uma grande família de citocinas de baixo peso molecular, de 8 a 15kDa, com propriedade quimiotática seletiva. Elas participam do recrutamento de leucócitos para locais de inflamação em diversas condições, influenciam a maturação, o processo de *homing* relacionado com a vigilância imunológica e a ativação de leucócitos, e contribuem para a patogênese de diversas doenças.[104-106]

As quimiocinas são agrupadas em quatro subfamílias: CXC, CC, CX3C e C, de acordo com o número de resíduos conservados de cisteína (C) na extremidade N-terminal da molécula e com o espaçamento entre eles. As várias quimiocinas e seus receptores são expressos por leucócitos e células endoteliais, epiteliais e musculares, entre outras.[104-106]

Os níveis das quimiocinas estão associados à atividade de diversas doenças inflamatórias e infecciosas, como tuberculose e esquistossomose.[96,107-109]

Estudo imunológico realizado com pacientes com PCM crônica demonstrou que, para discriminação dos grupos de controles sadios e de doentes, dentre as quimiocinas, foram mais precisos como marcadores CXCL9 (p=0,001) e CCL24 (p=0,01). Outras quimiocinas testadas não apresentaram valor-p significativo.[12]

Como marcador de atividade inflamatória nos casos de PCM crônica, CXCL9 mostrou-se menos sensível do que sTNF-R1, sTNF-R2 e anticorpos IgG anti-Pb. As concentrações séricas de CXCL9 decresceram ao longo do tratamento nos pacientes com PCM crônica (tipo adulto). O declínio da concentração de CXCL9 foi mais rápido do que de sTNF-R1 e sTNF-R2.[12]

Corvino e cols. (2007) também verificaram níveis elevados de CXCL9 em pacientes com PCM ao diagnóstico, independente da forma clínica (tanto aguda como crônica), em comparação com o grupo de controle. Do mesmo modo, concentração aumentada de CXCL10 também foi detectada. Esses achados são esperados na forma crônica da doença, cujos pacientes têm maior resistência à infecção por *P. brasiliensis* do que na forma aguda, devido à ativação preferencial da resposta imunológica tipo Th1. CXCL9 e CXCL10 são quimiocinas que atraem células Th1 e bloqueiam a migração de células Th2.[105] Esses dados ratificaram os do trabalho experimental de Souto e cols. (2003), que demonstraram que IFN-γ modula a produção de quimiocinas nos pulmões de camundongos infectados com *P. brasiliensis,* induzindo, assim, a expressão de quimiocinas associadas à resposta Th1 e seus receptores.

Foi demonstrada elevação dos níveis de CCL2 e CCL3 nos pacientes com PCM crônica ao longo do primeiro ano de tratamento. O aumento da concentração de CCL2 é mais precoce, em geral, do que o da concentração de CCL3. Pacientes não tratados apresentaram níveis séricos dessas quimiocinas semelhantes aos dos controles sadios e, portanto, nenhuma delas é útil para separar indivíduos sadios dos pacientes com PCM antes da terapia antifúngica. Ao final de 36 meses de tratamento, a concentração de CCL2 permanecia significativamente aumentada nos pacientes com PCM, em relação aos controles, e o nível de CCL3 havia retornado a seu valor normal.[6] Esse aumento tardio já havia sido descrito por Souto e cols. (2003) e provavelmente não se relaciona com ativação primária da resposta imunológica tipo Th2, haja vista que os níveis de CCL11, classicamente associados ao recrutamento de células Th2, não se mostraram aumentados no grupo de pacientes com PCM.[104,105]

CCL2 participa do fenômeno de imunorregulação, que é desejável na fase tardia de processos infecciosos, quando a carga parasitária já se encontra reduzida e um estado de ativação imunológica persistente é mais lesivo do que benéfico. As concentrações de outras quimiocinas, como CCL3 (de modo menos expressivo), CCL4 e CCL5, também estão aumentadas nesse contexto, regulando a indução desse fenômeno mediante a modulação da expressão de CCL2.[110,111] CCL3 é responsável pelo recrutamento de monócitos e linfócitos T, mas sua participação nos mecanismos de doenças não está completamente esclarecida.

O pico transitório das concentrações de CCL2 e CCL3 é provavelmente resultante do balanço fisiológico entre as respostas imunológicas Th1 e Th2. Em outras palavras, o declínio da resposta Th1, determinado pela redução da carga fúngica decorrente do tratamento efetivo, levaria ao aumento transitório das citocinas e quimiocinas relacionadas com a resposta Th2, incluindo CCL2 e CCL3.[6] Esta hipótese está em concordância com ensaios prévios realizados em células mononucleares de indivíduos sadios e pacientes com tuberculose ativa, os quais revelaram concentrações crescentes de CCL2 e CCL3 em resposta à infecção por *M. tuberculosis*.[112] Outra explicação possível relaciona-se com o fenômeno de imunorregulação, que pode ser modulado por CCL2.[110,111]

Não parece provável que o aumento nos níveis séricos de CCL2 e CCL3 a partir de 6 meses do início da terapia antifúngica se deva ao retorno de *P. brasiliensis*, haja vista que eles tendem a diminuir a partir dos 12 meses de tratamento. No entanto, é recomendável que os antifúngicos não sejam suspensos nessa fase de transição, em que a resposta Th2 está mais ativada, pois isso poderia favorecer a multiplicação de células fúngicas eventualmente persistentes, com consequente retorno da atividade da PCM.[12] Mais estudos são necessários para investigar essa hipótese.

Os pacientes estudados também apresentaram elevação discreta, porém estatisticamente significativa, da concentração de CCL24 após 36 meses de terapia antifúngica. Não se observou diferença estatisticamente significativa entre os níveis de CCL11 do grupo de pacientes e os do grupo de controle, durante todo o seguimento.[12] CCL11 e CCL24 são potentes quimiotáticos para eosinófilos, mastócitos e linfócitos Th2, com papel fundamental em processos alérgicos.[105]

QUADRO CLÍNICO

A PCM apresenta período de incubação longo, de 15 ano sem média, variando de 1 a 60 anos. Isso pode ser verificado pela descrição de casos "importados" diagnosticados em áreas não endêmicas, como Japão e países da Europa, em pacientes provenientes da América Latina.[29,113,114]

O relato do tempo de doença pré-tratamento é, em média, de 6 meses, podendo variar de 3 semanas a 5 anos; em 52% a 70% dos pacientes, o tratamento foi iniciado em até 6 meses após o início dos sintomas.[6,77] Intervalos mais longos tendem a ocorrer em indivíduos com sítios de acometimento que incluem órgãos internos, cujas manifestações costumam ser menos aparentes do que na pele ou nas mucosas de vias aéreas superiores, por exemplo, levando a atraso no diagnóstico.[6]

A PCM é uma doença evolutiva e sistêmica e, portanto, suas formas clínicas não são estáticas,[115] o que dificulta sua classificação.

Desde o consenso estabelecido em Medellín, na Colômbia, em 1986,[5,7] a PCM é classificada como:

- **PCM-infecção:** período em que a doença se encontra silenciosa, sem sinais ou sintomas aparentes. O hospedeiro pode desenvolver, nessa fase, resposta imunológica específica contra o fungo e, assim, a intradermorreação com paracoccidioidina pode ser positiva. Nessa fase, podem ocorrer:
  - Regressão do foco infeccioso, com destruição do fungo e formação de cicatrizes estéreis.
  - Regressão, com manutenção de fungos viáveis e formação de um foco quiescente, o qual pode ser responsável por manifestações tardias da doença ou por recidivas; ou
  - Progressão, levando ao aparecimento de sinais e sintomas.
- **PCM-doença:** caracterizada pelo aparecimento de manifestações clínicas, através da evolução direta do complexo primário (o qual se constitui da lesão de inoculação e de lesões linfáticas associadas), da reativação de um foco quiescente do complexo primário (reinfecção endógena) ou de reinfecção exógena após uma infecção prévia. Uma vez estabelecida, a doença pode evoluir de dois modos:
- **Forma aguda ou subaguda (tipo juvenil):** a partir de uma lesão primária geralmente não detectada, ocorre progressão rápida por disseminação linfática ou linfo-hematogênica ao sistema mononuclear fagocitário (baço, fígado, linfonodos e medula óssea), com disfunção dos órgãos acometidos, a qual pode ser moderada ou intensa. Pode simular a evolução clínica de uma doença linfoproliferativa sistêmica, como a leucemia ou o linfoma. Representa de 5% a 15% dos casos de PCM-doença. Mais comum em jovens, na primeira ou segunda décadas de vida, ocorre igualmente em ambos os sexos. Sua taxa de letalidade é, em média, > 10%, e pior prognóstico associa-se à presença de icterícia e ascite.[75] Na maioria dos casos, a resposta imunológica humoral (Th2) tende a ser mantida com altos títulos de anticorpos, enquanto a resposta celular (Th1) mostra-se intensamente deprimida. Observam-se, ao exame histopatológico, granulomas frouxos com grande número de células leveduriformes que se multiplicam ativamente.
- **Forma crônica (tipo adulto):** a partir do complexo primário ou de um foco quiescente, a doença progride lentamente ou para o estabelecimento de sintomatologia leve, moderada ou intensa, eventualmente fatal. Representa cerca de 85% a 95% dos casos de PCM-doença. É mais comum em adultos do sexo masculino. Sua apresentação clínica mais frequente é a pulmonar ou tegumentar, com ou sem linfadenomegalia reacional. A resposta imunológica é variável, de acordo com a gravidade das manifestações clínicas. Em relação à forma aguda, verificam-se, ao exame histopatológico, mais granulomas epitelioides compactos com menor número de células fúngicas. Pode ser:
  - **Unifocal:** quando um único órgão ou sistema é acometido. O órgão mais frequentemente afetado é o pulmão, caracterizando a forma unifocal pulmonar. A PCM pulmonar pode caracterizar-se por um infiltrado que varia de leve e inespecífico ao clássico padrão em "asa de morcego" ou "asa de borboleta" (Figura 35.5). É eventual o envolvimento mucocutâneo isolado (forma unifocal tegumentar). Em situações mais raras, a doença pode se manifestar exclusivamente em um foco metastático em qualquer outro órgão, o que caracteriza a forma unifocal extrapulmonar. Um exemplo peculiar dessa forma é a neuroparacoccidioidomicose (Figura 35.6), que pode afetar qualquer área do sistema nervoso central (SNC), sendo mais comuns as lesões intracranianas expansivas.[116]
  - **Multifocal:** por disseminação broncogênica, linfática ou hematogênica, o fungo atinge outros órgãos ou sistemas, como pele, mucosas, linfonodos, SNC, intestinos, ossos, adrenais e órgãos genitais (Figura 35.7).
- **Formas residuais ou sequelas:** apesar de não haver mais células viáveis do parasita, a fibrose resultante do processo inflamatório pode resultar em disfunções diversas, dependendo do órgão afetado (insuficiência pulmonar, adrenal, renal, colestase etc.).

O fungo *P. brasiliensis* é capaz de se instalar em qualquer órgão ou tecido do corpo humano, sendo os mais acometidos: pulmões, linfonodos, tegumento e glândulas adrenais; em menor proporção, podem ser afetados baço, fígado, intestinos, pâncreas, ossos, órgãos genitais, sistema nervoso e rins, entre outros.[5,13,28,117]

As lesões cutâneas apresentam-se de maneiras bastante variável, podendo ser em placas, nodulares, ulceradas, vegetantes ou verrucosas (Figura 35.8). Lesões mucosas costumam ser ulcerovegetantes (Figuras 35.9 e 35.10). Uma lesão muito característica da PCM é a estomatite moriforme de Aguiar-Pupo (Figura 35.11), que se manifesta com área de inflamação de fundo granuloso e pontilhado hemorrágico fino, muitas vezes dolorosa.[118-120]

Qualquer órgão afetado pela PCM cura-se com a formação de fibrose, a qual persiste mesmo após tratamento.

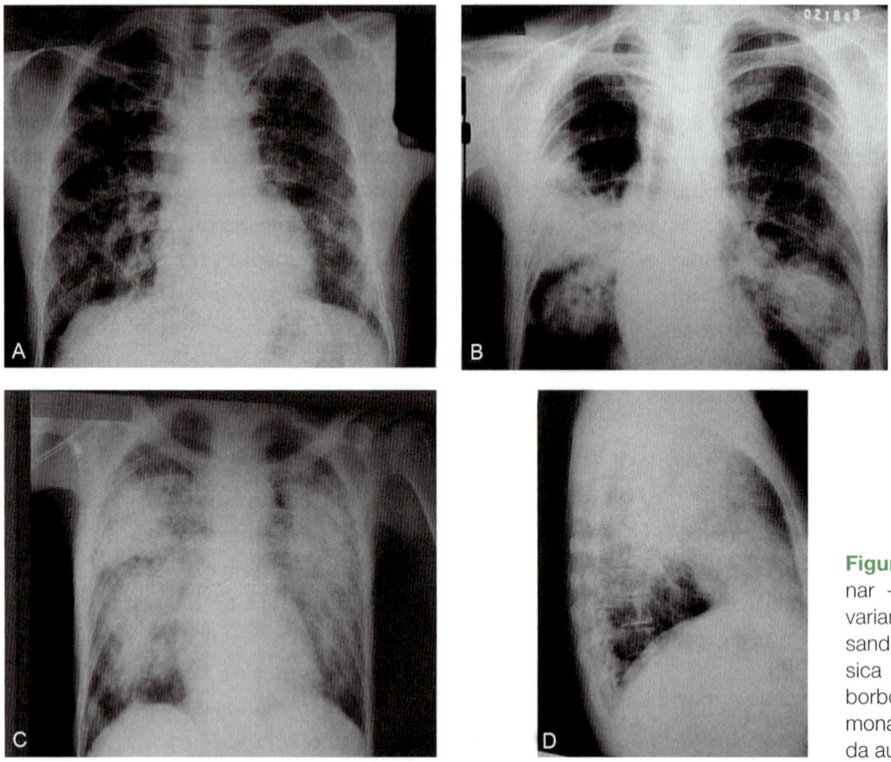

Figura 35.5 ■ Paracoccidioidomicose pulmonar – imagens radiológicas. O infiltrado pode variar desde um grau leve, inespecífico (**A**), passando por padrões intermediários (**B**), até a clássica imagem em "asa de morcego" ou "asa de borboleta" (**C**). **D** Visualização do infiltrado pulmonar em radiografia de tórax de perfil. (Acervo da autora.)

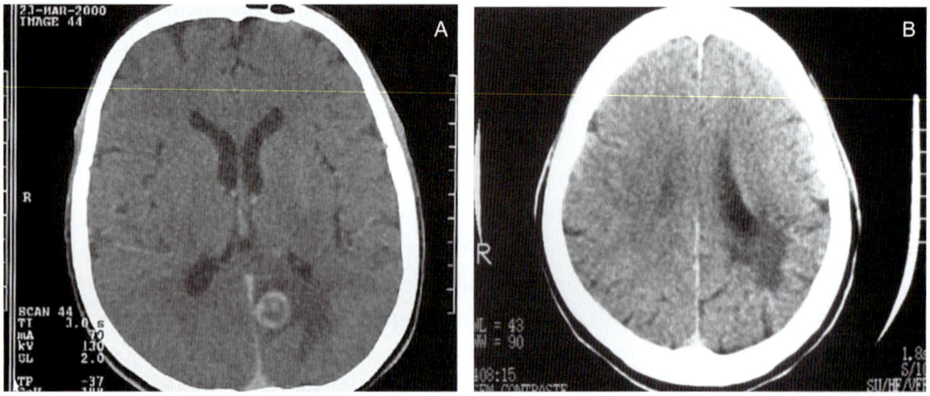

Figura 35.6 ■ Neuroparacoccidioidomicose – imagens de tomografia computadorizada. **A** Lesão cerebral "em alvo", circundada por edema em região occipital. **B** Lesão sequelar, caracterizada por destruição de substância branca cerebral e hidrocefalia. (Acervo da autora.)

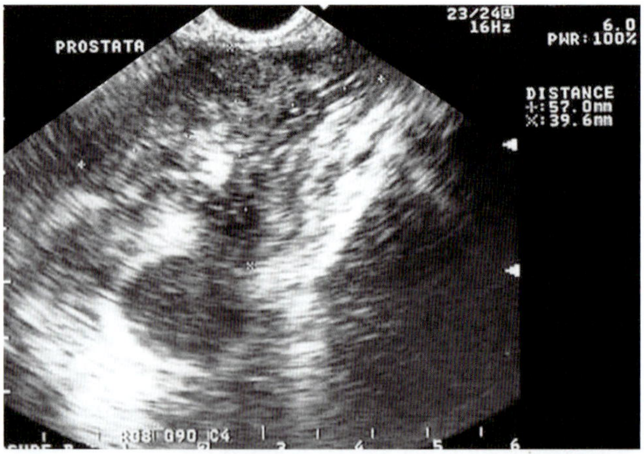

Figura 35.7 ■ Paracoccidioidomicose em próstata – imagem de ultrassonografia transretal. A próstata apresenta contornos regulares e bordas precisas, e tamanho e volume aumentados. A região periférica apresenta áreas hipoecoicas com textura heterogênea (Lopes et al., 2009). (Acervo da autora.)

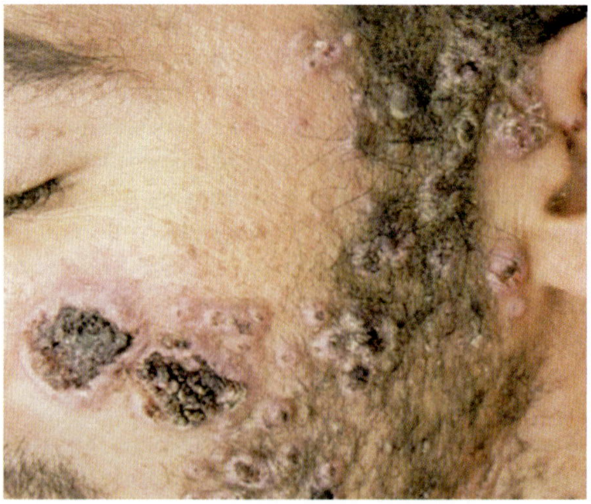

Figura 35.8 ■ Paracoccidioidomicose cutânea. Lesões em pápula, placa ou nódulo, vegetantes, verrucosas e ulceronecróticas. (Acervo da autora.)

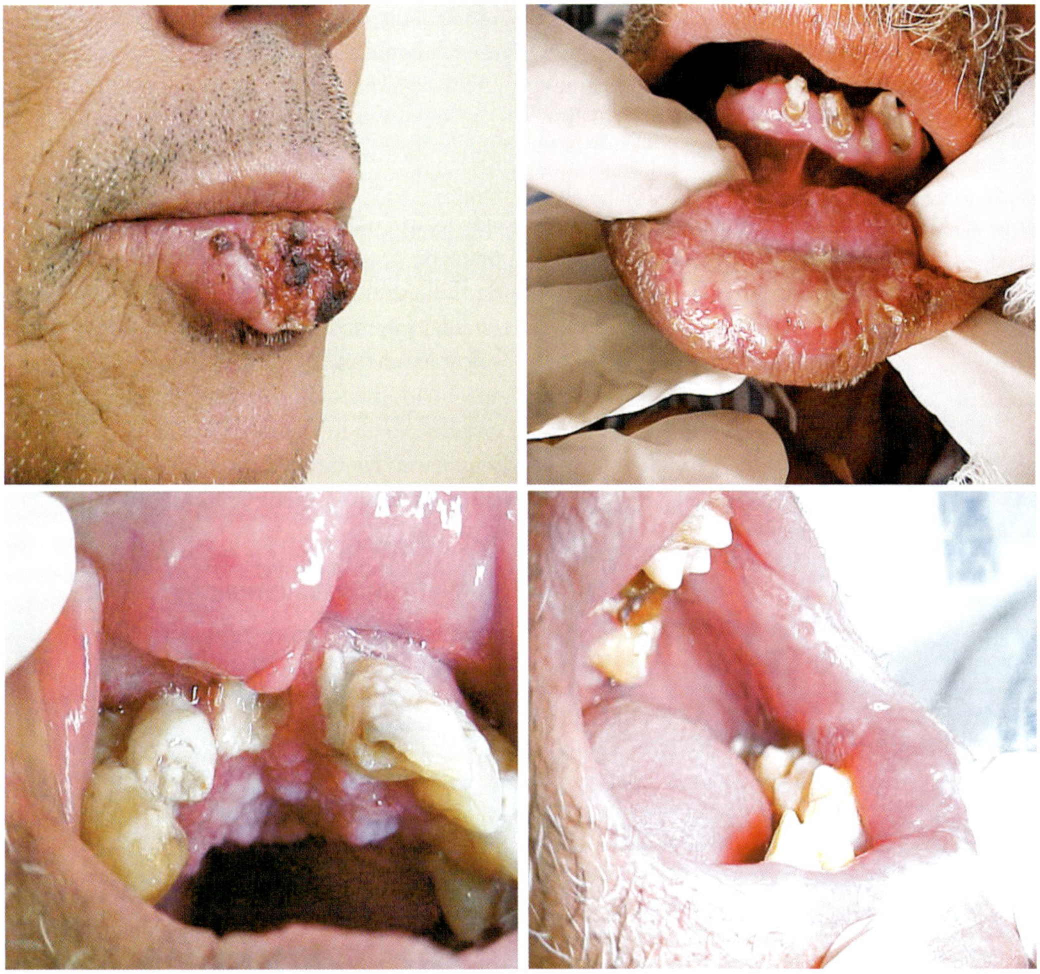

Figura 35.9 ■ Paracoccidioidomicose em mucosa oral. Lesões predominantemente ulceradas e vegetantes, com diversas apresentações. (Acervo da autora.)

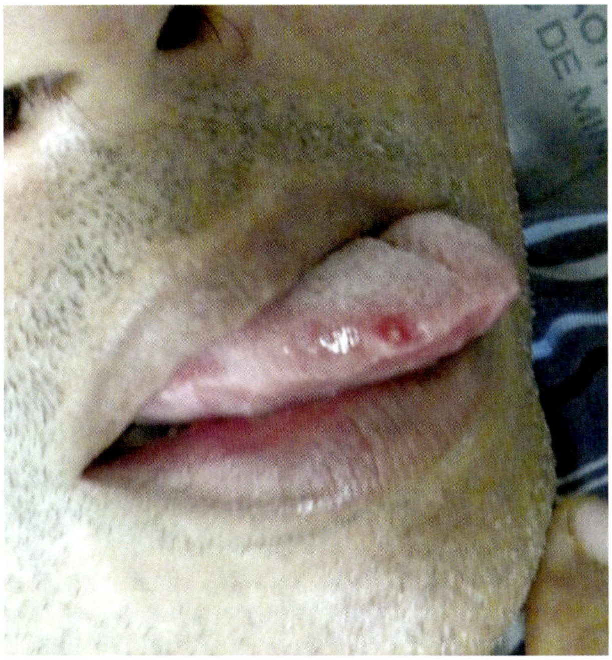

Figura 35.10 ■ Lesões de paracoccidioidomicose na mucosa oral (Serviço de Dermatologia do Hospital Eduardo de Menezes).

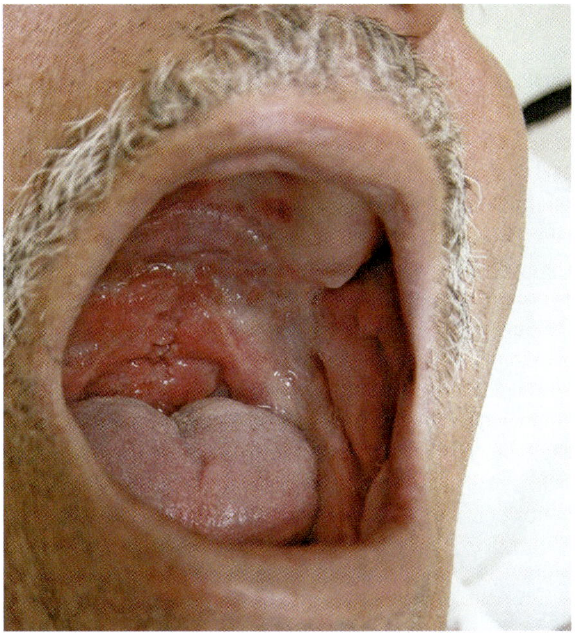

Figura 35.11 ■ Paracoccidioidomicose em mucosa oral – estomatite moriforme de Aguiar-Pupo. Área de inflamação no palato, com fundo granuloso e pontilhado hemorrágico fino. (Acervo da autora.)

Assim, lesões faríngeas e laríngeas, que são muito comuns, podem resultar em disfagia e disfonia; lesões cerebrais, usualmente graves, em paresias, parestesias e outras sequelas focais; e lesões pulmonares, em fibrose pulmonar e *cor pulmonale*, quadro de grande morbidade (Figura 35-12).[118]

Está bem estabelecido que a forma clínica da doença depende, basicamente, da resposta imunológica do paciente. Pacientes com PCM grave comumente apresentam resposta imunológica adaptativa deficiente em seu ramo celular (Th1), haja vista que a principal defesa do hospedeiro contra o fungo é representada pela resposta mediada por células (Th1), em detrimento da resposta humoral (Th2).[75,85,86]

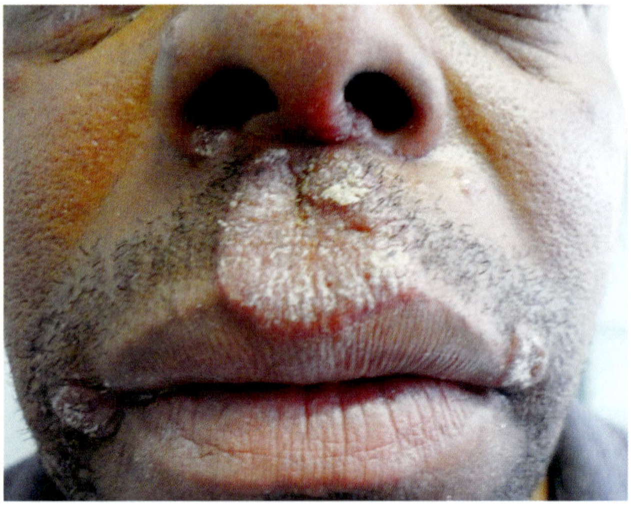

Figura 35.12 ■ Paracoccidioidomicose. (Serviço de Dermatologia do Hospital Eduardo de Menezes.)

A doença, sendo dinâmica e polimórfica, costuma apresentar recidivas, cujas manifestações clínicas podem diferir daquelas ocorridas em episódios prévios. Variações na intensidade, extensão, disseminação e características das lesões dependem, basicamente, de alterações da virulência do fungo e de flutuações da resposta imunológica do hospedeiro. Todos esses fatores tornam complexo o estabelecimento de uma classificação adequada para a doença.[5,115] A palavra "cura" não é apropriada aos casos de PCM. Em virtude da dificuldade de erradicação do fungo, os pacientes têm risco potencial de apresentar recidiva tardia a qualquer momento; assim, a designação mais adequada seria "cura clínica" ou "cura aparente".[13]

PCM em imunossuprimidos

Os primeiros casos de associação entre PCM e síndrome da imunodeficiência adquirida (AIDS) foram relatados em 1989. Apesar de relatos frequentes em áreas endêmicas, a associação entre PCM e HIV/SIDA é relativamente rara em comparação a outras micoses sistêmicas, como histoplasmose, criptococose e coccidioidomicose;[121] a PCM, portanto, não é considerada doença oportunista, mas sua apresentação clínica nos imunossuprimidos é, em geral, mais disseminada e grave (Figuras 35.13 a 35.16).

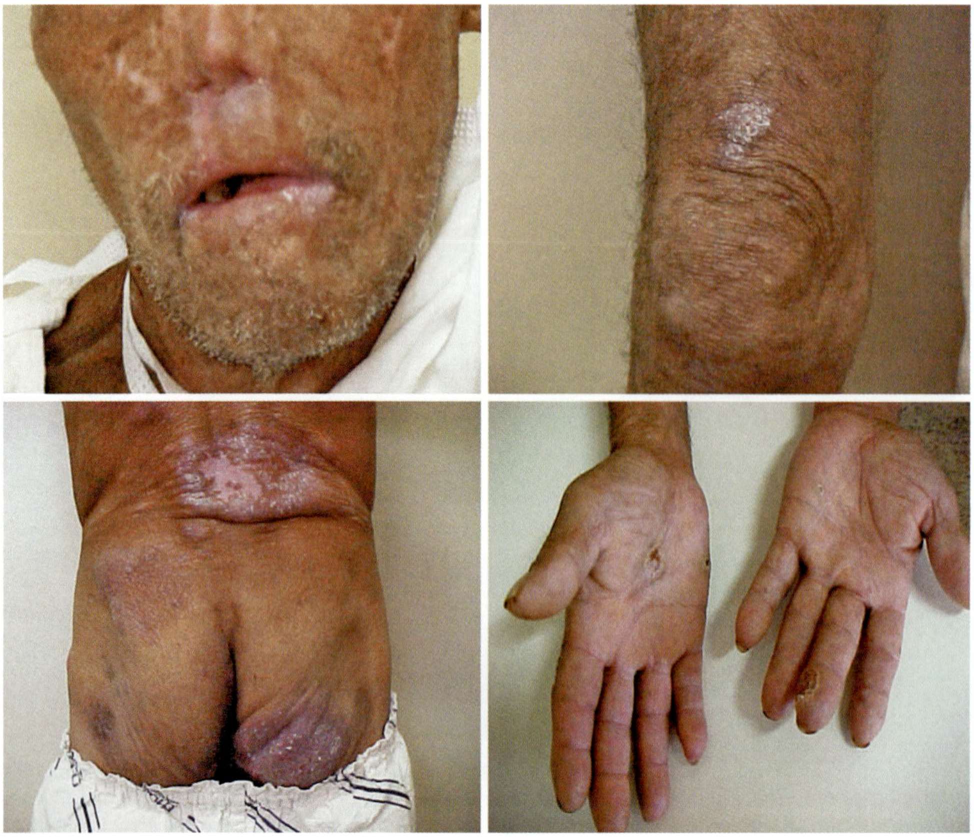

Figura 35.13 ■ Paracoccidioidomicose (PCM) em paciente imunossuprimido – lesões cutâneas. Apesar de não ser considerada doença oportunista, a apresentação da PCM nesses pacientes costuma ser mais disseminada e mais grave. (Acervo da autora.)

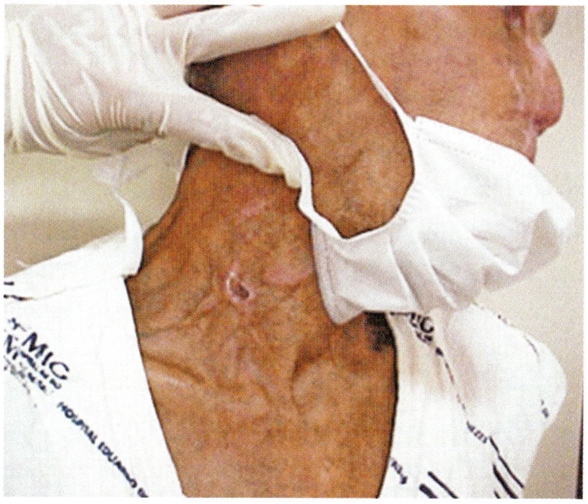

Figura 35.14 ■ Paracoccidioidomicose em paciente imunossuprimido – lesões linfonodais. Linfadenomegalia cervical significativa, com presença de linfonodo supurado. (Serviço de Dermatologia do Hospital Eduardo de Menezes.)

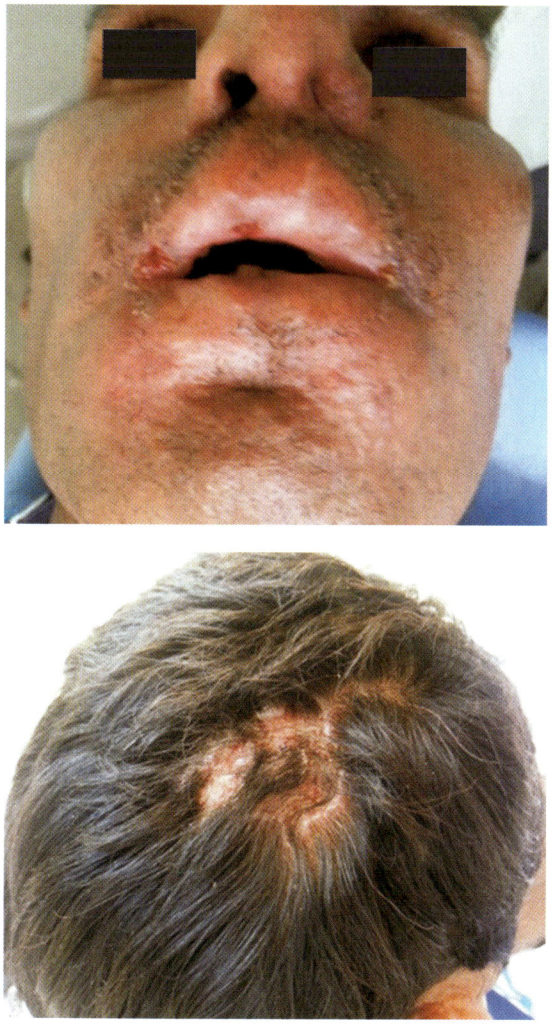

A

B

Figura 35.15 ■ Paracoccidioidomicose em paciente imunossuprimido – lesões cutaneomucosas. **A** Lesões cutaneomucosas atípicas. A deformidade resultou em dificuldade permanente para movimentação labial. **B** Placa de alopecia com áreas crostosas e atróficas no couro cabeludo. (Serviço de Dermatologia do Hospital Eduardo de Menezes.)

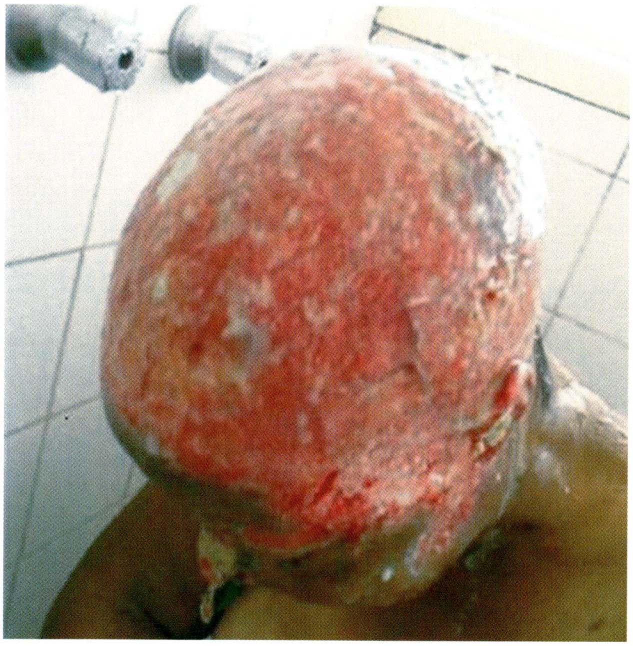

Figura 35.16 ■ Paracoccidioidomicose no couro cabeludo. (Serviço de Dermatologia do Hospital Eduardo de Menezes.)

Esses pacientes costumam apresentar quadro clínico semelhante ao de pacientes com PCM aguda, nos quais a imunidade Th1 também é deficiente, sendo usual febre rapidamente progressiva com múltiplas lesões cutâneas e de órgãos internos, devido à disseminação hematogênica e ao envolvimento da medula óssea.[121,122] Infiltrado pulmonar reticulonodular bilateral associado a lesões osteolíticas múltiplas é achado radiológico comum nesses pacientes coinfectados com HIV.[123] A taxa de mortalidade é mais alta do que em pacientes imonocompetentes, podendo alcançar até 30%.[2,33,71,72]

Em geral, a sorologia desses pacientes é positiva,[121] mas casos de imunossupressão muito grave podem ser falso-negativos e apresentar viragem após algumas semanas ou meses de tratamento[124] (ver mais adiante).

O tratamento é escolhido de acordo com a forma clínica e a gravidade da doença (ver mais adiante). As recorrências são muito comuns em pacientes coinfectados por PCM e HIV/AIDS; portanto, é aconselhável manter o tratamento por período indefinido ou, pelo menos, até se atingir o nível de CD4 de 200 células/mm^3, mesmo que se preencham, antes disso, os critérios propostos para cura da PCM[121] (ver *Controle de cura*, mais adiante.)

DIAGNÓSTICO DIFERENCIAL

A PCM deve ser considerada no diagnóstico diferencial de lesões cutaneomucosas de todos pacientes que vivem ou já viveu na América Latina, ou que tenham viajado para essa região, mesmo que muitos anos antes do aparecimento dos sinais e sintomas, já que o período de incubação da doença costuma ser bastante longo.[118]

O diagnóstico diferencial da PCM tegumentar depende de sua apresentação clínica e deve incluir todas as doenças que fazem parte da "síndrome verrucosa", ou PLECT (acrônimo para *P*aracoccidioidomicose, *L*eishmaniose tegumentar, *E*sporotricose, *C*romoblastomicose e *T*uberculose cutânea).[125] Além dessas, devem ser citadas, também, histoplasmose, actinomicose, linfomas e carcinoma espinocelular.[118]

ASSOCIAÇÃO DE PCM E CÂNCER

O diagnóstico de PCM parece aumentar o risco de câncer em geral, sobretudo de câncer de pulmão.[126] A associação entre PCM e câncer foi descrita pela primeira vez em 1933.[127] Desde então foram descritos, em pacientes com PCM, casos de carcinoma de pulmão, pele, língua, palato, laringe, esôfago, estômago, bexiga, próstata, rinofaringe, pênis, adrenal, cólon, rim, paratireoides, linfoma e leucemia. Estudo realizado no Sul do Brasil demonstrou prevalência de câncer de pulmão significativamente maior em fumantes com PCM do que em fumantes sem PCM, com risco relativo de 3,4.[126]

Sugeriu-se que essa associação estaria relacionada com a disfunção da imunidade celular em casos de PCM ativa.[128] A estimulação contínua de células epiteliais e do sistema mononuclear fagocitário por antígenos fúngicos poderia afetar a função de vigilância imunológica por parte de macrófagos e células *natural killer* (NK), promovendo a ocorrência de transformações malignas.[126]

O oposto, porém, não é observado. A presença de tumores sólidos diversos não parece interferir com a história natural da PCM, a não ser nos pacientes submetidos a terapia citotóxica ou com metástase. Nos casos de neoplasias de origem hematológica, como linfoma e leucemia, o curso da doença tende a ser mais grave e a mortalidade, mais alta. O uso de imunossupressores, como corticosteroides, somado ao efeito imunossupressor do linfoma ou da leucemia, pode favorecer a reinfecção ou reativação dos focos quiescentes de PCM, comumente situados nos pulmões, levando às recidivas.[126]

DIAGNÓSTICO

Alguns exames laboratoriais são úteis para confirmar a suspeita clínica de PCM. Entre eles, podem ser citados os exames micológicos, anatomopatológicos e sorológicos.

Micológico

Sendo a PCM uma doença infecciosa, seu diagnóstico de certeza é estabelecido pelo encontro de células fúngicas em exames microbiológicos. Ao exame direto de espécimes clínicos diversos, de acordo com a forma clínica da doença (p. ex., borda de úlceras, exsudato de lesões secretantes, escarro etc.), as células leveduriformes de *P. brasiliensis* são identificadas com relativa facilidade por sua morfologia peculiar (em "roda de leme", com a célula-mãe ao centro, rodeada por leveduras menores, aderidas a ela) (Figura 35.17*A* e *B*). O fungo apresenta crescimento lento em meios de cultura, demorando, em média, 2 a 3 semanas para iniciar seu desenvolvimento em ágar Sabouraud-dextrose, à temperatura ambiente ou a 37ºC. A taxa de isolamento de *P. brasiliensis* a partir dos espécimes clínicos varia de 86% a 100%. O espécime clínico também pode ser inoculado em animal suscetível à PCM (hamster, rato ou camundongo), geralmente por via testicular ou intraperitoneal, sendo, então, identificado em tecidos ou culturas; esse método, porém, é utilizado quase exclusivamente em laboratórios de pesquisa.[13,29,117]

Anatomopatológico

A identificação do parasita em tecidos constitui método diagnóstico de grande relevância, muito utilizado na prática

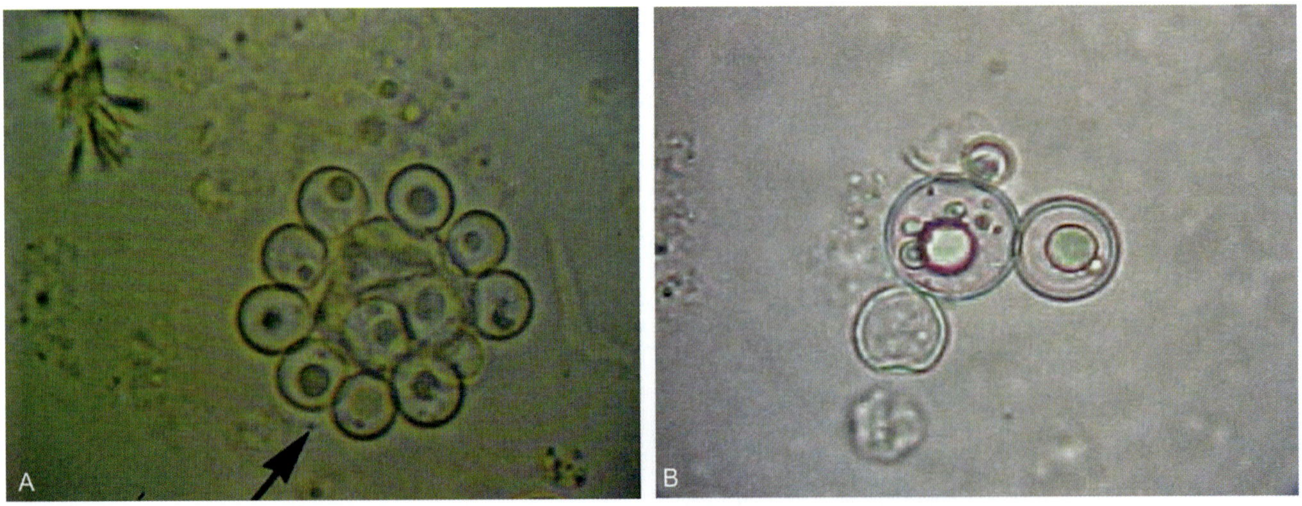

Figura 35.17 ■ Exame micológico direto de espécime clínico positivo para *P. brasiliensis*. Presença de células leveduriformes características, com parede espessa e brotamento múltiplo, podendo formar estruturas semelhantes a "roda de leme" (**A**). (CEMEPE – Centro de Medicina Especializada, Pesquisa e Ensino.)

clínica. As colorações de PAS (*periodic-acid-Schiff*) ou prata metenamina de Gomori coram de modo típico as células leveduriformes, em rosa intenso e preto, respectivamente.[118] De acordo com Camargo e Franco (2000) e Marques (1998), a inflamação paracoccidióidica pode assumir padrões que se correlacionam fortemente com a resposta imunológica do paciente:

- **Granulomatoso-epitelioide:** o granuloma pode ser compacto ou frouxo.
- **Granuloma compacto:** o granuloma é bem definido, de padrão tuberculoide, formado por células epitelioides e células gigantes multinucleadas, frequentemente numerosas, muitas contendo o fungo degenerado, em quiescência ou em reprodução ativa. Podem ser observados linfócitos, plasmócitos, eosinófilos e células NK. É considerado o padrão mais eficiente para limitar a disseminação do patógeno (Figura 35.18).
- **Granuloma frouxo:** a reação epitelioide é mal definida. São observadas células gigantes multinucleadas em número variável e inflamação predominantemente exsudativa, com edema e congestão, o que confere aspecto de frouxidão à lesão.
- **Necrosante-exsudativo:** a necrose pode ser isquêmica, por falta de aporte sanguíneo; caseosa, semelhante à observada nas lesões de tuberculose; gomoide, liquefativa, com fungos numerosos; ou supurativa, em padrão semelhante a abscesso, com numerosos neutrófilos e fungos (Figura 35.19).
- **Misto (granulomatoso-necrosante):** observa-se a combinação dos elementos descritos, com padrão granulomatoso na periferia da lesão e necrose central.

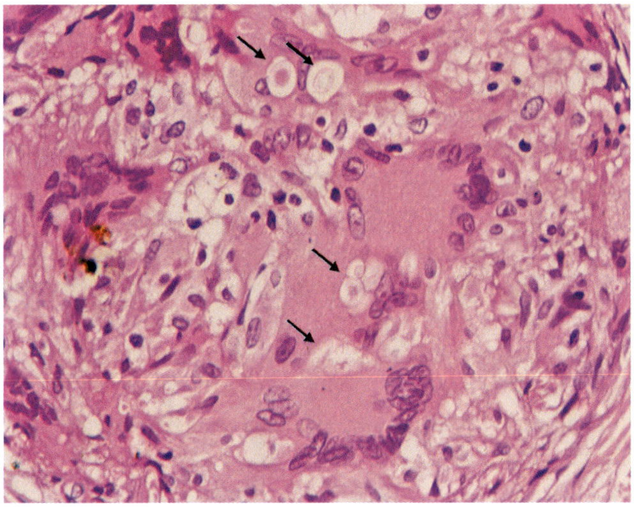

Figura 35.18 ■ Exame anatomopatológico de espécime clínico positivo para *P. brasiliensis* – padrão granulomatoso. Presença de células gigantes multinucleadas, contendo estruturas fúngicas em seu interior (*setas*), circundadas por histiócitos epitelioides. Coloração hematoxilina-eosina (aumento 100×). (Acervo do. Dr. Moisés Salgado Pedrosa.)

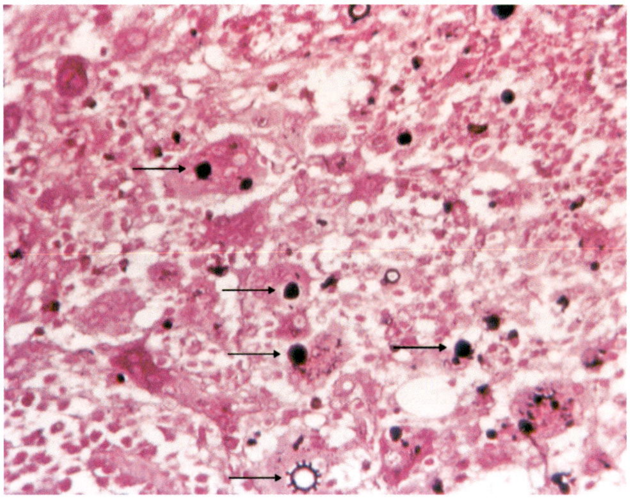

Figura 35.19 ■ Exame anatomopatológico de espécime clínico positivo para *P. brasiliensis* – padrão necrosante-exsudativo. Presença de numerosos neutrófilos e fungos (*setas*), em reação supurativa (padrão semelhante a abscesso). Coloração PAS (*periodic-acid Schiff*), aumento 40×. (Acervo do Dr. Moisés Salgado Pedrosa.)

Sorológico

Dentre os métodos diagnósticos indiretos, as reações sorológicas são as mais utilizadas na prática clínica. A sorologia para PCM, além de auxiliar o diagnóstico, é útil no controle de cura dos pacientes. Com o uso de técnicas padronizadas e antígenos adequados, a sensibilidade e a especificidade desses testes variam de 85% a 100%.[13,117]

Em geral, os pacientes com PCM não têm produção deficiente de anticorpos específicos, desde que não haja a concomitância de imunossupressão. Nas formas agudas disseminadas, os títulos de IgG anti-*P. brasiliensis* são habitualmente mais elevados do que em pacientes com quadros clínicos crônicos mais localizados; nestes últimos, eventualmente, o resultado do teste sorológico é falso-negativo.[13,29] Pacientes com PCM disseminada grave associada a imunossupressão também costumam apresentar resultados de sorologia falso-negativos; após 30 a 60 dias de tratamento, no entanto, a imunidade em geral é restaurada e o teste se torna positivo.[124]

A detecção de anticorpos em pacientes com PCM apresenta variações. Assim, é frequente o aumento de IgM em casos com lesões em linfonodos, de IgA em pacientes com menos de 1 ano de doença e de IgE quando existe deficiência da imunidade celular, sobretudo diante de evolução aguda ou subaguda grave.[29]

O antígeno mais utilizado em reações sorológicas para detecção da doença é a gp43. Trata-se do principal antígeno exocelular de *P. brasiliensis* na fase de levedura. Os testes que utilizam esse antígeno, no entanto, podem apresentar reação cruzada com soros de casos de histoplasmose, lobomicose ou, mais raramente, aspergilose. A preparação de um antígeno apropriado tem sido o maior problema dos exames imunológicos; essa etapa é mais importante do que propriamente a técnica sorológica.[13,60,117,124] Pesquisadores brasileiros desenvolveram uma preparação de antígenos exocelulares, denominada Ag7, a qual contém abundante concentração de gp43 e é altamente sensível, específica e reprodutível, com grande utilidade nos testes sorológicos para PCM.[124]

A imunodifusão dupla (Figura 35.20) é uma das técnicas sorológicas mais utilizadas para diagnóstico da infecção por *P. brasiliensis,* com sensibilidade de 65% a 95% e especificidade em torno de 97%. A técnica de contraimunoeletroforese, com especificidade semelhante e sensibilidade discretamente superior, também representa recurso diagnóstico confiável. Ambos os testes, por serem qualitativos e quantitativos, tornam possível o acompanhamento de controle de cura.[60,117]

O ensaio imunoenzimático (*enzyme linked immunosorbent assay* – ELISA) é mais rápido e mais apropriado para teste simultâneo de grande número de soros.[13] Seu uso inicial na PCM foi realizado em 1976, na Argentina.[129] Sua sensibilidade se aproxima dos 100% e sua especificidade alcança em torno de 88%.[130] Pode ser obtida especificidade entre 97% e 100% com a técnica de "ELISA-abs", na qual é feita absorção prévia do soroteste com filtrado antigênico de *H. capsulatum.*[13,60,117] Outra variante da técnica, o ELISA de captura (em que os antígenos gp43 são fixados em anticorpos monoclonais anti-gp43 em vez de serem fixados diretamente na placa de plástico, como no ELISA clássico) também apresenta menor índice de reações cruzadas com histoplasmose, lobomicose, candidose e aspergilose, com especificidade em torno de 100%[124] (Figura 35.21).

A técnica de *immunoblotting* possibilita especificar os tipos de anticorpos séricos contra os diversos determinantes antigênicos do fungo (Figura 35.22). Dois estudos diferentes mostraram que, além da gp43, que é o antígeno imunodominante, reconhecido por 100% dos pacientes,

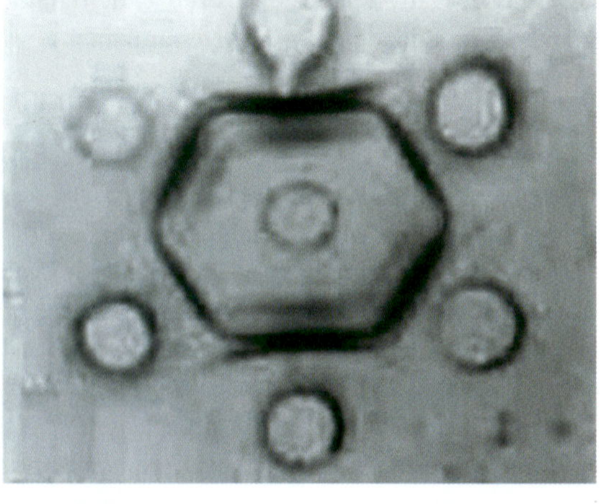

Figura 35.20 ■ Teste de imunodifusão. No poço central é colocada a preparação de antígenos e nos poços laterais, os soros de pacientes (Camargo, 2008).

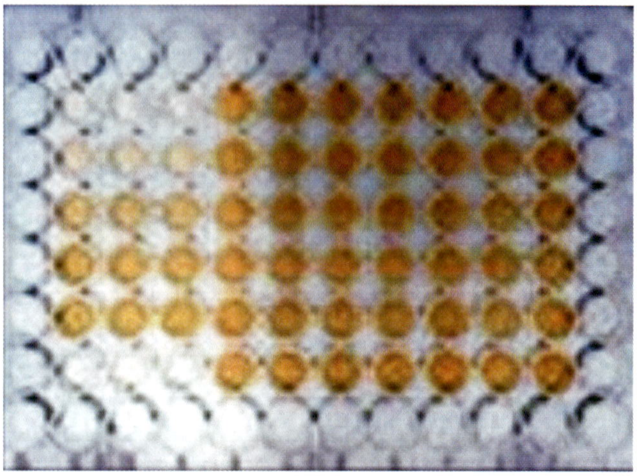

Figura 35.21 ■ Teste de ensaio imunoenzimático – ELISA. De acordo com a coloração da reação, quantifica-se a concentração das substâncias pesquisadas (anticorpos, antígenos etc.).

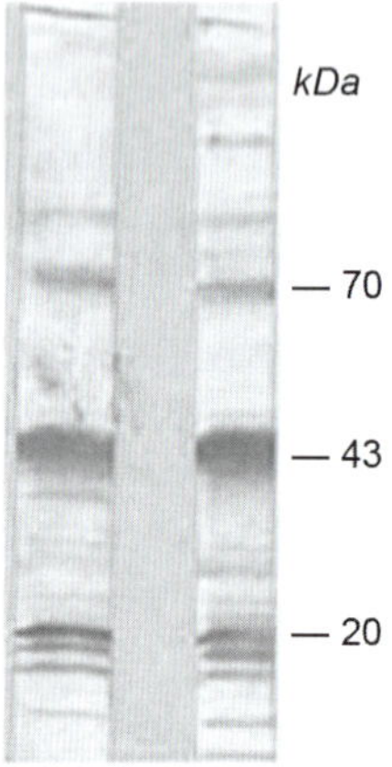

Figura 35.22 ■ Reação de *imunoblotting*. Representação do soro de paciente com PCM, mostrando as principais moléculas reativas. (Camargo, 2008.)

outros quatro determinantes também apresentam alta reatividade com IgG: os antígenos com 70, 52, 43 e 20-21kDa. O método é altamente sensível e possibilita o seguimento da redução dos títulos ao longo do tratamento, mas sua grande desvantagem é o custo elevado.[13,60,117,131,132]

A reação em cadeia da polimerase (*polymerase chain reaction* – PCR) possibilita a amplificação de quantidades mínimas de material genético do patógeno em diversos espécimes clínicos e, portanto, tem sensibilidade altíssima. Os principais desafios do método são o desenvolvimento de substratos específicos – os *primers* – para a reação e a preservação da integridade do material genético do fungo na amostra. Essa técnica ainda não é utilizada de rotina para diagnóstico da PCM, sendo restrita a centros de pesquisa.[13,117,133,134]

Na tentativa de desenvolver um teste com sensibilidade maior do que a imunodifusão dupla e a contraimunoeletroforese, mas com menor taxa de reações cruzadas do que ELISA, alguns pesquisadores tentaram padronizar a detecção não de anticorpos, mas de antígenos (gp43, antígenos de 70 e 87kDa, entre outros) nos fluidos corporais.[135-137] Entretanto, não houve vantagens expressivas desse método em relação ao convencional e, portanto, não se justifica sua execução, a não ser em casos de neuro-PCM, em que a detecção do antígeno gp43 no líquido cefalorraquidiano tem sensibilidade semelhante à detecção de anticorpos por ELISA (muito superior à imunodifusão dupla e à contraimunoeletroforese) e costuma apresentar títulos mais elevados.[124,138] O mesmo é válido para a detecção de gp43 no lavado broncoalveolar de pacientes com PCM pulmonar em estágio inicial.[124,139]

Intradermorreação

Na PCM, a intradermorreação não tem valor para o diagnóstico da doença, mas é útil, em inquéritos epidemiológicos, para identificação de indivíduos que já tiveram contato com o fungo, ou seja, PCM-infecção. Uma imensa variedade de antígenos pode ser utilizada, os quais são denominados paracoccidioidinas. A reatividade a esses antígenos pode ser um método complementar útil na avaliação do estado imunológico dos pacientes com as diversas manifestações da doença. A conversão de um paciente com doença grave, antes não reativo ao teste, que se torna reativo durante o tratamento é sinal de melhora da imunidade celular (Th1), o que sugere bom prognóstico.[29,140]

TRATAMENTO

Para o tratamento da PCM encontram-se disponíveis diversos medicamentos eficazes, os quais apresentem limitações em virtude de sua toxicidade, interação medicamentosa ou custo. De modo geral, o *P. brasiliensis* é um fungo sensível à maioria dos agentes antifúngicos.[13,117]A gravidade da doença determina a escolha do fármaco e a duração do tratamento.[118]

A sulfapiridina foi o primeiro medicamento utilizado no tratamento da PCM (Ribeiro, 1940).[141] A sulfamidoterapia oral, utilizando sulfadiazina ou a combinação de sulfametoxazol e trimetoprima (800mg/160mg a cada 8 ou 12 horas), apesar da menor eficácia em comparação com os demais esquemas terapêuticos da PCM, tem custo relativamente baixo, é bem tolerada e está disponível na rede pública de saúde de quase todos os municípios brasileiros. Está indicada, principalmente, nos casos benignos ou localizados da doença. Também pode ser usada como terapia de manutenção, a ser iniciada após 6 meses de tratamento com outro fármaco, com a finalidade de reduzir as recidivas da doença, que são muito comuns. Em virtude da menor eficácia antifúngica dessa classe de medicamentos, sugere-se um tratamento mais longo, de 2 a 5 anos, se for usada isoladamente. A taxa de recidivas é alta, o que pode ser atribuído à baixa adesão ao tratamento longo: pode alcançar 35% nos pacientes acompanhados por 10 anos após a interrupção do tratamento.[13,29,117,118]

A anfotericina B foi o segundo agente introduzido para o tratamento da PCM.[142] Por sua elevada toxicidade sistêmica, sobretudo renal, e por ser administrada EV, deve ser reservada para casos graves e disseminados de PCM, que necessitem intervenção imediata, ou casos refratários ou em imunossuprimidos. Exerce ampla ação antifúngica. A dose diária varia de acordo com a tolerância do paciente, sendo, no máximo, de 50mg/dia, até se atingir a dose acumulada, que varia de 1,5 a 5g, de acordo com a gravidade do quadro clínico. As apresentações lipossomais do medicamento têm toxicidade bastante inferior, porém seu custo é muito elevado e sua liberação para uso pelo Ministério da Saúde do Brasil é bastante restrita.[143] A resposta terapêutica costuma ser rápida; entretanto, sugere-se sua associação à sulfamidoterapia (a qual deve ser mantida por longos períodos), de modo a evitar as recidivas, que, ainda assim, podem ocorrer em 20% a 30% dos casos.[13,29,117,118] A coinfecção com o vírus HIV está associada à mortalidade de até 30%, mas o prognóstico melhora com a instituição de tratamento precoce com anfotericina B, seguida pela profilaxia por tempo indeterminado com azólicos ou sulfametoxazol-trimetoprima.[118,121]

Os derivados azólicos constituem opção de grande uso em nosso meio. Seu uso, na maioria dos casos, pode ser suspenso com segurança após 12 a 18 meses de tratamento. O itraconazol (100 a 300mg/dia) tem sido o agente de escolha em casos leves a moderados, por suas maiores eficácia e tolerância. Recomenda-se a dose de 200mg/dia por 2 a 3 meses, até a inatividade clínica da doença, quando então se reduz a dose para 100mg/dia. Promove o controle das formas leves e moderadas da PCM em menor tempo e com menor taxa de recidivas (isto é, 3% a 15% dos casos), dependendo das comorbidades (como desnutrição e AIDS). O cetoconazol (200 a 400mg/dia) é uma alternativa de custo menor, também eficaz; entretanto, apresenta hepatotoxicidade significativa e interação com inúmeros medicamentos. A taxa de recidiva em seguimento de 3 anos após sua suspensão é de 11%. O fluconazol (150 a 450mg/dia) não é tão eficaz quanto os demais azólicos. É utilizado EV como agente de escolha em casos de PCM do SNC, por ser o azólico que apresenta melhor penetração na barreira hematoencefálica.[13,29,117,118]

A terbinafina pode ser uma alternativa ao itraconazol, já que parece ter eficácia semelhante a este *in vitro*, mas há relatos limitados acerca de seu uso clínico.[144,145]

A caspofungina não demonstrou eficácia *in vitro* contra *P. brasiliensis*. Outros medicamentos, como saperconazol, voriconazol e equinocandinas, ainda têm uso limitado no tratamento da PCM em nosso meio, devido à falta de estudos controlados e ao alto custo desses fármacos.[13,117,118]

CURA CLÍNICA E PROGNÓSTICO

Há pouquíssimos estudos sobre pacientes com PCM com enfoque na inatividade da doença. Trabalho do grupo de PCM da Universidade Federal de Minas Gerais (UFMG) demonstrou que a maioria dos pacientes com PCM crônica apresenta evolução favorável, atingindo o estado de doença inativa nos primeiros 6 meses de tratamento. No referido trabalho, foi constatada remissão clínica em 71% dos pacientes acompanhados por mais de 5 anos. A maioria dos pacientes (51%) atingiu a inatividade clínica em até 6 meses de tratamento; em 34%, esse tempo foi superior a 12 meses e em 21%, superior a 36 meses.[6]

Estudo realizado nos principais serviços públicos de Infectologia Pediátrica de Belo Horizonte, Minas Gerais, com 38 casos de PCM aguda (Nogueira e cols., 2006a,b) demonstrou que a metade dos pacientes não apresentava mais sintomas da doença no nono mês de tratamento e que 17% do total permaneciam com pelo menos um sintoma aos 30 meses de tratamento.

Comparando-se os dois estudos, verifica-se menor tempo necessário para 50% dos pacientes alcançarem a inatividade da doença (6 *versus* 9 meses), porém um percentual maior de indivíduos permanecia com lesões ativas após 36 meses de tratamento no grupo de PCM crônica. Em quaisquer formas clínicas, é necessário manter o tratamento por longo período, de preferência por mais de 2 anos, para que sejam evitadas recidivas.[6,75,92]

A presença de lesão em mucosas está estatisticamente associada à má evolução dos casos de PCM crônica,[6] enquanto na PCM aguda ascite e hipoalbuminemia foram identificadas como fatores de mau prognóstico, associados à maior frequência de óbitos.[75,92] Esse aspecto não foi previamente descrito na PCM. Na leishmaniose tegumentar americana, a forma mucosa está associada a maior refratariedade ao tratamento. Em comparação com as outras formas clínicas da doença, a leishmaniose mucosa caracteriza-se por forte ativação de resposta imunológica do tipo Th1 e pequeno número de células parasitas no tecido do hospedeiro.[146] É possível que a formação de granulomas compactos dificulte o acesso do medicamento até as células do agente etiológico, dificultando sua eliminação e, por conseguinte, prejudicando a resposta ao tratamento e retardando a cura do paciente.[6]

Acredita-se que alguns pacientes sejam mais vulneráveis imunologicamente do que outros; assim, ainda que a forma de apresentação da doença não pareça grave, eles teriam maior dificuldade em eliminar o fungo do organismo por apresentarem menor eficiência da resposta imunológica tipo Th1. Mais estudos são necessários para se estabelecer a importância de aspectos imunológicos no prognóstico da PCM.[12]

PROFILAXIA

A profilaxia da PCM ainda é assunto complexo, haja vista que seu agente etiológico não foi identificado até o presente em seu hábitat natural e parece estar associado a hospedeiros animais, o que torna inviável sua erradicação. Por outro lado, diversos pesquisadores têm se dedicado ao desenvolvimento de vacinas anti-PCM, utilizando frações de gp43, com estímulo à produção de IFN-γ por linfócitos T $CD4^+$, o que favoreceria o ramo celular (Th1) da resposta imunológica adaptativa em detrimento de seu ramo humoral (Th2), tornando mais eficiente a defesa do hospedeiro contra *P. brasiliensis*.[147-149] Dados recentes de diversos grupos de pesquisa sugerem que os imunobiológicos com base em um único epítopo não são eficientes o bastante para induzir uma resposta imunológica protetora completa. A combinação de múltiplos epítopos de linfócitos B e/ou T em um *pool* ou reunidos em um único polipeptídeo promoveu aumento de 48% para 86% na imunogenicidade, em termos de reconhecimento pelo sistema imunológico dos pacientes avaliados. Essa abordagem revela que é possível o desenvolvimento de um imunobiológico que poderia atuar como coadjuvante à terapia antifúngica, melhorando sua eficácia e reduzindo o tempo de tratamento dos pacientes com PCM.[150]

CONTROLE DE CURA

A determinação do momento correto para interrupção do tratamento constitui uma preocupação importante na abordagem ao paciente com PCM. Os critérios atuais para definição de cura da PCM, segundo o Consenso em Paracoccidioidomicose,[13] são os seguintes:

- **Clínico:** regressão dos sinais e sintomas da PCM, incluindo cicatrização das lesões tegumentares, involução das linfadenopatias e recuperação do peso corporal. Sintomas residuais que eventualmente persistam, sejam respiratórios, laríngeos, gastrointestinais, suprarrenais ou neurológicos, não representam necessariamente atividade da doença.
- **Radiológico:** estabilização de alterações à radiografia de tórax, à ultrassonografia abdominal, à tomografia computadorizada e/ou à ressonância magnética, registradas com intervalo de 3 meses.
- **Sorológico:** títulos negativos ou baixos (< 1:2) de testes sorológicos anti-*P. brasiliensis,* observados em duas amostras de soro coletadas com intervalo de 6 meses, após o tempo de tratamento recomendado com cada fármaco, de acordo com a gravidade do quadro clínico.

Até atingirem a inatividade clínica, o que usualmente ocorre nos primeiros 3 meses de tratamento, os pacientes devem ser avaliados mensalmente. A seguir, os retornos passam a ser trimestrais ou semestrais.

Estudo imunológico em pacientes com PCM crônica revelou que a dosagem de anticorpos IgG contra antígenos somáticos de *P. brasiliensis* (IgG anti-Pb), por método ELISA, descrito por Reis e cols. (2005), apresentou níveis elevados antes do tratamento, com redução progressiva durante os 36 meses de seguimento. Do mesmo modo que sTNF-R1, esses níveis permaneceram elevados ao final do tempo de acompanhamento, em comparação com o grupo de controle. Os títulos decrescem ao longo do tratamento, embora possam permanecer fracamente positivos por toda a vida do paciente.[12]

Conforme preconizado em diversos trabalhos, exames sorológicos são úteis como um dos critérios para definição da cura clínica dos pacientes com PCM, desde que o antígeno utilizado no teste seja apropriado e que o método de dosagem tenha altas sensibilidade e especificidade.[13,29,60,117,124]

Estudos prévios demonstraram que os pacientes imunocompetentes com PCM apresentam sorologia, em geral, positiva. Os títulos de anticorpos são habitualmente mais elevados nos pacientes com formas agudas generalizadas; naqueles com formas crônicas localizadas, o resultado pode ser falso-negativo.[13,29] Portanto, nos pacientes com quadro clínico localizado, os marcadores associados à resposta imunológica tipo Th1, como sTNF-R1, sTNF-R2 e CXCL9, são mais adequados para estimar a persistência de atividade inflamatória do que os anticorpos IgG específicos.[12] Concomitantemente à redução dos níveis de CXCL9 (quimiocina de resposta Th1), pode haver um pico transitório das concentrações de CCL2 e CCL3 (quimiocinas de resposta Th2), sendo recomendável que os antifúngicos não sejam suspensos nessa fase de transição, em que a resposta Th2 está mais ativada, pois isso poderia favorecer a multiplicação de células fúngicas eventualmente persistentes, com consequente retorno da atividade da PCM[6] (ver *Imunologia)*.

Outra opção que merece mais investigação, e que pode ser muito útil no acompanhamento dos pacientes com PCM, consiste na detecção de antígenos (gp43 ou gp70) no soro de pacientes, em vez da sorologia com detecção de anticorpos. Mostrou-se que gp43 e gp70 começam a desaparecer da circulação a partir de 2 meses de terapia e, uma vez diminuídas, suas concentrações persistem baixas até o final do tratamento, não sendo mais detectáveis 2 anos após o início do tratamento.[124,137,151] A antigenemia parece correlacionar-se de modo mais fidedigno com o estado clínico do paciente do que os níveis de anticorpos,[124] já que a produção de anticorpos depende de diversos fatores (p. ex., grau de imunossupressão do paciente, balanço de resposta imunológica Th1 *versus* Th2 etc.).

Os exames sorológicos, entretanto, não estão disponíveis na rotina da maioria dos serviços de saúde pública (e menos ainda a dosagem dos antígenos ou dos marcadores imunológicos). Além do mais não existe, na prática clínica habitual, nenhum parâmetro realmente confiável para determinação da atividade inflamatória da PCM e que permita prever ou prevenir suas recidivas, que são muito comuns.[12]

O estabelecimento de inatividade clínica nos pacientes com PCM crônica precede a remissão da atividade inflamatória mensurada pelos marcadores sorológicos e imunológicos; por isso, a inatividade clínica, isoladamente, não deve ser considerada parâmetro confiável para a interrupção do tratamento dos pacientes com PCM crônica.[12] Os controles clínico, micológico e imunológico devem ser realizados a intervalos semestrais e, em seguida, anualmente, a fim de se proceder ao diagnóstico precoce de recidivas e instituir prontamente sua terapêutica. A intradermorreação com paracoccidioidina deveria ser realizada antes e depois do tratamento; ela pode apresentar viragem com a terapia apropriada, o que indica melhora do ramo celular da resposta imunológica adaptativa do paciente contra o parasita.[13,29]

Mais investigações, com tempo de seguimento mais longo e número maior de pacientes, são necessárias para determinar se algum dos marcadores inflamatórios específicos (sorologia) ou inespecíficos (citocinas e quimiocinas) ou antígenos de *P. brasiliensis* (gp43 ou gp70) poderiam ser usados como parâmetro confiável, possivelmente em associação aos critérios atuais, para auxiliar a decisão quanto à interrupção da terapia em momento adequado, prevenindo as frequentes recidivas, as quais estão entre as maiores preocupações de todo médico que trata de pacientes com PCM.[6]

Referências

1. Restrepo A, McEwen JG, Castaneda E. The habitat of Paracoccidioides brasiliensis: how far from solving the riddle? Med Mycol 2001; 39:233-41.
2. Coutinho ZF, Silva D, Lazéra M et al. Paracoccidioidomycosis mortality in Brazil (1980-1995). Cad Saúde Pública 2002; 18:1441-54.
3. Goldani LZ, Sugar AM. Paracoccidioidomycosis and AIDS: an overview. Clin. Infect. Dis 1995 ; 21(5) :1275-81.
4. Restrepo A. The ecology of Paracoccidioides brasiliensis: a puzzle still unsolved. Sabouraudia 1985; 23:323-34.
5. Franco MF, Montenegro MR, Mendes RP et al. Paracoccidioidomycosis: a recently proposed classification of its clinical forms. Rev Soc Bras Med Trop 1987; 20(2):129-32.
6. Lyon-de-Moura AC. Estudo comparativo do processo de infecção experimental de isolados de Paracoccidioides brasiliensis obtidos de pacientes com diferentes formas clínicas de paracoccidioidomicose. Belo Horizonte: Instituto de Ciências Biológicas, UFMG, 2004. Dissertação de Mestrado em Microbiologia.
7. Montenegro MRG. Formas clínicas da paracoccidioidomicose. Rev Inst Med Trop. São Paulo 1986; 28:203-4.
8. Benard G, Romano CC, Cacere CR et al. Imbalance of IL-2, IFN-γ and IL-10 secretion in the immunosuppression associated with human paracoccidioidomycosis. Cytokine 2001; 13:248-52.
9. Franco M. Host-parasite relationship in paracoccidioidomycosis.J Med Vet Mycol 1987; 25:5-18.
10. Franco M, Peracoli MT, Soares A et al.Host-parasite relationship in paracoccidioidomycosis. CurrTop Med Mycol 1993; 5:115-49.
11. Mamoni RL, Blotta MHSL. Flow-cytometric analysis of cytokine production in human paracoccidioidomycosis. Cytokine 2006; 35:207-16.
12. Lyon AC, Teixeira MM, Araújo SA et al. Serum levels of sTNF-R1, sTNF-R2 and CXCL9 correlate with disease activity in adult type paracoccidioidomycosis. Acta Trop 2009; 109(3):213-8.
13. Shikanai-Yasuda MA, Telles Filho FQ, Mendes RP et al. Guidelines in paracoccidioidomycosis.Rev Soc Bras MedTrop 2006; 39:297-310.
14. Splendore A. Un'affezione micotica con localizzazione nella mucosa della bocca, osservada in Brasile, determinata da funghi appartenentialla tribù degli exoascei (Zymonema brasiliense n.s.p.). In: Volume in onore del Prof. Angelo Celli nel 25º anno di

insegnamento.Roma: G. Bertero, 1912:421-58, apud Lacaz CS, Porto CS, Martins CS et al. Tratado de micologia médica lacaz. 9.ed. São Paulo: Sarvier, 2002:639-729.
15. Almeida F. Estudos comparativos do granuloma coccidioidico nos Estados Unidos e no Brasil. Novo gênero para o parasito brasileiro. An Fac Med São Paulo 1930; 5:125-41.
16. Almeida F. Blastomyces e paracoccidioides. An Fac Med São Paulo 1946; 22:61-71.
17. Lacaz CS, Minami OS, Ramos WF. Aspectos morfológicos do Paracoccidioides brasiliensis em vida parasitária. Rev Hosp Clín Fac Med São Paulo 1963; 18:273-84.
18. Lauand F. Contribuição para o estudo da morfologia do Paracoccidioides brasiliensis nos tecidos orais. Rev Inst Med Trop São Paulo 1966; 8(2):69-78.
19. Minguetti G, Hofmeister RM, Favaro M et al. Ultraestrutura do Paracoccidioides brasiliensis I – Na fase filamentosa. Rev Inst Med Trop São Paulo 1983a; 25(4):152-60.
20. Minguetti G, Hofmeister RM, Favaro M et al. Ultraestrutura do Paracoccidioides brasiliensis I – Na fase leveduriforme. Rev Inst Med Trop São Paulo 1983b; 25(4):161-7.
21. Carvalho KC, Ganiko L, Batista WL et al. Virulence of Paracoccidioides brasiliensis and gp43 expression in isolates bearing known PbGP43 genotype. Microbes Infect 2005; 7:55-65.
22. Hebeler-Barbosa F, Montenegro MR, Bagagli E. Virulence profiles of ten Paracoccidioides brasiliensis isolates obtained from armadillos (Dasypus novemcinctus). Med Mycol 2003; 41: 89-96.
23. Matute DR, McEwen JG, Puccia R et al. Cryptic speciation and recombination in the fungus Paracoccidioides brasiliensis as revealed by gene genealogies. Mol Biol Evol 2006; 23(1):65-73.
24. CRYPTIC species complex. In: Wikipedia: the free encyclopedia, 16 abr. 2008. Disponível em: <http://en.wikipedia.org/w/index.php?title=Cryptic_species_complex &oldid=206002210>. Acesso em: 21/04/2008.
25. McKenna P. 'Hidden' species may be surprisingly common. NewScientist.com, 19 jul. 2007. Disponível em: <http://www.newscientist.com/article/dn12293-hidden-species-may-be-surprisingly-common.html>. Acesso em: 21/04/2008.
26. R.P.M. Cryptic species.Evolgen archive, 18 jan. 2005. Disponível em: <http://evolgen.blogspot.com/2005/01/cryptic-species.html>. Acesso em: 21/04/2008.
27. Us National Institutes of Health. National Center for Biotechnology Information – NCBI Taxonomy Database.US National Library of Medicine. Disponível em: <www.ncbi.nlm.nih.gov/Taxonomy>. Acesso em: 02/02/2008.
28. Borges-Walmsley MI, Chen D, Shu X et al. The pathobiology of Paracoccidioides brasiliensis. Trends Microbiol 2002; 10(2):80-7.
29. Brummer E, Castaneda E, Restrepo A. Paracoccidioidomycosis: an update. Clin Microb Rev 1993; 6:89-117.
30. San-Blas G. Biochemical and physiological aspects in the dimorphism of Paracoccidioides brasiliensis. Arch Med Res 1993a; 24(3):267-8.
31. San-Blas G. Paracoccidioidomycosis and its etiologic agent Paracoccidioides brasiliensis. J Med Vet Mycol 1993b; 31:99-113.
32. Garcia NM, Del Negro GM,Heins-Vaccari EM et al. Paracoccidioides brasiliensis, nova amostra isolada das fezes de um pingüim (Pygoscelis adeliae). Rev Inst Med Trop São Paulo 1993; 35(3):227-35.
33. Marques SA. Paracoccidioidomicose. An Bras Dermatol 1998; 73(5):455-67.
34. Bagagli E, Franco M, Bosco SM et al. High frequency of Paracoccidioides brasiliensis infection in armadillos (Dasypus novemcinctus): an ecological study. Med Mycol 2003; 41(3):217-23.
35. Bopp C, Bernardi CD. Geopatologia da blastomicose sul-americana no Rio Grande do Sul. O Hospital 1967; 71:113-30.
36. Borelli D. Hipótesis sobre la ecología de Paracoccidioides. Dermatol Venez 1961; 3:130-2.
37. Calle D, Rosero DS, Orozco LC et al. Paracoccidioidomycosis in Colombia: an ecological study. Epidemiol Infect 2001; 126:309-15.
38. Chirife AV, Del Rio CA. Geopatología de la blastomicosis sudamericana. Prensa Med Argent 1965; 52:54-9.
39. Bagagli E, Sano A, Coelho KI et al. Isolation of Paracoccidioides brasiliensis from armadillus (Dasypus novemcinctus) captured in an endemic area of paracoccidioidomycosis. Am J Trop Med Hyg 1998; 58:505-12.
40. Albornoz MB. Isolation of Paracoccidioides brasiliensis from rural soil in Venezuela. Sabouraudia 1971; 9:248-52.
41. Negroni P. El Paracoccidioides brasiliensis vive saprotificamente en el suelo Argentino. Prensa Med Argent 1966; 53:2381-2.
42. Silva-Vergara ML, Martínez R, Chadu A et al.Isolation of Paracoccidioides brasiliensis strain from the soil of a coffee plantation in Ibiá, State of Minas Gerais, Brazil. Med Mycol 1998; 36:37-42.
43. Shome SK, Batista AC. Occurence of Paracoccidioides brasiliensis in the soil of Recife, Brazil.Rev Fac Med Fed Ceará 1963; 3:90-4.
44. Pitta GVE, Coelho AM, Alves VMC et al. Fertilidade de solos – calagem e gessagem. In: Cruz JC (ed.) Embrapa Milho e sorgo – Sistemas de produção, 2. Versão eletrônica. 3. ed. Set/2007. Disponível em: http://www.cnpms.embrapa.br/publicacoes/milho/fercalagem.htm. Acesso em: 21/04/08.
45. Terçarioli GR, Bagagli E,Reis GM et al. Ecological study of Paracoccidioides brasiliensis in soil: growth ability, conidia production and molecular detection. BMC Microbiol 2007; 22(7):92-9.
46. Cadavid D, Restrepo A. Factors associated with Paracoccidioides brasiliensis infection among permanent residents of three endemic areas in Colombia. Epidemiol Infect 1993; 111:121-33.
47. Fonseca ER, Pardal PP, Severo LC. Paracoccidioidomicose em crianças em Belém do Pará. Rev Soc Bras Med Trop 1999; 32:31-3.
48. Coimbra Jr. CEA, Wanke B, Santos RV et al.Paracoccidioidin and histoplasmin sensitivity in the Tupí-Mondé Amerindian populations from Brazilian Amazonia. Ann Trop Med Parasitol 1994; 88:197-207.
49. Mangiaterra ML, Giusiano GE, AlonsoJM et al.Paracoccidioides brasiliensis infection in a subtropical region with important environmental changes. Bull Soc Pathol Exot 1999; 92(3):173-6. [Abstract].
50. Grose E, Tamsitt JR. Paracoccidioides brasiliensis recovered from the intestinal tract of three bats (Artibeus lituratus) in Colombia, S.A. Sabouraudia 1965; 4(2):124-5.
51. Johnson WD,Lang CM. Paracoccidioidomycosis (South American blastomycosis) in a squirrel monkey (Saimiri sciureus). Vet Pathol 1977; 14(4):368-71.
52. Naiff RD, Ferreira LC, Barrett TV et al.Paracoccidioidomicose enzoótica em tatus (Dasypus novemcinctus) no Estado do Pará. Rev Inst Med Trop São Paulo 1986; 28(1):19-27.
53. Vergara ML, Martinez R. Role of the armadillo Dasypus novemcinctus in the epidemiology of paracoccidioidomycosis. Mycopathologia 1999; 144(3):131-3.
54. Corredor GG, Peralta LA,Castaño JH et al. The naked-tailed armadillo Cabassous centralis (Miller 1899): a new host to Paracoccidioides brasiliensis. Molecular identification of the isolate. Med Mycol 2005; 43(3):275-80.
55. Ono MA, Bracarense AP, Morais HS et al. Canine paracoccidioidomycosis: a seroepidemiologic study. Med Mycol 2001; 39(3):277-82.
56. Costa EO, Fava-Netto C. Contribution to the epidemiology of paracoccidioidomycosis and histoplasmosis in the state of São Paulo, Brazil. Paracoccidioidin and histoplasmin intradermic tests in domestic animals. Sabouraudia 1978; 16(2):93-101.
57. Mós EM, Fava-Netto C. Contribuição ao estudo da paracoccidioidomicose. I. Possível papel epidemiológico de cães. Estudo

sorológico e anátomo-patológico. Rev Inst Med Trop São Paulo 1974; 16(3):154-9.
58. Ricci G, Mota FT, Wakamatsu A et al. Canine paracoccidioidomycosis. Med Mycol 2004; 42:379-83.
59. Restrepo A, Salazar ME, Cano LE et al. Estrogens inhibit mycelium-to-yeast transformation in the fungus Paracoccidioides brasiliensis: implications for resistance of females to paracoccidioidomycosis. Infect Immun 1984; 46:346-53.
60. Camargo ZP, Franco MF. Current knowledge on pathogenesis and immunodiagnosis of paracoccidioidomycosis. Rev Iberoam Micol 2000; 17(2):41-8.
61. Hogan LH, Klein BS, Levitz SM. Virulence factors of medically important fungi. Clin Microb Rev 1996; 9(4):469-88.
62. Mendes-Giannini MJS, Taylor ML, Bouchara JB et al. Pathogenesis II: fungal responses to host responses: interaction of host cells with fungi. Med Mycol 2000; 38(suppl. 1):113-23.
63. Travassos LR, Puccia R, Cisalpino P et al. Biochemistry and molecular biology of the main diagnostic antigen of Paracoccidioides brasiliensis. Arch Med Res 1995; 26(3):297-304.
64. San-Blas G, Travassos LR, Fries BC et al. Fungal morphogenesis and virulence. Med Mycol 2000; 38(suppl. 1):79-86.
65. Gómez BL, Nosanchuk JD, Díez S et al. Detection of melanin--like pigments in the dimorphic fungal pathogen Paracoccidioides brasiliensis in vitro and during infection. Infect Immun 2001; 69(9):5760-7.
66. Silva MB, Marques AF, Nosanchuk J Det al. Melanin in the dimorphic fungal pathogen Paracoccidioides brasiliensis: effects on phagocytosis, intracellular resistance and drug susceptibility. Microbes Infect 2006; 8(1):197-205.
67. Taborda CP, Silva MB, Nosanchuk JD, Travassos LR. Melanin as a virulence fator of Paracoccidioides brasiliensis and other dimorphic pathogenic fungi: a minireview. Mycopathologia 2008; 165(4-5):331-9.
68. Gómez BL, Nosanchuk JD. Melanin and fungi. Curr Opin Infect Dis 2003; 16(2):91-6.
69. Maluf MLF, Pereira SRC, Takahachi G et al. Prevalência de paracoccidioidomicose-infecção determinada através de teste sorológico em doadores de sangue na região Noroeste do Paraná, Brasil. Rev Soc Bras Med Trop 2003; 36(1):11-6.
70. Martinez R, Vitali LH, Henriques JHS et al. Inquérito soroepidemiológico para infecções por fungos causadores de micoses sistêmicas na Reserva Indígena de Xacriabá, Estado de Minas Gerais. Rev Soc Bras Med Trop 2003; 35(4):347-50.
71. Marques AS, Dillon NL, Camargo RMP et al. Paracoccidioidomicose: estudo e aspectos clínicos no Departamento de Dermatologia da Escola de Medicina de Botucatu (São Paulo – Brasil). An Bras Dermatol 1998; 73(5):411-7.
72. Paniago AMM, Aguiar JIA, Aguiar ES et al. Paracoccidioidomicose: estudo clínico e epidemiológico de 422 casos observados no Estado de Mato Grosso do Sul. Rev Soc Bras Med Trop 2003; 36(4):455-9.
73. Bittencourt JIM, Oliveira RM, Coutinho ZF. Paracoccidioidomycosis mortality in the State of Paraná, Brazil, 1980/1998.Cad Saude Publica 2005; 21(6):1856-64.
74. Blotta MHSL, Mamoni RL, Oliveira SJ et al. Endemic regions of paracoccidioidomycosis in Brazil: a clinical and epidemiologic study of 584 cases in the southeast region. Am J Trop Med Hyg 1999; 61(3):390-4.
75. Nogueira MGS, Andrade GMQ, Tonelli E. Clinical evolution of paracoccidioidomycosis in 38 children and teenagers. Mycopathologia 2006a; 161:73-81.
76. Lyon AC, Teixeira MM, Araújo SA et al. Serum levels of sTNF-R1, sTNF-R2 and CXCL9 correlate with disease activity in adult type paracoccidioidomycosis. Acta Trop 2009; 109(3):213-8.
77. Bicalho RN, Do Espírito Santo MF, Ferreira de Aguiar MC et al. Oral paracoccidioidomycosis: a retrospective study of 62 Brazilian patients. Oral Diseases 2001; 7:56-60.
78. Godoy H, Reichart PA. Oral manifestations of paracoccidioidomycosis.Report of 21 cases from Argentina. Mycoses 2003; 46:412-7.
79. Verli FD, Marinho AS, Souza SC et al. Perfil clínico-epidemiológico dos pacientes portadores de paracoccidioidomicose no Serviço de Estomatologia do Hospital São Lucas da Pontifícia Universidade Católica do Rio Grande do Sul. Rev Soc Bras Med Trop 2005; 38(3):234-7.
80. Goldani LZ, Monteiro CMC, Donadi EA et al. HLA antigens in Brazilian patients with paracoccidioidomycosis. Mycopathologia 1991; 114:89-91.
81. Lacerda GB, Arce-Gomez B, Telles Filho FQ. Increased frequency of HLA-B40 in patients with paracoccidioidomycosis. J Med Vet Mycol 1988; 26:253-6.
82. Restrepo F, Restrepo M, Restrepo A. Blood groups and HLA antigens in paracoccidioidomycosis. Sabouraudia 1983; 21:35-9.
83. Proença NG, Castro RM, Alonso FF. Curso benigno de paracoccidioidomicose de possível inoculação cutânea. AMB Rev Ass Med Brás 1981; 27(6):170-2.
84. garcía-Bustínduy M, Guimerá FJ, Arévalo P et al. Cutaneous primary paracoccidioidomycosis. J Eur Acad Dermatol Venereol 2000; 14(2):113-7.
85. Mamoni RL, Nouer AS, Oliveira SJ et al. Enhanced production of specific IgG4, IgE, IgA and TGF-beta in sera from patients with juvenile form of paracoccidioidomycosis. Med Mycol 2002; 40:153-9.
86. Mamoni RL, Blotta MH. Kinetics of cytokines and chemokines gene expression distinguishes Paracoccidioides brasiliensis infection from disease. Cytokine 2005; 32:20-9.
87. Calich VLG, VAZ CAC, Burger E. Immunity to Paracoccidioides brasiliensis infection. Res Immunol 1998; 149:407417.
88. Diniz SN, Cisalpino PS, Freire ATF et al. In vitro granulomas formation, NO production and cytokines profile from human mononuclear cells induced by fractionated antigens of Paracoccidioides brasiliensis. Hum Immunol 2001; 62:799-808.
89. Bozzi A, Reis BS, Prado FLS et al. Modulation of CD28 and CD86 expression in patients with paracoccidioidomycosis in different periods of treatment. Scand J Immunol 2004; 60:500-5.
90. Bozzi A, Pereira PPN, Reis BS et al. Interleukin-10 and Tumor Necrosis Factor-α single nucleotide gene polymorphism frequency in paracoccidioidomycosis. Hum Immunol 2006; 67:931-9.
91. Arruda C, Franco MF, Kashino SS et al. Interleukin-12 protects mice against disseminated infection caused by Paracoccidioides brasiliensis but enhances pulmonary inflammation. Clin Immunol 2002; 103:185-95.
92. Nogueira MGS, Andrade GMQ, Tonelli E et al. Aspectos laboratoriais evolutivos de crianças em tratamento da paracoccidioidomicose. Rev Soc Bras Med Trop 2006b; 39:478-83.
93. Aderka D. The potential biological and clinical significance of the soluble tumor necrosis factor receptors. Cytokine Growth Factor Rev 1996; 7:231-40.
94. Calich VL, Kashino SS. Cytokines produced by susceptible and resistant mice in the course of Paracoccidioides brasiliensis infection. Braz J Med Biol Res 1998; 31:615-23.
95. Peschon JJ, Torrance DS, Stocking KL et al. TNF receptor-deficient mice reveal divergent roles for p55 and p75 in several models of inflammation. J Immunol 1998; 160:943-52.
96. Alessandri AL, Souza AL, Oliveira SC et al. Concentrations of CXCL8, CXCL9 and sTNFR1 in plasma of patients with pulmonary tuberculosis undergoing treatment. Inflamm Res 2006; 55:528-33.

97. Keuter M, Dharmana E, Gasem MH et al. Patterns of proinflammatory cytokines and inhibitors during typhoid fever. J Infect Dis 1994; 169:1306-11.
98. Kern P, Hemmer CJ, Gallati H et al. Soluble tumor necrosis factor receptors correlate with parasitemia and disease severity in human malaria. J Infect Dis 1992; 166:930-4.
99. Kern WV, Engel A, Schieffer S et al. Circulating tumor necrosis factor alpha (TNF), soluble TNF receptors, and interleukin-6 in human subacute bacterial endocarditis. Infect Immun 1993; 61:5413-6.
100. Munk ME, Anding P, Schettini APM et al. Soluble tumor necrosis factor alpha receptors in sera from leprosy patients. Infect Immun 1999; 67:423-5.
101. Zijlstra EE, Van Der Poll T, Mevissen M. Soluble receptors for tumor necrosis factor as markers of disease activity in visceral leishmaniasis. J Infect Dis 1995; 171:498-501.
102. Corvino CL, Mamoni RL, Fagundes GZZ et al. Serum interleukin-18 and soluble tumour necrosis factor receptor 2 are associated with disease severity in patients with paracoccidioidomycosis. Clin Exp Immunol 2007; 147:483-90.
103. Girardin E, Roux-Lombard P, Grau GE et al. Imbalance between tumour necrosis factor-alpha and soluble TNF receptor concentrations in severe meningococcaemia. The J5 Study Group. Immunology 1992; 76:20-3.
104. Charo IF, Ransohoff RM. Mechanisms of disease: the many roles of chemokines and chemokines receptors in inflammation. N Engl J Med 2006; 354:610-21.
105. Colobran R, Pujol-Borrell R, Armengol MP et al. The chemokine network. I. How the genomic organization of chemokines contains clues for deciphering their functional complexity. Clin Exp Immunol 2007a; 148: 208-17.
106. Ono SJ, Nakamura T, Miyazaki D et al. Chemokines: roles in leukocyte development, trafficking, and effector function. J Allergy Clin Immunol 2003; 111:1185-99.
107. Moreira MA, Souza AL, Lana-Peixoto MA et al. Chemokines in the cerebrospinal fluid of patients with active and stable relapsing-remitting multiple sclerosis. Braz J Med Biol Res 2006; 39:441-5.
108. Souza AL, Roffê E, Pinho V et al. Potential role of chemokine macrophage inflammatory protein-1α in human and experimental schistosomiasis. Infect Immun 2005; 73:2515-23.
109. Souza-Pereira SR, Teixeira AL, Silva LCS et al. Serum and cerebral spinal fluid levels of chemokines and Th2 cytokines in Schistosoma mansoni myeloradiculopathy. Parasite Immunol 2006; 28:473-8.
110. Depaolo RW, Lathan R, Karpus WJ. CCR5 regulates high dose oral tolerance by modulating CC chemokine ligand 2 levels in the GALT. J Immunol 2004; 173:314-20.
111. Karpus WJ, Kennedy KJ, Kunkel SL et al. Monocyte chemotactic protein 1 regulates oral tolerance induction by inhibition of T helper cell 1-related cytokines. J Exp Med 1998; 187:733-41.
112. Sadek MI, Sada E, Toossi Z et al. Chemokines induced by infection of mononuclear phagocytes with mycobacteria and present in lung alveoli during active pulmonary tuberculosis. Am J Respir Cell Mol Biol 1998; 19:513-21.
113. Ginarte M, Pereiro Jr. M, Toribio J. Imported paracoccidioidomycosis in Spain. Mycoses 2003; 46:407-11.
114. Kamei K, Sano A, Kikuchi K et al. The trend of imported mycoses in Japan. J Infect Chemother 2003; 9:16-20.
115. Padilha-Gonçalves A. Paracoccidioidomicose: quadro clínico como expressão da imunopatologia. An Bras Dermatol 1996; 71:437-40.
116. Almeida SM, Queiroz-Telles F, Teive HAG et al.Central nervous system paracoccidioidomycosis: clinical features and laboratorial findings. J Infect 2004; 48:193-8.
117. Marques SA. Paracoccidioidomicose: atualização epidemiológica, clínica e terapêutica. An Bras Dermatol 2003; 78(2):135-50.
118. Ameen M, Talhari C, Talhari S. Advances in paracoccidioidomycosis. Clin Exp Dermatol 2009; 35:576-80.
119. Bicalho RN, Santos MF, de Aguiar MC, Santos VR. Oral paracoccidioidomycosis: a retrospective study of 62 Brazilian patients. Oral Dis 20017:56-60.
120. Pupo JA. Evolução e formas clínicas da blastomicose sul-americana. J Bras Med 1965; 9:967-74.
121. Ramos-e-Silva M, Lima CMO, Schechtman RC et al. Systemic mycoses in immunodepressed patients (AIDS). Clin Dermatol 2012; 30:616-27.
122. Marques AS, Robles AM, Tortorano AM et al. Mycoses associated with SIDA in the Third World. Med Mycol 2000;38:269-79.
123. Castro G, Martinez R. Images in clinical medicine.Disseminated paracoccidioidomycosis and coinfection with HIV. N Engl J Med 2006; 355:2677.
124. Camargo ZP. Serology of paracoccidioidomycosis. Mycopathologia 2008; 165:289-302.
125. Brasil. Ministério da Saúde. Secretaria de Vigilância em Saúde. Guia de vigilância epidemiológica. Brasília, 2005.
126. Rodrigues GS, Severo CB, Oliveira FM, Moreira JS, Prolla JC, Severo LC. Associação entre paracoccidioidomicose e câncer. J Bras Pneumol 2010; 36(3):356-62.
127. Shikanai-Yasuda MA, Conceição YM, Kono A, Rivitti E, Campos AF, Campos SV. Neoplasia and paracoccidioidomycosis. Mycopathologia 2008; 165(4-5):303-12.
128. Leão RC, Mendes E. Paracoccidioidomycosis, neoplasia and associated infections. Allergol Immunopathol (Madr) 1980; 8(3): 185-8.
129. Pons L, Gimenez M, Guilleron C et al. La técnica de la inmunoperoxidase en la detección de anticuerpos específicos en la infección humana por Paracoccidioides brasiliensis. Medicina (B. Aires) 1976; 36(5):510-2.
130. Mendes-Giannini MJS, Camargo ME, Lacaz CS et al. Immunoenzymatic absorption test for serodiagnosis of paracoccidioidomycosis. J Clin Microbiol 1984; 20:103-8.
131. Blotta MHSL, Camargo ZP. Immunological response to cell-free antigens of Paracoccidioides brasiliensis antibodies in paracoccidioidomycosis. J Clin Microbiol 1993; 3:671-6.
132. Camargo ZP, Unterkircher CS, Travassos ZP. Identification of antigenic polypeptides of Paracoccidioides brasiliensis by immunoblotting. J Med Vet Mycol 1989; 27:407-12.
133. Gomes GM, Cisalpino PS, Taborda CP et al. PCR for diagnosis of paracoccidioidomycosis. J Clin Microbiol 2000; 38(9):3478-80.
134. Ricci G, Silva ID, Sano A et al. Detection of Paracoccidioides brasiliensis by PCR in biopsies from patients with paracoccidioidomycosis: correlation with the histopathological pattern. Pathologica 2007; 99(2):41-5.
135. Freitas-da-Silva G, Roque-Barreira MC. Antigenemia in paracoccidioidomycosis. J Clin Microbiol 1992;30:381-5.
136. Gómez BL, Figueiroa JL, Hamilton AJ et al. Use of monoclonal antibodies in diagnosis of paracoccidioidomycosis: new strategies for detection of circulating antigens. J Clin Microbiol 1997;35:3278-83.
137. Mendes-Giannini MJS, Bueno JP, Shikanai-Yasuda MA et al. Detection of the antigen 43,000-molecular weight glycoprotein in sera of patients with paracoccidioidomycosis. J Clin Microbiol 1989; 27:2842-5.
138. Marques da Silva SH, Colombo AL, Blotta MHSL et al. Diagnosis of neuroparacoccidioidomycosis by detection of circulating antigen and antibody in cerebrospinal fuid. J Clin Microbiol 2005; 43:4680-3.
139. Marques da Silva SH, Colombo AL, Blotta MHSL et al. Diagnosis of paracoccidioidomycosis by detection of antigen and antibo-

dy in bronchoalveolar lavage fluid. Clin Vaccine Immunol 2006; 13:1363-6.
140. Negroni R, Robles AM. El valor pronóstico de la prueba cutanea en paracoccidioidomicosis. Med Cutan Ibero Lat Am 1974; 2(6):453-7.
141. Ribeiro OD. Nova terapêutica para blastomicose. Publ Med 1940; 12:36-54; apud Brummer E, Castaneda E, Restrepo A. Paracoccidioidomycosis: an update. Clin Microb Rev 1993; 6:89-117.
142. Lacaz CS, Sampaio SAP. Tratamento de blastomicose sulamericana com anfotericina B. Resultados preliminares. Rev Paulista Med 1958; 52:443-50.
143. Brasil. Ministério da Saúde, Secretaria de Vigilância em Saúde, Departamento de Vigilância das Doenças Transmissíveis, Coordenação Geral de Doenças Transmissíveis. Nota técnica 52/2011 – CGDT/DEVIT/SVS/MS. Brasília, 2011.
144. Hahn RC, Fontes CJ, Batista RD, Hamdan JS. In vitro comparison os activities of terbinafine and itraconazole against Paracoccidioides brasiliensis. J Clin Microbiol 2002;40:2828-31.
145. Ollague JM, de Zurita AM, Calero G. Paracoccidioidomycosis (South American Blastomycosis) successfully treated with terbinafine: first case report. Br J Dermatol 2000;143:188-91.
146. Brasil. Ministério da Saúde. Manual de Vigilância da Leishmaniose Tegumentar Americana. Brasília, 2007.
147. Deepe Jr. GS. Prospects for the development of fungal vaccines. ClinMicrobiol Ver 1997; 10(4):585-96.
148. Marques AF, da Silva MB, Juliano MA, Munhõz JE, Travassos LR, Taborda CP. Additive effect of P10 immunization and chemotherapy in anergic mice challenged intratracheally with virulent yeasts of Paracoccidioides brasiliensis. Microbes Infect 2008;10(12-13):1251-8.
149. Pinto AR, Puccia R, Diniz SN, Franco MF, Travassos LR. DNA-based vaccination against murine paracoccidioidomycosis using the gp43 gene from paracoccidioides brasiliensis. Vaccine 2000; 18(26):3050-8.
150. Iwai LK, Yoshida M, Sadahiro A et al.T-Cell recognition of Paracoccidioides brasiliensis gp43-derived peptides in patients with paracoccidioidomycosis and healthy individuals. Clin Vaccine Immunol 2007; 14(4):474-6.
151. Marques da Silva SH, Queiroz-Telles F, Colombo AL et al. Monitoring gp43 antigenemia in paracoccidioidomycosis patients during therapy. J Clin Microbiol 2004;42:2419-24.

Bibliografia consultada

Brasil. Ministério da Saúde. Secretaria de Vigilância em Saúde.Guia de vigilância epidemiológica. Brasília, 2005.

Brasil. Ministério do Trabalho e Emprego. Classificação Brasileira de Ocupações. Disponível em: <http://www.mtecbo.gov.br/busca.asp>. Acesso em: 21/04/2008.

Braun MC, Lahey E, Kelsall BL. Selective suppression of IL-12 production by chemoattractants.J Immunol 2000; 164:3009-17.

Castro RM, Cucé LC, Fava-Netto C. Paracoccidioidomicose. Inoculação experimental 'in anima nobile'. Relato de um caso. Med Cutan Iber Lat Am 1975; 3:289-92.

Chensue SW, Warmington K, Ruth J. Cytokine responses during mycobacterial and schistosomal antigen-induced pulmonary granuloma formation. Production of Th1 and Th2 cytokines and relative contribution of tumor necrosis factor. Am J Pathol 1994; 145:1105-13.

Colobran R, Pujol-Borrell R, Armengol MP et al.The chemokine network. II. On how polymorphisms and alternative splicing increase the number of molecular species and configure intricate patterns of disease susceptibility. Clin Exp Immunol 2007b; 150:1-12.

Denis M. Proinflammatory cytokines in hypersensitivity pneumonitis. Am J Respir Crit Care Med 1995; 151:164-9.

Falcão PL, Corrêa-Oliveira R, Fraga LA et al. Plasma concentrations and role of macrophage inflammatory protein-1 during chronic Schistosoma mansoni infection in humans. J Infect Dis 2002; 186:1696-700.

Flores-Villanueva PO, Ruiz-Morales JA, Song CH et al. A functional promoter polymorphism in monocyte chemoattractant protein-1 is associated with increased susceptibility to pulmonary tuberculosis. J Exp Med 2005; 202(12):1649-58.

Gimenez MF. Paracoccidioidomycosis. Mongr Dermatol 1994; 7: 285-91; apud García-Bustínduy M, Guimerá FJ, Arévalo P et al. Cutaneous primary paracoccidioidomycosis. J Eur Acad Dermatol Venereol 2000; 14(2):113-7.

Gu L, Tseng S, Horner RM et al. Control of Th2 polarization by the chemokine monocyte chemoattractant protein-1. Nature 2000; 404:407-11.

Kelly MJ, Dunstan FD, Lloyd K et al. Evaluating cutpoints for the MHI-5 and MCS using the GHQ-12: a comparison of five different methods. BMC Psychiatry 2008; 8(1):10-5.

Lopes DL, Araújo SA, Santos JPLS et al. Prostatic paracoccidioidomycosis: differential diagnosis of prostatic cancer. Mem Inst Oswaldo Cruz 2009; 104(1):33-6.

Lu B, Rutledge BJ, Gu L et al. Abnormalities in monocyte recruitment and cytokine expression in monocyte chemoattractant protein 1-deficient mice. J Exp Med 1998; 187:601-8.

Lutz A. Uma mycose pseudococcidica localisada na bocca e observada no Brazil. Contribuição ao conhecimento das hyphoblastomycoses americanas. Braz-Med 1908; 13(15):121-4, 141-4.

Mackinnon JE, Artagaveytia-Allende RC, Arroyo L. Sobre la especificidad de la intradermorreacción con paracoccidioidina. An Fac Med Univ Repub Montev Urug 1953; 38(9-10):363-82.

Pina A, Valente-Ferreira RC, Molinari-Madlum EEW et al. Absence of interleukin-4 determines less severe pulmonary paracoccidioidomycosis associated with impaired Th2 response. Infect Immun 2004; 72:2369-78.

Popi AF, Lopes JD, Mariano M. GP43 from Paracoccidioides brasiliensis inhibits macrophage functions. An evasion mechanism of the fungus. Cell Immunol 2002; 218:87-94.

Reis BS, Bozzi A, Prado FL et al. Membrane and extracellular antigens of Paracoccidioides brasiliensis (Mexo): identification of a 28-kDa protein suitable for immunodiagnosis of paracoccidioidomycosis. J Immunol Methods 2005; 307:118-26.

Romano CC, Mendes-Giannini MJS, Duarte AJS et al. IL-12 and neutralization of endogenous IL-10 revert the in vitro antigen-specific cellular immunosuppression of paracoccidioidomycosis patients. Cytokine 2002; 18:149-57.

Souto JT, Aliberti JC, Campanelli AP et al. Chemokine production and leukocyte recruitment in the lungs of Paracoccidioides brasiliensis-infected mice is modulated by interferon- . Am J Pathol 2003; 163:583-90.

Standiford TJ, Rolfe MW, Kunkel SL et al. Macrophage inflammatory protein-1 alpha expression in intersticial lung disease. J Immunol 1993; 151:2852-63.

Teixeira AL, Cardoso F, Souza ALS, Teixeira MM. Increased serum concentrations of monokine induced by interferon- /CXCL9 and interferon- -inducible protein 10/CXCL-10 in Sydenham's chorea patients. J Neuroimmunol 2004; 150:157-62.

Youden WJ. Index for rating diagnostic tests. Cancer 1950; 3(1):32-5; apud Kelly MJ, Dunstan FD, Lloyd K et al. Evaluating cutpoints for the MHI-5 and MCS using the GHQ-12: a comparison of five different methods. BMC Psychiatry 2008; 8(1):10-5.

Parte B
Histoplasmose

Sandra Lyon

INTRODUÇÃO

Histoplasmose, ou doença de Darling, é uma micose sistêmica causada pelos fungos *Histoplasma capsulatum* variedade *capsulatum* e *Histoplasma capsulatum* variedade *duboisii*.[1]

HISTÓRICO

Samuel Taylor Darling, durante a construção do canal do Panamá, em 1905, descreveu uma doença sistêmica caracterizada pela presença de grande número de parasitas no interior de macrófagos e histiócitos, que ele acreditou tratar-se de protozoário e, em virtude da presença de possível cápsula, denominou *Histoplasma capsulatum*.[2] O médico sanitarista brasileiro Henrique da Rocha Lima, em 1913, reconheceu a natureza fúngica do agente.[3]

O *Histoplasma capsulatum* variedade *duboisii* foi descrito em 1945 e em 1947 como célula leveduriforme por autores independentes. Em 1952, Dubois isolou o fungo de lesão cutânea, mas somente em 1957 Drout o incluiu como variedade da espécie *H. capsulatum*.[4]

EPIDEMIOLOGIA

A doença tem distribuição geográfica universal, e ecologicamente trata-se de um fungo saprobiótico do solo e de vegetais. Ambientes com fezes de aves e morcegos constituem o hábitat do fungo.[4,5]

PATOGÊNESE

O micro-organismo, em sua forma filamentosa existente na natureza, é inalado pelos pulmões (microconídios). A primoinfecção tem localização quase que exclusivamente pulmonar, sendo rara a primoinfecção cutânea. Pode ocorrer disseminação hematogênica com implantação do fungo em tecidos a distância do foco primário pulmonar. Em indivíduos hígidos, a doença é benigna, assintomática ou oligossintomática. Em imunossuprimidos, pode assumir caráter grave e levar ao óbito.[6]

MANIFESTAÇÕES CLÍNICAS

As manifestações clínicas da histoplasmose podem ser classificadas em:

- **Histoplasmose-infecção:** assintomática, infecção sintomática pulmonar aguda.
- **Histoplasmose-doença:** pulmonar crônica (adulto), multifocal crônica (adulto), disseminada aguda (juvenil), disseminada oportunista.
- **Fibrose aberrante e doença por hipersensibilidade:** histoplasmoma, fibrose de mediastino.[7]

A histoplasmose-infecção é assintomática e apresenta resolução espontânea. O teste intradérmico de histoplasmina é positivo. As reações sorológicas podem ser transitoriamente positivas. Cerca de um terço dos infectados desenvolve calcificações nodulares pulmonares.[7]

A histoplasmose sintomática pulmonar aguda é decorrente da exposição a focos altamente infectantes. As manifestações clínicas variam de um quadro gripal até quadro pneumônico grave. Os sintomas são febre, adinamia, mialgia, anorexia, tosse seca e dor torácica. Podem ocorrer lesões cutâneas de eritema nodoso, artrite, derrame pleural e derrame pericárdico.[8]

A radiografia de pulmão mostra infiltrado intersticial difuso e presença ou não de micronódulos, associados a adenomegalia hilar. O quadro de infecção sintomática aguda pode involuir no período de 1 a 3 semanas.[7,8]

Exames laboratoriais mostram velocidade de hemossedimentação aumentada, leucocitose e sorologia positiva transitória. A reação intradérmica à histoplasmina é positiva. O quadro radiológico evolui para fibrose e calcificação residuais.[9]

A histoplasmose pulmonar crônica isolada e cavitária manifesta-se, no adulto, como doença pulmonar obstrutiva crônica de base. Observam-se tosse produtiva, dor torácica, dispneia progressiva, febre, inapetência e adinamia. O quadro radiológico é sugestivo de tuberculose com presença de cavitação, infiltrado intersticial e micronodular apical e, ainda, grau variado de fibrose.[7,9]

A histoplasmose multifocal crônica corresponde à reativação de focos contendo fungos viáveis quiescentes em decorrência da diminuição da imunidade por fatores como idade avançada, tabagismo, alcoolismo e doença consumptiva associada.[7-9]

As manifestações clínicas correspondem à presença de lesões mucofaríngeas ulceradas, com granulações finas recobertas por pseudomembrana. A lesão ulcerada na língua é característica, associada à macroglossia dolorosa. As lesões cutâneas são ulcerovegetativas ou ulceronecróticas com infecção secundária (Figuras 35.23 a 35.26). Há comprometimento pulmonar com infiltrado intersticial difuso. A adrenal pode apresentar manifestações clínicas ou subclínicas. O paciente mostra-se emagrecido, com adinamia, odinofagia, alteração da voz e tosse crônica persistente.[7]

Histoplasmose disseminada aguda juvenil corresponde à progressão do complexo primário, com febre, anorexia, adinamia, emagrecimento, vômitos e diarreia. Há linfadenomegalia generalizada com tendência à fistulização e hepatoesplenomegalia. Há manifestações cutâneas e osteolíticas. Observa-se, ainda, comprometimento meningoencefálico associado.[7-9]

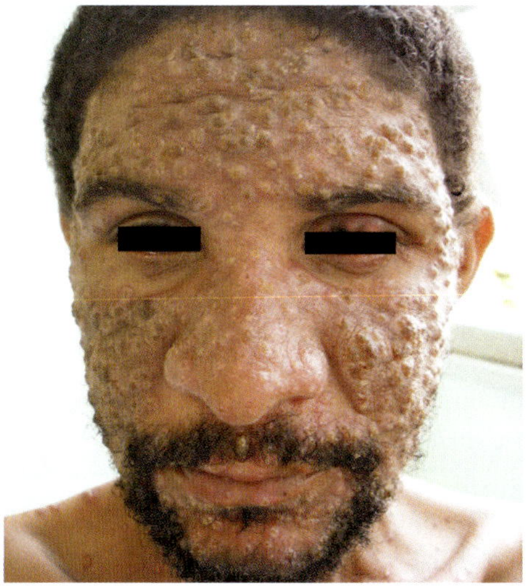

Figura 35.23 ■ Histoplasmose. (Serviço de Dermatologia do Hospital Eduardo de Menezes.)

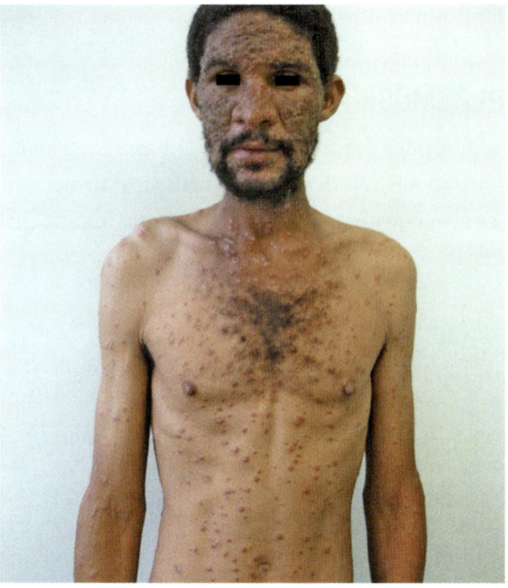

Figura 35.24 ■ Histoplasmose. (Serviço de Dermatologia do Hospital Eduardo de Menezes.)

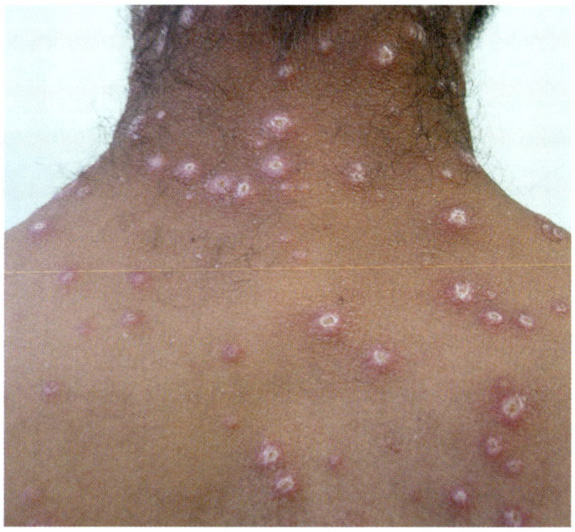

Figura 35.25 ■ Histoplasmose. (Serviço de Dermatologia do Hospital Eduardo de Menezes.)

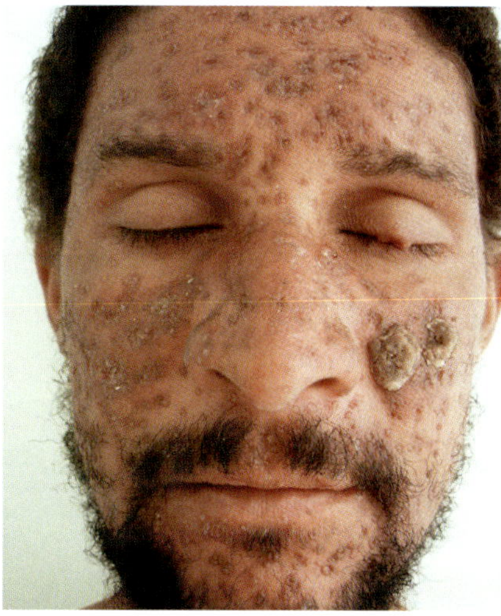

Figura 35.26 ■ Histoplasmose. (Serviço de Dermatologia do Hospital Eduardo de Menezes.)

A histoplasmose disseminada oportunista está associada à AIDS, imunossupressão pós-transplante, corticoterapia prolongada e utilização de imunobiológicos anti-TNF-α. Corresponde à reativação de foco quiescente ou à progressão de infecção recente. As lesões cutâneas revelam lesões papuloacneiformes, ulceronecróticas múltiplas, molusco-*like*. O quadro clínico apresenta anorexia, adinamia, emagrecimento, linfadenomegalia, comprometimento da medula óssea e lesões pulmonares.[7-9]

O histoplasmoma é representado por massa tumoral pulmonar constituída de tecido colágeno e calcificação envolvendo um foco primário. Pode levar à compressão brônquica.[7-9]

A fibrose intersticial apresenta-se envolvendo massa ganglionar do espaço mediastinal. A complicação é representada pela compressão de estruturas vitais, como a veia cava superior, e a formação de fístula.[7-9]

Outras manifestações de hipersensibilidade correspondem à síndrome ocular, representada por coriorretinite, e à granulomatose bronquiectásica.[7-9]

DIAGNÓSTICO LABORATORIAL

- **Micológico direto:** caracteriza-se por elementos fúngicos, unibrotantes, pequenos e intracelulares.[10]
- **Isolamento em cultura:** fungo dimórfico, à temperatura ambiente desenvolve colônia de aspecto cotonoso e de coloração branca, cuja micromorfologia revela hifas hialinas septadas e ramificadas, macroconídios arredondados, de parede espessada e espiculada, e microconídios ovalados (Figura 35.27). A 37°C, a colônia é leveduriforme, de aspecto liso e pastoso e de coloração branco-amarelada (Figura 35.28).[10]

HISTOPATOLÓGICO

A característica diagnóstica da histoplasmose consiste na presença de minúsculos esporos com 2 a 4μm dentro

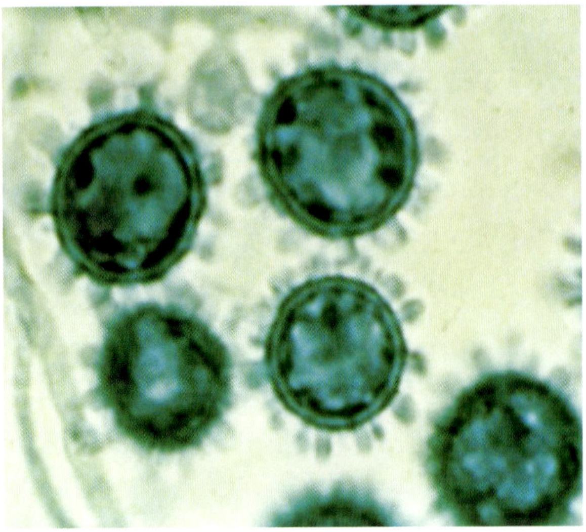

Figura 35.27 ■ *Histoplasma capsulatum* variedade *capsulatum* – hifas hialinas septadas. Conídios globosos e ornamentados na extremidade do conidióforo. (CEMEPE – Centro de Medicina Especializada, Pesquisa e Ensino.)

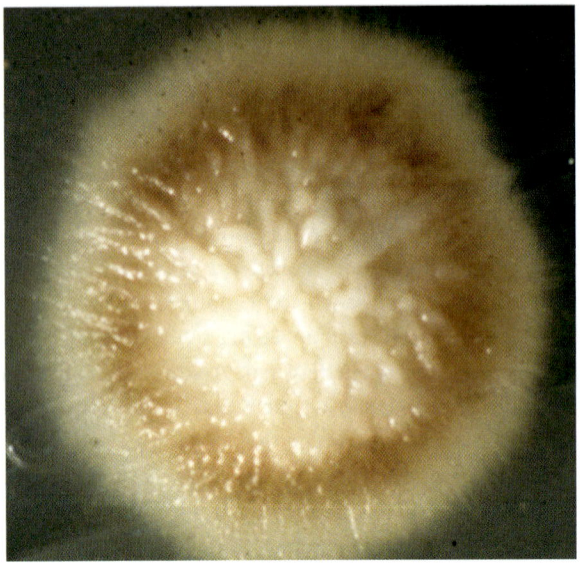

Figura 35.28 ■ *Histoplasma capsulatum* variedade *capsulatum* – colônia leveduriforme. Coloração branco-amarelada. (CEMEPE – Centro de Medicina Especializada, Pesquisa e Ensino.)

do citoplasma de macrófagos. Eles aparecem como corpos redondos ou ovais, circundados por um espaço claro que, originalmente, era interpretado como uma cápsula. A coloração é feita por hematoxilina-eosina, Gram ou Giemsa, ou, ainda, por impregnação pela prata. Um padrão granulomatoso supurativo pode desenvolver-se nas lesões ulceradas.[11]

SOROLOGIA

Útil para triagem sorológica e diagnóstico, a técnica mais utilizada é a imunodifusão dupla em gel de ágar.[10]

DIAGNÓSTICO DIFERENCIAL

Constituem o diagnóstico diferencial: pneunomia, tuberculose, sarcoidose, esporotricose, criptococose, sífilis, fibrose pulmonar intersticial difusa, leishmaniose visceral, doenças linfoproliferativas e celulite bacteriana.[10]

TRATAMENTO

O tratamento da histoplasmose consiste em:

- Anfotericina B desoxicolato, para formas graves, pulmonares ou disseminadas.
- Anfotericina B lipossomal, para formas graves ou disseminadas, quando não for possível o uso da anfotericina B desoxicolato.
- Itraconazol, para formas leves e moderadas de histoplasmose.

Para o tratamento de resgate, podem ser indicados voriconazol e posaconazol.[7]

HISTOPLASMOSE AFRICANA

Causada pelo *Histoplasma capsulatum* variedade *duboisii*, epidêmico nas regiões de clima tropical úmido da África, apresenta alto comprometimento cutâneo, ósseo, linfonodal ou visceral.[7]

Referências

1. Lacaz CS, Porto C, Martins JEC. Micologia médica. 9.ed. São Paulo: Sarvier, 2002.
2. Darling STA. A protozoan general infection producing pseudo tubercles in the lungs and focal necrosis in the liver, spleen and lymph nodes. J Am Med Assoc 1906; 46:1283-5.
3. Retallack DM, Woods JP. Molecular epidemiology, pathogenesis, and genetics of the dimorphic fungus histoplasma capsulatum. Microbes Infect 1999; 1:817-25.
4. Rippon JW. Histoplasmosis. In: Rippon JW. Medical mycology. The pathogenic fungi and the pathogenic actinomycetes. 3. ed. Philadelphia: WB Saunders Company, 1988:381-432.
5. Severo LC, Petrillo VF, Camargo J et al. Acute pulmonary histoplasmosis and first isolation of histoplasma capsulatum from soil of Rio Grande do Sul-Brazil. Rev Inst Med Trop São Paulo 1986; 28:51-5.
6. Wanke B. Histoplasmose: estudo epidemiológico, clínico e experimental. Tese de Doutorado. Rio de Janeiro: Faculdade de Medicina da Universidade Federal do Rio de Janeiro, 1985.
7. Marques SA, Camargo RMP. Histoplasmose. In: Zaitz C. Compêndio de micologia médica. Rio de Janeiro: Guanabara Koogan, 2010.
8. Ferreira MS, Borges A. Histoplasmosis. Rer Soc Bras Med Trop 2009; 42:192-8.
9. Kauffman CA. Histoplasmosis: a clinical and laboratory update. Clin Microbiol Rev 2007; 20:115-32.
10. Costa RO. Micoses subcutâneas e sistêmicas. In: Ramos-e-Silva M, Catro MCR. Fundamentos de dermatologia. Rio de Janeiro: Atheneu, 2010.
11. Lever WF. Histopatologia da pele. 10.ed. Rio de Janeiro: Guanabara Koogan. 2011.

Parte C
Blastomicose

Sandra Lyon

INTRODUÇÃO

Blastomicose é infecção aguda ou crônica causada pelo *Blastomyces dermatitidis*, um fungo dimórfico capaz de provocar doença no ser humano e em animais. Acomete os pulmões, e as formas disseminadas afetam a pele, os ossos, o SNC e outros órgãos.[1,2]

HISTÓRICO

A blastomicose foi descrita em 1894, por Gil Christ, em paciente com lesão cutânea. Em 1896, Gil Christ e Stockes cultivaram o agente causal e o denominaram *Blastomyces dermatitidis*.[2]

EPIDEMIOLOGIA

A infecção é encontrada na América do Norte, no Canadá e na África, existindo relatos de alguns casos no Oriente Médio e na Índia. O hábitat natural do fungo está relacionado com restos de madeira e as proximidades de rios ou lagos. Pode afetar animais domésticos, como os cães.[3,4]

PATOGÊNESE

A infecção pulmonar primária é predominante. O contágio se dá pela inalação de conídios do *B. dermatitidis* a partir de fontes ambientais. A blastomicose cutânea primária é rara e manifesta-se após trauma na pele.[5]

MANIFESTAÇÕES CLÍNICAS

As manifestações clínicas são polimórficas e dependem do órgão acometido.

Blastomicose pulmonar

A blastomicose pulmonar apresenta-se clinicamente semelhante à tuberculose pulmonar.[3,5] Pode ser assintomática ou promoveu febre de baixa intensidade, dor torácica, tosse e hemoptise. As manifestações pulmonares da doença crônica são insidiosas com tosse e dispneia progressiva, que se agrava lentamente, acompanhadas de emagrecimento e adinamia.[6]

As alterações radiológicas consistem em infiltrado intersticial e micronodular, nódulos e cavitação, acometendo predominantemente o lobo superior. Derrame pleural pode ser evidenciado.[6]

Os fatores de risco são: idade avançada, doença pulmonar obstrutiva, câncer e pessoas da raça negra.[6]

Blastomicose cutânea

As lesões cutâneas são comuns na blastomicose disseminada. São simétricas e acometem a face e as extremidades. A lesão precoce é uma pápula ou nódulo que pode ulcerar e eliminar secreção purulenta. Com o tempo, a lesão aumenta de tamanho, formando lesão ceratótica, com ulceração e área cicatricial central. Na infecção disseminada, as lesões são múltiplas.[7] As lesões da mucosa oral são raras (Figura 35.29).

Blastomicose osteoarticular

Pode ocorrer um processo de osteomielite. As lesões, em geral, são assintomáticas e diagnosticadas a partir de complicações articulares ou da formação de abscesso cutâneo contíguo. Pode acometer qualquer articulação, mais frequentemente vértebras, crânio, costelas e ossos longos.[8]

Outros órgãos acometidos

A blastomicose compromete o trato geniturinário, sobretudo rins, próstata e epidídimo. A lesão dos rins corresponde a abscessos na cortical do rim. As lesões prostáticas, do epidídimo e dos testículos estão associadas à doença disseminada.

No SNC, podem ocorrer abscesso cerebral e lesão meníngea ou medular.

Pode ser evidenciada lesão ganglionar semelhante à da tuberculose. Há relatos de comprometimento de localização ocular, suprarrenal, hepática e esplênica.[6,9]

DIAGNÓSTICO DIFERENCIAL

A blastomicose pulmonar faz diagnóstico diferencial com tuberculose, histoplasmose, sarcoidose e neoplasias.

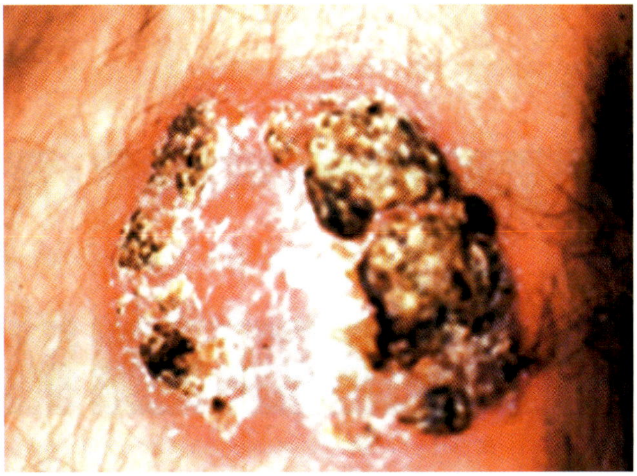

Figura 35.29 ■ Blastomicose – lesão em placa verrucosa. (CEMEPE – Centro de Medicina Especializada, Pesquisa e Ensino.)

A blastomicose cutânea faz diagnóstico diferencial com cromomicose, esporotricose verrucosa e tuberculose verrucosa.

A blastomicose óssea faz diagnóstico diferencial com osteomielites bacterianas, mieloma múltiplo e coccidioidomicose. As lesões do SNC fazem diagnóstico diferencial com processos infecciosos fúngicos e parasitários.[6]

DIAGNÓSTICO

O diagnóstico é realizado por meio de:

- Exame micológico de material de raspado de lesão ou de secreção brônquica. As células leveduriformes têm formato globoso, paredes finas, refringentes, com brotamento único (Figura 35.30).
- Cultivo em meio de ágar Sabouraud: evidencia-se colônia miceliana, de coloração branco-amarronzada, de aparência sulcada ou lisa e centro elevado. A micromorfologia mostra hifas, coniodióforos com conídios arredondados e globosos nas extremidades (Figura 35.31). A colônia leveduriforme assume aspecto granular, enrugado ou cerebriforme, com coloração branco-creme.[6]
- Histopatologia revela processo inflamatório crônico granulomatoso com a presença de células gigantes tipo Langhans e microabscessos ricos em neutrófilos com necrose caseosa. O fungo é evidenciado por meio das colorações pelo PAS ou prata-metenamina (Grocott-Gomori) e está presente no citoplasma de células gigantes ou no interior de microabscessos.[10]

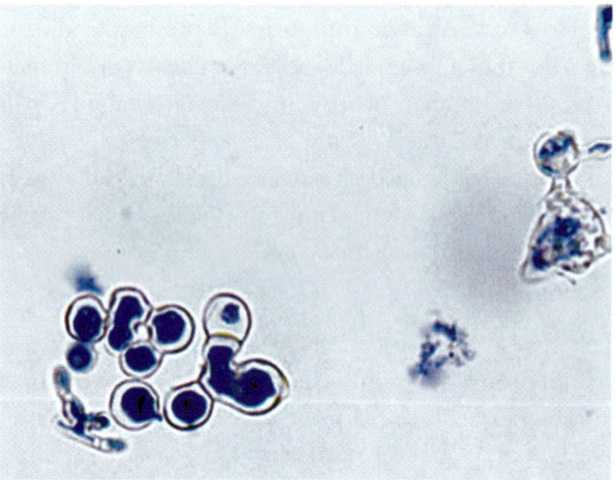

Figura 35.30 ■ *Blastomyces dermatitidis* – células leveduriformes com gemulação única de base larga. (CEMEPE – Centro de Medicina Especializada, Pesquisa e Ensino.)

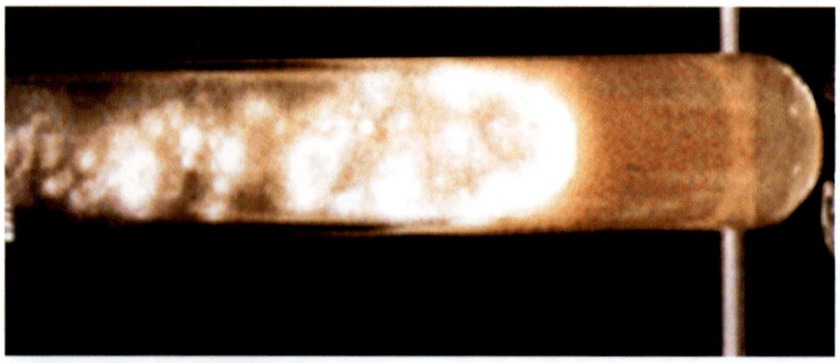

Figura 35.31 ■ *Blastomyces dermatitidis* – cultura: colônia miceliana, de coloração branco-amarronzada, de aparência sulcada ou lisa e centro elevado. (CEMEPE – Centro de Medicina Especializada, Pesquisa e Ensino.)

Referências

1. Lacaz CS, Porto C, Martins JEC. Micologia médica. 9.ed. São Paulo: Sarvier, 2002.
2. Domer JE. Blastomyces dermatitidis in fungal dimorphism. New York: Plenum, 1985: 51-67.
3. Bradsher RW. Histoplasmosis and blastomycosis. Clin Infect Dis 1996; 22(suppl2):S102.
4. Emerson PA et al. North American blastomycosis un Affricans. Br J Dis Chest 1984; 78:286.
5. Bradsher RW. A clinician's view of blastomycosis. Curr Top Med Mycol 1994; 5:181.
6. Marques SA. Blastomicose. In: Zaitz C. Compêndio de micologia médica. 2.ed. Rio de Janeiro: Guanabara Koogan, 2010.
7. Weil M et al. Cutaneous lesions provide a clue in mysterious pulmonary process. Pulmonary and cutaneous North American blastomycosis infection. Arch Dermatol 1996; 132:822.
8. Mac Donald PB, Black GB, Mackenzie R. Orthopedic manifestations of blastomycosis. J Bone J Surg Am 1990; 72:860-4.
9. Herd AM et al. Miliary blastomycosis and HIV infection. Can Med Assoc J 1990; 143:1329.
10. Lever WF. Histopatologia da pele. 10.ed. Rio de Janeiro: Guanabara Koogan, 2011.
11. Chapman SW, Dismukes WE, Proia LA et al. Clinical practice guidelines for the management of blastomycosis: 2008. Update by the Infections Disease Society of America. Clin Infect Dis 2008; 46:1801-12.

Parte D
Coccidioidomicose

Rozana Castorina da Silva

INTRODUÇÃO

A coccidioidomicose é uma infecção sistêmica, predominantemente pulmonar, que acomete o ser humano e uma grande variedade de animais. Causada pelo fungo *Coccidioides immitis*, é conhecida como micose do Novo Mundo, febre do vale, granuloma coccidioide, febre do Vale de San Joaquim e reumatismo do deserto.[1,2]

HISTÓRICO

A coccidioidomicose foi descrita pela primeira vez como uma infecção disseminada na Argentina, por Alejandro Posadas, em 1892. Em 1900, William Ophuls e Hebert C. Moffit revelaram a etiologia da coccidioidomicose. Mais tarde, foi relacionada com uma forma benigna autolimitada, a febre do vale, na Califórnia, em 1938. O primeiro caso de coccidioidomicose no Brasil foi descrito por Gomes e cols., em 1978, no estado da Bahia. Um ano mais tarde, Viana e cols. descreveram outro caso da doença no estado do Piauí.

Desde então, algumas epidemias têm sido relatadas em humanos e cães na Região Nordeste do Brasil.[1,2]

EPIDEMIOLOGIA

O *C. immitis* é endêmico em regiões semiáridas dos EUA (Califórnia, Arizona, Novo México, Texas) e em algumas regiões das Américas Central e do Sul; no Brasil, os casos descritos ocorreram no Nordeste.[1,2]

O clima nas regiões endêmicas é marcado por temperaturas de verão mais elevadas e baixa densidade pluviométrica anual, com vegetação formada por cactos e arbustos. Os fungos são encontrados no solo e podem afetar seres humanos e animais.[1,2]

A via habitual de inalação é a respiratória, embora possa ocorrer a implantação direta na pele.[2] Durante muito tempo, acreditou-se que o único agente etiológico da coccidioidomicose fosse o *C. immitis*. Atualmente, é reconhecido que a doença possui dois agentes etiológicos morfologicamente indistinguíveis, mas com ocorrências geográficas características: o *C. immitis* está restrito à região da Califórnia, enquanto o *C. posadasii* apresenta distribuição ampla, abrangendo sudeste dos EUA, México, América Central e América do Sul.[1]

MANIFESTAÇÕES CLÍNICAS

A forma assintomática ou subclínica é comum em áreas endêmicas. A forma pulmonar primária, que é a forma mais prevalente, apresenta-se como infecção pulmonar com febre, tosse e dor torácica, podendo exibir complicações, como derrame pleural. Eritema multiforme e eritema nodoso podem ser detectados, acompanhados por artralgia e uveíte anterior. Precocemente, pode ser observada erupção eritematomaculosa generalizada.[2]

A forma pulmonar aguda pode regredir espontaneamente em 1 a 2 meses ou evoluir para doença pulmonar crônica, ou pode ainda disseminar-se.[1]

A radiografia do tórax revela infiltração pulmonar, derrame pleural e adenopatia hilar, à semelhança de outras pneumonias adquiridas na comunidade.[1]

O *rash* eritematoso geralmente é fino, difuso, eritematoso e macular, acometendo tronco e extremidades. Está associado ao enantema (Figura 35.32).

O eritema nodoso está presente na doença primária, e alguns pacientes podem desenvolver artrite não migratória associada.

A forma cutânea primária é rara, observando-se pápulas, nódulos e placas verrucosas, as quais podem evoluir para úlceras e abcessos (Figura 35.33).[1,3,4]

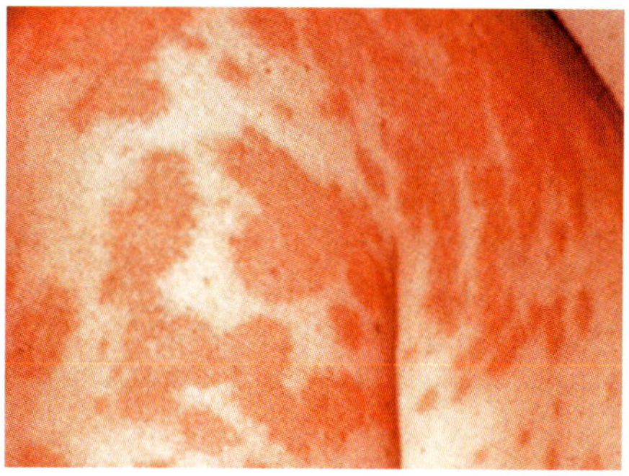

Figura 35.32 ■ Coccidioidomicose – lesões em placas eritematosas. (CEMEPE – Centro de Medicina Especializada, Pesquisa e Ensino.)

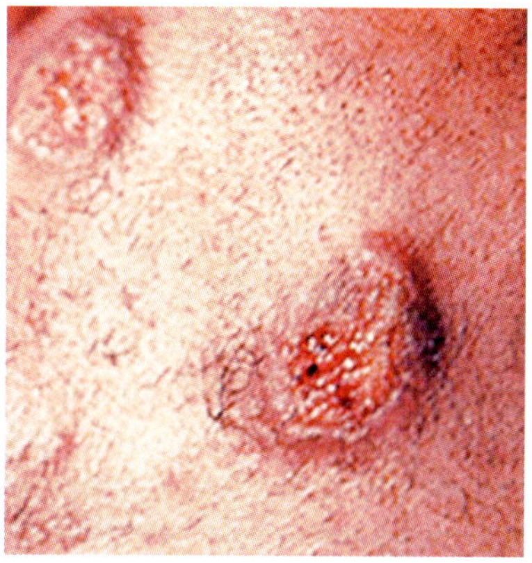

Figura 35.33 ■ Coccidioidomicose em paciente imunossuprimido. (CEMEPE – Centro de Medicina Especializada, Pesquisa e Ensino.)

A forma pulmonar crônica pode manifestar-se com perda de peso, tosse persistente, dor torácica e hemoptise, provocadas por nódulos múltiplos ou nódulo solitário, o coccidioma ou pela forma fibrocavitária. Os sintomas se assemelham aos da tuberculose pulmonar.[1,3,4]

A disseminação ocorre por via hematogênica ou linfática, atingindo pele, tecido subcutâneo, ossos, articulações e meninges. Em alguns casos, pode acometer fígado, adrenais, miocárdio, linfonodos, baço e sistema geniturinário.[1,3,4]

As manifestações cutâneas secundárias à coccidioidomicose disseminada são variadas, com formas verrucosas, papulosas, pustulosas, nodulares, ulcerosas e cicatriciais, acompanhadas de eritema multiforme e eritema nodoso.[1,3,4]

A meningite é uma complicação da disseminação e geralmente não está associada a sinais de infecção em outros sítios. Nos pacientes com a síndrome da imunossupressão adquirida, podem ocorrer pneumonia persistente, lesões cutâneas e doença disseminada.[2]

DIAGNÓSTICO DIFERENCIAL

- Exame micológico direto: presença de esférulas com parede birrefringente e endósporos em seu interior. O material é coletado de lesões, secreções e tecido pulmonar e escarificado em hidróxido de potássio (Figura 35.34). Os esfregaços e *imprints* podem ser corados pela prata-metenamina.[1]

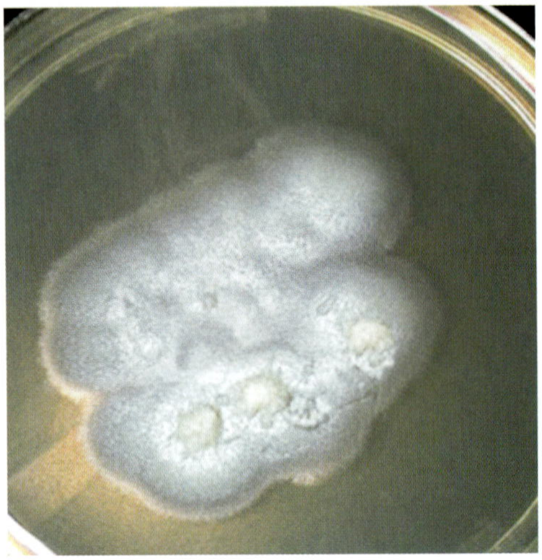

Figura 35.34 ■ *Coccidioides immitis* – cultura: colônias algodonosas de coloração branca. (CEMEPE – Centro de Medicina Especializada, Pesquisa e Ensino.)

- Cultura em ágar Sabouraud-dextrose a 2%, suplementado ou não com antimicrobianos, como cloranfenicol e cicloeximida. Após 5 a 10 dias de incubação a 25ºC, formam-se colônias algodonosas de coloração branca (Figura 35.35), as quais podem ser alvo de mudanças morfológicas ao longo do tempo. À microscopia, revelam-se hifas hialinas septadas que, com a maturação, originam artroconídios intercalados por células disjuntoras.[1,5]

HISTOPATOLOGIA

O diagnóstico histopatológico (HE, PAS, Grocott) baseia-se no achado das esférulas com endósporos (Figura 35.36). A epiderme demonstra aspecto variado, conforme a lesão clínica.

Nas formas agudas, a derme apresenta infiltrado inflamatório com formação de microabscessos, áreas de necrose e hemorragia; nas formas crônicas, há formação de granulomas com células gigantes multinucleadas, linfócitos e plasmócitos, com configuração folicular e necrose caseosa central. Casos crônicos podem apresentar fibrose e calcificação.[1,6]

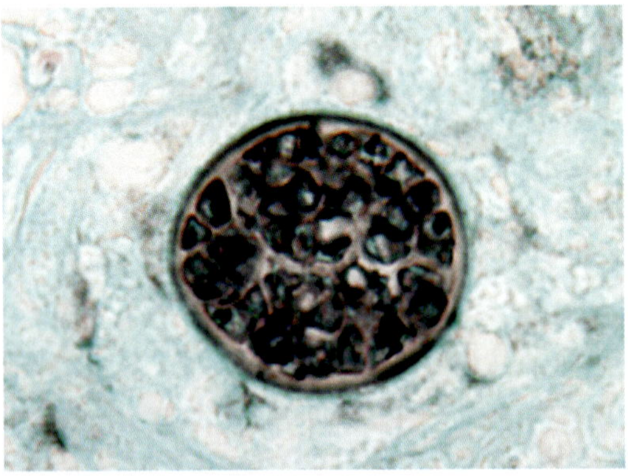

Figura 35.35 ■ *Coccidioides immitis* – coloração pela prata: esférulas com endósporos. (CEMEPE – Centro de Medicina Especializada, Pesquisa e Ensino.)

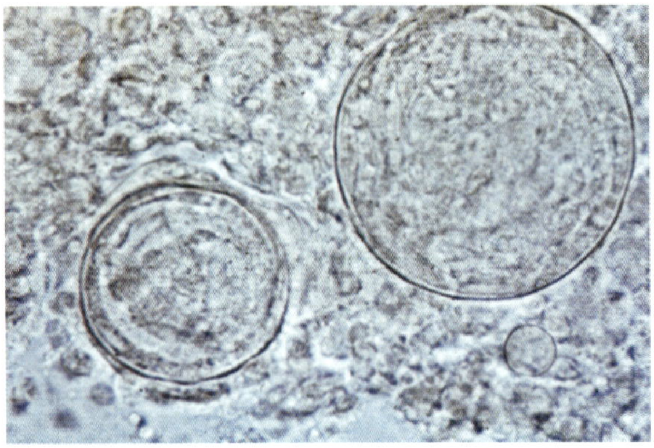

Figura 35.36 ■ *Coccidioides immitis* – esferas com endósporos. (CEMEPE – Centro de Medicina Especializada, Pesquisa e Ensino.)

TRATAMENTO

A anfotericina B constitui o padrão-ouro para o tratamento da coccidioidomicose:

- Anfotericina B desoxicolato na dose total de 3g.
- Anfotericina B lipossomal ou em complexo lipídico pode ser administrada nas doses de 3 a 5mg/kg e 5mg/kg, respectivamente, quando há intolerância ou contraindicação à anfotericina B desoxicolato.
- Itraconazol, 200mg, duas ou três vezes ao dia, durante 6 meses.
- Fluconazol, 400 a 800mg/dia, durante 6 meses.

Nas formas graves, após a terapia inicial com anfotericina B, recomenda-se terapia de manutenção com itraconazol, 400mg/dia, e fluconazol, 400mg/dia.

Atualmente, novos tiazólicos, como voriconazol e posaconazol, têm se mostrado eficazes nas formas graves de coccidioidomicose.

A meningite coccidióidea exige infusão de anfotericina B (0,1 a 1,5mg/dose), diariamente, no líquido cefalorraquidiano, juntamente com fluconazol, 400 a 1.000mg/dia, devendo ser mantido o tratamento oral indefinidamente.[1,7]

Referências

1. Diogenes MJN, Sidrim JJC, Fechine MAB. Coccidioidomicose. In: Zaitz C. Compêndio de micologia médica. 2.Ed.Rio de Janeiro: Guanabara Koogan, 2010.
2. Hay RJ. Micoses profundas. In: Fitzpatrick TB. Tratado de dermatologia. Vol II, Rio de Janeiro: Revinter, 2005.
3. Parish JM, Blair JE. Coccidioidomycosis. Mayo Clin Proc 2008; 83(3):343-9.
4. Saubolle MA, Mc Kellar PP, Sussland D. Epidemiologic, clinical and diagnostic aspects of coccidioidomycosis. J Clin Microbiol 2007; 45(1):26-30.
5. Saubolle M.A. Laboratory aspects in the diagnosis of coccidiodomycosis. Ann N Y Acad Sci 2007; 1111:301-14.
6. Lever WF. Histopatologia da pele. 10. ed. Rio de Janeiro: Guanabara Koogan, 2011.
7. Zonios DI, Benett JE. Update on azole antifungals. Semin Respir Crit Care Med 2008; 29(2):198-210.

Micoses Profundas Sistêmicas por Fungos Oportunistas

Parte A Criptococose

Rozana Castorina da Silva

INTRODUÇÃO

A criptococose é uma infecção sistêmica, na maioria das vezes oportunista, causada por uma levedura encapsulada, *Crypotococcus neoformans*, mediante inalação de leveduras presentes no ar. É denominada, também, torulose, blastomicose europeia ou doença de Busse-Buschke.[1]

HISTÓRICO

Em 1894, na Alemanha, Busse relatou a doença em uma paciente com infecção óssea que simulava sarcoma. Francesco Sanfelice, no mesmo ano, isolou a levedura de algumas frutas. Buschke e Ferdinand Curtiss tiveram importância nos estudos do agente fúngico.[2]

EPIDEMIOLOGIA

A criptococose tem distribuição geográfica universal, apresentando duas variedades com aspectos epidemiológicos diferentes: a variedade *neoformans*, existente no ar com conídios provenientes de fezes dessecadas de pombos e outras aves, e que afeta predominantemente pacientes imunodeprimidos, em geral portadores da síndrome da imunodeficiência adquirida; e a variedade *gatti*, com distribuição geográfica mais restrita, presente em ambientes onde existem eucaliptos, sobretudo *Eucalyptus camaldulensis*.[3]

A criptococose acomete algumas espécies de animais, sobretudo gatos e cães.[4]

PATOGÊNESE

A porta de entrada da infecção fúngica é a via inalatória, a partir de uma fonte de contágio. O fungo tem tropismo pelo pulmão e o sistema nervoso central (SNC). Muitos indivíduos têm a infecção e não a doença pelo *Cryptococcus*. O processo infeccioso pulmonar permanece latente por períodos variáveis de tempo, até que um desequilíbrio na relação agente-hospedeiro permita a reativação da infecção, disseminação e a instalação da doença clinicamente manifesta, acometendo, sobretudo, pulmão e SNC.[5]

A criptococose cutânea primária é rara, mas o agente fúngico pode ser inoculado em áreas de trauma do tegumento, causando lesão do padrão celulite ou placas infiltradas localizadas, ou úlcera. Quando há disseminação hematogênica, o padrão das lesões cutâneas é papulonodular com lesões múltiplas.[6]

MANIFESTAÇÕES CLÍNICAS

Existe uma forma subclínica da criptococose, haja vista os indivíduos não afetados apresentarem testes cutâneos positivos.

Meningoencefalite

A manifestação clínica mais comum é a meningoencefalite, que se apresenta com sinais clássicos de meningismo, alterações de comportamento, confusão mental, convulsão e sinais neurológicos.

Muitas vezes, a apresentação clínica é indolente, com cefaleia intermitente e sem sinais de meningismo. À medida que o quadro neurológico progride, o paciente fica letárgico, e o coma pode ocorrer de maneira abrupta.[7] Existem manifestações do SNC que simulam massa tumoral encefálica, o criptococoma.[8]

Manifestações pulmonares

A manifestação pulmonar mais comum é a tosse produtiva, às vezes acompanhada de hemoptise e dispneia progressiva. A febre é um sinal sempre presente. Pode ocorrer lesão tumoral. As alterações radiológicas são variáveis, podendo se apresentar como infiltração intersticial, derrame pleural e consolidação lobar.[7,9,10]

Manifestações cutâneas

As lesões cutâneas são do tipo pápulas e nódulos, algumas exulceradas, de localização preferencial na face, enquanto outras podem ser vegetantes ou semelhantes à vasculite.

O padrão mais comum é de lesão molusco-*like*, o que é importante para o diagnóstico diferencial com histoplasmose e penicilose.

As lesões cutâneas podem preceder as manifestações neurológicas. Podem ocorrer abscessos frios, celulite e nódulos solitários de conteúdo gelatinoso, que se liquefazem e ulceram. Uma linfadenopatia local também se desenvolve. Na criptococose cutânea primária são descritas lesões solitárias (Figuras 36.1 a 36.3).

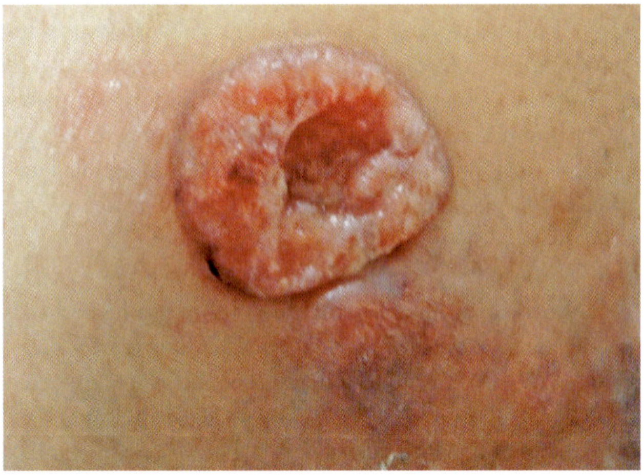

Figura 36.1 ■ Criptococose. (CEMEPE – Centro de Medicina Especializada, Pesquisa e Ensino.)

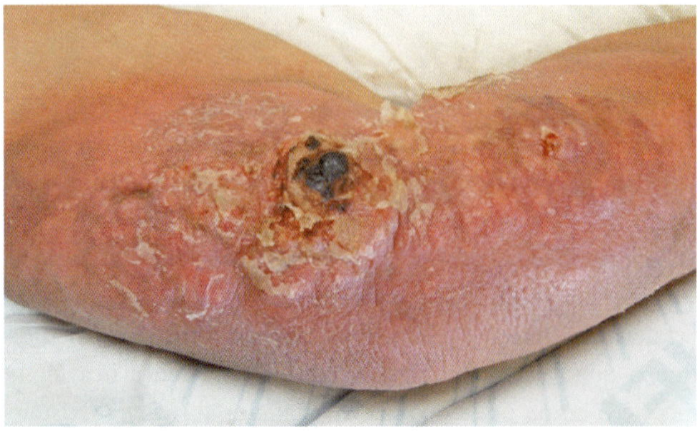

Figura 36.2 ■ Criptococose. (Serviço de Dermatologia do Hospital Eduardo de Menezes.)

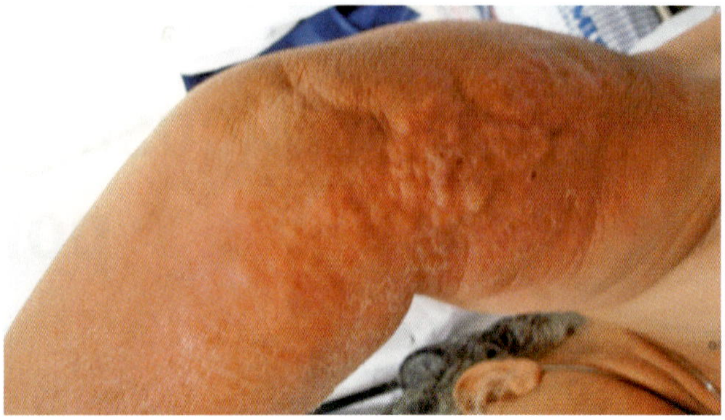

Figura 36.3 ■ Criptococose. (Serviço de Dermatologia do Hospital Eduardo de Menezes.)

Diagnóstico diferencial

As lesões cutâneas da criptococose podem simular várias outras condições, sobretudo micoses sistêmicas, em pacientes com síndrome da imunodeficiência adquirida.

Biópsia é fundamental para diferenciar, particularmente, as lesões molusco-*like* na histoplasmose, na criptococose e na penicilose.[11]

Diagnóstico laboratorial

- **Micológico direto:** o exame direto do liquor cefalorraquidiano (LCR) é especialmente útil quando se suspeita de meningoencefalite. Utiliza-se tinta-da-china (tinta nanquim), observando-se leveduras unibrotantes encapsuladas. As células fúngicas são arredondadas, com cápsula de polissacarídeo, e o nanquim não penetra a cápsula, apenas delimita a célula e sua cápsula (Figura 36.4).[2]
- **Isolamento em cultura:** o fungo cresce bem em meio de Sabouraud-dextrose sem cicloeximida como colônia leveduriforme, cremosa, mucoide (Figura 36.5). Algumas provas especiais podem ser necessárias para sua identificação (p. ex., semear a colônia em meio contendo semente de *Guizotia abyssinica* [*Niger*], em que o *C. neoformans* produz pigmento castanho-enegrecido).[2]

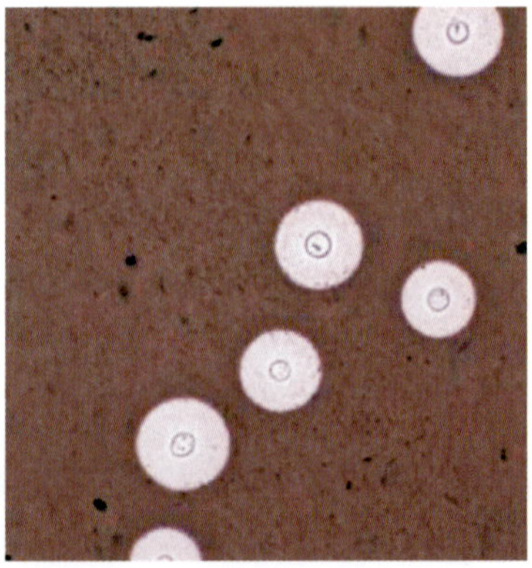

Figura 36.4 ■ *Cryptococcus neoformans* – blastoconídios encapsulados (coloração com tinta-da-china). (CEMEPE – Centro de Medicina Especializada, Pesquisa e Ensino.)

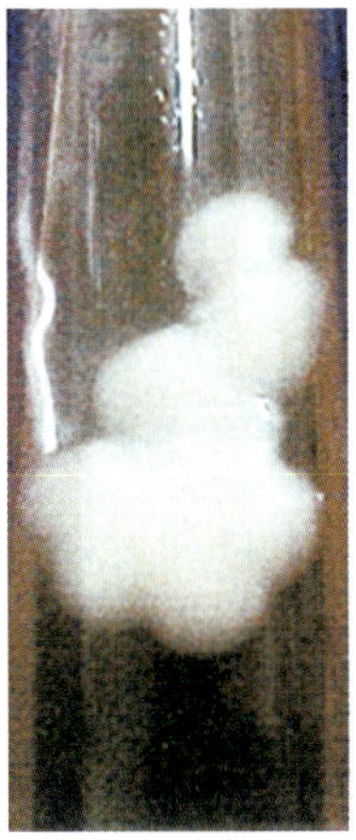

Figura 36.5 ■ *Cryptococcus neoformans* – colônia leveduriforme de coloração branca e mucoide. (CEMEPE – Centro de Medicina Especializada, Pesquisa e Ensino.)

- **Histopatológico:** a coloração pela hematoxilina-eosina não possibilita a observação da cápsula, mas apenas de uma célula leveduriforme unibrotante. Para diagnóstico de certeza é necessário corar pela mucicarmina de Mayer ou pelo Alcian blue.[2] As lesões gelatinosas exibem inúmeros micro-organismos e agregados e apenas reação tecidual muito pequena. As lesões granulomatosas mostram reação tecidual pronunciada, consistindo em histiócitos, células gigantes, células linfoides e fibroblastos (Figura 36.6).[12]
- **Sorológico:** o mais utilizado consiste na detecção do antígeno pela técnica de aglutinação pelo látex.[2]

Tratamento

1. Anfotericina B desoxicolato para formas graves, meningoencefálicas, pulmonares e disseminadas, na dose total de 1 a 2g.
2. Anfotericina B lipossomal, quando não é possível a administração da anfotericina desoxicolato.

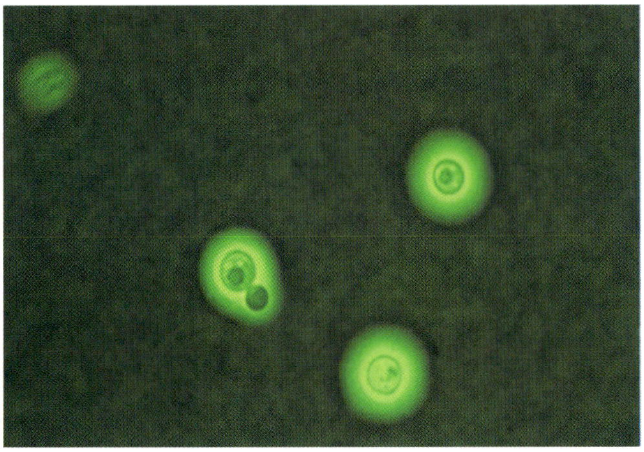

Figura 36.6 ■ *Cryptococcus neoformans* – blastoconídios encapsulados com ou sem brotamento. (CEMEPE – Centro de Medicina Especializada, Pesquisa e Ensino.)

3. 5-Fluorocitosina como adjuvante ao tratamento com anfotericina B, quando disponível.
4. Itraconazol para as formas leves e moderadas de criptococose, 200mg/dia por 6 a 12 meses.
5. Fluconazol, 450mg/dia, para formas leves em que ocorre acometimento das meninges, por atravessar a barreira hematoencefálica.[3]

Referências

1. Lacaz CS, Porto C, Martins JEC. Micologia médica. 9. ed. São Paulo: Sarvier. 2002.
2. Costa RO. Micoses subcutâneas e sistêmicas. In: Ramos-e-Silva M, Castro MCR. Fundamentos de dermatologia. Rio de Janeiro: Atheneu, 2010.
3. Cox GM, Perfect JR. Cryptococcus neoformans var. neoformans and gatti and Trichosporon species. In: Ajello L, Ray RJ. Medical mycology. 9. ed. Inglaterra: Arnold, 1998:461-86.
4. O'Brien CR, Krockenberger MB, Wigney DI, Maritin P, Malik R. Retrospective study of feline and canine cryptococcosis in Australia from 1981 to 2001: 195 cases. Med Mycol 2004; 42: 449-60.
5. Garcia-Hermoso D, Janborn G, Dromer F. Epidemiological evidence for dormant Cryptococcus neoformans infection. J Clin Microbiol 1999; 37:3204-9.
6. Hernandez AD. Cutaneous cryptococcosis. Dermatol Clin 1989; 7:269-74.
7. Marques AS, Camargo RMP. Criptococose. In: Zaitzs C. Compêndio de micologia médica. 2. ed. Rio de Janeiro: Guanabara Koogan, 2010.
8. Oliveira FM, Severo CB, Guazzelli LS, Severo LC. Cryptococcus gatti fungemia: report of a case with lung and brain lesions mimicking radiological features of malignancy. Rev Inst Med Trop, São Paulo, 2007; 49:263-5.
9. Chuck SL, Sande MA. Infections with Cryptococcus neoformans in the acquired immunodeficiency syndrome. New Engl J Med 1989; 321:794-8.
10. Dismukes WE. Cryptococcal meningitis in patients with AIDS. J Infect Dis 1988; 157:624-7.
11. Hay RJ. Micoses profundas. In: Fitzpatrick TB. Tratado de dermatologia. Vol. II, Rio de Janeiro: Revinter, 2005.
12. Lever WF. Histopatologia da pele. 10. ed. Rio de Janeiro: Guanabara Koogan, 2011.
13. Consenso em Criptococose. Rev Soc Bras Med Trop 2008; 41: 524-44.

Parte B
Mucormicose

Sandra Lyon

INTRODUÇÃO

A mucormicose, também denominada ficomicose, é uma infecção fúngica oportunista, geralmente grave, causada por zigomicetos da ordem Mucorales (*Rhizopus* sp., *Mucor* sp.).[1]

Zigomicose é infecção causada por diferentes espécies de fungos da classe Zygomycetes, inicialmente conhecida por ficomicose. O termo zicomicose foi proposto por Ajello, em 1976. As zicomicoses abrangem dois grupos: entomoftomicose e mucormicose, correspondendo às duas ordens da classe Zygomycetes.[2]

HISTÓRICO

O primeiro relato de mucormicose foi realizado em 1855, por Kurchenmeister. Em 1876, Furbringer descreveu a mucormicose em um paciente com câncer de pulmão. Em 1885, Plataufpublicou o relato de um caso de mucormicose disseminada em paciente com câncer.[2]

EPIDEMIOLOGIA

A mucormicose é doença cosmopolita, de distribuição universal. O fungo pode ser isolado do solo, de material orgânico em decomposição, frutas e de trigo e centeio. Estão presentes no meio ambiente como contaminantes do ar. Podem fazer parte ainda da biota normal do ser humano, na pele e nos tratos intestinal, respiratório e urinário.[3]

Acomete, principalmente, pacientes em cetoacidose diabética ou portadores de imunossupressão, como câncer, neoplasias malignas hematológicas e neutropênicas, transplantados, grandes queimados, em terapia imunossupressora e em portadores da imunodeficiência adquirida.[3]

PATOGÊNESE

O fungo penetra a mucosa, geralmente a nasal, por via inalatória, invadindo os vasos sanguíneos e causando infarto e necrose tecidual. Em alguns casos, por continuidade, atinge o SNC.[4] Os fungos da ordem Mucorales têm predileção especial pelos seios nasais e pulmões. As formas rinocerebral e pulmonar são adquiridas por inalação de esporos. A mucormicose cutânea primária é rara. A mucormicose gastrointestinal se deve à ingestão de alimentos contaminados. Esses fungos têm afinidade pela luz dos vasos sanguíneos. Se a invasão é venosa, causa hemorragia; se é arterial, causa isquemia, trombose, infarto e necrose tecidual.[2,3,5]

MANIFESTAÇÕES CLÍNICAS

A mucormicose se apresenta sob diferentes formas clínicas: rinocerebrais, pulmonares e gastrointestinais. Pode haver comprometimento cutâneo e subcutâneo secundário à doença sistêmica ou acometimento primário da pele sobre lesões cutâneas preexistentes, sobretudo em queimados.[2]

A maioria das lesões inicia como sinusite, manifestações rinocerebrais ou pneumonia.[6]

A mucormicose rinocerebral manifesta-se como descarga nasal fétida e sanguinolenta, dor facial e drenagem de material necrótico. Ocorre em pacientes com cetoacidose diabética. Apresenta, ainda, celulite orbitária, oftalmoplegia e áreas necróticas.[7,8]

A mucormicose pulmonar manifesta-se com obstrução brônquica, expectoração, hemoptise, dispneia, febre e dor torácica.[7]

A forma gastrointestinal provoca dor abdominal intensa e difusa, febre e diarreia sanguinolenta.[7,8]

A forma cutânea apresenta lesões cutâneas necróticas que se iniciam com pústulas ou bolhas, as quais sofrem ulceração.

DIAGNÓSTICO LABORATORIAL

- **Micológico direto:** hifas hialinas largas, de parede espessa, não septadas ou irregularmente septadas (cenocíticas).[4]
- **Isolamento em cultura:** as colônias crescem rapidamente sob a forma cotomosa, cujo micélio aéreo toma toda a circunferência do tubo e tem aspecto brilhoso. A micromorfologia diferencia os vários gêneros e espécies causadores, sendo o mais comum o *Rhizopus* sp. (Figura 36.7).[4] No gênero *Rhizopus* spp, as hifas cenocíticas apresentam estalões ou rizoides, enquanto as hifas conocíticas do gênero *Mucor* spp não apresentam estalões ou rizoides.

HISTOPATOLOGIA

Ocorre angioinvasão com trombose e infarto, necrose e infiltrado necrofílico leve e variável. As hifas cenocíticas hialinas são largas, de parede espessa, não septadas ou irregularmente septadas (Figuras 36.8 e 36.9).[9]

TRATAMENTO

O tratamento é feito com anfotericina B, na dose de 1 a 1,5mg/kg/dia, ou anfotericina B lipossomal, na dose de 5 a 8mg/kg/dia.

Pode ainda ser utilizado o posaconazol, 200mg, quatro vezes ao dia por via oral, em casos refratários. A mortalidade é alta.[7,8,10]

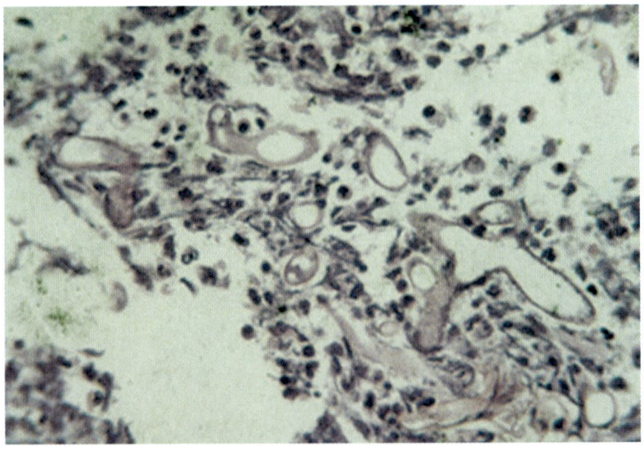

Figura 36.7 ■ *Murcor* spp – hifas hialinas com ou sem septos – presença de esporangióforos no interior de esporângios esféricos. (CEMEPE – Centro de Medicina Especializada, Pesquisa e Ensino.)

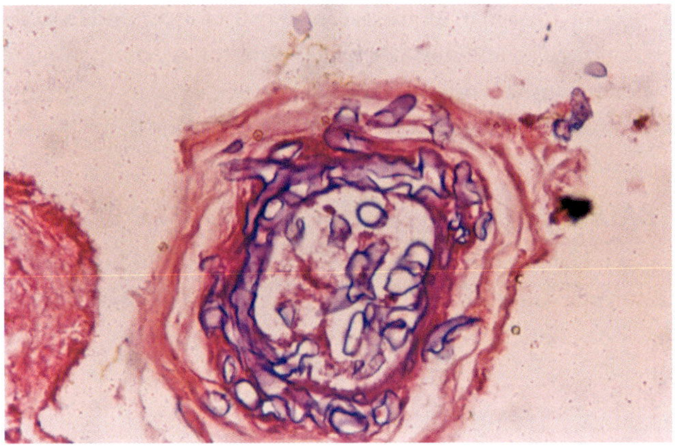

Figura 36.8 ■ *Murcor* spp – hifas largas hialinas sem ou com raros septos, em angulação de 90 graus. (CEMEPE – Centro de Medicina Especializada, Pesquisa e Ensino.)

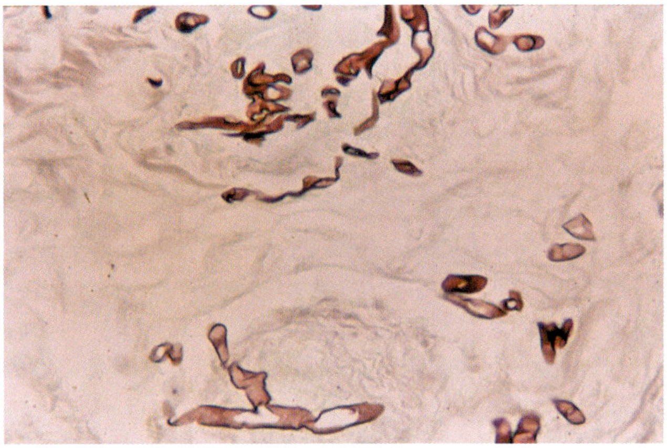

Figura 36.9 ■ *Murcor* spp – hifas largas hialinas sem ou com raros septos, em angulação de 90 graus. (CEMEPE – Centro de Medicina Especializada, Pesquisa e Ensino.)

Referências

1. Lacaz CS. Zigomicose. In: Lacaz CS, Porto C, Martins JEC. Micologia médica. 9. ed. São Paulo: Sarvier, 2002.
2. Ruil LRB. Mucormicose. In: Zaitz C. Compêndio de micologia médica. 2. ed. Rio de Janeiro: Guanabara Koogan, 2010.
3. Ribes JA, Vanover-Sams CL, Baker DJ. Zygomycetes in human disease. Clin Microbiol Rev 2000:236-301.
4. Costa RO. Micoses subcutâneas e sistêmicas. In: Ramos-e-Silva M, Castro MCR. Fundamentos de dermatologia. Rio de Janeiro: Atheneu, 2010.
5. Eucker J, Sezer O, Graf B et al. Mucormycosis. Mycoses 2001; 44:254-60.
6. Bohme A, Buhnke M, Buchheidt D et al. Treatment of fungal infections in hematology and oncology-guidelines of infections. Diseases Working Party (AGIHO) of the German Society of Hematology and Oncology (DGHO). Ann Hematol 2003; 82(suppl 2):S133-S140.
7. Yeung CK, Cheng VCC, Lie AKW et al. Invasive disease due to Mucorales – a case report and review of the literature. HKMJ 2001; 7:180-8.
8. Prabhu RM, Patel R. Mucormycosis and entomophthoramycoses: a review of the clinical manifestations diagnosis and treatment. Clin Microbiol Infect 2004; 10(suppl 1):31-47.
9. Lever WF. Histopatologia da pele. 10. ed. Rio de Janeiro: Guanabara Koogan, 2011.
10. Greenberg RN, Anstead G, Herbrecht R et al. Posaconazole experience in the treatment of zygomycosis. In: 43rd Interscience conference on antimicrobial agents and chemotherapy. American Society of Microbiology, 14-17. September, 2003. Chicago.

Parte C
Penicilose

Rozana Castorina da Silva

INTRODUÇÃO

Penicilose é uma infecção sistêmica causada pelo fungo dimórfico *Penicillium marneffei*, geograficamente restrito ao Sudeste Asiático.[1]

HISTÓRICO

Descrito pela primeira vez em 1956 no Vietnã, por Segretain, tem sido reconhecido como patógeno humano.[2]

EPIDEMIOLOGIA

Os *Penicillium* spp consistem em fungos filamentosos septados hialinos, pertencentes à classe Hyphomycetes, e se encontram amplamente distribuídos na natureza. São fungos sapróbios ou, por vezes, parasitas vegetais. Trata-se de fungos contaminantes, dispersos no ar, considerados responsáveis por alergias respiratórias. Uma única espécie de *Penicillium*, o *Penicillium marneffei*, apresenta dimorfismo térmico e é geograficamente restrito[3] ao Sudeste da Ásia, representado pelos países ao sul da China, leste da Índia e norte da Austrália. Esta região compreende Indonésia, Filipinas, Brunei, Timor Leste, Camboja, Laos, Vietnã, Tailândia, Mianmar, Malásia e Cingapura. A penicilose é infecção oportunista que ocorre, primariamente, em portadores da imunodeficiência adquirida.[1]

PATOGÊNESE

A infecção se inicia após a inalação de conídios e o começo do processo reprodutivo ocorre dentro da célula, por cissiparidade. Há disseminação para nódulos linfáticos, fígado, baço, pulmão, intestino, medula e pele. O sistema reticuloendotelial constitui o principal alvo de *P. marneffei*.[3]

MANIFESTAÇÕES CLÍNICAS

A doença pode se manifestar sob a forma de infecção focal ou de maneira progressiva e disseminada. Ocorrem febre de curso prolongado, linfonodomegalia, hepatomegalia, tosse e diarreia.

As lesões cutâneas são molusco-*like*, representadas por pápulas com umbilicação central, o que torna necessário o diagnóstico diferencial com as manifestações cutâneas da criptococose e da histoplasmose. Em pacientes com doença disseminada, podem ser encontradas lesões orais.

Nas formas disseminadas, ocorre comprometimento de múltiplos órgãos: linfonodos, fígado, baço, pulmão, intestino e medula.[1,4]

DIAGNÓSTICO

- **Micológico direto:** devem ser consideradas as duas fases apresentadas pelo fungo: (1) fase leveduriforme: células leveduriformes septadas; (2) fase miceliana: podem ser visualizadas hifas septadas tortuosas.
- **Cultura:** a cultura é feita em ágar Sabouraud-dextrose. Na fase leveduriforme, apresenta-se leveduriforme, membranosa, sulcada e sem pigmentação. Ao microcultivo, observam-se células leveduriformes ovais e elípticas com septação, dispostas linearmente, lembrando hifas artrosporadas (Figura 36.10). Na fase miceliana, apresenta-se algodonosa, branca, com tonalidade rosada ou acastanhada na periferia após 2 semanas. Ao microcultivo, observam-se hifas septadas hialinas e conídios com aspecto de pincel (Figura 36.11).[3]

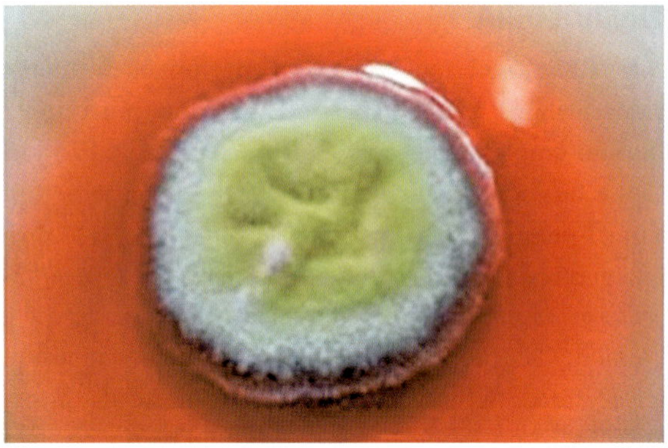

Figura 36.10 ■ *Penicillium marneffei* – cultura algodonosa, branca, com tonalidade rosada na periferia. (CEMEPE – Centro de Medicina Especializada, Pesquisa e Ensino.)

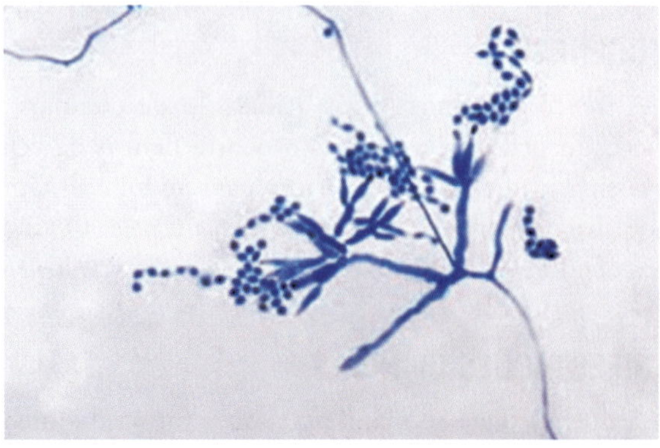

Figura 36.11 ■ *Penicillium marneffei* – microcultivo: hifas septadas hialinas e conídios com aspecto de pincel. (CEMEPE – Centro de Medicina Especializada, Pesquisa e Ensino.)

- **Histopatológico:** há formação de granulomas, onde são visualizados os fungos. Na fase leveduriforme, o fungo pode ser encontrado nos histiócitos ou no extracelular, visualizando-se septos transversos devido à cissiparidade desse agente.

TRATAMENTO

O tratamento preconizado para a penicilose consiste no uso de anfotericina B para as formas graves. Nas formas leves ou moderadas, pode ser utilizado itraconazol, na dose de 400mg. É necessária a manutenção de 200mg de itraconazol em uso contínuo, devido à recorrência da doença.[5]

Referências

Al-Abdly HM. Management of rare fungal infections. Curr Opin Infect Dis 2004; 17:527-32.

Segretain G. Description d'une nouvelle espèce de penicillium: Penicillium marneffei. Bull Soc Mycol Fr 1959; 75:412.

Zaitz C. Penicillose. In: Zaitz C. Compêndio de micologia médica. 2. ed. Rio de Janeiro: Guanabara Koogan, 2010.

Sirisanthama T. Penicillium maneffei infection in patients with AIDS. Emerg Infect Dis 2001; 7(suppl.3):561.

Sirisanthama T, Supparatpinyo K, Perriens J et al. Amphotericin B and itraconazol for treatment of disseminated Penicillium marneffei infection in human immunodeficiency virus-infected patients. Clin Infect Dis 1998; 26:1107-10.

Parte D
Pneumocistose

Sandra Lyon

INTRODUÇÃO

Causada pelo fungo *Pneumocystis jiroveci*, a pneumocistose é uma infecção oportunista mais prevalente em portadores da síndrome da imunodeficiência adquirida (AIDS) (Figura 36.12).[1]

HISTÓRICO

Identificado por Carlos Chagas em 1909, o *Pneumocystis* foi considerado uma forma evolutiva do *Trypanosoma cruzi*.[2] Em 1911, Antônio Carini o descreveu como um novo tipo de protozoário em pulmões de ratos.

Em 1912, Delanoë e Delanoë caracterizaram o agente como não tendo relação com o *T. cruzi* e o nomearam *Pneumocystis carinii*, um micro-organismo saprófita.

Em 1952, Otto Jirovec descreveu o papel patogênico do agente em pulmões humanos. Em 1988, foi vinculado

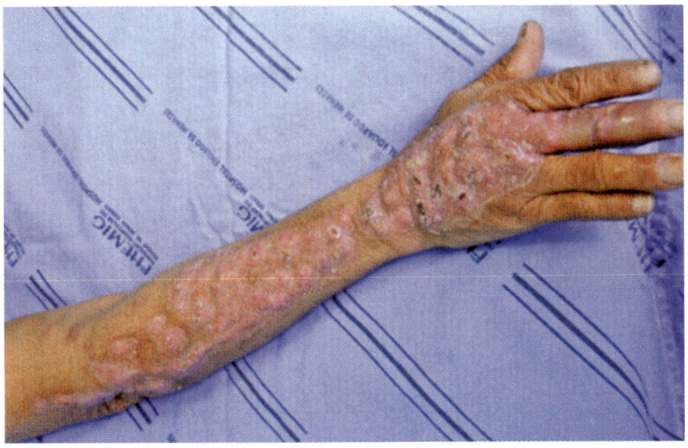

Figura 36.12 ■ Pneumocistose. (Serviço de Dermatologia do Hospital Eduardo de Menezes.)

filogeneticamente ao Reino Fungi, a partir de estudos do RNA e, após revisão da nomenclatura das diferentes espécies de *Pneumocystis* sp., o *P. carinii*, encontrado em humanos em 2006, passou a ser designado como *Pneumocystis jiroveci*.[3]

EPIDEMIOLOGIA

O *Pneumocystis* é encontrado no ar em torno de plantações de maçãs e na superfície de reservatórios de água. A infecção é transmitida de pessoa a pessoa por via áerea e é transitória. Indivíduos imunocompetentes podem ser carreadores temporários do *Pneumocystis*, sem infecção ativa, e transmiti-lo para outros indivíduos. Tabagismo e doença pulmonar avançados são fatores de risco para colonização em indivíduos imunocompetentes. A AIDS transformou a pneumocistose em doença comum, sendo a principal doença oportunista grave nos indivíduos infectados pelo HIV. A pneumocistose em pacientes sem infecção pelo HIV ocorre em transplantados, em casos de colagenoses e em pacientes com câncer.

MANIFESTAÇÕES CLÍNICAS

O início da sintomatologia é insidioso e caracterizado por febre, tosse seca, taquipneia, fadiga e uma sensação de dispneia de instalação progressiva. Existem quadros de evolução rápida e fulminante para situação de insuficiência respiratória grave.

A toracalgia pode estar presente. A ausculta pulmonar pode não revelar alterações importantes ou detectar estertores ou roncos inspiratórios, predominantemente nas bases. As manifestações atípicas e extrapulmonares de pneumocistose, como lesões cutâneas, hepatoesplenomegalia e derrame pleural, são mais comuns naqueles pacientes que se submeteram à profilaxia para pneumocistose com pentamidina em aerossol.[4]

A combinação de sinais, sintomas e alterações radiográficas não é específica da pneumocistose.[3]

Na forma infantil epidêmica da pneumocistose, que ocorre em crianças prematuras e desnutridas, os sintomas comuns são anorexia, dispneia, perda de peso e diarreia. Tosse e febre são pouco frequentes.

Pacientes imunocomprometidos com pneumocistose, mas sem AIDS, apresentam quadro de início abrupto e grave, com insuficiência respiratória. A mortalidade é maior nos pacientes com neoplasias, seguidos dos transplantados de órgãos e, por último, dos portadores de doenças inflamatórias.

Ocorrem dispneia de início agudo, febre baixa, taquipneia, taquicardia e dor pleurítica por pneumotórax espontâneo, o que coincide com o início ou o aumento da dose de imunossupressores. A taxa de mortalidade gira em torno de 30% a 60%.[3]

Na pneumocistose associada à AIDS, as células CD4+ estão < 200 células/mm^3. Há dispneia progressiva em semanas, tosse pouco ou não produtiva, febre baixa, taquipneia, taquicardia, dor pleurítica por pneumotórax espontâneo e ausculta pulmonar normal ou com discretos estertores em bases. A taxa de mortalidade é de 10% a 20%. Podem ser encontrados adenomegalia, derrame pleural e hepatomegalia. Em alguns casos, pode ocorrer a disseminação do agente, aparecendo lesões secundárias na medula óssea, olhos, linfonodos, fígado, baço, trato gastrointestinal, rins, adrenais, pleura, cérebro, tireoide e pele.

DIAGNÓSTICO

O diagnóstico definitivo baseia-se na demonstração dos cistos do fungo na expectoração induzida por nebulização com solução salina ou no lavado broncoalveolar obtido por broncofibroscopia. Para identificação dos cistos de *Pneumocystis* são necessárias colorações especiais de Grocott, violeta de cresil, azul de toluidina, Giemsa e branco-calcoflúor (Figura 36.13).[3,4]

Devido ao risco de complicação, com pneumotórax e hemoptise, raramente torna-se necessário recorrer à biópsia pulmonar transbrônquica ou transtorácica.

Em pacientes que se submetem à profilaxia de pneumocistose com pentamidina em aerossol, a sensibilidade da pesquisa do fungo na expectoração está diminuída.[4]

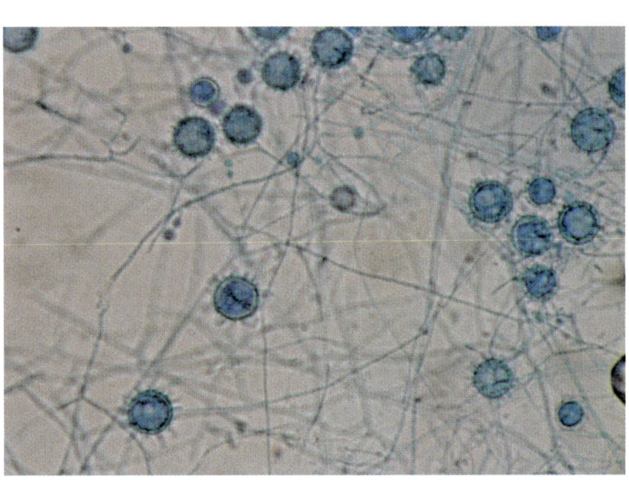

Figura 36.13 ■ *Pneumocystis jiroveci* – lesões císticas. (CEMEPE – Centro de Medicina Especializada, Pesquisa e Ensino.)

As técnicas de PCR (reação em cadeia da polimerase – *polymerase chain reaction*) de amostras de lavado broncoalveolar ou escarro induzido demonstram boa sensibilidade na pesquisa de anticorpos monoclonais nas formas trofozoíticas ou císticas. As técnicas de PCR podem ter utilidade na quantificação dos micro-organismos (p. ex., na expectoração ou no lavado broncoalveolar) e na detecção de resistência aos fármacos.

- **Achados radiográficos:** infiltrado intersticial peri-hilar difuso bilateral. Nódulos solitários ou múltiplos são raros. Infiltrado apenas nos ápices, se foi usada pentamidina.
- **Pneumoceles e pneumotórax:** derrame pleural e linfadenopatia torácica são raros.[3] Tomografia de alta resolução revela aspecto de vidro despolido ou cistos nos pulmões.[3,4] Cintilografia pulmonar mostra hiperfixação pulmonar difusa, mesmo quando a radiografia de tórax parece normal. Esse aspecto, no entanto, não é patognomônico de pneumocistose. Gasometria arterial mostra, habitualmente, hipoxemia de intensidade variável e de algum valor prognóstico (hipoxemias graves implicam pior prognóstico), associada a hipocapnia e alcalose respiratória. A LDH do sangue periférico encontra-se elevada na maioria dos doentes; se > 1.000UI/L, constitui, assim como a hipoalbuminemia, fator de mau prognóstico vital.[4]

TRATAMENTO

- **Primeira escolha:** trimetoprima-sulfametoxazol, 75 a 100mg/kg-15 a 20mg/kg ao dia, divididos em quatro doses VO ou EV.
- **Esquema alternativo de tratamento:**
  - **Esquema 1:** primaquina, 30mg/dia VO; clindamicina 60mg, três vezes ao dia VO.
  - **Esquema 2:** Atovaquona, 750mg, duas vezes ao dia VO.
  - **Esquema 3:** pentamidina, 4mg/kg/dia VO; pentamidina, 600mg/dia, aerossol.

Tratamento adjuvante

- Indicado quando há hipoxemia pO_2 < 70mmHg ou gradiente alveoloarterial > 35:
  - Prednisona, 40mg, duas vezes ao dia por 5 dias.
  - Prednisona, 40mg/dia, do sexto ao 11º dia.
  - Prednisona, 20mg/dia, do 12º ao 21º dia.
- Quando há necessidade de corticosteroides EV: hidrocortisona ou metilprednisolona em doses equivalentes às da prednisona.
- Casos de pneumocistose pulmonar sem AIDS com hipoxemia: prednisona, 60mg/dia por 21 dias ou mais.

PROFILAXIA

A quimioprofilaxia para pneumocistose está indicada para todos os pacientes infectados pelo vírus HIV, com contagem de células CD4+ < 200 células/mm^3, pacientes com candídiase orofaríngea e pacientes recebendo terapia HAART (*Highly Active Anti-Retroviral Therapy*) ou não, incluindo mulheres grávidas.

A profilaxia, primária ou secundária, pode ser suspensa após reconstituição imune por um período de 3 meses (CD4+ > 200 células/mm^3).[3-5]

Há indicação de profilaxia para pacientes não infectados pelo HIV, imunossuprimidos após transplantes de órgãos ou de medula óssea, pacientes com neoplasias sob tratamento quimioterápico e aqueles sob tratamento crônico com imunossupressores, como a prednisona.[5]

- **Primeira escolha:** trimetoprima-sulfametoxazol – um comprimido de 80mg/400mg ao dia ou um comprimido de 160mg/800mg, três vezes por semana.
- **Esquema alternativo da profilaxia:**
  - **Esquema 1:** dapsona 100mg/dia VO – contraindicado em caso de deficiência de G6PD (*glucose-6-phosphate dehydrogenase*).
  - **Esquema 2:** dapsona 50mg/dia, + pirimetamina, 50mg/semana + leucovorina, 25mg/semana VO – contraindicado em caso de deficiência de G6PD.
  - **Esquema 3:** dapsona 200mg/semana, + pirimetamina, 75mg/semana + leucovorina, 25mg/semana VO – contraindicado em caso de deficiência de G6PD.
  - **Esquema 4:** pentamidina 300mg/mês, aerossol.
  - **Esquema 5:** atovaquona 1.500mg/dia VO – para melhor absorção, tomar com dieta gordurosa.

Referências

1. Lacaz CS, Porto C, Martins JEC. Micologia médica. São Paulo: Ged Sarviez, 2002.
2. Chagas C. Nova tripanozomíase humana. Men Inst. Oswaldo Cruz 1909; 1:159-218.
3. Duarte MIS, Duarte Neto AN. Pneumocistose. In: Zaitz C. Compêndio de micologia médica. Rio de Janeiro: Guanabara Koogan, 2010.
4. Meliço-Silvestre A, Cunha S. Doenças infecciosas: o desafio da clínica. Coimbra: Faculdade de Medicina da Universidade de Coimbra, 2008.
5. Brasil. Ministério da Saúde. Secretaria de Vigilância em Saúde Programa Nacional de DST e AIDS. Recomendação para Terapia Anti-retroviral em Adultos Infectados pelo HIV. Brasília, DF, 2008.
6. Fishman JA. Treatment of infection due to Pneumocystis carinii. Antimicrob Agents Chemother 1998; 42:1309-14.

Actinomicose Endógena e Actinomicose Exógena

Juliana Cunha Sarubi Noviello

INTRODUÇÃO

Em virtude da semelhança clínica e biológica com os eumicetomas, os actinomicetomas – ou actinomicoses – eram incluídos na classificação das micoses subcutâneas; entretanto, como apresentam etiologia bacteriana, devem ser estudados como entidades separadas.

Clinicamente, a actinomicose caracteriza-se por lesão tumoriforme, com múltiplos abscessos, nódulos e trajetos fistulosos que drenam secreção seropurulenta ou seropiossanguinolenta contendo grãos parasitários.

As actinomicoses são classificadas em dois grupos: actinomicose endógena, causada por bactérias anaeróbias do gênero *Actinomyces*, microaerófilas e gram-positivas, encontradas na flora de mucosas e actinomicose exógena, causada por bactérias aeróbias dos gêneros *Nocardia*, *Streptomyces* e *Actinomadura*.[1]

ACTINOMICOSE ENDÓGENA

Epidemiologia

Actinomicose é infecção crônica rara, de distribuição universal, com incidência estimada entre 1/100.000 e 1/300.000 casos por ano.[2] Acomete, preferencialmente, adultos na quarta e quinta décadas de vida, sendo a taxa de acometimento homem:mulher de 3:1.[3] Esse predomínio reflete a maior probabilidade de traumatismo facial e oral e menor higiene oral dos homens.[4]

Etiologia

Actinomicose endógena é infecção causada por bactérias filamentosas anaeróbias, gram-positivas, do gênero *Actinomyces*. O principal patógeno é o *Actinomyces israelli*, bactéria filamentosa comensal da biota orofaríngea, presente nas criptas amigdalianas, dentes normais e cáries dentárias. O agente foi descrito pela primeira vez em humanos por Israel, em 1878, e cultivado com sucesso em 1891, por Wolff e Israel.[2] Israel, posteriormente, evidenciou que as espécies de actinomicetos só sobrevivem em hospedeiros mamíferos e não são encontradas no solo ou em plantas.

Outros agentes envolvidos são: *A. naeslundii*, *A. viscosus* e *A. odontolyticus*, *Propionibacterium propionicum* (antigo *Arachnia propionica*) e *Bifidobacterium dentium* (antigo *Actinomyces eriksonii*). *A. meyeri* raramente causa a doença, tendo sido isolado do trato respiratório e de abscessos cerebrais e cervicofaciais.[5-7]

Uma espécie distinta de actinomiceto – *A. turicensis* – foi recentemente identificada em infecções das regiões urogenital e anorretal.[8] A característica lipofílica desse agente pode explicar sua predileção por essas áreas.[9-11]

Na maioria dos casos, a infecção é polimicrobiana.[3] A presença de outras bactérias parece ser fator crucial no desenvolvimento da doença, uma vez que elas auxiliam a formação de meio anaeróbio, o que permite o desenvolvimento do actinomiceto. Compreendem agentes aeróbios e anaeróbios, como estreptococos alfa e beta-hemolíticos, estafilococos, *Actinobacillus actinomycetemcomitans*, estreptococos anaeróbios, bacilo fusiforme, espécies de *Haemophilus* e bacilos gram-negativos. As lesões típicas apresentam de uma a 10 espécies bacterianas, além do actinomiceto patogênico.[12]

Quadro clínico

A actinomicose é doença crônica caracterizada por aumento de volume de determinada região à custa de nódulos e lesões ulceradas que se intercomunicam por trajetos fistulosos, eliminando secreção com grãos visíveis a olho nu.

A actinomicose endógena compreende três formas principais: cervicofacial, torácica e abdominal. Outros órgãos acometidos incluem pele, cérebro, pericárdio e extremidades.[13,14] Febre, anorexia e perda de peso estão quase sempre presentes, independente da forma clínica.

Forma cervicofacial

A forma cervicofacial é a mais comum, representando 55% dos casos. A infecção se inicia a partir de uma porta de entrada – lesão da mucosa oral. Higiene oral precária e cárie dentária são condições predisponentes.[15,16] Procedimentos dentários, traumatismo oral, amigdalectomias e fraturas de mandíbula são os principais fatores de risco. Após 1 ou 2 semanas surge, na região submandibular, edema que evolui para tumoração irregular, de consistência lenhosa, com sinais inflamatórios e fistulização. Há drenagem de secreção seropurulenta com grãos. O trismo é frequente e não há adenomegalia regional. Na cavidade oral, a lesão pode se apresentar como abscesso odontogênico típico, nódulo inflamatório subagudo, massa infiltrativa ou pseudotumor.[17]

Forma torácica

A forma torácica representa 15% dos casos e geralmente é secundária à aspiração da bactéria ou à disseminação hematogênica a partir de foco cervicofacial.[3] Clinicamente, apresenta-se como pneumopatia crônica e insidiosa com febre, perda de peso, tosse e dor torácica, podendo haver dispneia e hemoptise. Não há achados radiográficos patognomônicos, mas tanto a pleura como o parênquima podem estar acometidos, com ou sem adenopatia hilar. A doença acomete a pele por contiguidade, levando à formação de placa inflamatória, com ou sem fistulização.

Forma abdominal

A ingestão do micro-organismo leva à forma abdominal, que afeta 20% dos pacientes. O acometimento do abdome também pode ser secundário à disseminação hematogênica ou por contiguidade, a partir de foco torácico. Caracteriza-se por tumoração inflamatória dolorosa que evolui com fistulização. O processo pode ficar circunscrito à cavidade abdominal ou propagar-se para outros órgãos.[3]

A forma pélvica na mulher está associada ao uso de dispositivos intrauterinos (DIU).[18] O quadro clínico compreende dor hipogástrica, secreção vaginal de odor forte e sangramento vaginal.

O envolvimento cutâneo na actinomicose endógena geralmente ocorre por contiguidade. Raramente é consequente à disseminação hematogênica e, nesse caso, são observadas múltiplas lesões.[3]

Actinomicose endógena cutânea primária é rara, devido ao hábito endógeno da bactéria.[13,19-21] A infecção cutânea ocorre por lesão local – inoculação direta – ou por disseminação hematogênica durante a fase septicêmica da infecção.[2,22-24] Existem relatos da doença após picadas e injeções intramusculares.[24] A pele, o tecido subcutâneo, os músculos e os ossos podem ser envolvidos.

ACTINOMICOSE EXÓGENA

Epidemiologia

Embora rara nos países industrializados, a actinomicose exógena é relativamente comum nas regiões tropicais e subtropicais de clima quente e úmido, ou nas desérticas, com clima quente e seco.[25] A maior parte dos casos se concentra na Ásia, Índia e Paquistão. Na África, é frequente no Sudão, na Mauritânia e no Senegal. Também é encontrada nas Américas do Norte, Central e do Sul, com predomínio no México e na Venezuela.[25] Acomete preferencialmente homens, em uma proporção de 5:1, entre a quarta e quinta décadas de vida, e é frequente em trabalhadores rurais devido à maior exposição a traumatismos cutâneos causados por espinhos e lascas de madeira. O solo e os vegetais são as fontes de infecção.[25]

Etiologia

Os agentes da actinomicose exógena distribuem-se em três gêneros de *Actinomycetales*: *Nocardia*, *Actinomadura* e *Streptomyces*, com diferentes espécies: *N. brasiliensis*, *N. asteroides*, *N. caviae*, *A. madurae*, *A. pelletieri*, *S. somaliensis* e *S. paraguayensis*.[25]

No México, na América Central e na América do Sul, o *N. brasiliensis* é responsável por 80% a 90% dos casos.[26] *A. madurae* e *S. somaliensis* também são frequentes nas Américas.[25,27]

O gênero *Nocardia* inclui bactérias gram-positivas aeróbias, encontradas em solo, areia, vegetação em processo de decomposição e água parada.[28]

Quadro clínico

A tríade clínica inclui edema tecidual, trajetos fistulosos e presença de grãos na secreção.

Na actinomicose exógena, a doença ocorre por implantação traumática. O período de incubação é variável, de alguns meses a muitos anos, dependendo do agente etiológico e do hospedeiro.[27]

A lesão é geralmente unilateral, sendo os pés o local mais afetado (70% a 80%). Surge como lesão papulonodular que evolui lentamente, com aparecimento de outros nódulos adjacentes, que sofrem fistulização e aumentam progressivamente até se tornar massa tumoriforme inflamatória que elimina secreção e grãos através das fístulas. Essas são raramente observadas em infecções com duração < 3 meses.[27] A progressão é lenta, por contiguidade e, ao contrário de outras infecções bacterianas, geralmente se desenvolve sem adenopatia.[25,27] Pode haver envolvimento de ossos, músculos, tendões e ligamentos. O acometimento ósseo pode ser extenso, levando à sua destruição (Figuras 37.1 a 37.4).[29]

No México, a segunda região mais acometida é o dorso superior, em virtude do hábito de carregar madeira.

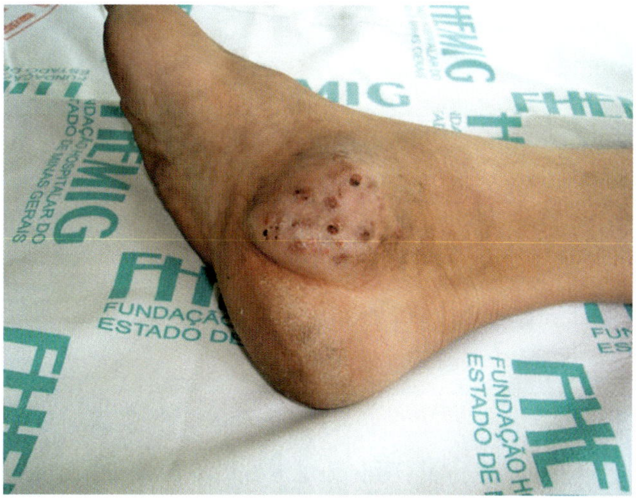

Figura 37.1 ■ Actinomicose. (Serviço de Dermatologia do Hospital Eduardo de Menezes.)

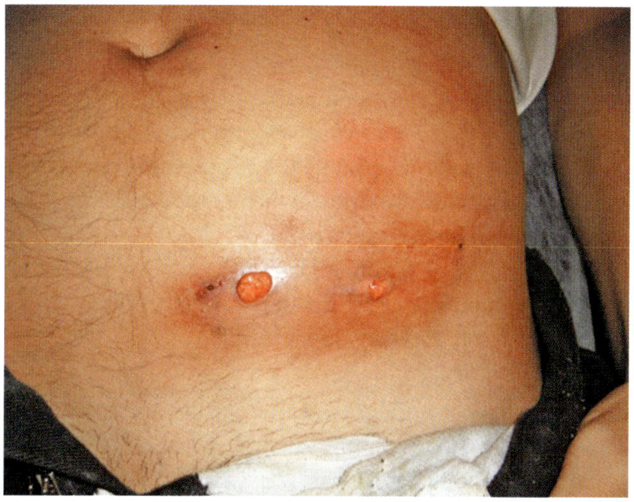

Figura 37.4 ■ Actinomicose. (Serviço de Dermatologia do Hospital Eduardo de Menezes.)

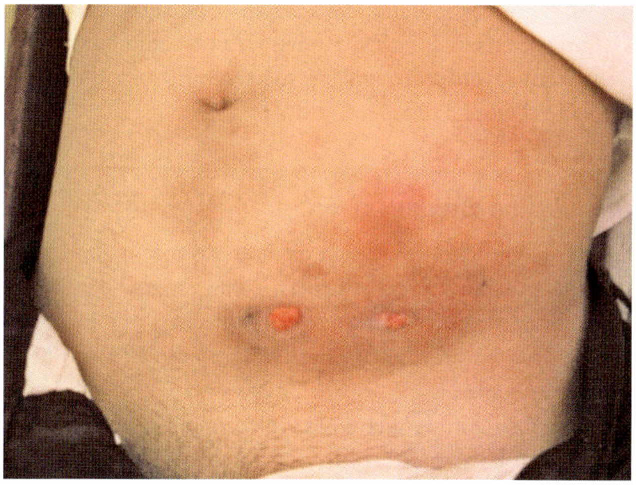

Figura 37.2 ■ Actinomicose. (Serviço de Dermatologia do Hospital Eduardo de Menezes.)

Diagnóstico

O diagnóstico da actinomicose é clínico, histopatológico e microbiológico. O diagnóstico definitivo é dado pela identificação do agente pelo Gram e cultura.

Diagnóstico clínico

O diagnóstico clínico consiste na tríade formada por tumoração, fístulas e drenagem de grãos.

Os actinomicetos se aglomeram *in vivo*, em colônias de 1 a 2mm, também chamadas grãos de enxofre, que conferem à secreção purulenta o aspecto granular. Essas partículas são quase patognomônicas, mas sua ausência não exclui o diagnóstico de actinomicose.[10,11] A cor dos grãos varia de acordo com o agente etiológico, sendo geralmente brancos ou amarelos, como mostra a Tabela 37.1.

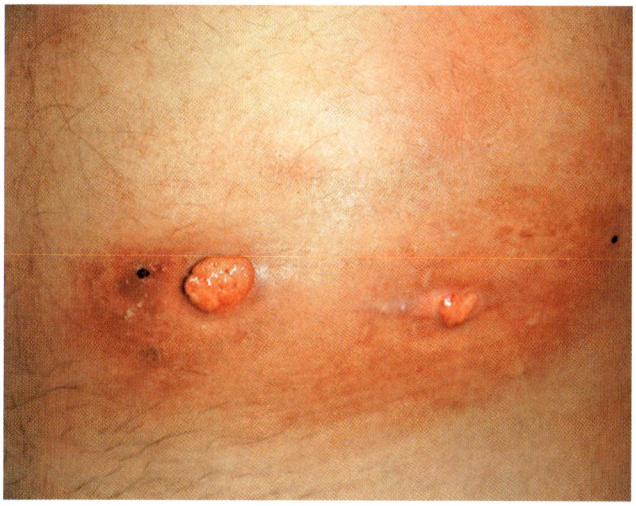

Figura 37.3 ■ Actinomicose. (Serviço de Dermatologia do Hospital Eduardo de Menezes.)

Tabela 37.1 ■ Agentes etiológicos da actinomicose e aparência do grão

Agente	Cor do grão
S. somaliensis	Amarela/marrom/preta
A. madurae	Branca/amarela/rósea
A. pellitieri	Vermelha
A. israelli	Branca/amarela
N. asteroides	Branca
N. brasiliensis	Branca
N. caviae	Branca/amarela
N. fascinica	Branca/amarela
N. transvalensis	Branca
N. dassonvillei	Creme

Fonte: adaptada de Lichon V, Khachemoune A. Am J Clin Dermatol 2006; 7(5): 315-32.[30]

Estudos de imagem

Radiografia, tomografia computadorizada, ultrassonografia e ressonância magnética são úteis para avaliação da extensão da infecção e do envolvimento ósseo. As alterações ósseas podem variar de mínima reação subperiosteal a osteomielite clássica, com destruição total ou espessamento e esclerose. É comum a presença de osteólise.[31-33]

Broncoscopia e estudo do lavado brônquico podem ser necessários em caso de suspeita de actinomicose torácica.

Histopatologia

Actinomicose endógena, actinomicose exógena, eumicetomas e botriomicose apresentam resposta tecidual semelhante. O estudo histopatológico de lesões recentes evidencia infiltrado neutrofílico intenso, posteriormente, reação granulomatosa com células gigantes, células epitelioides, histiócitos e plasmócitos, microabscessos e trajetos fistulosos. Grãos actinomicóticos podem ser encontrados no centro do granuloma, como estruturas basofílicas com franjas eosinofílicas irradiando da periferia, denominadas clavas radiais – fenômeno de Splendore-Hoeppli (Figura 37.5).[27]

O fenômeno de Splendore-Hoeppli ocorre na actinomicose, na botriomicose e na nocardiose. Consiste em reação antígeno-anticorpo, debris e fibrina.[34] A natureza exata da reação é desconhecida, mas parece ser uma resposta imunológica localizada a um precipitado antígeno-anticorpo relacionado com fungos, parasitas, bactérias ou materiais inertes. Essa reação ao redor do micro-organismo provavelmente impede sua fagocitose e morte intracelular, levando à cronicidade do processo.

A diferenciação entre grão actinomicótico e eumicótico não pode ser feita por meio da coloração hematoxilina-eosina, sendo necessárias colorações especiais, como Gomori (bactérias e fungos) e PAS (fungos).

Diagnóstico microbiológico

Exame direto

O exame microscópico direto do grão em potassa (KOH a 10%) ou Gram pode sugerir o agente etiológico, diferenciando actinomicose, eumicetoma e botriomicose: grãos de filamentos finos não septados e às vezes com ramificações laterais – actinomicetoma; grãos de micélios grossos e septados com presença de clamidósporos – eumicetoma; grãos com formações cocoides ou bacilares – botriomicose.[21,35]

Cultura

Na actinomicose endógena, o cultivo deve ser feito em anaerobiose, como o meio de tioglicolato, sendo necessário tempo de incubação de até 14 dias em 35ºC a 37ºC.

Na suspeita de actinomicose exógena, o isolamento do actinomiceto é feito por meio da cultura do pus/grão em meios como Sabouraud, ágar sangue ou ágar chocolate. Colônias crescem após 7 a 10 dias de incubação em 35ºC a 37ºC, têm superfície irregular e sua cor varia de acordo com o agente (Figura 37.6).[25]

Diagnóstico diferencial

O diagnóstico diferencial da actinomicose inclui outras doenças que cursam com fístulas, como doença de Crohn, granulomas de corpo estranho, eumicetomas, esporotricose, tuberculose, nocardiose, botriomicose, osteomielite, feo-hifomicose e neoplasias.

Quando comparada aos eumicetomas, a actinomicose exógena apresenta evolução mais rápida, com mais sinais inflamatórios, maior destruição local e invasão óssea (Tabela 37.2).

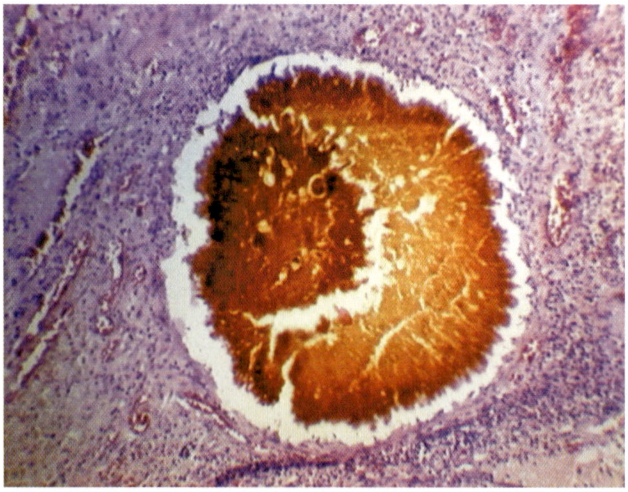

Figura 37.5 ■ Nocardiose (actinomicose exógena) – grão composto de filamentos finos com clavas na periferia. (CEMEPE – Centro de Medicina Especializada, Pesquisa e Ensino.)

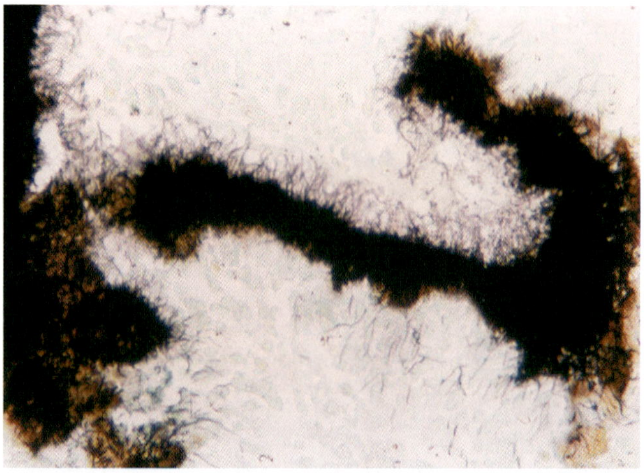

Figura 37.6 ■ Actinomicose endógena – grão composto por um entrelaçado de filamentos finos com clavas na periferia, sem estrutura interna. (CEMEPE – Centro de Medicina Especializada, Pesquisa e Ensino.)

Tabela 37.2 ■ Diferenças clínicas entre actinomicetoma exógeno e eumicetoma

	Actinomicetos	Eumicetos
Agente	Bactéria	Fungo
Lesão	Difusa, mal delimitada	Encapsulada, bem delimitada
Fístulas	Numerosas	Poucas
Cor dos grãos	Variada, mas não preta	Variada, geralmente branca ou preta
Coloração pelo Gram	Gram-positivo	Hifas septadas gram-negativas
Curso da infecção	Inflamatório com progressão rápida	Lentamente progressivo
Envolvimento ósseo	Rápido	Após longo período
Cavidades na radiografia	Pequenas mas numerosas	Grandes, porém em pequena quantidade
Tratamento	Clínico	Clínico e cirúrgico

Fonte: adaptada de Lichon V, Khachemoune A. Am J Clin Dermatol 2006; 7(5):315-21.[30]

TRATAMENTO

O tratamento da actinomicose é desafiador e deve ser feito com antibioticoterapia por longo período. Na ausência de tratamento, a doença pode levar a destruição tecidual extensa.

O tratamento cirúrgico, combinado com antibioticoterapia, pode auxiliar a cura da doença. Consiste em excisão dos trajetos fistulosos, drenagem de abscessos, remoção da massa infectada e curetagem de lesões ósseas.

Actinomicose endógena

Penicilina é o agente de escolha. Longo período de tratamento e altas doses promovem concentração sérica elevada e boa penetração do fármaco no tecido fibrótico e nos grãos. É administrada em doses altas, 10 a 20 milhões de unidades, EV, por 2 a 6 semanas, seguida por penicilina oral, 2 a 4g/dia por 6 a 12 meses, dependendo da forma clínica. Ampicilina, tetraciclina ou eritromicina, na dose de 2 a 3g/dia, também podem ser utilizadas, além de clindamicina, ceftriaxona e rifampicina, em pacientes que apresentam contraindicação às penicilinas.[3,21,36,37]

Em virtude da natureza polimicrobiana da infecção, muitos autores recomendam tratamento combinado com aminopenicilinas e inibidores de betalactamase – amoxicilina-clavulanato – como tratamento de primeira linha. Dependendo da flora, é necessária a combinação com aminoglicosídeos ou lincosamidas.[8]

Actinomicose exógena

O tratamento de escolha consiste no uso de sulfametoxazol-trimetoprima (SMZ-TMP), 40/8mg/kg/dia, durante 6 meses a 2 anos. Esse antimicrobiano age no metabolismo do ácido fólico. Efeitos adversos são frequentes em razão da alta dose utilizada e incluem sintomas gastrointestinais, *rash* cutâneo, mielossupressão, hepatotoxicidade e insuficiência renal. Esse antibiótico é eficaz contra a maioria das espécies de *Nocardia*, com taxa de cura de 60%.

Várias combinações de antimicrobianos foram avaliadas em 144 pacientes, sendo o melhor resultado obtido com a combinação de SMZ-TMP e estreptomicina. Com essa combinação, a taxa de cura foi de 63,2%; 21,5% dos pacientes relataram melhora importante e 11,1%, alguma melhora.[38]

A combinação de SMZ-TMP e amicacina mostrou-se eficaz no tratamento de actinomicetomas graves – doença disseminada, envolvimento ósseo e localizações atípicas.[25,39] Esse antibiótico bactericida, da classe dos aminoglicosídeos, inibe a síntese proteica bacteriana. Entre os efeitos adversos, destaca-se o acometimento renal e auditivo. A dose é de 15mg/kg/dia, divididos em duas doses diárias de 500mg IM por 3 semanas, com 40/8mg/kg/dia de SMZ-TMP VO por 5 semanas. Esse esquema corresponde a um ciclo de tratamento, podendo ser necessários de um a quatro ciclos, de acordo com a melhora clínica e os efeitos adversos. Recomenda-se monitoramento com audiometria e *clearance* de creatinina após cada ciclo, em virtude dos efeitos oto e nefrotóxicos da amicacina. Em caso de resistência ou impossibilidade de uso da amicacina, pode-se tentar a netilmicina (netromicina) como tratamento alternativo, na dose de 300mg/dia, associada a SMZ-TMP.[39]

Dapsona pode ser utilizada na dose de 3 a 5mg/kg/dia (100 a 300mg/dia), durante 6 a 24 meses. A associação de dapsona ao SMZ-TMP representa tratamento eficiente e bem tolerado.

Existem relatos do uso de estreptomicina IM por 4 semanas (14mg/kg/dia), posteriormente alternada com dapsona (1,5mg/kg, duas vezes ao dia).[40]

Na ausência de resposta a SMZ-TMP, amoxicilina-clavulanato (1,5g/dia) é uma opção, administrada por no mínimo 6 meses.[41,42]

Outros antibióticos, como imipenem e meropenem, têm sido utilizados no tratamento do actinomicetoma grave, associados a amicacina em casos resistentes a SMZ-TMP.[43]

A linezolida, da classe das oxazolidinonas, apresenta boa atividade contra *Nocardia* spp *in vitro*, especialmente *N. brasiliensis*, e foi avaliada em infecções experimentais em modelos animais, com resultados promissores.[44] Foi utilizada com sucesso no tratamento de pacientes com nocardiose disseminada.[25,45] Entretanto, o alto custo e a elevada incidência de efeitos adversos – mielossupressão, neuropatia periférica, acidose láctica – dificultam sua utilização.[46]

Referências

1. Wee SH, Chang SN, Shim JY et al. A case of primary cutaneous actinomycosis. J Dermatol 2000; 27:651-4.
2. Al-Niaimi F, Patel A, Blessing K, Fox R, Burden AD. Cutaneous actinomycosis presenting as chronic mastitis. Clin Exp Dermatol 2009; 35:149-51.
3. Hermida MD, Giovanna PD, Lapadula M, Garcia S, Cabrera HN. Actinomyces meyeri cutaneous actinomycosis. Int J Dermatol 2009; 48:154-6.
4. Eng RH, Corrado ML, Cleri D, Cherubin C, Goldstein EJ. Infections caused by Actinomyces viscosus. Am J Clin Pathol 1981 Jan; 75(1):113-6.
5. Machet L, Machet MC, Esteve E et al. Actinomyces meyeri cutaneous actinomycosis with pulmonary localization. Ann Dermatol Venereol 1993; 120:896-9.
6. Ferrier MC, Ristori JM, Beytout J et al. Disseminated actinomycosis caused by Actinomyces meyeri: 3 cases with multiple cutaneous localizations. Ann Dermatol Venereol 1991; 118:843-5.
7. Ferrier MC, Janin-Mercier A, Meyer A et al. *Actinomyces meyeri* actinomycosis: a case with thoracic and tibial localization. Ann Med Interne (Paris) 1986; 137:649-51.
8. Varga R, Kovneristy A, Volkenandt M, Sardy M, Ruzicka T. Primary cutaneous actinomycosis of the femorogluteal region: two case reports. Acta Dermato-Venereol 2012 Jul; 92(4):445-6.
9. Sabbe LJM, Van de Merwe D, Schouls L, Bergmans A, Vaneechoutte M, Vandamme P. Clinical spectrum of infections due to the newly described Actinomyces species A. turicensis, A. radingae and A. europaeus. J Clin Microbiol 1999; 37:8-13.
10. Smego RA Jr, Foglia G. Actinomycosis. Clin Infect Dis 1998; 26:1255-61.
11. Clarridge 3rd JE, Zhang Q. Genotypic diversity of clinical actinomyces species: phenotype, source, and disease correlation among genospecies. J Clin Microbiol 2002; 40:3442-8.
12. Schaal KP, Hee-Joo LEE. Actinomycete infection in humans – a review. Gene 1992; 115:201.
13. Roy D, Roy PG, Misra PK. An interesting case of primary cutaneous actinomycosis. Dermatol Online J 2003; 9:17.
14. Santos JW, Zambenedetti RM, Mann KC et al. Thoracic actinomycosis: report of a patient with advanced stage disease. Braz J Infect Dis 2007; 11:157-9.
15. Pulverer G, Schutt-Gerowitt H, Schaal KP. Human cervicofacial actinomycosis: microbiological data for 1997 cases. Clin Infect Dis 2003; 37:490-7.
16. Barikbin P, Grosser K, Hahn G et al. Thoracic actinomycosis imitating a malignant chest wall tumour. J Pediatr Hematol Oncol 2007; 29:345-6.
17. Behbehani MJ, Heeley JD, Jordan HV. Comparative histopathology of lesions produced by Actinomyces israelii, Actinomyces naeslundii, and Actinomyces viscosus in mice. Am J Pathol 1983 Mar; 110(3):267-74.
18. Bennhoff DF. Actinomycosis: diagnostic and therapeutic considerations and a review of 32 cases. Laryngoscope 1984 Sep; 94(9):1198-217.
19. Patil D, Siddaramappa B, Manjunathswamy BS et al. Primary cutaneous actinomycosis. Int J Dermatol 2008; 47:1271-3.
20. Kargi E, Akduman D, Gungor E et al. Primary extremity actinomycosis causing osteomyelitis of the hand. Plast Reconstr Surg 2003; 112:1495.
21. Cocuroccia B, Gubinelli E, Fazio M et al. Primary cutaneous actinomycosis of the forehead. J Eur Acad Dermatol Venereol 2003; 17:331-3.
22. Fazeli MS, Bateni H. Actinomycosis: a rare soft tissue infection. Dermatol Online J 2005; 11:18.
23. Kanna BV, Soni A. Disseminated actinomycosis with unusual cardiac involvement: case report and review. Infect Dis Clin Pract 2002; 11:408-13.
24. Kerins M, Greene S, O'Connor N. A human bite to scrotum: a case report and review of literature. Eur J Emerg Medical 2004; 11:223-4.
25. Welsh O, Vera-Cabrera L, Welsh E, Salinas MC. Actinomycetoma and advances in its treatment. Clin Dermatol 2012; 30:372-81.
26. Lopez Martinez R, Mendez Tovar LJ, Lavalle P, Welsh O, Saul A, Macotela Ruiz E. Epidemiology of mycetoma in Mexico: study of 2105 cases. Gac Med Mex 1992; 128:477-81.
27. Wanke NCF, Wanke B, Caiuby MJ et al. Micetoma por Actinomadura madurae. Relato de dois casos. Rev Inst Med Trop São Paulo 1992; 34(4):367-72.
28. Brown-Elliott BA, Brown JM, Conville PS et al. Clinical and laboratory features of the Nocardia spp. based on current molecular taxonomy. Clin Microbiol Rev 2006; 19:259-82.
29. Mcginnis MR. Mycetoma. Dermatol Clin 1996 Jan; 14(1):97-104.
30. Lichon V, Khachemoune A. Mycetoma: a review. Am J Clin Dermatol 2006; 7(5):315-21.
31. Fahal AH. Management of mycetoma. Expert Rev Dermatol 2010; 5:87-93.
32. Ganguli SN, Hershkop M. Bone scintigraphy of Madura foot. Clin Nucl Med 1999; 24:284-2.
33. Czechowski J, Nork M, Haas D, Lestringant G, Ekelund L. MR and other imaging methods in the investigation of mycetomas. Acta Radiol 2001; 42:24-2.
34. Hussein MR. Mucocutaneous Splendore-Hoeppll phenomenon. J Cutan Pathol 2008; 35:979-88.
35. Gayraud A, Grosieux-Dauger C, Durlach A et al. Actinomycose cutanee peri-anale et fessiere. Ann Dermatol Venereol 2000; 127:393-6.
36. Mirza M, Sarwar M. Recurrent cutaneous actinomycosis. Pak J Med Sci 2003; 19:230-1.
37. Sudhakar SS, Ross JJ. Short-term treatment of actinomycosis: two cases and a review. Clin Infect Dis 2004; 38:444-8.
38. Mahgoub ES. Medical management of mycetoma. Bull World Health Organiz (WHO) 1976; 54:303.
39. Welsh O. Mycetoma: current concepts in treatment. Int J Dermatol 1991; 30:387-98.
40. Lupi O, Tyring SK, McGinnis MR. Tropical dermatology: fungal tropical diseases. J Am Acad Dermatol 2005 Dec; 53(6):931-51.
41. Gomez A, Saul A, Bonifaz A, Lopez M. Amoxicillin and clavulanic acid in the treatment of actinomycetoma. Int J Dermatol 1993; 32:218-20.
42. Bonifaz A, Flores P, Saul A, Carrasco-Gerard E, Ponce RM. Treatment of actinomycetoma due to Nocardia spp. with amoxicillin--clavulanate. Br J Dermatol 2007; 156:308-11.
43. Ameen M, Arenas R, Vasquez Del Mercado E, Fernandez R, Torres E, Zacarias R. Efficacy of imipenem therapy for Nocardia actinomycetomas refractory to sulfonamides. J Am Acad Dermatol 2010; 62:239-46.
44. Vera-Cabrera L, Gomez-Flores A, Escalante-Fuentes WG, Welsh O. In vitro activity of PNU-100766 (linezolid), a new oxazolidinone antimicrobial, against Nocardia brasiliensis. Antimicrob Agents Chemother 2001; 45:3629-30.
45. Moylett EH, Pacheco SE, Brown-Elliott BA. Clinical experience with linezolid for the treatment of Nocardia infection. Clin Infect Dis 2003; 36(3):313-8.
46. Wilson JW. Nocardiosis: updates and clinical overview. Mayo Clin Proc 2012 April; 87(4):403-7.

Prototecose

Rozana Castorina da Silva

INTRODUÇÃO

Prototecose é uma infecção cutânea ou subcutânea, eventualmente visceral, causada por algas aclorofiladas, decorrente da inoculação do micro-organismo por meio de trauma, havendo relatos de infecções oportunistas em imunodeprimidos.[1]

HISTÓRICO

Kruger, em 1894, isolou micro-organismos unicelulares não pigmentados em seiva de árvores, denominando-os prototecas e classificando-os como leveduras. Em 1916, West reclassificou-os como algas. Em 1964, Davies e cols. descreveram um caso de prototecose em humanos, na África.[2]

EPIDEMIOLOGIA

As algas do gênero *Prototheca* têm distribuição universal, tendo sido isoladas do solo e da água de rios e lagos e podendo ser encontradas em animais. Em humanos, já foram detectadas na pele, no trato gastrointestinal, na urina e no escarro, sem provocar infecção. Através de traumas, ocorrerá a inoculação do agente. A infecção pode ocorrer em imunocompetentes; no entanto, as formas sistêmicas da doença estão associadas à imunossupressão.[2,3]

ETIOPATOGENIA

As algas do gênero *Prototheca* são unicelulares, esféricas, e se reproduzem por septação interna com produção de endósporos, proporcionando o aspecto característico de mórula ou esporângio. Têm virulência baixa em indivíduos imunocompetentes. As espécies isoladas em infecção humana são *Prototheca zopfii* e *Prototheca wickerhamii*.[3,4]

MANIFESTAÇÕES CLÍNICAS

As lesões da prototecose são representadas por pápulas, nódulos, abscessos subcutâneos, ulcerações, lesões herpetiformes ou granulomatose.

A bursite olecraniana é caracterizada por dor articular, edema e eritema de partes moles. Em diabéticos, transplantados, usuários de agentes imunossupressores ou na síndrome da imunodepressão adquirida, a infecção pode se disseminar e acometer múltiplos órgãos (Figura 38.1).[4-7]

DIAGNÓSTICO LABORATORIAL

- **Exame direto:** as formas unicelulares são confundidas com leveduras, o que limita o exame.
- **Cultura:** o cultivo é realizado em meio de ágar Sabouraud-dextrose sem cicloeximida, em 25°C a 27°C, evidenciando colônia leveduriforme (Figuras 38.2 e 38.3).
- **Histopatológico:** coloração por HE, PAS, Gomori ou Alcian blue mostra hiperceratose, paraceratose, infiltrado granulomatoso com neutrófilos e eosinófilos, células epitelioides, células gigantes, presença de septações internas e mórula (Figuras 38.4 a 38.6).[8]

DIAGNÓSTICO DIFERENCIAL

O diagnóstico diferencial anatomopatológico é feito com micoses profundas, sobretudo coccidioidomicose e rinosporidiose. A rinosporidiose apresenta esporângio maior com numerosos endósporos.[2,8]

TRATAMENTO

A anfotericina B está indicada para as formas extensas e sistêmicas. Nas formas localizadas, usam-se itraconazol, 200mg/dia, e fluconazol, 150mg/dia. Em formas não responsivas, pode ser usado o voriconazol, 400mg/dia, pelo período mínimo de 3 meses.[9,10]

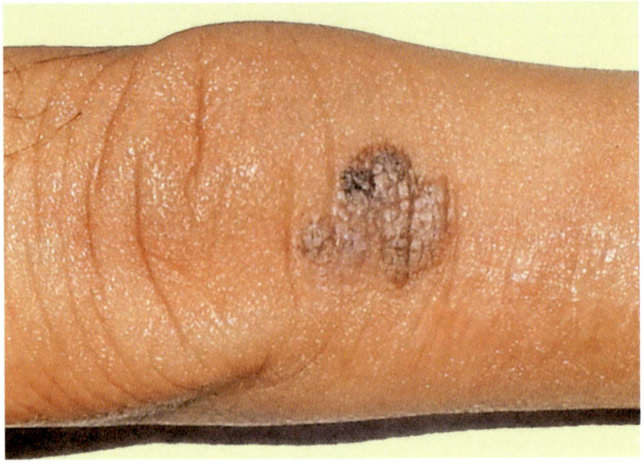

Figura 38.1 ■ Prototecose. (Serviço de Dermatologia do Hospital Eduardo de Menezes.)

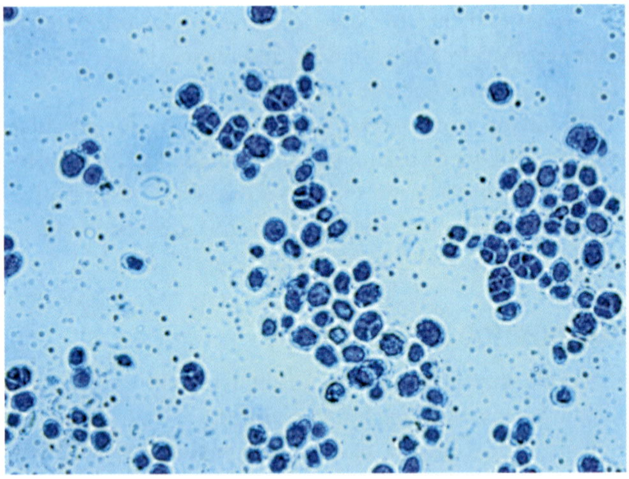

Figura 38.2 ■ *Prototheca* spp – presença de estruturas arredondadas com aspecto de mórula. (CEMEPE – Centro de Medicina Especializada, Pesquisa e Ensino.)

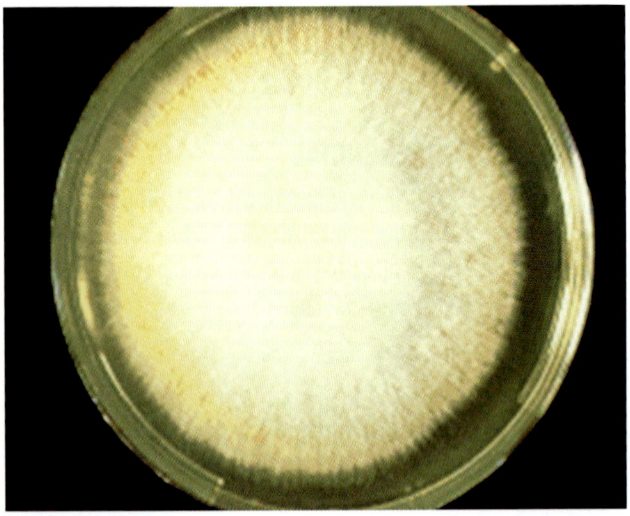

Figura 38.3 ■ *Prototheca* spp – cultura leveduriforme. (CEMEPE – Centro de Medicina Especializada, Pesquisa e Ensino.)

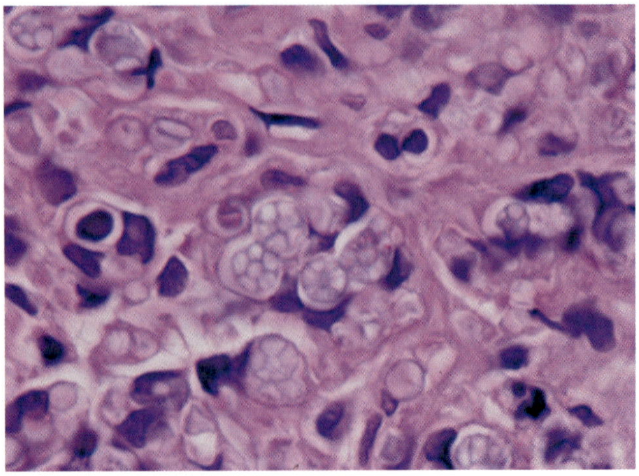

Figura 38.4 ■ *Prototheca* spp – anatomopatológico – biópsia de pele corada por HE. Células epitelioides, células gigantes unicelulares, presença de septação e mórula (aspecto de pizza). (Acervo do Dr. Moisés Salgado Pedrosa.)

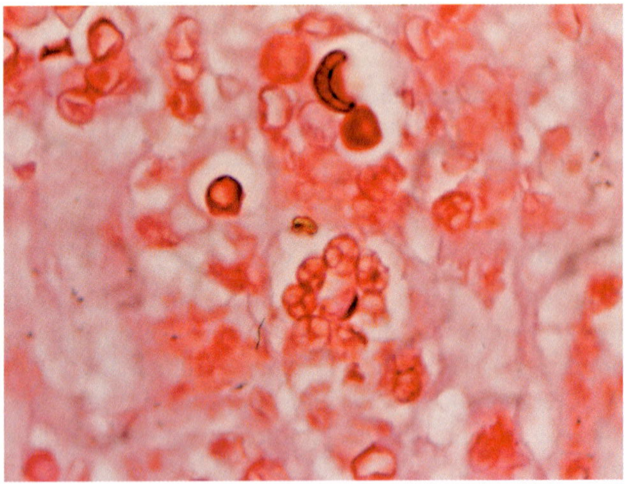

Figura 38.5 ■ *Prototheca* spp – coloração PAS. (Acervo do Dr. Moisés Salgado Pedrosa.)

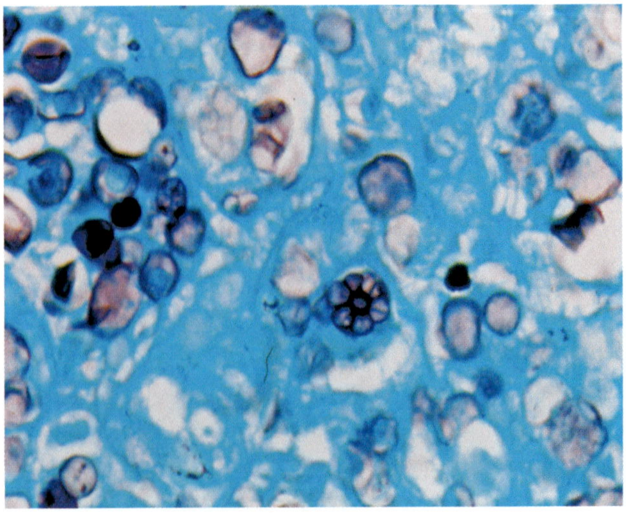

Figura 38.6 ■ *Prototheca* spp – coloração Grocott. (Acervo do Dr. Moisés Salgado Pedrosa.)

Referências

1. Lacaz CS, Porto C, Martins JEC. Micologia médica. 9. Ed. São Paulo: Sarvier, 2002.
2. Ruiz LRB. Prototecose. In: Zaitz C. Compêndio de micologia médica. Rio de Janeiro: Guanabara Koogan, 2010.
3. Lass-Flörl C, Mayr A. Human protothecosis. Clin Microbiol Rev 2007; 20(2):230-42.
4. Leimann BC, Monteiro PC, Lazéra M, Candonoza ER, Wanke B. Protothecosis. Med Mycol 2004; 42(2):95-106.
5. Follador I, Bittencourt A, Duran F, Araújo MG. Cutaneous protothecosis: report of de second Brazilian case. Rev Inst Med Trop, São Paulo, 2001.
6. Carneiro FP, Moraes MA, Rebelo AM, Coutinho AM. Prototecose cutânea: relato de caso. Rev Soc Bras Med Trop 2007; 40(4):468-8.
7. Zaitz C, Godoy AM, Colucci FM, Souza VM, Ruiz LR et al. Cutaneous protothecosis: report of a third Brasilian case. Int J Dermatol 2006; 45(2):124-6.
8. Lever WF. Histopatologia da pele. 10. ed. Rio de Janeiro: Guanabara Koogan, 2011.
9. Okuyama Y, Hamaguchi T, Teramoto T, Takiuchi I. A human case of protothecosis sucessfully treated with itraconazole. Nippon Ishinkin Gakkai Zasshi 2001; 42(3):143-7.
10. Dalman J, Pimentel CL, Alegre M et al. Treatment of protothecosis with voriconazole. J Am Acad Dermatol 2006; 55(5 suppl):s122-3.

39

Rinosporidiose

Sandra Lyon

INTRODUÇÃO

A rinosporidiose é uma infecção crônica, granulomatosa, causada pelo *Rhinosporidium seeberi*, que acomete, predominantemente, as mucosas do nariz e dos olhos. Pode também afetar laringe, faringe, úvula, palato mole, glândulas parótidas, traqueia, brônquios, orelhas, uretra, vagina, reto, pele e ossos.[1]

HISTÓRIA

Em 1900, Guilhermo Seeber descreveu o primeiro caso de rinosporidiose em um pólipo nasal. A designação *Rhinosporidium* foi introduzida por O'Kincaly, em 1903.[1]

Ashworth estudou a doença e descreveu o agente etiológico como um fungo, denominando-o *Rhinosporidium seeberi*.

EPIDEMIOLOGIA

A rinosporidiose tem distribuição universal, sendo endêmica no sul da Ásia, particularmente no sudeste da Índia e no Sri Lanka. Têm sido descritos casos no Brasil, particularmente na Região Nordeste, na Argentina, nos EUA, na Colômbia, na Venezuela e no Irã.

Esse agente habita águas estagnadas, açudes, represas, lagos e lagoas. Pode também ser transmitido pelo ar, em áreas empoeiradas, ou em tempestades de areia.

O *Rhinosporidium seeberi*, anteriormente considerado um fungo, é hoje reconhecido como protista aquático do Reino Protozoa, Classe Mesomycetozoea.[1]

MANIFESTAÇÕES CLÍNICAS

As manifestações clínicas da rinosporidiose podem ser mucocutâneas, oculares ou nasais e disseminadas. O período de incubação é desconhecido. A mucosa do septo nasal (Figura 39.1) e a orelha externa são as regiões mais acometidas.

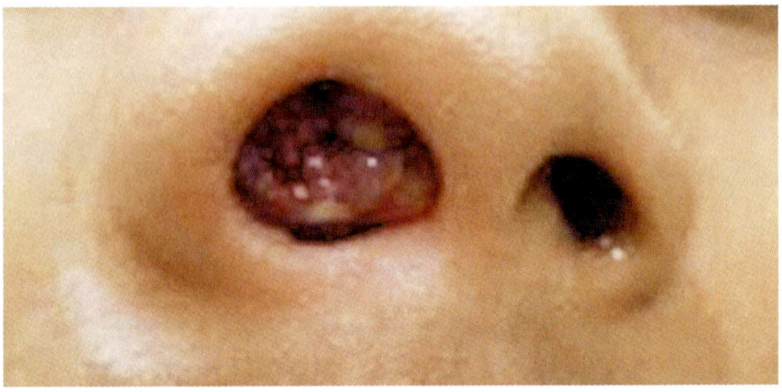

Figura 39.1 ■ Rinosporidiose – pólipo nasal com pontos amarelados, que correspondem aos cistos. (CEMEPE – Centro de Medicina Especializada, Pesquisa e Ensino.)

Os sintomas são: epistaxe, obstrução nasal, prurido e alteração do olfato. As lesões consistem em pólipos pequenos, lobulados, friáveis e avermelhados, com pontos brancos, semelhantes a um morango. Apresentam exsudato mucossanguinolento.

Nas manifestações oculares são acometidos conjuntiva palpebral e bulbar, carúncula lacrimal e canto.

A doença disseminada é rara e resultante da disseminação hematogênica para vias aéreas superiores, região anogenital, pele e ossos.[2]

DIAGNÓSTICO

O exame direto com hidróxido de potássio revela cistos com trofozoítos (Figura 39.2).

No exame histopatológico, utilizam-se coloração HE, com PAS, mucicarmina e coloração de Gomori-Grocott. São evidenciados granulomas supurativos com cistos em diferentes estágios de maturação. As várias formas evolutivas dos cistos incluem formas jovens, tróficas, colapsadas e vazias. Os cistos têm paredes de duplo contorno e quitinosas.[1-3]

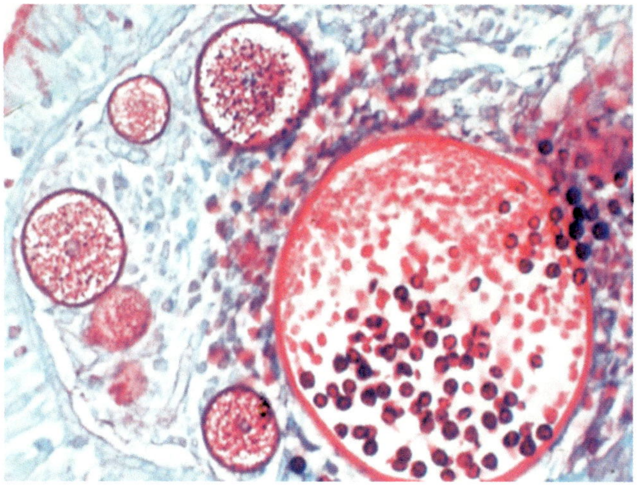

Figura 39.2 ■ *Rhinospridium seeberi* – cisto – estrutura arredondada, parede espessa, contendo numerosos trofozoítas em seu interior. (CEMEPE – Centro de Medicina Especializada, Pesquisa e Ensino.)

DIAGNÓSTICO DIFERENCIAL

O diagnóstico diferencial da rinosporidiose é feito com pólipos nasais, hemangioma, condilomas, tuberculose, micobacterioses atípicas, criptococose e leishmaniose.[1-3]

TRATAMENTO

O tratamento consiste na excisão cirúrgica, podendo apresentar recorrências.

Referências

1. Figueiredo-Silva J. Rinosporidiose. Universidade Federal de Pernambuco (Dissertação de Mestrado), 1980.
2. Campbell I. Rinosporidiose. In: Compêndio de micologia médica. 2. ed. Rio de Janeiro: Guanabara Koogan, 2010.
3. Fredricks DN, Jolly JÁ, Lepp PW, Kosek JC, Relman DA. Rhinosporidium seeberi: a novel group of acquatic Protistan parasites. Emerg Infect Dis 2000; 6:273-82.

Uso da Biologia Molecular para Auxiliar o Diagnóstico das Micoses Sistêmicas

Rachel Basques Caligiorne
Thelma Tirone Silvério Matos
Thamara Tháscila da Silva Silveira

INTRODUÇÃO

Estima-se a existência de cerca de 1,5 milhão de espécies de fungos, amplamente distribuídas por todos os ecossistemas de nosso planeta.[1,43] Destas, apenas 270 são identificadas como patógenos de plantas, animais e humanos.[75] Além de presentes na água, no solo e no ar, os fungos fazem parte da microbiota indígena de todas as espécies de plantas e animais. Para cada espécie de planta ou animal existem em torno de seis espécies de fungos associados, seja na raiz, no caule, nas folhas, nas florações, no pelo, na pele ou nas mucosas dos animais.

Em humanos, as espécies dos gêneros *Candida* e *Malassezia* e os fungos dermatófitos que se alimentam da ceratina compõem a microbiota normal, como colonizadores de pele, pelos, unhas e mucosas. Entretanto, em determinados casos, quando o indivíduo apresenta resposta imunológica deficiente, essas espécies podem vir a causar um quadro infeccioso, como é o caso das candidemias, tão frequentes em pacientes internados nas Unidades de Tratamento Intensivo (UTI). De fato, as infecções fúngicas estão estreitamente relacionadas com as disfunções do sistema imune, ocasionadas por infecção pelo vírus HIV, leucemia, transplantes de órgãos e intervenções médicas invasivas. Muitos procedimentos clínicos, como o uso de cateter, injeções, quimioterapia, antibióticos, esteroides e radiação, também são fatores de risco para infecções fúngicas.[67]

Os fungos usam o ar como forma de dispersão de seus esporos. Desse modo, podem infectar indivíduos mediante inalação. Nesses casos, o foco inicial da infecção se localiza nos pulmões, mais tarde podendo se disseminar para outros órgãos, causando uma micose sistêmica ou profunda.[70] Devido ao crescente número de indivíduos imunossuprimidos, a cada ano uma nova espécie de fungo é descrita como agente causal de infecção sistêmica. No Brasil, os agentes mais conhecidos pertencem aos gêneros *Aspergillus, Penicillium, Cryptococcus,* além dos fungos dimórficos, como *Paracoccidioides brasiliensis, Histoplasma capsulatum* e *Coccidioides immitis.* Outros fungos podem ainda infectar os tecidos do hospedeiro mediante inoculação acidental nos tecidos subcutâneos. Os agentes mais conhecidos das micoses subcutâneas são o *Sporothrix schenckii,* agente da esporotricose, e os fungos negros, agentes da cromoblastomicose e do micetoma. Em alguns casos, quando o paciente apresenta alguma deficiência na resposta imunológica celular, os fungos negros podem se deslocar dos tecidos subcutâneos, através dos vasos linfáticos, e se alojar em algum órgão, causando a feo-hifomicose, sendo a feo-hifomicose cerebral a forma mais comum. Tem sido registrada enorme frequência de feo-hifomicose em pacientes que receberam transplante de órgãos e fazem uso prolongado de corticosteroides, ou mesmo em pacientes diabéticos.[79]

DIAGNÓSTICO DAS INFECÇÕES FÚNGICAS

O diagnóstico das infecções fúngicas pode ser evidenciado a partir do exame a fresco, onde são visualizadas estruturas fúngicas em fragmentos de tecidos tratados com hidróxido de potássio (KOH), a partir do isolamento e cultivo do agente etiológico em meios de cultura artificial ou a partir de ensaios sorológicos e de exame histopatológico de fragmentos de tecidos afetados.[51,61,78] No entanto, cada uma dessas metodologias apresenta limitações, levando sempre à necessidade de reunião das evidências clínicas aos resultados laboratoriais para a conclusão do diagnóstico. A visualização a fresco das formas fúngicas nos tecidos apresenta baixa sensibilidade. A cultura do agente pode levar de 2 a 3 semanas para demonstrar o crescimento do agente causal. Ademais, algumas espécies podem apresentar variações morfológicas intraespecíficas, ocasionando dúvidas no diagnóstico.[59,60]

Apesar de também apresentar baixa sensibilidade, o exame histopatológico é muito importante, pois confirma a presença do agente nos tecidos lesionados e, em várias situações, é mais rápido que a cultura. No entanto, por se fundamentarem apenas em características patológicas, os exames histopatológicos apresentam como desvantagem a impossibilidade de identificarem a espécie.

Embora testes sorológicos sejam de grande ajuda no diagnóstico e monitoramento do tratamento de micoses sistêmicas, estes não são utilizados rotineiramente. Os exames sorológicos com base na detecção de anticorpos circulantes podem não ser conclusivos e exigirem mais tempo para que se desenvolva a fase de convalescença. Atualmente, ensaios de imunofluorescência direta e indireta, usando anticorpos específicos, são os principais métodos para identificação *in situ* de agentes fúngicos. No entanto, anticorpos policlonais para detecção de fungos específicos têm produção limitada ou não estão disponíveis comercialmente.[54]

De maneira geral, os testes fisiológicos são de extrema importância na identificação e classificação de fungos leveduriformes, como, por exemplo, os do gênero *Candida*.[49] Entretanto, os perfis fisiológicos não demonstram valores de diagnóstico e identificação conclusivos para a caracterização da maioria das espécies de fungos filamentosos, uma vez que estes podem apresentar perfis fisiológicos semelhantes.[1]

Diante desse quadro, a análise molecular apresenta-se como mais uma ferramenta importante na determinação de espécies fúngicas e no auxílio ao diagnóstico das micoses. No final da década de 1980 surgiram as primeiras publicações referentes ao emprego da técnica de PCR (reação em cadeia da polimerase) para detecção e identificação de espécies.[73] Desde então, a PCR tem sido amplamente utilizada para identificação molecular de fungos. Vale ressaltar que os perfis genotípicos gerados pelas técnicas moleculares precisam ser somados aos caracteres morfológicos, para que se estabeleçam definitivamente a identificação das espécies e o diagnóstico da doença.[9,29,45]

De modo simplificado, a PCR constitui-se de três fases (Figura 40.1): inicia-se o processo de separação térmica da cadeia dupla do DNA, resultando em duas cadeias complementares; assim separadas, elas são aneladas aos iniciadores específicos, os quais correspondem a curtas sequências de DNA complementar ao trecho específico de DNA da cadeia-alvo. Na sequência, com a participação da enzima *Taq DNA polymerase*, produzem-se a extensão da cadeia e, de imediato, cópias de cadeia dupla, agora incorporando a sequência específica desejada. As cópias "filhas", assim obtidas, passam a constituir-se em modelo para o novo ciclo, e assim por diante, até a obtenção de milhares de cópias, que poderão ser vistas pela eletroforese em gel de agarose (Figura 40.2).

A PCR oferece uma excelente alternativa para o diagnóstico das micoses sistêmicas, em comparação aos métodos convencionais, uma vez que pode detectar baixa carga fúngica, chegando a detectar picogramas de DNA/mL de amostra clínica, e pode ser usada em pequenas quantidades de amostras.[12,34,54,56]

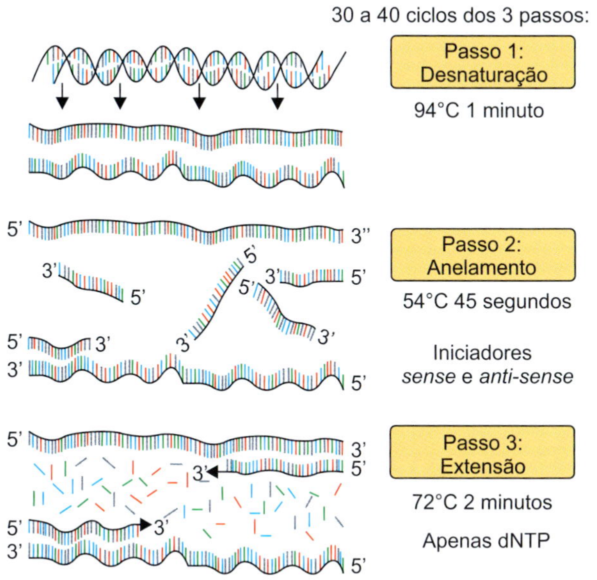

Figura 40.1 ■ Esquema demonstrativo da PCR. (Andy Vierstraete, 1999. Disponível em: http://users.ugent.be/~avierstr/principles/pcr.html.)

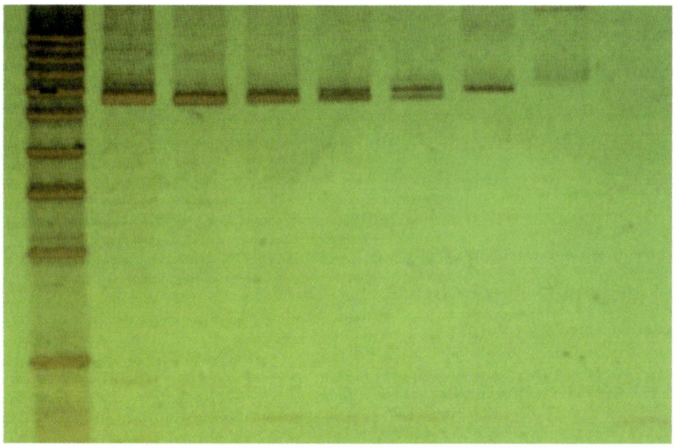

Figura 40.2 ■ Gel de acrilamida corado pela prata, onde são observados os produtos da amplificação de um gene espécie-específico. Na coluna 1 está o padrão de peso molecular (PM), que apresenta uma escala de fragmentos de 100 pares até 1.000 pares de base; da segunda à sétima coluna estão os genomas do fungo *Cryptococcus neoformans*, amplificados na região espécie-específica, e na última coluna está o controle negativo da reação, onde não há genoma a ser amplificado (CN).

Ao longo das últimas três décadas foram desenvolvidas algumas variações na técnica de PCR, como a técnica de PCR-RFLP (polimorfismos de tamanho de fragmentos de restrição), que consiste em cortar um fragmento gerado pela PCR usando enzimas de restrição. A técnica de PCR-RFLP promove análise comparativa rápida e precisa, que tornará possível a identificação da espécie do agente causal em algumas horas. A técnica de RAPD (amplificação aleatória de genomas polimórficos) consiste em agrupar as espécies a partir de seus perfis de amplificação. A técnica de RAPD é um importante recurso a ser aplicado no estudo do polimorfismo genético entre populações de espécies e entre espécies afins, contribuindo para a análise taxonômica.[21,22,92]

A técnica de sequenciamento nucleotídico, descrita desde a década de 1970[75] e utilizada para estudos taxonômicos em fungos,[32] foi majorada pela possibilidade de sequenciar apenas aquele fragmento específico, um fragmento amplificado pela técnica de PCR, representando, assim, enorme avanço na identificação das espécies.[9,20,40,82]

Atualmente, a técnica de PCR em tempo real, ou PCR quantitativa (qPCR), tem se tornado uma ferramenta muito importante e o alvo de estudo dos infectologistas e pesquisadores, uma vez que, a partir do desenho de uma sonda espécie-específica, torna possível a padronização de um teste de diagnóstico rápido e preciso para as doenças infectoparasitárias. Assim como a PCR convencional, a qPCR consiste na duplicação exponencial de uma parte específica do genoma de um organismo *in vitro*. No entanto, a qPCR se utiliza do momento da primeira amplificação detectada e não do produto acumulado ao final de todos os ciclos, como acontece com a PCR convencional. O mecanismo de detecção da qPCR atua por meio de fluorescência e para isso, além dos reagentes necessários para qualquer reação de PCR, é utilizada uma sonda fluorescente, que se anela em regiões espécie-específicas dos genomas. O equipamento de qPCR é um termociclador com um conjunto de feixes de luz e um mecanismo que capta a fluorescência emitida durante a reação, convertendo-a em um valor numérico que é convertido em diagramas pelo programa (Figura 40.3).[6,46,94]

TAXONOMIA DOS FUNGOS E DESENHO DE BIOMARCADORES DE DIAGNÓSTICO

Os biomarcadores, ou marcadores moleculares, são sequências espécies-específicas que, uma vez determinadas, possibilitam o desenvolvimento de uma metodologia de identificação molecular do agente causal e diagnóstico das doenças. Entretanto, somente a partir do estudo sistematizado da diversidade genética dentro de determinada espécie ou gênero será possível desenhar um marcador que seja espécie-específico de confiança.

De modo geral, pode-se dizer que os objetivos dos estudos moleculares em diversidade genética atendem a quatro metas, que são interdependentes entre si:

- Estudos filogenéticos, traçando o curso mais provável da evolução e coerência histórica dos níveis taxonômicos.
- Estudos taxonômicos, que classificam e identificam os organismos.
- Aplicações diagnósticas, a partir da identificação das espécies.
- Epidemiologia e genética de populações, estudando a variabilidade genética dentro de grupos de indivíduos.

Para uma análise molecular comparativa entre espécies é necessário que a região escolhida do genoma do organismo seja conservada o bastante entre os seres vivos, mas que apresente diferenças que possibilitem sua distinção (Guarro e cols., 1999).

Dessa maneira, fica claro que as padronizações de técnicas moleculares de diagnóstico estão estreitamente relacionadas com a pesquisa de biodiversidade genômica; caso contrário, poder-se-á incorrer em um diagnóstico com baixa especificidade e baixa sensibilidade.

O estudo comparativo dos genomas dos fungos passa a ser de suma importância, uma vez que, definindo seu universo de similaridades e dissimilaridades, poderemos atuar de maneira mais eficaz contra as doenças causadas por esses organismos. Além disso, entendendo o processo evolutivo dessas espécies, poderemos ampliar esses conhecimentos para outras análises evolutivas, desenvolvendo bases mais sólidas para o pleno conhecimento do ecossistema e sua evolução.

Denomina-se taxonomia o estudo teórico da classificação, incluindo suas bases, princípios, condutas e leis. A taxonomia é conceituada como uma ciência empírica.[80] A relação taxonômica pode ser filogenética, quando se conhece o membro ancestral ou mesmo o caráter ancestral, ou pode

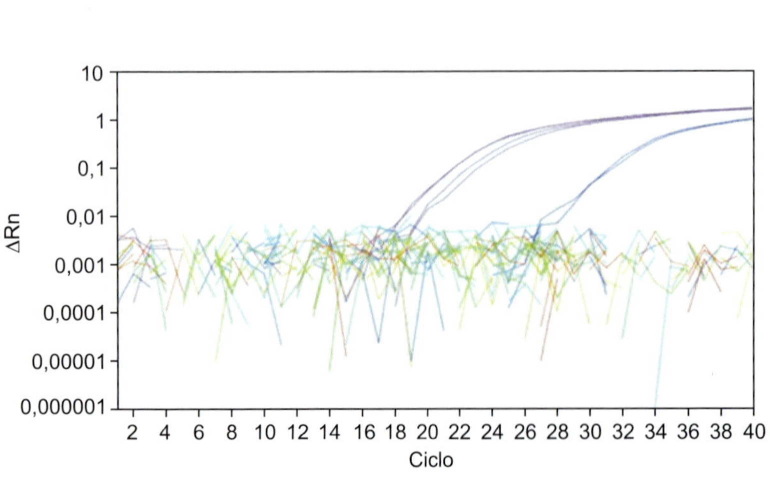

Figura 40.3 ■ Curva de amplificação pela técnica de qPCR, onde as duas curvas em roxo são amostras padronizadas do fungo *P. brasiliensis*, na concentração de 1ng, e, em azul, DNA de cultura de *P. brasiliensis*, isolada de paciente na concentração de 0,01ng. As demais amostras de outras espécies de fungos, representadas pelas linhas coloridas, por não apresentarem a região espécie-específica, não foram reconhecidas pela sonda e, portanto, não apresentaram o pico de amplificação.

ser apenas fenética, quando não se fazem inferências sobre a ancestralidade dos organismos em estudo. Utiliza-se a sigla OTU (unidade taxonômica operacional) para referir-se aos *taxa* terminais no universo delimitado por uma análise, sejam indivíduos, populações, espécies ou grupos de espécies. A identificação e a classificação dos organismos só poderão ser realizadas a partir de uma taxonomia estabelecida.[5,39]

A biologia molecular tem sido cada vez mais explorada no estudo da relação taxonômica em fungos. A partir da facilitação da extração do material genético, muitos autores têm publicado trabalhos comparativos em nível de DNA ou RNA.[9,17,18,44,47,52,63,64,71,82] A maioria desses estudos tem explorado as regiões do DNA ribossômico (rDNA). Nos fungos, os genes codificadores das subunidades ribossômicas estão localizados em um único cromossomo, apresentando-se como repetições *em tandem*, ou seja, são 200 cópias do *operon* dos genes das subunidades ribossômicas espaçadas ao longo desse cromossomo (Figura 40.4). As diferentes regiões do rDNA apresentam diferentes taxas de mutação, o que possibilita um estudo comparativo em diferentes níveis taxonômicos, variando de famílias até populações isoladas de uma mesma espécie.[11,20,33,66,83]

A partir da taxonomia molecular, toda a classificação dos fungos tem sido modificada e continua em constante modificação.[3] A tendência é a de agrupamento de alguns *gêneros* em *complexos*, a fim de se aproximar cada vez mais da real posição filogenética e taxonômica das espécies fúngicas. O estudo comparativo de rDNA tem sido intensamente aplicado na taxonomia moderna dos fungos, e a tendência é de que seja cada vez mais aplicada, a fim de ampliar a informação filogenética contida nessa região do genoma.[10,11,32,52,64,87]

Como o rDNA vem sendo estudado em várias famílias de fungos e de outros organismos, atualmente existe um grande número de bancos de dados e programas disponíveis para análise e alinhamento de sequências do rDNA, os quais podem ser acessados nos seguintes endereços: http://rdp.cme.msu.edu/; http://ftp.cme.msu.edu/pub/RDP/; ou por FTP (em ftp://ftp.cme.msu.edu/pub/RDP/). O *Genbank* é um banco de dados de sequências nucleotídicas de todas as regiões gênicas de todos os organismos, depositados por cientistas de todo o mundo (http://www.ncbi.nlm.nih.gov/genbank/). O programa Blastn (*Basic Local Alignment Search Tool*)[4] é usado para estabelecer o alinhamento entre todas as sequências depositadas no *Genbank*. A partir de seu algoritmo, são determinados os coeficientes de identidade e homologia entre as sequências na forma de porcentagem, ou seja, duas sequências que apresentam 100% de identidade e homologia são 100% semelhantes em suas sequências nucleotídicas (http://blast.ncbi.nlm.nih.gov/Blast.cgi). Existem milhares de sequências do rDNA de todos os organismos depositadas no *Genbank*. Desse modo, é possível sequenciar uma região do rDNA de um determinado agente que precisa ser identificado e, em seguida, alinhar essa sequência com as demais sequências do rDNA depositadas no *Genbank*; assim, a partir dos dados de identidade, é possível inferir a espécie em estudo. Vale ressaltar que as análises de alinhamento das sequências nucleotídicas são sempre somadas aos caracteres morfofisiológicos para determinação da espécie.

Existem programas que utilizam toda a coleção de sequências depositada no *Genbank* para o desenho de um par de iniciadores que sejam espécie-específicos (http://www.ncbi.nlm.nih.gov/tools/primer-blast/). A atual disponibilidade de bons iniciadores, utilizados para amplificar diferentes fragmentos do rDNA, também tem sido um dos fatores que facilitam a exploração dessa região do genoma.[31]

Em fungos, o rDNA é formado pelos genes que codificam as quatro subunidades ribossômicas: 18S (menor subunidade do rDNA, ou *small-subunit* rDNA, ou SSUrDNA); 28S (maior subunidade do rDNA, ou *large-subunit* rDNA, ou LSUrDNA); 5S rDNA e 5,8S rDNA, as quais se encontram representadas na Figura 40.4.[31,83]

As regiões que codificam as subunidades gênicas são altamente conservadas e servem como pontos de referência para a pesquisa de divergência evolutiva. O gene 5S pode ocupar posições variáveis e é transcrito no sentido oposto. Essas regiões conservadas são intercaladas por regiões variáveis, os domínios ITS e IGS (Figura 40.4). Estes domínios não são codificadores, o que torna possível o acúmulo de mutações ao longo de evolução dos fungos. Os domínios ITS, denominados regiões transcritas espaçadoras internas (ITS – *internal transcribed spacer*), são regiões transcritas, mas não traduzidas. Por se tratar de uma região altamente variável no *operon* do rDNA, as regiões ITS são muito usadas para identificação de gêneros e espécies e variáveis de uma mesma espécie.[38] Os domínios IGS também são utilizados, porém em menor grau. Alguns estudos indicam que os domínios IGS eram genes que perderam sua função.[95]

Enquanto os genes que codificam as subunidades 5,8S e 5S têm sido usados para inferir relações filogenéticas entre *ordens* de fungos,[88] comparações entre sequências do gene que codifica a subunidade 18S rDNA têm determinado a relação entre os principais grupos dos seres vivos, por serem extremamente conservadas ao longo da evolução.[25,90,91]

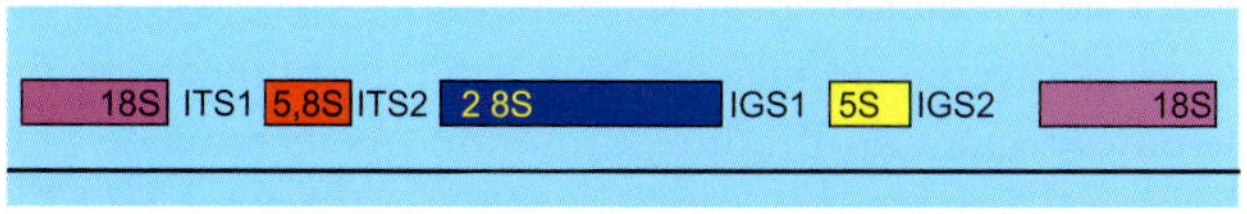

Figura 40.4 ■ Representação esquemática do lócus do rDNA em *Trichosporon*. As regiões codificantes estão dentro das caixas coloridas; em rosa, o gene que codifica a subunidade menor do ribossomo (18S). ITS e IGS são regiões transcritas, mas que não são traduzidas.

Dados sobre a sequência do rDNA têm sido uma fonte importante de conhecimento sobre a sistemática dos fungos.[16] Os domínios D1/D2 da região 28SrDNA e os domínios ITS são as regiões mais utilizadas na identificação de fungos patogênicos.[83] Entretanto, íntrons presentes em alguns genes codificadores de proteínas, como β-tubulina,[66,85] actina,[23] quitina sintetase,[15] acetil coenzima A sintetase,[13] gliceraldeído-3-fosfato desidrogenase[42] e lignina peroxidase,[65] também são usados na análise filogenética de várias espécies fúngicas, contribuindo com informações importantes. Apesar de o gene da quitina sintetase não apresentar um resultado fidedigno quanto ao reconhecimento de espécie, ele também pode ser utilizado para inferir as relações filogenéticas das espécies agregadas.[20]

O DNA ribossômico tem sido uma das regiões do genoma mais investigadas nas últimas décadas. Pelo fato de apresentar-se em repetições, torna-se um alvo de recombinações não homólogas, ocasionando inserções ou deleções nucleotídicas. O cromossomo do DNA ribossômico tem sido considerado um dos que apresentam maior polimorfismo de tamanho entre espécies e até entre populações isoladas.[95] Desse modo, a análise de sequenciamento de regiões do rDNA torna-se uma ferramenta importante e os dados gerados por essa análise têm a maior relevância dentre os demais métodos para análise taxonômica de fungos.

As principais razões para a ampla utilização do rDNA em análises filogenéticas são:

- Apresentam-se em, aproximadamente, 200 cópias, repetidas *em tandem.*
- As diferentes regiões do rDNA apresentam diferentes taxas de mutação, fornecendo informação sobre evolução e filogenia em diferentes níveis taxonômicos.
- O rDNA está presente em todos os organismos, apresentando uma única origem evolutiva e sendo responsável pela produção de 80% a 90% do RNA total de procariotos e eucariotos.[37,95]
- Além disso, contamos com um enorme número de sequências do rDNA depositadas em bancos de sequências nucleotídicas (*Genbank*), o que torna essa região do genoma a mais informativa para pesquisa de identidade e homologia entre as sequências.

A classificação taxonômica das espécies e sua identificação correta só poderão ser definitivamente estabelecidas a partir de um estudo aprofundado sobre as relações genéticas entre as diversas populações, que estão distribuídas em diferentes regiões do Brasil e do mundo. As técnicas de biologia molecular, como a PCR, a qPCR a RAPD, a RFLP e o sequenciamento nucleotídico dos genes das subunidades ribossômicas, representam o melhor caminho a ser tomado para caracterização de marcadores moleculares mais apropriados para esses fungos.

DIAGNÓSTICO MOLECULAR DA PARACOCCIDIOIDOMICOSE

A paracoccidioidomicose (PCM) é uma micose sistêmica. Causada pelos fungos *Paracoccidioides brasiliensis* e *Paracoccidioides lutzii*, a infecção é provocada pela inalação dos esporos.[1,2,36,50] A PCM é considerada a mais importante micose profunda da América Latina, e o Brasil acumula o maior número de casos descritos da doença.[3-5,41,55,57] A PCM pode ser confundida com leishmaniose, lúpus eritematoso, tuberculose, sífilis, sarcoidose e hanseníase, além de outras micoses, como coccidioidomicose, esporotricose e blastomicose. Portanto, os exames histopatológicos e o cultivo do agente causal são importantes para o fechamento do diagnóstico, sendo necessária a realização do diagnóstico diferencial.[6,7,62,77] Em decorrência da dificuldade em estabelecer o diagnóstico da PCM de maneira rápida e segura, vários estudos, no Brasil e em toda a América Latina, vêm demonstrando a aplicabilidade dos marcadores moleculares como mais um recurso para o diagnóstico da PCM.[7,11,33,46,54] Diferentes alvos para detecção do DNA de *P. brasiliensis* e *P. lutzii* têm sido utilizados, como as regiões codificantes do RNA ribossômico (rDNA) e das glicoproteínas gp43 e pb27 e os microssatélites. A qPCR tem como vantagem a possibilidade de quantificar a carga fúngica, tornando possíveis o monitoramento do tratamento e a cura com base na carga fúngica.[12,14,19,46] A PCR realizada com iniciadores baseados na sequência do gene da gp43 tem se revelado um método sensível. A qPCR usando sonda fluorescente derivada do gene que codifica a gp43 foi capaz de detectar o mínimo de 10 cópias da sequência codificadora da gp43, sendo eficiente no diagnóstico da PCM.[15,16,35,69] Em outro estudo, utilizando como alvo o gene da GP43, foram alcançadas especificidade e sensibilidade de 100%, com capacidade de detectar 10 cópias do gene da GP43 em cultura e especificidade de 100% e sensibilidade de 61% em amostras biológicas. A utilização da região de ITS1 rDNA como alvo por qPCR apresentou especificidade e sensibilidade de 100% em DNA de cultura e amostras biológicas, como biópsias e lavado brônquico alveolar.[14,15,17,19,35,69]

DIAGNÓSTICO MOLECULAR DA CRIPTOCOCOSE

O avanço da biologia molecular tem tornado possível o desenvolvimento de novas técnicas para diagnóstico e identificação de sorotipos de *Cryptococcus* spp. As vantagens dessas metodologias residem em sua alta sensibilidade e na possibilidade de identificação de sorotipos a partir de materiais biológicos, sem a necessidade de cultivo do fungo. Além da rapidez na caracterização do fungo, as técnicas de biologia molecular, como a PCR, têm apresentado redução dos custos a cada ano, tornando-se uma das ferramentas com melhor relação custo-benefício. Em estudos recentes, foram utilizados iniciadores de sequências específicas de minissatélites de fago M13 e da sequência específica de microssatélites (GACA). Tipos moleculares são incluídos para a análise: *C. neoformans* WM 148 (VNI-sorotipo-A), WM 626 (VNII-sorotipo-A), WM 628 (VNIII-sorotipo-AD), WM 629 (VNIV-sorotipo-D), WM 179 (VGI-sorotipo-B), WM 178 (VGII-sorotipo-B), WM 161 (VGIII-sorotipo-C) e WM 779 (VGIV-sorotipo-C).[81]

Está sendo realizado ensaio de PCR que se utiliza de um único par de iniciadores específicos para a região do gene transportador de açúcar. Com esse ensaio é possível distinguir diferentes espécies de *Cryptococcus*.[30] Para detecção do DNA de *Cryptococcus* também tem sido desenvolvida a *Nested PCR*, usando uma região do rDNA. A *Nested PCR* consiste na amplificação de um fragmento em dois passos: no primeiro, realiza-se a primeira PCR, usando um par de iniciadores, denominados fungos I (GTT AAA AAG CTC GTA GTT G) e fungos II (TCC CTA GTC GGC ATA GTT TA), que são complementares à região 18S rDNA de vários fungos patogênicos, incluindo também os diferentes sorotipos de *C. neoformans*, gerando um produto (*amplicon*) de 429bp; em seguida, no segundo passo, o produto dessa PCR é reamplificado em uma segunda reação de PCR, usando iniciadores que se anelam dentro dessa sequência e que são específicos para *C. neoformans*, gerando um *amplicon* de 278bp. Esses iniciadores são denominados Cryp I (TCC TCA CGG AGT GCA CTG TCT TG) e Cryp II (CAG TTG TTG GTC TTC CGT CAA TCT A).[72] A *Nested PCR* incrementa ou potencializa os resultados da PCR, de modo a permitir que, mesmo a partir de pequenas quantidades de amostra clínica, como muitas vezes acontece com o liquor, ou mesmo com baixa carga fúngica, seja possível visualizar o material amplificado em gel de agarose ou de acrilamida.

DIAGNÓSTICO MOLECULAR DA CANDIDÍASE

A candidíase ou candidose tem sido considerada a principal micose sistêmica que almente os indivíduos imunossuprimidos em todo o mundo. Essa doença tem ocupado o primeiro lugar entre as micoses oportunistas que atigem os portadores do vírus HIV, os indivíduos com câncer, *diabetes mellitus*, os receptores de transplantes e os internados em UTI. As espécies mais comumente encontradas nos casos clínicos são: *C. albicans, C. tropicalis, C. parapsilosis, C. glabrata, C. krusei, C. lusitaniae, C. rugosa, C. pseudotropicalis* e *C. guillermondii*. Cada espécie de *Candida* difere quanto aos fatores de virulência, promovendo alterações no processo de infecção e apresentando respostas variadas ao tratamento com antimicóticos. Por isso, é necessária a correta identificação das espécies de *Candida*.

Para identificação das espécies de *Candida* e o diagnóstico da candidíase, tem sido utilizada a técnica *PCR Fingerprint*, que consiste na amplificação de sequências específicas no DNA, formando um perfil eletroforético típico de cada espécie, como uma impressão digital da espécie ou de um grupo de espécies (*fingerprint*). Essas regiões são íntrons altamente variáveis entre as espécies do gênero *Candida*. O iniciador utilizado para amplificação da região específica é o EI1 (5'-CTGGCTTGGTGTATG).[24] A partir do resultado obtido na reação com o iniciador EI1, é realizada uma segunda reação com os iniciadores NL1 (5'-GCATATCAATAAGCGGAGGAAAAG) e NL4 (5'-GGTCCGTGTTTCAAGACGG). Esses iniciadores amplificam a região do 28S rDNA, que também tem sido amplamente utilizada para o sequenciamento nucleotídico e a identificação molecular das espécies.[14]

DIAGNÓSTICO MOLECULAR DA HISTOPLASMOSE

A histoplasmose é uma micose sistêmica cosmopolita, causada pelo *Histoplasma capsulatum*, um fungo associado às fezes de morcegos e aves. A doença se desenvolve sob diferentes modalidades clínicas, sendo possível a ocorrência de pequenos surtos epidêmicos. Desse modo, pode apresentar-se com manifestações graves, rapidamente progressivas e fatais, necessitando diagnóstico e tratamentos eficientes.[90] Segundo Ardizzoni e cols. (2011), a histoplasmose é uma micose primitiva difundida em todo o mundo.[8] É encontrada no Centro-Oeste e no Nordeste dos EUA e na América Latina, havendo microfocos na Ásia e na África e casos sem etiologia comprovada na Europa.

O *Histoplasma capsulatum* é um fungo dimórfico, ou seja, apresenta-se na forma leveduriforme, quando cultivado a 37ºC, e na forma saprofítica, ou filamentosa, quando cultivado a 27ºC. Esse fungo apresenta crescimento lento em meios de cultura e não é facilmente visualizado em amostras clínicas. Assim, é necessário o desenvolvimento de métodos de diagnósticos mais precisos, como, por exemplo, a PCR. Vários pesquisadores vêm padronizando a PCR para diagnóstico da histoplasmose.

Alguns pares de iniciadores espécie-específicos têm sido desenhados, como o par HCI (50-GCG GCC CGA TTC TTCCACCTCAAC-30) e HCII (50-ATGTCCCAT CGG GCG CCG TGT AGT-30), que se anelam em uma sequência de nucleotídeos de 391 pares de bases do gene que codifica uma proteína chamada de 100kDa (100 quilodáltons), o gene Hc100PCR. Alguns estudos têm verificado que a utilização dos iniciadores HcIII (5-GAG ATC TAG TCG CGG CCA GGT TCA-3) e HcIV (5-AGG AGA GAA CTG TAT CGG TGG CTT G-3), que se anelam nesse gene, gerando um *amplicon* de 210 pares de bases, tem altas sensibilidade e especificidade para detecção do fungo *H. capsulatum*.[74]

Também são utilizados os iniciadores ITS1 (50-TCC GGT GTA GAA CCT GCG G-30) e ITS4 (50-TCC TCC GCT TAT TGA TAT G-30) que são considerados *universais* para as espécies de fungos, produzindo *amplicons* de, aproximadamente, 600 pares de bases. Esses iniciadores se anelam nos domínios ITSr DNA. Embora a reação de PCR, usando esses inciadores *universais*, apresente sensibilidade de 100%, sua especificidade é baixa, não sendo, portanto, indicada para identificação da espécie *H. capsulatum* e definição do diagnóstico da histoplasmose.

IDENTIFICAÇÃO MOLECULAR DOS FUNGOS NEGROS

Os fungos negros, anteriormente denominados fungos dematiáceos, formam um grupo de micro-organismos de pigmentação escura devido à presença do complexo melanínico em sua parede celular.[68] Atualmente, são descritas em torno de 5.000 espécies de fungos melaninizados, e a tendência é que seja descrito um número bem maior.[27,28] Dessa maneira, um crescente número dessas espécies tem sido descrito em um amplo espectro de infecções humanas.[1]

A biologia molecular tem sido cada vez mais utilizada para a identificação dos gêneros e espécies de fungos negros.[2,10,26,53,58] O conjunto de iniciadores que se anelam nas regiões ITS rDNA é amplamente usado para identificação de fungos negros, quais sejam:

ITS5 (5-TCCTCCGCTTATTGATATGC-3);
ITS4 (5-GGAAGTAAAAGTCGTAACAAGG-3),
ITS2 (5'-GCTGCGTTCTTCATCGATGC-3) e
ITS3 (5-GCATCGATGAAGAACGCAGC-3).[31]

Uma vez que o cultivo dos fungos negros é bastante lento, torna-se necessária a padronização de um método de detecção rápida e precisa dos agentes causadores da cromoblastomicose, micetoma e feo-hifomicose. Embora alguns estudos demonstrem aplicação do DNA mitocondrial,[48] a região ITS rDNA tem sido a região do genoma de melhor escolha para essa finalidade.[9,18,20,21,40,86,87,93]

CONSIDERAÇÕES FINAIS

Além do surgimento acelerado de novos agentes, há outros desafios, como o diagnóstico das doenças que, em razão de seu embasamento científico ainda restrito, tem ocasionado ambiguidades nas interpretações. O tratamento das infecções também tem sido difícil, uma vez que pouco se conhece sobre a interação patógeno-hospedeiro.

Torna-se imprescindível um maior conhecimento dos aspectos micológicos, abrangendo a ecologia dos fungos, a variabilidade genética, a interação entre as diversas unidades taxonômicas e, por fim, as possíveis interações dos fungos com o ser humano e o ambiente. Existem vários programas disponíveis na internet para a análise de sequências de DNA. Suas ferramentas variam desde desenhos de iniciadores a análises de filogenia entre as sequências.[4,53,84]

Há um número infinito de espécies fúngicas a serem identificadas e estudadas, tanto morfo/fisiológica como molecularmente. O que se apresenta neste capítulo é apenas a indicação da infinidade de espécies que podem ser encontradas como agentes de doenças em humanos, animais e plantas. Para uma noção real da diversidade dos fungos que são patógenos em humanos será preciso fornecer à população de risco e aos agentes de saúde informações sobre os riscos das doenças. A divulgação e a disseminação das informações poderão fazer com que os pacientes passem a procurar os centros de saúde, evitando, assim, a mortalidade e a morbidade provocada pela desfiguração dos membros ao longo de anos, sem tratamento. Os médicos, também, conscientes, irão buscar notificar os casos ocorridos, ou encaminhar os pacientes para centros de saúde especializados. A notificação das doenças causadas pelos fungos é primordial para o conhecimento da distribuição das doenças e das diferentes espécies dos agentes etiológicos. É possível que, pelas próprias características climáticas de nosso país, exista uma grande biodiversidade de espécies de fungos patógenos com grande potencial patogênico a ser descoberto.

Referências

1. Abliz P, Fukushima K, Takizawa K et al. Rapid identification of the genus Fonsecaea by PCR with specific oligonucleotide primers. J Clin Microbiol 2003; 41:873-6.
2. Abliz P, Fukushima K, Takizawa K, Nishimura K. Specific oligonucleotide primers for identification of Cladophialophora carrionii, a causative agent of chromolastomycosis. J Clin Microbiol 2004; 42:404-7.
3. Alexopoulos CJ, Mims CW, Blackwell M. Introductory mycology. 4. ed. New York: John Willey & Sons, Inc, 1996.
4. Altschul SF, Madden TL, Schaffer AA et al. Gapped BLAST and PSI-BLAST: a new generation of protein database search programs. Nucleic Acids Res 1997; 25:3389-402.
5. Amorim DS. Elementos básicos de sistemática filogenética. São Paulo: Soc. Bras. Entomologia, 1994, 315p.
6. Applied Biosystems. 7500/7500 Fast Real-Time PCR System Getting Started for Standard Curve Experiments. Applied Biosystems, 2007-2010, 126p.
7. Arantes TD, Theodoro RC, Macorissa DG et al. Detection of Paracoccidioides spp. in environmental aerosol samples. Medical Micology 2013; 51(1):83-92.
8. Ardizzoni A, Baschieri MC, Manca L et al. The protein "mycroarray": a novel serological assay for the laboratory diagnosis of primitive endemic mycoses. New Microbiologica 2011; 34:307-16.
9. Attili DS, De Hoog GS, Pizzirani-Kleiner AA. rDNA- RFLP and ITS-1sequencing of species of the genus Fonsecaea, agents of chromoblastomycosis. Med Mycol 1998; 36:219-25.
10. Bhattacharya D, Reeb V, Simon DM, Lutzoni F. Phylogenetic analyses suggest reverse splicing spread of group I introns in fungal ribosomal DNA. BMC Evol Biol 2005; 5:1-11.
11. Bialek R, Ibricevic A, Fothergill A, Dominik B. Small subunit ribosomal DNA sequence shows Paracoccidioides brasiliensis closely related to Blastomyces dermatitidis. J Clin Microbiol 2000; 38(9):3190-193.
12. Bialek R, Ibricevic A, Aepinus C et al. Detection of Paracoccidioides brasiliensis in tissue samples by Nested PCR assay. J Clin Microbiol 2000; 38:2940-2.
13. Birch PRJ, Sims PFG, Broda P. Nucleotide sequence of a gene from Phanerochaetae chrysosporiun that shows homology to the facA gene of Aspergillus nidulans. DNA Seq 1992; 2:319-23.
14. Boekhout T, Kurtzman CP, O'Donnell K, Smith MT. Phylogeny of the yeast genera Hanseniaspora (anamorph Kloeckera), Dekkera

(anamorph Brettanomyces), and Eeniella as inferred from partial 26s ribosomal DNA nucleotide sequences. Int J Syst Bacteriol 1994; 44:781-6.
15. Bowen AR, Chen-Wu JL, Momany M et al. Classification on fungal chitin synthases. Proc Natl Acad Sci U.S.A 1992; 89:519-23.
16. Bowman BH, Taylor JW, Brownlee AG et al. Molecular evolution of the fungi: relationship of the Basidiomycetes, Ascomycetes, and Chytridiomycetes. Mol Biol Evol 1992; 9:285-96.
17. Bruns TD, White TJ, Taylor JW. Fungal molecular systematics. Annu Ver Ecol Syst 1991; 22:525-64.
18. Bryan GT, Daniels MJ et al. Comparison of fungi within the Gaeumannomyces-Phialophora complex by analysis of ribossomal DNA sequences. Appl Env Microbiol 1995; 61(2):681-9.
19. Bustin SA et al. MIQE précis: Practical implementation of minimum standard guidelines for fluorescence-based quantitative real-time PCR experiments. BMC 2010; 11(74):67-71.
20. Caligiorne RB, Licinio P, Dupont J, De Hoog GS. Internal transcribed spacer rRNA gene-based phylogenetic reconstruction using algorithms with local and global aligment for black yeast and their relatives. J Clin Microbiol 2005; 43:2816-23.
21. Caligiorne RB, Resende MA, Dias-Neto E. Oliveira SC, Azevedo V. Dematiaceous fungal pathogens: analysis of ribosomal DNA gene polymorphism by polymerase chain reaction-restriction fragment length polymorphism. Mycoses 1999a; 42:609-14.
22. Caligiorne RB, Resende MA, Paiva E, Azevedo V. Use of RAPD (random amplified polymorphic DNA) to analyse genetic diversity of dematiaceous fungi. Can J Microbiol 1999b; 45:408-12.
23. Cox GM, Rude TH, Dykstra CC, Perfect JR. The actin gene from Cryptococcus neoformans: structure and phylogenetic analysis. J Med Vet Mycol 1995; 33:261-6.
24. De Barros Lopes MA, Soden A, Henschke PA et al. PCR differentiation of commercial yeast strains using intron splice site primers. Applied and Environmental Microbiology, 1996.
25. de Hoog GS, Gerrits Van Den Ende AHG. Molecular diagnosis of clinical strains of filamentous Basidiomycetes. Mycoses 1998; 41:183-9.
26. de Hoog GS, Attili-Angelis D, Vicente VA et al. Molecular ecology and pathogenic potential of Fonsecaea species. Med Mycol 2004; 42:405-16.
27. de Hoog GS. Evolution of black yeasts: possible adaptation to the human host. Antonie van Leeuwenhoek 1993; 63:105-9.
28. de Hoog GS, Queiroz-Telles F, Haase G et al. Black fungi: clinical and pathogenic approaches. Med Mycol 2000; 38:243-50.
29. de Hoog GS, Vicente V, Caligiorne RB et al. Species diversity and polymorphism in the Exophiala spinifera clade containing opportunistic black yeast like fungi. J Clin Microbiol 2003; 41:4767-78.
30. Feng X, Fu X, Ling B et al. Development of a singleplex PCR assay for rapid identification and differentiation of Cryptococcus neoformans var. grubii, Cryptococcus neoformans var. neoformans, Cryptococcus gatti, and hybrids. J Clin Microbiol 2013; 51(6):1920-3.
31. Gelfand J, White TJ. PCR protocols: a guide of methods and applications. San Diego, C.A: Academic Press 1990:315-22.
32. Georgiev OI, Nikolaev N et al. The strusture of the yeast ribossomal RNA genes: Complete sequence of the 25S rRNA gene from Saccharomyces cerevisiae. Nucl Acids Res 1981; 9:6953-8.
33. Goldani LZ, Sugar AM. Paracoccidioidomycosis and AIDS: an overview. Clin Infect Dis 1995; 21:1275-81.
34. Goldani LZ, Sugar AM. Short report: use of the polymerase chain reaction to detect Paracoccidioides brasiliensis in murine paracoccidioidomycosis. J Trop Med Hyg 1998; 58(2):152-3.
35. Gomes GM, Cisalpino PS, Tarboda CP, Camargos ZP. PCR for diagnosis of paracoccidioidomycosis. J Clin Microbiol 2000; 38(9):3478-80.
36. González-Ochoa A. Classificación clinica de las micoses. Rev Int Salu BR Enferm Trop 1956; 16:1.
37. Gorab E. Evolução dos genes nucleares de RNA ribossômico. 64-81p. In: Matioli SR (ed.) Biologia molecular e evolução. São Paulo: Holos, 2001.
38. Gräser Y, El-Fari M, Vilgalys R et al. Phylogeny and taxonomy of the family Arthrodermataceae (dermatophytes) using sequence analysis of the ribosomal ITS region. Med Mycol 1999; 37:105-14.
39. Graur D, Wen-Hsiung L. Fundamentals of molecular evolution. 2. ed. Massachusetts, U.S.A: Sinauer Associates, 2000. 481p.
40. Haase G, Sonntag L, Van de Peer Y et al. Phylogenetic analysis of ten black yeast species using nuclear small subunit rRNA gene sequences. Antonie Van Leeuwenhoek 1995; 68:19-33.
41. Hamdan JS, Rocha RI. Epidemiologia da paracoccidioidomicose. An Fac MedUFMG 1987; 36(1/2):52-61.
42. Harmsen MC, Schuren FH, Moukha SM et al. Sequence analysis of the glyceraldehyde-3-phosphate dehydrogenase genes from the basisiomycetes Schizophyllum commune, Phanerochaetae chrysosporium and Agaricusbis porus. Curr Genet 1992; 22:447-54.
43. Hawksworth DL. The magnitude of fungal diversity: the 1.5 million species estimate revised. Mycological Research 2001; 105(12):1422-32.
44. Haynes KA, Westerneng TJ et al. Rapid detection and identification of pathogenic fungi by polymerase chain reaction amplification of large subunit ribosomal DNA. J Med Vet Mycol 1995; 33:319-25.
45. Hopfer RL, Walden P, Setterquist S, Highsmith WE. Detection and differentiation of fungi in clinical specimens using polymerase chain reaction (PCR) amplification and restriction enzyme analysis. J Med Vet Mycol 1993; 31:65-75.
46. Johnson G, Nolan T, Bustin SA. Real-time quantitative PCR, pathogen detection and MIQE. In: PCR detection of microbial pathogens. 2. ed. Methods Molec Biol 2013; 943(1):1-14.
47. Karuppayil SM, Peng M, Mendonza L et al. Identification of the conserved coding sequences of three chitin synthase genes in Fonsecaea pedrosoi. J Med Vet Mycol 1996; 32(2):117-25.
48. Kawasaki M, Aoki M, Ishizak H et al. Molecular epidemiology of Fonsecaea pedrosoi using mitochondrial DNA analysis. Medical Mycology 1999; 37:435-40.
49. Kreger-Van RIJ NJW. The yeasts: A taxonomic study. 3. ed. Amsterdam: Elsevier Science Publishers, 1984.
50. Lacaz CS, Porto E, Martins JEC. Micologia médica: Fungos, actinomicetos e algas de interesse médico. 7. ed. São Paulo: Sarvier, 1991, 695p.
51. Lacaz CS, Porto E, Martins JEC. Micologia médica: Fungos, actinomicetos e algas de interesse médico. 8. ed., São Paulo: Sarvier, 1998.
52. Leclerc MC, Philippe H, Guého E. Phylogeny of dermatophytes and dimorphic fungi based on large subunit ribossomal RNA sequence comparisons. J Med Vet Mycol 1994; 32:331-41.
53. Licinio P, Caligiorne RB. Inference of phylogenetic distances from DNA-walk divergences. Phisica A 2004; 341:471-81.
54. Lindsley MD, Hurst SF, Iqbal NJ, Morrison CJ. Rapid identification of dimorphic and yeast-like fungal pathogens using specific probes. J Clin Microbiol 2001; 39:3505-11.
55. Londero AT, Melo IS. Aula 13: paracoccidioidomicose. Jornal Brasileiro de Medicina 1998; 55(3):98-111.
56. Marques-da-Silva SH, Colombo AL, Blotta MH et al. Detection of circulating gp43 antigen in serum, cerebrospinal fluid, and bronchoalveolar lavage fluid of patients with paracoccidoidomycosis. J Clin Microbiol 2003; 41(8):3675-80.
57. Martinez R. Paracoccidioidomicose: epidemiologia e ecologia. In: Veronesi R, Focaccia R (eds.) Tratado de infectologia. São Paulo: Atheneu, 1996:1080-3.

58. Matos T, Hasse G, Gerrits Van Den Ende AHG, de Hoog GS. Molecular diversity of oligotrophic and neurotropic members of the black yeast genus Exophiala, with accent on E. dermatitidis. Antonie Van Leeuwenhoek 2003; 83:293-303.
59. McGinnis MR. Chromoblastomycosis and phaeohyphomycosis: New concepts, diagnosis and mycology. J Am Acad Dermatol 1983; 8:1-16.
60. McGinnis MR et al. Impact of conidiogenesis, teleomorph connections, pleomorphism and molecular genetics on evolving hyphomycete systematics J Med Vet Mycol 1992; 30(1):261-9.
61. McGinnis MR. Laboratory handbook of medical mycology. New York: Academic Press, 1980.
62. Medeiros VLS, Arruda L. Sarcoid-like lesions in Paracoccidioidomysis: immunological factors. An Bras Dermatol 2013; 88(1):113-6.
63. Mitchell TG, Sandin RL et al. Molecular mycology: DNA probes and applications of PCR technology. J Med Vet Mycol 1994; 32(1):351-66.
64. Mitchell TG, White TJ, Taylor JW. Comparison of 5,8S ribissomal DNA sequences among the basidiomycetes yeast genera Cystofilobasidium, Filobasidium and Filobasidiella. J Med Vet Mycol 1992; 30:207-18.
65. Naidu PS, Zhang YZ, Reddy CA. Characterization of a new lignin peroxidase gene (GLC6) from Phanerochaetae chrysosporum. Biophys Res Commun 1990; 173:994-1000.
66. O'Donnell K. Ribosomal DNA internal transcribed spacers are highly diverge in the phytopathogenic as ascomycete Fusarium sambucinum (Giberella pulicaris). Curr Genet 1992; 22:213-20.
67. Perfect JR, Schell WA. The new fungal opportunists are coming. Clin Infect Dis 1996; 22:112-8.
68. Polak A. Melanin as a virulence factor in pathogenic fungi. Mycoses 1990; 33:215-24.
69. Restrepo A, Gómez BL, Tobón A. Paracoccidioidomycosis: Latin America's own fungal disorder. Curr Fungal Infect Rep 2012; 6:303-11.
70. Rippon JW. Medical Mycology. The pathogenic fungi and the pathogenic actinomycetes. 3. ed. Philadelphia: W. B. Saunders Co, 1988:276-96.
71. Saens GS, Taylor JW, Gargas A. 18s rRNA gene sequences and supraordinal classification of the Erysiphales. Mycologia 1994; 86(2):212-6.
72. Saha DC, Xess I, Biswas A, Bhowmik DM, Padma M. Detection of Cryptococcus by conventional, serological and molecular methods. J Clin Microbiol 2009; 58:1098-105.
73. Saiki RK et al. Enzymatic Amplification of beta globin genomic sequences and restriction site analysis for diagnosis of sickle cell anemia. Science 1985; 230(4732):1350-4.
74. Sampaio IL, Freire AKL, Ogusko MM, Salém JI, Souza JVB. Selection and optimization of PCR-based methods for the detection of Histoplasma capsulatum var. capsulatum. 2012; 29(1):34-9.
75. Sanger F, Nicklen S, Coulson AR. DNA sequencing with chain--terminating inhibitors. Proc Natl Acad Sci USA 1977; 74:5463-7.
76. Schell WA. New aspects of emerging fungal pathogens: a multifaceted challenge. Clin Lab Med 1995; 15:365-87.
77. Sidrim JJ, Moreira JLBM. Fundamentos clínicos e laboratoriais da micologia médica. Rio de Janeiro: Guanabara Koogan, 1999:171-90.
78. Sidrim JJC, Rocha MFG. Micologia médica à luz de autores contemporâneos. Rio de Janeiro: Guanabara Koogan 2004. 388.
79. Silveira ER, Resende MA, Mariano VS et al. Brain abscess caused by Cladophialophora (xylohypha) bantiana in a renal transplant patient. Transplant Infect Disease 2003; 5:104-7.
80. Sneath PHA, Sokal RR. Numerical taxonomy: the principles and practice of numerical classification. San Francisco: W.H, Freeman and Company, 1973:573.
81. Souza L, Kiokohasimoto E et al. Clinical and microbiological features of cryptococcal meningitis. Rev Soc Bras Med Trop 2013; 46(3).
82. Spatafora JW, Mitchell TG, Vilgalys R. Analysis of genes coding for small-subunit rRNA sequences in studying phylogenetics of dematiaceous fungal pathogens. J Clin Microbiol 1995; 33:1322-6.
83. Sugita T, Nakajima M, Ikeda R, Matsushima T, Shinoda T. Sequence analysis of the ribosomal DNA intergenic spacer 1 regions of Trichosporon species. J Clin Microbiol 2002; 40:1826-30.
84. Thompson JD, Gibson TJ, Plewniak F et al. The Clustal-X windows interface: flexible strategies for multiple sequence alignment acided by quality analysis tools. Nucleic Acids Research 1997; 24:4876-82.
85. Tsai HF, Liu JS, Staben C et al. Evolutionary diversification of fungal endophytes of tall fescue grass by hybridization with Epichloe species. Proc Natl Acad Sci USA 1994; 91:2542-6.
86. Uijthof JMJ, Belkum A, Hoog GS, Haase G. Exophiala dermatitidis and Sarcinomyces phaeomuriformis: ITS1-sequencing and nutritional physiology. Medical Mycology 1998; 36:143-51.
87. Verweij PE, Meis JFG, van den Hurk, Zoll J, Samson RA, Melchers WJG. Phylogenetic relationships of five species of Apergillus and related taxa as deduced by comparison of sequences of small subunit ribossomal RNA. JMed Vet Mycol 1995; 33:185-90.
88. Walker WF, Doolittle WF. Redividing the basidiomycetes on the basis of 5S r RNA sequences. Nature 1982; 299:723-4.
89. Wank B, Lazera M. Histoplasmose clássica e africana. In: Sidrim JJC, Rocha MFG. Micologia médica à luz de autores contemporâneos. Rio de Janeiro: Guanabara Koogan, 2004:222-36.
90. Woese CR, Kandler O, Wheelis MI. Towards a natural system of organisms: proposal for the domains Archaea, Bacteria e Eucarya. Proc Natl Acad Sci USA 1990; 87:4576-9.
91. Woese CR. Bacterial evolution. Microbiol Rev 1987; 51:221-71.
92. Yamagishi Y, Kawazaki K, Ishizaki H. Mitochondrial DNA analysis of Phialophora verrucosa. Mycoses 1997; 40:329-34.
93. Yan ZH, Rogers SO, Wang CJK. Assessment of Phialophora species based on ribosomal DNA internal transcribed spacers and morphology. Mycologia 1995; 87:72-83.
94. Zaha A. Biologia molecular básica. In: Rossetti ML, da Silva CMD, Rodrigues JJS. Doenças infecciosas: diagnóstico molecular. São Paulo: Guanabara Koogan 2006:1-15.
95. Zolan ME. Chromosome-length polymorphism in Fungi. Microbiol Rev 1995; 59:686-98.

Histopatologia das Principais Dermatoses Fúngicas

Ismael Alves Rodrigues Júnior
Letícia Trivellato Gresta
Moisés Salgado Pedrosa

MICOSES SUPERFICIAIS

Dermatofitoses

O aspecto histopatológico mais importante das dermatofitoses é o encontro de hifas septadas e artroconídios na camada córnea da epiderme ou nos folículos pilossebáceos. A presença e a intensidade da espongiose associada variam conforme a resposta imunológica do hospedeiro e a espécie do fungo envolvido. Pode haver infiltrado linfocítico na derme superficial. Desse modo, quando estruturas fúngicas não são encontradas, o quadro histológico pode, até mesmo, simular o de um eczema.

Por meio da técnica de coloração com hematoxilina-eosina (HE), as hifas podem ser visualizadas com coloração basofílica discreta (Figura 41.1*A*). Todavia, como as estruturas encontram-se, geralmente, em pequeno número, as colorações especiais podem ser necessárias. A coloração pelo ácido periódico de Schiff (PAS) cora os fungos de vermelho. Há uma variação dessa técnica, com diástase (PAS-D), que limpa os grânulos de glicogênio inespecíficos do tecido, que também poderiam se corar de vermelho. A técnica de coloração pela prata-metenamina (Grocott ou Gomori) cora os fungos de preto.[1]

Tinea nigra

Trata-se de uma dermatose rara, típica de regiões de clima tropical, que, no Brasil, tem sido relatada, principalmente, em estados litorâneos, acometendo, geralmente, crianças e adultos jovens. Constitui infecção fúngica superficial da camada córnea, que cursa com manchas, preferencialmente em regiões palmares, não descamativas, acastanhadas ou negras. O agente causador é o fungo *Hortae werneckii*. À histopatologia, evidenciam-se hiperceratose e presença de hifas septadas, pigmentadas, de permeio à camada córnea (Figura 41.1*B* e *C*). A biópsia é desnecessária na rotina, sendo o diagnóstico confirmado pela pesquisa direta e cultura do agente.[2]

MICOSES SUBCUTÂNEAS

Esporotricose

Trata-se da micose subcutânea mais frequente no ser humano. As lesões iniciais são inespecíficas e demonstram infiltrado inflamatório misto, composto por linfócitos, plasmócitos, histiócitos e neutrófilos. As lesões bem estabelecidas demonstram hiperplasia pseudoepiteliomatosa da epiderme (Figura 41.2*A*). Microabscessos intraepidérmicos podem ser encontrados, como em outras micoses subcutâneas ou mesmo na leishmaniose tegumentar (Figura 41.2*B*). A derme é ocupada por granulomas bem formados, que exibem arranjo característico em três zonas (Figuras 41.2*C* e *D*). A zona central é rica em neutrófilos, justificando a denominação "granuloma supurativo". A zona intermediária é composta por células epitelioides e células gigantes multinucleadas. A zona periférica mostra abundantes linfócitos e plasmócitos.[1]

As lesões linfáticas, que surgem entre a lesão cutânea primária e os linfonodos regionais, ou as lesões cutâneas da esporotricose sistêmica, demonstram características histopatológicas semelhantes às lesões cutâneas, exceto pela não ocorrência de hiperplasia epidérmica e pelo fato de o infiltrado inflamatório ser mais evidente em derme profunda ou no subcutâneo.

O *Sporothrix schenckii* pode ser identificado, ao estudo anatomopatológico, em cerca de 30% dos casos. Pode ser corado, em ordem crescente de sensibilidade, por meio das colorações HE, PAS ou Grocott. Os esporos localizam-se, geralmente, no centro dos granulomas, dentro de células gigantes ou extracelulares, sendo descritos como corpos eosinofílicos arredondados ou ovais, de 5 a 8μm de diâmetro, com reforço de coloração periférico. Podem exibir brotamentos (Figura 41.2*E*). Por vezes, são vistos como "corpos em forma de charuto", de até 8μm de comprimento.[3]

Em cerca de 40% dos casos, podem ser encontradas estruturas eosinofílicas densas, homogêneas e estelares, de 12 a 35μm de diâmetro, em quantidade de uma a quatro por

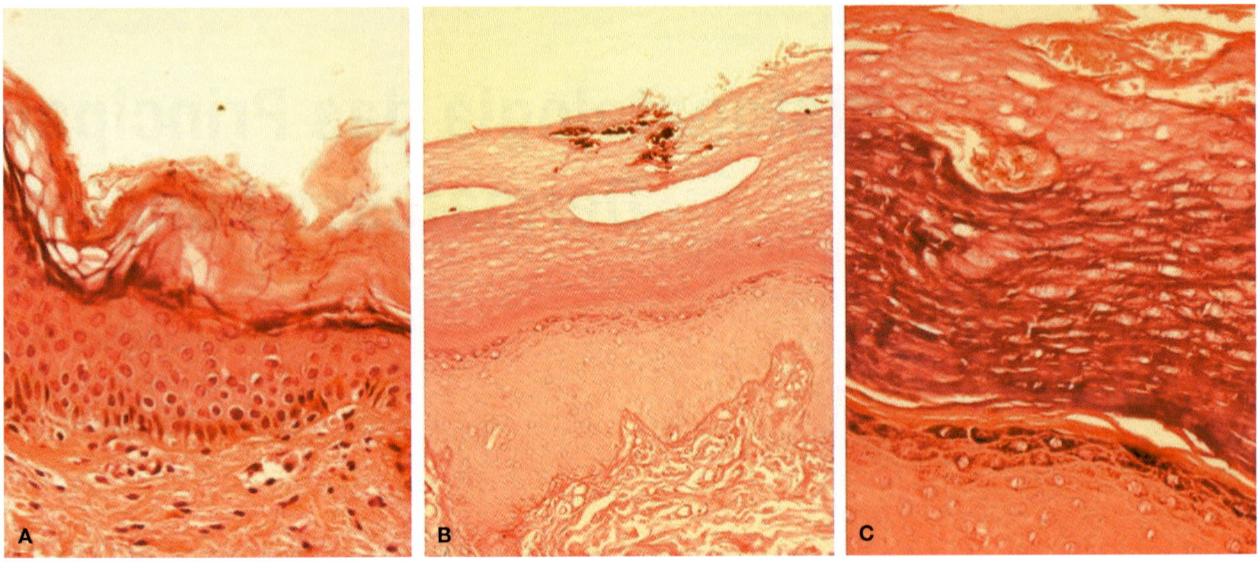

Figura 41.1 ■ **A** Corte histológico de uma lesão de *Tinea corporis* revelando hifas longas, numerosas, basofílicas, na camada córnea. **B** Corte histológico de lesão de *Tinea nigra*, em médio aumento, demonstrando hiperceratose e estruturas filamentosas dentro da camada córnea. **C** Em maior aumento, detalhe de hifas escuras emaranhadas, intracórneas, em lesão de *Tinea nigra*. (Acervo dos autores.)

lâmina, denominadas corpos asteroides (Figura 41.2*F*). São constituídas por um esporo central rodeado por prolongamentos espiculados radiais, resultantes da deposição de complexos antígeno-anticorpo ou "fenômeno de Splendore-Hoeppli". Na esporotricose, os corpos asteroides são extracelulares e localizados no centro das áreas de abscessos. Ao seu redor há numerosos neutrófilos. Este tipo de corpo asteroide pode ser considerado específico de esporotricose. Quando ocorrem em outras doenças granulomatosas, como lobomicose, paracoccidioidomicose, sarcoidose ou hanseníase, os corpos asteroides estão localizados dentro de células gigantes.[4]

O infiltrado inflamatório da esporotricose pode ser confundido com o da leishmaniose tegumentar, e o diagnóstico anatomopatológico pode ser difícil quando esporos ou amastigotas não estão presentes. Em estudo recente, Quintella e cols. pormenorizaram diferenças histopatológicas entre as duas doenças em busca de uma regra preditiva para seu diagnóstico diferencial. Mostraram-se associados ao diagnóstico de leishmaniose tegumentar: presença de agregados frouxos não granulomatosos de células epitelioides, formação de granulomas tuberculoides, bem coesos, com células gigantes do tipo Langhans, e áreas de degeneração da matriz extracelular. Inversamente, mostraram associação ao diagnóstico de esporotricose: formação de granulomas supurativos, granulomas espiculados com necrose central, presença de células gigantes de mais de um tipo, formação de granulomas em meio a tecido de granulação e presença de microabscessos fora dos granulomas.[3]

Cromomicose

A cromomicose, ou cromoblastomicose, é uma doença crônica, granulomatosa e supurativa, que acomete pele e tecidos subcutâneos, sem tendência ao envolvimento sistêmico. Trata-se de micose provocada por várias espécies de fungos demácios, com pigmento melânico em sua parede, que apresentam uma forma microscópica única e característica no tecido humano, o corpo esclerótico ou fumagoide.[5,6]

Os corpos fumagoides são fundamentais para o diagnóstico histopatológico da cromomicose. São estruturas arredondadas, acastanhadas, de cerca de 8 a 12µm (Figura 41.3*C*). Apresentam divisão planada, por meio de septos perpendiculares entre si, formando células-filhas, que persistem agrupadas (Figura 41.3*F*).[1]

O infiltrado inflamatório é sugestivo de doença infecciosa, porém inespecífico, do tipo granulomatoso supurativo, misto (Figuras 41.3*B* e *D*). Uribe-J e cols. demonstraram que neutrófilos e eosinófilos estavam presentes em, respectivamente, 96,1% e 56,7% de 26 casos estudados por sua equipe. Macrófagos ou células de Langhans estavam presentes em todos os casos, bem como linfócitos. Células gigantes do tipo corpo estranho e plasmócitos foram encontrados em 34,6% e 96,1% dos casos, respectivamente. Granulomas mistos organizados estavam presentes em 23 (88,4%) pacientes. Em 21 casos (80,76%) havia fibrose cicatricial, sobretudo em derme profunda e subcutâneo.[7]

Ainda conforme o trabalho de Uribe-J e cols., a hiperplasia epidérmica pseudoepiteliomatosa foi demonstrada em 23 (88,4%) casos, e em dois dos três pacientes excluídos havia exulceração da epiderme, o que impossibilitou afirmar que não tenha havido, previamente, essa alteração (Figura 41.3*A*). Na grande maioria dos casos, os corpos fumagoides foram vistos dentro da epiderme, e microabscessos intraepidérmicos foram encontrados em metade dos pacientes. Ambos, corpos fumagoides intraepidérmicos e microabscessos intraepidérmicos, correspondem ao fenômeno de eliminação transepitelial do fungo (Figura 41.3*E*). O fenômeno de eliminação

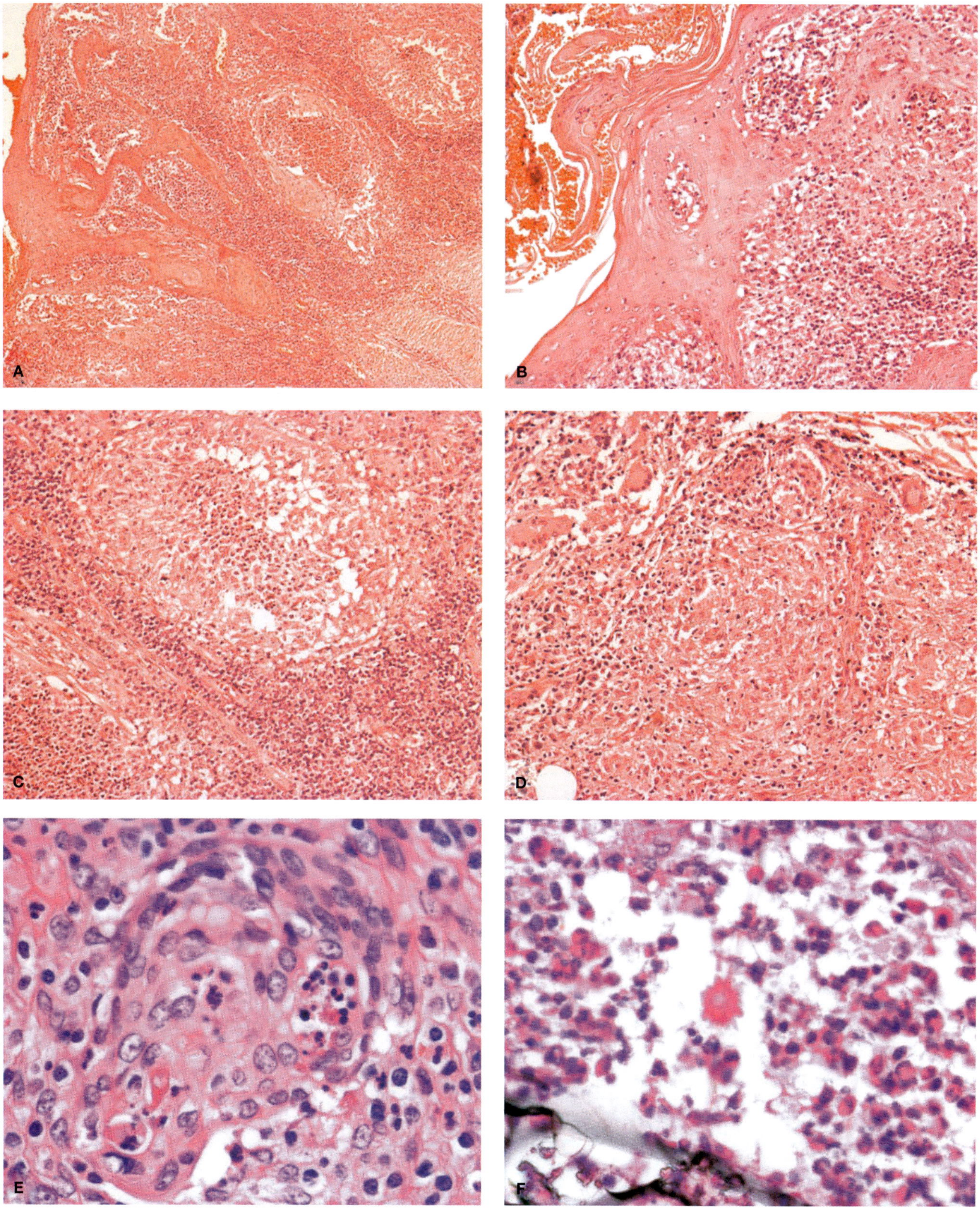

Figura 41.2 ■ **A** Corte histológico de lesão de pele de esporotricose mostrando hiperplasia pseudoepiteliomatosa da epiderme e denso infiltrado inflamatório granulomatoso dérmico. **B** Microabscessos intraepiteliais. **C** Granuloma com arranjo em três zonas: zona central rica em neutrófilos ("granuloma supurativo"); zona intermediária composta por células epitelioides; zona periférica com abundantes linfócitos e plasmócitos. **D** O infiltrado inflamatório granulomatoso é rico em células gigantes multinucleadas do tipo Langhans. **E** Esporos são identificados em 30% dos casos, geralmente no centro dos granulomas, como corpos eosinofílicos arredondados ou ovais, podendo, como nesta imagem, exibir brotamentos. **F** Na esporotricose, os corpos asteroides são extracelulares e localizados no centro das áreas de abscessos. Esse tipo de corpo asteroide pode ser considerado específico da esporotricose. (Acervo dos autores.)

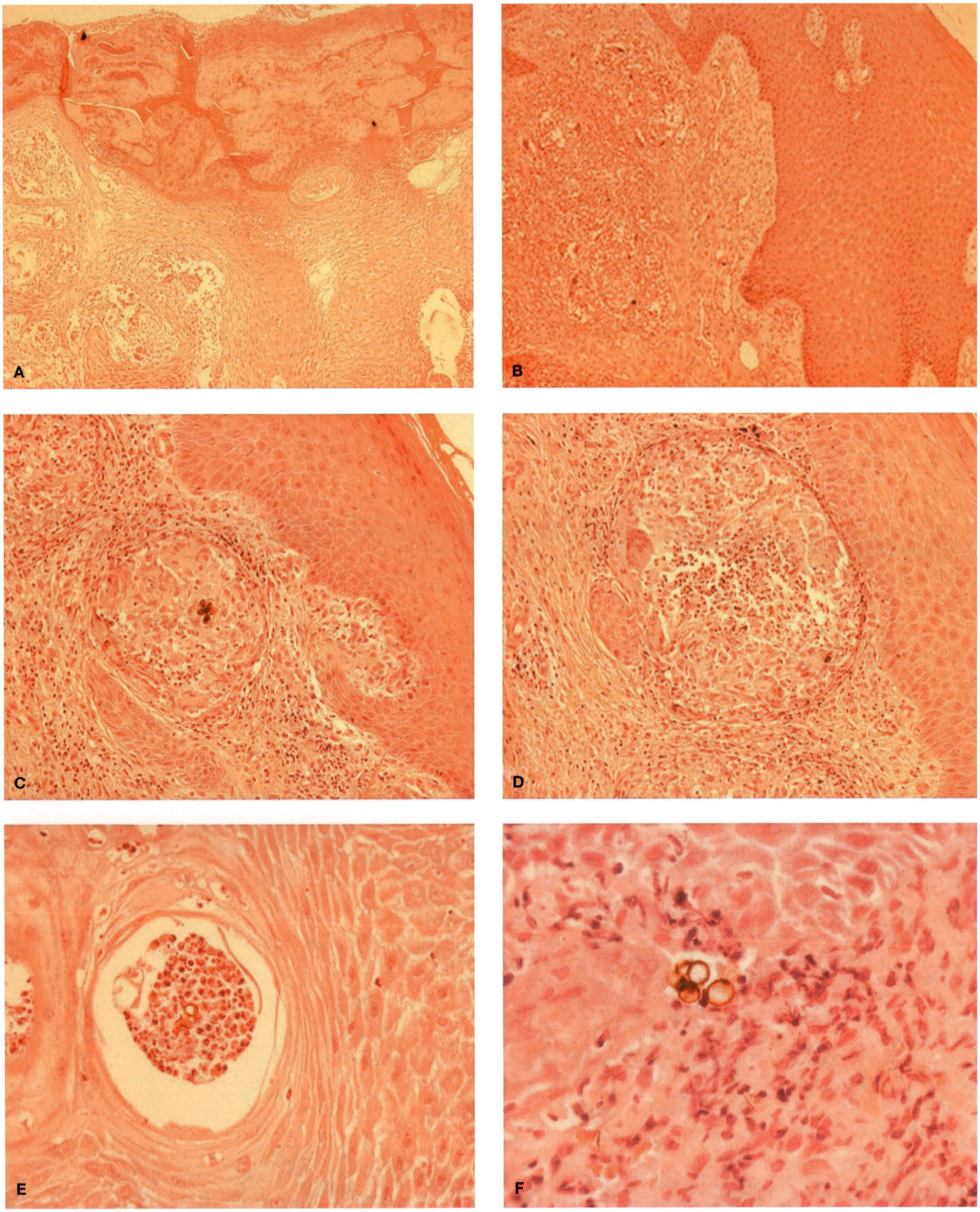

Figura 41.3 ■ **A** Corte histológico de lesão cutânea de cromomicose mostrando, na epiderme, exuberante manifestação de acantose e hiperceratose. Numerosos microabscessos intraepidérmicos estão presentes. **B** Hiperplasia pseudoepiteliomatosa de epiderme e infiltrado inflamatório granulomatoso dérmico. **C** Corpos fumagoides são vistos no interior de um granuloma, na derme superficial. **D** O infiltrado inflamatório do tipo granulomatoso supurativo é sugestivo de doença infecciosa, porém inespecífico, a menos que, como nesta imagem, sejam vistos corpos fumagoides. **E** Corpo fumagoide é visto dentro de um microabscesso intraepidérmico, correspondendo ao fenômeno de eliminação transepitelial do fungo. **F** Os corpos fumagoides apresentam divisão planada, por meio de septos perpendiculares entre si, formando células-filhas, que persistem agrupadas. (Acervo dos autores.)

transepitelial do fungo responde pela alta sensibilidade do exame micológico direto no raspado de lesões de cromomicose. Pires e cols. estudaram 65 casos de cromomicose atendidos na Universidade Federal do Pará e mostraram positividade em 96,4% dos exames micológicos diretos realizados.[6]

Feo-hifomicose

Os fungos filamentosos são divididos entre os que produzem hifas septadas e os que produzem hifas não septadas (ou com septações raras). A identificação de hifas não septadas em um tecido é diagnóstica de zigomicose, doença provocada por fungos da classe Zygomycetes. Por outro lado, o encontro de hifas septadas em um tecido é menos específico. Inclui tanto fungos que geralmente crescem como leveduras (como *Candida* e *Trichosporum*) como uma grande variedade de fungos filamentosos. Os fungos filamentosos são subdivididos entre os de hifas pigmentadas (feo-hifomicetos) e os de hifas claras ou hialinas (hialo-hifomicetos).[8]

A feo-hifomicose é uma doença subcutânea ou sistêmica causada por fungos demácios. Difere da cromomicose, uma vez que, nesta, os agentes são encontrados na forma de corpos fumagoides. Difere do eumicetoma causado por fungos demácios, no qual há grãos. A apresentação clínica é variada, bem como os agentes causais, dentre os quais os mais comuns são *Exophiala jeanselmei, Wangiella dermatitidis, Bipolaris* spp e *Phialophora* spp. Quando subcutâneas, geralmente as lesões são únicas e lembram abscessos "frios", coleções flutuantes subcutâneas indolores, envoltas por cápsula fibrosa, denominadas cistos feo-hifomicóticos. Em geral, a lesão surge em extremidades, no local de penetração do agente infeccioso, por meio de traumatismo. Em sua forma sistêmica, mostra tropismo pelo sistema nervoso central (SNC) e tem predileção por pacientes imunossuprimidos.[9]

O padrão histopatológico é o de uma resposta granulo-histiocítica com formação de microabscessos (Figura 41.4*A* a *C*). O espaço central é preenchido com pus, formado por polimorfonucleares e fibrina. O tecido circunjacente mostra reação granulomatosa com histiócitos, células epitelioides, células gigantes multinucleadas, linfócitos e plasmócitos (Figura 41.4*D*). O diagnóstico histopatológico é dependente do encontro dos fungos na cavidade ou no tecido circunjacente. Podem ser encontradas leveduras, pseudo-hifas ou hifas irregularmente largas (toruloides) e com ramificações irregularmente espaçadas (Figura 41.4*E* e *F*). Sua pigmentação nem sempre é visível à coloração por HE, mas pode ser ressaltada pela coloração de Fontana-Masson.[1,10]

Hialo-hifomicose

A hialo-hifomicose é uma doença causada por fungos hialinos, presentes nos tecidos na forma de hifas septadas. A forma superficial da hialo-hifomicose inclui dermatomicoses e onicomicoses por fungos filamentosos não dermatófitos. A forma subcutânea se manifesta com lesões císticas, nodulares ou micetoma-símiles. A forma sistêmica ocorre em imunossuprimidos e tem predileção pelo SNC e o pulmão.[11] Os principais gêneros envolvidos na gênese das hialo-hifomicoses são *Fusarium, Scedosporium, Paecilomyces, Acremonium, Trichoderma, Scopulariopsis* e *Penicillium*.[8] O gênero *Aspergillus* poderia ser incluído entre as hialo-hifomicoses, mas, em virtude de relevância epidemiológica ímpar, é considerado separadamente. A histopatologia mostra inflamação granulomatosa supurativa e hifas septadas hialinas.[12]

Fusariose

Fusarium é um gênero de fungos filamentosos saprofíticos encontrado no solo e em restos vegetais. Está associado a infecções localizadas da pele e dos seios da face ou doença por ingestão de toxina. Na pele, pode penetrar por trauma direto ou em lesões de queimadura, trauma ou necrose isquêmica. Pode provocar endoftalmites ou ceratites, associadas ao uso de lentes de contato. Tem adquirido importância como agente de infecção sistêmica em pacientes imunossuprimidos, sobretudo com leucemia aguda, neutropenia, AIDS ou queimaduras graves. Deve-se pensar em fusariose quando esses pacientes apresentam lesões cutâneas e febre refratárias à antibioticoterapia. Pode haver máculas eritematosas ou lesões nodulares ulceradas ou necróticas, que lembram escaras. No exame anatomopatológico, as hifas septadas hialinas mostram septação típica em ângulos agudos, com tropismo e invasão vascular.[1]

Doença de Jorge Lobo

A doença de Jorge Lobo, lobomicose ou lacaziose é uma micose cutâneo-subcutânea causada pelo fungo *Lacazia loboi*, ainda não cultivável *in vitro*. Clinicamente, as lesões são monomórficas e têm uma aparência queloidiforme, predominando nos pavilhões auriculares e nos membros inferiores e superiores. Raramente, podem acometer linfonodos regionais, mas não há acometimento visceral. Trata-se de doença exclusiva de regiões intertropicais e predomina na Região Amazônica.[13,14]

O exame direto das lesões apresenta alta sensibilidade diagnóstica, em virtude da alta carga parasitária e da eliminação transepidérmica do fungo (Figura 41.5*F*). O exame anatomopatológico também demonstra altas sensibilidade e especificidade diagnósticas em virtude da abundância de parasitas.[13] Opromolla e cols. estudaram 40 casos novos de lobomicose no estado do Acre e dissertaram sobre sua correlação clinicopatológica. O infiltrado inflamatório é exuberante na maioria dos pacientes, rico em histiócitos, isolados ou em sincícios, e em células gigantes, sobretudo do tipo corpo estranho (Figura 41.5*B* e *C*). Histiócitos de citoplasma amplo e rendilhado são comuns, podendo corresponder a células que acumularam lipídios, existentes no interior das estruturas fúngicas. Espera-se que os neutrófilos estejam ausentes ou

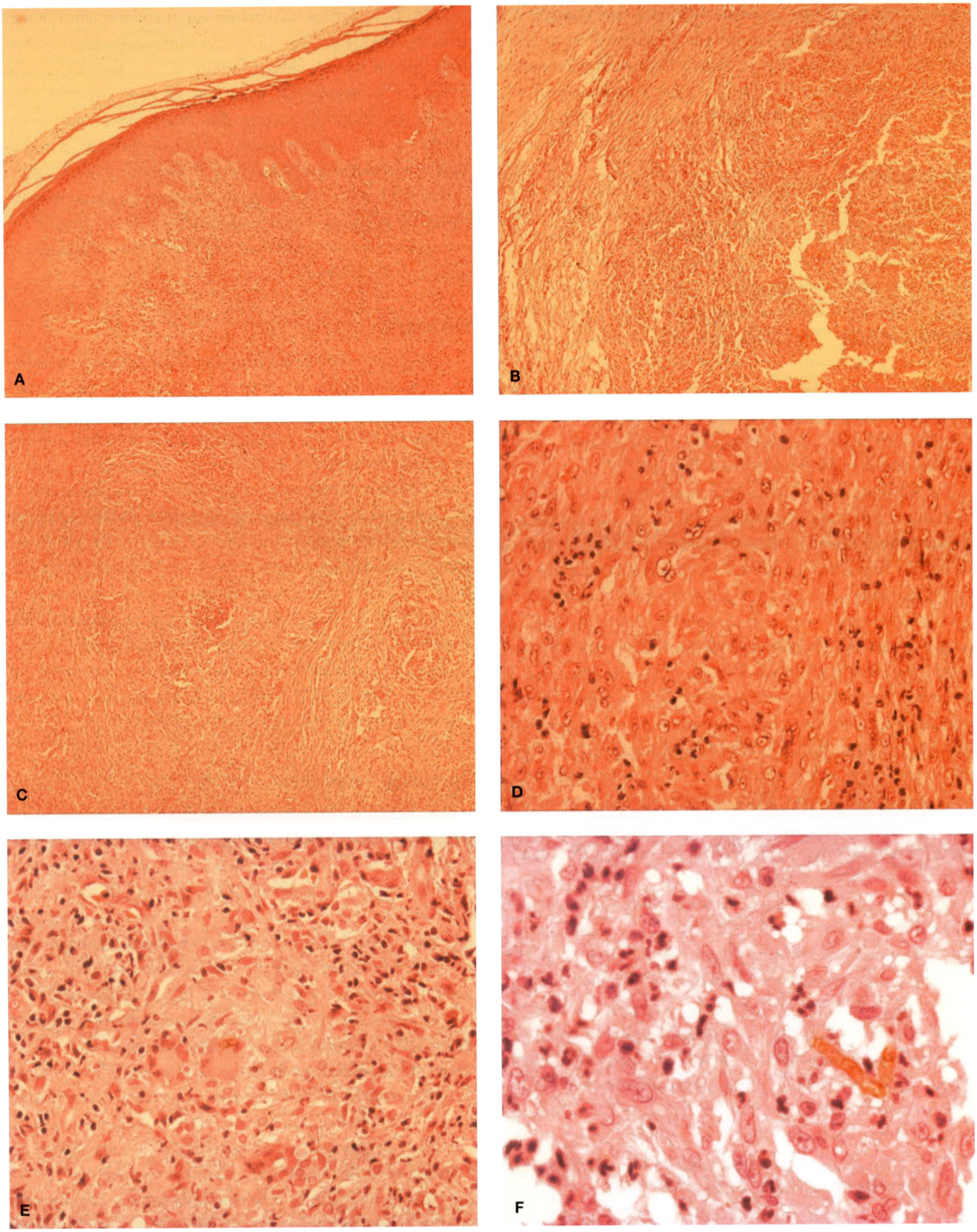

Figura 41.4 ■ **A** Corte histológico de lesão cutânea de feo-hifomicose mostrando acantose psoriasiforme com hipergranulose e denso infiltrado inflamatório dérmico. **B** O pequeno aumento ressalta o formato nódulo-cístico da lesão, cujo centro é abscedado. **C** O padrão inflamatório é o de uma resposta granulo-histiocítica com formação de microabscessos. **D** Em maior aumento, os numerosos histiócitos e células epitelioides são mais bem individualizados, tendo, de permeio, polimorfonucleares. **E** O infiltrado granulomatoso supurativo é rico em células gigantes multinucleadas do tipo Langhans, que podem ser vistas fagocitando estruturas fúngicas. **F** O diagnóstico histopatológico é dependente do encontro do fungo, visualizado aqui na forma de hifa septada pigmentada. (Acervo dos autores.)

sejam raros em 60% e 40% dos doentes, respectivamente. Também escassos são os linfócitos, bem como granulomas tuberculoides típicos. A epiderme é frequentemente normal ou atrófica e, em alguns casos, pode apresentar fungos em seu interior (Figura 41.5*A*). A aparência clínica queloidiforme das lesões é atribuída mais ao infiltrado inflamatório macrofágico denso do que à quantidade de fibras colágenas. Apesar da classificação como "micose subcutânea", o tecido subcutâneo é comprometido em poucos casos. A cartilagem, no caso das lesões auriculares, mostra-se sempre preservada.[15]

As leveduras são visualizadas como estruturas arredondadas, de paredes espessas, com duplo contorno, medindo de 10 a 30μm de diâmetro, isoladas, em cachos, ou em disposição *catenular* ("em cadeia" ou "em corrente"). A quantidade de estruturas fúngicas é variável, porém sempre grande (Figura 41.5*D* e *E*). Alguns histiócitos sinciciais chegam a conter 12 células fúngicas. Os fungos são comuns no interior de células gigantes do tipo corpo estranho, mas raros no interior de células gigantes do tipo Langhans.[13,15]

Rodríguez e Barrera encontraram corpos asteroides em 22 de 84 biópsias de lesões de lobomicose estudadas por seu grupo. Inespecíficos como os da sarcoidose, da hanseníase ou das reações a corpos estranhos, esses corpos asteroides são intracitoplasmáticos e estão presentes em células gigantes. Provavelmente, são formados por acúmulos de natureza fosfolipídica durante a fusão de macrófagos, no processo de formação das células gigantes multinucleadas.[16]

Maduromicose (eumicetoma ou micetoma eumicótico)

Micetomas são infecções crônicas da pele e do tecido subcutâneo. Cursam com aumento de volume da área afetada e a presença de lesões gomosas, fistulosas, que drenam material sólido em forma de grãos, em meio a uma secreção seropiossanguinolenta.[17] Os grãos são visíveis a olho nu, e sua coloração pode sugerir o agente causador. Os micetomas aqui descritos são provocados por fungos (são sinônimos: eumicetomas, micetomas eumicóticos ou maduromicoses). No Brasil, em geral, os fungos envolvidos são *Petriellidium boydii, Madurella grisea, Madurella mycetomatis, Acremonium recifei, Acremonium falciforme* e *Acremonium kiliense*. Os micetomas podem ainda ser causados por bactérias filamentosas da família Actinomycetaceae (actinomicetomas) ou por bactérias não filamentosas, sobretudo *Staphylococcus aureus* e *Escherichia coli* (botriomicose ou micetoma eubacteriano).[1,10]

O reconhecimento do quadro clínico é fundamental para o diagnóstico. O exame histopatológico pode confirmar a suspeita ao demonstrar os grãos (Figura 41.6*A*). É importante que a biópsia seja profunda, realizada em uma área da lesão que contenha material purulento, área esta em que são encontrados os grãos. Em geral, a epiderme é acantótica e a derme contém denso infiltrado inflamatório. Os grãos estão envoltos por leucócitos polimorfonucleares, em áreas de microabscedação (Figura 41.6*B*). Fora da região de supuração há infiltrado inflamatório misto, composto por macrófagos, linfócitos, plasmócitos e áreas extensas de tecido de granulação. Algumas vezes, os neutrófilos são escassos e predominam macrófagos e células gigantes multinucleadas. Podem ocorrer granulomas epitelioides bem formados, com células de Langhans e remanescentes de estruturas fúngicas em seu interior. Fibrose ocorre em graus variáveis na derme.[1,10]

Os grãos têm entre 0,5 e 2,0mm de diâmetro. Coram pelo Grocott ou pelo PAS, tanto no caso de eumicetomas como nos actinomicetomas. Todavia, apenas os grãos de actinomicetomas são corados pelo Gram. No caso dos eumicetomas, as hifas septadas emaranhadas, que compõem os grãos, têm entre 4 e 5μm de diâmetro, bem mais espessas que os filamentos emaranhados nos grãos de actinomicetomas, finos, com cerca de 1μm de espessura (Figura 41.6*C*).[1,10,17]

Zigomicoses

Mucormicose

Trata-se de doença geralmente grave, sistêmica, provocada por zigomicetos, da classe Zygomycetes, da ordem Mucorales, dos gêneros *Rhizopus, Absidia, Mucor, Rhizomucor, Cunninghamella* ou *Saksenaea*. A forma clássica, rinocerebral, acomete tipicamente pacientes com cetoacidose diabética, queimados ou imunossuprimidos. Inicia com acometimento de nariz e seios paranasais e progride rapidamente com edema, ulcerações, escaras e destruição do nariz, tecido periorbital, olhos e cérebro. Há formas torácicas e abdominais, que também acometem pacientes com comorbidades graves.[18]

Entomoftoromicoses

Consistem em doenças localizadas, crônicas, de progressão lenta, provocadas por zigomicetos da ordem Entomophthorales, dos gêneros *Basidiobolus* ou *Conidiobolus*. Os do gênero *Basidiobolus* provocam a zigomicose subcutânea ou basidiobolomicose, enquanto os do gênero *Conidiobolus* provocam a zigomicose nasofacial ou conidiobolomicose. Os pacientes acometidos não costumam apresentar comorbidades graves ou imunossupressão.[1,10]

O exame histopatológico das zigomicoses evidencia hifas hialinas, muito largas, com diâmetro de cerca de 30μm e paredes finas, irregularmente ramificadas e raramente septadas. A ramificação se dá em ângulos de 90 graus (Figura 41.7*A*). São encontradas com facilidade, mesmo na coloração por HE, em virtude de seu tamanho. Por terem paredes finas, as hifas são torcidas e dobradas (Figura 41.7*B*). Na mucormicose, o fungo, caracteristicamente, mostra tropismo por vasos sanguíneos, invadindo-os e provocando trombose (Figuras 41.7*E* e *F*). O padrão inflamatório é geralmente neutrofílico (Figura 41.7*C* e *D*). Na entomoftoromicose, o padrão inflamatório é granulomatoso e as hifas podem estar envolvidas por halo eosinofílico (fenômeno de Splendore-Hoeppli).[18]

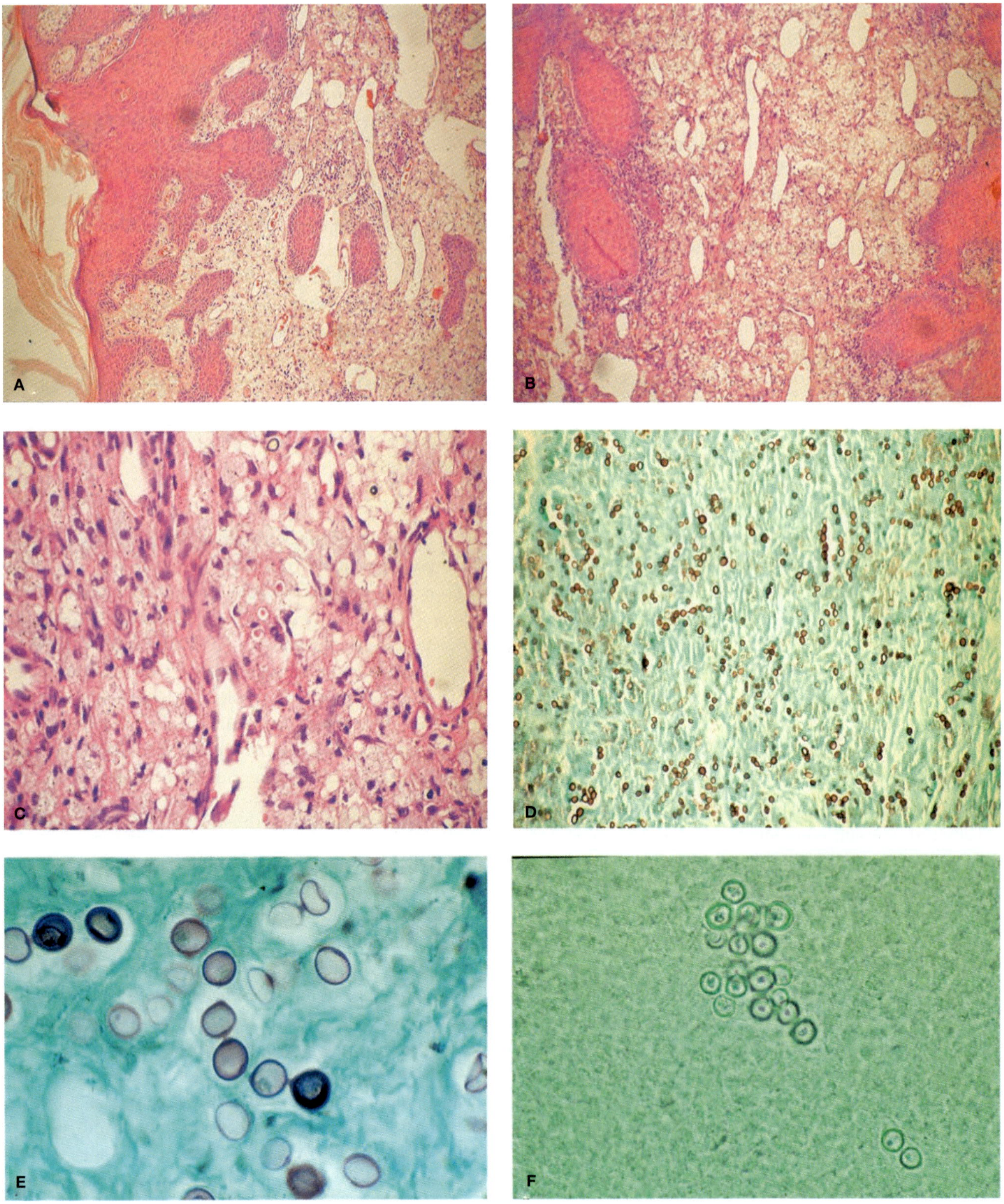

Figura 41.5 ■ **A** Corte histológico de lesão cutânea de lobomicose (HE, pequeno aumento). Há hiperplasia epidérmica irregular, alternada com áreas de atrofia, e denso infiltrado inflamatório dérmico. **B** O infiltrado inflamatório contém linfócitos escassos, sendo predominantemente histiocítico. **C** Exuberante infiltrado inflamatório, rico em histiócitos, isolados ou em sincícios, com citoplasma amplo e rendilhado, contendo leveduras, abundantes e visualizadas como estruturas redondas e claras. **D** Leveduras visualizadas em médio aumento (Grocott). Na lobomicose, a quantidade de estruturas fúngicas é variável, porém sempre grande. **E** Em grande aumento, pela coloração de Grocott, leveduras de paredes espessas, com duplo contorno, em disposição *catenular.* **F** Exame direto de *imprint* de fragmento cutâneo, em soro fisiológico, obtido por biópsia. (Figuras cedidas gentilmente pelo Dr. Fábio Francesconi do Valle, dermatologista, coordenador do programa de residência médica em dermatologia da Fundação de Medicina Tropical Doutor Heitor Vieira Dourado [A a D], e pelo Dr. Sinésio Talhari, dermatologista, professor da Universidade Nilton Lins e pesquisador da Fundação de Medicina Tropical Doutor Heitor Vieira Dourado [E e F]).

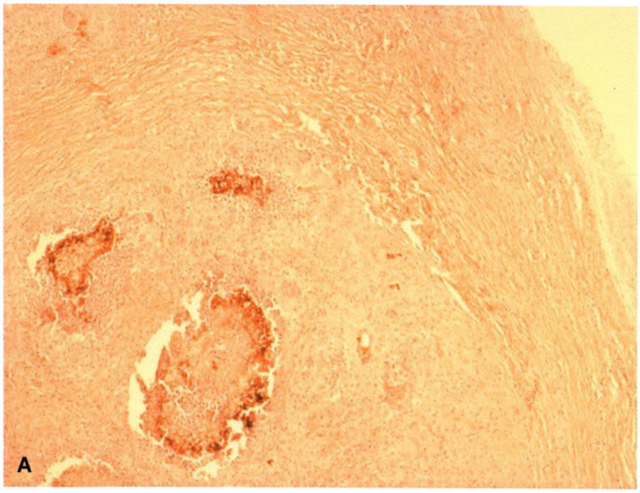

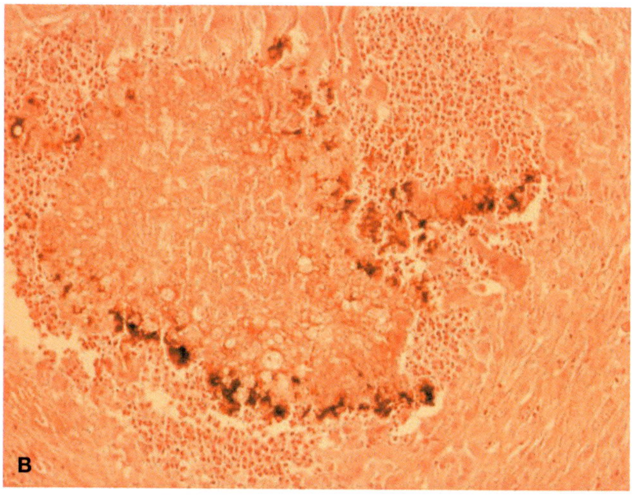

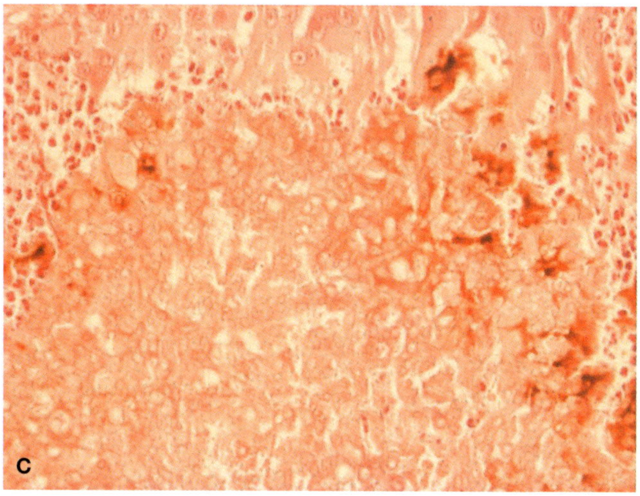

Figura 41.6 ■ **A** Corte histológico de eumicetoma mostrando grãos em áreas de microabscedação, ao redor das quais há infiltrado inflamatório misto, composto por macrófagos, linfócitos, plasmócitos e áreas extensas de tecido de granulação. **B** Os grãos de eumicetoma têm entre 0,5 e 2,0mm de diâmetro e estão imersos em áreas de microabscedação. **C** As hifas septadas emaranhadas que compõem os grãos têm entre 4 e 5μm de diâmetro. Na periferia do grão, em destaque, a pigmentação do fungo é evidente, mas as estruturas róseas que compõem o interior do grão também são fúngicas. (Acervo dos autores.)

Rinosporidiose

A rinosporidiose é descrita neste capítulo por motivos históricos. Durante muito tempo seu agente causador, *Rhinosporidium seeberi*, foi classificado como fungo. Já foi tido como uma cianobactéria, mas atualmente é considerado um protista.[1] No Brasil, os casos predominam na Região Nordeste e estão geralmente relacionados com atividades que envolvem água de açudes e tanques. Trata-se de doença granulomatosa crônica que afeta, geralmente, a mucosa nasal ou nasofaríngea. Pode acometer, menos frequentemente, nasofaringe, conjuntiva, pele ou uretra. Disseminação sistêmica é rara.[19]

As lesões mucosas provocam sintomas de obstrução nasal, rinorreia e sangramentos de pequena monta. São polipoides, friáveis e sangrantes. Ao exame histopatológico, há denso infiltrado inflamatório submucoso misto. Predominam linfócitos e plasmócitos, mas há neutrófilos, histiócitos e células gigantes. O diagnóstico é firmado pelo encontro de numerosas e grandes esporângias, de até 350μm de diâmetro (Figura 41.8*A*), que contêm milhares de diminutos endósporos, de cerca de 2 a 10μm de diâmetro, coráveis por HE, PAS ou Grocott (Figura 41.8*B*).[19,20]

MICOSES SISTÊMICAS

Paracoccidioidomicose

A paracoccidioidomicose, a micose profunda mais prevalente na América Latina, é causada pelo fungo dimórfico *Paracoccidioides brasiliensis* e apresenta diferentes formas clínicas, com acometimento mucocutâneo e visceral. A forma crônica, responsável por até 90% dos casos, é típica de adultos do sexo masculino e mostra preferência pelo acometimento pulmonar, que ocorre em 90% dos pacientes. A forma aguda ou subaguda, responsável por 5% a 20% dos casos, acomete, sobretudo, pacientes jovens e crianças, nos quais sobressai o acometimento cutâneo e reticuloendotelial, com linfadenomegalia e hepatoesplenomegalia. O acometimento cutâneo exclusivo é raro, estimado em cerca de 12% a 15% dos pacientes. É mais comum a ocorrência de acometimento cutâneo concomitante ao visceral.[21,22]

O infiltrado inflamatório granulomatoso supurativo, com linfócitos, plasmócitos e eosinófilos ocasionais, sugestivo de doença infecciosa, não é específico de paracoccidioidomicose (Figuras 41.9*A* e *D*). Há mesmo relatos da doença na forma cutânea localizada, sem acometimento visceral,

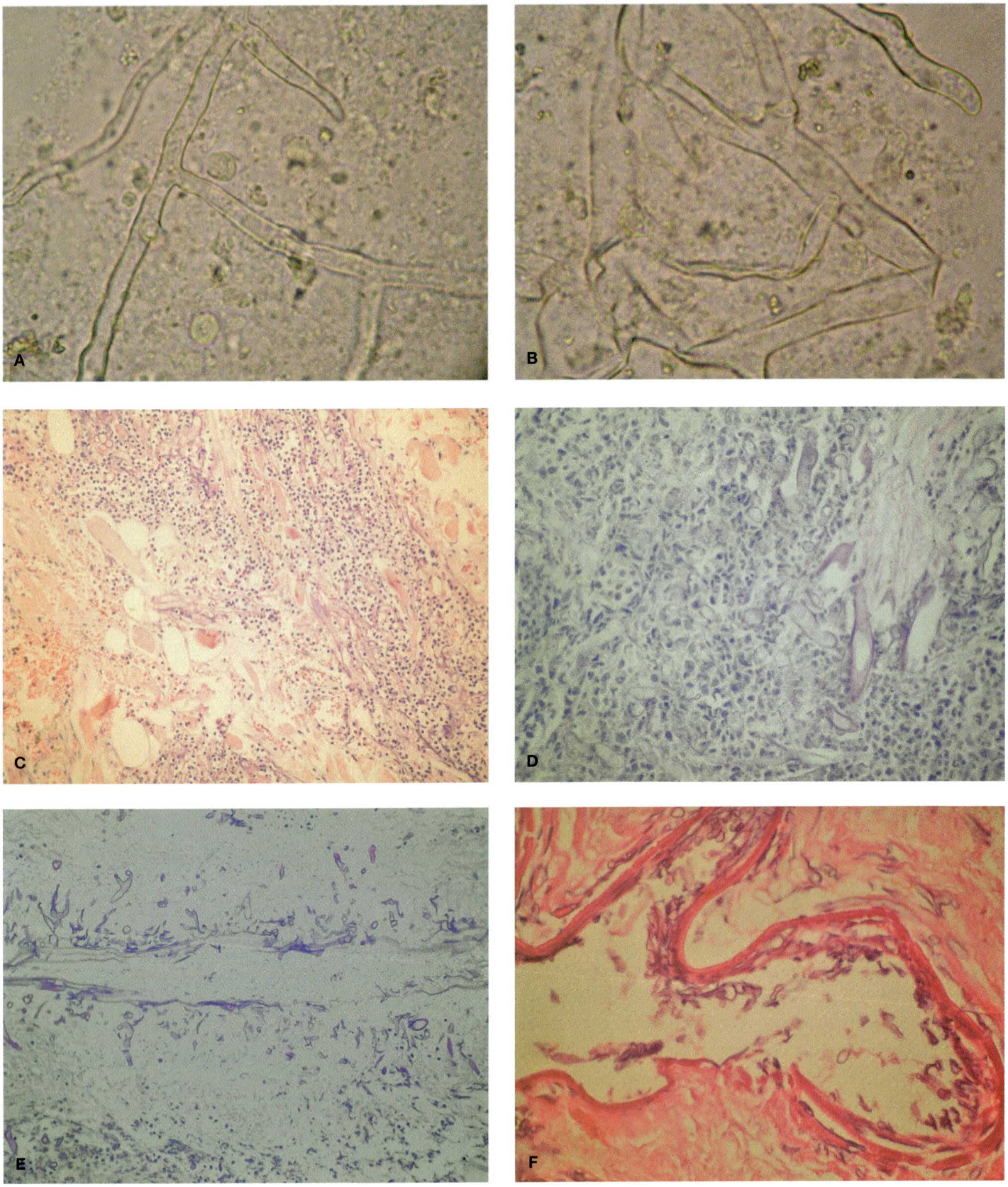

Figura 41.7 ■ **A** Exame direto de secreção broncopulmonar: hifas hialinas, largas, com paredes finas, raramente septadas, com ramificação em ângulos de 90 graus. **B** Por terem paredes muito finas, as hifas dobram-se sobre si mesmas. **C** Corte histológico de lesão de mucormicose (HE, médio aumento). Invasão de músculo estriado esquelético por hifas, em meio ao extravasamento de hemácias e infiltrado inflamatório neutrofílico. **D** Corte histológico de lesão de mucormicose (PAS, grande aumento). Dispersas em meio ao infiltrado inflamatório predominantemente polimorfonuclear, há hifas largas, cortadas transversal ou obliquamente. **E** Corte histológico de lesão de mucormicose (PAS, grande aumento). As hifas apresentam tropismo vascular. **F** Corte histológico de lesão de mucormicose (HE, grande aumento). Invasão vascular por hifas. (As imagens *A* e *B* foram cedidas gentilmente pelo Dr. Hyllo Baeta Marcello Júnior, bioquímico e micologista, preceptor da residência médica em dermatologia do Hospital Eduardo de Menezes, da Fundação Hospitalar do Estado de Minas Gerais. As imagens *C*, *D*, *E* e *F* foram cedidas gentilmente pelo Dr. Ibrahim Ketenci, com colaboração do Prof. Dr. Olgun Kontas, do departamento de patologia da Erciyes University [Turquia].)

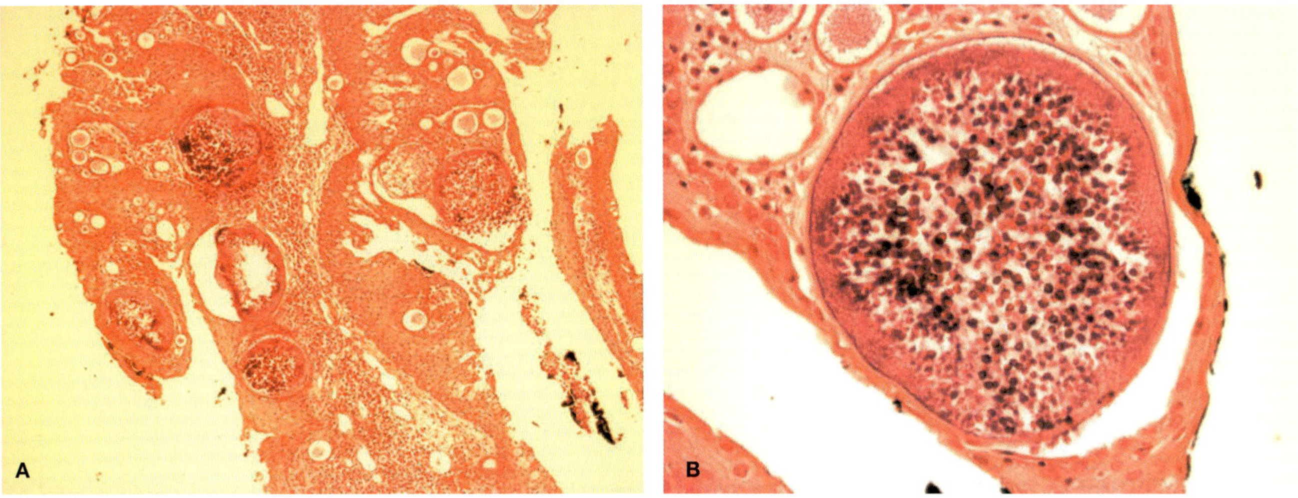

Figura 41.8 ■ **A** Corte histológico de lesão mucosa de rinosporidiose em pequeno aumento. Sob o epitélio mucoso hiperplásico são vistas numerosas esporângias, de diferentes tamanhos e em diferentes fases evolutivas. O eixo conjuntivo da lesão polipoide é ocupado por denso infiltrado inflamatório. **B** Em médio aumento, detalhe de uma esporângia contendo diminutos endósporos. (Acervo dos autores.)

com biópsias cutâneas evidenciando infiltrado granulomatoso tuberculoide, inicialmente confundido com hanseníase tuberculoide. Nesses relatos, revisões cuidadosas do estudo anatomopatológico com colorações por PAS ou Grocott possibilitaram a visualização do fungo.[23]

O que define a histopatologia da paracoccidioidomicose é o encontro do parasita. A densidade de leveduras é variável conforme o tipo de resposta imunológica de cada paciente. Mesmo assim, Paniago e cols., que estudaram 422 casos da doença no estado de Mato Grosso do Sul, mostraram que o fungo foi detectado em 97,4% de 302 biópsias realizadas. A positividade da pesquisa direta do agente em escarro, raspado de lesões cutâneas e aspirado de linfonodo foi de 43,5%, 71,2% e 97,2%, respectivamente (Figura 41.9*F*).[24]

O *P. brasiliensis* é encontrado na forma de estruturas arredondadas, birrefringentes, com múltiplos brotamentos (fenômeno de criptoesporulação), livres ou, mais frequentemente, no interior de células gigantes multinucleadas do tipo Langhans (Figuras 41.9*B* e *C* e 41.10*A* e *B*). Podem apresentar variação de seu tamanho. A criptoesporulação é patognomônica do *P. brasiliensis,* e os pequenos brotos ainda presos à parede da célula-mãe podem colocar-se lado a lado, criando a clássica descrição de "roda de leme" (Figura 41.9*E*). Por vezes, os brotamentos são lineares e sequenciais, formando estruturas enfileiradas.[24]

Histoplasmose

A maioria das infecções causadas por *Histoplasma capsulatum* é assintomática. Os casos sintomáticos são, geralmente, quadros pulmonares autolimitados, em pacientes imunocompetentes. Pacientes imunossuprimidos podem desenvolver a grave forma disseminada da doença, com destruição focal granulomatosa em múltiplos órgãos. Curiosamente, não é comum o envolvimento pulmonar na histoplasmose sistêmica. As lesões cutâneas são frequentes nos casos de histoplasmose sistêmica diagnosticados na América Latina, ocorrendo em até metade dos casos. As lesões são polimórficas, papulosas, nodulares, pustulosas, ulceradas ou molusco-símiles. Lesões mucosas estão presentes em até um terço dos casos. A histoplasmose cutânea primária é uma forma muito rara de apresentação clínica.[25,26]

As lesões cutâneas mostram infiltrado granulomatoso dérmico, rico em histiócitos (Figuras 41.11*A*). Linfócitos e plasmócitos também estão presentes, mas de maneira menos marcante. As leveduras são visualizadas como estruturas pequenas, de 2 a 4μm de diâmetro, no interior de histiócitos ou de células gigantes multinucleadas (Figuras 41.11*B*, *C* e *E*). Leveduras extracelulares são menos frequentes. As leveduras apresentam pseudocápsulas, o que lhes confere halo periférico claro e espesso. As colorações por PAS ou Grocott facilitam a identificação do fungo (Figura 41.11*D* e *F*). Um importante diagnóstico diferencial histopatológico é a leishmaniose. A identificação do cinetoplasto da *Leishmania* spp pode mostrar-se difícil, mas auxilia a diferenciação. A coloração de Grocott, positiva para o fungo e negativa para o protozoário, pode ser definidora.[1]

Criptococose

A criptococose é causada pela levedura *Cryptococcus neoformans,* encontrada no excremento de aves, especialmente pombos e galinhas. Penetra o corpo humano através do trato respiratório e pode sofrer disseminação hematogênica para outros sítios. A inoculação cutânea primária do fungo é extremamente rara. As manifestações clínicas da doença são observadas, principalmente, em indivíduos imunodeprimidos; no entanto, a criptococose pode também ocorrer em hospedeiros imunocompetentes.[27]

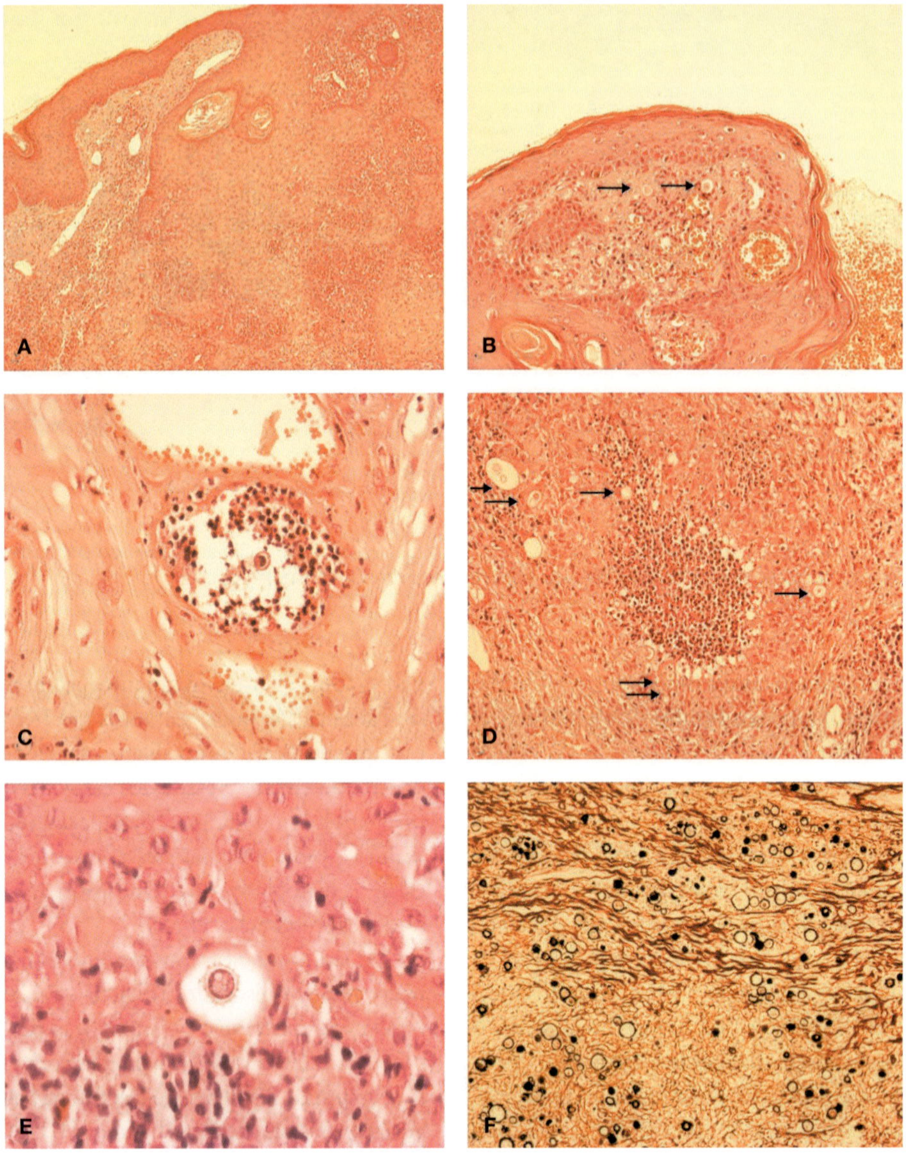

Figura 41.9 ■ **A** Corte histológico de lesão cutânea de paracoccidioidomicose mostrando hiperplasia pseudoepiteliomatosa da epiderme e denso infiltrado inflamatório dérmico. **B** Eliminação transepitelial de estruturas fúngicas, apontadas por setas. **C** Microabscesso intraepidérmico contendo uma estrutura fúngica. **D** Infiltrado inflamatório granulomatoso supurativo e, de permeio, numerosas estruturas arredondadas, birrefringentes (apontadas por setas), encontradas livres ou no interior de células gigantes multinucleadas. **E** A levedura em evidência mostra criptoesporulação, o que é patognomônico do *P. brasiliensis*. Os pequenos brotos, presos à parede da célula-mãe, lado a lado, explicam a clássica descrição de "roda de leme". **F** As leveduras são realçadas pela coloração de Grocott. (Acervo dos autores.)

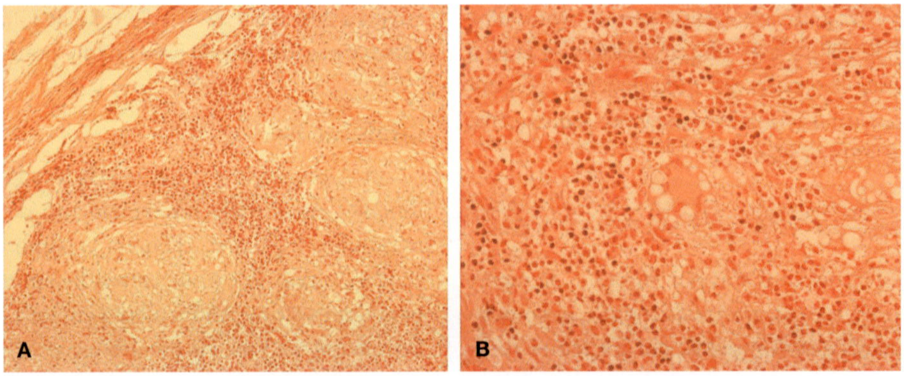

Figura 41.10 ■ **A** Paracoccidioidomicose em linfonodo em médio aumento, contendo exuberante infiltrado granulomatoso, que engloba numerosas estruturas fúngicas. **B** Em maior aumento, no centro do campo, numerosas estruturas fúngicas no interior de uma célula gigante multinucleada. Ao seu redor, as leveduras estão livres de permeio ao infiltrado inflamatório. (Acervo dos autores.)

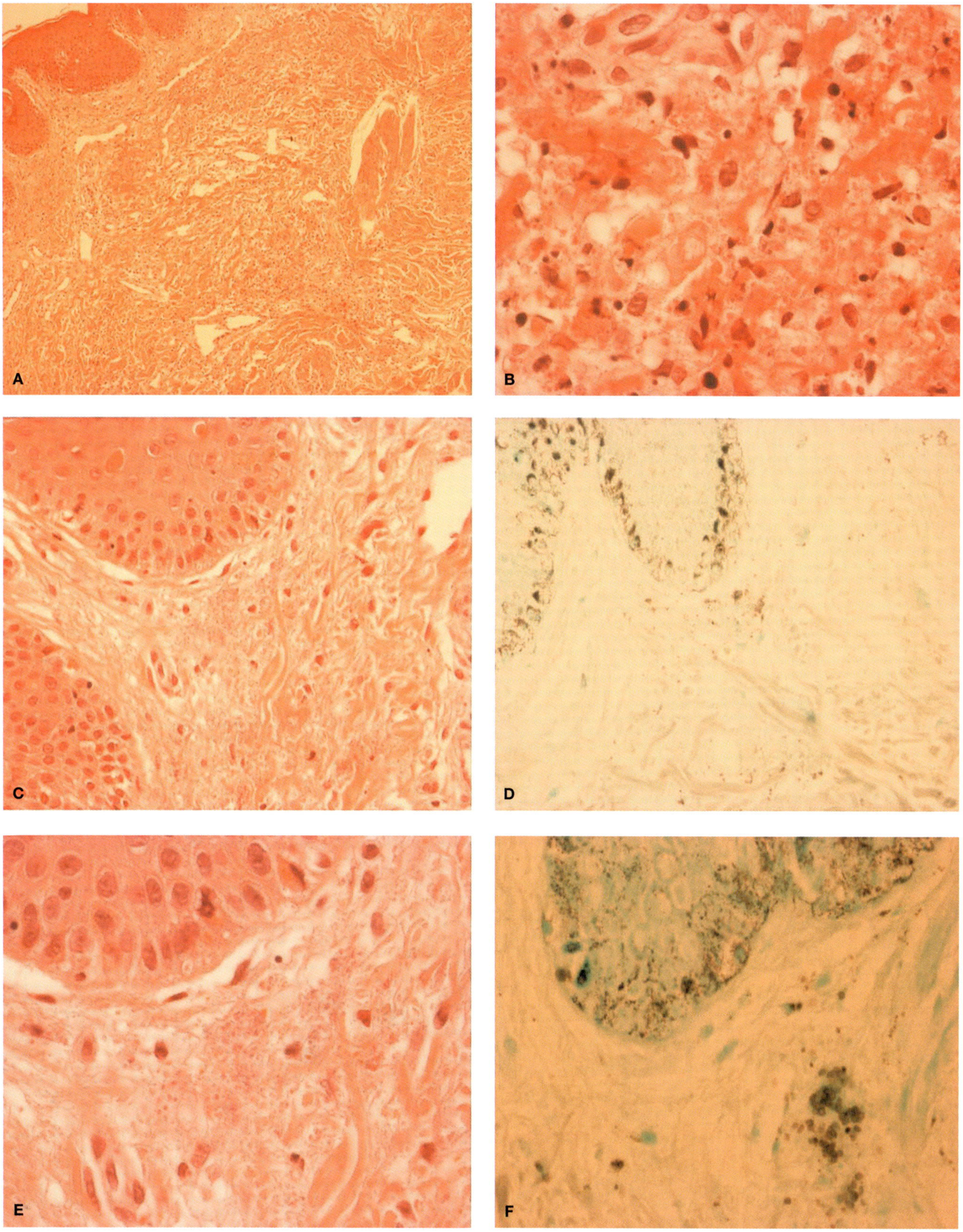

Figura 41.11 ■ **A** Corte histológico de histoplasmose em pele, em pequeno aumento, demonstrando moderado infiltrado inflamatório dérmico, rico em histiócitos. **B** Em maior aumento, pequenas estruturas arredondadas, com halo periférico claro e espesso, são visualizadas no interior dos macrófagos e, mais raramente, livres na derme. **C** Mesmo em médio aumento, a coloração HE não promove uma fácil visualização das estruturas fúngicas. **D** A coloração de Grocott facilita o encontro das pequenas leveduras (médio aumento). **E** Leveduras visualizadas em grande aumento com coloração HE. **F** Leveduras visualizadas em grande aumento com coloração de Grocott. (Acervo dos autores.)

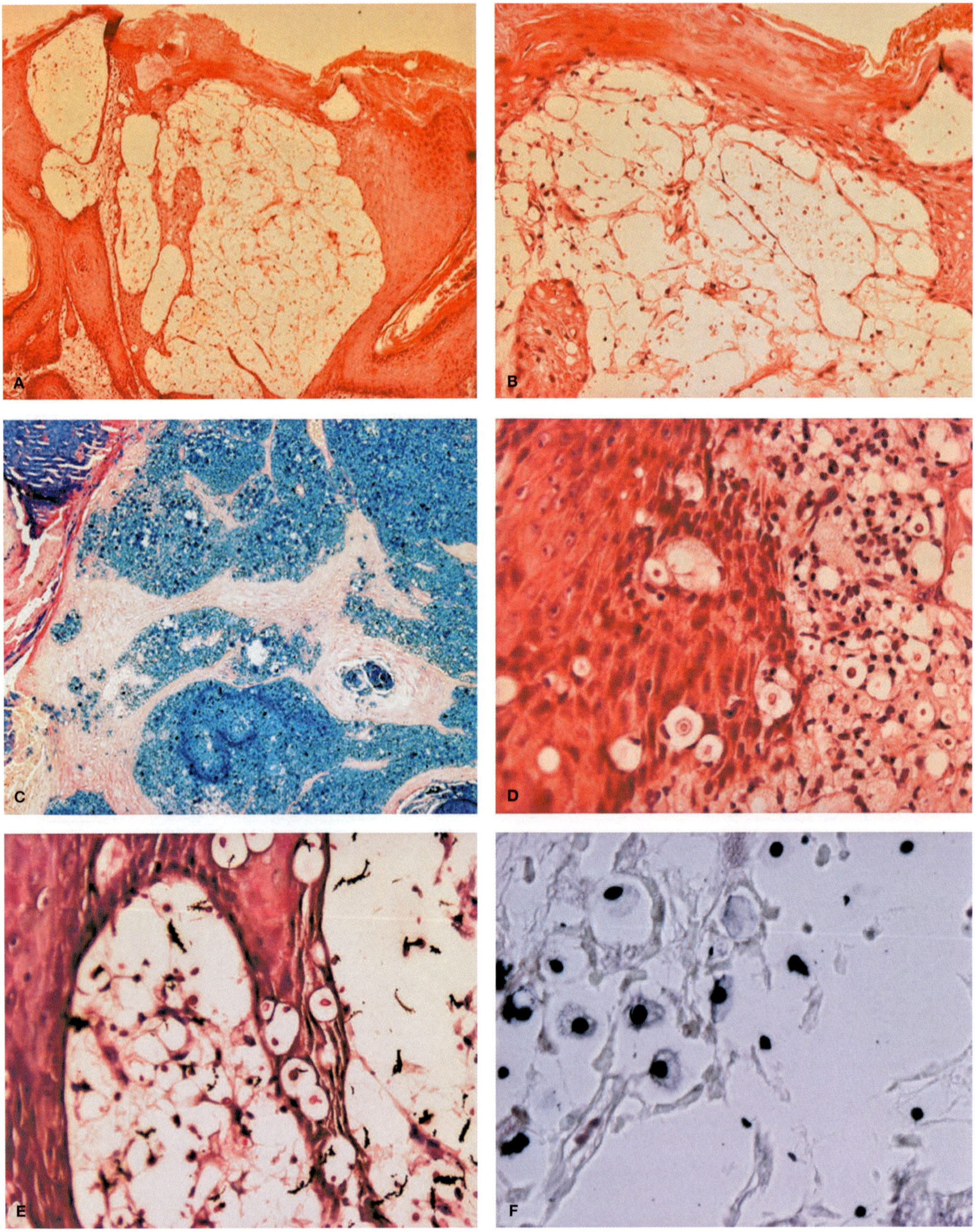

Figura 41.12 ■ **A** Criptococose cutânea secundária a acometimento sistêmico. A coloração por HE, em pequeno aumento, ressalta acúmulos de substância mucoide, formada por mucopolissacarídeos ácidos da cápsula do criptococo. **B** Em médio aumento, de permeio à reação gelatinosa, as leveduras podem ser visualizadas, mas sua cápsula não é corada por HE. **C** A cápsula das leveduras é corada em azul pela coloração Alcian blue, dando esta coloração aos acúmulos de substância mucoide. **D** Leveduras visualizadas em grande aumento (HE). O infiltrado inflamatório é misto e não há granulomas. **E** Leveduras visualizadas em grande aumento (PAS). A levedura é corada em vermelho, sua cápsula não. **F** Leveduras visualizadas em grande aumento com coloração de Grocott. (Acervo dos autores.)

A infecção do SNC com desenvolvimento de meningite é a manifestação mais comum de doença sistêmica. Outros sítios comumente envolvidos na doença disseminada incluem os pulmões, a pele, os ossos, as articulações e o trato urinário. Lesões de pele secundárias podem ser observadas em 10% a 15% dos pacientes com criptococose disseminada. O envolvimento cutâneo pela criptococose produz uma grande variedade de lesões clínicas, incluindo pápulas, pústulas, nódulos, vesículas herpetiformes, placas, abscessos, celulite e úlceras. Foram descritas lesões com aspecto semelhante à acne ou ao molusco contagioso, em pacientes com AIDS.[27]

Os casos de criptococose cutânea primária, sem envolvimento sistêmico, têm sido relatados com maior frequência, mas ainda são mais raros do que os de acometimento cutâneo secundário ao quadro sistêmico. Em geral, são pacientes mais velhos, moradores de áreas rurais, com lesões únicas, localizadas em membros. As lesões apresentam-se como tumores, placas infiltradas ou áreas de celulite. Cerca de metade dos pacientes não apresenta comprometimento imunológico.[28]

Existem dois tipos de reação histológica ao *C. neoformans*: a reação granulomatosa e a reação gelatinosa, também chamada de paucirreativa. Ambos os tipos podem ser observados na mesma biópsia. Na reação granulomatosa, identifica-se um infiltrado denso e mais pronunciado de histiócitos, células gigantes multinucleadas e linfócitos, podendo haver necrose e, em alguns casos, supuração. Em geral, pequeno número de leveduras é encontrado dentro do citoplasma de células gigantes e histiócitos, mas também livre no tecido. Na reação gelatinosa, as lesões demonstram numerosos organismos agregados com cápsulas mucinosas espessas, formando massas mucoides, e quase nenhum infiltrado inflamatório em correspondência (Figuras 41.12*A* a *C*).[29]

C. neoformans é visto como uma levedura ovalada, com 4 a 12μm de diâmetro, dotada de cápsula proeminente, que pode ser corada em vermelho pelo mucicarmim e em azul pelo Alcian blue (Figura 41.12*D*). Sua reprodução se dá por brotamentos com base estreita. Mais raramente, sobretudo nas reações granulomatosas, o *C. neoformans* pode não formar uma cápsula espessa, apresentando diâmetro pequeno, entre 2 e 4μm.[10] Nesses casos, ganham importância colorações para a parede celular, como as colorações de Grocott, Fontana-Masson e PAS (Figuras 41.12*E* e *F*).

Referências

1. Prieto-Granada CN, Lobo AZC, Mihn Jr MC. Skin infections. In: Kradin RL (ed.) Diagnostic pathology of infectious disease. Philadelphia: Saunders Elsevier, 2010:519-616.
2. Dinato SLM, Almeida JRP, Romiti N, Camargo FAA. Tinea nigra na cidade de Santos: relato de 5 casos. An Bras Dermatol 2002; 77(6):713-8.
3. Quintella LP, Passos SRL, Miranda LHM et al. Proposal of a histopathological predictive rule for the differential diagnosis between American tegumentary leishmaniasis and sporotrichosis skin lesions. Br J Dermatol 2012; 167:837-46.
4. Rodriguez G, Sarmiento, L. The asteroid bodies of sporotrichosis. Am J Dermatopathol 1998; 20(3):246-9.
5. Correia RTM, Criado PR, Valente NYS, Martins JEC. Cromoblastomicose: relato de 27 casos e revisão da literatura. An Bras Dermatol 2010; 85(4):448-54.
6. Pires CAA, Xavier MB, Quaresma LAS, Macedo GMM, Sousa BRM, Brito AC. Relato clínico, epidemiológico e micológico de 65 pacientes com cromoblastomicose procedentes da Amazônia oriental. An Bras Dermatol 2012; 87(4):555-60.
7. Uribe-J F, Zuluaga AI, Leon W, Restrepo A. Histopathology of chromoblastomycosis. Mycopathologia 1989; 105:1-6.
8. Rieniets K, Zapor M. Emerging mold infections: hyalohyphomycosis. Infect Med 2008; 25:186-98.
9. Isa-Isa R, García C, Isa M, Arenas R. Subcutaneous phaeohyphomycosis (mycotic cyst). Clin Dermatol 2012; 30:425-31.
10. Hinshaw M, Longley BJ. Fungal diseases. In: Elder DE, Elenitsas R, Johnson Jr BL, Murphy GF, Xu X (eds.) Lever's histopathology of the skin. Philadelphia: Lippincott Williams & Wilkins, 2009:591-620.
11. Kan SF, Tsai TH, Hu CH, Lee WR. Cutaneous hyalohyphomycosis caused by Acremonium in an immunocompetent patient. Br J Dermatol 2004; 150(4):789-90.
12. Hall VC, Goyal S, Davis MD, Walsh JS. Cutaneous hyalohyphomycosis caused by Paecilomyces lilacinus: report of three cases and review of the literature. Int J Dermatol 2004; 43(9):648-53.
13. Talhari S, Talhari C. Lobomycosis. Clin Dermatol 2012; 30:420-4.
14. Francesconi F, Francesconi V. Lobomycosis. N Engl J Med 2011; 364(1):e2.
15. Opromolla DVA, Belone AFF, Taborda PRO, Taborda VBA. Correlação clinicopatológica em 40 casos novos de lobomicose. An Bras Dermatol 2000; 75(4):425-34.
16. Rodríguez G, Barrera GP. The asteroid body of lobomycosis. Mycopathologia 1996; 136:71-4.
17. Ameen M, Arenas R. Developments in the management of micetomas. Clin Exp Dermatol 2009; 34(1):1-7.
18. Ketenci Í, Ünlü Y, Kaya H et al. Rhinocerebral mucormycosis: experience in 14 patients. J Laryngol Otol 2011; 125(8):e3.
19. Vallarelli AFA, Rosa SPR, Souza EM. Rinosporidiose: manifestação cutânea. An Bras Dermatol 2011; 86(2):373-4.
20. França Jr GV, Gomes CC, Sakano E, Altemani AMAM, Shimizu LT. Rinosporidiose nasal na infância. J pediatr 1994; 70(5):299-301.
21. Marques SA. Paracoccidioidomycosis. Clin Dermatol 2012; 30:610-5.
22. Shikanai-Yasuda MA, Telles Filho FQ, Mendes RP et al. Consenso em paracoccidioidomicose. Rev Soc Bras Med Trop 2006; 39(3):297-310.
23. Marques AS, Lastória JC, Putinatti MSMA, Camargo RMP, Marques MEA. Paracoccidioidomycosis: infiltrated, sarcoid-like cutaneous lesions. Rev Inst Med Trop S Paulo 2008; 50(1):47-50.
24. Paniago AMM, Aguiar JIA, Aguiar ES et al. Paracoccidioidomicose: estudo clínico e epidemiológico de 422 casos observados no Estado de Mato Grosso do Sul. Rev Soc Bras Med Trop 2003; 36(4):455-9.
25. Ferreira MS, Borges AS. Histoplasmose. Rev Soc Bras Med Trop 2009; 42(2):192-8.
26. Saheki MN, Schubach AO, Salgueiro MM, Conceição-Silva F, Wanke B, Lazera M. Histoplasmose cutânea primária: relato de caso de um paciente imunocompetente e revisão da literatura. Rev Soc Bras Med Trop 41(6):680-2.
27. Chayakulkeeree M, Perfect JR. Cryptococcosis. Infect Dis Clin N Am 2006; 20:507-44.
28. Marques SA, Bastazini Jr I, Martins ALGP et al. Primary cutaneous cryptococcosis in Brazil: report of 11 cases in immunocompetent and immunosuppressed patients. Int J Dermatol 2012; 51:780-4.
29. Dimino-Emme L, Gurevitch AW. Cutaneous manifestations of disseminated cryptococcosis. J Am Acad Dermatol 1995; 32:844-50.

42

Terapêutica em Micologia Médica

Marcus Henrique de Alvarenga Morais
Gabriela Maria Abreu Gontijo

INTRODUÇÃO

As infecções fúngicas vêm apresentando aumento importante em sua incidência nas últimas décadas. Esse efeito vem sendo causado pelo uso de corticosteroides, quimioterapia antineoplásica, cateteres de longa permanência, agentes imunossupressores para transplantes, AIDS e uso de antibióticos de amplo espectro.

As infecções fúngicas podem ser divididas em superficiais, nas quais há acometimento de pele, cabelos, unhas ou mucosas, e profundas, em que há comprometimento de órgãos internos.

MECANISMO DE AÇÃO

Organismos eucariotos, os fungos apresentam parede celular composta por proteínas e polissacarídeos, como glicanos, manana e quitina. Os agentes antifúngicos atuam sobre a síntese de componentes da parede e da membrana celular, a permeabilidade da membrana, a síntese de ácidos nucleicos e o funcionamento do fuso de microtúbulos mitóticos (divisão celular) (Tabela 42.1).

Tabela 42.1 ■ Antifúngicos

1. Uso sistêmico	
1.1	Derivados azólicos:
	1.1.1 Imidazólicos: cetoconazol
	1.1.2 Triazólicos: fluconazol, itraconazol, voriconazol, posaconazol, albaconazol, isavuconazol
1.2	Macrolídeos poliênicos: anfotericina
1.3	Griseofulvina
1.4	Alilanaminas: terbinafina
1.5	Equinocandinas: caspofungina, anidulafungina, micafungina
1.6	Pirimidina fluoretada: 5-fluorocitosina
2. Uso tópico	
2.1	Azólicos: cetoconazol, isoconazol, miconazol, bifonazol, oxiconazol, fenticonazol, flutrimazol, econazol, clotrimazol, tioconazol, terconazol
2.2	Macrolídeos poliênicos: nistatina
2.3	Morfolínicos: amorolfina
2.4	Hidroxipiridonas: ciclopiroxolamina
2.5	Alilaminas: terbinafina, naftifina
2.6	Benzilaminas: butenafina
2.7	Tolnaftato

MEDICAMENTOS DE USO SISTÊMICO

Derivados azólicos

Atuam na membrana plasmática, inibindo a enzima 14-α-esterol dimetilase, uma CYP microssomal que transforma o lanosterol em ergosterol na membrana citoplasmática, comprometendo o crescimento dos fungos. São fungistáticos.

Os azóis interagem com as CYP hepáticas como substratos e inibidores, apresentando diversas possibilidades de interação medicamentosa. Alguns fármacos têm concentração plasmática aumentada, quando administrados simultaneamente aos azóis: alprazolam, carbamazepina, cisaprida, digoxina, fexofenadina, glimepirida, glipizida, haloperidol, lovastatina, metilprednisolona, omeprazol, fenitoína, quinidina, sildenafila e tacrolimus, dentre outros. Outros fármacos diminuem a concentração dos azóis, quando usados simultaneamente: antagonistas H_2, antiácidos, carbamazepina, fenitoína e rifampicina.

Imidazólicos

- **Cetoconazol:** lipossolúvel, tem boa excreção no suor, sendo boa opção para o tratamento de pitiríase *versicolor*. Diminui a produção excessiva de glicocorticoides em pacientes com síndrome de Cushing.
  - **Efeitos adversos:** distúrbios gastrointestinais, alteração dos níveis séricos de testosterona, estradiol e cortisol,

provocando ginecomastia e impotência. Hepatotóxico, principalmente em altas doses e por tempo prolongado. Categoria C na gestação.

Triazólicos

- **Fluconazol:** é hidrossolúvel. Mais eficaz contra fungos leveduriformes, como *Candida albicans* e *Cryptococcus neoformans*. Indicado em casos de candidíase orofaríngea e vaginal, candidemia, meningite criptocócica e coccidioide. Já foram descritas espécies de *Candida* resistentes ao fluconazol. Atinge alta concentração liquórica. Metabolizado nos rins, durante seu uso devem ser monitorizadas as funções hepáticas e renais. Seu uso está contraindicado em associação aos fármacos: artemeter, bepridil, clopidogrel, conivaptana, dronedarona, everolimos, lumefantrino, mesoridazina, nilotinibe, quinino, tetrabenazina, tioridazina, tolvaptana e ziprasidona.
  - **Efeitos adversos:** cefaleia, náuseas, vômitos, exantema, dor abdominal e diarreia. Categoria C na gestação.
- **Itraconazol:** lipossolúvel, tem amplo espectro de ação contra a maioria dos fungos patógenos humanos. Fármaco de escolha no tratamento de infecções não meníngeas por *Blastomyces dermatitidis, Histoplasma capsulatum, Paracoccidioides brasiliensis* e *Coccidioides immitis*, também é útil para aspergilose que não do sistema nervoso central (SNC), onicomicoses, esporotricose cutânea e pitiríase *versicolor* extensa. No Brasil existem espécies de *Sporothrix* resistentes ao itraconazol. Já há descrição na literatura de espécies de *Candida* também resistentes. De menor hepatotoxicidade do que os imidazólicos, esse fármaco parece ter um efeito inotrópico negativo dose-dependente sobre a musculatura cardíaca; seu uso deve ser evitado em pacientes com insuficiência cardíaca congestiva, disfunção ventricular esquerda, doença cardíaca valvar ou isquêmica, doença pulmonar obstrutiva crônica e insuficiência renal. É potente inibidor de alguns subtipos da família do citocromo P450, especialmente CYP3A4, apresentando grande número de interações medicamentosas. Seu uso associado a determinados fármacos (quinidina, halofantrina, levometadila, pimozida, cisaprida) está contraindicado em virtude do risco de indução de arritmias cardíacas potencialmente fatais.
  - **Efeitos adversos:** cefaleia, dispepsia, constipação intestinal, náuseas, vômitos, diarreia, hipertrigliceridemia, hipopotassemia, hepatotoxicidade e exantema. Categoria C na gestação.
- **Voriconazol:** derivado do fluconazol, é indicado no tratamento de aspergilose invasiva, candidíase sistêmica resistente ao fluconazol e infecções graves causadas por *Pseudallescheria boydii* e *Fusarium* spp em pacientes imunodeprimidos. É útil em infecções do SNC porque ultrapassa a barreira hematoencefálica e atinge concentrações fungicidas no liquor. Usado em profilaxia de infecções fúngicas em pacientes hematológicos (em quimioterapia, neutropenia, transplante de medula). Já foram descritas espécies de *Candida* resistentes ao voriconazol. Seu uso está contraindicado em associação aos fármacos alfuzosina, artemeter, conivaptana, darunavir, dronedarona, everolimo, lopinavir, lumefantrino, nilotinibe, nisoldipina, quinino, rifapentina, ritonavir, rivaroxabana, salmeterol, silodosina, sirolimus, erva-de-são-joão, tetrabenazina, tioridazina, tolvaptana e ziprasidona.
  - **Efeitos adversos:** febre, cefaleia, reações alérgicas anafilactoides, edema facial, hipotensão, tromboflebite, trombocitopenia, anemia, hipocalcemia, hipoglicemia, eritema facial, tonteira, alucinações, tremor, depressão, distúrbios visuais (visão borrada, fotofobia, alteração da percepção de cores), insuficiência renal, hepatotoxicidade e prolongamento do intervalo QT. Há importante associação a reações cutâneas causadas pelo efeito fotossensibilizante do medicamento (queilite, eritema e pseudoporfiria); as lesões desaparecem com a suspensão do uso, mas, se sua manutenção for necessária, medidas fotoprotetoras podem evitar esses sintomas. Carcinoma espinocelular e melanoma podem surgir após tratamentos de longa duração; nesses casos, o fármaco deve ser descontinuado. Categoria D na gestação.
- **Posaconazol:** derivado do itraconazol, ainda não disponível no Brasil. Absorção melhorada quando administrado junto a alimentos gordurosos. Exibe atividade *in vitro* contra *Candida* spp, *Cryptococcus neoformans, Aspergillus* spp, *Mucor* spp, *Rhizopus* spp, *Blastomyces* spp, *Coccidioides* spp, *Histoplasma* spp, *Paracoccidioides* spp, *Penicillium* spp, *Sporothrix* spp, *Trichophyton* (*T. rubrum* e *T. mentagrophytes*), *Epidermophyton, Microsporum* e *Pseudallescheria* spp. Tem atividade contra fungos resistentes ao fluconazol e ao itraconazol, como os zigomicetos. Usado em profilaxia de infecções fúngicas em pacientes hematológicos (em quimioterapia, neutropenia, transplante de medula). Esse medicamento atinge boas concentrações na pele e pode se tornar uma boa opção no tratamento de infecções por dermatófitos, como onicomicoses. Recomenda-se a monitorização dos níveis séricos do fármaco; níveis > 0,7μg/mL são recomendados para profilaxia. Não é necessário ajuste de dose para insuficiência hepática ou renal, nem para hemodiálise. Não deve ser associado a fármacos que prolonguem o intervalo QT, como metadona, haloperidol, pimozida, quinidina, risperidona, sunitinibe, tacrolimus, halofantrina, astemizol, cisaprida, terfenadina, em virtude do risco de *torsades de pointes*.
  - **Efeitos adversos:** náuseas, vômitos, diarreia, dor abdominal, cefaleia, aumento de transaminases e erupção acneiforme. Categoria C na gestação.
- **Albaconazol:** em fase de investigação para o tratamento oral de infecções fúngicas, como a onicomicose. Em geral, é bem tolerado, e os principais efeitos adversos descritos são gastrointestinais.
- **Isavuconazol:** em fase de investigação.

Macrolídeos poliênicos

Alteram a permeabilidade da membrana plasmática, ligando-se ao ergosterol.

Anfotericina B

Macrolídeo heptaênico, forma agregados micelares com o ergosterol, o principal esterol da membrana celular fúngica, o que aumenta a permeabilidade iônica da membrana, com consequentes despolarização e morte celular.

Quatro formulações encontram-se disponíveis: anfotericina B convencional (associada ao sal biliar desoxicolato), anfotericina B lipossomal, complexo lipídico de anfotericina B e dispersão coloidal de anfotericina B. As formulações lipídicas foram criadas com o objetivo de minimizar o potencial nefrotóxico do medicamento, sendo seu uso limitado pelos custos mais elevados.

Com amplo espectro de ação, atua contra *Candida* spp, *Cryptococcus neoformans, Blastomyces dermatitidis, Histoplasma capsulatum, Sporothrix schenkii, Coccidioides immitis, Paracoccidioides brasiliensis, Aspergillus* spp, *Penicillium marneffei* e agentes da mucormicose. Agente de escolha para tratamento de micoses sistêmicas graves, tem pouca penetração no SNC, no humor vítreo e no líquido amniótico normal, mas é eficiente no tratamento da meningite criptocócica.

- **Efeitos adversos:** reações associadas à infusão (flebite, febre, calafrios, hipotensão, dispneia, taquicardia e taquipneia). Essas reações podem ser diminuídas com administração prévia de paracetamol ou hidrocortisona. Também são descritos episódios de anemia, perda ponderal, cefaleia, náuseas, vômitos, mal-estar, insuficiência renal, cardiotoxicidade e neurotoxicidade. São mais comuns com o uso da forma desoxicolato. Categoria B para uso na gestação. Medicação preferida no caso de infecções fúngicas graves em grávidas.

Griseofulvina

Fungistática, interage com os microtúbulos fúngicos, rompendo o arranjo do fuso mitótico, interferindo nas mitoses e inibindo a divisão e a reprodução celular. Deposita-se nas células precursoras da ceratina. Quando essas células se diferenciam, o fármaco encontra-se firmemente ligado à ceratina. Por este motivo, os cabelos e as unhas são os primeiros a ficar livres da doença. Indicada no tratamento de dermatofitoses, é o medicamento de primeira escolha para tratamento de *tinea capitis* em crianças, mas exige tratamento de longa duração (6 a 12 semanas ou mais). Pode diminuir o efeito de anticoncepcionais orais com baixo conteúdo de estrogênio.

- **Efeitos adversos:** a incidência é baixa. Podem ocorrer cefaleia, náuseas, vômitos, diarreia, neurite periférica, letargia, confusão mental, fadiga, síncope, vertigem, visão turva, flatulência, estomatite angular, hepatotoxicidade, leucopenia, neutropenia, monocitose, urticária, eritema, exantema, erupções vesiculares e fotossensibilidade (usar com cautela em portadores de lúpus eritematoso e porfiria). Categoria D na gestação.

Alilanaminas

Terbinafina

Atua na membrana plasmática, inibindo a enzima esqualeno-epoxidase, que transforma lanosterol em ergosterol. Fungicida lipossolúvel, é mais bem absorvida se administrada com a alimentação. Indicada para o tratamento de dermatofitoses, é mais eficaz do que o itraconazol no tratamento de onicomicoses. Trabalhos têm demonstrado eficácia semelhante à da griseofulvina no tratamento de *tinea capitis* por *Trichophyton*, com menor tempo de tratamento; não é eficaz em infecções por *M. canis*.

- **Efeitos adversos:** cefaleia, náuseas, constipação intestinal, diarreia, distúrbios do paladar, aumento de transaminases, trombocitopenia e neutropenia. Categoria B na gestação.

Equinocandinas

Constituem um grupo de lipopeptídeos semissintéticos, produtos da fermentação de diversos fungos. Seus representantes são anidulafungina, caspofungina e micafungina. Inibem o crescimento fúngico ao ligar-se à enzima β-(1-3)d-glicano sintetase, responsável pela formação de peptideoglicanos (D-glicano), reduzindo a integridade estrutural da parede celular e levando à instabilidade osmótica e à morte celular. São fungicidas para todas as espécies de *Candida*, inclusive as resistentes ao itraconazol e ao fluconazol, como a *Candida glabrata*. São fungistáticos para os fungos do gênero *Aspergillus*, pois, nestes, o D-glicano só é incorporado no crescimento apical de ramos e hifas. Têm atividade limitada contra *Blastomyces dermatitidis, Histoplasma capsulatum, Coccidioides immitis* e *Paracoccidioides brasiliensis* e não são ativas contra *Cryptococcus, Fusarium* e zigomicetos. São úteis no tratamento de candidíase invasiva, no tratamento empírico de neutropenia febril (caspofungina), na profilaxia em pacientes receptores de precursores hematopoéticos, em peritonite e abscessos por *Candida* e em aspergilose invasora. Atingem baixas concentrações no líquido cefalorraquidiano. Podem ser usadas em pacientes com disfunção hepática, com ajuste de dose e monitorização da função hepática.

- **Efeitos adversos:** febre, náuseas, calafrios, flebite, tromboflebite, rubor facial, hipopotassemia, hipoalbuminemia e aumento de transaminases e de fosfatase alcalina. Durante a infusão, podem ocorrer sintomas relacionados com a liberação de histamina, como exantema, edema, broncoespasmo e prurido. Categoria C na gestação.

Caspofungina

De excelente tolerabilidade, seus efeitos colaterais são, geralmente, leves. Indicada para o tratamento da aspergilose invasiva não responsiva a outros tratamentos e candidíase invasiva, tem pouca penetração no SNC. Já existem espécies de *Candida* resistentes à caspofungina. Pode ser associada a antifúngicos poliênicos (anfotericina B) ou azólicos (especialmente o voriconazol). Pode ter interação com medicamentos que afetam o citocromo P450, como rifampicina, ciclosporina e tacrolimus.

- **Efeitos adversos:** são descritos casos de anafilaxia, infiltrados pulmonares, hipotensão e taquicardia. Já foi relatado um caso de bloqueio cardíaco total associado a seu uso.

Anidulafungina

Por não ser metabolizada pelo sistema enzimático do citocromo P450, não se conhecem interações químicas importantes. É o medicamento de escolha em transplantados, imunossuprimidos e pacientes polimedicados. Não necessita de ajuste de dose na insuficiência renal.

- **Efeitos adversos:** neutropenia, leucopenia, vômitos, diarreia, hipopotassemia, cefaleia e manifestações histamino-mediadas (dermatite, urticária, *flushing*, prurido, dispneia e hipotensão).

Micafungina

Aprovada para tratamento e profilaxia da candidíase invasiva em pacientes receptores de transplantes de células progenitoras hematopoéticas, especialmente em pacientes com restrição ao uso de imidazólicos.

- **Efeitos adversos:** flebite e liberação histamínica durante a infusão (evitada com a administração em 60 minutos).

Pirimidina fluoretada

5-Fluorocitosina

Não disponível no Brasil, inibe a síntese do DNA do fungo. Exerce atividade contra *Cryptococcus neoformans, Candida* spp e agentes da cromoblastomicose. Sua principal indicação é em associação à anfotericina B, pois, por seu sinergismo, é possível diminuir a dose e, consequentemente, os efeitos colaterais da última. Penetra no SNC e no humor aquoso.

- **Efeitos adversos:** depressão da medula óssea (leucopenia e trombocitopenia), exantema, náuseas, vômitos, diarreia, enterocolite e hepatotoxicidade. Categoria C na gestação.

MEDICAMENTOS DE USO TÓPICO

Os antifúngicos tópicos encontram-se disponíveis na forma de creme, loção, solução, xampu, gel, óvulo, *spray* e esmalte. São úteis no tratamento das micoses superficiais, limitadas ao estrato córneo e às mucosas.

Azólicos

Atuam na membrana plasmática, inibindo a enzima 14-α-esterol dimetilase, que transforma o lanosterol em ergosterol. Fazem parte dessa classe de antifúngicos: isoconazol, miconazol, bifonazol, oxiconazol, fenticonazol, flutrimazol, econazol, clotrimazol, tioconazol, terconazol, dentre outros, os quais estão indicados no tratamento de dermatofitoses, pitiríase *versicolor* e candidíase mucocutânea.

- **Efeitos adversos:** irritação, ardência e eritema local, muitas vezes causados pelo veículo. Categoria na gestação: bifonazol – C/B; clotrimazol – B; econazol – C; fenticonazol – C; flutrimazol – C; isoconazol – C; oxiconazol – B; terconazol – C/B; tioconazol – C; miconazol – C.

Macrolídeos poliênicos

Alteram a permeabilidade da membrana plasmática do fungo.

Nistatina

Primeiro antimicótico específico a se tornar disponível para uso humano, é tóxico quando usado de forma sistêmica, tendo seu uso restrito a aplicações tópicas em infecções cutâneas e mucocutâneas. Insolúvel em água, não é absorvido pela pele intacta, pelo trato gastrointestinal nem pela mucosa vaginal. Usada quase que exclusivamente para infecções causadas por fungos do gênero *Candida,* especialmente candidíase oral, em pacientes imunocompetentes. Infecções das unhas ou lesões cutâneas hiperceratinizadas não respondem ao fármaco.

Apresentações: creme, suspensão oral e drágeas, em concentrações de 25.000, 50.000 ou 100.000UI/g.

- **Efeitos adversos:** os mais comuns são eczema, prurido, *rash*, náuseas, queimação e dor local. Categoria B na gestação.

Morfolínicos

Atuam na membrana plasmática, impedindo a formação do ergosterol.

A amorolfina, que faz parte dessa classe, encontra-se disponível na forma de creme e esmalte e está indicada para o tratamento de onicomicoses.

- **Efeitos adversos:** raros; incluem irritação local, onicólise, dermatite de contato e descoloração da unha. Categoria C na gestação.

Hidroxipiridonas

Atuam na membrana plasmática, alterando sua permeabilidade.

A ciclopiroxolamina, a representante dessa classe, é fungicida para *Candida albicans, Epidermophyton floccosum, Microsporum canis, Trichophyton mentagrophytes* e *T. rubrum.* Também inibe o crescimento de *Malassezia* spp. Está disponível como esmalte (para tratamento de onicomicoses), creme, *spray* e solução.

- **Efeitos adversos:** raros; incluem irritação local transitória, queimação e prurido no leito ungueal. Categoria B na gestação.

Alilaminas

Atuam na membrana plasmática, inibindo a enzima esqualeno-epoxidase, que transforma lanosterol em ergosterol. No Brasil, encontra-se disponível a terbinafina. Outro representante, não comercializado no país, é a naftifina.

Eficazes no tratamento das tinhas do corpo, crural e do pé, são menos ativas contra espécies de *Candida* e *Malassezia.*

- **Efeitos adversos:** irritação, queimação e prurido no local de aplicação. Categoria B na gestação.

Benzilaminas

Atuam na membrana plasmática, inibindo a enzima esqualeno-epoxidase, que transforma lanosterol em ergosterol.

A butenafina faz parte dessa classe e apresenta espectro de atividade semelhante ao das alilaminas.

- **Efeitos adversos:** irritação, queimação, eritema e prurido no local de aplicação. Categoria B na gestação.

Tolnaftato

Eficaz no tratamento da maioria das micoses cutâneas causadas por *T. rubrum, T. mentagrophytes, T. tonsurans, E. floccosum, M. canis, M. audouinii, M. gypseum* e *M. furfur,* é ineficaz contra *Candida.*

No Brasil, encontra-se disponível em combinação com clioquinol, betametasona e gentamicina.

- **Efeitos adversos:** irritação, queimação, eritema, descamação e prurido no local de aplicação. Categoria C na gestação.

Revisão sistemática, publicada em 2012, não demonstrou diferenças, em termos de segurança e tolerabilidade, nas comparações diretas dos antifúngicos tópicos usados para o tratamento de dermatomicoses. Esse estudo mostrou que os azólicos, as alilaminas e outros antifúngicos, como butenafina e ciclopiroxolamina, são mais eficazes no manejo das dermatomicoses, em comparação a placebo, mas não demonstrou superioridade clara entre as classes.

OUTROS AGENTES

- **Ácido undecilênico:** fungistático, é ativo contra dermatófitos. Disponível na forma de pó e solução, combinado a outros ingredientes. Usado no tratamento de tinha dos pés, dermatite de fraldas, tinha crural e outras afecções de menor gravidade.
- **Ácido salicílico e ácido benzoico:** presentes na pomada de Whitfield, que combina a ação ceratolítica do primeiro com a ação fungistática do segundo e é usada no tratamento da tinha dos pés.
- **Iodo.**
- **Enxofre.**
- **Sulfeto de selênio.**

Novos medicamentos tópicos estão em investigação para o tratamento de onicomicoses, visto que é baixa a eficácia do tratamento tópico exclusivo, dentre eles o óleo essencial de *Melaleuca alternifolia* e o eficonazol.

CLASSIFICAÇÃO DOS FÁRMACOS NA GESTAÇÃO

A – Estudos controlados não mostraram riscos.
B – Não há evidência de risco em humanos.
C – O risco não pode ser afastado; evitar na gestação.
D – Há evidência positiva de risco.
X – Contraindicado na gestação.

Bibliografia

Bennassar A, Grimalt R. Management of tinea capitis in childhood. Clinical, Cosmetic and Investigational Dermatology 2010; (3):89-98.

Bennett JE. Agentes antifúngicos. In: Brunton LL, Chabner BA, Knollmann BC (eds.) As bases farmacológicas da terapêutica de Goodman & Gilman. 12. ed. Porto Alegre: AMGH, 2012:1571-91.

Biswall S. Complete heart block in a neutropenic patient with aspergillosis: an unusual adverse effect of caspofungins. J Pharmacol Pharmacother 2012; 3(4):342-4.

Butts A, Krysan DJ. Antifungal drug discovery: something old and something new. PLoS Pathog 2012; 8(9):e1002870.

Cherian T, Giakoustidis A, Yokoyama S et al. Treatment of refractory cerebral aspergillosis in a liver transplant recipient with voriconazole: case report and review of the literature. Exp Clin Transplant 2012; 10(5):482-6.

Cortés JA, Russi JA. Equinocandinas. Rev Chil Infect 2011; 28(6): 529-36.

De Luca C, Guglielminetti M, Ferrario A, Calabr M, Casari E. Candidemia: species involved, virulence factors and antimycotic susceptibility. New Microbiol 2012; 35(4):459-68.

Deng S, Hu H, Abliz P et al. A random comparative study of terbinafine versus griseofulvin in patients with tinea capitis in Western China. Mycopathologia 2011; 172(5):365-72.

Elbaum DJ, Cowen EW. Voriconazole-associated phototoxic effects and lentigo formation in an African American man. Arch Dermatol 2012; 148(8):965-6.

Elewski BE, Rich P, Pollak R et al. Efinaconazole 10% solution in the treatment of toenail onychomycosis: two phase III multicenter, randomized, double-blind studies. J Am Acad Dermatol 2012; 20. [Epub ahead of print].

Grover C, Khurana A. An update on treatment of onychomycosis. Mycoses 2012; 55(6):541-51.

Jadhav MP, Shinde VM, Chandrakala S et al. A randomized comparative trial evaluating the safety and efficacy of liposomal amphotericin B (Fungisome) versus conventional amphotericin B in the empirical treatment of febrile neutropenia in India. Indian J Cancer 2012; 49(1):107-13.

Kriengkauykiat J, Ito JI, Dadwal SS. Epidemiology and treatment approaches in management of invasive fungal infections. Clin Epidemiol 2011; (3):175-91.

Krishna G, Beresford E, Ma L et al. Skin concentrations and pharmacokinetics of posaconazole after oral administration. Antimicrobial Agents and Chemotherapy 2010; 54(5):1807-10.

Kulay Junior L, Kulay MC, Lapa AJ. Medicamentos na gravidez e lactação: guia prático: fitoterápicos, imunobiológicos, medicamentos dinamizados, meios de contraste, oligoelementos, probióticos, vitaminas. 3. ed. Barueri: Manole, 2012.

Léon-Gil C et al. Efficacy and safety of caspofungin in critically ill patients. ProCAS Study. Rev Esp Quimioter 2012; 25(4):274-82.

Moriarty B, Hay R, Morris-Jones R. The diagnosis and management of tinea. BMJ 2012; (345):e4380.

Oliveira DC, Lopes PG, Spader TB et al. Antifungal susceptibilities of Sporothrix albicans, S. brasiliensis, and S. luriei of the S. schenckii complex identified in Brazil. J Clin Microbiol 2011; 49(8): 3047-9.

Orofino-Costa R, Cursi IB, Neves MF. Terapêutica em micologia médica. In: Zaitz C et al. Compêndio de micologia médica. 2. ed. Rio de Janeiro: Guanabara Koogan, 2010:381-91.

Rajasingham R, Rolfes MA, Birkenkamp KE, Meya DB, Boulware DR. Cryptococcal meningitis treatment strategies in resource-limited settings: a cost-effectiveness analysis. PLoS Med 2012; 9(9):e1001316.

Riahi RR, Cohen PR. Voriconazole-associated phototoxicity. Dermatology Online Journal 2011; 17(2):15.

Rotta I, Sanchez A, Gonçalves PR, Otuki MF, Correr CJ. Efficacy and safety of topical antifungals in the treatment of dermatomycosis: a systematic review. Br J Dermatol 2012; 166(5):927-33.

Stevens DA. Advances in systemic antifungal therapy. Clin Dermatol 2012; 30(6):657-61.

Traunmüller F, Popovic M, Konz K, Smolle-Jüttner F, Joukhadar C. Efficacy and safety of current drug therapies for invasive aspergillosis. Pharmacology 2011; 88:213-24.

Tschen EH, Bucko AD, Oizumi N, Kawabata H, Olin JT, Pillai R. Efinaconazole solution in the treatment of toenail onychomycosis: a phase 2, multicenter, randomized, double-blind study. J Drugs Dermatol 2013 12(2):186-92.

Van Rossen K, Lowe JA. A Phase 1, randomized, open-label crossover study to evaluate the safety and pharmacokinetics of 400 mg albaconazole administered to healthy participants as a tablet formulation versus a capsule formulation. Clinical Pharmacology: Advances and Applications 2013; 5:23-31.

Vásquez L, Carreras E, Serrano D, Jarque I, Mensa J, Barberán J. Antifungal prophylaxis in the haematological patient: a practical approach. Rev Esp Quimioter 2012; 25(4):299-304.

Wang L, Zhuge X, Xiao G, Zhang Y. Hepatic safety of caspofungin during treatment of invasive fungal diseases in elderly patients. Chin Med J 2012; 125(12):2240.

Zoller E, Valente C, Baker K, Klepser ME. Development, clinical utility, and place in therapy of posaconazole for prevention and treatment of invasive fungal infections. Drug Design, Development and Therapy 2010; 4:299-311.

PARTE VI

INFECÇÕES BACTERIANAS

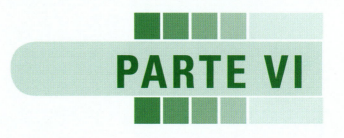

Infecções Bacterianas da Pele

Sandra Lyon

A pele normal de indivíduos saudáveis é muito resistente à invasão de bactérias uma vez que, se o tecido está intacto e o indivíduo é imunocompetente, é difícil a produção de infecção.

Para que micro-organismos, como *Staphylococcus aureus* e *Streptococcus pyogenes*, possam produzir doença, é necessário o rompimento da barreira cutânea por abrasão, picada de inseto ou introdução de corpo estranho.[1]

Alguns fatores interferem na resistência natural da pele, como terapia com agentes imunossupressores, estado nutricional e integridade da barreira cutânea.

As bactérias não podem penetrar as camadas ceratinizadas da pele normal. O pH da pele é 5,5, o que promove resistência contra a multiplicação desses micro-organismos, apesar da existência de muitas bactérias virulentas capazes de crescer em pH mais baixo do que o da pele normal.

Outro fator importante na eliminação das bactérias é a presença de substâncias antibacterianas na secreção sebácea. Lipídios da secreção sebácea e do estrato córneo, glicofosfolipídios e ácidos graxos livres do estrato córneo apresentam efeitos bacteriostáticos seletivos para micro-organismos.[1,2]

A pele e as mucosas de pessoas normais e sadias podem ser habitadas por micro-organismos que não causam doenças, constituindo a microbiota normal.

A microbiota é classificada em:

- **Microbiota resistente:** composta de micro-organismos comensais, encontrados com regularidade em determinada área do tegumento.
- **Microbiota transitória:** composta de micro-organismos não patogênicos ou potencialmente patogênicos, os quais podem permanecer na pele e mucosas por algum período.[1,2]

Os fatores que controlam a microbiota normal da pele são: pH ácido, temperatura da superfície, salinidade do suor, secreção sebácea e defesa do hospedeiro. Se a pele é lesionada, estabelece-se uma solução de continuidade no tegumento e pode haver infecção exógena. Ademais, a infecção cutânea pode se estabelecer por via hematogênica, como manifestação cutânea de infecção sistêmica.[1,2]

Os principais micro-organismos da pele são:

- **Cocos aeróbios:** *Staphylococcus aureus*, *S. saprophyticus*, *S. epidermidis*, *S. heamolyticus* e *S. warneri*; encontrados em todo o tegumento, em especial em áreas intertriginosas.
- **Corineformes aeróbios:** *Corynebacterium minutissimum* e *Brevibacterium epidermidis*; encontrados sobretudo em áreas intertriginosas e entre os pododáctilos.
- **Corineformes anaeróbios***:* *Propionibacterium acnes*, *P. granulosum* e *P. avidum*; encontrados nos folículos e glândulas sebáceas.
- **Bactérias gram-negativas:** *Acinetobacter* spp. Com as espécies de *Enterobacter*, *Klebsiella* e *Proteus*, encontradas nas axilas, no períneo e nas fossas antecubitais.
- **Leveduras:** *Pityrosporum ovale*, *P. orbiculare* e *Malassezia furfur*; encontradas no couro cabeludo e áreas seborreicas.[3]

O diagnóstico laboratorial e bacteriológico pode ser feito por meio de exame direto, utilizando-se a coloração pelo Gram e a cultura para o isolamento dos micro-organismos.

Os meios de cultura mais utilizados são:

- **Ágar-sangue:** constitui um meio enriquecido para a maioria das bactérias.
- **Ágar-chocolate ou Thayer-Martin:** utilizado nos casos de suspeita de meningococos e gonococos.
- **Ágar MacConkey ou bem (*eosin-methylene blue*):** para bactérias gram-negativas.
- **Caldo de tioglicolato e ágar sangue com vitamina K e hemina:** para bactérias anaeróbias.

A utilização de exame direto e cultura para micro-organismos auxilia a prática clínica; em infecções generalizadas, recomenda-se hemocultura.[4]

Referências

1. Noble WC. Microbiology of human skin. 2. ed. London: Lloyd-Luke, 1981.
2. Brooks GF, Butel JS, Morse SA. Microbiota normal do corpo humano. In: Brooks GF, Butel JS, Morse SA. Microbiologia médica. 21. ed. Rio de Janeiro: Guanabara Koogan, 2000:142-5.
3. Lastória JC. Bacteriologia. In: Ramos-e-Silva M, Castro MCR. Fundamentos de dermatologia. Rio de Janeiro: Atheneu, 2010.
4. Dermastadt GL, Lane AT. Impetigo: an overview. Pediatr Dermatol 1994; 11(4):293-303.

44

Piodermites

Abrahão Osta Vieira
Maria Thereza Vieira de Araújo

INTRODUÇÃO

As piodermites são infecções da pele causadas por bactérias piogênicas (normalmente, *Staphylococcus aureus* e *Streptococcus pyogenes)*.

IMPETIGO

O impetigo constitui infecção superficial da epiderme, de localização subcórnea, comum na infância, apresentando duas formas clínicas: bolhosa e não bolhosa.

Os principais patógenos são o *S. aureus* e, menos comumente, o *S. pyogenes* (estreptococo β-hemolítico do grupo A).

Epidemiologia

Doença comum, sobretudo em crianças, o impetigo afeta igualmente ambos os sexos em diferentes idades, atingindo picos de incidência nos meses de verão e outono (Figuras 44.1 e 44.2).

Aproximadamente 30% da população apresentam a cavidade nasal colonizada por *S. aureus*. A bactéria pode disseminar-se através do nariz para a pele normal em 7 a 14 dias, e as lesões do impetigo surgem entre 7 e 14 dias. Outros 20% a 40% dos indivíduos são colonizados por essa bactéria na região do períneo, axilas, faringe e mãos.[1]

A maioria da população apresenta o *S. aureus* como integrante da flora normal, e pacientes atópicos têm a pele colonizada por esse micro-organismo.

Alguns fatores modificam a flora residente e favorecem a colonização transitória, como uso prévio de antibióticos, presença de umidade e aumento da temperatura.[1]

Os micro-organismos podem ser transmitidos de um indivíduo a outro por meio de contato, sobretudo de mãos, ou solução de continuidade da pele. É necessário o rompimento da barreira cutânea para que ocorra a contaminação. O crescimento bacteriano pode ocorrer pela imunossupressão

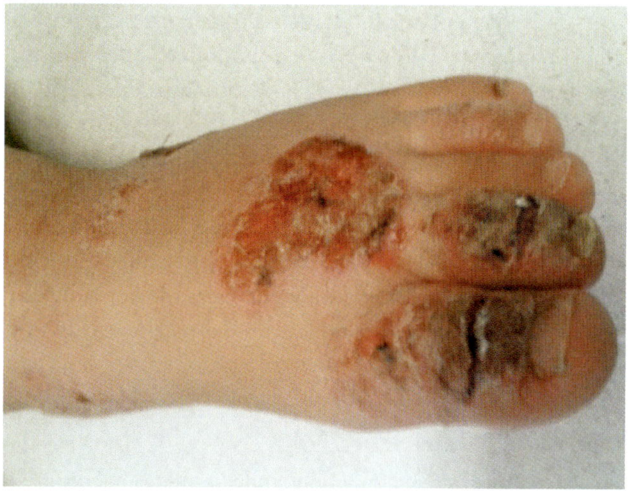

Figura 44.1 ■ Impetigo. (Serviço de Dermatologia do Hospital Eduardo de Menezes.)

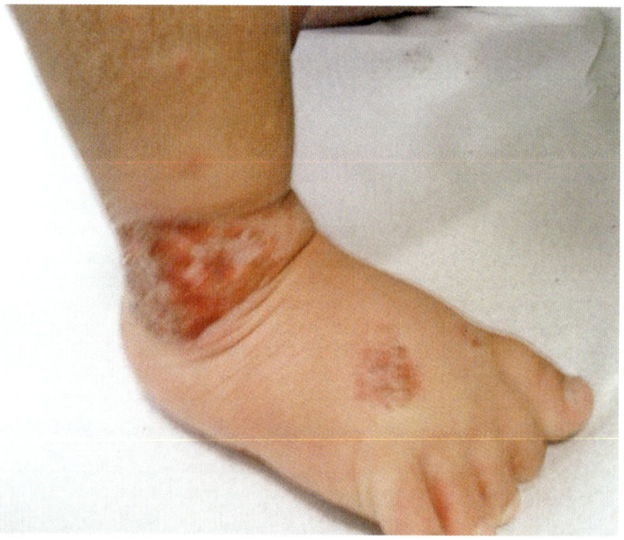

Figura 44.2 ■ Impetigo. (Serviço de Dermatologia do Hospital Eduardo de Menezes.)

induzida por medicamentos ou por doenças sistêmicas, como *diabetes mellitus* ou síndrome da imunodeficiência adquirida (AIDS).[2]

Impetigo bolhoso

Causado pelo *S. aureus,* usualmente fago II, tipo 71, cuja toxina A, esfoliativa, cliva a desmogleína 1, induzindo a formação de bolhas superficiais acantolíticas na camada granulosa da epiderme.[3] As lesões ocorrem na pele íntegra, ao contrário do impetigo não bolhoso.[4]

O quadro clínico caracteriza-se por vesículas que evoluem para bolhas de conteúdo claro inicialmente e que, depois, torna-se turvo. Com o rompimento das bolhas formam-se crostas finas, acastanhadas, dispostas na periferia da lesão, assumindo aspecto circinado.[4]

Impetigo não bolhoso

O impetigo não bolhoso, também denominado impetigo contagioso de Tilbury Fox, é causado pelo *S. aureus*, isolado em 60% dos casos. Em 35% dos quadros infecciosos, o *S. aureus* está associado ao *S. pyogenes* β-hemolítico do grupo A, e em 5% dos casos o *S. pyogenes* é encontrado isoladamente.[5]

As lesões iniciam-se na face, com base eritematosa, e consistem em pequenas vesículas, que se rompem e formam crostas espessas, denominadas melicéricas, devido à coloração de mel. Sua maior complicação é a nefrite aguda (Tabela 44.1).

Diagnóstico

O diagnóstico é clínico, podendo ser feitas bacterioscopia e cultura para identificação do agente. Leucocitose pode estar presente em metade dos pacientes.

Histopatológico

- **Impetigo não bolhoso:** lesões vesicopustulosas neutrofílicas estão presentes na epiderme. Ocorrem espongiose e intenso infiltrado de neutrófilos e linfócitos.
- **Impetigo bolhoso:** clivagem da epiderme superior; dentro da camada granulosa, percebe-se acantólise secundária semelhante ao pênfigo foliáceo; presença de poucas células inflamatórias.

Diagnóstico diferencial

- **Impetigo não bolhoso:** dermatite seborreica, dermatite atópica, dermatite de contato, dermatofitoses, herpes simples, varicela, herpes-zóster, escabiose e pediculose.
- **Impetigo bolhoso:** dermatite de contato nas plantas dos pés, pênfigo vulgar, penfigoide bolhoso, eritema multiforme, queimaduras térmicas, dermatite herpetiforme, *tinea pedis* vesiculosa, reação medicamentosa fixa bolhosa e bolhas por picada de inseto.

Em ambos os casos, as lesões evoluem sem deixar cicatrizes.

Tratamento

O tratamento do impetigo consiste em limpeza e remoção das crostas infectadas.

Nas formas localizadas, devem ser usados antibióticos tópicos, como gentamicina, mupirocina e ácido fusídico.

Nas formas disseminadas, usam-se antibióticos sistêmicos, como cefalexina, dicloxacilina e clavulanato de amoxicilina, por 10 a 15 dias.[1] No impetigo recorrente, os antibióticos são usados por 7 dias nas narinas, axilas, no períneo e entre os dedos dos pés. As lesões evoluem sem deixar cicatriz.

Tabela 44.1 ■ Características clínicas do impetigo

	Impetigo não bolhoso	Impetigo bolhoso
Epidemiologia	70% de todos os casos Mais comum em crianças	Menos comum Período neonatal e em crianças
Lesões clínicas	*Precoce*: mácula única e eritematosa de 2 a 4mm que rapidamente evolui para vesícula ou pústula *Tardio*: erosão superficial com coloração amarelada, crosta e extensão da infecção para a pele ao redor	*Precoce*: pequenas vesículas evoluem para bolhas superficiais de 1 a 2cm *Tardio*: bolhas flácidas, transparentes, de até 5cm de diâmetro, sem crosta espessa e usualmente não rodeadas por eritema
Distribuição	Ao redor do nariz e da boca e extremidades	Face, tronco, nádegas, períneo ou extremidades
Achados associados	Linfadenopatia moderada	Sem sintomas sistêmicos, mas pode estar associado a fraqueza, febre e diarreia
Curso clínico	Tende a evoluir dentro de 2 semanas, sem deixar cicatriz	Pacientes não tratados se curam em 3 a 6 semanas
Complicações	Glomerulonefrite aguda (5%) Esse risco não é alterado pelo tratamento com antibióticos A febre reumática não está associada ao impetigo	Síndrome da pele escaldada estafilocócica (SSSS – *Staphylococcal Scalded Skin Syndrome*)

A infecção bacteriana de lesão preexistente, como eczema, escabiose, pediculose e micoses, constitui infecção secundária ou impetiginização, e as doenças de base devem ser tratadas concomitantemente.[6]

ECTIMA

O ectima constitui uma lesão ulcerada do impetigo não bolhoso que compromete a pele mais profundamente, tendendo para cronicidade. Localiza-se, preferencialmente, nas pernas, coxas e nádegas.

O quadro clínico inicia-se com pápula, vesicobolha e pústulas, que evoluem para lesão ulcerada recoberta de crostas. A úlcera é endurecida, elevada e violácea, e a base granulomatosa se estende em profundidade em direção à derme. Involui, deixando cicatriz (Figuras 44.3 a 44.5).

A causa é o *S. pyogenes*, mas o *S. aureus* pode estar presente como invasor secundário.

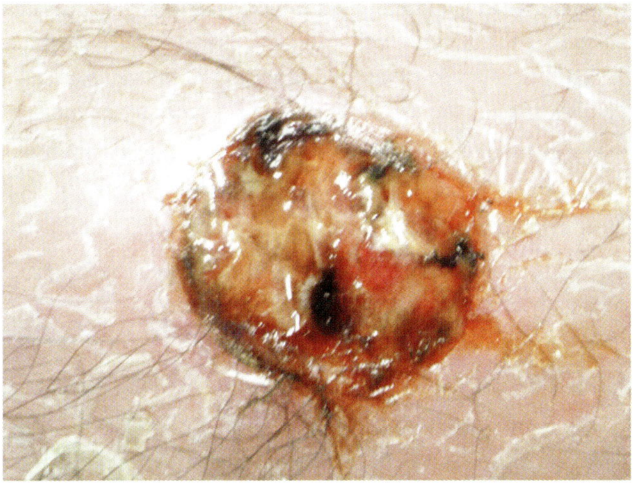

Figura 44.3 ■ Ectima. (Serviço de Dermatologia do Hospital Eduardo de Menezes.)

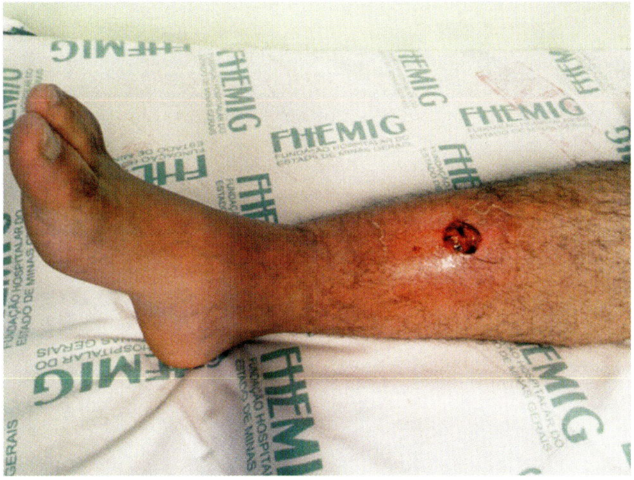

Figura 44.4 ■ Ectima. (Serviço de Dermatologia do Hospital Eduardo de Menezes.)

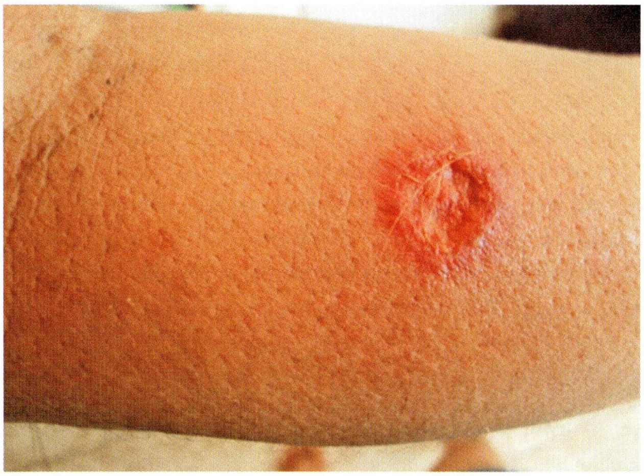

Figura 44.5 ■ Ectima: a lesão pode apresentar características da leishmaniose cutânea. (CEMEPE – Centro de Medicina Especializada, Pesquisa e Ensino.)

Há predileção pelo acometimento em crianças e idosos, podendo, no entanto, ocorrer em qualquer idade. A desnutrição e o diabetes podem ser fatores predisponentes.

As lesões são dolorosas e, às vezes, associadas a linfadenopatia. Complicações como linfangite e celulite podem ocorrer.

Evolução aguda pós-estreptocócica para glomerulonefrite ocorre em 1% dos casos.

Diagnóstico

O diagnóstico é clínico. Nas lesões mais resistentes ao tratamento pode ser necessária a coleta de secreção da lesão para Gram, cultura e antibiograma.

O exame histopatológico revela necrose epidérmica e infiltrado inflamatório perivascular granulomatoso superficial e profundo da derme, com edema endotelial.

Diagnóstico diferencial

O diagnóstico diferencial se faz com doenças ulceradas, purulentas e crostosas.

Constituem diagnóstico diferencial do ectima: leishmaniose, micobacterioses atípicas, tubercúlides papulonecróticas, esporotricose e vasculites.

Tratamento

O tratamento do ectima deve envolver melhora da higiene, nutrição e, quando for o caso, o tratamento da doença de base, como a escabiose.

Antibioticoterapia tópica deve ser administrada com mupirocina, ácido fusídico ou gentamicina. O antibiótico de escolha é a penicilina benzatina, podendo ser usada a eritromicina ou a cefalexina. Se houver infecção estafilocócica associada, utilizam-se dicloxacilina, oxacilina e clindamicina.

FOLICULITES

Foliculites são processos inflamatórios da unidade pilossebácea, os quais podem ser superficiais ou profundos, dependendo da localização do processo inflamatório.

Constituem doenças universais.

O germe habitualmente encontrado é o estafilococo plasmocoagulase-positivo, mas o processo também pode ser desencadeado por outros micro-organismos estafilococos plasmocoagulase-negativos, ou mesmo coliformes.

Foliculite superficial

Também denominada osteofoliculite ou impetigo de Bockhart, a foliculite superficial representa uma pústula centrada por um pelo que, após ruptura, desseca-se, formando crosta. Mais frequente em crianças, pode atingir qualquer área do corpo, sendo mais comum no couro cabeludo e nos membros (Figuras 44.6 e 44.7).

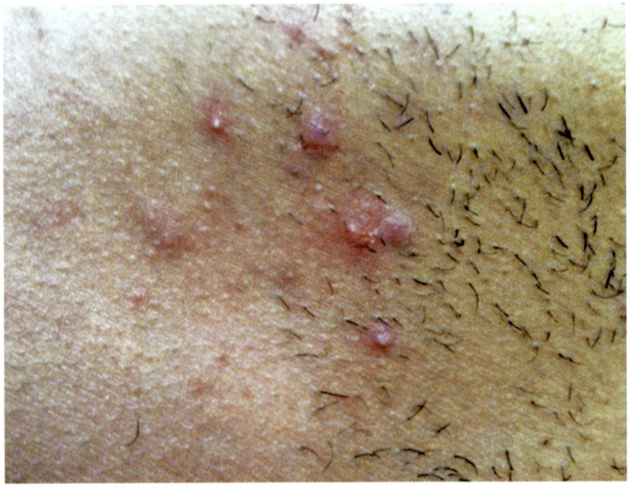

Figura 44.6 ■ Foliculite superficial. (Acervo dos autores.)

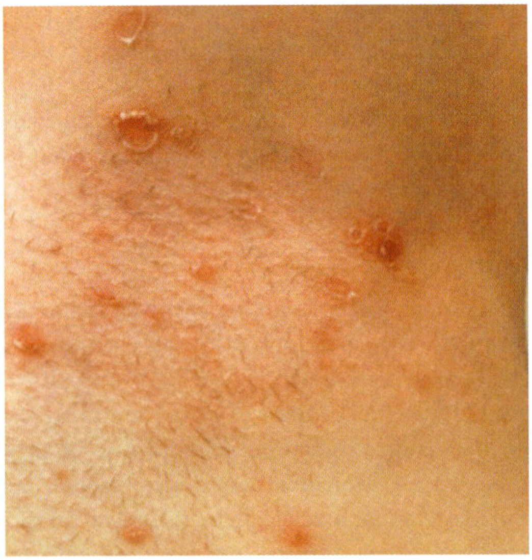

Figura 44.7 ■ Foliculite em axila. (Acervo dos autores.)

Outras apresentações de foliculite são a elaiconiose, após exposição ocupacional a óleos e graxas, e a foliculite por uso de adesivos oclusivos contendo corticoides.

Pseudofoliculite da barba

A pseudofoliculite da barba, ou *pili incarnati*, constitui uma afecção decorrente do encurvamento do pelo (ulotrísquio), isto é, ocorre em pelos com tendência a se recurvarem. Os pelos são encurvados no folículo e, com o crescimento, novamente se introduzem na epiderme, sendo facilmente infectados secundariamente por estafilococos não patogênicos, plasmocoagulase-negativos. Acomete, predominantemente, homens de raça negra ou mestiços. O tratamento consiste na remoção definitiva dos pelos com *lasers* (Figura 44.8).

Pseudofoliculite da virilha

A pseudofoliculite da virilha ocorre mais em mulheres, em virtude do hábito de depilação, com quadro semelhante ao da pseudofoliculite da barba. O controle é feito mediante o uso regular de sabonete antisséptico e de gel de nicotinamida a 4%, com a cura definitiva ocorrendo por meio da depilação a *laser*.

Foliculite profunda

Constituem apresentações de foliculites profundas: sicose da barba, hordéolo, furúnculo e antraz.

Sicose da barba

Foliculite crônica localizada na profundidade do pelo da barba, é causada pelo *S. aureus.*

A lesão consiste em uma pústula folicular centralizada por pelo, podendo formar placas vegetantes e infiltradas. Na sicose da barba, não se observa alteração com crescimento do pelo.

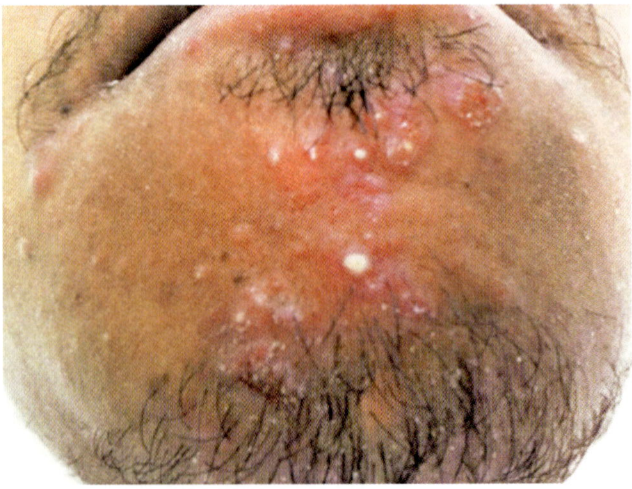

Figura 44.8 ■ Foliculite da barba. (Acervo dos autores.)

A sicose lupoide apresenta-se clinicamente como lesão cicatricial com disposição circinada e atividade na periferia das lesões. O diagnóstico diferencial da sicose da barba é feito com tinha da barba.[7]

Hordéolo ou terçol

Constitui infecção estafilocócica profunda das glândulas de Meibomius (hordéolo interno ou calázio) ou das glândulas ciliares de Zeis e Moll (hordéolo externo). Apresenta-se como pápula ou nódulo folicular sob pele eritematoedematosa que pode drenar pus.[8]

Furúnculo

Consiste em infecção estafilocócica aguda, necrosante, do folículo piloso e da glândula sebácea anexa. Surge como nódulo eritematoso e doloroso e evolui, tornando-se flutuante. Há eliminação do tecido necrosado, que ocupa a porção central do furúnculo e é denominado carnicão.

O furúnculo pode surgir a partir de uma foliculite superficial. O aparecimento contínuo de vários furúnculos é denominado furunculose, devendo ser pesquisada imunodeficiência ou *diabetes mellitus*.

Antraz

Consiste no aparecimento de múltiplos furúnculos em um mesmo local. A área apresenta-se eritematosa e edematosa com múltiplos pontos de drenagem de pús. Doloroso, localiza-se, preferencialmente, na região da nuca, dorso e coxa. Ocorre, sobretudo, em idosos e imunossuprimidos.

Foliculites secundárias

Foliculite queloidiana da nuca ou acne keloidalis

Caracterizada por pústulas foliculares na nuca, que evoluem para lesões queloidianas, acomete, geralmente, homens da raça negra com quadro de politriquia, isto é, fusão de folículos na superfície da pele, dos quais emergem dois ou três pelos (Figura 44.9).

Foliculite decalvante

Forma de foliculite de caráter crônico, é causada pelo *S. aureus* e apresenta destruição folicular e atrofia posterior, causando alopecia cicatricial. No couro cabeludo, é denominada foliculite decalvante do couro cabeludo; na área de barba, chama-se sicose lupoide; nos membros inferiores, é denominada foliculite decalvante de Arnozan Dubreuilh.[4]

Foliculites por oclusão folicular

Ocorre obstrução do óstio folicular por hiperceratose folicular inata, levando à destruição do folículo.

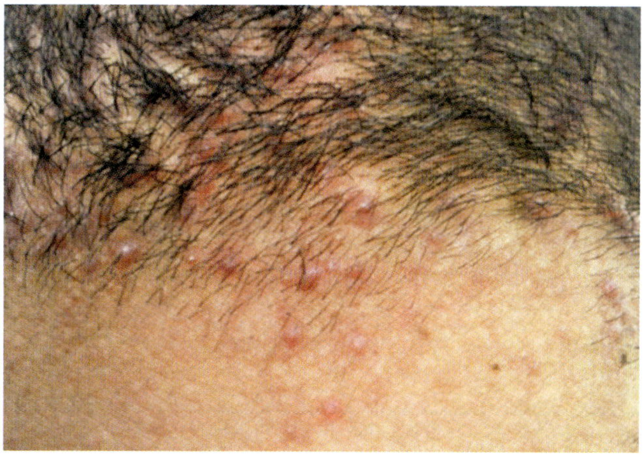

Figura 44.9 ■ Foliculite queloidiana da nuca. (Acervo dos autores.)

Observam-se os seguintes elementos clínicos: comedos, abscessos intercomunicantes múltiplos, trajetos fistulosos e cicatrizes hipertróficas queloidianas. O processo patológico de oclusão folicular é observado na hidrosadenite, na foliculite dissecante do couro cabeludo (*perifolliculitis capitis abscedens et suffodiens*) e na acne *conglobata*. A hidradenite supurativa é doença inflamatória crônica da pele com furúnculos, fístulas e abscessos, localizando-se nas axilas e virilhas.[9]

Tratamento das foliculites

O tratamento da foliculite superficial é feito com o uso de sabonetes antissépticos e antibióticos tópicos de ácido fusídico, mupirocina ou gentamincina.

As foliculites profundas exigem antibioticoterapia sistêmica de acordo com Gram, cultura e antibiograma. Nos casos de cepas de *S. aureus* meticilino-resistentes (MRSA), utiliza-se vancomicina EV, de 1 a 2g. Nas foliculites por oclusão folicular está indicado o uso de isotretinoína.

ERISIPELA E CELULITE

A celulite é uma infecção do tecido conjuntivo frouxo que compromete, predominantemente, a hipoderme.

A erisipela é considerada um processo de celulite mais superficial, que atinge a derme e a parte superior da hipoderme. Caracteriza-se por eritema difuso com bordas mal delimitadas, edema e dor.

A maioria dos casos de celulite e erisipela é causada pelos estreptococos β-hemolíticos do grupo A e, eventualmente, por estafilococos. Em crianças, a celulite da face pode ser causada pelo *Haemophilus influenzae* (Figuras 44.10 a 44.14).[4]

A maioria dos casos de erisipela acomete membros inferiores, mas pode atingir o abdome e a face. O processo inicia-se com febre e calafrios, e o local torna-se avermelhado e doloroso, com calor local. Podem surgir bolhas. A celulite e a erisipela de repetição podem levar ao quadro clínico de elefantíase *nostra* por linfedema crônico.[4]

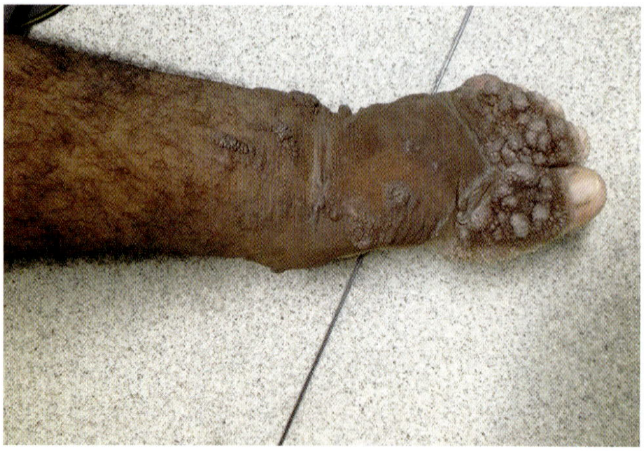

Figura 44.10 ■ Elefantíase *nostra*. (CEMEPE – Centro de Medicina Especializada, Pesquisa e Ensino.)

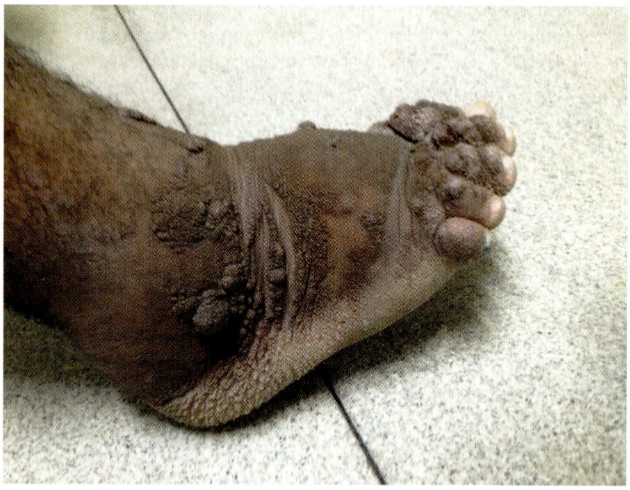

Figura 44.11 ■ Elefantíase *nostra*. (Arquivos das Dras. Maísa Neiva Santos Hernandez e Sandra Lyon.)

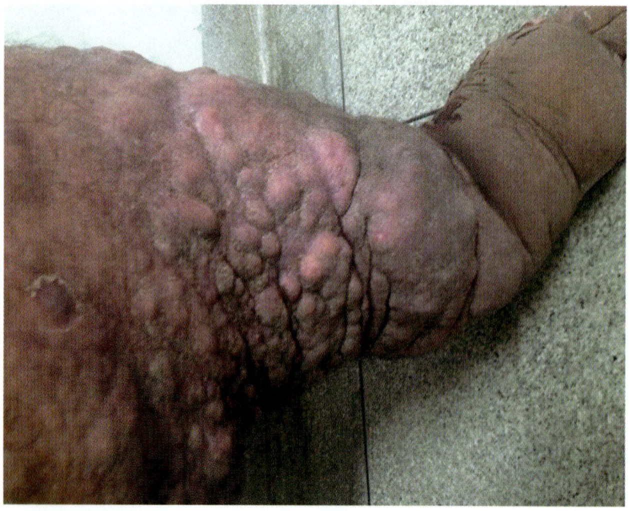

Figura 44.12 ■ Elefantíase *nostra*. (Serviço de Dermatologia do Hospital Eduardo de Menezes.)

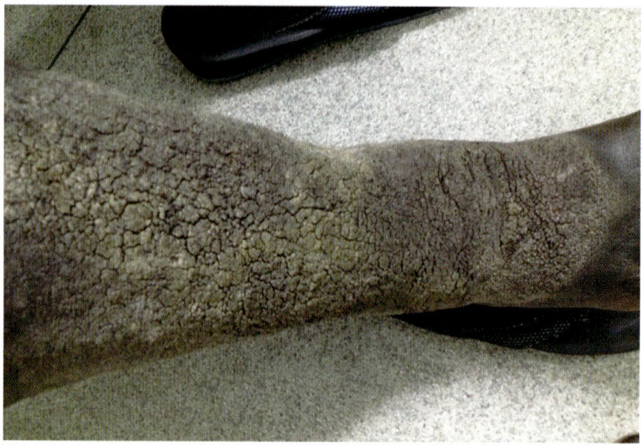

Figura 44.13 ■ Elefantíase *nostra*. (Serviço de Dermatologia do Hospital Eduardo de Menezes.)

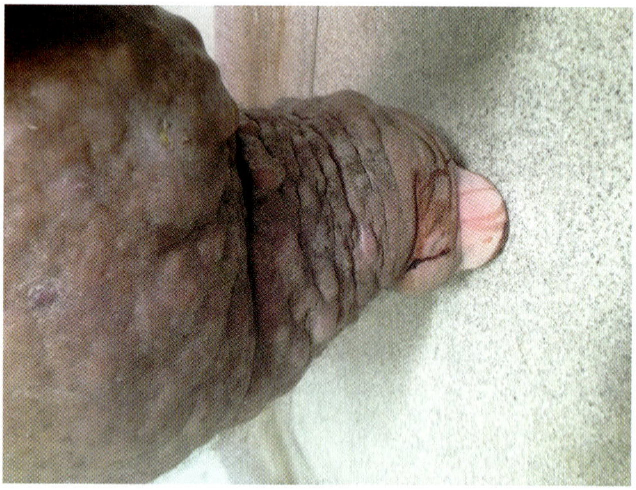

Figura 44.14 ■ Elefantíase *nostra*. (Serviço de Dermatologia do Hospital Eduardo de Menezes.)

Para o tratamento da erisipela, recomenda-se repouso do membro inferior. O medicamento de escolha é a penicilina. Utiliza-se a penicilina procaína IM, a cada 12 horas, por 12 dias. Nos casos graves, pode ser usada penicilina cristalina, na dose de 50.000 a 100.000UI/kg/dia, EV, a cada 4 horas.

Nos casos de alergia à penicilina, usam-se macrolídeos, como a eritromicina ou a clindamicina.

Para prevenção das recorrências de erisipela, administra-se penicilina benzatina, 1.200.000UI, a cada 21 dias, durante o período mínimo de 1 a 2 anos. A terapia anticoagulante é necessária em caso de tromboflebite associada.[10]

PERIPORITE

Dermatose rara, também denominada abscessos múltiplos das glândulas sudoríparas dos recém-nascidos, é causada pela infecção das glândulas sudorípras écrinas provocada pelo

Escarlatina

Fabiany Sanglard da Silva

DEFINIÇÃO

Escarlatina, ou febre escarlatina, é doença infecciosa aguda caracterizada por febre, faringite e exantema escarlatiniforme.

É causada, principalmente, por exotoxinas produzidas pelo estreptococo β-hemolítico do grupo A (SBHGA), embora toxinas estafilocócicas também tenham sido descritas como agentes de casos semelhantes aos desencadeados pelo SBHGA.

FEBRE ESCARLATINA ESTREPTOCÓCICA

A febre escarlatina estreptocócica é doença comum em crianças de 1 a 10 anos de idade infectadas pelo SBHGA.

A transmissão do SBHGA ocorre, principalmente, através de secreções das vias respiratórias e, menos comumente, de lesões cutâneas.

Manifestações clínicas

O período de incubação varia de 12 horas a 5 dias, ao qual se segue um período prodrômico de 24 a 48 horas de duração e que se caracteriza por aparecimento agudo de febre, faringite purulenta, língua saburrosa, vômitos e dor abdominal.

O quadro exantemático se instala de 1 a 2 dias após o início da doença e se apresenta como exantema maculopapular, que se estende do pescoço ao tronco e, a seguir, para as extremidades, poupando palmas e plantas e deixando a pele com aspecto de "lixa".

Observa-se, ainda, área mais eritematosa nas fossas antecubitais (sinal de Pastia), bem como palidez perioral (sinal de Filatov) e a língua, inicialmente saburrosa, sofre descamação e dá lugar à língua em framboesa.

O exantema começa a regredir em 3 a 4 dias após seu início e a descamação laminar em mãos e pés ocorre após a primeira semana, podendo durar até 1 mês.

O quadro se acompanha de amigdalite membranosa, dolorosa linfadenopatia cervical anterior e pontos eritematosos no palato mole e na úvula (sinal de Forscheimer).

O período de transmissibilidade abrange desde os pródromos até o desaparecimento da febre, ou pode ser interrompido 24 horas após o início da antibioticoterapia.

Diagnóstico

O diagnóstico é feito em bases clínicas e pode ser confirmado pelo teste rápido para *Streptococcus* ou por cultura de material obtido da faringe.

O exame laboratorial considerado padrão-ouro para confirmação do diagnóstico de escarlatina consiste na cultura da faringe positiva para SBHGA.

Outras alterações laboratoriais incluem leucocitose, neutrofilia e eosinofilia.

Diagnóstico diferencial

O diagnóstico diferencial é feito com doenças como síndrome do choque tóxico, sarampo e algumas reações medicamentosas.

Tratamento e prognóstico

O tratamento de escolha consiste no uso VO de penicilina V, embora também possam ser usadas penicilina benzatina e ampicilina, sem vantagens microbiológicas sobre a primeira.

Nos pacientes que apresentem alergia à penicilina, deverá ser utilizada eritromicina, claritromicina ou azitromicina. Além disso, há como alternativa o uso de cefalosporina de primeira geração (embora possa ocorrer reação cruzada com o grupo das penicilinas em até 15% dos casos) e/ou penicilina G cristalina IM, sendo a dor à aplicação um fator que limita sua utilização.

Em geral, a doença é benigna e segue curso limitado, o qual pode ser reduzido pela pronta instituição da antibioticoterapia adequada.

Nos casos adequadamente tratados, o risco de óbito é < 1%.

A gravidade da doença e o risco de morbimortalidade advêm de complicações como sinusite, abscesso peritonsilar, pneumonia, meningite e miocardite, bem como febre reumática e glomerulonefrite.

O risco de febre reumática após infecção não tratada pelo SBHGA é de cerca de 3%, e glomerulonefrite pode ocorrer em até 15% dos casos infectados por cepas nefritogênicas.

FEBRE ESCARLATINA ESTAFILOCÓCICA

A febre escarlatina estafilocócica, ou eritrodermia escarlatiniforme, foi considerada, por muito tempo, uma forma branda da síndrome da pele escaldada estafilocócica (SPEE).

A partir de focos infecciosos na pele, como furúnculos, abscessos ou cicatrizes cirúrgicas infectadas, ocorre a produção de toxinas pelo *S. aureus.* A principal toxina envolvida nesses casos é a enterotoxina B (SEB).

Manifestações clínicas

Ocorre exantema generalizado e a pele assume aspecto em "lixa", assemelhando-se à febre escarlatina estreptocócica.

Há, ainda, febre e fadiga. Poucos dias após o início do exantema, ocorre descamação lamelar de toda a pele, mas não há formação de bolhas.

Diagnóstico e diagnóstico diferencial

O diagnóstico diferencial é feito com síndrome do choque tóxico, síndrome da pele escaldada estafilocócica e febre escarlatina estreptocócica.

A diferenciação entre as duas formas de escarlatina reside no fato de na causada pelo *S. aureus* o sítio de infecção ser cutâneo e não se observar faringite, enquanto na forma associada ao *Streptococcus* o sítio de infecção inicial está localizado na faringe.

Tratamento e prognóstico

O tratamento visa erradicar o *S. aureus,* utilizando-se antibioticoterapia adequada. Em caso de foco infeccioso, como abscesso ou furúnculo, deve-se proceder à intervenção cirúrgica para drenagem. Febre reumática e glomerulonefrite não estão relacionadas com a febre escarlatina estafilocócica.

Bibliografia

Azulay DR, Azulay RD. Dermatologia. 4. ed. Rio de Janeiro: Guanabara Koogan, 2006:297.

Briko NI, Filatov NN, Zhuraslev MV et al. Epidemiological pattern of scarlet fever in recent years. 2003 Sep-Oct; (5):67-72.

Briko NI, Gureeva EG, Kuztsov AN et al. The manifestations of a scarlatina epidemic processin a large city and their interpretations. Zh Mikrobiol Epidemiol Immunobiol 1994 Jan-Feb; (2):57-62.

Brook MG, Bannister BA. Scarlet fever can mimic toxic shock syndrome. Postgraduate Medical Journal 1988 Dec; 64(758):965.

Brook MG, Bannister BA. Staphylococcal enterotoxins in scarlet fever complicating chickenpox. Postgraduate Medical Journal 1991 Nov; 67(793):1013.

Paller AS, Mancini AJ. Hurwitz dermatologia pediátrica: tratado de doenças da pele na infância e adolescência. 3. ed. Rio de Janeiro 2009:428-9.

Perks EM, Mayon-White RT. The incidence of scarlet fever. The Journal of hygiene 1983 Oct; 91(2):203.

Quinn RW. Comprehensive review of morbidity and mortality trends for rheumatic fever, streptococcal disease, and scarlet fever: the decline or rheumatic fever. Rev Infect Dis 1989 Nov-Dec; 11(6):928-53.

Rahman AN, Ramelkammp CH. Scarlet fever, toxic-shock syndrome and the Staphylococcus. Am J Med Sci 1982 Nov-Dec; 284(3):36-9.

Robbens E, De Man M, Schugers M, Lamiere N. Systemic complications of streptococcal scarlet fever: two cases reports and review of the literature. Acta Clin Belg 1986. 41(5):311-8.

Rook A, Burns T, Breathnach S, Griffits C. Rook's textbook of dermatology. 7. ed. Vol. 2. Blackwell Publishing 2004:34-5.

Schilievert PM. Staphylococcal scarlet fever: role of pyrogenic exotoxins. Infect Immun 1981 Feb; 31(2):732-6.

Stre'tsova NA, Gladkova KK, Dodonov VN. Research on scarlet fever (review of literature). Zh Mikrobiol Epidemiol Immunobiol 1970 May; 47(5):65-8.

Thin G. Contagious of scarlet fever: a critical review. Br Med J 1987 Aug; 402-8.

Wolff K, Goldsmith LA, Katz SI, Gilcrest BA, Paller AS, Leffel DJ. Fitzpatrick, tratado de dermatologia. 7. ed. Vol. 2. Rio de Janeiro: Revinter, 2011:1717-9.

46

Síndrome do Choque Tóxico

Fabiany Sanglard da Silva

DEFINIÇÃO E HISTÓRICO

A síndrome do choque tóxico (*toxic shock syndrome* – TSS) é uma doença aguda, de acometimento multissistêmico, que cursa com febre, *rash* cutâneo, hipotensão e, em última instância, falência múltipla de órgãos e choque fatal. É desencadeada pela produção de toxinas bacterianas por *Staphylococcus aureus* e *Streptococcus pyogenes*.

Descrita inicialmente em 1978, em crianças infectadas pelo *S. aureus*, tornou-se amplamente conhecida na década de 1980 em razão do grande número de casos relatados em mulheres que usavam absorventes internos.

Com as mudanças na composição e nos critérios de utilização desses absorventes internos, o número de casos relacionados com essa etiologia foi reduzido, aumentando a incidência daqueles associados à infecção estafilocócica e estreptocócica em outras localizações.

PATOGÊNESE

O desencadeamento do quadro clínico é atribuído à produção de toxinas bacterianas que, em humanos, têm a habilidade de atuar como superantígenos, tendo maior relevância a toxina 1 do choque tóxico estafilocócico (TSST1) e as toxinas pirogênicas estreptocócicas.

As toxinas atuam como superantígenos, ligando-se diretamente às moléculas do complexo de histocompatibilidade maior II (MHC-II), sendo por este apresentadas, assim como realizam ligações cruzadas com grande número de células T. Desse modo, a resposta aos superantígenos é bem maior do que aos antígenos convencionais. Há, então, uma estimulação à proliferação e à ativação dos linfócitos T, gerando uma avalanche de liberação de citocinas, principalmente fator de necrose tumoral alfa e beta e interleucinas 1 e 2, e determinando aumento da permeabilidade e do extravasamento capilar, o que culmina com a gama de manifestações clínicas próprias da doença.

A TSS é o protótipo das doenças causadas por superantígenos, bem como a mais temida delas.

MANIFESTAÇÕES CLÍNICAS

Síndrome do choque tóxico estafilocócica (TSS estafilocócica)

Nos casos relacionados com os ciclos menstruais e o uso de absorventes internos, essses dispositivos parecem ser o sítio propício para o desenvolvimento da infecção, e a TSST-1 é a mais frequente toxina envolvida.

Existem outras toxinas estafilocócicas, principalmente as enterotoxinas B e C (SEB e SEC), envolvidas nos quadros de origem não menstrual e que podem ser encontradas em cerca de 50% dos casos. Nesses, o foco infeccioso desenvolve-se a partir de processos como feridas pós-cirúrgicas, sinusite, osteomielite, queimaduras, influenza e uso de substâncias EV, dentre outros.

O quadro inicia-se agudamente, com febre, diarreia, vômitos e intensa mialgia. A seguir, desenvolve-se o exantema, inicialmente no tronco, espalhando-se para as extremidades, e que, em geral, é do tipo macular difuso, embora o tipo escarlatiniforme também possa ser observado. Haverá descamação 1 a 2 semanas após o início do exantema.

Observam-se, ainda, edema em mãos e pés, hiperemia conjuntival e língua tipo framboesa. Confusão mental também pode ocorrer.

O quadro pode progredir rapidamente, às vezes em questão de horas, com sinais de hipotensão, como desmaio, tontura postural, evoluindo para choque hipovolêmico e, no último estágio, falência múltipla de órgãos.

Atualmente, critérios bem definidos são utilizados para confirmação do diagnóstico da TSS estafilocócica (Tabela 46.1).

Tabela 46.1 ■ Critérios clínicos da síndrome do choque tóxico estafilocócico

Definição de caso*: síndrome do choque tóxico estafilocócica
Critérios clínicos
1. Febre (temperatura ≥ 38,9°C) 2. Exantema macular difuso 3. Descamação: cerca de 1 a 2 semanas após o início do quadro, principalmente em palmas e plantas 4. Hipotensão: pressão sistólica ≤ 95mmHg para adultos; < percentil 5 para idade em crianças < 16 anos; ou síncope ortostática 5. Envolvimento de múltiplos órgãos e sistemas. Três ou mais dos seguintes devem constar: • Gastrointestinal: vômitos ou diarreia no início do quadro • Muscular: mialgia grave ou aumento da CPK, duas vezes acima do limite superior da normalidade • Mucosas: orofaringe, vagina ou conjuntiva hiperemiadas • Renal: ureia ou creatinina duas vezes acima do limite da normalidade ou urina com cinco ou mais leucócitos por campo, na ausência de infecção de trato urinário • Hepático: bilirrubinas totais, AST ou ALT pelo menos duas vezes acima do limite da normalidade • Hematológico: contagem de plaquetas ≤ 100.000/mm³ • Sistema nervoso central: desorientação ou alteração no padrão de consciência, sem sinais neurológicos focais, quando febre e hipotensão estiverem ausentes
Critérios laboratoriais
• Resultado normal dos seguintes testes, se realizados: – Culturas de sangue, orofaringe e liquor (hemocultura pode ser positiva para *S. aureus*) – Sorologias para febre maculosa, leptospirose e sarampo
***Definição de caso**
• Provável: caso preencha os critérios laboratoriais e quatro dos cinco critérios clínicos estejam presentes • Confirmado: caso preencha os critérios laboratoriais e todos os cinco critérios clínicos, incluindo descamação, a não ser que o paciente evolua para óbito antes que a descamação possa ocorrer

Fonte: critérios extraídos de American Academy of Pediatrics. Red Book, 2009.

Síndrome do choque tóxico estreptocócica

Nos anos 1980 foi descrita uma nova patologia, semelhante à TSS estafilocócica, mas desencadeada por toxinas produzidas pelo *Streptococcus* invasivo do grupo A (SBHGA).

A principal toxina envolvida é a exotoxina pirogênica A (SPEA), embora outras toxinas, como a SPEB e a SPEC, também sejam descritas como desencadeadoras do processo.

A TSS estreptocócica não está relacionada com o uso de absorventes internos e pode ser desencadeada por qualquer infecção por *Streptococcus* do grupo A.

Os pacientes, em geral, apresentam infecção focal, tecidual invasiva ou sanguínea pelo SBHGA.

Inicialmente, aparece dor intensa localizada em uma extremidade, seguida por eritema e edema, que pode complicar-se com celulite, fasciite necrosante e necrose muscular. Há exantema macular difuso e alterações em mucosas.

Tabela 46.2 ■ Critérios clínicos da síndrome do choque tóxico estafilocócico

Definição de caso*: síndrome do choque tóxico estreptocócica
1. Isolamento de *Streptococcus pyogenes* de: A. Sítio normalmente estéril (sangue, liquor, líquido peritoneal, tecido obtido por biópsia etc.) B. Sítio não estéril (orofaringe, escarro, vagina, sítio cirúrgico, outras lesões superficiais etc.) 2. Sinais clínicos de gravidade: A. Hipotensão: pressão sistólica ≤ 90mmHg para adultos; < percentil 5 para a idade em crianças menores de 16 anos B. Dois ou mais dos seguintes sinais: • Insuficiência renal: creatinina ≥ 2mg/dL em adultos ou duas vezes acima do limite da normalidade para crianças • Coagulopatia: contagem de plaquetas ≤ 100.000/mm³ ou coagulação intravascular disseminada • Envolvimento hepático: bilirrubinas totais, AST ou ALT duas vezes acima do limite da normalidade • Síndrome do desconforto respiratório agudo • Exantema macular difuso, que pode descamar • Necrose de partes moles, incluindo fasciite necrosante, miosite ou gangrena
***Definição de caso**
• Provável: caso que preencha os critérios 1B, 2A e 2B, se nenhuma outra causa para as manifestações clínicas for identificada • Confirmado: caso que preencha os critérios 1A, 2A e 2B

Fonte: critérios extraídos de American Academy of Pediatrics. Red Book, 2009.

Então, choque e coagulação intravascular disseminada se desenvolvem rapidamente.

Critérios bem definidos são utilizados para confirmação do diagnóstico da TSS estreptocócica (Tabela 46.2).

DIAGNÓSTICO

O diagnóstico é essencialmente clínico para ambas as formas de TSS.

Febre, exantema e descamação são necessários para firmar o diagnóstico. Choque séptico somente vai acontecer quando a doença estiver completamente desenvolvida.

O acometimento de tecidos moles fala a favor de TSS estreptocócica, uma vez que não é normalmente observado nas formas estafilocócicas.

Hemoculturas são positivas em grande número de pacientes com a forma estreptocócica, o que contrasta com a positividade que gira em torno de 10% dos casos estafilocócicos.

Os achados ao exame anatomopatológico, a partir de biópsia de pele, não são patognomônicos.

TRATAMENTO E PROGNÓSTICO

Os tratamentos das formas estafilocócica e estreptocócica são semelhantes.

A terapia é de suporte, focada na erradicação do agente causador. É necessário o uso de vasopressores e antibioticoterapia.

Tendo em vista o grande número de casos resistentes à meticilina, tem sido preconizada a associação de vancomicina a um agente capaz de inibir a produção de toxinas bacterianas, como a clindamicina.

Imunoglobulina EV é utilizada, principalmente, nos casos graves e refratários ao tratamento convencional.

Nos casos associados a fasciite e necrose muscular, são essenciais a identificação do local e o desbridamento cirúrgico.

Trata-se de patologia com potencial de fatalidade, com a taxa de mortalidade girando em torno de 5% para os casos de TSS estafilocócica e de > 30% para os de TSS estreptocócica.

Bibliografia

Álvares PA, Mímica MJ. Síndrome do choque tóxico. Arq Med Hosp Fac Cienc Med Santa Casa São Paulo 2012; 57(2):81-4.

American Academy of Pediatrics. Group A streptococcal infections. In: Pickering LK, Baker CJ, Kimberlin DW, Long SS (eds.) Red Book: 2009 Report of the Committee on Infectious Diseases. 28th ed. Elk Grove Village, IL: American Academy of Pediatrics 2009:616-28.

American Academy of Pediatrics. Staphylococcal infections. In: Pickering LK, Baker CJ, Kimberlin DW, Long SS (eds.) Red Book: 2009 Report of the Committee on Infectious Diseases. 28. ed. Elk Grove Village, IL: American Academy of Pediatrics, 2009:601-15.

Annane D, Clan B, Solomon J. Managing toxic syndrome with antibiotics. Expert Opin Pharmacother 2004; 5(8):1701-10.

Arbuthnott JP. Toxic shock syndrome: a multisystem conundrum. Microbiol Sci 1988 Jan; 5(1):13-6.

Azulay DR, Azulay RD. Dermatologia. 4. ed. Rio de Janeiro: Guanabara Koogan, 2006:29.

Bannan J, Visvanathan K, Zabriskie JB. Structure and function of streptococcal and staphylococcal superantigens in septic shock. Infect Dis Clin North Am 1999; 13(2):387-96,ix.

Bohach GA, Fast DJ, Nelson RD, Schievert PM. Staphylococcal and streptococcal pirogenic toxins involved in toxic shock syndrome and related illness. Crit Rev Microbiol. 1990; 17(4):251-72.

Chuang YY, Huang YC, Lin TY. Toxic shock syndrome in children: epidemiology, pathogenesis, and management. Paediatr Drugs 2005; 7(1):11-25.

Floret D. Clinical aspects of streptococcal and staphylococcal toxin diseases. Arch Pediatric 2001; 4:762s-768s.

Lang C, Behnke H, Bittenchl J et al. Special features of intensive care of toxic shock syndrome. Review and case report of a TSST-1 associated toxic-shock syndrome with adult respiratory distress syndrome and multiple organ failure from a staphylococcal panaritium. Anaestthesist 2003 Sep; 52(9):805-13.

Lappin E, Ferguson AJ. Gram-positive toxic shock syndromes. Lancet Infect Dis 2009; 9(5):281-90.

Maccormick JK, Yarwood JM, Schlievert PM. Toxic shock syndrome and bacterial superantigens: an update. Ann Rev Microbiol 2001; 55:77-104.

Pallet AS, Mancini AJ. Hurwitz dermatologia pediátrica: tratado de doenças da pele na infância e adolescência. 3. ed. Rio de Janeiro Coopyright, 2009:376-8.

Raumanns J, Raulfhold A, Behrendt W, Peters G. Lethal, non menstrual toxic shock syndrome associated with Staphylococcus aureus sepsis. Anaesthesist 1995; 44(12)869-74.

Rook A, Burns T, Breathnach S, Griffits C. Rook's textbook of dermatology. 7. ed. Blackwell Publishing, 2004:2,27:30-31.

Todd J, Fishaut M, Kapral F, Welch T. Toxic-shock syndrome associated with phage-group-I staphylococci. Lancet 1978; 2:1116-8.

Todd JK. Therapy of toxic shock syndrome. Drugs 1990; 39(6): 856-61.

Veronesi R. Infecções estafilocócicas e estreptocócicas. In: Veronesi R, Focaccia R. Tratado de infectologia. 3. ed. São Paulo: Atheneu 2005:861-96.

Weitz G, Djonlagic H, Montzka P, Steinhoff J, Dodt C. Toxic shock syndrome with multi-organ involvement. Dtsch Med Wochenschr 2000 Dec 15; 125(50):1530-4.

Wolff K, Goldsmith LA, Katz SI, Gilcrest BA, Paller AS, Leffel DJ. Fitzpatrick tratado de dermatologia. 7. ed. Rio de Janeiro: Revinter, 2011:1714-7.

Síndrome da Pele Escaldada Estafilocócica

Fabiany Sanglard da Silva

HISTÓRICO E DEFINIÇÃO

A síndrome da pele escaldada estafilocócica (SPEE ou SSSS – *staphylococcal scalded skin syndrome*), denominada inicialmente dermatite esfoliativa de Ritter von Rittershain, doença de Ritter ou pênfigo bolhoso neonatal, foi descrita pela primeira vez em 1878, pelo médico inglês Gottfried Ritter von Rittershain.

Trata-se de dermatose bolhosa aguda, de gravidade variável, causada pela ação de determinadas toxinas esfoliativas produzidas pelo *Staphylococcus aureus*, que ocasionam eritema difuso, ao qual se seguem bolhas frágeis, de fácil ruptura e que, em última instância, promovem o destacamento da camada epidérmica superficial lesionada.

Acomete, preferencialmente, recém-nascidos e crianças pequenas, o que pode ser explicado pela falta de imunidade e pela imaturidade renal, que não possibilita a adequada eliminação das toxinas nessa faixa etária. A afecção também é descrita, de modo mais raro, em adultos, sobretudo naqueles com alguma doença subjacente, como diabetes, deficiência renal, neoplasia, imunossupressão ou cardiopatia.

PATOGÊNESE

A patogênese da SPEE relaciona-se com a produção de duas toxinas esfoliativas (ET) – ETA e ETB – por algumas espécies de *S. aureus*, em especial os do fagotipo II, embora outros fagotipos já tenham sido descritos.

ETA e ETB são proteínas distintas que têm afinidade pela molécula de adesão intercelular presente nos desmossomos da camada superficial da epiderme – a desmogleína 1 – à qual se ligam, determinando a perda da coesão entre as células e, consequentemente, a clivagem da epiderme no nível do estrato granuloso, promovendo a formação de bolhas de paredes flácidas e de duração efêmera.

MANIFESTAÇÕES CLÍNICAS

O processo inicia-se com infecção estafilocócica localizada em pele, coto umbilical, faringe, narinas, orelhas, conjuntivas, ou em algum outro foco oculto de difícil identificação. A disseminação a partir desses focos se faz por via hematogênica.

Concomitantemente, há febre, dificuldade de alimentação, irritabilidade ou letargia, dor difusa, por vezes intensa, além de eritema difuso, que sempre poupa as mucosas e que vai se acentuando de maneira progressiva, principalmente nas regiões periorificiais e flexurais. O rompimento de crostas periorais deixa fissuras radiais, promovendo a aparência típica da SPEE.

Após 1 a 2 dias, aparecem bolhas frágeis sobre o eritema que, ao se romperem, levam ao destacamento de lâminas de pele, revelando uma base eritematosa e úmida, o que remete à lembrança de uma queimadura extensa. O sinal de Nikolsky (destacamento da camada externa da epiderme após trauma ou fricção leve) é positivo nas áreas lesionadas e nas áreas de pele aparentemente sã.

O estado geral tende a se manter estável. No entanto, o desnudamento extenso da pele aumenta os riscos de distúrbios hidroeletrolíticos, desidratação e septicemia, o que poderia agravar o quadro.

O processo se resolve dentro de 7 a 14 dias, e a cura se acelera com a instituição de antibioticoterapia adequada. A pele se recupera completamente, sem deixar cicatrizes, devido à superficialidade das bolhas.

Em adultos, observam-se quadros potencialmente mais graves, principalmente naqueles com alguma doença de base.

DIAGNÓSTICO

O diagnóstico é estabelecido, principalmente, sob bases clínicas.

Pode ser confirmado pelo isolamento do *S. aureus*. Ressalte-se que as bolhas na SPEE, em sua maioria, são estéreis, sendo mais fácil obter-se a confirmação etiológica a partir da coleta de material dos focos infecciosos que desencadearam o processo.

Existe um método diagnóstico em que se realizam corte de congelação da lâmina de pele desprendida de uma lesão nova e exame citológico da exulceração sobrejacente. A lâmina de pele é constituída por células do estrato córneo e algumas células do granuloso, e o exame citológico revela apenas células epiteliais, sem a presença de células inflamatórias.

Se a dúvida persistir, realiza-se o exame histopatológico, no qual se observa clivagem epidérmica alta, no nível da camada granulosa, com leve infiltrado inflamatório na epiderme e na derme (Figura 47.1).

DIAGNÓSTICO DIFERENCIAL

O principal e mais importante diagnóstico diferencial deve ser feito com necrólise epidérmica tóxica (NET), um quadro grave, por vezes fatal. Há, atualmente, critérios bem estabelecidos para a diferenciação entre PEE e NET.

Na NET existe a história de ingestão de drogas, predileção pela faixa etária adulta e acometimento das mucosas (oral, genital, traqueia e/ou conjuntivas).

O exame da lâmina epidérmica revela que esta é composta por toda a epiderme, uma vez que na NET o nível da clivagem é subepidérmico. O exame citológico mostra, além de células epidérmicas, numerosas células inflamatórias.

O histopatológico mostra clivagem subepidérmica com infiltrado inflamatório dérmico discreto.

Outros diagnósticos diferenciais, menos relevantes, incluem doença enxerto *versus* hospedeiro, escaldadura e epidermólise bolhosa.

TRATAMENTO

O tratamento visa à erradicação do *S. aureus* e, em geral, faz-se necessária a internação em unidade hospitalar.

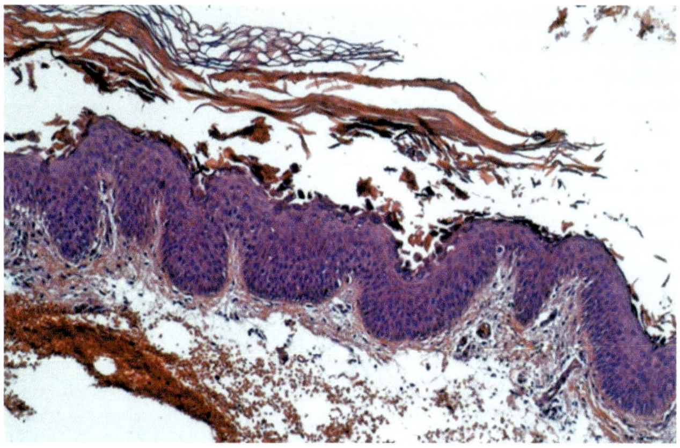

Figura 47.1 ■ SPEE – clivagem epidérmica alta, no nível da camada granulosa. (Acervo do Dr. Moisés Salgado Pedrosa)

Inicialmente, utiliza-se antibioticoterapia venosa com penicilinas semissintéticas resistentes à penicilinase, como a oxacilina. Com a melhora clínica, a terapia venosa pode ser substituída pela oral, até que se complete o prazo de tratamento. Atualmente, a flucloxacilina EV ou VO é considerada terapia de primeira linha.

Para o tratamento tópico, o agente de primeira escolha é o ácido fusídico, ficando a mupirocina e a retapamulina reservadas para os casos em que há resistência bacteriana comprovada.

Em todos os casos, deve-se atentar para o controle do equilíbrio hidroeletrolítico e a hidratação adequada. Isolamento de contato, uso de curativos não aderentes e tratamento para a dor também se fazem necessários.

O prognóstico em crianças é geralmente bom, com baixa taxa de mortalidade (cerca de 4%), exceto em casos agravados por processo septicêmico. Em adultos, o prognóstico é pior, com taxa de mortalidade mais alta (cerca de 60%), principalmente nos casos em que há doença grave subjacente como fator complicador.

Bibliografia

Azulay DR, Azulay RD. Dermatologia. 4. ed. Rio de Janeiro: Guanabara Koogan, 2006:289-90.

Cardoso FA, Neves RNP, Fernandes CAA, Lopes MO, Romanini AM. Síndrome da pele escaldada estafilocócica em um adulto com endocardite infecciosa: relato de caso e revisão da literatura. RBTI 2002; 14(4):124-8.

Castellano RL, Teixeira DNS, Antonelli EJ, Rodrigues V Jr, Cavalcanti-Cordeiro MB. Cytokine and nitric oxide production in an adult patient with staphylococcal scalded skin syndrome. Invest Clin 2008; 49:547-52.

Farroha A, Frew Q, Jabir S, Dziewulsei P. Staphylococcal scalded skin syndrome due to burn wound infection. Ann Burns Fire Disasters 2012; 25(3):140-2.

Johnston GA. Treatment of bullous impetigo and the staphylococcal scalded skin syndrome in infants. Expt Rev Anti-Infec Ther 2004; 2:439-46.

Ochsendorf FR, Schöfer H, Milbradt R. Diagnosis of Lyell's syndrome: SSSS or TEN? Dtsch Med Wochenschr 1988 May 27; 113(21):860-3.

Pallet AS, Mancini AJ. Hurwitz dermatologia pediátrica: tratado de doenças da pele na infância e adolescência. 3. ed. Rio de Janeiro: Copyright, 2009:374-6.

Patel GK, Finlay AY. Staphylococcal scalded skin syndrome: diagnosis and management. Am J Clin Dermatol 2003; 4:165-75.

Patel GK. Treatment of staphylococcal scalded syndrome. Exp Rev Anti Infect Ther 2004; 2:575-87.

Porzionato A, Aprile A. Staphylococcal scalded skin syndrome mimicking child abuse by burning. Forensic Sci Int 2007; 168:1-4.

Rook A, Burns T, Breathnach S, Griffits C. Rook's textbook of dermatology. 7. ed. Vol. 2. Blackwell Publishing, 2004:27:30.

Sampaio SAP, Rivitti EA. Dermatologia. 3. ed. São Paulo: Artes Médicas, 2008:588-9.

Santos AL et al. Staphylococcus aureus: visitando uma cepa de importância hospitalar. J Bras Pat Med Lab 2007; 43(6):413-23.

Veronesi R. Infecções estafilocóccicas e estreptocóccias. In: Veronesi R, Focaccia R. Tratado de infectologia. 3. ed. São Paulo: Atheneu, 2005:861-96.

Wolff K, Goldsmith LA, Katz SI, Gilcrest BA, Paller AS, Leffel DJ. Fitzpatrick tratado de dermatologia. 7. ed. Vol. 2. Rio de Janeiro: Revinter 2011:1710-4.

48

Eritrasma, Ceratólise Plantar, Tricomicose Axilar e Dermatofilose

Marcela Fonseca Ladeira

ERITRASMA

Definição e etiologia

Eritrasma é uma infecção cutânea causada pela bactéria gram-positiva *Corynebacterium minutisimum*.[1]

Epidemiologia

A infecção ocorre com maior frequência em países de clima quente e em pacientes obesos[2] e diabéticos.[3,4] Alguns autores recomendam a investigação de *diabetes mellitus* na presença de eritrasma.[3] Ocorre em homens e mulheres com ligeira preferência pelo sexo masculino, sendo excepcional em crianças.[5]

Manifestações clínicas

As lesões são manchas eritematosas ou marrons, bem delimitadas, comumente localizadas em áreas intertriginosa (Figuras 48.1 e 48.2). Geralmente assintomáticas, podem apresentar discreto prurido. Podem acometer as regiões inguinal, interdigital, interglútea e inframamária.[6] As condições de calor e umidade dessas regiões favorecem a infecção. Na região interdigital dos pés, as lesões são placas hiperceratóticas brancas ou discretamente amareladas. Em raras ocasiões, acometem o tronco e o abdome.[6] Pode ocorrer associação com infecção por dermatófito e *Candida* sp.[6]

Diagnóstico diferencial

O eritrasma deve ser diferenciado de pitiríase *versicolor*, psoríase inversa, dermatofitose e candidíase.[7]

Diagnóstico

O exame direto pela coloração de Gram revela filamentos longos gram-positivos e formas cocoides.[5] O exame pela lâmpada de Wood revela uma coloração vermelho-coral em virtude da produção de porfirina pela bactéria.[8] O exame direto com KOH ajuda a excluir dermatofitose. Eritrasma é

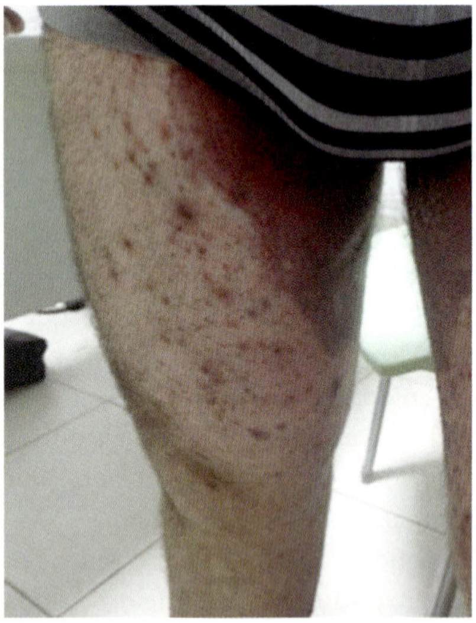

Figura 48.1 ■ Eritrasma. (Serviço de Dermatologia do Hospital Eduardo de Menezes.)

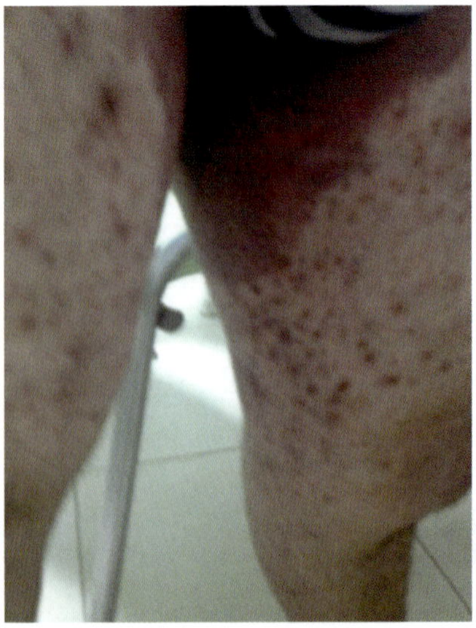

Figura 48.2 ■ Eritrasma. (Serviço de Dermatologia do Hospital Eduardo de Menezes.)

uma doença considerada invisível microscopicamente, porque a pele pode não apresentar alterações na coloração por hematoxilina-eosina. Na coloração por ácido periódico de Schiff (PAS), prata e Gram, pequenos cocobacilos são observados na porção superficial do estrato córneo.[6]

Tratamento

Para lesões localizadas, ou quando a terapêutica sistêmica está contraindicada, indica-se o uso de soluções tópicas com eritromicina, clindamicina e imidazólicos.[6]

Quando o acometimento é extenso, pode ser utilizada medicação oral. Eritromicina, 250mg, quatro vezes ao dia, por 14 dias, revela-se o tratamento mais efetivo.[3] Tetraciclina[5] e claritromicina[9] podem ser consideradas alternativas. Pacientes com lesões nas axilas e na região genital respondem melhor à eritromicina, em comparação com a tetraciclina. Todavia, não foi observada diferença terapêutica quando as lesões são interdigitais.[6]

CERATÓLISE PLANTAR

Definição

Ceratólise plantar é uma infecção bacteriana localizada na camada córnea da pele da planta dos pés. Raramente ocorre na palma das mãos.[10]

Etiologia

A infecção é causada por bactérias como *Micrococcus sedentarius*,[11] *Dermatophilus congolensis*[12] e *Corynebacterium* sp.[5] A hiperidrose plantar facilita a proliferação desses agentes e a instalação do quadro.

Epidemiologia

Pode acometer adulto e crianças, mas é tipicamente observada em adultos jovens do sexo masculino. Entre os grupos de risco estão homens jovens que utilizam sapatos para proteção no ambiente de trabalho, militares, fazendeiros e atletas.[13] O uso desse tipo de calçado promove um ambiente úmido e quente, o que favorece a infecção. A doença é mais prevalente em regiões tropicais.[10]

Manifestações clínicas

As lesões são numerosas erosões superficiais da camada córnea da região plantar, que se configuram como lesões circulares, discretas, crateriformes, que coalescem e formam áreas erosivas de formatos irregulares e tamanhos variados (Figuras 48.3 e 48.4).[10] As áreas envolvidas apresentam coloração acastanhada. As áreas sujeitas a maior pressão na planta dos pés são os locais mais acometidos.[13] Os espaços interdigitais também podem ser acometidos, e podem ser a única manifestação clínica. As lesões normalmente são assintomáticas. No entanto, alguns pacientes apresentam quadro de dor, odor e hiperidrose.[10,13]

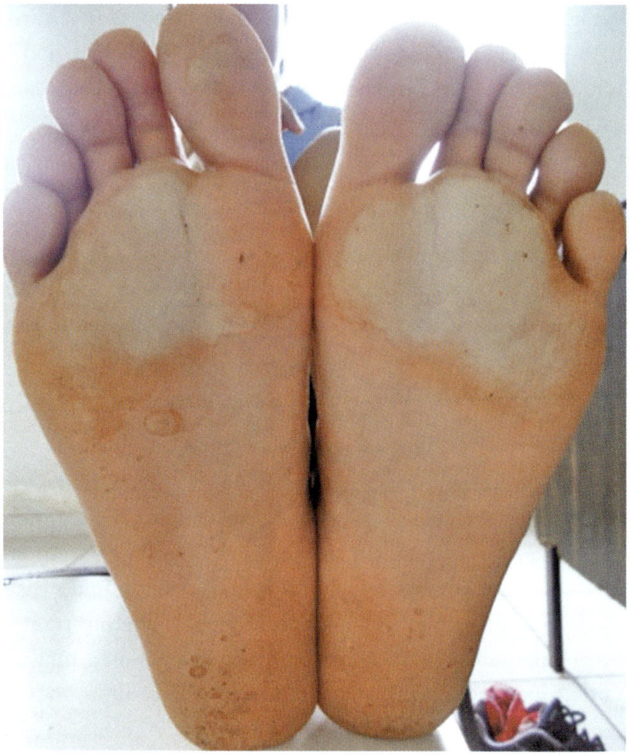

Figura 48.3 ■ Ceratólise plantar sulcada. (Acervo da Dra. Fernanda Lyon Freire.)

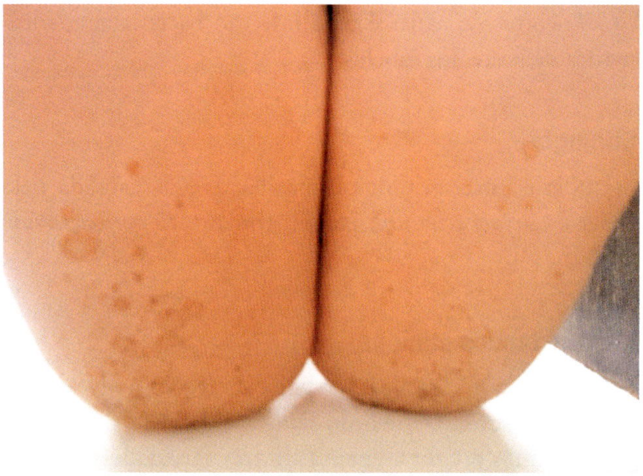

Figura 48.4 ■ Ceratólise plantar sulcada. (Acervo da Dra. Fernanda Lyon Freire.)

Diagnóstico

O diagnóstico é basicamente clínico.[6] Pode ser confirmado pelo exame direto com coloração pelo Gram.[5] Biópsia não deve ser realizada de rotina. À histologia, podem ser encontradas bactérias, predominantemente, na parede e no assoalho das lesões crateriformes presentes na camada córnea, quando se utiliza coloração pelo Gram, PAS ou pela prata. A cultura bacteriana das lesões não é relevante, pois múltiplas espécies de bactérias costumam estar presentes.[14]

Diagnóstico diferencial

A *tinea pedis* pode ocasionar lesões erosivas nos espaços interdigitais. Outras doenças que podem ser consideradas no diagnóstico diferencial são verrugas plantares, poroceratose, síndrome do nevo basocelular e tungíase.[15]

Tratamento

A combinação de terapêutica tópica com medidas de higiene é a melhor alternativa de tratamento. Eritromicina tópica é considerada a primeira opção como tratamento.[13-16] Outras opções incluem imidazólicos,[13,16] ácido fusídico[13,16] e clindamicina.[5] A condição pode regredir espontaneamente com a remoção da umidade dos pés ou a melhora da hiperidrose.[5] Soluções de cloreto de alumínio podem ser utilizadas.[6]

TRICOMICOSE AXILAR

Definição

Tricomicose axilar é uma infecção bacteriana assintomática da haste dos cabelos.

Etiologia

Não é infecção fúngica, mas bacteriana, causada pelo gênero *Corynebacterium*, particularmente *Corynebacterium tenuis*.[5]

Manifestações clínicas

A doença é caracterizada por concreções nodulares na haste dos pelos. De acordo com a coloração dos nódulos, podemos dividir a doença em três variedades: amarela (*flava*), vermelha (*rubra*) e preta (*nigra*). A forma mais frequente é a *flava*. As lesões ocupam, principalmente, a região central da axila e geralmente estão associadas a bromidrose e hiperidrose. Alteração da secreção das glândulas apócrinas e proliferação bacteriana são cruciais para o desenvolvimento da tricomicose.[6] Os pelos pubianos também são sede da infecção.[14,17,18] Não há acometimento da pele.[5]

Diagnóstico

O diagnóstico é clínico, confirmado pelo exame direto do pelo clarificado pelo KOH. Observam-se nódulos amorfos com estruturas filamentosas curtas e entrelaçadas.

Diagnóstico diferencial

O principal diagnóstico diferencial é com a pediculose.

Tratamento

O principal tratamento consiste na raspagem dos pelos e no uso de sabonete antisséptico. O uso tópico de peróxido de benzoíla é eficaz como tratamento e prevenção da infecção. O uso de produtos antitranspirantes, como o cloreto de alumínio, também ajuda a prevenir a recorrência do quadro.[6]

DERMATOFILOSE

Trata-se de um processo infeccioso da pele que acomete bovinos, ovinos, caprinos, equídeos e, raramente, o ser humano. O agente etiológico é um actinomiceto, o *Dermatophilus congolensis*.[20]

O quadro clínico é de dermatite exsudativa com erupções cutâneas crostosas e escamosas.[20] A doença, porém, pode exibir outros tipos de lesões cutâneas. Primariamente patógeno invasor da camada viva da epiderme, o micro-organismo pode causar lesões em outros tecidos. Ele tem sido isolado de linfonodo, em bois, cabras, gatos e ovelhas; de lesão dos músculos, em bois e gatos; e de abscessos do tecido celular subcutâneo, em bois, gatos e lagartos.[21-23]

O tratamento pode ser feito com estreptomicina.[24]

Referências

1. Golledge CL, Phillips G. Corynebacterium minutissimum infection. J Infect 1991; 23:73-6.
2. García Hidalgo L. Dermatological complications of obesity. Am J Clin Dermatol 2002; 3:497-506.
3. Holdiness MR. Management of cutaneous erythrasma. Drugs 2002; 62:1131-41.
4. Feingold DS, Hirschmann JV, Leyden JJ. Bacterial infections of the skin. J Am Acad Dermatol 1989; 20:469-75.
5. Sampaio SAP, Rivitti EAR. Dermatologia. 3. ed. São Paulo: Artes Médicas, 2007.
6. Blaise G, Nikkels AF, Hermanns-Lê T, Nikkels-Tassoudji N, Piérard GE. Corynebacterium-associated skin infections. Int J Dermatol 2008 Sep; 47(9):884-90.
7. Aste N, Pau M, Aste N. Pityriasis versicolor on the groin mimicking erythrasma. Mycoses 2004; 47:249-51.
8. Wigger-Alberti W, Elsner P. Fluorescence with Wood's light. Current applications in dermatologic diagnosis, therapy follow-up and prevention. Hautarzt1997; 48:523-7.
9. Wharton JR, Wilson PL, Kincannon JM. Erythrasma treated with single-dose clarithromycin. Arch Dermatol 1998; 134:671-2.
10. Singh G, Naik CL. Pitted keratolysis. Indian J Dermatol Venereol Leprol 2005; 71:213-5.
11. Nordstrom KM, McGinley KJ, Cappello L et al. Pitted keratolysis. The role of Micrococcus sedentarius. Arch Dermatol 1987; 123:1320-5.
12. Rubel LR. Pitted keratolysis and dermatophilus congolensis. Arch Dermatol 1972; 105:584-6.
13. Takama H, Tamada Y, Yano K, Nitta Y, Ikeya T. Pitted keratolysis. Clinical manifestations in 53 cases. Br J Dermatol 1997; 137:282-5.
14. Heid E, Cribier B, Koessler A. Les corynebacterioses cutanées. Ann Dermatol Venereol 1994; 121:855-8.

15. Ramsey ML. Pitted keratolysis. Phys Sport Med 1996; 24:1-4.
16. Zaias N. Pitted and ringed keratolysis; a review and update. J Am Acad Dermatol 1982; 7:787-91.
17. Freeman RG, McBride ME, Knox JM. Pathogenesis of trichomycosis axillaris. Arch Dermatol 1969; 100:90-5.
18. White SW, Smith J. Trichomycosis pubis. Arch Dermatol 1979; 115:444-5.
19. Savin JA, Somerville A, Noble WC. The bacterial flora of trichomycosis axillaris. J Med Microbiol 1970; 3:352.
20. Lacaz CS, Porto E, Martins JE. Morfologia e biologia dos actinomicetos. Actinomicetomas. In: Micologia médica. 9. ed. São Paulo: Sarvier, 2002:204-34.
21. Carakostas MC, Miller RI, Woodward MG. Subcutaneous dermathophilosis in a cat. JAVA 1984; 185:675-6.
22. Gibson JA, Thomas RI, Domjahn RL. Subcutaneous and lymph node granulomes due to Dermatophilus congolensis in a steer. Med Pathol 1983; 20:120-2.
23. Kaplan W. Dermatophilosis in man and lower animals: a review. Proceedings of the Fifth International Conference on the Mycoses: Superficial, cutaneous and subcutaneous Infections. Washington, D.C., Pan Amer Hlth Organization, 1980:93-103.
24. Londero AT, Ramos CD. Dermatofilose humana – relato de três casos. An Bras Dermatol 1988; 63(6):451-4.

Infecção por *Pseudomonas*

Sandra Lyon

INTRODUÇÃO

A infecção cutânea por *Pseudomonas aeruginosa* pode ocorrer como manifestação primária ou constituir-se em manifestação cutânea secundária a um quadro septicêmico que, em geral, ocorre em indivíduos imunocomprometidos.

A *P. aeruginosa* é um bacilo gram-negativo, aeróbico, amplamente distribuído na natureza, podendo ser encontrado no solo, em plantas e em animais. O bacilo não pertence à flora microbiana cutânea, mas pode ser encontrado nas axilas, no pavilhão auricular e no períneo. Sua proliferação ocorre, predominantemente, em ambientes úmidos. Assim, para que se desenvolva um quadro infeccioso é necessária a presença de condições locais favoráveis e deficiência imunológica do hospedeiro.[1]

SÍNDROME DAS UNHAS ESVERDEADAS

A síndrome das unhas esverdeadas é observada em indivíduos que mantêm as mãos em contato com água e sabões. O bacilo produz dois pigmentos: a piocianina, um pigmento de cor azul-esverdeada, e a pioverdina, um pigmento de coloração amarelo-esverdeada.[2]

FOLICULITE POR *PSEUDOMONAS*

A foliculite por *P. aeruginosa* ocorre com a exposição a ambientes contaminados com água aquecida, como banheiras e piscinas aquecidas.

O quadro clínico apresenta-se com lesões papulopustulosas com predomínio no tronco, poupando face e região cervical. Podem ocorrer manifestações sistêmicas, como febre, náuseas, vômitos, otite, faringite e linfonodomegalia.

Acomete, predominantemente, pacientes imunodeprimidos, constituindo quadro autolimitado nos indivíduos imunocompetentes. No entanto, nos pacientes imunodeprimidos, é necessária a administração de antibióticos sistêmicos.[3]

INTERTRIGO INTERDIGITAL POR *PSEUDOMONAS*

No intertrigo interdigital por pseudomonas podem ser observadas fissuras, maceração e exsudação nas regiões interdigitais, acompanhadas de coloração esverdeada. À lâmpada de Wood, é possível evidenciar a fluorescência esverdeada das lesões. Recomenda-se manter a área intertriginosa seca com o uso de pasta d'água líquida e a aplicação de antibióticos tópicos.[4]

OTITE EXTERNA POR *PSEUDOMONAS*

A *P. aeruginosa* pode acometer o pavilhão auricular e provocar otite externa. O pavilhão auricular apresenta-se edemaciado e eritematoso, com maceração e secreção purulenta esverdeada. O quadro é acompanhado de otalgia. Não há acometimento da membrana timpânica.

É necessário o uso de antibióticos tópicos.[2]

Uma forma grave de otite externa é a otite externa maligna, que acomete pacientes idosos e diabéticos, com alta taxa de mortalidade. Além do comprometimento de todo o pavilhão auricular, com dor intensa, há drenagem contínua de secreção purulenta esverdeada, evoluindo para invasão de cartilagem, ossos, partes moles e seios da face. O quadro exige internação hospitalar e antibioticoterapia EV.[2]

ECTIMA GANGRENOSO

O ectima gangrenoso constitui manifestação cutânea de septicemia causada por *P. aeruginosa*.[2]

O quadro clínico inicia-se com lesões maculosas e eritematosas nas extremidades e na região anogenital, evoluindo para lesões vesicobolhosas, as quais se rompem e ulceram, apresentando fundo enegrecido e halo eritematoso.

O diagnóstico é realizado por meio do Gram da secreção, cultura e hemocultura.

Acomete pacientes que apresentam condições debilitantes, como grandes queimados, imunodeprimidos e portadores de *diabetes mellitus* descompensado.

O prognóstico é reservado e exige a instituição de antibioticoterapia sistêmica precoce.[5]

PIODERMA POR *PSEUDOMONAS*

O pioderma por *Pseudomonas* constitui infecção cutânea superficial que se manifesta com lesões purulentas esverdeadas, com maceração nas bordas.

As lesões surgem em úlceras cutâneas crônicas, sobretudo devido ao uso de antibióticos de amplo espectro, que reduzem a flora microbiana normal. É necessário desbridamento com curativos especiais.[2]

Essas lesões podem evoluir para lesões em grandes placas verrucosas com múltiplas pústulas e de bordas elevadas. Esse quadro faz diagnóstico diferencial com paracoccidioidomicose e carcinoma espinocelular.[6]

Referências

1. Morrison AJ, Wenzel RP. Epidemiology of infections due to Pseudomonas aeruginosa. Rev Infect Dis 1984; (6):627-44.
2. Greene SL, Su WP, Muller SA. Pseudomonas aeruginosa infections of the skin. Am Fam Physician 1984; 29(1):193-200.
3. Gustavsson TL, Band JD, Hutcheson Jr. RH et al. Pseudomonas folliculate: an out break and reviaw. Rev Infect Dis 1983; 5:1-8
4. Leyden JJ, Kligman AM. Interdigital athete's foot. The interaction of dermatophytes and resident bacteria. Arch Dermatol 1978; 114:1466-72.
5. Greene SL, Su WP, Muller SA. Ecthyma gangrenosum. Report of clinical, histopathologic and bacteriologic aspects of eight cases. J Am Acad Dermatol 1984; 11:781-6.
6. Sun WP, Ducan SC, Perry HO. Blastomycosis-like pyoderma. Arch Dermatol 1979; 115:170-3.

Botriomicose, Antraz e Pioderma Vegetante

Teresa Cristina Bechara Noviello Nishimoto

BOTRIOMICOSE

A botriomicose é uma infecção rara, granulomatosa crônica supurativa, causada por bactérias e caracterizada pela formação de grãos. A pele é o órgão mais afetado, mas a doença pode atingir músculos, tendões e ossos por continuidade. Outros sítios primários incluem fígado, pulmão, cérebro e coração.

Inicialmente, a doença foi considerada uma infecção fúngica, o que originou o termo botriomicose. Com a descoberta de sua causa bacteriana, surgiram outras denominações, como actinofitose, actinofitose estafilocócica, pseudomicose bacteriana e bacteriose granular.[1-4]

Em 1870, Bollinger descreveu o primeiro caso de botriomicose em cavalos, mediante observação de lesões granulomatosas como complicações de procedimento cirúrgico para castração de cavalos. O termo botriomicose (do grego *botrys*, cachos de uvas; *mycosis*, origem fúngica) foi cunhado por Rivolta, em 1884, que associou a doença à etiologia fúngica.[5] Em 1913, Opie descreveu o primeiro caso da doença em humanos. Finalmente, em 1919, Magrou[6] descreveu quatro casos, nos quais o agente etiológico isolado foi o *Staphylococcus aureus*,[1,3] e comprovou que o agente causal era uma bactéria e que os grãos eram cachos de bactérias unidas por uma substância aderante e não elementos fúngicos, como se pensava inicialmente. Wislow,[7] em 1959, fez uma revisão da doença em 46 casos em humanos e classificou-a como botriomicose cutânea e visceral.

Epidemiologia

A botriomicose é doença incomum, com poucas descrições na literatura mundial. Coelho e cols. encontraram 140 casos de botriomicose publicados na literatura especializada, 28 dos quais abordavam a forma cutânea da doença. No Brasil, foram relatados três casos de botriomicose cutânea.[8] A doença tem sido descrita em quase todos os países, porém não existe uma estatística real sobre sua prevalência e incidência. O agente causal pertence à flora normal da pele e mucosas, porém trauma prévio está relacionado com a causa da infecção. A forma cutânea representa 75% dos casos e localiza-se, principalmente, em áreas expostas a trauma (cabeça, braços e pernas) e nos genitais.[2,5] A forma visceral é causada por bactérias endógenas.[1] Os fatores predisponentes associados à doença são: trauma acidental, pós-operatório, *diabetes mellitus*, alteração hepática, alcoolismo, fibrose cística, corticoterapia em altas doses e por período prolongado e, menos comumente, desnutrição, glomerulonefrite, AIDS, asma, deficiência de imunoglobulina, síndrome de Job (hiperglobulinemia E, eosinofilia e alteração da fagocitose) e mucinose folicular.[1,2,5,8]

Etiologia

A botriomicose pertence a um grupo de doenças que produzem grãos, como eumicetoma, actinomicetoma e actinomicose. Nos eumicetomas, os grãos são verdadeiros fungos, enquanto no actinomicetoma consistem em actinomicetos aeróbicos gram-positivos, filamentosos, álcool-ácido-resistentes. Na actinomicose, os grãos são actinomicetos anaeróbicos gram-positivos e, finalmente, na botriomicose, os grãos são bactérias não filamentosas aeróbicas e anaeróbicas gram-positivas e negativas.[9]

Os agentes etiológicos mais frequentes são as bactérias aeróbicas *Staphylococci aureus* (40%), seguidas por *Pseudomonas aeruginosa* (20%).

Outros micro-organismos são descritos, como *Staphylococcus* coagulase-negativo, *Streptococcus* spp, *Escherichia coli*, *Proteus vulgaris*, *Bacillus* spp, *Actinobacillus lignieresii* e *Moraxella* spp. Raros casos são causados por *Propionibacterium acnes* e *Bacteroides* spp.[1,5,8]

Patogênese

A patogênese da botriomicose ainda não está bem estabelecida. Sabe-se, porém, que está relacionada com baixa virulência, concentração do micro-organismo e anormalidade imunológica do hospedeiro. Fatores referentes ao agente causal, como concentração bacteriana local (baixas concentrações são facilmente fagocitadas e destruídas pelo sistema imune do hospedeiro; altas concentrações produzem necrose e doença sistêmica), devem ser considerados, uma vez que, para causar botriomicose e formar grãos bacterianos, uma concentração intermediária de micro-organismo seria o ideal.[1,5] Alterações da imunidade celular específica (diminuição de linfócitos T: agamaglobulinemia, anemia aplástica, AIDS) e humoral (diminuição de IgA e aumento de IgE)[1,10] podem ocorrer, postulando alteração no equilíbrio entre o hospedeiro e o parasita.

A botriomicose tem sido relacionada com alteração da imunidade celular, especialmente em linfopenias T e alterações da função de neutrófilos e macrófagos encontradas em condições como HIV/AIDS, *diabetes mellitus*, fibrose cística e doença granulomatosa crônica.[8,11,12] As bactérias da botriomicose são agrupadas em estado de resistência, formando grãos. Esse processo não está bem definido. Segundo alguns autores, essa reação corresponde ao fenômeno de Splendore-Hoeppli (que representa a presença de um complexo antígeno-anticorpo, debris celular e fibrina recobertos por uma matriz eosinofílica).[13] Pensava-se que essa substância eosinofílica seria a aglutinação de bactérias,[1] mas acredita-se hoje que corresponda à precipitação do complexo antígeno-anticorpo, imunoglobulina G e complemento C3,[13] o que provavelmente previne a fagocitose e a destruição intracelular de bactérias. Em pacientes com botriomicose e imunossupressão importante, esse fenômeno pode estar ausente.[5,13]

A botriomicose cutânea necessita de trauma prévio como causa da infecção, como mordida de animais, ferimentos com ossos, espinhas de peixe e intervenções cirúrgicas, dentre outros.[2] A forma visceral está mais relacionada com pacientes hospitalizados, pós-cirurgia e micro-organismos endógenos.[1]

Manifestações clínicas

Existem duas formas principais de manifestação da botriomicose: a forma cutânea, a mais comum, e a forma visceral, rara (na primária, o órgão interno é afetado primariamente; na secundária, a infecção se espalha para órgãos internos a partir de uma infecção inicial na pele, especialmente em pacientes imunossuprimidos).[7,14]

Botriomicose cutânea

As lesões cutâneas podem ser únicas ou múltiplas e pleomórficas, como nódulos, fístulas, abscessos ou úlceras, apresentando exsudato seropurulento com presença de grãos visíveis (3 a 5mm). Muitas vezes, formam placas verrucosas ou vegetantes e massas tumorais ou císticas (Figuras 50.1 a 50.5).

Em geral, iniciam e permanecem localizadas em áreas expostas a trauma, como braços, pernas, cabeça e pescoço. Após procedimento cirúrgico, as áreas mais afetadas são abdome e tórax. Podem afetar, por continuidade, tecido subcutâneo, músculos, aponeurose, tendões, ossos e órgãos internos. A aparência geral de lesão tumefeita e supurativa sugere inoculação local de corpo estranho como causa inicial da infecção e perpetuação da doença.[1,15] Podem ocorrer febre, prurido e dor.

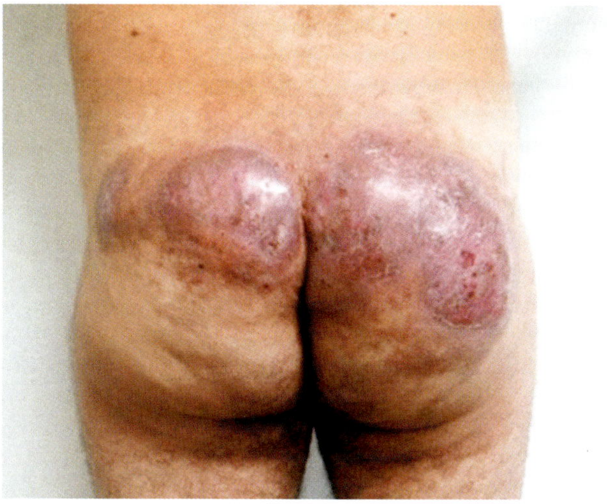

Figura 50.1 ■ Botriomicose. (Serviço de Dermatologia do Hospital Eduardo de Menezes.)

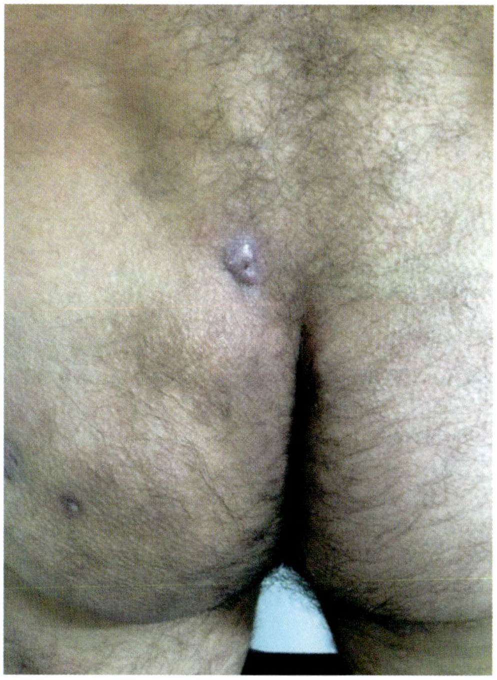

Figura 50.2 ■ Botriomicose. (Serviço de Dermatologia do Hospital Eduardo de Menezes.)

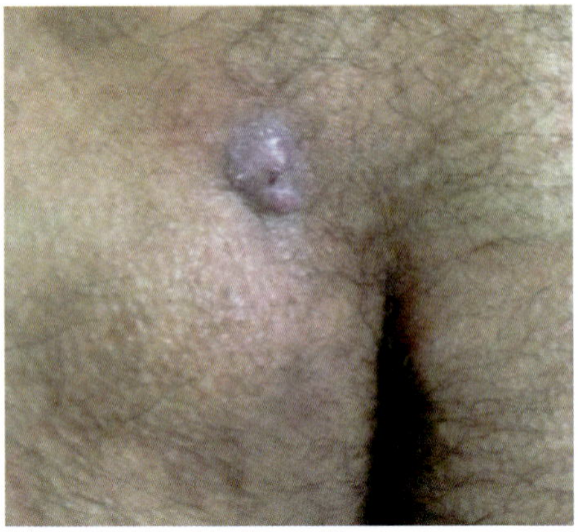

Figura 50.3 ■ Botriomicose. (Serviço de Dermatologia do Hospital Eduardo de Menezes.)

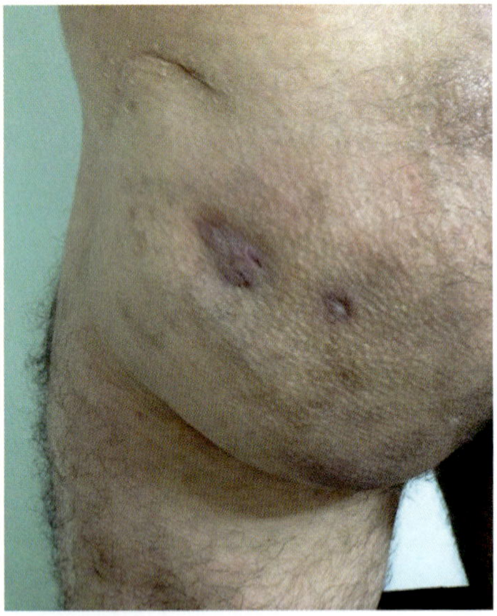

Figura 50.4 ■ Botriomicose. (Serviço de Dermatologia do Hospital Eduardo de Menezes.)

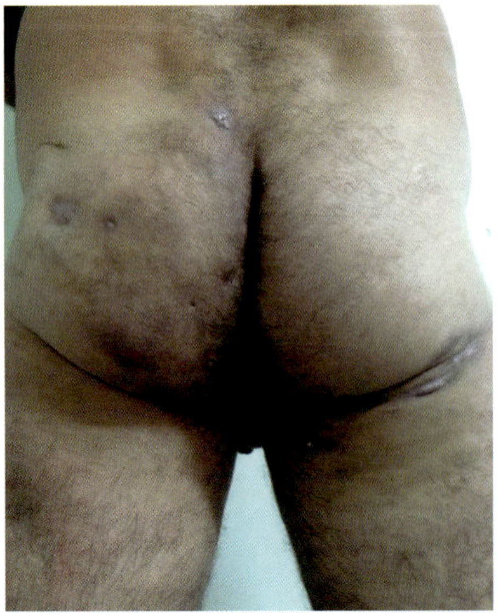

Figura 50.5 ■ Botriomicose. (Serviço de Dermatologia do Hospital Eduardo de Menezes.)

Botriomicose visceral

A botriomicose visceral, endógena, ocorre em pacientes no pós-operatório, em imunossuprimidos com tempo prolongado de hospitalização ou em pessoas com algum fator predisponente, como fibrose cística, diabetes e HIV/AIDS. O órgão mais frequentemente envolvido é o pulmão, seguido por fígado, rim, cérebro e trato gastrointestinal. Olhos, próstata, cavidade peritoneal, baço, cavidade oral, coração e pericárdio também podem ser acometidos.[1,16]

A botriomicose pulmonar apresenta sintomas inespecíficos, como dispneia, dor pleural, tosse e hemoptise. Achados radiológicos, também inespecíficos, podem incluir lesões nodulares e cavitárias, áreas de consolidação e outras com infiltrado difuso.[5,8] Desse modo, é mandatória a análise microbiológica e histológica para que se estabeleça um diagnóstico preciso.

Diagnóstico diferencial

Clínica e histologicamente, a botriomicose deve ser diferenciada de outras doenças crônicas granulomatosas. Em virtude da multiplicidade dos aspectos clínicos, pode simular várias micoses de subcutâneo e infecções bacterianas.[1,5] O principal diagnóstico diferencial da botriomicose cutânea deve ser feito com actinomicose exógena e eumicetoma, que apresentam clinicamente aumento da área afetada, fístulas e drenagem de grãos, diferindo quanto à etiologia, à localização e à consistência das lesões. A avaliação dos grãos (tamanho, cor, forma e consistência) pode sugerir o agente etiológico, mas para um diagnóstico preciso tornam-se indispensáveis exame micológico direto, cultura para fungos e bactérias e histologia com colorações especiais, devido à multiplicidade de agentes formadores de grãos (fungos e bactérias).[8,15] Outros diagnósticos diferenciais incluem: micetoma, actinomicoses, esporotricose, tuberculose cutânea, cistos epidermais e abscessos.[1,5]

A cavidade oral é raramente acometida, podendo envolver língua, tonsila e palato e tendo como principal diagnóstico diferencial a actinomicose, outra infecção formadora de grãos e que também pode ser causada por bactérias anaeróbicas.[1,5]

O diagnóstico diferencial da botriomicose visceral depende do órgão afetado. Câncer de pulmão deve ser sempre lembrado como diagnóstico diferencial de botriomicose pulmonar. A botriomicose visceral primária frequentemente simula tumores malignos, uma vez que ambas as alterações podem apresentar sintomas inespecíficos e história crônica de massa tumoral e perda de peso.

Outros diagnósticos diferenciais: abscesso hepático, cisticercose cerebral e tumores.[5,16]

Diagnóstico

À suspeita clínica de botriomicose, são necessários exames diretos com hidróxido de potássio (KOH), lugol e solução salina e exames laboratoriais com colorações especiais.

Os grãos da botriomicose são vistos a olho nu e apresentam de 1 a 3mm de diâmetro, coloração branco-amarelada e consistência amolecida. Microscopicamente, consistem em cachos de bactérias não filamentosas organizadas em lóbulos que apresentam estrutura cocoide e bacilar.[6,8] Podem estar envoltos por material eosinofílico em forma de coroa radiada, PAS-positivo, o que, embora não seja patognomônico da doença, tem sido relatado com frequência.[6,8]

O padrão-ouro para o diagnóstico é o isolamento do agente causal através de cultura para fungos e bactérias.[1,5]

Os achados histopatológicos consistem em granulomas supurativos formados por neutrófilos, linfócitos, eosinófilos, histiócitos, fibroblastos e células gigantes multinucleadas. Os grãos são grandes e lobulados. À hematoxilina-eosina, são basofílicos no centro e eosinofílicos na periferia, e o ácido periódico de Shiff (PAS) é positivo. Ao Gram, podem ser observados cachos de bactérias gram-positivas ou negativas. São Grocott-Gomori-negativas (Figura 50.6).[5]

Tratamento

O tratamento da botriomicose depende do isolamento do agente causal e da suscetibilidade ao antibiograma. A antibioticoterapia, em monoterapia, geralmente é prolongada (várias semanas). Em alguns casos, serão nescessárias excisão cirúrgica e drenagem da lesão. A efetividade do tratamento depende de vários fatores, como sítio da lesão e imunidade do hospedeiro, mas, principalmente, da suscetibilidade do micro-organismo ao medicamento utilizado.[14] Há a hipótese de que a matriz eosinofílica dos grãos sirva de barreira e proteção das bactérias contra a ação dos medicamentos e a ação da imunidade como fagocitose e destruição intracelular do hospedeiro. Os fármacos mais comuns são a sulfametoxazol-trimetoprima, a minoclina, a eritromicina e a cefalosporina. Para bactérias anaeróbicas e gram-negativas, clindamicina e metronidazol são os medicamentos mais utilizados.[5,7]

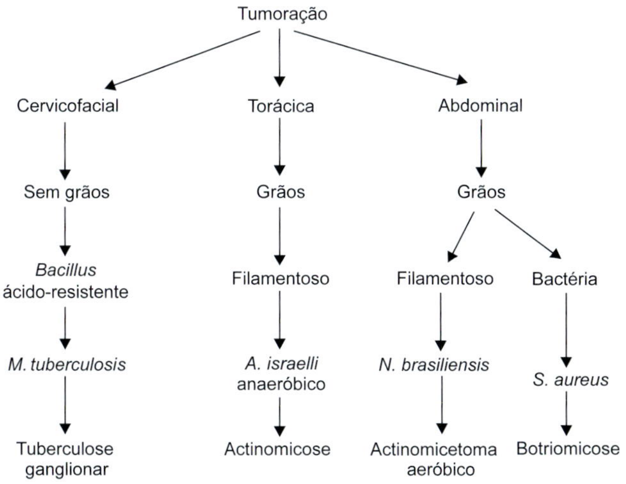

Figura 50.6 ■ Algoritmo para diagnóstico de botriomicose e doenças similares.

ANTRAZ

Causada pela bactéria *Bacillus anthracis*, o antraz é doença rara, geralmente esporádica em quase todo o mundo.[17] Acredita-se que o *Bacillus anthracis* tenha sido responsável por doenças e pragas no antigo Egito e entre os romanos. Recentemente, a bactéria entrou em evidência por sua utilização como arma biológica em atentados terroristas, em outubro de 2001, nos EUA. A palavra antraz vem do grego e significa carvão.[17-19]

Epidemiologia

De 1980 a 2000, somente sete casos de antraz foram reportados nos EUA. Casos esporádicos de inalação e antraz cutâneo ocorreram entre 2006 e 2008. Entretanto, em 2001, 22 casos confirmados ou suspeitos de antraz ocorreram nos EUA, depois de esporos do bacilo terem sido enviados em envelopes pelos correios, o que foi imputado à guerra biológica (bioterrorismo).[17-19] Vinte e dois casos de antraz cutâneo foram diagnosticados de 2003 a 2010.[20] Embora seja uma infecção rara em muitos países, é endêmica em outros, como na Ásia Central e em países da África.[21] Existem registros de casos na América do Sul, porém, segundo dados no Ministério da Saúde, nenhum caso da doença em humanos foi registrado no Brasil até a presente data.[22]

Patogênese

Antraz é uma doença infectocontagiosa de origem animal, principalmente em ruminantes herbívoros. Incidentalmente infecta o ser humano que, quase sempre, adquire o bacilo direta ou indiretamente de animais infectados.[20,21] A doença é causada pelo *Bacillus anthracis*, bactéria gram-positiva, formadora de esporos em solos e cultura, porém não em tecidos, que resistem por anos e décadas nos solos. Os animais se tornam infectados pelo bacilo através da ingestão de esporos em pastos de solos contaminados.[17,20,21] A infecção em seres humanos ocorre mediante a inalação dos esporos ou a ingestão de alimentos contaminados (carne de animais infectados), sendo a forma de infecção mais comum aquela que ocorre a partir do manuseio de produtos como couro, lã, ossos e pelos provenientes de animais infectados. A transmissão direta de um indivíduo infectado para uma pessoa sadia é muito pouco provável. Em sua forma cutânea, é considerado um risco ocupacional em potencial para trabalhadores que manipulam herbívoros e produtos.[22] Uma vez no subcutâneo, os esporos se transformam em organismos vegetantes e resistem à fagocitose, e começam a se multiplicar. A virulência do bacilo está relacionada com dois fatores: a formação de uma cápsula antifagocitária (D-glutamil-polipeptídeo), que depende da presença de um plasmídeo específico; e duas toxinas causadoras do edema extenso (edema toxina) e necrose tecidual (toxina letal), que se ligam a antígeno proteico.[23,24]

Manifestações clínicas

Existem três formas primárias da doença: a cutânea, a inalatória e a do trato gastrointestinal. Septicemia e meningite podem ocorrer após acometimento de linfonodos mediastinais e hematológicos secundário a lesão primária. O início dos sintomas ocorre depois de 1 a 12 dias de incubação, usualmente com febre baixa e mal-estar.[25-27]

A forma cutânea, a forma mais comum da doença, caracteriza-se, principalmente, pela presença de lesão aguda dolorosa, denominada "pústula maligna", presente em 95% dos casos.[17] Solução de continuidade (cortes e escoriações) aumenta a suscetibilidade para infecção cutânea.[26,27]

Seu período de incubação é de 5 a 7 dias (em média, 2 a 3 dias), podendo estender-se até 12 dias ou mais. Mais de 90% das lesões ocorrem em áreas expostas, como face, pescoço, mãos e braços. As lesões iniciam-se como pequenas pápulas dolorosas, pruriginosas, que rapidamente evoluem para vesículas ou bolhas, as quais se tornam hemorrágicas e necróticas, podendo apresentar lesões satélites. Desenvolvem-se áreas de eritema, edema extenso e duro e escaras necróticas, porém sem dor. A ulceração se resolve em 1 a 2 semanas.

Linfadenomegalia local pode ocorrer, mas sem linfangite, a não ser por infecção secundária por *Streptococcus* ou *Staphylococcus aureus*. Podem estar presentes sintomas sistêmicos, como mal-estar, febre e cefaleia.[17]

A forma respiratória ocorre a partir da inalação de partículas no ar < 5mm, as quais se depositam nos alvéolos pulmonares. Partículas > 5mm ficam fisicamente presas na nasofaringe e são eliminadas pelo sistema mucociliar.[28] Inicia-se com um período de pródromo inespecífico e variável, seguido de sintomas iniciais também inespecíficos, como febre, cefaleia, vômitos, tontura, fraqueza, dor abdominal e dor torácica (o que dificulta o diagnóstico precoce), progredindo com piora do quadro respiratório com dispneia grave e hipoxemia e evidência radiológica de expansão do mediastino, o que pode causar necrose hemorrágica e pneumonia necrosante. O período de incubação é de 1 a 7 dias, podendo chegar a 43 dias. Antraz inalatório é uma forma grave usualmente fatal, se não for iniciado tratamento precoce.[26,27]

A terceira forma é a referente ao trato gastrointestinal, que pode acometer desde a boca até o cólon. Desenvolve-se a partir da ingestão de carnes de animais contaminados e tende a ocorrer em grupos familiares ou em locais em que ocorrem surtos da doença. Úlceras necróticas podem surgir, à semelhança do quadro cutâneo, resultando em hemorragia intestinal. Os sintomas iniciais incluem astenia, cefaleia, febre baixa e *flushing* facial, seguidos de dor abdominal, náuseas, vômitos e diarreia hemorrágica, abdome agudo e sepse. A taxa de mortalidade varia de 4% a 60%.[29]

Diagnóstico

Devido ao rápido agravamento da doença e à boa resposta ao tratamento precoce, o diagnóstico clínico e laboratorial deve ser feito o mais precocemente possível. O diagnóstico é baseado na característica da lesão, na exposição ocupacional ou por lazer e na probabilidade de bioterrorismo. O *Bacillus anthracis* pode ser isolado no sangue, em lesões ou secreções, por meio de esfregaços ou em material de biópsia de pele. Também pode ser identificado por imuno-histoquímica de tecidos, PCR e ELISA (anti-IgG).[30,31] O diagnóstico definitivo consiste na identificação do bacilo através de cultura. Alargamento do mediastino e derrame pleural à radiografia de tórax são os principais preditores da forma inalatória.[32] Em caso de meningite, o liquor apresenta-se hemorrágico e o bacilo gram-positivo pode ser identificado. A histopatologia mostra edema hemorrágico, dilatação dos linfáticos e necrose da epiderme. Bacilo gram-positivo pode ser visto em áreas de ulceração.

Diagnóstico diferencial

O diagnóstico diferencial do antraz é feito com furunculose cutânea causada por *Staphylococcus* e/ou *Streptococcus*, celulite e carbúnculo com necrose central muito dolorosa, sendo o diagnóstico etiológico estabelecido pelo Gram, ectima (causada pelo *Staphylococcus pyogenes*, sem edema e manifestações sistêmicas), ectima gangrenoso (neutropenia é causada pelo *Pseudomonas aeruginosa*), dermatite pustulosa contagiosa (enfermidade vírica de Orf, causada pelo parapoxvírus), picada de aranha (com dor e necrose incipiente), pneumonia comunitária e influenza.

Tratamento

Casos esporádicos e surtos raros continuam a ocorrer em todo o mundo, e a ameaça de antraz resultante de bioterrorismo é uma realidade. Trata-se de doença de notificação compulsória, até mesmo em caso de suspeita clínica ou laboratorial da doença ou história de exposição ao *Bacillus anthracis*.

O tratamento de lesões cutâneas localizadas não complicadas deve ser iniciado com ciprofloxacino, 500mg, duas vezes ao dia, por um período mínimo de 10 dias, ou doxiciclina oral, 100mg duas vezes ao dia, por um período mínimo de 10 dias. Em casos de lesões cutâneas mais graves, como acometimento sistêmico, edema extenso, lesões na cabeça e no pescoço, o tratamento deve ser iniciado com ciprofloxacino, 500mg, a cada 12 horas, ou doxiciclina EV 100g, a cada 12 horas, e penicilina G. Em crianças menores de 2 anos, o tratamento deve ser feito com doxiciclina EV e penicilina G. O tratamento da forma inalatória deve ser venoso, com ciprofloxacino ou doxiciclina, por 14 a 21 dias, seguido de medicação oral até completar 60 dias de tratamento. O tratamento da forma gastrointentinal deve seguir o mesmo esquema da inalatória. Nos casos de bioterrorismo (exposição ao bacilos) e desenvolvimento de lesões cutâneas, o tratamento deve consistir no uso de ciprofloxacino ou doxiciclina por 60 dias, como profilaxia da forma inalatória, pois é grande a possibilidade de inalação dos bacilos em aerossol. Em pacientes com suspeita de antraz inalatório ou de acometimento sistêmico grave, o tratamento deve ser iniciado imediatamente, de maneira empírica, com esquema multimedicamentoso EV. Ciprofloxacino é o agente de escolha: ciprofloxacino (ou doxiciclina) + uma ou dois fármacos (meropenem, rifampicina, vancomicina, penicilina ou ampicilina, cloranfenicol e clindamicina) pelo menos com boa penetração no SNC.[33,34] Junto ao tratamento com agentes anti-*Bacillus anthracis*, associa-se imunoterapia com anticorpo monoclonal IgG-1, raxibacumabe, cujo efeito antitoxina tem diminuído a mortalidade de pacientes com antraz.[35]

A vacinação de animais é a principal forma de prevenção da doença em seres humanos. A vacinação em população de alto risco, como em caso de exposição ocupacional aos esporos aerossolizados do bacilo, é o melhor método de prevenção. Quimioprofilaxia com ciprofloxacino ou doxiciclina, pós-exposição, é recomendada por 60 dias para indivíduos com risco de inalação do bacilo, associada a vacina em três doses subcutâneas (nas semanas 0, 2 e 4), administradas de preferência, até 10 dias após a exposição.[36] O raxabacumabe pode ser usado como alternativa à profilaxia convencional.[35] O bacilo é eliminado rapidamente e a melhora do quadro clínico ocorre com antibioticoterapia adequada, porém sem a prevenção de necrose das lesões. Antes da descoberta da antibioticoterapia, a mortalidade pela forma cutânea podia ultrapassar os 20%. Com o tratamento adequado, os casos fatais caíram para menos de 1%.[27,37] As formas inalatória, intestinal, septicêmica e meníngea apresentam prognóstico grave. Embora a mortalidade pudesse chegar a 90% no passado, em 2001 (bioterrorismo) alcançou em torno de 20%, refletindo o diagnóstico e o tratamento precoce.[26] Não é suscetível a fármacos como cefalosporina ou sulfametoxazol-trimetoprima. Não é recomendada a excisão cirúrgica de lesões cutâneas.[33,34]

PIODERMA VEGETANTE

Pioderma vegetante é infecção rara, de provável etiologia bacteriana. Caracteriza-se por placas verrucosas de bordas elevadas e múltiplas pústulas.[38,39] Descrita pela primera vez por Hallopeau em 1989,[40] em 1949 MacCarthy descreveu um caso de lesão mucosa sem achados de lesões cutâneas e a denominou "pioestomatite vegetante".[41] Hoje acredita-se que as lesões cutâneas e mucosas representem manifestações diferentes da mesma entidade. No entanto, ainda não existe consenso quanto à nomenclatura, se "pioderma vegetante" ou "piodermatite-pioestomatite vegetante".[42,43]

Etiologia/patogênese

A etiologia do pioderma vegetante é desconhecida, embora se associe, com frequência, a infecção por bactérias e invasão epitelial, como *Staphylococcus* e *Streptococcus*, e excessiva reação inflamatória em resposta à infecção bacteriana, em indivíduos imunocomprometidos.[44] Infecção fúngica, como por *Trichophyton mentagrophytis*, pode estar presente, relacionada com a imunossupressão de base. Acredita-se que a disfunção imunológica induza o desenvolvimento das lesões vegetantes (durante a inflamação, o tecido conjuntivo ativa proteínas que estimulam a formação de fibroblastos e a proliferação de células da epiderme).[45] Associa-se a colite ulcerativa, linfoma de células T difuso, alcoolismo com desnutrição, HIV, leucemia mieloide crônica e nefrite lúpica.[46-48] Raramente há descrição de casos em pacientes imunocompetentes.[36] Muitos autores consideram o pioderma vegetante marcador de doença inflamatória intestinal, a qual deve ser investigada em pacientes com pioderma vegetante.[39,49] Não existe consenso quanto à malignidade, apesar de haver casos descritos de pioderma vegetante e desenvolvimento de carcinoma espinocelular e câncer de cólon.[42] A imunofluorescência pode demonstrar anticorpo IgG antizona da membrana basal circulante e na lesão. Esses anticorpos reagem com o antígeno 230 do penfigoide bolhoso. A presença desses anticorpos circulantes, antiantígeno 230 do penfigoide bolhoso, é considerada um epifenômeno, resultado de dano à epiderme pela inflamação, na piodermite-pioestomatite vegetante.[50]

Manifestações clínicas

Caracteriza-se por placas vegetantes de bordas elevadas e pústulas, usualmente múltiplas, muitas vezes purulentas e outras vezes hiperceratósicas.[51] Pode acometer pele e mucosas, com localização preferencial em axilas, região perineal, vulva e área inguinal, áreas intertriginosas que predispõem infecção bacteriana, fúngica e fricção local. Outras regiões podem estar acometidas. Nas mucosas, tem predileção pela boca. Lesões de pele podem estar presentes antes, durante ou após o acometimento mucoso.[42,43] Dor pode estar presente. Muitos pacientes apresentam história de hidradenite supurativa.[52,53]

Diagnóstico

O diagnóstico deve ser clínico e laboratorial, dependendo, primariamente, da exclusão de outras afecções que podem apresentar lesões crônicas vegetantes, como micoses profundas, botriomicose, pioderma gangrenoso, iododerma, pênfigo vegetante e tuberculose cutânea verrucosa.[42,43,53] Devem ser solicitadas culturas para bactérias, fungos e micobactérias. Bactérias patogênicas, como *Staphylococcus aureus*, são cultivadas de material da lesão.

A imunofluorescência é eventualmente positiva. Devem ser solicitadas imunofluorescências direta e indireta para diferenciar penfigoide bolhoso de pioderma vegetante.[50] Hidradenite supurativa pode ocasionar depósitos de imunocomplexos, imunorreagente não específico na pele, o que precipita a reação do pioderma vegetante vista à imunofluorescência direta.[52] A histologia revela duas características determinantes: hiperplasia pseudoepiteliomatosa e numerosos abscessos contendo neutrófilos e eosinófilos na epiderme hiperplásica e na derme.[42,43]

Diagnóstico diferencial

Ceratoacantoma, infecção cutânea por *Mycobacterium marinum*, pioderma gangrenoso, carcinoma espinocelular e penfigoide bolhoso.

Tratamento

Inúmeros tratamentos têm sido avaliados para o pioderma vegetante, apresentando resultados variados. Não existe um tratamento padronizado, embora tratamentos com antibióticos (ampicilina, amoxicilina) tenham sido usados com frequência. A antibioticoterapia deve cobrir todos os patógenos prováveis no contexto do quadro clínico de base, segundo o antibiograma.[39,49,52] Tratamentos tópicos (acetato de alumínio: solução de Burrow e óxido de zinco), desbridamento e curetagem da lesão também são muito usados. O tratamento farmacológico tem o objetivo de diminuir a morbidade e as complicações das lesões. Tratamento tópico aplicado localmente pode secar a área afetada, reduzindo a função secretória das glândulas da pele. Além disso, exerce ação antisséptica, prevenindo reinfecção ou infecção secundária. O tratamento cirúrgico é uma opção quando não há resposta ao tratamento conservador. Excisão completa da lesão com enxerto de pele pode ser uma opção, apresentando resultados pós-operatórios favoráveis.[54,55] Entre outras alternativas, estão corticoide intralesional, sistêmico, dapsona, isotretinoína, ciclosporina e ablação a *laser*.[42,43] Com o tratamento, o prognóstico é bom, mas também depende da afecção de base, que deve ser devidamente tratada.

Referências

1. Bonifaz A, Carrasco E. Botryomycosis. Int J Dermatol 1996; 35:381-8.
2. Machado CR, Schubach AO, Conceição-Silva F et al. Botryomycosis. Dermatology 2005; 211:303-4.
3. Mehregan DA, Su WPD, Anhalt JP. Cutaneous botryomycosis. J Am Acad Dermatol 1991; 24:393-6.
4. Oliveira ZNP, Cuce LC, Salebian A. Botriomicose. Med Cut OILA 1986; 14:49-54.
5. Desgarennes CP, González DV, Bonifaz A. Botryomycosis. Clinics in Dermatology 2012; 30:397-402.
6. Magrou J. Les formes actinomycotiques du staphylocoque. Ann Inst Pasteur 1919; 35:344-74.
7. Winslow DJ. Botryomycosis. Am J Pathol 1959; 35:153-76.
8. Coelho WS, Diniz LM, de Souza-Filho JB. Cutaneous botryomycosis: case report. An Bras Dermatol 2009; 84:396-9.
9. Bonifaz A. Botriomicosis. In: Micología médica básica. 3. ed. México DF: McGraw-Hill, 2010:431-5.
10. Towersey L, Estrella RR, Mendonça AMN, Conceição MM, Arnez R. Botriomicose em paciente com testes sugestivos de função imunológica alterada. An Bras Dermatol 1986; 61:49-52.
11. Katznelsen D, Vawter GF, Foley GF, et al. Botryomycosis, a complication in cystic fibrosis. Report of 7 cases. J Pediatr 1964; 65:525-39.
12. Saadat P, Ram R, Sohrabian S et al. Botryomycosis caused by Sta-phylococcus aureus and Pneumocystis carinii in a patient with acquired immunodeficiency disease. Clin Exp Dermatol 2008; 33:266-9.
13. Hussein MR. Mucocutaneous Splendore-Hoeppli phenomenon. J Cutan Pathol 2008; 35:979-88.
14. Vasishta RK, Gupta N, Kakkar N. Botryomycosis: a series of six integumentary or visceral cases from India. Ann Trop Med Parasitol 2004; 98:623-9.
15. Fernandes NC, Maceira JP, Knackfuss IG, Fernandes N. Botriomicose cutânea. An Bras Dermatol 2002; 77:65-70.
16. Bersoff-Matcha SJ, Roper CC, Liapis H, Little JR. Primary pulmonary botryomycosis: case report and review. Clin Defect Dis 1988; Mar; 26(3)620-4. Review.
17. La Force FM. Anthrax. Clin Infect Dis 1994; 19:1009.
18. Centers for Disease Control and Prevention (CDC). Update: Investigation of bioterrorism-related anthrax – Connecticut, 2001. MMWR Morb Mortal Wkly Rep 2001; 50:1077.
19. Bush LM, Abrams BH, Beall A, Johnson CC. Index case of fatal inhalational anthrax due to bioterrorism in the United States. N Engl J Med 2001; 345:1607.
20. Doganay M, Metan G. Human anthrax in Turkey from 1990 to 2007. Vector Borne Zoonotic Dis 2009; 9(2):131-40.
21. Turnbull PCB. WHO Anthrax Working Group. Anthrax in humans and animals. 4. ed. Geneva: World Health Organization, 2008.
22. http://portal.saude.gov.br.
23. Dixon TC et al. Anthrax. N Engl J Med 1999; 341:815.
24. Miller CG et al. Antrax protective antigen: Prepore to pore conversation. Biochemistry 1999; 38:10432.
25. Inglesby TV, O'Toole T, Henderson DA et al. Anthrax as a biological weapon, 2002: updated recommendations for management. JAMA 2002; 287:2236.
26. Swartz MN. Recognition and management of anthrax – an update. N Engl J Med 2001; 345:1621.
27. Wenner KA, Kenner JR. Anthrax. Dermatol Clin 2004; 22:247.
28. Abramova FA, Grinberg LM, Yampolskaya OV, Walker DH. Pathology of inhalational anthrax in 42 cases from the Sverdlovsk outbreak of 1979. Proc Natl Acad Sci USA 1993; 90:2291.
29. www.uptodate.com/contents/clinical-manifestations-and-diagnosis-of-anthrax.
30. Hoffmaster AR, Meyer RF, Bowen MD et al. Evaluation and validation of a real-time polymerase chain reaction assay for rapid identification of Bacillus anthracis. Emerg Infect Dis 2002; 8:1178.
31. Quinn CP, Semenova VA, Elie CM et al. Specific, sensitive, and quantitative enzyme-linked immunosorbent assay for human immunoglobulin G antibodies to anthrax toxin protective antigen. Emerg Infect Dis 2002; 8:1103.
32. Shieh WJ, Guarner J, Paddock C et al. The critical role of pathology in the investigation of bioterrorism-related cutaneous anthrax. Am J Pathol 2003; 163:1901.
33. www.uptodate.com/contents/treatment-of-anthrax.
34. Stern EJ, Uhde KB, Shadomy SV et al. Conference report on public health and clinical guidelines for anthrax [conference

summary]. Emerg Infect Dis [serial on the Internet] 2008; 14. Disponível em: http://www.cdc.gov/EID/content/14/4/07-0969.htm. Accesso em: 11/02/2008.
35. Holty JE, Bravata DM, Liu H, et al. Systematic review: a century of inhalational anthrax cases from 1900 to 2005. Ann Intern Med 2006; 144:270.
36. Wright JG, Quinn CP, Shadomy S et al. Use of anthrax vaccine in the United States: recommendations of the Advisory Committee on Immunization Practices (ACIP), 2009. MMWR Recomm Rep 2010; 59:1.
37. Carucci JA, McGovern TW, Norton SA et al. Cutaneous anthrax management algorithm. J Am Acad Dermatol 2002; 47:766.
38. Brown CS, Kligman AM. Mycosis-like pyoderma. AMA Arch Derm. Jan 1957; 75(1):123-5. [Medline].
39. Su WP, Duncan SC, Perry HO. Blastomycosis-like pyoderma. Arch Dermatol Feb 1979; 115(2):170-3. [Medline].
40. Hallopeau H. Pyodermite vegetante, ihre Beziehungen zur Dermatitis Herpetiformis and dem Pemphigus vegetans. Arch of Dermatol u Syph (Vienna) 1898; 43:289-306.
41. McCarthy FP. Pyostomatitis vegetans: report of three cases. Arch Dermatol Syph 1949; 60:750-64.
42. Hegarty AM, Barrett AW, Scully C. Pyostomatitis vegetans. Clin Exp Dermatol 2004; 29:1-7.
43. Nigen S, Poulin Y, Rochette L, Levesque MH, Gagne E. Pyodermatitis-pyostomatitis vegetans: two cases and a review of the literature. J Cutan Med Surg 2003; 7:250-5.
44. Harish K, Varghese T, Najeeba R, Harikumar R. Pyoderma vegetans and ulcerative colitis. J Postgrad Med 2006; 52:302-3.
45. Skorepova M, Stuchlik D. Chronic pyoderma vegetans triggered by Trichophyton mentagrophytes. Mycoses Mar 2006; 49(2):143-4. [Medline].
46. Welch KJ, Burke WA, Park HK. Pyoderma vegetans: association with diffuse T cell lymphoma (large cell type). J Am Acad Dermatol Apr 1989; 20(4):691-3. [Medline].
47. Trost LB, McDonnell JK. Important cutaneous manifestations of inflammatory bowel disease.Postgrad Med J Sep 2005; 81(959):580-5. [Medline].
48. Follows GA, Mathew J, Lucas S, Black MJ, Goodship TH. Cutaneous botryomycosis in a patient with lupus nephritis. Nephrol Dial Transplant Dec 1998; 13(12):3200-1. [Medline].
49. Canpolat F, Cemil BÇ, Yilmazer D, Yesilli O, Eskioglu F. Pyoderma vegetans associated with ulcerative colitis: a case with good response to steroids. Case Rep Dermatol Mar 26 2011; 3(1):80-4. [Medline]. [Full Text].
50. Ahn BK, Kim SC. Pyodermatitis-pyostomatitis vegetans with circulating autoantibodies to bullous pemphigoid antigen 230. J Am Acad Dermatol May 2004; 50(5):785-8. [Medline].
51. Cerullo L, Zussman J, Young L. An unusual presentation of blastomycosislike pyoderma (pyoderma vegetans) and a review of the literature. Cutis Oct 2009; 84(4):201-4. [Medline].
52. Boyd AS, Zemtsov A.A case of pyoderma vegetans and the follicular occlusion triad. J Dermatol Jan 1992; 19(1):61-3. [Medline].
53. Papadopoulos AJ, Schwartz RA, Kapila R et al. Pyoderma vegetans. J Cutan Med Surg. May-Jun 2001; 5(3):223-7. [Medline].
54. Radoš J, Paštar Z, Rudman F, Milavec-Puretic V, Lipozencic J, Dobric I. Pyoderma chronica vegetans treated with mesh skin grafting. Acta Dermatovenerol Croat Sep 2011; 19(3):180-2. [Medline].
55. Sawchuk WS, Heald PW. Blastomycosis-like pyoderma – report of a case responsive to combination therapy utilizing minocycline and carbon dioxide laser debridement. J Dermatol Surg Oncol Oct 1986; 12(10):1041-4. [Medline].

Listeriose

Sandra Lyon

INTRODUÇÃO

Listeriose constitui quadro infeccioso causado por *Listeria monocytogenes* a partir de fontes de contaminação, como queijos, patês, carnes, alimentos enlatados, húmus e algumas frutas.[1]

HISTÓRICO

O primeiro caso de listeriose foi descrito em 1981, na Nova Escócia, após ingestão de maionese. A partir daí, inúmeros casos foram descritos, sobretudo em virtude do consumo de alimentos enlatados.[2]

EPIDEMIOLOGIA

A *L. monocytogenes* é um micro-organismo encontrado no solo, na água, em vegetais em decomposição, grãos, animais e peixes.

Acomete, sobretudo, neonatos, idosos e pacientes imunocomprometidos, grávidas e diabéticos.

A transmissão ocorre por ingestão de alimentos contaminados. A taxa de mortalidade é alta, sobretudo em neonatos, podendo também deixar sequelas em recém-nascidos.[2]

ETIOLOGIA

A *L. monocytogenes* é um bacilo gram-positivo, anaeróbio facultativo, que sobrevive em temperaturas com refrigeração normal, mas não à pasteurização e ao cozimento. Produz listeriolisina O, que se constitui em fator de virulência.[3]

MANIFESTAÇÕES CLÍNICAS

Em adultos imunocompetentes, a infecção é subclínica com sintomatologia de febre, mialgia, náuseas, vômitos e diarreia, que surge de 12 horas a 3 semanas após a ingestão do alimento contaminado.

Nos imunodeprimidos, a infecção predomina no sistema nervoso central (SNC), com sintomas de cefaleia, confusão mental, meningismo, convulsões e coma. As lesões cutâneas consistem em púrpuras disseminadas.[3]

Na gravidez, a infecção pode provocar aborto espontâneo, parto prematuro e infecção neonatal.

A infecção neonatal caracteriza-se por anorexia, febre e meningismo, constituindo a granulomatose infantosséptica.

Ocorrem eritema generalizado e pápulas eritematosas disseminadas, com predomínio no tronco e nos membros inferiores.

As gestantes podem ser assintomáticas.[4]

DIAGNÓSTICO

O padrão-ouro para o diagnóstico da listeriose é a hemocultura, podendo ser usada, também, cultura de liquor, urina ou tecido. Na história clínica, é importante o relato de ingestão de alimentos suspeitos por até 1 mês antes da manifestação dos sintomas.[4]

TRATAMENTO

O tratamento consiste no uso de ampicilina mas se isso não for possível, utiliza-se a associação de sulfametoxazol-trimetoprima e eritromicina. Em pacientes graves, está recomendado o uso de ampicilina associado à gentamicina.[4]

Referências

1. Delgado AR. Listeriosis in pregnancy. J Midwifery and Womens Health 2008; 53(3) 255-9.
2. Allerberger F, Wagner M. Listeriosis: an resurgent foodborne infection. Clin Mirobiol Infect 2010; 16(1):16-23.
3. Goulet V, Hedberg C, Le Monnier A et al. Increasing incidence of listeriosis in France and other European countries. Emerg Infect Dis. 2008; 14(5):734-40.
4. Denny J, Mc Lauchlin J. Human Listeria monocytogenes infections in Europe: an opportunity fon imporved European surveillance. Euro Surveill 2008; 13(13).

Piomiosite Tropical

Roberta Ilha Oliveira Cardoso
Igor Felix Cardoso

INTRODUÇÃO

A piomiosite é uma entidade caracteristicamente encontrada em áreas tropicais, de onde deriva sua denominação. Sua incidência em regiões temperadas vem aumentando nos últimos tempos e, por isso, alguns autores preferem usar as expressões miosite infecciosa ou miosite bacteriana espontânea.

Trata-se de uma infecção primária que envolve um ou mais grupamentos musculares, geralmente causada pelo *Staphylococcus aureus*, que rapidamente evolui para abscesso. O termo piomiosite não deve ser usado para descrever abscessos intermusculares, abscessos de tecidos adjacentes, como osso e subcutâneo, que se estenderam ao músculo, ou aqueles secundários a uma septicemia. Embora a apresentação clássica seja de abscesso muscular, a marca da doença consiste no achado de miosite na biópsia muscular. Por isso, alguns autores preferem usar o termo miosite em vez de piomiosite.

PREVALÊNCIA E INCIDÊNCIA

A piomiosite tropical é responsável por 1% a 4% das admissões hospitalares em alguns países tropicais. Dados recentes indicam que o aumento da doença em regiões temperadas se deve, principalmente, à imunodepressão (HIV, diabetes, leucemia, insuficiência renal crônica, asplenia, artrite reumatoide, síndrome de Felty) e a tratamentos imunossupressores.

ETIOLOGIA

Staphylococcus aureus é o micro-organismo mais comum, observado em 90% dos casos em áreas tropicais e em 75% dos casos em países de clima temperado. *Streptococci* do grupo A são responsáveis por 1% a 5% dos casos, e outros micro-organismos incomuns implicados são *Streptococcus* (grupos B, C e G), *Pneumococcus, Neisseria, Haemophilus, Aeromonas, Serratia, Yersinia, Pseudomonas, Klebsiella* e *Escherichia*. Raramente, podem ser encontrados *Salmonella, Citrobacter, Fusobacterium, Anaerobes* e *Mycobacterium*.

Em regiões tropicais, a cultura do pus é estéril em 15% a 30% dos casos, e 90% a 95% dos pacientes podem apresentar hemoculturas negativas. Nos países de clima temperado, provavelmente em virtude das melhores técnicas diagnósticas, as hemoculturas são positivas em 20% a 30% dos casos.

PATOGÊNESE

A patogênese da doença ainda é obscura. Sabe-se que o tecido muscular é resistente a infecções bacterianas em circunstâncias normais. Quando lesionado, o músculo fica suscetível a invasões hematogênicas por bactérias, com consequente formação de abscesso. Em 20% a 50% dos casos há história de trauma contuso ou exercícios vigorosos envolvendo os grupos musculares acometidos. Outros mecanismos descritos são: deficiências do sistema imune, deficiências nutricionais e infecções virais e parasitárias associadas.

ASPECTOS CLÍNICOS

Acomete todas as faixas etárias, embora homens jovens sejam mais suscetíveis. Os músculos mais envolvidos são quadríceps, glúteos, peitorais maiores, serráteis anteriores, bíceps, iliopsoas, gastrocnêmios, abdominais e músculos espinhais. Usualmente, um único grupo muscular é afetado, porém, em 12% a 40% dos casos, múltiplos músculos podem estar envolvidos sequencial ou simultaneamente.

A doença é dividida em três estágios:

- **Estágio invasivo:** nesse estágio, a doença geralmente é ignorada em razão das manifestações inespecíficas, como febre variável, geralmente baixa, dor e rigidez muscular, que podem simular câimbras, sem edema ou eritema, devido à profundidade da musculatura e à proteção pela fáscia. Podem ocorrer leucocitose e eosinofilia.

- **Estágio supurativo:** ocorre de 10 a 21 dias após o início dos sintomas. O quadro clínico é mais claro, com definição do grupamento muscular envolvido, que se apresenta doloroso e com rigidez importante, descrita como consistência lenhosa. Febre e leucocitose estão presentes. A punção local pode evidenciar a presença de material purulento. Nessa fase, são estabelecidos 90% dos diagnósticos.
- **Estágio final:** dor importante, febre alta e flutuação dos músculos costumam estar presentes, além das manifestações sistêmicas decorrentes de septicemia.

DIAGNÓSTICO DIFERENCIAL

Febre de origem desconhecida, contusões musculares, artrite séptica, osteomielite, celulite, hematoma muscular, trombose venosa profunda, rupturas musculares, osteossarcoma muscular, triquinose, leptospirose, polimiosite, miosites por tripanossomíase ou toxoplasmose.

Deve-se sempre considerar o diagnóstico de piomiosite tropical no paciente com dor muscular, febre e/ou leucocitose.

DIAGNÓSTICO

O diagnóstico precoce é fundamental para salvar o tecido e a vida do paciente. Aspiração de pus do músculo ou biópsia muscular nos casos de ausência de macroabscessos são o padrão-ouro para o diagnóstico (o pus pode ser estéril em 15% a 30% dos casos). A biópsia muscular também ajuda a excluir osteossarcoma, polimiosite, tripanossomíase, toxoplasmose, cisticercose e triquinose.

Métodos radiológicos não invasivos são úteis no diagnóstico e utilizados para o acompanhamento do paciente. Por motivos econômicos e em virtude da fácil disponibilidade, a ultrassonografia é o exame inicial, evidenciando áreas hipoecoicas com aumento da massa muscular. Tomografia computadorizada e ressonância magnética são os melhores exames de imagem para diagnóstico precoce. Evidenciam sinais de piomiosite e são úteis para diferenciar tumores, hematomas e tromboflebites de abscessos. A cintilografia com gálio é uma ferramenta extremamente sensível e de alto custo, reservada aos casos inconclusivos pela tomografia ou ressonância.

Investigações laboratoriais podem revelar anemia, leucocitose, aumento da VHS e reagentes de fase aguda. Eosinofilia pode estar presente nos casos de cisticercose e triquinose. As enzimas musculares geralmente encontram-se normais.

TRATAMENTO

Uma vez estabelecido o diagnóstico, a conduta deve ser agressiva. Desbridamento cirúrgico e drenagem devem ser realizados, além de antibioticoterapia parenteral. O tratamento inicial recomendado consiste na administração de penicilinas semissintéticas não inativadas pelas betalactamases estafilocócicas, como oxacilina, meticilina e cloxacilina. Cefalosporinas de primeira à terceira geração também podem ser empregadas. Nos caso de *Staphylococcus* resistentes à meticilina, a vancomicina é uma alternativa.

Se *Streptococcus* do grupo A for isolado do pus, o tratamento deverá ser mudado para penicilina cristalina. Para bacilos gram-negativos, adiciona-se um aminoglicosídeo, como a gentamicina. Em caso de possibilidade de infecção por agentes anaeróbios, introduz-se o metronidazol.

Para pacientes infectados com HIV ou imunodepressão, deve-se iniciar tratamento empírico contra gram-positivos, gram-negativos e anaeróbios.

O tratamento deve ser mantido até que o abscesso esteja resolvido, a contagem de leucócitos esteja normal e o paciente se mostre afebril por 7 a 10 dias.

PROGNÓSTICO

A história natural consiste em supuração progressiva com drenagem espontânea e resolução gradual ou infecção secundária, levando a óbito. Apesar dos avanços no diagnóstico e tratamento, a mortalidade varia de 0,5% a 2%.

Bibliografia

Azevedo PS et al. Piomiosite tropical: apresentações atípicas. Rev Soc Bras Med Trop 2004; 37(3):273-8.

Chauhan S et al. Tropical pyomyositis (myositis tropicans): current perspective. Postgrad Med J 2004; 80:267-70.

Chou H et al. Tropical pyomyositis and necrotizing fasciitis. Semin Musculoskelet Radiol 2011; 15(5):489-505.

Gibson RK, Rosenthal SJ, Lukert BP. Pyomyositis: increasing recognition in temperate climates. Am J Med 1984; 77:768-72.

Lambertucci JR et al. Pyogenic abscesses and parasitic diseases. Rev Inst Med Trop S Paulo 2001; 43(2):67-74.

Levin MJ, Gardner P, Waldvogel F. Tropical pyomyositis: an unusual infection due to Staphylococcus aureus. N Engl J Med 1971; 24:196-8.

Malhotra P et al. Tropical pyomysitis – experience of a tertiary care hospital in North West India. J Assoc Physicians India 2000; 48:1057-60.

Saissy JM et al. Tropical myositis. Med Trop 1998; 58(3):297-306.

Infecção por Estafilococos Resistentes à Meticilina

Sandra Lyon

INTRODUÇÃO

A meticilina é uma penicilina resistente às penicilinases e com atividade antimicrobiana menos potente contra micro-organismos sensíveis à penicilina G, porém é eficaz contra *Staphylococcus aureus* e *Staphylococcus epidermidis*, produtores de penicilinase que não são resistentes à meticilina.[1]

As infecções por micro-organismos resistentes à meticilina têm aumentado significativamente tanto infecções as bacterianas comunitárias como as hospitalares.[2]

São múltiplos os fatores que levam à resistência das cepas: *diabetes mellitus*, hospitalização prolongada, procedimentos cirúrgicos, doenças crônicas, diálise peritoneal, hemodiálise, nutrição parenteral, uso de cateteres e sondas e uso de substâncias EV.

As infecções por estafilococos resistentes à meticilina (MRSA) são classificadas em:

- **Comunitárias:** provocam infecções cutâneas e de tecidos moles, bacteriemias e infecções respiratórias e urinárias.
- **Nosocomiais:** provocam quadros de pneumonias e infecções renais, bacterianas, cutâneas e de tecidos moles.[3]

As infecções comunitárias por MRSA se diferenciam das infecções nosocomiais por apresentarem maior virulência. No entanto, apresentam maior suscetibilidade aos antimicrobianos não betalactâmicos, como clindamicina, sulfametoxazol-trimetoprima e tetraciclinas.[4]

As cepas de MRSA presentes na comunidade, em contraste com as hospitalares, são frequentemente associadas a exotoxinas. Panton-Valentine (PVL) é a toxina mais comum e letal para os neutrófilos. Dermonecrótica, tem predileção pela pele e os tecidos moles e está associada a pneumonia necrosante grave.[2]

MANIFESTAÇÕES CLÍNICAS

As infecções comunitárias apresentam lesões cutâneas pleomórficas com abscessos eritematosos e celulite, podendo apresentar, ainda, nódulos ou cistos infectados e úlceras. Outras apresentações incluem foliculites, paroníquias, otite média, infecção do trato respiratório, sinusites e infecções urinárias.

Algumas complicações das infecções por MRSA são: celulite orbital bilateral, pansinusite, trombose do seio cavernoso com perda da visão, fasciite necrosante e miosite necrosante.[2]

TRATAMENTO

Recomenda-se o uso de antibioticoterapia sistêmica de acordo com cultura e antibiograma: cefalosporinas, dicloxacilina, penicilinas penicilinases-resistentes e combinações de betalactâmicos e inibidores de betalactamases (amoxicilina/clavulanato).

A duração do tratamento depende da gravidade da infecção, da resposta ao tratamento e dos fatores do hospedeiro, devendo ser de, no mínimo, 2 a 3 semanas.[3]

Para pacientes clinicamente graves, está recomendado o uso de vancomicina EV.[4]

Novos agentes antimicrobianos vêm sendo preconizados, como ceftobiprole, dalbavancina, oritavancina e televancina.[4]

Utilizam-se, ainda, a terapêutica tópica com mupirocina a 2% intranasal para descolonização por MRSA e soluções antissépticas, como o triclosano a 2%, para higienização.[2]

Referências

1. Goodman and Gilman. As bases farmacológicas da terapêutica. Rio de Janeiro: Mc Graw-Hill, 2003.
2. Cohen RP. Community-acquired methicillin-resistant Staphylococcus aureus skin infections: a review of epidemiology, clinical features, management and prevention. Int J Dermatol 2007; 46(1):1-11.
3. Herman RA, Kee VR, Moores KG et al. Etiology and treatment of community-associated methicillin-resistant Staphylococcus aureus. Am J Health Syst Pharm 2008; 65(3):219-25.
4. Jones RN. Key considerations in the treatment of complicated Staphylococcal infections. Clin Microbiol Infect 2008; 14(2):3-9.

54

Brucelose

Roberta Ilha Oliveira Cardoso
Igor Felix Cardoso

A brucelose é doença infecciosa que permanece como importante problema de saúde pública em todo o mundo. Essa doença bacteriana é uma das zoonoses globais mais comuns, sendo transmitida aos seres humanos mediante o consumo de laticínios não pasteurizados ou através do contato direto com animais infectados, placentas e fetos abortados. É mais frequente nas áreas rurais, onde é mais comum a exposição à bactéria.

O gênero *Brucella* é representado por pequenos cocobacilos gram-negativos encapsulados, imóveis e não formadores de esporos. As espécies que podem ser transmitidas ao ser humano são: *Brucella melitensis*, encontrada nas cabras, ovelhas e camelos; *Brucella abortus*, encontrada nos bovinos; *Brucella suis*, encontrada nos suínos; e *Brucella canis*, encontrada nos cães. A gravidade da doença depende da espécie de *Brucella* encontrada. A *Brucella melitensis* é mais patogênica do que as outras espécies e produz sintomas mais intensos.

A brucelose apresenta amplo espectro de sintomas não específicos, que geralmente ocorrem de 2 a 4 semanas após a inoculação. Pode ter apresentação aguda, subaguda ou crônica. As manifestações clínicas variam de infecção pouco sintomática até um quadro clínico debilitante, com febre, sudorese, cansaço, perda de peso, dor de cabeça e dor nas articulações, que persiste por semanas a meses. É encontrada, também, na forma localizada, podendo ocorrer complicações neurológicas, endocardite, formação de abscesso testicular e afecções cutâneas.

O acometimento cutâneo é relativamente raro, ocorrendo em cerca de 5% dos pacientes. Os achados são inespecíficos, como eritemas, pápulas, urticária, *rash* eczematoso, vasculite cutânea e abscesso subcutâneo. Predominam as lesões de hipersensibilidade, sob a forma de exantema maculopapular, petéquias ou úlceras, destacando-se o eritema nodoso. Portanto, é importante enfatizar que as lesões cutâneas não são específicas da brucelose e podem ser vistas em uma variedade de outras doenças dermatológicas causadas por diversos agentes.

Por ser uma doença sistêmica, a brucelose pode acometer qualquer órgão do corpo. As complicações cutâneas, hematológicas e respiratórias são mais comuns em crianças. Já as locomotoras e cardíacas são mais frequentes nos adultos. As complicações geniturinárias, neurológicas e gastrointestinais são mais proeminentes nas pessoas de meia-idade. Considerada uma das principais imitadoras das doenças infecciosas no mundo, pode mimetizar várias enfermidades, mostrando largo polimorfismo clínico, o que frequentemente leva a erro diagnóstico e atraso no tratamento, aumentando ainda mais as taxas de complicações.

Como os sintomas da brucelose não são específicos, a confirmação diagnóstica pode ser feita com testes sorológicos, que costumam apresentar titulações em níveis elevados. A cultura do sangue pode ser feita, lembrando que o uso prévio de antibióticos diminui muito a probabilidade de crescimento bacteriano na cultura. O isolamento da *Brucella* spp no sangue, na medula óssea ou nos fluidos corporais é o padrão-ouro para confirmação diagnóstica, mas as culturas devem permanecer em meio apropriado por cerca de 4 semanas. Portanto, os testes sorológicos são as principais ferramentas para o diagnóstico da brucelose. O teste de aglutinação sérica para *Brucella* com títulos ≥ 1/160 é sugestivo de infecção ativa, sendo o diagnóstico sorológico mais precoce na forma aguda. O ensaio imunoenzimático (ELISA) é mais utilizado na neurobrucelose e na brucelose crônica e para seguimento da doença ativa.

Os objetivos do tratamento da brucelose são o controle da doença aguda e a prevenção tanto das complicações como das recidivas. Como a *Brucella* spp é um patógeno intracelular, antimicrobianos com capacidade de penetrar as células e regime de tratamento prolongado, com combinação de agentes, são os requisitos necessários para erradicação desse micro-organismo. Nesse sentido, várias alternativas terapêuticas são possíveis, mas a associação clássica de doxiciclina (100mg, VO, a cada 12 horas durante 6 semanas) à estreptomicina (1g/dia IM durante 3 semanas) permanece a mais eficaz e com a menor taxa de recidiva. Uma alternativa é a rifampicina (600 a 900mg, VO, uma vez ao dia, durante 6 semanas) no lugar da estreptomicina. Nas crianças com menos de 8 anos de idade, a doxiciclina não é recomendada em virtude de seus efeitos colaterais nos dentes. Nesse caso, a associação de trimetoprima-sulfametoxazol (TMP-SMX) à rifampicina por 6 semanas é uma boa opção terapêutica.

Bibliografia

Ariza J, Corredoira J, Pallares R et al. Characteristics of and risk factors for relapse of brucellosis in humans. Clin Infect Dis 1995; 20:1241-9.

Buzgan T, Karahocagil MK, Irmak H et al. Clinical manifestations and complications in 1028 cases of brucellosis: a retrospective evaluation and review of the literature. Int J Infect Dis 2010; 14(6):469-78.

Carvalho MS, Barroso MR, Pinhal F, Mota Tavares F. Brucelose: alguns aspectos epidemiológicos. Medicina Int 1995; 2(4):259-61.

Dean AS, Crump L, Greter H, Hattendorf J, Schelling E, Zinsstag J. Clinical manifestations of human brucellosis: a systematic review and meta-analysis. PLoS Negl Trop Dis 2012; 6(12):e1929.

Dean AS, Crump L, Greter H, Hattendorf J, Schelling E, Zinsstag J. Global burden of human brucellosis: a systematic review of disease frequency. PLoS Negl Trop Dis 2012; 6(10):e1865.

Pelice T, Ariza J, Foz A et al. Specific antibodies detected during relapse of human brucellosis. J Infect Dis 1988; 157:918-24.

Pessegueiro P, Barata C, Correia J. Brucelose – uma revisão sistematizada. Medicina Int 2003; 10(2):91-100.

Pozo JSG, Solera J. Systematic review and meta-analysis of randomized clinical trials in the treatment of human brucellosis. PLoS Negl Trop Dis 2012; 7(2):1-14.

Rubin B, Band JD, Wong P et al. Person-to-person transmission of Brucella melitensis. Lancet 1991; 1:14-15.

Ulug M, Yaman Y, Yapici F, Can-Ulug N. Clinical and laboratory features, complications and treatment outcome of brucellosis in childhood and review of the literature. Turk J Pediatr 2011; 53:413-24.

Young EJ. Brucellosis: current epidemiology, diagnosys, and management. Curr Top Infect Dis 1995; 15:115-28.

Borrelioses

Roberta Ilha Oliveira Cardoso
Igor Felix Cardoso

INTRODUÇÃO

As borrelioses constituem um grupo de doenças infecciosas causadas por espiroquetas do gênero *Borrelia*.

A doença de Lyme, ou borreliose de Lyme, é uma infecção bacteriana sistêmica causada por espiroquetas pertencentes ao complexo *Borrelia burgdorferi sensu lato* e transmitidas por carrapatos dos gêneros *Ixodes* (principalmente) e *Amblyomma*. Acredita-se que a exposição primária a um carrapato não infectado seja um fator de proteção, já que alguns moradores de regiões endêmicas não desenvolvem a doença. Mais comum em áreas rurais e suburbanas, pode acometer humanos e animais silvestres e domésticos.

Enfermidade transmitida por carrapatos mais comum nos EUA, a borreliose é considerada um problema de saúde pública, sendo endêmica também em vários países da Europa, como Alemanha, Áustria, Dinamarca, Suécia, Noruega, Polônia e Eslovênia. No Brasil ainda há poucos relatos, tendo sido descritos casos em Manaus, São Paulo, Mato Grosso e Rio de Janeiro.

PATOGÊNESE

A infecção humana é produzida por meio da saliva do carrapato que contém a espiroqueta. Os carrapatos infectam-se durante o repasto sanguíneo em animais portadores da *B. burgdorferi*. Nos EUA, os principais reservatórios são cervos e camundongos. No Brasil, esse dado ainda é incerto, embora tenham sido encontrados anticorpos anti-*B. burgdorferi* em cães, marsupiais, equinos e búfalos. Muitas vezes, a picada do carrapato é indolor e passa despercebida. Acredita-se que para que ocorra a infecção, o carrapato deva ficar aderido à pele por cerca de 12 horas.

O período de incubação varia de 4 a 18 dias. A infecção pela *B. burgdorferi* pode evoluir para cura espontânea ou para o desenvolvimento da doença.

MANIFESTAÇÕES CLÍNICAS

Podem ser divididas em três estágios:

- **Primeiro estágio ou fase aguda, com acometimento, principalmente, cutâneo:** a principal manifestação é o eritema migratório, que aparece no local da picada. Inicia-se, em média, de 3 a 30 dias após a picada, sendo relatado em 60% a 83% dos pacientes. Pode aparecer em qualquer lugar do corpo, principalmente em membros inferiores, regiões inguinais e axilares e, em crianças, especialmente na face. A lesão compreende um eritema com expansão centrífuga, com centro mais claro ou avermelhado, de bordas descontínuas, podendo atingir grandes diâmetros. Na maioria dos casos é assintomática, e há somente uma lesão. Quando se inicia em outros lugares, é sinal de disseminação hematogênica ou linfática das espiroquetas. Esse estágio pode vir acompanhado de cefaleia, febre, mialgia, fadiga e artralgia, semelhante a um quadro gripal.
- **Segundo estágio:** as manifestações podem aparecer semanas ou meses após o início do eritema migratório. Os sistemas mais acometidos são o neurológico (acometimento de condução, perda de reflexo, parestesia, neuropatia craniana, radiculopatia, meningite, cefaleia, fadiga e mudanças comportamentais), o cardíaco (são raras – arritmia, miocardite, angina, vasculite e bloqueio atrioventricular) e o ocular (infrequentes – alterações visuais, cegueira, lesão de retina, atrofia óptica, conjuntivite, uveíte, coroidite, ceratite, inflamação, dor, diplopia e papiledema), além de manifestações articulares.
- **Terceiro estágio ou fase tardia:** acontece meses ou anos após a infecção e compreende artrite crônica, encefalomielite e acrodermatite crônica atrófica, caracterizada por placa eritematosa que pode evoluir para atrofia cutânea e vasos sanguíneos bem proeminentes, localizando-se, geralmente, nos membros inferiores.

Doença de Lyme congênita já foi descrita. Em caso de transmissão do agente por via transplacentária no primeiro trimestre da gestação, há chance de complicações neonatais. As manifestações mais comuns em crianças são eritema migratório, artrite, paralisia do nervo facial, meningite asséptica e cardiopatia.

Algumas apresentações incomuns da doença de Lyme incluem morfeia, líquen escleroso e atrófico, nódulos fibrosos periarticulares, hemiatrofia facial progressiva, fasciite eosinofílica, anetodermia, linfocitoma cútis, paniculite, granuloma anular e eritema multiforme.

DIAGNÓSTICO

O diagnóstico é baseado na associação de dados clínicos, epidemiológicos e exames laboratoriais, fundamentados pelas provas sorológicas (detecção de anticorpos específicos) e/ou pelo encontro do agente etiológico. Os sorológicos mais utilizados são ELISA, Western blot e pesquisa de anticorpos por imunofluorescência indireta. Anticorpos podem demorar a aparecer, e somente 50% dos infectados apresentam sorologia positiva na fase inicial. IgM aparece em 2 a 4 semanas e cai depois da quarta semana; IgG aparece em 4 a 6 semanas após o eritema e permanece mesmo após o tratamento. No Brasil, é alto o índice de resultados falso-positivos e falso-negativos. Além da sorologia, são importantes os exames histológico e imuno-histoquímico, PCR e cultura. A biópsia cutânea, apesar de não ser tão específica, mostrou-se útil no diagnóstico pelas características do infiltrado de linfócitos, histiócitos e eosinófilos na pele, além da disposição em torno dos vasos em forma de manguito e no interstício. A detecção do agente torna-se difícil em virtude da escassez de micro-organismos nas lesões ou em razão da distribuição não homogênea.

TRATAMENTO

O tratamento deve ser instituído o mais rápido possível e depende do estágio da doença.

Nas manifestações iniciais (eritema migratório, linfocitoma cútis), recomenda-se doxiciclina, 100mg a cada 12 horas VO, por 14 a 21 dias. Em crianças < 12 anos de idade, utiliza-se amoxicilina, 500mg VO, a cada 8 horas, ou azitromicina, 20mg/kg/dia VO, em dose única diária, por 14 dias. Em gestantes, recomenda-se eritromicina, 500mg VO, a cada 6 horas por 14 dias.

Nas manifestações neurológicas, cardíacas e oculares, usa-se ceftriaxona, 2g/dia EV, por 21 a 28 dias.

Para o tratamento da artrite, emprega-se doxiciclina, 100mg VO, a cada 12 horas, por no mínimo 28 dias. Já na acrodermatite crônica, utiliza-se esse mesmo esquema, porém por 21 dias.

Em alguns casos, pode ocorrer a síndrome pós-doença de Lyme, na qual há persistência dos sintomas de fadiga, cefaleia, mialgia, artralgia e sintomas cognitivos, mesmo após o tratamento. Nesses casos, o tratamento é apenas sintomático.

Para a prevenção da doença, é muito importante evitar áreas onde se concentram os carrapatos, além de usar roupas e calçados de proteção, aplicar repelentes e remover os carrapatos imediatamente. Existe uma vacina para doença de Lyme, porém são necessárias três doses para que seja alcançada uma proteção de 75%. É recomendada para pessoas de 15 a 70 anos de idade que moram, trabalham ou brincam por períodos prolongados em áreas onde há carrapatos infectados.

Bibliografia

DePietropaolo DL, Powers JH, Gill JM, Foy AJ. Lyme disease: what you should know. Am Fam Physician 2005; 72(2):309.

DePietropaolo DL, Powers JH, Gill JM, Foy AJ. Diagnosis of Lyme disease. Am Fam Physician 2005; 72(2):297-304.

Fonsea AH, Salles RS, Salles SAN, Madureira RC, Yoshinari NH. Borreliose de Lyme-símile: uma doença emergente e relevante para a dermatologia no Brasil. An Bras Dermatol 2005; 80(2):171-8.

Maluf Jr I, Zahdi MR, Bonalumi Filho A, Cruz CR. Doença de Lyme: diagnóstico e tratamento. Rev Bras Med Fam e Com 2007; 3(10):76-81.

Melo IS, Gadelha AR, Ferreira LCL. Estudo histopatológico de casos de eritema crônico migratório diagnosticados em Manaus. An Bras Dermatol 2003; 78(2):169-77.

Santos M, Haddad Jr. V, Ribeiro-Rodrigues R, Talhari S. Borreliose de Lyme. An Bras Dermatol 2010; 85(6):930-8.

Wright WF, Riedel DJ, Talwani R, Gilliam BL. Diagnosis and management of Lyme disease. Am Fam Physician 2012; 85(11):1086-93.

56

Doença da Arranhadura do Gato

Rosa Jacqueline Garcia Mácias

INTRODUÇÃO

A doença da arranhadura do gato (DAG), ou linfangite regional subaguda, é uma doença infecciosa, autolimitada em imunocompetentes, caracterizada por linfadenopatia regional dolorosa que se segue a episódio de arranhadura do gato.[1]

HISTÓRICO

A síndrome de Parinaud, descrita inicialmente por Henri Parinaud, em 1889, caracteriza-se como uma forma oculoglandular da doença da arranhadura do gato com conjuntivite e linfadenopatia pré-auricular.[2]

Originalmente descrita por Robert Debré, em 1931, a DAG foi classificada por Debré e Molloret como entidade independente, com a denominação de linforreticulose inoculativa, em 1950.[3] A confirmação de sua etiologia bacteriana ocorreu em 1983, quando Wear conseguiu isolar o agente causal, um bacilo gram-negativo, utilizando o meio de Warthin-Starry.[4]

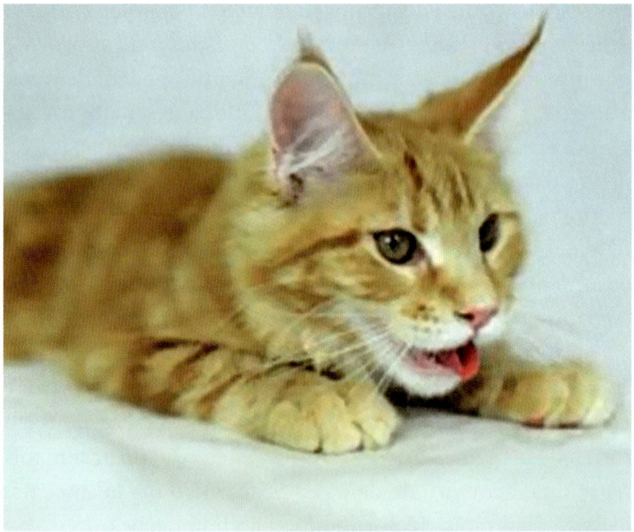

Figura 56.1 ■ Gato – importante reservatório da bactéria *Bartonella henselae.*

EPIDEMIOLOGIA

A DAG é causada por bactéria do gênero *Bartonella*. Os gatos e outros felinos (Figura 56.1) são reservatórios da *Bartonella henselae*. A transmissão entre animais ocorre, principalmente, pela pulga do gato da espécie *Ctenocephalides felis* (Figura 56.2) A transmissão entre animais e humanos se dá, principalmente, por mordida ou arranhadura do gato.[5,6]

A arranhadura e a mordida do gato são consideradas focos de inoculação primária.

Os felinos são portadores assintomáticos da *B. henselae*. A doença também pode ser transmitida por mordidas de cães, ferimentos com madeira ou ossos e picadas de insetos. A transmissão interpessoal não foi descrita. A DAG acomete pessoas de todas as idades, sendo mais prevalente em crianças e adultos jovens.[7,8]

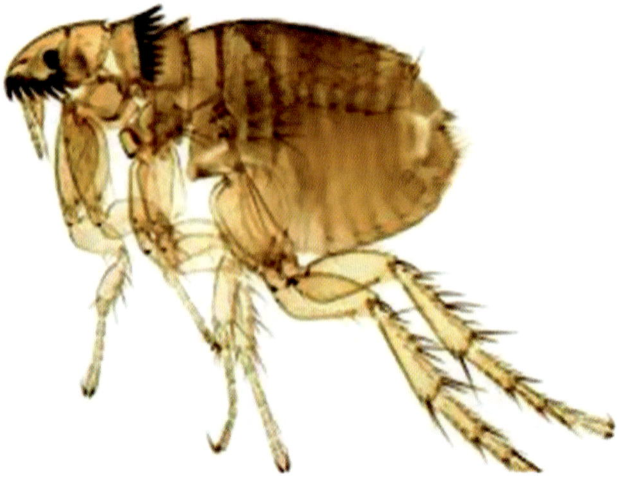

Figura 56.2 ■ Pulga do gato da espécie *Ctenocephalides felis.*

MANIFESTAÇÕES CLÍNICAS

O período de incubação varia de 5 a 50 dias.

A adenopatia regional desenvolve-se cerca de 2 semanas após a inoculação, linfangite evidente, podendo se estender por 2 a 5 meses ou até mesmo 3 anos, caso ocorra fibrose.

Os linfonodos tornam-se aumentados de volume, móveis, dolorosos, com sinais inflamatórios, podendo ocorrer intensa flogose local e, até mesmo, supuração.

Os gânglios axilares e submandibulares são os mais afetados, seguidos dos pré-auriculares e epitrocleares.

Lesões dermatológicas podem ocorrer, como erupções maculopapulosas mobiliformes, eritema polimorfo ou eritema nodoso.

Em alguns casos, poderá haver acometimento sistêmico com anorexia, náuseas, calafrios, adinamia e febre moderada.

Manifestações atípicas, como encefalites, podem levar a convulsões generalizadas e coma, hemiplegia, púrpura trombocitopênica, granulomas hepáticos, osteomielite, endocardite infecciosa e pneumonia primária atípica.[9-12]

A conjuntivite granulomatosa de Painaud ocorre em poucos casos com granuloma polipoide conjuntival localizado no sítio da inoculação[13] (Figura 56.3).

DIAGNÓSTICO

O diagnóstico, na maioria das vezes, é clínico, com base na adenopatia regional e na história de arranhadura de gato.

Exame histopatológico de pele e linfonodos evidencia infiltrado granulomatoso de linfócitos, histiócitos e neutrófilos com área necrótica central e bacilos pleomórficos que são fortemente corados pela prata na coloração de Warthin-Starry.

Provas sorológicas (ELISA) e PCR podem ajudar a estabelecer o diagnóstico.[14,15]

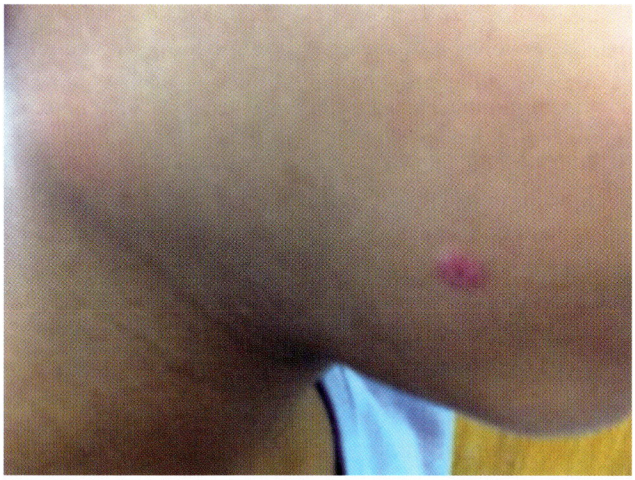

Figura 56.3 ■ Manifestações clínicas da arranhadura do gato. (Acervo do Dr. Daniel Seixas Dourado.)

TRATAMENTO

A DAG, na maioria das vezes, tem caráter benigno e é autolimitada.

Há boa resposta terapêutica com doxiciclina, 100mg duas vezes ao dia, associada a rifampicina, 600mg/dia, ou, ainda, azitromicina em dose única diária de 500mg por 14 dias.[16,17]

Referências

1. Midani S et al. Cat-scrath disease. Adv Pediatr 1996; 43:397.
2. Anderson BE, Neuman MA. Bartonella spp. as emerging human pathogens. Clinical Microbiology Reviews 1997; 10:203-19.
3. Debré R et al. La maladie des griffes du chat. Bull Men Soc Med Hop Paris 1950; 66:76-9.
4. Wear DJ, Margileth AM, Hadfield TL et al. Cat scratch disease: a bacterial infection. Science 1983; 221:1403-5.
5. Resto-Ruiz S, Burgess A, Anderson BE. The role of the rost immune response in pathogenesis of Bartonella henselae. DNA Cell Biol 2003; 22(6):431-40.
6. Dehio C. Molecular and cellular basis of bartonella pathogenesis. Annu Rev Microbiol 2004; 58:365-90.
7. Carithers HA. Cat-scratch disease: an overview based on a study of 1.200 patients. Am J Dis Child 1985; 139:1124.
8. Zangwell KM et al. Cat scratch disease in Connecticut – Epidemiology, risk factors and evaluation of a new diagnostic test. N Engl J Med 1993; 329:8-13.
9. Rocha JL, Pellegrino LN. Acute hemiplegia associated with cat-scratch disease. Braz J Infect Dis 2004; 8(3):263-6.
10. Junior P, Laerte V. Cat scratch disease complicated with aseptic meningitis and neuretinitis. Braz J Infect Dis 2008; 12(2):158-60.
11. Gouriet F, Lepidi H. From cat scratch disease to endocarditis, the possible natural history of Bartonella henselae infection. BMC Infect Dis 2007; 7:30.
12. Roubaud-Baudron C, Fortinean N, Goujard C et al. Cat scratch disease with bone involvement: a case report and literature review. Rev Med Intense 2009; 30(7):602-8.
13. França ER. Piodermites. In: Ramos-e-Silva M, Castro MCR. Fundamentos de dermatologia. Rio de Janeiro: Atheneu, 2010.
14. Koehler JE, Glaser CA, Tappero JW. Rochalimaea henselae infection. A new zoonosis with the domestic cat as reservoir. JAMA 1994; 271 (7):531-5.
15. Margileth A. Cat scratch disease. Adv Ped Infect Dis 1993; 8:1-21.
16. Chian CA, Arrese JE, Pierard GE. Skin manifestations of Bartonella infections. Int J Dermatol 2002; 41(8):461-62.
17. Manders SM. Bacillary angiomatosis. Clin Dermatol 1996; 14(3): 295-9.

57

Bartonelose

Adriana de Sousa Carneiro
Elen Rose dos Reis Teixeira

INTRODUÇÃO

Até 1993, o termo bartonelose reportava-se apenas à doença de Carrion, doença bifásica própria da região dos Andes, causada pela *Bartonella bacilliformis*. Após a proposta de unificação dos gêneros *Rochalimaea* e *Bartonella*, em 1993, este último gênero passou a representar, além da espécie *B. bacilliformis*, outras, como *B. henselae*, *B. quintana* e *B. elizabethae*.[1] Atualmente, cerca de 15 espécies e subespécies estão classificadas nesse gênero.

A designação de bartonelose abrange todas as doenças causadas por esses agentes, entre elas a angiomatose bacilar e a doença da arranhadura do gato (veja o Capítulo 56), como também quadros de bacteriemia febril, septicemia e endocardite.

ANGIOMATOSE BACILAR: ÊNFASE NO HIV

Definição

Trata-se de infecção causada pelas bactérias gram-negativas *Bartonella henselae* e *Bartonella quintana*, do gênero *Bartonella*.[2]

A doença se caracteriza por lesões vasculares que mais frequentemente envolvem a pele, mas podem afetar outros órgãos, como trato respiratório, ossos, nódulos linfáticos, trato gastrointestinal e cérebro.

Histórico

A doença foi primeiramente descrita em 1983 como infecção cutânea ou disseminada em pacientes imunossuprimidos pela infecção pelo HIV.[3]

Epidemiologia

Como na doença da arranhadura do gato, a exposição ao gato doméstico é fator de risco importante para contrair a infecção pela *B. henselae*. Já a infecção pela *B. quintana* está relacionada com a infestação por piolhos naqueles indivíduos que vivem sob precárias condições de higiene.

A infecção é mais comum em pacientes com infecção pelo HIV que se encontram em estado de avançada imunossupressão. Segundo um estudo, em 42 pacientes soropositivos para o HIV e infectados pela *B. henselae,* houve uma contagem média de CD4 de 21 células/µL.[4] Em outro estudo, de dados clínicos e epidemiológicos sobre o HIV associado a angiomatose bacilar, realizado na Alemanha, encontrou-se uma prevalência de 1,2 caso por 1.000 pacientes HIV-positivos.[5]

Apesar de os casos de angiomatose bacilar envolveram, na maioria das vezes, indivíduos infectados pelo HIV, outros indivíduos imunocomprometidos, como pacientes oncológicos e transplantados de órgãos sólidos, também podem desenvolver a doença, a qual também pode acometer, raramente, imunocompetentes.[6]

Etiopatogenia

As duas espécies são igualmente responsáveis pelas lesões cutâneas, embora apresentem tropismos específicos para diferentes órgãos. A *B. henselae* está mais associada ao acometimento linfonodal, hepático e esplênico, enquanto a *B. quintana* é causa predominante das lesões subcutâneas e ósseas.[7]

Manifestações clínicas

As lesões cutâneas tipicamente se iniciam como pequenas pápulas eritematopurpúricas, que podem se expandir gradualmente, até formarem lesões maiores, nodulares, pedunculadas ou não, podendo se tornar friáveis em sua superfície.[8,9] As lesões têm, tipicamente, aparência vascular e podem sangrar profusamente após traumatismo local. Elas aparecem em número variável, desde pouca quantidade até lesões disseminadas por toda a pele.

Outras possíveis apresentações, menos frequentes, consistem em lesões em aspecto de placa celulítica que se sobrepõe a uma lesão osteolítica ou placas hiperpigmentadas hiperceratóticas de aparência nada vascular.[2,10] Existem também as formas subcutâneas, que se caracterizam por nódulos mais profundos com a pele sobrejacente de aspecto normal ou eritematoso.[8]

As lesões, em sua forma típica, são muito semelhantes àquelas do sarcoma de Kaposi, devendo ser salientado que as duas entidades podem estar presentes em indivíduos com HIV. Outros diagnósticos diferenciais incluem granuloma piogênico, dermatofibromas, hemangioma e verruga peruana. Já as formas nodulares e em placa da angiomatose bacilar devem ser diferenciadas daquelas causadas por micobactérias, incluindo a tuberculose, e por fungos, como coccidioidomicose, criptococose, histoplasmose e esporotricose.

Podem ocorrer lesões mucosas, que aparecem como pápulas ou placas arroxeadas que podem se assemelhar a granuloma piogênico ou sarcoma de Kaposi. As lesões na mucosa oral podem ocorrer com ou sem manifestações cutâneas. Vários relatos descrevem lesões em gengiva, mucosa labial, palato duro e faringe posterior.[11]

Diagnóstico laboratorial e histológico

- **Cultura:** de manejo peculiar, uma vez que a bactéria necessita de condições específicas para seu crescimento, sendo difícil seu isolamento. Pode ser obtida a partir de amostras de sangue, nos casos de bacteriemia, ou de pele.[2]
- **Histopatologia:** irá confirmar o diagnóstico. Na coloração com hematoxilina-eosina, evidencia-se proliferação vascular composta por vasos arredondados revestidos por células endoteliais protuberantes. Há infiltrado inflamatório composto de polimorfonucleares neutrófilos e células mononucleares, além de edema. A leucocitoclasia é frequente.[12] Existem depósitos extracelulares de material granular palidamente hematoxifílico. A coloração pela prata de Warthin-Starry desses depósitos revela massas compostas de pequenos bacilos de coloração escura. O método da prata metenamina de Grocott-Gomori também demonstra os bacilos argirofílicos.
- **Sorologia:** os exames sorológicos geralmente são empregados como métodos auxiliares, não devendo ser usados isoladamente para confirmar ou afastar o diagnóstico da infecção. Este geralmente é confirmado por meio da cultura ou histopatológico. Dentre os métodos sorológicos, a imunofluorescência indireta é a técnica mais utilizada para auxílio diagnóstico. Em geral, os títulos de IgG < 1:64 sugerem ausência de infecção ativa, apesar de 25% dos pacientes coinfectados pelo HIV e pela *Bartonella* poderem nunca apresentar sorologia positiva.[13] Os títulos nesses valores poderiam representar uma infecção pregressa. Títulos entre > 1:64 e < 1:256 representam possível infecção e recomenda-se, nesses casos, a repetição do teste em 10 a 14 dias. Títulos > 1:256 sugerem fortemente infecção ativa ou recente.
- **PCR:** possibilita a distinção das diferentes espécies de *Bartonella.* É importante devido às dificuldades de isolamento da bactéria das amostras de tecidos. Em nossa prática médica, é exame pouco acessível.

Tratamento

Os agentes de primeira linha são a doxiciclina e a eritromicina, a primeira na dose de 100mg, duas vezes ao dia, e a segunda na dose de 500mg, quatro vezes ao dia. O tratamento deve durar, no mínimo, 3 meses.[14] Azitromicina, 500mg, uma vez ao dia, ou claritromicina, 500mg, duas vezes ao dia, é recomendada como alternativa terapêutica, alcançando bons resultados.

O uso de rifampicina (300mg, duas vezes ao dia) associado à doxiciclina é recomendado naqueles casos graves ou quando há acometimento do SNC.[14]

Terapia supressiva a longo prazo deve ser considerada nos casos de recidiva ou reinfecção, principalmente naqueles pacientes com CD4 < 200 células/µL. Nesses casos, deve-se proceder ao tratamento durante 3 ou 4 meses com macrolídeo ou doxiciclina e mantê-lo até que o número de linfócitos T CD4 seja > 200 células/µL por pelo menos 6 meses.[14]

Prevenção

Os pacientes devem ser orientados a evitar mordeduras ou arranhaduras de gatos e tratar as possíveis infestações por pulgas dos felinos. Caso um paciente que apresente o diagnóstico de infecção pelo HIV deseje adquirir um gato, deve-se aconselhá-lo a adquirir um animal saudável e que tenha, no mínimo, 1 ano de idade.[14] Nesses casos, evita-se a infecção pela *B. henselae.*

Para aqueles pacientes moradores de rua ou que vivem sob precárias condições de higiene, a melhor alternativa é fornecer medidas educacionais para evitar as infestações por piolhos e, ao mesmo tempo, instituir o tratamento dessas infestações. Nesses casos, o objetivo é evitar a infecção pela *B. quintana.*[14]

Referências

1. Brenner DJ, O'Connor SP, Winkler HH, Steigerwalt AG. Proposals to unify the genera Bartonella and Rochalimaea, with descriptions of Bartonella Quintana comb. nov., Bartonella vinsonii comb. nov., Bartonella henselae comb. nov., and Bartonella elizabethae comb. nov., and to remove the family Bartonellaceae from the order Rickettsiales. Int J Syst Bacteriol 1993; 43:777-86.
2. Koehler JE, Quinn FD, Berger TG et al. Isolation of Rochalimaea species from cutaneous and osseous lesions of bacillary angiomatosis. N Engl J Med 1992; 327:1625.
3. Stoler MH, Bonfiglio TA, Steigbigel RT et al. An atypical subcutaneous infection associated with SIDA. Am J Clin Pathol 1983; 80:714.

4. Mohle-Boetani JC, Koehler JE, Berger TG et al. Bacillary angiomatosis and bacillary peliosis in patients infected with human immunodeficiency virus: clinical characteristics in a case-control study. Clin Infect Dis 1996; 22:794.
5. Plettenberg A, Lorenzen T, Burtsche BT et al. Bacillary angiomatosis in HIV-infected patients – an epidemiological and clinical study. Dermatology 2000; 201:326.
6. Mild P, Bruner M, Borchard F et al. Cutaneos bacillary angiomatosis in a patient with chronic lymphocytic leukaemia. Arch Dermatol 1995; 131:933.
7. Koehler JE, Sanchez MA, Garrido CS et al. Molecular epidemiology of bartonella infections in patients with bacillary angiomatosis-peliosis. N Engl J Med 1997; 337:1876.
8. Koehler JE, Tappero JW. Bacillary angiomatosis and bacillary peliosis in patients infected with human immunodeficiency virus. Clin Infect Dis 1993; 17:612.
9. Tappero JW, Perkins BA, Wenger JD, Berger TG. Cutaneous manifestations of opportunistic infections in patients infected with human immunodeficiency virus. Clin Microbiol Rev 1995; 8:440.
10. Webster GF, Cockerell CJ, Friedman-Kien AE. The clinical spectrum of bacillary angiomatosis. Br J Dermatol 1992; 126:535.
11. Monteil RA, Michiels JF, Hofman P et al. Histological and ultrastructural study of one case of oral bacillary angiomatosis in HIV disease and review of the literature. Eur J Cancer B Oral Oncol 1994; 30B:65.
12. LeBoit PE, Berger TG, Egbert BM et al. Bacillary angiomatosis. The histopathology and differential diagnosis of a pseudoneoplastic infection in patients with human immunodeficiency virus disease. Am J Surg Pathol 1989; 13:909.
13. Koehler JE, Sanchez MA, Tye S et al. Prevalence of Bartonella infection among human immunodeficiency virus-infected patients with fever. Clin Infect Dis 2003; 37:559.
14. Kaplan JE, Benson C, Holmes KH et al. Guidelines for prevention and treatment of opportunistic infections in HIV-infected adults and adolescents: recommendations from CDC, the National Institutes of Health, and the HIV Medicine Association of the Infectious Diseases Society of America. MMWR Recomm Rep 2009; 58:1.

Riquetsioses

Elen Rose dos Reis Teixeira
Adriana de Sousa Carneiro

INTRODUÇÃO

As riquétsias são pequenas bactérias gram-negativas, intracelulares obrigatórias, que durante parte de seu ciclo vital residem em um hospedeiro artrópode (carrapato, pulga, piolho ou ácaro).[1]

O vetor artrópode transmite a *Rickettsia* por sua saliva ou fezes, enquanto se alimenta.

Na família Rickettsiaceae, o gênero *Rickettsia* tem cerca de 10 espécies reconhecidas, agentes de infecções graves, que são as febres maculosas e os vários tipos de tifo.

O *rash* é a manifestação clínica mais importante no diagnóstico das febres maculosas, do tifo murino e do tifo epidêmico.

TIFO EPIDÊMICO

Definição

O tifo epidêmico é doença potencialmente letal, exantematosa, causada por *Rickettsia prowazekii*.

Histórico

Charles Nicolle descobriu, em 1909, que o tifo epidêmico era transmitido por piolhos, o que lhe rendeu o prêmio Nobel em 1928.

Durante a Idade Média e no início do século XX, epidemias por *R. prowazekii* mataram milhares de pessoas no mundo.

O tifo epidêmico influenciou o desfecho de guerras europeias após 1500, incluindo a derrota de Napoleão na invasão da Rússia, em 1812.

Durante o período de 1917 a 1925, mais de 25 milhões de casos de tifo epidêmico ocorreram na Rússia, ocasionando, segundo estimativas, 3 milhões de mortes.[2]

O tifo exantemático epidêmico nunca foi descrito no Brasil.

Epidemiologia

O tifo é transmitido pelos piolhos do corpo humano (*Pediculus humanus corporis*) e, mais raramente, pelo *Pediculus humanus capitis*, que os excretam em suas fezes, invadindo o ser humano através de pequenas feridas invisíveis.[3]

Estudos subsequentes revelaram que a pulga *Orchospea howardii* também pode ser um vetor.

A incubação é de 10 a 14 dias, enquanto as bactérias se reproduzem no interior de células endoteliais que revestem os vasos sanguíneos, causando inflamação dos vasos, eritema e febre alta.

Manifestações clínicas

A maioria dos pacientes apresenta febre abrupta, cefaleia intensa e mialgia. Os sintomas se desenvolvem em 1 a 2 semanas após a infecção inicial. A frequência dos sintomas pode ser ilustrada com base em dois estudos de 104 pacientes:[4,5] febre: 100%; cefaleia: 91% a 100%; mialgia: 70%; *rash*: 64%; artralgia: 50%; dor abdominal: 60%.

O *rash* do tifo endêmico se inicia, classicamente, como erupção macular ou maculopapular no tronco, a qual se espalha centrifugamente para as extremidades. O *rash*, que é difícil de ser visto em negros, normalmente poupa palmas e plantas, mas podem ocorrer exceções. Em casos graves, o *rash* pode ser petequial.[4,5]

A doença de Brill-Zinsser, forma recorrente do tifo exantemático epidêmico, foi identificada em refugiados de guerra do Leste Europeu no início da década de 1950.

Diagnóstico

Testes sorológicos são a base do diagnóstico, uma vez que o isolamento da *R. prowazekii* costuma ser impraticável. Dois testes sorológicos encontram-se disponíveis: imunofluorescência indireta e *immunoblot*. Os anticorpos podem ser detectados em 10 a 21 dias após o início dos sintomas. A técnica de PCR também pode ser utilizada.[6,7]

Tratamento

O fármaco de escolha, assim como na febre maculosa, é a doxiciclina, 100mg duas vezes ao dia em adultos, com alguns autores recomendando a continuidade do antibiótico por pelo menos 3 dias após o desaparecimento dos sintomas, enquanto outros recomendam um curso de 10 dias.[2,8] Outras tetraciclinas também são eficazes. O cloranfenicol é uma alternativa, mas apresenta importantes efeitos colaterais.

Prevenção

A erradicação do piolho com permetrina pode oferecer proteção contra o tifo epidêmico.[9]

Estudos mostram que a vacinação pode promover proteção moderada contra a infecção por *R. prowazekii*. No entanto, como é fácil de prevenir e erradicar, a vacinação só é utilizada na população mais vulnerável durante surtos endêmicos.[10]

TIFO MURINO

Definição

Doença rara, causada pela *R. typhi*, bactéria gram-negativa obrigatoriamente intracelular, que pertence à família Rickettsiaceae, da ordem Rickettsiales.

Histórico

Anteriormente denominada *R. mooseri*, a bactéria teve seu primeiro caso confirmado no Brasil em 1948, em São Paulo.[11] Antes desse período, vários casos originalmente descritos como febre maculosa, apresentando um curso benigno, provavelmente eram de tifo murino, uma vez que a doença ainda não era conhecida.

O primeiro surto da doença foi descrito no interior de São Paulo, em 1954.[12]

Epidemiologia

A doença é transmitida pela pulga do rato, a *Xenopsylla cheopis*.

Os principais hospedeiros da bactéria são os ratos, apesar de outros animais, como camundongos e gatos, também servirem de hospedeiros. Nesses casos, suas respectivas pulgas atuam como vetores.

A pulga permanece infectada pela *R. typhi* durante toda a vida, e a transmissão aos humanos ocorre mediante inoculação das fezes da pulga infectada através do orifício de sua mordedura.[13]

A doença é pouco diagnosticada, uma vez que pode ser confundida com uma infecção viral, como a dengue, por exemplo. O que corrobora esta afirmação é o fato de os pacientes raramente tomarem consciência das mordeduras por pulgas e a doença se resolver espontaneamente em muitos casos.

O tifo murino ocorre de modo esporádico em todos os continentes.[14] Surtos da doença já foram descritos no mundo inteiro, exceto na Antártida.[15] Nas áreas tropicais ocorre o ano inteiro, enquanto nas regiões temperadas a doença é mais comum nos períodos quentes e secos, como final do verão e início do outono.[13]

Etiopatogenia

A lesão primária da doença é uma vasculite inflamatória. Em casos raros, a vasculite pode vir acompanhada por trombos murais ou na íntima de pequenos vasos de coração, pulmões, fígado e sistema nervoso central (SNC).[16]

Manifestações clínicas

A doença apresenta período de incubação de 8 a 16 dias. No início, os sintomas são inespecíficos, seguidos por febre e erupção cutânea.

Os sintomas iniciais se caracterizam por cefaleia, mialgia e calafrios. Náuseas, vômitos, diarreia e dor abdominal também podem ocorrer.

A erupção cutânea ocorre no final da primeira semana. Sua incidência varia de 20% a 54% de acordo com os estudos.[17,18] Caracteriza-se por erupção maculopapular, inicialmente no tronco, com disseminação periférica, poupando as palmas e plantas.[13] Apresenta um componente petequial em 10% dos casos.[17,18] Em algumas situações, pode ser de difícil visualização, principalmente em indivíduos de pele morena.[19]

Dentre as complicações já descritas, inclui-se disfunção renal e pulmonar.[18] Alterações oftalmológicas, vistas em exame de fundo de olho, atribuídas à própria vasculite da doença, também foram descritas.[20] Existem relatos de casos graves em indivíduos idosos e naqueles com deficiência de glicose-6-fosfato desidrogenase (G6PD).[21]

Diagnóstico laboratorial e histológico

O diagnóstico deve ser baseado no quadro clínico, associado a um contexto epidemiológico, e posteriormente confirmado pela sorologia. No entanto, história de exposição geralmente não está presente, já que a maioria dos pacientes não se lembra de mordedura por pulga ou contato com ratos.[17]

O método sorológico utilizado para confirmação é a imunofluorescência indireta.

Técnicas de PCR são úteis para confirmação do diagnóstico, porém não são acessíveis em nossa rotina.[13]

À histopatologia, observa-se vasculite com infiltrado inflamatório perivascular composto por linfócitos e macrófagos, além de mastócitos. Como citado previamente, essa vasculite pode vir acompanhada de trombos em pequenos vasos pulmonares, hepáticos, cardíacos ou do SNC.[16] Não é usada como rotina na abordagem diagnóstica, a não ser naqueles raros casos com falência de órgãos nobres.

O diagnóstico diferencial deverá ser feito com infecções virais exantemáticas, como rubéola, sarampo, dengue ou mononucleose. Farmacodermias e outras riquetsioses, como febre maculosa e tifo epidêmico, também devem ser lembradas.

Achados laboratoriais de rotina incluem trombocitopenia, hiponatremia e alterações nas provas de função hepática.[18] Leucocitose ou leucopenia também podem estar presentes.

Tratamento

Os agentes de escolha são a doxiciclina e o cloranfenicol.

Em adultos, a dose de doxiciclina deve ser de 100mg, duas vezes ao dia.[23] Para crianças com < 45kg, a dose é de 0,9mg/kg/dia, dividida em duas tomadas diárias.[22,23] O tratamento deve ser prolongado por até 2 dias após melhora da febre ou por no mínimo 5 dias.

O cloranfenicol é o agente de escolha em grávidas, na dose de 50mg/kg/dia, divididos em quatro tomadas, com dose máxima de 2g/dia. O tratamento deve durar até 5 dias após a defervescência da febre. O cloranfenicol não deve ser administrado a crianças, em virtude do risco de anemia aplástica.

A melhora espontânea geralmente ocorre dentro de 2 semanas naqueles pacientes não tratados. Entretanto, essa prática não é recomendada.

Prevenção

Medidas preventivas essenciais seriam o controle dos roedores e a desinfecção de seus ambientes, além do controle de pulgas.

O uso de repelentes, o autoexame após visita a áreas possivelmente infestadas por pulgas e roupas protetoras também são medidas úteis para evitar a infecção.

FEBRE MACULOSA

Definição

A febre maculosa é doença infecciosa, febril, aguda, potencialmente letal, mas habitualmente curável, causada pela bactéria *R. rickettsii*.

Nos EUA, é denominada febre das Montanhas Rochosas; no Brasil, febre maculosa brasileira.

Histórico

A febre maculosa foi identificada pela primeira vez no estado de Idaho, nos EUA, no final do século XIX.[24,25]

Em 1906, o agente etiológico, a *R. rickettsii* (riquétsia), foi descrito por Howard Taylor Ricketts, que identificou também o carrapato como principal vetor de transmissão.[26]

No Brasil, a febre maculosa foi reconhecida pela primeira vez em 1929, em São Paulo. Logo depois foi descrita em Minas Gerais e nos estados do Rio de Janeiro, Espírito Santo, Bahia, Santa Catarina e mais recentemente, a partir de 2005, no Paraná, Rio Grande do Sul e Distrito Federal.[27]

A maioria dos casos de febre maculosa se concentra na Região Sudeste. Essa maior incidência coincide com a presença do principal vetor e reservatório, o carrapato-estrela – *Amblyomma cajennense*.

Em Minas Gerais, no período de 2001 a 2008, foram registrados 104 casos, com maior acometimento do sexo masculino (76%), na faixa etária de 15 a 30 anos, com letalidade média de 34,6% e maior incidência no mês de outubro. As regiões com maior número de casos foram: Região Metropolitana, Vales do Rio Doce, Mucuri e Jequitinhonha.[27]

Estão ainda associadas à transmissão da febre maculosa as espécies *Amblyomma aureolatum* e *Amblyomma dubitatum*.[28]

Etiopatogenia

A bactéria gram-negativa *R. rickettsii,* causadora da febre maculosa, é intracelular obrigatória.

A transmissão da riquétsia se dá pela picada do carrapato em qualquer uma de suas fases (larva, ninfa e adulta).

Para que o carrapato transmita a doença, é necessário que fique aderido à pele, se alimentando, por um período de 6 a 10 horas.

Ao picar, e após se alimentar, o carrapato transmite o micro-organismo por meio de suas glândulas salivares.

As picadas das larvas e das ninfas, por serem menos dolorosas, são as que têm maior probabilidade de transmitir o micro-organismo, pois o ser humano não percebe a picada, o que possibilita maior tempo de contato com o carrapato.

Outra forma de transmissão ocorre pelo esmagamento do carrapato ao ser retirado, liberando seu conteúdo gástrico.[29]

A partir da picada do carrapato infectado, a riquétsia se dissemina pelo organismo via vasos linfáticos e pequenos vasos sanguíneos, atingindo pele, cérebro, pulmões, coração, fígado, baço, pâncreas e trato gastrointestinal.[29] Nos tecidos atingidos, a riquétsia invade o endotélio vascular, onde se replica.

A doença não é transmitida de pessoa a pessoa.

O período de incubação da febre maculosa pode variar de 2 a 14 dias, com média de 7 dias até o aparecimento dos sintomas.[30]

Manifestações clínicas

Na fase inicial, a maioria dos pacientes apresenta sintomas inespecíficos, como febre, cefaleia, mialgia, artralgia e náuseas, associadas ou não a vômitos. Alguns pacientes, especialmente crianças, podem apresentar dor abdominal, que pode ser confundida com apendicite, colecistite ou obstrução intestinal.[31-33]

Rash

A maioria dos pacientes desenvolve *rash* entre o terceiro e o quinto dia da doença. No entanto, somente 14% dos pacientes têm *rash* no primeiro dia, e menos da metade desenvolve *rash* nas primeiras 72 horas da doença.[30] Como resultado, o *rash* normalmente está ausente na primeira consulta do paciente.[30,34]

O *rash* está ausente em 10% dos pacientes. Nesses casos, a doença pode ser grave e eventualmente fatal.[35] O *rash* também pode passar despercebido em pacientes negros.

Esses achados clínicos são importantes, pois o atraso no início da terapia antimicrobiana além de 5 dias está associado a aumento da mortalidade (22,9% *versus* 6,5% nos casos tratados precocemente).[34]

O *rash* típico começa nos tornozelos e punhos e se espalha para palmas e plantas. Na maioria dos casos, o *rash* normalmente se inicia como erupção maculopapular e depois se torna petequial, embora alguns pacientes possam desenvolver *rash* petequial sem erupção maculopapular prévia. Urticária e prurido não são características típicas, e a presença desses sinais torna menos provável o diagnóstico.

Outros sintomas

Além dos sintomas inespecíficos (dor abdominal e *rash*), podem estar presentes tosse, sangramentos, edema, confusão, sinais neurológicos focais e convulsões.[32]

A mortalidade aumenta em crianças com < 4 anos de idade e em pessoas com > 60 anos.

Diagnóstico diferencial

As manifestações clínicas também podem sugerir leptospirose, dengue, hepatite viral, salmonelose, encefalite e malária.

Com o surgimento do exantema, os diagnósticos diferenciais incluem: meningococcemia, sepse por estafilococos e por gram-negativos, viroses exantemáticas (enteroviroses, mononucleose infecciosa, rubéola, sarampo), outras riquétsioses do grupo do tifo, ehrlichioses, borrelioses (doença de Lyme-símile), febre purpúrica brasileira, farmacodermia e doenças reumatológicas, como lúpus.

Diagnóstico

No hemograma, são comuns anemia e trombocitopenia.

A redução do número de plaquetas é achado frequente. Pode ocorrer leucocitose ou leucopenia.

Enzimas como creatina cinase (CK), desidrogenase láctica (LDH), aminotransferases (ALT e AST) e bilirrubinas estão geralmente aumentadas.[27]

Exames específicos

- **Reação de imunofluorescência indireta (IFI):** é o método sorológico mais utilizado e o mais disponível. Trata-se de uma reação de altas sensibilidade e especificidade que pode ser utilizada para a pesquisa de imunoglobulinas específicas (IgM e IgG).

  Em geral, os anticorpos são detectados entre o sétimo e o décimo dia da doença. Títulos de anticorpos ≥ 1:64 em uma única amostra, ou uma diferença de quatro vezes no título de anticorpos observada em duas amostras pareadas de soro, coletadas com diferença de 2 a 4 semanas, são os requisitos para confirmação diagnóstica por meio da sorologia.[27]
- **Pesquisa direta da riquétsia por meio de histopatologia/imuno-histoquímica:** realizada a partir de amostras de tecido obtidas por meio de biópsia de pele e das petéquias de pacientes infectados ou material de necropsia, como fragmentos de pele com lesões, pulmão, fígado, baço, coração, músculos e cérebro.[27]
- **Técnicas de biologia molecular (PCR):** indicadas especialmente em casos fatais, com óbito nos primeiros 7 dias, e quando há necessidade de confirmação sem a possibilidade de uma segunda amostra de soro.[36]
- **Isolamento:** a cultura com isolamento da riquétsia é o método diagnóstico ideal. O isolamento do agente etiológico é feito a partir do sangue (coágulo) ou de fragmentos de tecidos (pele e pulmão obtidos por biópsia) ou de órgãos (pulmão, baço ou fígado, obtidos por necropsia), além do próprio carrapato retirado do paciente.

As amostras de tecido deverão ser imersas, preferencialmente, em infusão BHI (*brain heart infusion*) ou solução fisiológica estéril e encaminhadas ao laboratório em baixas temperaturas, em recipiente estéril.[27]

Tratamento

O fármaco de escolha para pacientes com sinais e sintomas clínicos da febre maculosa brasileira é a doxiciclina, que deve ser utilizada em casos leves e moderados.

A dose utilizada de doxiciclina é de 100mg VO, a cada 12 horas, devendo ser mantida por 3 dias após o término da febre.

A doxiciclina é contraindicada em gestantes.

Em crianças, apesar de vários autores não recomendarem o uso de nenhuma tetraciclina em menores de 9 anos de idade, em virtude do efeito de pigmentação acastanhada dos dentes, recentemente a Academia Americana de Pediatria passou a recomendar o uso da doxiciclina independentemente da idade, em razão de sua maior efetividade.[37]

A dose de doxiciclina empregada em crianças com < 45kg é de 2,2mg/kg a cada 12 horas. Crianças com peso maior devem utilizar a dose do adulto.

Nos casos graves, que exigem internação e antibioticoterapia EV, o cloranfenicol é o agente utilizado, em razão da inexistência da doxiciclina parenteral no país. O cloranfenicol deve ser utilizado na dose de 500mg VO a cada 6 horas, devendo ser mantido por 3 dias após o término da febre.

Em casos graves, recomenda-se 1g EV a cada 6 horas, mantendo-se o medicamento por mais de 7 dias, na dose de 500mg VO a cada 6 horas.

A partir de suspeita de febre maculosa, o tratamento com antibióticos deve ser iniciado imediatamente, não se devendo esperar a confirmação laboratorial do caso.

Profilaxia

Não existem evidências claras de que a antibioticoprofilaxia possa apresentar alguma vantagem em pacientes expostos a picadas de carrapatos, sem sintomas da doença. O uso de doxiciclina ou cloranfenicol nesses pacientes pode retardar o início dos sintomas, dificultando o diagnóstico.[38]

A principal medida profilática consiste em evitar o contato com o carrapato, evitando áreas rurais sabidamente endêmicas.

Conforme as orientações do Ministério da Saúde, em áreas em que há a possibilidade de contato com carrapato, recomenda-se o uso de roupas brancas que cubram braços e pernas completamente, para facilitar a visualização do carrapato.

Podem ser utilizadas fitas adesivas para vedar a junção entre calças e sapatos. Além disso, é importante fazer a inspeção do corpo a cada 3 horas, pois, quanto mais rápido o carrapato for retirado, menores as chances de infecção.[27,39]

Ao encontrar um carrapato aderido à pele, o ideal é retirá-lo com o auxílio de uma pinça, torcendo-o levemente para que se desprenda da pele. Não se deve esmagar o carrapato com as unhas, pois isso levará à exposição das riquétsias, que podem penetrar a pele por microlesões.[27,39]

REFERÊNCIAS

1. Yu XJ, Walker DH. Family I. Rickettsiaceae. In: Brenner DJ, Kreig NR, Staley JT (eds.) Bergey's manual of systematic bacteriology: proteobacteria. 2. ed. New York: Springer-Verlag, 2005:96-116.
2. Bolognia JL, Jorizzo JL, Rapini RP. Dermatology. 2. ed. London: Mosby, 2010.
3. Demma LJ, Traeger MS, Nicholson WL et al. Rocky Mountain spotted fever from an unexpected tick vector in Arizona. N Engl J Med 2005; 353:587
4. Perine PL, Chandler BP, Krause DK et al. A clinico-epidemiological study of epidemic typhus in Africa. Clin Infect Dis 1992; 14:1149.
5. Matossian RM, Thaddeus J, Garabedian GA. Outbreak of epidemic typhus in the northen region ou Saudi Arabia. Am J Trop Med Hyg 1963; 12:82.
6. Eremeeva ME, Balayeva NM, Raoult D. Serological response of patients suffering from primary and recrudescent typhus: comparasion of complement fixation reaction, Weil-Felix test, microimunofluorescence, and imunoblotting. Clin Diagn Lab Immunol 1994; 1:318.
7. Carl M, Tibbs CW, Dobson ME et al. Diagnosis of acute typhus infection using the polymerase chain reaction. J Infect Dis 1990; 161:791.
8. Holman RC, Paddock CD, Curns AT et al. Analysis of risk factors for fatal Rocky Mountain spotted fever: evidence for superiority of tetracyclines for therapy. J Infects Dis 2001; 184: 1437-44.
9. Walker DH. Rocky Mountain spotted fever: a seasonal alert. Clin Infect Dis 1995; 20:1111.
10. Wisseman CL Jr. Concepts of louse-born typhus control in developing countries: the use of the living attenuated E strain typhus vaccine in endemic and epidemic situations. In: Kohn A, Klingberg MA (eds.) Immunity in viral and rickettsial diseases. New York: Plenum, 1972:97.
11. Travassos J, Rodrigues PM, Carrijo LN. Tifo murino em São Paulo. Identificação da Rickettsia mooseri isolada de um caso humano. Mem Inst Butantã 1949; 21:77-106.
12. Anadão A. A alta incidência do tifo murino no município de São Sebastião da Grama (São Paulo). Rev Paul Med 1954; 44:431.
13. Civen R, Ngo V. Murine typhus: an unrecognized suburban vectorborne disease. Clin Infect Dis 2008; 46:913.
14. Azad AF. Epidemiology of murine typhus. Annu Rev Entomol 1990; 35:553.
15. Azad AF, Beard CB. Rickettsial pathogens and their arthropod vectors. Emerg Infect Dis 1998; 4:179-86.
16. Walker DH, Parks FM, Betz TG et al. Histopathology and immunohistologic demonstration of the distribution of Rickettsia typhi in fatal murine typhus. Am J Clin Pathol 1989; 91:720.
17. Silpapojakul K, Chayakul P, Krisanapan S, Silpapojakul K. Murine typhus in Thailand: clinical features, diagnosis and treatment. Q J Med 1993; 86:43.
18. Dumler JS, Taylor JP, Walker DH. Clinical and laboratory features of murine typhus in south Texas, 1980 through 1987. JAMA 1991; 266:1365.
19. Stuart, BM, Pullen, RL. Endemic (murine) typhus. Clinical observations of 180 cases. Ann Intern Med 1945; 23:520.
20. Khairallah M, Ben Yahia S, Toumi A et al. Ocular manifestations associated with murine typhus. Br J Ophthalmol 2009; 93:938.
21. Whelton A, Donadio Jr. JV, Elisberg BL. Acute renal failure complicating rickettsial infections in glucose-6-phosphate dehydrogenase-deficient individuals. Ann Intern Med 1968; 69:323.
22. Abramson JS, Givner LB. Should tetracycline be contraindicated for therapy of presumed Rocky Mountain spotted fever in children less than 9 years of age? Pediatrics 1990; 86:123.
23. Walker DH. Rocky Mountain spotted fever: a seasonal alert. Clin Infect Dis 1995; 20:1111.
24. Harden VA. Rocky Mountain spotted fever: history of a twentieth century diseases. Baltimore: Johns Hopkins, 1990.
25. Ricketts HT. Some aspects of Rocky Mountain spotted fever as shown by recent investigations. 1909. Rev Infect Dis 1991; 13(6):1227-40.
26. Ricketts HT. A micro-organism which apparently has a specific relationship to Rocky Mountain spotted fever. JAMA 1909; 52:379-80.

27. Brasil, Ministério da Saúde, Secretaria de Vigilância em Saúde. Guia de vigilância epidemiológica/Ministério da Saúde. 6. ed. Brasília: Ministério da Saúde, 2005.
28. Lemos ERS. Rickettsial diseases in Brazil. Virus Rev Res 2002; 7(1):7-16.
29. Chen LF, Sexton DJ. What's new in Rocky Mountain spotted fever? Infect Dis Clin North Am 2008; 22(3):415-32.
30. Helmick CG, Bernard KW, D'Angelo LJ. Rocky Mountain spotted fever: clinical, laboratory, and epidemiological features of 262 cases. J Infect Dis 1984; 150 (4):480-8.
31. Kirk JL, Fine DP, Sexton DJ, Muchmore HG. Rocky Mountain spotted fever. A clinical review based on 48 confirmed cases, 1943-1986. Medicine (Baltimore) 1990; 69:35.
32. Buckingham SC, Marshall GS, Schutze GE et al. Clinical and laboratory features, hospital course, and outcome of Rocky Mountain spotted fever in children. J Pediatr 2007; 150:180.
33. Walker DH, Lesesne HR, Varma VA, Thacker WC. Rocky Mountain spotted fever mimicking acute cholecystitis. Arch Intern Med 1985; 145:2194.
34. Kirkland KB, Wilkinson WE, Sexton DJ. Therapeutic delay and mortality in cases of Rocky Mountain spotted fever. Clin Infect Dis 1995; 20:1118.
35. Sexton DJ, Corey GR. Rocky Mountain "spotless" and "almost spotless" fever: a wolf in sheep's clothing. Clin Infect Dis 1992; 15:439.
36. Tzianabos T, Anderson BE, McDade JE. Detection of Rickettsia rickettsii DNA in clinical specimens by using polymerase chain reaction technology. J Clin Microbiol 1989; 27(12):2866-8.
37. American Academy of Pediatrics. Rocky Mountain spotted fever. In: Pickering LK (ed.) Report of the committee on infectious diseases. 26. ed. Elk Grove Village: American Academy of Pediatrics, 2003.
38. Kenyon RH, Williams RG, Oster CN, Pedersen CE Jr. Prophylactic treatment of Rocky Mountain spotted fever. J Clin Microbiol 1978; 8(1):102-4.
39. São Paulo, Secretaria Estadual de Saúde do Estado de São Paulo, Divisão de Zoonoses. Informe técnico. Febre Maculosa Brasileira, 2010.

Úlcera Tropical

Izabel Cristina Sad das Chagas
Edilamar Silva de Alecrim

INTRODUÇÃO

As úlceras de origem não vascular podem ser causadas por protozoários, bactérias, fungos, animais peçonhentos, ou podem ser de origem hematológica.[1]

A úlcera tropical, também conhecida como úlcera fagedênica tropical (UFT), é uma úlcera de origem não vascular causada por bactérias. Manifesta-se, preferencialmente, em membros inferiores, mas pode acometer membros superiores ou ambos os membros.

ETIOLOGIA

As bactérias frequentemente relacionadas com a etiopatogênese dessas úlceras são: *Fusobacterium fusiformis*, quase sempre presente nos estágios iniciais, e *Borrelia vincenti*. A úlcera tropical também pode ser ocasionada por micro-organismos anaeróbios, como *Bacillus fusiformis*, e espiroquetas, como *Treponema vincenti*, sendo este último mais frequentemente isolado em estágios tardios.[2,3] Além desses micro-organismos, também foram isolados das lesões: estreptococos hemolíticos, estreptococos positivos, estafilococos coagulase-positivos, bacilos coliformes, proteus, *Escherichia coli* e enterococos, entre outros.[1,2,4,5]

TRANSMISSÃO

Segundo Talhari e Neves (1995), o solo poderia ser o reservatório do *B. fusiformis*, pois este bacilo é encontrado pouco abaixo da superfície, durante as estações secas. Grama, arbustos, água estagnada e lama contaminados também seriam importantes fontes de contágio. Tem sido sugerida a possibilidade de insetos agirem como vetores.[3,4]

EPIDEMIOLOGIA

Essas úlceras são encontradas, predominantemente, em populações de países tropicais e subtropicais. A prevalência é estimada em 0,4% das pessoas entre 5 e 15 anos de idade, ocorrendo mais comumente em homens.[2] Em países endêmicos, como Zâmbia, Gâmbia, Guiné Equatorial e Nova Guiné, a prevalência atinge índices de 5%.[6] A incidência é maior durante a estação chuvosa.[2]

FATORES PREDISPONENTES

Acomete, principalmente, trabalhadores rurais que exercem seu ofício com os pés expostos ou sem proteção. Também estão predispostas pessoas sujeitas a traumas, às vezes mínimos, como arranhões ou picada de insetos, nos membros inferiores. Más condições higiênicas e desnutrição são os fatores mais citados. Deficiências de cálcio, vitaminas e proteínas, associadas a saneamento ambiental precário, seriam a principal gênese do processo infeccioso. No entanto, alguns autores têm discutido se as deficiências nutricionais realmente teriam impacto no desenvolvimento das úlceras.[6,7] Acredita-se que doenças como malária, diarreia crônica e parasitoses intestinais também estão associadas à úlcera tropical, visto que ocasionam debilidade física.[4]

CARACTERÍSTICAS DAS LESÕES – ASPECTO CLÍNICO

Lesões de pele decorrentes de trauma, picada de inseto ou abscesso sob a pele perfurada podem levar ao desenvolvimento da úlcera.[3]

Em geral, o início da ulceração é muito rápido. Na superfície lesionada surge uma pequena pápula eritematosa, seguida por bolha com conteúdo serossanguinolento, que se rompe facilmente, formando uma úlcera bem delimitada e dolorosa, que cresce rapidamente em profundidade e superfície.[4] Se a ferida evoluir com área de necrose, pode ser sugerido que outros fatores, como dano vascular, estejam associados a sua patogênese.[4]

Essas lesões têm como característica necrose da epiderme e dos tecidos subjacentes, localizadas, principalmente, nos membros inferiores.[2,4] Podem curar-se espontaneamente ou evoluir para úlceras crônicas, geralmente grandes e irregulares, às vezes atingindo fáscias musculares, músculo e periósteo.

As úlceras crônicas caracterizam-se por uma ou mais lesões ulcerosas, com até 10cm de diâmetro, bordas figuradas, fundo gelatinoso, odor fétido e tecido necrótico e purulento, usualmente localizadas nas pernas ou nos pés de pessoas jovens. O exsudato é frequentemente abundante e, por escorrer pela área afetada, passou a ser conhecido como "úlcera que chora" pela população. Nos casos de pacientes portadores de úlcera tropical ou UFT de longa duração, a pele ao redor das úlceras torna-se fina, atrófica e despigmentada.[4]

Febre discreta pode estar presente e adenopatia, na maioria das vezes, está ausente.[4]

BACTERIOLOGIA E HISTOPATOLOGIA

A imagem bacteriológica de úlcera tropical é consistentemente inespecífica. Bacilos fusiformes, como *Borrelia vincenti*, foram identificados na maioria dos casos; outras bactérias encontradas incluem *Staphylococcus aureus*, tanto coagulase-positivos como negativos, *Staphylococcus albus*, hemolítico e não hemolítico, *Pseudomonas pyocyanea*, o bacilo *Proteus*, diplococos gram-negativos, cocos gram-positivos e bacilos do grupo de cólon.[3]

A espiroqueta e o bacilo fusiforme são facilmente reconhecíveis em esfregaços coletados de uma úlcera desenvolvida.[3]

Sobre a superfície da lesão há uma camada composta de células, bactérias e resíduos, ligados entre si em uma matriz de fibrina, formando uma "pseudomembrana". Os arredores da úlcera são espessos, devido a aumento nas camadas das células. Um pouco mais de polimorfonucleares e um coágulo de exsudato líquido são vistos, o que representa uma necrose de coagulação maciça. A área mais profunda mostra grande proliferação de células do tecido conjuntivo.[3]

A distribuição dos dois principais micro-organismos causadores é típica: os bacilos fusiformes permanecem em grande parte superficialmente, formando uma bem definida "camada paliçada" sob a pseudomembrana. Os bacilos que formam esta camada se acumulam em estreitas massas perpendiculares, nas bordas da úlcera. A espiroqueta, por outro lado, invade o base da úlcera, que é composta de tecido de granulação.[3]

Outra característica da úlcera é a tendência muito reduzida a sangrar, o que denota deficiência no fornecimento de sangue.[4]

DIAGNÓSTICO

O diagnóstico é estabelecido a partir do aspecto clínico e dos exames bacteriológico e anatomopatológico.[2] As colorações pelos métodos de Giemsa ou Gram de exsudatos obtidos da base e da borda da úlcera podem mostrar numerosas espécies de *Fusobacterium*, normalmente associadas a outras bactérias gram-negativas, como *Escherichia coli* e espécies de *Enterococcus*.[4]

DIAGNÓSTICO DIFERENCIAL

O diagnóstico diferencial mais importante deve incluir a leishmaniose cutânea, as micobactérias atípicas e o pioderma gangrenoso. Úlceras venosas devem ser investigadas nos estágios crônicos. Nos locais em que não existam meios de investigação laboratorial, o diagnóstico clínico deverá ser fundamentado na história e evolução clínicas, nas características epidemiológicas e no caráter bastante doloroso da UFT.[4]

TRATAMENTO

Há relatos de que a cura dessas úlceras ocorre muito lentamente. O tratamento consiste em repouso, dieta adequada, elevação do membro e antibioticoterapia (penicilina e metronidazol). Penicilina pode ser administrada na dose de 1.000.000UI/dia, associada à estreptomicina, na dose de 1g/dia, durante 7 a 10 dias. As tetraciclinas e a eritromicina também promovem resultado satisfatório na dose de 2g/dia, por 7 a 10 dias. Penicilina G procaína, na dose de 400.000UI, IM, a cada 12 horas, durante 7 dias, ou 1.200.000UI/dia, por 7 a 10 dias, é outra opção. Além disso, alternativas de tratamento incluem tetraciclina (500mg a cada 6 horas por 1 semana) e metronidazol (250mg a cada 8 horas por 10 dias).[2,4]

PROFILAXIA

Proteção contra traumatismos, tratamento precoce das úlceras e, eventualmente, tratamento cirúrgico das lesões crônicas.[2]

COBERTURA

Tratamento das úlceras

Coberturas que proporcionem desbridamento e reduzam a carga bacteriana podem ser usadas como coadjuvantes no tratamento de úlceras tropicais com o objetivo de acelerar o processo de cicatrização.

Para isso encontram-se disponíveis no mercado diversas coberturas, cuja seleção correta deve ser baseada em sua eficácia e efetividade, na avaliação clínica do paciente. Para facilitar o estudo, as coberturas serão divididas em coberturas sem antimicrobiano e coberturas com antimicrobiano.

Coberturas sem antimicrobiano

Filme transparente

- **Mecanismo de ação:** o filme transparente permite a troca de oxigênio e vapor de água entre o leito da úlcera e o meio ambiente, enquanto permanece impermeável à entrada de líquidos e micro-organismos externos; favorece o desbridamento autolítico, protege contra traumas e se molda aos contornos anatômicos, porém não absorve o exsudato.[8-10] A umidade natural reduz a desidratação e a formação de crosta, o que estimula a epitelização. Torna possível a visualização da pele e da úlcera, além de permanecer por vários dias, diminuindo o número de trocas. Pode também ser utilizado como curativo secundário.[8-10]
- **Indicação:** úlceras com pouco exsudato. Pode ser utilizado como cobertura secundária se associado a outras coberturas.
- **Contraindicação:** feridas com intenso exsudato, com infecção e com presença de cavidade.[9,11]

Hidrocoloide (Figura 59.1)

- **Mecanismo de ação:** as partículas hidroativas, quando interagem com o exsudato, expandem-se e absorvem o excesso de exsudato. Essa condição torna o meio úmido, promovendo um desbridamento autolítico e estimulando o crescimento de novos vasos (angiogênese) e a formação de tecido de granulação. Protege as terminações nervosas, promovendo alívio da dor. Propicia o isolamento térmico e protege o tecido recém-formado, pois não adere ao leito da lesão.[8,9,12-15]
- **Indicação:** úlceras com mínima ou moderada quantidade de exsudato.
- **Contraindicação:** em casos de infecção, principalmente por anaeróbios, porque esses produtos são impermeáveis ao oxigênio,[12] e em casos com intenso exsudato, em razão da limitada capacidade de absorção.

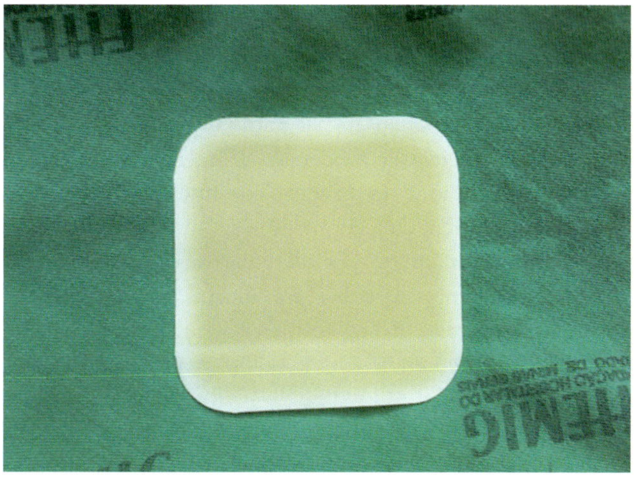

Figura 59.1 ■ Hidrocoloide.

Hidrogel (Figura 59.2)

- **Mecanismo de ação:** mantém a umidade, propiciando o meio ideal para a reparação tecidual e auxilia o desbridamento autolítico. Não adere ao leito da úlcera. Exerce ação suavizante sobre as úlceras, ajudando no controle da dor.[9,10]
- **Indicação:** úlceras com mínimo a moderado exsudato; úlceras com tecido necrosado.
- **Contraindicação:** úlceras com intenso exsudato.

Malha impregnada com petrolatum (Figura 59.3)

- **Mecanismo de ação:** o petrolatum mantém o meio úmido no leito da úlcera, o que evita a aderência da cobertura, resultando em trocas indolores. Protege o tecido formado e permite o fluxo livre de exsudato para a cobertura secundária, evitando o acúmulo de fluido no local da lesão.[13,16]
- **Indicação:** preservar a umidade da úlcera e evitar a aderência durante as trocas das coberturas; pode ser usado em qualquer tipo de lesão, inclusive com exposição óssea ou tendão.

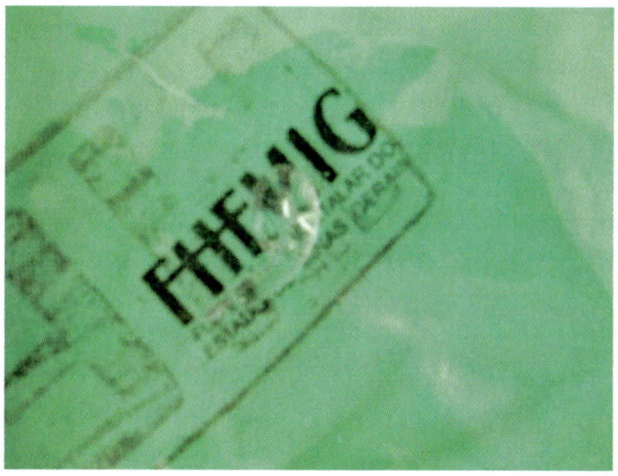

Figura 59.2 ■ Hidrogel.

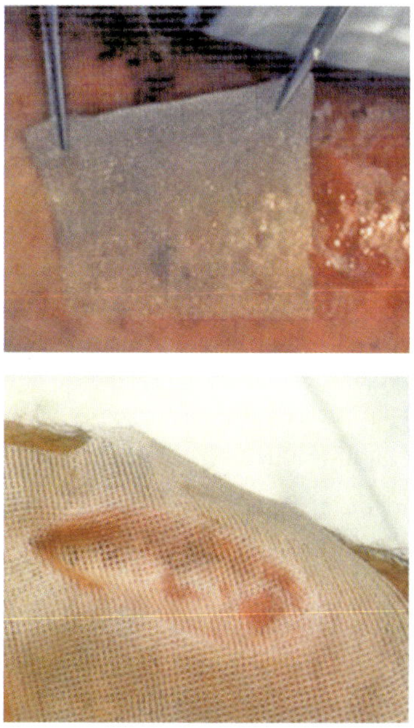

Figura 59.3 ■ Malha de acetato de celulose impregnada com emulsão de petrolatum.

Espuma de poliuretano (Figuras 59.4 e 59.5)

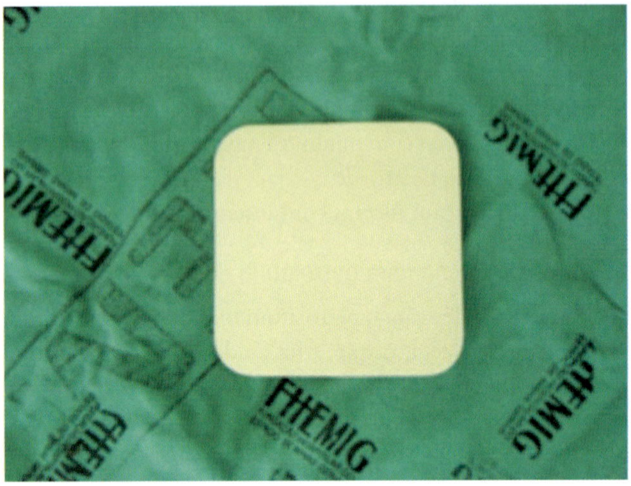

Figura 59.4 ■ Espuma de poliuretano adesiva.

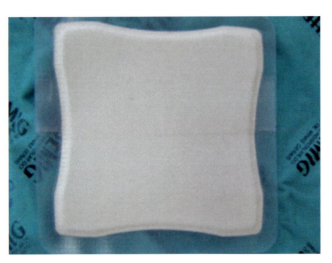

Figura 59.5 ■ Espuma de poliuretano com bordas adesivas.

- **Mecanismo de ação:** tem alta capacidade de absorção, mantendo a umidade fisiológica no leito, sem macerar a pele ao redor da úlcera pois, ao absorver os fluidos do tecido, o componente aquoso é perdido por evaporação.[17]
- **Indicação:** indicado para úlceras com moderado a intenso exsudato.
- **Contraindicação:** úlceras sem exsudato e com necrose do tipo de escara.

Alginato de cálcio (Figuras 59.6 e 59.7)

- **Mecanismo de ação:** as fibras de alginato, quando entram em contato com o meio líquido, realizam uma troca iônica entre os íons cálcio da cobertura e os íons sódio do exsudato e do sangue, transformando as fibras de alginato em um gel suave, que promove a manutenção do meio úmido, facilitando seu desbridamento autolítico.[10,12,13] Essa cobertura produz um odor desagradável, sendo importante orientar o paciente nesse sentido.

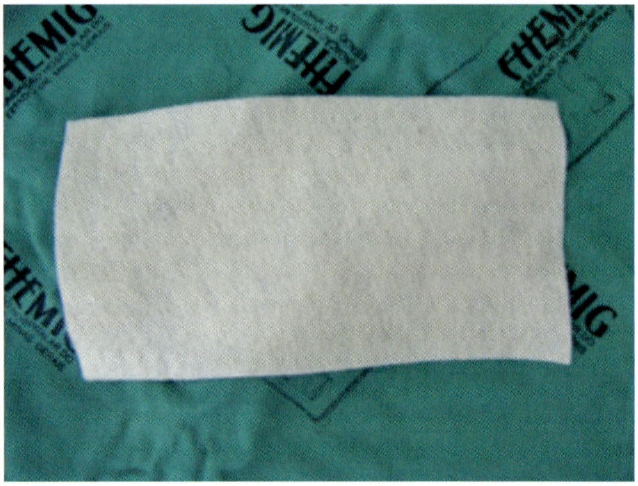

Figura 59.6 ■ Alginato de cálcio – placa.

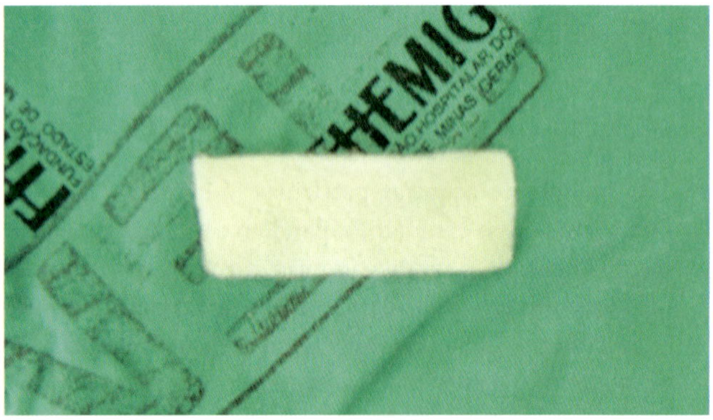

Figura 59.7 ■ Alginato de cálcio – fita.

- **Indicação:** úlceras de moderado a intenso exsudato, infectadas ou não.
- **Contraindicação:** úlceras com mínimo exsudato e recobertas por escaras.

Hidrofibra

- **Mecanismo de ação:** tem capacidade de absorver de moderado a intenso exsudato, formando um gel coeso que se adapta à superfície, formando um meio úmido e promovendo desbridamento autolítico sem danificar o tecido recém-formado e causar maceração da pele.
- **Indicação:** úlceras de moderado a intenso exsudato, com ou sem infecção, com ou sem sangramento, com ou sem tecido necrótico, e úlceras profundas ou superficiais.
- **Contraindicação:** reações alérgicas ou de sensibilidade aos componentes da cobertura, úlceras com mínimo exsudato ou secas e úlceras recobertas por escara.

Colágeno com alginato de cálcio (Figura 59.8)

- **Mecanismo de ação:** o alginato de cálcio absorve o exsudato, mantendo o meio úmido na superfície da úlcera, e auxilia o controle do exsudato. O colágeno fornece apoio

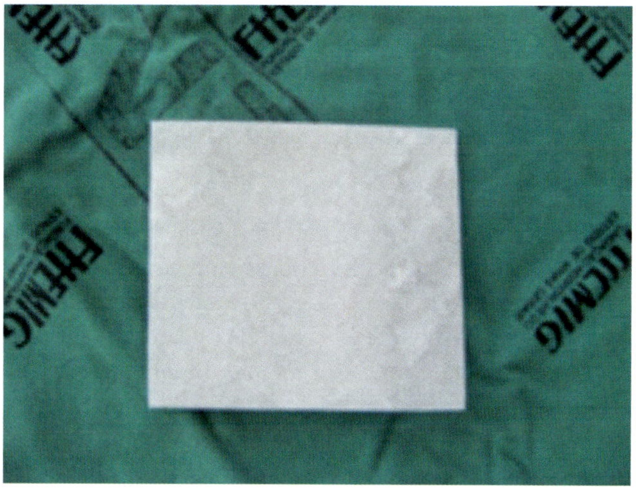

Figura 59.8 ■ Colágeno com alginato de cálcio – placa.

estrutural para o crescimento celular, estimula a migração de macrófagos e fibroblastos, favorece a angiogênese e tem propriedades hemostáticas. Não aderente, deixa o leito da úlcera livre de fibras.[16]

- **Indicação:** úlceras com pouca ou grande quantidade de exsudato e úlceras cavitárias.
- **Contraindicação:** feridas que apresentam vasculite ativa, queimaduras de terceiro grau e pacientes com sensibilidade ao colágeno ou ao alginato.

Coberturas com antimicrobiano

Uma preocupação constante dos profissionais de saúde, com relação ao aumento da resistência dos micro-organismos aos antibióticos, consiste na adoção de estratégias para controlar o crescimento bacteriano e evitar o aparecimento de infecções que retardam a cicatrização das feridas.[18]

Segundo Borges e Novais (2010), para reduzir o número de micro-organismos na lesão e minimizar o risco de colonização crítica e infecção, recomenda-se uma limpeza criteriosa, que auxilie a retirada de restos orgânicos e inorgânicos presentes no leito da lesão, elimine o tecido necrótico solto e diminua o número de micro-organismos antes da aplicação da cobertura

Atualmente, existem produtos específicos para limpeza da lesão, os quais são capazes de controlar o crescimento microbiano. Um exemplo é a solução que contém surfactante que, além de reduzir o número de micro-organismos, não interfere na cicatrização.[18]

Essa solução, cujo uso tem sido difundido na prática clínica, é composta por um surfactante catiônico, a propil-betaína (0,1%), que promove a remoção efetiva de detritos, dissolvendo o componente lipídico, e por uma substância que exerce ação conservadora, a poliexanida biguanida (0,1%) e 99,8% de água purificada. A composição dessa solução é atóxica, hipoalergênica, não desencadeia irritações ou queimaduras de contato, tem alta compatibilidade com tecido, sem absorção sistêmica, e boa aplicabilidade, além de um largo espectro antimicrobiano.[18,19]

Além das funções descritas, essa solução é capaz de promover o rompimento da estrutura do biofilme, removendo-o do leito das lesões. O biofilme é constituído por comunidades de micro-organismos que crescem englobados em uma matriz de polissacarídeos aderidos a uma superfície.[18]

A solução de limpeza, por conter uma parte hidrofílica e outra hidrofóbica, liga-se à superfície do biofilme, rompendo-o. O uso dessa solução está indicado em lesões criticamente colonizadas ou infectadas, porque contêm tensoativos que interagem com as cargas negativas dos fosfolipídios da membrana bacteriana, alterando sua organização estrutural e a distribuição das cargas iônicas e levando à ruptura da parede do micro-organismo e, consequentemente, à redução de seu número, o que diminui o odor da lesão. Essa solução está indicada, principalmente, para a eliminação de bactérias gram-positivas, gram-negativas e fungos.[18,19]

A escolha da cobertura para o tratamento tópico das lesões deve considerar sua capacidade de prevenir infecção. O controle de infecção é uma questão importante, principalmente quando se trata da contínua expansão de micro-organismos resistentes a antibióticos, como, por exemplo, *Streptococcus* β-hemolítico e *Pseudomonas* spp. Além destes, um micro-organismo resistente, que se encontra em processo de ascensão, é o *Staphylococcus aureus* resistente à meticilina (MRSA).[18]

No mercado nacional, são várias as coberturas compostas por antimicrobiano indicadas para lesões criticamente colonizadas ou infectadas. Além do poli-hexametileno de biguanida (PHMB), descrito mais adiante, também se encontram disponíveis as coberturas que contêm prata.[18]

Coberturas com prata são usadas para promover a cicatrização e o tratamento de feridas infectadas, tanto crônicas (p. ex., úlcera do pé diabético, úlcera venosa e úlcera por pressão) como agudas (p. ex., queimadura, ferida cirúrgica e área doadora de enxerto de pele). O serviço de saúde do Canadá enumera 26 licenças ativas para curativos contendo prata. Os mais comuns são feitos de espuma, hidrofibra.[20]

A prata pode se apresentar de duas maneiras:[21,22]

- **Compostos/complexos:** quando a prata está associada a um sal e produz a prata iônica (Ag^+), quando em contato com fluidos de feridas ou soluções.
- **Elementar:** a prata está em forma metálica (Ag), também descrita como prata coloidal ou nanopartículas de prata.

O cátion de prata, ou o íon carregado positivamente (Ag^+), é ativo contra uma grande variedade de patógenos bacterianos,[21,22] fungos[23] e vírus.[24] O poder antimicrobiano da prata tem sido relacionado com seus variados mecanismos de ação. A prata interfere no metabolismo bacteriano e pode romper a parede da célula bacteriana e ligar-se a seu DNA, inibindo assim a replicação e a possibilidade de desenvolver resistência.[23,24]

O mecanismo é sempre o mesmo, independente de sua forma de apresentação. No entanto, quando se encontra na forma elementar, a prata precisa sofrer um processo de oxidação para ser transformada em um composto de óxido de prata e íons de prata, que conferem o efeito antimicrobiano.

Entretanto, quando a infecção sistêmica está instalada, é importante ressaltar que a cobertura com antimicrobiano não substitui o tratamento com antibióticos sistêmicos.

Carvão ativado com prata (Figura 59.9)

- **Mecanismo de ação:** o tecido de carvão ativado adsorve os micro-organismos, os quais serão inativados pela ação bactericida da prata. O carvão elimina odores desagradáveis, uma vez que tem a capacidade de filtrá-los. O carvão ativado com prata tem ação reconhecida sobre os seguintes micro-organismos: *Bacillus* spp, *Enterococcus* spp resistente à vancomicina (VRE), *Streptococcus* β-hemolítico, *Pseudomonas* spp, MRSA, *Escherichia coli*, *Proteus vulgaris*, *Acinetobacter* spp, *Burkholeria* spp, *Enterobacter* spp, *Klebsiella* spp, *Morganella* spp, *Bacteroides* spp, *Fusobacterium* spp e *Candida albicans.*[25] Essa cobertura não deve ser cortada, porque as partículas de carvão soltas podem ser liberadas sobre a úlcera e agir como um corpo estranho, além de provocar queimaduras dos tecidos. Entretanto, ela pode ser dobrada em qualquer tamanho.[12,16]
- **Indicação:** úlceras exsudativas, infectadas ou não, com odores acentuados. Nas úlceras com pouco exsudato e nos casos de exposição óssea ou de tendão, o carvão ativado deve ser utilizado com restrições, em razão da possibilidade de ressecamento do local da lesão. Pode-se associar a cobertura de carvão ativado ao hidrogel ou a gaze impregnada com petrolatum.[12]

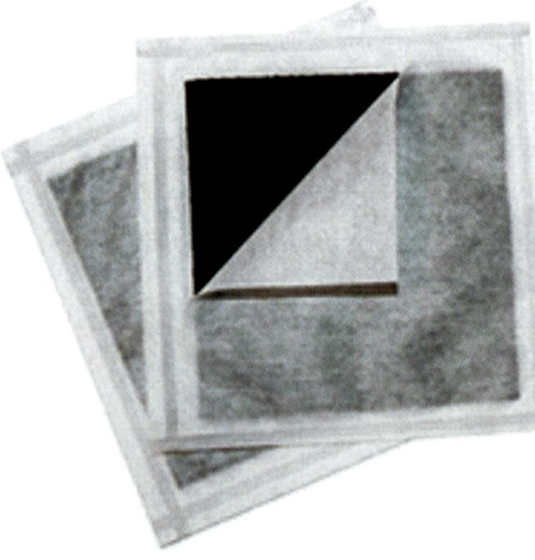

Figura 59.9 ■ Carvão ativado com prata.

- **Contraindicação:** úlceras com exsudato mínimo, presença de sangramento, úlceras recobertas por escara e pacientes com sensibilidade à prata.

Hidrofibra com prata

- **Mecanismo de ação:** absorve e retém o exsudato e as bactérias nele contidas, formando um gel macio e coeso que se adapta ao leito da ferida, mantendo um ambiente úmido, o que auxilia o desbridamento autolítico. A prata é liberada e interage com o exsudato; em um ambiente úmido, a prata será sempre disponibilizada para atuar como bactericida.[8] Tem capacidade de absorver de moderado a intenso exsudato. Sua absorção é vertical, reduzindo o risco de maceração na pele circundante da úlcera. Essa cobertura tem eficácia bactericida diante de um amplo espectro de micro-organismos, como MRSA, VRE e *Pseudomonas aeruginosa.*[26]
- **Indicação:** úlceras de moderado a intenso exsudato, com ou sem infecção (prioritariamente com infecção) e com ou sem tecido necrótico (esfacelo) e úlceras com cavidade.
- **Contraindicação:** reações alérgicas ou de sensibilidade aos componentes da cobertura.

Espuma com prata

- **Mecanismo de ação:** a prata dispersa na estrutura da espuma é dispensada no leito da ferida quando em contato com o exsudato. A liberação de prata é sustentada por até 7 dias, tempo este relacionado com o volume do exsudato drenado. Mantém o ambiente úmido, combinando atividade antibacteriana com controle de exsudato. Essa cobertura tem ação bactericida contra *Enterobacter cloacae*, *Proteus vulgaris*, *Pseudomonas aeruginosa* e *Acinetobacter baumanii.*[26]
- **Indicação:** úlceras de moderado a intenso exsudato, com ou sem infecção (prioritariamente com infecção) e com ou sem tecido necrótico (esfacelo), úlceras cujo processo de cicatrização esteja estagnado ou que sejam intensamente colonizadas.
- **Contraindicação:** não deve ser utilizada em pacientes com sensibilidade à prata e úlceras com exsudato mínimo.

Prata nanocristalina (Figura 59.10)

- **Mecanismo de ação:** a prata nanocristalina (nanocristais com o tamanho médio de 15nm) proporciona uma barreira antimicrobiana, liberando os íons de prata mais rapidamente que a prata comum, o que protege a úlcera contra micro-organismos patogênicos invasivos. Além disso, é eficaz contra micro-organismos presentes na úlcera, ajudando a reduzir o risco de infecção cruzada e auxiliando a cicatrização mais rápida. As propriedades de barreira antimicrobiana permanecem eficazes durante 3 a 7 dias, dependendo da apresentação do produto. Essa

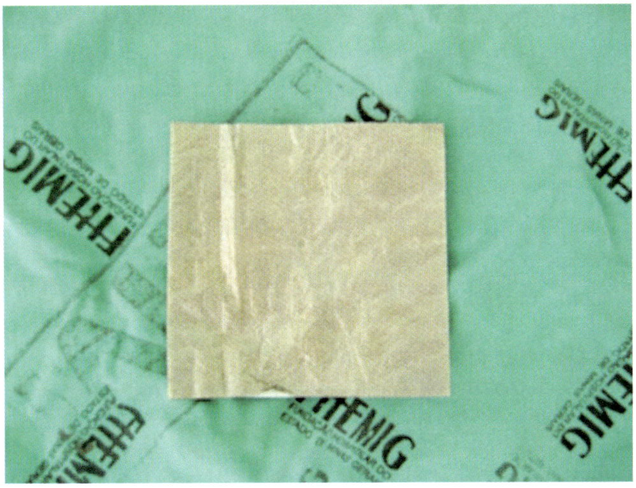

Figura 59.10 ■ Prata nanocristalina.

cobertura tem ação bactericida contra: MRSA, VRE, *Enterobacter cloacae*, *Proteus vulgaris*, *Pseudomonas aeruginosa*, *Acinetobacter baumanii* e *Escherichia coli*.[26,27]

- **Indicação:** úlceras com perda parcial e total de tecido, com infecção ou criticamente colonizadas e queimaduras.
- **Contraindicação:** não usar em pacientes com sensibilidade à prata. Não usar em pacientes que irão se submeter ao exame de ressonância magnética.

Cadexômero iodado (Figura 59.11)

- **Mecanismo de ação:** libera lentamente níveis sustentados de iodo, enquanto o cadexômero de amido absorve debris e exsudato e desbrida esfacelo do leito da úlcera. Cada grama do cadexômero absorve 6mL de fluido. Ao fazer isso, a pomada se transforma em gel úmido e suave. Não adere ao leito da úlcera. A liberação lenta de iodo reduz a contaminação bacteriana na superfície da lesão, em virtude de suas propriedades bacteriostáticas e bactericidas de largo espectro, por até 72 horas, dependendo da quantidade de exsudato. Reduz o odor produzido pelas bactérias e a dor, por manter o meio úmido. A baixa concentração de iodo não causa danos às células saudáveis. O espectro de ação dessa cobertura compreende *Pseudomonas* spp e MRSA.[28]

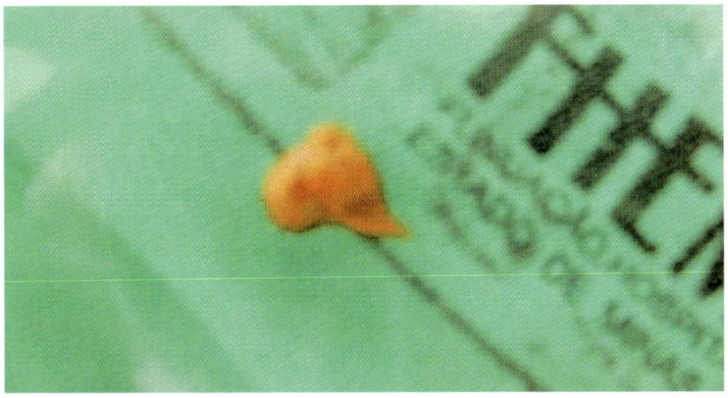

Figura 59.11 ■ Cadexômero iodado.

- **Indicação:** úlceras de qualquer etiologia, com ou sem esfacelos, de moderado a intenso exsudato, criticamente colonizadas ou infectadas. A infecção deve ser inspecionada e tratada.
- **Contraindicação:** úlceras sem exsudato. Pacientes com sensibilidade ao iodo. Não usar em crianças, grávidas ou lactentes e pacientes com transtornos na glândula tireoide ou disfunção renal.

Malha não aderente com iodopovidona (PVP-I) a 10% (Figura 29.12)

- **Mecanismo de ação:** a molécula de povidona promove liberação eficaz de iodo. O polietilenoglicol oferece um ambiente hidrossolúvel, que permite ao iodo exercer um efeito antisséptico de longa duração, o que ajuda a controlar a infecção causada por diversos micro-organismos; entretanto, não substitui a antibioticoterapia sistêmica, quando necessária. Atua contra as seguintes bactérias: MRSA, *Staphylococcus epidermidis*, *Pseudomonas aeruginosa*, *Pseudomonas*, *Klebsiella*, enterobactérias e *E. coli*.[29]
- **Indicação:** úlceras de qualquer etiologia criticamente colonizadas, com ou sem infecção.
- **Contraindicação:** pacientes com sensibilidade ao iodo. Não usar em crianças, grávidas ou lactentes e pacientes com transtornos na glândula tireoide ou disfunção renal.

Compressa com poli-hexametileno de biguanida

- **Mecanismo de ação:** a compressa contém concentração de 0,5% de poli-hexametileno de biguanida. Isso evita a passagem e a contaminação de micro-organismos. As compressas destinam-se a controlar com eficiência o exsudato, com uma ação absorvente vertical, mantendo um ambiente úmido na ferida.[30] A parte interna dessa cobertura tem uma estrutura parecida com favo de mel, o que facilita a retenção do exsudato. A cobertura absorve o exsudato, evitando a maceração da pele circundante,

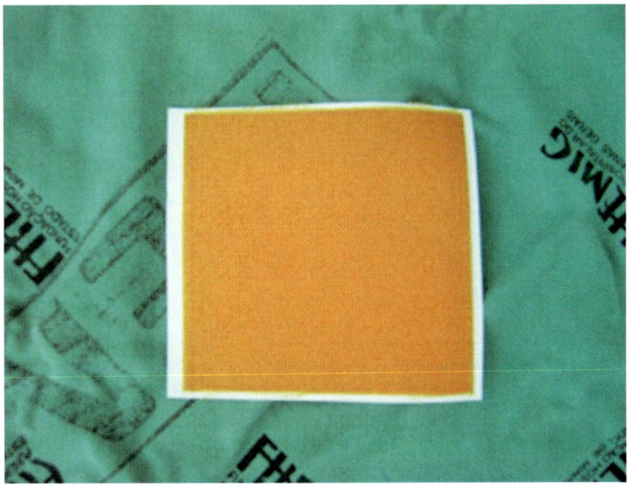

Figura 59.12 ■ Malha não aderente com PVP-I a 10%.

mantendo o equilíbrio ideal da umidade e impedindo que a ferida fique seca.[30] Todas as bactérias contidas no exsudato são absorvidas pela compressa, onde ocorre a ação antimicrobiana do PHMB, que adere à membrana externa das células bacterianas e inibe o metabolismo destas, ocasionando a lise e a morte celular das bactérias.[30] O PHMB tem atividade de amplo espectro contra bactérias e fungos, como MRSA, VRE, *Acinetobacter baumannii*, *Pseudomonas aeruginosa*, *Klebsiella pneumoniae*, *Escherichia coli*, *Staphylococcus epidermidis*, *Staphylococcus* coagulase, *Proteus mirabilis*, *Serratia marcescens*, *Enterococcus faecalis*, *Candida albicans*, *Aspergillus niger*, *Fusarium solani* e protozoários *Acanthamoeba* spp (Tabelas 59.1 e 59.2).[19,30]

Tabela 59.1 ■ Eficácia antimicrobiana das coberturas contendo prata, iodo e PHMB

Produto	Espectro de ação
Carvão ativado com prata	*Streptococcus* β-hemolítico, *Pseudomonas* spp, MRSA, *Escherichia coli*, *Proteus vulgaris* e *Candida albicans*
Hidrofibra com prata	MRSA, VRE e *Pseudomonas aeruginosa*
Espuma com prata	*Enterobacter cloacae*, *Proteus vulgaris*, *Pseudomonas aeruginosa* e *Acinetobacter baumanii*
Prata nanocristalina	MRSA, VRE, *Enterobacter cloacae*, *Proteus vulgaris*, *Pseudomonas aeruginosa*, *Acinetobacter baumanii* e *Escherichia coli*
Cadexômero iodado	Pseudomonas spp e MRSA
Malha não aderente com PVP-I a 10%	MRSA, *Staphylococcus epidermidis*, *Pseudomonas aeruginosa*, *Pseudomonas*, *Klebsiella*, enterobactérias e *E. coli*
Compressa com PHMB	MRSA, VRE, *Acinetobacter baumannii*, *Pseudomonas aeruginosa*, *Klebsiella pneumoniae*, *Escherichia coli*, *Staphylococcus epidermidis*, *Staphylococcus* coagulase, *Proteus mirabilis*, *Serratia marcescens*, *Enterococcus faecalis*, *Candida albicans*, *Aspergillus niger*, *Fusarium solani* e protozoários *Acanthamoeba* spp

Tabela 59.2 ■ Periodicidade da troca das coberturas

Cobertura	Troca
Filme transparente	Até 7 dias; pele íntegra, até 15 dias
Hidrocoloide	De 3 a 5 dias, de acordo com exsudato
Hidrogel	A cada 24 horas ou dependendo do volume de exsudato drenado
Espuma de poliuretano	Até 5 dias ou de acordo com o exsudato
Hidrofibra	A cada 5 dias
Colágeno com alginato de cálcio	Até 5 dias ou de acordo com o exsudato
Carvão ativado com prata	Até 5 dias
Hidrofibra com prata	Até 14 dias
Espuma com prata	Até 7 dias
Prata nanocristalina	De 3 a 7 dias
Cadexômero iodado	Duas a três vezes por semana, quando houver mudança na coloração do produto, ou de acordo com o exsudato
Malha não aderente com PVP-I a 10%	Feridas exsudativas, troca diária
Compressa com PHMB	72 horas

Referências

1. Cardoso AEC. Úlceras de origem não vascular. In: Pitta GBB, Castro AA, Burihan E (eds.) Angiologia e cirurgia vascular: guia ilustrado. Maceió: UNCISAL/ECMAL & LAVA; 2003 [cited 2006 Mar 14], 1:1-10. Disponível em: <http://www.lava.med.br/livro>.
2. Talhari S. Úlcera tropical. In: Talhari S, Neves RG. Dermatologia tropical. São Paulo: Medsi, 1995:301-4.
3. Blaine G. Tropical phagedenic ulcer: evaluation of a new ambulatory method of treatment. Ann Surg 1958; 148:281-5.
4. Protásio BM, Martinez VP, Araújo D M. Úlcera crônica com diagnóstico presuntivo de úlcera tropical: relato de caso e revisão da literatura. Gazeta Médica da Bahia 2008; 78(2):148-52. Disponível em: <http://www.gmbahia.ufba.br/index.php/gmbahia/article/viewFile/982/960>.
5. Lupi O, Madkan V, Tyring SK. Tropical dermatology: Bacterial tropical diseases. J Am Acad Dermatol 2006; 54:559-78.
6. Pastor JL, Jiménez MA, Marquina V. Úlcera tropical. Med Cutan Iber Lt Am 2007; 35:250-2.
7. Hay R. Tropical ulcer. In: Arenas R, Estrada R. Tropical dermatology. Landes Bioscience, 2001.
8. Gomes FSL, Borges EL. Coberturas. In: Borges E et al. Feridas: como tratar. Belo Horizonte: Coopmed, 2008:133-78.
9. Jones V, Grey JE, Harding KG. ABC of wound healing. Wound dressings. BMJ 2006; 332(1):777-80.
10. Sasseron MGM. Atualidades em curativos oclusivos e semioclusivos. In: Malagutti W Tárzia C. Curativos, estomias e dermatologia: uma abordagem multiprofissional. São Paulo: Editora Martinari, 2010:133-47.
11. Dealey C. Cuidando de feridas: um guia para enfermeiras. 2. ed. São Paulo: Atheneu, 2001.
12. Brasil. Ministério da Saúde. Secretaria de Vigilância em Saúde. Departamento de Vigilância Epidemiológica. Manual de condutas para tratamento de úlceras em hanseníase e diabetes. 2. ed., rev. e ampl. Brasília (DF): Ministério da Saúde, 2008. 92 p.
13. Brandão ES. Técnicas, soluções e coberturas utilizadas no tratamento de clientes com feridas. In: Brandão ES, Santos I. Enfermagem em dermatologia: cuidados técnicos, dialógico e solidário. Rio de Janeiro: Cultura Médica, 2006:339-59.
14. Casillas JCM, Pastor JMP, Larres MP et al. Evaluación de la satisfacción y efectividad del apósito de hidrocoloide Sureskin®II en el tratamiento de las heridas agudas y crônicas. Gerokomos 2006; 17(4) 225-34.
15. Martínez BS, López CM, Pérez JG, Larios MQ. Apósitos hidrocoloides en úlceras crónicas de origen vascular de los miembros inferiores. Rev Fac Med UNAM 2000; 43(4):130-2.
16. Sasseron MGM. Uso de medicamentos tópicos no tratamento de feridas. In: Malagutti W, Tárzia C. Curativos, estomias e dermatologia: uma abordagem multiprofissional. São Paulo: Editora Martinari, 2010:55-76.
17. Borges EL, Caliri MHL. Terapia tópica da úlcera venosa. In: Borges EL. Feridas: úlceras dos membros inferiores. – Rio de Janeiro: Guanabara Koogan, 2011:43-60.
18. Borges EL, Novais CA. Tratamento de úlcera venosa com solução de polihexametileno biguanida e betaína e cobertura de espuma com prata. Rev Estima 2010; 8(2):28-37.
19. Santos EJF, Silva MANCGMM. Tratamento de feridas colonizadas/infectadas com utilização de polihexanida. Revista de Enfermagem Referência 2011; 3(4):135-42.
20. Soares MR, Donoso M. Uso de prata no tratamento de feridas complexas: evidências para a prática. [Monografia] Belo Horizonte: Escola de Enfermagem da Universidade Federal de Minas Gerais, 2012.
21. Hoffmann S. Silver sulfadiazine: an antibacterial agent for topical use in burns. Scand J Plast Reconstr Surg 1984; 18:119-26.
22. Hugo W. In: Russell A, Hugo W, Ayliffe G (eds.) Principles and practice of disinfection, preservation and sterilization. Blackwell Scientific, 1992:3-6.
23. White R. An historical overview of the use of silver in wound management. British Journal of Community Nursing 2001; 6; 8 (Silver Suppl 1):3-8.
24. Montes L, Muchinik G, Fox C. Response to varicella-zoster virus and herpes zoster to silver sulfadiazine. Cutis 1986; 38(6):363-5.
25. Bowler PG, Duerden BI, Armstrong DG. Wound microbiology and approaches to wound management. Clin Microbiol Rev 2001; 14:244-69.
26. Ip M, Lui SL, Poon VK, Lung MI. Antimicrobial activities of silver dressings: an in vitro comparison of medical microbiology. Burd Journal 2006; 55:59-63.
27. Benson R. Uma avaliação in vitro das propriedades bacterianas de redução de log testadas com curativos contendo prata para tratamento de feridas. Disponível em: http://enfermagemuscs.blogspot.com.br/2008/10/tratamento-de-feridas.html. Acesso: 11/06/2013.
28. Leaper DJ, Durani P. Topical antimicrobial therapy of chronic wounds healing by secondary intention using iodine products. Int Wound J 2008; 5:361-8.
29. Boothman S. O uso do iodo no tratamento de feridas. Systagenix Wound Management, 10/12/2009. Disponível em: http://www.systagenix.com.br/media/originals/20120412-112102-9768.pdf>.
30. Spruce P, Edwards-Jones V, Ivins N et al. Kendall™ AMD Antimicrobial Foam Dressings Made Easy. Wounds International 2012; 3(2):1-6.

S. aureus. Acomete, principalmente, os lactentes com debilidade imunológica, como em casos de disproteinemia e desnutrição. Hiperidrose e miliária são fatores predisponentes.

Clínica

Múltiplos nódulos eritematosos não dolorosos tendem a formar abscessos com drenagem de material purulento. Localiza-se, mais frequentemente, no couro cabeludo, na região glútea, no pescoço, na face e no dorso. Tem evolução crônica com episódios de agudização. As lesões podem deixar cicatrizes.

Diagnóstico

O diagnóstico é clínico, e o diagnóstico diferencial é feito com furunculose e foliculite, em que geralmente há dor. A periporite, por sua vez, é indolor e não promove a formação do carnegão.

Tratamento

Lava-se o local com sabonetes antissépticos, evitando o uso de roupas quentes e apertadas e a exposição ao calor. Administra-se antibiótico sistêmico e, se houver nódulos flutuantes, estes devem ser drenados cirurgicamente.

PARONÍQUIA BACTERIANA

Afecção prevalente em mulheres, é mais comum em pessoas que sofrem exposição crônica a irritantes das mãos e traumatismos leves frequentes, como a retirada da cutícula para fins estéticos (Figuras 44.15).

Patogênese

Inflamação da dobra ungueal posterior e de parte das dobras laterais dos dedos das mãos, se deve a traumatismo que permite a infecção por *S. aureus*, na maioria das vezes, ou por estreptococos e bactérias gram-negativas. Na maioria das vezes, o paciente não se lembra do trauma.

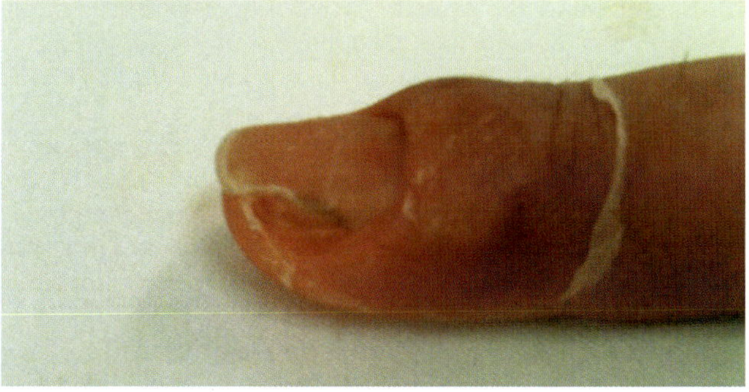

Figura 44.15 ■ Paroníquia bacteriana associada à onicomicose por *Candida*. (CEMEPE – Centro de Medicina Especializada, Pesquisa e Ensino.)

Clínica

As bordas lateral e proximal da unha das mãos apresentam eritema, calor, dor e edema agudo. O processo inflamatório se desenvolve rapidamente. A cutícula da unha afetada permanece intacta na maioria dos casos. A compressão da lesão pode produzir drenagem de material seropurulento. Pode ocorrer aumento de linfonodos. Em geral, não é acompanhada de febre e toxicidade sistêmica. Se não tratada adequadamente, pode evoluir para a formação de abscesso.

Diagnóstico diferencial

Em episódios recorrentes de paroníquia aguda, deve-se suspeitar de infecção provocada pelo vírus herpes simples.

Na paroníquia crônica, em que o principal agente é a *C. albicans*, o acometimento da matriz ungueal geralmente apresenta períodos de exacerbação aguda recorrente, ocorrendo distrofia ungueal e ausência de cutícula. Em geral, o eritema é assintomático e não há purulência, mas pode ocorrer superinfecção pelo *S. aureus*.

Tratamento

É importante orientar o paciente quanto à não retirada da cutícula. Profissionais expostos a traumatismos e substâncias irritantes nas mãos devem usar luvas.

Deve ser solicitada cultura bacteriana do material drenado ou liberado por incisão e drenagem. São usados antibióticos tópicos e sistêmicos. Deve ser feita avaliação cirúrgica, pois o uso de antibióticos sistêmicos pode não ser suficiente.

HIDRADENITE SUPURATIVA

Definição

Processo inflamatório crônico supurativo e cicatricial que envolve as glândulas apócrinas, principalmente as localizadas na região axilar. Outras áreas acometidas são as regiões anogenital e inguinal e a aréola mamária.

Epidemiologia

Mais comum na raça negra e em mulheres, inicia-se na ou após a puberdade; portanto, crianças não são afetadas, exceto em casos de puberdade precoce. Pode estar associada a acne vulgar e *conglobata*.

Existe uma forma familiar autossômica dominante, mas com pequena penetrância. A atividade da doença diminui no período final da meia-idade.

Patogênese

Recentemente, estudos mostraram que o envolvimento da glândula apócrina é um evento secundário à inflamação que se origina no folículo capilar. O folículo inflamado se rompe e ceratina e bactérias são introduzidas na derme, acometendo secundariamente as glândulas apócrinas, quadro este erroneamente chamado de acne inversa.

Etiologia

Sua etiologia não está bem esclarecida. Obesidade, diabetes, anemia, fatores genéticos, raspagem de pelos, uso de depilatórios químicos, depilação mecânica, desodorantes e roupas justas podem ser fatores predisponentes.

A maioria dos pacientes apresenta níveis de androgênios normais, mesmo com a aparente influência de hormônios sexuais, já que é na puberdade que as glândulas apócrinas se desenvolvem.

Clínica

Inicia-se como pápula que evolui rapidamente para nódulo inflamatório e doloroso e abscesso. Os abscessos vão aumentando e geralmente se rompem, drenando secreção serossanguinolenta e pus. Com a cronicidade do processo, formam-se fístulas, podendo ocorrer cicatrizes devido à fibrose profunda.

Com frequência, as lesões são infectadas secundariamante por estreptococos e *S. aureus* e, menos comumente, por *Escherichia coli*, *Pseudomonas aeruginosa* e outros germes gram-negativos.

Febre e outros sintomas sistêmicos são infrequentes.

Histopatologia

Observa-se infiltrado inflamatório agudo e crônico localizado em derme reticular, estendendo-se para o subcutâneo. Abscessos se comunicam com a superfície através de sínus, contendo células gigantes tipo corpo estranho. Com a evolução da doença, há fibrose e destruição do aparelho pilossebáceo e das glândulas sudoríparas.

Diagnóstico diferencial

Em sua fase inicial, a hidradenite deve ser diferenciada, principalmente, da furunculose, o qual é mais superficial, com ulceração central e sem sínus.

Outros diagnósticos diferenciais incluem: tuberculose cutânea, linfogranuloma venéreo, actinomicose, doença da arranhadura do gato, retocolite ulcerativa, doença de Crohn e elefantíase *nostra* verrucosa, quando atinge a região inguinal.

Profilaxia

Devem ser evitados depilação mecânica, depiladores químicos e raspagem dos pelos, desodorantes e roupas justas, pois causam obstrução do folículo piloso. Usam-se antissépticos antes da depilação, e antibiótico e corticoide tópico são aplicados após a depilação. A melhor opção consiste em depilação a *laser*. O paciente deve ser orientado quanto à perda de peso.

Tratamento

Em lesões iniciais, triancinolona pode ser injetada localmente.

Portadores de *S. aureus* devem ser descolonizados por 5 dias com mupirocina intranasal.

O uso contínuo de clindamicina tópica reduz a infecção secundária.

A toxina botulínica A pode ser usada para reduzir a sudorese.

Antibióticos sistêmicos são muitas vezes utilizados por meses, como tetraciclina, doxiciclina, eritromicina e cefalexina.

A isotretinoína pode ser utilizada em casos mais leves, nas mesmas doses empregadas para o tratamento da acne vulgar, devendo ser usada sempre que ambas as condições estiverem associadas. Resulta em melhora parcial.

Outros fármacos usados são a acitretina, a ciclosporina e o TNF-α.

Devem ser feitas incisão, drenagem e curetagem dos abscessos.

Recidivas são frequentes, podendo ser feita ressecção cirúrgica com fechamento primário por segunda intenção ou, em caso de lesões múltiplas, estão indicadas curetagem e eletrocoagulação dos focos.

O uso de *laser* de CO_2 e cicatrização por segunda intenção produzem bons resultados.

Em caso de tecido fibroso persistente, deve ser feita exérese, abrangendo pele e tecido celular subcutâneo, retirando-se as glândulas apócrinas remanescentes (pode ser usado enxerto ou retalho de pele).

O tratamento cirúrgico exibe melhores resultados quando realizado precocemente.

Referências

1. Dermastadt GL, Lane AT. Impetigo: an oveview. Pediatr Dermatol 1994; 11(4):293-303.
2. Shriner DL, Schawartz RA, Janinger CK. Impetigo. Cutis 1995; 56(1):30-2.
3. Hanakawa Y, Stanley JR. Mechanisms of blister formation by staphylococcal toxins. J Biochem (Tokyo) 2004; 136 n(6):747-50.
4. França ER. Piodermites. In: Ramos-e-Silva M, Castro MCR. Fundamentos de dermatologia. Vol. 1. Rio de Janeiro: Atheneu, 2010.
5. Brook I, Frazier EH, Yeajer JK. Microbiology of nonbullous impetigo. Pediatr Dermatol 1997; 14(3):192-5.
6. Pérez C, López B. Etiologia del impetigo infantil. Ver Chil Pediatr 2001; 72(3):1999-203.
7. Edlich RF, Winters KL, Britt LD, Long WB. Bacterial diseases of the skin. J Long Term EFF Med Implants 2005; 15(5):499-510.
8. Hirunwiwatkul P, Wachirasereechai K. Effectiveness of combined antibiotic ophthalmic solution in the treatment of hordeolum after incision and curettage: a randomized, placebo-controlled trial: a pilot study. J Med Assoc Thai 2005; 88(5):647-50.
9. Altmann S, Fansa H, Schineider W. Axillary hidradenitis suppurativa: a further option for surgical treatment. J Cutan Med Surg 2004; 8(1):6-10.
10. Sharma S, Verma KK., Skin and soft tissine infection. Indian J Pediatr 2001; 68(Suppl 3):546-50.

PARTE VII

DOENÇAS CAUSADAS POR PROTOZOÁRIOS

Leishmaniose Tegumentar Americana

Andreia Coutinho de Faria

INTRODUÇÃO

As leishmanioses são doenças infecciosas, não contagiosas, causadas por protozoários do gênero *Leishmania.* Podem adquirir formas clínicas muito distintas, dependendo da interação entre o parasita e a resposta imune do hospedeiro, além de alguns fatores associados ao vetor.

De modo geral, dividimos as leishmanioses em leishmaniose tegumentar (LT) e leishmaniose visceral (LV), ou calazar. Estas são doenças completamente diferentes e causadas por espécies diferentes de *Leishmania:* a LT é causada por espécies com tropismo por pele e mucosas e a LV, por espécies com tropismo por órgãos do sistema reticuloendotelial (medula óssea, fígado e baço).

A LT é primariamente uma zoonose, sendo o envolvimento humano secundário e associado às modificações que o ser humano provoca no meio ambiente. Apresenta como principais reservatórios os animais silvestres, mas também animais domésticos e sinantrópicos. Com a adaptação dos vetores ao ambiente domiciliar e peridomiciliar, seguida de crescente envolvimento humano, hoje a LT é considerada uma antropozoonose.

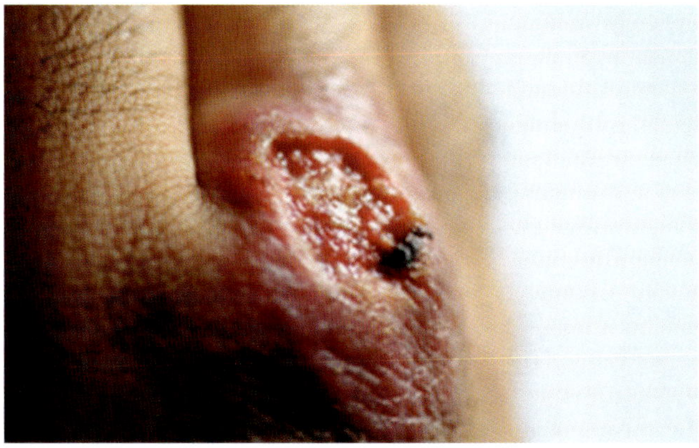

Figura 60.1 ■ LT cutânea localizada – lesão típica com bordas elevadas e fundo granuloso em dorso da mão. (Acervo da autora.)

HISTÓRICO

Os primeiros relatos associados à LT são datados de 1571, quando Pedro Pizarro escreveu que os povos situados nos vales quentes do Peru eram dizimados por uma doença que desfigurava o nariz, a qual foi posteriormente caracterizada como leishmaniose.

Em 1885, Cunningham, na Índia, foi responsável pela descoberta dos agentes etiológicos das leishmanioses e descreveu as formas amastigotas encontradas no calazar.

Alguns anos depois, em 1903, Leishman e Donovan realizaram as primeiras descrições do protozoário responsável pelo calazar indiano, mais tarde denominado *Leishmania donovani.* Nesse mesmo período, Wright descreveu o parasita do "botão do oriente" (leishmaniose cutânea do Velho Mundo), atualmente conhecido como *Leishmania tropica.*

No Brasil, Gaspar Vianna, pesquisador do Instituto Oswaldo Cruz, foi responsável por grandes avanços no estudo das leishmanioses. Em 1909, estabeleceu a correlação entre diversas doenças que causavam lesões na pele (úlcera de Bauru, ferida-brava, uta, úlcera de chicleros etc.) e um protozoário do gênero *Leishmania*, a seguir denominando a doença leishmaniose tegumentar americana e o agente etiológico, *Leishmania brasiliensis.* Em 1912, observou a eficácia do tártaro emético, um composto trivalente de antimônio, na terapêutica da leishmaniose tegumentar americana.

A partir daí, devido à alta toxicidade do tártaro emético, procurou-se desenvolver um medicamento que mantivesse sua eficácia, mas que apresentasse toxicidade menor. Assim, em 1920, Bramachari desenvolveu o primeiro composto à base de antimônio pentavalente, o ureia estibamina, o que representou um grande avanço na redução dos riscos do tratamento, uma vez que os compostos antimoniais pentavalentes são em torno de 10 vezes menos tóxicos às células dos mamíferos que os trivalentes.

Em 1936, Schmidt introduziu o gluconato de antimônio pentavalente sódico, ou estibogluconato, conhecido comercialmente como Solustibosan® (Bayer) ou Pentostam® (Glaxo Wellcome). Em 1945 foi desenvolvido, na França, o antimoniato de N-metil glucamina, ou antimoniato de meglumina, comercializado como Glucantime® (Rhône-Poulenc-Rohrer). Até o momento, são esses os fármacos de primeira escolha para o tratamento da LT.

EPIDEMIOLOGIA

A LT apresenta distribuição mundial, sendo estimado que aproximadamente 350 milhões de pessoas estejam sob o risco de contrair a infecção em regiões endêmicas.

Mesmo levando em conta as falhas de notificação, é evidente o crescente número de novos casos da doença. Calcula-se que a prevalência mundial de leishmaniose seja de 12 milhões de infectados, com estimativa de 400 mil novos casos da doença por ano.

É considerada "problema de saúde pública" em 88 países, embora 90% dos casos ocorram em apenas seis países: Irã, Arábia Saudita, Síria e Afeganistão, entre os países do Velho Mundo (Europa, África e Ásia), Brasil e Peru, entre os países do Novo Mundo (Américas). Essa subdivisão é importante em virtude das características das espécies de *Leishmania* presentes no Velho e no Novo Mundo, responsáveis por doenças com manifestações clínicas, cursos evolutivos e respostas terapêuticas peculiares (Tabelas 60.1 e 60.2).

A LT encontra-se entre as grandes endemias existentes no Brasil e na América Latina. Nas Américas, já foram

Tabela 60.1 ■ Principais espécies de *Leishmania*

Origem	Espécie	Lesões características
Velho Mundo	*L. (L) tropica*	Forma cutânea localizada com úlceras secas exuberantes ou pequenas, chamadas de "botão do oriente" Tendência à cura espontânea após 1 ano ou mais; transmissão urbana
	L. (L) major	Forma cutânea benigna, com úlceras úmidas; transmissão rural e tendência à cura espontânea
	L.(L) aethiopica	Forma cutânea, mucosa ou difusa
Novo Mundo	*L. (L) amazonensis**	Forma cutânea, disseminada ou difusa
	L. (L) mexicana	Forma cutânea, disseminada ou difusa
	L. (L) pifanoi	Forma cutânea, disseminada ou difusa
	L. (L) venezuelensis	Forma cutânea
	L. peruviana	Forma cutânea
	L. panamensis	Forma cutânea e/ou mucosa
	*L. brasiliensis**	Forma cutânea, disseminada e/ou mucosa
	*L. guyanensis**	Forma cutânea
	L. shawi	Forma cutânea em regiões de florestas
	L. lindenberg	Forma cutânea em regiões de florestas
	L. lainsoni	Forma cutânea em regiões de florestas
	L. naiffi	Forma cutânea em regiões de florestas

* Principais agentes da LT no Brasil.

Tabela 60.2 ■ Principais leishmânias brasileiras, vetores e reservatórios

Leishmânia	Vetor	Características	Reservatórios
L. brasiliensis	*Lutzomya intermedia*	Transmissão domiciliar e peridomiciliar Encontrada nas regiões Sul e Sudeste	Cães, gatos, equinos, muares e roedores sinantrópicos
	Lutzomya whitmani	Encontrada em áreas rurais modificadas de Caatinga, áreas de Cerrado e de Mata Atlântica	Cães, gatos, equinos, muares, roedores sinantrópicos e silvestres
	Psychodopygus wellcomei	Presente em florestas da Amazônia Hábitos de picadas diurnas	Reservatórios silvestres ainda desconhecidos
L. guyanensis	*Lutzomya umbratilis*	Ocorre no Acre e na calha norte do Amazonas Hábito de múltiplas picadas Pica o ser humano ao amanhecer, quando ele entra na floresta	Animais silvestres: Edentados (preguiça-de-dois-dedos e tamanduá) Marsupiais (gambá) Roedores silvestres
L. amazonensis	*Lutzomya flaviscutelata*	Pouco antropofílica Encontrada principalmente em florestas da Amazônia Ocasionalmente, ocorre no Sudeste, no Nordeste e no Centro-Oeste	Roedores silvestres e marsupiais (gambá)

descritos casos desde o sul dos Estados Unidos (Texas) até o norte da Argentina, com exceção do Chile e do Uruguai. No Brasil, entre 2001e 2011 foram registrados 264.565 casos, com predomínio nos estados das regiões Norte e Nordeste, seguidos do Centro-Oeste, Sudeste e Sul. Apresenta uma média anual de 24.051 casos novos. Em 2011, o coeficiente de detecção anual foi de 11,1 casos por 100 mil habitantes, com o registro de 15.731 casos novos de LT, números bastante inferiores aos de anos anteriores (Figura 60.2).

A transmissão apresenta padrões silvestre, rural, periurbano e urbano, em ordem decrescente de importância.

A *transmissão silvestre* ocorre quando o ser humano entra em contato com o ambiente silvestre onde ocorre enzootia e adquire a infecção de animais. Em geral, acomete índios nativos, trabalhadores que adentram a mata, como profissionais que exercem atividades ligadas ao extrativismo, pesquisadores, entre outros, além de poder associar-se a atividades de lazer (ecoturismo) e à derrubada de florestas para construção de estradas ou ocupações.

A *transmissão rural* e a *transmissão periurbana* geralmente estão associadas à proximidade desses ambientes às áreas de matas residuais, uma vez que os flebotomíneos vetores apresentam raio de voo de aproximadamente 500 metros e podem carrear o parasita do ambiente de mata para os arredores habitados.

A *transmissão urbana* é pouco frequente. A urbanização da leishmaniose ainda não está completamente explicada, e algumas hipóteses levantadas para explicar esse fenômeno incluem a domesticação dos vetores e a crescente importância de animais domésticos como reservatórios.

Quanto ao perfil de indivíduos acometidos, a LT ocorre em ambos os sexos e em todas as faixas etárias, entretanto, na média brasileira, há predomínio entre maiores de 10 anos, representando 90% dos casos, e no sexo masculino, com 74% dos casos, refletindo o frequente caráter ocupacional da doença. Entretanto, um fenômeno que caminha junto à urbanização da LT é o aumento de mulheres e crianças infectadas, refletindo a infecção domiciliar e peridomiciliar.

PARASITA-VETOR-RESERVATÓRIO

Parasita

A leishmaniose é causada por protozoários da ordem Kinetoplastida, família Trypanosomatidae, gênero *Leishmania*. As espécies dermotrópicas pertencem a dois subgêneros: *Viannia* e *Leishmania*.

Ciclo das leishmânias

As leishmânias são protozoários digenéticos, ou seja, apresentam fases diferentes de desenvolvimento no intestino de insetos flebotomíneos e no interior de células mononucleares de mamíferos.

A infecção do flebotomíneo ocorre quando a fêmea do inseto pica o reservatório mamífero durante o repasto sanguíneo e, juntamente com o sangue, ingere macrófagos parasitados por leishmânias, que nesse momento se encontram aflageladas, chamadas amastigotas.

Dentro do aparelho digestivo do flebotomíneo, as amastigotas são liberadas dos macrófagos, sofrem divisão binária e transformam-se em formas flageladas, chamadas promastigotas. Estas continuam a multiplicar-se e começam a migração dentro do aparelho digestivo do inseto. Durante a migração para a porção anterior do trato digestivo, as promastigotas sofrem alterações bioquímicas em suas membranas, responsá-

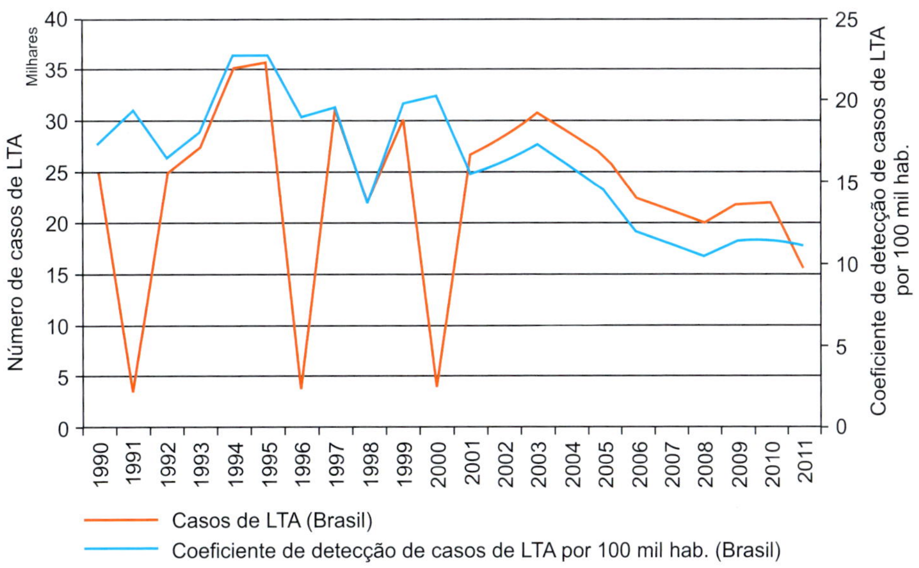

Figura 60.2 ■ Incidência da leishmaniose tegumentar americana no Brasil (1990 a 2011). (Sinan/SVS/MS.)

veis pela origem da forma infectante, a promastigota metacíclica. Nesse estágio, entre as principais alterações, ocorrem variações na porção glicídica da molécula de lipofosfoglicano (LPG) ancorada na superfície de sua membrana e que serão importantes para a resistência e evasão imune do protozoário após sua inoculação no organismo do hospedeiro vertebrado.

O ciclo no inseto geralmente dura entre 3 e 5 dias, de acordo com a espécie de leishmânia.

No ciclo epidemiológico da LT, o inseto flebotomíneo representa o elo entre os reservatórios e o ser humano, que se comporta apenas como hospedeiro acidental, não parecendo assumir papel relevante na transmissão da doença.

A partir da inoculação das promastigotas, ocorrerão interações entre o parasita, moléculas e células do sistema imunológico do hospedeiro, saliva e fluidos digestivos do inseto vetor, que determinarão a morte ou a resistência das leishmânias e, a seguir, o desenvolvimento ou não da leishmaniose.

Vetores e reservatórios

Os vetores das leishmânias são insetos da ordem Diptera, os flebotomíneos (subfamília Phlebotominae). No Novo Mundo são encontradas espécies dos gêneros *Lutzomyia* e *Psychodopygus*, enquanto no Velho Mundo há registros de espécies do gênero *Phlebotomus*. Popularmente, os flebotomíneos são conhecidos como mosquito-palha, tatuquira, birigui ou cangalha, entre outros nomes.

Os reservatórios das leishmânias são mamíferos silvestres, sinantrópicos e domésticos. Muitos reservatórios ainda não são conhecidos e outros são apontados como possíveis, pois já houve o isolamento de leishmânias nesses animais sem, contudo, a definição de seu papel na cadeia de transmissão da leishmaniose. Até o momento, acredita-se que o ser humano seja um hospedeiro acidental, sem importância na cadeia de transmissão, não havendo transmissão homem a homem.

IMUNOPATOLOGIA

A infecção humana inicia-se após a inoculação das promastigotas metacíclicas na pele. A partir desse momento, o parasita inicia o processo de escape às defesas imunológicas inespecíficas do organismo.

A maioria das leishmânias é destruída por ação lítica do complemento e outras por ação de neutrófilos e eosinófilos. Além dessas células, também as células NK (*natural killer*) são importantes no controle da infecção, tanto por sua ação citotóxica como por serem fonte de interferon gama (IFN-γ), importante para ativação macrofágica e controle da infecção. Entretanto, algumas leishmânias resistem a esses mecanismos imunológicos inatos e continuam a desenvolver-se dentro do hospedeiro.

A evolução ou interrupção da infecção humana dependerá do perfil imunogenético do indivíduo, determinante da resposta imune celular, além da virulência relacionada com a espécie e a cepa da leishmânia infectante.

Entre os aspectos do parasita, após sua entrada no hospedeiro, moléculas de glicoconjugados (lipofosfoglicanos – LPG) e glicoproteínas, presentes em sua membrana favorecem a fixação de componentes do complemento, C3b e iC3b, responsáveis por impedir a lise mediada por complemento. Além dessa função, essas moléculas são fundamentais à adesão do parasita à membrana plasmática do macrófago, permitindo sua fagocitose e desenvolvimento intracelular. Diversos receptores de macrófagos já foram identificados, como receptores de manose-fucose, lecitina, glicoconjugados, LPG e complementos CR3 e CR1. Além da importância dessa ligação para internalização das leishmânias, algumas dessas ligações são responsáveis pela sobrevida do parasita dentro da célula hospedeira, inibindo mecanismos de defesa dos macrófagos, como a produção de óxido nítrico.

Além de fatores inerentes ao hospedeiro e ao parasita, tem sido demonstrado que componentes da saliva do inseto também interferem na resposta imunológica do hospedeiro, favorecendo a persistência do parasita no macrófago e atuando como um dos fatores determinantes da evolução da infecção. A saliva contribui efetivamente na patogenicidade das formas promastigotas. O maxidilan presente na saliva, por exemplo, é uma substância vasodilatadora com propriedades imunossupressoras, capaz de inibir a atividade apresentadora de antígeno dos macrófagos, além de inibir a secreção de citocinas proinflamatórias por linfócitos Th1. Além do maxidilan, outras substâncias da saliva dos flebotomíneos estão sendo estudadas com o propósito de desenvolvimento de vacinas contra a leishmaniose.

Após a adesão e a fagocitose das leishmânias, ocorre ativação de processos respiratórios dos macrófagos, responsáveis pela produção de peróxido e superóxido de hidrogênio, altamente tóxicos ao parasita. Essa pressão do microambiente interno dos macrófagos é responsável pela transformação das promastigotas em formas resistentes aflageladas, as amastigotas, que passam a multiplicar-se por divisão binária.

Além dos macrófagos da derme, outras células apresentam receptores para moléculas de superfície das leishmânias, como as células de Langerhans e as células dendríticas da derme, sendo estas últimas reconhecidas nos últimos anos como o principal tipo celular apresentador de antígeno para linfócitos T CD4 em linfonodos regionais.

A partir desse momento, é ativada a resposta imune adquirida, antígeno-específica. Após a apresentação de antígenos de leishmânias aos linfócitos T de linfonodos regionais, ocorre estímulo à diferenciação de subpopulações de linfócitos T CD4 Th1 ou Th2, cujas citocinas irão regular a atividade dos macrófagos para eliminação ou manutenção do parasita, respectivamente.

Apesar dos diversos estudos de regulação genética realizados em animais experimentais, não foram identificados, até o momento, os genes responsáveis pelo controle da resistência ou da suscetibilidade à doença humana. Apenas algumas moléculas com função imune foram identificadas como participantes dessa regulação.

Em decorrência dessa interação entre parasita e hospedeiro, a apresentação clínica da LT é bastante variável, podendo ser classificada como uma doença espectral, variando do polo anérgico (polo negativo) ao hiperérgico (polo positivo).

No polo anérgico encontra-se a forma clínica chamada de leishmaniose difusa, na qual há desvio da resposta imunológica para a produção de células T CD4 Th2 secretoras das citocinas IL-4, IL-5, IL-6, IL-10 e IL-13, responsáveis por modular a atividade do macrófago, permitindo a persistência do parasita no hospedeiro. Portanto, na leishmaniose difusa, não há estímulo à imunidade celular responsável por eliminar o micro-organismo intracelular, ocorrendo menor agressão tecidual e ausência de necrose nas lesões. Assim, as lesões são fechadas e ricamente parasitadas, e há a cronicidade do quadro, que persiste por anos e responde mal aos tratamentos disponíveis até o momento.

Por outro lado, no polo hiperérgico, encontra-se a forma mucosa da LT, cuja resposta imune está desviada para a produção de linfócitos T CD4 Th1 que secretam citocinas proinflamatórias IL-2, IFN-γ e TNF-α, responsáveis pela ativação de macrófagos e eliminação de parasitas intracelulares. Nesse caso, a ativação do macrófago resulta na produção de óxido nítrico que, juntamente com o estresse oxidativo, representa importante mecanismo de eliminação do parasita. Nessa forma clínica, a imunidade celular encontra-se bastante exacerbada. Há intensa reação inflamatória e destruição do parasita, assim como do tecido ao redor; por isso, trata-se de uma forma clínica com grandes áreas de necrose, determinando lesões mutilantes com baixa carga parasitária local.

As outras formas de leishmaniose tegumentar estão inseridas no intervalo entre os polos, podendo um mesmo paciente evoluir dentro desse espectro ao longo do tempo. Do polo anérgico ao hiperérgico, as formas intermediárias são: a leishmaniose disseminada, a cutânea localizada e a cutaneomucosa (Figura 60.3).

Nesse sentido, foi descoberto que as células de Langerhans, mais do que apresentadoras de antígeno, são capazes de induzir um estado de supressão imunológica, atuando como um fator de evasão do parasita à resposta imune mediada por células T. Foram realizados estudos comparando perfis imunes em lesões por *L. brasiliensis* e *L. amazonensis*, tendo em vista que essas espécies são responsáveis pelas formas polares, ou seja, a leishmaniose mucosa e a difusa, respectivamente. No espectro clinicoimunológico da LT, comparando-se a densidade das células de Langerhans nas diferentes formas clínicas por *L. brasiliensis* e *L. amazonensis*, observou-se aumento progressivo na densidade de células de Langerhans, partindo da forma cutânea localizada por *L. brasiliensis* , seguindo pela cutânea localizada por *L. amazonensis*, cutânea disseminada, até a cutânea anérgica difusa. Além desse achado, observou-se progressivo declínio das células T CD4 e T CD8 em sentido inverso ao aumento das células de Langerhans. Em outras palavras, enquanto a densidade das células de Langerhans aumenta ao longo do espectro clinicoimunológico da infecção por *L. amazonensis*, no sentido do polo anérgico da leishmaniose (forma cutânea difusa), a densidade das células T CD4 e T CD8 aumenta em sentido inverso, ao longo do espectro da infecção por *L. brasiliensis*, no sentido do polo hiperérgico (forma mucosa). Assim, sugere-se que as células de Langerhans poderiam modular uma estimulação antígeno-específica T CD4 tipo Th2, o que explicaria a tendência de a infecção por *L. amazonensis* cursar com supressão da resposta imune e ser responsável por formas clínicas com menor inflamação e maior riqueza parasitária.

QUADRO CLÍNICO

Em geral, após a picada do vetor, é formada uma seropápula ou apenas uma pequena mácula eritematosa puntiforme no local, representando a resposta inflamatória inespecífica aos antígenos inseridos pelo flebotomíneo. Em

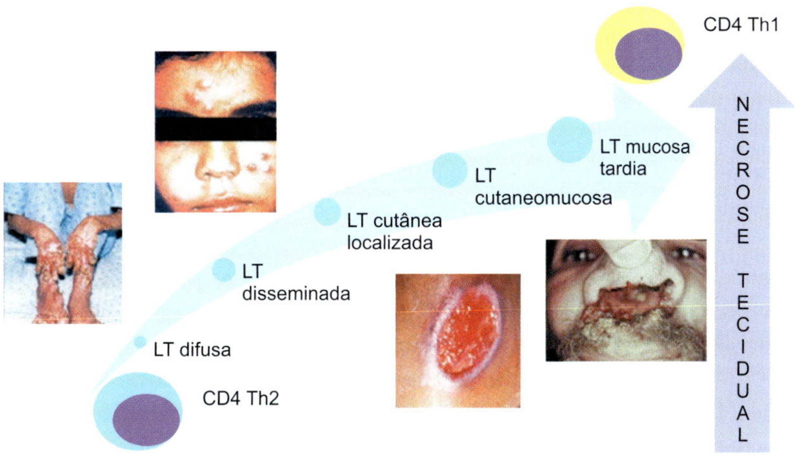

Figura 60.3 ■ Espectro clinicoimunológico.

seguida, ocorre o período de incubação, que pode variar de 2 semanas a 2 anos, durando, em média, de 2 a 3 meses. Durante esse período, inicia-se a resposta imunológica específica aos antígenos das leishmânias inoculadas, definindo-se, a partir de então, a forma clínica que o indivíduo apresentará (veja *Imunopatologia*).

Ao ser estabelecida a resposta imunológica específica, a infecção pode ser abortada, não ocorrendo lesão cutânea. Esses casos são chamados de *infecção inaparente*, nos quais a intradermorreação de Montenegro (IDRM) e/ou a sorologia pode(m) ser positiva(s), por serem testes que evidenciam a imunidade ao parasita. Em populações expostas, que habitam áreas endêmicas, cerca de 20% a 30% das pessoas apresentam IDRM positiva, sem história prévia ou atual de lesões cutâneas sugestivas de leishmaniose.

Outra forma clínica descrita é a *linfonodal*, na qual ocorre acometimento de linfonodos locais ou sistêmicos, sem lesões cutâneas propriamente ditas. Essa forma pode preceder a forma cutânea.

Ocorrendo lesão tegumentar, a leishmaniose apresenta-se como doença espectral de acordo com a imunidade desenvolvida.

Leishmaniose cutânea difusa

A LT difusa é uma forma rara de leishmaniose, havendo cerca de 40 casos descritos no Brasil, nos estados da Bahia, Pará e Maranhão, e a *L. amazonensis* é o agente responsável. No mundo, há cerca de 350 casos descritos, sendo *L. aethiopica*, *L. mexicana* e *L. pifanoi* outros agentes etiológicos.

A etiopatogênese da forma difusa não está completamente esclarecida. Sabe-se que a espécie e a cepa da leishmânias são fatores envolvidos, associados a fatores intrínsecos do hospedeiro, como perfil genético e imunidade celular imatura, o que explica a maior incidência em crianças. Em geral, é doença adquirida na infância e que persiste progressiva e lentamente ao longo de anos.

As lesões clássicas são nódulos queloidianos, mas, em geral, ocorrem lesões polimórficas: pápulas, nódulos, tubérculos, lesões tumorais, polipoides, vegetantes e verrucosas. O que chama a atenção é que não ocorre ulceração inerente à leishmaniose, a qual pode ser secundária a trauma e laceração da superfície que recobre a lesão. Classicamente, não ocorrem lesões mucosas.

Por serem lesões crônicas que, muitas vezes, persistem por anos ou décadas, pode ocorrer carcinogênese, levando ao surgimento de carcinoma espinocelular.

Deformidades ósseas podem ser observadas tanto por infecção da pele e extensão ao osso subjacente como por osteomielite leishmaniásica, na qual são observadas leishmânias invadindo o tecido ósseo.

Esse quadro clínico representa o polo anérgico da LT, na qual o contexto inflamatório é de citocinas secretadas por linfócitos Th2, o que garante a sobrevivência das leishmânias no tecido e a ausência de resposta imunológica celular específica.

À histologia, são observados histiócitos ricamente parasitados por leishmânias, além de linfócitos e plasmócitos. Não ocorrem granulomas ou áreas de necrose tecidual.

Quanto ao diagnóstico, a IDRM é classicamente negativa e a sorologia, geralmente positiva. A pesquisa direta de parasitas e a cultura apresentam alta sensibilidade devido à alta parasitemia nas lesões.

A LT difusa faz diagnóstico diferencial, especialmente, com a lobomicose (doença de Jorge Lobo), devido às lesões queloidianas e à coincidência geográfica de ocorrência dessas duas doenças no Norte do país. Outro diagnóstico diferencial importante é com a hanseníase virchowiana, pela semelhança dos hansenomas associados às deformidades ósseas na hanseníase com o quadro das lesões e deformidades presentes na LT difusa.

Em geral, a LT difusa é de difícil tratamento, em virtude da refratariedade frequente aos esquemas terapêuticos atuais. A taxa de falha com uso do antimoniato isolado é em torno de 95%. Costumam ser necessários diversos esquemas terapêuticos, envolvendo a associação de medicamentos, como antimoniato associado a IFN-γ, pentamidina, anfotericina ou paramomicina, entre outros. Nos últimos anos, têm sido obtidos resultados promissores com o uso de miltefosine.

Leishmaniose cutânea disseminada

Essa é uma forma de LT caracterizada pela disseminação do parasita. O quadro geralmente inicia-se com uma ou poucas lesões que, após alguns dias, se disseminam por todo o tegumento, podendo inclusive apresentar acometimento mucoso, o que ocorre em cerca de 30% dos casos. Por definição, considera-se o diagnóstico da forma disseminada quando ocorrem seis ou mais lesões, acometendo dois ou mais segmentos corporais, geralmente com acometimento do segmento cefálico.

Os agentes responsáveis por essa forma são a *L. amazonensis* e a *L. brasiliensis*. Geralmente, quando causada por *L. amazonensis*, tende a estimular menos a resposta imune celular, sendo comum apresentar IDRM negativa. Quando causada por *L. brasiliensis*, a resposta imunológica celular encontra-se preservada e, em geral, apresenta IDRM positiva. Assim, no espectro da LT, a forma disseminada encontra-se em posição intermediária entre a difusa e a cutânea localizada. Em analogia à hanseníase, que tipicamente é considerada uma dermatose infecciosa espectral, alguns autores chamam essa forma de leishmaniose *borderline* disseminada.

Há duas formas de LT disseminada, a forma clássica e a associada à imunossupressão do hospedeiro. Na forma clássica, o quadro é determinado por fatores intrínsecos à espécie e à cepa de leishmânia. Sendo assim, a imunidade celular está preservada, apresentando IDRM geralmente positiva.

Trata-se de um quadro no qual ocorre disseminação hematogênica aguda, podendo surgir centenas de lesões em horas ou dias. Durante a disseminação, podem ocorrer sintomas gerais, como febre e calafrios. Em geral, as lesões metastáticas surgem como pápulas inflamatórias, pústulas (lesões acne-símiles) ou pápulas crateriformes (Figuras 60.4 a 60.6).

Na forma associada à imunossupressão, as lesões surgem progressivamente e não são tipicamente acneiformes. A IDRM geralmente é negativa, associada à anergia do hospedeiro. São comuns as lesões mucosas, que frequentemente são extensas e não raro acometem outras mucosas antes do septo nasal anterior.

Entre as patologias consideradas para diagnóstico diferencial estão a paracoccidioidomicose, a sífilis maligna, a PLEVA (doença de Mucha-Habermann) e outras micoses profundas disseminadas, como criptococose, histoplasmose e esporotricose.

Em seu diagnóstico, a IDRM pode ser positiva ou não. Há uma associação positiva entre os títulos sorológicos e o número de lesões; além disso, na presença de lesões mucosas, é mais frequente a positividade dos exames sorológicos.

A histologia é equilibrada, havendo padrão inflamatório linfoplasmo-histiocitário, com frequente achado de leishmânias. Embora menos frequente que nas formas cutânea localizada, cutaneomucosa e mucosa, também pode haver reação granulomatosa e necrose.

É comum o achado de parasitas em pesquisa direta e cultura a partir de material da lesão.

Quanto ao tratamento, geralmente a doença responde bem à terapêutica padronizada e o tratamento é igual ao da forma localizada, consistindo em 20 dias de antimoniato de meglumina na dose de 15mg SbV/kg/dia. Entretanto, é frequente a necessidade de um segundo ciclo de tratamento com a mesma dose diária, porém em 30 dias. Assim, questiona-se se já não seria indicado o prolongamento do tempo de tratamento do primeiro ciclo de 20 para 30 dias.

Leishmaniose cutânea localizada

A LT cutânea localizada é considerada a forma clínica central do espectro clinicoimunológico da leishmaniose. No Brasil, as sete espécies encontradas podem originar esse

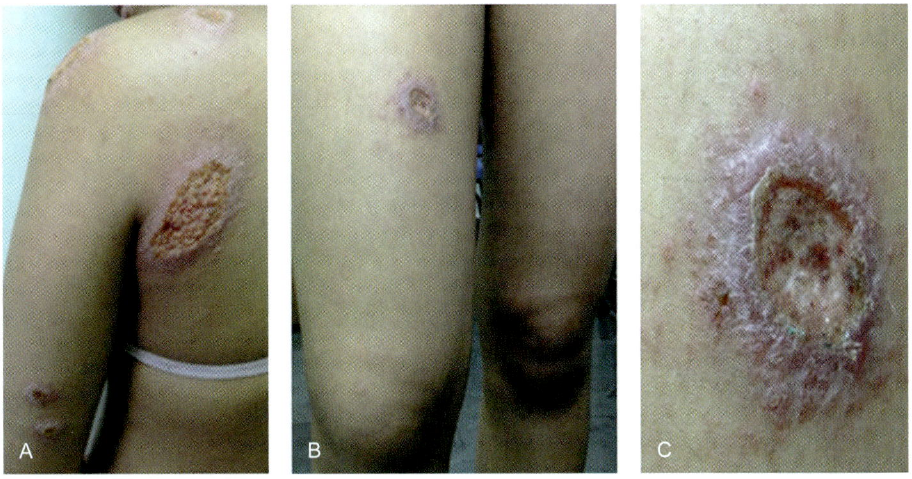

Figura 60.4 ■ LT cutânea disseminada: múltiplas úlceras com bordas infiltradas acometendo segmentos corporais diferentes (**A** e **B**). No detalhe (**C**), lesão em coxa: úlcera com bordas eritematosas infiltradas e pápulas satélites. (Acervo da autora.)

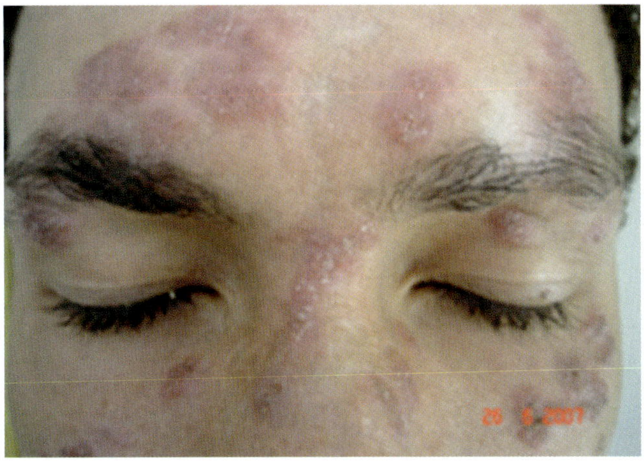

Figura 60.5 ■ Leishmaniose tegumentar americana. Lesão disseminada. (Serviço de Dermatologia do Hospital Eduardo de Menezes.)

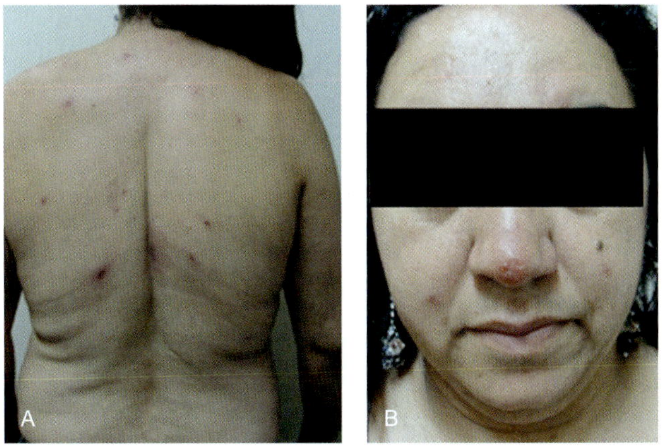

Figura 60.6 ■ Leishmaniose tegumentar disseminada típica com múltiplas pápulas eritematosas em tronco (**A**) e face (**B**), algumas com aspecto acneiforme. (Acervo da autora.)

quadro, embora haja predomínio da *L. brasiliensis*, associada à adaptação de seus vetores ao ambiente domiciliar e peridomiciliar, além da manutenção de seus vetores silvestres. Na Região Amazônica, especialmente ao norte do Rio Amazonas, a espécie dominante é *L. guyanensis*. A *L. amazonensis* apresenta ampla distribuição em território brasileiro, porém sua menor prevalência entre os agentes etiológicos se deve à pouca adaptação de seus vetores aos ambientes não silvestres.

A lesão típica é uma úlcera arredondada ou ovalada com bordas elevadas, eritematoinfiltradas ("em moldura"), e fundo limpo e granuloso. Entretanto, diversas lesões já foram descritas, como placas vegetantes, ulcerovegetantes, ulcerocrostosas, placas ou pápulas eritematoinfiltradas (algumas lesões descritas como sarcoídeas), placas psoriasiformes (eritematodescamativas), nódulos subcutâneos, entre outras. Uma forma comum de LT cutânea localizada é a esporotricoide, na qual as lesões encontram-se dispostas em cadeia, seguindo o trajeto linfático, podendo haver úlceras, linfonodos, nódulos subcutâneos e linfangite. As lesões são mais comuns em áreas expostas do corpo, como membros inferiores e superiores e cabeça (Figuras 60.7 a 60.16).

No diagnóstico, por tratar-se do ponto central do espectro, a IDRM (Figura 60.17) geralmente é positiva e a sorologia apresenta sensibilidade de 70%, mas com títulos baixos, sendo pouco utilizada para diagnóstico devido à alta incidência de falso-positivos por reação cruzada com outros micro-organismos. A histologia identifica parasitas em cerca de 15% dos casos, sendo geralmente útil para afastar outros diagnósticos ou para reforçar a hipótese de LT pelo padrão histológico sugestivo (infiltrado crônico linfoplasmo-histiocitário, com ou sem granuloma, com ou sem necrose).

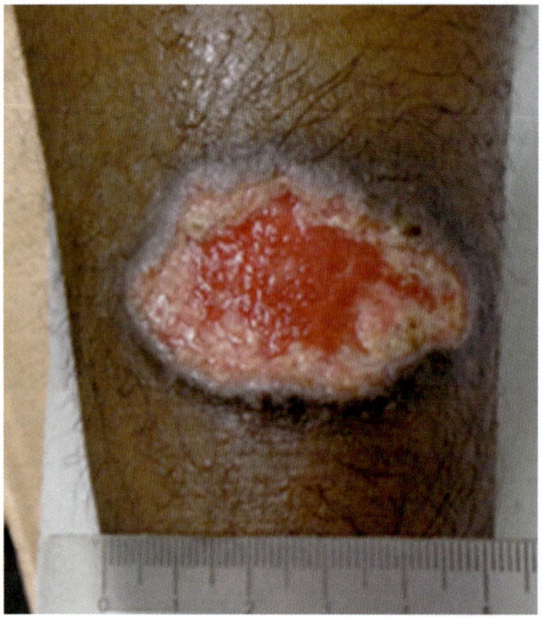

Figura 60.7 ■ LT cutânea localizada em perna: lesão atípica com bordas elevadas, porém com fundo pouco granuloso. (Acervo da autora.)

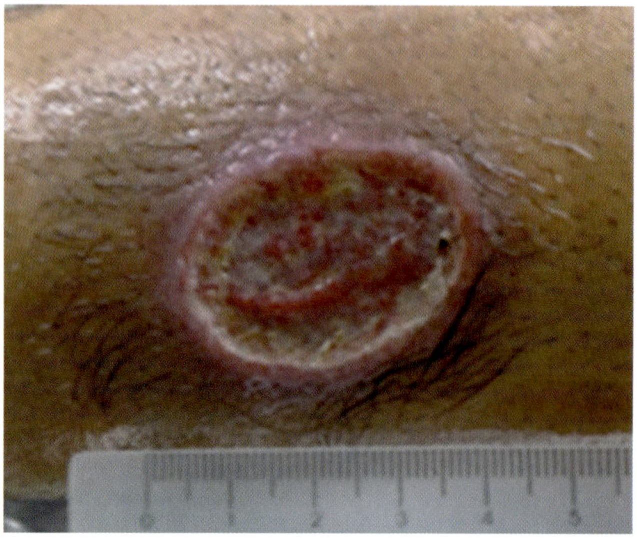

Figura 60.8 ■ LT cutânea localizada: lesão típica com bordas elevadas e fundo granuloso. (Acervo da autora.)

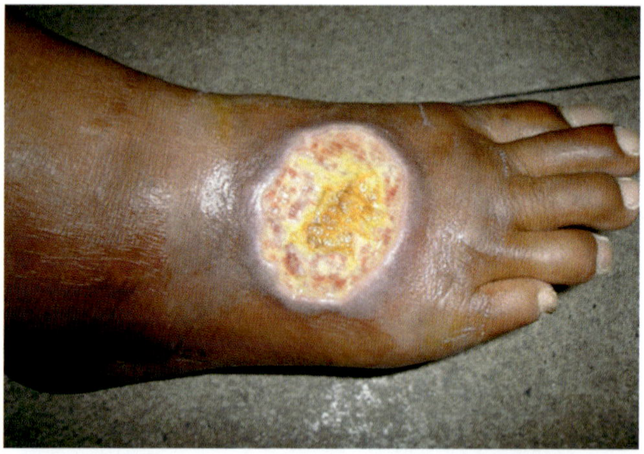

Figura 60.9 ■ Leishmaniose – úlcera em dorso do pé direito, com borda em moldura e fundo granulomatoso (Serviço de Dermatologia do Hospital Eduardo de Menezes.)

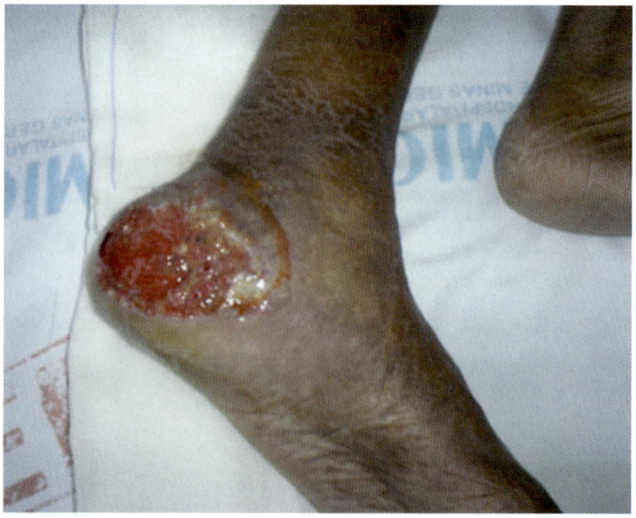

Figura 60.10 ■ Leishmaniose – úlcera em calcâneo. (Serviço de Dermatologia do Hospital Eduardo de Menezes.)

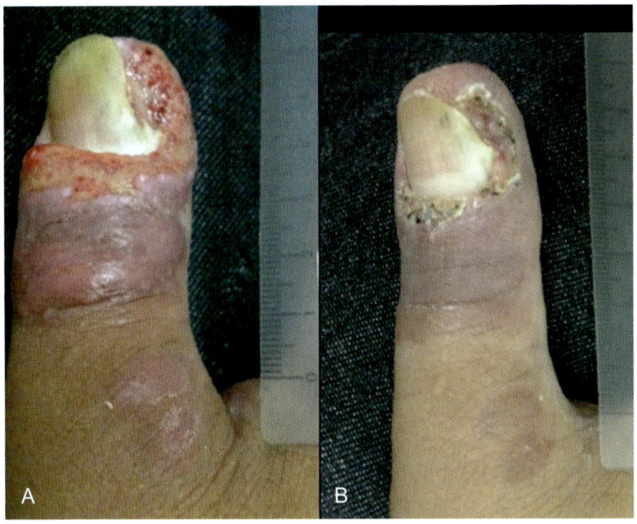

Figura 60.11 ■ LT cutânea localizada: lesão eritematoinfiltrada com centro ulcerado granuloso em primeiro quirodáctilo direito (**A**). Aspecto em regressão logo após o término do tratamento (**B**). (Acervo da autora.)

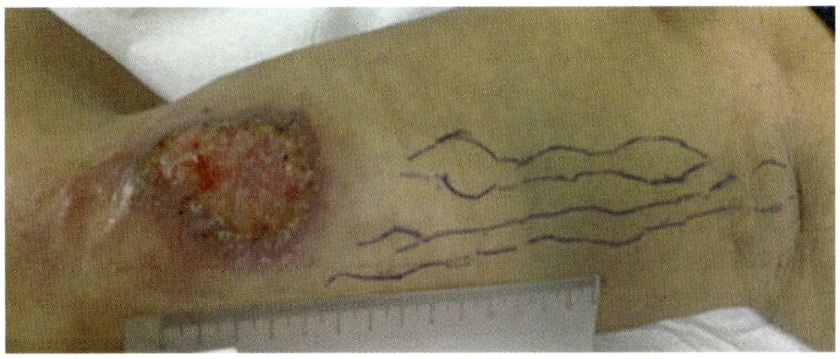

Figura 60.12 ■ LT cutânea localizada com lesões satélites: linfangite e linfadenomegalia regional. (Acervo da autora.)

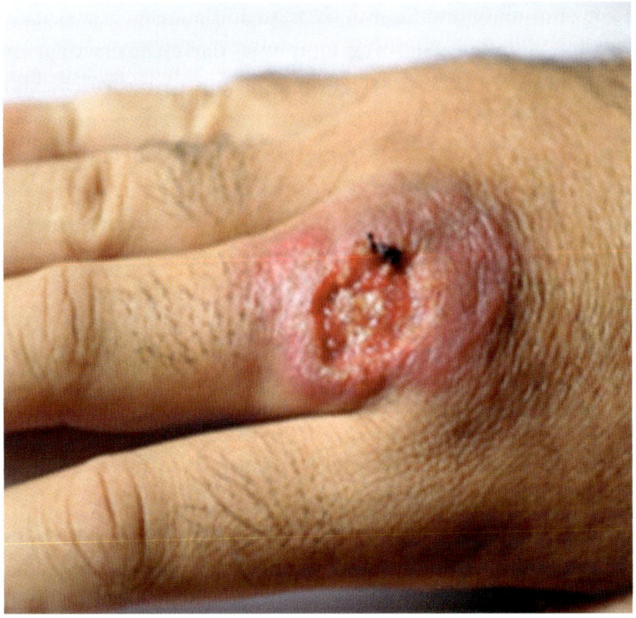

Figura 60.13 ■ LT cutânea localizada: lesão típica com bordas elevadas e fundo granuloso em dorso da mão. (Acervo da autora.)

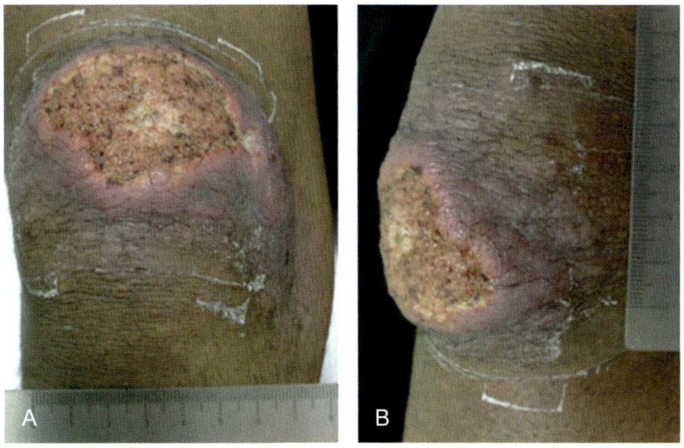

Figura 60.14 ■ LT cutânea localizada: lesão ulceroinfiltrada com fundo granuloso fino, área de necrose central e bordas eritematoinfiltradas em dorso do joelho (**A**). Vistas anterior (**A**) e lateral (**B**). (Acervo da autora.)

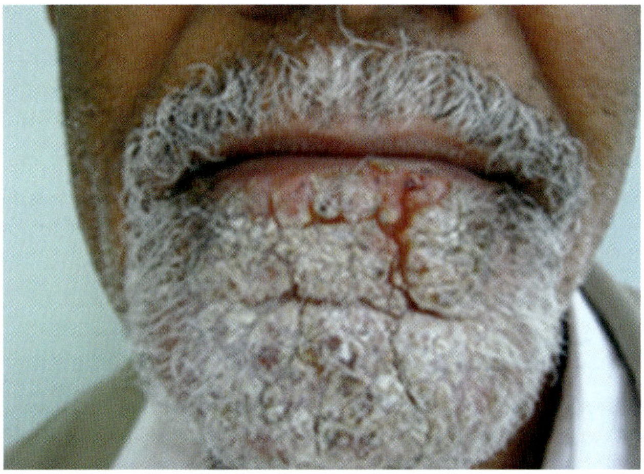

Figura 60.15 ■ Leishmaniose tegumentar americana – lesão verrucosa. (Serviço de Dermatologia do Hospital Eduardo de Menezes.)

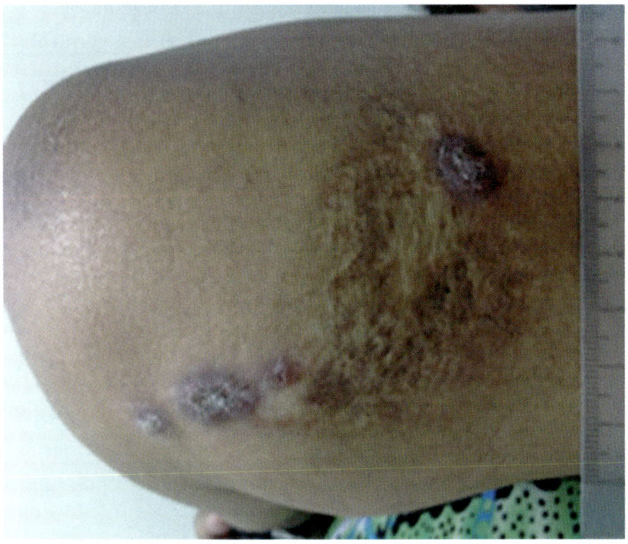

Figura 60.16 ■ Recidiva cútis: lesões em pápulas e placas eritematocrostosas sobre cicatriz de lesão tratada em região posterior do braço. (Acervo da autora.)

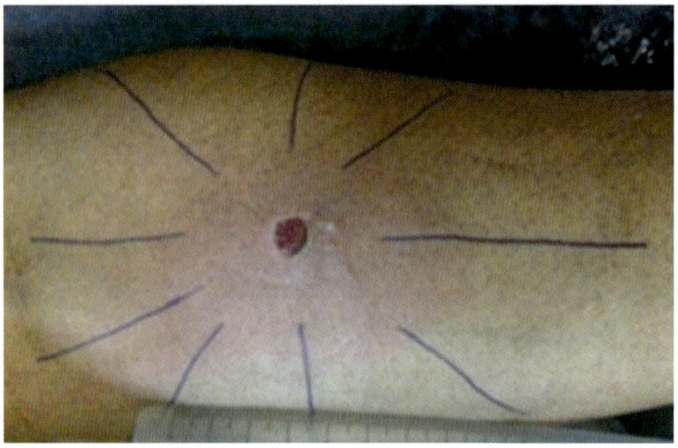

Figura 60.17 ■ Resultado de IDRM em paciente portador de LT mucosa: resposta exacerbada com 45mm de enduração e necrose central. (Acervo da autora.)

A imuno-histoquímica aumenta consideravelmente a sensibilidade da histologia, identificando o parasita em quase 70% dos casos, porém é pouco empregada em virtude do custo e da pequena disponibilidade.

Os exames parasitológicos, direto ou cultura, confirmam o diagnóstico, entre os quais a pesquisa direta por *imprint* de biópsia e o esfregaço de raspado da lesão são os mais indicados pela simples execução e boa sensibilidade. Quanto mais recentes as lesões, mais frequente será o encontro de parasitas, sendo raro seu achado em lesões com mais de 1 ano de evolução.

No diagnóstico diferencial, são importantes as "PLECT" (paracoccidioidomicose, esporotricose, cromomicose e tuberculose), os carcinomas espinocelular e basocelular, além de úlceras diversas, como pioderma gangrenoso, úlceras vasculares, úlceras associadas a vasculites, úlceras tropicais, úlceras traumáticas etc. Além desses, constituem diagnósticos diferenciais: impetigo, ectima, granuloma anular, eczema numular, lúpus cutâneo, sarcoidose e hanseníase tuberculoide.

A resposta ao tratamento dessa forma clínica geralmente é satisfatória, mas a taxa de cura é bastante variável de acordo com a espécie e a cepa do parasita. No Brasil, a média de cura geral com antimoniato de meglumina, medicamento padrão, varia entre 60% e 90%, sendo mais baixa no caso de lesões por *L. guyanensis*, que apresenta melhor resposta à pentamidina.

Leishmanioses cutaneomucosa e mucosa tardia

Essas formas clínicas representam o polo hiperérgico da LT e se expressam clinicamente por lesões necro-hemorrágicas destrutivas, localizadas em mucosas de vias aéreas superiores, principalmente em septo nasal anterior. Felizmente, ocorrem em cerca de 5% dos casos.

No Brasil, a *L. brasiliensis* é o agente etiológico principal entre as formas mucosas; entretanto, há casos na literatura atribuídos à *L. amazonensis* e à *L. guyanensis*.

O acometimento mucoso pode ser *tardio*, quando surge após a cura da lesão cutânea; *indeterminado*, quando não há história prévia de lesão cutânea, *concomitante*, quando o acometimento mucoso surge a distância, mas é simultâneo ao acometimento cutâneo; *contíguo*, quando o acometimento mucoso surge por extensão à mucosa de lesões de pele periorificial; e *primário*, quando ocorre inoculação do parasita diretamente sobre a mucosa (p. ex., após picada do flebotomíneo no lábio). Com exceção das formas mucosas por contiguidade e por inoculação primária, o envolvimento mucoso se deve à disseminação do parasita via hematogênica ou linfática.

Em geral, o acometimento mucoso surge após a cura das lesões cutâneas, com ou sem tratamento, especialmente após lesões cutâneas múltiplas, de difícil cicatrização, tratadas inadequadamente e localizadas no segmento superior do corpo. A lesão mucosa costuma iniciar-se insidiosamente e com poucos sintomas, e o indivíduo costuma perceber os sintomas em fase mais avançada do quadro. Os principais sinais e sintomas incluem obstrução nasal, epistaxes recorrentes, associadas ou não a crises esternutatórias, ardor e/ou dor à respiração forçada, rinorreia, formação de crostas e até eliminação de tecido necrosado.

A mucosa pode apresentar aspecto eritematoinfiltrado, granuloso ou ulcerado. Em ordem de frequência, as lesões mucosas manifestam-se, principalmente, no nariz, no palato duro, na faringe e na laringe.

Na região nasal, o processo geralmente inicia com hiperemia mucosa circunscrita e leve infiltração. A seguir, acontece o processo ulcerativo, levando às lesões ulcerovegetantes, polipoides, ulcerocrostosas ou ulcerodestrutivas, que provocam a perfuração septal, às vezes subseptal, ocasionando a queda da ponta nasal. Pode ocorrer destruição parcial ou total dessa região, resultando no colapso do nariz anterior, com alargamento e achatamento da base da pirâmide nasal, o chamado "nariz de tapir" ou "nariz de anta". Ao levantar sua ponta, é possível observar ampla destruição das estruturas internas do nariz e visualizar a parede posterior da nasofaringe. A ulceração pode também estender-se às asas nasais, seguida de infiltração ou destruição generalizada do nariz, afetando mucosas e cartilagens. O comprometimento ósseo é pouco frequente, porém há relatos de osteomielite secundária dos cornetos. Não raro, observam-se eritema, edema e hipertrofia cutânea da pirâmide nasal, lembrando o rinofima (Figuras 60.18 a 60.22).

Entre os casos de LT cutânea que evoluem para a forma mucosa, cerca de 90% ocorrem dentro de 10 anos após as lesões cutâneas. Destes, 50% ocorrem nos primeiros 2 anos após a cicatrização das lesões.

No diagnóstico, a sorologia é um importante exame devido à alta sensibilidade (próxima a 100%) e à associação com títulos maiores de imunofluorescência indireta.

Os exames parasitológicos, pesquisa direta e cultura raramente são positivos, devido à intensa resposta imune celular,

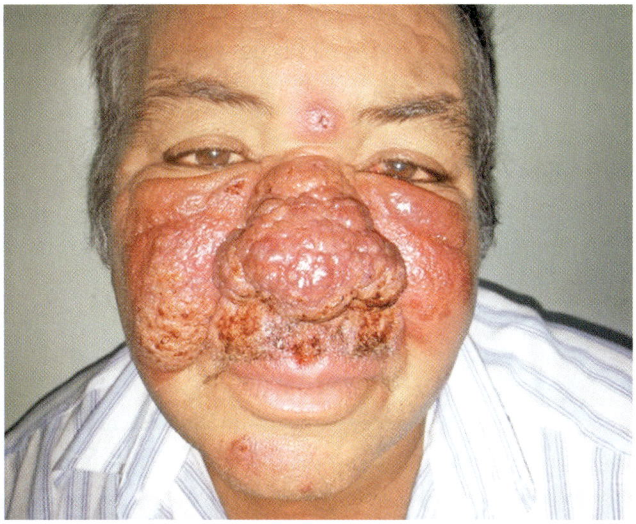

Figura 60.18 ■ Leishmaniose tegumentar americana cutaneomucosa. (Serviço de Dermatologia do Hospital Eduardo de Menezes.)

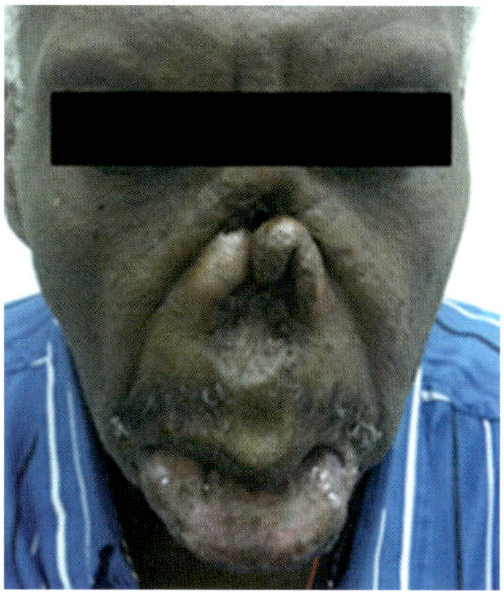

Figura 60.21 ■ LT cutaneomucosa pós-tratamento: sequela nasal. (Acervo da autora.)

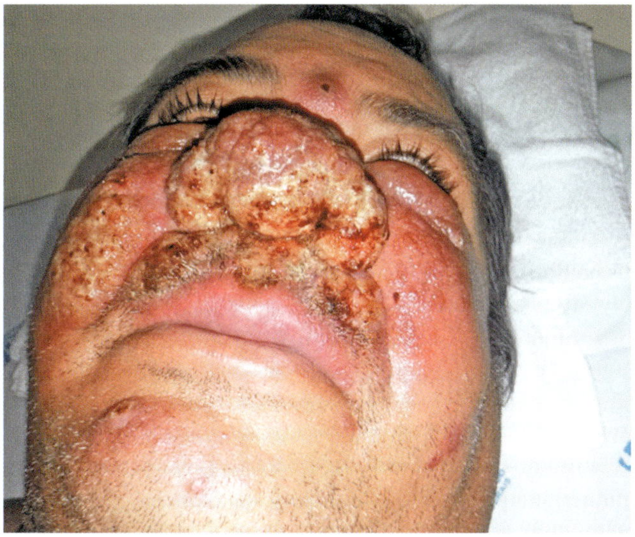

Figura 60.19 ■ Leishmaniose tegumentar americana cutaneomucosa. (Serviço de Dermatologia do Hospital Eduardo de Menezes.)

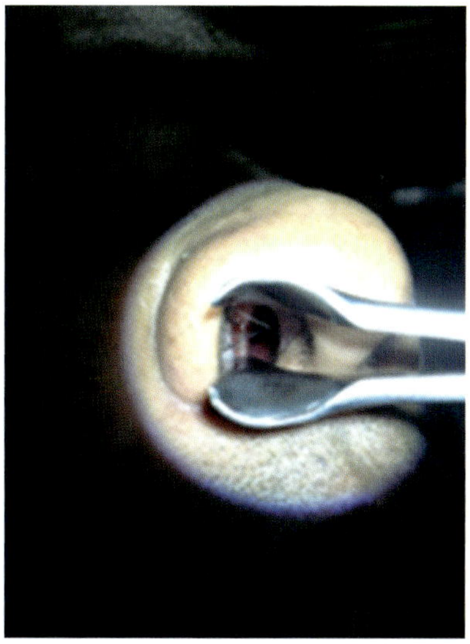

Figura 60.22 ■ LT mucosa: perfuração septal ampla como sequela após o tratamento. (Acervo da autora.)

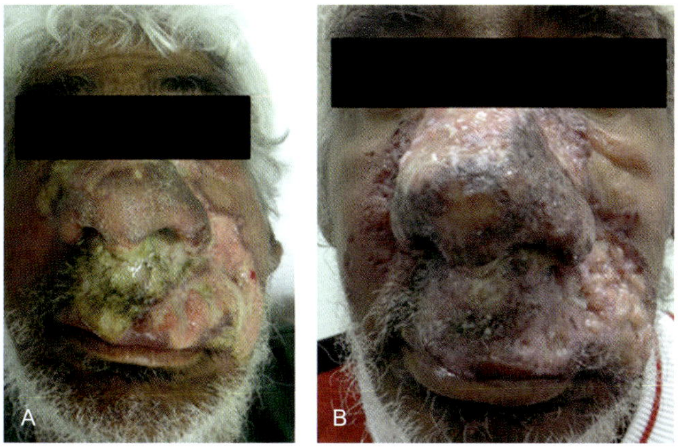

Figura 60.20 ■ LT cutaneomucosa: pré-tratamento (**A**) e depois, com resposta parcial (**B**) ao tratamento com anfotericina B lipossomal. (Acervo da autora.)

capaz de destruir o parasita. Quando leishmânias são observadas nesses exames, indica-se a pesquisa de alterações na imunidade celular, como, por exemplo, infecção pelo HIV.

A resposta inflamatória celular é tão intensa na LT mucosa, que a IDRM costuma ser fortemente positiva, podendo haver formação de bolha ou ulceração local.

À histologia, observa-se a presença de infiltrado inflamatório rico em linfócitos, plasmócitos e histiócitos, os quais frequentemente formam granulomas epitelioides. É comum a presença de focos de necrose e, em lesões antigas, é possível observar áreas de necrose casesosa. É difícil o encontro de leishmânias, que são destruídas pela resposta celular intensa.

O tratamento é feito com os mesmos medicamentos indicados para as formas sem acometimento mucoso; entretanto, exige dose mais alta e mais tempo. Recidivas pós-tratamento são frequentes, e a cura das lesões pode ser mais lenta.

Trata-se de uma forma que pode apresentar complicações como deformidades (destruição do septo nasal e do palato), obstrução de vias aéreas superiores, disfagia, pneumonia aspirativa e óbito secundário à pneumonia (1% dos casos).

O diagnóstico diferencial é feito com paracoccidioidomicose, carcinoma espinocelular, vasculites, principalmente granulomatose de Wegener, sífilis, hanseníase, rinosporidiose, linfoma cutâneo de células NK, entre outras causas de perfuração do septo nasal, como secundárias ao uso crônico de corticoide, doença ocupacional ou por uso de cocaína.

DIAGNÓSTICO LABORATORIAL

Os exames podem ser divididos em:

- Marcadores epidemiológicos, que confirmam contato com leishmânia, passado ou recente, mas não definem o diagnóstico de leishmaniose, como a sorologia ou a IDRM.
- Exames sugestivos, como, por exemplo, histologia compatível, mas sem o encontro dos parasitas ou PCR positivo. Deve-se salientar que o PCR identifica material genético do parasita, mas pode identificar esse material fora da lesão, em cicatrizes de pacientes tratados ou até mesmo em lesões outras que não leishmaniose em pessoas previamente infectadas por leishmânias, mas que não desenvolveram a doença. Assim, o PCR é um exame direto, que deve ser interpretado com cuidado, sendo por isso classificado como sugestivo, mas não como confirmatório.
- Exames confirmatórios são os exames que identificam o parasita completo na lesão, como pesquisa direta, cultura e anatomopatológico com identificação das leishmânias.

Intradermorreação de Montenegro

Trata-se de um teste intradérmico que avalia a presença da resposta imune celular tardia (tipo IV de Gel e Coombs) à *Leishmania* spp. Apesar de sua alta sensibilidade, entre 75% e 93%, não diferencia infecção assintomática de doença.

No teste, aplica-se uma suspensão de antígenos (antígeno de Montenegro) na face anterior do antebraço e em 48 a 72 horas é feita a medida da área infiltrada ("enduração"), que representa a resposta imune celular tardia específica aos antígenos da leishmânia.

O teste é considerado positivo quando o maior diâmetro da área de "enduração" é ≥ 5mm.

Apresenta-se positivo em infecção por leishmânia com ou sem doença, em caso de doença prévia curada, em caso de exposição prévia recente ao antígeno de Montenegro (efeito reforço), além de reações cruzadas com doença de Chagas, esporotricose, cromomicose, hanseníase, tuberculose etc.

Pode ser falsamente negativo, em casos de anergia, nas primeiras 4 a 6 semanas após a picada do vetor, na forma difusa, ou após tratamento de lesões com pouco tempo de evolução.

Sorologia

A sorologia é um exame que detecta anticorpos antileishmânia no soro. Apesar de ser um exame importante na leishmaniose visceral, apresenta uma série de limitações na tegumentar, geralmente revelando títulos baixos, que dificultam a diferenciação do exame verdadeiramente positivo do falso-positivo.

São utilizados dois métodos, a imunofluorescência indireta (IFI) e o imunoenzimático (ELISA – *enzyme-linked immunosorbent assay*). A IFI é considerada positiva quando apresenta títulos ≥ 1:40. O ELISA, apesar de não quantitativo, tem importância por sua alta sensibilidade, entre 68% e 85%.

Na forma cutânea localizada, a IFI apresenta sensibilidade próximo a 70%, mas não é solicitada na rotina devido aos baixos títulos. Na forma mucosa, é um bom método diagnóstico, pois apresenta sensibilidade próxima a 100% e com títulos mais altos.

Assim, a sorologia é um exame indicado para diagnóstico da forma difusa e das formas com acometimento mucoso.

A sorologia para LT pode apresentar-se falsamente positiva pela infecção por leishmânias viscerotrópicas, doença de Chagas, pênfigo foliáceo endêmico, paracoccidioidomicose e esporotricose.

Exames parasitológicos

Os exames parasitológicos são considerados os métodos definitivos para o diagnóstico de LT, pois conseguem demonstrar a presença das leishmânias na lesão.

Métodos:

- **Demonstração direta:** exame parasitológico direto.
- **Demonstração indireta:** cultura *in vivo* ou *in vitro*.

Observação: a cultura *in vivo* é realizada por inoculação de fragmentos de lesão triturados via intradérmica no focinho e/ou na pata de hâmster. As lesões surgem a partir de 30 dias, podendo demorar até 6 meses, o que inviabiliza seu uso como método diagnóstico na rotina clínica.

Pesquisa direta

A pesquisa direta é realizada a partir de esfregaço ou *imprint* em lâmina de material coletado por raspado ou biópsia da borda da úlcera ou, no caso de lesões fechadas, a partir da área de maior infiltração.

O raspado da lesão deve ser realizado a partir da escarificação da borda interna da úlcera ou superfície da lesão fechada com lâmina de bisturi. A biópsia deve ser realizada mediante coleta de fragmento que contenha dois terços de borda e um terço de fundo ulcerado e, no caso de lesão fechada, por meio da coleta de fragmento da região que apresente maior infiltração tecidual. Nessas regiões, geralmente há maior concentração de parasita e, portanto, maior sensibilidade da pesquisa.

Após o preparo das lâminas, estas devem ser fixadas e coradas por Giemsa ou Leishman. A seguir, devem ser examinadas em microscópio óptico à procura das amastigotas.

A pesquisa direta demonstra ampla variação em termos de sensibilidade, pois é influenciada pela técnica de coleta do material (p. ex., sangue em excesso no fragmento prejudica a confecção das lâminas, excesso de material sobrepõe células e impede a individualização das amastigotas, carimbo fraco no *imprint* leva a escassez de células para análise etc.), pelo tipo de lesão (lesões mais secas fornecem menos material para análise em lâmina), pelo tempo de evolução das lesões (quanto mais antigas, menor a parasitemia local), pela forma clínica da LT (diminuição do número de parasitas de acordo com o aumento da resposta imune celular), pela espécie de *Leishmania* (maior riqueza parasitária nas lesões por *L. amazonensis* e menor em *L. brasiliensis*), pela presença de infecção secundária (diminui a positividade da pesquisa), pelo treinamento do médico em realizar o procedimento e confeccionar as lâminas e pelo treinamento do microscopista em reconhecer as leishmânias. Assim, a sensibilidade varia de 23% a 63%.

Cultura in vitro

A cultura promove o isolamento de leishmânias a partir de fragmento de biópsia em salina ou a partir de aspirado da borda da lesão (coletado pelo lado externo) por punção em tubo selado a vácuo (tipo Vacutainer®), já contendo meio de cultura, quando disponível. O material é cultivado em meio NNN (*Neal, Novy* e *Nicolle*) ou LIT (*liver infusion triptose*), onde ocorre o crescimento de promastigotas. A cultura em salina apresenta baixo rendimento devido à fácil contaminação por bactérias, o que impede o crescimento das leishmânias. Após a inoculação em meio de cultura, sua leitura é realizada a partir do terceiro dia, sendo repetida semanalmente até 21 dias. Esse método não define a espécie, sendo o laudo liberado como presença ou ausência de *Leishmania* spp. No entanto, possibilita o posterior isolamento da espécie por técnicas enzimáticas.

Apresenta baixa sensibilidade, em torno de 57%, embora haja estudos evidenciando sensibilidade de até 81,5%. Esse método também é muito influenciado pela experiência do médico que realiza o procedimento, e ocorre contaminação frequente em virtude da antissepsia inadequada da lesão antes do procedimento. Apesar da baixa sensibilidade, é bastante utilizado em virtude da simplicidade do método e da contribuição para aumento da sensibilidade diagnóstica, quando somado a outros exames diagnósticos.

Histologia

O exame anatomopatológico é realizado a partir da biópsia da borda da úlcera ou da área de maior infiltração em lesão fechada. Ele não faz parte da rotina diagnóstica, caso estejam disponíveis os exames parasitológicos (pesquisa direta e/ou cultura), mas é bastante útil para diagnóstico diferencial com outras lesões.

O exame pode apresentar-se positivo de duas maneiras:

- **Exame diagnóstico:** infiltrado característico associado ao encontro de formas amastigotas de *Leishmania* spp intra e extracelulares. É importante que, no laudo, o patologista defina que as estruturas observadas são amastigotas; quando descreve apenas estruturas arredondadas sugestivas, o exame não é considerado diagnóstico.
- **Exame compatível:** infiltrado linfoplasmo-histiocitário com ou sem granuloma, com ou sem focos de necrose. Pesquisa de agentes negativa. Outras alterações comuns são acantose, hiperceratose e hiperplasia pseudoepiteliomatosa.

Apresenta baixa sensibilidade para detecção do parasita, evidenciando as leishmânias em menos de um terço dos casos pelo método tradicional por coloração pela hematoxilina-eosina (HE). Quando se realiza a imuno-histoquímica, a sensibilidade aumenta para 66%; no entanto, essa técnica apresenta alto custo e é pouco disponível.

Para diagnóstico de amastigotas, é importante que o patologista tenha observado estruturas arredondadas contendo núcleo e cinetoplasto (estrutura mitocondrial anterior à bolsa flagelar) dentro e fora de histiócitos. O achado de amastigotas pode ser confundido com debris celulares e histoplasma. Para diagnóstico diferencial com esse fungo, pode ser necessária a realização de coloração por PAS (*periodic acid-Schiff*), que cora a cápsula do histoplama e não cora a leishmânia.

Métodos moleculares

A PCR (reação em cadeia de polimerase) é um método que utiliza a amplificação de DNA do cinetoplasto (DNA minicírculo) ou de RNA ribossômico. Apresenta altas sensibilidade e especificidade, média de 75,7% a 100% e 93,3% a 100%, respectivamente, mas deve-se ter em sua interpretação, pois pode se apresentar positiva em cicatrizes ou sangue de pacientes clinicamente curados de LT, em regiões distantes da lesão de leishmaniose e em pacientes que já tiveram contato com leishmânia, mas não desenvolveram a doença.

Além disso, por ser exame extremamente sensível, que amplifica a reação a partir de quantidades mínimas de espécimes clínicos, podem ocorrer falso-positivos por contaminação do material com fragmentos de DNA não pertencentes ao espécime em análise, mas presentes no ambiente do laboratório.

A PCR tem sido empregada com sucesso em lesões mucosas, nas quais a escassez parasitária dificulta o diagnóstico etiológico, porém a sensibilidade da PCR em mucosa é bastante variável na literatura (47,4% a 97,1%).

Além da grande importância da PCR por sua altas sensibilidade e especificidade, estudos que avaliam, por exemplo, carga parasitária e perfil genético, entre outros, também se utilizam de técnicas de PCR.

Métodos:

- **PCR por hibridização:** sensibilidade de 80% a 94%.
- **PCR RFLP:** sensibilidade de 91,5%; identifica subespécies *L. brasiliensis* e *L. amazonensis.*
- **PCR (G6PD):** método enzimático capaz de detectar *L. brasiliensis* e *L. guyanensis.*
- **PCR em tempo real:** método quantitativo de alta sensibilidade, mas de custo elevado.
- **PCR QT-NASBA:** utiliza rRNA e avalia a resposta ao tratamento, pois analisa a replicação das leishmânias (Figuras 60.23 e 60.24).

Em 2007, Silva apresentou dados clínicos coletados em um centro de referência em leishmanioses situado em Belo Horizonte, onde foram avaliados 379 pacientes com diagnóstico de LT (Figura 60.25). A IDRM foi positiva em 82,1% dos pacientes testados, a pesquisa direta do parasita pela técnica de *imprint* foi positiva em 68,4% dos exames realizados e a demonstração do parasita em cultura do aspirado da lesão foi positiva em 63,3% dos exames realizados. A histologia demonstrou a presença de *Leishmania* spp em 30% dos casos e outros 32% apresentaram estruturas sugestivas mas não conclusivas do parasita. A PCR foi positiva em 82% dos exames realizados. Entres os pacientes com pesquisa direta negativa, a PCR foi positiva em 56%.

Observa-se que não há um método definido como padrão e que é possível melhorar a sensibilidade e a especificidade diagnóstica pela combinação de métodos. Assim, combinando o encontro de parasitas por pesquisa direta, cultura e histopatológico, a sensibilidade foi maior que a de cada método isoladamente, confirmando o diagnóstico em 71% dos casos. Quando a PCR foi acrescentada aos métodos diagnósticos, a leishmaniose foi confirmada em 77% dos pacientes. Conclui-se que não há um método padrão-ouro para o diagnóstico de LT; no entanto, a associação de métodos tem se revelado a maneira mais sensível para seu diagnóstico.

TRATAMENTO DA LEISHMANIOSE TEGUMENTAR NO BRASIL

A leishmaniose é considerada uma das seis doenças mundialmente negligenciadas (doença de Chagas, dengue, esquistossomose, hanseníase, leishmanioses, malária e tuberculose). Essa expressão é destinada ao conjunto de doenças infectoparasitárias endêmicas associadas à pobreza e às desigualdades sociais. Apesar de responsáveis por quase metade das doenças nos países em desenvolvimento, os investimentos destinados à pesquisa e ao desenvolvimento de tratamentos não priorizam essas doenças.

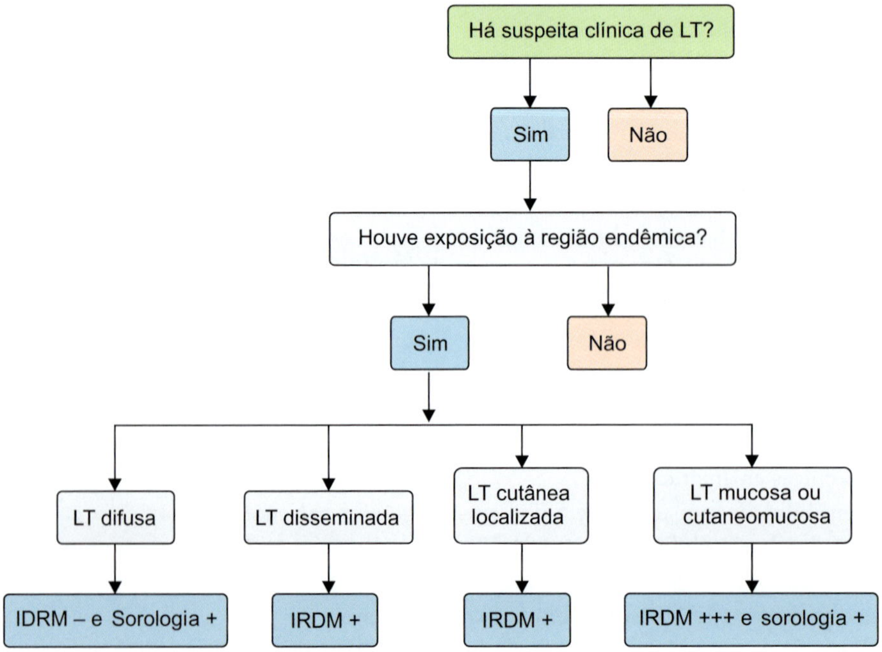

Figura 60.23 ■ Confirmação epidemiológica.

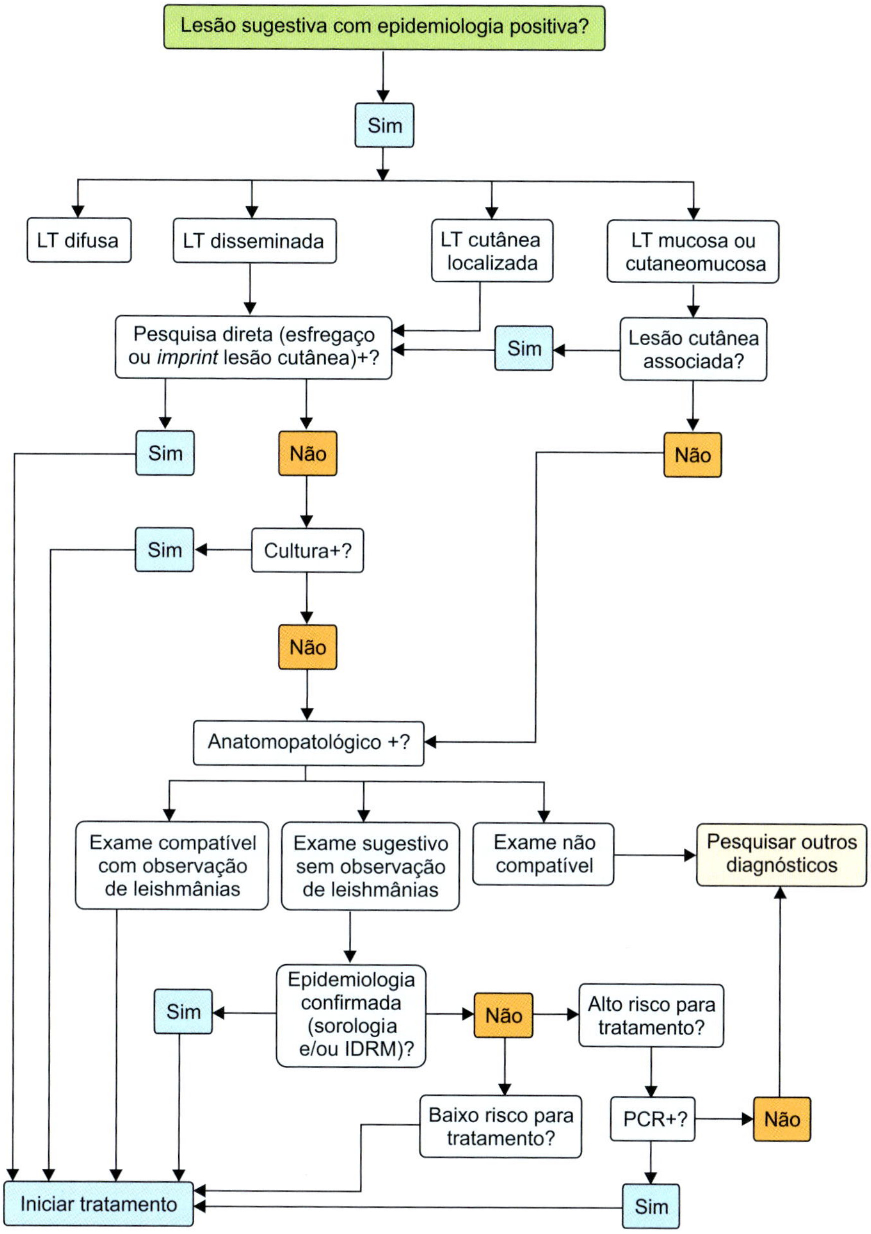

Figura 60.24 ■ Diagnóstico laboratorial parasitológico.

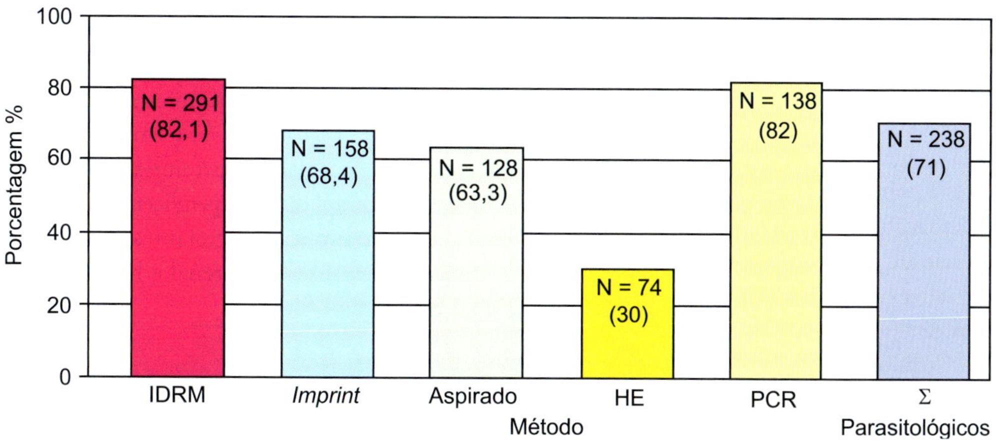

Figura 60.25 ■ Positividade dos exames diagnósticos na LT (Silva AR, 2007).

Assim, o tratamento da LT ainda conta com os antimoniatos como terapia padrão. No Brasil, utiliza-se o antimoniato de meglumina, ou N-metilglucamina (Glucantime®), que apresenta vários efeitos colaterais, alguns potencialmente graves, além da resistência crescente.

Como medicamentos de segunda linha são consideradas a anfotericina B desoxicolato e a pentamidina, as quais também apresentam muitos efeitos adversos.

Nos últimos anos tem aumentado o número de estudos sobre terapias alternativas, mas ainda não existe alguma comprovadamente superior às convencionais. Entre as diversas terapias alternativas estão: anfotericina B lipossomal, miltefosine, antimoniato de meglumina intralesional, paramomicina tópica, azitromicina, fluconazol, alopurinol, crioterapia, imiquimode, fator de crescimento de granulócitos e macrófagos (*granulocyte-macrophage colony-stimulating factor* – GM-CSF), *laser* de CO_2, termoterapia (radiofrequência), formulações de antimoniato de meglumina oral (complexo antimoniato de meglumina e ciclodextrina), anfotericina tópica e imunoterapia (Leishvacin®).

Antimoniato de meglumina ou N-metilglucamina

O antimoniato de meglumina é um agente leishmanicida, cujo mecanismo de ação ainda não está totalmente esclarecido, mas sabe-se que atua no metabolismo glicídico do parasita e interfere com a imunidade do hospedeiro. Considerada primeira linha de tratamento em todas as formas de leishmaniose no Brasil, é uma medicação de uso parenteral, sendo sua biodisponibilidade semelhante via IM ou EV. Em uso *offlabel*, tem sido aplicada por via intradérmica na lesão, o que se denomina tratamento intralesional (Tabela 60.3).

Anfotericina B desoxicolato

A anfotericina B é um antibiótico poliênico produzido naturalmente pelo actinomiceto *Streptomyces nodosus*. Inicialmente isolada em meados de 1955, com finalidade antifúngica, apresenta função leishmanicida por interagir especificamente com o ergosterol, esteroide constituinte da membrana celular da leishmânia, levando à formação de poros em suas membranas e permitindo o escape de íons e a destruição do parasita.

É considerada o agente de primeira escolha no tratamento de gestantes e coinfectados *Leishmania*/HIV, segundo última recomendação de 2011 do Ministério da Saúde para coinfecção, além de ser o medicamento de segunda escolha em caso de falha ou impossibilidade de uso do antimonial pentavalente.

Apresenta inúmeros efeitos adversos associados à infusão e ao medicamento. Os infusionais são febre, calafrios, tremores, náusea, vômitos e dor de cabeça, que ocorrem frequentemente; efeitos cardiovasculares, como hipotensão, hipertensão e arritmia cardíaca, ocorrem com menos frequência. Em geral, esses efeitos são controlados com medicações pré-infusionais (antitérmicos e corticoides), além de hidratação abundante e aumento do tempo de infusão. Entre os principais efeitos associados à anfotericina estão hipopotassemia, hipernatremia, diurese aumentada, hipomagnesemia, disfunção renal (elevação da creatinina e insuficiência renal aguda) e efeitos tóxicos sobre a medula óssea, levando a anemia, leucopenia e trombocitopenia. Embora pouco frequentes, podem ocorrer efeitos neurotóxicos, como hipertermia, confusão mental, depressão, delírio, comportamento psicótico, convulsão, tremores, perda de audição, opacidade da visão, dentre outras alterações acompanhadas por degeneração da bainha de mielina. A indução de arritmia ventricular geralmente é secundária a hipopotassemia em pacientes com função renal diminuída e que são suscetíveis a essa alteração eletrolítica. É prevenida pela manutenção do balanço eletrolítico adequado; entretanto, alguns autores já observaram persistência de arritmia após correção eletrolítica. Importante lembrar que a maioria dos pacientes necessita suplementação de potássio e magnésio para manutenção desse balanço.

O uso de anfotericina B desoxicolato é restrito em nefropatas, cardiopatas e hepatopatas (Tabela 60.4).

Pentamidina

A pentamidina é uma diamina aromática que se une ao DNA do cinetoplasto do parasita. Ainda com mecanismo de ação pouco conhecido, no Brasil é comercializada como o sal isotionato de pentamidina (Tabela 60.5).

Especialmente importante para tratamento da LT por *L. guyanensis*, a pentamidina foi pouco estudada para o tratamento da *L. brasiliensis* e apresenta-se pouco disponível na região Centro-Sul do país.

Induz citólise das células β-pancreáticas, provocando liberação de insulina e levando à hipoglicemia após seu uso. Por isso, recomenda-se que o paciente se alimente antes de sua aplicação. Como efeito tardio, pode causar redução significativa do número dessas células no pâncreas, levando a hiperglicemia ou *diabetes mellitus* secundário. Quando utilizada em dose acumulada > 1g, o paciente deve ter sua glicemia monitorizada por 6 meses, devido ao risco de diabetes iatrogênico.

Como efeitos adversos, apresenta dor e inflamação no local da aplicação, podendo haver formação de abscesso frio (asséptico), além de sintomas gastrointestinais, sintomas gerais, hipoglicemia pós-aplicação, hiperglicemia tardia e *diabetes mellitus*.

É contraindicada a gestantes, diabéticos, pacientes portadores de insuficiência renal e hepática, além de cardiopatas e crianças < 8kg.

Acompanhamento pós-tratamento

O critério de cura é clínico, definido pela regressão completa da úlcera, do infiltrado e do eritema.

Tabela 60.3 ■ Antimoniato de meglumina

Apresentação	Ampola contendo 5mL de solução aquosa de antimoniato de meglumina – 300mg/mL equivalem a 81mg de SbV/mL	
Posologia		
Dose e forma de aplicação	Dose única diária* EV lenta, sem necessidade de diluição. Pode ser administrada IM, mas, devido ao grande volume da injeção, provoca dor significativa	**Tempo de tratamento****
Leishmaniose cutânea	10 a 20mg/SbV/kg/dia (recomendam-se 15mg/SbV/kg/dia)	20 dias
Leishmaniose difusa	20mg/SbV/kg/dia	20 dias
Leishmaniose mucosa	20mg/SbV/kg/dia	30 dias
Efeitos adversos		
Artralgia, mialgia, sintomas gastrointestinais, pancreatite, prurido, aumento do volume urinário, sintomas gerais, palpitações, insônia, choque pirogênico, insuficiência renal aguda, arritmias e morte súbita		
Acompanhamento ambulatorial		
Antes de iniciar o tratamento	Exame clínico completo + ECG, hemograma, bioquímica (ureia, creatinina, AST, ALT, FA, GGT, amilase e lipase)	
Diariamente durante o tratamento	Ausculta cardíaca	
A cada 7 ou 10 dias	Exame clínico completo + ECG, hemograma, bioquímica (ureia, creatinina, AST, ALT, FA, GGT, amilase e lipase)	
Observações		

Pode ser usado durante a lactação
Contraindicações:

- gestantes nos 2 primeiros trimestres, pois o antimoniato atravessa a barreira placentária e pode promover impregnação no sistema nervoso do feto
- cardiopatias com potencial arritmogênico
- insuficiência hepática
- nefropatia:
  - *clearance* de creatinina (ClCr) estimado de acordo com a fórmula de Cockcroft-Gault < 60mL/min/1,73m² em pacientes sem evidência clínica ou laboratorial de lesão renal
  - *clearance* de creatinina estimado de acordo com a fórmula de Cockcroft-Gault entre 60 e 89mL/min/1,73m² em pacientes com proteinúria ou outra evidência clínica ou laboratorial de lesão renal
  - história prévia de alterações anatômicas do trato urinário ou nefrolitíase de repetição com exame de imagem comprovando a existência de múltiplos cálculos em um ou em ambos os rins
  - presença de hematúria, piúria ou cilindrúria até que haja diagnóstico definitivo
  - sinais, sintomas ou outras alterações laboratoriais sugestivas de nefropatia

  Fórmula de Cockcroft-Gault:

  ClCr homens = (140 – idade) x peso (kg)/72 x creatinina sérica (mg/dL)
  ClCr mulheres = ClCr homens x 0,85
- alcoolismo;
- uso concomitante de outras medicações com potencial para alargamento de QT

Uso com precaução em pessoas > 50 anos em virtude do maior risco de efeitos cardiovasculares.
O tratamento deve ser interrompido em caso de efeitos colaterais graves ou potencialmente graves: arritmia cardíaca (*torsade de pointes*) ou alterações eletrocardiográficas, como alargamento de intervalo QT ≥ 0,45s, inversão ou achatamento de onda T, hepatotoxicidade, nefrotoxicidade, anafilaxia, pancreatite ou aumento de quatro vezes na amilase ou de 15 vezes na lipase em relação ao valor basal.

*Dose diária máxima: 15mL em adultos e 7,5mL em crianças.
**Em caso de falha ao primeiro ciclo de tratamento, recomenda-se repetir o medicamento com a mesma dose, porém por *30 dias*, independente da forma clínica.

Tabela 60.4 ■ Anfotericina B desoxicolato

Apresentação	Frasco contendo 50mg de desoxicolato sódico liofilizado de anfotericina B
Dose e via de aplicação	Iniciar com 1mg/kg/dia EV diariamente ou em dias alternados Dose máxima diária de 50mg em cada aplicação Dose acumulada total: forma cutânea – 1 a 1,5g; forma mucosa – 2,5 a 3g
Diluição	Reconstituir o pó em 10mL de água destilada para injeção e agitar o frasco imediatamente, até que a solução se torne límpida Para preparar a solução para infusão, diluir cada 1mg (0,2mL) de anfotericina B da solução anterior em 10mL de soro glicosado a 5% A concentração final será de 0,1mg/mL
Tempo de infusão	De 2 a 6 horas (ambiente hospitalar, regime de internação ou hospital-dia)

Tabela 60.5 ■ Pentamidina

Apresentação	Frasco-ampola contendo 300mg de isotionato de pentamidina
Dose e via de aplicação	LT por *L. guyanensis*: 3 doses de 4mg/kg/dia a cada 48 horas LT por *L. brasiliensis*: 10 doses de 4mg/kg/dia a cada 48 horas A dose acumulada máxima não deve ultrapassar 2g
Diluição	Reconstituir o pó em 3mL de água destilada e aplicar via IM profunda Incompatível com cloreto de sódio

A cura clínica é esperada em até 3 meses após o fim do tratamento. Em caso de sinais de atividade após esse período, indica-se o retratamento. As lesões mucosas podem responder mais lentamente, podendo ser aguardada a cura até 6 meses após o tratamento antes da indicação de novo curso terapêutico se, durante o acompanhamento, for observada melhora progressiva.

O tratamento é considerado regular quando são utilizadas doses diárias corretas, sem intervalos maiores do que 72 horas entre as doses, e são administrados pelo menos 80% das doses previstas. Esquemas de baixa dosagem e tratamentos descontínuos são responsáveis por aumento da resistência do parasita e das taxas de falha terapêutica.

Conduta diante da interrupção ou do abandono de tratamento por mais de 72 horas:

- Se o paciente se encontrar clinicamente curado, deve-se apenas acompanhá-lo.
- Se a lesão ainda estiver ativa e o paciente tiver recebido mais de 50% das doses, deve-se acompanhar a melhora clínica por 90 dias, reiniciando o tratamento se não houver melhora durante o acompanhamento ou se ao fim desse período ainda houver sinais de atividade da lesão.
- Se o paciente tiver recebido menos de 50% das doses e ainda apresentar sinais de atividade da lesão, o tratamento completo deverá ser reiniciado imediatamente.

Após o fim da medicação, o paciente deve ser acompanhado mensalmente nos primeiros 3 meses e, a seguir, trimestralmente, até 12 meses. Não havendo recidiva nesse período de acompanhamento, a cura é considerada "definitiva" e o paciente deve receber alta ambulatorial. É importante orientar o paciente sobre a possibilidade de ocorrência de lesões mucosas, principalmente nos primeiros 2 anos após o tratamento, e que a cura da leishmaniose não confere imunidade, podendo ocorrer novos casos por reinfecção ou recidiva cutânea.

MEDIDAS PREVENTIVAS

Para prevenir a transmissão, estimulam-se algumas medidas ambientais individuais ou coletivas, como:

- Uso de repelentes, quando exposto a ambientes por onde habitualmente circulam os vetores.
- Evitar a exposição nos horários de atividade do vetor (crepúsculo e noite). Em áreas endêmicas de *Lutzomya umbratilis* ou *Psychodopygus wellcomei,* os cuidados devem ser mantidos dia e noite.
- Uso de mosquiteiros de malha fina e telas em portas e janelas de residências em áreas endêmicas.
- Manejo ambiental por meio da limpeza de quintais e terrenos, evitando alterações que propiciem o estabelecimento de criadouros para as formas imaturas do vetor.
- Poda de árvores, a fim de diminuir o sombreamento do solo e evitar as condições de temperatura e umidade favoráveis ao desenvolvimento das larvas de flebotomíneos.
- Destino adequado do lixo orgânico, impedindo a aproximação de mamíferos comensais reservatórios de leishmânias, como marsupiais e roedores.
- Limpeza periódica dos abrigos de animais domésticos.
- Em áreas potenciais de transmissão, sugere-se uma faixa de segurança de 400 a 500 metros entre as residências e a mata, por ser em torno dessa distância o raio de voo do inseto vetor.
- Cuidados ao utilizar repelentes:
  - usar a quantidade necessária para cobrir as partes expostas e as roupas;
  - não utilizar nas partes cobertas do corpo;
  - não usar em feridas ou pele irritada;
  - após exposição a risco, lavar as partes expostas com água e sabão;
  - não utilizar *sprays* ou aerossóis em áreas fechadas;
  - não inalar o aerossol;
  - não aplicar *sprays* e aerossóis diretamente sobre o rosto (aplicar nas mãos e passar no rosto);
  - não aplicar repelente diretamente sobre a pele de crianças (aplicar nas mãos e passar nas áreas expostas das crianças);
  - não aplicar repelente nas mãos de crianças;
  - não permitir que crianças < 10 anos usem repelente sozinhas;
  - guardar os repelentes longe do alcance das crianças.

Bibliografia

Alrajhi AA et al. Fluconazole for the treatment of cutaneous leishmaniasis caused by Leishmania major. N Engl J Med 2002; 346:891-5.

Asilian A et al. Comparative study of the efficacy of combined cryotherapy and intralesional meglumine antimoniate (Glucantime) vs. cryotherapy and intralesional meglumine antimoniate (Glucantime) alone for the treatment of cutaneous leishmaniasis. Int J Dermatol 2004; 43:281-3.

Bari A. Chronology of cutaneous Leishmaniasis: an overview of the history of the disease. Journal of Pakistan Association of Dermatologists 2006; 6:24-7.

Berman JD. Chemotherapy for Leishmaniasis: biochemical mechanisms, clinical efficacy and future strategies. Rev Infect Dis 1988; 10:560-86.

Boggild AK et al. Non-Invasive cytology brush PCR diagnostic testing in mucosal leishmaniasis: superior performance to conventional biopsy with histopathology. PLoS ONE 2011; 6(10):e26395.

Costa AAUML et al. Alterações ósseas causadas por Leishmania amazonensis na LCD. Gaz Méd Bahia 2009; 79(Supl. 3):62-9.

Costa JML et al. Leishmaniose cutânea difusa (LCD) no Brasil após 60 anos de sua primeira descrição. Gaz Méd Bahia 2009; 79(Supl. 3):16-24.

Croft SL, Seifert K, Yardley V. Current scenario of drug development for leishmaniasis. Indian J Med Res mar 2006; 123:399-410.

Curti MCM et al. Epidemiological and clinical characteristics of cutaneous Leishmaniasis. Braz. J Infect Dis 2011; 15(1):12-6.

Curti MCM et al. Epidemiological and clinical characteristics of cutaneous leishmaniasis and their relationship with the laboratory data, south of Brazil. Journal of Infectious Disease 2011; 15(1):12-6.

Faghihi G, Tavakoli-Kia R. Treatment of cutaneous leishmaniasis with either topical paromomycin or intralesional meglumine antimoniate. Clin Exp Dermatol 2003; 28:13-6.

Fagundes AL et al. Evaluation of polymerase chain reaction in the routine diagnosis for tegumentary leishmaniasis in a referral centre. Mem Inst Oswaldo Cruz 2010; 105(1):109-12.

Ferreira e Vasconcellos EC et al. Short report: intralesional meglumine antimoniate for treatment of cutaneous leishmaniasis patients with contraindication to systemic therapy from Rio de Janeiro (2000 to 2006). Am J Trop Med Hyg 2012; 87(2):257-60.

Ferreira MP et al. Sensitivity of an immunoenzymatic test for the detection of anti-L. braziliensis antibodies compared to other tests used for the diagnosis of american cutaneous leishmaniasis. Rev Inst Med Trop S Paulo jul/ago 2006; 48(4):215-7.

Figueroa RA et al. Detection of Leishmania in unaffected mucosal tissues of patients with cutaneous Leishmaniasis caused by Leishmania (Viannia) species. The Journal of Infectious Diseases 2009; 200:638-46.

Filippin FB, Souza LC. Eficiência terapêutica das formulações lipídicas de anfotericina B. Brazilian Journal of Pharmaceutical Sciences abr/jun 2006; 42(2):167-93.

Foratine OP et al. Observações sobre a transmissão da leishmaniose tegumentar no Estado de São Paulo, Brasil. Revista de Saúde Publica 1976; 10:31-43.

Genaro O, Reis AB. Leishmaniose tegumentar americana. In: Neves DP. Parasitologia humana 11. ed. São Paulo: Atheneu, 2005:47-64.

Goldman L. Pre-Columbian leishmaniasis. Arch Dermatol jul. 1983; 119(7):540.

Hoare CA. Early discoveries regarding parasite of oriental sore.Trans Roy Soc Trop Med Hyg 1938; 32:67-92.

Iraji F, Sadeghinia A. Efficacy of paromomycin ointment in the treatment of cutaneous leishmaniasis: results of a double-blind, randomized trial in Isfahan, Iran. Ann Trop Med Parasitol 2005; 99:3-9.

Kim DH et al. Is paromomycin an effective and safe treatment against cutaneous Leishmaniasis? A meta-analysis of 14 randomized controlled trials. PLoS Negl Trop Dis 2009; 3:e381.

Krolewiecki AJ et al. A randomized clinical trial comparing oral azithromycin and meglumine antimoniate for the treatment of american cutaneous leishmaniasis caused by Leishmania (Viannia) braziliensis. Am J Trop Med Hyg 2007; 77:640-6.

Layegh P et al. Efficacy of azithromycin versus systemic megluminеantimoniate (Glucantime) in the treatment of cutaneous leishmaniasis. Am J Trop Med Hyg 2007; 77:99-101.

Layegh P et al. Efficacy of topical liposomal amphotericin B versus intralesional meglumine antimoniate (Glucantime) in the treatment of cutaneous leishmaniasis. Journal of Parasitology Research 2011, 2011.

Lessa MM et al. Leishmaniose mucosa: aspectos clínicos e epidemiológicos. Rev Bras Otorrinolaringol, São Paulo, dez 2007; 73(6).

Lima EB et al. Tratamento da leishmaniose tegumentar americana. An Bras Dermatol 2007; 82(2):111-24.

Llanos-Cuentas A et al. Risk factors for CL treatment failure. Clinical Infectious Diseases 2008; 46:223-31.

Machado PR, Penna G. Miltefosine and cutaneous leishmaniasis. Curr Opin Infect Dis 2012; 25:141-4.

Marques MJet al. Comparison of polymerase chain reaction with other laboratory methods for the diagnosis of american cutaneous Leishmaniasis: diagnosis of cutaneous leishmaniasis by polymerase chain reaction. Diagnostic Microbiology and Infectious Disease jan 2006; 54(1):37-43.

Martinez S, Marr JJ. Allopurinol in the treatment of american cutaneous leishmaniasis. N Engl J Med 1992; 326:741-4.

Martins L et al. Detecção de DNA de Leishmania braziliensis em pacientes. Rev Saúde Pública 2010; 44(3).

Meymandi SS et al. Efficacy of CO2 laser for treatment of anthroponotic cutaneous leishmaniasis, compared with combination of cryotherapy and intralesional meglumine antimoniate. J Eur Acad Dermatol Venereol 2011; 25:587-91.

Michalick MSM. Gênero Leishmania. In: Neves DP. Parasitologia humana. 11. ed. São Paulo: Atheneu, 2005:41-6.

Ministério da Saúde. Aspectos epidemiológicos. Disponível em: http://portal.saude.gov.br/portal/saude/profissional/visualizar_texto.cfm?idtxt=31927. Acesso em: 13/03/13.

Ministério da Saúde. Casos de Leishmaniose Tegumentar Americana/Brasil, Grandes Regiões e Unidades Federadas/1990 a 2011. Disponível em: <http://portal.saude.gov.br/portal/arquivos/pdf/2012_11_casos_de_lta_entre_1990_e_2011.pdf>. Acesso em: 13/03/13.

Ministério da Saúde. Coeficiente de detecção de casos de Leishmaniose Tegumentar Americana por 100.000 habitantes/Brasil, Grandes Regiões e Unidades Federadas/1990 a 2011. Disponível em: <http://portal.saude.gov.br/portal/arquivos/pdf/2012_11_coeficiente_deteccao_lta_entre_1990_e_2011.pdf>. Acesso em: 13/03/13.

Ministério da Saúde. Secretaria de Vigilância em Saúde. Departamento de Vigilância Epidemiológica. Manual de Vigilância da Leishmaniose Tegumentar Americana. 2. ed. Brasília: Editora do Ministério da Saúde, 2007, 182 p. (Série A. Normas e Manuais Técnicos).

Ministério da Saúde. Secretaria de Vigilância em Saúde. Departamento de Vigilância Epidemiológica. Atlas de leishmaniose tegumentar americana: diagnósticos clínico e diferencial. Brasília: Editora do Ministério da Saúde, 2006, 136 p. (Série A. Normas e Manuais Técnicos).

Ministério da Saúde. Secretaria de Vigilância em Saúde. Departamento de Vigilância Epidemiológica. Manual de recomendações para diagnóstico, tratamento e acompanhamento de pacientes com a coinfecção Leishmania-HIV. Brasília: Editora do Ministério da Saúde, 2011. 106 p. (Série A. Normas e Manuais Técnicos).

Motta ACF et al. Oral leishmaniasis: a clinicopathological study of 11 cases. Oral Diseases 2007; 13:335-40.

Munir A et al. Clinical efficacy of intramuscular meglumine antimoniate alone and in combination with intralesional meglumine antimoniate in the treatment of old world cutaneous leishmaniasis. Acta Dermatovenerol Croat 2008; 16(2):60-4.

Murback NDN et al. Leishmaniose tegumentar americana: estudo clínico, epidemiológico e laboratorial realizado no Hospital Universitário de Campo Grande, Mato Grosso do Sul, Brasil. An Bras Dermatol 2011; 86(1):55-63.

Negrão GN, Ferreira MEMC. Considerações sobre a dispersão da leishmaniose tegumentar americana nas Américas. Revista Percurso – NEMO, Maringá, 2009; 1(1):85-103.

Neto FXP et al. Manifestações otorrinolaringológicas relacionadas à leishmaniose tegumentar americana: revisão de literatura. Arq Int Otorrinolaringol 2008; 12(4):531-7.

Neves DBJ et al. Antimony in plasma and skin of patients with cutaneous leishmaniasis – relationship with side effects after treatment with meglumineantimoniate. Tropical Medicine and International Health 2009; 14(12):1515-22.

Oliveira CI et al. Clinical utility of polymerase chain reaction-based detection of Leishmania in the diagnosis of American cutaneous Leishmaniasis. Clinical Infectious Disease 2003; 37(11):e149-e153.

Oliveira CI, Brodskyn CI. The immunobiology of Leishmania braziliensis infection. Frontiers in Immunology/ Microbial Immunology 2012; 3:1-9.

Oliveira JGS et al. Polymerase chain reaction (PCR) is highly sensitive for diagnosis of mucosal leishmaniasis. Acta Tropica 2005; 94:55-9.

Oliveira-Neto MP et al. Intralesional therapy of American cutaneous leishmaniasis with pentavalent antimony in Rio de Janeiro, Brazil: an area of Leishmania (V.) braziliensis transmission. Int J Dermatol 1997; 36:463-8.

Owens Jr. RC, Nolin TD. Antimicrobial-associated QT interval prolongation: pointes of interest. Clinical Infectious Diseases 2006; 43:1603-11.

Prata A, Silva-Vergara ML, Costa L et al. Efficacy of azithromycin in the treatment of cutaneous leishmaniasis. Rev Soc Bras Med Trop2003; 36:65-9.

Ranawaka RR, Weerakoon HS, Opathella N. Liquid nitrogen cryotherapy on leishmania donovani cutaneous leishmaniasis. J Dermatolog Treat 2011; 22:241-5.

Rath S, Trivelin LA, Imbrunito TR et al. Antimoniais empregados no tratamento da leishmaniose: estado da arte. Quím Nova, São Paulo, 2003; 26(4).

Rodrigues AM et al. Fatores associados ao insucesso do tratamento da leishmaniose cutânea com antimoniato de meglumina. Revista da Sociedade Brasileira de Medicina Tropical mar/abr 2006; 39(2):139-45.

Romero GAS et al. Comparison of cutaneous leishmaniasis due to Leishmania (Viannia) braziliensis and L. (V.) guyanensis in Brazil: therapeutic response to meglumineantimoniate. Am J Trop Med Hyg 2001; 65(5):456-65.

Sadeghian G, Ziaei H, Sadeghi M. Electrocardiographic changes in patients with cutaneous leishmaniasis treated with systemic Glucantime. Ann Acad Med Singapore 2008; 37:916-8.

Safi N et al. Evaluation of thermotherapy for the treatment of cutaneous leishmaniasis in Kabul, Afghanistan: a randomized controlled trial. Mil Med 2012; 177:345-51.

Saldanha ACR et al. Cura clínica na leishmaniose cutânea difusa (LCD) no Brasil. Gaz Méd Bahia 2009; 79(Supl. 3):52-61.

Santos AM et al. Efeito de uma formulação hidrofílica de paromomicina tópica na leishmaniose cutânea em pacientes com contraindicações de tratamento com antimonial pentavalente. Revista da Sociedade Brasileira de Medicina Tropical set/out 2008; 41(5):444-8.

Shazad B, Abbaszadeh B, Khamesipour A. Comparison of topical paromomycin sulfate (twice/day) with intralesional meglumine antimoniate for the treatment of cutaneous leishmaniasis caused by L. major. Eur J Dermatol 2005; 15:85-7.

Silva AF, Latorre MRDO, Galanti EAB. Fatores relacionados à ocorrência de leishmaniose tegumentar no Vale do Ribeira. Rev Soc Bras Med Trop jan/fev 2010; 43(1):46-51.

Silva AR. Aspectos clínicos e evolutivos da casuística de leishmaniose cutânea do Centro de Referência em Leishmanioses do CPqRR/ Fiocruz 2001 – 2005. 2007. 90 f. Dissertação (Mestrado em Ciências, área de concentração Doenças Infecciosas e Parasitárias) – Centro de Pesquisas René Rachou, Fiocruz, Minas Gerais, 2007.

Silveira FT et al. Revisão sobre a patogenia da leishmaniose tegumentar americana na Amazônia, com ênfase à doença causada por Leishmania (V.) braziliensis e Leishmania (L.) amazonensis. Revista Paraense de Medicina jan/mar 2008; 22(1).

Singh SS, Sivakumar RR. Recent advances in the diagnosis of Leishmaniasis. J Postgrad Med 2003; 49:55-60.

Solomon M et al. Liposomal amphotericin B in comparison to sodium stibogluconate for Leishmania braziliensis cutaneous leishmaniasis in travelers. J Am Acad Dermatol 2012; 68(2):284-9.

Solomon M et at. Treatment of cutaneous leishmaniasis with intralesional sodium stibogluconate. J Eur Acad Dermatol Venereol 2009; 23:1189-92.

Soto J, Soto P. Miltefosine: oral treatment of leishmaniasis. Expert Rev Anti Infect Ther 2006; 4:177-85.

Soto J, Toledo J, Gutierrez P et al. Treatment of american cutaneous leishmaniasis with miltefosine, an oral agent. Clinical infectious diseases : an official publication of the Infectious Diseases Society of America 2001; 33:e57-61.

Sousa AQ et al. High-dose oral fluconazole therapy effective for cutaneous leishmaniasis due to Leishmania (Vianna) braziliensis. Clinical Infectious Diseases: an official publication of the Infectious Diseases Society of America 2011; 53:693-5.

Torres JR. Fluconazole effectiveness against Leishmania (Viannia) braziliensis: is the evidence enough? Clinical Infectious Diseases 2012; 55(2):309.

Tuon FF et al. Treatment of New World cutaneous leishmaniasis – a systematic review with a meta-analysis. International Journal of Dermatology 2008; 47:109-24.

Urbà G et al. Interventions for american cutaneous and mucocutaneous leishmaniasis. Cochrane Database of Systematic Reviews/ The Cochrane Library 2010; 9.

Vélez I et al. Efficacy of miltefosine for the treatment of american cutaneous leishmaniasis. Am J Trop Med Hyg 2010; 83(2): 351-6.

Vianna G. Tratamento da leishmaniose tegumentar por injeções intravenosas de tártaro emético. Anais do 7º Congresso Brasileiro de Medicina e Cirurgia 1912; 4:426-8.

Zaraa I, Karoui S, Osman AB. Effectiveness of intralesional meglumine antimoniate in the treatment of mucosal leishmaniasis of the Old World. J Dermatol 2012; 39:201-3.

Leishmaniose Visceral

Gláucia Fernandes Cota
Regina Lunardi Rocha

INTRODUÇÃO

A leishmaniose representa um complexo de doenças com importância clínica e epidemiológica que afeta, principalmente, indivíduos de países em desenvolvimento, sendo considerada pela Organização Mundial da Saúde (OMS)[1] uma das doenças tropicais mais negligenciadas. São mais de 14 milhões de pessoas infectadas em todo o mundo e cerca de dois milhões de novos casos a cada ano, dos quais apenas 600 mil são oficialmente notificados. A doença é causada por um protozoário do gênero *Leishmania* spp, que se multiplica em vertebrados específicos, os reservatórios, sendo o parasita transmitido ao ser humano através da picada de flebotomíneos. A infecção afeta as camadas populacionais mais pobres de 88 países, onde 350 milhões de pessoas vivem sob risco.

São reconhecidas duas grandes apresentações clínicas da leishmaniose: a forma tegumentar (LT), que inclui as formas cutânea, mucocutânea e mucosa, e a visceral. A diferenciação das formas da doença depende da espécie de *Leishmania* envolvida e da resposta imune do hospedeiro.[2] A forma cutânea pode evoluir para cura espontânea, deixando cicatrizes e, dependendo da espécie de *Leishmania*, a infecção pode evoluir para leishmaniose cutânea difusa, recidivante ou mucosa, com lesões, muitas vezes, desfigurantes. Leishmaniose visceral (LV) é a forma mais grave da infecção por *Leishmania* spp, sendo fatal em quase todos os casos, se não tratada.[3]

EPIDEMIOLOGIA

O Brasil figura entre os seis países detentores de 90% dos casos globais de LV, com aproximadamente 80 mil casos de LV notificados e cerca de 4.500 mortes registradas de 1980 a 2011. Dados de notificação do Ministério da Saúde do Brasil revelam aumento na incidência da doença, com a média de casos registrados anualmente crescendo de 1.601 entre 1985 a 1989 para cerca de 3.800 no período compreendido entre 2005 e 2011.[4] Além da incidência alta, o país vem constatando uma modificação significativa no comportamento epidemiológico da LV nos últimos 30 anos. A doença, historicamente reconhecida como uma endemia rural e de ocorrência focal, começou a invadir as grandes cidades brasileiras no início da década de 1980. Primeiramente foram atingidas as cidades de Teresina/PI e São Luís/MA e, a seguir, focos de LV foram registrados em diferentes cidades do país, como Santarém/PA, Natal/RN, Corumbá/MS, Montes Claros/MG, Belo Horizonte/MG, Campo Grande/MS, Aracaju/SE, Feira de Santana/BA, Araçatuba/SP, Bauru/SP, Imperatriz/MA, Palmas/TO e Fortaleza/CE, entre outras.[5] Recentemente, casos de LV vêm se multiplicando nas regiões Centro-Oeste, Norte e Sudeste. Na década de 1990, apenas 10% dos casos do país ocorriam fora da Região Nordeste, em contraste com os 47,5% registrados em 2011.[4] Os motivos que levaram à urbanização da leishmaniose são ainda pouco conhecidos, mas as transformações ambientais associadas a movimentos migratórios e a ocupação urbana não planejada, as condições precárias de saneamento e habitação nas periferias dessas cidades e a desnutrição são alguns dos muitos fatores implicados no fenômeno.

Outra tendência epidemiológica preocupante no Brasil é a elevação gradativa na letalidade por LV, que passou de 3,2% em 2000 para 5,7% em 2009 e 6,7% em 2011.[4,5] Por motivos ainda não esclarecidos, a Região Metropolitana de Belo Horizonte, Minas Gerais, apresenta um dos índices de letalidade mais altos do país, com média de 12,6% entre 2006 e 2010, segundo informações disponíveis.[6] O rápido processo de urbanização da doença, a expansão da epidemia de AIDS, o acometimento de grupos vulneráveis, em consequência da grande força de transmissão da infecção, e o diagnóstico tardio são condições possivelmente relacionadas com esse desfecho desfavorável. Os fatores de risco para o óbito em pacientes com LV não são suficientemente conhecidos, mas as infecções bacterianas e os distúrbios da coagulação têm sido identificados como os mais importantes preditores de mau prognóstico.[7]

Nas duas últimas décadas, a LV foi reconhecida como importante doença oportunista em pacientes com HIV e mudou a história natural da LV. A coinfecção LV/HIV já foi notificada em pelo menos 35 países, em uma percentual que varia de 2% a 12%, com tendência a aumentar dramaticamente.[8] A infecção pelo HIV aumenta em 100 a 1.000 vezes a chance de um indivíduo desenvolver LV, reduz as possibilidades terapêuticas e aumenta consideravelmente a possibilidade de reativações.[9] No Brasil, a coinfecção LV/HIV tem sido descrita em pequenas séries de casos, mas a real incidência pode estar subestimada devido a falhas no sistema de vigilância epidemiológica.[10] O envolvimento dos tratos gastrointestinal e respiratório, dos linfonodos, da pele ou do sistema nervoso é mais frequentemente observado em pacientes imunodeprimidos.[11] Ambos, HIV e leishmânia, podem se multiplicar nas mesmas células, como macrófagos e células dendríticas, e estabelecer infecção latente. A ativação imune crônica mediada por citocinas induzidas por um dos patógenos pode alterar o curso da doença causada pelo outro patógeno, levando a um ciclo vicioso de multiplicação incontrolada tanto do HIV como da leishmânia.[12]

MANIFESTAÇÕES CLÍNICAS E DIAGNÓSTICO

As manifestações da LV podem variar desde a infecção assintomática até a doença progressiva e potencialmente fatal, caracterizada por febre, emagrecimento, pancitopenia, hepatoesplenomegalia, hipergamaglobulinemia e caquexia, mas com grande variabilidade entre os indivíduos.[13,14]

O diagnóstico pode ser confirmado de diversos modos: (a) visualização direta de parasitas em amostras de tecido, cultura ou inoculação em animais; (b) detecção de ácido desoxirribonucleico (DNA) em amostras de tecido ou (c) imunodiagnóstico mediante a detecção de antígenos do parasita em amostras de tecido, sangue, urina, ou pela detecção de anticorpos antileishmânia.[15] Os exames parasitológicos constituem a referência do diagnóstico, mas exigem procedimentos invasivos e têm sensibilidade dependente do treinamento dos laboratoristas e do tempo dedicado à busca.[16] O exame microscópico de aspirado esplênico tem alta sensibilidade, variando entre 95% e 98%,[17,18] mas exige procedimentos invasivos e apresenta complicações potencialmente graves. A sensibilidade para detecção de formas amastigotas em esfregaços de medula óssea tem sensibilidade de 70%,[18] mas pode passar de 90% em material obtido de pacientes coinfectados pelo HIV em virtude da maior carga parasitária.[19] Os parasitas também podem ser detectados no material de biópsia hepática ou de linfonodos, mas com sensibilidade menor.[18]

A detecção de DNA do parasita em amostras de sangue, medula óssea ou produtos de biópsias por meio da reação em cadeia da polimerase (*polymerase chain reaction* – PCR) é promissora, mas falta padronização da técnica e sua aplicabilidade ainda é restrita em razão do custo elevado. O método de PCR em tempo real apresenta as mesmas dificuldades da técnica convencional e sensibilidade comparável, mas pode ter utilidade no acompanhamento da carga parasitária durante o tratamento, na definição da cura da infecção e na identificação de recidivas.[15,20] Vários métodos imunodiagnósticos baseados na detecção de anticorpos, como difusão em gel, reação de fixação de complemento, teste de hemoaglutinação indireta, teste indireto de anticorpos fluorescentes e contraimunoeletroforese, têm sido alvos de progressivos aperfeiçoamentos, mas ainda apresentam limitações relacionadas com a sensibilidade e a especificidade.[15] Simples e de baixo custo, o teste de aglutinação direta (DAT) apresenta sensibilidade e especificidade entre 70% e 100%[21] e tem se mostrado útil como primeiro instrumento diagnóstico em área endêmica.[22] Os testes imunocromatográficos, também conhecidos como testes rápidos, são de fácil execução e interpretação, não necessitam infraestrutura laboratorial ou laboratoristas especializados, e são, hoje, promissores para o diagnóstico rápido em áreas endêmicas onde é dificultado o acesso às técnicas laboratoriais. Uma meta-análise avaliou o desempenho do DAT e dos testes imunocromatográficos que utilizam o antígeno recombinante K39 (rk39) e classificou-os como bons a excelentes e comparáveis entre si.[23] Um estudo multicêntrico com um teste comercial para detecção de anticorpo contra o antígeno rk39 da *L. chagasi*, realizado no Brasil, mostrou sensibilidade de 93% e especificidade de 97%[24] e abre a perspectiva para o diagnóstico rápido, de fácil realização e interpretação. Por sua vez, entre pacientes infectados pelo HIV, o desempenho dos testes sorológicos é significativamente mais baixo,[25] à exceção do DAT. Os testes moleculares também despontam como ferramenta importante para esse grupo de pacientes.[19,26]

MANIFESTAÇÕES CUTÂNEAS RELACIONADAS COM *LEISHMANIA* SPP

Manifestações cutâneas simultaneamente à LV são raramente descritas, em geral associadas à infecção pelo HIV ou outra imunossupressão. Uma condição denominada *post-kala-azar dermal leishmaniasis* (PKDL), entretanto, ocorre em parte significativa dos indivíduos aparentemente curados da infecção por *Leishmania (Leishmania) donovani* na Índia, em Bangladesh e no leste da África. Diferentemente do observado no Velho Mundo, a ocorrência de PKDL associada à *Leishmania (Leishmania) infantum*, o agente causal de LV na Europa e nas Américas, é muito esporadicamente descrita.[27-29]

PKDL é uma dermatose caracterizada por lesões ma culopapulares ou nodulares, frequentemente de início na face, em torno da boca, podendo se espalhar para membros e tronco. O intervalo típico para o surgimento das lesões é de 1 a 2 anos na Índia, onde cerca de 5% a 10% dos pacientes tratados para LV desenvolvem a condição. Esse intervalo é considerado mais curto na África (< 6 meses),[30,31] onde são afetados aproximadamente 50% dos pacientes curados de LV. Sua patogênese é reconhecida como imunologicamente mediada, relacionada com altas concentrações de IL-10 e produção insuficiente de IFN-γ.

A erupção por PKDL encontra-se mais bem caracterizada caracterizada no Sudão e na Índia. Em um estudo descritivo transversal de 105 pacientes com PKDL no leste do Sudão, uma erupção papular ou nodular foi a apresentação mais frequentemente encontrada (51%). Outras apresentações incluíram lesões maculopapulares (23%), micropapulares (semelhantes ao sarampo) (17%) e *rash* macular (9%).[32] Em estudo longitudinal na mesma área em que os pacientes com LV foram monitorizados após o tratamento, a erupção consistiu, quase sempre, em uma mistura de *rash* do tipo do sarampo e erupção maculopapular.[33] Na Índia, três apresentações principais foram descritas: eritema e escurecimento nas regiões malares (em asa de borboleta), revelando fotossensibilidade, múltiplas máculas hipocrômicas e simétricas, que podem coalescer, e combinações de pápulas, nódulos e placas.[34-36] O diagnóstico é principalmente clínico, mas parasitas podem ser vistos por microscopia de esfregaços de biópsia, embora com sensibilidade limitada. Por sua vez, PCR e anticorpos monoclonais podem detectar parasitas em mais de 80% dos casos.[37]

Diferente da lesão cutânea após o tratamento de LV, de natureza essencialmente imune e apresentando lesões tipicamente pauciparasitadas, as manifestações cutâneas de ocorrência simultânea com LV representam a disseminação de parasitas a partir do sistema reticuloendotelial para a pele,[38-40] o que costuma ser observado em pacientes gravemente imunossuprimidos. As lesões tendem a ser simetricamente distribuídas e os parasitas encontrados abundantemente no tecido. Vale ressaltar ainda que, embora muito raramente, de modo inverso, espécies dermatotrópicas também podem visceralizar[41,42] em pacientes muito imunossuprimidos.

Encontram-se descritos nas Américas, até o momento, apenas quatro casos de pacientes infectados pelo HIV com envolvimento cutâneo por *Leishmania* viscerotrópica, concomitantemente ou após o diagnóstico da doença visceral. Em dois casos,[28,29] a lesão cutânea surgiu após tratamento bem-sucedido para LV, sendo caracterizada como PKDL-símile. Nos outros dois pacientes,[39,40] a lesão de pele ocorreu concomitantemente ao envolvimento visceral. Em um desses pacientes, a espécie de *Leishmania* envolvida nas lesões cutâneas foi a *L. donovani,* confirmada por análise da sequência de DNA.[40] Surpreendentemente, duas espécies de *Leishmania* foram isoladas a partir desse paciente: *L. infantum* sequência MON-1, tipo A, na medula óssea, e *L. donovani* sequência MON-2, na pele, esta segunda nunca previamente identificada no Brasil (Figuras 61.1 e 61.2).

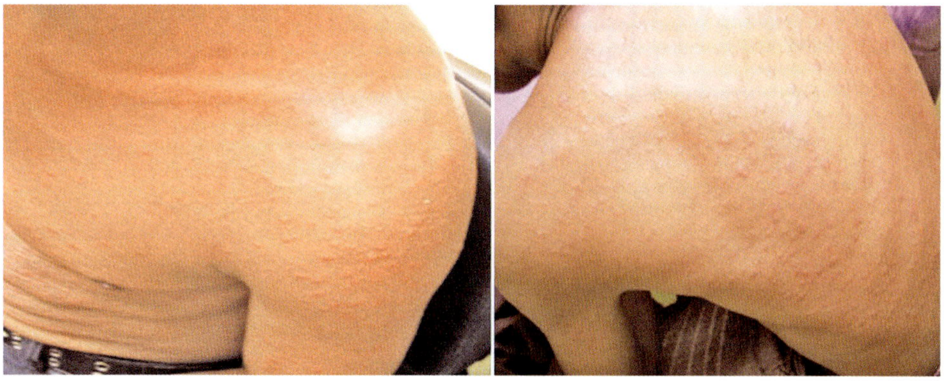

Figura 61.1 ■ Paciente portador de imunossupressão grave por infecção pelo HIV, apresentando quadro de LV associado a disseminação cutânea, presença de amastigotas em aspirado de medula óssea e biópsia de pele (doença visceral com disseminação cutânea). (Acervo das autoras.)

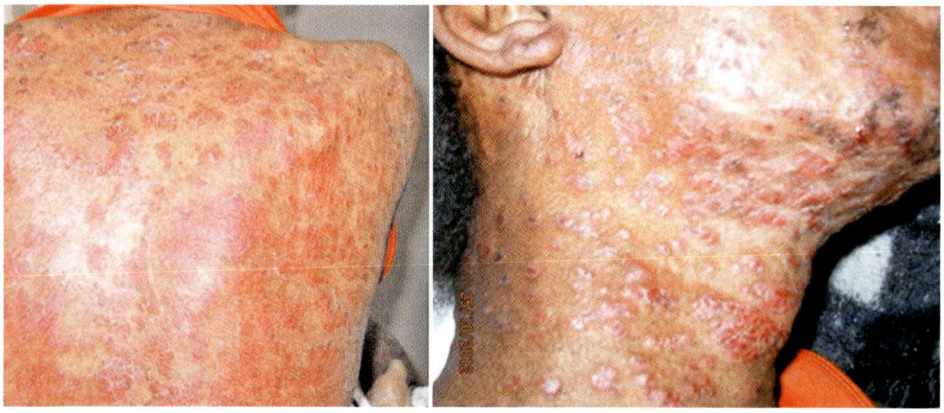

Figura 61.2 ■ Paciente não infectado pelo HIV, com passado de LV tratada 10 anos antes. Biópsia de lesão cutânea revelou presença de raras amastigotas (PKDL-símile). (Acervo das autoras.)

Referências

1. World Health Organization. Report of the Fifth Consultative Meeting on Leishmania/HIV Coinfection. Addis Ababa E, 20-22 de março 2007. WHO/CDS/NTD/IDM/2007.5. Disponível em: http://www.who.int/leishmaniasis/resources/Leishmaniasis_HIV_coinfection5.pdf.
2. Grimaldi Jr G, Tesh RB. Leishmaniases of the New World: current concepts and implications for future research. Clinical Microbiology Reviews 1993 Jul; 6(3):230-50.
3. Desjeux P. Leishmaniasis. Public health aspects and control. Clin Dermatol 1996; 14(5):417-23.
4. Brasil, Ministério da Saúde. Departamento de Vigilância Epidemiológica. Secretaria de Vigilância em Saúde. Manual de recomendações para diagnóstico, tratamento e acompanhamento de pacientes com a coinfecção Leishmania-HIV. Brasília: Editora do Ministério da Saúde. Série A: Normas e Manuais Técnicos. 2011. 106 p.
5. Brasil, Ministério da Saúde. Departamento de Vigilância Epidemiológica. Secretaria de Vigilância em Saúde. Leishmaniose visceral grave: normas e condutas. Brasília: Editora do Ministério da Saúde, 2006. Série A: Normas e Manuais Técnicos. 2006. 60 p.
6. Boletim da Vigilância em Saúde. Secretaria Municipal de Saúde de Belo Horizonte (VS-PBH). Gerência de Vigilância em Saúde e Informação, 2011, ano I – nº 11.
7. Seaman J, Mercer AJ, Sondorp HE et al. Epidemic visceral leishmaniasis in southern Sudan: treatment of severely, debilitated patients under wartime conditions and with limited resources. Ann Intern Med 1996; 124(7):664-72.
8. Alvar JAP, Aseffa A, Den Boer M et al. The relationship between leishmaniasis and AIDS: the second 10 years. Clinical Microbiol Reviews 2008; 21(2):334-59.
9. Desjeux P. Leishmaniasis: current situation and new perspectives. Comparative Immunology, Microbiology and Infectious Diseases 2004; 27(5):305-18.
10. Rabello A, Orsini M, Disch J. Leishmania/HIV co-infection in Brazil: an appraisal. Annals of Tropical Medicine and Parasitology 2003; 97 Suppl 1:17-28.
11. Rosenthal E, Marty P, del Giudice P et al. HIV and Leishmania coinfection: a review of 91 cases with focus on atypical locations of Leishmania. Clin Infect Dis 2000; 31(4):1093-5.
12. Garg R, Trudel N, Tremblay MJ et al. Consequences of the natural propensity of Leishmania and HIV-1 to target, dendritic cells. Trends Parasitol 2007; 7:317-24.
13. Zijlstra EE, Ali MS, el-Hassan AM et al. Kala-azar in displaced people from southern Sudan: epidemiological, clinical and therapeutic findings. Trans R Soc Trop Med Hyg 1991; 85:365-9.
14. Herwaldt BL. Leishmaniasis. Lancet 1999 Oct 2; 354(9185):1191-9.
15. Sundar S, Rai M. Laboratory diagnosis of visceral leishmaniasis. Clinical and Diagnostic Laboratory Immunology 2002; 9(5):951-8.
16. da Silva MR, Stewart JM, Costa CH. Sensitivity of bone marrow aspirates in the diagnosis of visceral, leishmaniasis. The American Journal of Tropical Medicine and Hygiene 2005; 72:811-4.
17. Kager PA, Rees PH, Manguyu FM et al. Splenic aspiration; experience in Kenya. Trop Geogr Med 1983; 35(2):125-31
18. Zijlstra EE, Ali MS, el-Hassan AM et al. Kala-azar: a comparative study of parasitological methods and the, direct agglutination test in diagnosis. Trans R Soc Trop Med Hyg 1992; 86(5):505-7.
19. Cota GF, de Sousa MR, de Freitas Nogueira BM et al. Comparison of parasitological, serological, and molecular tests for visceral leishmaniasis in HIV-infected patients: a cross-sectional delayed-type study. The American Journal of Tropical Medicine and Hygiene 2013; 89(3):570-7.
20. Bourgeois N, Lachaud L, Reynes J, Rouanet I, Mahamat A, Bastien P. Long-term monitoring of visceral leishmaniasis in patients with AIDS: relapse risk factors, value of polymerase chain reaction, and potential impact on secondary prophylaxis. Journal of Acquired Immune Deficiency Syndromes 2008; 1:48(1):13-9.
21. Pedras MJ, de GouveaViana L, de Oliveira EJ, Rabello A. Comparative evaluation of direct agglutination test, rK39 and soluble antigen ELISA and IFAT for the diagnosis of visceral leishmaniasis. Transactions of the Royal Society of Tropical Medicine and Hygiene 2008; 102(2):172-8.
22. Boelaert M, Rijal S, Regmi S et al. A comparative study of the effectiveness of diagnostic tests for visceral leishmaniasis. The American Journal of Tropical Medicine and Hygiene 2004; 70(1):72-7.
23. Chappuis F, Rijal S, Soto A, Menten J, Boelaert M. A meta-analysis of the diagnostic performance of the direct agglutination test and rK39 dipstick for visceral leishmaniasis. BMJ 2006; 7; 333(7571):723.
24. Assis TSMD et al. Validação do teste imunocromatográfico rápido IT-LEISH para o diagnóstico da leishmaniose visceral humana. Epidemiologia e Serviços de Saúde 17 (2) abr-jun, 107-116.
25. Cota GF, de Sousa MR, Demarqui FN, Rabello A. The diagnostic accuracy of serologic and molecular methods for detecting visceral leishmaniasis in HIV infected patients: meta-analysis. PLoS Neglected Tropical Diseases 2012; 6(5):e1665.
26. Cota GF, de Sousa MR, Fereguetti TO, Rabello A. Efficacy of anti-leishmania therapy in visceral leishmaniasis among HIV infected patients: a systematic review with indirect comparison. PLoS Neglected Tropical Diseases 2013; 7(5):e2195.
27. Moral L. Post-kala-azar dermal leishmaniasis and Leishmania infantum. Br J Dermatol 1999; 140:760.
28. Bittencourt A, Silva N, Straatmann A, Nunes VL, Follador I, Badaro R. Post-kala-azar dermal leishmaniasis associated with SIDA. Braz J Infect Dis 2003; 7(3):229-33.
29. Carnauba Jr D, Konishi CT, Petri V, Martinez IC, Shimizu L, Pereira-Chioccola VL. Atypical disseminated leishmaniasis similar to post-kala-azar dermal leishmaniasis in a Brazilian AIDS patient infected with Leishmania (Leishmania) infantum chagasi: a case report. Int J Infect Dis 2009; 13(6):e504-7.
30. Garg VK, Agrawal S, Rani S et al. Post-kala-azar dermal leishmaniasis in Nepal. International Journal of Dermatology 2001; 40(3):179-84.
31. Thakur CP, Kumar K. Efficacy of prolonged therapy with stibogluconate in post kala-azar dermal leishmaniasis. The Indian Journal of Medical Research 1990; 91:144-8.
32. Zijlstra EE, Musa AM, Khalil EAG, El-Hassan EI, El-Hassan AM. Post--Kala-azar dermal leishmaniosis Lanut 2003; 3:87-98.
33. Musa AM, Khalil EA, Raheem MA et al. The natural history of Sudanese post-kala-azar dermal leishmaniasis: clinical, immunological and prognostic features. Annals of Tropical Medicine and Parasitology 2000; 96(8):765-72.
34. Ramesh V, Mukherjee A. Post-kala-azar dermal leishmaniasis. Int J Derm 1995; 34:85-91.
35. Napier LE, Das Gupta CR. A clinical study of postkala-azar dermal leishmaniasis.Indian Med Gaz1930; 65:249-57.
36. Girgla HS, Marsden RA, Singh GM, Ryan TJ. Postkala-azar dermal leishmaniasis. Br J Derm 1977; 97:307-11.
37. Zijlstra EE, Musa AM, Khalil EA, el-Hassan IM, el-Hassan AM. Post-kala-azar dermal leishmaniasis. The Lancet Infectious Diseases 2003; 3(2):87-98.
38. Gelanew T, Hurissa Z, Diro E et al. Disseminated cutaneous leishmaniasis resembling post-kala-azar dermal leishmaniasis caused by Leishmania donovani in three patients co-infected with visceral leishmaniasis and human immunodeficiency virus/acquired immunodeficiency syndrome in Ethiopia. The American Journal of Tropical Medicine and Hygiene 2006; 84(6):906-12.
39. Orsini M, Silva M, Luz ZM et al. Identification of Leishmania chagasi from skin in Leishmania/HIV co-infection: a case report. Revista da Sociedade Brasileira de Medicina Tropical 2002; 35(3):259-62.
40. Santos-Oliveira JR, Da-Cruz AM, Pires LH et al. Atypical lesions as a sign of cutaneous dissemination of visceral leishmaniasis in a human immunodeficiency virus-positive patient simultaneously infected by two viscerotropic Leishmania species. The American Journal of Tropical Medicine and Hygiene 2011; 85(1):55-9.
41. Hernandez DE, Oliver M, Martinez C, Planas G. Visceral leishmaniasis with cutaneous and rectal dissemination due to Leishmania braziliensis in acquired immunodeficiency syndrome (AIDS). International Journal of Dermatology 1995;34(2):114-5.
42. Ramos A, Portero JL, Gazapo T, Yebra M, Portero F, Martin T. Visceral leishmaniasis in immunocompromised patients. An Med Intern 1998; 15(6):301-4.

62

Aplicação das Técnicas de Biologia Molecular para Auxílio Diagnóstico na Leishmaniose

Rachel Basques Caligiorne
Cidiane Graciele da Silva Melo
Fabiana Rocha da Silva

INTRODUÇÃO

Leishmanioses

Definidas como zoonoses causadas por protozoários do gênero *Leishmania*, as leishmanioses são clinicamente divididas em leishmaniose visceral (LV) e leishmaniose tegumentar (LT). A LT é classificada nas formas cutânea, mucosa e cutaneomucosa. A LV caracteriza-se pela disseminação do parasita nos tecidos e órgãos do hospedeiro, causando, frequentemente, hepato e/ou esplenomegalia, seguida de febre moderada e diária, podendo ocorrer anemia, falta de apetite, emagrecimento e linfadenopatia.[2,18,26,29,33]

As diferentes formas de leishmaniose ocorrem endemicamente em cerca de 90 países, distribuídos em cinco continentes: África, Ásia, Europa e Américas do Sul e do Norte.[13,14,42] Segundo a Organização Mundial da Saúde (OMS), estima-se que ocorram anualmente 2 milhões de novos casos e que aproximadamente 350 milhões de pessoas vivam em área de risco de transmissão.[46] Estima-se, ainda, que cerca 12 milhões de pessoas no mundo estão infectadas com alguma forma de leishmaniose.[6]

A primeira observação do parasita ocorreu em 1885, na Índia, o qual, no entanto, só veio a ser descrito em 1903, por William Leishman e Charles Donovan. Os primeiros relatos de casos no Brasil ocorreram em 1934. Atualmente, são registrados cerca de 4.000 novos casos a cada ano no país.[24,26]

Nas Américas, as leishmanioses se estendem desde o Sul dos Estados Unidos até o Norte da Argentina. No Brasil, ocorrem em torno de 3.000 novos casos de LT a cada ano.[41] A espécie *L. infantum/chagasi*, agente da LV, é comumente encontrada em ambientes modificados e de colonização antiga, como na Região Nordeste, estando presente nos núcleos periurbanos e urbanos de várias cidades brasileiras.[8,27] Estima-se que a cada ano ocorram 600 mil novos casos de leishmaniose visceral no mundo.[34]

O gênero *Leishmania* é genética e ecologicamente diversificado, sendo subdividido nos subgêneros *Viannia* e *Leishmania* que, por sua vez, são divididos nos complexos *brasiliensis* e *guyanensis,* formados pelas espécies agentes da LT, e nos complexos *donovani, tropica, major, aethiopia* e *mexicana*, formados pelas espécies agentes da LV.[3,5,14,18,46]

A transmissão do parasita ao hospedeiro vertebrado ocorre pela picada de fêmeas de dípteros (flebotomíneos) infectadas, durante repasto sanguíneo, as quais pertencem à família Psychodida, na qual se incluem seis gêneros. A infecção dos insetos se dá por sucção de sangue de seres humanos ou animais infectados. O inseto inocula as formas promastigotas na pele do hospedeiro (Figura 62.1) que, em seguida, são fagocitadas por macrófagos, se diferenciando na forma amastigota e sofrendo replicação. Em um novo repasto sanguíneo, são deglutidas com o sangue, atingindo o tubo digestivo do inseto vetor e perpetuando, assim, seu ciclo biológico.[5,26,32]

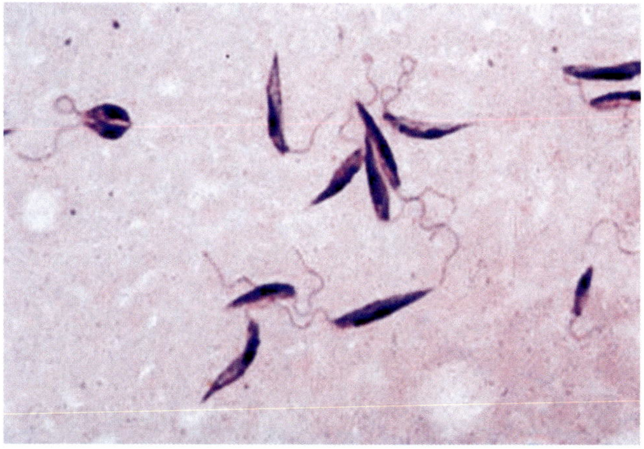

Figura 62.1 ■ Preparo em lâmina de esfregaço de sangue corado pelo Giemsa, apresentando a forma promastigota da *Leishmania* sp. Observação ao microscópio óptico (1.000×). (Disponível em: http://www.misodor.com/LEISHMANIOSE.php.)

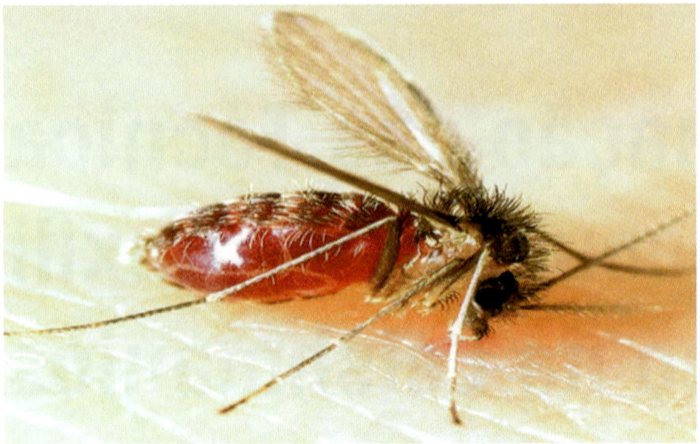

Figura 62.2 ■ *Lutzomiya longipalpis* após (ou durante) repasto sanguíneo. (Disponível em: http://commons.wikimedia.org/wiki/File:Lutzomyia_longipalpis-sandfly.jpg. Acessado em 05/09/2013.)

No Brasil, a principal espécie envolvida na transmissão da leishmaniose é o *Lutzomyia longipalpis*, conhecido popularmente como mosquito-palha ou birigui e distribuído praticamente por todo o Brasil (ausente somente na Região Sul) (Figura 62.2). A atividade máxima do flebótomo se inicia ao entardecer e se esgota aproximadamente às 23 horas. O estudo de alguns dos aspectos comportamentais do vetor, como dispersão e tamanho da população, e de suas taxas de sobrevivência é importante para a elucidação dos mecanismos de transmissão da leishmaniose.[26,34]

No país, vários reservatórios estão inseridos no ciclo de transmissão: predominantemente, os animais silvestres mantêm o ciclo da doença nas áreas rurais (Figura 62.3). Pequenos roedores, como ratos (*Rattus rattus*), raposas (*Dusicyonventulus* e *Cerdocyonthous*) e marsupiais (*Didelphisalbiventris*), já foram encontrados infectados naturalmente. Os cães (*Canis familiaris*) são os principais hospedeiros nas áreas urbanas, sem predileção por nenhuma raça.[18,26,33]

DIAGNÓSTICO DA LEISHMANIOSE

O diagnóstico da leishmaniose baseia-se em critérios clínicos, epidemiológicos e laboratoriais.[3,19] Alterações hematológicas inespecíficas, como aumento da série vermelha, branca e/ou plaquetária, geralmente se manifestam por pancitopenia. Alterações bioquímicas, como aumento moderado de transaminases séricas, também podem ocorrer.[26,33]

O diagnóstico laboratorial das leishmanioses consiste, fundamentalmente, em quatro grupos de exames:

- Exames parasitológicos (demonstração direta do parasita), isolamento em cultivo *in vitro* (meios de cultivo) e isolamento em cultivo *in vivo* (inoculações em animais, xenodiagnóstico).
- Testes imunológicos (teste intradérmico e testes sorológicos).
- Diagnóstico molecular (detecção do DNA do parasita pela reação em cadeia da polimerase – PCR).
- Exames complementares (exames hematológicos, bioquímicos e histopatológicos).

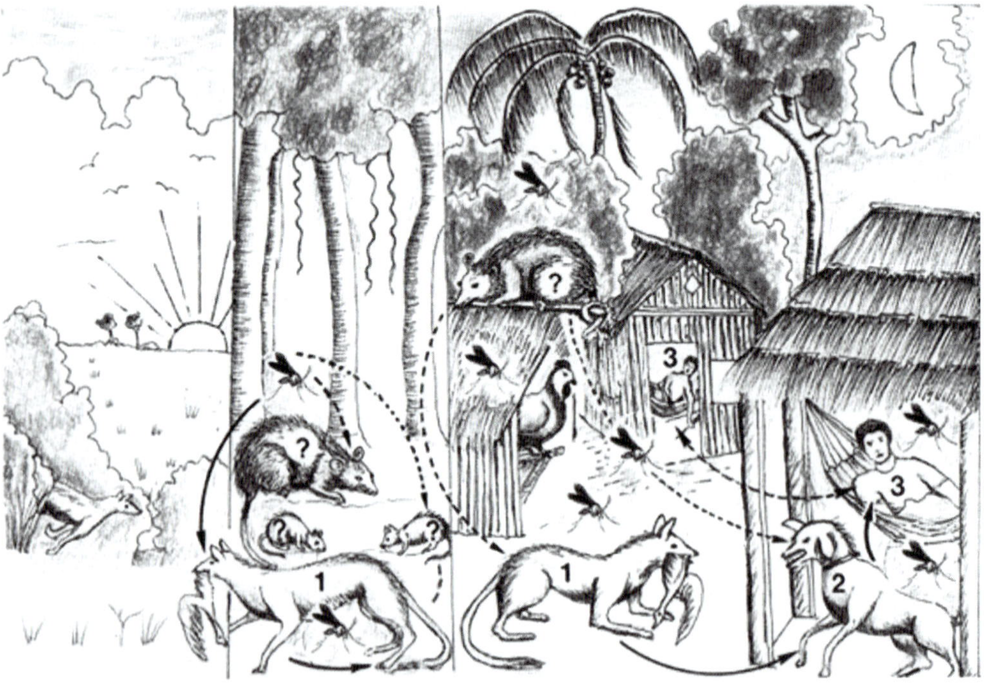

Figura 62.3 ■ Esquema demonstrando as diferentes formas de transmissão da forma promastigota de *Leishmania* spp com mamíferos envolvidos como prováveis fontes de infecção para o flebótomo: (*1*) o parasita se mantém no ciclo enzoótico silvestre em raposas e possivelmente em outros animais por uma população silvestre do flebótomo *Lutzomyia longipalpis*; (*2* e *3*) a invasão pelo vetor das moradias localizadas na proximidade da floresta estabelece a infecção no cão e no ser humano. As linhas contínuas indicam a rota de transmissão definida e as linhas descontínuas representam a possível transmissão de outros animais silvestres, e provavelmente o ser humano também serve de fonte de infecção para o flebótomo. (Disponível em: http://www.ufpe.br/biolmol/Leishmanioses-Apostila_on_line/infogerais.htm. Acessado em 05/09/2013.)

O diagnóstico fundamentado na detecção direta do parasita oferece como vantagem a simplicidade, mas há necessidade de aspirados de medula óssea ou baço, o que torna essa técnica invasiva e potencialmente insegura. Além disso, a sensibilidade do exame direto pode ser baixa, variando de 52% a 98%.[41] Entre as técnicas sorológicas, a imunofluorescência (IFAT), o ensaio de imunoabsorção enzimática (ELISA) e o teste de aglutinação direta (DAT) são os mais usados. Esses ensaios utilizam promastigotas inteiras ou proteínas do parasita solúveis como fonte de antígeno, o que pode limitar a especificidade e/ou aumentar os problemas com a produção de preparações de antígenos padronizados.[26,38]

O controle da transmissão da leishmaniose baseia-se em ações que atuem no inseto vetor e no hospedeiro e no diagnóstico e tratamento precoces dos casos em humanos. O teste rápido para diagnóstico da leishmaniose tem sido amplamente utilizado pelos serviços públicos de saúde em todo o mundo. Esse teste foi utilizado em estudo realizado na Índia, em oito aldeias endêmicas aleatórias, no período de 2006 a 2008, com a intenção de facilitar e apoiar o diagnóstico, bem como definir o tratamento de casos suspeitos e ainda sem confirmação diagnóstica.[21] De acordo com esse estudo, em 2006 a incidência anual da leishmaniose clínica na área de estudo era de 141,9 casos por 10 mil habitantes, aumentando significativamente no ano seguinte devido ao sistema comunitário de vigilância ativa para detecção de casos e relatórios. No entanto, a detecção precoce dos casos e o encaminhamento imediato para tratamento levaram à diminuição significativa da incidência nessas aldeias em 2008. Os resultados desse estudo, bem como de outros estudos semelhantes realizados no Brasil, demonstram o quanto ações baseadas em vigilância ativa podem desempenhar papel decisivo na eliminação de LV.[2] Desse modo, torna-se necessária a adoção de metodologias que possibilitem a conclusão do diagnóstico em tempo hábil para o tratamento, principalmente naqueles casos de difícil conclusão, seja pela apresentação clínica pouco comum, seja pela baixa carga parasitária ou, até mesmo, pela baixa quantidade de anticorpos detectáveis.

DETECÇÃO DE INFECÇÃO POR *LEISHMANIA* SPP POR MEIO DA TÉCNICA DE PCR

A leishmaniose está altamente relacionada com as doenças imunossupressoras de base, como AIDS e leucemia, dentre outras.[13,14,24,28,29,42] Na maioria dos casos, a sorologia não é a ferramenta adequada, uma vez que não será possível detectar anticorpos em quantidades satisfatórias nesses pacientes para confirmação de um resultado positivo. Desse modo, a biologia molecular vem se apresentando como ferramenta importante para detecção de doenças infectoparasitárias em pacientes imunossuprimidos.

Vários estudos vêm evidenciando que o isolamento e a amplificação do DNA do parasita em sangue periférico e em biópsias de lesão apresentam-se como alternativas não invasivas de diagnóstico da leishmaniose.[22,43,45]

A padronização de técnicas de biologia molecular, como a amplificação de regiões genômicas espécies-específicas por meio da técnica de PCR, é de grande importância, uma vez que dará suporte ao diagnóstico da doença e à identificação de espécies de *Leishmania*. Além de ser uma técnica não invasiva, a PCR possibilita a detecção do DNA do parasita nos tecidos do hospedeiro – sem necessitar passar pela etapa do cultivo – de maneira rápida, sensível e prática.[9,33] De acordo com diversas publicações, a sensibilidade desse ensaio para diagnóstico da leishmaniose em pacientes imunocompetentes varia de 72% a 90%, com especificidade de 100%.[15] Entretanto, algumas publicações demonstram a necessidade de padronizações minuciosas para aprimoramento das técnicas de PCR.[12,47]

A técnica de PCR consiste na amplificação de fragmentos de DNA espécie-específicos do genoma do parasita, utilizando oligonucleotídeos iniciadores, que se anelam a essas regiões. Em seguida, a enzima *TaqDNA polimerase* inicia a replicação das fitas-molde a partir do anelamento entre o iniciador e o genoma do parasita. Essa técnica tem a vantagem de replicar o genoma do agente a partir de quantidades mínimas de DNA.[6,11]

A PCR é a técnica que consegue detectar o menor número de leishmânias circulantes no sangue, em relação a outros exames.[9] Há várias técnicas incluídas nos métodos moleculares para amplificação da *Leishmania* spp, como a PCR convencional (cPCR), a *nested*-PCR, cujos resultados são visualizados em gel de acrilamida ou agarose (Figura 62.1), e a PCR em tempo real (qPCR), na qual a visualização dos resultados é evidenciada pela detecção da fluorescência, que é emitida pela amplificação dos produtos da PCR e interpretada por curvas de amplificação[41] (Figura 62.2). É importante ressaltar que essas técnicas são suplementares aos demais exames de diagnóstico e são empregadas quando surgem dúvidas na clínica, na histologia ou na sorologia. Os resultados da técnica de PCR nunca podem ser considerados de maneira isolada, principalmente em se tratando de uma região endêmica para a doença, onde o indivíduo pode ter o parasita circulante no sangue, porém ainda sem apresentar sintomas da doença, ou pode apresentar cura espontânea.[4,10]

Nas leishmanioses, as análises do DNA genômico, do DNA ribossômico (rDNA) e do DNA docinetoplasto (kDNA) têm facilitado o desenho de iniciadores para o uso em reações de PCR.[11,15-17,31,39,43] A maioria dos iniciadores utilizados nesses ensaios detecta regiões conservadas presentes em todas as espécies do gênero *Leishmania*, enquanto outros somente reconhecem sequências de subgrupos mais próximos.

Protozoários pertencentes à ordem Kinetoplastida são caracterizados pela presença de uma estrutura proeminente no flagelo – cinetoplasto – contendo o DNA mitocondrial.

Enquanto a *Leishmania* sp. contém 35 ou 36 cromossomos em seu genoma nuclear, o cinetoplasto contém milhares de minicírculos de DNA – moléculas circulares com uma origem conservada de replicação. Em virtude de sua abundância, especificidade e natureza repetitiva, o DNA do cinetoplasto tem sido frequentemente alvo de detecção do DNA de *Leishmania* spp.[47]

O estudo de Oliveira e cols. (2011), cujo objetivo era a comparação de diferentes iniciadores na execução de PCR para diagnóstico da leishmaniose cutânea, mostrou grande variação na sensibilidade dos pares de iniciadores analisados, evidenciando como os de melhor desempenho aqueles que visavam ao minicírculo de kDNA.[35] El-Beshbishy e cols. (2013) também desenvolveram estudos com esse alvo de amplificação, demonstrando sensibilidade superior a 90% (Figura 62.4).[20]

Diversos estudos recomendam que uma abordagem quantitativa, pela técnica em tempo real ou PCR quantitativa (qPCR), seja utilizada não só para fins de diagnóstico, mas também para monitorizar a parasitemia em pacientes durante o tratamento.[36,44] Em um estudo, Mohammadiha e cols. (2013) compararam o uso de qPCR, cPCR e DAT no diagnóstico de infecção por *Leishmania infantum* em 167 amostras sorológicas caninas.[30] Os resultados demonstraram que, das 37 amostras dos cães sintomáticos, 54% apresentaram infecção por *L. infantum*, por métodos parasitológicos. Na PCR convencional, usando como alvo a região do rDNA do parasita, a positividade foi de 67,6%, enquanto na qPCR, usando como alvo o kDNA do parasita, a positividade alcançou 97,3%. Somente na DAT foram obtidos 100% de positividade das amostras. Estudos como esse são de grande importância para a compreensão dos valores de diagnóstico da leishmaniose para cada método aplicado.

Sem dúvida, a utilização do kDNA como alvo de amplificação tem demonstrado resultados favoráveis, relatados por diversos autores.[7,20] Entretanto, ainda não foi descrita a padronização de uma única sonda que se anele aos genomas de todas as espécies de *Leishmania*, o que inviabiliza a existência de uma padronização da qPCR pelo sistema TaqMan para detecção em larga escala das espécies do gênero *Leishmania*.[12,47] Diante da impossibilidade de haver uma sonda universal para o gênero *Leishmania* que possibilite detectar os genomas de todas as espécies e, portanto, diagnosticar todos os casos de leishmaniose, a alternativa é trabalhar com a técnica de qPCR pelo sistema Sybr Green®. Essa técnica, usando como alvo o kDNA, favorece o diagnóstico da leishmaniose, abrangendo todas as espécies do gênero. Alguns autores têm demonstrado a boa aplicação da qPCR para diagnóstico da leishmaniose usando o sistema Sybr Green®.[25,40,47] Vale ressaltar que esse sistema apresenta custo menos elevado, pois o uso de sondas ou múltiplas sondas acarretaria alto valor ao teste e, portanto, seria menos viável sua aplicação nos serviços públicos de saúde, onde é atendida a maior parte dos pacientes portadores das leishmanioses.

Outros ensaios realizados assinalam que os protocolos de qPCR desenvolvidos representam um avanço para o diagnóstico de leishmaniose em cães e seres humanos, fornecendo um diagnóstico rápido e não invasivo. No entanto, será necessário o ajuste de parâmetros importantes para que a qPCR possa ser aplicada à rotina diária de diagnóstico da leishmaniose.[1,37] Um importante parâmetro para o ajuste da técnica de PCR é o método de extração e purificação do material genético, uma vez que a concentração e a qualidade do DNA estão diretamente relacionadas com o melhor rendimento da reação de PCR.

As técnicas de PCR são importantes ferramentas para auxiliar o ao diagnóstico da leishmaniose e têm como perspectiva o desenvolvimento de parâmetros que possibilitem quantificar a carga parasitária no sangue periférico dos pacientes, permitindo, assim, o acompanhamento terapêutico e o controle de cura da doença.[36,44] Portanto, a escolha da técnica de PCR aplicada em determinado laboratório deve ser avaliada de acordo com a realidade do serviço e os recursos técnicos disponíveis, conforme demonstrado em estudos anteriores (Figuras 62.5 e 62.6).[25]

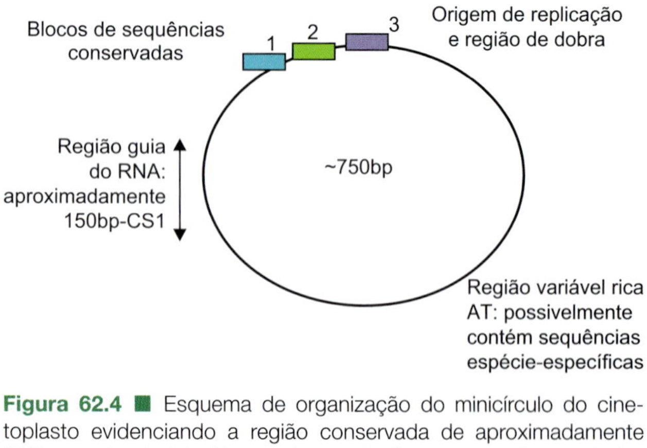

Figura 62.4 ■ Esquema de organização do minicírculo do cinetoplasto evidenciando a região conservada de aproximadamente 200bp contendo três blocos de sequências conservadas em todas as espécies de *Leishmania*. (Disponível em: http://www.cve.saude.sp.gov.br/agencia/bepa68_lvasp.htm.)

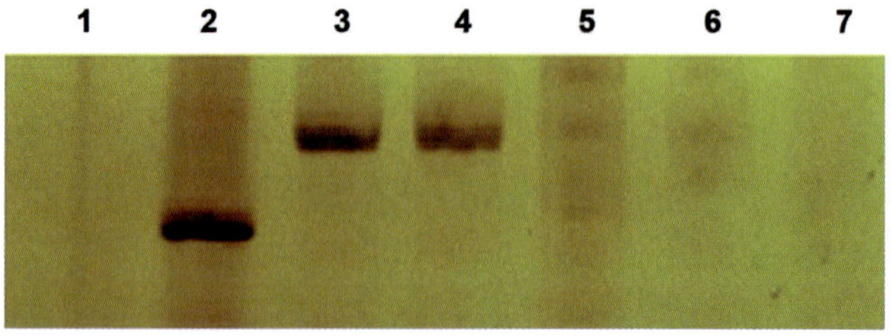

Figura 62.5 ■ Gel de poliacrilamida corado pela prata apresentando banda correspondente ao fragmento de amplificação de 126bp do kDNA, em amostras de DNA extraídas de sangue periférico total de pacientes portadores da LV. **1** Controle negativo da reação de PCR. **2** Padrão de peso molecular 100 pares de base (Ludwig, Brasil). **3** Controle positivo da ração, DNA extraído da cultura de amostra Referência *Leishmania (Leishmania) infantum* MHOM/BR/2002/LPC-RPV). **4** Amostra de DNA extraída de sangue periférico de pacientes apresentando LV. **5** a **7** Amostra de DNA extraída de sangue periférico total de paciente negativo para LV.

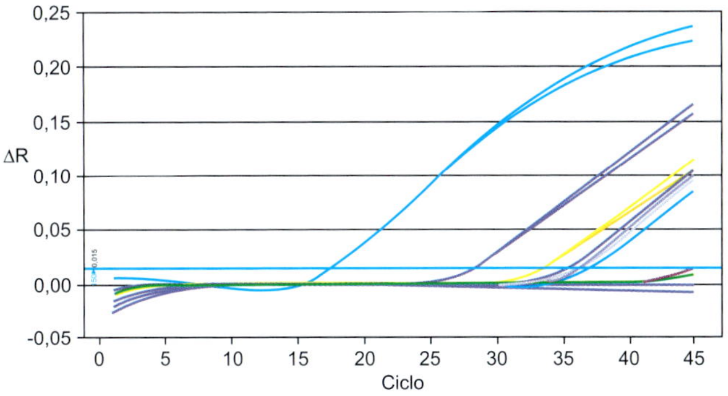

Figura 62.6 ■ Curva de amplificação de região variável do kDNA de *Leishmania* sp. pela técnica de PCR em tempo real (qPCR). Abaixo da linha azul – sem amplificação – estão o controle negativo e as amostras negativas. Acima da linha azul estão o controle positivo (DNA da amostra Referência *Leishmania [Leishmania] infantum* MHOM/BR/2002/LPC-RPV) – curva azul com ct18 – e as amostras positivas (DNA extraído de amostras de sangue periférico de pacientes portadores de LV).

Referências

1. Andreadou M, Liandris E, Kasampalidis IN et al. Evaluation of the performance of selected in-house and commercially available PCR and real-time PCR assays for the detection of Leishmania DNA in canine clinical samples. Exp Parasitol Aug 2012; 131(4):419-24.
2. Badaró R, Jones TC, Lorenço R et al. A prospective study of visceral Leishmaniasis in na endemic area of Brazil. J Infect Dis 1986; 154:639-49.
3. Berman JD. Human leishmaniasis: clinical, diagnostic, and chemotherapeutic developments in the last 10 years. Clin Infect Dis 1996; 24:684-703.
4. Berrahal F, Mary C, Roze M et al. Canine leishmaniasis: identification of asymptomatic carriers by polymerase chain reaction and immunoblotting. Am J Trop Med Hyg 1996; 55(3):273-7.
5. Boité MC, Maurício IL, Miles MA, Cupolillo E. New insights on taxonomy, phylogeny and population genetics of Leishmania (Viannia) parasites based on multilocus sequence analysis. PLoS Negl Trop Dis November 2012; 6(11):e1888.
6. Bracho C, Quintana L, Arenas S, Parra M. Polymerase chain reaction with two molecular targets in mucosal leishmaniasis' diagnosis: a validation study. Mem Inst Oswaldo Cruz 2007; 102(5):549-54.
7. Cruz I, Millet A, Carrillo E et al. An approach for interlaboratory comparison of conventional and real-time PCR assays for diagnosis of human leishmaniasis. Exp Parasitol Jul 2013; 134(3):281-9.
8. DATASUS – Ministério da Saúde: www.datasus.org.br.
9. De Assis TSM, Caligiorne RB, Romero GAS, Rabello A. Comparison between serum and peripheral blood as sources of Leishmania k-DNA for the diagnosis of visceral leishmaniasis. Trans R Soc Trop Med Hyg Sep 2008; 102(9):548-55.
10. De Gouvêa-Viana L, de Assis TS, Orsini M et al. Combined diagnostic methods identify a remarkable proportion of asymptomatic Leishmania (Leishmania) chagasi carriers who present modulated cytokine profiles. Trans R Soc Trop Med Hyg 2008; 102(6):548-55.
11. DeGrave W, Fernandes O, Campbell D, Bozza M, Lopes U. Use of molecular probes and PCR for detection and typing of Leishmania – a mini review. Mem Inst Oswaldo Cruz 1994; 89:463-9.
12. De Paiva Cavalcanti M, Dantas-Torres F, da Cunha Gonçalves de Albuquerque S et al. Quantitative real time PCR assays for the detection of Leishmania (Viannia) braziliensis in animals and humans. Mol Cell Probes jun-aug 2013; 27(3-4):122-8.
13. Desjeux P. The increase in risk factors for leishmaniasis worldwide. Tran R Soc Med Hyg 2001; 95:239-43.
14. Desjeux P. Leishmaniasis. Nat Rev Microbiol 2004; 2(9):692.
15. Disch J, Caligiorne RB, Maciel F et al. Single step duplex-kDNA-PCR for detection of Leishmania donovani complex in human peripheral blood samples. Diagn Microbiol Infect Dis 2006; 56(4):395-400.
16. Disch J, Oliveira MC, Orsini M, Rabello AL. Rapid clearance of circulating Leishmania kinetoplast DNA after treatment of visceral leishmaniasis. ActaTropica 2004; 92:279-83.
17. Disch J, Maciel MC, Oliveira M, Orsini M, Rabello AL. Detection of circulating Leishmania chagasi DNA for the non-invasive diagnosis of human infection.Trans R Soc Trop Med Hyg 2003; 97:391-5.
18. Duarte MIS, Corbertt CEP. Patologia das principais doenças tropicais no Brasil – Leishmaniose visceral. In: Bogliolo L (ed.) Patologia. 5. ed. Rio de Janeiro: Guanabara Koogan, 1994:1151-2.
19. Ejazi SA, Ali N. Developments in diagnosis and treatment of visceral leishmaniasis during the last decade and future prospects. Expert Rev Anti Infect Ther 2013; 11(1):79-98.
20. El-Beshbishy HA, Al-Ali KH, El-Badry AA. Molecular characterization of cutaneous leishmaniasis in Al-Madinah Al-Munawarah province, western Saudi Arabia. Int J Infect Dis 2013; 17(5):e334-8.
21. Ferdousi F, Alam MS, Hossain MS et al. Visceral leishmaniasis eradication is a reality: data from a community-based active surveillance in Bangladesh. Trop Med Health 2012; 40(4):133-9.
22. Fisa R, Riera C, Ribeira E, Gállego M, Portús M. A nested polymerase chain reaction for diagnosis and follow-up of human visceral leishmaniasis.Trans R Soc Med Hyg 2002; 96:191-4.
23. Grimaldi JRG, Tesh RB. Leishmaniasis of the New World; current concepts and implications for future research. Clin Microbiol Rev 1993; 6:230-50.
24. Herwaldt BL. Leishmaniasis.The Lancet 1999; 354:1191-9.
25. Khademvatan S, Neisi N, Maraghi S, Saki J. Diagnosis and identification of Leishmania spp. from Giemsa-stained slides, by real-time PCR and melting curve analysis in south-west of Iran. Ann Trop Med Parasitol dec 2011;105(8):559-65.
26. Lopes AC. Tratado de clínica médica. Vol. 2 São Paulo: Rocca, 2005:4121-7.
27. Luz KG, da Silva VO, Gomes EM et al. Prevalence of anti-Leishmania donovani antibody among Brazilian blooddonors and multiply transfused hemodialysi s patients. Am J Trop Med Hyg 1997; 57:168-71.
28. Ministério da Saúde. Manual de recomendações para diagnóstico, tratamento e acompanhamento da coinfecção Leishmânia-HIV. Brasília: Ministério da Saúde, 2004.
29. Ministério da Saúde. Manual de vigilância e controle da leishmaniose visceral. Brasília: Ministério da Saúde, 2006.
30. Mohammadiha A, Mohebali M, Haghighi A et al. Comparison of real-time PCR and conventional PCR with two DNA targets for detection of Leishmania (Leishmania) infantum infection in human and dog blood samples. Exp Parasitol 2013; 133(1):89-94.
31. Morel C, Simpson L. Characterization of pathogenic trypanosomatidae by restriction endonuclease fingerprinting of kinetoplast DNA minicircles. Am J Trop Med Hyg 1980; 29:1070-4.
32. Neves C, Gomes A, Antunes JL. Correlation of the presence of phlebotominae species (Diptera: Psychodidae) with records of American tegumentary leishmaniasis cases in the State of São Paulo, Brazil. Ver Soc Brás Med Trop 2002; 35(4):299-306.
33. Neves DP. Parasitologia humana. 10. ed. São Paulo: Atheneu, 2002:56-73.
34. Oliveira EF, Silva EA, Casaril AE et al. Behavioral aspects of Lutzomyia longipalpis (Diptera: Psychodidae) in urban área endemic for visceral leishmaniasis. J Med Entomol Mar 2013; 50(2):277-84.

35. Oliveira D, Valdrinez M, Lonardoni C, Teodoro U, Verzignassi T. Comparison of different primes for PCR-based diagnosis of cutaneous leishmaniasis. Braz J Infect Dis 2011; 15(3):204-10.
36. Osman OF, Kager PA, Zijlstra EE, El-Hassan AM, Oskam L. Use of PCR on lymphnode sample as test of cure of visceral leishmaniasis. Ann Trop Med Parasital 1997; 91(7):845-50.
37. Paiva RM, Teixeira SM, Kangussu-Marcolino MM, Darocha WD. Trypanosomatidae comparative genomics: contributions to the study of parasite biology and different parasitic diseases. Genet Mol Biol 2012; 35(1):1-17.
38. Parada L. Kinetoplastids and their networks of interlocked DNA. Nature Education 2010; 3(9):63.
39. Piarroux R, Gambarelli F, Dumon H et al. Comparison of PCR with direct examination of bone marrow aspiration, myeloculture, and serology for diagnosis of visceral leishmaniasis in immuno comprised patients. J Clin Microbiol 1994; 32(3):746-9.
40. Pita-Pereira D, Lins R, Oliveira MP et al. SYBR green-based realtime PCR targeting kinetoplast DNA can be used to discriminate between the main etiologic agents of Brazilian cutaneous and visceral leishmaniasis. Parasit Vectors 2012; 5:15.
41. Profeta-Luz Z, Silva FO, Rotondo AS, Caligiorne RB, Oliveira EJ, Rabello AL. Lesion aspirate culture for the isolation of Leishmania spp. from patients with cutaneous leishmaniasis. Memórias do Instituto Oswaldo Cruz 2009; 104:62-6.
42. Rabello AL, Andrade MO, Disch J. Leishmania/HIV co-infection in Brazil: an appraisal. Ann Trop Med Parasital 2003; 97(1):17-28.
43. Singh N, Curran MD, Rastogil AK, Middleton D, Sundar S. Diagnostic PCR with Leishmania donovani specificity using sequences from the variable region of kinetoplast minicircle DNA. Trop Med Int Health 1999; 4:330-4.
44. Sudarshan M, Weirather J, Wilson M, Sundar S. Study of parasite kinetics with antileishmanial drugs using real-time quantitative PCR in Indian visceral leishmaniasis. J Antimicrob Chemother 2011; 66:1751-5.
45. Sundar S, Reed SG, Singh VP, Kumar PC, Murray HW. Rapid accurate field diagnosis of Indian visceral leishmaniasis. Lancet 1998; 351:563-5.
46. TDR: For Research on Diseases of Poverty. Disponível em: http://www.who.int/tdr/diseases-topics/leishmaniasis/en/index.html. - Acessado em 04/09/2013.
47. Weirather J, Jeronimo S, Gautam S et al. Serial quantitative PCR assay for detection, species discrimination, and quantification of Leishmania spp. in human samples. J Clin Microbiol 2011; 49(11): 3892-904.

Toxoplasmose

Dagmar Toledo Lyon
Fernanda Lyon Freire

DEFINIÇÃO

Toxoplasmose é uma doença cosmopolita, de curso clínico variável, causada pelo protozoário intracelular *Toxoplasma gondii*.

EPIDEMIOLOGIA

T. gondii é um protozoário ubíquo que tem como hospedeiro definitivo, aquele no qual ocorre a reprodução sexuada, o gato. O ser humano, além de outros mamíferos, pode ser o hospedeiro intermediário, aquele no qual ocorre a reprodução assexuada. A soroprevalência do *T. gondii* é variável nos diversos países do mundo (p. ex., aproximadamente 15% nos EUA e de 50% a 75% em alguns países da Europa). Sua prevalência é maior em áreas tropicais e de baixa altitude, com más condições de higiene e saneamento básico, bem como em locais de maior consumo de carne crua ou mal cozida. As estimativas sobre a prevalência de toxoplasmose congênita com base na triagem sorológica de recém-nascidos ou crianças variam de cerca de 1 em cada 1.000 nascidos vivos, em algumas áreas da América Latina, a 1 por 10 mil nascidos vivos, nos EUA. No Brasil, estima-se que haja 1 caso de toxoplasmose congênita para cada grupo de 4.000 recém-nascidos vivos.

A toxoplasmose ocular é a principal causa de uveíte posterior no Brasil. A retinocoroidite toxoplásmica ocorre em 70% a 90% dos casos de infecção congênita e em 2% a 30% de infecção adquirida. Quando congênita, apresenta-se de maneira bilateral em 50% a 80% dos casos. A forma adquirida, por sua vez, tende a ser unilateral.

PATOGÊNESE

Fatores relacionados com o agente etiológico, bem como com o hospedeiro, interferem na patogenia da doença. A virulência maior ou menor da cepa é fundamental na evolução da taxoplasmose. O modo de infecção é determinante, pois infecções congênitas são, quase sempre, muito mais graves do que as adquiridas. Além disso, infecções no início da gestação são mais agressivas do que no final da gravidez. O *status* imune do hospedeiro determina o grau de comprometimento do organismo na infecção. Sabe-se que medicamentos imunossupressores, doenças debilitantes (p. ex., cânceres, tuberculose) e a síndrome da imunodeficiência adquirida (AIDS) podem aumentar a agressividade da infecção, levando, inclusive, a quadros fatais da toxoplasmose.

TRANSMISSÃO

Em geral, a contaminação com o *T. gondii* ocorre por meio de:

- Ingestão de cistos teciduais em carne crua ou malcozida. A maioria dos cistos teciduais só é morta a –12°C ou com aquecimento > 60°C por mais de 4 minutos.
- Ingestão de oocistos eliminados com as fezes de gatos e na água ou em alimentos contaminados.
- Transmissão transplacentária de uma mãe que adquiriu a infecção durante a gravidez.
- Transfusão sanguínea ou transplante de órgãos de doadores infectados, manipulação de órgãos ou secreções de animais mortos contaminados, acidentes de laboratório e outros.

FORMAS CLÍNICAS

Toxoplasmose congênita

A toxoplasmose é transmitida ao feto, através da placenta, quando a mulher grávida se torna infectada. Se a mulher estiver infectada antes da gravidez, o feto não será afetado. A integridade do envolvimento do feto depende da duração da gestação no momento da infecção materna. As formas contraídas durante o primeiro trimestre da gravidez são mais graves, podendo levar a morte intrauterina e abortamento ou ao nascimento de crianças com sequelas de intensidade variável. A transmissão no segundo trimestre é responsável por formas moderadas da doença. Infecções subclínicas são mais comuns e ocorrem quando a infecção se dá no último trimestre da gravidez, com manifestações que podem passar despercebidas e manifestações neurológicas e/ou oculares após meses ou anos.

Todas as mulheres grávidas devem realizar testes de sorologia específica na primeira semana do pré-natal. As gestantes suscetíveis (IgM e IgG-negativas – veja *Diagnóstico*) devem repetir a sorologia a cada trimestre. Quanto mais precoces o diagnóstico e o tratamento, melhor será o prognóstico.

A maioria (70% a 90%) dos recém-nascidos com toxoplasmose congênita não apresenta manifestações ao exame físico de rotina. Sinais e sintomas de toxoplasmose congênita estão presentes em apenas 10% a 30% das crianças ao nascimento, sendo mais comuns e mais graves em prematuros. Infecção sintomática geralmente resulta de infecção materna primária durante o primeiro trimestre. Os resultados clínicos são múltiplos e não específicos, podendo restringir--se ao SNC ou aos olhos, ou podem ser generalizados.

A forma congênita clássica é caracterizada pela tétrade de Sabin (hidrocefalia com microcefalia, calcificações cerebrais, retinocoroidite e retardo mental), mas apenas uma minoria a apresenta completamente. A icterícia e a hepatoesplenomegalia podem estar associadas ao quadro.

A retinocoroidite é a manifestação mais comum da toxoplasmose congênita, apresentando-se de modo bilateral em 50% a 80% dos casos e podendo ser associada a estrabismo, nistagmo e atrofia óptica.

As manifestações neurológicas podem incluir convulsões, retardo psicomotor, espasticidade e paralisias.

Toxoplasmose adquirida

A principal forma de apresentação da toxoplasmose adquirida é subclínica, presente em cerca de 70% dos casos. Indivíduos imunocompetentes geralmente são assintomáticos. Os casos sintomáticos apresentam quadro clínico variável (manifestações ganglionares, pulmonares, neurológicas e oculares).

Na forma ganglionar, os pacientes queixam-se frequentemente de febre, calafrios e sudorese, em associação a linfadenopatia cervical. Raramente, nessa fase, pode ocorrer exantema papuloso, não pruriginoso, que poupa as palmas e a plantas, eritema polimorfo ou eritema nodoso. A toxoplasmose ganglionar é benigna, e sua resolução espontânea ocorre em 2 a 4 semanas.

A pneumonite por toxoplasmose tem início insidioso com tosse, dispneia, cianose, mal-estar e febre. Petéquias e equimoses acompanham o quadro pulmonar. Pode levar ao óbito em 24 a 48 horas.

A encefalite toxoplásmica é caracterizada por cefaleia, confusão mental, convulsões e febre.

A apresentação da toxoplasmose ocular varia de acordo com a faixa etária. As crianças geralmente apresentam redução da acuidade visual, estrabismo, nistagmo ou leucocoria. Os adolescentes e adultos referem baixa acuidade visual e moscas volantes. O *T. gondii* é encontrado na retina, enquanto a uveíte anterior é uma complicação da uveíte posterior. Pode haver, ainda, fotofobia, dor e hiperemia conjuntival, em casos de alterações do segmento anterior. A lesão típica da doença ocular é a retinocoroidite granulomatosa focal necrosante. Cerca de 66% dos pacientes com toxoplasmose ocular apresentam recorrência. A frequência de recorrência é maior durante a gravidez.

A toxoplasmose persiste como infecção latente por toda a vida. Em situações de imunossupressão, pode ocorrer a ativação da doença. A reativação da doença em hospedeiros imunocomprometidos geralmente ocorre dentro do SNC, como abscessos cerebrais múltiplos.

Os pacientes acometidos podem apresentar sinais e sintomas focais ou generalizados. Cefaleia, confusão mental, febre, letargia e convulsões são os achados mais frequentes. A tomografia computadorizada de crânio revela lesões hipodensas, únicas ou múltiplas, com reforço de contraste circunjacente (em anel), envolvendo, preferencialmente, os gânglios da base, e edema perilesional.

DIAGNÓSTICO

Em geral, para o diagnóstico da toxoplasmose são necessários exames laboratoriais e, com frequência, a propedêutica inicial envolve a realização de testes sorológicos.

Na infecção aguda, os anticorpos IgM normalmente aparecem dentro de 1 semana e suas taxas continuam a subir. Posteriormente, os títulos de IgM diminuem e desaparecem, mas a taxa de declínio é muito variável de indivíduo para indivíduo. Os anticorpos IgG específicos para *Toxoplasma* se elevam dentro de, aproximadamente, 2 semanas após a infecção primária e geralmente persistem por toda a vida, inclusive nos indivíduos HIV-positivos. Não existe uma correlação direta entre o nível do título de IgG e a proximidade da infecção.

A sorologia para IgM e IgG apresenta quatro possíveis resultados (Figura 63.1):

- **IgM e IgG negativos:** geralmente indicam que o indivíduo nunca teve contato com o *T. gondii* e é suscetível a infecção.
- **IgM positivo + IgG negativo:** em paciente com suspeita de toxoplasmose primária, esse resultado sorológico é altamente sugestivo de infecção aguda. A posterior soroconversão do IgG aumenta a certeza diagnóstica. Por outro lado, caso o IgG não se torne positivo, deve-se suspeitar de resultado falso-positivo para IgM. Toxoplasmose aguda é altamente improvável em paciente com sinais de linfadenomegalia cervical que tem anticorpo IgM específico toxoplasma-negativo.

IgM e IgG negativos:

- Sugere ausência de contato com o *T. gondii*

IgM positivo e IgG negativo:

- Sugere infecção aguda por *T. gondii*

IgM negativo e IgG positivo:

- Sugere que o indivíduo já teve com o *T. gondii*, mas não apresenta a forma aguda da doença

IgM e IgG positivos:

- Sugere reagudização ou reinfecção.

Figura 63.1 ■ Interpretação básica da sorologia da toxoplasmose. A confirmação do diagnóstico deve ser feita com um método alternativo, como o teste de avidez. Infecções recentes apresentam baixa avidez, enquanto as antigas apresentam alta avidez.

- **IgM negativo e IgG positivo:** sugere que o indivíduo já teve contato com o parasita, mas não apresenta a forma aguda da doença.
- **IgM e IgG positivos:** sugere reagudização ou reinfecção. No entanto, deve-se ressaltar que os anticorpos IgM podem persistir por meses (ou anos) após a infecção primária. Assim, um teste de anticorpos IgM reagente para toxoplasmose deve ser sempre interpretado dentro do contexto clínico. Se houver suspeita clínica de toxoplasmose aguda, a confirmação do diagnóstico deve ser feita com um método alternativo de testes de diagnóstico, como o teste de avidez.

O teste de avidez é útil para diferenciar infecções recentes de infecções antigas nos casos de IgM e IgG positivos. Casos recentes apresentam baixa avidez (< 30%), enquanto os antigos apresentam alta avidez (> 60%).

Na toxoplasmose ocular, os títulos de anticorpos séricos não têm importância no controle da eficácia do tratamento ou nas recidivas, sendo úteis apenas para auxiliar o diagnóstico. Nos casos de lesões atípicas, a sorologia negativa pode excluir a toxoplasmose, mas a sorologia positiva não atesta o diagnóstico devido à alta prevalência de anticorpos na população.

Se necessário, é possível, ainda, proceder à pesquisa do parasita em tecidos afetados ou no líquido cefalorraquidiano, por coloração de Giemsa ou por reação em cadeia da polimerase (PCR). É possível, também, o isolamento do *T. gondii* em culturas de células e a inoculação em camundongos.

TRATAMENTO

Os recém-nascidos com toxoplasmose congênita devem ser tratados durante todo o primeiro ano, independente da presença ou não de lesões retinocoroidianas ativas ou cicatriciais. A antibioticoterapia precoce e prolongada reduz a gravidade da doença ocular e previne a recorrência e o aparecimento de novas lesões. Utiliza-se o esquema apresentado na Tabela 63.1 associado a corticoide oral nas formas ativas.

Tabela 63.1 ■ Esquema clássico na gestação

Primeiro trimestre: espiramicina + sulfadiazina
Segundo trimestre: espiramicina + sulfadiazina + pirimetamina + ácido folínico (após a 14ª semana)
Terceiro trimestre: espiramicina + pirimetamina + ácido folínico

Notas: (1) risco de hiperbilirrubinemia neonatal pela sulfadiazina; (2) se necessário, pode-se associar prednisona; (3) imprescindível acompanhamento do obstetra.

Na maioria dos casos sistêmicos em adultos imunocompetentes, o tratamento não é necessário, pois a infecção é subclínica ou adquire uma forma benigna, como a ganglionar. O tratamento deve ser instituído nos casos arrastados ou com grande comprometimento do estado geral, bem como nos casos de toxoplasmose ocular em atividade.

O esquema clássico de tratamento é constituído por pirimetamina, sulfadiazina, ácido folínico e prednisona. Esquemas diferentes também podem ser encontrados, como sulfametoxazol-trimetoprima e outros.

Na gestante, o tratamento de escolha consiste em espiramicina, por ser pouco tóxico e não teratogênico, na dose de 1,5mUI a cada 6 horas, por 40 dias. Pode ser associado a outros esquemas, de acordo com a fase da gestação.

Tabela 63.2 ■ Tratamento de primeira linha em casos de toxoplasmose

Medicamento	Imunocompetente	Imunossuprimido
Pirimetamina	Dose de ataque: 100mg no primeiro dia e 75mg no segundo dia Dose de manutenção: 50mg dia por 43 dias	Dose de ataque: 200mg no primeiro dia Dose de manutenção: 75mg dia por mais 40 dias
Sulfadiazina	1 a 2g/dia, divididos em 4 tomadas por 35 dias	1.500mg/dia, divididos em 4 tomadas por 40 dias
Ácido folínico	Utilizado no tratamento com fármacos antifolato, como a pirimetamina – 15mg/dia	Utilizado no tratamento com fármacos antifolato, como a pirimetamina – 15mg/dia por 40 dias
Prednisona	20mg (0,5mg/kg/dia) – redução de 10mg a cada 7 dias	20mg (1,0mg/kg/dia) – redução de 10mg a cada 10 dias

Notas: (1) manter o tratamento específico por mais 10 dias após o término do corticoide oral, para impedir a liberação de novas formas livres; (2) ácido folínico: utilizado no tratamento de pacientes que recebam tratamento com fármacos antifolato, como a pirimetamina (o tratamento é geralmente administrado por 45 dias); (3) acompanhar o paciente com exames laboratoriais: hemograma, TGO, TGP, ureia e creatinina.

PROFILAXIA

A profilaxia da toxoplasmose inclui medidas higiênicas e de saúde pública para que se evite a contaminação pelo *T. gondii*. Destacam-se:

- Cuidados higiênicos no trato de animais domésticos.
- Uso de luvas para manejo de areia, terra, plantas e carnes.
- Lavar bem os alimentos que serão ingeridos crus.
- Descascar as frutas.
- Comer carne bem cozida.
- Evitar ingerir ovos crus ou malcozidos.
- Lavar bem as mãos antes de se alimentar.
- Controle dos bancos de sangue.

Bibliografia

1. Gilbert R, Petersen E. Toxoplasmosis and pregnancy. In: UpToDate Inc. Ago 6, 2012. Disponível em: http://www.uptodate.com/contents/toxoplasmosis-and-pregnancy?source=search_result&search=toxoplasmosis&selectedTitle=5%7E150. Acesso em: 18/04/2013.
2. Guerina NG, Lee J, Lynfield R. Congenital toxoplasmosis: clinical features and diagnosis. In: UpToDate Inc. Jan 9, 2013. Disponível em: http://www.uptodate.com/contents/congenital-toxoplasmosis-clinical-features-and-diagnosis?source=search_result&search=toxoplasmosis&selectedTitle=4%7E150. Acesso em: 18/04/2013.
3. Heller HM. Toxoplasmosis in HIV-infected patients. In: UpToDate Inc. Maio 31, 2012. Disponível em: http://www.uptodate.com/contents/toxoplasmosis-in-hiv-infected-patients?source=search_result&search=toxoplasmosis&selectedTitle=2%7E150. Acesso em: 18/04/2013.
4. Heller HM.Toxoplasmosis in immunocompetent hosts. In: UpToDate Inc. Maio 14, 2012. Disponível em: http://www.uptodate.com/contents/toxoplasmosis=-in-immunocompetent-hosts?source-search_result&search=toxoplasmosis&selectedTitle=3%7E150. Acesso em: 18/04/2013.
5. Kanski JJ. Oftalmologia clínica: uma abordagem sistemática. 7. ed. Rio de Janeiro: Elsevier, 2012. 909 p.
6. Sampaio AS, Rivitti EA. Dermatologia. 3. ed. São Paulo: Artes Médicas, 2008. xiv, 1.585 p.
7. Schwartzman JD. Diagnostic assays for toxoplasmosis infection. In: UpToDateInc.Jan5,2012.Disponívelem:http://www.uptodate.com/contents/diagnostic=-assays-for-toxoplasmosis-infection?source-search_result&search=toxoplasmosis&selectedTitle=1%7E150. Acesso em: 18/04/2013.

Esquistossomose

Enio Roberto Pietra Pedroso
Pedro Raso
Jayme Neves

INTRODUÇÃO

A esquistossomose é uma helmintíase, da família Schistosomatidae, causada por trematódeos digenéticos encontrados em várias regiões tropicais e subtropicais do planeta e que habitam o sistema venoso do hospedeiro definitivo (ser humano e outros mamíferos). Revestem-se de importância nos humanos as espécies *Schistosoma mansoni*, *S. haematobium*, *S. japonicum* e *S. mekongi*, e nos animais domésticos e silvestres, *S. bovis* e *S. spindalis* (parasitas de ruminantes e ocasionalmente de equinos e caninos), *S. incognitum* (suínos e cães) e *S. indicum* (herbívoros), os quais têm como hospedeiros intermediários moluscos da família Planorbidae, gênero *Biomphalaria*.[1,13,17,21]

Cerca de 200 milhões de pessoas estão parasitadas pelas espécies *mansoni*, *haematobium* e *japonicum*. Na América só há registro da esquistossomose mansônica. No Brasil existem 8 milhões de pessoas infectadas, em 16 das 27 Unidades Federativas, com endemicidade alta sobretudo em Pernambuco, Alagoas, Sergipe, Bahia e Minas Gerais.[2,17]

Na maioria das vezes uma doença benigna, pode ser grave o suficiente para reduzir a capacidade de trabalho do indivíduo e desencadear a morte. Afeta ambos os sexos de todas as etnias, principalmente na faixa etária dos 10 aos 40 anos, sendo raramente grave em negros. Nas áreas hiperendêmicas, a maior carga parasitária é encontrada em pessoas de 15 a 25 anos de idade, com cerca de 50% das crianças até os 5 anos de idade já parasitadas. O tratamento específico não conta com vacina, mas existem medicamentos com eficácia variável e efeitos adversos que vão de insignificantes a graves.

As ações para atenção primária à saúde constituem o método mais apropriados para o controle adequado da esquistossomose.

CICLO PARASITÁRIO

Os vermes adultos de *S. mansoni* e *S. japonicum* habitam o sistema porta e seus tributários, enquanto os de *S. haematobium* habitam os plexos venosos vesicais e pélvicos humanos, os quais apresentam ciclos evolutivos com algumas semelhanças e diferenças.

Os esquistossomos são os mais importantes trematódeos patogênicos para o ser humano. São móveis e providos de duas ventosas, uma oral e a outra para preensão. Os ovos produzem o miracídio, que é ciliado e penetra o caramujo apropriado (hospedeiro intermediário), onde evolui para cercária, a qual deixa o caramujo e penetra ativamente no hospedeiro definitivo.[1,2,13,17,21]

Os parasitas adultos variam em comprimento, de 9mm (*S. japonicum*) a 20mm (*S. haematobium*), e são unissexuados, sendo o verme masculino mais largo na porção mediana, afilando-se em ambas as extremidades. A fêmea é mais longa e mais delgada, apresentando-se, habitualmente, no canal ginecóforo do verme macho, já que não existe um órgão copulador masculino. O esperma é derramado no orifício vaginal e fertiliza a fêmea. O útero das fêmeas contém ovos de 65μm (*S. mekongi*) a 160μm (*S. haematobium*) – 60μm em média. Os ovos possuem um espinho lateral no *S. mansoni*, terminal no *S. haematobium* e rudimentar lateral no *S. japonicum* e no *S. mekongi*. Os ovos normais apresentam casca transparente e frágil, contendo a vesícula germinativa, algumas células vitelinas e determinado volume de líquido. A vesícula germinativa aumenta progressivamente de tamanho para formar o embrião (miracídio), que se encontra maduro em torno do sexto dia após a oviposição. A longevidade dos vermes no ser humano não é bem conhecida, havendo relatos de 15 a 25 anos ou mais no caso de esquistossomose mansônica.

Os vermes adultos acasalados, por ocasião da postura, dirigem-se para os ramos terminais das veias mesentéricas, principalmente do reto e do cólon (*S. mansoni* e *S. japonicum*), e para as vênulas da bexiga e plexos pélvico e retal (*S. haematobium*). Os ovos depositados um a um no interior das vênulas da submucosa, em estágio embrionário incompleto, necessitam alguns dias para completar sua maturação. Os ovos maduros contêm o miracídio, que permanece viável, na esquistossomose mansônica, por cerca de 12 dias, e que ainda tem 18 dias de viabilidade para deixar os tecidos e continuar seu ciclo no hospedeiro intermediário. A quantidade de ovos postos por fêmea varia com as espécies e os hospedeiros. A fêmea de *S. japonicum* libera cerca de 10 vezes mais ovos do que a de *S. mansoni*. Os ovos atingem o exterior do hospedeiro após a ruptura dos capilares superficiais em que são depositados, o que provoca múltiplos fenômenos hemorrágicos intestinais ou urinários. As enzimas citolíticas secretadas pelo ovo atravessam os diminutos poros de sua casca e lisam os tecidos a seu redor, o que favorece sua passagem pelos tecidos do intestino e da bexiga em direção ao exterior. A ruptura dos capilares na esquistossomose mansônica e japônica pode ser ainda facilitada pela passagem do bolo fecal.[3,17]

O miracídio, dentro dos ovos, eliminado pela evacuação intestinal ou via urinária, pode viver alguns dias (média de 4 a 5 dias), até que, em condições adequadas de luz, temperatura e água, liberta-se para o meio externo (ecdise). O miracídio livre alonga-se, nada ativamente à procura do hospedeiro intermediário, geralmente um caramujo do gênero *Biomphalaria* (*S. mansoni*), *Oncomelania* (*S. japonicum*) ou *Lithoglyphosis* (*Tricula*) *aperta* (*S. mekongi*) e, se não o encontra logo, se desintegra. Ao encontrar o molusco apropriado, utiliza as glândulas líticas e de movimentos ciliares para iniciar seu processo de penetração, em qualquer parte do corpo do molusco, que se completa em 10 a 15 minutos, dando início ao desenvolvimento do esporocisto primário.

O esporocisto secundário, na esquistossomose mansônica, inicia sua formação 2 semanas após e termina com a localização das larvas nos espaços intertubulares da glândula digestiva, onde sofre modificações anatômicas, que culminam na formação das cercárias. O molusco passa a liberar milhares de cercárias de acordo com um ciclo horário regular, sendo a maior parte eliminada entre 11 e 17 horas e nula à noite. Os caramujos hospedeiros do *S. mansoni* sobrevivem infectados por 15 a 20 semanas e chegam a eliminar um milhão de cercárias durante sua vida. A cercária nada livremente na água e sobrevive por, aproximadamente, 3 dias.

A penetração da cercária no hospedeiro definitivo é ativa, realizada por intermédio da camada córnea ou folículos pilosos. É favorecida pelas enzimas secretadas por suas glândulas pré-acetabulares, que lisam as camadas da epiderme. A penetração na pele humana se faz, aproximadamente, em 15 minutos, e logo a cercária se transforma em esquistossômulo, que migra por capilares e linfáticos em direção ao pulmão e, a seguir, ao fígado, onde ocorre sua completa diferenciação sexual.

Nas esquistossomoses mansônica e japônica, os esquistossomos maduros acasalados dirigem-se ao sistema mesentérico inferior, dando início à oviposição. O intervalo de tempo desde a penetração até a oviposição varia de 29 a 44 dias. Na esquistossomose hematóbia, os esquistossomos alcançam as veias mesentéricas inferiores, algumas vezes alojando-se e maturando-se nas veias retais, mas comumente migram pelas veias hemorroidárias e pudendas para os plexos vesical e pélvico, onde as fêmeas maduras e fertilizadas iniciam a oviposição.[1-3,17,21]

EPIDEMIOLOGIA

Vários são os fatores responsáveis pela distribuição da esquistossomose, o que inclui, de um lado, o desenvolvimento de projetos de irrigação, mesmo sob controle adequado de engenharia sanitária, que favorece peculiaridades ecológicas do caramujo e sua difusão; de outro lado, a terapêutica antiesquistossomótica mais eficiente e amplamente usada, que promove o controle da transmissão da doença. A inter-relação dessas forças é o que provoca a alternância de estado de aparente equilíbrio ecológico ou de mínima instabilidade para situações que produzem não só mudanças na história natural da doença, mas também a incompreensão de sua real importância como problema de saúde pública.

O *S. mansoni* é, entre as espécies que causam doença humana, a de maior dispersão pelo Hemisfério Ocidental. A esquistossomose mansônica, originariamente africana, dissemina-se pela Venezuela, Suriname, Porto Rico, República Dominicana e Brasil. No Brasil existem 8 milhões de pessoas portadoras de *S. mansoni*. A parasitose apresenta transmissão ativa e ininterrupta do litoral para o interior, até o estado de Goiás, em todo o Nordeste, de Alagoas a Sergipe, Pernambuco (sendo rara no sertão), Paraíba, Rio Grande do Norte, Ceará e Maranhão. Na Bahia, é menos prevalente na região do São Francisco e do Planalto Ocidental. Na Região Sudeste, é encontrada no Espírito Santo (principalmente na zona serrana do Centro), em Minas Gerais (norte, nordeste, leste, zona metalúrgica, alto Parnaíba, Zona da Mata), no Rio de Janeiro (Capital, Niterói, Sumidouro, Duas Barras, Jacarepaguá) e em São Paulo (capital, Baixada Santista, Vale do Paraíba e Zona da Sorocabana); no Sul, há registros no Paraná (regiões de Mayrink, Londrina, Paracatu, Rancho Alegre, Pinhalão e Sertanópolis) (Figura 64.1).[2,17]

O ser humano é o hospedeiro definitivo natural do *S. mansoni*. Outros mamíferos podem ser infectados, como macacos, ratos, camundongos, roedores silvestres, marsupiais e gado. Apesar da inexistência de evidências de sua importância na transmissão natural, são provavelmente importantes para a manutenção da infecção na natureza e, não raro, para infecções experimentais.

As infecções por *S. haematobium* não ocorrem na América. Os hospedeiros intermediários para o *S. haematobium* pertencem aos gêneros *Bulinus*, *Planorbis* e *Physopsis*, e o ser humano é o único hospedeiro definitivo, apesar de terem sido encontrados macacos infectados na natureza.

A infecção causada pelo *S. japonicum* se restringe ao Oriente. O ser humano e vários outros mamíferos são hospedeiros definitivos, como cães, gado, búfalos aquáticos, veados, ratos silvestres, carneiros, cabras e cavalos. Em algumas regiões, o *Rattus* e outros roedores silvestres podem ter importância considerável. Os principais hospedeiros intermediários são os caramujos anfíbios do gênero *Oncomelanea*, particularmente no sul do Japão, na Ilha Formosa e na China.

A esquistossomose do Mekong é encontrada na bacia do baixo rio Mekong. Os hospedeiros intermediários são caramujos da espécie *Lithoglyphopsis aperta*. Têm sido infrutíferas as tentativas de infecção de caramujos do gênero *Oncomelania* com miracídios de *S. mekongi*. O cão é o único reservatório conhecido de *S. mekongi*.

Os hospedeiros intermediários, apesar da grande capacidade de adaptação ambiental, preferem hábitats com microflora e matéria orgânica abundantes, turbidez da água discreta ou ausente, com boa iluminação e temperatura média de 20°C a 25°C. Sua alimentação depende de algas, bactérias e outros micro-organismos, folhas aquáticas, fragmentos de organismos em decomposição e excrementos de outros animais. Os caramujos, às vezes, ocultam-se no fundo de rios e de canais lamacentos, mas raramente conseguem aderir-se ou sobreviver em superfícies lisas. Também preferem um nível constante de água e quase nunca se mostram capazes de sobreviver a ciclos de inundação e estiagem. Os moluscos que albergam o *S. mansoni* são dos gêneros *Biomphalaria* e *Tropicorbis*. No Brasil, predominam as espécies *B. glabrata*, *B. straminae* e *B. tenagophila*, sendo *B. glabrata* a mais importante para transmissão da esquistossomose no Brasil.

Os fatores que favorecem a expansão da esquistossomose são, além da suscetibilidade humana ao *Schistosoma*: (1) movimentos migratórios com ingresso de indivíduos parasitados com ovos de esquistossomos de uma região endêmica para outra não endêmica; (2) presença ou ingresso de colônia de planorbídeos em circunstâncias idênticas às humanas; (3) desenvolvimento agrícola de uma região endêmica com base na instalação de sistemas de irrigação, drenagem e lagos artificiais, em razão do planejamento deficiente de ações preventivas; (4) inexistência ou instalações inadequadas de abastecimento de água potável, situação que acaba por estimular maior contato doméstico ou recreativo das populações com cursos de água poluída; (5) estímulo ao exercício de atividades profissionais, principalmente de natureza agrícola, por meio de sistemas de inundação, como cultivo de arroz e conservação de valas de drenagem com águas contaminadas; (6) existência de coleções de água no peridomicílio, como valetas, poços naturais, canais de drenagem, pequenos córregos, riachos, bicas, em condições de se tornarem hábitats adequados à colonização de moluscos, em virtude do elevado teor de matéria orgânica que contêm; (7) condições sanitárias primitivas e remoção inadequada de dejetos humanos, o que propicia a contaminação dos cursos de água e a infecção dos moluscos; (8) intensidade da infecção da comunidade e a consequentemente maior potencialidade de infestação dos moluscos no peridomicílio ou fora dele (Figuras 64.1 e 64.2).

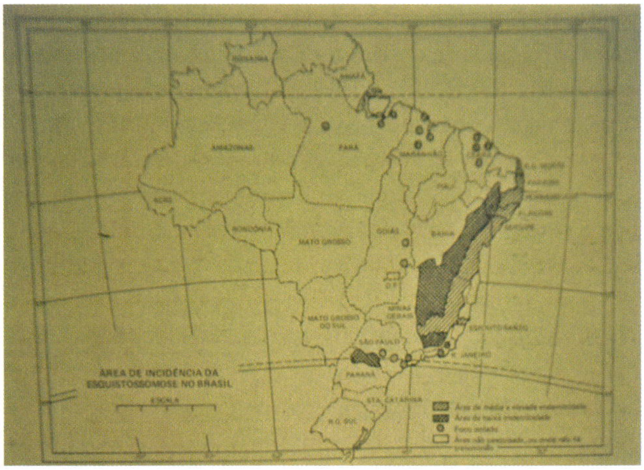

Figura 64.1 ■ Distribuição da esquistossomose mansônica no Brasil. (Acervo dos autores.)

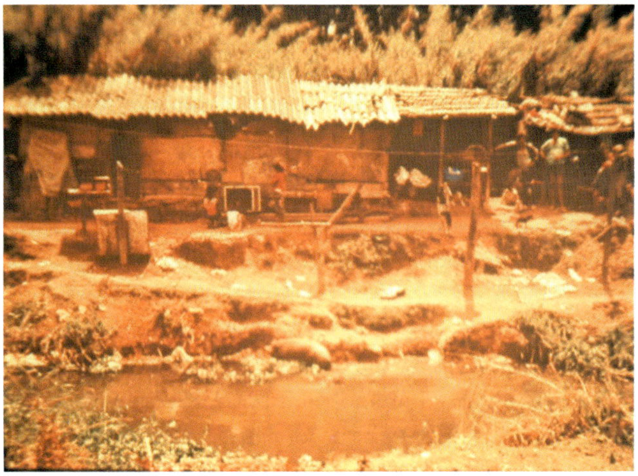

Figura 64.2 ■ Condições de moradia e saneamento básico que favorecem a disseminação da esquistossomose. (Acervo da Dra. Maria Fernanda Lima.)

FISIOPATOLOGIA E IMUNOPATOLOGIA DA ESQUISTOSSOMOSE MANSÔNICA

A esquistossomose mansônica humana caracteriza-se pela expressão de duas fases evolutivas diversas, inicial e crônica. No entanto, apresenta-se, na maioria das vezes, de forma crônica, passando a fase inicial inteiramente despercebida.

A evolução da esquistossomose depende do: (1) *parasita*: sua fase evolutiva (antes ou após a postura), variabilidade patogenética de cepas, intensidade da infecção e reinfecção; (2) *hospedeiro*: órgão principalmente acometido por vermes ou ovos; reatividade orgânica geral e textural gerada pelos produtos de destruição dos esquistossômulos, vermes adultos, e ovos; grau de nutrição; presença de concausas mórbidas; estado imunitário; reativação da doença; uso de medicamentos para o tratamento específico da parasitose.

As várias formas evolutivas da esquistossomose podem se combinar no mesmo paciente, com o predomínio de uma ou de várias delas em cada pessoa. Ocorre em função da invasão cercariana, pródromos e estado da doença (aguda: sintomática ou não), e sua transição para a fase crônica, e a fase crônica (formas intestinais, hepáticas, pulmonares, insólitas), além de sua associação a enterobacteriáceas, vírus da hepatite e sarcoma do baço. Essas fases e formas podem surgir ou coexistir em infecções primárias, reinfecções ou reativações, ou podem facilitar infecções sistêmicas por bactérias gram-negativas. A terapêutica específica pode precipitar alterações clínicas variadas ou, especialmente, simular pneumonia bacteriana.

A reação à ação das cercárias, esquistossômulos, vermes mortos e ovos do *S. mansoni* ocorre por intermédio de reação inflamatória bem definida.

Na fase inicial da esquistossomose, por volta da segunda ou terceira semana do banho infectante, pode surgir manifestação clínica caracterizada por febre alta, hepatoesplenomegalia, linfadenopatia generalizada, urticária, diarreia, eosinofilia e elevação das imunoglobulinas IgE, IgM, IgG e, às vezes, IgA. A IgE promove a liberação de mediadores químicos, que aumentam a permeabilidade vascular, e permite a deposição de imunocomplexos (IC) nos tecidos. Associa-se à estimulação imunológica por cercárias e esquistossômulos.[3-5,9-11,15] Essas alterações regridem, evoluindo a seguir com relativa acalmia; entretanto, em torno da quarta à quinta semana após a penetração cercariana, pode surgir sintomatologia tóxica intensa[3-5,9] relacionada, especialmente, com a oviposição e a liberação de produtos do metabolismo do verme adulto, o que propicia nova estimulação antigênica e reação do hospedeiro. Parece haver um comportamento bimodal (sensibilização, novo estímulo e reação), similar à doença do soro.[7,16] Há correlação entre a intensidade clínica, a carga parasitária e a eosinofilia periférica; entretanto, outros fatores ligados ao hospedeiro podem interferir e determinar o destino dessas reações. Não há correlação entre a carga parasitária e a ocorrência de manifestações cutâneas tardias.[1,13,15,17,21]

Na fase crônica, também surgem nos tecidos (intestino, fígado, pulmões, rins) reações granulomatosas ao ovo, aos produtos do metabolismo do verme, aos vermes mortos e desintegrados e a alterações consequentes à deposição de IC. Na forma intestinal, os níveis de IC estão mais elevados do que na hepatoesplênica. Isso sugere que o agravamento da esquistossomose coincide com a deposição desses IC nos tecidos do hospedeiro.[16,17]

No ser humano, o *Schistosoma* completa seu ciclo, atinge a maturidade e vive por longo período nos vasos mesentéricos ou pélvicos, com oviposição contínua. Essa evolução é provavelmente promovida por: (1) atrepsia: o helminto impede que as defesas do hospedeiro o ataquem por meio da perda contínua de moléculas de sua cutícula, e com elas expulsa o anticorpo antiparasita ligado a sua superfície (do esquistossômulo), o que ocorre em 18 horas e torna possível que ele continue em seu processo evolutivo; (2) imunidade concomitante: o helminto adiciona a sua superfície moléculas do hospedeiro, tornando-se "próprio", enquanto os esquistossômulos jovens, recém-transformados a partir das cercárias e sem tempo de adquirir esses antígenos, tornam-se vulneráveis ao ataque imunológico do hospedeiro e são destruídos; (3) vários fatores sobre o sistema imunológico, que impedem a ação das defesas corpóreas. Esses mecanismos impedem a entrada de novos vermes, mas permitem que os primeiros e mais antigos permaneçam vivos e íntegros.[1,13,17,21]

FORMAS ANATOMOCLÍNICAS

A determinação da forma anatomoclínica depende da inter-relação de fatores ao instalar-se a infecção ou reinfecção, como: (1) fase evolutiva do parasita, antes ou depois da postura dos ovos; (2) órgão predominantemente lesado pelos vermes (imaturos ou maturos) e seus ovos; (3) tipo e desvios quantitativos e qualitativos da reatividade orgânica geral e textrina, gerados pelos produtos de destruição e pelos vermes (imaturos ou maturos) e ovos; (4) outros fatores capazes de modificar a reação do organismo ao parasita, alguns próprios do hospedeiro, como hábito constitucional, padrão alimentar, comorbidades e estado imunitário, e outros relacionados com os parasitas, como diversidade de cepas, carga parasitária de infecção, intensidade e número de reinfecções. O mais comum é a passagem de uma forma anatomoclínica para outra, com possível definição dessas formas, ao instalar-se a fase aguda ou ao ocorrerem reinfecções. Na esquistossomose vesical, as lesões ocorrem primariamente na parede da bexiga urinária, em segundo lugar nos outros órgãos dos aparelhos urinário e genital e, por último, nos pulmões e órgãos e tecidos mais remotos. Embora não seja a regra, pode ocorrer o aparecimento súbito da forma toxêmica em pacientes com a forma de Symmers-Bogliolo, sem reinfecção recente, indicando que, em dado momento, houve alguma mudança imunológica no hospedeiro (Tabela 64.1).

As bases anatômicas aqui descritas baseiam-se, principalmente, na esquistossomose mansônica. Na minoria dos pacientes, a fase aguda adquire fisionomia especial, geralmente grave, com manifestações clínicas e anatomopatológicas peculiares, constituindo a forma aguda toxêmica (FAT), que acomete cerca de 0,3% dos esquistossomóticos. São desconhecidos muitos dos mecanismos que desencadeiam a FAT, como sua baixa frequência e os fatores

Tabela 64.1 ■ Esquistossomose mansônica: formas anatomoclínicas

1. **Fase inicial:**
   1.1. Pré-postural:
      1) Dermatite cercariana
      2) Forma prodrômica
   1.2. Postural e pós-postural imediata (até 150 dias após banho infectante):
      1) Forma aguda não toxêmica
      2) Forma aguda toxêmica
2. **Fase crônica:**
   2.1. Formas intestinais:
      1) Enterocolite catarral
      2) Enterocolite ulcerosa
      3) Poliposa (polipoide, papilomatosa)
      4) Pseudotumoral (tumoral)
      5) Estenosante
   2.2. Formas hepáticas:
      1) Sem hipertensão portal
      2) Com hipertensão portal, forma hepatoesplênica (compensada, descompensada, complicada por trombose portal ou esplênica ou por cirrose):
         a) fibrose hepática tipo Symmers-Bogliolo
         b) fibrose hepática tipo Hashem
         c) fibrose hepática atípica ("fígado em pederneira")
   2.3. Forma miliar crônica
   2.4. Formas pulmonares:
      1) Sem hipertensão da circulação pulmonar
      2) Com hipertensão da circulação pulmonar:
         a) transitória
         b) mantida e *cor pulmonale*: forma cardiopulmonar
      3) Cianosante:
         a) com hipertensão discreta ou ausente e sem *cor pulmonale*
         b) com hipertensão e *cor pulmonale*
   2.5. Formas com localizações ectópicas ou insólitas (peritoneal, apendicular, medular, cerebral, colecística, pancreática)
   2.6. Formas mistas (hepatointestinal, hepática associada à cardiopulmonar, crônicas associadas às agudas)
   2.7. Formas associadas a concausas infecciosas (enterobacteriáceas septicêmicas prolongadas, associadas a hepatites virais)

responsáveis por seu aparecimento. A fase aguda, sintomática ou não, pode ser dividida em pré e pós-postural (Figura 64.3).[1,13,17,21]

Fase pré-postural

Coincide com as modificações anatomofuncionais provocadas pelas cercárias, esquistossômulos e vermes adultos antes da oviposição. Inicia-se pela penetração ativa das cercárias (fase de invasão) através da pele ou das mucosas, mesmo que íntegras. As cercárias entram em contato com o hospedeiro definitivo e se fixam à pele ou às mucosas por meio de suas ventosas oral e ventral; em seguida, ocorre a penetração das cercárias por meio da pele, com a duração de 2 a 15 minutos, usando movimentos vibratórios de sua cauda e da ação da secreção lítica de suas glândulas anteriores. Nesse processo, as cercárias perdem sua cauda e se transformam em esquistossômulos. Permanecem na pele por 48 a 72 horas, provocando infiltrado inflamatório agudo, discreto, de neutrófilos e eosinófilos dentro dos túneis de penetração e nas regiões subjacentes ao derma (Figura 64.4).

A penetração, metamorfose e destruição das cercárias liberam vários produtos enzimáticos e antigênicos (cauda da cercária, glicoproteínas do glicocálice, secreção das glândulas pré e pós-acetabulares, antígenos somáticos, entre outros), que lisam as camadas da epiderme. Alguns desses produtos, como as proteases, podem atuar sobre os mastócitos e provocar sua desgranulação e liberação de histamina e aminas vasoativas (Figura 64.3). Os esquistossômulos recém-transformados ativam o complemento pela via alternada e podem provocar (Figura 64.6): (1) morte dos esquistossômulos jovens; (2) desgranulação dos mastócitos com liberação de histamina, que inicia o fenômeno vascular da inflamação (hiperemia e aumento da permeabilidade vascular); (3) liberação de fatores quimiotáticos para eosinófilos (potencializada pela presença de anticorpos); (4) aderência do eosinófilo à superfície dos esquistossômulos, mediante a interação C3-C3 ou por intermédio de anticorpos da classe IgG pela interação Fc-Fc. O eosinófilo fixa-se mais firmemente ao esquistossômulo e o lesiona e destrói mais eficientemente do que o faz o neutrófilo. O macrófago pode também destruir o esquistossômulo, na ausência de anticorpo e complemento. Sua aderência está ligada à presença de IgE na forma de IC. Os macrófagos sensibilizados liberam enzimas lisossômicas e emitem microvilos que penetram o corpo do parasita e o destroem.[1,3-5,9-12]

Os esquistossômulos que escapam à reação imune na pele ganham a circulação sanguínea ou linfática e migram em direção ao pulmão, onde são encontrados a partir de 22 horas após o banho infectante. Os esquistossômulos que conseguem ultrapassar a barreira cutânea seguem em direção ao sistema porta e são de novo atacados no pulmão (Figura 64.5) e no fígado, sendo destruídos, nestes órgãos, cerca de 30% e 50% da população que deixou a pele, respectivamente. O hospedeiro resiste à reinfecção, mas permite que vermes de infecções anteriores continuem vivos nos vasos sanguíneos por até 20 a 25 anos após o banho infectante.[3 5]

Fase postural e pós-postural

Atingida a maturidade no sistema porta, os vermes adultos, isolados ou acasalados, direcionam-se aos ramos mesentéricos contra a corrente sanguínea, especialmente da veia mesentérica inferior. Da quarta à sétima semana após o banho infectante, a fêmea inicia a oviposição na luz das vênulas da parede intestinal, especialmente da submucosa. Os ovos seguem vários caminhos, como por exemplo:

1. Parte ganha a luz intestinal, sendo eliminada pelas fezes mediante ação mecânica da espícula, efeito enzimático do miracídio em desenvolvimento, pressão determinada pelo

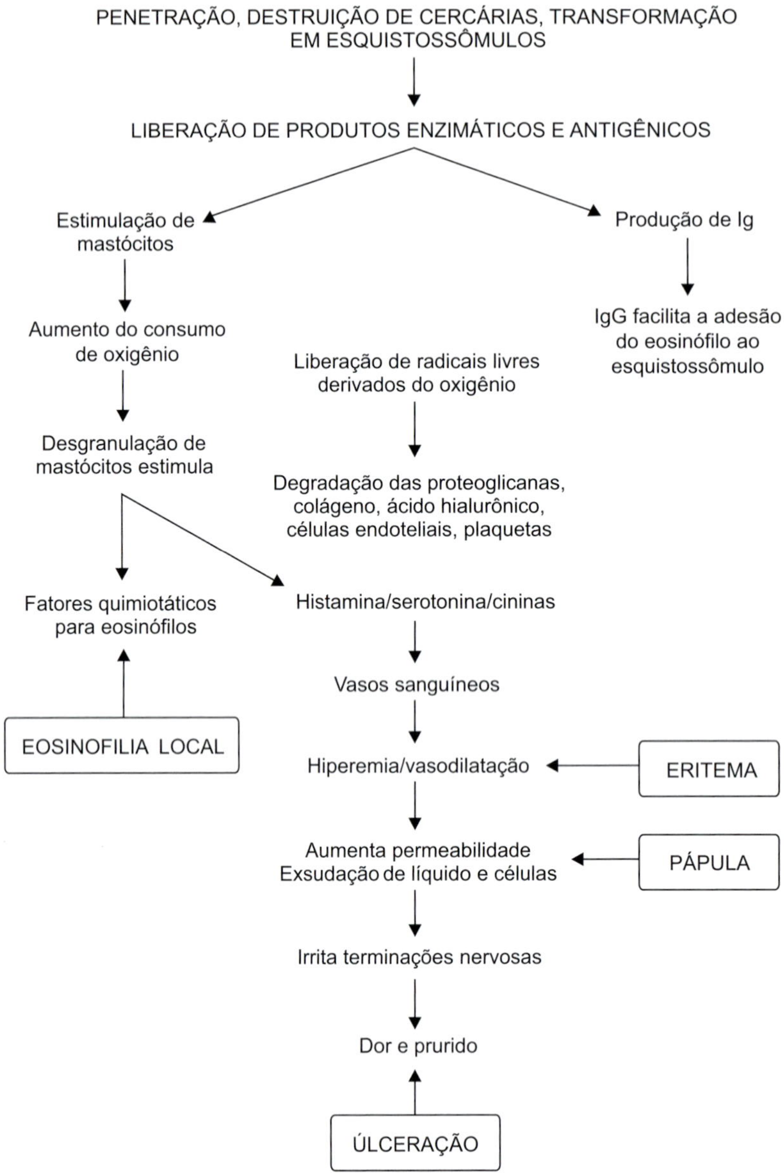

Figura 64.3 ■ Patogênese da resposta inflamatória pré-postural da fase aguda da esquistossomose mansônica.

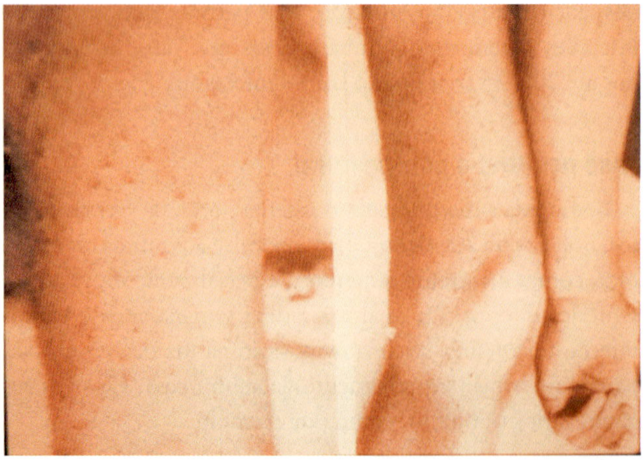

Figura 64.4 ■ Forma aguda toxêmica. Dermatite cercariana: micropápulas eritematosas localizadas nas partes expostas ao banho infectante. (Acervo dos autores.)

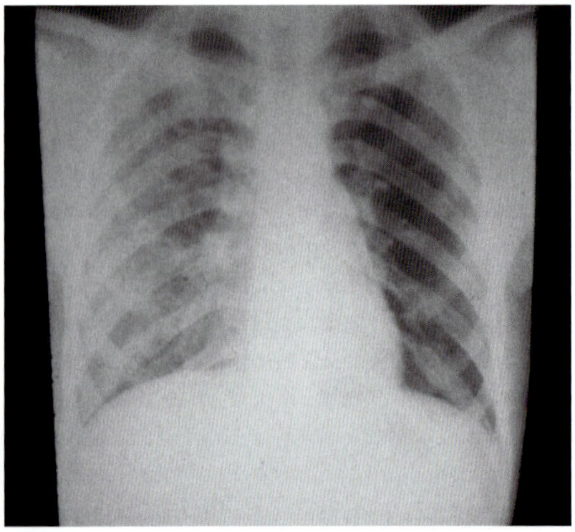

Figura 64.5 ■ Aspecto radiológico da pneumonia por esquistossômulo. (Acervo dos autores.)

próprio corpo do verme ou pelo bolo fecal, ou por contrações peristálticas do intestino. Ao saírem dos vasos em direção à luz intestinal, os ovos determinam soluções de continuidade do endotélio e do epitélio, as quais são facilmente reparáveis mas, raramente, podem ser intensas, quando os ovos são eliminados em grande quantidade.

2. Outra parte dos ovos ganha a corrente sanguínea ou linfática e é levada a vários órgãos e tecidos, promovendo embolização, que é particularmente importante na FAT.
3. Outros ovos provocam a lesão granulomatosa característica observada na parede intestinal (Figura 64.6).[1,4,5,9-11,15]

Os granulomas esquistossomóticos na FAT apresentam as seguintes características específicas: (1) a disseminação é miliar e maciça em vários órgãos, como fígado, intestinos grosso e delgado, linfonodos mesentéricos, hilos pulmonares, pulmões e pleuras, mas pode ocorrer com menores intensidade e frequência em outros órgãos e tecidos, determinando o chamado acometimento insólito; assemelha-se ao da tuberculose miliar; (2) são coetâneos, isto é, estão todos na mesma fase reacional, do tipo necrótico-exsudativa; são caracterizados por: (a) apresentarem reação necrótico-exsudativa ou exsudativa, especialmente entre o 78º e o 110º dia após a penetração cercariana; (b) ocuparem grande extensão da zona central de necrose, serem muito volumosos (granulomas hiperérgicos) e também se apresentarem assim no intestino, no peritônio visceral, no pâncreas e nos pulmões; (c) terem distribuição irregular (assim como os ovos) nos lóbulos e espaços portais.

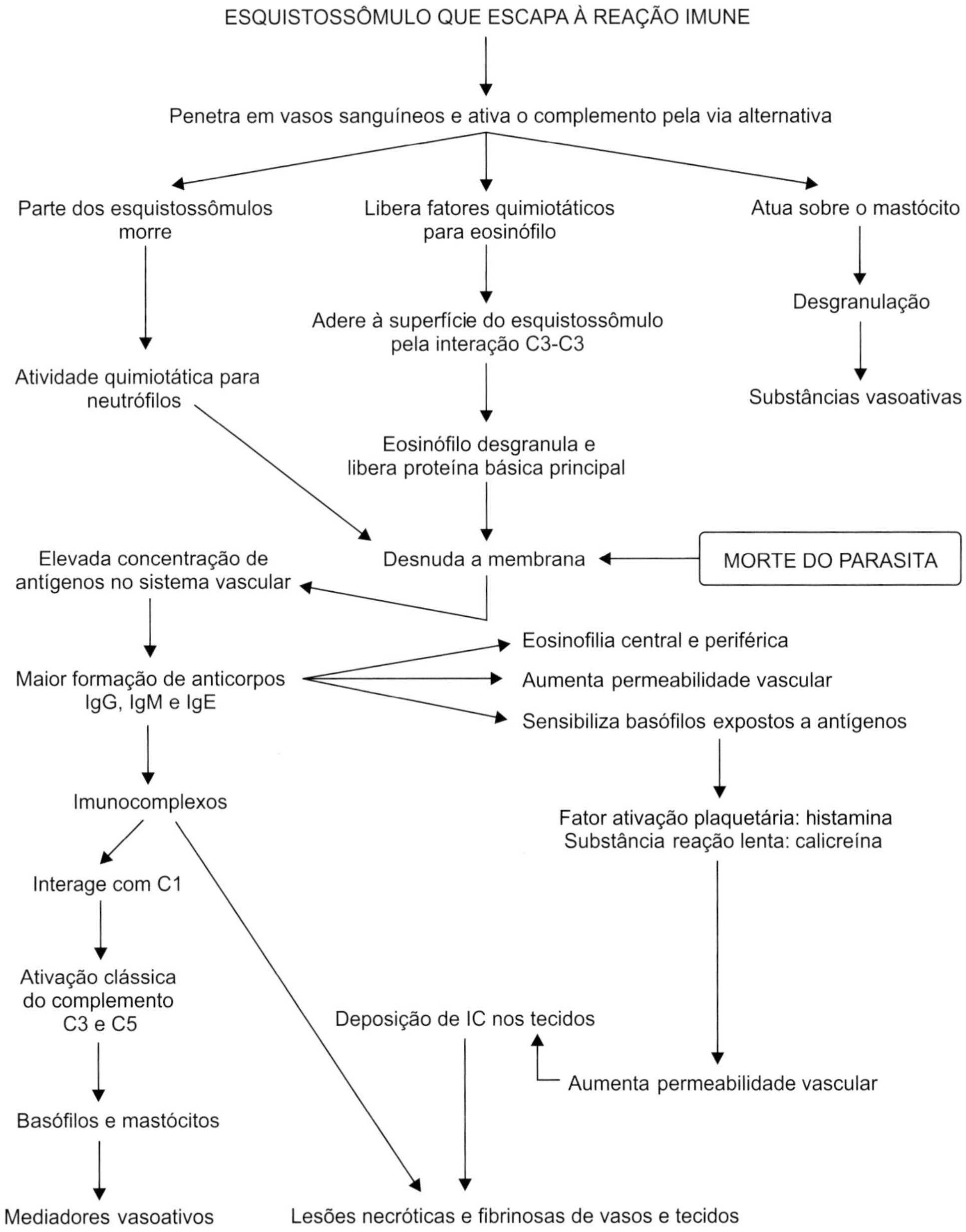

Figura 64.6 ■ Patogênese da resposta inflamatória na fase pré-postural da esquistossomose mansônica.

As lesões por vermes são ocasionais. É identificado pigmento esquistossomótico nas células de Küpffer e nos macrófagos dos espaços porta. As alterações dos hepatócitos, mesmo nas formas mais graves que promovem o óbito do hospedeiro, são secundárias à inflamação e ao estado toxêmico, em geral pouco pronunciadas e nunca atingem a gravidade de outras hepatopatias caracterizadas pela agressão direta ao hepatócito.

As alterações anatômicas das fases postural e pós-postural da FAT caracterizam-se por disseminação miliar intensa e maciça de ovos, com formação de granulomas esquistossomóticos e reação granulomatosa periovular típica no fígado, intestinos grosso e delgado, peritônio visceral, linfonodos da cavidade abdominal e hilos pulmonares, pulmões, pleura e pâncreas, com menor frequência em outros órgãos e diversa da encontrada em outras de suas formas evolutivas. A reação granulomatosa periovular resulta de ação imunológica a antígenos liberados pela secreção do miracídio maduro. O embrião contido no ovo só se torna maduro cerca de 6 dias após a oviposição. O granuloma não é provocado pela casca nem pelo miracídio isoladamente. Os produtos derivados das cercárias e dos vermes adultos também não provocam reações semelhantes. Dentre os antígenos solúveis do ovo (*soluble egg antigen* – SEA) que se difundem pelos poros existentes em sua casca, pelo menos seis a 12 induzem a síntese de anticorpos precipitantes. A máxima produção de anticorpos contra o *S. mansoni* ocorre quando o granuloma atinge seu tamanho máximo (*major serologic antigens* – MAS 1, 2, 3). O material imunogênico liberado do ovo induz a migração e aderência de células mononucleares que sofrem transformação blástica e recrutam mais linfócitos e macrófagos, os quais secretam substâncias ativas que atraem outras células para o foco (fibroblastos, imunoblastos, eosinófilos, neutrófilos, macrófagos epitelioides e plasmócitos).

O fígado perde a basofilia e apresenta degeneração hidrópica ou vacuolar, com células *inplant like* e, raramente, necrose por esfacelo e hialina de hepatócitos isolados; alargamento dos espaços intercelulares e do retículo endoplasmático liso e rugoso; tumefação da matriz, perda das cristas e inclusões paracristalinas nas mitocôndrias; desacoplamento e diminuição dos ribossomas e grande aumento dos grânulos de glicogênio o que, aliado à tumefação das mitocôndrias e à redução dos ribossomas, pode justificar o aspecto claro dos hepatócitos visto à microscopia óptica; apresenta membrana nuclear rara e discretamente alterada; as células de Küpffer hipertrofiam-se e seu citoplasma apresenta partículas osmiofílicas, finamente granulosas, uniformes, isoladas e agrupadas, interpretadas como pigmento férrico e corpos residuais.

A luz dos sinusoides torna-se ao acaso dilatada e estreitada, apresentando, nas porções dilatadas, hemácias, neutrófilos, linfócitos e plasmócitos. Os hepatócitos situados em áreas sem granuloma apresentam alterações discretas e inespecíficas, caracterizadas por hepatite intralobular em pequenos focos disseminados. Observam-se, ainda, diminuição das proteínas totais e da albumina, especialmente por perda intestinal, inversão da relação albumina/globulina, aumento das globulinas gama e alfa-2 e diminuição do fator V e do complexo VII-X da coagulação.

A icterícia, observada em alguns casos, não é do tipo hepatocelular e, provavelmente, deriva da hemorragia intestinal. Ocorre uma enterocolite ulcerativa aguda superficial, às vezes hemorrágica, ao longo de todo o tubo intestinal (delgado e grosso).

As úlceras são de pequenas dimensões, quase sempre limitadas à mucosa e à submucosa, de 1 a 1,5mm de diâmetro, com bordas planas e regulares, podendo haver úlceras maiores e irregulares, raramente extensas, profundas, com perfuração e peritonite purulenta consecutiva.

A enterocolite catarral aguda é também constante, mais intensa no delgado, caracterizada por congestão, edema e descamação do epitélio, acompanhada de infiltrado inflamatório, quase sempre intenso, difuso ou focal, de neutrófilos, eosinófilos, linfócitos e plasmócitos, em proporções variáveis na lâmina própria e na submucosa, independentemente da lesão granulomatosa.

Essas lesões são atribuídas à ação local dos ovos, dos granulomas e de IC. Os ovos são capazes de liberar fatores tóxicos e a toxicidade pode ser controlada por mecanismos imunológicos, especialmente humorais. No início da oviposição, elevam-se as concentrações de IgE, IgG, IgM e IgA. A julgar pelos pacientes que superam essa fase, é possível a cura da inflamação sem provocar grandes transtornos funcionais.

O baço apresenta estado reacional agudo ("tumor infeccioso agudo"), com congestão intensa, espessamento dos cordões de Billroth, provocado pela hiperplasia dos histiócitos, e infiltração difusa de eosinófilos.

O pulmão representa a terceira sede de lesões importantes. A lesão fundamental consiste, igualmente, na disseminação miliar intensa de ovos e na formação de granuloma na mesma fase e com as mesmas características dos granulomas hepáticos. Não há sede de predileção, mas ocorre com maior intensidade nas regiões subpleurais. Prevalecem nos pequenos ramos arteriais e em torno deles. As lesões arteriais são pouco intensas e caracterizam-se por pequenas áreas de necrose de parte do arco vascular, arterite e arteriolite discretas. Raramente, as lesões são mais graves. A pneumonite por verme morto não é comum. Além das lesões provocadas diretamente pelos ovos, são frequentes congestão, edema e broncopneumonite. É raro o surgimento de *cor pulmonale* relacionado com primoinfecção maciça ou superinfecções repetidas.

Outros órgãos podem estar acometidos, com o encontro de ovos e granulomas, na mesma fase evolutiva e com as mesmas características descritas, em órgãos como pâncreas, linfonodos, testículos e medula espinhal. As lesões dos demais órgãos são inespecíficas, não promovendo o diagnóstico da FAT. A possibilidade de lesões renais na fase aguda, toxêmica, é demonstrada pela presença especialmente em crianças que evoluíram com edema, febre e alterações urinárias (albuminúria, piúria, hematúria microscópica e cilindrúria), indicando, com toda probabilidade, a deposição de imunocomplexos nos glomérulos.[1,3,6]

A FAT pode evoluir para cura espontânea, cura pós-tratamento, forma hepatoesplênica, *cor pulmonale*, outras formas crônicas e óbito. A duração da FAT é variável, e seus limites para a fase crônica são imprecisos. A sintomatologia clínica, na maioria dos casos não tratada especificamente, dura de 90 a 150 dias após a penetração cercariana. A partir daí, há melhora progressiva dos sintomas e sinais e aparente cura da doença. Observa-se anatomicamente, na forma curada, a disseminação de milhares de ovos e granulomas cicatrizados nas mesmas sedes e com idêntica distribuição da FAT. Nos pacientes com boa resposta à terapêutica, ocorre involução clínica. Não se pode excluir a possibilidade de a FAT evoluir para outras formas crônicas, como pseudotumoral, mielite transversa com paraplegia, polirradiculite e síndrome semelhante à de Guillain-Barré.

O óbito geralmente associa-se a: (1) abdome agudo clínico, observado, principalmente, na primeira semana após a oviposição e caracterizado por defesa abdominal (abdome tenso e doloroso), acompanhada de leucocitose e eosinofilia; ocorre em cerca de 10% dos casos, principalmente em pacientes não tratados especificamente; pode ser determinado por reações inflamatórias associadas à própria esquistossomose ou à septicemia bacteriana; (2) abdome agudo cirúrgico: alguns pacientes podem evoluir para abdome agudo cirúrgico, com leucocitose, desvio para a esquerda e queda dos eosinófilos e são levados à cirurgia, muitas vezes não havendo revelação de perfuração intestinal; não se sabe se houve perfuração com tamponamento imediato da lesão; (3) diarreia e desnutrição crônicas pronunciadas, com perda ponderal importante e desequilíbrios metabólicos; (4) enterorragias e choque não são frequentes (Figura 64.7).[1,15,17,19]

Formas crônicas

A esquistossomose exprime-se, habitualmente, com astenia, lassidão, atraso do desenvolvimento somatossexual, síndromes diarreicas disentéricas e hepatomegalia, até hipertensão portal, síndrome pulmonar obstrutiva ou restritiva, ou ambas, com suas consequências cardiopulmonares, e nefropatias, que podem evoluir para insuficiência renal. Ao se associar às concausas infecciosas, surgem processos febris prolongados, púrpuras e icterícia.[1,15,17,21] As formas crônicas da esquistossomose são muito mais comuns do que as agudas e podem atingir qualquer órgão. Incidem, principalmente, em crianças e adultos jovens.

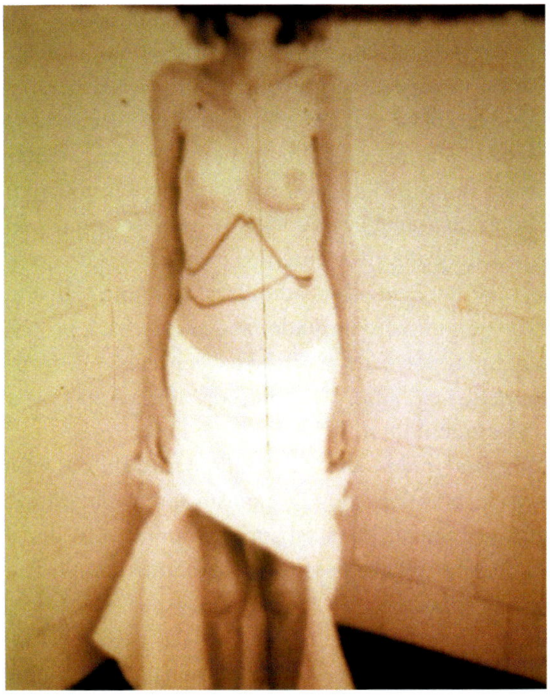

Figura 64.7 ■ Aspecto de paciente em fase aguda toxêmica da esquistossomose mansônica. (Acervo dos autores.)

A infecção é dividida, de acordo com o número de ovos por grama de fezes, em leve (10 a 100 ovos/g), moderada (101 a 400 ovos/g) ou alta (> 400 ovos/g). A intensidade da infecção é maior entre os 15 e os 19 anos de idade nos homens (91%, com média de 202 ovos/g de fezes) e entre os 20 e os 24 anos de idade nas mulheres (85%, com média de 101 ovos/g de fezes). A hepatoesplenomegalia ocorre em 3,2% dos indivíduos entre 5 a 14 anos de idade e em 5% após os 15 anos de idade.

A interação parasita-hospedeiro propicia várias formas anatomoclínicas crônicas, como:

Formas intestinais

A maioria apresenta acometimento hepático simultâneo. Podem se apresentar como formas:

- **Normoérgicas:** caracterizadas por inflamação, em geral discreta, do duodeno ao reto, sem aspectos evolutivos peculiares, em que são observados dois tipos de lesões: (a) granulomatosa (específica): os granulomas podem apresentar, às vezes, a mesma fase evolutiva, numerosos ou não, em geral mais frequentes na submucosa do intestino grosso e na serosa do delgado; ou (b) inflamação inespecífica: independe da lesão granulomatosa e consiste em lesões difusas ou em focos múltiplos, com exsudato histioplasmolinfocitário e eosinofilia variável, em geral mais intenso na submucosa e na lâmina própria. A mucosa é íntegra ou apresenta pequenas ulcerações e descamação do epitélio, misturado com muco e leucócitos (catarro).

A enterocolite pode ser catarral ou ulcerosa. A catarral ocorre nas fases clinicamente ativas da esquistossomose crônica. Atinge sobretudo o sigmoide e o reto, e raramente o delgado. A mucosa é congesta, edemaciada, opaca, aveludada, às vezes levemente granulosa, raramente com escasso pontilhado hemorrágico e infiltrado inflamatório predominantemente linfocitário, com eosinofilia de intensidade variável. A enterocolite ulcerosa caracteriza-se pela presença de úlceras crônicas no reto, raramente no cólon, em número limitado, pouco extensas e profundas, atingindo, por vezes, a muscular, e irregulares, com bordas pouco elevadas. No fundo das úlceras encontram-se ovos e granulomas.

- **Poliposas (polipoides ou papilomatosas):** por motivos ainda não esclarecidos, a esquistossomose intestinal adquire, raramente, características próprias, com desvio da reação textrina aos ovos e seus produtos, resultando em formas hiperplásicas, caracterizadas por excessiva neoformação conjuntiva. Têm predileção pela região retossigmoidiana e podem ser intraluminais, intramurais ou peritoneais, sendo excepcionais nas demais partes do intestino grosso e delgado. Na maioria dos casos, os pólipos são múltiplos (centenas). Seu volume varia desde um grão de arroz até o punho de uma criança. Em geral, tem base de implantação larga, raramente pedunculada, superfície irregular, bocelada, friável, vermelho-escura, coberta por mucosa ora íntegra, ora erosada e congesta. A mucosa em torno dos pólipos também é congesta e granulosa. Em certos casos, entretanto, as formas hiperplásicas resultam da confluência de conglomerados de ovos e granulomas. Sua incidência varia entre 0,2% e 5% dos pacientes submetidos à necropsia. Pode alcançar até 20%, em caso de associação entre infecções por *S. mansoni* e *S. haematobium*. Não raramente, encontram-se conglomerados de ovos calcificados com escassa reação granulomatosa. A eosinofilia está sempre presente, acompanhando as outras células de exsudação. Às vezes, encontram-se vermes vivos, inclusive acasalados, ou mortos, com as reações textrinas características. Não parece rara a associação dos pólipos à forma pseudoblastomatosa. O espessamento da parede pode ser irregular, determinando reentrâncias e saliências grosseiras e conferindo à alça aspecto de salsicha. Essas formas são estenosantes por excelência e as que mais facilmente se confundem com o carcinoma infiltrante e estenosante. A estenose pode ser tão grave a ponto de impedir a passagem de uma tantacânula. Essas formas são mais comuns no reto. Às vezes, a mucosa que cobre a lesão é normal; em outros casos, apresenta ulcerações ou pólipos. As formas de crescimento intraluminal são raras. Como nas precedentes, a neoformação conjuntiva hiperplásica parte da submucosa, é geralmente bem circunscrita e forma uma nodosidade que cresce para o lúmen intestinal, à guisa de pólipo duro, quase sempre coberto por mucosa normal.

Formas hepáticas

O acometimento do fígado é constante em todas as formas anatomoclínicas da esquistossomose (forma hepática crônica), mesmo naquelas em que o fígado não é o eixo de suas manifestações principais. As formas hipertensivas, como a forma hepatoesplênica (FHE), apesar de menos frequentes, são as mais importantes por sua gravidade e por provocar alterações hemodinâmicas e hemopoéticas. Observa-se, principalmente, em populações de áreas hiperendêmicas, em que a carga parasitária é muito elevada, associadas às reinfecções sucessivas ou periódicas, à resposta imunitária do indivíduo e à resistência adquirida às reinfecções. É mais frequente em lavradores que trabalham próximo a riachos, que fornecem água para o serviço doméstico. Essa população é infectada muito cedo na vida, observando-se que 50% das crianças aos 5 anos de idade já são portadoras da esquistossomose mansônica.

Os casos de FHE não ultrapassam de 5% a 12% das pessoas infectadas pelo *S. mansoni*. Na maioria dos casos, são necessários de 5 a 15 anos, a partir do banho infectante, para a doença se manifestar; raramente se desenvolve em poucos meses após a infecção. Ocorre em qualquer idade, sobretudo em adultos jovens e adolescentes, de ambos os sexos da etnia leucoderma, sendo rara entre os melanodérmicos.

A lesão anatômica fundamental da FHE foi descrita por Symmers, em 1904, em casos de infecções mistas por *S. mansoni* e *S. haematobium*, sob a denominação de *clay-pipe stem cirrhosis*, e por Bogliolo, na década de 1950, em infecções pelo *S. mansoni*, descritas como fibrose periportal (peripileflebite e pileflebite crônica granulomatosa fibrosantes). Na minoria dos casos, a lesão hepática adquire o aspecto denominado *fine diffuse bilharzial fibrosis*, identificada por Hashem no Egito, em infecções por *S. mansoni* e *S. haematobium*. As alterações macro e microscópicas da FHE (fibrose hepática de Symmers-Bogliolo) são características e patognomônicas. As lesões microscópicas fundamentais são:

- **Peri e pileflebite:** parte dos ovos que seguem a corrente porta penetra os ramúsculos que nascem ao longo de seus ramos intra-hepáticos, os quais se unem aos ramúsculos originados da artéria hepática, formando com esses a rede periductal, que se exaure no conjuntivo periportal. Essa rede envolve os ramos portais dicotômicos e suas formações satélites (ramos da artéria hepática, ductos biliares, nervos e linfáticos) e os nutre. Os ovos que atingem o fígado podem encalhar nos finos ramos do plexo periductal ou em ramos maiores, atravessar a parede vascular e chegar ao conjuntivo periportal ou atingir os sinusoides. Consequentemente, determinam a inflamação granulomatosa na parede vascular (pileflebite), obstruindo a luz dos pequenos ramos da rede periductal e o conjuntivo periportal (peripileflebite); os que atingem e param nos sinusoides são responsáveis pelos granulomas intralobulares. A causa primária de peri e pileflebite são os ovos.

- **Inflamação granulomatosa periportal:** segue-se a uma neoformação vascular, por vezes exuberante, podendo adquirir o aspecto angiomatoide. Restringe-se aos espaços portais. É bem identificada *in vivo* pela esplenoportografia, que indica a existência da rede capilar neoformada, derivada da rede periductal, aspecto não encontrado em outras hepatopatias. Juntamente com as demais modificações do sistema porta intra-hepático (redução dos pequenos ramos dicotômicos) e extra-hepático (aumento do calibre e das tortuosidades da veia esplênica), constitui aspecto significativo para o diagnóstico clínico da esquistossomose.
- **Exsudato difuso:** restrito aos espaços porta, é composto de mononucleares e eosinófilos, sendo discreto e de moderado a intenso em 66% e 34% dos casos, respectivamente.
- **Neoformação conjuntiva:** caracterizada por conjunto fibroso denso e inelástico, sistematizado, restrito aos espaços portobiliares, sem tendência a invadir e a subverter a arquitetura lobular, composta por colágenos I e II. Nas formas graves, e especialmente nas regiões periféricas, observa-se, com frequência, a presença de septos mais delgados desde o conjuntivo periportal e que se insinuam nos espaços interlobulares. Esses septos se unem, envolvendo os lóbulos e conferindo ao fígado aspecto de "pseudocirrose". Os mecanismos da fibrose na FHE não são de todo conhecidos; entretanto, admite-se que substâncias procedentes de ovos viáveis de *S. mansoni* (antígenos solúveis) sejam principalmente responsáveis pela reação granulomatosa e a fibrose de Symmers-Bogliolo. A difusão de duas substâncias distintas dos ovos (SEA) não sequestrados nos granulomas estimula os fibroblastos, uma delas sua atividade colagenética. Há, também, a produção de substâncias quimiotáticas e ativadoras dos fibroblastos, responsáveis pela degradação do colágeno extracelular. Na FHE há preponderância da síntese colágena sobre a degradação, as alterações dos hepatócitos são tardias e secundárias às alterações hemodinâmicas e à desnutrição, e não há degeneração nem necrose primária sistematizada dos hepatócitos, como na cirrose, o que justifica a preservação funcional hepática na esquistossomose. A necrose pode aparecer durante os sangramentos digestivos, provavelmente em consequência da redução da pressão arterial sistêmica. Na FHE, nas regiões periféricas do fígado, o *espaço de Disse* (ED) é sempre mais amplo do que o normal e ocupado por feixes de colágeno e fibras isoladas esparsas e por proporções irregulares do citoplasma dos hepatócitos, com depósitos de IgG, o que sugere mecanismo imunológico em seu desenvolvimento. Pode ser encontrada abaixo das células endoteliais uma fina camada, semelhante à membrana basal. Essas alterações, associadas às do ED, formam uma barreira entre os hepatócios e a luz sinusoidal, alterando as trocas hepatovasculares. A presença de *pigmento esquistossomótico* é também característica e constante no fígado e no baço e representa o resultado da digestão de eritrócitos ingeridos e eliminados pelo verme adulto na circulação porta. Sua quantidade é variável e proporcional ao número de vermes adultos e à duração da infecção. Trata-se de uma substância inerte, que não causa reação inflamatória nem fibrose, mas estimula a hiperplasia das células do sistema fagocitário mononuclear do fígado e do baço. A macroscopia da forma de Symmers-Bogliolo evidencia a superfície externa subdividida, com certa regularidade, por protuberâncias ou saliências, circundadas por sulcos, resultantes da retração do conjuntivo periportal. Não se constitui em nódulos de parênquima separados por feixes conjuntivos, como ocorre na cirrose, mas evidência anormal de territórios portal, exagerada pela retração do conjuntivo portal neoformado. A arquitetura lobular é preservada. Essas características anatômicas determinam duas síndromes principais na FHE: hipertensão portal e esplenomegalia esclerocongestiva. É frequente o achado de mais uma síndrome intestinal em decorrência de lesões do intestino e, raramente, insuficiência hepatocítica (ascite, icterícia, hiperestrogenismo), muito mais frequente na cirrose. Os fatores anatômicos responsáveis pelo distúrbio da circulação portal na hipertensão na FHE são:

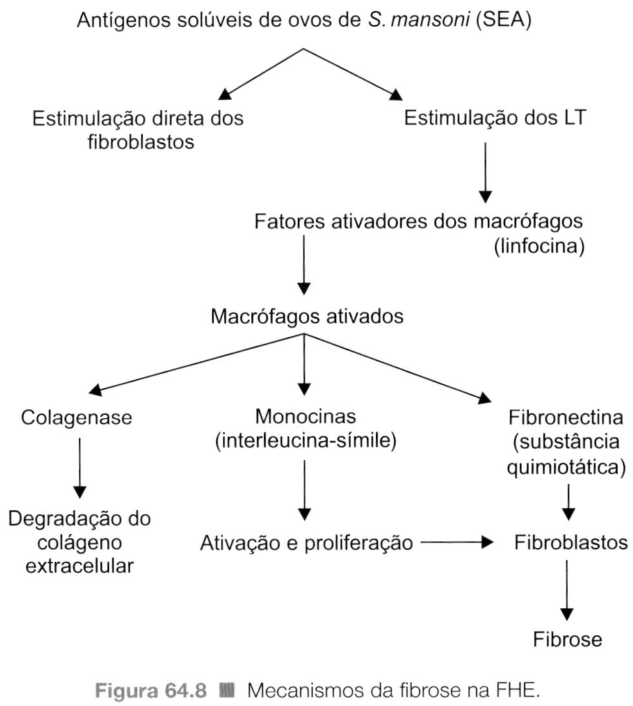

Figura 64.8 ■ Mecanismos da fibrose na FHE.

- Neoformação conjuntiva intensa com progressão para fibrose e esclerose, eletivamente periportal, sistematizada, que substitui o conjuntivo frouxo normal e dificulta o retorno sanguíneo ao coração.
- Obstrução vascular pelos granulomas e, eventualmente, por vermes.

– Destruição de parte do aparelho contrátil e elástico da parede vascular pela inflamação (pile e peripileflebite) com perda da capacidade contrátil do vaso.
– Neoformação vascular periportal, às vezes de tipo angiomatoide, constituída por capilares sinuosos, irregulares, desprovidos de elementos contráteis, que contribui para a diminuição da velocidade da circulação e, em consequência, para o aumento da pressão.
– Lesões das raízes mesentéricas e, ocasionalmente, trombose porta. O distúrbio circulatório é pré-sinusoidal e exterioriza-se em 30% a 40% dos adultos hospitalizados por surtos hemorrágicos originados, em geral, de ruptura de varizes esofagogástricas e, raramente, de gastrite relacionada com o uso de medicamentos (ácido acetilsalicílico, corticosteroides). As varizes estão ausentes em 50% das crianças em fase assim tão grave. As varizes são mais frequentes no terço distal do esôfago. A esplenoportografia mostra a reversão da corrente nos ramos radiculares (veia mesentérica, veia coronária) e a formação precoce de grossas e extensas dilatações varicosas gástricas e esofágicas (sinal de Bogliolo). O fluxo sanguíneo hepático efetivo depende do estado evolutivo da FHE, sendo normal nas formas compensadas e reduzido, como na cirrose, nas formas descompensadas.
– Alterações do tronco, das veias porta, da esplênica e das mesentéricas: as lesões dos ramos portais intra-hepáticos são mais graves e frequentes do que nas artérias, devido à localização periportal dos ovos e dos granulomas. São sistematizadas e atingem a adventícia, a média e a íntima. Caracterizam-se, especialmente, por infiltrado inflamatório crônico, dissociação, fragmentação e destruição das lâminas elásticas, hipo ou hipertrofia da muscular e espessamentos da íntima. Por vezes, a luz é ocluída, parcial ou totalmente, pelo granuloma. São raras as tromboses.
– Alterações de outros órgãos, como:
  - **Esôfago:** as varizes do esôfago são frequentes, localizadas, principalmente, no plexo submucoso do terço distal, com potencial de gravidade em virtude da possibilidade de rupturas.
  - **Baço:** as alterações são idênticas às de outras hepatopatias acompanhadas de hipertensão portal. As lesões provocadas diretamente pelos ovos ou vermes são raras. Trata-se de esplenomegalia esclerocongestiva. O peso do baço passa dos 400g em 73,3% e dos 650g em 50% dos casos; é superior ao da cirrose (28% e 12%, respectivamente). As alterações funcionais, como hiperesplenismo em suas várias formas, são mais comuns na FHE do que na cirrose. A FHE caracteriza-se clinicamente pela coexistência de três grupos sindrômicos: hipertensão portal, hiperesplenismo e, mais raramente, insuficiência hepática.
  - **Rins:** podem ocorrer proteinúria, hematúria, cilindrúria e, eventualmente, hipertensão e insuficiência renal crônica e uremia, presentes em 26,7% dos portadores de FHE e em 3,8% daqueles com a forma hepatointestinal. A glomerulopatia é, todavia, mais frequente nos portadores de FHE, principalmente entre os 20 e os 40 anos de idade. Na maioria dos pacientes com síndrome nefrótica ou proteinúria persistente, predomina a glomerulonefrite difusa membranoproliferativa e, raramente, observa-se glomeruloesclerose focal. As lesões renais são mais floridas e frequentes nos casos de salmonelose septicêmica prolongada (SSP) e nos portadores de antígeno de superfície do vírus B da hepatite (HBsAg). A SSP pode agravar as lesões renais esquistossomóticas preestabelecidas. As lesões renais podem ocorrer em consequência da infecção bacteriana independentemente da esquistossomótica. A glomerulopatia na SSP, na maioria dos casos, apresenta características anatomoclínicas próprias e diferentes da nefropatia esquitossomótica.
  - **Sistema nervoso:** as lesões neurológicas centrais são pouco diagnosticadas. Em 26% dos casos de FHE há ovos e granulomas no SNC. Isolados ou em pequenos grupos, localizam-se, principalmente, no córtex cerebral e cerebelar e na leptomeninge, onde provocam a reação granulomatosa acompanhada, por vezes, de vasculite focal e necrose fibrinoide de pequenas artérias. A hemorragia cerebral maciça, provocada pela necrose da parede arterial, provavelmente decorre da deposição de IC. Há descrição de localização cerebelar de ovos não associada à FHE, com manifestações neurológicas de tumor. A via de chegada de ovos ao SNC é controvertida, considerando-se a possibilidade de que sejam embolizados por via arterial na presença de: *shunts* arteriovenosos pulmonares, anastomoses portopulmonares, veia ázigos, circulação venosa da medula ou anastomoses entre as veias do cérebro e da medula e o sistema porta através do plexo venoso de Batson. O aumento do fluxo portal facilita a distribuição dos ovos. O encontro de vermes é raro.[1,3,13,21] A encefalopatia hepática esquistossomótica, ao contrário do que ocorre na cirrose, é rara. O coma hepático aparece, principalmente, em alguns casos da forma descompensada, sobretudo após hemorragia digestiva, obstipação intestinal prolongada, ou quando os pacientes são submetidos a tratamento ou dieta hiperproteica e ao uso de amoniacais, diuréticos e hipnóticos. Durante o estado de coma, o teor de determinadas substâncias originadas no intestino eleva-se no sangue, na urina e no liquor, pela ação enzimática das bactérias, entre

elas amônia, GABA, mercaptanos e ácidos graxos de cadeia curta. A amônia é a principal responsável pela encefalopatia hepática ou porta sistêmica. As substâncias tóxicas não metabolizadas pelo fígado podem ser desviadas para a circulação sistêmica pelas colaterais. As hemorragias digestivas frequentes e a abundante circulação colateral associada à FHE favorecem o surgimento de encefalopatia metabólica. Esta, entretanto, é pouco comum. Nos pacientes com a forma compensada, os níveis de amônia arterial (70 a 180µg) e venosa (38 a 128µg) estão menos elevados do que nos descompensados (arterial = 140 a 403µg; venosa = 87 a 415µg). Muito rara no Brasil, a forma de Hashem caracteriza-se por inflamação crônica granulomatosa, com intensa neoformação conjuntiva e tendência a retração e esclerose. O conjuntivo neoformado, partindo do espaço porta, insinua-se entre os lóbulos, formando uma fina rede interlobular e dando ao órgão o aspecto de fígado de porco. A lesão pode ser circunscrita a um dos lóbulos do fígado.

Forma miliar crônica

Embora muito mais frequente, é menos importante do que a FHE, por não provocar alterações hemodinâmicas e das funções hepáticas. Os granulomas são quase sempre produtivos e de cura por fibrose, em número variado, disseminados no parênquima ou nos espaços portobiliares. As lesões por verme são raras. Não há neoformação conjuntiva periportal, característica da FHE.

Formas pulmonares crônicas

Cerca de 20% dos esquistossomóticos apresentam lesões pulmonares, porém em apenas 2,1% a 8% deles há *cor pulmonale*. A lesão é provocada pela penetração de ovos na árvore pulmonar através, predominantemente, de *shunts*, estabelecidos entre a circulação portal e a sistêmica. Observa-se disseminação miliar de ganulomas extra-arteriolares e intramurais, produzindo lesões destrutivas das arteríolas; a seguir, surgem cicatrizes fibrosas, tromboses, fístulas arteriovenosas e neoformação capilar ao redor das arteríolas lesionadas, de tipo angiomatoide. As lesões são distribuídas, na maioria dos casos, em toda a área da artéria pulmonar, o que desencadeia hipertensão pulmonar e, eventualmente, manifestações cianóticas e *cor pulmonale.*

A forma pulmonar crônica (FPC) apresenta-se sob as seguintes formas:

- **Sem hipertensão da circulação pulmonar:** os granulomas apresentam disseminação miliar, sem localização especial, e são esparsos e em número variável, desde poucos, em alguns casos, até numerosos e confluentes, em outros, especialmente na FHE, quando maior é o escape de ovos da circulação portal para os pulmões pela abertura de colaterais provocada pela hipertensão portal.
- Com hipertensão da circulação pulmonar e *cor pulmonale* (forma cardiopulmonar): ocorre em 2,1% a 8% dos esquistossomóticos ou em 18,9% dos portadores de FHE. Acompanha-se da FHE, como resultado da embolização de ovos e raramente de vermes para a artéria pulmonar, decorrente da circulação colateral portossistêmica. O *cor pulmonale* agrava-se após anastomose portocava, que promove comunicações grandes e diretas, as quais facilitam e ampliam o acesso de ovos aos pulmões. As alterações hemodinâmicas decorrem de lesões da árvore arterial pulmonar, produzidas diretamente pelos ovos, circunscritas a segmentos ou a arcos do vaso, ou morfologicamente inespecíficas, sistematizadas e difusas, ainda de explicação não estabelecida. O granuloma é encontrado no lúmen, na parede ou na adventícia de pequenas artérias e, raramente, nas arteríolas e pré-capilares (ramos com < 200µm de diâmetro), determinando, em geral, a oclusão total ou parcial do vaso. São mais frequentes em posição paravascular e nos septos interalveolares e raros dentro dos alvéolos. Em geral numerosos, podem simular radiologicamente a tuberculose miliar crônica. O ovo, na tentativa de escapar do lúmen para os tecidos circundantes, determina necrose por coagulação e, às vezes, do tipo fibrinoide, que pode se estender da íntima até a adventícia. É mais comum nas arteríolas pré-capilares e capilares e rara nas artérias de maior calibre. Como resultado da evolução dessa lesão, surgem: (1) cicatriz conjuntival; (2) lesões angiomatoides; (3) anastomose com capilares e vênulas adjacentes; (4) pseudoaneurismas; (5) granuloma adventicial. As lesões morfologicamente inespecíficas não são provocadas diretamente pelo ovo. São sistematizadas a toda a árvore pulmonar arterial e caracterizadas por endarterite (serosa, fibrinoide, obliterante), hiperplasia e descamação das células endoteliais, trombose hialina, arterite (endo, peri ou panarterite), hipertrofia concêntrica da média, aterosclerose e dilatação do tronco dos grandes ramos da artéria pulmonar. Os ramos da artéria brônquica podem ser sede das mesmas alterações dos ramos da pulmonar, as quais, no entanto, são sempre mais localizadas e discretas e menos frequentes. Os capilares estão, em geral, íntegros e frequentemente congestos. Nos alvéolos, é comum a presença de edema, pequenas hemorragias e histiócitos carregados de hemossiderina e, raramente, de ovos e granulomas. O infiltrado periarterial pode estender-se à parede dos brônquios e acompanhar-se de descamação do epitélio (escarro). A penetração do ovo e sua eliminação pelo escarro é rara. As lesões pelos vermes adultos são mais raras (necroses extensas envolvidas por intenso exsudato de granulócitos, eosinófilos e neutrófilos) e podem produzir focos de condensação ("pneumonia por verme morto"). A cianose é rara na FPC com

cor pulmonale e pode ser provocada por: (1) fístulas arteriovenosas; (2) anastomoses de artéria e veia pulmonares; (3) bloqueio alveolocapilar provocado pela inflamação dos septos alveolares; (4) insuficiência cardíaca na fase terminal; (5) inversão de *shunt* pelo forame *ovale* permeável; (6) associação de dois ou mais desses fatores.

- **Forma cianosante com hipertensão discreta ou ausente e sem *cor pulmonale*:** caracteriza-se pela presença de fístulas arteriovenosas. A hipertensão pulmonar (níveis > 35/15mmHg) leva à hipertrofia do ventrículo direito e, posteriormente, à insuficiência cardíaca direita e depois global que, ao se instalar, agravam a insuficiência ventilatória e a hipertensão pulmonar. O *cor pulmonale* crônico é semelhante ao de outras causas.
- **Coração:** os ovos e granulomas são observados no coração em 0,22% das necropsias, às vezes associados a miocardite eosinofílica e fenômenos regressivos das fibrocélulas cardíacas.
- **Localizações ectópicas ou insólitas:** a presença de lesões além do fígado e do intestino relatada vista em 17,6% dos casos. Os ovos, carreados pela corrente circulatória, podem ser encontrados em todos os órgãos, onde produzem reações semelhantes às das sedes habituais. Os vermes podem também penetrar, viver e lesionar diferentes órgãos, como esôfago, estômago, apêndice, vesícula biliar, peritônio, pâncreas, sistema genital (masculino e feminino), linfonodos, baço, tireoide, suprarrenal, globo ocular, tegumento cutâneo e SNC. Das formas insólitas, as mais graves são as localizadas no SNC. Os ovos podem ser depositados em qualquer área do encéfalo ou da medula, variando as lesões desde microscópicas discretas e destituídas de importância clínica até mielite transversa, compressão medular ou hemorragia cerebral.
- **Formas mistas:** em consequência da disseminação de ovos a vários órgãos, muitas vezes há associação de formas, com predomínio de uma sobre a outra, como FHE com cardiopulmonar, intestinal com miliar crônica hepática (forma hepatintestinal) e, raramente, FHE com toxêmica.
- **Vesical:** as alterações patológicas ocasionadas pelo *S. haematobium* variam de acordo com a intensidade e a duração da infecção. As alterações anatomopatológicas são produzidas, principalmente, pelos ovos e seus produtos imunoalérgicos, uma vez que os vermes adultos, provavelmente, acarretam lesão mínima. Em quase todos os casos, as paredes da bexiga urinária são precocemente afetadas. Infecções discretas podem produzir congestão, visível a olho nu, das vênulas da mucosa vesical e algumas elevações papulares ou vesiculares mínimas da superfície dessa membrana. Nas infecções graves, as lesões da bexiga incluem tubérculos esquistossomóticos, úlceras e papilomas, além de fibrose crônica e calcificações da parede vesical. Pode-se observar acometimento de ureteres, cérvice, vagina e tecidos periureterais com formação de coleções purulentas. As sequelas piogênicas são frequentes. O acometimento da uretra pode interferir com o retorno linfático do pênis, bem como originar elefantíase peniana (fístulas que se abrem no períneo ou na superfície posterior do escroto).[36] Os ovos de *S. haematobium* são encontrados, com frequência, no intestino, mas, em geral, são menos numerosos do que nas infecções causadas por *S. mansoni*, *S. japonicum* e *S. mekongi*. É frequente a descrição de carcinoma da bexiga após a infecção por *S. haematobium*.
- **Formas complicadas:** não é rara a associação de outras doenças à esquistossomose. É comum a observação de hepatite pelo vírus B ou C, sobretudo em portadores da FHE que receberam transfusões sanguíneas antes de 1985, após episódios de hemorragia digestiva. A prevalência do antígeno de superfície do vírus B da hepatite é mais elevada em indivíduos com a FHE do que nos portadores da forma hepatointestinal ou normais. Os portadores de hepatite crônica ativa e esquistossomose apresentam curso evolutivo mais insidioso da hepatite, sem tendência a evoluir para a cirrose de modo mais frequente do que nos portadores de hepatite crônica ativa sem esquitossomose. Outra associação importante é com salmonelas. A *Salmonella* adere predominantemente ao tegumento do esquistossoma macho, penetra e multiplica-se em seu aparelho digestivo. O verme torna-se fonte de inoculação contínua no hospedeiro e responsável por septicemia prolongada pela *Salmonella*. Outras enterobacteriáceas podem também estar envolvidas do mesmo modo que a salmonela.
- **Alterações pós-tratamento:** o tratamento pode promover anormalidades decorrentes do próprio fármaco utilizado, em virtude da súbita liberação de substâncias antigênicas e sua deposição pulmonar e, possivelmente, em outros órgãos como IC, ou em razão do desgarramento do verme adulto de seu hábitat natural, migração e impactação no fígado ou no pulmão. Os casos têm evolução variável, podendo ser benignos ou, até mesmo, levar à morte.[1,7,16,18]

CLÍNICA

As manifestações clínicas que caracterizam os quatro tipos de esquistossomose importantes em humanos podem determinar alterações antes, durante e pelo menos 150 dias após a oviposição.

Fase pré-postural

São observadas a dermatite cercariana e a forma prodrômica.

A dermatite cercariana é caracterizada por erupção urticariforme com prurido referido nas regiões de contato com banho, de tolerável a inquietante, muitas vezes de duração efêmera. Inicia logo após a pele ter sido enxugada, cessando espontaneamente 24 horas depois. Pode perdurar, entretanto, por 7 a 10 dias. A penetração das cercárias se dá, preferencialmente, da pele, principalmente entre 11 e 17 horas do dia, o que coincide com o período de maior atividade do ser humano nas águas, no exercício de profissões agrícolas, em práticas desportivas ou em folguedos. As manifestações, insuportáveis, são acompanhadas de pequenas pápulas semelhantes a picada de inseto, seguidas de eritema, flictenas, dor e prurido intenso. Surge tanto em primoinfectados como em reinfectados. A maior intensidade das manifestações cutâneas não constitui apanágio de reinfecções. Não há proporcionalidade entre a gravidade da dermatite e a intensidade da infecção. O surgimento da dermatite não constitui indício de instalação indefectível da forma toxêmica da infecção.[1,3-5,9,10,19]

A forma prodrômica representa o período que precede a oviposição dos esquistossomos. Frequentemente assintomática, em algumas circunstâncias pode ser constatada uma sintomatologia clínica expressiva a partir de algumas horas após o banho infectante. Caracteriza-se por febre alta ou em elevação progressiva, acompanhada de tosse seca e sensação de "estado gripal", sudorese, dores abdominais difusas e percepção de movimentos intestinais incômodos, diarreia aquosa intensa, com várias dejeções ao dia, inapetência e desidratação rápida, hepatoesplenomegalia discreta e dolorosa, linfadenia discreta e lesões cutâneas urticariformes. A eosinofilia é progressiva. Dura entre 3 e 8 dias, tendendo para superação espontânea mediante a baixa progressiva da temperatura corpórea, a melhoria das dores abdominais e a diminuição das dejeções diarreicas. Pode haver broncopneumonite, inclusive identificada ao estudo radiológico do tórax.

Fase postural e pós-postural imediata

A esquistossomose evolui clinicamente como: (1) curso aparentemente silencioso, para as formas crônicas, ou cura da infecção (forma aguda, não toxêmica), ou (2) exteriorizada por uma síndrome infecciosa aguda (forma aguda, toxêmica).

Na forma não toxêmica, a sintomatologia pode ser escassa e passar despercebida. É possível a descrição de sintomatologia inespecífica e pouco significativa, principalmente respiratória e digestiva, o que pode levar à suposição diagnóstica de multiplicidade de patologias, e é provável que a pouca especificidade das queixas e a não valorização dos dados epidemiológicos expliquem o fato de a esquistossomose mansônica, na maioria das vezes, só ser diagnosticada em sua fase crônica.

A forma toxêmica é observada, mais frequentemente, nas infecções por *S. japonicum* (febre do rio Yang-Tsé, febre Katayama). Apresenta sintomatologia variável, o que a torna semelhante à cólera, às febres do grupo tifi-paratifi, ao abdome agudo cirúrgico, à leptospirose, à tuberculose pulmonar, à hepatite, à disenteria bacilar, às nefropatias, às enteroviroses ou à mielite transversa. Seu início é abrupto, após a forma pré-postural, com grande elevação da temperatura corporal (38°C a 39°C), associada a calafrios, sudorese, sensação de calor, prostração (em 84% dos casos) e mialgia. A curva térmica pode ser remitente, intermitente ou subcontínua, acompanhada de sudorese profusa.

A diarreia (em 96% dos casos) apresenta-se de modo intenso, com 10 a 15 dejeções diárias, aquosas, logo mucossanguinolentas, com cólicas abdominais (em 92% dos casos), tenesmo, borborigmos, náuseas e vômitos (em 32% dos casos). A enterorragia pode levar ao choque hemorrágico. A dor abdominal em cólica é constante, de localização imprecisa, de suportável a intolerável. Associa-se a náuseas e vômitos, que podem se tornar incoercíveis.

Observa-se a presença de hepatomegalia (68%) e esplenomegalia (44%) dolorosas, palidez cutaneomucosa (60%), erupção dérmica urticariforme (72%) e linfadenomegalia (32%). Aos poucos, o abdome torna-se resistente ao tato, distendido e abaulado no quadrante superior. Surge também tosse seca ou produtiva, rouquenha, com dispneia que simula pneumonia infiltrativa ou tuberculose pulmonar. Podem surgir episódios de broncoespasmo. O hilo e a estriação pulmonar se acentuam, com tortuosidade e imprecisão dos contornos vasculares, disseminação micronodular e formação de rosário, e raramente, surge espessamento da cissura hilar, visualizada à radiologia.

A área cardíaca e a artéria pulmonar são normais, entretanto pode haver retificação e abaulamento do arco médio. Observam-se, ainda, taquicardia (90%), hipotensão arterial sistêmica (78%), hiperfonese e desdobramento da segunda bulha (8% a 10%), emagrecimento e torpor intenso. Surgem leucocitose (10 mil a 25 mil leucócitos/mm^3), eosinofilia, em torno de 5.000/mm^3, e, às vezes, reação leucemoide, sugerindo hipersensibilidade global e textrina, anemia, hiperglobulinemia com aumento das frações gama e alfa, e alterações dos fatores da coagulação.

Nesse período, os pacientes procuram atenção médica, apesar de o banho infectante datar de 60 ou 90 dias antes.[10,11,13]

Alguns pacientes podem evoluir rapidamente para as formas hepatoesplênicas, com ou sem hipertensão portal e pulmonar, ou para a forma pulmonar com hipertensão pulmonar, sendo repreendidas transições, em poucos meses para abaulamento do arco médio e *cor pulmonale*. A febre de Katayama evolui mais frequentemente para o óbito, quando comparada com a esquistossomose mansônica. A maioria dos pacientes recupera-se da forma toxêmica com tratamento sintomático ou específico.

A forma toxêmica pode surgir, também, após reativação da forma crônica, comportando-se como síndrome infecciosa aguda sobreposta à esquistossomose crônica.

Após o tratamento específico da esquistossomose mansônica, podem ocorrer tosse e broncoespasmo, com imagens radiológicas pulmonares variáveis, desde condensação até estriação pulmonar, seja devido à pneumonite por verme morto, seja pela expressão alérgica aos medicamentos ou a produtos de vermes. Em casos raros, pode surgir *cor pulmonale*.

A superação da forma toxêmica não tratada se constitui, em geral, no início das formas crônicas, sendo a forma intestinal o marco inicial, seguida por suas demais formas anatomoclínicas.

Formas intestinais

Nas esquistossomoses mansônica, japônica e por *S. mekongi*, as formas intestinais representam a continuidade das síndromes infecciosas agudas iniciais. A maioria dos pacientes é oligo ou assintomática. A sintomatologia, quando presente, é variável, expressa, em geral, por síndrome disentérica, dor abdominal, tenesmo retal, emagrecimento, meteorismo e distúrbios neuropsíquicos. As fezes mucossanguinolentas são expulsas através de várias evacuações ao dia, em pequena quantidade e de maneira penosa. Pode surgir obstipação intestinal intermitente, durante a qual as fezes ressequidas são expulsas com grande esforço, apresentando-se salpicadas de muco e raias de sangue. O dolorimento abdominal é de intensidade variável, e a palpação abdominal pode revelar a presença da "corda cólica sigmoidiana". As perdas sanguíneas são pequenas, mas tornam-se intensas quando existem varizes hemorroidárias independentemente da coexistência de hipertensão portal.

Podem surgir formas hiperplásicas, poliposa ou papilomatosa, que são raras, caracterizadas por cólicas intestinais, tenesmo intenso e falso estímulo à defecação, enterorragia, sensação de peso perineal e prolabamento do pólipo pelo ânus durante a exoneração intestinal. Na forma poliposa predominam as cólicas intestinais de intensidade variável, diarreia com crises mucossanguinolentas, tenesmo intenso e invaginação da porção proximal sobre a distal por pólipo gigante. É frequente a queixa de expulsão de "carne esponjosa" misturada com catarro e pus. Não sofre transformação maligna.

A forma intestinal pseudoblastomatosa (pseudotumoral) é rara, mas de grande interesse por simular tumores, levando, não raro, a estenose, obstrução ou compressão extrínseca do intestino. Pode haver obstipação, que não cede com laxativos, desconforto abdominal, dores de intensidades variáveis, cólicas, especialmente no flanco e fossa ilíaca esquerdos, emagrecimento progressivo, inapetência, astenia, diminuição da espessura do bolo fecal e, mais raramente, náuseas e vômitos. À palpação, nota-se tumoração firme ou, até mesmo, dura, móvel ou fixa. As outras formas da esquistossomose intestinal incluem a retite estenosante e a pseudoneoplásica, que são mais raras, e sua sintomatologia sugere neoplasia, em geral associada a estenose, obstrução e compressões extrínsecas do intestino. A retossigmoidoscopia não oferece, habitualmente, subsídios ao diagnóstico, quando a lesão estenosante está acima do sigmoide; nesses casos, deve-se proceder à colonoscopia ou ao enema opaco. O diagnóstico etiológico é feito pela histopatologia. Algumas vezes, as lesões regridem com o tratamento da helmintíase. O diagnóstico decorre, muitas vezes, da endoscopia digestiva baixa realizada por motivos não diretamente ligados às queixas clínicas.

Formas hepáticas

A sintomatologia é variável, especialmente na ausência de hipertensão portal. Nas formas com hipertensão portal compensada, a sintomatologia é a mesma das formas intestinais, sendo mais importante o dolorimento abdominal no hipocôndrio esquerdo. Nas formas avançadas, as queixas estão relacionadas com o desequilíbrio da hipertensão portal. Os fenômenos hemorrágicos relacionados com a ruptura de varizes esofagogástricas indicam o início da descompensação da forma hepatoesplênica.

A hematêmese pode surgir subitamente durante o trabalho ou a alimentação, sendo intensa e capaz de provocar choque hemorrágico, ou menos volumosa e repetitiva em curtos intervalos, desencadeando anemia crônica. Dependendo da intensidade da hemorragia, o paciente pálido, com sudorese fria e viscosa, com taquisfigmia e hipotenso, às vezes indiferente ao exame.

O exame físico pode revelar abaulamento do abdome, lento e progressivo, contrastando com o adelgaçamento de outros setores corpóreos (Figuras 64.9 e 64.10), hepatoesplenomegalia de dimensões variáveis, circulação colateral manifesta ou apenas esboçada, formação de *caput medusae* e, excepcionalmente, aranhas vasculares.

A desnutrição manifesta-se, especialmente em crianças, originando edema dos membros inferiores e, aos poucos, anasarca. O surgimento da ascite constitui início de descompensação portal. A ascite volumosa desencadeia, além de desconforto abdominal, cansaço e dispneia de decúbito.

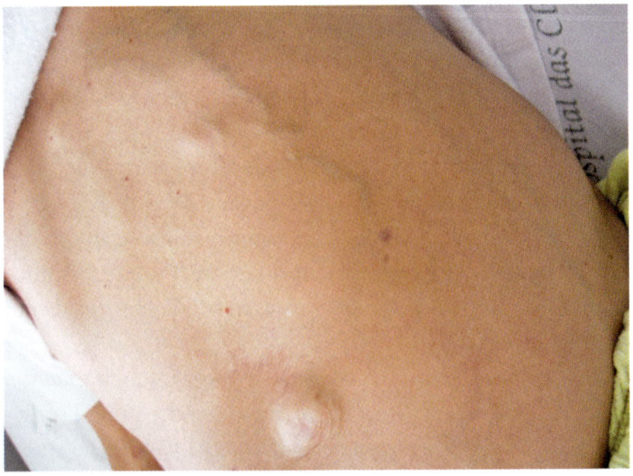

Figura 64.9 ■ Esquistossomose mansônica, forma hepática (hepatoesplênica) com hipertensão portal descompensada, aumento do volume abdominal e circulação colateral. (Acervo dos autores.)

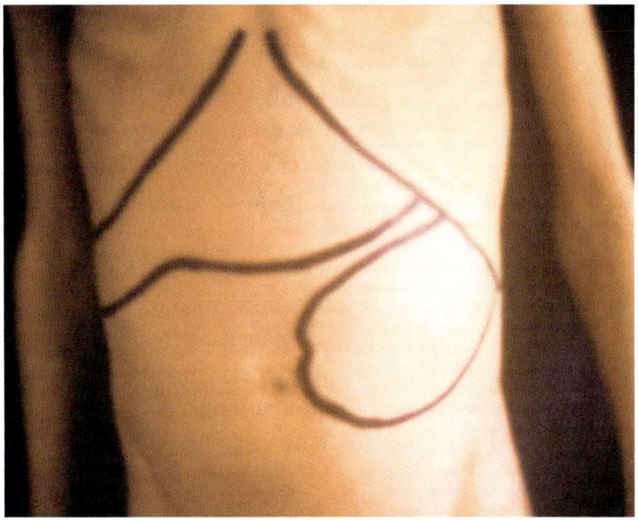

Figura 64.10 ■ Esquistossomose mansônica, forma hepática, com hepatoesplenomegalia e predomínio do aumento do lobo esquerdo hepático. (Acervo dos autores.)

A forma hepatoesplênica descompensada pode apresentar também: (1) estados subfebris de curta duração, ou síndrome febril prolongada, geralmente associada a infecções por salmonelas ou outras enterobactérias e, raramente, por reativação de uma infecção crônica; (2) icterícia na fase final dos casos graves; e (3) disendocrinias variadas, entre as quais sobressai o atraso de desenvolvimento somático e da puberdade.

Em alguns casos da forma hepatoesplênica, pode ocorrer trombose portal ou esplênica, caracterizada clinicamente pelo surgimento de febre, cólicas abdominais intensas, distensão abdominal e ascite. A evolução é variável, podendo melhorar espontaneamente.

Pode ocorrer associação da forma hepatoesplênica a alterações glomerulares, caracterizando-se a nefropatia por imunocomplexos, comumente com a fisionomia da síndrome nefrótica, podendo ocorrer, com menos frequência, insuficiência renal. No tipo complicado com cirrose hepática, o interesse se restringe praticamente à histopatologia hepática. A forma descompensada manifesta-se por ascite, icterícia (pouco frequente e explicada por intercorrência da hepatite viral, enterobactérias ou hiperesplenismo do tipo hemolítico), aranhas vasculares, sintomatologia neuropsíquica e coma (hiperamonemia), fluxos espleno-hepático e hepático reduzidos e estado geral precário. O fígado, em geral, é reduzido de tamanho, e alguns casos da forma descompensada representam, na realidade, uma associação da esquistossomose com cirrose.[1,3,13,17,21]

Formas pulmonares

A forma sem hipertensão pulmonar pode evoluir desde a ausência de manifestações clínicas e normalidade dos exames radiológicos, eletrocardiográficos e hemodinâmicos, até dispneia, tosse, fadiga, estado gripal, com a telerradiografia do tórax revelando espessamento hilar, acentuação da estriação normal com vasos tortuosos e disseminação de micronódulos, como observado na forma toxêmica. O diagnóstico dessa forma de esquistossomose depende de sua demonstração anatomopatológica.

A sintomatologia da hipertensão pulmonar e do *cor pulmonale* é, em geral, despercebida ou de pequena intensidade, com dispneia ao esforço, palpitações, tosse seca e sensação de fadiga. Pode haver hipotensão arterial sistêmica discreta, impulsões sistólicas paraesternais no terceiro e quarto espaços intercostais esquerdos e segunda bulha palpável, hiperfonética e desdobrada no foco pulmonar, com estalido protossistólico. A telerradiografia de tórax é semelhante à descrita na forma sem hipertensão pulmonar, com abaulamento do arco médio e dilatação mais ou menos acentuada das câmaras cardíacas direitas (Figuras 64.11 e 64.12). O eletrocardiograma nas formas iniciais mostra desvio para a direita do eixo do QRS, enquanto na hipertensão grave são encontrados padrão qR em V1 e inversão de ondas T de V1 a V6, podendo o segmento ST estar deprimido. O exame hemodinâmico torna possível evidenciar o aumento da resistência arteriolar, em contraposição à pressão normal dos capilares. A biópsia pulmonar confirma o diagnóstico da esquistossomose, embora tenha indicação muito limitada.[1,8,12,13,16-18]

A forma pulmonar com cianose é definida pela presença de cianose e ausência de hipertensão pulmonar. A cianose resulta de microfístulas pulmonares arteriovenosas formadas a partir de fenômenos necrótico-exsudativos nas paredes

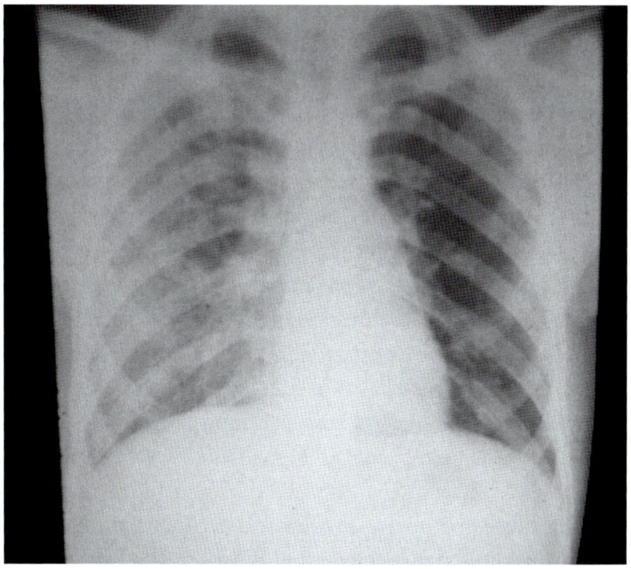

Figura 64.11 ■ Esquistossomose pulmonar: forma crônica extensa com hipertensão pulmonar, na vigência de hipertensão portal. Observe a micronodulação disseminada em ambos os campos pulmonares, hipoplasia do botão aórtico e saliência do arco médio e aumento da área cardíaca. Durante aproximadamente 2 anos, esse aspecto radiológico permaneceu inalterado. (Acervo dos autores.)

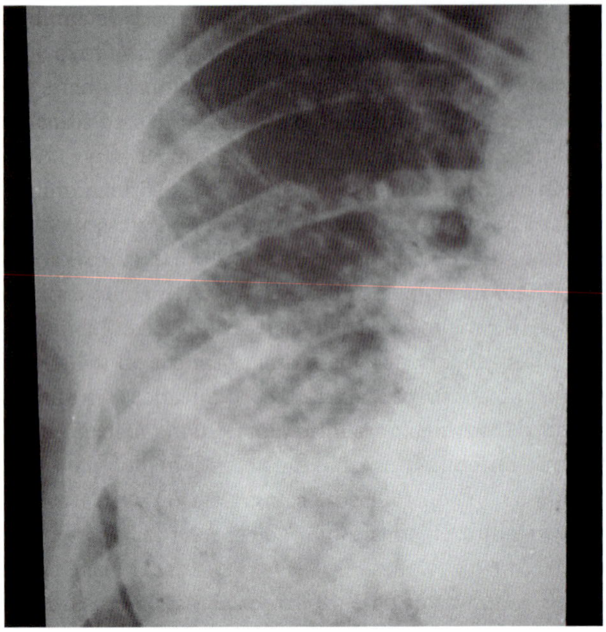

Figura 64.12 ■ Esquistossomose pulmonar – pormenor da Figura 64.11, evidenciando aspecto da micronodulação do pulmão direito. (Acervo dos autores.)

vasculares produzidos pelos ovos. Caracteriza-se por cianose e dedos em baqueta de tambor, particularmente em pacientes com a forma hepatoesplênica. A forma pulmonar pode, raramente, ser identificada com cianose, hipertensão e *cor pulmonale*, por causa de fístulas ou anastomoses pulmonares arteriovenosas.

A forma pulmonar com hipertensão pulmonar transitória decorre da involução clínica, radiológica, eletrocardiográfica e hemodinâmica característica do *cor pulmonale* esquistossomótico. A insuficiência cardíaca manifesta-se por estase jugular e hepática, edema dos membros inferiores, impulsões sistólicas paraesternais, hipertrofia e dilatação do ventrículo direito, dispneia ao esforço, débito cardíaco inapropriado à exigência do esforço, palpitações, tosse seca, fadiga, síncope de esforço, dor precordial (distensão da artéria pulmonar), impulsões sistólicas paraesternais no terceiro, quarto e quinto ou apenas no segundo espaço intercostal esquerdo, hiperfonese e desdobramento da segunda bulha e sopro sistólico na área pulmonar, além de frêmito sistólico na tricúspide, sibilância, roncos, e estertores subcrepitantes de intensidade variável na ausculta do tórax.

A PaO_2 é baixa e indica desigualdade na ventilação pulmonar. A telerradiologia do tórax mostra artérias aumentadas de calibre, tortuosas, de contorno irregular (às vezes moniliformes) e de densidade aumentada, sombra hilar densa, ampla e irregular e tronco e cone da pulmonar proeminentes. O eletrocardiograma evidencia sobrecarga do ventrículo direito. Muitos pacientes, embora com hipertensão pulmonar grave, permanecem anos sem apresentar sinais de descompensação cardíaca.[8,22]

Formas insólitas

As formas não habituais ou insólitas coexistem com uma ou várias formas fundamentais e dependem dos ovos carreados e localizados em qualquer órgão ou tecido, o que determina reações locais quantitativa e qualitativamente variáveis. Na maioria das vezes, despertam pequeno interesse clínico.

As principais localizações insólitas encontram-se no apêndice vermicular, no peritônio, na medula espinhal, no cérebro, na vesícula biliar e no pâncreas. A localização no SNC se reveste de especial importância em virtude da gravidade de seu prognóstico. A sintomatologia do acometimento SNC consiste em mielite transversa, tumor granulomatoso, radiculite, micronodulações difusas na coroide e na retina e hemorragias cerebrais.[14]

O diagnóstico baseia-se em estudos histopatológicos de materiais coletados em cirurgia ou necropsia.

Formas mistas ou associadas

A esquistossomose mansônica e a japônica são capazes de determinar várias lesões, sendo mais frequentes as combinações das formas crônicas. A forma intestinal é constante, quaisquer que sejam as modalidades clínicas dominantes, enquanto a forma hepatoesplênica coexiste, habitualmente, com a intestinal e com o comprometimento pulmonar. A forma toxêmica, menos habitualmente, também pode se sobrepor ou coexistir com as formas crônicas.

Formas associadas a concausas infecciosas

As esquistossomoses mansônica, japônica e hematóbia podem apresentar septicemias causadas pelas enterobactérias, ou podem predispor o curso protraído da hepatite a vírus e do calazar.

Esquistossomose vesical

Caracteriza-se por polaciúria, acompanhada ou não de disúria e hematúria terminais. A hematúria é gradual e microscópica no início e depois se torna franca, à medida que se desenvolvem as ulcerações da mucosa vesical. A hematúria pode ser agravada pela prática de exercícios intensos, em especial o de cavalgar. A dor constitui sua característica clínica principal, podendo ser uretral, perineal, suprapúbica ou renal. A pressão exercida sobre a bexiga faz despertar dor referida à extremidade do pênis. Os estágios clínicos tardios da esquistossomose vesical incluem fibrose irreversível e calcificação da bexiga, obstrução uretral, cálculo urinário, hipertrofia e contração da bexiga, dilatação uretérica e hidronefrose, infecções piogênicas secundárias e espermatorreia em virtude da doença prostática ou da vesícula seminal. Pode associar-se, também, a sensação de mal-estar geral, fadiga, dores abdominais e perda de peso.

DIAGNÓSTICO LABORATORIAL

Os dados clínicos e epidemiológicos conduzem ao diagnóstico presuntivo. O diagnóstico etiológico deverá ser obtido pela demonstração direta do parasita ou de seus ovos ou, indiretamente, por meio de métodos imunológicos, hematológicos e radiológicos.

Os métodos diretos são representados pelo diagnóstico específico, que depende do achado de ovos característicos nos excretos (fezes e urina) ou em material de biópsia retal ou hepática, ou por outros testes.

Métodos diretos

O diagnóstico específico da esquistossomose depende da detecção de ovos de *S. mansoni*.

O exame complementar mais adequado para o diagnóstico epidemiológico é o exame parasitológico de fezes pelos métodos de Kato ou de Kato modificado por Katz e colaboradores. No estudo dos ovos, apenas os que contêm miracídios vivos e bem-formados indicam postura recente e esquistossomose em atividade. O encontro na urina de ovo com espinho terminal é patognomônico da esquistossomose hematóbia. Os espécimes de urina devem ser centrifugados e o exame microscópico realizado no sedimento. A raspagem e biópsia retais e o aspirado da bexiga à endoscopia podem identificar os ovos que estão na mucosa intestinal ou vesical. O exame deve ser repetido seis vezes para exclusão de falso-negativo.

A forma aguda é diagnosticada por meio da obtenção de material por punção-biópsia hepática e de evidência anatomopatológica de granuloma necrótico-exsudativo. Na vigência da forma aguda, como a postura se inicia de maneira mais cranial na esfera colônica, o exame de fezes supera biópsia e raspagem retais quanto à eficiência diagnóstica, embrora não seja capaz de reconhecer a forma da esquistossomose.

A biópsia e raspagem retais constituem métodos diretos de grande valia para demonstração dos ovos na mucosa retal. A técnica, de fácil execução e bem tolerada, possibilita, nos casos positivos, a classificação dos ovos (oograma), o que é importante para o diagnóstico e o controle de cura.

Na esquistossomose crônica, sem hipertensão portal, a biópsia retal promove 80% de positividade e um exame de fezes, cerca de 50%; a diferença, entretanto, se reduz quando se consideram somente os ovos viáveis ou os exames são repetidos. Em caso de hipertensão portal, os resultados da biópsia retal são muito inferiores aos fornecidos pelo exame de fezes.

A biópsia hepática está limitada às situações em que se observam casos: (1) clínica e epidemiologicamente suspeitos de infecção por *S. mansoni*, *S. japonicum* e *S. mekongi*, nos quais exame parasitológico de fezes e biópsia e raspados retais são negativos; (2) suspeitos de forma toxêmica, tendo em vista que a identificação de granulomas esquistossomóticos, na fase necrótico-exsudativa, se reveste de valor patognomônico para o diagnóstico dessa forma; (3) em que é necessário afastar o diagnóstico da forma aguda ou toxêmica em esquistossomóticos crônicos que apresentam sintomatologia infecciosa aguda de outra etiologia, mas passível de ser confundida com a esquistossomose; e (4) de forma hepática com hipertensão portal, em que o estudo histopatológico do material possa estimar o grau de comprometimento do fígado e, eventualmente, definir a existência da fibrose de Symmers-Bogliolo. A biópsia percutânea pela agulha de Menghini deve ser evitada diante de discrasias sanguíneas, cardiopatias descompensadas, estados consumptivos, enfisema pulmonar, empiema, ascite e gravidez.

Os ovos de *S. mansoni*, *S. japonicum* e *S. mekongi* podem ser pesquisados em biópsia pré-operatória do fígado, em biópsia hepática visualizada através de peritoneoscopia, em biópsia pulmonar e de procedimentos cirúrgicos, envolvendo vários órgãos e tecidos, no escarro e na bile.

Métodos indiretos

A importância dos métodos diretos reside em seu emprego em inquéritos epidemiológicos. Os métodos imunológicos, em geral, não estabelecem o diagnóstico de certeza, embora forneçam resultados de alta sensibilidade e grande especificidade para o diagnóstico clínico da esquistossomose:

- **Reação intradérmica:** a resposta cutânea a cercárias de esquistossomos é muito usada em inquéritos epidemiológicos. A sensibilidade do teste cutâneo varia com o grupo etário e o sexo. A reação é positiva em cerca de 90% dos casos de infecção por *S. mansoni*, com sensibilidade decrescente em crianças. Empregando-se antígenos adequados, sua especificidade é satisfatória, sendo a porcentagem de falsos resultados positivos inferior a 5%. Não significa doença ativa.
- **Reação de fixação do complemento:** não substitui o exame parasitológico de fezes e de urina para fins diagnósticos. Os antígenos são preparados a partir de esquistossomos adultos. Tem importância epidemiológica. Constitui indicador fiel da prevalência da esquistossomose no meio. É o método a ser considerado para esclarecimento diagnóstico de casos individuais duvidosos.
- **Outras reações:** reação periovular, técnica de floculação, reação de imunofluorescência, reação cercariana, reação de precipitação, aglutinação de cercárias, imobilização do miracídio, reação de hemoaglutinação e ELISA são importantes para inquéritos epidemiológicos.
- **Hematologia:** na forma aguda, os leucócitos mostram ascensão com média em torno de 10.000 a 15.000/mm^3 com eosinófilos, em média, de 5.000/mm^3. Nas reinfecções, a

elevação dos eosinófilos é menos intensa. À medida que passa à fase crônica, a leucocitose diminui, tornando-se normal, mas persiste leve eosinofilia, em geral, $< 1.000/mm^3$. Nas fases iniciais e crônicas, pode ocorrer anemia relacionada com hiperesplenismo (hemólise) e sequestro de eritrócitos e hemorragia, devido à ruptura de varizes esofagogástricas e à hemodiluição pela hiperesplenia. Nas formas com hipertensão portal e hiperesplenismo, podem ocorrer anemia, leucopenia e trombocitopenia.

- **Bioquímica:** na forma aguda, as transaminases podem estar discretamente elevadas (< 100UI) e a concentração de albumina pode estar normal ou pouco diminuída. Pode haver hiperglobulinemia até a 12ª semana após o início da infecção, com aumento das frações gama e alfa-2. Na fase crônica podem ser observadas: (1) transaminases normais ou com discreta elevação (< 100UI); (2) fosfatase alcalina sérica elevada, por vezes muito elevada; (3) gamaglutamiltranspeptidase e 5-nucleotidase pouco alteradas; (4) bilirrubinemia normal; (5) colesterolemia normal; (6) albuminemia normal ou discretamente reduzida, a não ser diante de evidente subnutrição; (7) gamaglobulinemia intensa, atingindo, algumas vezes, níveis > 5g%; (8) fração IgG aumentada na maioria dos casos; (9) fração IgM aumentada em poucos casos; (10) amonemia e prova de tolerância à amônia normais.
- **Radiologia:** as alterações pulmonares surgem precocemente na fase inicial, com espessamento hilar, acentuação da estriação, tortuosidade e imprecisão dos contornos vasculares e disseminação de micronódulos em ambos os campos. A área cardíaca e a artéria pulmonar encontram-se normais, sendo frequente o encontro de retificação a abaulamento do arco médio. Na forma pulmonar sem hipertensão pulmonar, é mais comum haver espessamento hilar, acentuação da estriação pulmonar, vasos pulmonares tortuosos e granulações disseminadas. Na forma com hipertensão pulmonar e *cor pulmonale*, há abaulamento do arco médio e, por vezes, dilatação acentuada das câmaras cardíacas direitas. As varizes do esôfago são diagnosticadas em 67,5% dos casos pelo estudo contrastado do esôfago e em 45,5% pela esplenoportografia. A ultrassonografia pode definir o diagnóstico de fibrose hepática (Figura 64.13).
- **Eletrocardiografia:** na fase inicial, pode haver alterações intensas da repolarização ventricular, embora reversíveis com a evolução da infecção. Na forma pulmonar com hipertensão pulmonar há desvio do SÂQRS para a direita e sobrecarga ventricular direita bem estabelecida.
- **Endoscopia:** a esofagoscopia estabelece o diagnóstico de varizes de esôfago em 82% dos casos.
- **Exame anatomopatológico:** em material procedente de punção-biópsia de qualquer tecido, pode revelar a etiologia e a fase da doença a partir do tipo de granuloma, seja necrótico, necrótico-exsudativo ou produtivo.

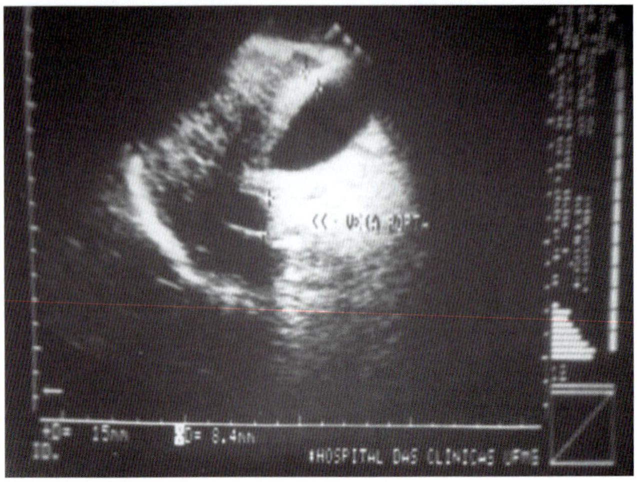

Figura 64.13 ■ Aspecto ultrassonográfico da fibrose hepática esquistossomótica. (Acervo dos autores.)

DIAGNÓSTICO DIFERENCIAL

O diagnóstico da esquistossomose é fácil quando fundamentado nos dados epidemiológicos.

A dermatite cercariana se deve à penetração de cercárias que têm ou não condições de completar seu ciclo no ser humano. Nas regiões pantanosas e de grandes lagos, mais propícias à colonização de aves e pássaros, não é possível diferenciar a dermatite cercariana esquistossomótica de outras demartoses alérgicas e parasitárias, bem como as manifestações exantemáticas da escarlatina, sarampo, rubéola, picada de insetos, mononucleose infecciosa e síndrome retroviral aguda. Como a reação cutânea imediata ao banho infectante é de duração efêmera, na maioria das vezes não é sequer cogitada entre os diagnósticos prováveis e passa despercebida.

Na forma prodrômica, as manifestações clínicas podem ser confundidas com as de diversas patologias, particularmente influenza e enteropatias agudas, gastroenterite, enterocolites e enterites. A suspeição da esquistossomose mansônica é possível diante da epidemiologia ou de uma curva ascensional de leucócitos e eosinófilos, haja vista a inexistência de oviposição.

A forma aguda constitui diagnóstico diferencial com: febres tifoide e paratifoide, infecções por outras enterobactérias (gastroenterite, enterocolites agudas), calazar, salmonelose septicêmica prolongada, infecções pulmonares (tuberculose, pneumonia, broncopneumonia), hepatite por vírus, gomerulonefrite aguda, estrongiloidíase, malária aguda, infecções cirúrgicas do abdome, enteroviroses, mielites, leptospirose, bronquite asmática e síndrome de imunodeficiência adquirida. A forma aguda deve ser considerada em todo paciente com manifestações infecciosas agudas procedente de região endêmica para esquistossomose. Na maioria das vezes, a epidemiologia é evidente, exceto em casos de crianças e adolescentes que escapam à vigilância de seus responsáveis e se banham, sem permissão, em águas naturais suspeitas, sendo comum que neguem esse contato, temendo a reprimenda e o castigo.

Os dados epidemiológicos devem ser confrontados com os hematológicos. Com exceção da estrongiloidíase (triquinelose, toxocaríase, *larva migrans* cutânea e visceral), a leucocitose e a eosinofilia são, de modo geral, suficientes para induzir a suspeição da esquistossomose. É possível que o paciente esquistossomótico crônico seja vítima de uma ou várias das infecções supracitadas e que suas manifestações clínicas nada tenham a ver com a forma aguda ou toxêmica. Nessas circunstâncias, além da avaliação epidemiológica, o diagnóstico será decidido à luz da punção-biópsia hepática.

Nas formas intestinais, quando predominam as manifestações de disenteria, dor abdominal, tenesmo retal, obstipação e meteorismo, o diagnóstico diferencial inclui amebíase, salmoneloses e shigeloses crônicas. Exames complementares são necessários para o estabelecimento do diagnóstico etiológico. Na forma poliposa, exceto quando predominam os fenômenos hemorrágicos, dificilmente o diagnóstico é dirigido para a esquistossomose; a endoscopia, a radiologia e o estudo histopatológico esclarecem o diagnóstico. As lesões pseudoneoplásicas devem ser diferenciadas de processos neoplásicos, com o diagnóstico estabelecido pela histopatologia de achados cirúrgicos.

Nas formas hepáticas, o diagnóstico diferencial é feito com a cirrose de Laënnec. Em crianças e adolescentes, em cujo histórico as manifestações intestinais predominam sobre as dispépticas, torna-se mais provável a hipótese da esquistossomose. Na cirrose de Laënnec, a sintomatologia inicial é vaga e indefinida, com progressão gradual e duração imprecisa. Os pacientes entendem de sua gravidade quando surgem distensão abdominal, ascite, icterícia ou fenômenos hemorrágicos. A ascite constitui, provavelmente, o sinal mais característico da cirrose e, ao lado da hepatomegalia expressiva, o baço é de dimensões pequenas, atingindo, excepcionalmente, os volumes consignados na esquistossomose.

O crescimento hepático na esquistossomose ocorre predominantemente do lobo esquerdo, enquanto na cirrose é difuso, já que a atrofia reduz a hepatomegalia. É difícil o diagnóstico clínico da associação entre a cirrose de Laënnec e a esquistossomose. A cirrose pós-necrótica e a biliar raramente são confundidas com a forma hepatoesplênica, especialmente devido à importância que assume, nessas entidades, a icterícia. A icterícia não pertence à configuração da forma hepatoesplênica e, quando encontrada, é discreta e restrita às fases finais da esquistossomose. Constituem diagnósticos diferenciais das formas hepatoesplênicas da esquistossomose mansônica: cirrose hepática, paracoccidioidomicose, linfomas (linfossarcoma, doença de Hodgkin), leucose mieloide crônica, doenças metabólicas (doenças de Gaucher, de Niemann-Pick e de Hand-Schüller-Christian), sarcoidose, calazar e síndromes hemorrágicas digestivas, em casos de bloqueio extra-hepático da veia porta, trombose esplênica e transformação cavernosa da veia porta.

As formas pulmonares constituem a causa mais frequente de hipertensão pulmonar secundária em pacientes procedentes de região endêmica para esquistossomose mansônica. O *cor pulmonale* esquistossomótico deve ser diferenciado das cardiopatias congênitas: comunicação interventricular, persistência do canal arterial, comunicação interauricular, estenose pulmonar, tetralogia de Eisenmenger e dilatação congênita da artéria pulmonar, tetralogia de Fallot, broncopneumopatias crônicas, como enfisema, asma, bronquites crônicas, tuberculose pulmonar crônica, fibrose pulmonar, silicose, paracoccidioidomiocose, sarcoidose, neoplasias e deformidades torácicas. O diagnóstico diferencial deve ser estabelecido a partir de testes de função pulmonar, cateterismo intracardíaco e angiocardiografia. Caso persistam dúvidas, pode tornar-se imprescindível a realização de biópsia pulmonar.

O diagnóstico das formas insólitas é estabelecido por meio de exames histopatológicos de peças cirúrgicas ou de achados de necropsia. As formas associadas devem ser diferenciadas de endocardite bacteriana, calazar, hepatopatias agudas, glomerulopatias e tuberculose miliar. A presença de alterações nervosas centrais e história de exposição ao *S. japonicum* ou ao *S. mansoni* exige o estabelecimento rápido do diagnóstico de esquistossomose para que se proceda ao tratamento específico o mais cedo possível, evitando-se que o paciente seja submetido a cirurgia de descompressão cerebral desnecessária, por suspeita de tumor cerebral, ou evolua para mielite transversa com sequelas.

As formas associadas a concausas infecciosas constituem diagnóstico diferencial com reticuloendoteliose, salmonelose septicêmica prolongada e calazar. Na maioria das vezes, o diagnóstico diferencial é sugerido pelo hemograma e confirmado por: (1) reação de fixação do complemento e pesquisa de leishmânias em medula óssea, para o calazar; e (2) hemoculturas, para a salmonelose septicêmica prolongada. As infecções intercorrentes, envolvendo outras enterobactérias patogênicas (*E. coli*, *Klebsiella*, *Citrobacter* e outras), acarretam clínica indistinguível da causada por salmonelas.

A esquistossomose vesical pode ser confundida com cistite, nefrite aguda, ulceração tuberculosa e outras causas de hematúria. A presença de hematúria total exige o diagnóstico diferencial com o desenvolvimento de papiloma ou carcinoma.

TRATAMENTO

O tratamento quimioterapêutico da esquistossomose objetiva: (1) reduzir a produção e a eliminação de ovos pelo ser humano (prevenção primária da transmissão e infecção); e (2) destruir os vermes dentro do hospedeirro definitivo e reduzir o risco de doença e de morte, além de permitir a recuperação dos pacientes, quando as lesões são ainda reversíveis (prevenção secundária e morbidade).

As opções terapêuticas antiesquistossomóticas para infecções específicas, listadas em ordem de prioridade, são: (1) *S. mansoni*: oxamniquina, hicantona, praziquantel; (2) *S. haematobium*: hicantona, praziquantel; (3) *S. japonicum*: praziquantel; (4) *S. mekongi*: amoscanato.

Os recursos para o tratamento da esquistossomose em humanos mostram-se ainda insuficientes e pouco expressivos, tendo em vista as dimensões da endemia e a complexidade de sua patologia.

Tratamento suportivo

Os benefícios das medidas suportivas são consideráveis e podem se fazer necessárias em qualquer fase evolutiva da doença. É fundamental a correção do estado nutricional, da anemia, da diarreia e de outros fatores de espoliação do paciente. As hemorragias por ruptura de varizes esofágicas exigem hospitalização e, por vezes, cuidados intensivos. Deve-se controlar a ascite e a anasarca nas formas muito graves ou terminais.

É na forma aguda toxêmica que os cuidados suportivos se fazem mais urgentes. Nos casos em que os fenômenos de toxemia se destacam, é necessária a hospitalização do paciente. A maioria dos pacientes, no entanto, não demanda qualquer tratamento especial, procedendo-se a seu acompanhamento em ambulatório. A dificuldade diagnóstica propicia que muitos pacientes recebam terapêutica inadequada, sendo comum a antibioticoterapia sob a pressuposição de tratar-se de infecção bacteriana.

Definida a forma aguda ou toxêmica como manifestação clínica exuberante, e geralmente grave, impõem-se algumas medidas suportivas, iguais às preconizadas diante de qualquer doença com as características toxinfecciosas agudas, como:

- **Repouso no leito:** absoluto ou relativo, na dependência da modalidade evolutiva.
- **Cuidados higiênico-dietéticos:** a alimentação deve ser balanceada e nutritiva, mas predominantemente líquida, tendo em vista a extensão das lesões digestivas; reposição adicional de líquidos, evitando-se a desidratação, seja pela via oral ou venosa, tendo em vista as perdas oriundas da febre, da sudorese e da diarreia. Em alguns casos, é necessário o uso da via parenteral para administração de nutrientes e reposição de líquidos.
- **Medicação sintomática:** pode ser necessária a administração de antitérmicos, anti-histamínicos, analgésicos, sedativos e antitussígenos, indicados de acordo com as características evolutivas de cada caso.
- **Corticoides:** deve ser usado, principalmente, quando se consideram os casos que se fazem acompanhar de importantes reações de hipersensibilidade, na forma aguda toxêmica, ou neurológicos (mielite transversa ou hipertensão intracraniana). Pode ajudar a superar as manifestações tóxicas graves da maioria dos pacientes tratados. Deve ser usada a prednisona, 1 a 2mg/kg de peso/dia, divididos em três doses, até o desaparecimento dos fenômenos toxêmicos o que ocorre em poucos dias (em geral, 10 dias). O corticosteroide pode ser interrompido de uma só vez.[1,13,20]

Tratamento específico

Consiste na principal medida terapêutica individual, sendo capaz de interromper a evolução natural da doença de prognóstico, não raro imprevisível. O paciente adequadamente tratado, mesmo necessitando de novo tratamento, dificilmente apresentará as formas mais graves da esquistossomose.

A destruição dos vermes é promovida pela interação fármaco-hospedeiro-parasita. A eficácia desses agentes, qualquer que seja o mecanismo bioquímico básico, está na propriedade comum a todos de deslocar os vermes das veias mesentéricas para o fígado, onde são envolvidos por processo inflamatório, destruídos e fagocitados. A migração dos vermes se deve à imobilização de sua musculatura, o que os leva a se desgarrarem da parede dos vasos e serem levados passivamente pela corrente sanguínea até o fígado ou os pulmões. A destruição dos parasitas no fígado parece depender do tempo que aí permanecem. Caso os vermes não sejam destruídos, eles podem novamente migrar para as veias mesentéricas, reiniciando a oviposição.

A postura será novamente observada mediante o reaparecimento de ovos viáveis nas fezes, caso o efeito do medicamento seja temporário, permitindo que os vermes deslocados para o fígado voltem a migrar para as veias mesentéricas. A migração definitiva promoverá a cura da parasitose, mas, se for temporária, haverá recidiva. A negativação dos exames (parasitológico das fezes e biópsia retal), por tempo suficientemente longo, permite concluir pela extinção do parasita. O período de tempo exigido para que essa negativação represente a cura parasitológica não deve ser inferior a 4 meses. Com a inativação do fármaco, não ocorrerá alteração na distribuição dos vermes e não haverá interrupção de postura, o que caracteriza falha terapêutica. A migração dos parasitas para o fígado é incompleta, com fármacos parcialmente ativos, mantendo-se alguns vermes nas veias mesentéricas em postura ativa. Nessas circunstâncias, apesar de não ocorrer interrupção da postura, o número de ovos será reduzido, especialmente os viáveis. O tratamento deve sempre ser feito, mesmo que os pacientes voltem a se contaminar, pois promove a diminuição da carga parasitária, o que é importante para diminuir as formas graves da doença.

Na forma aguda, o tratamento específico promove, em geral, remissão clínica completa em 2 a 6 dias, embora muitos pacientes continuem eliminando ovos, o que exige novo tratamento.

Deve-se evitar o tratamento diante de: (1) formas terminais da doença, com extenso comprometimento hemodinâmico, ou do estado geral; (2) estados carenciais acentuados, com repercussões sistêmicas incontroláveis; (3) hipertensão portal descompensada ou acometimento pulmonar intenso esquistossomótico; (4) concomitância de doenças febris ou consumptivas; (5) significativo prejuízo das funções respiratória, cardiocirculatória, hepática ou renal; e (6) gestação. A quimioterapia deve ser empregada depois de tentados todos os recursos para correção ou melhoria prévia dessas manifestações subjacentes.

Os fármacos disponíveis para uso são oxamniquina e praziquantel. A oxamniquina, em animais de experimentação, é eficaz contra os estágios evolutivos dos vermes imaturos, não interferindo no processo de transformação cercariana para esquistossômulos, destruindo de modo eficaz a maioria das larvas localizadas no tecido cutâneo. Não se observou efeito teratogênico ou mutagênico. A absorção por via oral é rápida, e atinge concentração sanguínea máxima entre 90 e 180 minutos após sua ingestão. A eliminação também é rápida, não sendo demonstrável no plasma 24 horas após sua ingestão. Após as refeições, a absorção é mais lenta, com pico máximo na quarta hora. Sua ação promove o desvio dos vermes para as veias mesentéricas e o fígado. Efeitos colaterais são observados em cerca de 50% dos pacientes, geralmente 2 dias após a terapêutica, e são constituídos por: tontura, sonolência, náuseas, vômitos, dor abdominal e erupção cutânea. Excitação psíquica, alucinações e convulsões são raras e parecem ocorrer apenas em indivíduos predispostos. O fármaco não deve ser administrada durante a gravidez ou no puerpério. Nos pacientes epilépticos, deve ser administrado com cautela. Pacientes com insuficiência hepática e renal devem ser internados para o tratamento. O índice de cura é de 80% a 90% na fase crônica e de 45% a 80% nas fases iniciais. Devem ser utilizados 20mg/kg VO, em dose única. Cada cápsula contém 250mg. O praziquantel apresenta estrutura química diversa da oxamniquina ou da hicantona. Os efeitos colaterais incluem tontura, cólica abdominal e diarreia. Para sua utilização devem ser tomados os mesmos cuidados adotados para a oxamniquina. O índice de cura é de 45% a 97% nas formas crônicas, sendo necessária melhor avaliação nas formas agudas, apesar dos bons resultados. Devem ser utilizados 50mg/kg VO, dividindo-se a dose em duas tomadas.

Tratamento cirúrgico

A cirurgia na hipertensão portal está justificada diante de: (1) controle de sangramento que não respondeu ao tratamento clínico (procedimento terapêutico); (2) prevenção da hemorragia nos pacientes com hipertensão portal e varizes de esôfago (procedimento profilático).

A escolha do tipo de cirurgia depende das condições clínicas do paciente no pré-operatório, da habilidade da equipe médica, dos calibres das veias esplênica e renal, da pressão no sistema porta e na cava inferior, da presença ou não de hipertensão pulmonar, do tamanho do baço e do hiperesplenismo. As anastomoses portocava e esplenorrenal proximal, que controlam a hemorragia digestiva na maioria dos casos, apresentam alguns inconvenientes, sendo o principal o desenvolvimento de insuficiência hepática no pós-operatório. A esplenectomia, com ou sem desconexão e ligadura de varizes esofagianas, é a cirurgia mais realizada, apresentando como vantagens a eliminação da massa esplênica, a correção do hiperesplenismo e a cura do hipodesenvolvimento somatossexual e de outros distúrbios endócrinos, caso realizada ainda em época adequada, quando ainda não houve a ossificação metafisária. Entretanto, não alivia o suficiente a hipertensão portal e os esplenectomizados, com frequência, voltam a sangrar. A esplenectomia impede a realização posterior de certas anastomoses, em caso de recorrência do sangramento. A alternativa a esse método é a anastomose esplenorrenal distal ou seletiva (cirurgia de Warren), que apresenta como vantagem a regressão das varizes esofagianas, sem diminuição da pressão de perfusão hepática; só raramente conduz à insuficiência hepática. A cirurgia pode, às vezes, apresentar impedimentos técnicos e está contraindicada diante de hipertensão pulmonar. Como não ocorre a retirada do baço, ainda deverá ser definido o valor da esplenectomia, ou nos casos em que o hiperesplenismo seja o problema principal.

Os procedimentos profiláticos devem ser realizados em pacientes com hipertensão portal e varizes do esôfago que nunca sangraram ou com hemorragia autolimitada espontaneamente ou por meio de tratamento clínico. A conduta profilática é controversa em ambos os casos. Recomenda-se proceder ao tratamento específico e manter o controle clínico. É possível que, com a retirada do fator lesivo (ovos, vermes, produtos do metabolismo), alguns pacientes nunca venham a apresentar sangramentos. Em muitos desses casos, estão sempre indicados a esclerose endoscópica de varizes e o controle endoscópico periódico.

A utilidade do tratamento cirúrgico é indiscutível em muitas dessas circunstâncias, constituindo-se no único recurso disponível. A técnica operatória mais apropriada para correção das síndromes hipertensivas, com ou sem hemorragias e hiperesplenismo, ainda carece de base científica. Os resultados mostram-se, em geral, provisórios. O êxito cirúrgico é significativo nas circunstâncias em que se propõe a corrigir as síndromes compressivas, notadamente as obstrutivas do tubo digestivo. Os benefícios proporcionados pela esplenectomia são importantes nas formas hepatoesplênicas graves, promovendo rápida recuperação do estado geral e do hiperesplenismo, além de possibilita sensível melhora do desenvolvimento somático. É conveniente, porém, que a cirurgia não prescinda do tratamento específico. A remoção de esquistossomos do leito venoso esplâncnico, em complementação à cirurgia para a hipertensão portal (esplenectomia isolada ou associada a anastomose esplenorrenal ou anastomose portocava), através de circulação extracorpórea, pode ser praticada com êxito em alguns casos selecionados. Trata-se de técnica simples e está indicada em casos de hipertensão portal, em situações de desenvolvimento proliferativo do sistema de escape venoso, virtualmente capaz de arrastar êmbolos metastáticos à intimidade de vários órgãos, particularmente os pulmões.

Na eventualidade de a cirurgia de hipertensão portal falhar em controlar a hemorragia digestiva (hematêmese ou melena), surgem indicações cirúrgicas diretamente dirigidas às varizes: ligadura transesofagiana ou ligadura ou ressecção de varizes esofagogástricas, cujos resultados são questionáveis.

São precárias as medidas preventivas e terapêuticas na esquistossomose. O maior número de esquistossomóticos operados está diretamente relacionado com a maior falência do sistema de atenção médico-social a esses pacientes.

Alterações pulmonares pós-tratamento

Alterações pulmonares após tratamento com oxamniquina ou praziquantel são observadas clinicamente e à telerradiologia do tórax. Ocorrem em 20% a 25% dos casos, independente se tratados em fases iniciais ou crônicas da esquistossomose, e são caracterizadas por alterações fugazes, não migratórias, iniciando-se entre 24 e 72 horas após o tratamento. As alterações duram aproximadamente 15 dias, com regressão em 1 mês. As anormalidades atingem intensidade máxima entre 72 e 120 horas após o tratamento (Figura 64.14). As características radiológicas mais importantes são pneumonite, broncopneumonite e abaulamento do arco médio.[16,22]

Critério de cura

A melhora do paciente, em geral, ocorre poucos dias após tratamento específico. A cura, entretanto, só pode ser admitida mediante a negativação para ovos à pesquisa coprológica. A cura parasitológica só é comprovada após a cessação da postura. Deve-se erradicar o parasitismo para que se evitem novas migrações de ovos para diversos setores do organismo. A oviposição demonstra relativa estabilidade nas fezes, o que oferece boa margem de segurança para a realização do exame parasitológico. Os parasitas podem interromper a postura temporariamente sob efeito do tratamento para recomeçá-la, no máximo, 3 meses depois. Assim, recomenda-se a realização de exames parasitológicos de fezes 4 meses após o tratamento (de quatro a seis exames) ou biópsia ou raspagem retais, no quarto mês após o tratamento. O exame parasitológico de fezes seriado exige o controle do paciente por período não inferior a 8 meses, durante o qual devem ser coletadas cerca de seis a 10 amostras das fezes para exame parasitológico.

PROFILAXIA

A manutenção do ciclo biológico da esquistossomose depende de vários fatores ligados ao hospedeiro definitivo, a seu meio ambiente e à ecologia. Por isso, para o controle da

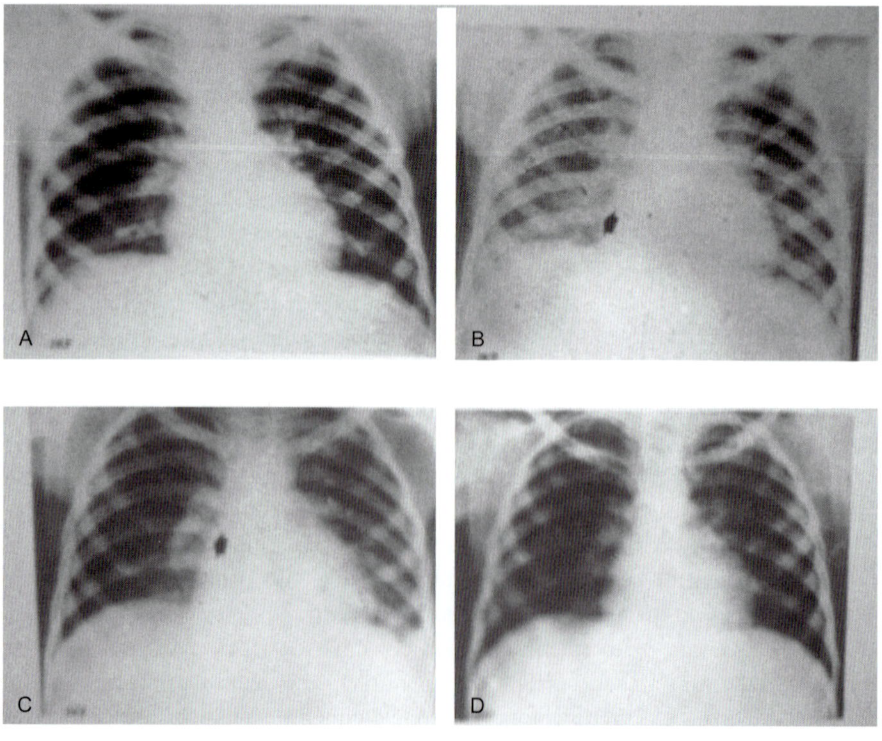

Figura 64.14 ■ Paciente com a forma aguda, toxêmica, tratado com praziquantel. Antes do tratamento, radiografia normal. No quinto dia pós-tratamento, no arco médio retificado, micronódulos e paredes brônquicas visíveis (*seta*). No 30º dia após o tratamento, redução das alterações, arco médio artificial. (Acervo dos autores.)

esquistossomose são necessários: (1) quimioterapia em massa; (2) uso de moluscicidas; (3) controle ambiental; e (4) controle biológico.

As medidas profiláticas não devem, e não podem, ser implantadas isoladamente. A política de saúde não pode desvincular-se das políticas econômica e social. O ser humano, seu modo de vida e seu bem-estar geral constituem o enfoque maior das ações preventivas. É prioritária a avaliação dos hábitos culturais das populações, compreendendo como e por que ocorrem as formas de contato com águas naturais, os hábitos de defecação, o destino dado aos dejetos e o controle biológico da helmintíase.

O desenvolvimento socioeconômico, que promove melhor a geral da qualidade de vida, é fator decisivo para o sucesso de qualquer programa de controle da esquistossomose. A educação sanitária é seu ponto principal. A participação da comunidade ativa, assessorada por equipe multiprofissional em todos os programas sociais, aumenta a eficiência de qualquer proposta de mudança comportamental.

As deficiências dos programas de controle da esquistossomose decorrem de sua dissociação do contexto social da doença; por isso, métodos altamente eficientes para destruição de parasitas e moluscos transmissores mostram-se ineficazes para controle da infecção.[1,13,17,21]

Referências

1. Azevedo ES, Rebouças G, Rocha H et al. Aspectos peculiares da infecção por Schistosoma mansoni. 1. ed. Salvador: Centro Editorial e Didático da UFBA, 1984.
2. Barbosa FS. Epidemiologia. In: Cunha, AS. Esquistossomose mansoni. São Paulo: Ed. da Universidade de São Paulo, 1970.
3. Bogliolo L. Esquistossomose mansoni. Patologia. Rev Bras Malariol Doenças Trop 1959; 11:359-424.
4. Bogliolo L. Segunda contribuição ao conhecimento do quadro anatômico do fígado na esquistossomose mansônica hepato-esplênica. O Hospital 1955; 47:507.
5. Bogliolo L, Neves J. Ocorrência de hepatite na forma aguda ou toxêmica da esquistossomose mansoni, antes da maturação dos vermes e da postura dos ovos com algumas considerações sobre a forma aguda ou toxêmica da esquistossomose. An Fac Méd Univ Fed Minas Gerais 1965; 22:47.
6. Falcão HD, Gould DB. Immune complex nephropaty in schistosomiasis. An. Intern Med 1975; 83:148.
7. Greco DB. Infecção por S. mansoni e deposição de imune-complexos no pulmão. Estudo experimental. Tese de doutoramento. Belo Horizonte: Universidade Federal de Minas Gerais, 1980.
8. Marques RJ. Esquistossomose mansônica. Aspectos semiológicos da chamada forma cardiopulmonar. J Med 1964; 8:3232.
9. Neves J. Estudo clínico da fase pré-postural da esquistossomose mansoni. Rev Ass Méd Minas Gerais 1965; 16:1.
10. Neves J, Raso P. Estudo anátomo-clínico de um caso de forma toxêmica da esquistossomose mansoni que evoluiu para a forma hépato-esplênica em 130 dias (Fibrose de Symmers). Rev Inst Méd Trop São Paulo 1965; 7:256.
11. Neves J, Lobo Martins NRL, Tonelli E. Forma toxêmica da esquistossomose mansoni. Considerações diagnósticas em torno de 50 casos identificados em Belo Horizonte. O Hospital 1966; 70:143.
12. Neves J, Tonelli E, Carvalho SM. Estudo das manifestações pulmonares da forma toxêmica da esquistossomose mansoni. Rev Inst Med Trop São Paulo 1966; 8:22.
13. Neves J. Quadro clínico da esquistossomose In: Cunha AS. Esquistossomose mansoni. São Paulo: Ed. da Universidade de São Paulo, 1970.
14. Neves J, Marinho RP, Araújo PKA, Raso P. Spinal cord complications of acute schistosomiasis mansoni. Trans Roy Soc Med Hyg 1973; 67:782.
15. Neves J. Esquistossomose mansônica da forma aguda ou toxêmica. 1. ed., Rio de Janeiro: Medsi, 1986.
16. Pedroso ERP. Contribuição ao estudo da esquistossomose mansoni humana e experimental: especial referência às alterações clínico-radiológicas do pulmão após tratamento específico. Pulmão modelo imunopatológico da doença esquistossomótica. Tese de doutorado. Belo Horizonte, Minas Gerais: Faculdade de Medicina da Universidade Federal de Minas Gerais, Belo Horizonte, Minas Gerais - MG, 1982.
17. Pedroso ERP. Parasitoses intestinais. In: Cooper DH, Krainik AJ, Lubner SJ, Reno HEL. The Washington manual of medical therapeutics. 32. ed. Rio de Janeiro: Guanabara Koogan, 2007: 8891-947.
18. Pedroso ERP. Alterações pulmonares associadas à esquistossomose mansoni. Mem Inst Osvaldo Cruz 1989; 84 (Supl. 1):46.
19. Raso P, Neves J. Contribuição ao conhecimento do quadro anatômico do fígado na forma toxêmica da esquistossomose mansoni através de punções biópsias. An Fac Med UMG 1965; 22:147-65.
20. Raso P, Neves J. Contribuição ao conhecimento da ação dos corticóides na forma toxêmica da esquistossomose mansoni. An Fac Med Univ Minas Gerais 1965; 22:167.
21. Raso P, Neves J, Pedroso ERP. Esquistossomose mansoni. In: Rocha MOC, Pedroso ERP. Fundamentos de infectologia. Rio de Janeiro: Rubio, 2009:907-44.
22. Santiago JM, Ratton JL. Contribuição ao estudo radiológico da esquistossomose pulmonar. Rev Assoc Méd Minas Gerais 1964;15:2.

Doença de Chagas

Manoel Otávio da Costa Rocha
Giovane Rodrigo de Sousa

INTRODUÇÃO

Mais de um século após sua descoberta, a doença de Chagas, também denominada tripanossomíase americana, permanece como um dos principais problemas de saúde pública na América Latina, estando intimamente associada ao subdesenvolvimento social e econômico. Dentre as pessoas infectadas, cerca de 30% apresentam alguma manifestação clínica de acometimento cardíaco.[1,2] Regionalmente, a doença constitui a maior causa de incapacidade em adultos jovens em decorrência de doenças tropicais.[3] Apesar de esforços para combater a transmissão vetorial e sanguínea em países endêmicos, a globalização tem levado a doença de Chagas a se tornar um problema de saúde em países que não estão preparados para diagnosticá-la ou tratá-la.[4]

Neste capítulo serão abordados os principais aspectos da doença, com destaque para o acometimento tegumentar, que pode ser observado tanto no decurso de sua evolução natural como em decorrência do tratamento específico ou sintomático.

EPIDEMIOLOGIA E IMPORTÂNCIA MÉDICO-SOCIAL

Parasitose tecidual e hemática, cujo agente etiológico é o protozoário flagelado *Trypanosoma cruzi,* a infecção é transmitida por insetos hemípteros hematófagos da subfamília Triatominea, adaptados e fixados ecologicamente às habitações humanas, ocorrendo por meio de fezes ou urina contaminadas desses insetos, geralmente eliminadas sobre a picada, em animais domésticos, silvestres e no ser humano, após o repasto sanguíneo. A transmissão vetorial, principal forma de transmissão da doença aos humanos, responde por mais de 70% dos casos em países em que não existe controle sistemático do vetor. Não obstante, outras formas de transmissão podem ser encontradas, como a congênita, por transfusão sanguínea, em transplantes de órgãos e em acidentes de laboratório. Alternativamente, pessoas e animais podem se tornar infectados a partir da ingestão de alimentos e bebidas contaminados com fezes do inseto contendo o parasita. Nas últimas décadas, têm sido constatados surtos da doença após ingestão de bebidas como suco de cana-de-açúcar e açaí contaminados com as formas tripomastigotas do parasita. Essa contaminação teria ocorrido, provavelmente, no momento do preparo dos sucos, quando os triatomíneos silvestres infectados foram triturados e/ou seus dejetos contaminaram o alimento.[5]

Nas últimas três décadas, iniciativas em países latino-americanos para minimizar a transmissão vetorial e por transfusões sanguíneas e o manejo apropriado dos pacientes com doença de Chagas reduziram drasticamente a incidência da doença, embora esta ainda persista como um dos principais problemas médico-sociais na América Latina, em virtude de sua extensa distribuição e estreita relação com o subdesenvolvimento econômico e social. Estima-se que haja 7 a 8 milhões de indivíduos com doença de Chagas no mundo.[6] Entre 1990 e 2009, a mortalidade global anual da doença reduziu-se de 45 mil para aproximadamente 11 mil, e sua incidência anual passou de 700 mil para 56 mil casos.[6] No entanto, a infecção não está mais confinada apenas à América Latina. Indivíduos infectados foram identificados em países não endêmicos na Europa, na região do Pacífico ocidental (principalmente, Austrália e Japão), no Canadá e nos EUA. Este fato decorre do aumento da mobilidade e migração populacional de países endêmicos para o resto do mundo.[4] Além disso, a disseminação global aumentou o risco de transmissão do parasita via transfusão sanguínea ou por transplante de órgãos em países onde a triagem sanguínea e de doadores de órgãos não é obrigatória, e nos quais, ademais, a falta de conscientização sobre a doença dificulta o diagnóstico precoce e o tratamento dos pacientes.[6]

A despeito dos esforços intensivos no sentido de promover a interrupção das transmissões vetorial e sanguínea da doença de Chagas no país, estima-se que ainda haja 1,3 milhão de infectados.[4] Ademais, embora se observe significativa redução de sua incidência em humanos nas últimas décadas, casos agudos ainda têm sido relatados no país.[5] No território nacional, em 2010, foram observados 4.876 óbitos pela doença de Chagas. Aproximadamente 25% desses óbitos (1.256 casos) ocorreram somente em Minas Gerais, considerado um dos estados brasileiros com mais alta prevalência da endemia.[7]

A doença de Chagas também acarreta profundas repercussões de ordem socioeconômica e previdenciária, por incidir, em sua fase crônica, em grupos populacionais em idade mais produtiva. O número de aposentados em razão da doença, em especial por cardiopatia chagásica crônica (CCC), em algumas áreas de alta prevalência, como Minas Gerais, supera o de aposentados por doenças como tuberculose, hanseníase ou cegueira de causas diversas, sendo o principal motivo de aposentadoria precoce em nosso meio.

CICLO EVOLUTIVO

O *T. cruzi* é um flagelado da ordem Kinetoplastida, família Trypanosomatidae, caracterizado pela existência de um único flagelo e de cinetoplasto, organela contendo DNA e localizada na mitocôndria. Em seu ciclo, o *T. cruzi* apresenta três formas evolutivas, as quais são identificadas morfologicamente pela posição do cinetoplasto com relação ao núcleo da célula e à emergência do flagelo. No tripomastigota – estágio infectante do parasita – o cinetoplasto situa-se na parte posterior do flagelado, em posição terminal ou subterminal, e o flagelo emerge da bolsa flagelar, de localização próxima ao cinetoplasto; nos epimastigotas – formas de multiplicação do parasita no inseto vetor ou em cultura – o cinetoplasto e a bolsa flagelar estão em posição anterior ao núcleo; por fim, os amastigotas – estágios evolutivos que se multiplicam dentro das células hospedeiras – são organismos arredondados que apresentam flagelos inconspícuos. O inseto torna-se infectado após se alimentar do sangue de animais ou humano infectado com formas tripomastigotas do parasita. Ao ser ingerido pelo triatomíneo, o *T. cruzi* passa por uma sequência irreversível de transformações ao longo do tubo digestivo do inseto. Desse modo, as formas sanguíneas ingeridas transformam-se em formas arredondadas e em epimastigotas; passando pelo intestino médio, processa-se a multiplicação de epimastigotas, que, em geral, se perpetua por toda a existência do inseto. Finalmente, epimastigotas atingem o reto, onde se diferenciam em tripomastigotas metacíclicos, que são eliminados com as dejeções do inseto na pele do hospedeiro vertebrado.[8] O ciclo evolutivo do *T. cruzi* no vetor é influenciado por vários fatores, como a espécie do inseto, a linhagem do parasita, inóculo parasitário e fatores ambientais.

Qualquer que seja o mecanismo de transmissão do *T. cruzi* no hospedeiro vertebrado, o tripomastigota tem necessariamente de penetrar em uma célula a fim de cumprir seu ciclo evolutivo. Esse estágio infectante do *T. cruzi* é bastante ubiquitário, podendo afetar grande variedade de células e tecidos: musculatura lisa e estriada, macrófagos, células epiteliais e fibroblastos. Após a penetração na célula hospedeira, o tripomastigota se diferencia em amastigota, que, após período de latência de 20 a 30 horas, passa por um processo de divisão binária intracelular, o qual ocorre a cada 12 horas. Uma vez preenchida a célula, os amastigotas se transformam em tripomastigotas. A célula parasitada rompe-se e libera essas formas do parasita, que infectam células vizinhas ou caem na corrente circulatória, disseminando-se para penetrar células de diferentes órgãos e tecidos, repetindo-se nelas o mesmo ciclo.[8]

PATOGÊNESE E PATOLOGIA

Acometimento tegumentar

Durante a fase aguda da doença, podem ser observadas lesões de primoinfecção, como lesões por inoculação na região ocular e lesão por inoculação cutânea, além de lesões sistêmicas. A inflamação pode ser observada no local em que os parasitas penetraram a pele, como edema palpebral unilateral e adenopatia satélite pré-auricular, por vezes acompanhada de conjuntivite. As lesões por inoculação na região ocular, denominadas complexo oftalmoganglionar, consistem em edema bipalpebral, unilateral, indolor, com ou sem manifestações de conjuntivite e adenomegalia.[9] Microscopicamente, existe envolvimento inflamatório de toda ou da maior parte da área correspondente ao aparelho ocular comprometido. O quadro histológico varia de acordo com o momento em que é realizada a coleta da amostra. Inicialmente, as alterações são inespecíficas, essencialmente exsudativas, com congestão vascular, edema e infiltração polimorfonuclear, algumas vezes com necrose central, formando abscessos. O epitélio conjuntival pode apresentar imagens de aumento por hiperplasia reativa verdadeira ou por edema intercelular, áreas de atrofia da mucosa com expressivo adelgaçamento do epitélio, erosões e ulcerações. É possível observar acúmulos histiocitários, células gigantes, infiltração linfocitária e fibrose periférica. Se essa lesão é subepitelial, forma as chamadas "granulações conjuntivais". Com frequência, também se encontram comprometidas as glândulas lacrimais, a conjuntiva tarsal (palpebral), a cápsula de Tenon e a esclerótica, assim como o tecido conjuntivo periocular.

A adenomegalia satélite consiste em uma adenite com apagamento do limite corticomedular por infiltração linfoide, hiperplasia retículo-histiocitária com formação de granulomas e presença de macrófagos parasitados. Quando a lesão é aguda e grave, são encontradas formações de microabscessos semelhantes aos conjuntivais. Se a lesão é predominantemente granulomatosa, observam-se células gigantes multinucleadas parasitadas, isoladas. A inflamação aguda evolui para uma adenite folicular ou histiocitária sinusoidal.[10]

Existem quatro tipos de lesões básicas por inoculação cutânea, isoladas ou associadas.[10] São elas: lesão furunculoide, lesão erisipeloide, lesão lupoide e lesão tumoroide. A lesão furunculoide corresponde a uma dermatite e hipodermatite que se iniciam como eritema inflamatório que não difere de um processo bacteriano, exceto na evolução, por falta de supuração e eliminação do conteúdo. A lesão erisipeloide caracteriza-se por uma placa com aspecto vermelho brilhante, edematosa, de bordas bem definidas, como a erisipela, coloração mais escura e formações de crostas.

O chagoma clássico é a denominada lesão tumoroide e corresponde a um nódulo, geralmente, com 1cm de diâmetro, esférico ou ovoide, pouco doloroso e não aderido a planos profundos – normalmente, a pele encontra-se eritematosa. Por outro lado, a lesão lupoide inicialmente não excede a um diâmetro de 1 a 1,2cm; corresponde a uma placa congestiva, ligeiramente infiltrada, consistente, pouco pruriginosa que, após 8 a 10 dias, aumenta levemente e forma um centro necrótico ou granulomatoso, não exsudativo e não secretante.[11]

Macroscopicamente, na forma tumoroide, observa-se uma massa inflamatória com aspecto de tubérculo, que será menor e com maior comprometimento epitelial sob a forma furunculoide, extensa e flegmonosa, com importante envolvimento epidérmico na erisipeloide. Sob a forma lupoide, corresponde a um nódulo ou pápula com foco de necrose epidérmica e um feixe granulomatoso que é direcionado para a hipoderme. Quando essas lesões de primoinfecção são acompanhadas de um gânglio satélite, surge o "complexo cutâneo-ganglionar", sendo as alterações histopatológicas do gânglio semelhantes às do complexo oftalmoganglionar.

Acometimento geral

A maioria dos casos é assintomática ou subclínica; as lesões descritas anteriormente correspondem a casos geralmente mais graves. Na fase aguda, as lesões se caracterizam pelo comprometimento generalizado devido à alta e contínua parasitemia. As alterações mais importantes correspondem às do coração, caracterizadas por uma miocardite difusa aguda, às do sistema nervoso central (SNC), com meningoencefalite, e também ao comprometimento do sistema reticuloendotelial, com hepatoesplenomegalia e adenomegalia generalizada. De maneira variável, observam-se lesões no tubo digestivo, músculos e em algumas glândulas. Mazza e Jörg (1940), a partir de biópsias ganglionares, classificaram as adenites em satélites primárias, regionais primárias e secundárias ou generalizadas.[12] As alterações histopatológicas dos gânglios satélites foram descritas com o complexo oftalmoganglionar. Os gânglios regionais apresentam alterações menos pronunciadas que os satélites e podem corresponder à adenite folicular, granulomatosa, e à histiocitose sinusoidal. Quando os gânglios distantes da região de inoculação (gânglios secundários) apresentam aumento, o aspecto é de uma adenite folicular inespecífica. Com relação ao comprometimento muscular, pode-se observar infiltração inflamatória perimisial, perivascular e perineural. O infiltrado será mais agudo ou crônico de acordo com o momento evolutivo da doença, além de variar focalmente no mesmo músculo.[9] Com certa frequência, os pacientes apresentam alguns nódulos cutâneos não relacionados com o sítio de inoculação, que são denominados chagomas hematógenos ou secundários, e apresentam alterações histopatológicas semelhantes às da porta de entrada, mas de localização cutânea profunda.

A CCC tem como substrato morfológico fundamental a inflamação progressiva e fibrosante do miocárdio.[13] Outros fatores patogenéticos, além da fibrogênese, encontram-se envolvidos na determinação das alterações histopatológicas. Entre eles, as lesões do sistema nervoso autônomo intrínseco do coração são frequentes e encontradas tanto em pacientes com formas avançadas da doença, exibindo alterações do ritmo e insuficiência cardíaca congestiva,[14] como em indivíduos assintomáticos.[15] Achado importante na patogênese da cardiopatia chagásica é a ativação crônica de fatores inflamatórios no miocárdio, que pode ser um dos fatores que implicam pior prognóstico dessa doença em relação às cardiopatias de outras etiologias.[16] Ademais, frequentemente verificam-se afilamentos focais do miocárdio e presença de aneurismas, especialmente na região apical do ventrículo esquerdo.

O comprometimento do tubo digestivo pode ocorrer em qualquer de seus segmentos, mas predominam nitidamente as alterações do esôfago e do intestino grosso. Macroscopicamente, o aspecto dessas vísceras pode variar do aparentemente normal às grandes dilatações, carcaterizando o megaesôfago e o megacólon. No exame microscópico, observa-se degeneração dos neurônios do plexo mioentérico, os quais podem desaparecer completamente. Notam-se, também, infiltrado histioplasmocitário, formação de granulomas e, eventualmente, ninhos de amastigotas.

HISTÓRIA NATURAL E QUADRO CLÍNICO

Fase aguda

A doença de Chagas pode ser classificada evolutivamente em duas fases, a aguda e a crônica. Em áreas endêmicas, a maioria dos casos agudos é inaparente, e a grande parte dos pacientes com sintomas evidencia manifestações clínicas pouco expressivas. Casos aparentes, clássicos, de doença aguda ocorrem primariamente em crianças com menos de 10 anos de idade e a mortalidade, estimada em 5% e 10%, está associada à presença de miocardiopatia aguda e/ou meningoencefalite. Casos não tratados da doença aguda têm duração de cerca de 4 a 12 semanas e apresentam, a seguir, queda progressiva da parasitemia.

A fase aguda pode ser decorrente de infecção primária ou da reativação da fase crônica. O quadro clínico assemelha-se ao de outros casos de miocardite, com manifestações sistêmicas de febre, taquicardia desproporcional, esplenomegalia e edema. Pacientes com a forma aguda podem apresentar acometimento cutâneo em três diferentes padrões: chagoma de inoculação, chagomas metastáticos e tripanossomíades. Os chagomas de inoculação podem ser encontrados na maioria dos casos agudos aparentes, apresentando-se como nódulos eritematosos ou violáceos, mais comuns no rosto ou no tronco, áreas mais expostas ao inseto. Seu diâmetro é de aproximadamente 1 a 2cm, e eles são causados pela reação inflamatória no local de entrada do parasita. São lesões assintomáticas, únicas, usualmente de resolução espontânea, acompanhadas de adenomegalia satélite.[17,18] Se o local de penetração é a região ocular, pode ocorrer conjuntivite acompanhada de edema palpebral unilateral e adenopatia satélite pré-auricular (sinal de Romaña). Os chagomas metastáticos são causados pela disseminação hematogênica do *T. cruzi* e consistem em nódulos ou placas infiltradas eritematosas. Erupções morbiliformes ou urticariformes de distribuição universal, denominadas tripanossomíades ou esquizotripânides, podem surgir em casos esporádicos.[17]

O eletrocardiograma pode revelar taquicardia sinusal, baixa voltagem dos complexos QRS, prolongamento do intervalo PR e/ou QT e alteração da repolarização ventricular. Podem ser observados arritmias ventriculares, fibrilação atrial e bloqueio do ramo direito, situações que indicam pior prognóstico.[19] Quando a doença é transmitida de modo congênito, pode ser associada a hepatoesplenomegalia, icterícia, hemorragia cutânea e sinais neurológicos, especialmente em neonatos prematuros. Outras formas de transmissão, que não a vetorial e a transfusional, podem levar à forma aguda, como contaminação oral e acidente de laboratório.[20]

A fase aguda pode decorrer, também, de reativação infecciosa a partir de fase crônica previamente estabelecida. A reativação constitui complicação séria, surgindo usualmente em pacientes imunossuprimidos devido a tratamento imunossupressor, transplante de órgãos, neoplasias ou quimioterapia. Condições que provoquem imunossupressão podem ocasionar a proliferação dos parasitas, lesões necróticas ou tumorais no cérebro e no esôfago e intensificação da miocardite.[21,22] Em situações pós-transplante cardíaco, pode ser difícil diferenciar a reativação de uma rejeição, estando presentes febre, miocardite e lesões cutâneas.[23] Os casos de reativação podem ser mais graves do que casos agudos em pacientes imunocompetentes, podendo apresentar-se com alterações cutâneas. O diagnóstico tanto da fase aguda como da reativação pode ser feito pela demonstração direta do parasita no sangue ou em biópsia das lesões. O exame histológico da pele, com coloração por hematoxilina-eosina (HE) ou Giemsa, habitualmente evidencia a presença de infiltrado dérmico difuso ou circunscrito contendo formas amastigotas dentro de histiócitos.[24]

Fase crônica

Após a fase aguda inicial, a doença pode evoluir em direção a quatro condições clínicas: a forma crônica indeterminada (FCI), a forma cardíaca (com ou sem disfunção ventricular), a forma digestiva e a forma cardiodigestiva. Questiona-se a existência de uma forma nervosa da doença. Cerca de 50% dos pacientes infectados em áreas endêmicas encontram-se na FCI. Embora a característica principal desses pacientes seja a ausência de anormalidades clínicas, eletrocardiográficas e radiológicas significativas, têm sido observadas alterações morfofuncionais cardíacas quando se utilizam métodos complementares mais sofisticados.[25] No país, de 20% a 30% dos pacientes desenvolvem cardiopatia crônica; de 5% a 8%, esofagopatia, e de 4% a 6%, colonopatia.[26]

Entre as diferentes formas da doença de Chagas, a cardiomiopatia é a manifestação mais expressiva, devido a sua gravidade, constituindo importante causa de insuficiência cardíaca (IC) no Brasil.[24] Apresenta curso evolutivo caracteristicamente lento e progressivo, apesar de a morte súbita eventualmente constituir-se em sua primeira manifestação. Além disso, pode levar a falência cardíaca, arritmias e bloqueios cardíacos de tipo e gravidade variáveis e fenômenos tromboembólicos.[27,28]

Sabe-se, ainda, que a disfunção ventricular esquerda representa o maior preditor de mortalidade na doença de Chagas,[29] e que a disfunção assintomática é no mínimo tão frequente quanto a sintomática. A sintomatologia predominante é de IC, com dispneia progressiva, fadiga e astenia. Sintomas de IC direita, como edema, aumento do volume abdominal e desconforto epigástrico, podem aparecer precocemente, mas são mais frequentes em etapas avançadas da doença, acompanhados de sintomas de baixo débito cardíaco, como intolerância ao esforço. É frequente a história sugestiva de eventos arrítmicos (bradiarritmia ou taquiarritmia), com palpitações, pré-síncope e síncope.

Eventos tromboembólicos, notadamente acidente vascular encefálico (AVE), podem ser a primeira manifestação da CCC e se originam, principalmente, de trombos intracavitários.[30] Dor anginosa de caráter atípico é frequente e decorre de isquemia na ausência de obstrução coronariana angiograficamente detectável, sendo explicada por alterações inflamatórias, tromboses e outros distúrbios da microcirculação coronariana. O exame semiológico pode evidenciar cardiomegalia global, sopros de regurgitação mitral e tricuspídea e a presença de terceira bulha. Sinais de baixo débito, como hipotensão e pulso filiforme, são detectáveis em alguns indivíduos, em contraste com sinais de congestão pulmonar menos conspícua.[31,32]

A doença de Chagas é uma entidade notável não somente pelo pleomorfismo clínico, mas também pela individualidade da expressão clínica. Assim, apesar de pacientes com doença mais grave terem pior prognóstico como um grupo, existe muita variação individual nas manifestações clínicas apresentadas pelos pacientes do mesmo grupo. É importante, então, que os pacientes sejam estratificados e acompanhados cuidadosamente para uma abordagem terapêutica individualizada e eficaz.

DIAGNÓSTICO LABORATORIAL E COMPLEMENTAR

Testes sorológicos

Testes parasitológicos não são utilizados para diagnóstico da fase crônica, empregando-se rotineiramente testes sorológicos baseados na detecção de anticorpos contra o *T. cruzi*. O diagnóstico sorológico da infecção pelo *T. cruzi* é confirmado (ou excluído) pelo emprego de pelo menos dois testes sorológicos de princípios diferentes, que devem comprovar a existência de anticorpos anti-*T. cruzi*. A quantificação da concentração de anticorpos é desejável. Os testes sorológicos mais empregados e de maior utilidade são o ensaio imunoenzimático (ELISA), a imunofluorescência indireta (IFI) e a hemoaglutinação indireta (HAI). Com os três testes é possível obter concordância entre eles em mais de 98% dos soros.[33] Cada teste apresenta características diferentes quanto à sensibilidade e à especificidade: os testes ELISA e IFI apresentam sensibilidade > 99,5%, embora a especificidade seja menor (97% a 98%). Os testes de HAI apresentam sensibilidade menor (97% a 98%) e maior especificidade (99%).[34] Com os dois testes recomendados, evitam-se resultados falso-positivos ou falso-negativos, ambos com conotações éticas e judiciais.

Eletrocardiografia convencional

O ECG é método mais sensível e específico no diagnóstico do acometimento miocárdico na doença de Chagas do que outros meios de avaliação de acesso fácil, como a anamnese, o exame físico e a radiografia do tórax. Entretanto, a sensibilidade do método na detecção do dano miocárdico não é elevada. A ausência de alterações eletrocardiográficas não é indicador fidedigno da ausência de acometimento cardíaco. Quando estudados por métodos propedêuticos mais sofisticados, proporção variável dos pacientes com eletrocardiograma normal mostra alterações estruturais ou funcionais do coração. Além disso, entre 20% e 50% desses pacientes desenvolverão alteração eletrocardiográfica sugestiva de cardiopatia chagásica, quando acompanhados por cerca de 10 anos. Independentemente dessas considerações, o prognóstico em médio prazo do chagásico com ECG normal é considerado muito bom.

Embora existam algumas alterações eletrocardiográficas mais sugestivas de que o acometimento cardíaco seja em determinado caso secundário à etiologia chagásica, quase todas as anormalidades eletrocardiográficas existentes podem ser encontradas, com predominância das anormalidades da formação e condução do ritmo cardíaco.[35] O bloqueio do ramo direito do feixe de His, completo ou incompleto, é o distúrbio de condução mais frequente na cardiopatia chagásica, sendo encontrado em 10% a 50% dos pacientes infectados, dependendo da amostra estudada. Frequentemente encontra-se associado ao bloqueio do fascículo anterossuperior do ramo esquerdo do feixe de His (hemibloqueio anterior esquerdo), combinação característica da doença. Outras vezes, associa-se ao bloqueio inferoposterior esquerdo (hemibloqueio posterior esquerdo), a bloqueios atrioventriculares incompletos, às extrassístoles ventriculares ou a outras alterações menos frequentes. A duração do complexo QRS relaciona-se de modo direto com as dimensões do ventrículo esquerdo e inversamente com a função sistólica ventricular esquerda.[36] A fibrilação atrial constitui arritmia supraventricular frequente. Na maioria das vezes, apresenta-se sob a forma crônica, estando associada a pronunciado dano miocárdico, acometimento difuso do sistema de condução, arritmias ventriculares e, consequentemente, a um prognóstico sombrio,[35] sendo negativamente relacionada com a sobrevida, independentemente de outras variáveis, em modelo de regressão múltipla.[37] As extrassístoles supraventriculares são menos frequentes e importantes do que as ventriculares, ocorrendo em 1,5% a 12% dos pacientes com CCC.

Ergometria

O teste ergométrico possibilita a quantificação da capacidade de esforço dos indivíduos, além de fornecer informações sobre o comportamento do ritmo cardíaco durante a atividade física. Constitui método de fundamental importância na avaliação da capacidade laborativa dos pacientes chagásicos, devendo ser utilizado como parâmetro para estabelecimento de critérios de admissão no trabalho e aposentadoria, principalmente naqueles que apresentam evidências clínicas ou eletrocardiográficas de comprometimento cardíaco. Especialmente em relação à tolerância ao exercício, sabe-se que a capacidade funcional tem grande importância prognóstica em chagásicos. Demonstrou-se sobrevida de 97% nos pacientes em classe funcional II, de 58% naqueles em classe funcional III e de 16% naqueles em classe funcional IV da New York Heart Assotiation (NYHA).[38] O esforço pode provocar arritmias cardíacas supraventriculares e ventriculares tanto em cardiopatas como em indivíduos com o sistema cardiovascular normal. Os cardiopatas chagásicos, por apresentarem áreas focais de fibrose entremeadas a miofibrócitos íntegros, possuem vasto substrato anatômico para os distúrbios do ritmo cardíaco, sendo particularmente suscetíveis aos mecanismos arritmogênicos desencadeados pelo esforço.[39] As arritmias ventriculares estão entre as anormalidades mais prevalentes na avaliação ergométrica dos pacientes chagásicos, e a maioria dos estudos associa o achado de arritmias ventriculares complexas durante o esforço à presença de disfunção ventricular ou de arritmia ventricular no traçado eletrocardiográfico de repouso.[40,41] A presença de taquicardia ventricular ao esforço constitui preditor independente do risco de morte na cardiopatia chagásica.[42] Pacientes chagásicos sem alterações clínicas, radiológicas e eletrocardiográficas podem apresentar alterações significativas na avaliação ergométrica.

Eletrocardiografia dinâmica (Holter)

Na cardiopatia chagásica, a eletrocardiografia dinâmica tem sido utilizada para avaliação das arritmias cardíacas com objetivos diagnósticos, prognósticos e terapêuticos. Entre os pacientes que, apesar de sintomáticos, não apresentam sintomas durante a gravação, arritmias silenciosas são encontradas em 4% a 30% dos casos. Não se conhece o valor diagnóstico da presença dessas arritmias silenciosas nesses pacientes. É possível que o limiar de percepção desses sintomas varie e que, em determinadas situações, o evento arrítmico provoque sintomas e que, em outras, seja silencioso. Entretanto, algumas arritmias silenciosas podem ter valor prognóstico e indicar a necessidade de medidas terapêuticas, como taquicardias ventriculares sustentadas e bloqueios atrioventriculares completos com escapes ventriculares lentos. O método pode ser utilizado para se diagnosticar precocemente o dano miocárdico em chagásicos sem cardiopatia aparente, revelando frequência aumentada de ectopia ventricular, quando comparada a controles normais.[43] Tem sido dado valor prognóstico ao achado de taquicardia ventricular não sustentada (TVNS), que se mostrou preditor forte e independente do risco de morte em diferentes coortes.[44] Nos pacientes submetidos a intervenções terapêuticas, como a utilização de antiarrítmico para arritmia supraventricular ou ventricular, o Holter pode ser utilizado para controle da eficácia terapêutica, desde que se considere a variabilidade espontânea das arritmias na CCC, em torno de 60%. No paciente com marca-passo cardíaco, indicado para tratamento de bloqueio atrioventricular ou doença do nó sinusal, gravadores especiais podem ser usados para detecção de disfunção do marca-passo e avaliação da resposta do ritmo intrínseco ao esforço e ao estresse habitual diário do paciente.

Ecocardiografia

O ecocardiograma representa um dos métodos complementares mais importantes na avaliação dos pacientes chagásicos. A determinação da gravidade do comprometimento cardíaco representa, atualmente, uma das principais indicações do método, fornecendo dados fundamentais para a orientação terapêutica e prognóstica.[29,45]

A função sistólica do ventrículo esquerdo, mensurada pela fração de ejeção, permanece como forte marcador prognóstico na doença de Chagas, independente do estágio clínico do paciente.[1,29,46,47] A disfunção ventricular esquerda traduz-se em aumento acentuado da mortalidade tanto por progressão da insuficiência cardíaca como por morte súbita e por AVE.[29] Os fenômenos tromboembólicos são relativamente comuns na CCC, representando importante causa de incapacidade física e de mortalidade. Aparelhos de ecocardiografia mais modernos, com vários recursos técnicos para melhor observação do endocárdio ventricular, possibilitam identificação mais acurada da lesão apical e de trombos.

Até recentemente, a abordagem da cardiopatia chagásica restringia-se à análise da função sistólica do ventrículo esquerdo. Entretanto, a disfunção diastólica constitui importante marcador de gravidade da doença.[29,47] Recentemente, demonstrou-se que a elevação da relação entre a onda E do fluxo mitral (E) e a onda protodiastólica do anel mitral ao Doppler tecidual (e') correlaciona-se com tradicionais índices de disfunção diastólica, sendo, porém, melhor preditora de prognóstico em pacientes com CCC.[48]

A disfunção ventricular direita é considerada uma característica peculiar da doença de Chagas. Nunes e cols. (2010), empregando a técnica do Doppler tecidual, estudaram 65 pacientes com CCC e demonstraram que a função do ventrículo direito representou o principal determinante da capacidade funcional, independentemente da idade e do sexo.[49] Entretanto, a análise da função ventricular direita por meio dos métodos ecocardiográficos convencionais apresenta muitas limitações. Novas técnicas ecocardiográficas para o estudo da função ventricular direita, como *strain, strain rate* e ecocardiograma tridimensional, parecem ser promissoras.

A alteração segmentar da contratilidade miocárdica representa um dos aspectos mais interessantes relacionados com o acometimento cardíaco na doença de Chagas. A detecção de alteração segmentar identifica os indivíduos que podem evoluir com piora progressiva da função sistólica ventricular esquerda. Na CCC, o *strain* detecta precocemente alterações da contratilidade segmentar, podendo identificar pacientes com potencial evolutivo.

Finalmente, o ecocardiograma possibilita a quantificação da lesão miocárdica, elemento fundamental para avaliação da morbidade e do prognóstico dos pacientes com doença de Chagas. Empregando um modelo de predição de morte construído por Nunes e cols. (2010), a combinação de classe funcional avançada, fração de ejeção do ventrículo esquerdo baixa, volume do átrio esquerdo aumentado, função ventricular direita comprometida e relação E/e' elevada possibilitou a predição acurada de morte em 1 ano.[29] O ecocardiograma possibilita melhor estratificação de risco, com impacto no manejo clínico da CCC.

PREVENÇÃO

O controle da transmissão natural ou vetorial da doença de Chagas e da transmissão por via transfusional encontra-se perfeitamente equacionado, havendo tecnologia suficiente para isso. O risco de transmissão poderá, daqui a algum tempo, estar reduzido à transmissão vertical. É certo que o controle químico do vetor tem seus limites: de um lado, determinados pelo comportamento de algumas das espécies de triatomíneos; de outro, pelas consequências do uso maciço e continuado de inseticidas. Uma vez associado ao manejo do ambiente domiciliar, pode representar a solução definitiva em muitos casos.[50,51]

Em relação à transmissão transfusional, é importante garantir a cobertura total de exames dos doadores, a correta indicação do procedimento hemoterápico, a ampla disponibilidade de práticas como a auto-hemotransfusão, a correta notificação de acidentes transfusionais, assim como a qualidade dos *kits* diagnósticos. Para áreas não atendidas por serviços de hemoterapia, antes que se construam e equipem unidades locais, é recomendável a disponibilidade de serviços regionais de referência que possam suprir localidades mais distantes desprovidas de recursos. A transmissão congênita, se não pode ser impedida, pode ser monitorada – com a incorporação de exames diagnósticos para a doença de Chagas no período pré-natal – e ter suas consequências grandemente reduzidas pela identificação e o tratamento específico dos recém-nascidos infectados.[51]

O controle da transmissão em transplantes de órgãos com doador infectado envolve a identificação sorológica do doador e do receptor. Estando o doador infectado e o receptor suscetível, o ideal é tratar especificamente o doador com os fármacos disponíveis durante os 10 dias imediatamente anteriores ao ato cirúrgico e o receptor nos 10 dias imediatamente subsequentes. Essa medida reduz a parasitemia no doador e previne a instalação do parasita no receptor. Esse procedimento é igualmente válido para aqueles casos de indivíduos chagásicos que têm a infecção reagudizada em transplantes e outras condições de imunodepressão.[51]

No controle da transmissão acidental, as normas básicas de segurança física e operacional nos laboratórios que lidam com *T. cruzi* devem ser seguidas à risca, a começar por um programa contínuo de treinamento e conscientização do pessoal envolvido. Em caso de acidente, devem ser adotados cuidados imediatos no local atingido e procedidas a notificação e a monitorização clinicolaboratorial do acidentado. Em casos de risco maior, aconselha-se a quimioprofilaxia imediata com benzonidazol nos 10 dias subsequentes ao acidente.[51]

TRATAMENTO

Tratamento específico

Apenas um fármaco, o benzonidazol, encontra-se atualmente disponível para tratamento específico da doença de Chagas no Brasil. As indicações de tratamento antitripanossômico devem se apoiar em ensaios clínicos randomizados, prospectivos, ainda não disponíveis. Uma meta-análise dos estudos realizados mostrou que a eficácia do tratamento antitripanossômico da infecção crônica tardia é duvidosa.[52] Encontra-se em curso estudo multicêntrico, randomizado, duplo-cego, placebo-controlado, para verificar os efeitos do tratamento com benzonidazol em pacientes com infecção chagásica crônica.[53] Espera-se esclarecer o papel da terapia tripanocida para evitar a progressão da cardiopatia e morte. O tratamento etiológico da doença de Chagas está indicado para todas as infecções agudas, sejam elas causadas por transmissão vetorial e oral, infecção congênita, acidentes laboratoriais ou transplante de órgãos, bem como para os casos de reativação em virtude de imunossupressão. Uma vez firmado o diagnóstico de reativação, deve-se instituir tratamento específico imediato, a fim de prevenir o surgimento de lesões em órgãos como o coração. O tratamento com benzonidazol, nesses casos, apresenta efeitos colaterais provavelmente atenuados pela imunossupressão e pode eliminar as formas circulantes do parasita em 2 semanas.[24]

Além dos casos agudos e de reativação, crianças (< 12 ou < 18 anos, dependendo das diretrizes) com infecção crônica também devem ser tratadas. A dose recomendada de benzonidazol é de 5 a 10mg/kg/dia para crianças e de 5mg/kg/dia para adultos, dividida em duas tomadas diárias, por 60 dias. A dose máxima diária recomendada é 300mg. A eficácia e a tolerabilidade do benzonidazol estão inversamente relacionadas com a idade.

Em geral, as crianças apresentam menos efeitos adversos do que os adultos, mesmo com emprego de doses maiores da medicação. Os efeitos adversos mais comuns são dermatite urticante, de natureza alérgica, sem relação com a dose do medicamento, de intensidade leve a moderada, localizada ou generalizada, que surge em até 30% dos pacientes, geralmente em torno do nono dia de tratamento, e o medicamento só deve ser descontinuado quando as manifestações são intensas, associadas a febre e adenomegalia.

As manifestações cutâneas são de caráter reversível e não respondem satisfatoriamente ao emprego de anti-histamínicos. Outros efeitos adversos incluem polineuropatia, que é dose-dependente, afetando mais as extremidades do corpo e ocorrendo mais frequentemente ao final do curso de tratamento, o que leva à indicação de suspensão do fármaco. A supressão da medula óssea é rara, manifestando-se por leucopenia e tonsilite, podendo ocorrer em 15 a 30 dias após o início do tratamento, que, nesse caso, deve ser interrompido prontamente. Durante o tratamento específico, aconselha-se realizar hemograma completo pelo menos a cada 2 semanas.[20,54] A falta de testes para confirmar a eliminação do parasita é a principal dificuldade na avaliação do tratamento. Métodos sorológicos, parasitológicos ou moleculares aperfeiçoados são necessários para monitorizar a eficácia do tratamento em pacientes com a forma crônica da doença de Chagas.

Tratamento da insuficiência cardíaca

O manejo farmacológico da IC é realizado, habitualmente, pela combinação de três tipos de medicamentos: diuréticos, betabloqueadores e inibidores da enzima conversora de angiotensina (IECA). Inicia-se com IECA em doses baixas, aumentando-as em seguida progressivamente, visando à otimização, se bem toleradas.[55] O enalapril, por exemplo, é empregado nas doses de 5 a 20mg, duas vezes ao dia. O carvedilol é o betabloqueador mais empregado em nosso meio, após otimização clínica dos IECA, nas doses progressivas de 6,25 a 25mg, duas vezes ao dia, de acordo com a evolução clínica. A furosemida é utilizada nos casos de retenção hidrossalina, nas doses habituais de 20 a 80mg/dia.

Existia preocupação com o emprego de betabloqueadores em pacientes com CCC em razão do receio de agravamento de bradicardia e bloqueios atrioventriculares. Entretanto, comprovou-se, em estudo duplo-cego, placebo-controlado, que eles são seguros e eficazes em pacientes com cardiomiopatia chagásica, e seu uso deve ser incentivado.[55] A espironolactona é recomendada em combinação com a terapia padrão, incluindo IECA e diuréticos, para pacientes com CCC nas classes funcionais III e IV da NYHA.[55] O uso de digitálicos deve ser considerado para pacientes com disfunção ventricular sistólica que apresentam sintomas persistentes, a despeito da terapia padrão, e para pacientes com fibrilação atrial e resposta ventricular rápida.

O transplante cardíaco é uma opção de tratamento, particularmente para pacientes com IC refratária avançada. O risco de reativação da doença de Chagas é aumentado pela imunossupressão após transplante, mas a sobrevida é maior nesses pacientes.[24] Já foi demonstrado que o treinamento físico também pode ser útil para pacientes com IC.[56]

Tratamento das arritmias ventriculares

Em virtude da ausência de ensaios clínicos randomizados ou evidências de alta qualidade, a manejo clínico de arritmias ventriculares em pacientes com doença de Chagas varia muito entre as instituições. Habitualmente, emprega-se tratamento com amiodarona em pacientes com número elevado de extrassístoles ventriculares, especialmente quando se evidenciam alto número de extrassístoles complexas e TVNS, presença de extrassístoles induzidas ou agravadas pelo esforço à ergometria e relato de palpitações associadas a síncope ou pré-síncope. Disfunção sistólica associada a extrassistolia ventricular frequente e complexa constitui indicação menos controversa para tratamento farmacológico. A dose da amiodarona varia de 200 a 400mg. A terapia antiarrítmica não é necessária no manejo de pacientes com batimentos ventriculares prematuros, isolados e monomórficos, os quais, na ausência de disfunção ventricular substancial, são considerados condições benignas.[57]

Por outro lado, o uso de cardiodesfibrilador implantável (CDI) é benéfico em pacientes com taquicardia ventricular sustentada ou naqueles ressuscitados de parada cardíaca súbita, especialmente com baixa fração de ejeção ventricular esquerda.[58] Em pacientes com quadro de síncope e pré-síncope, pode ser empregado estudo eletrofisiológico para distinguir aqueles pacientes com taquicardia ventricular maligna, em que o CDI é o tratamento de escolha, daqueles com intervalo básico eletrofisiológico prolongado e risco de bloqueio atrioventricular transitório, que têm melhor prognóstico e devem ser tratados com implante de marca-passo convencional.[59]

Existe controvérsia quanto ao manejo de pacientes com CCC apresentando taquicardia ventricular sustentada e função ventricular esquerda alterada. As diretrizes atuais recomendam tratamento com CDI para pacientes com cardiomiopatia dilatada não isquêmica com fração de ejeção ventricular esquerda < 35% e que estão em classe funcional II ou III da NYHA. Entretanto, esse tratamento é limitado por seu alto custo, o qual, provavelmente, excede os recursos da maioria dos países latino-americanos. A amiodarona tem sido amplamente utilizada nesses pacientes, embora haja escassez de evidências quanto a seu valor na prevenção de morte súbita. Além disso, a amiodarona apresenta toxicidade cardíaca e extracardíaca e pode causar bradiarritmia, distúrbios funcionais da tireoide, depósitos corneanos, toxicidade pulmonar e manifestações dermatológicas.[60] A fototoxicidade relacionada com a amiodarona induz a hiperpigmentação da pele em áreas predominantemente expostas à luz solar.[61] Desenvolve-se em menos de 10% dos pacientes, afetando com maior frequência os homens.[62] Histopatologicamente, tem sido relacionada com depósitos dérmicos lisossômicos de lipofuscina.[61] A hiperpigmentação da pele pode persistir por anos, mesmo com a diminuição ou a interrupção do tratamento, o que habitualmente não é indicado.

A amiodarona é benéfica para reduzir o número de choques em pacientes com CDI. Isso parece útil, uma vez que o número de choques por pacientes constitui preditor independente de mortalidade na cardiomiopatia chagásica.[63,64]

Tratamento das bradiarritmias

O tratamento das bradiarritmias sintomáticas deve seguir as recomendações atuais para outras cardiopatias. Bloqueio atrioventricular avançado e disfunção do nó sinusal estão entre as principais indicações para implante de marca-passo cardíaco permanente. Embora a estimulação apical do ventrículo direito possa causar dessincronização ventricular, a qual se associa a aumento do risco de falência cardíaca em pacientes com outras cardiopatias,[65] não há evidência robusta a respeito do uso da terapia de ressincronização cardíaca em pacientes com CCC.

Tratamento do megaesôfago

Abrange, basicamente, procedimentos paliativos que objetivam o alívio dos sintomas dos pacientes, ao reduzirem, de algum modo, a barreira funcional representada pelo esfíncter inferior do esôfago acalásico, facilitando o esvaziamento visceral.

O uso de fármacos com o intuito de promover o relaxamento do esfíncter esofagiano inferior compreende a administração de nifedipina, 10mg VO, 45 minutos antes do almoço e do jantar, ou de dinitrato de isossorbida, 2,5 a 5mg SL, 5 minutos antes do almoço e do jantar. Em pacientes com esofagopatias graus I, II e III pela classificação de Rezende,[66] pode-se tentar o tratamento por dilatação instrumental do esfíncter inferior do esôfago por meio de sondas ou balões hiperbáricos. A injeção de toxina botulínica no esfíncter inferior do esôfago constitui alternativa ao tratamento por dilatação. O tratamento cirúrgico se impõe para os pacientes do grupo IV e os dos grupos II e III que não obtiveram alívio com o tratamento conservador. Independentemente do tipo de tratamento, o paciente deverá ser orientado quanto às medidas de higiene e dietéticas, representadas por boa mastigação, com ingestão vagarosa de alimentos bem-cozidos, de consistência líquida ou pastosa, em pequenas porções, evitando substâncias potencialmente irritativas da mucosa, alimentos muito frios ou muito quentes, ou qualquer um que possa agravar a disfagia, devido a seu tamanho ou consistência.

Tratamento do megacólon

O tratamento clínico deve ser prescrito a todo paciente com megacólon, independentemente de sua extensão e gravidade, consistindo em medidas higienodietéticas, que incluem ingestão adequada de líquidos, frutas e vegetais, em horários certos e predeterminados, e obediência ao comando do intestino, quando presente. Nos casos não responsivos a essas medidas iniciais, indica-se o uso judicioso e progressivo, de acordo com a necessidade e a resposta do paciente, de laxativos osmóticos, à base de ágar-ágar ou óleo mineral, supositórios de glicerina e clister glicerinado. O tratamento cirúrgico, que envolve frequência significativa de complicações, deve ser reservado para casos específicos, com grande dilatação dos cólons, retenção prolongada de fezes e recorrência frequente de fecaloma, e para aqueles pacientes que apresentam volvo.

Referências

1. Rocha MO, Nunes MC, Ribeiro AL. Morbidity and prognostic factors in chronic chagasic cardiopathy. Mem Inst Oswaldo Cruz 2009; 104:159-66.
2. Ribeiro AL, Nunes MP, Teixeira MM, Rocha MO. Diagnosis and management of Chagas disease and cardiomyopathy. Nat Rev Cardiol 2012; 9:576-89.
3. Cubillos-Garzón LA, Casas JP, Morillo CA, Bautista LE. Congestive heart failure in Latin America: the next epidemic. Am Heart J 2004; 147:412-7.
4. Schmunis GA, Yadon ZE. Chagas disease: a Latin American health problem becoming a world health problem. Acta Trop 2010; 115:14-21.
5. Steindel M. Characterization of Trypanosoma cruzi isolated from humans, vectors, and animal reservoirs following an outbreak of acute human Chagas disease in Santa Catarina State, Brazil. Diagn Microbiol Infect Dis 2008; 60:25-32.
6. WHO. Chagas disease (American trypanosomiasis). Fact sheet N° 340. March 2013. Disponível em: http://www.who.int/mediacentre/factsheets/fs340/en/. Acessado em: 09/08/2013.
7. DATASUS. SIM – Sistema de Informações de Mortalidade. 2010 February 28 2013 [cited February 28 2013]; Disponível em: http://www.datasus.gov.br. Acessado em fevereiro de 2013.
8. Brener Z. Biology of Trypanossoma cruzi. Annu Rev Microbiol 1973; 27:347-82.
9. Romaña C. Enfermedad de Chagas. Buenos Aires: Lopez Libreros, 1963. 242 p.
10. Milei J. Patología. In: Storino R, Milei J (eds.) Enfermedad de Chagas. Argentina, Buenos Aires: Mosby-Doyma 1994:141-84.
11. Jörg ME. Chagoma lupoide. Semana Médica Arg 1980; 18:656.
12. Mazza S, Jörg ME. Períodos anátomos-clínicos de la enfermedad de Chagas. Pres Med Arg 1940; 27:1.
13. Bogliolo L. Anatomic causes of cardiac insufficiency in chronic chagasic cardiopathy (myocarditis) studied in comparison to anatomic causes of cardiac insufficiency in other cardiopathies. Part I. Arq Bras Cardiol 1976; 29:419-24.
14. Tafuri WL, Lopes ER, Chapadeiro E. Estudo morfológico e quantitativo do núcleo dorsal do vago e hipoglosso em chagásicos crônicos com e sem megaesôfago. Rev Inst Med Trop São Paulo 1969; 11:123-9.
15. Lopes ER, Chapadeiro E. Morte súbita em área endêmica da doença de Chagas. Rev Soc Bras Med Trop 1983; 16:79-84.
16. Mocelin AO, Issa VS, Bacal F et al. The influence of aetiology on inflammatory and neurohumoral activation in patients with severe heart failure: a prospective study comparing Chagas' heart disease and idiopathic dilated cardiomyopathy. Eur J Heart Fail 2005; 5:869-73.
17. Dias JCP. Doença de Chagas. In: Machado-Pinto J (ed.) Doenças infecciosas com manifestações dermatológicas. Rio de Janeiro, MEDSI, 1994.
18. Riganti J, Maqueda MG, Piñero MCB et al. Reactivation of Chagas disease : cutaneous manifestations in two immunosupressed patients. Int J Dermatol 2012; 51:829-34.
19. Prata A. Clinical and epidemiological aspects of Chagas disease. Lancet Infect Dis 2001; 1:92-100.
20. Rassi A, Luquetti AO, Rassi Jr A. Chagas disease: clinical features. In: Wendel S, Brener Z, Camargo ME, Rassi A (eds.) Chagas disease (American Trypanosomiasis): its impact on transfusion and clinical medicine. São Paulo: ISBT Brazil, 1992:81.
21. Simoes MV, Soares FA, Marin-Neto JA. Severe myocarditis and esophagitis during reversible long standing Chagas' disease recrudescence in immunocompromised host. Int J Cardiol 1995; 49:271-3.
22. Riarte A, Luna C, Sabatiello R et al. Chagas' disease in patients with kidney transplants: 7 years of experience 1989-1996. Clin Infect Dis 1999; 29:561-7.
23. Bocchi EA, Fiorelli A. The paradox of survival results after heart transplantation for cardiomyopathy caused by Trypanosoma cruzi. First Guidelines Group for Heart Transplantation of the Brazilian Society of Cardiology. Ann Thorac Surg 2001; 71:1833-8.
24. Fiorelli AL, Santos RH, Oliveira Jr JL et al. Heart transplantation in 107 cases of Chagas' disease. Transplant Proc 2011; 43:220-4.
25. Ribeiro ALP, Rocha MOC. Forma indeterminada da doença de Chagas: considerações acerca do diagnóstico e do prognóstico. Rev Soc Bras Med Trop 1998; 31:301-14.
26. Dias JCP. The indeterminate form of human chronic Chagas' disease. A clinical epidemiological review. Rev Soc Bras Med Trop 1989; 22:147-56.
27. Marin-Neto A, Marzullo P, Marcassa C et al. Myocardial perfusion abnormalities in chronic Chagas' disease as detected by thallium-201 scintigraphy. Am J Cardiol 1992; 69:780-4.
28. Rocha MO, Ribeiro AL, Teixeira MM. Clinical management of chronic Chagas cardiomyopathy. Front Biosci 2003; 8:44-54.

29. Rocha MO, Teixeira MM, Ribeiro AL. An update on the management of Chagas cardiomyopathy. Expert Rev Anti Infect Ther 2007; 5:727-43.
30. Nunes MC, Reis RC, Colosimo EA et al. Risk estimation approach in Chagas disease is still needed. Int J Cardiol 2010; 147:294-6.
31. Oliveira-Filho J, Viana LC, Vieira-de-Melo RM et al. Chagas disease is an independent risk factor for stroke: baseline characteristics of a chagas disease cohort. Stroke 2005; 36:2015-7.
32. Marin-Neto JA, Marzullo P, Sousa ACS et al. Radionuclide angiographic evidence for early predominant right ventricular involvement in patients with Chagas' disease. Can J Cardiol 1988; 4:231-6.
33. Nunes MC, Rocha MO, Ribeiro AL et al. Right ventricular dysfunction is an independent predictor of survival in patients with dilated chronic Chagas' cardiomyopathy. Int J Cardiol 2008; 127:372-9.
34. Luquetti AO, Rassi A. Diagnóstico laboratorial da infecção pelo Trypanosoma cruzi. In: Brener Z, Andrade Z, Barral-Netto M (eds.) Trypanosoma cruzi e doença de Chagas. 2. ed., Rio de Janeiro: Guanabara Koogan, 2000:344-78.
35. Silveira JF, Umezawa ES, Luquetti AO. Chagas disease: recombinant Trypanosoma cruzi antigens for serological diagnosis. Trends in Parasitol 2001; 17:286-91.
36. Rosenbaum MB, Alvarez AJ. The eletrocardiogram in chronic chagasic myocarditis. Am Heart J 1955; 50:492-527.
37. Ribeiro ALP, Rocha MO, Barros MV et al. A narrow QRS does not predict a normal left ventricular function in Chagas' disease. Pacing Clin Electrophysiol 2000; 23:2014-7.
38. Espinosa RA, Pericchi LR, Carrasco HA et al. Prognostic indicators of chronic chagasic cardiopathy. Int J Cardiol 1991; 30:195-202.
39. Mady C, Cardoso RH, Barreto AC et al. Survival and predictors of survival in patients with congestive heart failure due to Chagas' cardiomyopathy. Circulation 1994; 90:3098-102.
40. Rassi A, Lorga AM, Rassi S. Diagnóstico e tratamento das arritmias na cardiopatia chagásica crônica. In: Cançado Jr, Chuster M. Cardiopatia chagásica. Belo Horizonte: Fundação Carlos Chagas, 1985:276-88.
41. Faria CAF. Ergometria na avaliação clínica da doença de Chagas Crônica. In: Cançado Jr, Chuster M. Cardiopatia chagásica. Belo Horizonte, Fundação Carlos Chagas, 1985.
42. Molina A, Carrasco H, Milanés J et al. La prueba de esfuerzo en la miocardiopatia chagásica crônica. Su valor en el diagnostico precoz. El comportamiento de las arritmias ventriculares y los transtornos de conducción al ejercicio en las fases mas avanzadas de la enfermedad. Arq Bras Cardiol 1981; 36:95-100.
43. Paola AA, Gomes JA, Terzian AB. Ventricular tachycardia during exercise testing as a predictor of sudden death in patients with chronic chagasic cardiomyopathy and ventricular arrhythmias. Br Heart J 1995; 74:293-5.
44. Ribeiro ALP, Tostes VTV, Torres RM et al. Teste ergométrico em chagásicos sem cardiopatia aparente. Arq Bras Cardiol 1995; 65:96.
45. Rocha MO, Ribeiro AL. A risk score for predicting death in Chagas' heart disease. N Engl J Med 2006; 355:2488-9.
46. Acquatella H. Echocardiography in Chagas heart disease. Circulation 2007; 115:1124-31.
47. Nunes M do C, Rocha MO, Ribeiro AL et al. Right ventricular dysfunction is an independent predictor of survival in patients with dilated chronic Chagas cardiomyopathy. Int J Cardiol 2008; 127:372-9.
48. Nunes MC, Barbosa MM, Ribeiro AL et al. Left atrial volume provides independent prognostic value in patients with chagas cardiomyopathy. Am Soc Echocardiogr 2009; 22:82-8.
49. Nunes MCP, Rocha MOC, Ribeiro ALP et al. Valor prognóstico independente da relação E/e' na miocardiopatia dilatada chagásica. Rev Bras Ecocardiogr Imagem Cardiovasc 2010; 23:25-32.
50. Nunes Mdo C, Beloti FR, Lima MM et al. Functional capacity and right ventricular function in patients with Chagas heart disease. Eur J Echocardiogr 2010; 11:590-5.
51. Dias E. Profilaxia da doença de Chagas. Hospital (RJ) 1957; 51:285-9.
52. Dias JCP, Schofield CJ. Controle da doença de Chagas. In: Dias JCP, Coura JR (eds.) Clínica e terapêutica da doença de Chagas. Um manual prático para o clínico geral. Rio de Janeiro: Editora Fiocruz, 1997:557-93.
53. Perez-Molina JA, Perez-Ayala A, Moreno S. Use of benznidazole to treat chronic Chagas' disease: a systematic review with a meta -analysis. J Antimicrob Chemother 2009; 64:1139-47.
54. Marin-Neto JA, Rassi Jr. A, Avezum Jr. A, Mattos Ac, Rassi A. The BENEFIT Trial: testing the hipothesis that trypanocidal therapy is benefical for patients with chronic Chagas heart disease. Mem Inst Oswaldo Cruz 2009; 104:319-24.
55. Botoni FA, Poole-Wilson PA, Ribeiro AL et al. A randomized trial of carvedilol after reni-angiotensin system inhibition in chronic Chagas cardiomyopathy. Am Heart J 2007; 153:544e1-8.
56. Lima MM, Rocha MO, Nunes MC et al. A randomized trial of the effects of exercise training in Chagas cardiomyopathy. Euro J Heart Fail 2010; 12:866-73.
57. Rassi Jr A, Rassi AG, Rassi SG et al. Ventricular arrhythmia in Chagas disease. Diagnostic, prognostic, and therapeutic features. Arq Bras Cardiol 1995; 65:377-87.
58. Cardinalli-Neto A, Greco OT, Bestetti RB. Automatic implantable cardioverter-defebrillators in Chagas' heart disease patients with malignant ventricular arrhythmias. Pacing Clinic Electrophysiol 2006; 29:467-70.
59. Leite LR, Fenelon G, Paes AT et al. The impact of syncope during clinical presentation of sustainded ventricular tachycardia on total and cardiac mortality in patients with chronic Chagasic heart disease. Arq Bras Cardiol 2001; 77:439-52.
60. de Paola AA, Gondom AA, Raha V et al. Medical treatment of cardiac arrhythmias in Chagas' heart disease. Sao Paulo Med J 1995; 113:858-61.
61. Harris L, McKenna WJ, Rowland E et al. Side effects of long-term amiodarone therapy. Circulation 1983; 67:45-51.
62. Blackshear JL, Randle HW. Reversibility of blue-gray cutaneous discoloration from amiodarone. Mayo Clin Proc 1991; 66:721-6.
63. Piccini JP, Berger JS, O'Connor CM. Amiodarone for the prevention of sudden cardiac death: a meta-analysis of randomized controlled trials. Eur Heart J 2009; 30:1245-53.
64. Andrade JP, Marin-Neto JA, Paola AA et al. Sociedade Brasileira de Cardiologia. I Diretriz Latino Americana para o Diagnóstico e Tratamento da Cardiopatia Chagásica. [I Latin American guidelines for the diagnosis and treatment of Chagas cardiomyopathy]. Arq Bras Cardiol 2011; 97:1-48.
65. Sweeney MM, Hellkamp AS. Heart failure during cardiac pacing. Circulation 2006; 113:2082-8.
66. Rezende JM. Clínica – Manifestações digestivas. In: Brener Z, Andrade Z (org.) Trypanosoma cruzi e doença de Chagas. Rio de Janeiro: Guanabara Koogan, 1979.

Parte VIII

ZOODERMATOSES

Zoodermatoses

Sandra Lyon

INTRODUÇÃO

Zoodermatoses são alterações de pele causadas por ação temporária ou permanente de protozoários, celenterados, insetos e larvas, agindo como parasitas ou não, em qualquer fase de seu ciclo biológico.[1]

As lesões cutâneas ocorrem por diversos mecanismos (p. ex., ação tóxica local pela liberação de substâncias, ou contato direto com o agressor, inalação de substâncias e penetração direta do agente na pele). As lesões podem ser localizadas ou podem constituir manifestação local de infecção sistêmica.[1]

DERMATOSES CAUSADAS POR ÁCAROS

Escabiose

A escabiose ou sarna é causada pelo *Sarcoptes scabiei* var. *hominis.* Período de incubação: 1 dia a 6 semanas.

A transmissão se dá por contato pessoal, sem preferência por idade, sexo ou raça.

O ciclo biológico do parasita se completa inteiramente no ser humano; fora do hospedeiro, ele morre em menos de 1 semana.

O macho não invade a pele e morre após a cópula.

A fêmea fecundada penetra a camada córnea e escava um túnel, particularmente à noite, depositando de dois a três ovos por dia, durante algumas semanas, e morre.

Os ovos, em alguns dias, originam larvas hexápodes que vêm à superfície e se transformam em ninfas octópodes, as quais originam ácaros adultos.

O período do ciclo do ovo ao ácaro adulto é de 2 semanas; após a fecundação, as fêmeas escavam novos sulcos.

Manifestações clínicas

- Prurido é o principal sintoma clínico, geralmente intenso e noturno.
- Observam-se três elementos: sulco, distribuição e lesões secundárias.
- Na extremidade de um sulco pode haver uma vesicopápula, onde se encontra a fêmea do ácaro.
- Afeta espaços interdigitais das mãos, axilas, cintura, nádegas, mamas, pênis, face e pés. Em crianças, observam-se lesões nas palmas, plantas, couro cabeludo e pescoço (Figuras 66.1 a 66.4).
- As lesões secundárias são: escoriações, impetigo, foliculite, furúnculo e ectima; em crianças, urticas e eczematização (Figuras 66.5 a 66.7).
- Em idosos, as lesões são pouco visíveis e o quadro clínico caracteriza-se por prurido e escoriações.[1-3]

Diagnóstico

O diagnóstico é clínico e baseia-se na anamnese e no exame clínico. O quadro pode se tornar atípico em caso de:

- Higiene excessiva (lesões mínimas, que passam despercebidas).
- Crianças (lesões urticadas ou eczematosas que mascaram o quadro – Importante: lesões nas plantas, palmas e couro cabeludo).
- Idosos (a reação é mínima, podem ser vistos raros sulcos e lesões no dorso – Importante: prurido noturno e escoriações).
- Iatrogenia (uso de corticoides tópicos, sistêmicos e anti-histamínicos – o quadro alastra-se para localizações atípicas e com aspecto eritematourticadoeczematoso).
- Contaminação de familiares (excepcionalmente, na sarna de gente limpa ou em idosos, pode não haver queixa).
- Escabiose nodular (podem surgir lesões papulonodulares, pruriginosas, localizadas nas regiões genital, inguinal e axilar; em homens, são encontradas no escroto e no pênis; permanecem após tratamento e constituem reação de hipersensibilidade a produtos de degradação parasitária).

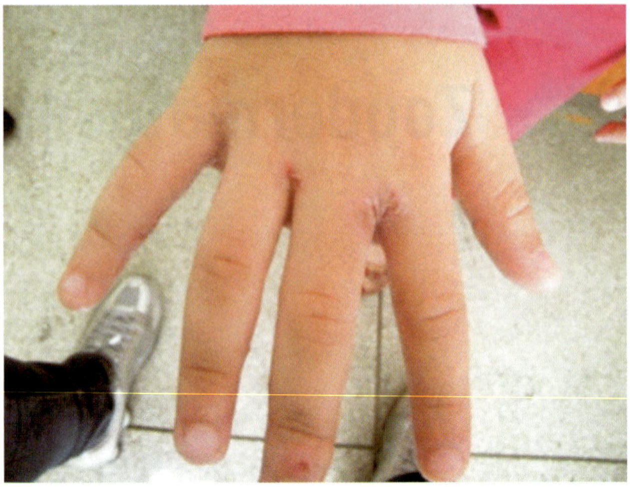

Figura 66.1 ■ Escabiose: acometimento interdigital. (CEMEPE – Centro de Medicina Especializada, Pesquisa e Ensino.)

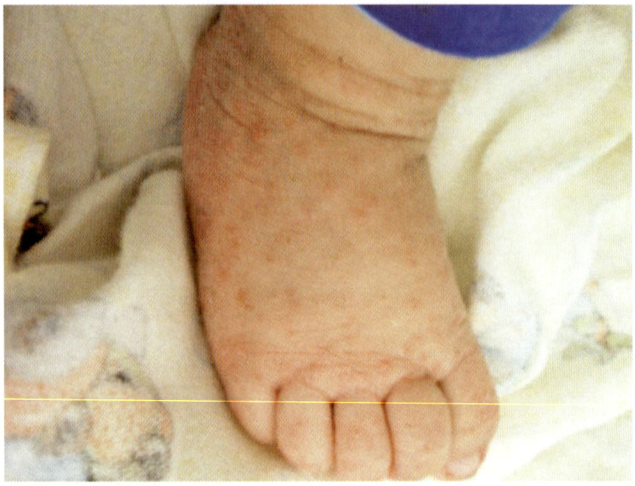

Figura 66.4 ■ Escabiose: lesões vesiculosas no pé de uma criança. (CEMEPE – Centro de Medicina Especializada, Pesquisa e Ensino.)

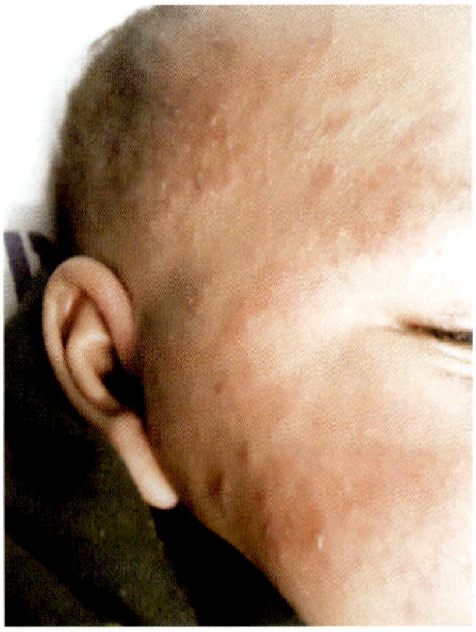

Figura 66.2 ■ Escabiose: acometimento de face e couro cabeludo em criança. (CEMEPE – Centro de Medicina Especializada, Pesquisa e Ensino.)

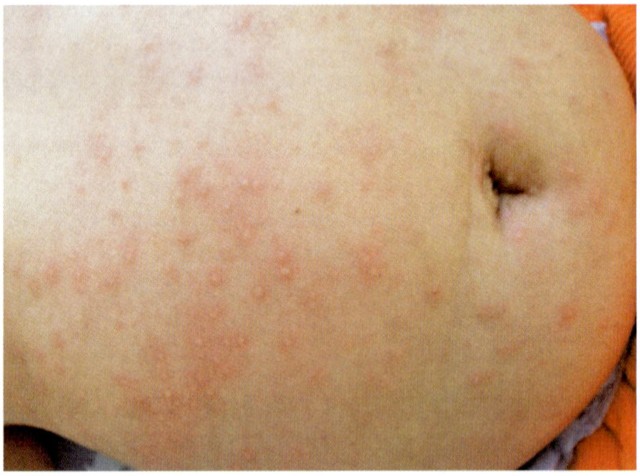

Figura 66.5 ■ Escabiose: acometimento de abdome e região periumbilical. (CEMEPE – Centro de Medicina Especializada, Pesquisa e Ensino)

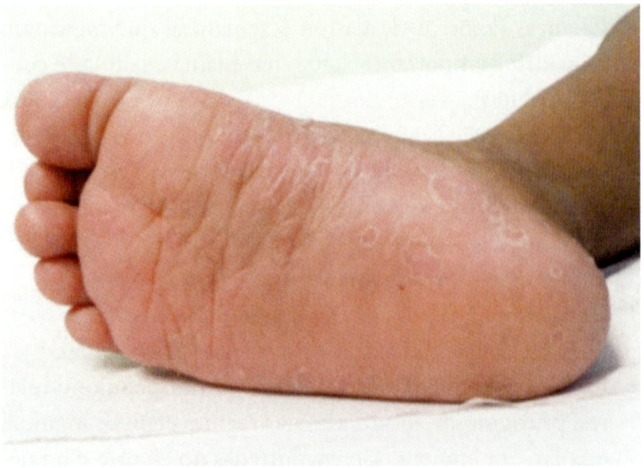

Figura 66.3 ■ Escabiose em criança. (Serviço de Dermatologia do Hospital Eduardo de Menezes.)

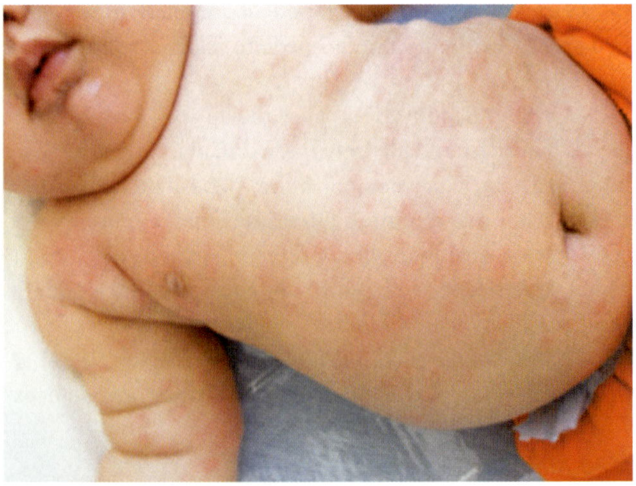

Figura 66.6 ■ Escabiose: em criança. (CEMEPE – Centro de Medicina Especializada, Pesquisa e Ensino.)

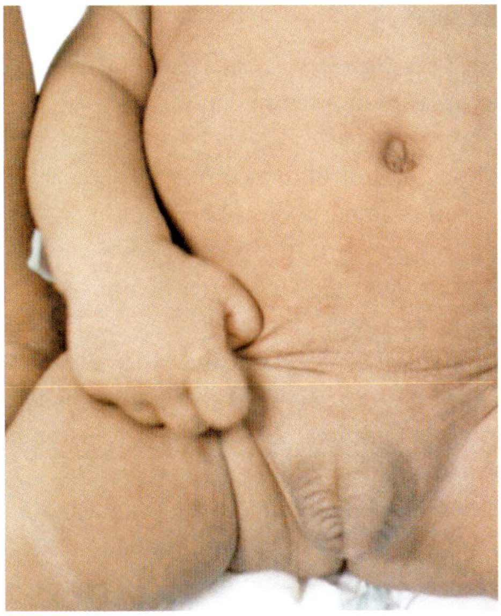

Figura 66.7 ■ Escabiose: lesões papuloescoriadas. (CEMEPE – Centro de Medicina Especializada, Pesquisa e Ensino)

A confirmação diagnóstica pode ser feita por meio do raspado da pele, que revela o ácaro ou seus ovos à microscopia.

O sulco ou a pápula suspeita é escarificado com lâmina de bisturi ou cureta molhada em óleo mineral e colocado em lâmina com óleo, sendo examinado com pequeno aumento.

Em alguns doentes pode ser tentada a prova terapêutica (quadro atípico e pesquisa laboratorial negativa).

Histopatologia

O exame histopatológico mostra túneis na epiderme, contendo ácaros ou ovos; na derme, há reação inflamatória inespecífica (Figuras 66.8 e 66.9).

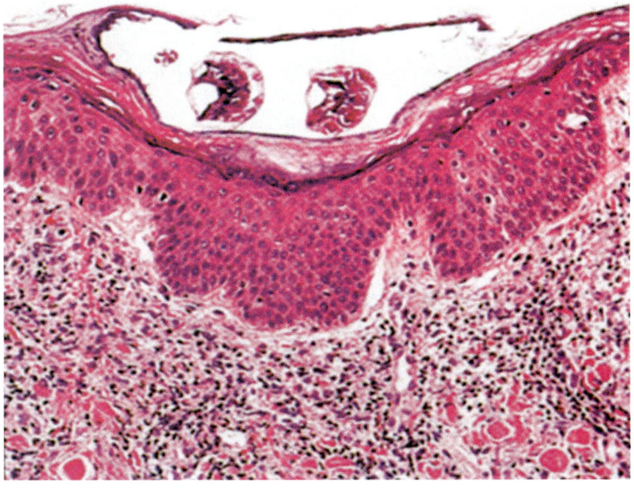

Figura 66.8 ■ O exame histopatológico mostra túneis na epiderme contendo ácaros ou ovos. Na derme ocorre reação inflamatória inespecífica. (Acervo do Dr. Moisés Salgado Pedrosa.)

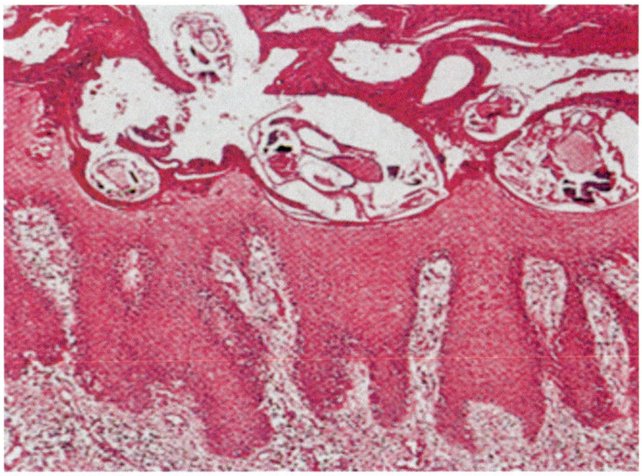

Figura 66.9 ■ Histopatológico mostrando numerosos ácaros na epiderme. (Acervo do Dr. Moisés Salgado Pedrosa.)

Diagnóstico diferencial

O diagnóstico diferencial é feito com picadas de insetos, eczemas, piodermites, urticária, miliária e erupções medicamentosas.

Tratamento

O tratamento baseia-se no uso de escabicidas tópicos, embora a ivermectina VO seja o tratamento de escolha.

Tratamento sistêmico

- Ivermectina, 200μg/kg (um comprimido para cada 30kg de peso, em dose única, podendo ser repetido após 1 ou 2 semanas).

  Escala de peso corporal: 15 a 24kg: meio comprimido; 25 a 65kg: um comprimido; 36 a 50kg: um comprimido e meio; 51 a 65kg: dois comprimidos; 65 a 79kg: dois comprimidos e meio; 80kg ou mais: três comprimidos. A dose máxima é de três comprimidos. A ivermectina não pode ser usada em crianças com < 15kg.

Tratamento tópico

- A permetrina é um composto sintético de baixa absorção, sem risco de toxicidade, que permanece ativa na pele por 7 dias. Na maioria dos casos, basta uma única aplicação de permetrina a 5% em loção, lavada de 8 a 12 horas depois.
- Deltametrina, 20mg/100mL em loção por 5 dias.
- Monossulfiram a 25% em solução alcoólica, devendo ser diluída em água (1:2 para adultos e 1:3 para crianças). Não ingerir bebidas alcoólicas durante o tratamento.
- Benzoato de benzila, 0,25g/mL em emulsão, aplicado por 3 dias. Tem como inconveniente a irritação da pele, ocasionando reações eczematosas e podendo provocar ainda conjuntivite.

- Enxofre a 5% ou 10% em pasta d'água ou emulsão, por 3 dias consecutivos, é uma opção para gestantes e crianças < 2 anos de idade.
- Crotamiton a 10% é um antipruriginoso inespecífico e escabicida fraco, podendo ser utilizado por 5 dias consecutivos.
- Malathion a 0,5%, por 2 dias, tem ação escabicida bastante efetiva. É um inibidor irreversível da colinesterase. Se usado em grande quantidade, principalmente em crianças, pode causar insuficiência respiratória, náuseas, diarreia, cefaleia e sudorese.[1,3,4]

Complicações

- A coçadura pode levar ao desenvolvimento de infecção secundária, causada por estreptococos β-hemolíticos, ocorrendo glomerulonefrite.
- Em pacientes imunocomprometidos, há risco de se estender como uma dermatite generalizada com intensa descamação.[3]
- Prurido pós-tratamento pode permanecer por semanas, por memória do prurido ou sensibilidade a antígenos parasitários (corticoides tópicos, sistêmicos e anti-histamínicos).
- Nódulos da escabiose nodular persistem por meses com prurido variável (corticoide oclusivo ou infiltração; em formas resistentes, usa-se talidomida).[5]

Escabiose crostosa ou norueguesa

- Há formação de crostas, que podem alcançar vários milímetros de espessura.
- Acomete desnutridos e imunossuprimidos.
- Altamente contagiosa em virtude do grande número de parasitas nas lesões.
- O tratamento é o mesmo da escabiose, sendo repetido mais vezes.
- Pode ser usado ceratolítico.[5]

Escabiose por ácaros de animais e vegetais

- A escabiose ou sarna de animais pode, eventualmente, atingir o ser humano e limita-se ao indivíduo infestado.
- Causada por variedades de *Sarcoptes scabiei*, como *canis* (cachorro), *suis* (porco) e *caprae* (caprinos), entre outras.
- Lesões: pápulas ou vesículas com halo urticado, localizadas nas áreas de contato com o animal infestado.[6]

Evolução por surtos

- **Diagnóstico:** quadro clínico associado a história de contato com animal infestado. A erupção tende a desaparecer espontaneamente.
- **Tratamento:** pode-se fazer uma aplicação de permetrina; excluir a fonte responsável.[6]

Demodicidose

- Causada pelo *Demodex folliculorum*, que habita o folículo pilossebáceo (onde a fêmea deposita os ovos) da face e do tórax.
- Em idosos, há foliculite na fronte e zigomas. Eventualmente, compromete as pálpebras.
- Na rosácea, grande número de ácaros é encontrado nos folículos, os quais são facilmente identificados ao exame direto após raspagem das lesões.
- É possível que a rosácea contribua para a reação inflamatória, em razão do bloqueio dos poros foliculares, possibilitando a proliferação bacteriana, ou por reação de hipersensibilidade.
- Para a eliminação do ácaro, pode-se usar pasta de zinco com 5% a 10% de enxofre precipitado.

Ixodíase

- Ixodides ou carrapatos são ácaros que se alimentam de sangue e linfa e são transmissores de muitas infecções.
- No Brasil, o gênero mais frequente é o *Amblyomma*, e a espécie mais encontrada a *A. cajennense*, conhecida como carrapato-estrela ou do cavalo, vetor da riquetsiose.
- A doença de Lyme (borreliose) é transmitida por carrapatos do gênero *Ixodes*, havendo alguns casos registrados no Brasil.

Quadro clínico

- As infestações pelo micuim (ninfas hexápodes) causam prurido intenso, formando pápulas encimadas por crostículas (Figuras 66.10 e 66.11).
- A disseminação das lesões, principalmente nos membros inferiores, e a estadia no campo são importantes para o diagnóstico.
- Ocorre, principalmente, nos meses mais frios do ano.

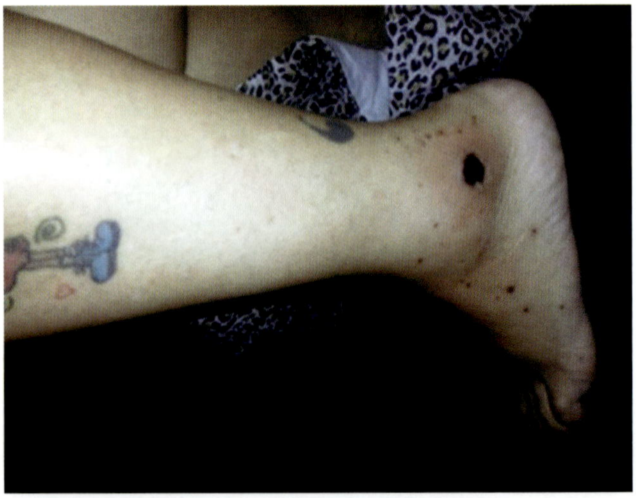

Figura 66.10 ■ Lesão com crosta após picada de carrapato e pápulas com crostículas disseminadas. (CEMEPE – Centro de Medicina Especializada, Pesquisa e Ensino.)

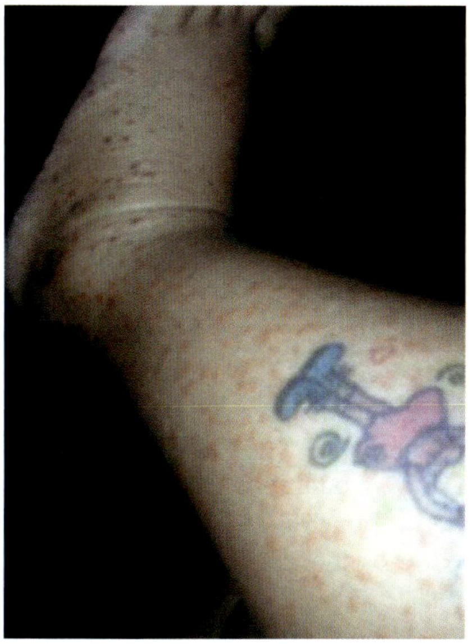

Figura 66.11 ■ Lesão após picada de carrapato com crostículas disseminadas (CEMEPE – Centro de Medicina Especializada, Pesquisa e Ensino.)

Tratamento

- Aplicação única de loção de benzoato de benzila a 25% nas infestações por ninfas hexápodes; para o prurido, corticoides tópicos e anti-histamínicos.
- Retirar o carrapato adulto com cuidado, para não deixar o capítulo (porção anterior ou falsa cabeça), causando reação granulomatosa por corpo estranho.
- Pode-se aplicar vaselina para irritar o carrapato, fazendo com que ele abandone o hospedeiro. Após a retirada: creme à base de corticoide.

DERMATOSES POR INSETOS

Pediculoses

- Ectoparasitas do couro cabeludo, do corpo e pubianos: *Pediculus humanus capitis* (piolho da cabeça), *Pediculus humanus corporis* (piolho do corpo) e gênero *Phtirus* (piolho pubiano).

Pediculose do couro cabeludo

- O diagnóstico é sugerido pelo prurido e confirmado, no exame, pela presença de ovos ou lêndeas aderidos à haste do cabelo.
- O encontro de parasitas é mais difícil e necessita exame mais demorado.
- A coçadura pode determinar escoriações e infecção secundária.

Pediculose do corpo

- Prurido de intensidade variável e urticas, que podem apresentar pontos purpúricos centrais.
- Podem ocorrer áreas de hiperpigmentação e eczematização.
- Acomete área interescapular, ombro, face posterior das axilas e nádegas.
- O diagnóstico é estabelecido pelo encontro do parasita nas roupas.

Pediculose pubiana ou fitiríase

- Causada pelo *Phtirus pubis*.
- Localiza-se quase que exclusivamente nos pelos pubianos e perianais. Pode acometer axilas, tronco, coxas e sobrancelhas.
- O prurido levanta suspeita. Nas manifestações maciças, pode ocorrer um exantema constituído por pequenas máculas azuladas ou cinza-metálicas (máculas cerúleas), causadas por toxinas injetadas pelos piolhos, quando estes se alimentam. A mácula cerúlea é assintomática. Pode haver comprometimento dos cílios (Figura 66.12).[1]
- O diagnóstico é estabelecido pelo achado do parasita na pele, com a cabeça no folículo piloso e lêndeas aderentes às hastes pilosas.

Tratamento

- O tratamento pode consistir em: permetrina, monossulfiram, benzoato de benzila, deltametrina e ivermectina oral, 200µg/kg em dose única (repetir após 10 dias). Remover as lêndeas com pente fino após passar vinagre diluído a 50% com água morna.
- Em casos de manifestações nos cílios, que podem ocorrer por pediculose do corpo, pubiana ou do couro cabeludo, podem ser usados: fisostigmina a 0,25% em pomada, duas vezes ao dia, por 10 dias; colírio de fluoresceína a 1%, em aplicação única; e vaselina sólida, aplicada várias vezes ao dia (os piolhos morrem por hipoxia).
- Na pediculose do corpo, a higiene e a lavagem da roupa são suficientes para a cura.
- Os contactantes devem ser examinados e tratados.

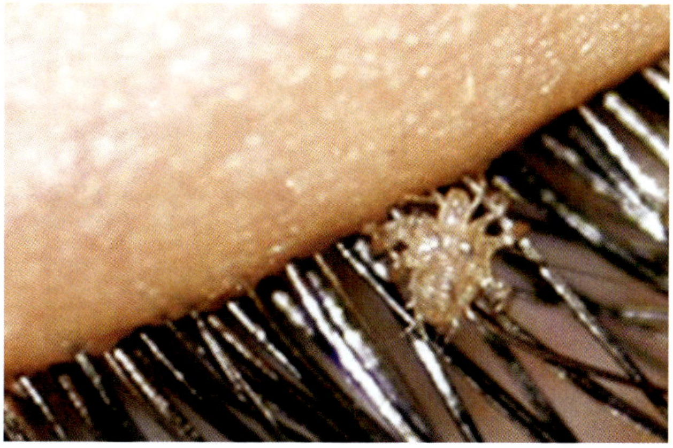

Figura 66.12 ■ *Phtirus pubis* em cílios. (CEMEPE – Centro de Medicina Especializada, Pesquisa e Ensino.)

DERMATOSES POR HEMÍPTEROS

Triatomíase (barbeiros)

- Os triatomíneos (barbeiros) são hematófagos que, em geral, sugam à noite ou de dia, em lugares escuros.
- A picada em áreas descobertas, principalmente face, é pouco dolorosa, e o prurido é discreto, podendo ou não acordar o indivíduo.
- Após a sucção do sangue, o triatomíneo dejeta e as fezes são responsáveis pela transmissão da doença de Chagas.
- As formas metacíclicas do *T. cruzi* existentes nas fezes do barbeiro infectado não atravessam a pele íntegra, mas podem se inocular no ponto da picada ou por erosões na pele ou pelas mucosas.
- No ponto da picada, ocorrem de pápula e edema discreto.
- Quando a porta de entrada é a mucosa conjuntival, ocorre edema uni ou bilateral (sinal de Romaña).[7]

Cimidíase (percevejos)

- *Cimex lectularius* e *C. hemipterus* têm hábitos noturnos, são colonizados em fendas e buracos de móveis e sugam os humanos a noite.
- A picada causa urtica muito pruriginosa, podendo ocorrer lesões a distância por sensibilização.
- O tratamento consiste no uso de cremes à base de corticoide e anti-histamínicos e na eliminação dos parasitas com desinsetização.[8,9]

DERMATOSES POR *SIPHONAPTERA* (PULGAS)

Pulíase

- *Pulex irritans* (humanos, cães, gatos, porcos, ratos): aloja-se em roupas, tapetes, cortinas, soalho, mobiliário e animais domésticos.
- Vive até 125 dias sem alimentos e até 513 dias com alimentos.
- A picada da pulga causa urtica, o que pode ocasionar lesões a distância. Pode desencadear o estrófulo e o prurigo de Hebra (Figura 66.13).[10]

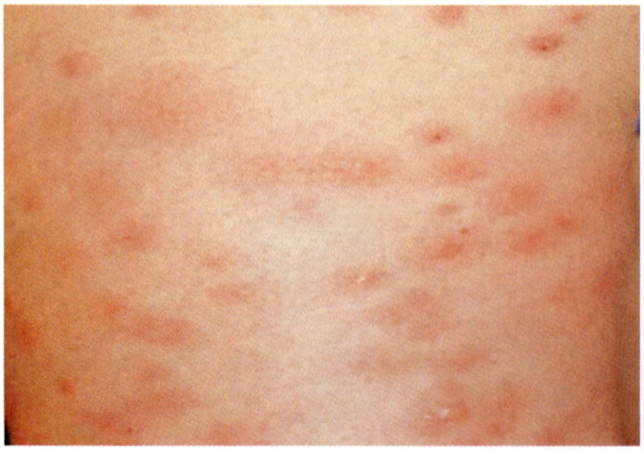

Figura 66.13 ■ Picadas de percevejo. (CEMEPE – Centro de Medicina Especializada, Pesquisa e Ensino.)

- Excepcionalmente, pode ser vetora da peste (*Yersinia pestis)*, cujo principal responsável é uma pulga do rato, a *Xenopsylla cheopis*.
- As pulgas também podem transmitir, eventualmente, riquetsiose.
- O tratamento consiste no uso de cremes à base de corticoides e anti-histamínicos.
- No prurigo infantil, pode-se tentar dessensibilização sublingual (SL) com antígenos de insetos.[11]

Tungíase

- *Tunga penetrans*: pulga que habita locais secos e arenosos, zonas rurais, chiqueiros e currais.
- Hospedeiros: ser humanos e suínos.
- É hematófaga.
- A fêmea introduz a cabeça e o tórax na epiderme, deixando o estigma respiratório e o segmento anal para postura dos ovos.
- O abdome dilata-se enormemente, alcançando o tamanho de uma ervilha.

Manifestações clínicas

- Discreto prurido com posterior sensação dolorosa.
- Forma-se pápula amarelada com ponto escuro central, que é o segmento contendo os ovos.
- Lesões ao redor das unhas dos artelhos, pregas interartelhos e plantas dos pés.
- Eventualmente, pode ocorrer infecção secundária, como piodermite ou celulite.[12]

Histopatologia

- Presença de grande túnel com ectoparasita grande com estruturas organoides (Figura 66.14).

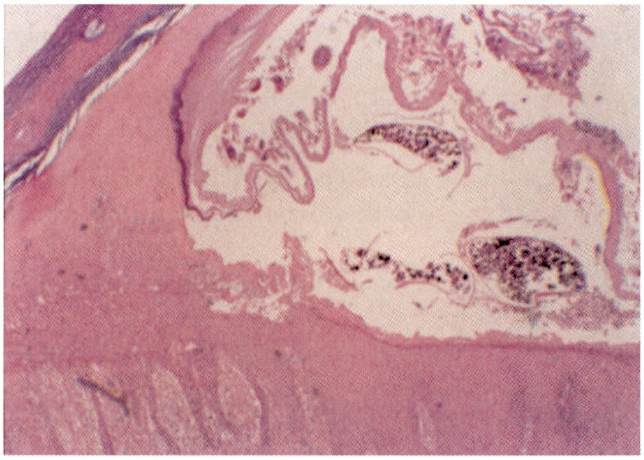

Figura 66.14 ■ Tungíase: presença de grande túnel com ectoparasita grande com estruturas organoides. (Acervo do Dr. Moisés Salgado Pedrosa.)

Tratamento

- Enucleação da pulga com agulha estéril e desinfecção com tintura de iodo.
- As lesões infestadas podem ser destruídas com eletrocautério.
- Em caso de infecção secundária, administram-se antibióticos.
- Tiabendazol, 25mg/kg, duas vezes ao dia, por 3 a 5 dias, em caso de infestações intensas.

DERMATOSES POR DÍPTEROS

Dípteros inferiores – Mosquitos

- Culicídeos (anofelinos e culicíneos).
- No Brasil, muriçoca, pernilongo, carapanã, sovela e mosquito-prego (os anofelinos).
- Anofelinos: malária, febre amarela, dengue.
- Culicíneos: arboviroses.
- Simulídeos dípteros sugadores de sangue; picadas numerosas e dolorosas; repasto após a cópula e hematofagia da fêmea.
- Transmissão: oncocercose e pênfigo foliáceo.

Flebotomíneos

- Dípteros domésticos ou silvestres sugadores de sangue; a fêmea é hematófaga.
- Transmissão: leishmaniose, bartonelose e arboviroses.
- Dípteros superiores ou ciclorrafos (moscas).
- Mosca doméstica: causa febre tifoide, disenteria bacilar e amebiana e infecções estafilocócicas.

Miíases

- Afecções causadas por larvas de moscas no ser humano.

Formas

- Primárias (larva invade tecido sadio – parasita obrigatório) (Figura 66.15).
- Secundária (mosca coloca ovos em ulcerações da pele ou mucosas e as larvas desenvolvem-se em necrose tecidual – parasitas ocasionais).

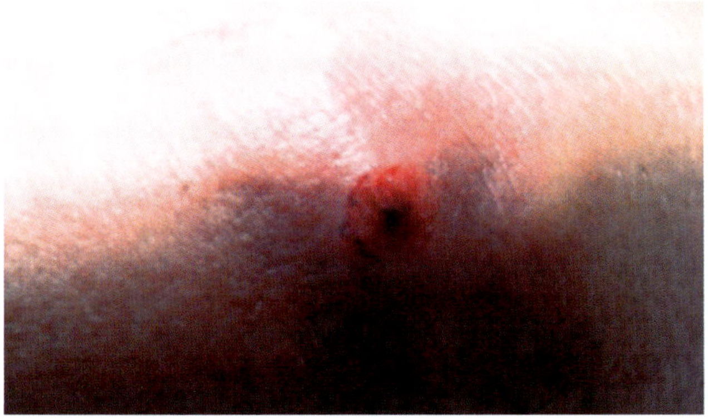

Figura 66.15 ■ Miíase: larva furunculoide. (CEMEPE – Centro de Medicina Especializada, Pesquisa e Ensino.)

Miíases primárias

Miíase migratória. Não ocorre em nosso meio.

Miíase furunculoide

- A larva da *Dermatobia hominis* atinge humanos e animais.
- A mosca deposita ovos em outras moscas ou mosquitos que, ao posarem no ser humano/animal, fazem com que a larva se projete e abandone o ovo, penetrando a pele. Desenvolve-se por 30 a 70 dias, abandona o hospedeiro, cai no solo e transforma-se em pupa e depois em inseto alado (60 a 80 dias).
- **Manifestações clínicas:** a penetração da larva, em geral, passa despercebida. Com o desenvolvimento, forma-se um nódulo furunculoide com orifício central que drena líquido seroso. A dor é variável (ferroada). Com observação cuidadosa, detecta-se o aparecimento de pequeno ponto escuro no orifício, que é o sifão respiratório da larva.[13] Atingida a maturidade, a larva move-se ativamente, dilata a abertura e sai.
- **Complicações:** infecção secundária, abscesso e celulite.
- **Tratamento:** expressão e retirada com pinça.

Miíases secundárias

- **Cutânea:** depósito de ovos de moscas em ulcerações da pele com o desenvolvimento de larvas que se alimentam de tecido necrótico São denominadas vulgarmente "bicheiras". *Cochliomyia macellaria* (mosca varejeira) e outras espécies (gênero *Lucilia* e família Sarcophagidae). O tratamento consiste no uso de éter ou nitrogênio líquido, para matar as larvas e retirá-las com pinça, e ivermectina, 200μg/kg, em dose única.[13,14]
- **Cavitária:** podem ser encontradas na cavidade nasal (particularmente em doentes com leishmaniose nasal), na cavidade ocular e na cavidade da orelha (Figura 66.16). A gravidade depende da localização e do grau de destruição.

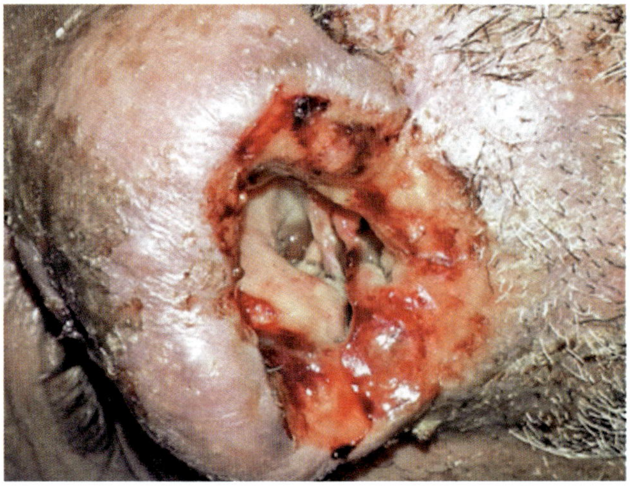

Figura 66.16 ■ Leishmaniose tegumentar americana com miíase na cavidade nasal. (Serviço de Dermatologia do Hospital Eduardo de Menezes.)

Quadros mais graves são provocados pela *Cochliomyia hominivorox*. O tratamento consiste no uso de éter, nitrogênio líquido ou solução anestésica para matar as larvas e retirá-las com pinça, além de ivermectina.

- **Intestinal:** ingestão de larvas em bebidas e alimentos contaminados; a sintomatologia depende da espécie, do número de larvas e da imunidade individual.

DERMATOSES POR HELMINTOS

Nematelmintos

- **Sinonímia:** *larva migrans*, dermatite linear serpeante, bicho geográfico, bicho de praia.
- Trata-se de afecção frequente. Larvas de *Ancylostoma brasiliensis* (parasita de cães e gatos) e, ocasionalmente, *Ancylostoma caninum* penetram a pele. Manifesta-se como erupção linear, sinuosa, com pápula terminal (a larva) e prurido de moderado a intenso (Figuras 66.17 a 66.19).[15]
- **Complicações:** infecção e eczematização.

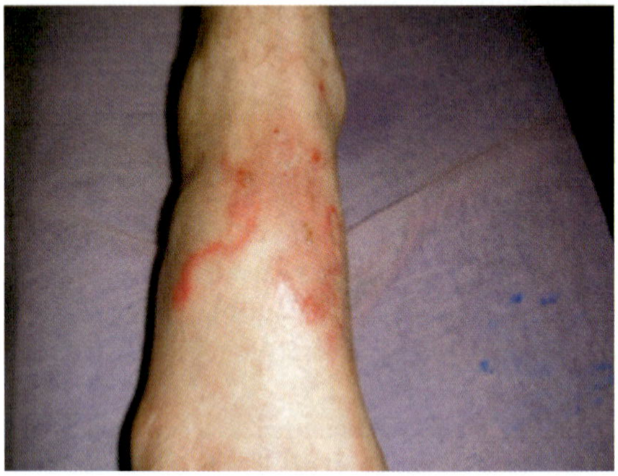

Figura 66.17 ■ *Larva migrans*. (CEMEPE – Centro de Medicina Especializada, Pesquisa e Ensino.)

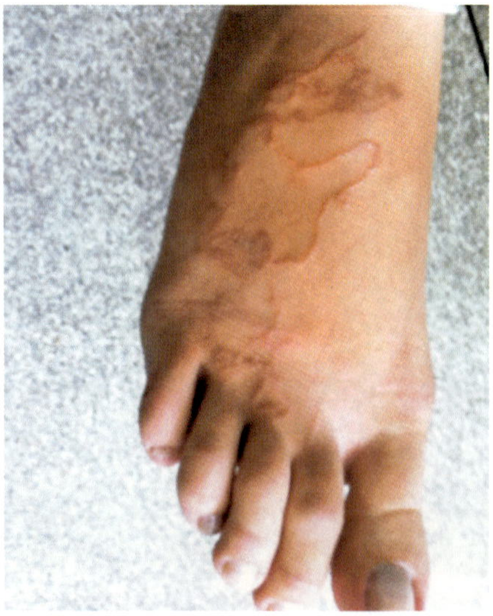

Figura 66.18 ■ *Larva migrans*. (CEMEPE – Centro de Medicina Especializada, Pesquisa e Ensino.)

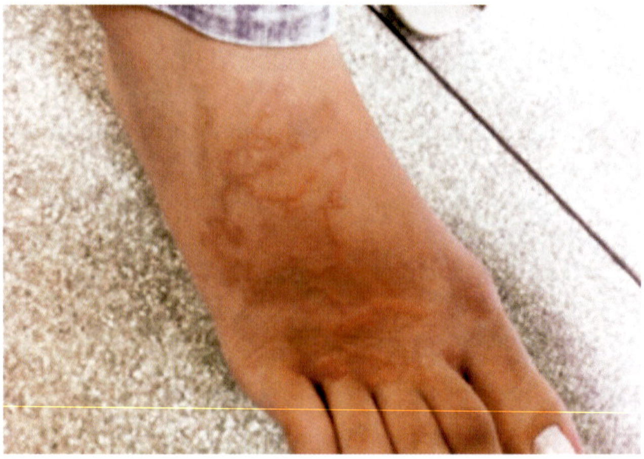

Figura 66.19 ■ Trajeto serpiginoso de acometimento por *Larva migrans*. (CEMEPE – Centro de Medicina Especializada, Pesquisa e Ensino.)

Histopatológico

O trajeto serpiginoso do nemacitodro fica localizado na extremidade do trajeto. Estrutura larvária intramalphigiana dentro de uma cavidade (Figura 66.20).

Tratamento

- Ivermectina, 200µg/kg, em dose única.
- Albendazol, 400mg, em dose única.
- Tiabendazol, 25 a 50mg/kg/dia, por 3 dias.
- Tiabendazol creme a 15% – passar em uma área de $2cm^3$ em torno da lesão.
- Medidas preventivas: proibição de cães e gatos em praias e tanques de areia.

Enterobíase

- *Enterobius vermicularis* (enteróbio ou oxiúro).
- **Ciclo:** ingestão de ovos embrionados → larvas e vermes adultos → porção terminal do intestino grosso → fecundação → migração da fêmea para região perianal, onde deposita os ovos.

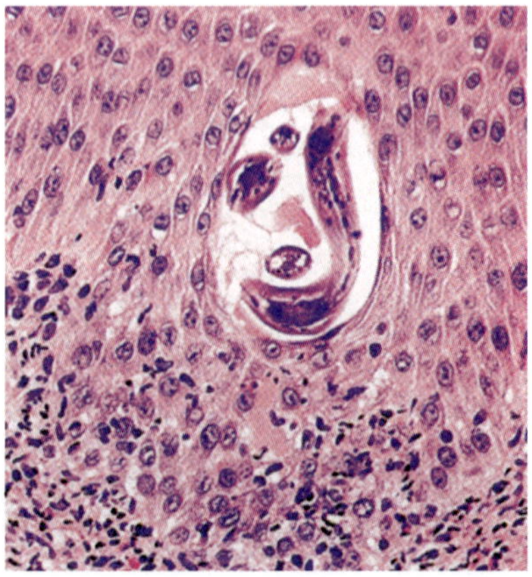

Figura 66.20 ■ *Larva migrans*: estrutura larvária intramalphigiana dentro de uma cavidade. (Acervo do Dr. Moisés Salgado Pedrosa.)

- **Infestação:** contato mão-ânus-boca (crianças), alimentos contaminados ou fômites.
- **Manifestações clínicas:** prurido anal (intenso e noturno), insônia, irritabilidade, escoriações, infecção secundária e eczema na região.
- **Diagnóstico:** pesquisa dos ovos em *swab* anal, já que raramente o *E. vermicularis* é encontrado nas fezes.
- **Tratamento:** albendazol, 400mg, em dose única.

Ancilostomíase

- *Ancylostoma duodenale* e *Necator americanus*.
- **Ciclo:** ovos depositados → larvas → pele → corrente circulatória → pulmões → traqueia e esôfago → intestino delgado; eventualmente, alimentos ou água contaminados (larvas).
- **Manifestações clínicas:** lesões eritematosas, papulovesiculosas com prurido intenso em região plantar. Frequentemente paucissintomáticas.
- **Diagnóstico:** encontro de ovos nas fezes.
- **Tratamento:** albendazol, 400mg, em dose única para adultos e crianças > 2 anos de idade.

Estrongiloidíase

- *Strongyloides stercolaris* (duodeno e jejuno).
- Constitui infestação comum, típica de zonas rurais de clima tropical ou semitropical.
- **Ciclo:** larvas penetram a pele, atingem vasos e linfáticos e são levadas aos pulmões (cruzam alvéolos, ascendem pelos brônquios e a traqueia) até a faringe e, deglutidas, chegam ao intestino; é possível penetração pela mucosa bucal, esofágica ou gástrica (água e alimentos contaminados com larvas); outras: autoinfestação (pele da região perianal ou pela mucosa intestinal).
- Sintomas broncopulmonares, gastrointestinais e cutâneos (lesões eritematourticadas com prurido discreto costumam passar despercebidas).
- **Tratamento:** albendazol, 400mg/dia, por 3 dias.

Tricuríase

- *Trichuris trichiura* – hábitat: ceco do ser humano.
- **Infestação:** ingestão de ovos ou larvas em alimentos ou água contaminados. Não ocasiona alterações patológicas, exceto em caso de infestações intensas; a lesão da mucosa intestinal pode facilitar o desenvolvimento de infecções.
- **Tratamento:** tiabendazol ou albendazol.

Ascaridíase

- *Ascaris lumbricoides* (lombrigas) – distribuição universal.
- **Ciclo:** ovos eliminados com as fezes → larvas → ingestão com água, alimentos ou por contato → atravessam a mucosa intestinal e a circulação → migração pelos pulmões, brônquios, traqueia, faringe, esôfago e estômago → intestino (vermes adultos).
- Podem provocar reações de sensibilização.
- **Tratamento:** albendazol, 400mg, em dose única; levamizol, 150mg ou 80mg, em dose única.

Filaríase ou filariose

- Filárias, nematoides que vivem nos sistemas linfático e sanguíneo, eventualmente podem ser encontradas na pele, no rins, no epidídimo etc.: *Wuchereria bancrofti* (90% – Ásia, África, América Central e do Sul) e *Brugia malayi* (10% – sul da Ásia e Pacífico).
- **Ciclo:** filárias adultas: vasos linfáticos, onde libertam seus embriões (microfilárias), que surgem no sangue periférico periodicamente, à noite; são ingeridas por insetos hematófagos e inoculadas em sadios.
- **Manifestações clínicas:** fenômenos de linfangite, adenopatia, linfoestase, linfoectasias e elefantíase; reação de sensibilidade com prurido, urticárias e lesões papuloeritematosas.
- **Diagnóstico:** microfilárias no sangue em gota espessa, com coleta feita à noite.
- **Tratamento:** dietilcarbamazina (DEC), 6mg/kg/dia, divididos em três doses, por 12 dias.[16]

Oncocercíase ou oncocercose

- *Oncocerca volvulus* (encontrado na África, no Oriente Médio e nas Américas).
- **Transmissão:** picada de espécies de simulídeos.
- **Ciclo:** após o acasalamento, surgem as microfilárias → migram para derme, globo ocular e, raramente, vísceras. Ao picar o doente, o simulídeo ingere microfilárias que, após transformações, tornam-se larvas infestantes.
- O ser humano é o único hospedeiro.[17]
- **Manifestações clínicas:** nódulos subcutâneos causados por filárias adultas (oncocercomas); prurido e escoriações, pelas microfilárias na pele; hiperpigmentação e liquenificação, consequentes ao prurido; atrofia e despigmentação (lesões tardias residuais); comprometimento ocular, que frequentemente leva à cegueira (comum na África).[18]
- **Diagnóstico:** biópsia.
- **Histopatológico** (Figura 66.21).
- **Tratamento:** dietilcarbamazina, 2mg/kg/dia por 10 dias; repetir mais duas ou três vezes, com 2 a 4 semanas de intervalo; posteriormente, suramina sódica, 1g/semana IM em cinco a sete aplicações. A ivermectina pode ser administrada.[19]

Platelmintos

Esquistossomose

- Das três espécies de trematódeos que parasitam o ser humano, somente o *Schistosoma mansoni* ocorre na América.
- **Localização habitual (verme adulto):** sistema porta.

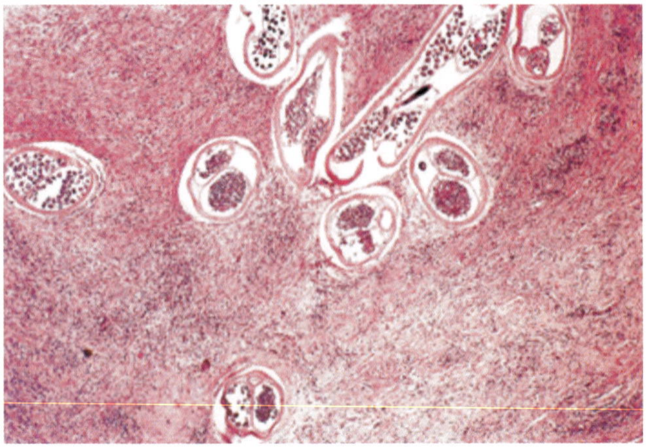

Figura 66.21 ■ Oncocercaríases: larvas filarioides presentes na derme, formando oncocistos, ou larvas isoladas dentro dos vasos linfáticos. (Acervo do Dr. Moisés Salgado Pedrosa.)

- **Ciclo:** ovos eliminados → água → saída dos miracídios que penetram em caramujos → esporocistos → cercárias (formas infestantes) → eliminadas pelo caramujo, nadam por 1 a 3 dias → penetração na pele do hospedeiro (humano/animal) → vasos linfáticos e sanguíneos → pulmões → sistema porta (via sanguínea ou transtissular) → vermes adultos.
- **Manifestações clínicas:**
  - **Dermatite por cercárias:** penetração das cercárias na pele: eritema, pápulas, petéquias e prurido de moderado a intenso (logo após banho em águas paradas) (Figura 66.22).
  - **Genital e perigenital:** os ovos ou vermes atingem a pele e causam reação inflamatória granulomatosa com aparecimento de lesões nodulovegetantes e fístulas nas regiões glútea, perianal e genital por comunicações arteriovenosas ou por continuidade.

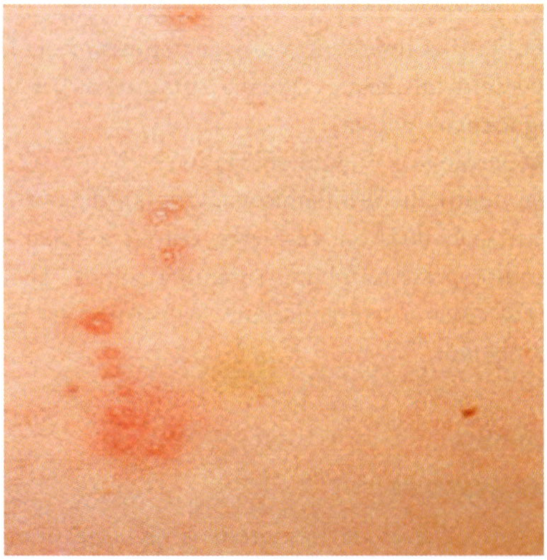

Figura 66.22 ■ Esquistossomose ectópica: pápulas eritematosas agrupadas. (CEMEPE – Centro de Medicina Especializada, Pesquisa e Ensino.)

  - **Ectópica:** os ovos atingem qualquer região da pele, surgindo reação granulomatosa caracterizada por pápulas isoladas ou formando placas.[20]
- **Diagnóstico:** quadro clínico associado a anamnese e histopatológico (achado de *S. mansoni* ou ovos).
- **Histopatológico:** granulomas contendo ovos birrefringentes com estrutura organoide de miracídio no interior. Nos granulomas, além de células gigantes e histiócitos, é muito comum o achado de vários eosinófilos (Figura 66.23).
- **Tratamento:** dermatite por cercária: pasta d'água e anti-histamínicos. Fármaco de eleição: praziquantel; medicamento alternativo: oxamniquina.[21]

Teníase e cisticercose

- *Taenia solium* e *Taenia saginata.* A tênia habita o intestino delgado, podendo alcançar de 2 a 3 metros de comprimento, e seu corpo é composto por anéis.
- **Ciclo:** pelo primeiro anel, escólex, fixa-se na mucosa intestinal e elimina os últimos anéis, com milhares de ovos → solo → são ingeridos pelo hospedeiro intermediário, porco (*T. saginata*) ou boi (*T. solium*). O ovo ingerido pelo porco, e eventualmente por outros animais, inclusive o ser humano, libera no intestino o embrião (oncosfera) que, penetrando pela mucosa, vai cair na corrente circulatória, fixando-se particularmente nos músculos → forma larva madura (*Cysticercus*). No intestino do ser humano que ingerir carne contaminada com cisticerco, dará origem à tênia adulta.

Cisticercose

- Quadro caracterizado pelo aparecimento de nódulos subcutâneos, do tamanho de ervilha a noz, duros, bem delimitados, que persistem por meses ou anos sem alteração. Ocorre, em geral, pela ingestão de ovos da tênia em água, hortaliças ou outros frutos contaminados. A cisticercose cutânea é importante por indicar a possibilidade de neurocisticercose.

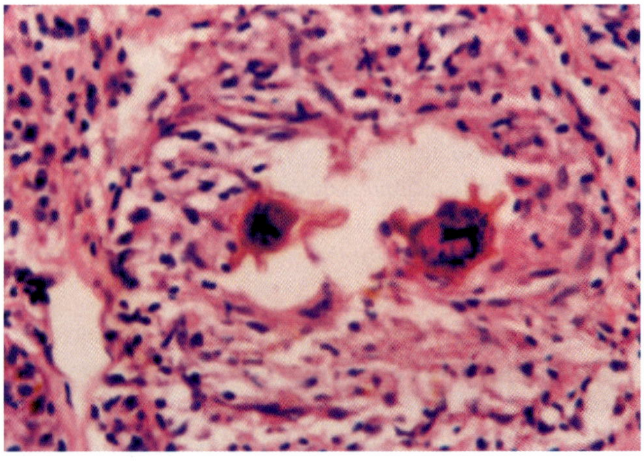

Figura 66.23 ■ Esquistossomose ectópica: granulomas contendo ovos birrefringentes. (Acervo do Dr. Moisés Salgado Pedrosa.)

- **Diagnóstico:** exame anatomopatológico.
- **Tratamento:** exérese cirúrgica; praziquantel, 5mg/kg/dia, em três tomadas, por 2 semanas, ou albendazol, 15mg/kg/dia, em três tomadas, por 8 dias.[5]

Equinococose/cisto hidático

- O gênero *Echinococcus* é formado por tênias pequenas de várias espécies, entre as quais o *E. granulosus* se reveste de grande importância médica. Encontrado em países com grandes criações de carneiros (América do Sul: Argentina, Uruguai e Brasil [Rio Grande do Sul]).
- **Ciclos:** os hospedeiros definitivos do cestoide são animais carnívoros (cão), que eliminam ovos pelas fezes, as quais são ingeridas pelo hospedeiro intermediário (carneiro), onde as larvas formam lesões císticas (cistos hidáticos). O cão, ingerindo carne contaminada, desenvolve o parasita adulto. O ser humano adquire a parasitose por ingestão acidental: o cisto hidático ocorre nos pulmões e no fígado; na pele observa-se tumoração mole e flutuante, que pode ser retirada por cirurgia.[5]

Referências

1. Kalil CLPV, Webber A. Zoodermatoses. In: Ramos-e-Silva M, Castro MCR. Fundamentos de dermatologia. Vol. 2. Rio de Janeiro: Atheneu, 2010.
2. Lemons-Estes CDRFM, Neafie RC, Meyers WM. Unusual cutaneous infections and parasitic diseases. Dermatol Clinic 1999; 17(1):151-85.
3. Brasil. Ministério da Saúde. Doenças Infecciosas e parasitárias – Guia de bolso. 8. ed. Brasília, DF: Ministério da Saúde.
4. Tan H, Goh C. Parasitic infections in the elderly – recognition and drug treatment. Drug Aging 2001; 18(3):165-76.
5. Sampaio AS, P Rivitti E. Dermatologia. São Paulo: Artes Médicas, 2008.
6. Wilson DC, Smith ML, King Jr LE. Arthopod bites and stings. In: Freedberg M, Eisen AZ, Wolff K, Austen KF, Godsmith LA, Katz SI. Dermatology in general medicine. 6. ed. New York: McGraw Hill, 2003:2685-95.
7. Steen CJ, Carbonaro PA, Schawrtz RA. Arthropods In dermatology. J Am Acad Dermatol 2004; 50:819-41.
8. Tharakaram S. Bulbons eruption due to Cimex lectualarius. Clin Exp Dermatol 1999; 24:241-2.
9. Fletcher CL, Arden-Jones MR, Hay RJ. Widespread bullous eruption due to multiple bed buy bites. Clin Exp Dermatol 2002; 27:74-5.
10. Alexander JO. Flea bites and other diseases caused by fleas. In: Arthropods and human skin. Berlin: Springer, 1984:159-71.
11. Dichey RF. Papular urticaria: horders of fleas in the living room. Cutis 1967; 3:345-8.
12. Feldmeir H, Heukelbach J, Eisele M et al. Bacterial superinfection in human tunguiasis. Trop Med Int Health 2002; 7:559-64.
13. Patton WS. Notes on the myasis producing dipteria of man and animals. Bull Entomol Res 1921; 12:239-61.
14. James MT. The flies that cause myasis in man. Micellaneous Publication. no 631. USDA. Washington DC, 1947:1-175.
15. Blackwell V, Vega-Lopez FF. Cutaneous larva migrans: clinical features and management of 44 cases presenting in the returning travelers. Br J Dermatol 2001; 145:434-7
16. Ali MM, Baraka OZ, Abdel Rahman SI et al. Immune responses directed against microfilariae correlate with severity of clinical onchodermatitis and treatment history. J Infect Dis 2003; 187(4):714-7.
17. Boatin BA, Toe L, Alley ES, Dembélé N, Weiss N, Dadzie KY. Diagnostics in onchocerciasis future challenges. An Trop Med Parasit 1998; 92(1):541-5.
18. Hougard JM, Yameogo L, Philippon B. Onchocerciasis in west Africa after a challenge to take up. Parasite 2002; 9:105-11.
19. Espinel M. Onchocerciasis a Latin American perspective. Ann Trop Med Parasit 1998; 92(1):157-60.
20. Lambertucci JR, Rayes AAM, Barata CH, Teixeira R, Gerpacher-Lara R. Acute schistosomiasis report on five singular cases. Mem Inst Oswaldo Cruz 1997; 92(5):631-5.
21. Leman JA, Small G, Wilkis D, Tidman DJ. Localized popular cutaneous schistosomiasis: two cases in travelers. Clin Exp Dermatol 2001; 26(1):50-2.

Parte IX

DOENÇAS SEXUALMENTE TRANSMISSÍVEIS

Doenças Sexualmente Transmissíveis

Sandra Lyon

INTRODUÇÃO

As doenças sexualmente transmissíveis (DST) constituem um grupo diversificado de doenças e síndromes, cujos agentes etiológicos primários são transmitidos através do contato sexual.[1,2]

Nos últimos anos, principalmente após o início da epidemia da síndrome da imunodeficiência adquirida (AIDS), as DST readquiriram importância como problemas de saúde pública.

As DST são o principal fator facilitador da transmissão sexual do vírus da imunodeficiência adquirida (HIV).

CANCRO MOLE

- **Sinônimos:** cancroide, cancro venéreo simples, cancro de Ducrey e, popularmente, "cavalo".
- **Transmissão:** sexual.
- **Agente etiológico:** *Haemophilus ducrey.*
- **Prevalência:** regiões tropicais e sexo masculino (20:1).
- **Período de incubação:** 3 a 5 dias, podendo se estender por até 2 semanas.

Histórico

Paracelso (1530) e Hunter (1767) consideravam o cancro mole, a sífilis e a gonorreia manifestações clínicas diferentes de um mesmo agente etiológico (teoria unicista).

Em 1852, o cancro mole foi diferenciado do cancro duro da sífilis por Basserau, que demonstrou que somente pacientes portadores de cancro mole poderiam ser reinfectados em outros sítios cutâneos por autoinoculação com material purulento obtido da úlcera.[4]

Em 1889, Augusto Ducrey descreveu a evolução da doença, diferenciando-a da sífilis, e identificou seu agente etiológico.[5]

Manifestações clínicas

Lesões ulcerosas e dolorosas, geralmente múltiplas, devido à autoinoculação. Bordas solapadas e cortadas a pique, com fundo purulento, base mole, às vezes úmida. Odor fétido.

No homem são acometidos o frênulo e o sulco balanoprepucial; na mulher, a fúrcula e a face interna dos pequenos e grandes lábios.[6]

Complicação mais frequente: bubão cancroso (Figuras 67.1 a 67.3)

Em 30% a 50% dos pacientes, o bacilo atinge os linfonodos inguinocrurais, sendo a doença unilateral em dois terços dos casos.

O bulbão cancroso pode ser observado quase que exclusivamente no sexo masculino.

Tumefação sólida e dolorosa liquefação e fistulização, tipicamente por orifício único.[6]

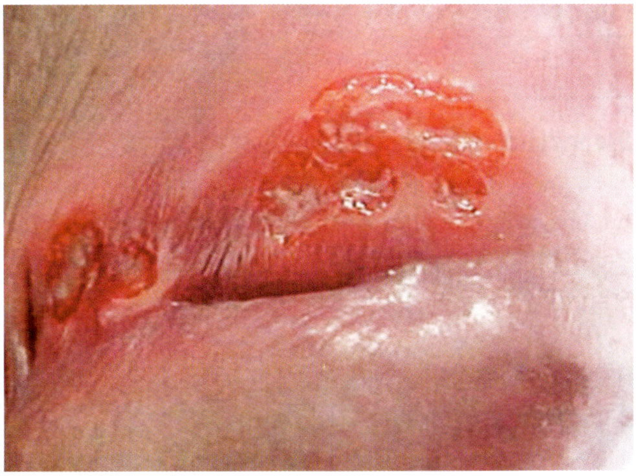

Figura 67.1 ■ Cancro mole. (CEMEPE – Centro de Medicina Especializada, Pesquisa e Ensino.)

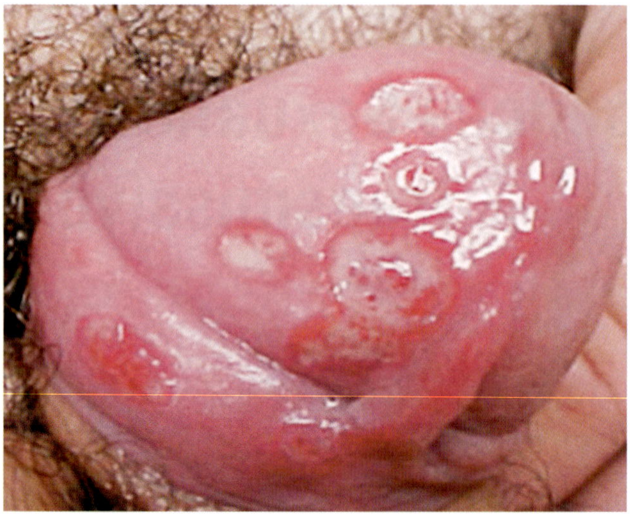

Figura 67.2 ■ Cancro mole. (CEMEPE – Centro de Medicina Especializada, Pesquisa e Ensino.)

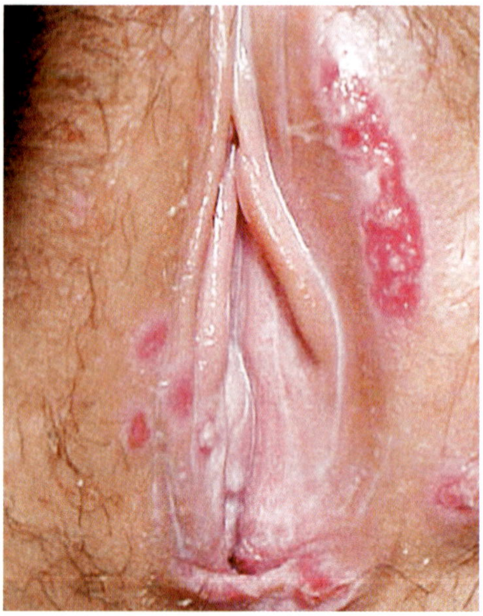

Figura 67.3 ■ Cancro mole. (CEMEPE – Centro de Medicina Especializada, Pesquisa e Ensino.)

Diagnóstico diferencial

Cancro duro (sífilis primária), herpes simples, linfogranuloma venéreo, donovanose e erosões traumáticas infectadas. Não é rara a ocorrência do cancro misto de Rollet (cancro mole + cancro duro da sífilis primária).

Diagnóstico laboratorial

Exame direto corado pelo Gram

Bacilos gram-negativos intracelulares, em cadeias paralelas, acompanhados de cocos gram-positivos (fenômeno de satelitismo).[7]

Cultura

Exame mais sensível, mas de difícil realização em virtude das exigências de crescimento do bacilo – colônias acinzentadas características.

Histopatologia

Bastante sugestiva para o diagnóstico presuntivo.

Reação de Ito-Reenstierna

- **Intradermorreação do tipo tuberculínico:** positiva após 24 a 48 horas em 75% dos casos. Não é mais empregada.
- **Reação de fixação de complemento (RFC):** positiva após 3 semanas.

Tratamento

Azitromicina, 1g VO em dose única (DU), ou ceftriaxona, 250mg IM DU, ou tianfenicol, 5g VO DU, ou 500mg VO a cada 8 horas, por 5 dias, ou ciprofloxacino, 500mg VO a cada 12 horas, por 3 dias, ou doxiciclina, 100mg VO a cada 12 horas, por 10 dias, ou tetraciclina, 500mg a cada 6 horas, por 15 dias, ou eritromicina (estearato), 500mg VO a cada 6 horas, por 7 dias; sulfametoxazol/trimetoprima, 800/160mg VO a cada 12 horas, por 10 dias.

O tratamento sistêmico deve ser sempre acompanhado por medidas de higiene local.

Recomendações

O paciente deve ser reexaminado em 3 a 7 dias após o início da terapia e acompanhado até a involução total das lesões. Deve ser recomendada abstinência sexual até a resolução completa da doença. É necessário o tratamento dos parceiros sexuais, sendo importante excluir a possibilidade de sífilis associada, no momento e 30 dias após o aparecimento da lesão. A aspiração com agulha de calibre grosso dos gânglios linfáticos regionais comprometidos pode ser indicada para alívio. Está contraindicada incisão com drenagem ou excisão dos linfonodos acometidos.

HERPES SIMPLES GENITAL

Causado pelo vírus *Herpes simplex* (HSV), o herpes simples genital consiste em uma das DST mais frequentes em todo o mundo. O HSV pode ser classificado em tipo 1 (HSV-1) ou tipo 2 (HSV-2).[9]

Histórico

O termo herpes vem do grego e significa formigar, designando várias erupções cutâneas. John Astruc, em 1736, descreveu o herpes genital. Em 1919, Löwenstein demonstrou a etiologia viral do herpes, sendo a sequência genômica completa do HSV-1 publicada em 1988, seguida pela do HSV-2, 10 anos depois.[10]

Epidemiologia

A prevalência do herpes simples genital reflete o comportamento sexual da população. O HSV-2 é responsável por até 90% dos casos de herpes genital, porém existe um número cada vez maior de novas infecções pelo HSV-1.[11]

Alguns indivíduos permanecem assintomáticos por toda a vida, enquanto outros podem apresentar múltiplas recorrências do herpes genital, e todos podem transmitir o vírus em alguma etapa da vida.[9] A gestante pode transmitir o vírus ao feto.[12]

Agente etiológico

O herpes genital é causado pelo vírus DNA de dupla hélice *Herpes simplex*, que pode ser classificado em VHS-1 e VHS-2. As sequências de nucleotídeos dos dois tipos são 50% idênticas.

Após penetrar a pele ou a mucosa do ser humano, ocorre a produção de vários anticorpos específicos. O vírus costuma entrar em latência em um gânglio sensitivo, sendo comuns os ciclos de latência e recorrência.[11]

Período de incubação

O período de incubação varia de 1 a 26 dias (em média, 8 dias) após o contato,[3] e o período de transmissibilidade varia de 4 a 12 dias após o aparecimento dos primeiros sintomas. Nas infecções assintomáticas, orais e genitais, pode haver disseminação transitória do vírus.[3]

Manifestações clínicas

Os achados clínicos e sorológicos do paciente se apresentam de quatro modos distintos:

- **Infecção primária ou primoinfecção:** ocorre em indivíduo que apresenta sintomas sem anticorpos prévios contra HSV-1 ou HSV-2.
- **Primeiro episódio não primário:** infecção por HSV-2 em paciente com anticorpos séricos prévios para HSV-1, ou vice-versa.
- **Primeira recorrência:** infecção pelo HSV-2 ou HSV-1 em indivíduo com anticorpos prévios para HSV-2 ou HSV-1.
- **Herpes genital recorrente:** causado pela reativação de vírus latentes (Figuras 67.4 a 67.7).

As manifestações clínicas propriamente ditas consistem em:

- **Herpes genital primário:** pródromos com maior sensibilidade, formigamento, mialgias, ardência ou prurido no

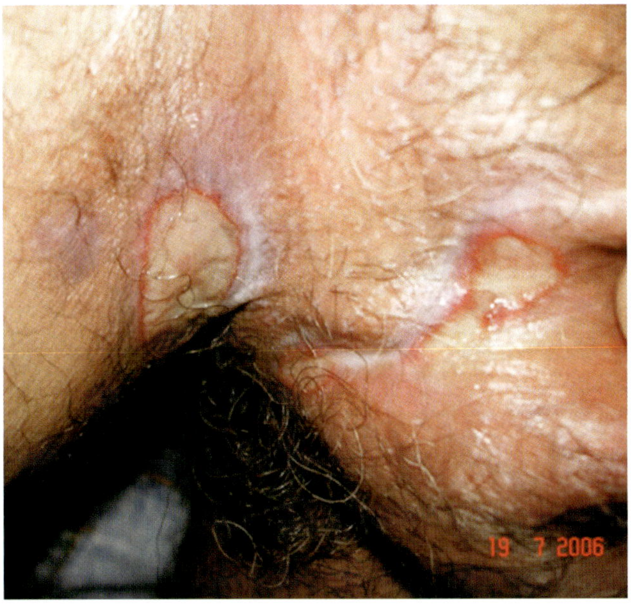

Figura 67.4 ■ Herpes genital: lesões exulceradas na genitália. (CEMEPE – Centro de Medicina Especializada, Pesquisa e Ensino.)

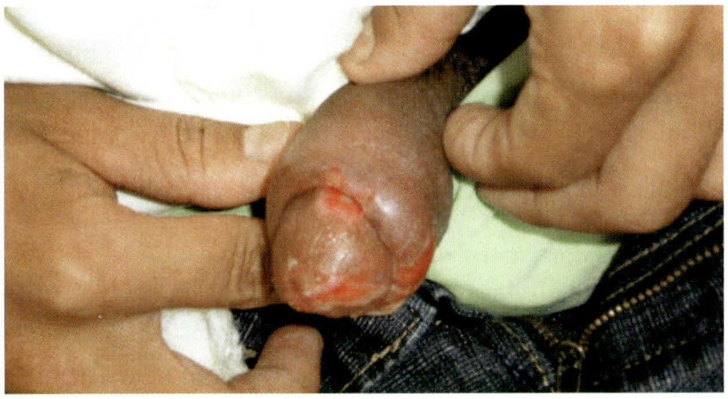

Figura 67.5 ■ Herpes genital. (CEMEPE – Centro de Medicina Especializada, Pesquisa e Ensino.)

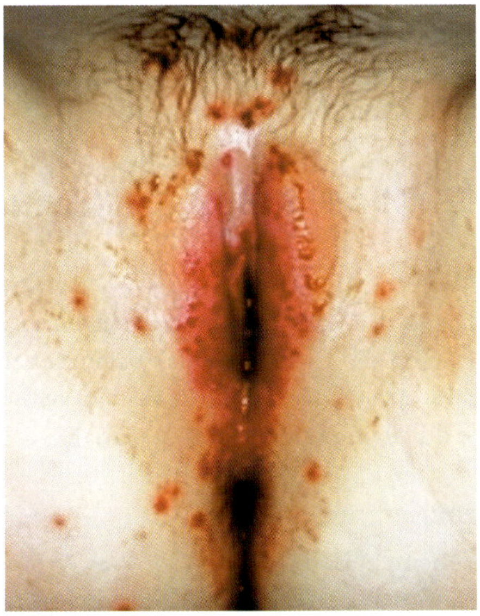

Figura 67.6 ■ Herpes genital. (CEMEPE – Centro de Medicina Especializada, Pesquisa e Ensino.)

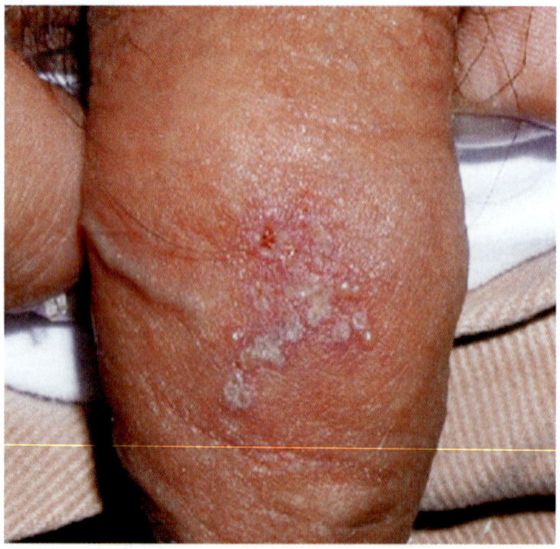

Figura 67.7 ■ Herpes genital. (CEMEPE – Centro de Medicina Especializada, Pesquisa e Ensino.)

local. Pápulas eritematosas de 2 a 3mm, vesículas agrupadas com conteúdo citrino, ulcerações recobertas por crostas sero-hemáticas. No homem, acomete glande e prepúcio; na mulher, atinge pequenos lábios, clitóris, grandes lábios, fúrcula e colo do útero. Adenopatia inguinal dolorosa bilateral ocorre em 50% dos casos. Por ser subclínica, a infecção é caracterizada apenas por corrimento hialino. Provocando ou não sintomas, após a infecção primária o HSV ascende pelos nervos periféricos sensoriais, penetra os núcleos das células ganglionares e entra em estado de latência.

- **Herpes genital recorrente:** após a infecção genital primária por VHS-2 ou VHS-1, 90% e 60% dos pacientes, respectivamente, desenvolvem novos episódios nos primeiros 12 meses por reativação dos vírus. A recorrência das lesões pode estar associada a episódios de febre, exposição à radiação ultravioleta, traumatismos, menstruação, estresse físico ou emocional, antibioticoterapia prolongada e imunodeficiência.

Diagnóstico diferencial

Cancro mole, sífilis, linfogranuloma venéreo, donovanose e ulcerações traumáticas.

Diagnóstico

O diagnóstico baseia-se em anamnese e exame físico, citodiagnóstico de Tzanck (células balonizantes), biópsia (corpúsculos de inclusão) e cultura (técnica mais específica, porém de difícil obtenção na prática diária).

Tratamento

- **No primeiro episódio:**
  - Aciclovir, 400mg VO, a cada 8 horas, por 7 a 10 dias ou
  - Valaciclovir, 1g VO, a cada 12 horas, por 7 a 10 dias ou
  - Fanciclovir, 250mg VO, a cada 8 horas, por 7 a 10 dias.
- **Nas recorrências:**
  - Aciclovir, 400mg VO, a cada 8 horas, por 5 dias ou
  - Valaciclovir, 500mg VO, a cada 12 horas, por 5 dias ou
  - Fanciclovir, 125mg VO, a cada 12 horas, por 5 dias.

Gestante

A infecção primária materna pelo HSV no final da gestação representa risco maior de infecção neonatal do que o herpes genital recorrente.

Transmissão fetal transplacentária: 1:3.500 gestações.

A infecção do concepto intraútero, nos primeiros meses da gestação, poderá culminar em abortamento espontâneo.

O risco de transmissão do vírus ao feto é maior no momento de sua passagem pelo canal do parto, resultando em aproximadamente 50% de infecção.

Recomenda-se a realização de cesariana sempre que houver lesões herpéticas ativas.

Infecção neonatal

Esse quadro é considerado grave e exige cuidados hospitalares especializados.

Tratamento neonatal: aciclovir, 5mg/kg/dia EV, a cada 8 horas, por 7 dias, ou até a regressão das lesões.

LINFOGRANULOMA VENÉREO

O linfogranuloma venéreo (LGV) é uma DST causada pela *Chlamydia trachomatis* sorotipos L1, L2 e L3.[13]

- **Sinônimos:** quarta moléstia, doença de Nicolas-Favre, poroadenite inguinal ou, popularmente, "mula".

Histórico

Em 1913, Durand, Nicolas e Favre definiram essa entidade clinicopatológica e Frei, em 1925, estabeleceu seu diagnóstico por meio de um teste cutâneo específico.[14]

Epidemiologia

O LGV é mais comum em pessoas do sexo masculino, que apresentam a forma aguda, enquanto nas mulheres são observadas com mais frequência complicações da doença. Além da transmissão sexual anogenital e oral, podem ocorrer inoculação ocular e infecção por aspiração acidental em laboratório. Não há registro de transmissão genital, mas o recém-nascido pode se infectar através do canal do parto (Figura 67.8).[15,16]

- **Modo de transmissão:** contato sexual, com penetração da bactéria por meio da pele ou mucosa com solução de continuidade.
- **Período de incubação:** de 1 a 3 semanas após o contato sexual.
- **Período de transmissibilidade:** bastante variável, de semanas a anos.

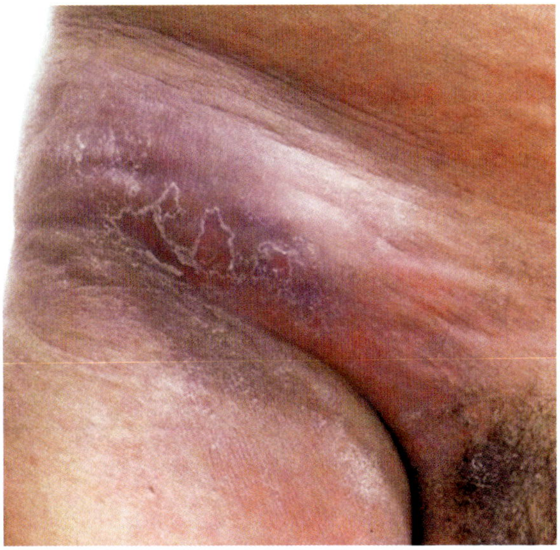

Figura 67.8 ■ Linfogranuloma venéreo. (Acervo do Dr. Daniel Seixas Dourado.)

Manifestações clínicas

As manifestações clínicas do LGV ocorrem em três estágios: (1) lesão de inoculação, (2) disseminação linfática regional e (3) sequelas.

- **Lesão de inoculação:** inicia-se por pápula, pústula ou exulceração indolor, que desaparece sem deixar sequela. Não costuma ser notada pelo paciente, e raramente é observada pelo médico. No homem, acomete o sulco coronal, o frênulo e o prepúcio; na mulher: parede vaginal posterior, colo uterino, fúrcula e outras partes de genitália externa.
- **Disseminação linfática regional:** no homem, a linfadenopatia inguinal desenvolve-se entre 1 e 6 semanas após a lesão inicial, sendo unilateral em 70% dos casos. Na mulher, a adenopatia raramente é observada. Evolui com supuração e fistulização por orifícios múltiplos ("em bico de regador"), que correspondem a linfonodos individualizados, parcialmente fundidos em uma grande massa. A lesão primária na região anal pode levar a proctite e proctocolite hemorrágica. O contato orogenital pode causar glossite ulcerativa difusa, com linfadenopatia regional. Sintomas gerais sistêmicos: febre, mal-estar, anorexia, emagrecimento, artralgia, sudorese noturna e meningismo. Sequelas são mais frequentes nas mulheres e nos homossexuais masculinos, devido ao acometimento do reto; podem ocorrer fístulas retais, vaginais, vesicais e estenose retal, além de estiomene (elefantíase genital), causada por obstrução linfática crônica na mulher.

Diagnóstico diferencial

Cancroide, sífilis, tuberculose, paracoccidioidomicose, doença da arranhadura do gato, donovanose, doença de Crohn, colites ou retites, hidradenite crônica e neoplasias.

Diagnóstico

Na maioria dos casos, o diagnóstico é estabelecido em bases clínicas, não sendo rotineira a comprovação laboratorial.

Bacterioscopia

Exame direto do esfregaço da lesão corado por Giemsa, imunofluorescência ou imunoperoxidase – corpúsculos de Gama-Miyagawa.

Intradermorreação de Frei

Encontra-se em desuso em virtude da baixa sensibilidade e de reações positivas com outras infecções por clamídias.

Reação de fixação de complemento (RFC)

- Positiva após 2 a 4 semanas de infecção.
- Aumento de quatro vezes nos títulos de anticorpos tem valor diagnóstico.
- Títulos > 1:64 são sugestivos de infecção atual.
- Positiva em 80% a 90% dos casos de LGV.
- Pode permanecer positivo pelo resto da vida.

Teste de microimunofluorescência

Mais sensível e específico, detecta anticorpos antissorotipos de clamídias, é realizado apenas em alguns centros.

Cultura

Baixa positividade (< 50%).

Exame histopatológico

Não é específico, mas sugestivo.

Tratamento

- Doxiciclina, 100mg VO, a cada 12 horas, por 21 dias ou
- Eritromicina (estearato), 500mg VO, a cada 6 horas, por 21 dias ou
- Tianfenicol, 500 mg VO, a cada 8 horas, por 14 dias ou
- Sulfametoxazol/trimetoprima, 800/160mg VO, a cada 12 horas, por 21 dias.
- Azitromicina, 1g/semana VO, por 3 semanas.
- Sulfadiazina, 500mg VO, a cada 6 horas, durante 3 semanas.
- Tetraciclina, 500mg VO, a cada 6 horas, por 4 semanas.[3,17]
- **Parceiros:** os parceiros sexuais devem ser examinados e tratados se houver ocorrido contato sexual com o paciente nos primeiros 30 dias que antecederam o início dos sintomas.

Observações:

- Os antibióticos não revertem as sequelas, como estenose retal ou elefantíase genital.
- Se não houver resposta clínica após 3 semanas de tratamento, este deve ser reiniciado com outro fármaco.
- Os bubões que se tornarem flutuantes podem ser aspirados com agulha calibrosa, não devendo ser incisados cirurgicamente.

DONOVANOSE

Donovanose é uma doença crônica progressiva, de baixa contagiosidade, que acomete, preferencialmente, pele e mucosas das regiões genitais, perianais e inguinais.[18]

- **Sinônimos:** granuloma venéreo, granuloma tropical, úlcera serpiginosa, úlcera venérea crônica e granuloma inguinal.

Histórico

A primeira descrição de donovanose foi feita em 1882, por Mc Leod. Em, 1905, Donovan relatou a etiologia bacteriana da doença a partir da identificação dos corpúsculos de Donovan em macrófagos e células epiteliais. O agente etiológico foi descrito em 1913, por Henrique Aragão e Gaspar Viana.[19]

- **Agente etiológico:** *Calymmatobacterium granulomatis* (*Klebsiella granulomatis, Donavania granulomatis*).
- **Período de incubação:** 30 dias a 6 meses.
- **Modo de transmissão:** provavelmente por contato direto com lesões, durante a atividade sexual. A ocorrência em crianças e pessoas sexualmente inativas e a variedade da doença em parceiros sexuais de pacientes com lesões abertas são dados que se contrapõem ao estabelecimento da transmissão sexual exclusiva da doença.
- **Período de transmissibilidade:** desconhecido, provavelmente enquanto há lesões abertas na pele e/ou membranas mucosas.[3,19]

Manifestações clínicas

A donovanose inicia-se por lesão nodular, única ou múltipla, de localização subcutânea, que eclode e produz ulceração bem definida e cresce lentamente. Indolor, sangra com facilidade. A partir daí, as manifestações estão diretamente ligadas às respostas tissulares do hospedeiro, originando formas localizadas ou externas e, até mesmo, lesões viscerais por disseminação hematogênica (Figuras 67.9 e 67.10).[3]

As manifestações clínicas da donovanose são classificadas em:

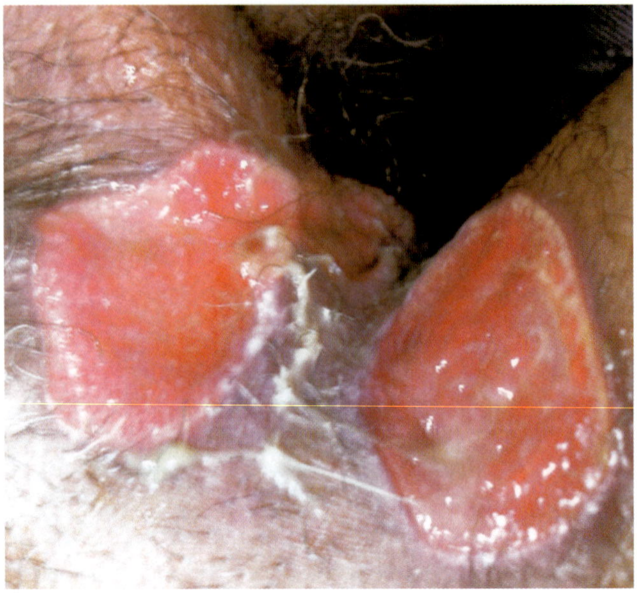

Figura 67.9 ■ Donovanose. (CEMEPE – Centro de Medicina Especializada, Pesquisa e Ensino.)

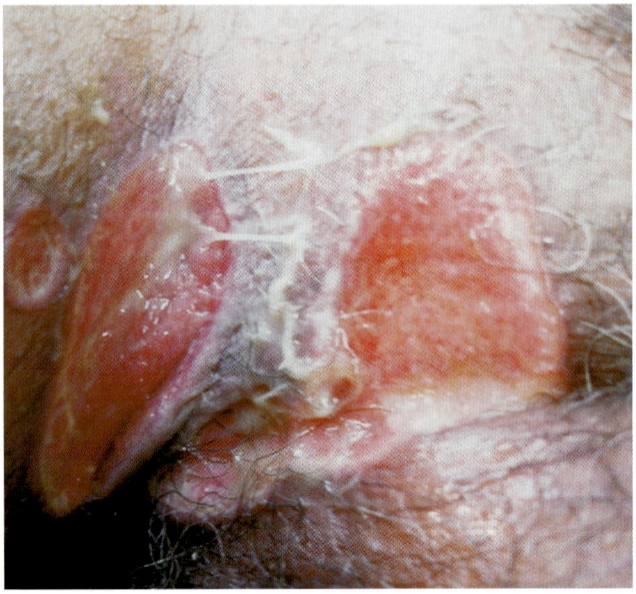

Figura 67.10 ■ Donovanose. (CEMEPE – Centro de Medicina Especializada, Pesquisa e Ensino.)

- **Genitais e perigenitais:** divididas em ulcerosas, as quais são subdivididas naquelas com bordas hipertróficas e com bordas planas, ulcerovegetantes, vegetantes e elefantiásicas.[3]
- **Extragenitais:** em geral associadas a lesões em locais como boca, faringe, nariz, pescoço, couro cabeludo e axila.[18,19]
- **Sistêmicas:** podem ocorrer manifestações ósseas, articulares, hepáticas, esplênicas e pulmonares.[3,18,19]

As complicações incluem obstrução linfática, linfedema genital ou de extremidades, fibrose cicatricial, estenose, fimose e parafimose.[18]

Histopatologia (Figura 67.11)

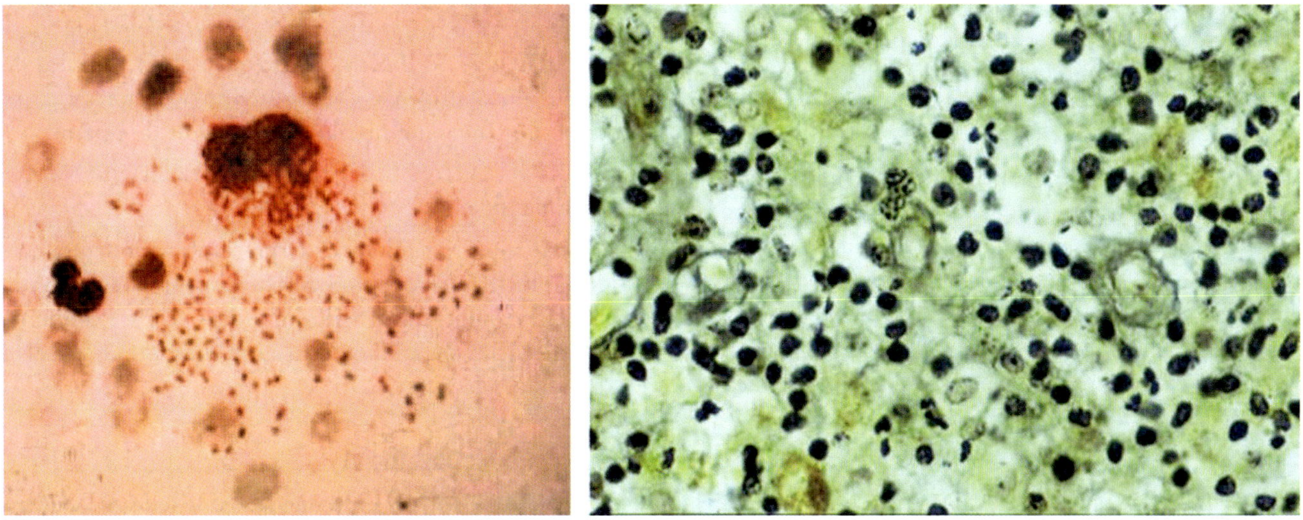

Figura 67.11 ■ Ao exame histopatológico, as células mononucleares contendo corpúsculos de inclusão, denominados corpúsculos de Donovan, constituem um achado característico. As colorações são realizadas pelos métodos de Wright, Giemsa e Leishman. (Acervo do Dr. Moisés Salgado Pedrosa.)

Diagnóstico

O isolamento da *C. granulomatis* em cultura é extremamente difícil. A suspeita diagnóstica pode ser confirmada pela identificação dos corpúsculos de Donovan na histologia ou em esfregaço. O material para esfregaço ou macerado tecidual deve ser coletado da margem da lesão e deve ser processado imediatamente, pois a dessecação causa ruptura dos histiócitos, reduzindo as chances diagnósticas.

A identificação por meio de técnicas de amplificação do ácido nucleico (PCR) aplica-se apenas à pesquisa.[18,19]

O diagnóstico diferencial é feito com sífilis, cancro mole, tuberculose cutânea, amebíase cutânea, neoplasias ulceradas, leishmaniose tegumentar americana e outras doenças cutâneas ulcerativas e granulomatosas.[20,21]

Tratamento

- Doxiciclina, 100mg VO, a cada 12 horas, até a cura clínica (no mínimo por 3 semanas) ou
- Sulfametoxazol/trimetoprima, 800/160mg VO, a cada 12 horas, até a cura clínica (no mínimo por 3 semanas) ou
- Ciprofloxacino, 750mg VO, a cada 12 horas, até a cura clínica ou
- Tianfenicol granulado, 2,5g VO, DU, no primeiro dia de tratamento; a partir do segundo dia, 500mg VO, a cada 12 horas, até a cura clínica ou
- Eritromicina (estearato) 500mg VO, a cada 6 horas, até a cura clínica (no mínimo 3 semanas).

Não havendo resposta quanto à aparência da lesão nos primeiros dias de tratamento, recomenda-se a adição de um aminoglicosídeo, como a gentamicina.[3,22]

Recomendações

- A resposta ao tratamento é avaliada clinicamente.
- O critério de cura consiste no desaparecimento da lesão.
- As sequelas deixadas por destruição tecidual extensa ou por obstrução linfática podem exigir correção cirúrgica.
- Devido à baixa infectividade, não é necessário o tratamento dos parceiros sexuais.

URETRITE GONOCÓCICA

Uretrite gonocócica é infecção sexualmente transmissível causada por *Neisseria gonorrhoeae*, um diplococo gram-negativo e intercelular.

- **Sinônimos:** blenorragia e fogagem.

Histórico

As primeiras descrições da gonorreia são encontradas nos primórdios da literatura chinesa, egípcia, romana e grega e no Antigo Testamento.

Em 1879, a *N. gonorrhoeae* foi demonstrada por Niesser em material obtido de uretra, vagina e conjuntiva. Em 1882, o cultivo foi obtido por Leistikow e Löffler.[2]

Epidemiologia

A uretrite por gonococo apresenta maior incidência entre adolescentes e adultos jovens. O período de incubação costuma ser de 2 a 5 dias. O risco de transmissão de um parceiro infectado a outro é de 50% por ato. Pode durar meses ou anos, se o paciente não for tratado. O tratamento eficaz rapidamente interrompe a transmissão.[3]

Manifestações clínicas

A gonorreia pode determinar desde infecção assintomática até doença manifesta, com alta morbidade.

Clinicamente, apresenta-se de maneiras completamente diferentes no homem e na mulher. Cerca de 70% a 80% dos casos femininos são assintomáticos.

No homem, o sintoma mais precoce é uma sensação de prurido na fossa navicular, que vai se estendendo por toda a uretra. Após 1 a 3 dias, surge ardência miccional (disúria), seguida por corrimento, inicialmente mucoide e, a seguir, purulento. Em alguns pacientes, pode haver febre e outras manifestações de infecção aguda sistêmica. Registram-se o aparecimento de polaciúria e a sensação de peso no períneo (Figura 67.12).[3,21]

Na mulher, a infecção é assintomática na maioria dos casos. A infecção aparente manifesta-se sob a forma de cervicite que, se não tratada corretamente, resulta em sérias complicações. A cervicite gonocócica prolongada pode se estender ao endométrio e às trompas, causando doença inflamatória pélvica (DIP). Podem ocorrer esterilidade, gravidez ectópica e dor pélvica crônica.

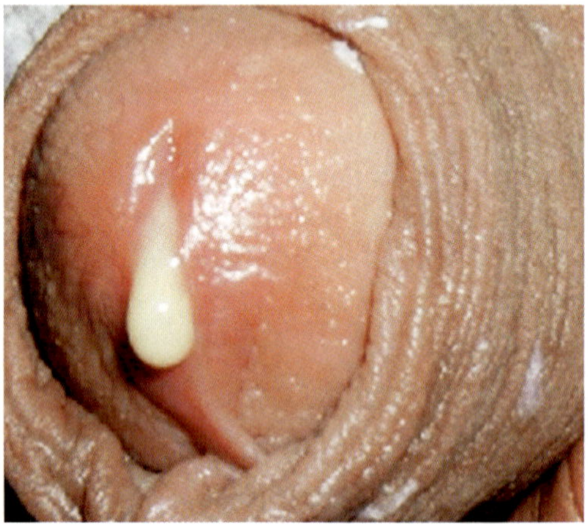

Figura 67.12 ■ Uretrite gonocócica. (CEMEPE – Centro de Medicina Especializada, Pesquisa e Ensino.)

Alguns sintomas genitais leves, como corrimento vaginal, dispareunia ou disúria, são frequentes na presença de cervicite mucopurulenta. O colo uterino pode apresentar-se edemaciado, sangrando facilmente ao toque de espátula.[3,21]

Complicações

Balanopostite, endometrite, prostatite, salpingite, epididimite, DIP, estenose uretral, artrite, meningite, faringite, pielonefrite, miocardite, pericardite, septicemia e conjuntivite gonocócica em adultos (não é um quadro raro e ocorre por autoinoculação).[22]

Diagnóstico laboratorial

A sensibilidade e a especificidade dos testes dependem do local da infecção e diminuem nos casos assintomáticos:

- **Exame direto/Gram:** é o método de escolha para secreção genital; identifica o diplococo gram-negativo intracelular (Figura 67.13).
- **Cultura e identificação:** meios de Thayer-Martin modificado e Martin-Lewis. É o padrão-ouro para identificação do micro-organismo. Apresenta dificuldades técnicas, o que limita seu uso rotineiro para o diagnóstico.
- **Detecção de produtos bacterianos (proteínas, ácido nucleico).**
- **Testes sem amplificação de ácido nucleico:** hibridização e método imunoenzimático. Pouco menos sensíveis do que a cultura, alguns permitem teste simultâneo para *C. trachomatis*.[2]
- **Testes com amplificação de ácido nucleico (PCR, LCR e outros):** a sensibilidade é equivalente à da cultura, apresentando o mesmo desempenho para secreção uretral e urina em homens; permite teste simultâneo para *C. trachomatis.*

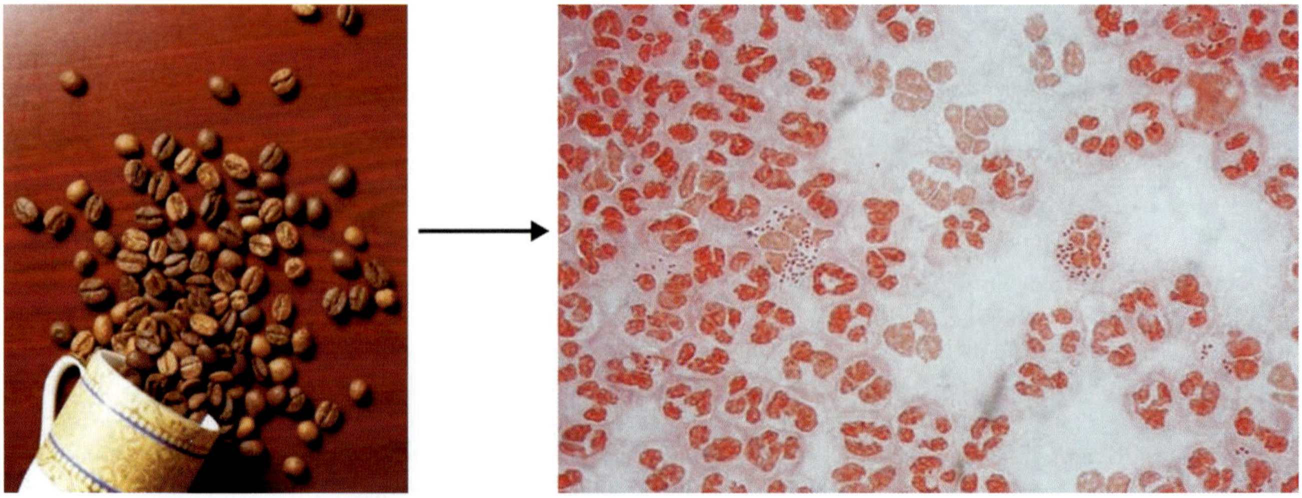

Figura 67.13 ■ Diplococos gram-negativos intracelulares típicos (em forma de grãos de café). (Acervo do Dr. Moisés Salgado Pedrosa).

Tratamento

- Ofloxacino, 400mg VO, em dose única (contraindicado para < 18 anos) ou
- Cefixima, 400mg, VO, em dose única ou
- Ciprofloxacino, 500mg VO, em dose única (contraindicado para < 18 anos) ou
- Ceftriaxona, 250 mg IM, em dose única ou
- Tianfenicol, 2,5g VO, em dose única.

O critério de cura, no homem, é basicamente clínico.

Observações:

- Considerar a existência de infecções associadas a *C. trachomatis* ou *T. vaginalis*.
- Os pacientes devem se abster de relações sexuais.
- Evitar a expressão da glande para evidenciação de possível secreção uretral.
- É fundamental que todas as parceiras (ou parceiros), com sintomas ou não, recebam prontamente o tratamento.

URETRITE NÃO GONOCÓCICA

A uretrite não gonocócica (UNG) consiste nas uretrites sintomáticas cujas bacterioscopias pela coloração de Gram e/ou cultura são negativas para gonococo.

Principais agentes etiológicos

- *Chlamydia trachomatis* (50% dos casos).
- *Ureaplasma urealyticum* (30% dos casos).
- *Mycoplasma hominis*.
- *Trichomonas vaginalis*.
- *Candida albicans*.
- *Gardnerella vaginalis*, dentre outros.[23]

A *C. trachomatis* é o agente mais comum da UNG. Bactéria obrigatoriamente intracelular, também causa tracoma, conjuntivite por inclusão no recém-nascido e LGV.

- **Transmissão:** contato sexual.
- **Período de incubação:** 14 a 21 dias.

Quadro clínico

Corrimentos mucoides, discretos, com disúria leve e intermitente. Mais de 50% dos pacientes são oligossintomáticos.

Complicações

Prostatite, epididimite, balanites, conjuntivites (por autoinoculação), síndrome de Reiter, doença inflamatória pélvica e DIP.

Diagnóstico

O diagnóstico definitivo da *C. trachomatis* é feito por cultura celular, imunofluorescência direta, ELISA ou PCR.

Diagnóstico laboratorial

As diferentes opções de testes diagnósticos incluem:

- **Exame direto/Gram:** quando não é evidenciado o gonococo, considera-se o diagnóstico presuntivo de infecção não gonocócica, devendo ser excluídos os demais agentes das UNG.
- **Cultura e isolamento:** é o teste padrão-ouro. Apresenta dificuldades técnicas que limitam seu uso como teste diagnóstico.
- **Testes sem amplificação de ácido nucleico:** hibridização, método imunoenzimático, imunofluorescência direta. Pouco menos sensíveis do que a cultura, alguns permitem teste simultâneo para *N. gonorrhoeae*.
- **Testes com amplificação de ácido nucleico:** PCR, LCR, TMA e outros. Têm sensibilidade e especificidade elevadas. Avaliam material uretral, cervical e urina, permitindo teste simultâneo para *N. gonorrhoeae*.
- **Sorologia:** seu uso não é recomendado para o diagnóstico de infecções genitais por clamídia. A prevalência de anticorpos na população sexualmente ativa e sob risco dessa infecção chega a 65%.[14,24]
- **Outros agentes:** exame direto e cultura.
- **Observação:** 4 piócitos ou mais p/c, em esfregaços uretrais corados pelo Gram, ou 20 ou mais piócitos p/c em grande aumento a partir de sedimento do primeiro jato urinário + ausência de gonococos + sinais clínicos = tratar como UNG.

Diagnóstico diferencial

No diagnóstico diferencial das uretrites gonocócicas e por clamídia, devem ser considerados os outros agentes não gonocócicos, como *Ureaplasma urealyticum, Mycoplasma hominis* e *Trichomonas vaginalis*.

Tratamento

- Azitromicina, 1g VO, DU ou
- Doxiciclina, 100mg VO, a cada 12 horas, por 7 dias ou
- Eritromicina (estearato), 500mg VO, a cada 6 horas, por 7 dias.

Recomendações

- Devido à frequente associação dessa infecção à uretrite gonocócica, recomenda-se o tratamento concomitante de ambas.
- As parceiras ou parceiros sexuais devem receber o mesmo regime de tratamento.

OFTALMIA NEONATAL

Conjuntivite purulenta do recém-nascido, no primeiro mês de vida, contraída durante o nascimento, a partir do contato com secreções genitais maternas contaminadas, a oftalmia neonatal pode levar à cegueira, especialmente quando causada por *N. gonorrhoeae*.

- **Agentes etiológicos mais importantes:** *Neisseria gonorrhoeae* e *Chlamydia trachomatis*.[13]
- **Achados objetivos:** secreção, que pode ser purulenta, eritema e edema da conjuntiva e edema e eritema das pálpebras.

Diagnóstico laboratorial

- **Esfregaço corado de exsudato conjuntival:** altamente sensível e específico – diplococos intracelulares.
- **Giemsa em células epiteliais da conjuntiva:** técnica de difícil aplicação no nível primário – inclusões intracitoplasmáticas de *C. trachomatis*.

Tratamento

Quando apenas o diagnóstico clínico se encontra disponível, deve-se proceder ao tratamento para gonococo e clamídia.

A mãe e seu(s) parceiro(s) devem ser sempre tratados para gonorreia e infecção por clamídia e submetidos a exame genital e sorologia para sífilis e anti-HIV, após aconselhamento.

- **Oftalmia neonatal gonocócica:** penicilina cristalina 100.000UI/kg/dia EV, a cada 12 horas (crianças com até 7 dias de vida), ou cada 6 horas (crianças > 7 dias de vida), por 7 dias. Se houver resistência à penicilina: ceftriaxona, 25 a 50mg/kg/dia EV ou IM, uma vez ao dia, por 7 dias; ou cefotaxima, 25 a 50mg/kg/dia EV ou IM, a cada 12 horas, por 7 dias.
- **Oftalmia neonatal não gonocócica:** eritromicina (estearato), 50mg/kg/dia VO, a cada 6 horas, por 2 semanas.

Profilaxia da oftalmia neonatal

A profilaxia ocular, no período neonatal, deve ser feita rotineiramente com nitrato de prata a 1% (método de Credè), em aplicação única na primeira hora após o nascimento, ou eritromicina a 0,5% (colírio), em aplicação única na primeira hora após o nascimento, ou tetraciclina a 1% (colírio), também em aplicação única na primeira hora após o nascimento.

VAGINOSE BACTERIANA

Caracteriza-se por desequilíbrio da flora vaginal normal em virtude do aumento exagerado de bactérias, em especial as anaeróbias (*Gardnerella vaginalis, Bacteroides* sp., *Mobiluncus* sp., micoplasmas e peptoestreptococos). Esse aumento é associado a ausência ou diminuição acentuada dos lactobacilos acidófilos.

Características clínicas

- Corrimento vaginal com odor fétido, mais acentuado após relação sexual e no período menstrual.
- Coloração acinzentada, aspecto cremoso, algumas vezes bolhoso.
- Dor nas relações sexuais (pouco frequente).

Diagnóstico

- **Exame a fresco ou esfregaço corado do conteúdo vaginal:** presença de "células-chave" ou *clue-cells* – células epiteliais recobertas por bactérias aderidas à superfície.
- **pH da secreção vaginal:** teste rápido e simples, na vaginose bacteriana é sempre > 5 (o pH vaginal normal varia de 4,0 a 4,5).
- **Teste das aminas (teste de Whiff):** o conteúdo vaginal é misturado a uma ou duas gotas de KOH a 10%. Na presença de vaginose bacteriana, ocorre a liberação de aminas com odor fétido, semelhante ao odor de peixe podre.

Tratamento

- Metronidazol, 500mg VO, a cada 12 horas, por 7 dias ou
- Metronidazol, 2g VO, em dose única ou
- Tinidazol, 2g VO, em dose única ou
- Tianfenicol, 2,5g/dia VO, por 2 dias ou
- Secnidazol, 2g VO, em dose única ou
- Metronidazol gel a 0,75%, um aplicador vaginal (5g), duas vezes ao dia, por 5 dias ou
- Clindamicina, 300mg VO, a cada 12 horas, por 7 dias ou
- Clindamicina creme a 2%, um aplicador à noite, por 7 dias (contraindicado em gestantes).
- **Parceiros:** não precisam ser tratados. Alguns autores recomendam o tratamento de parceiros apenas nos casos recidivantes.

CANDIDÍASE GENITAL

Infecção em 80% a 90% dos casos causada por *Candida albicans* e em 10% a 20% por outras espécies, chamadas não *albicans (C. tropicalis, C. glabrata, C. krusei* e *C. parapsilosis*).

A relação sexual já não é considerada a principal forma de transmissão, visto que esses organismos podem fazer parte da flora endógena de até 50% das mulheres assintomáticas.

Nas mulheres, causa vulvovaginite; nos homens, balanopostite.

Fatores predisponentes

Gravidez, *diabetes mellitus* (descompensado), obesidade, uso de contraceptivos orais em altas doses, antibióticos, corticoides ou imunossupressores, hábitos de higiene e vestuário inadequados, contato com substâncias alergênicas e/ou irritantes e alterações na resposta imunológica (inclusive infecção pelo HIV).

Características clínicas na mulher: vulvovaginite

Prurido de intensidade variável, ardor ou dor à micção, corrimento branco, grumoso, inodoro e com aspecto caseoso ("leite coalhado"), hiperemia, edema, fissuras e maceração da vulva, dispareunia e vagina e colo recobertos por placas brancas ou branco-acinzentadas, aderidas à mucosa.

Características clínicas no homem: balanopostite

- Lesões eritematosas ou eritematoerosivas na glande, recobertas ou não por induto esbranquiçado.
- No prepúcio, há eritema e edema.
- Ardor e prurido.
- Secreção purulenta por infecção bacteriana secundária.

Diagnóstico laboratorial

- **Exame direto (a fresco):** presença de micélios e/ou de esporos birrefringentes.
- **Esfregaço corado do conteúdo vaginal:** Papanicolau, Gram, Giemsa ou azul de cresil.
- **Cultura:** indicada nos casos recorrentes para identificação da espécie de cândida responsável.
- **pH vaginal:** valores < 4 sugerem candidíase.

Tratamento

- Miconazol creme a 2%, via vaginal, uma aplicação à noite, ao deitar-se, por 7 dias ou
- Miconazol óvulos de 200mg, um óvulo via vaginal, à noite, ao deitar-se, por 3 dias ou
- Miconazol óvulos de 100mg, um óvulo via vaginal, à noite, ao deitar-se, por 7 dias ou
- Tioconazol creme a 6,5%, ou óvulos de 300mg, aplicação única, via vaginal, ao deitar-se ou
- Isoconazol creme a 1%, uma aplicação via vaginal, à noite, ao deitar-se, por 7 dias ou
- Terconazol creme vaginal a 0,8%, uma aplicação via vaginal, à noite, ao deitar-se, por 5 dias ou
- Clotrimazol creme vaginal a 1%, uma aplicação via vaginal, à noite, ao deitar-se, por 6 a 12 dias ou
- Clotrimazol óvulos de 500mg, aplicação única, via vaginal ou
- Clotrimazol óvulos de 100mg, uma aplicação via vaginal, à noite, ao deitar-se, por 7 dias ou
- Nistatina 100.000UI, uma aplicação via vaginal, à noite, ao deitar-se, por 14 dias.
- Tratamento sistêmico nos casos recorrentes ou de difícil controle.
- Investigar causas sistêmicas predisponentes.
- Tratar com: itraconazol, 200mg VO, a cada 12 horas, em duas doses; fluconazol, 150mg VO, em dose única; cetoconazol, 400mg/dia VO, por 5 dias.
- **Parceiros:** alguns autores recomendam o tratamento VO de parceiros apenas nos casos recidivantes.
- **Observações:** em mulheres que apresentam quatro ou mais episódios/ano, investigar outros fatores predisponentes, como diabetes, imunodepressão, infecção pelo HIV e uso de corticoides. Sempre orientar quanto à higiene adequada e ao uso de roupas que garantam boa ventilação.

TRICOMONÍASE GENITAL

Infecção causada pelo *Trichomonas vaginalis* (protozoário flagelado), tem como reservatórios a cérvice uterina, a vagina e a uretra. A transmissão se dá por contato sexual e fômites. Pode permanecer assintomática no homem e na mulher, principalmente após a menopausa. Na mulher, pode acometer a vulva, a vagina e a cérvice uterina, causando cervicovaginite.

Quadro clínico

Corrimento abundante, amarelado ou amarelo-esverdeado, bolhoso, com mau cheiro, prurido e/ou irritação vulvar, dor pélvica (ocasionalmente), sintomas urinários (disúria, polaciúria), hiperemia da mucosa, com placas avermelhadas e teste de Schiller positivo.

Diagnóstico laboratorial (Figura 67.14)

- **Esfregaço do conteúdo vaginal:** corado por Gram, Giemsa ou Papanicolau.
- **Cultura:** valiosa apenas em crianças, em casos suspeitos e com exames a fresco e esfregaços repetidamente negativos. De difícil realização, exige meio específico e condições de anaerobiose (meio de Diamond).
- **pH vaginal:** valores > 4,5 sugerem tricomoníase.

Tratamento

- Metronidazol, 2g VO, em dose única ou
- Tinidazol, 2g VO, em dose única ou
- Metronidazol, 500mgVO, a cada 12 horas, por 7 dias ou
- Secnidazol, 2g VO, em dose única.
- **Parceiros:** tratar sempre, ao mesmo tempo que a paciente e com os mesmos medicamento e dose.

Observações:

- O achado de *T. vaginalis* em citologia oncótica de rotina impõe a necessidade de tratamento da mulher e também de seu parceiro sexual.
- A tricomoníase vaginal pode alterar a classe da citologia oncótica. Nesses casos, deve-se realizar o tratamento e

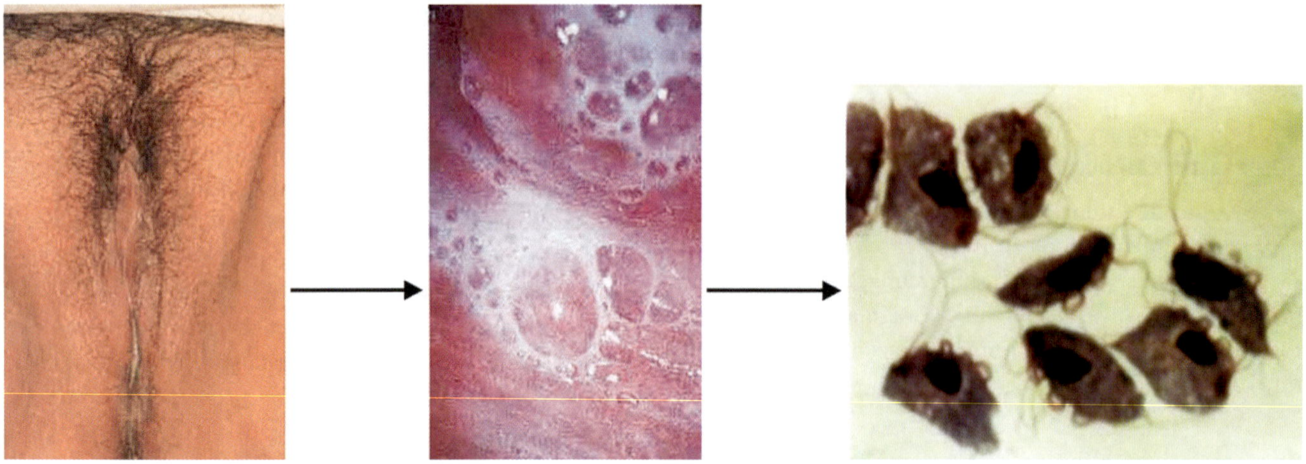

Figura 67.14 ■ Exame direto (a fresco): observam-se os parasitas flagelados movimentando-se ativamente entre as células epiteliais e os leucócitos. Esfregaço do conteúdo vaginal: corado por Gram, Giemsa ou Papanicolau.

repetir a citologia após 2 a 3 meses, para avaliar se há persistência dessas alterações.

- Durante o tratamento, devem ser suspensas as relações sexuais.

CONSIDERAÇÕES FINAIS

Diante de um doente com DST, deve-se sempre oferecer *screening* para outras DST (Papanicolau e sorologia para HIV, sífilis e hepatite B), além de orientação sobre anticoncepção e uso de preservativo e investigação e tratamento presuntivo dos parceiros sexuais.

Referências

1. Holmes KK, Delay P, Cohen MS. Controle de DST: uma prioridade de Saúde Pública. In: Dallabetta G, Laga M, Lampetey P. Controle de doenças sexualmente transmissíveis: manual de planejamento e coordenação de programa. Rio de Janeiro: Te Corá Editora/Associação Saúde da Família, 1997:V-XXIII.
2. Zampese MS, Benevenuto-Andrade C, Cunha V. Doenças sexualmente transmissíveis e treponematoses não-sexuais. In: Ramos-e-Silva M, Castro MCR. Fundamentos de dermatolotia. Vol. 1. Rio de Janeiro: Atheneu, 2010.
3. Brasil. Ministério da Saúde. Doenças infecciosas e parasitárias – Guia de bolso. 9. ed. Brasília-DF: Ministério da Saúde, 2010.
4. Bassereau PI. Traite de affections de la peau symptomatiques de la syphilis. Paris: JB Bailliere, 1852.
5. Passos MRL, Almeida Filho GL, Gouveia TVD. Cancro mole. In: Passos MRL. Doenças sexualmente transmissíveis. 4. ed. Rio de Janeioro: Cultura Médica, 1995:138.
6. Morse AS. Chacoroid and Haemophilus ducreyi. Clin Microbiol Ver 1989; 2:137-57.
7. Siqueira LFG. O laboratório nas doenças sexualmente transmissíveis. V Boletin Informativo de LA Union 1984; 9:361-4.
8. Hannah P, Green Wood JR. Isolation and rapid identification of Haemophilus ducreyi. J Clin Microbiol 1982; 16:861-4.
9. Bossi P. Genital herpes: epidemiology, transmission clinic, asymptomatic viral excretion, impact on other sexually transmitted diseases, prevention and treatment. Ann Dermatol Venereol 2002; 129:477-93.
10. Morse AS, Moreland AA, Holmes KK. Doenças sexualmente transmissíveis e AIDS. 2. ed. Porto Alegre: Artes Médicas, 1997.
11. Barton SE, Ebel CW, Kirchner JT, Mertz GJ. The clinical management of recurrent genital herpes: current issues and future prospects. Herpes 2002; 9:15-20.
12. Wald A. Genital herpes. Clin Evid 2003; (9):1729-40.
13. Schachter J. Biology of Chlamydia trachomatis. In: Holmes KK, Sparling PF, Mardh PA et al. Sexually transmited diseases. 3. ed. New York: Mc Graw-Hill 1999:391-405.
14. Stamm, WE. Chlamydia trachomatis infections of the adults. In: Holmes KK, Sparling PF, Mardh PA et al. Sexually transmited diseases. 3. ed. New York: Mc Graw-Hill, 1999:407-22.
15. Mabey D, Peeling RW. Lymphogranuloma venereum. Sex Transm Infect 2002; 78(2):90-2.
16. Perine PL, Stamm WE. Lymphogranuloma venereum. In: Homes KK, Sparling PF Mardh PA et al. Sexually transmited diseases. 3. ed. New York: Mc Graw-Hill, 1999:423-32.
17. Centers for Diseases Control and Prevention. Sexually transmited diseases treatment guidelines MMVR 2002; 51 (n.RR-6):18.
18. O'Farrel N. Donovanosis. In: Holmes KK, Sparling PF, Mardh PA et al. Sexually transmited diseases. 3. ed. New York: Mc Graw-Hill, 1999:525-31.
19. O'Farrel N. Donovanosis. Sex Transm Infect 2002; 78:452-7. [PMC free article][PubMed]
20. O'Farrel N. Donovanosis: an update. Inst J STD AIDS 2001; 12(7):423-7.
21. Ishida CE. Donovanose. Rio de Janeiro: UFRJ. CCS, Tese, 1988.
22. Passos MRL, Trindade Filho J, Barreto NA. Donovanose/Donovanosis. J Bras DST 1996; 8(1):1-9.
23. Cherneskie T. Urethritis. Washington: National Network of STD/HIV Training Centers, 2003.
24. Rompalo A. Gonorrhea. Washington: National Network of STD/HIV Prevention Training Centers, 2004.

Parte X

SÍNDROME DA IMUNODEFICIÊNCIA ADQUIRIDA

AIDS: Histórico, Epidemiologia e Transmissão

Tânia Maria Marcial
Antônio Carlos de Castro Toledo Júnior

O APARECIMENTO DE UMA NOVA DOENÇA

No início da década de 1980, a humanidade assistiu ao surgimento de uma nova doença, caracterizada por infecções múltiplas, causadas por micro-organismos raros e teoricamente pouco patogênicos, e de evolução inexorável para o óbito. Os primeiros casos foram observados em 1980, por Michael Gottlieb e Joel Weisman, na Califórnia, EUA, e publicados no boletim epidemiológico semanal *MMWR (Mortality and Morbidity Weekly Report)* do Centro de Controle de Doenças (CDC), em 5 de julho de 1981, menos de 1 ano antes de o primeiro caso ser identificado. Os pacientes tinham em comum o fato de serem adultos jovens, entre 20 e 30 anos de idade, homossexuais com múltiplos parceiros, e apresentavam doenças pouco comuns, como pneumocistose (pneumonia pelo *Pneumocystis jirovecii*, na época denominado *P. carinii*), candidíase oral, citomegalovirose e respostas anormais do sistema imunológico.

Nos meses seguintes, começaram a aparecer casos de sarcoma de Kaposi em adultos jovens com as mesmas características. Em julho do mesmo ano, o CDC publicou relatório estabelecendo a relação entre sarcoma de Kaposi, pneumocistose e prática sexual homossexual. Foram descritos 41 casos em Los Angeles, São Francisco e Nova York, com a morte de oito pacientes, vítimas de câncer de pele ou de outras infecções, a maioria no prazo de 1 ano após o diagnóstico.

Diante desse possível surto de uma doença desconhecida, o CDC estabeleceu a Força-Tarefa do Sarcoma de Kaposi e Infecções Oportunistas para avaliação dos casos dessa doença não identificada. Foram entrevistados cerca de 75% dos doentes notificados na época. Esse trabalho mostrou evidências de se tratar de uma doença contagiosa. Também foi identificada a sobreposição das características epidemiológicas desses casos com pacientes com hepatite B, apesar de ainda não serem registrados casos da nova doença associados ao uso de substâncias injetáveis ou à transfusão de sangue e hemoderivados. No entanto, essa observação levantou um alerta: se a nova doença era contagiosa e transmitida como a hepatite B, poderia atingir os bancos de sangue e ser transmitida para os receptores de sangue e hemoderivados, como os hemofílicos.

No final de 1981, havia 270 casos notificados nos EUA do que se convencionou chamar na época de GRID (*gay related immunodeficiency disease* – imunodeficiência relacionada aos *gays*), a maior parte constituída por adultos jovens, previamente hígidos, homossexuais do sexo masculino, que apresentavam, principalmente, sarcoma de Kaposi e/ou pneumocistose.

Ao longo de 1981, a compreensão do sistema imunológico avançou muito. Técnicas pioneiras possibilitaram a identificação das diferentes subpopulações de linfócitos T e a compreensão de parte de suas funções, como o papel central dos linfócitos T CD4 (ou auxiliares) na organização da resposta imune, principalmente nas primoinfecções. Um estudo realizado com pacientes com GRID mostrou a redução de linfócitos T CD4 e a relação dessa redução com a piora clínica dos pacientes. Em razão dessas alterações do sistema imune, os pacientes pareciam incapazes de reagir adequadamente às infecções. A descoberta de imunodeficiência tão intensa explicava a ocorrência de infecções e neoplasias raras em adultos previamente hígidos.

Naquele momento, havia duas hipoteses para explicar a doença: (1) sobrecarga do sistema imune em virtude da exposição repetida e frequente a micro-organismos e (2) a destruição do sistema imune pelo citomegalovírus (CMV). O tempo parecia ser um fator de risco importante, com efeito cumulativo, tornando os homens cada vez mais suscetíveis à doença, em consequência de anos de superexposição a agentes infecciosos, o que reforçava a primeira hipótese. Por outro lado, a infecção pelo CMV era frequente em crianças e não parecia causar nenhum tipo de imunodeficiência ou doença grave nessa população. Independentemente de qual fosse a hipótese verdadeira, as evidências de que a GRID era transmissível se tornaram cada vez mais fortes e acarretaram uma séria dúvida: como uma imunodeficiência poderia ser contagiosa?

Em virtude da grande prevalência entre homossexuais, a doença produzia grande preconceito, o que pode ser evidenciado por seu primeiro nome. No entanto, as evidências de que a GRID também atingia outros grupos populacionais eram cada vez maiores. Em meados de 1982, o CDC divulgou que um em cada quatro homens com pneumocistose era heterossexual, e dos 152 casos minuciosamente investigados até aquele momento, 26 ocorreram em heterossexuais masculinos e oito em mulheres. Dos 34 casos em heterossexuais, 21 usavam substâncias injetáveis.

Em julho de 1982, o CDC comunicou que uma doença parecida com a GRID havia surgido entre os haitianos. Foram relatados 34 casos entre jovens dos sexos feminino e masculino que viviam em Miami e Nova York. Além disso, o relatório mencionava 11 casos de sarcoma de Kaposi diagnosticados em Porto Príncipe, no Haiti. A maioria dos indivíduos era heterossexual, sem história de uso de substâncias injetáveis. Além das infecções oportunistas já observadas entre os pacientes americanos, os haitianos também apresentavam tuberculose e toxoplasmose. Embora ainda não houvessem sido descoberto o agente causador da GRID, a alta incidência entre membros de um mesmo grupo específico de imigrantes propiciou as acusações. E a situação dos haitianos pioraria com o tempo, estimulada pela visão racista de sua cultura, estilo de vida e deles próprios como indivíduos. Infelizmente, não seria a última vez, e essa culpa permaneceria como uma marca da epidemia durante mais de uma década. No entanto, a procura de "culpados" pela peste do século XX atrasava os esforços na busca de identificação da causa da doença e de possíveis medidas de controle.

Durante a discussão sobre o "vírus haitiano", foram registrados os primeiros casos da doença em hemofílicos. Os três pacientes tinham de 29 a 62 anos de idade e vinham de regiões ainda não atingidas pela epidemia: Denver, no Colorado; Wetchester, em Nova York; e de uma pequena cidade de Ohio. Como os pacientes hemofílicos apresentavam alta incidência de hepatite B, relacionada com o uso frequente de fator VIII, produzido do plasma de vários doadores, mais um vez levantou-se o alerta sobre a possível contaminação dos estoques de sangue pela nova doença.

Em julho de 1982, o CDC uniu-se à Fundação Nacional da Hemofilia, à Cruz Vermelha Americana (responsável por grande parte dos bancos de sangue americanos) e à Food and Drug Administration (FDA) para um esforço concentrado de fiscalização. Em dezembro do mesmo ano, os três pacientes que sofriam de hemofilia/GRID já haviam morrido.

Em agosto de 1982, o CDC abandonou discretamente a sigla GRID, mudando o nome para síndrome da imunodeficiência adquirida (*acquired immune deficiency syndrome* – AIDS), refletindo o reconhecimento de que não se tratava de uma doença que atingia apenas a população *gay*. Durante 1982, mais cinco americanos hemofílicos contraíram a AIDS, dentre os quais um menino de 7 anos de idade.

No fim de 1982, 15 meses após a publicação do primeiro relato de casos no MMWR, o CDC já havia esclarecido todos os aspectos básicos da epidemiologia da AIDS, exceto um: a identificação do micro-organismo causador. Já se sabia que se tratava de um agente infeccioso, transmitido por meio de relações sexuais desprotegidas, pelo compartilhamento de agulhas e seringas e pela transfusão de sangue e hemoderivados. O micro-organismo também era transmitido de mãe para filho (transmissão vertical) por via transplacentária, durante o parto ou a amamentação. Com a identificação dos aspectos epidemiológicos essenciais, algumas decisões sobre as medidas de proteção à saúde pública poderiam ser tomadas para impedir a expansão da epidemia. Infelizmente, muitas dessas medidas preventivas, que pareciam óbvias em janeiro de 1983, ainda não haviam sido tomadas uma década depois. As pessoas iriam continuar se infectando, adoecendo e morrendo de AIDS, e a epidemia atingiria números inimagináveis naquele momento, tanto no mundo como nos próprios EUA.

Quando se tratava de AIDS, parecia que todas as instituições e órgãos públicos quebravam os protocolos há muito obedecidos em relação à doenças infecciosas. As secretarias municipais de saúde, com medo de ofender os eleitores *gays* ou libertários civis, não tomavam atitudes impopulares, como o fechamento das saunas, sugerido na época. As organizações de direitos dos homossexuais espalhadas por todos os EUA estavam politicamente divididas quanto aos níveis adequados de alarmismo e às medidas a serem adotadas. A doença ficou encoberta durante anos, devido ao medo e ao preconceito, o que, certamente, contribuiu para sua expansão.

Perante o público, os bancos de sangue afirmavam se preocupar com a segurança de seu estoque. No entanto, diziam às autoridades do governo que nada poderiam fazer para garantir a segurança do produto sem incorrer em gastos proibitivos. Por sua vez, o Instituto Nacional do Coração, Pulmão e Sangue comunicou ao Congresso que não tinha a intenção de financiar pesquisas para garantir a segurança da provisão de sangue no país antes do final de 1984. Somente depois de 20 de setembro de 1984 teria início a fiscalização real dos estoques de sangue, o que manteve o risco de transmissão da doença através da transfusão de sangue e hemoderivados por todo aquele período.

Apenas em 25 de março de 1983 o Secretário-Adjunto da Saúde dos EUA recomendou oficialmente "medidas provisórias para proteger os receptores de plasma, sangue e seus derivados, até que fossem desenvolvidos testes específicos de laboratório para detectar a AIDS através do exame de sangue". Três medidas foram sugeridas: (a) orientar os doadores sobre as pessoas que deveriam doar sangue; (b) ensinar os funcionários responsáveis pela coleta de sangue a reconhecer na história clínica dos doadores os sinais indicativos de AIDS; e (c) criar sistemas para armazenar ou dispor do sangue suspeito de contaminação.

A destinação de verbas para pesquisa da nova doença nos EUA tornou-se uma disputa político-partidária. Os democratas não se cansavam de cobrar uma postura de emergência em relação à pesquisa da AIDS, e a Casa Branca e os republicanos procuravam conter gastos com a doença. As verbas para as pesquisas médicas normalmente não constituíam uma questão partidária nos EUA, mas a AIDS era um caso único. Ela envolvia todos os pontos conflitantes da cultura americana, como homossexualismo, sexo, sexualidade, raça, valores familiares, religião, drogas e liberdade individual. Segundo a consciência da sociedade americana, era mais fácil ignorar a existência da doença e dos doentes ou aceitá-la como um castigo divino do que quebrar esses dogmas sociais.

Enquanto isso, a França estabeleceu uma força-tarefa para estudar seus casos da doença. O primeiro caso observado na França foi o de um comissário de bordo que se contaminou, ao que parecia, durante uma de suas muitas viagens aos EUA e passou a infecção para seus parceiros sexuais na França. Em 1982, Jacques Liebowitch, imunologista francês, formulou a hipótese de que a AIDS seria uma doença viral, de origem africana, que causava a doença e a morte, como ele próprio dizia, "extinguindo completamente o sistema imunológico". Insistia em que seus colegas médicos esquadrinhassem os registros recentes de casos incomuns de imunodeficiência entre africanos residentes na França ou entre cidadãos franceses que haviam estado na África. Além disso, afirmou que os casos haitianos representavam a expressão caribenha do fenômeno africano, relacionados de algum modo com as viagens entre os países de língua francesa e o Haiti.

Na Bélgica, Peter Piot esforçava-se para comprovar uma hipótese muito semelhante. A partir do momento em que soube dos primeiros casos de pneumocistose ocorridos em Los Angeles, considerou a possibilidade de a AIDS ser responsável por doenças semelhantes que haviam se manifestado entre os africanos residentes na Bélgica. O mesmo aconteceu com Nathan Clumeck, médico do Hospital Saint Pierre, em Bruxelas. Entre 1982 e 1983, ele estava tratando de cinco pessoas da classe alta do Zaire, que moravam na Bélgica ou haviam migrado para a antiga sede da colônia belga, devido à imunodeficiência grave.

Todas as evidências indicavam que a AIDS havia sido importada para o continente europeu proveniente da África, dos EUA ou do Haiti. Médicos europeus afirmavam que se tratava de um micro-organismo transmitido tanto por heterossexuais como por homossexuais.

IDENTIFICANDO A CAUSA

Em 3 de janeiro de 1983, Willy Rozenbaum, médico francês do Hospital Pitié-Salpêtrière, removeu um linfonodo do pescoço de um paciente com AIDS que havia viajado pelos EUA. O tecido foi imediatamente levado ao laboratório do virologista Luc Montagnier, chefe de um grupo do Hospital Pasteur, onde a virologista Françoise Barre-Sinoussi o analisou. Em 25 de janeiro do mesmo ano, Barre-Sinoussi disse a Montagnier que havia encontrado evidências de atividade da transcriptase reversa na amostra sanguínea do paciente. Sabia-se que apenas um tipo de organismo continha a enzima transcriptase reversa, os retrovírus. Os minúsculos vírus, cujo material genético é constituído de RNA, usam a transcriptase reversa em seu processo de replicação.

Na mesma época, a maior parte das pesquisas sobre o assunto, em todo o mundo, era feita no laboratório de Robert Gallo, no Instituto Nacional de Câncer, e apenas dois tipos de retrovírus humanos eram conhecidos: o HTLV-I e o HTLV-II (*humam T leukemia virus* – vírus da leucemia T humana).

Em fevereiro de 1983 teve início a grande competição entre o grupo de pesquisa francês e o americano, quando Montagnier telefonou a Gallo para relatar as descobertas de Barre-Sinoussi. No final daquele mês, a equipe de Gallo também identificara a atividade da transcriptase reversa em células isoladas no laboratório, provenientes de homens infectados. Gallo estava certo de que a AIDS era causada pelo HTLV-I ou por outro vírus da mesma família.

Enquanto as equipes de Gallo e Montagnier disputavam uma corrida para descobrir o elo do HTLV, um pequeno grupo de cientistas, liderados por Jay Levy, trabalhava em São Francisco, dispondo de verba de apenas alguns milhares de dólares, provenientes da recém-organizada Força-Tarefa da AIDS da University of California. Apesar de dispor de poucos recursos, Levy tinha acesso ilimitado a uma grande população de pacientes infectados dispostos a colaborar. Enquanto Montagnier brigava com amostras de um único paciente-chave e Gallo com um punhado delas, Levy dispunha de amostras de sangue e tecido de mais de 40 pacientes.

Em 4 de fevereiro de 1983, Charles Dauguet, do Instituto Pasteur, observou dezenas de vírus esféricos projetando-se nos linfócitos T extraídos de um paciente infectado. No entanto, embora os misteriosos vírus do microscópio de Dauguet e o HTLV-I fossem esféricos, para o cientista francês eles não pareciam idênticos e, o que era mais importante, o grupo de Montagnier não conseguia obter forte reatividade cruzada entre os anticorpos contra o HTVL e o vírus relacionado com a AIDS. Sugeriram que os dois agentes talvez partilhassem algumas semelhanças genéticas, mas eram espécies nitidamente diferentes.

Em setembro, as hostilidades entre a equipe francesa e a de Gallo saíram do âmbito da rivalidade normal entre laboratórios concorrentes, transformando-se em algo extremamente grave na ocasião em que Montagnier e Gallo discursaram em um Encontro de Virologia realizado nos laboratórios Cold Spring Harbor, de Nova York. Gallo apresentou seus argumentos a favor da participação do HTLV-I na doença, obtendo de seus colegas delicados aplausos. No entanto, Montagnier lançou uma verdadeira bomba, anunciando cinco conquistas fundamentais. Um novo vírus fora descoberto e obtido através de uma cultura bem-sucedida das células de cinco pacientes em estado pré-AIDS, com linfadenomegalia, e de três pessoas com AIDS. Esse vírus foi denominado LAV (*lymphadenophathy associated virus* – vírus associado à linfadenopatia). Além disso, o LAV manifestava tendência a infectar os linfócitos T, particularmente os auxiliares (CD4). Fazendo uso de um teste específico, o grupo de Montagnier tinha demonstrado que anticorpos contra LAV podiam ser encontrados em 63% dos casos pré-AIDS e em 20% dos casos de AIDS. Montagnier sugeriu que a menor reação aos anticorpos nas pessoas mais doentes devia-se à destruição de seus sistemas imunológicos pelo vírus. Por fim, insistiu que todas as formas de análise do LAV mostravam que, longe de ser um primo próximo do HTLV-I, pertencia à família do lentivírus, que incluía algumas doenças veterinárias causadoras de morte lenta.

Em 23 de abril de 1984, a Secretária dos National Institutes of Health dos EUA, Margaret Heckler, reuniu a imprensa nas dependências da instituição, em Washington, para anunciar a descoberta do vírus causador da AIDS. Sua intenção era declarar a vitória do Instituto Nacional de Câncer. A equipe de Gallo havia descoberto um retrovírus, chamado HTLV-III, em pessoas com AIDS. O grupo criara uma linha de células que, diferindo do sistema utilizado no Instituto Pasteur, poderia se desenvolver permanentemente na presença do vírus. Gallo declarou que essa linha de células serviria facilmente de base para um teste sanguíneo rápido para a AIDS, pois agora era possível produzir quantidades enormes de vírus para os testes de anticorpos em seres humanos.

O grupo de Jay Levy anunciou, pouco depois, a descoberta de outro retrovírus, chamado ARV (*AIDS-related virus* – vírus relacionado com a AIDS), em homossexuais portadores da doença. Àquela altura, também eles já haviam reproduzido e caracterizado esse micro-organismo.

Em dezembro de 1984, os pesquisadores britânicos que realizavam uma série de testes imunológicos com o LAV e o HTLV-III declararam que essa dupla formava uma só espécie, que infecta os linfócitos T ligando-se às proteínas dos receptores CD4 da superfície dos linfócitos auxiliares e de alguns tipos de macrófagos.

Em fevereiro de 1985 foi totalmente definida a sequência genética dos três vírus e algo curioso foi revelado: a diferença entre o HTLV-III e o LAV era menor que 1%. Em outras palavras, eles eram o mesmo vírus. Isso significava que, durante todos esses meses de competição e troca de amostras, algo havia acontecido com as culturas viróticas de Gallo. Talvez elas tivessem sido contaminadas com o vírus do Instituto Pasteur.

Ao contrário, o ARV de Levy diferia nitidamente, com 6% de variação entre sua sequência genética e as do LAV e HTLV-III. Finalmente, seria demonstrado que o ARV de Levy, extraído aleatoriamente de amostras sanguíneas de homossexuais de São Francisco, era um vírus selvagem, que circulava insuspeito entre os homens.

O HTLV-III, o LAV e o ARV receberiam outra denominação: vírus da imunodeficiência humana (HIV – *human immunodefiency virus*). Após a descoberta do HIV, e depois de desenvolvido um teste sanguíneo para detectar os anticorpos contra o vírus, os cientistas estavam otimistas e ansiosos para resolver rapidamente todas as questões epidemiológicas, patogênicas e relativas à virologia sobre a AIDS, que ainda não tinham respostas, incluindo sua origem.

ELO PERDIDO

Vírus similares ao HIV e doenças semelhantes à AIDS foram descritos em vários animais, inclusive macacos. Em diversos símios africanos foram isolados vírus denominados SIV (vírus da imunodeficiência símia). Os primatas infectados naturalmente por esse vírus não se tornavam imunodeprimidos, possivelmente devido à longa adaptação do parasita a seu hospedeiro, que selecionou hospedeiros resistentes e vírus menos agressivos. Entre as espécies infectadas, destaca-se o *mangabey*, chamado macaco-verde. O SIV, que infecta o macaco-verde do oeste africano, é muito semelhante ao HIV-2 humano, porém não causa doença no macaco.

Provavelmente, mutações no genoma viral do SIV permitiram sua adaptação e transmissão acidental aos humanos, originando o HIV-2. Os homens eram infectados, possivelmente, em consequência de arranhões, mordidas ou sangramentos, aos quais estavam expostos ao caçar, transportar, cortar e preparar a carne de macaco.

No macaco suscetível, o SIV ataca os mesmos linfócitos que o HIV, e as propriedades bioquímicas e biológicas das proteínas dos dois vírus são muito semelhantes. O SIV produz uma doença que se manifesta por infecções oportunistas e por linfomas, muito parecida com a AIDS.

Estudos genéticos demonstraram que o HIV-2 é o elo entre o SIV e o HIV-1, vírus originado do HIV-2, porém muito mais transmissível e patogênico e responsável pela maior parte dos casos de AIDS e infecção pelo HIV registrados em todo o mundo.

EPIDEMIOLOGIA DO HIV

Prevalência e incidência de HIV/AIDS no mundo

Segundo dados da *Joint United Nations Programme on HIV/AIDS* (UNAIDS), até o final de 2011, 34 milhões (31,4 a 35,9 milhões) de pessoas no mundo encontravam-se infectadas pelo HIV (Figura 68.1). Estima-se que 0,8% dos adultos com idade entre 15 e 49 anos viva com HIV,

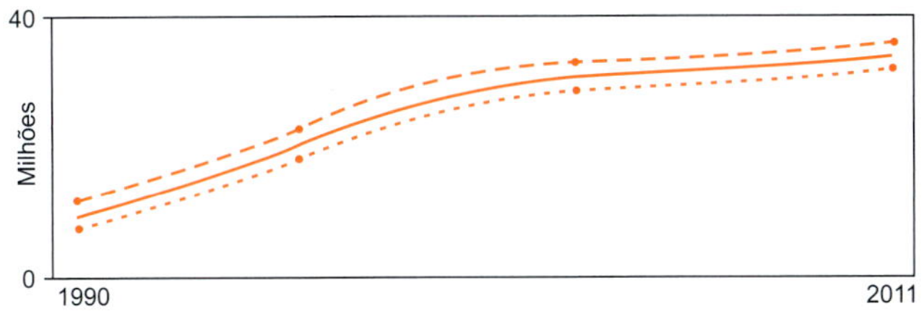

Figura 68.1 ■ Número de pessoas vivendo com HIV/AIDS no mundo – 1990 a 2011.

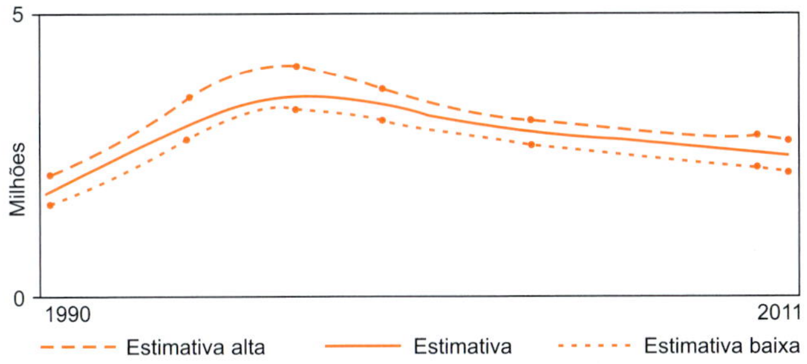

Figura 68.2 ■ Número de casos novos de pessoas infectadas com HIV/AIDS no mundo – 1990 a 2011.

embora o apelo da epidemia varie consideravelmente entre países e regiões. A África Subsaariana é a região mais gravemente afetada, com cerca de 1 em cada 20 adultos (4,9%) infectados, representando 69% das pessoas vivendo com HIV em todo o mundo. A prevalência regional da infecção pelo HIV é quase 25 vezes maior na África Subsaariana. Depois da África Subsaariana, as regiões mais afetados são o Caribe, a Europa Oriental e a Ásia Central, com comprometimento de 1% dos adultos. Há uma tendência mundial de queda no número de casos novos de infecção pelo HIV, observando-se queda de 20% de 2001 a 2011 (Figura 68.2).[29]

Epidemia de HIV/AIDS no Brasil

No Brasil, a infecção pelo HIV/AIDS tem como característica uma epidemia estável e concentrada em alguns subgrupos populacionais em situação de vulnerabilidade.[30] Em todo o país foram notificados 656.701 casos de HIV/AIDS no período de 1980 a 2012.[31] Nesse período, os casos notificados contabilizaram os pacientes com AIDS, gestantes infectadas pelo HIV e crianças expostas ao risco de transmissão vertical pelo HIV.[32] Do total de casos notificados, 65% ocorreram no sexo masculino e 35% no feminino, com relação de 1,8 caso entre homens para cada caso em mulheres.[31] Quanto à distribuição de casos por região observa-se, no período de 1998 a 2010, que, apesar da maior concentração na Região Sudeste, houve diminuição na proporção de casos nessa região (de 63,31% em 1998 para 41,33% em 2010 – redução de 34,7%), com aumento da proporção de casos nas demais regiões no mesmo período (Figura 68.3).

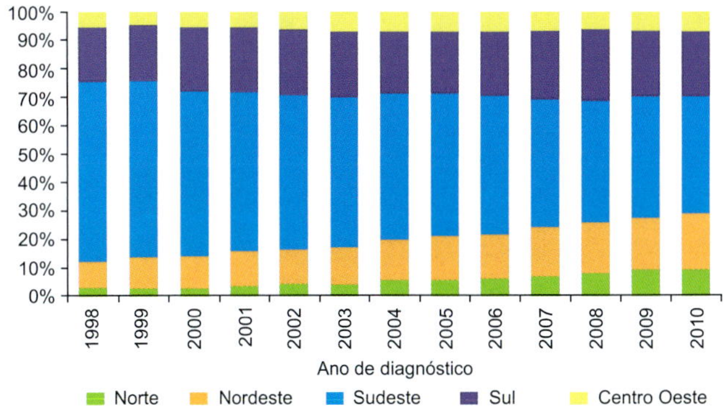

Figura 68.3 ■ Distribuição percentual de casos de AIDS por região de residência e ano de diagnóstico – Brasil, 1998 a 2010.

As regiões Norte e Nordeste, principalmente, apresentam aumento na taxa de incidência, conforme observado na Figura 68.4.

A raça branca é a mais comprometida (47,8%), seguida pela parda (41%), totalizando 88,8% dos casos. Com relação às faixas etárias, observa-se que a maior proporção (24,8%) de casos de AIDS encontra-se entre 40 e 49 anos de idade. Em 2010, a faixa etária com a maior taxa de incidência do país é a de 35 a 39 anos de idade (38,1 casos/100 mil habitantes). Ainda com relação às faixas etárias, entre 1998 e 2010, observou-se aumento da taxa de incidência de casos de AIDS nas faixas etárias de 5 a 12, 50 a 59 e 60 anos ou mais (Figuras 68.5 e 68.6).

A taxa de prevalência na população jovem apresenta tendência de aumento. De acordo com Szwarcwald e cols., em pesquisas realizadas em conscritos do Exército, de 17 a 20 anos, a prevalência nessa população passou de 0,09% em 2002 para 0,12% em 2007.[33]

No Brasil, aproximadamente 60% dos casos notificados estão associados a alguma forma de contato sexual, sendo quase a metade (42,9%) do total de casos notificados decorrente de interações sexuais desprotegidas entre homens que fazem sexo com homens. Esse grupo populacional concentrou a maior parte dos casos nos primeiros anos da epidemia. Em seguida, a AIDS disseminou-se entre usuários de

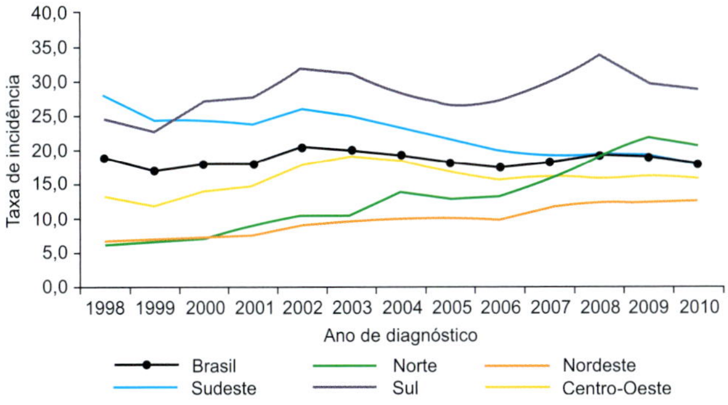

Figura 68.4 ■ Taxa de incidência de AIDS (por 100 mil habitantes), segundo região de residência por ano de diagnóstico – Brasil, 1998 a 2010.

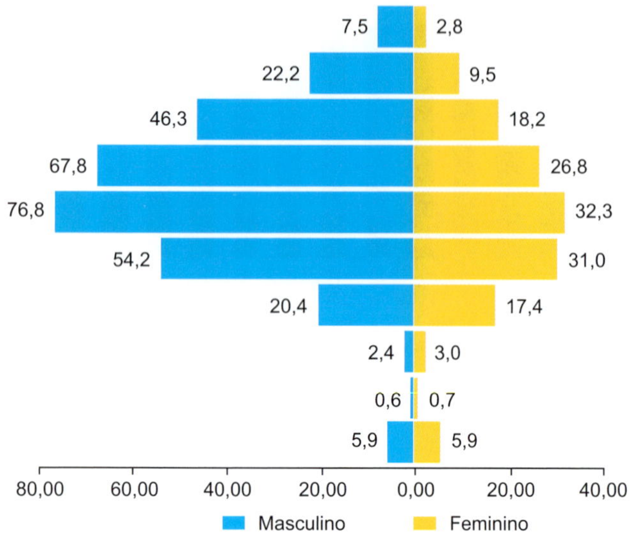

Figura 68.5 ■ Taxa de incidência (por 100 mil habitantes) de AIDS segundo faixa etária e sexo – Brasil, 1998.

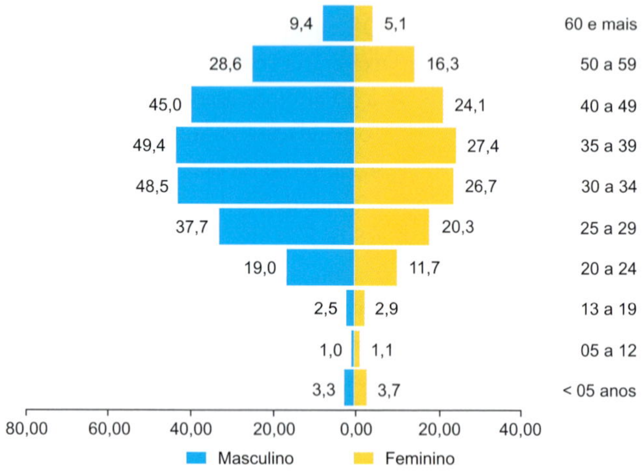

Figura 68.6 ■ Taxa de incidência (por 100 mil habitantes) de AIDS segundo faixa etária e sexo – Brasil, 2010.

substâncias injetáveis e aqueles que receberam transfusão de sangue e/ou hemoderivados. A partir de meados dos anos 1990, a epidemia disseminou-se entre heterossexuais, constituindo atualmente a subcategoria de exposição sexual com o maior número de casos notificados da doença.[34]

Em relação aos grupos populacionais em situação de maior vulnerabilidade, com mais de 18 anos de idade, estudos realizados em 10 municípios brasileiros, entre 2008 e 2009, estimaram taxas de prevalência de HIV de 5,9% entre usuários de substâncias ilícitas, 10,5% entre homens que fazem sexo com homens e 4,9% entre mulheres profissionais do sexo.[5,30] No Brasil, até 2012, foram notificados apenas dois casos de transmissão ocupacional.[31]

Transmissão

Múltiplas variáveis, incluindo a via de transmissão, a quantidade de material contaminado com o qual se entra em contato, a carga viral constante nesses materiais, fatores imunogenéticos e infecções concomitantes, influenciam a probabilidade de infecção pelo HIV.[35]

A transmissão sexual é a forma predominante no mundo inteiro, sendo responsável pela disseminação da infecção pelo HIV em aproximadamente 90% das pessoas vivendo com HIV/AIDS no mundo. A probabilidade de adquirir ou transmitir o vírus HIV por via sexual está relacionada com várias situações, como número de parceiros e prevalência da infecção na população. A relação sexual anal é a que apresenta maior probabilidade de transmissão, seguida pela relação vaginal.[35] A transmissão heterossexual parece ser mais eficiente de homens para mulheres do que de mulheres para homens.[36] Como a concentração do HIV na saliva é baixa, a probabilidade de transmissão por sexo oral é bastante baixa, mas existe.[37] A suscetibilidade individual e a presença de DST, principalmente as que cursam com úlceras, são fatores que influenciam a transmissão do vírus.[35] A terapia antirretroviral reduz parcialmente o risco de transmissão sexual, pois, mesmo com a utilização da terapia antirretroviral combinada e com carga viral não detectável no plasma, o DNA proviral pode ser encontrado nas células seminais de homens infectados[38] e em secreções genitais de mulheres.[39] Durante o período menstrual, as mulheres têm maior chance de serem infectadas[40] e de infectarem seus parceiros,[41] devido à presença do vírus no sangue e nas secreções vaginais. Apesar de muito raros, existem relatos de transmissão de mulheres que fazem sexo com mulheres.[42]

A transmissão vertical pode ocorrer durante a gestação, no parto ou no pós-parto com a amamentação. A realização do exame de HIV em toda gestante, a utilização da terapia antirretroviral e a cesariana eletiva têm contribuído para a redução dessa forma de transmissão. Quando a terapia antirretroviral não é utilizada, o risco de transmissão pelo leite materno pode alcançar taxas de 14% a 29%.[35]

DEFINIÇÃO DE CASO DE AIDS EM ADULTOS (13 ANOS DE IDADE OU MAIS) E EM CRIANÇAS (< 13 ANOS)

Para a vigilância epidemiológica, o Ministério da Saúde do Brasil adota critérios para definição de casos de AIDS em indivíduos com 13 anos de idade ou mais (Tabela 68.1) e < 13 anos de idade (Tabela 68.2).[30]

Tabela 68.1 ■ Critérios para definição de casos de AIDS em indivíduos com 13 anos de idade ou mais

CRITÉRIO CDC ADAPTADO
Existência de dois (2) testes de triagem reagentes ou um (1) confirmatório para detecção de anticorpos anti-HIV
+
Evidência de imunodeficiência:
Diagnóstico de pelo menos uma (1) doença indicativa de AIDS
E/OU
Contagem de linfócitos T CD4+ 350 células/mm^3
E/OU
CRITÉRIO RIO DE JANEIRO/CARACAS
Existência de dois (2) testes de triagem reagentes ou um (1) confirmatório para detecção de anticorpos anti-HIV
+
Somatório de pelo menos dez (10) pontos, de acordo com uma escala de sinais, sintomas ou doenças
OU
CRITÉRIO EXCEPCIONAL ÓBITO
Menção à AIDS (ou termos equivalentes) em algum dos campos da Declaração de Óbito (DO)
+
Investigação epidemiológica inconclusiva
OU
Menção à infecção pelo HIV (ou termos equivalentes) em algum dos campos da DO, além de doença(s) associada(s) à infecção pelo HIV
+
Investigação epidemiológica inconclusiva

Tabela 68.2 ■ Critérios para definição de casos de AIDS em indivíduos < 13 anos de idade

CRITÉRIO CDC ADAPTADO
Evidência laboratorial da infecção pelo HIV em crianças para fins de vigilância epidemiológica
+
Evidência de imunodeficiência:
Diagnóstico de pelo menos duas (2) doenças indicativas de AIDS de caráter leve
E/OU
Diagnóstico de pelo menos uma (1) doença indicativa de AIDS
E/OU
Contagem de linfócitos T CD4+ menor do que o esperado para a idade atual
OU
CRITÉRIO EXCEPCIONAL ÓBITO
Menção à AIDS/SIDA (ou termos equivalentes) em algum dos campos da Declaração de Óbito (DO)
+
Investigação epidemiológica inconclusiva
OU
Menção à infecção pelo HIV (ou termos equivalentes) em algum dos campos da DO, além de doença(s) associada(s) à infecção pelo HIV
+
Investigação epidemiológica inconclusiva

Referências

1. Center for Disease Central and Prevention. A cluster of Kaposi's sarcoma and Pneumocystis carinii pneumonia among homosexual male residents of Los Angeles and Orange Counties, California. MMWR Morb Mortal Wkly Rep 1982; 31:305-7.
2. Barre-Sinoussi F, Chermann JC, Rey F et al. Isolation of a T-lymphotropic retrovirus from a patient at risk for acquired immune deficiency syndrome (AIDS). Science 1983; 220:868-71.
3. Coimbra e Silva AC, Toledo Jr ACC. AIDS: a última epidemia do século XX. In: Toledo Jr ACC. Pragas e epidemias. Histórias de doenças infecciosas. Belo Horizonte: Folium, 2006.
4. Fauci AS. The AIDS epidemic – considerations for the 21st century. N Engl J Med 1999; 341:1046-50.
5. Francis DP, Curran JW, Essex M. Epidemic acquired immune deficiency syndrome: epidemiologic evidence for a transmissible agent. J Natl Cancer Inst 1983;71:1-4.
6. Gallo RC, Montagnier L. The discovery of HIV as the cause of AIDS. N Engl J Med 2003; 349:2283-5.
7. Gallo RC, Salahuddin SZ, Popovic M et al. Frequent detection and isolation of cytopathic retroviruses (HTLV-III) from patients with AIDS and at risk for AIDS. Science 1984; 224:500-3.
8. Garrett L. Hatari: vinidogodogo. In: Garrett L (ed.) A próxima peste. Rio de Janeiro: Nova Fronteira, 1995:275-375.
9. Goedert JJ, Neuland CY, Wallen WC. Amyl nitrite may alter T lymphocytes in homosexual men. Lancet 1982; 1:412-6.
10. Gottlieb MS, Schroff R, Schanker HM et al. Pneumocystis carinii pneumonia and mucosal candidiasis in previously healthy homosexual men: evidence of a new acquired cellular immunodeficiency. N Engl J Med 1981; 305:1425-31.
11. Gottlieb MS. AIDS – past and future. N Engl J Med 2001; 344:1788-91.
12. Hirsch VM, Olmsted RA, Murphey-Corb M, Purcell RH, Johnson PR. An African primate lentivirus (SIVsm) closely related to HIV-2. Nature 1989; 339:389-92.
13. CDC. Immunodeficiency among female sexual partners of males with acquired immune deficiency syndrome (AIDS) – New York. MMWR Morb Mortal Wkly Rep 1983; 31:697-8.
14. CDC. Kaposi's sarcoma and Pneumocystis pneumoniae among homosexual men – New York City and California. MMWR Morb Mortal Wkly Rep 1981; 30:305-8.
15. Lemey P, Pybus OG, Wang B, Saksena NK, Salemi M, Vandamme AM. Tracing the origin and history of the HIV-2 epidemic. Proc Natl Acad Sci U S A 2003; 100:6588-92.
16. Leonidas J-R, Hyppolite N. Haiti and the acquired immunodeficiency syndrome. Ann Intern Med 1983; 98:1020-1.
17. Levy JA, Ziegler JL. Acquired immunodeficiency syndrome is an opportunistic infection and Kaposi's sarcoma results from secondary immune stimulation. Lancet 1983; 2:78-81.
18. CDC. Opportunistic infections and Kaposi's sarcoma among Haitians in the United States. MMWR Morb Mortal Wkly Rep 1982; 31:353-4, 360-1.
19. Paraskevis D, Lemey P, Salemi M, Suchard M, Van De Peer Y, Vandamme AM. Analysis of the evolutionary relationships of HIV-1 and SIVcpz sequences using bayesian inference: implications for the origin of HIV-1. Mol Biol Evol 2003; 20:1986-96.
20. Pneumocystis carinii pneumonia among persons with hemophilia A. Acquired immune deficiency syndrome (AIDS): precautions for clinical and laboratory staffs. MMWR Morb Mortal Wkly Rep 1982; 31:577-80.
21. CDC. Pneumocystis pneumonia – Los Angeles. MMWR Morb Mortal Wkly Rep 1981; 30:250-2.
22. CDC. Possible transfusion-associated acquired immune deficiency syndrome (AIDS) – California. MMWR Morb Mortal Wkly Rep 1982; 31:652-4.

23. Prevention of acquired immune deficiency syndrome (AIDS): report of inter-agency recommendations. MMWR Morb Mortal Wkly Rep 1983; 32:101-3.
24. Sepkowitz KA. AIDS – the first 20 years. N Engl J Med 2001; 344:1764-72.
25. Sonnabend J, Witkin SS, Purtilo DT. Acquired immunodeficiency syndrome, opportunistic infections, and malignancies in male homosexuals: a hypothesis of etiologic factors in pathogenesis. JAMA 1983; 249:2370-4.
26. Steinbrook R, Drazen JM. AIDS – will the next 20 years be different? N Engl J Med 2001; 344:1781-2.
27. Steinbrook R. The AIDS epidemic in 2004. N Engl J Med 2004; 351:115-7.
28. CDC. Unexplained immunodeficiency and opportunistic infections in infants New York, New Jersey, California. MMWR Morb Mortal Wkly Rep 1982; 31:665-7.
29. Joint United Nations Programme on HIV/AIDS (UNAIDS). Global report: UNSIDA report on the global SIDA epidemic 2012. Disponível em: http://www.unaids.org/en/media/unaids/contentassets/documents/epidemiology/2012/gr2012/20121120_UNAIDS_Global_Report_2012_with_annexes_en.pdf.
30. Brasil. Ministério da Saúde. Secretaria de Vigilância em Saúde. Departamento de AIDS, DST e Hepatites Virais. Boletim Epidemiológico AIDS, DST. Ano VIII, no 1. Brasília – DF, 2011. Disponível em: http://www.aids.gov.br/publicacao/2011/boletim_epidemiologico_2011
31. Brasil. Ministério da Saúde. Secretaria de Vigilância em Saúde. Departamento de AIDS, DST e Hepatites Virais. Boletim Epidemiológico AIDS, DST. Versão preliminar. Ano IX, no. 1. Brasília – DF, 2012. Disponível em: http://www.aids.gov.br/publicacao/2012/boletim-epidemiologico-aids-e-dst-2012.
32. Brasil. Portaria no 104, de 25 de janeiro de 2011. Define as terminologias adotadas em legislação nacional, conforme o disposto no Regulamento Sanitário Internacional 2005 (RSI 2005), a relação de doenças, agravos e eventos em saúde pública de notificação compulsória em todo o território nacional e estabelece fluxo, critérios, responsabilidades e atribuições aos profissionais e serviços de saúde. Diário Oficial [da República Federativa do Brasil], Brasília, no 18, p.37, 26 jan, 2011. Seção 1, pt1.
33. Szwarcwald CL, Veras MASM, Barreira D et al. HIV-related risky practices among Brazilian Young men, 2007. Cad Saúde Pública, Rio de Janeiro, 2011; 27 Sup 1:S19-S26.
34. Dourado I, Veras MASM, Barreira D et al. Tendências da epidemia da SIDA no Brasil após a terapia anti-retroviral. Rev Saúde Pública 2006; 40(Supl):9-17.
35. Mandell GL, Bennett JE, Dolin R. Mandell, Douglas, and Bennett's principles and practice of infectious diseases. 7. ed. 2010.
36. Padian N, Marquis L, Francis DP et al. Male-to-famale transmission of human immunodeficiency vírus. JAMA 1987; 258:788-90.
37. Rothenberg RB, Scarlett M, del Rio C et al. Oral transmission of HIV. AIDS 1998; 12:2095-105.
38. Zhang H, Dornadula G, Beumont M et al. Human immunodeficiency virus type 1 in the semen of men receiving highly active antiretroviral therapy. N Engl J Med 1998; 339:1803-9.
39. Rasheed S, Li Z, Xu D et al. Presence of cell-free human immunodeficiency virus in cervicovaginal secretions is independent of viral load in the blood in human immunodeficiency virus infected women. Am J Obstet Gynecol 1996; 175:122-9.
40. Lazzarin A, Saracco A, Musicco M et al. Man-to-woman sexual transmission of the human immunodeficiency virus: risk factors related to sexual behavior, man's infectiousness, and woman's susceptibility. Arch Intern Med 1991; 151:2411-6.
41. European Study Group on Heterosexual Transmission of HIV. Comparison of female to male and male to female transmission of HIV in 563 stable couples. BMJ 1992; 304:809-13.
42. Rich JD, Buck A, Tuomala RE et al. Transmission of human immunodeficiency virus infection presumed to have occurred via female-homosexual contact. Clin Infect Dis 1993; 17:1003.

Diagnóstico da Síndrome da Imunodeficiência Adquirida

Lucinéia Maria de Queiroz Carvalhais Ramos
Sílvia Hees de Carvalho
Ana Flávia de Sales Santos

INTRODUÇÃO

Conhecer e conduzir adequadamente o diagnóstico básico de infecção pelo HIV faz parte da rotina assistencial do médico não especialista em doenças infecciosas.

HISTÓRICO

Em 1981, a *acquired immune deficiency syndrome* (AIDS) foi reconhecida como entidade clínica distinta, quando alguns homens que faziam sexo com homens ou usuários de substâncias injetáveis, residentes em áreas urbanas dos EUA, começaram a ser vitimados por infecções oportunistas atípicas para a faixa etária.[1,2] Casos semelhantes surgiram na Europa, no Caribe e em outros países, todos com alta letalidade. Investigações epidemiológicas sugeriam um vírus como agente etiológico, com transmissão por vias sanguínea e sexual.

Em 1983, apenas 2 anos após o reconhecimento da AIDS, a equipe do professor Luc Montagnier, do Instituto Pasteur, identificou o novo patógeno a partir de linfonodos de um paciente com linfadenopatias: um retrovírus com tropismo por células CD4, causando imunodeficiência em humanos, que recebeu o nome de vírus associado a linfadenopatia (LAV).[1,2] No mesmo ano, Robert Gallo, pesquisador do National Institute of Health, nos EUA, isolou um retrovírus em células mononucleares de sangue periférico de pacientes com AIDS e o denominou vírus T linfotrópico humano III. [2,3] Em 1986, a nomenclatura foi uniformizada para *human imunodeficiency virus* (HIV). Ainda em 1986, retrovírus muito semelhante foi isolado em indivíduos na África Ocidental e recebeu o nome de HIV-2. Ambos causam aids, porém a progressão para a doença é mais lenta com o HIV-2, sendo o HIV-1 mais virulento.[2,3] Os vírus da imunodeficiência humana (HIV-1 e HIV-2) são retrovírus pertencentes à família dos lentivírus. Esta família inclui vírus capazes de provocar infecções com longos períodos de latência.[3,4]

O primeiro teste desenvolvido para detectar a infecção pelo HIV consistiu no isolamento do vírus através de culturas de tecidos, sendo originalmente empregado para identificar o HIV-1 como o agente causador da AIDS. Essa técnica de cultura de tecido é procedimento complexo, caro, demorado, exige biossegurança laboratorial complexa e não é aplicável à assistência ao paciente, sendo usado em pesquisas laboratoriais.[5]

Em pouco tempo, em 1985, os testes que empregam antígeno-anticorpo para identificação da infecção pelo HIV-1 tornaram-se disponíveis nos bancos de sangue.[2,5] Os testes diagnósticos e de *screening*, desenvolvidos a partir da descoberta do HIV, tornaram possível o controle da transmissão por transfusões de sangue e seus derivados e a criação de políticas e normas racionais para prevenção da infecção pelo HIV por sangue e tecidos e estratégias para o desenvolvimento de novas classes de antirretrovirais,[1] além de políticas internacionais e nacionais para ações de prevenção e diagnóstico para a população geral, gestantes e populações vulneráveis e crianças expostas ao risco de transmissão vertical.

As pesquisas levaram rapidamente ao desenvolvimento do primeiro antirretroviral (ARV) de uso clínico, a zidovudina, seguida por novos fármacos. No Brasil, desde 1996, o acesso aos ARV é gratuito, pelo Sistema Único de Saúde (SUS), para portadores do HIV, conforme diretrizes nacionais.[6,7] A oferta e o estímulo para testagem do HIV no Brasil, os programas de diagnóstico de HIV durante a gestação e a ampla oferta dos ARV no SUS reduziram fortemente a transmissão vertical[8] e melhoraram a qualidade de vida e a sobrevida de pessoas vivendo com HIV. Além disso, é histórica a ação dos poderes públicos brasileiros na distribuição gratuita de preservativos, ações governamentais para a população geral e as populações mais vulneráveis, parcerias com organizações não governamentais (ONG) para prevenção em populações específicas e distribuição de insumos para redução de danos entre usuários de substâncias psicoativas.

EPIDEMIOLOGIA

A Organização Mundial da Saúde (OMS) estima que para o controle da epidemia seja necessário testar 100 milhões de pessoas anualmente. A persistência da AIDS como pandemia é, em parte, resultado da incapacidade de testar de modo abrangente todos os indivíduos em risco.[9] A testagem para HIV apresenta múltiplas facetas, incluindo aspectos éticos complexos. Dados atuais alertam para cerca de 35,3 milhões de pessoas infectadas em todo o mundo e 2,3 milhões de novas infecções em 2012. Estima-se que 1,5 milhão de pessoas vivendo com HIV estejam na América Latina.[10] A distribuição do HIV apresenta-se de maneira distinta: o HIV-1 é encontrado em todos os países do mundo e o HIV-2 tem sido isolado, principalmente, na África Ocidental, com alguns casos em outros continentes.[3,4]

Para o Brasil é estimada a prevalência de 630 mil pessoas de 15 a 49 anos de vida vivendo com HIV/AIDS e, destas, em torno de 255 mil não sabem de sua condição sorológica. A tendência da epidemia no Brasil tem se caracterizado por três comportamentos: pauperização, interiorização e feminização. Setenta e seis por cento dos casos de AIDS estão localizados nas regiões Sudeste e Sul do Brasil.[7]

O Brasil incrementou, nos últimos anos, a oferta de exames de HIV para populações específicas, como gestantes, profissionais do sexo, população privada de liberdade, portadores de DST e tuberculose, dentre outras situações de maior vulnerabilidade, além da oferta do exame para a população em geral.[7] A maior parte da população testada rotineiramente é composta por mulheres de 25 a 39 anos de idade, proporção explicada pela incorporação do teste anti-HIV na rotina do pré-natal.[8] Para acesso universal ao diagnóstico são desenvolvidas ações que visam à descentralização de oferta de exames para HIV, DST e hepatites virais a parcerias com a sociedade civil organizada, além do incentivo à política de testagem por meio de campanhas informativas. Esforços atuais buscam a capacitação das equipes de Atenção Básica para ampliação da oferta de testes anti-HIV mediante a implantação do teste rápido (TR). Desde 2003, a oferta de testes de HIV pelo SUS mantém-se em crescimento, atingindo 5,1 milhões de unidades em 2011 (Figura 69.1).

HIV

O HIV é um retrovírus citopático que infecta células humanas que contêm receptores CD4+ em sua superfície, como os linfócitos T *helper* (T auxiliar), os macrófagos e as células dendríticas. Os retrovírus têm seu material genético constituído de RNA e contêm a enzima transcriptase reversa, a qual é capaz de transformar o RNA viral em cópia de DNA.[2,11] Três genes, *gag, pol* e *env,* são comuns a todos os retrovírus e codificam proteínas estruturais.[2,3] O HIV conta com uma camada mais externa, o envelope, derivado da membrana plasmática da célula, que contém lipídios e proteínas de superfície, onde estão as glicoproteínas 120 (gp120), ancoradas em glicoproteínas transmembranas 41 (gp41). A gp120 é responsável pela ligação do vírus às células hospedeiras. Na parte interna do envelope viral existe outra camada proteica, a matriz, constituída da proteína 17 (p17). A estrutura seguinte é o cerne ou núcleo capsídeo viral, constituído por uma camada de proteína 24 (p24) que recobre duas fitas de RNA estabilizadas pela proteína 7 (p7) e as enzimas transcriptase reversa, integrase e protease.[3] As proteínas e glicoproteínas virais são identificadas por números, que correspondem a seu peso molecular (Figura 69.2).

ASPECTOS CLÍNICOS DA INFECÇÃO PELO HIV

A infecção pelo HIV pode ser dividida em quatro fases clínicas: infecção aguda, fase assintomática (latência clínica), fase sintomática inicial e AIDS (Figura 69.3).

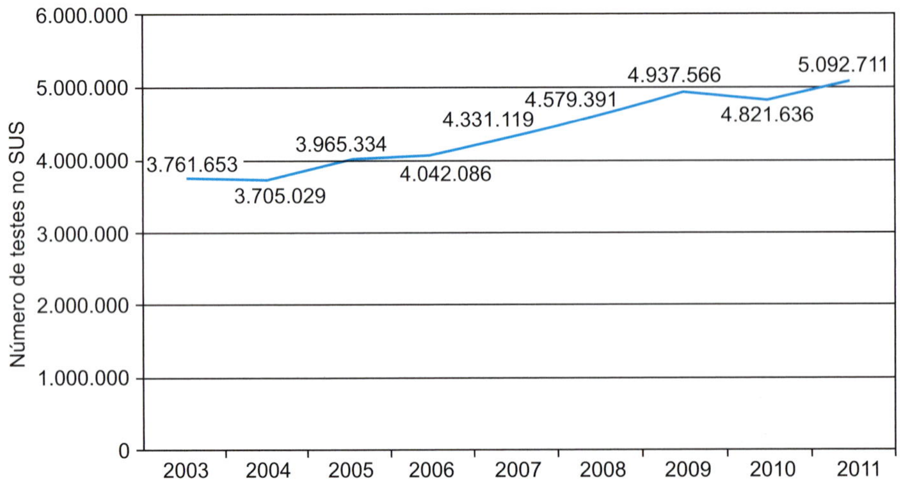

Figura 69.1 ■ Número de testes de HIV realizados pelo SUS no Brasil, 2003 a 2011. (Brasil 2012. Política Brasileira de Enfrentamento da AIDS: resultados, avanços e perspectivas.)

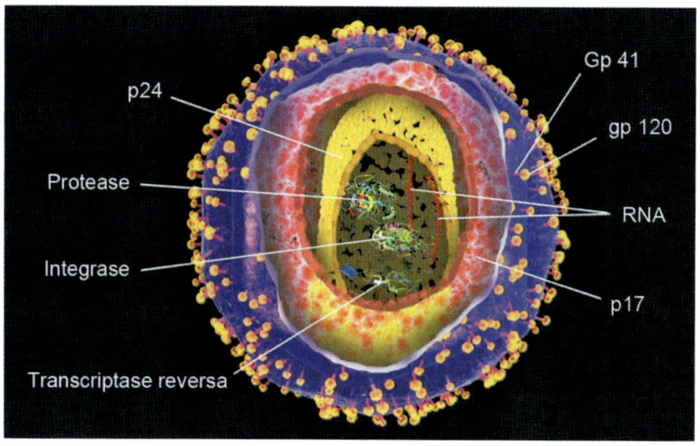

Figura 69.2 ■ Representação esquemática do HIV. (Brasil, 2010.)

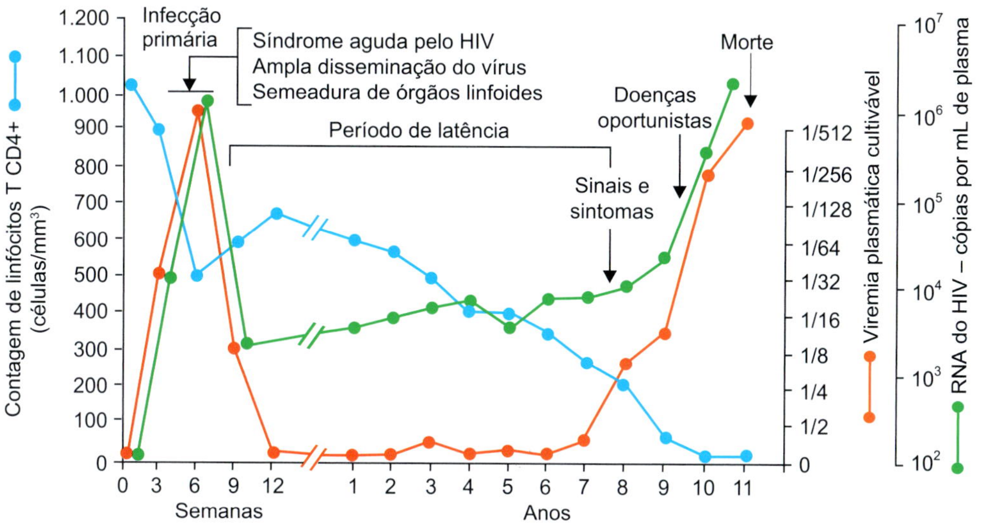

Figura 69.3 ■ Fases clínicas da infecção pelo HIV. (Adaptada de Pantaleo et al., 1993a.[12])

No entanto, a OMS classifica de maneira mais detalhada a infecção pelo HIV, como mostra a Tabela 69.1.

Infecção aguda

A síndrome da infecção retroviral aguda ou infecção primária surge, em média, de 2 a 4 semanas após a infecção pelo HIV, havendo, em geral, queda transitória dos linfócitos T CD4 e alta carga viral, como evidenciado na Figura 69.3. Embora ocorra em cerca de 40% a 90% dos pacientes,[13] raramente é diagnosticada. A inespecificidade dos sintomas (semelhantes à mononucleose) e o fato de os exames habituais para detecção de anticorpos contra o HIV serem negativos fazem com que o diagnóstico da infecção retroviral aguda seja pouco realizado, exigindo alto índice de suspeição.

A Tabela 69.2 mostra as principais manifestações clínicas da infecção aguda pelo HIV.[14]

Em geral, o curso é limitado, apresentando duração de 10 a 15 dias, mas são descritos quadros graves, como pneumocistose, síndrome de Guillain-Barré e meningite criptocócica, entre outras infecções oportunistas.

Fase assintomática (latência clínica)

Ao longo do período de latência clínica, o vírus HIV continua se replicando. Em geral, nos casos não tratados, a carga viral irá aumentar progressivamente, o que antecede a queda da contagem de linfócitos T CD4.

Durante o período de latência clínica, é descrito com frequência o surgimento de linfadenopatia generalizada persistente (LGP), quadro que pode ter início logo após a síndrome retroviral aguda.[15] A LGP é definida pelo aumento de linfonodos extrainguinais, acometendo dois ou mais sítios por um período de 3 a 6 meses, sem que haja outro diagnóstico que explique a linfadenomegalia.

Fase sintomática inicial ou precoce

A fase inicial precoce se caracteriza por infecções menos graves, como sinusites de repetição, herpes-zóster, candidíase oral, úlceras orais e abscessos de repetição, entre outras. Podem surgir processos inflamatórios de pele, como dermatite seborreica, febre prolongada, emagrecimento, astenia, hiporexia, diarreia e outros sintomas, mas sem que o critério de AIDS seja estabelecido.

Tabela 69.1 ■ Classificação da infecção pelo HIV segundo a OMS

Primoinfecção pelo HIV
Assintomática Síndrome retroviral aguda
Estágio clínico 1
Assintomática Linfadenopatia generalizada persistente
Estágio clínico 2
Perda de peso inexplicada (< 10% do peso corporal presumido ou medido) Infecções respiratórias recorrentes (sinusite, faringite, amigdalite, otite média) Herpes-zóster Queilite angular Ulcerações orais frequentes Erupções pruriginosas papulares Dermatite seborreica Infecções fúngicas
Estágio clínico 3
Perda de peso inexplicável grave (> 10% do peso corporal presumido ou medido) Diarreia crônica inexplicada por mais de 1 mês Febre persistente inexplicável por mais de 1 mês Candidíase oral persistente Leucoplasia pilosa oral Tuberculose pulmonar Infecções bacterianas graves (pneumonia, empiema, piomiosite, infecção óssea ou articular, meningite, bacteriemia) Ulceração necrosante aguda (estomatite, gengivite, periodontite) Anemia inexplicada Neutropenia (< 500) Trombocitopenia crônica (< 50.000)
Estágio clínico 4
Pneumocistose Pneumonia bacteriana recorrente grave Infecção por herpes simples crônica Candidíase esofágica ou de traqueia, brônquios ou pulmões Tuberculose extrapulmonar Sarcoma de Kaposi Infecção por citomegalovírus Neurotoxoplasmose Encefalopatia pelo HIV Criptococose extrapulmonar Histoplasmose disseminada Infecção por micobacteriose atípica disseminada Leucoencefalopatia multifocal progressiva Criptosporidiose crônica (diarreia) Isosporíase crônica Micose disseminada Linfoma cerebral ou de células B não Hodgkin Carcinoma cervical invasivo Leishmaniose disseminada atípica Nefropatia e miocardiopatia sintomáticas associadas ao HIV Reativação de Chagas (meningoencefalite ou miocardite) Sepse por *Salmonella* não *typhi*

Fonte: adaptada da Organização Mundial da Saúde, 2007.

Tabela 69.2 ■ Manifestações clínicas da infecção aguda pelo HIV

Febre	96%
Adenopatia	74%
Faringite	70%
Exantema	70%
Mialgia ou artralgia	54%
Trombocitopenia	45%
Leucopenia	38%
Diarreia	32%
Cefaleia	32%
Náuseas	21%

Fonte: adaptada de Niu MT, Stein DS, Schnittman SM. Primary human immunodeficiency virus type 1 infection. J Infect Dis 1993; 168:1490-501.

AIDS

Ao longo do período de latência clínica, que costuma durar anos, há queda progressiva do número de linfócitos T CD4. Em geral, as afecções oportunistas definidoras de AIDS surgem quando a contagem de CD4 é < 200 células, embora várias alterações possam ocorrer até que haja comprometimento mais grave da imunidade.

A Tabela 69.3 mostra as afecções associadas à infecção pelo HIV de acordo com a contagem de linfócitos T CD4.[16]

O Ministério da Saúde considera portador de AIDS (não apenas portador do HIV), mesmo para indivíduos assintomáticos, todo paciente com diagnóstico sorológico confirmado para HIV que apresente contagem de linfócitos T CD4 < 350 células/mm^3.[17]

É importante ressaltar que, quando se define o diagnóstico de AIDS, a confirmação sorológica é indispensável. Os critérios clínicos mais usados são: Rio de Janeiro/Caracas, em que o somatório de 10 pontos confere o diagnóstico de AIDS (Tabela 69.4) e os do CDC (Centers for Disease Control and Prevention), agência federal americana responsável pelo controle de doenças (Tabela 69.5).[18]

Em 1993, o CDC incluiu também a contagem de linfócitos T CD4 < 200 células ou o percentual total de linfócitos < 14 como critério de AIDS para os pacientes com diagnóstico sorológico de infecção pelo HIV.[19] No entanto, os critérios foram revistos no ano de 2012, estabelecendo-se que a contagem percentual apenas será considerada quando o valor absoluto da contagem de linfócitos T CD4 não estiver disponível.

DIAGNÓSTICO

A possibilidade de diagnóstico de infecção pelo HIV deve ser lembrada durante todos os atendimentos médicos. Por isso, é necessário conhecimentos sobre os testes do HIV para a condução correta dos casos. A interpretação clínica dos testes laboratoriais, por sua vez, depende do conhecimento básico sobre o comportamento da infecção pelo HIV

Tabela 69.3 ■ Correlação entre afecções no portador do HIV e o valor dos linfócitos T CD4

Contagem de CD4	Complicações infecciosas	Complicações não infecciosas
≥ 500 células/mm³	Síndrome retroviral aguda Candidíase vaginal	Linfadenopatia generalizada persistente Síndrome de Guillain-Barré Miopatia Meningite asséptica
200 a 500 células/mm³	Pneumonia bacteriana Tuberculose pulmonar Herpes-zóster Candidíase oral Criptosporidiose autolimitada Sarcoma de Kaposi Leucoplasia pilosa oral	Neoplasia cervical intraepitelial Câncer cervical Linfoma de células B Anemia Mononeuropatia múltipla Púrpura trombocitopênica idiopática Linfoma de Hodgkin Pneumonite intersticial linfocítica
≤ 200 células/mm³	Pneumonia por *P. jirovecii* Histoplasmose e coccidioidomicose* disseminadas Tuberculose miliar/extrapulmonar Leucoencefalopatia multifocal progressiva	Síndrome consumptiva Neuropatia periférica Demência associada ao HIV Miocardiopatia Mielopatia vacuolar Polirradiculopatia progressiva Linfoma não Hodgkin
≤ 100 células/mm³	Herpes simples disseminado Neurotoxoplasmose Neurocriptococose Criptosporidiose crônica Microsporidiose Candidíase de esôfago	
≤ 50 células/mm³	Infecção por citomegalovírus Infecção disseminada por *Mycobacterium avium*	Linfoma primário de SNC

*Não descrita no Brasil.

Tabela 69.4 ■ Critérios para definição de casos de AIDS Rio de Janeiro/Caracas

Afecção	Pontos
Sarcoma de Kaposi	10
Tuberculose disseminada/extrapulmonar/ pulmonar não cavitária	10
Candidíase oral ou leucoplasia pilosa	5
Tuberculose pulmonar cavitária ou não especificada	5
Herpes-zóster em indivíduo com até 60 anos de idade	5
Disfunção do SNC	5
Diarreia por período ≥ 1 mês	5
Febre ≥ 38°C por período ≥ 1 mês	2
Caquexia ou perda de peso corporal > 10%	2
Astenia por período ≥ 1 mês	2
Dermatite persistente	2
Anemia e/ou linfopenia e/ou trombocitopenia	2
Tosse persistente ou qualquer pneumonia (exceto tuberculose)	2
Linfadenopatia ≥ 1cm, ≥ 2 sítios extrainguinais, por período ≥ 1 mês	2

Fonte: Ministério da Saúde, 2009.[20]

Tabela 69.5 ■ Doenças definidoras de AIDS segundo o critérios do CDC (adaptados)

1. Criptococose extrapulmonar
2. Câncer cervical invasivo
3. Candidose de esôfago
4. Candidose de traqueia, brônquios ou pulmões
5. Citomegalovirose em qualquer outro local que não fígado, baço e linfonodos, como a retinite por citomegalovírus
6. Criptosporidiose intestinal crônica (período > 1 mês)
7. Herpes simples mucocutâneo (período > 1 mês)
8. Histoplasmose disseminada (localizada em quaisquer órgãos que não exclusivamente pulmão ou linfonodos cervicais/hilares)
9. Isosporidiose intestinal crônica (período > 1 mês)
10. Leucoencefalopatia multifocal progressiva (vírus JC, um poliomavírus)
11. Linfoma não Hodgkin de células B (fenótipo imunológico desconhecido) e outros linfomas dos seguintes tipos histológicos: linfoma maligno de células grandes ou pequenas não clivadas (tipo Burkitt ou não Burkitt) e linfoma maligno imunoblástico sem outra especificação (termos equivalentes: sarcoma imunoblástico, linfoma maligno de células grandes ou linfoma imunoblástico)
12. Linfoma primário do cérebro
13. Pneumonia por *Pneumocystis carinii*
14. Qualquer micobacteriose disseminada em outros órgãos que não pulmão, pele ou linfonodos cervicais/hilares (exceto tuberculose ou hanseníase)
15. Reativação de doença de Chagas (meningoencefalite e/ou miocardite)
16. Sepse recorrente por bactérias do gênero *Salmonella* (não tifoide)
17. Toxoplasmose cerebral

Fonte: Ministério da Saúde, 2004.

e da história clínica e epidemiológica de cada paciente, levando-se em consideração o período de produção de anticorpos (Figuras 69.4 e 69.5).

As proteínas, o genoma viral (RNA e provírus) e os anticorpos formados em resposta à infecção pelo HIV são os marcadores laboratoriais da infecção. Após a infecção, o HIV dissemina-se por todo o organismo, atingindo tecidos linfoides, e a carga viral aumenta exponencialmente até o ápice, que ocorre em torno de 2 semanas, com quadro clínico inespecífico, semelhante à influenza ou à mononucleose.[4,22] O RNA viral é o primeiro marcador que pode ser detectado, seguido pela proteína p24.[11] Indivíduos na fase aguda da infecção são altamente contagiosos. Anticorpos neutralizantes contra glicoproteínas do envoltório viral, tipo-específico e grupo-específico, são produzidos por grande parte dos infectados.[4,18] Anticorpos tipo IgM atingem pico máximo entre 7 e 41 dias. Anticorpos tipo IgG atingem níveis elevados entre 70 e 196 dias.[4] Respostas celulares são direcionadas aos antígenos do HIV, linfócitos T citotóxicos, e reagem contra produtos de genes reguladores, *env, pol* e *gag*. Após a entrada do HIV no organismo, a produção de resposta humoral pode ser identificada, em média, entre 4 e 8 semanas, pela presença de anticorpos contra o vírus[11] (Figura 69.6).

Considera-se janela imunológica o período entre o início da infecção e a detecção de um marcador do HIV pelos testes laboratoriais. Assim, durante o período de janela imunológica, os resultados serão negativos, mesmo se a pessoa estiver infectada pelo HIV. Com o desenvolvimento de novos testes que detectam antígenos, o período para o diagnóstico da infecção foi reduzido, diminuindo o tempo da janela imunológica.[11,22]

O diagnóstico da infecção pelo HIV em crianças > 18 meses de vida é feito, predominantemente, pela pesquisa de anticorpos anti-HIV em análise de amostras de soro ou plasma. Os testes mais comumente usados pesquisam anticorpos circulantes contra o HIV-1, especialmente os imunoenzimáticos, como o ELISA *(enzime linked imunnosorbent assay)* e o ELFA (*enzime linked fluorescent assay).* Esses testes utilizam antígenos adsorvidos (sintéticos ou vírus inativado) em fases sólidas. Apresentam sensibilidade e especificidade > 98% e 99%.[4] Os resultados do ELISA são expressos objetivamente pelas absorvâncias obtidas de espectrofotômetros, não dependem de leituras subjetivas, podem ser automatizados, são simples e podem ser usados grande número de indivíduos com amostras de pequeno volume.[23]

O método *Western blot* (WB) é amplamente utilizados como teste confirmatório dos resultados reativos obtidos em testes imunoenzimáticos. Os testes WB e ELISA partem do mesmo princípio, isto é, a captura de anticorpos, porém o WB utiliza antígenos específicos do HIV, previamente separados eletroforeticamente e transferidos para membrana de celulose. Na técnica de WB, é possível revelar a presença de anticorpos contra nove proteínas do HIV-1: gp160, gp120, gp42, p66, p51, p31, p55, p24, p17.[4,5] Padrões reativos para HIV podem ser definidos como reatividade para p24 ou p31 associado à reatividade para: gp41 ou gp130/pg160 ou, pelo menos, identificação de p24 ou gp120/gp160.[4]

Também são testes utilizados para confirmação de resultado reativo aos testes imunoenzimáticos: imunofluorescência em células fixadas e o teste RIPA (*radioimmunoprecipitatiton assay*).[4] Como teste confirmatório ou mesmo em triagem, a imunofluorescência indireta (IFI) tem a vantagem de ser rápida e muito fácil de ser realizada, necessitando, todavia, habilidade na leitura.[5]

Os testes rápidos (TR) são todos os testes cuja execução, leitura e interpretação do resultado são feitas em, no máximo, 30 minutos a olho desarmado, sem a necessidade de estrutura laboratorial. São de grande valia nas situações em que profissionais de saúde precisam adotar condutas imediatas, sendo cada vez mais utilizados. Essas situações especiais consistem nos casos de acidente de trabalho com material perfurocortante potencialmente infectante, atendimento a populações em regiões com infraestrutura laboratorial precária, admissão para parto de gestantes que não fizeram o pré-natal, dentre outras em que há necessidade de rapidez no diagnóstico para

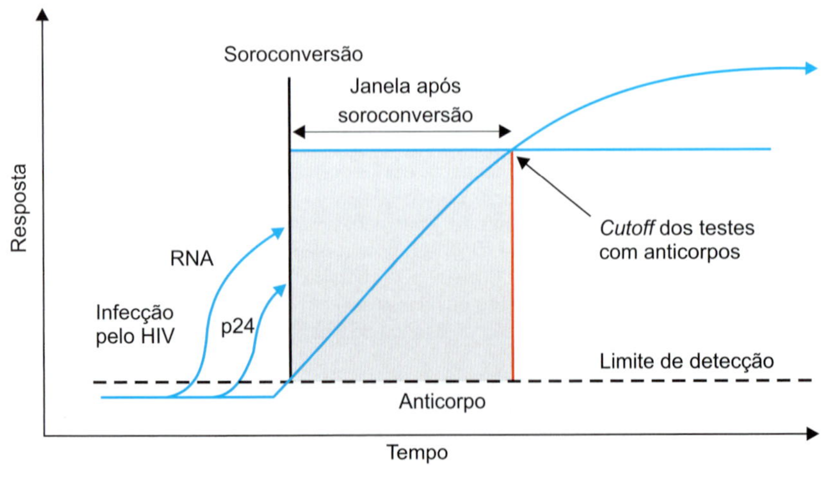

Figura 69.4 ■ Algoritmo de testes sorológicos para infecção recente pelo HIV e esquema de detecção da soroconversão (Adaptada de Cohen et al., 2010.)

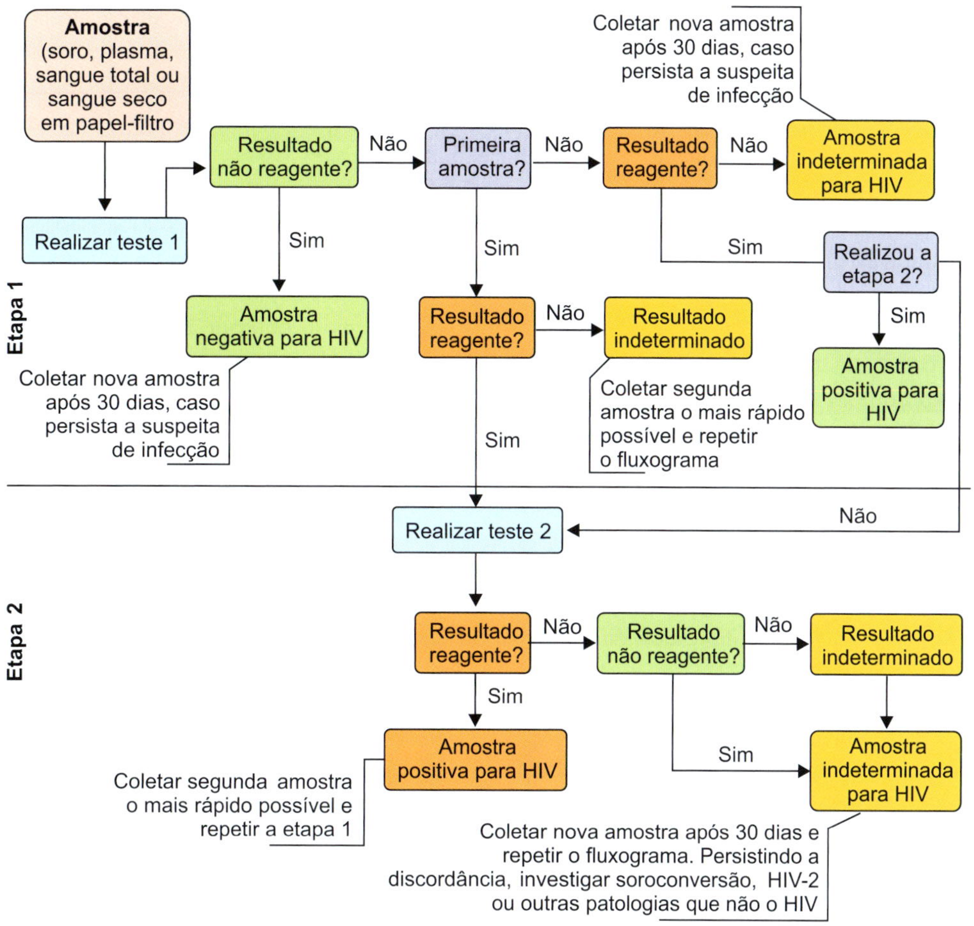

Figura 69.5 ■ Fluxograma mínimo para o diagnóstico laboratorial da infecção pelo HIV em indivíduos com mais de 18 meses de vida. (Brasil, 2009, 2010.)

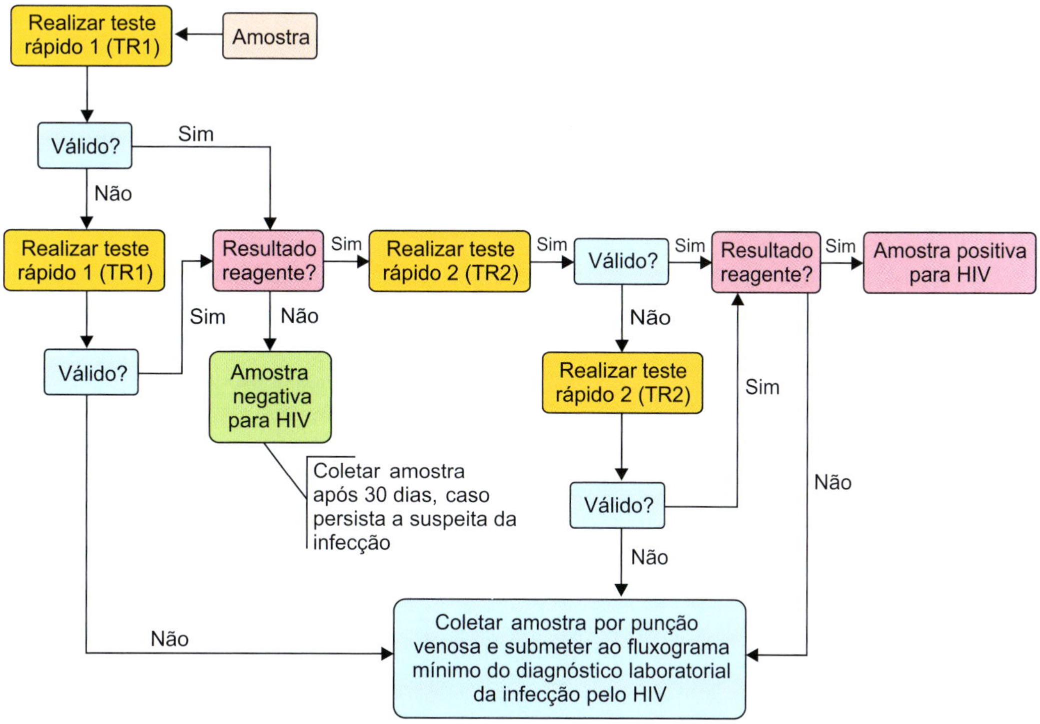

Figura 69.6 ■ Fluxograma para o diagnóstico rápido de infecção pelo HIV – situações especiais. (Brasil 2009, 2010.)

decisão imediata quanto à intervenção clínica.[11] Os TR para diagnóstico do HIV têm sensibilidade de 99,5% a 100%, ou seja, a mesma sensibilidade encontrada em outros testes utilizados na rotina do diagnóstico laboratorial da infecção pelo HIV.[11] Quando os TR detectam, simultaneamente, antígenos do HIV e anticorpos contra o vírus, são denominados testes de quarta geração – ainda não disponibilizados pelo SUS. Os TR atualmente disponíveis no mercado brasileiro detectam apenas anticorpos produzidos em resposta à infecção pelo HIV.[11]

A reação em cadeia da polimerase (*polimerase chain reaction* – PCR) reproduz *in vitro* a habilidade natural de replicação da molécula de DNA em grande escala. Diferente dos métodos de antígeno-anticorpo, a PCR identifica a molécula do DNA na amostra do paciente.[23] A técnica *reverse transcriptase-PCR* (RT-PCR) não utiliza o DNA de cadeia dupla como molde mas, sim, RNA de cadeia simples. Sendo o HIV um vírus RNA, é necessária a realização da transcrição reversa, seguida de reação em cadeia da polimerase, na RT-PCR.

Em caso de suspeita de infecção congênita, a detecção de anticorpos anti-HIV em crianças < 18 meses não caracteriza infecção, devido à transferência dos anticorpos maternos anti-HIV através da placenta, sendo necessários outros testes complementares para confirmação do diagnóstico.[24,25] Essas crianças devem ser acompanhadas por médicos especialistas, sendo necessários métodos laboratoriais de detecção direta do vírus ou de seus antígenos ao longo do seguimento.[26,27]

NORMATIZAÇÃO BRASILEIRA PARA USO CLÍNICO DOS TESTES DE DETECÇÃO DO HIV

É obrigatório o aconselhamento adequado antes e depois de testes para diagnóstico da infecção pelo HIV. Deve-se ouvir o paciente e informá-lo sobre os procedimentos a serem realizados e os possíveis resultados. São obrigatórias a garantia de sigilo e a confidencialidade, além da permissão do paciente para realização dos testes para HIV.

No Brasil, a Portaria SVS/MS 151, de 14 de outubro de 2009, normatiza, para as instituições públicas e privadas de saúde, o diagnóstico laboratorial da infecção pelo HIV em indivíduos com idade > 18 meses, determinando a utilização do *Fluxograma Mínimo para Diagnóstico Laboratorial da Infecção pelo HIV em Indivíduos com Idade > 18 Meses.*[11] O fluxograma estabelece a realização de etapas subsequentes (Figura 69.5):

1. **Etapa I (triagem):** realizada pela técnica de imunoensaio enzimático, capaz de detectar anticorpos contra o HIV-1, incluindo o grupo O, e anticorpos contra o HIV-2, podendo ser usado, inclusive, o TR. Se a amostra é reagente, segue-se para as etapas II e III (destinadas à confirmação do diagnóstico sorológico). Se o resultado for indeterminado, nova amostra deverá ser coletada e submetida ao *Fluxograma Mínimo para Diagnóstico Laboratorial da Infecção pelo HIV em Indivíduos com Idade > 18 Meses.*
2. **Etapa II:** etapa complementar, realizada com material da mesma amostra reagente na etapa I. O material deve ser submetido a segundo imunoensaio (necessariamente com princípio metodológico e/ou antígenos distintos do imunoensaio utilizado na etapa I). Amostra reagente nas etapas I e II terá seu resultado definido como "Amostra Reagente para HIV". Amostra não reagente ou indeterminadas na etapa II deverá ser liberada como "Amostra Indeterminada para HIV". Nessas duas últimas situações, uma segunda amostra deverá ser coletada. É obrigatória a liberação do laudo antes da coleta da segunda amostra. A segunda amostra será submetida à etapa I do *Fluxograma Mínimo para Diagnóstico Laboratorial da Infecção pelo HIV em Indivíduos com Idade > 18 Meses.*
3. **Etapa III:** emprega-se o WB para HIV-1 (WB/HIV-1), exame realizado nas amostras não reagentes ou inconclusivas no segundo imunoensaio e nas amostras positivas, negativas ou indeterminadas nos testes de IFI. Para interpretação do teste WB, deverão ser observados os seguintes critérios:
   - **Amostra não reagente:** ausência de bandas.
   - **Amostra reagente:** presença de, no mínimo, duas bandas dentre gp160/gp120, gp41 e p24. É obrigatória a coleta de uma segunda amostra para repetição da etapa I, visando à confirmação da positividade da primeira amostra.
   - **Amostra indeterminada:** qualquer outro padrão de bandas diferente dos descritos anteriormente. As amostras deverão ser submetidas à investigação de soroconversão ou à pesquisa de anticorpos anti-HIV-2.

O diagnóstico sorológico da infecção pelo HIV somente poderá ser confirmado após análise de, no mínimo, duas amostras de sangue coletadas em momentos diferentes.[25] O profissional de saúde que atende o paciente deve solicitar e identificar o pedido do exame como segunda amostra e o laboratório ou serviço de saúde deve registrá-lo como tal para finalização do *Fluxograma Mínimo para Diagnóstico Laboratorial da Infecção pelo HIV em Indivíduos com Idade > 18 meses.*[25]

Em caso de resultado negativo da metodologia de identificação de anticorpos, e persistindo a suspeita clínica/epidemiológica de infecção pelo HIV, pode-se decidir pela solicitação de outros exames que permitem a detecção precoce da infecção pelo HIV ou pela realização de pesquisa do vírus por testes de biologia molecular (Figura 69.4). O acesso a esses exames não é, muitas vezes, prontamente disponível pelo SUS, o que pode dificultar o diagnóstico durante o curto período da pré-soroconversão. O Ministério da Saúde recomenda que, em caso de necessidade de investigação de soroconversão, deve-se proceder à coleta de nova amostra 30 dias após a coleta da primeira amostra negativa e repetir o conjunto de procedimentos.[28]

Quanto ao uso de métodos de testagem rápida para HIV em situações especiais, os TR aprovados para uso no Brasil utilizam soro, plasma, sangue total ou sangue seco em papel-filtro. Somente profissionais de saúde treinados devem realizar os TR.[11,28] O Ministério da Saúde sistematiza o diagnóstico de HIV por meio da realização TR em pacientes > 18 meses e em situações especiais, sendo exigido o cumprimento rigoroso dos procedimentos sequenciados de acordo com o algoritmo representado na Figura 69.6. São consideradas situações especiais em que os TR são utilizados: nas redes de serviços de saúde sem infraestrutura laboratorial ou localizadas em regiões de difícil acesso; no Centro de Testagem e Aconselhamento (CTA); nos segmentos populacionais flutuantes; nos segmentos populacionais mais vulneráveis; nos parceiros de pessoas vivendo com HIV/AIDS; nos acidentes biológicos ocupacionais (no paciente-fonte); nas gestantes que não tenham sido testadas durante o pré-natal ou cuja idade gestacional não assegure o recebimento do resultado do teste antes do parto; nas parturientes e puérperas que não tenham sido testadas no pré-natal ou quando não é conhecido o resultado do teste no momento do parto; em caso de abortamento espontâneo, independentemente da idade gestacional, e em outras situações especiais definidas pelo Departamento de Vigilância, Prevenção e Controle de Doenças Sexualmente Transmissíveis e Síndrome da Imunodeficiência Adquirida/SVS/MS para ampliação do diagnóstico da infecção pelo HIV.[11] O TR para HIV tem sido o maior investimento do Ministério da Saúde para acesso ao diagnóstico durante o pré-natal e na Atenção Básica de Saúde.[7] Em nenhuma hipótese os TR devem ser utilizados com a finalidade de triagem sorológica de doadores de sangue.

Referências

1. Goldani LZ. Descoberta do HIV: o reconhecimento. Rev HCPA 2008; 28(3):205-6. Disponível em: http://seer.ufrgs.br/index.php/hcpa/article/viewFile/7247/4593. Acesso em 05/09/2013.
2. Barroso CB. Avaliação do desempenho da metodologia de Imunofluorescência indireta para HIV-1 (IFI) frente a outros métodos de diagnóstico da infecção pelo HIV/AIDS. Rio de Janeiro: INCQS/FIOCRUZ, 2010. Disponível em: http://phl.incqs.fiocruz.br/controle/tc/Monografia%20Claudia%20Bastos%20Barroso.pdf. Acesso em 29/08/2013.
3. Véras NMC. História evolutiva do HIV-1 no Brasil. Tese de doutorado. Instituto de Ciências Biológicas. Universidade de Brasília. Brasília. 2010. Disponível em: http://bdtd.bce.unb.br/tedesimplificado/tde_arquivos/37/TDE-2011-01-24T162313Z-5523/Publico/2010_NazleMendoncaCollacoVerasPrimeiraParte.pdf. Acesso em 06/09/2013.
4. Simonetti SRR, Simonetti JP. Infecção pelo vírus da imunodeficiência humana. In: Diagnóstico laboratorial das principais doenças infecciosas e auto-imunes. 2. ed. Rio de Janeiro: Guanabara Koogan, 2001:443.
5. Machado AA, Costa JP. Métodos laboratoriais para o diagnóstico da infecção pelo vírus da imunodeficiência humana (HIV). Medicina, Ribeirão Preto, abr./jun. 1999; 32:138-146. Disponível em: http://revista.fmrp.usp.br/1999/vol32n2/metodos_laboratoriais_diagnostico_%20infeccao_virus_hiv.pdf. Acesso em: 10/08/2013.
6. Brasil. Casa Civil. Lei 9.313, de 13 de novembro de 1996. Disponível em: http://www.planalto.gov.br/ccivil_03/leis/l9313.htm. Acesso em 19/09/2013.
7. Brasil. Ministério da Saúde. Secretaria de Vigilância em Saúde. Departamento de DST, AIDS e Hepatites Virais. Relatório de progresso da resposta brasileira ao HIV/AIDS (2010-2011). Brasília, 2012. Disponível em: http://www.unAIDS.org.br/biblioteca/coletanea2012/links/ONU/ONU%2011.pdf. Acesso em: 22/09/2013.
8. Paiva V, Pupo LR, Barboza R. O direito à prevenção e os desafios da redução da vulnerabilidade ao HIV no Brasil. Rev Saúde Pública 2006;40 (Supl):109-19. Disponível em: http://www.scielo.br/pdf/rsp/v40s0/15.pdf. Acesso em: 01/09/2013.
9. Louie B, Wong E, Klausner JD et al. Assessment of rapid tests for detection of human immunodeficiency virus-specific antibodies in recently infected individuals. J Clin Microbiol Apr. 2008:1494-7.
10. UNAIDS. Global summary of the AIDS epidemic – 2012. September 2013. Disponível em: http://www.unAIDS.org/en/media/unSIDA/contentassets/documents/epidemiology/2013/gr2013/201309_epi_core_en.pdf. Acesso em: 25/09/2013.
11. Brasil. Ministério da Saúde. Secretaria de Vigilância em Saúde. Departamento de DST, AIDS e Hepatites Virais. Estratégias para utilização de testes rápidos no Brasil. 98 p. Brasília, 2010. Disponível em: http://www.AIDS.gov.br/sites/default/files/anexos/page/2012/50768/manual_hiv_utilizacao_de_testes_rapidos_miolo_pd_7394f.pdf. Acesso em: 01/09/2013.
12. Pantaleo G, Graziosi C, Fauci AS. The immunopathogenesis of human immunodeficiency virus infection. N Engl J Med 1993; 328:327-35.
13. Kahn JO, Walker BD. Acute human immunodeficiency virus type 1 infection. N Engl J Med 1998; 339:33-9.
14. Stein DS, Schnittman SM. Primary human immunodeficiency virus type 1 infection: review of pathogenesis and early treatment intervention in human and animal retrovirus infections. J Infect Dis 1993; 168:1490-501.
15. Abrams DI, Lewis BJ, Beckstead JP et al. Persistent difuse limphadenopathy in homosexual men: endpoint or prodrome? Ann Intern Med 1984; 100:801-8.
16. Hanson DL, Chu SY, Farizo KM, Ward JW. Distribution of CD4+ T lymphocytes at diagnosis of acquired immunodeficiency syndrome-defining and other human immunodeficiency virus-related illnesses. The Adult and Adolescent Spectrum of HIV Disease Project Group. Arch Intern Med 1995 Jul 24; 155(14):1537-42.
17. Brasil. Ministério da Saúde. Critérios de definição de casos de AIDS. 2. ed. Brasília, DF, MS, 2004. 54 p.
18. Whitmore S, Glynn KM et al. Revised surveillance case definitions for HIV infection among adults, adolescents, and children aged < 18 months and for HIV infection and AIDS among children aged 18 months to < 13 Years – United States, 2008. MMWR Dec 5, 2008/57 (RR10); 1-8.
19. Center for Disease Control. 1993 Revised Classification System for HIV Infection and Expanded Surveillance Case Definition for AIDS Among Adolescents and Adults. MMWR Morb Mortal Wkly Rep 1992; 41(RR-17).

20. Brasil. Ministério da Saúde. Secretaria de Vigilância em Saúde. AIDS. In: Guia de vigilância epidemiológica. 7. ed. Caderno 6, Brasília: Ministério da Saúde, 2009.
21. Fauci et al. 1996; MS, CN-DST/AIDS,1997; MS,SVS,PN-DST/AIDS,2008 e Bartlett et al. 2009; In: Marcelino, 2011.
22. Cohen MS, Gay CL, Busch MP, HECHT, FM. The detection of acute HIV infection. J infect Dis 2010; 202 (Suppl 2):S270-277.
23. Cavalcanti MP, Lorena VMB, Gomes YM. Avanços biotecnológicos para diagóstico de doenças infecciosas e parasitárias. Revista de Patologia Tropical. Jan.-abr. 2008; 37 (1):1-14.
24. Brasil. Ministério da Saúde. Secretaria de Vigilância em Saúde. Departamento de DST, AIDS e Hepatites Virais. Prevalências e frequências relativas de Doenças Sexualmente Transmissíveis (DST) em populações selecionadas de seis capitais brasileiras. Brasília, 2008.
25. Brasil. Ministério da Saúde. Secretaria de Vigilância em Saúde. Departamento de DST, AIDS e Hepatites Virais. Manual de controle das doenças sexualmente transmissíveis. 4. ed. Brasília, 2006.
26. Centers for Disease Control and Prevention–CDC. Advantages and disadvantages of different types of FDA-approved HIV immunoassays used for screening by generation and platform. 2012; 1-6.
27. Belo Horizonte. Secretaria Municipal de Saúde. Protocolo de atenção ao viajante. Belo Horizonte, 2012.
28. Brasil. Ministério da Saúde. Secretaria Nacional de Saúde e Vigilância à Saúde. Portaria 151, de 14 de outubro de 2009.

Dermatoses Associadas à Infecção pelo HIV

Sandra Lyon

INTRODUÇÃO

O envolvimento cutâneo ocorre na infecção pelo HIV ao longo de toda a evolução da doença. As dermatoses associadas à infecção pelo HIV incluem, na fase inicial, a síndrome retroviral aguda, as dermatoses inflamatórias, as de natureza fúngica, bacteriana e viral, ectoparasitárias, as neoplásicas e as farmacodermias.

A apresentação clínica das dermatoses irá depender do estado imunológico do paciente, de acordo com a contagem de linfócitos CD4 e a carga viral (CV).[1]

Com a utilização da terapêutica antirretroviral altamente potente (HAART – *highly active anti-retroviral therapy*) têm sido descritas novas apresentações clínicas, como a lipodistrofia, e granulomas recorrentes.[2]

CLASSIFICAÇÃO DAS DERMATOSES ASSOCIADAS À AIDS

- **Inflamatórias:** prurigo do HIV, dermatite seborreica, psoríase, síndrome de Reiter, granuloma anular, aftose e foliculite eosinofílica.
- **Infecciosas:**
  - **Virais:** molusco contagioso, herpes simples, herpes-zóster, infecção por papilomavírus (HPV), leucoplasia oral e infecção por citomegalovírus (CMV).
  - **Bacterianas:** piodermites, sífilis, micobacterioses, tuberculose, hanseníase, micobacterioses atípicas, angiomatose bacilar e ectima gangrenoso.
  - **Fúngicas:** candidoses, dermatofitoses, criptococose, histoplasmose, paracoccidioidomicose e esporotricose.
  - **Ectoparasitoses:** escabiose.
- **Neoplásicas:** sarcoma de Kaposi, linfomas e neoplasias epiteliais.
- **Miscelânea:** porfiria, farmacodermias, lipodistrofia, alteração dos fâneros e xerose.[3]

SÍNDROME RETROVIRAL AGUDA

Forma primária da infecção retroviral, a síndrome da soroconversão, ou síndrome da viragem sorológica do HIV, manifesta-se em 30% a 50% dos indivíduos de 2 a 4 semanas após o contágio pelo HIV.

As manifestações clínicas constituem-se de erupção maculopapular disseminada, com febre, mal-estar, cefaleia, ulceração da mucosa oral e genital, infartamento ganglionar, artralgia, mialgia, dor abdominal e diarreia.

A sintomatologia assemelha-se à da mononucleose, sendo denominada mono-*like*.

O quadro clínico tem a duração de 2 semanas.[4]

DERMATOSES INFLAMATÓRIAS

Dermatose papulopruriginosa do HIV (DPP-HIV) compreende o quadro de prurigo, farmacodermias e foliculites não infecciosas.

O prurigo associado ao HIV corresponde a uma manifestação de hipersensibilidade a picadas de insetos.

As manifestações consistem em lesões papulosas, eritematosas e pruriginosas, encimadas por seropápulas localizadas em áreas descobertas. O prurido é constante. O diagnóstico é clínico. O tratamento é feito com anti-histamínicos, pimozida, 1mg/dia VO, ou talidomida, 100mg/dia VO.[5]

DERMATITE SEBORREICA

A dermatite seborreica, apesar de frequente na população geral, pode ser considerada um marcador cutâneo da infecção pelo HIV quando apresenta início abrupto e difícil manejo terapêutico. Ocorre reatividade anormal às leveduras do gênero *Malassezia*.

As manifestações clínicas consistem em eritema intenso, acompanhado de escamação nas áreas seborreicas: glabela, sulco nasogeniano, regiões malar e retroauricular, regiões pré-esternal, interescapular e axilar e virilhas. Ocorre intensa escamação no couro cabeludo.[6] O tratamento é feito com xampus à base de LCD (*licor carbonis detergens*) a 5%, cetoconazol a 2%, loção de ciclopirox olamina a 2% e corticoide de baixa potência (desonida a 0,05%).

PSORÍASE

A psoríase é doença inflamatória crônica de etiologia multifatorial associada a várias comorbidades e à suscetibilidade genética. É imunomodulada por citocinas de padrão Th1 e Th17.

A frequência de psoríase é maior em pacientes com contagem de CD4+ < 200 células/mm^3, em virtude da associação aos altos níveis plasmáticos de TNF-α evidenciados no transcurso da infecção pelo HIV e que se relacionam com a progressão da infecção viral não tratada.[7,8]

Podem ser observados quadros mais extensos de psoríase em indivíduos infectados pelo HIV ou o desenvolvimento de psoríase eritrodérmica ou psoríase invertida, as quais são pouco responsivos à terapia convencional. A medicação combinada antirretroviral (HAART) leva à melhora significativa das manifestações clínicas da psoríase no paciente com HIV (Figuras 70.1 e 70.2).

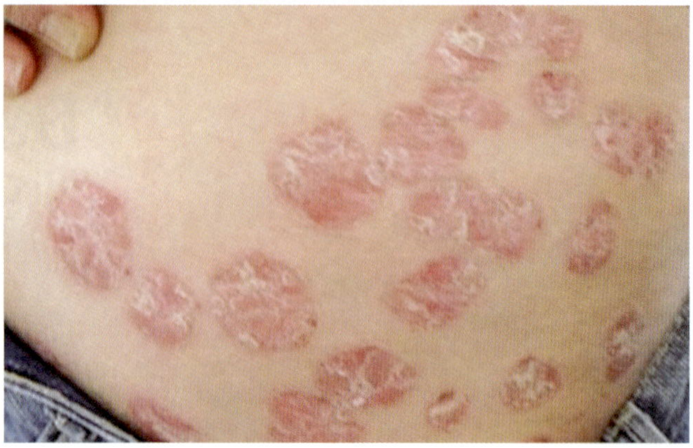

Figura 70.2 ■ Psoríase em paciente com HIV. (Acervo da Dra. Helena Lyon Moreira.)

DERMATITE ATÓPICA

A dermatite atópica é uma dermatose inflamatória, pruriginosa, com predileção pelas áreas flexurais. Trata-se de doença crônica caracterizada por períodos de exacerbação e remissão, geralmente com início na infância e prognóstico variável. Nos pacientes infectados pelo HIV, a dermatite atópica pode ser desencadeada ou exacerbar-se pelo desequilíbrio imunitário (Figuras 70.3 e 70.4).[9,10]

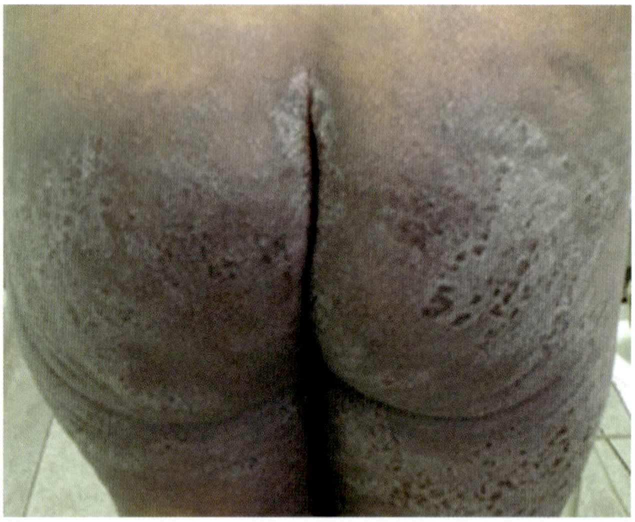

Figura 70.3 ■ Dermatite atópica grave. (CEMEPE – Centro de Medicina Especializada, Pesquisa e Ensino.)

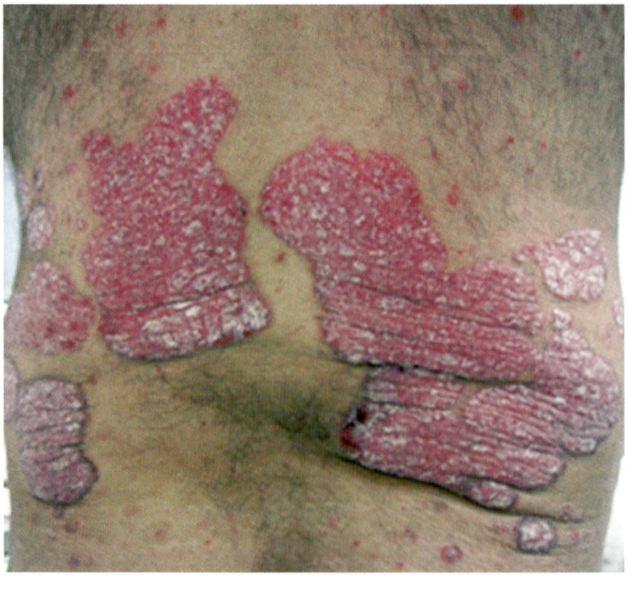

Figura 70.1 ■ Psoríase em paciente com HIV. (Serviço de Dermatologia do Hospital Eduardo de Menezes.)

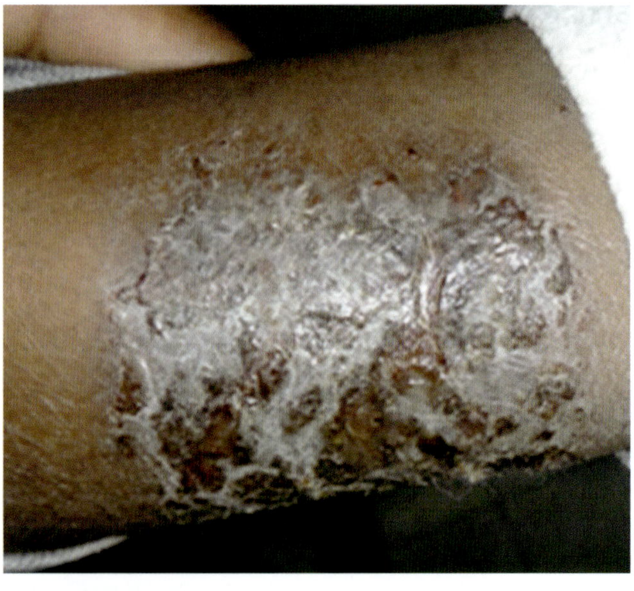

Figura 70.4 ■ Dermatite atópica grave. (Acervo da Dra. Helena Lyon Moreira.)

SÍNDROME DE REITER

A síndrome de Reiter (artrite reativa) representa a tríade de artrite associada a uretrite e conjuntivite secundárias a infecção prévia genital ou enteral. Ocorrem lesões psoriasiformes, balanite circinada e ceratodermia blenorrágica. Podem estar acometidas as articulações interfalangianas e as unhas.

A artrite reativa é uma das espondiloartropatias soronegativas. Os quadros mais graves são observados em pacientes com o vírus da imunodeficiência adquirida.[11]

A síndrome de Reiter apresenta tempo de evolução variável, com duração média de 3 meses a 1 ano, podendo evoluir para cura ou para quadro crônico recorrente com perda da função articular.

O diagnóstico é fundamentado em dados clínicos e sorológicos. A velocidade de hemossedimentação e o nível sérico de proteína C reativa estão acometidos. O fator reumatoide é negativo. Em casos de evolução rápida e agressiva, torna-se necessária a sorologia para o HIV.[11]

Para as infecções urogenitais agudas, o tratamento é feito com antibióticos. Na doença estabelecida, utilizam-se anti-inflamatórios não esteroides.

GRANULOMA ANULAR

Granuloma anular é uma dermatose granulomatosa desencadeada por grande variedade de estímulos, como picadas de insetos, PPD e radiação ultravioleta. Está associado a doenças sistêmicas como *diabetes mellitus*, alterações tireoidianas, rinite alérgica, tuberculose, linfomas, artrite reumatoide, uveíte e infecção pelo HIV.[12]

O granuloma anular pode apresentar-se sob diversas formas clínicas: localizada, generalizada, subcutânea ou perfurante. A mais comum é a forma localizada. As lesões são papulosas, isoladas ou agrupadas em placas, com coloração variando da cor da pele até eritema violáceo. As lesões podem estar localizadas ou disseminadas pelo tronco e os membros (Figuras 70.5 a 70.7).

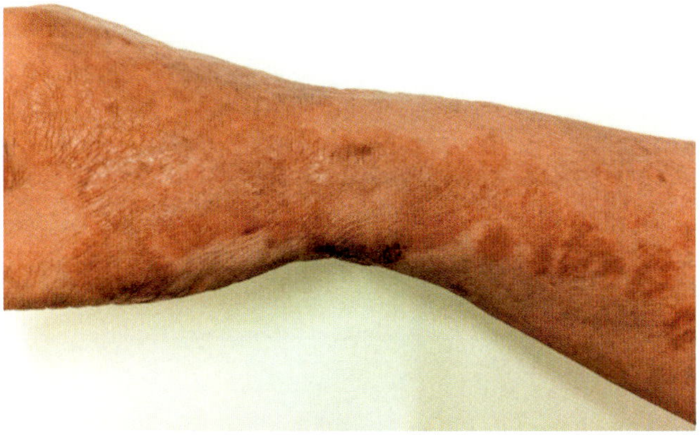

Figura 70.5 ■ Granuloma anular em paciente com HIV. (Serviço de Dermatologia do Hospital Eduardo de Menezes.)

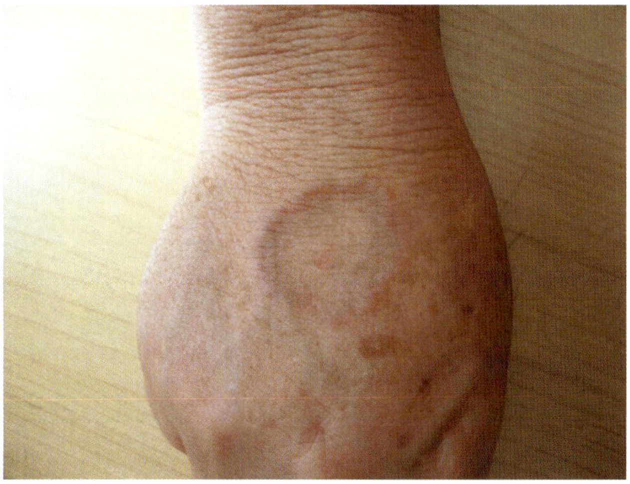

Figura 70.6 ■ Granuloma anular em paciente com HIV. (CEMEPE – Centro de Medicina Especializada, Pesquisa e Ensino.)

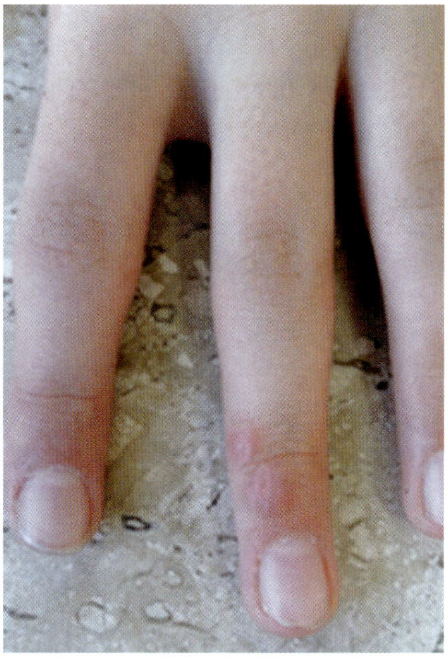

Figura 70.7 ■ Granuloma anular atípico (Acervo da Dra. Helena Lyon Moreira.)

O exame histopatológico mostra granuloma com formação em paliçada e alterações do colágeno na derme.

LESÕES AFTOSAS

No paciente com HIV, as lesões aftosas ocorrem na mucosa oral e ao longo de todo o tubo digestivo, e também na região genital. Consistem em lesões exulceradas ou ulceradas circunscritas, de bordas definidas e dolorosas (Figura 70.8).

As lesões aftosas fazem diagnóstico diferencial com farmacodermia, doença de inclusão citomegálica, herpes simples ulcerado e DST.

O tratamento consiste no uso de talidomida, 100mg/dia.

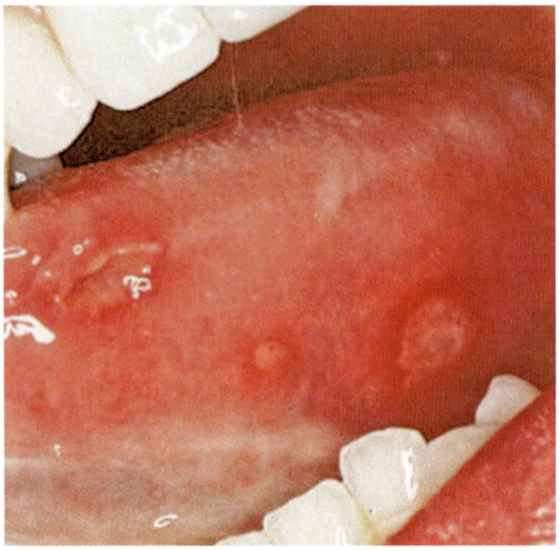

Figura 70.8 ■ Lesões aftosas do paciente com HIV. (CEMEPE – Centro de Medicina Especializada, Pesquisa e Ensino.)

FOLICULITE EOSINOFÍLICA

A foliculite eosinofílica constitui quadro pruriginoso persistente, com lesões eritematosas, papulofoliculares, podendo ser pustulosas, localizadas no tronco, na face e nos membros superiores.

Acomete pacientes com CD4 < 200 células/mm^3.

O exame histopatológico revela infiltrado inflamatório mononuclear, perifolicular, rico em eosinófilos.

O tratamento é feito com anti-histamínicos associados a imidazólicos orais.[3]

DERMATITE POR HIPERIMUNOGLOBULEMIA E MANIFESTAÇÕES NEOPLÁSICAS

Sarcoma de Kaposi, linfoma não Hodgkin de células B e carcinoma invasivo da cérvice uterina foram incluídos na definição de AIDS, de acordo com os critérios de classificação do CDC (1985).[14]

Sarcoma de Kaposi

O sarcoma de Kaposi (SK), sarcoma idiopático hemorrágico múltiplo, constitui neoplasia maligna de células endoteliais, havendo controvérsias quanto a sua origem vascular sanguínea, linfática ou mista. O *Herpesvirus hominis* tipo 8 (HVH-8) participa da gênese do SK. Existem quatro tipos de SK:

- O SK clássico corresponde ao sarcoma descrito em população da região mediterrânea, o qual está relacionado com a influência de fatores genéticos.
- O SK endêmico ou africano ocorre na África Equatorial e apresenta curso rápido e disseminado, com formas fulminantes.
- SK dos indivíduos imunocomprometidos iatrogenicamente por terapias para doenças autoimunes, malignidades e para evitar rejeição de órgãos transplantados.
- SK relacionado com a AIDS, denominado SK epidêmico.

O SK do paciente infectado pelo HIV ocorre quando a contagem de CD4 encontra-se < 100 células/mm^3.

As lesões iniciam-se como manchas eritematosas ou eritematoacastanhadas, eritematoviolάceas, assintomáticas, que se tornam papulosas ou nodulares.

Acometem a região facial, sendo frequentes na região nasal, na cavidade oral, nos braços, no tronco e nos membros inferiores. Na cavidade oral, podem estar localizadas na região do palato e na língua. As lesões podem estar disseminadas, normalmente seguindo as linhas de Blaschko.

Pode ocorrer edema por extravasamento de líquido decorrente da proliferação vascular e por obstrução das estruturas linfáticas. Há comprometimento visceral, do trato gastrointestinal, dos linfonodos, dos pulmões, do fígado e do baço (Figuras 70.9 a 70.17).[15]

O diagnóstico é clínico e histopatológico.

Na histopatologia, há proliferação de células de núcleos fusiformes entremeadas por fendas vasculares irregulares, extravasamento de hemácias e infiltrado inflamatório.

O diagnóstico diferencial é feito com angiomatose bacilar, angiomas e dermatofibroma.

O tratamento com HAART nos pacientes com HIV pode levar à involução das lesões de SK, sem a necessidade de tratamento específico e com melhora da imunidade.[16] A escolha terapêutica, no entanto, vai depender de cada caso, em função da extensão e localização das lesões.

Em caso de lesão isolada, pode ser feita crioterapia com nitrogênio líquido. Lesões superficiais podem ser tratadas com *laser*, terapia fotodinâmica ou injeção intralesional de vimblastina, na dose de 0,1 a 0,2mg/mL.

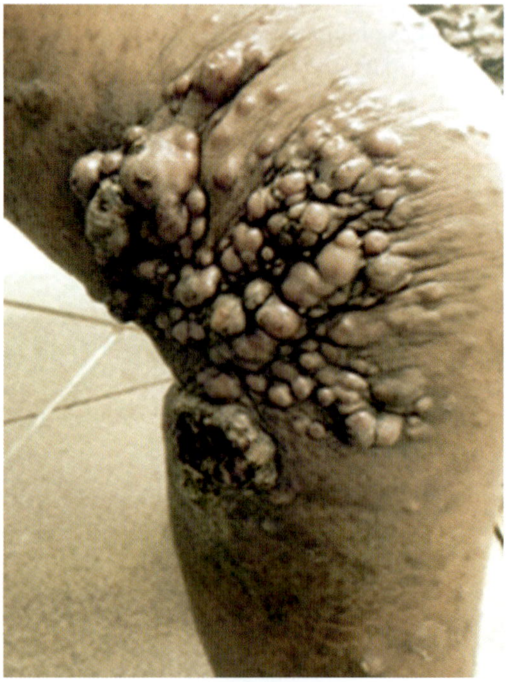

Figura 70.9 ■ Sarcoma de Kaposi em paciente com HIV. (Serviço de Dermatologia do Hospital Eduardo de Menezes.)

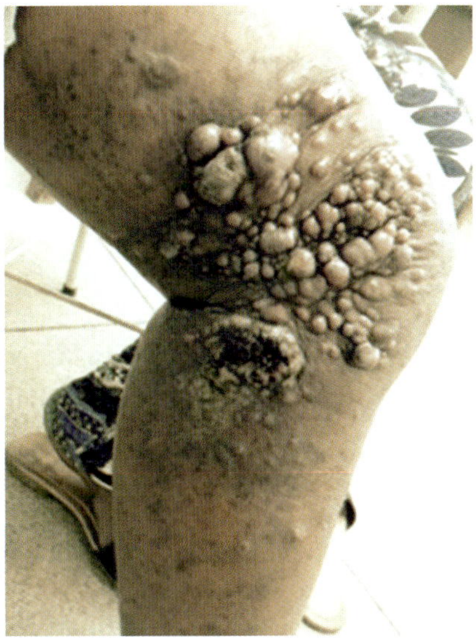

Figura 70.10 ■ Sarcoma de Kaposi em paciente com HIV. (Serviço de Dermatologia do Hospital Eduardo de Menezes.)

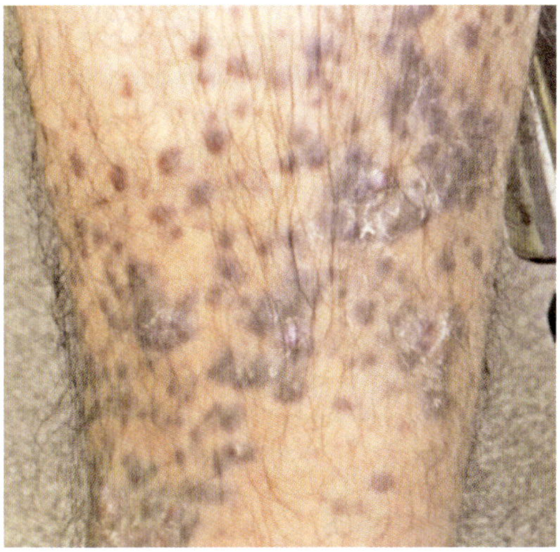

Figura 70.11 ■ Sarcoma de Kaposi em paciente com HIV. (Serviço de Dermatologia do Hospital Eduardo de Menezes.)

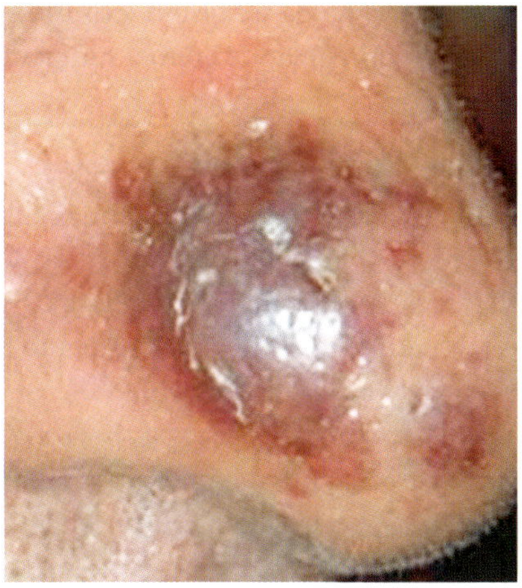

Figura 70.12 ■ Sarcoma de Kaposi em paciente com HIV. (CEMEPE – Centro de Medicina Especializada, Pesquisa e Ensino.)

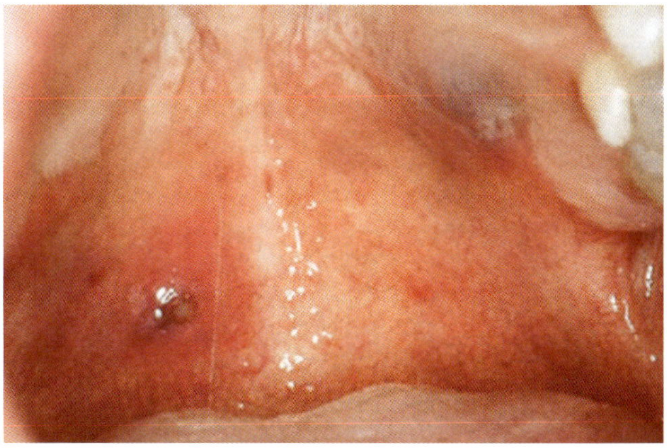

Figura 70.13 ■ Sarcoma de Kaposi na região do palato em paciente com HIV. (CEMEPE – Centro de Medicina Especializada, Pesquisa e Ensino.)

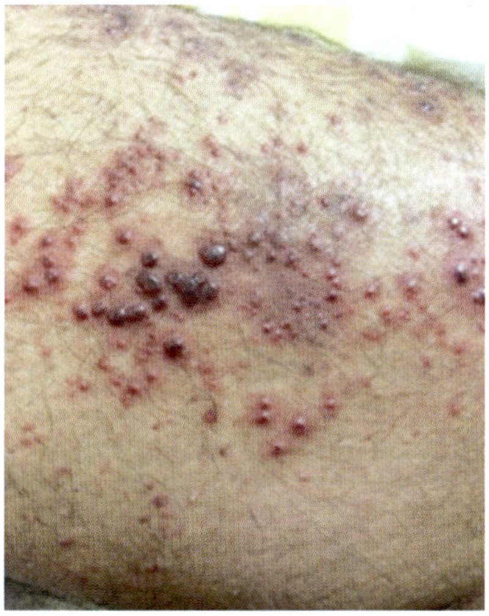

Figura 70.14 ■ Sarcoma de Kaposi em paciente com HIV. (Acervo da Dra. Sarah do Nascimento Laranjeira.)

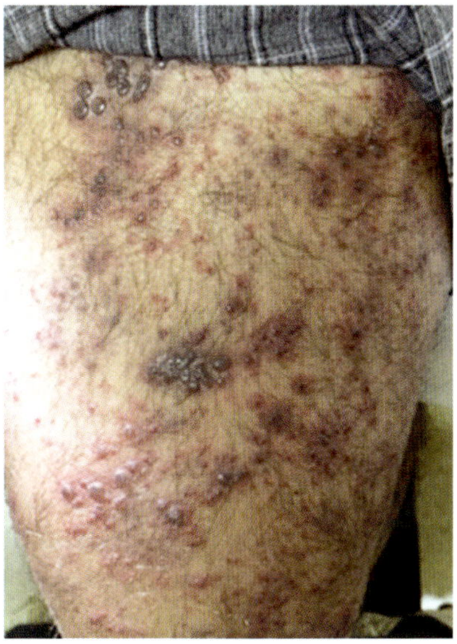

Figura 70.15 ■ Sarcoma de Kaposi em paciente com HIV. (Acervo da Dra. Sarah do Nascimento Laranjeira.)

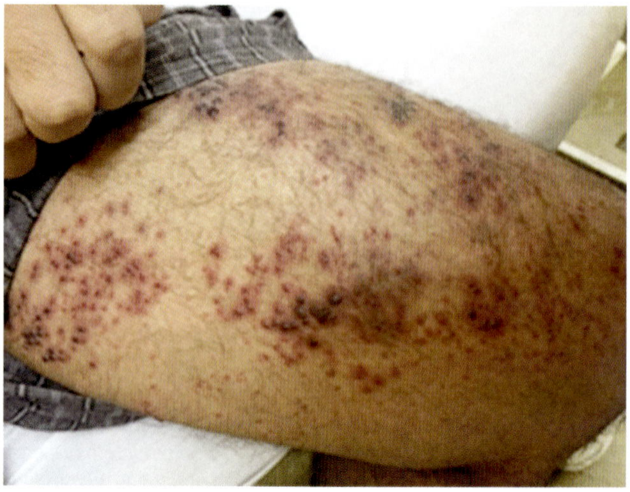

Figura 70.16 ■ Sarcoma de Kaposi em paciente com HIV. (Acervo da Dra. Sarah do Nascimento Laranjeira.)

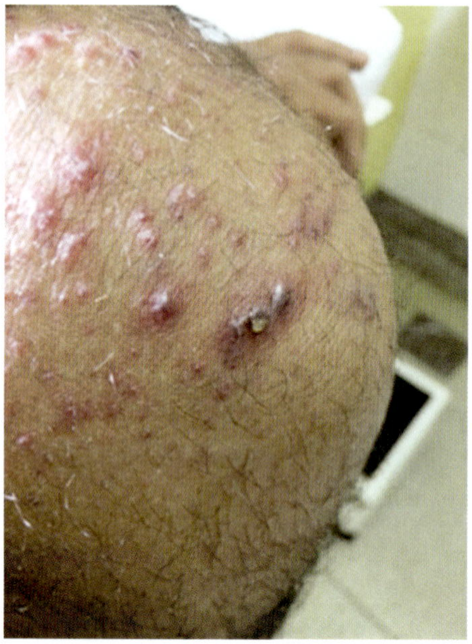

Figura 70.17 ■ Sarcoma de Kaposi em paciente com HIV. (Acervo da Dra. Sarah do Nascimento Laranjeira.)

No caso de lesões viscerais ou linfedema importante, está indicada quimioterapia com vincristina, doxorrubicina e bleomicina.

No SK disseminado, pode ser empregado o interferon-α.

São preconizados, ainda, alitretinoína tópica em gel, gencitabina, inibidores da angiogênese e antivíricos anti-HVH-8.

Em geral, a melhora da contagem de linfócitos T CD4 com HAART contribui para regressão das lesões do SK. Há relatos de piora após uso de HAART em razão do reconhecimento pelo sistema imune dos antígenos do HVH-8 na pele que, em geral, ocorre em 3 a 8 semanas após o início da HAART, sendo a conduta mais indicada o tratamento precoce do SK.[17]

Linfomas

Os pacientes com HIV podem ser acometidos por doenças linfoproliferativas, sobretudo aqueles com contagem de células CD4 < 200 células/mm^3. São mais frequentes os linfomas B primários e os linfomas B indiferenciados não Hodgkin e, ainda, linfomas T epidermotróficos com manifestações semelhantes à micose fungoide e à síndrome de Sézary.

Ocorre coinfecção com HTLV-1 no linfoma cutâneo de células T (LCCT). O linfoma não Hodgkin pode estar associado à infecção pelo vírus Epstein-Barr.[18]

O diagnóstico do linfoma deve ser confirmado pelo exame histopatológico.

Neoplasias epiteliais

As neoplasias epiteliais não apresentam incidência aumentada em portadores de HIV, mas podem ter comportamento mais agressivo com localização atípica. O carcinoma basocelular pode localizar-se em áreas não fotoexpostas e apresentar dimensões muito grandes.

O carcinoma espinocelular está associado ao papel carcinogênico do papilomavírus humano(HPV).[19]

As cepas de HPV 16 e 18 têm potencial oncogênico nas lesões da papulose bowenoide, carcinoma epidermoide do pênis e do colo do útero e no carcinoma invasivo do ânus.[3]

No melanoma maligno, a resposta imunológica alterada e as comorbidades podem constituir fatores que interferem no prognóstico e na evolução clínica da associação entre melanoma maligno e infecção pelo HIV.[20]

OUTRAS DERMATOSES

Xerose no paciente com HIV

O ressecamento da pele está associado às infecções pelos retrovírus (HIV e HTLV). A xerodermia manifesta-se com ressecamento da pele, perda de brilho e prurido intenso. É necessária a utilização regular de cremes hidratantes.

Alterações de fâneros

O portadores de HIV apresenta algumas alterações nos cabelos e nas unhas. O alongamento dos cílios, supercílios e pelos auriculares constitui o sinal de Pitalunga. Há rarefação de pelos e a presença de canície precoce, dando ao paciente uma aparência envelhecida.

As unhas apresentam-se ressecadas, finas e quebradiças, com frequente aparecimento de linhas de Beau.[21]

A melanoníquia estriada pode ocorrer em virtude do uso da zidovudina.

O uso de inibidores de protease leva ao efeito retinoide-símile com desenvolvimento de granuloma piogênico.[22]

Porfiria cutânea tardia

As infecções virais, como a hepatite C e a AIDS, alteram o metabolismo das porfirinas, aumentando seus níveis plasmáticos e sua excreção urinária.

Os pacientes com quadro de porfiria cutânea tardia apresentam fragilidade cutânea com vesículas e bolhas em áreas fotoexpostas, hipertricose facial, escurecimento da pele e fotossensibilidade (Figuras 70.18 e 70.19).[23]

A suspeita clínica deve ser confirmada pelo exame histopatológico e a dosagem aumentada de copro e uroporfirinas. O tratamento consiste em evitar os fatores desencadeadores, álcool e exposição solar, e na administração de difosfato de cloroquina, 125mg, duas vezes por semana.[24]

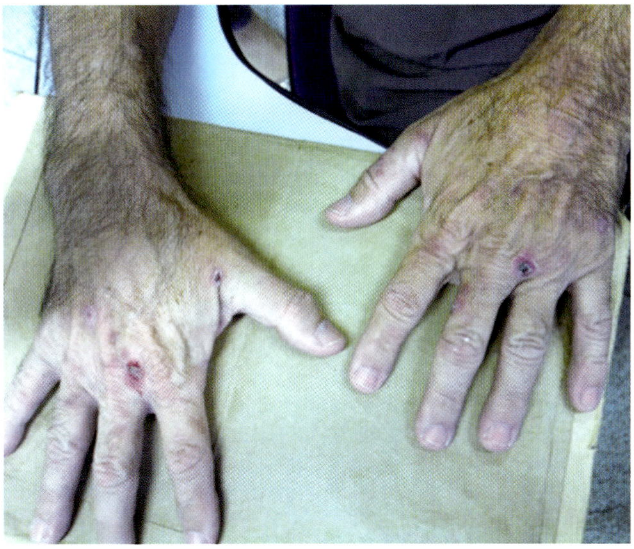

Figura 70.18 ■ Porfiria cutânea tardia. (Serviço de Dermatologia do Hospital Eduardo de Menezes.)

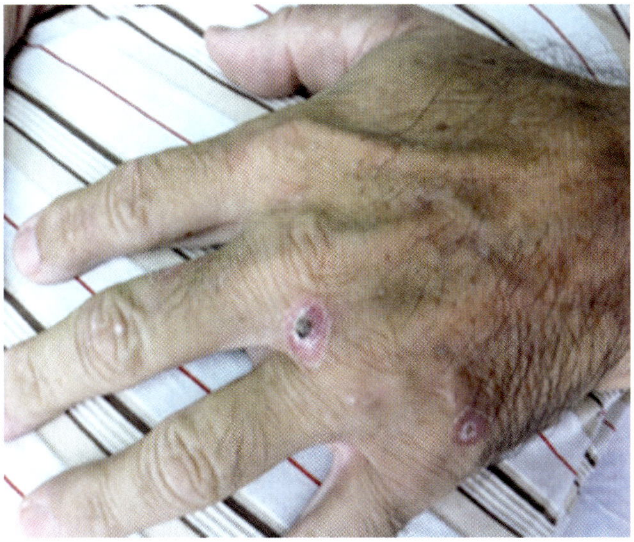

Figura 70.19 ■ Porfiria cutânea tardia. (Serviço de Dermatologia do Hospital Eduardo de Menezes.)

Farmacodermias

As farmacodermias constituem eventos de reações cutâneas adversas ao uso de medicamentos. Os portadores de HIV utilizam um grande número de fármacos, e a identificação do fármaco suspeito nem sempre é possível.

As manifestações clínicas são polimórficas, variando de lesões maculopapulosas, eritrodermia, quadros de vasculite e eritema polimorfo, até quadros de síndrome de Steven-Johnson e necrólise epidérmica tóxica (Figura 70.20).

Entre os principais fármacos desencadeadores das reações cutâneas, são citados: sulfametoxazol-trimetoprima, anticonvulsivantes, analgésicos, antibióticos e antirretrovirais.[25]

Fármacos utilizados na terapia antirretroviral

- **Inibidores de transcriptase reversa nucleosídeos (ITRN):** zidovudina (AZT), didanosina (ddI), estavudina (d4T), lamivudina (3TCI), abacavir (ABC) e tenofovir (TDF).
- **Inibidores de transcriptase reversa não nucleosídeos (TRNN):** nevirapina (NVP) e efavirenz (EFV).
- **Inibidores de protease (IP):** saquinavir (SQV), ritonavir (RTV), indinavir (IND), nelfinavir (NFV), amprenavir (APV), leopinavir (LPV/r) e atazanavir (ATV).

Lipodistrofia

O uso de HAART em portadores de HIV provoca alterações anatômicas e metabólicas isoladas ou associadas, conhecidas como lipodistrofia ou redistribuição da gordura.

As alterações metabólicas são representadas pelo aumento sérico de colesterol e triglicerídeos, *diabetes mellitus*, intolerância à glicose, aumento da resistência periférica à insulina, hiperlactatemia e acidose láctica, que aumentam o risco de distúrbios cardiovasculares.[3]

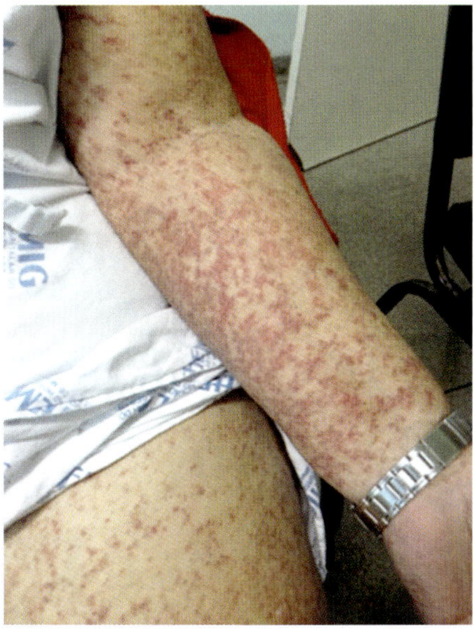

Figura 70.20 ■ Farmacodermia. (Serviço de Dermatologia do Hospital Eduardo de Menezes.)

As alterações anatômicas observadas são: perda de gordura facial, aumento do perímetro abdominal, adiposidade cervical, perda da gordura da região glútea, ginecomastia e afilamento dos membros.[3]

A lipodistrofia provoca alterações do contorno corporal, as quais têm importante impacto psicossocial.[3]

Para o tratamento são utilizados preenchedores cutâneos à base de polimetilmetacrilato (PMMA).[26]

CONSIDERAÇÕES FINAIS

As dermatoses associadas à infecção pelo HIV são muito prevalentes e polimórficas. A apresentação clínica dessas dermatoses irá depender do estado imunológico do paciente.

Referências

1. Lane HC. Acquired immunodeficiency syndrome. Dermatol Clin 1990; 8:771-86.
2. Singh A, Thappa DM, Hamide A. The spectrum of mucocutaneous manifestations during the evolutionary plases of HIV diseases: an emerging Indian scenario. J Dermatol 1999; 26(5):294-304.
3. Trope BM, Lenzi MER. Infecção pelo HIV. In: Ramos-e-Silva M, Castro MCR. Fundamentos de dermatologia. Vol. 1. Rio de Janeiro: Atheneu, 2010.
4. Cooper DA, Gold J, Maclean P et al. Acute AIDS retrovirus infection definition of a clinical illness associated with serocoversion. Lancet 1985; 1(8428):537-40.
5. Pradinaud R, Sainte_Marie D, Strobel M, Degarve B, Roul S. Prurigo in tropical area. Importance of its association with HIV infection. Bull Soc Pathol Exot 1993; 86:512-6.
6. Porras B, Costner M, Friedman Kien AE, Cockerrel CJ. Update on cutaneous manifestations of HIV infection. Med Clin North Am 1998; 82(5):1033-80.
7. Goh BK, Chan RKW, Sen P et al. Spectrum of skin disorders in human immunodeficiency virus-infected patients in Singapore and the relationship to CD4 lymphocyte counts. Int J Dermatol 2007; 46:695-9.
8. Dezube BJ, Lederman MM, Chapman B et al. The effect of TNF-α on cytokines acute-please proteins, and virus load in human immunodeficiency virus (HIV)-infected patients: correlations between plasma HIV-1 RNA and proinflamtory cytokine levels. J Infect Dis 1997; 176:807-10.
9. Pires MC, Cestari SCP. Dermatite atópica. Rio de Janeiro: Diagraphic Editora, 2005:1-164.
10. Bannister MJ, Freeman S. Adult-onset atopic dermatitis. Australas J Dermatol 2000; 41:225-8.
11. Wu IB, Schwartz RA. Reiter's syndrome: the classic triad and more. J Am Acad Dermatol 2008; 59 (1):113-21.
12. Smith MD, Downie JB, Disconstanzo D. Granuloma annulare: Review. Int J Dermatol 1997; 36(5):326-33.
13. Oyafuso LKM, Petri V, Okagima RMO. Síndrome da imunodeficiência adquirida. In: Belda Jr W, Di Chiacchio N, Criado PR. Tratado de dermatologia. São Paulo: Atheneu, 2010.
14. Centers for Disease Control: Revision of the case definition of acquired immunodeficiency syndrome for national reporting United States: MMWR 1985; 4:373-4.
15. Schwartz RA. Kaposi's sarcoma: advances and perspectives. J Am Acad Dermatol 1996; 34:804-14.
16. Mitsuyasu RT. AIDS-related Kaposi's sarcoma: current treatments options, future trends. Oncology 2000; 14(6):867-78.
17. Sampaio SAP, Rivitti EA. Dermatologia. São Paulo: Artes Médicas, 2008.
18. Mussarweh S, Udden MM, Shahab I et al. HIV-related Hodgkin's disease with central nervous system involvement and association with Epstein-Barr virus. Am J Hematol 2003; 72(3):216-9.
19. Volm MD, Von Roenn JH. Non-AIDS-defining malignancies in patients with HIV infection. Curr Opin Oncol 1996; 8:386-91.
20. Rodrigues LK, Klencke BJ, Vin-Christian K et al. Altered clinical course of malignant melanoma in HIV-positive patient. Arch Dermatol 2002; 138(6):765-70.
21. Prose NS, Abson KG, Scher RK. Discorders of the nails and hair associated with human immunodeficiency virus infection. Int J Dermatol 1992; 31(7):453-7.
22. Bouscarat F, Bouchart C, Bouhour D. Paronychia and pyogenic granuloma of the great toes in patients treated with indinavir. N Engl J Med 1998; 338 (2):1776-7.
23. El Sayed F, Viraben R, Basex J, Gorguet B. Porphyria cutanea tarda and HIV-1 infection: 2 new cases. Ann Dermatol Venereol 1993; 120(6-7):455-7.
24. Sarkany RP. The management of porphyria cutanea tarda. Clin Exp Dermatol 2001; 26(3):225-32.
25. Ray MC, Gately LE. Dermatologic manifestations of HIV infection and AIDS. Infection Dis Clin North Am 1994; 8(3):583-605.
26. Sommer Neto M, Passy S. Preenchimento cutâneo e correção de deformidades da face com uso de microsferas de PMMA – uma nova abordagem. Rev Nutricel, Rio de Janeiro, Brasil, 1998.

Dermatoses Infecciosas nos Pacientes com HIV

Priscila Penasso Furtado Lopes

INTRODUÇÃO

Durante a infecção pelo HIV, ou na fase da AIDS, a pele dos pacientes é um dos órgãos mais comumente afetados. A infecção pelo vírus ocasiona declínio gradual na contagem de linfócitos T CD4+, e quanto menor o número, maior a chance de o paciente contrair infecções fúngicas, virais e bacterianas, além de desenvolver doenças inflamatórias da pele.

Atualmente, cerca de 90% dos pacientes portadores do vírus HIV desenvolvem sinais e sintomas mucocutâneos.

Além da frequência aumentada na população infectada pelo vírus HIV, as manifestações cutâneas podem alertar para o diagnóstico nos casos em que a imunidade ainda está preservada, podendo ser citados como exemplos casos de herpes-zóster. Além disso, podem refletir o estado imunológico do paciente, uma vez que podem ser vistas em todos os estágios da doença.

DERMATOSES VIRAIS

Exantema agudo associado ao HIV

Caracteriza-se por exantema morbiliforme não pruriginoso, às vezes bastante discreto, acompanhado de febre, linfadenopatia, hepatoesplenomegalia e alterações hematológicas semelhantes à síndrome da mononucleose infecciosa. Esse quadro agudo surge, em cerca de 20% a 30% dos pacientes, em 2 a 4 semanas após infecção pelo vírus HIV. O quadro é autolimitado, regredindo em 5 a 7 dias, e o diagnóstico diferencial inclui outros exantemas virais. O quadro histopatológico é inespecífico e consiste em infiltrado perivascular superficial linfo-histiocitário, podendo ser acompanhado de dermatite de interface. A soroconversão para o HIV habitualmente ocorre entre 1 e 2 meses após o início desses sintomas.

Herpes simples

As infecções pelo vírus do herpes simples são frequentes nos pacientes infectados pelo HIV. As lesões se apresentam, no início da doença, como vesículas agrupadas sobre base eritematosa, semelhantes às observadas no indivíduo imunocompetente. Com o comprometimento da imunidade, as reativações de infecções latentes ocorrem com maior frequência e as lesões podem se tornar ulceradas, grandes, dolorosas e disseminadas pelo tegumento.

Nesses pacientes, podem ocorrer formas atípicas, a saber:

- **Herpes oral ou genital recidivante:** o intervalo entre os surtos diminui, e estes se tornam mais prolongados com o aumento da imunossupressão.
- **Herpes mucocutâneo crônico:** lesão ulcerada com mais de 1 mês de evolução, que aumenta progressivamente de tamanho. De localização preferencial na região genital, perianal ou oral, pode surgir em outros sítios. Indica imunossupressão grave e constitui critério clínico para diagnóstico de AIDS.
- **Panarício herpético:** caracteriza-se por lesões periungueais crônicas eritematosas, edemaciadas e bastante dolorosas, que podem sofrer ulceração e levar a perda tecidual. Às vezes, acomete vários quirodáctilos simultaneamente.
- **Foliculite herpética:** múltiplas vesículas foliculares, que evoluem para ulceração, em geral na face.

O diagnóstico é habitualmente clínico; no entanto, pode ser confirmado pela pesquisa de células gigantes virais no exame citológico de Tzanck, ou por histopatológico, que evidenciará células gigantes multinucleadas.

No tratamento podem ser utilizados aciclovir (400mg VO, três vezes ao dia, ou 200mg VO, cinco vezes ao dia), fanciclovir (250mg VO, três vezes ao dia) ou valaciclovir (1g VO, três vezes ao dia), por 5 a 10 dias. Nos casos de manifestações extensas de herpes mucocutâneo crônico, pode-se utilizar aciclovir EV, na dose de 5 a 10mg/kg, a cada 8 horas, por 5 a 7 dias ou até a resolução clínica. Casos resistentes ao aciclovir devem ser tratados com foscarnet ou cidofovir.

Herpes-zóster

Infecção viral aguda causada pela reativação do vírus varicela-zóster, alojado nos gânglios sensitivos, ocasiona lesões cutâneas vesicobolhosas, dolorosas, no trajeto da raiz nervosa acometida. Nos portadores do HIV, os quadros de herpes-zóster são frequentes e podem ocorrer em pacientes que ainda não apresentam queda importante da contagem das células CD4+. Por esta razão, o CDC (Atlanta, EUA) recomenda que se investigue a possibilidade de infecção pelo vírus HIV em pacientes com menos de 50 anos de idade que apresentem quadros de herpes-zóster.

Manifesta-se com maior frequência em um dermátomo, mas pode surgir em vários deles, recorrer no mesmo trajeto nervoso, apresentar-se disseminado pele (mais de três dermátomos ou mais de 20 lesões a distância) ou haver comprometimento visceral (principalmente nos pulmões e no SNC). A forma disseminada é uma manifestação frequente na AIDS, geralmente relacionada com o declínio do estado imunológico (Figura 71.1).

A neuralgia pós-herpética também se mostra mais frequente do que na população geral.

O diagnóstico costuma ser clínico e, nos casos disseminados, pode ser confirmado pelo histopatológico, visualizando as células gigantes multinucleadas, ou por meio da imuno-histoquímica.

No tratamento, pode-se utilizar aciclovir (800mg VO, cinco vezes ao dia), fanciclovir (500mg VO, três vezes ao dia) ou valaciclovir (1g VO, três vezes ao dia), por 7 dias. Os quadros disseminados podem ser tratados com aciclovir EV, na dose de 10mg/kg, a cada 8 horas, por 7 dias.

Papilomavírus humano (HPV)

O HPV tem prevalência aumentada nos pacientes infectados por HIV e corresponde à DST mais frequente nessa população. A frequência e a gravidade dos quadros são inversamente proporcionais à contagem de células T CD4+.

As verrugas vulgares são mais comuns em mãos e pés, mas podem surgir em qualquer parte do tegumento. Casos de verrugas vulgares na mucosa oral desses pacientes têm sido relatados recentemente. Os tipos de HPV encontrados nessas verrugas por técnicas de biologia molecular são basicamente os mesmos presentes nas lesões da população geral. Transformação maligna dessas lesões é rara, sendo mais frequente nas lesões periungueais. Há relatos de quadros de epidermodisplasia verruciforme-símile por HPV 5 e 8. As verrugas planas são menos frequentes que as vulgares e costumam ser vistas na face (Figura 71.2).

O condiloma acuminado é frequente, às vezes com lesões extensas e de difícil tratamento. A importância da infecção genital por HPV nos pacientes com HIV/AIDS se deve a sua relação com o câncer anogenital (principalmente HPV 16, 18, 31, 33 e 35). A neoplasia intraepitelial cervical (NIC) é mais frequente e o carcinoma invasivo é mais precoce em mulheres com infecção pelo HIV. São também comuns os carcinomas vaginais e vulvares e os carcinomas anorretais nos homens que fazem sexo com homens (HSH).

O diagnóstico das verrugas cutâneas e anogenitais é essencialmente clínico. O exame histopatológico mostra achados como acantose, papilomatose, hiperceratose e presença de células vacuolares (coilócitos), devendo ser realizado nos casos de suspeita de malignização. Diante dessa situação, é importante a tipagem do HPV por meio da biologia molecular.

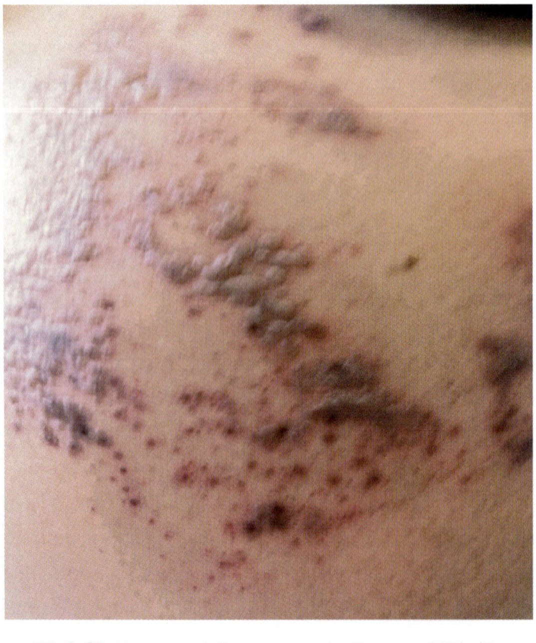

Figura 71.1 ■ Herpes-zóster em paciente com HIV. (Acervo da Dra. Sandra Lyon.)

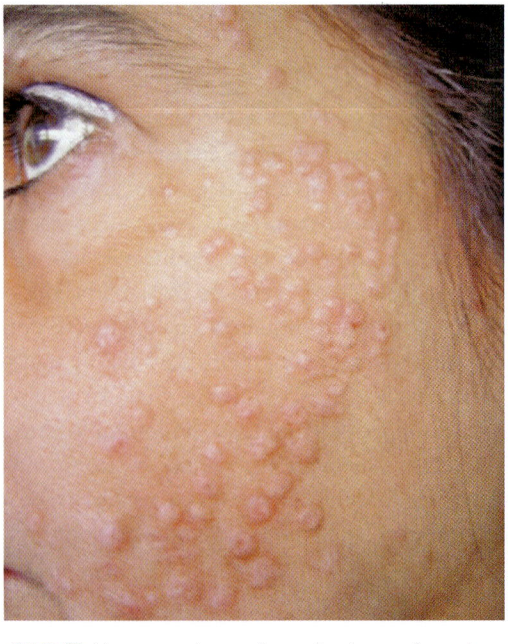

Figura 71.2 ■ Verrugas planas disseminadas na face de paciente com HIV. (Acervo da Dra. Sandra Lyon.)

Os métodos para tratamento são os mesmos utilizados na população geral: cauterização química, eletrocoagulação, crioterapia, imiquimode, podofilina, ácido tricloroacético e, eventualmente, cirurgia, nas lesões mais extensas e exofíticas.

Leucoplasia pilosa oral

A leucoplasia pilosa oral é caracterizada por lesões infiltrativas e esbranquiçadas na face lateral da língua, correlacionadas com a presença do vírus Epstein-Barr. Essa afecção é considerada um indicador sensível e possivelmente específico da infecção pelo HIV, além de altamente preditiva para o desenvolvimento da AIDS.

O diagnóstico é basicamente clínico, mas a confirmação se faz com o encontro do vírus Epstein-Barr por citologia esfoliativa e hibridização *in situ* ou proteína C reativa (PCR). O principal diagnóstico diferencial é com a candidíase, cujas lesões, ao contrário da leucoplasia pilosa, costumam ser removíveis com espátula.

Em geral, não é necessário tratamento, uma vez que o quadro é assintomático e habitualmente regride com o uso da terapia antirretroviral (TARV), mas pode ser instituído por motivos estéticos. Entre as opções terapêuticas está a aplicação tópica de podofilina, retinoides tópicos e aciclovir sistêmico, mas as recidivas são frequentes.

Molusco contagioso

O molusco contagioso é uma infecção viral causada por um poxvírus, habitualmente autolimitada e com predomínio na infância. Caracteriza-se clinicamente por pequenas lesões papuloumbilicadas indolores. A imunossupressão adquirida permite que as lesões do molusco contagioso se caracterizem, por vários meses de evolução, pelo aumento dramático em número e tamanho e pela localização na face e na região genital.

O diagnóstico é facilmente estabelecido a partir das características clínicas, mas é necessário lembrar das infecções fúngicas sistêmicas, como criptococose, histoplasmose, paracoccidioidomicose e peniciliose (*Penicillium marneffei*), que podem apresentar lesões molusco contagioso-símiles, tornando necessária a confirmação pelo exame histopatológico e/ou cultura.

O tratamento é o mesmo empregado na população geral, com destaque para a crioterapia, em virtude da rapidez de execução e da ausência de sangramento. Lesões grandes devem ser excisadas e enviadas para o histopatológico. Costumam regredir após a melhora da imunidade com a TARV.

DERMATOSES FÚNGICAS

Pitiríase *versicolor*

Pitiríase *versicolor* é uma micose superficial, crônica e benigna, caracterizada por máculas hipo ou hipercrômicas com descamação fina e bordas definidas, capazes de coalescer e afetar áreas corporais extensas. Predomina nas áreas seborreicas, como tronco e dorso, sendo o couro cabeludo e o meato acústico considerados reservatórios do fungo. As palmas e plantas são poupadas. A clínica apresenta semelhanças entre os pacientes portadores do vírus HIV e a população geral.

O diagnóstico clínico pode ser confirmado pela lâmpada de Wood, que mostra fluorescência róseo-dourada, e pelo exame direto das escamas, com KOH a 10%, que evidencia células leveduriformes agrupadas e pseudo-hifas curtas e grossas. Estas também podem ser visualizadas na camada córnea à histopatologia. Cultura não é feita de rotina, podendo ser identificadas 11 espécies diferentes pela biologia molecular. *Malassezia furfur* e *M. globosa* são as espécies mais frequentemente isoladas.

Outra manifestação causada pelos mesmos fungos é a foliculite pitirospórica, que se manifesta como papulopústulas foliculares pruriginosas em tronco, braços e, algumas vezes, na face. Envolvimento ungueal e infecção sistêmica também foram relatados nos pacientes portadores do vírus.

Tratamento tópico geralmente é suficiente, com agentes ceratolíticos, como hipossulfito de sódio a 20%, sulfeto de selênio a 2,5% e derivados imidazólicos. O tratamento sistêmico é possível tanto com derivados azólicos (cetoconazol, 200mg/dia VO, por 10 a 20 dias) como com derivados triazólicos (itraconazol, 200mg/dia, durante 5 a 7 dias). O fluconazol pode ser utilizado em dose única de 450mg.

A recorrência ocorre em 60% a 80% dos casos. Algumas vezes, a terapia profilática é instituída. O uso de cetoconazol (400mg/mês VO ou 200mg/3 dias/mês VO) tem sido associado a xampu antifúngico para lavar o couro cabeludo, o meato acústico e o corpo.

Dermatofitoses e onicomicoses

Dermatofitoses são infecções de pele, cabelo ou unhas causadas por dermatófitos, fungos com grande afinidade pela ceratina. Sua incidência varia entre 15% e 40%, sendo também frequente entre os pacientes imunocomprometidos. A depleção do número de linfócitos T CD4+ (< 200 células/mm^3) em pacientes com AIDS é um fator de risco para infecções fúngicas.

Três gêneros são agentes etiológicos possíveis: *Trichophyton*, *Microsporum* e *Epidermophyton*. O *T. rubrum* é o fungo mais frequente nas lesões crônicas de *Tinea pedis* e *cruri* e um patógeno importante na *Tinea corporis* e nas onicomicoses.

Infecções por dermatófitos nos pacientes imunocomprometidos podem ser assintomáticas ou disseminadas, afetando todas as extremidades e sendo, algumas vezes, resistentes ao tratamento.

Infecção dérmica pelos fungos é incomum e ocorre como sinal de imunodepressão. As lesões aparecem em uma área de dermatofitose superficial crônica com nódulos eritematosos, flutuantes e com múltiplas ulcerações nas extremidades. Nesses casos, a terapia sistêmica é necessária. O exame histopatológico revela reação granulomatosa com histiócitos, linfócitos e neutrófilos na derme; hifas podem estar ausentes na camada córnea. Se presentes na derme, elas podem ser mais curtas e finas do que aquelas observadas nas infecções superficiais.

O granuloma de Majocchi é um exemplo de envolvimento fúngico dérmico, caracterizado pela presença de nódulos e pápulas violáceas, firmes, associadas a onicomicoses, *Tinea corporis* ou *Tinea pedis*. As extremidades são frequentemente afetadas devido à grande exposição a trauma e à associação à onicomicose. Infecção disseminada por *T. rubrum* é extremamente rara, mesmo em pacientes imunocomprometidos, com poucos relatos de envolvimento de linfonodos, ossos, baço, cérebro e fígado. Para alguns autores, a HAART e a profilaxia com fluconazol para infecções fúngicas invasivas têm reduzido a incidência de dermatofitoses na população HIV-positiva; no entanto, elas têm mostrado apresentação clínica atípica e grave. Lesões faciais são extremamente incomuns e estão associadas, em geral, à imunossupressão, devendo ser investigadas.

As onicomicoses também estão frequentes nesses pacientes, com frequência estimada em torno de 30% e com contagem de linfócitos T CD4+ de cerca de 450 células/mm^3.

A onicomicose branca subungueal proximal consiste na apresentação clínica clássica dos pacientes com AIDS. O agente etiológico mais frequentemente isolado é o *T. rubrum*. No diagnóstico diferencial das onicomicoses devem ser incluídos psoríase, líquen plano e distrofia das 20 unhas.

O exame micológico é essencial para comprovação diagnóstica e identificação do agente etiológico, tanto nas onicomicoses como nas tinhas.

No tratamento das dermatofitoses, pode-se utilizar cetoconazol ou terbinafina tópicos, ou griseofulvina, nas doses habitualmente recomendadas (500mg após almoço e jantar – de 1 a 3 meses, para adultos), que se mostrou segura e eficaz em doentes com AIDS, embora não seja eficaz para o tratamento das onicomicoses. Estas podem ser tratadas com medicamentos tópicos, como esmaltes antimicóticos (amorolfilina a 5% ou ciclopirox olamina a 8%), no caso de doença localizada e superficial, ou com medicamentos sistêmicos, como itraconazol (100mg/dia, ou esquema em pulso de 400mg/dia durante 1 semana de cada mês), fluconazol (150mg/semana) e terbinafina (250mg/dia), até a completa resolução da lesão. O tratamento é, por vezes, demorado, sendo importante o acompanhamento da função hepática nesses pacientes. As onicomicoses tendem a regredir à medida que a imunidade dos pacientes melhora.

Candidíase

A candidíase oral é a mais frequente doença fúngica oportunista nos pacientes com AIDS e está relacionada com o defeito na imunidade celular. Clinicamente, caracteriza-se por lesões esbranquiçadas, puntiformes ou maiores, isoladas ou confluentes, formando placas, que podem ocupar extensas áreas da língua ou qualquer parte da cavidade oral (Figura 71.3). Pode também apresentar-se como língua despapilada, intensamente eritematosa, com sintomas de ardência, eritema e atrofia, e queilite angular, caracterizada pela presença de áreas esbranquiçadas e fissuras nas comissuras labiais.

A candidíase oral tem como diagnósticos diferenciais a leucoplasia pilosa oral, o líquen plano e as áreas esbranquiçadas secundárias a erosões e ulcerações ocasionadas por doenças bolhosas. A língua despapilada e eritematosa é frequente na pelagra, que também é comum nos pacientes com AIDS em fases avançadas.

A presença de candidíase oral em pacientes sob tratamento regular com antirretrovirais pode sugerir falência da TARV ou uso irregular dos medicamentos. Nos casos com imunodepressão acentuada, é comum o acometimento de faringe, laringe e esôfago ou, até mesmo, a disseminação sistêmica.

O diagnóstico é estabelecido por meio do exame micológico. O agente etiológico mais frequente é a *Candida albicans*, mas outras espécies, como *C. glabrata*, *C. tropicalis*, *C. krusei* e *C. parapsilosis*, podem também estar envolvidas.

O tratamento tópico é considerado eficiente, embora seja comum recorrência. Embora clotrimazol apresenta maior eficácia, a nistatina é uma opção mais barata, usada frequentemente na prática diária. Antifúngicos sistêmicos, como fluconazol, itraconazol e voriconazol, podem ser prescritos aos casos refratários ao tratamento tópico. O fluconazol (150 a 450mg/dia) e o itraconazol (200 a 400mg/dia), após as refeições, para melhor absorção, são preferidos por causarem menos toxicidade e interação com o citocromo P450, além de ocasionarem menor inibição da síntese de esteroides, ao contrário do cetoconazol. A anfotericina B, nas

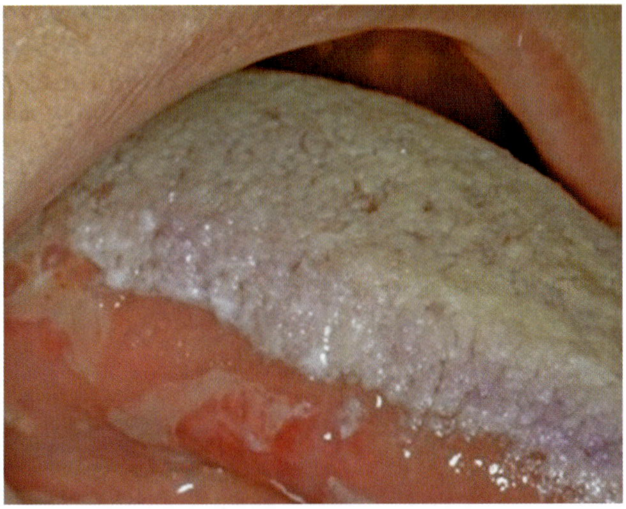

Figura 71.3 ■ Candidíase na mucosa oral de paciente com HIV. (Acervo da Dra. Sandra Lyon.)

doses convencionais, e a caspofungina podem ser utilizadas em casos graves ou com resistência aos azólicos. Nos casos graves, extensos e recorrentes, o uso do fluconazol está indicado como profilaxia secundária.

Histoplasmose

O principal agente etiológico é o *Histoplasma capsulatum* var. *capsulatum*. O fungo é adquirido mediante a inalação de esporos em suspensão em ambientes de cavernas, forros de casas e outros. Nos pacientes HIV-positivos previamente infectados com o fungo, a doença pode surgir, principalmente, quando a contagem de células T CD4+ é < 50 células/mm^3.

Clinicamente, na histoplasmose podem ocorrer febre, linfadenomegalia, hepatoesplenomegalia e manifestações pulmonares, cutaneomucosas e no SNC.

Envolvimento cutâneo ocorre em cerca de 11% dos pacientes, a partir da disseminação hematogênica de um foco pulmonar. Podem estar presentes vários tipos de lesões, como máculas, pápulas, papulopústulas, necrose, úlceras, nódulos e lesões molusco-símiles. Outros achados incluem vegetações, pápulas ceratóticas com eliminação transepidérmica, eritema multiforme, eritrodermia, pioderma gangrenoso e paniculite. As áreas mais afetadas são: face, braços, pernas e tórax. Lesões mucosas são menos comuns do que as cutâneas. Dos pacientes com histoplasmose disseminada, 30% a 50% terão lesões orais na apresentação inicial.

Histoplasmose ocorre em aproximadamente 5% dos pacientes com AIDS vivendo em áreas não endêmicas e em 27% dos que moram em áreas endêmicas. Histoplasmose disseminada é a primeira manifestação de infecção oportunista em 75% dos casos. A infecção está associada a imunossupressão com uma contagem de linfócitos T CD4+ < 75 células/mm^3.

O diagnóstico é feito por meio dos exames anatomopatológico e micológico. O histopatológico mostra leveduras intracelulares e o exame micológico direto, realizado pelo *imprint* da biópsia ou escarro, pode evidenciar, de maneira mais rápida, a presença do fungo, sendo útil nos casos mais graves. A cultura pode crescer em 1 a 3 semanas, e o microcultivo pode demonstrar macroconídeos característicos. O histoplasma pode também ser identificado com provas de DNA e imunodifusão.

No diagnóstico diferencial, é importante destacar a criptococose, o molusco contagioso, a sífilis secundária, as farmacodermias e a leishmaniose cutânea.

Para o tratamento dos casos graves de histoplasmose, ou seja, em pacientes com baixa contagem de células T CD4+ e estado geral muito comprometido, recomenda-se a anfotericina B (1mg/kg EV, até a regressão do quadro clínico). A seguir, a anfotericina é substituída pelo itraconazol, nas doses de 200 a 300mg/dia VO, ou pelo fluconazol, até que a contagem de linfócitos T CD4+ atinja nível > 150 células/mm^3. O itraconazol (300 a 400mg/dia) pode ser utilizado como opção inicial nos pacientes com boas condições clínicas, sob tratamento ambulatorial, até a regressão das lesões cutâneas; posteriormente, procede-se à redução da dose e à retirada do medicamento.

Criptococose

É ocasionada pelo *Cryptococcus neoformans* var. *neoformans* e, com menor frequência, pelo *Cryptococcus neoformans* var. *gatti*. A levedura é geralmente adquirida por inalação, e há infecção pulmonar primária e secundária das meninges. No pulmão, pode causar pneumonite crônica. A forma meningoencefálica é o quadro clínico mais frequente e importante em pacientes com AIDS. Lesões cutâneas ocorrem em mais de 10% dos pacientes com criptococose disseminada, e são semelhantes às da histoplasmose. Lesões orais e retais também podem ocorrer.

O diagnóstico é feito pelo exame micológico direto, e a coloração da tinta-da-china (ou tinta-da-índia), de material obtido da biópsia cutânea, do sangue, de material da medula óssea ou liquor, torna possível a confirmação do diagnóstico quando se visualiza cápsula gelatinosa, típica do fungo. Colorações como PAS, mucicarmim ou *alcian blue* também possibilitam a visualização dessa cápsula nos cortes de tecidos. O tratamento é realizado com anfotericina B, nas doses habituais de 1mg/kg/dia, até a regressão do quadro clínico.

Esporotricose

O agente etiológico da esporotricose, *Sporothrix schenkii*, é um fungo dimórfico encontrado no solo e nas plantas e adquirido, geralmente, por meio de traumatismo cutâneo provocado por vegetais ou objetos contaminados. Em pacientes com AIDS, a infecção pode ocorrer por inalação de conídeos, com lesões cutâneas disseminadas e acometimento oftalmológico, pulmonar, osteoarticular e de múltiplos órgãos. A disseminação para a pele se faz por via hematogênica. Podem se manifestar de maneira polimorfa, sendo lesões papuloescamosas, papulonodulares, hiperceratóticas, crateriformes, nodulares e ulcerosas (Figuras 71.4 e 71.5).

O diagnóstico diferencial é feito com tuberculose cutânea, sífilis terciária, leishmaniose, cromomicose e paracoccidioidomicose, dentre outras lesões verrucosas.

A cultura é o principal método diagnóstico, por seus padrões macroscópico e de microcultivo característicos. Na fase miceliana (a 25ª), a cultura apresenta colônia enrugada, demonstrando, às vezes, um micélio aéreo. Um dos aspectos considerado importante é a pigmentação de sua colônia que, no início, tem coloração creme e, depois, vai escurecendo, gradativamente, até se tornar cinza, depois cinza-escuro e, finalmente, negra. No microcultivo, observam-se hifas finas septadas e pequenos conídios demácios, assumindo um aspecto de margarida.

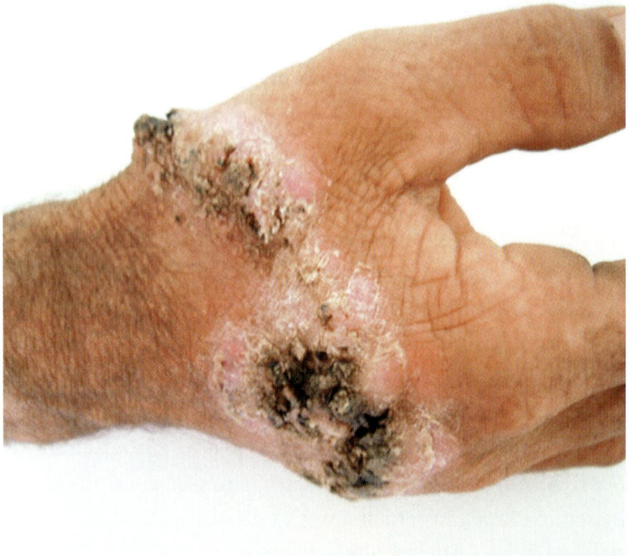

Figura 71.4 ■ Esporotricose forma verrucosa em paciente com HIV. (Serviço de Dermatologia do Hospital Eduardo de Menezes.)

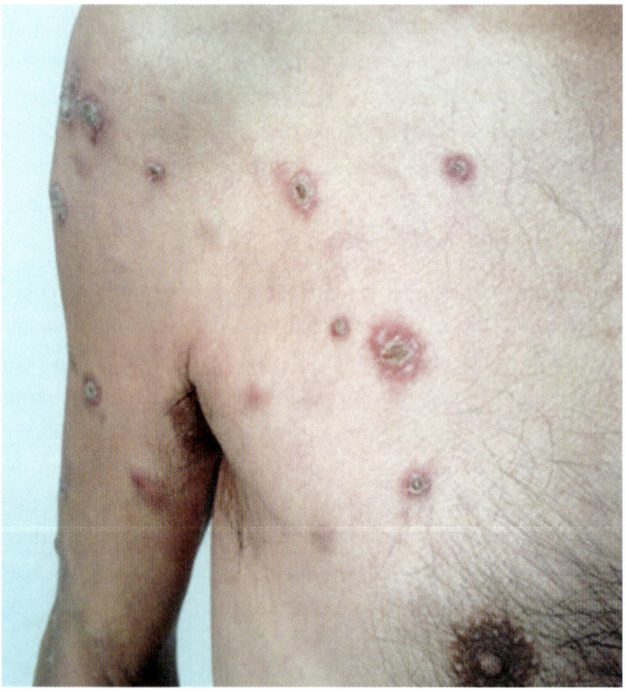

Figura 71.5 ■ Esporotricose disseminada em paciente com AIDS. (Serviço de Dermatologia do Hospital Eduardo de Menezes.)

O histopatológico mostra uma resposta granulomatosa, mas raramente o fungo é visualizado.

A anfotericina B EV e o itraconazol VO são os fármacos empregados nas formas sistêmicas ou invasivas. O uso da solução saturada de iodeto de potássio ainda está entre os tratamentos de primeira linha, porém não é recomendado para pacientes com HIV/AIDS ou outras condições associadas à imunodeficiência.

Paracoccidioidomicose

O fungo *Paracoccidioides brasiliensis* causa, habitualmente, uma micose sistêmica, que pode ser grave mesmo em imunocompetentes. Afeta primariamente os pulmões e se dissemina, formando úlceras nas mucosas oral e nasal, além de outros órgãos. Adquirido por via inalatória ou por zcontato direto, pode passar como uma infecção assintomática nos indivíduos com resposta celular satisfatória.

As lesões dermatológicas podem ser muito variadas e se manifestar como pápulas, placas, pústulas, ulcerações e lesões ulcerocrostosas, isoladas ou confluentes (Figura 71.6). A taxa de mortalidade é de 30% (mais alta do que nos casos de paracoccidioidomicose não associados ao HIV). A associação entre paracoccidioidomicose e HIV/AIDS na América Latina, embora frequentemente relatada nas áreas endêmicas, é relativamente rara, quando comparada à histoplasmose e à coccidioidomicose.

O diagnóstico é estabelecido a partir de exame micológico direto e cultura, associados a exame histopatológico e sorologia. No exame direto e na cultura da fase leveduriforme, são visualizadas células leveduriformes birrefringentes com gemulação múltipla, as quais também podem estar presentes no histopatológico, no centro de uma reação granulomatosa supurativa.

Os testes sorológicos – imunodifusão, ELISA e contraimunoeletroforese – auxiliam o diagnóstico, o acompanhamento e o seguimento pós-terapêutico.

O tratamento pode ser feito com itraconazol, sulfametoxazol-trimetoprima e anfotericina B, com média de 24 meses de tratamento. Recorrência é comum nos coinfectados, devendo ser feita terapia de manutenção naqueles pacientes com contagem de CD4+ < 200 células/mm^3, mesmo quando apresentam critérios de cura da infecção fúngica.

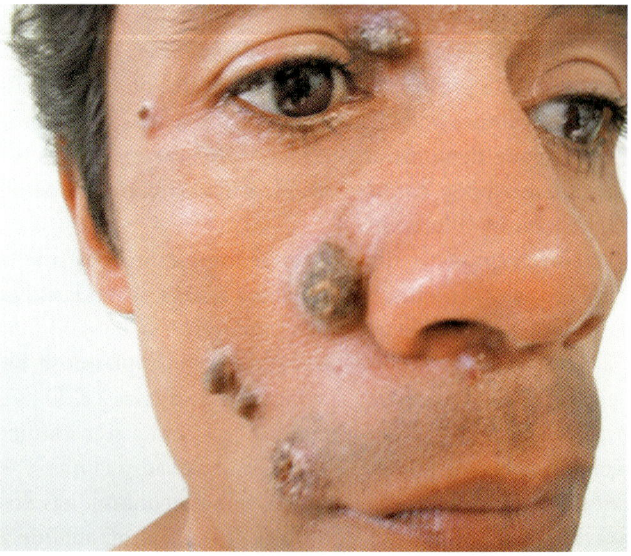

Figura 71.6 ■ Paracoccidioidomicose em paciente com HIV. (Serviço de Dermatologia do Hospital Eduardo de Menezes.)

Coccidioidomicose

A coccidioidomicose é micose sistêmica que acomete humanos e vertebrados, causada pelo fungo dimórfico *Coccidioides immitis*, ou *C. posadasii*, e adquirida pela inalação de artroconídeos infectantes presentes no solo. Encontrada em regiões áridas e semiáridas do continente americano, é mais prevalente entre o sudoeste dos EUA e o norte do México. A micose já foi diagnosticada em quatro estados brasileiros: Piauí, Ceará, Maranhão e Bahia, sendo o Piauí o estado de maior ocorrência, com 100 casos identificados. Estudos mostraram risco elevado de coccidioidomicose entre os caçadores de tatu.

Pode atingir, além dos pulmões, outros órgãos por disseminação hematogênica. Lesões cutâneas são as de localização extrapulmonar mais comuns, com predileção pela face e os membros e apresentando-se, geralmente, como exantema maculopapular, eritema nodoso, abscessos superficiais, pústulas e lesões granulomatosas.

Nos pacientes portadores do vírus HIV com imunidade comprometida, há risco de 50 a 200 vezes maior de determinação da doença.

O diagnóstico é baseado em histopatologia, sorologia, cultura e exame micológico direto. Neste último, até 40% dos casos são positivos, enquanto a positividade da cultura é de cerca de 90%.

Para o tratamento, anfotericina B pode ser utilizada nos casos graves. Há relatos de uso de fluconazol, 800mg/dia, por longo período, e itraconazol, 400mg/dia, por 12 meses. Outras opções são: cetoconazol, voriconazol e posiconazol.

Peniciliose

A peniciliose é causada pelo fungo *Penicillium marneffei*, endêmico na Ásia. Apresenta-se primariamente como doença disseminada em pacientes HIV-positivos com CD4+ < 100 células/mm^3, envolvendo pele, fígado, baço, linfonodos, pulmões e trato gastrointestinal.

A infecção primária do fungo se dá mediante a inalação de esporos do solo, quando então atinge o pulmão e, por meio de disseminação hematogênica, acomete a pele, o sistema reticuloendotelial e outros órgãos.

As lesões de pele são semelhantes às lesões do molusco contagioso, podendo ulcerar e necrosar o centro umbilicado. No entanto, enquanto as lesões do molusco contagioso podem regredir com a melhora da imunidade do paciente, a peniciliose só regride diante do tratamento com antifúngicos. Lesões cutâneas têm sido relatadas em 28% a 71% dos casos de peniciliose disseminada.

As lesões de pele fazem diagnóstico diferencial com o próprio molusco contagioso, histoplasmose e criptococose, enquanto o acometimento pulmonar da peniciliose nos pacientes HIV-positivos pode ser confundido com tuberculose pulmonar, pneumonia por *Pneumocystis jirovecci*, infecções pelo complexo *Mycobacterium avium*, histoplasmose e criptococose.

O diagnóstico laboratorial é estabelecido por meio de cultura e microcultivo do fungo e amostras de tecido da pele, sangue, linfonodos ou outros fluidos corporais.

A maioria dos pacientes responde bem à anfotericina B e ao itraconazol.

DERMATOSES BACTERIANAS

Infecções por *Staphylococcus aureus*

Os pacientes soropositivos para o vírus HIV podem apresentar infecções bacterianas na pele em razão de diferentes fatores, como imunossupressão, lesões da barreira mecânica da pele e/ou mucosas além do uso de medicamentos antirretrovirais, o que pode produzir neutropenia.

S. aureus é a bactéria mais associada às infecções nesses indivíduos. Estudos apontam que a pele dos pacientes com AIDS é colonizada por essa bactéria, e a diminuição dos linfócitos T CD4 facilita a infecção por esse agente.

Impetigo, ectima, foliculite, furúnculo e quadros similares constituem os quadros de infecções bacterianas mais comumente encontrados nessa população.

Para o diagnóstico laboratorial, pode ser utilizada cultura das lesões, dos tecidos e do sangue do paciente.

O tratamento inclui antibioticoterapia tópica e/ou sistêmica, preferencialmente fundamentada em resultado de antibiograma. As cefalosporinas são amplamente utilizadas. Como profilaxia, o uso de antibióticos tópicos (particularmente a mupirocina) por via intranasal, duas a três vezes ao dia, durante 7 dias por mês, é recomendado aos portadores crônicos.

Angiomatose bacilar

Causada por bactérias do gênero *Bartonella*, especificamente *B. quintana* e *B. henselae*. Gatos domésticos são reservatórios para *B. henselae*, e a arranhadura ou mordedura do animal pode estar associada à doença. Ocorre, habitualmente, nos pacientes portadores do vírus HIV com contagem de células T CD4+ < 100.

Clinicamente, manifesta-se por lesões cutâneas e extracutâneas. As lesões da pele mais observadas (em um terço dos casos) são pápulas hemisféricas, de coloração que varia de vermelha a violácea, semelhantes ao hemangioma ou ao granuloma piogênico. Apresentam-se em número variável e medindo de 1mm a vários centímetros. Em geral, poupam as palmas e as plantas. Podem sofrer ulceração. Outro tipo de lesão, que ocorre em 50% dos casos, consiste em nódulos subcutâneos, às vezes profundos, podendo acometer osso subjacente. Um terceiro tipo, mais raro, é a lesão em placa.

Os pacientes podem apresentar, concomitantemente às lesões da pele, febre, sudorese e emagrecimento. Além da pele, fígado e baço são os órgãos mais frequentemente envolvidos, com hepatoesplenomegalia, abscessos hepáticos ou esplenite necrosante. Podem ocorrer lesões orais, pulmonares, cardíacas, ósseas, musculares e no SNC.

O diagnóstico de angiomatose bacilar é confirmado por biópsia com coloração de Warthin-Starry, que mostra aglomerado de bactérias entre os capilares neoformados, ou microscopia eletrônica, com o encontro do agente.

O tratamento de escolha consiste no uso de eritromicina (500mg, quatro vezes ao dia) ou doxiciclina (100mg, duas vezes ao dia) por 2 a 3 meses, pois recidivas são frequentes. Azitromicina e fluoroquinolonas também têm promovido boa resposta.

Sífilis

Na maioria dos casos, as manifestações clínicas causadas pela infecção por *Treponema pallidum* são similares às observadas em doentes imunocompetentes, porém os pacientes portadores de AIDS podem apresentar quadros atípicos e mais agressivos de sífilis. Quanto à sífilis primária, os pacientes com AIDS podem apresentar mais de um cancro duro, algumas vezes maior e mais profundo, além de maior contaminação bacteriana secundária (Figuras 71.7 a 71.10). Cerca de 25% desses pacientes podem apresentar as lesões dos estágios primário e secundário concomitantemente ao diagnóstico.

Também pode ser observada a sífilis maligna precoce, caracterizada por lesões papulosas que evoluem para lesões ulceronecróticas. Comprometimento oftalmológico, febre, cefaleia, artralgias e outras manifestações sistêmicas podem acompanhar o quadro cutâneo. O acometimento do SNC pode ocorrer mais precocemente em pacientes com AIDS. Assim, o exame do liquor é sempre recomendado para a exclusão de neurossífilis.

É relativamente comum o encontro de VDRL negativo, em consequência do fenômeno prozona, em que há

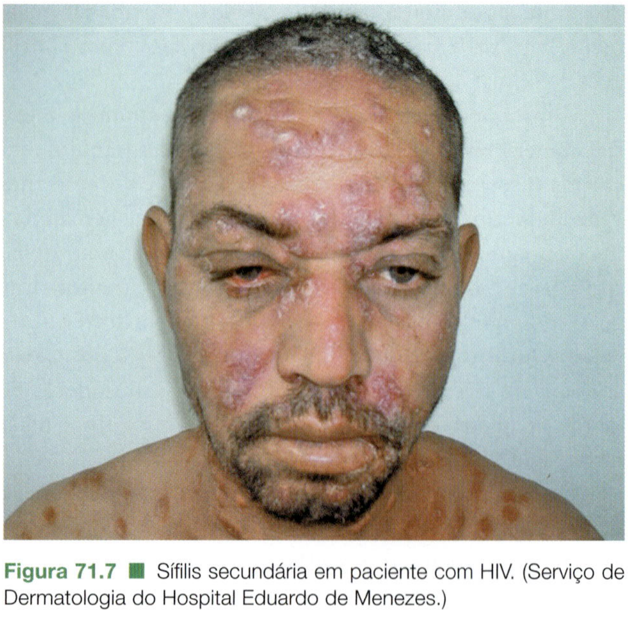

Figura 71.7 ■ Sífilis secundária em paciente com HIV. (Serviço de Dermatologia do Hospital Eduardo de Menezes.)

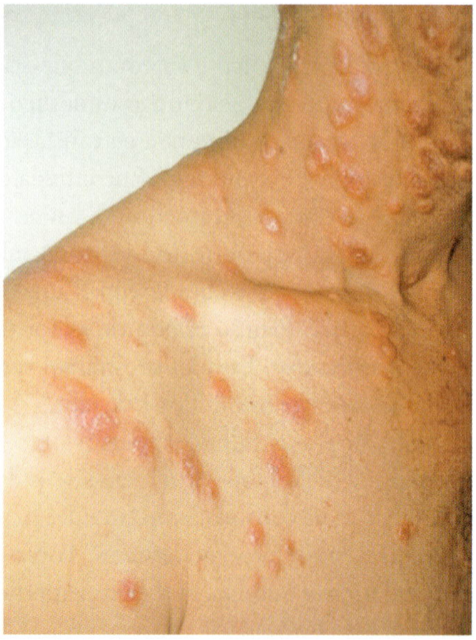

Figura 71.8 ■ Sífilis secundária em paciente com HIV. (Serviço de Dermatologia do Hospital Eduardo de Menezes.)

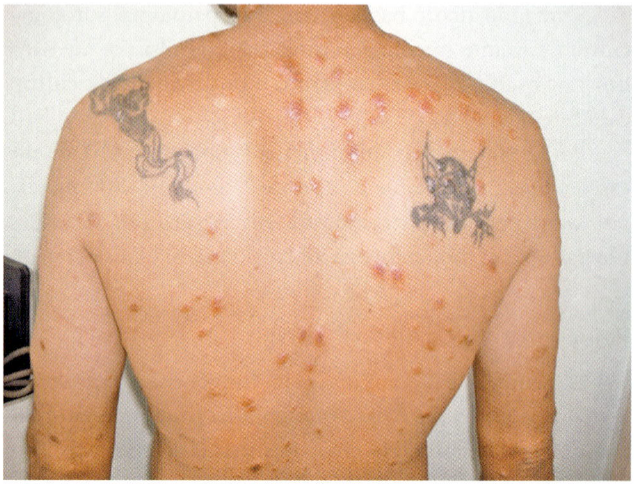

Figura 71.9 ■ Sífilis secundária em paciente com HIV. (Serviço de Dermatologia do Hospital Eduardo de Menezes.)

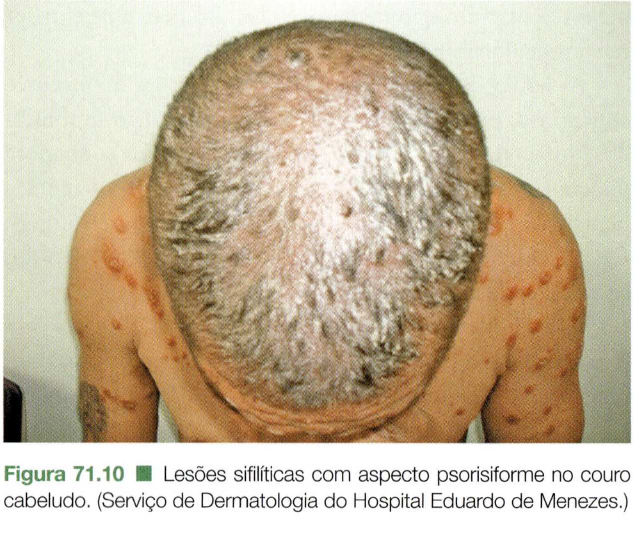

Figura 71.10 ■ Lesões sifilíticas com aspecto psorisiforme no couro cabeludo. (Serviço de Dermatologia do Hospital Eduardo de Menezes.)

altos títulos de anticorpos. Diante disso, em todos os pacientes com AIDS e suspeita de sífilis, recomenda-se diluir o soro do paciente para realização do VDRL. O FTA-ABS e os demais exames recomendados para o diagnóstico de sífilis em imunocompetentes são também recomendados para os enfermos com AIDS.

O tratamento da sífilis não é modificado em pacientes com AIDS, e a penicilina G benzatina permanece como agente de escolha.

Hanseníase

Essa doença, causada pelo bacilo *Mycobacterium leprae*, atinge a pele e os nervos, levando à característica perda de sensibilidade. A associação de hanseníase e HIV ainda não está totalmente esclarecida. Estudos recentes mostraram aumento na soroprevalência de HIV em pacientes coinfectados com hanseníase, quando comparados à população geral. O quadro clínico de hanseníase em pacientes coinfectados não parece diferir da maioria dos casos, porém lesões atípicas – úlceras e placas hiperceratósicas e infiltradas – têm sido relatadas.

Um estudo de 2010, que investigou a relação entre hanseníase e HIV, classifica a coinfecção em três grupos:

- Pacientes com hanseníase e HIV sem critérios para classificá-los como portadores de AIDS e sem o uso da HAART que apresentam semelhança com os indivíduos imunocompetentes.
- Pacientes com hanseníase como doença oportunista naqueles com AIDS que não estavam usando HAART e que, portanto, se encontravam imunossuprimidos.
- Pacientes com hanseníase e AIDS em uso de HAART.

O diagnóstico é comprovado por meio de pesquisa de sensibilidade, presença de nervos espessados, avaliação da força muscular, baciloscopia e biópsia cutânea. Os achados histopatológicos de hanseníase nos pacientes coinfectados não parecem apresentar diferenças, quando comparados aos encontrados em indivíduos imunocompetentes.

O tratamento da hanseníase em pacientes coinfectados com HIV é o mesmo empregado em imunocompetentes.

Outras micobacterioses

Infecções sistêmicas por micobactérias podem cursar com lesões de pele nos pacientes infectados pelo HIV. Há relatos de quadros causados por *M. tuberculosis*, *M. avium-intracellulare*, *M. haemophilum*, *M. marinum*, *M. kansasii*, *M. fortuitum*, *M. chelonae* e *M. scrofulaceum*. As lesões cutâneas podem assumir diversos aspectos, como pápulas, pústulas, abscessos, linfadenites supurativas e úlceras (Figura 71.11).

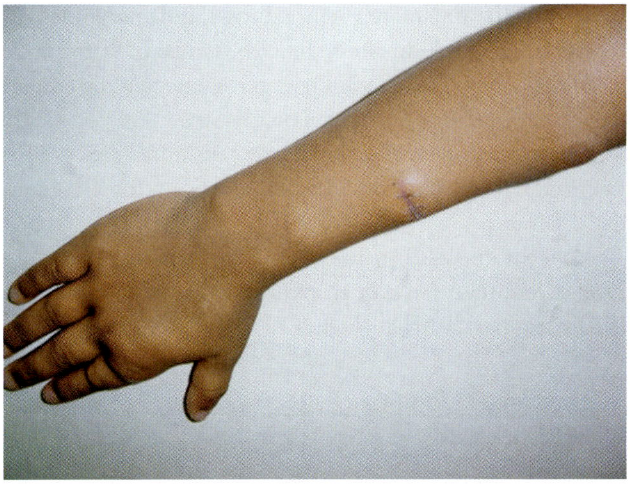

Figura 71.11 ■ Granuloma de aquário em criança com HIV. (Acervo da Dra. Maria Aparecida de Faria Grossi.)

A obtenção de tecido por biópsia da pele para cultura para micobactérias é fundamental para o diagnóstico etiológico.

O tratamento das lesões causadas por *M. tuberculosis* é fundamentado nos agentes tuberculostáticos habituais para tuberculose pulmonar. No caso das micobactérias atípicas, é desejável a realização de exames de sensibilidade para escolha da combinação mais adequada de medicamentos.

DERMATOSES ECTOPARASITÁRIAS

Sarna crostosa

Pacientes com HIV podem apresentar infestação pelo *Sarcoptes scabiei* de maneira exuberante e disseminada, constituindo o quadro de sarna crostosa ou norueguesa.

As manifestações clínicas consistem em múltiplas pápulas localizadas, principalmente, entre os dedos e nos punhos, cotovelos, abdome e glande.

Formam-se placas hiperceratósicas com grande quantidade de parasitas.

O tratamento consiste no uso de ivermectina por tempo mais prolongado e na utilização de agentes ceratolíticos, para remoção das placas parasitadas.

Demodiciose

O *Demodex folliculorum* provoca erupção papular e folicular difusa, com grande número de parasitas. Utiliza-se ivermectina, na dose de 200μg/kg, em dose única, repetida em 1 semana.

Leishmaniose

A leishmaniose é uma zoonose com espectro heterogêneo de manifestações clínicas com quatro apresentações principais: lesões ulcerativas no local da picada do flebotomíneo (leishmaniose cutânea localizada), múltiplos nódulos não ulcerativos (leishmaniose cutânea difusa), inflamação destrutiva da mucosa (leishmaniose mucosa, também chamada de espúndia) e, na apresentação mais grave, infecção disseminada visceral (leishmaniose viceral ou calazar).

A coinfecção HIV/leishmaniose tem implicações clínicas importantes, uma vez que uma doença reforça a gravidade da outra.

Pessoas infectadas pelo HIV são particularmente vulneráveis à leishmaniose, a qual acelara a replicação do HIV e a progressão para a AIDS (Figura 71.12 a 71.14).

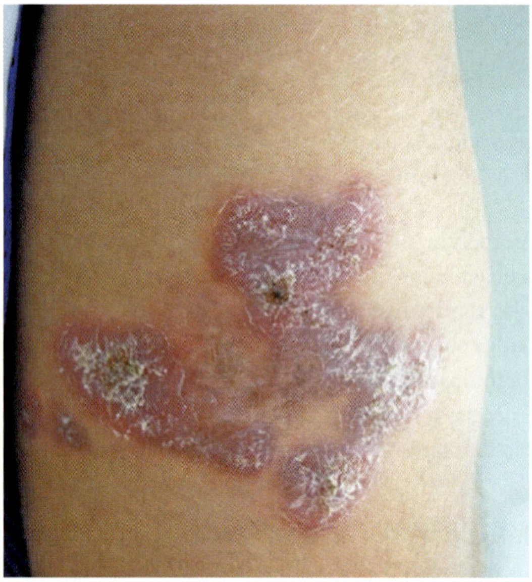

Figura 71.12 ■ Leishmaniose tegumentar americana em paciente com AIDS . (Serviço de Dermatologia do Hospital Eduardo de Menezes.)

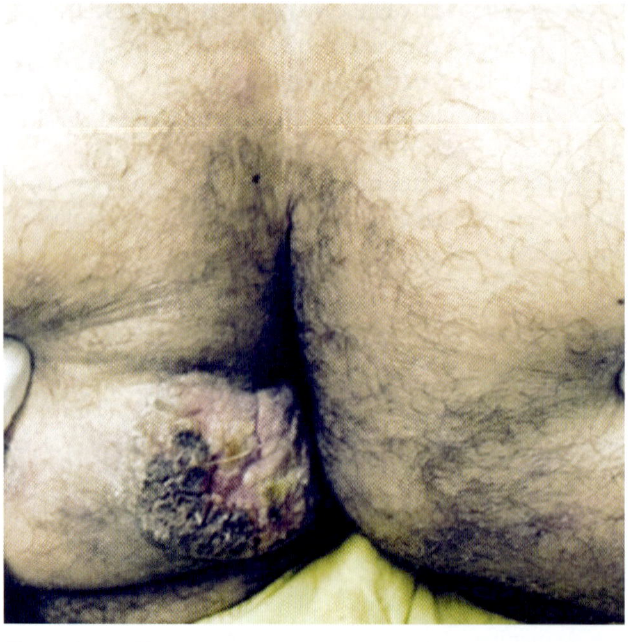

Figura 71.13 ■ Lesões ulceradas de leishmaniose tegumentar americana em paciente com AIDS. (Serviço de Dermatologia do Hospital Eduardo de Menezes.)

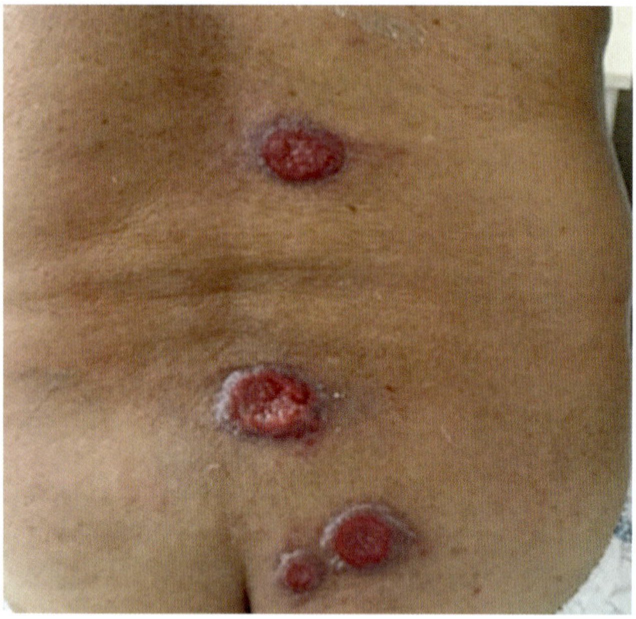

Figura 71.14 ■ Lesões ulceradas de leishmaniose tegumentar americana em paciente com AIDS. (Serviço de Dermatologia do Hospital Eduardo de Menezes.)

CONSIDERAÇÕES FINAIS

A pele é um dos orgãos mais atingidos no curso da infecção pelo HIV. Algumas dermatoses precocemente, quando a imunodeficiência está se instalando, e servem como sinal de alerta para a solicitação de sorologia para o HIV. Muitas dermatoses surgerem a progressão da imunodeficiência, tornando necessária a reavaliação do esquema terapêutico com os antirretrovirais.

É importante lembrar que alterações têm sido menos exuberantes em sua apresentação nos doentes que tomam os antirretrovirais o que é atribuído à melhora geral do sistema imunológico.

Bibliografia

Adal KA, Cockerell CJ, Petri WAJ. Cat scratch disease, bacillary angiomatosis, and other infections due to Rochalimaea. N Engl J Med 1994; 330:1509-15.

Andrade RP. Avaliação da prevalência de dermatoses e sua correlação com linfócitos TCD4+ em pacientes HIV/AIDS do Centro de Referência e Promoção da Saúde de Conselheiro Lafaiete – MG – Belo Horizonte. (Dissertação de Mestrado em Medicina e Biomedicina). Belo Horizonte: IEP – Santa Casa de Misericórdia, 2012.

Berger TG, Greene I. Bacterial, viral, fungal, and parasitic infections in HIV disease and AIDS. Dermatolol Clin 1991; 9:465-92.

Brasil 2006. Disponível em: http://www.aids.gov.br/sites/default/files/manual_dst_tratamento.pdf

Berra JD. Human leishniases: Clinical, diagnostic, and chemotherapeutic developments in the last 10 years. Clin Infect Dis 1997; 24(4):684-703.

Buchness MR. Treatment of skin diseases in HIV-infected patients. Dermatol Clin 1995; 13:231-8.

Carvalho VO. Alterações dermatológicas em crianças com SIDA e sua relação com categorias clínico-imunológicas e carga viral. An Bras Dermatol 2003; 78(6).

Castano-Molina C, Cockerell CJ. Diagnosis and treatment of infectious diseases in HIV-infected hosts. Dermatol Clin 1997 Apr; 15(2):267-83.

Cohen PR, Grossman ME. Clinical features of human immunodeficiency virus-associated disseminated herpes-zóster virus infection – a review of literature. Clin Exp Dermatol 1989; 14:273-6.

Cunha VS, Zampese MS, Aquino VR et al. Mucocutaneous manifestations of disseminated histoplasmosis in patients with acquired immunodeficiency syndrome: particular aspects in a Latin-American population. Clin Exp Dermatol 2007; 32(3):250-5.

Deus Filho AD, Deus AC, Meneses A de O, Soares AS, Lira AL: Skin and mucous membrane manifestations of coccidioidomycosis: a study of thirty cases in the Brazilian states of Piauí and Maranhão. An Bras Dermatol 2010 Jan-Feb; 85(1):45-51.

Dover JS, Johnson RA. Cutaneous manifestations of human immunodeficiency virus infection. Part I. Arch Dermatol 1991 Sep; 127(9):1383-91.

Dover JS, Johnson RA. Cutaneous manifestations of human immunodeficiency virus infection. Part II. Arch Dermatol 1991 Oct; 127(10):1549-58.

Durden FM, Elewski B. Fungal infections in HIV-infected patients. Seminars in Cutaneous Medicine and Surgery. 1997; 16(3):200-212.

Evans TY, Tyring SK. Advances in antiviral therapy in dermatology. Dermatol Clin 1998; 16:409-19.

Faergemann J. Treatment of pityriasis versicolor with a single dose of fluconazole. Acta Derm Venerol 1992; 72:74-5.

Gasparin AB, Ferreira FV, Danesi CC. Prevalência e fatores relacionados às manifestações bucais em pacientes HIV positivos atendidos em cidade sul-brasileira. Cad Saude Publica 2009; 25(6):1307-15.

Glickel SZ. Hand infections in patients with acquired immunodeficiency syndrome. J Hand Surg Am 1998; 13:770-5.

Greenspan JS, Greenspan D, Lennette ET et al. Replication of Epstein-Barr virus within the epithelial cells of oral "hairy" leukoplakia, an AIDS-associated lesion. N Engl J Med 1985 Dec 19; 313(25):1564-71.

Jarvis JN, Dromer F, Harrison TS et al. Managing cryptococcosis in the immunocompromissed host. Curr Opin Infect Dis 2008; 21(6):596-603.

Jensen BL, Weismann K, Sindrup JH, Sondergaard J, Schmidt K. Incidence and prognostic significance of skin disease in patients with HIV/AIDS: a 5-year observational study. Acta Derm Venereol 2000 Mar-Apr; 80(2):140-3.

Jing W. A retrospective survey of mucocutaneous manifestations of HIV infection in Malaysia: analysis of 182 cases. J Dermatol 2000 Apr; 27(4):225-32.

Kahn JO, Walker BD. Acute human immunodeficiency virus type 1 infection. N Engl J Med 1998; 339:33-9.

Kauffman CA. Diagnosis of histoplasmosis in immunosuppressed patients. Curr Opin Infect Dis 2008; 21(4):421-5.

Kosko DA. Dermatologic manifestations of human immunodeficiency virus disease. Lippincotts Prim Care Pract 1997 Mar-Apr; 1(1):50-61.

Larsson M, Nguyen LH; Wertheim HF et al. Clinical characteristics and outcome of Penicillium marneffei infection among HIV-infected patients in northern Vietnam. AIDS Res Ther 2012 Aug 16; 9(1):24.

Leao JC, Hinrichsen SL, de Freitas BL, Porter SR. Human herpes virus 8 and Kaposi's sarcoma. Rev Assoc Med Bras 1999 Jan-Mar; 45(1):55-62.

Lopes PPF. Análise comparativa da prevalência das dermatoses dos pacientes HIV/AIDS e da dermatologia geral do Hospital Eduardo de Menezes – Belo Horizonte – MG (Dissertação de Mestrado em Medicina e Biomedicina). Belo Horizonte: IEP – Santa Casa de Misericórdia, 2012.

Michelim L, Atti JL, Panarotto D, Lovatto L, Boniatti MM. Dermatological disease among HIV-infected patients with CD4-lymphocyte count. Rev Saude Publica 2004 Dec; 38(6):758-63.

Moreira TA, Ferreira MS, Ribas RM et al. Cryptococosis: clinical epidemiologycal laboratorial study and fungi varieties in 96 pacients. Rev Soc Bras Med Trop 2006; 39:225-8.

Nomura Y, Nishie W, Shibaki A et al. Disseminated cutaneous Mycobacterium kansasii infection in an patient infected with the human immunodeficiency virus. Clin Exp Dermatol 2009; 34(5):625-6.

Pialoux G, Vimont S, Moulignier A et al. Effect of HIV infection on the course of syphilis. AIDS Rev 2008; 10(2):85-92.

Porro AM, Alchorne MMA, Mota GR et al. Detection and typing of human papillomavirus in cutaneous warts of patients infected with human immunodeficiency virus type 1. Br J Dermatol 2003; 149:1192-9.

Porro AM, Yoshioka MCN. Manifestações dermatologicas da infecção pelo HIV. An Bras Dermatol 2000; 75:6.

Quinnan Jr GV, Masur H, Rook AH et al. Herpesvirus infections in the acquired immune deficiency syndrome. JAMA 1984 Jul 6; 252(1):72-7.

Ramos-e-Silva M et al. Superficial mycoses in immunodepressed patients (AIDS). Clin Dermatol 2010 Mar; 28(2):217-25.

Ramos-e-Silva M et al. Systemic mycoses in immunodepressed patients (AIDS). Clin Dermatol 2012; 30:616-27.

Reynaud-Mendel B, Janier M, Gerbaka J et al. Dermatologic findings in HIV-1-infected patients: a prospective study with emphasis on CD4+ cell count. Dermatology 1996; 192(4):325-8.

Schlesinger I., Oelrich M, Tryring SK. Crusted (Norwegian) scabies in patients with AIDS: the range of clinical presentations. South Med H 1994; 87: 352-6.

Siegal FP, Lopez C, Hammer GS et al. Severe acquired immunodeficiency in male homosexuals, manifested by chronic perianal ulcerative herpes simplex lesions. N Engl J Med 1981 Dec 10; 305(24):1439-44.

Souza SL, Feitoza PV, Araújo JR et al. Causes of death among patients with acquired immunodeficiency syndrome autopsied at the Tropical Medicine Foundation of Amazonas. Rev Soc Bras Med Trop 2008; 41(3):247-51.

Talhari C, Mira MT, Massone C et al. Leprosy and HIV coinfection: a clinical, pathological, immunological, and therapeutic study of a cohort from a brazilian referral center for infectious diseases. J Infect Dis. 2010 Aug 15; 202(3):345-54.

Talhari S, Talhari C. Micoses em imunodeprimidos. In: Zaitz C, Campbell, Marques SA, Ruiz LRB, Framil VMS. Compêndio de micologia médica. Rio de Janeiro: Guanabara Koogan, 2010.

Tschachler E, Bergstresser PR, Stingl G. HIV-related skin diseases. Lancet 1996 Sep 7; 348(9028):659-63.

Wong D, Shumack S. Managing HIV HIV and skin disease**.** Med J Aust 1996; 164:352-6.

World Health Organization. Urbanization: an increasing risk factor for leishmaniasis. Wkly Epidemiol Rec 2002; 77(44):365-70.

72

Manifestações Oftalmológicas em Pacientes com AIDS

Dagmar Toledo Lyon
Fernanda Lyon Freire

INTRODUÇÃO

O envolvimento ocular que ocorre em pacientes infectados pelo HIV é importante fator de morbidade. As manifestações oftalmológicas são comuns nas diferentes fases da infecção pelo HIV, sendo imprescindível o diagnóstico precoce.[1]

Os pacientes com contagem de CD4 < 50 células/mm³ devem ser avaliados pelo médico oftalmologista periodicamente, a intervalos regulares de 4 a 6 meses, mesmo na ausência de manifestações clínicas. Nas fases iniciais de alteração oftalmológica, o paciente pode não manifestar alteração clínica.

Em casos de distúrbios visuais evidentes, a avaliação oftalmológica está indicada independentemente dos níveis de CD4.[1,2]

O envolvimento ocular no paciente com HIV é polimorfo e compreende, basicamente, alterações dos anexos e segmentos anterior e posterior ocular, as quais podem ser enquadradas em:

- **Manifestações de anexos e segmento anterior:** olho seco, blefarite, meibomite, conjuntivite bacteriana, microvasculopatia conjuntival, molusco contagioso, herpes-zóster oftálmico, úlcera corniana micótica, sarcoma de Kaposi, carcinoma espinocelular e linfomas.
- **Manifestações do segmento posterior:**
  - Retinopatia não infecciosa.
  - Retinopatia infecciosa: retinite por citomegalovírus, infecções virais da retina por herpes simples e varicela-zóster e infecções oportunistas não virais (toxoplasmose, tuberculose, pneumocistose).
- **Alterações neuroftalmológicas secundárias à lesão do sistema nervoso central.**
- **Uveíte relacionada com recuperação imunológica.**
- **Iatrogenias pelo uso de fármacos, com depósito de didanosina (DDI) na retina.**
- **Neoplasias:** sarcoma de Kaposi, linfoma, carcinoma espinocelular.[4-7]

MANIFESTAÇÕES OFTALMOLÓGICAS DE ANEXOS E SEGMENTO ANTERIOR

O olho seco constitui manifestação comum na AIDS, provocada pela inflamação crônica inespecífica das glândulas lacrimais em virtude do ressecamento de mucosas e da terapia com indinavir.

A mensuração do volume lacrimal é feita por meio do teste de Schirmer, enquanto a mensuração da estabilidade lacrimal é realizada pelo teste de ruptura do filme lacrimal.

Devem ser indicados colírios com a constituição fisiológica da lágrima.[4]

A dermatite seborreica em couro cabeludo, face e região retroauricular também leva à blefarite, que se manifesta com a formação de escamas que se depositam nos cílios, causando prurido, hiperemia das bordas palpebrais, fotofobia e lacrimejamento. O quadro de dermatite seborreica aumenta com a progressão da imunodeficiência.[4]

A produção excessiva de gordura leva à obstrução da glândula de Meibômio e causa meibomite e calázios de repetição.[4]

Conjuntivite bacteriana é comum em pacientes com a imunodeficiência adquirida, sobretudo por micro-organismos gram-positivos e *Chlamydia trachomatis*.[4]

Processo isquêmico conjuntival e aumento da viscosidade sanguínea acarretam dilatação de pequenos segmentos dos vasos conjuntivais, resultando em microvasculopatia conjuntival.[4,5]

O poxvírus pode causar a infecção virótica de molusco contagioso em qualquer fase da infecção pelo HIV, a qual frequentemente é refratária ao tratamento em pacientes com contagens de linfócitos CD4 < 200 células/mm³.

Localizam-se, preferencialmente, em face, tórax e membros superiores, podendo ocorrer nas pálpebras. Manifestam-se como lesões papulonodulares, pálidas e umbilicadas.

A ceratoconjuntivite pode surgir como complicação. O tratamento normalmente é feito por meio de curetagem das lesões.[4-6]

O herpes-zóster tem como agente etiológico o vírus HZV e se traduz por quadro clínico de lesões vesicobolhosas, com predomínio nas regiões torácicas e lombares, podendo atingir o nervo trigêmeo, com comprometimento do ramo oftálmico e da córnea, levando a uveíte anterior e até a perda da visão (Figura 72.1).

Em casos graves, está indicado aciclovir EV, na dose de 10mg/kg, a cada 8 horas por 14 a 21 dias, ou foscarnet, 40mg/kg EV, a cada 8 horas, ou 60mg/kg, a cada 12 horas, durante 14 a 28 dias.

O sintoma inicial é a dor, que pode levar à neuralgia pós-herpética, quando há regressão do quadro clínico vesiculoso. Quando a dor se torna persistente, está indicada amitriptilina (25 a 75mg/dia), nortriptilina (10 a 25mg/dia) ou gabapentina (300 a 1.200mg/dia).[4,5,7,8]

Neoplasias

Sarcoma de Kaposi é um tumor mesenquimal altamente vascularizado de pele e membranas mucosas, causado pelo herpesvírus humano 8. Afeta cerca de 30% dos pacientes infectados pelo HIV e é a alteração mais comum do segmento anterior ocular nesses pacientes. Caracteriza-se por apresentar coloração que varia do vermelho ao violáceo e ser multinodular, geralmente localizado em pele e membranas mucosas (Figura 72.2).

Pode acometer pálpebras, carúncula e saco lacrimal.

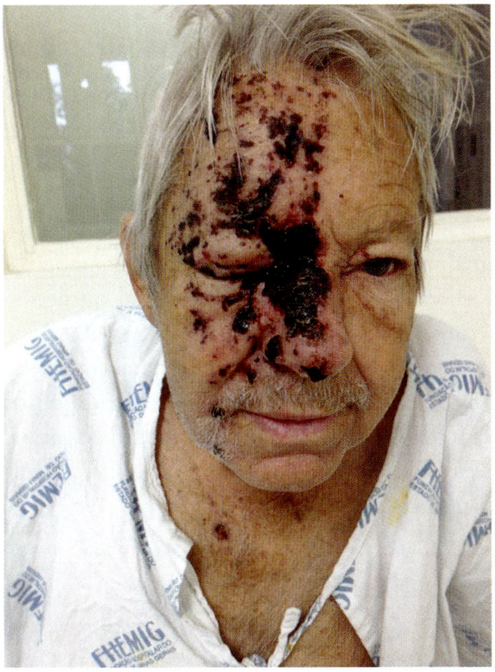

Figura 72.1 ■ Herpes-zóster oftálmico. (Acervo da Dra. Sandra Lyon.)

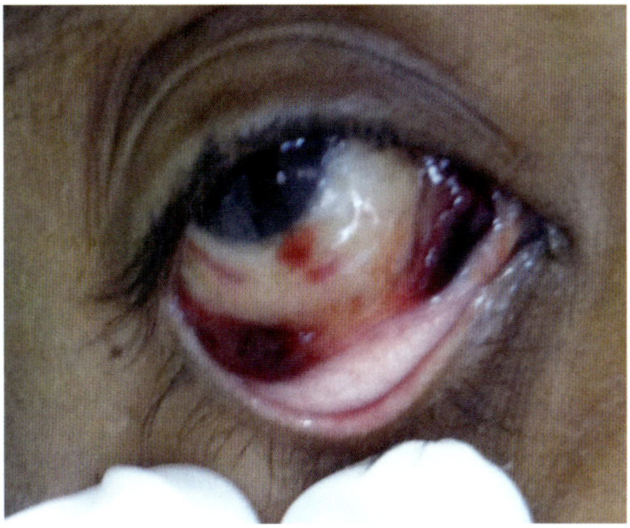

Figura 72.2 ■ Sarcoma de Kaposi. (Acervo da Dra. Dagmar Toledo Lyon.)

Linfomas

Os linfomas são neoplasias malignas resultantes de proliferação de células do sistema linfoide. Apesar de raros, tendem a desenvolver-se com mais frequência em pacientes HIV-positivos, podendo simular inúmeras doenças infecciosas, refratárias ao tratamento clínico. Ocorre linfoma celular primário com lesões retinocoroidianas, diminuição da visão central e formação de escotomas. Deve ser excluída lesão do sistema nervoso central (SNC) por ressonância nuclear magnética cerebral e análise do liquor. O tratamento inclui químio e radioterapia, de acordo com o estadiamento da doença.

MANIFESTAÇÕES DO SEGMENTO POSTERIOR

A retinopatia por HIV é a manifestação não infecciosa mais comum nos pacientes soropositivos e é tipicamente assintomática. Caracteriza-se por exsudatos algodonosos, hemorragias e microaneurismas.

As manifestações posteriores podem ser divididas em:

- **Retinopatia não infecciosa:** a microangiopatia relacionada com a AIDS pode ter as seguintes apresentações clínicas:
  - Hemorragias localizadas na camada de fibras nervosas da retina. São denominadas "hemorragias em chama".
  - Oclusões arteriolares de natureza tromboembólica, com diminuição da acuidade visual.
  - Exsudatos algodonosos que se apresentam como lesões esbranquiçadas, bem delimitadas, superficiais, transitórias e localizadas na porção posterior, próximas aos grandes vasos.[4]
- **Retinopatia infecciosa:** pode ser decorrente de infecção por citomegalovírus, vírus herpes simples (HSV) e varicela-zóster:
  - O citomegalovírus (CMV-HHV-5) é um herpesvírus beta de ocorrência universal e de alta prevalência. Após

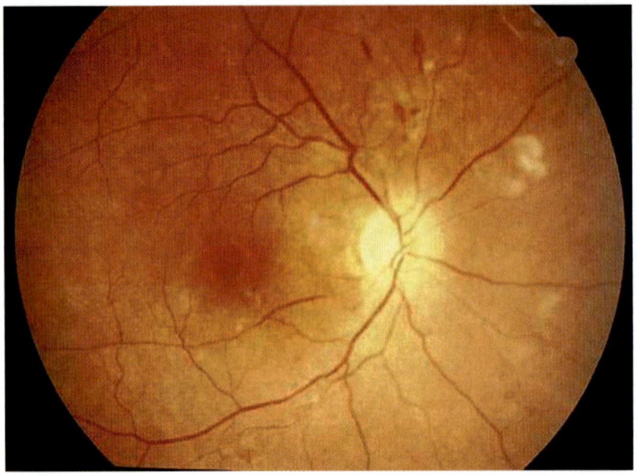

Figura 72.3 ■ Retinopatia não infecciosa. (Acervo da Dra. Dagmar Toledo Lyon.)

a regressão da infecção inicial, o vírus permanece em latência e pode ser reativado por causas diversas, sobretudo a imunodepressão. A imunodepressão pelo HIV pode reativar o CMV, causando quadro sistêmico, pneumonia, encefalite e retinite. A retinite pelo CMV é uma infecção necrosante que destrói todas as camadas da retina. Inicialmente, o acometimento é unilateral e depois, sem tratamento, pode ser bilateral. As lesões se caracterizam por focos de necrose retiniana com bordas irregulares, edema e hemorragias. Ao longo das arcadas vasculares, assume aspecto de grânulos branco-amarelados. Há descolamento de retina com perda da visão (Figura 72.4).[9-11]

– O HSV pode determinar quadros variáveis, benignos ou graves, enquanto o vírus varicela-zóster (VZV) pode comprometer o nervo trigêmeo, particularmente o ramo oftálmico, e lesionar a córnea.

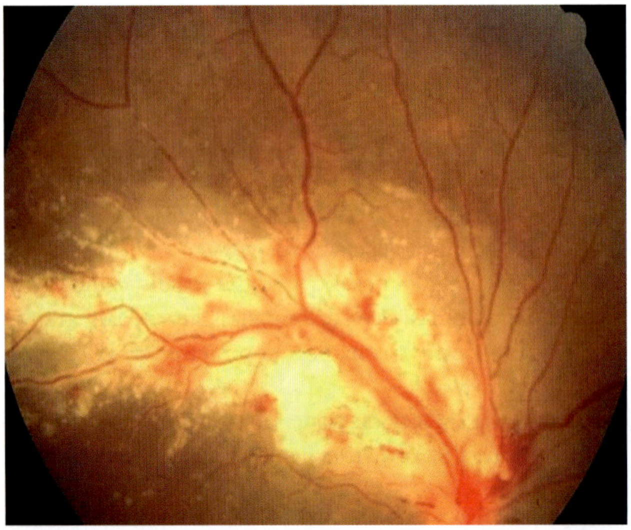

Figura 72.4 ■ Retinite por CMV. (Acervo da Dra. Dagmar Toledo Lyon.)

Tanto o HSV como o VZV podem ser responsáveis por infecções retinianas:[4]

- Necrose retiniana aguda, com uveíte difusa, destrutiva e iridociclite inicial, seguida de retinite necrosante.
- Necrose progressiva da retina externa, causada pelo VZV, levando à retinopatia necrosante, a qual se diferencia da retinite pelo CMV pelas lesões sem bordas granulares.[4-6]

As infecções oportunistas não virais são:

- **Toxoplasmose ocular:** provoca inflamação vítrea, com lesões branco-amareladas, não hemorrágicas, distintas e exsudativas.[12]
- **Tuberculose:** provoca infiltração coroidiana, caracterizada por nódulos amarelo-esbranquiçados.[4]
- ***Pneumocystis jirovecii:*** provoca coroidopatia com lesões que variam de amareladas a alaranjadas, envolvendo o polo posterior da retina.[4]

Interações neuroftalmológicas

A toxoplasmose e o linfoma primário do SNC podem causar lesões compressivas intracranianas.

A meningite criptocócica pode causar oftalmoplegia externa, nistagmo e cegueira.

A sífilis pode causar quadros clínicos variados nos olhos, como em seus estágios secundário e terciário, uveítes anteriores, coriorretinites, papilite, retinite necrosante, panuveítes e esclerite[4,5] (Figura 72.5).

A sífilis ocular deve ser tratada exatamente como a neurossífilis (penicilina cristalina, 1.400.000 UI a cada 4 horas, por 14 dias, associada ao uso de esteroides tópicos e midriáticos).

Uveíte relacionada com a recuperação imunológica

A uveíte relacionada com a recuperação do estado imunológico (IRU – *immune recovery uveitis*) constitui uma síndrome com piora da inflamação intraocular, observada em olhos com retinite por CMV inativa.

Caracteriza-se por inflamação vítrea de moderada a grave, edema macular cistoide, formação de membrana epirretiniana, descolamento de retina tracional ou neovascularização retiniana.

O tratamento preconizado consiste no uso de corticoide tópico e periocular por tempo prolongado ou repetidamente. Em alguns casos, pode ser necessária cirurgia devido à formação da membrana epirretiniana ou ao descolamento macular pela tração vítrea.[5]

CONSIDERAÇÕES FINAIS

As manifestações oculares nos pacientes com HIV sempre foram comuns. Com a introdução da HAART houve redução no número de infecções oportunistas, devido à

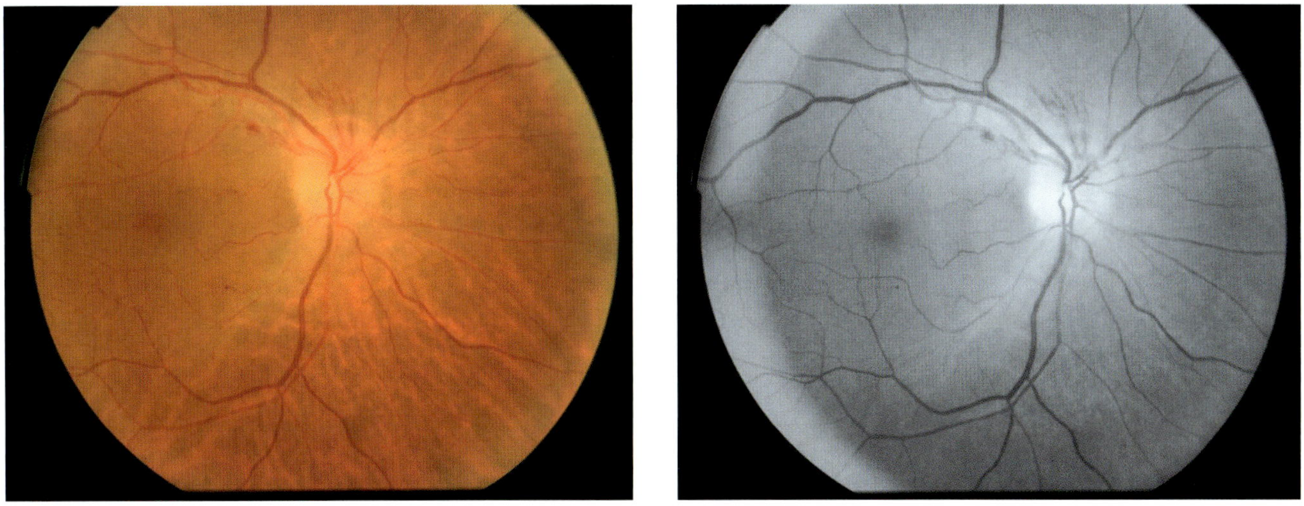

Figura 72.5 ■ Papilite por neurolues em paciente HIV-positivo. (Acervo da Dra. Dagmar Toledo Lyon.)

diminuição da replicação do vírus HIV, ao aumentoda contagem de linfócitos T CD4 e à diminuição da morbidade e mortalidade relacionadas com o HIV.

Referências

1. Holland GN. Acquired immunodeficiency syndrome and ophtalmology: the first decade. Am J Ophthalmol 1992; 114(1):86-95.
2. Bafluelos JB, Ortiz MAG et al. Afección ocular em los pacientes con SIDA. Rev Cli Esp 1993;193:61-8.
3. Muciolli C, Belfort Jr R Lottemberg C et al. Achados oftalmológicos em AIDS: avaliação de 445 pacientes atendidos em um ano. Rev Ass Med Brasil 1994; 40(3):155-8.
4. Rachid M, Schechter M. Manual de HIV/AIDS. Rio de Janeiro: Revinter, 2008.
5. Muccioli C, Belfort Jr R. Manifestações oftalmológicas em pacientes com AIDS. Revista Diagnóstico e Tratamento 2001; 6(3):27-30.
6. Matos KTF, Santos MCM, Muccioli C. Manifestações oculares do paciente infectado pelo HIV atendido no Departamento de Oftalmologia da Universidade Federal de São Paulo. Rev Assoc Med Brasil 1999; 45:323-6. 1999; 45(4).
7. Muccioli C, Petri V, Belfort Jr R. Acquired immunodeficiency syndrome: ophthalmia and dermatologic manifestations. In: Mannis MJ, Macsal MS, Huntley AC. Eye and skin disease. Philadelphia: Lippincott-Raven, 1996:471-87.
8. Holland GN, Tufail A, Jordan MC. Cytomegalovírus diseases. In: Repose JS, Holland GN, Wilheimus KR. Ocular infection and immunity. San Louis: Mosby, 1996:1088-129.
9. Martin DF, Parks DJ, Mellow SD et al. Treatment of cytomegalovirus retinitis with an intraocular sustained-release gancyclovir implant: a randomized controlled clinical trial. Arch Ophtahlmol 1994; 112:1531-9.
10. Karavellas MP, Lowder CY, Macdonald JC, Avila Jr CP, Freeman WR. Immune recovery viritis associated with inactive cytomegalovirus retinitis: a new syndrome. Arch Ophthalmol 1998 Feb; 116(2):169-75.
11. Holland GN, O'Connor GR, Belfort Jr R, Remington JS. Toxoplasmosis. In: Pepose JS, Holland GN, Wilheimus KR. Ocular infection and imunity Mosby 1995:1183-223.

Manifestações Sistêmicas da AIDS

Lorenza Nogueira Campos Dezanet

INTRODUÇÃO

A infecção pelo HIV pode resultar em amplo espectro de manifestações clínicas, variando desde a infecção assintomática até doenças oportunistas relacionadas com a AIDS. Antes do uso amplo da terapia antirretroviral (TARV) combinada, as doenças oportunistas eram as principais responsáveis pela morbimortalidade nessa população. Após a introdução das medidas de profilaxia e imunização e o advento da TARV, houve melhora importante do perfil de morbidade e mortalidade dessa população e consequente melhora da qualidade de vida. Entretanto, apesar da disponibilidade dos esquemas antirretrovirais de alta potência, as doenças oportunistas continuam a causar adoecimento e óbito de pacientes que desconhecem sua infecção, ainda não iniciaram o tratamento específico ou não aderem corretamente a seu uso e, por isso, não conseguem um bom controle imunovirológico do HIV/AIDS.

PNEUMONIA POR *PNEUMOCYSTIS JIROVECII*

Epidemiologia

A pneumocistose (PCP) é causada pelo *Pneumocystis jirovecii*, um micro-organismo classificado como fungo, mas que apresenta similaridade morfológica aos protozoários e ausência de resposta aos medicamentos antifúngicos. A incidência da PCP diminuiu significativamente após o amplo uso das profilaxias primária e secundária e da TARV combinada. Entretanto, ela ainda permanece como importante doença oportunista sentinela para aqueles pacientes que não conhecem sua soropositividade para o HIV. Nesse caso, a imunodeficiência avançada, associada ao desconhecimento prévio do diagnóstico da infecção pelo HIV, faz com que a mortalidade decorrente da PCP permaneça elevada, a despeito da queda na incidência da doença após a introdução da TARV combinada e das profilaxias. O risco de desenvolver PCP é maior entre aqueles que já experimentaram um primeiro episódio anteriormente e aqueles com contagem de linfócitos T CD4+ < 200 células/mm^3.

Manifestações clínicas

As manifestações clínicas mais comuns da PCP entre os portadores de HIV/AIDS são: início subagudo de dispneia progressiva, febre, tosse seca e desconforto torácico. Em casos mais leves, o exame do aparelho respiratório é usualmente normal durante o repouso. No entanto, o paciente frequentemente apresenta taquipneia, taquicardia e hipoxemia durante o esforço físico. A febre é descrita na maioria dos casos e pode ser o sintoma predominante em alguns pacientes. A candidíase oral é frequentemente associada à PCP.

Diagnóstico

A hipoxemia é a anormalidade laboratorial mais marcante e, geralmente, indica diminuição da pressão parcial de oxigênio (pO_2) na gasometria arterial e aumento no gradiente alveoloarterial de O_2 – $P(A\text{-}a)O_2$. A dessaturação de oxigênio observada durante o esforço físico pode indicar PCP, mas não é um achado específico. Do mesmo modo, elevação da enzima lactato desidrogenase > 500mg/dL pode sugerir a patologia, mas também não é um achado específico.

O achado clássico de padrão radiológico apresentando infiltrado peri-hilar denso não costuma ser o mais comum em pacientes portadores de HIV/AIDS. As alterações radiológicas mais frequentes incluem infiltrado intersticial bilateral discreto ou mesmo radiografia de tórax normal, especialmente na fase inicial da doença. Outras apresentações incluem a presença de nódulos, cistos e

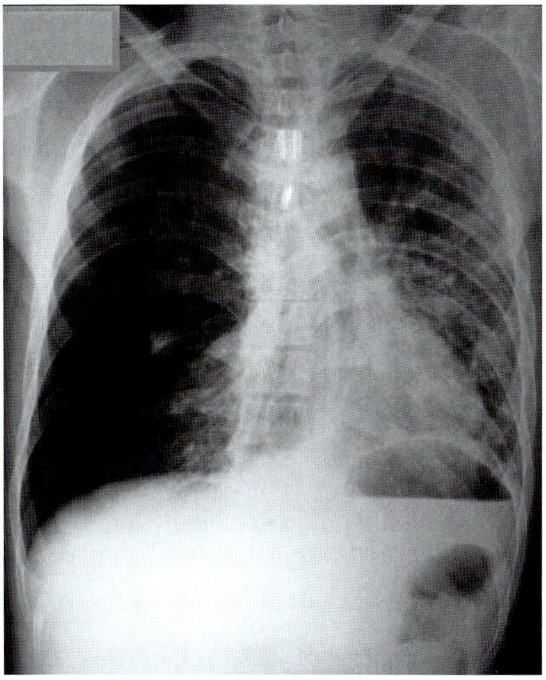

Figura 73.1 ■ Radiografia de tórax mostrando pneumotórax decorrente da pneumocistose. (Acervo da autora.)

bolhas pulmonares, infiltrado lobar, efusão pleural e pneumotórax (Figura 73.1). Este último deve sempre levantar a suspeita de PCP, se ocorrer em paciente infectado pelo HIV. Coinfecções pulmonares em pacientes com PCP são frequentemente descritas e incluem, com mais frequência, a pneumonia bacteriana e a tuberculose pulmonar. O padrão de vidro fosco, visualizado na tomografia computadorizada (TC) de tórax, aumenta a probabilidade do diagnóstico de PCP.

Exames complementares de sangue ou radiografia do tórax não são patognomônicos da PCP e a cultura do micro-organismo não é um procedimento de rotina em laboratórios, por questões práticas. O diagnóstico definitivo da PCP exige a demonstração do micro-organismo em amostras de escarro induzido, lavado broncoalveolar, biópsia transbrônquica ou biópsia pulmonar a céu aberto. O escarro espontâneo tem baixa sensibilidade e não deve ser utilizado para diagnóstico da PCP. A persistência do micro-organismo nas amostras de secreção respiratória durante e após o tratamento deve ser avaliada com critério, pois é possível e não reflete falência terapêutica.

Como as manifestações clínicas da PCP não são características da doença e podem sugerir outros diagnósticos, o diagnóstico específico de PCP deve ser investigado, especialmente em pacientes com doença moderada e grave. Para esses grupos de pacientes, o tratamento específico pode ser iniciado antes de se determinar o diagnóstico definitivo, considerando que o micro-organismo persiste em espécimes clínicos por vários dias após o início da terapia.

Tratamento

Em geral, o tratamento é realizado durante 21 dias e seguido por profilaxia secundária. Sulfametoxazol-trimetoprima (SMX-TMP) é o tratamento de escolha para a PCP, na dose de 75 a 100mg/kg/dia de sulfametoxazol + 15 a 20mg/kg/dia de trimetoprima, VO ou EV, dividida em três a quatro doses diárias. Tratamento EV deve ser alterado para VO assim que houver melhora clínica. Pacientes com confirmação ou suspeita da doença e apresentação clínica moderada ou grave, definida como $pO_2 < 70$mmHg ou $P(A\text{-}a)O_2 > 35$mmHg, devem receber terapia adjunta com corticosteroides precocemente e dentro das primeiras 72 horas após início do tratamento específico, incluindo prednisona, 40mg VO a cada 12 horas, nos primeiros 5 dias, seguida por uma dose de 40mg/dia nos próximos 5 dias e, após, 20mg/dia, até completar 21 dias de tratamento. Metilprednisolona pode ser administrada EV em 75% da dose da prednisona.

Esquemas alternativos para tratamento específico de casos moderados e graves incluem o uso de pentamidina, 3 a 4mg/kg/dia EV, ou primaquina, 15 a 30mg/dia, associada à clindamicina, 600 a 900mg EV a cada 6 ou 8 horas, ou 300 a 450mg VO a cada 6 ou 8 horas. Alternativas terapêuticas para os casos leves ou moderados incluem dapsona, 100mg/dia VO, associada à trimetoprima, 5mg/kg/dia a cada 8 horas; primaquina, 750mg VO a cada 12 horas, associada à clindamicina, 600 a 900mg EV a cada 6 ou 8 horas, ou 300 a 450mg VO a cada 6 ou 8 horas; atovaquona, 750mg VO a cada 12 horas, após alimentação.

Profilaxia

Profilaxia primária para PCP está indicada para qualquer portador da infecção pelo HIV com contagem de CD4 < 200 células/mL ou percentual de CD4 < 14%. O esquema preferencial para profilaxias primária e secundária consiste em SMX-TMP, 800/160mg ou 400/80mg, uma vez ao dia. Esse esquema fornece proteção adicional contra toxoplasmose e algumas infecções bacterianas. Para pacientes que não toleram SMX-TMP, outros esquemas alternativos podem ser utilizados e incluem: SMX-TMP, 800/160mg três vezes na semana; dapsona, 50mg duas vezes ao dia, ou 100mg uma vez ao dia; dapsona, 50mg diariamente, + pirimetamina, 50mg semanalmente, + ácido folínico, 25mg semanalmente; dapsona, 200mg, + pirimetamina, 75mg, + ácido folínico, 25mg semanalmente; pentamidina via inalação de aerossóis, 300mg mensalmente; atovaquona, 1.500mg diariamente; ou atovaquona, 1.500mg, + pirimetamina, 25mg, + ácido folínico, 10mg diariamente. A profilaxia primária ou secundária pode ser suspensa nos casos de pacientes em uso de TARV combinada que apresentam contagem de CD4 > 200 células/mm^3 durante um período mínimo de 3 meses.

TOXOPLASMOSE CEREBRAL

Epidemiologia

A encefalite por toxoplasmose é causada pelo *Toxoplasma gondii*, um protozoário. A doença ocorre, quase que exclusivamente, em virtude da reativação de cistos teciduais latentes. A infecção primária pode ocorrer ocasionalmente e está associada à forma disseminada ou cerebral aguda. A incidência e a mortalidade associada à toxoplasmose diminuíram significativamente após a introdução da TARV combinada e o uso amplo dos esquemas profiláticos para PCP, que usam SMX-TMP, com ação profilática também para toxoplasmose cerebral. Entretanto, a toxoplasmose cerebral continua sendo uma das mais frequentes doenças oportunistas que afetam o SNC de portadores do HIV.

A toxoplasmose cerebral é complicação tardia em pacientes com AIDS e costuma ocorrer em pacientes com contagem de CD4 < 200 células/mm^3, sendo os pacientes sob maior risco aqueles que apresentam CD4 < 50 células/mm^3. Por outro lado, a manifestação clínica da doença é rara em pacientes com contagem de CD4 > 200 células/mm^3.

Manifestações clínicas

Os sinais e sintomas mais comuns da infecção pelo *T. gondii* em portadores de HIV/AIDS são febre, cefaleia e déficit neurológico focal, que pode ser acompanhado por confusão mental, demência e letargia, podendo evoluir para queda do nível de consciência e coma. O exame físico frequentemente demonstra déficit neurológico focal, incluindo hemiparesia, paralisia de nervos cranianos e ataxia. Os sintomas geralmente têm início subagudo.

Diagnóstico

Pacientes portadores de HIV/AIDS com toxoplasmose cerebral são, quase que invariavelmente, positivos para a pesquisa de anticorpos imunoglobulina G antitoxoplasma (IgG+), com a maioria dos casos representando a reativação de uma infecção latente. Exame de IgG negativo para toxoplasmose torna o diagnóstico menos provável, mas não impossível. Para o diagnóstico definitivo são necessários exame clínico compatível, identificação de uma ou mais lesões no exame de TC ou ressonância magnética (RM) do encéfalo e detecção do micro-organismo em amostra de tecido, obtida por meio de biópsia estereotáxica. As lesões são múltiplas em dois terços dos casos e apresentam-se como áreas de hipodensidade à TC cerebral, podendo mostrar captação de contraste com formação de anel após a administração de contraste. A análise de líquido cefalorraquidiano (LCR) é mais útil para excluir outro processo infeccioso do que para confirmar o diagnóstico de toxoplasmose cerebral. O diagnóstico diferencial de uma lesão neurológica focal no paciente com AIDS inclui linfoma do SNC, infecção micobacteriana, especialmente tuberculose, infecções fúngicas (p. ex., criptococose, histoplasmose, paracoccidioidomicose), doença de Chagas, abscesso bacteriano e leucoencefalopatia múltipla proliferativa (LEMP).

A maioria dos especialistas inicia tratamento empírico e observa a melhora clínica e radiológica do paciente, na ausência de outro diagnóstico provável. A biópsia cerebral é reservada para aqueles pacientes que não respondem ao tratamento específico para neurotoxoplasmose.

Tratamento

O tratamento da encefalite por *T. gondii* inclui a administração de pirimetamina, 200mg (dose de ataque), e, a seguir, 50 a 75mg de pirimetamina para pacientes com peso < e ≥ 60kg, respectivamente, combinada com sulfadiazina, 1g (< 60kg) ou 1,5g (≥ 60kg) a cada 6 horas, e ácido folínico, 10 a 25mg diariamente. O tratamento deve ser mantido por pelo menos 6 semanas, com possibilidade de ampliação se as lesões são extensas ou se não ocorreu resposta clínica esperada. Outras alternativas de tratamento são descritas e incluem: pirimetamina + ácido folínico + clindamicina, 600mg EV ou VO a cada 6 horas (melhor nível de evidência de efetividade entre as opções alternativas de tratamento); SMX-TMP (5mg/kg de trimetoprima e 25mg/kg de sulfametoxazol) EV ou VO a cada 12 horas; atovaquona, 1.500mg VO a cada 12 horas, + pirimetamina + ácido folínico; atovaquona, 1.500mg VO a cada 12 horas, + sulfadiazina, 1.000 a 1.500mg VO a cada 6 horas; atovaquona, 1.500mg VO a cada 12 horas; pirimetamina + ácido folínico + azitromicina, 900 a 1.200mg VO a cada 24 horas.

Profilaxia

A profilaxia primária está indicada para todos os pacientes com contagem de células CD4 < 200 células/mm^3. A alternativa de preferência inclui pirimetamina, 25 a 50mg, + sulfadiazina, 2.000 a 4.000mg (em duas ou quatro doses ao dia) + ácido folínico, 10 a 25mg VO, a cada 24 horas. Outras opções para manutenção secundária incluem clindamicina, 600mg VO a cada 8 horas, + pirimetamina, 25 a 50mg, + ácido folínico, 10 a 25mg VO a cada 24 horas (acrescentar fármaco adicional para profilaxia de PCP), ou atovaquona, 750mg VO a cada 6 ou 12 horas, combinada ou não com pirimetamina, 25mg, + ácido folínico, 10mg VO a cada 24 horas, ou sulfadiazina, 2.000 a 4.000mg VO a cada 24 horas.

TUBERCULOSE PULMONAR

Epidemiologia

O *Mycobacterium tuberculosis* é o patógeno causador da tuberculose (TB) e pode provocar tanto doença progressiva como infecção latente, sendo o ser humano seu principal reservatório. Em 2011 ocorreram, aproximadamente, 8,7 milhões de novos casos de TB, sendo 13% deles em pacientes coinfectados pelo HIV, e 1,4 milhão de mortes, incluindo quase 1 milhão de pacientes negativos para o HIV e cerca de 430 mil de coinfectados pelo HIV (WHO, 2012). A probabilidade de desenvolver TB é muito maior entre pessoas infectadas pelo HIV, chegando a ser 170 vezes maior do que na população geral (Santos e Beck, 2009). Entretanto, a contagem de CD4 não é um parâmetro confiável para indicar o risco de desenvolvimento da doença, já que esta pode se desenvolver em diferentes níveis imunitários.

Manifestações clínicas

A apresentação clínica de TB pulmonar em pacientes com HIV depende, principalmente, do grau de imunodepressão. Aqueles com contagem de CD4 mais alta têm risco menor de disseminação extrapulmonar e uma apresentação clínica semelhante à dos pacientes sem a infecção pelo HIV. Nesses pacientes, a presença de sintomas constitucionais é variável e a cavitação em lobo superior é frequente. Naqueles indivíduos com grau mais avançado de imunodepressão, o risco de apresentar a forma disseminada da doença é maior, sendo frequentemente acompanhada por sintomas constitucionais importantes e acometimento pulmonar incomum, incluindo adenopatia hilar e mediastinal, infiltrado intersticial difuso e derrame pleural.

Diagnóstico

No paciente coinfectado TB-HIV, o diagnóstico e o tratamento da tuberculose tornam-se mais complexos. O diagnóstico geralmente é um desafio, já que a pesquisa do bacilo de Koch no escarro costuma ser negativa, a radiografia de tórax mostra achados atípicos, a prevalência de formas extrapulmonares é alta e a associação a outras doenças oportunistas pulmonares ocorre com frequência.

O método mais comumente utilizado para o diagnóstico de TB em todo o mundo é a pesquisa direta do agente na amostra de escarro. Entretanto, nos pacientes portadores de HIV/AIDS, esse exame tem baixa sensibilidade, especialmente naqueles pacientes com apresentação clínica atípica. Dessa maneira, muitas vezes o diagnóstico precisa ser estabelecido por meio de outros métodos, incluindo teste tuberculínico, cultura de amostras de sangue, lavado broncoalveolar e outros, biópsia com exame histopatológico do tecido acometido e TC.

Com frequência, o teste tuberculínico pode ser falso-negativo devido à baixa imunidade dos pacientes com doença avançada. Para aqueles pacientes com manifestações extrapulmonares, biópsia por aspiração ou biópsia do tecido de lesões cutâneas, ganglionares, pleurais ou de líquido pericárdico pode ser realizada para elucidação diagnóstica. A hemocultura também pode ajudar no diagnóstico, se a doença apresentar um padrão disseminado.

As alterações radiológicas dos pacientes com coinfecção HIV-TB dependem da contagem de células CD4. No início da infecção pelo HIV, ou seja, quando a contagem de células CD4 está > 200 células/mm^3, a TB apresenta imagens radiográficas semelhantes às dos pacientes imunocompetentes, com padrão típico de reativação e áreas de consolidação alveolar no ápice, segmentos posteriores dos lobos superiores e segmentos superiores dos lobos inferiores, frequentemente associadas à cavitação. Em paciente que se encontra em fase mais avançada da infecção pelo HIV, com contagens de células CD4 < 200 células/mm^3, foram documentadas diferenças radiográficas importantes, em comparação aos pacientes imunocompetentes (Santos e Beck, 2009).

As formas extrapulmonares de TB são de diagnóstico mais difícil, em parte por serem menos comuns e conhecidas pela maioria dos médicos. A TB extrapulmonar pode envolver locais de difícil acesso e, devido à natureza desses locais, alguns bacilos podem causar grandes danos. Em virtude da variedade de sistemas orgânicos envolvidos na TB extrapulmonar e/ou disseminada, as manifestações clínicas podem ser bastante variadas. Os sinais e sintomas apresentados são geralmente não específicos e sistêmicos, incluindo febre, perda de peso, sudorese noturna, anorexia e fraqueza (Santos e Beck, 2009).

Tratamento

O tratamento do paciente com TB e portador do HIV segue as mesmas recomendações para os pacientes que não são coinfectados. O esquema preferencial a ser utilizado consiste na combinação de rifampicina, isoniazida, pirazinamida e etambutol. As doses dos medicamentos, preconizadas pelo Ministério da Saúde, seguem a mesma recomendação para indivíduos não infectados pelo HIV, ou seja, esquema básico (2RHZE/4RH: R – rifampicina, H – isoniazida, Z – pirazinamida e E – etambutol), nas respectivas doses de 150, 75, 400 e 275mg, para as fases intensiva (2 meses de RHZE) e de manutenção (4 meses de RH) (MS, 2011). O número de comprimidos por dia depende do peso do paciente, sendo dois, três e quatro comprimidos para faixa de peso entre 20 e 35kg, 36 e 50kg e > 50kg, respectivamente, na fase intensiva, e dois, três e quatro comprimidos de 150/75mg de RH para as mesmas faixas de peso na fase de manutenção. A forma meningoencefálica da TB é tratada com o esquema 2RHZE/7RH nas mesmas doses descritas anteriormente. Corticosteroide oral (prednisona, 1 a 2mg/kg/dia) ou EV (dexametasona, 0,3 a 0,4mg/kg/dia) deve ser adicionado a esse esquema por 4 a 8 semanas, seguido por redução progressiva nas 4 semanas subsequentes.

Os pacientes com coinfecção TB-HIV devem ser monitorizados cuidadosamente para avaliação da efetividade e da toxicidade de ambos os tratamentos. A rifampicina reduz os níveis plasmáticos dos inibidores da transcriptase reversa não análogos de nucleosídeos (ITRNN) e dos inibidores de protease (IP) mediante indução das enzimas hepáticas do citocromo P450. Quando a rifampicina é administrada em conjunto com IP, as concentrações plamáticas observadas para o antirretroviral em questão são variáveis e podem atingir níveis subterapêuticos, mesmo com a combinação reforçada do ritonavir (Nijland et al., 2008). Desse modo, o efavirenz permanece como o ITRNN de escolha para início da TARV em pacientes em tratamento para TB. Para os pacientes nos quais é necessário associar ou manter IP associado ao ritonavir no esquema antirretroviral, a rifabutina, por ser um indutor menos potente das enzimas do citocromo P450, pode ser utilizada em substituição à rifampicina. Essa substituição deve ser criteriosa e individualizada, considerando-se riscos e benefícios relacionados com a estruturação do esquema antituberculose e a melhor opção de regime antirretroviral. A dose de rifabutina recomendada nessa situação é de 150mg/dia. Quando a rifabutina é usada no esquema, os demais medicamentos (etambutol, isoniazida e pirazinamida) devem ser incluídos separadamente.

Atualmente, a OMS recomenda o início da TARV para todos os pacientes coinfectados com HIV-TB. O momento ideal para o início da TARV varia em função da contagem de células CD4. O tratamento com os tuberculostáticos deverá ser iniciado primeiramente, seguido pela TARV nas primeiras 8 semanas de tratamento da TB. Para aqueles pacientes com imunodepressão importante (CD4 < 50 células/mm^3), a TARV deve ser iniciada mais precocemente, nas primeiras 2 semanas após o início do tratamento da TB. Já nos casos de TB meníngea, o início precoce de TARV não altera o prognóstico da doença, além de estar relacionado com maior ocorrência de eventos adversos de grau 4 (eventos limitantes ou com risco à vida). Assim, nessa forma de TB, recomenda-se que o início da TARV seja postergado para após 2 meses de tratamento da TB, independentemente da contagem de células CD4 (MS, 2013).

Profilaxia

A infecção pelo HIV aumenta o risco de desenvolvimento de TB ativa em indivíduos com TB latente, sendo o mais importante fator identificado de risco para TB. A realização anual do teste tuberculínico é recomendada para todos os pacientes vivendo com HIV/AIDS. Quando o resultado do teste for ≥ 5mm, na ausência de TB ativa, estará indicado o tratamento da infecção latente como profilaxia para a TB doença. O Ministério da Saúde preconiza o uso da isoniazida na dose de 5 a 10mg/kg de peso, até a dose máxima de 300mg/dia, por um período mínimo de 6 meses (MS, 2011).

INFECÇÕES CAUSADAS PELO COMPLEXO *MYCOBACTERIUM AVIUM*

Micobateriose atípica

Epidemiologia

O *M. avium* é o principal agente etiológico implicado nas micobacterioses atípicas em pacientes portadores do HIV. Até o momento, nenhum tipo de exposição ambiental ou comportamento foi associado, de modo consistente, ao risco de aquisição da forma disseminada da infecção por micobactérias do complexo *M. avium* (MAC). A transmissão possivelmente ocorre por inalação, ingestão ou inoculação via trato respiratório ou gastrointestinal. A infecção por MAC ocorre tipicamente nos pacientes com contagem de CD4 < 50 células/mm^3.

Manifestações clínicas

Em pacientes com AIDS que não estão em uso de TARV, a micobacteriose atípica é predominantemente uma doença disseminada que acomete múltiplos órgãos. As micobactérias do complexo *M. avium* constituem os patógenos que mais frequentemente acometem o fígado e estão associadas a manifestações de doença sistêmica, incluindo febre, dor abdominal e caquexia. Outros sintomas incluem sudorese noturna, fraqueza e diarreia. Manifestações localizadas são mais frequentes em pacientes em uso de TARV e incluem linfadenite mesentérica e cervical, pneumonite, pericardite, osteomielite e infecção do SNC. Alterações laboratoriais que podem estar presentes no paciente com micobacteriose atípica são anemia e fosfatase alcalina elevada.

Diagnóstico

A confirmação do diagnóstico de infecção por MAC deve ser baseado nos sinais e sintomas compatíveis com o quadro e no isolamento do agente em culturas de sangue, linfonodos, medula óssea e outros tecidos estéreis. Entretanto, a cultura do agente do trato respiratório, fezes e urina pode significar colonização e não necessariamente indicação para tratamento. Exames de imagem podem ajudar a identificar hepatomegalia, esplenomegalia e linfadenopatias (paratraqueal, retroperitoneal, paraórtica ou, menos frequentemente, periférica). A identificação da espécie também pode ser realizada.

Tratamento

O esquema preferencial de tratamento deve incluir pelo menos dois fármacos: claritromicina (500mg VO a cada 12 horas) ou azitromicina (500 a 600mg VO a cada 24 horas), associadas a etambutol (15mg/kg VO a cada 24 horas). Considerando-se a maior experiência com o uso da claritromicina, em comparação com a azitromicina, a primeira é a mais indicada. Alguns especialistas recomendam o acréscimo de um terceiro fármaco ao esquema para aqueles pacientes com doença extensa, imunodepressão avançada (contagem de CD4 < 50 células/mm³) ou na ausência de TARV efetiva. Outros medicamentos que podem ser adicionados ao regime de tratamento das infecções por MAC incluem rifabutina (300mg VO a cada 24 horas), amicacina (10 a 15mg/kg EV a cada 24 horas), ciprofloxacino (500 a 750mg VO a cada 24 horas), moxifloxacino (400mg VO a cada 24 horas) ou levofloxacino (500mg VO a cada 2 horas).

A maioria dos pacientes com organismos isolados suscetíveis aos medicamentos demonstra defervescência a partir de 2 a 4 semanas. Uma nova hemocultura, durante o tratamento, será necessária apenas se o paciente não obtiver melhora clínica a partir de 4 a 8 semanas. O tratamento deve ser mantido por um período mínimo de 12 meses e só deverá ser suspenso se o paciente se mantiver assintomático e obtiver uma contagem de células CD4, induzida pela TARV, > 100 células/mm³ por pelo menos 6 meses.

Profilaxia

Os pacientes sob maior risco para desenvolver infecção por MAC incluem aqueles com contagem de CD4 < 50 células/mm³, aqueles com história prévia de alguma infecção oportunista, especialmente CMV, e aqueles com o trato respiratório ou gastrointestinal colonizado por MAC. A profilaxia primária está indicada para os pacientes com contagem de CD4 < 50 células/mm³ e deve ser mantida até o paciente obter uma contagem de CD4 > 100 células/mm³, mantida por pelo menos 3 meses. A profilaxia secundária deve ser mantida naqueles pacientes que já terminaram o tratamento até a obtenção de uma contagem de CD4 > 100 células/mm³, por pelo menos 6 meses, na ausência de sintomas da doença. Pode ser utilizada a azitromicina, na dose de 1.200mg VO oral, semanalmente, ou a claritromicina, na dose de 500mg, duas vezes ao dia.

INFECÇÕES CAUSADAS PELO CITOMEGALOVÍRUS

Epidemiologia

Pessoas vivendo com HIV/AIDS geralmente apresentam alta prevalência da infecção pelo citomegalovírus (CMV). O CMV é um vírus com cadeia dupla de DNA, pertencente à família Herpesviridae, que acomete pacientes com imunodepressão avançada, tipicamente aqueles com contagem de CD4 < 50 células/mm³, que não estão em uso de TARV ou apresentam falha terapêutica. Outros fatores de risco incluem história prévia de doenças oportunistas e carga viral > 100.000 cópias/mL.

Manifestações clínicas

A retinite é a apresentação clínica mais frequente da infecção pelo CMV, e a maioria dos casos ocorre quando a contagem de CD4 está < 50 células/mm³. Em aproximadamente dois terços dos pacientes, o acometimento é unilateral. No entanto, na ausência de tratamento específico ou recuperação imune, a disseminação do vírus pode resultar em apresentação bilateral. A retinite por CMV tem potencial para envolver e rapidamente causar danos à macula e ao disco óptico e, assim, provocar descolamento de retina com queda da acuidade visual e até cegueira. O acometimento periférico pode ser assintomático ou apresentar-se com escotomas, defeitos no campo visual periférico ou a presença de imagens de pequenos ciscos ou fios em movimento no campo visual. A retinite por CMV é do tipo necrosante e, ao exame, apresenta lesões retinianas amarelo-esbranquiçadas algodonosas, acompanhadas ou não por hemorragia intrarretiniana e, geralmente, com inflamação discreta do vítreo. Os vasos sanguíneos próximos à lesão têm aspecto membranoso. Ocasionalmente, a retinite por CMV com lesão periférica pode apresentar-se com aspecto granuloso. Na ausência de TARV ou tratamento específico, a retinite por CMV invariavelmente evolui dentro de 10 a 21 dias após o início dos sintomas. Recidiva da retinite por CMV é rara se a contagem de CD4 aumenta para um valor > 50 a 100 células/mm³.

A colite por CMV apresenta-se com febre, perda de peso, anorexia, dor abdominal, diarreia debilitante e mal-estar. Suas complicações mais graves incluem hemorragia extensa da mucosa e perfuração intestinal. A esofagite por CMV geralmente causa febre, odinofagia, náuseas e, ocasionalmente, desconforto retroesternal ou no médio epigástrio. Para pacientes com esofagite, colite ou úlceras retais, a melhora dos sintomas é significativa após 1 semana de tratamento específico. O acometimento neurológico por CMV pode causar demência, ventriculoencefalite ou polirradiculomielopatia ascendente. Pacientes com demência tipicamente apresentam letargia, confusão mental e febre, o que mimetiza a demência pelo HIV. A análise do LCR geralmente mostra pleocitose linfocítica, glicorraquia variando entre a normalidade e níveis abaixo do esperado e proteinorraquia entre normal e elevada. A acentuação periventricular no exame de TC ou RM é indicativa de ventriculoencefalite por CMV. Por sua vez, a polirradiculomielopatia por CMV causa sintomas semelhantes à síndrome de Guillain-Barré, caracterizada por retenção urinária e fraqueza progressiva dos membros inferiores bilateralmente. Os sintomas frequentemente progridem durante várias semanas até causar perda total do controle intestinal e urinário e paraplegia flácida. A análise do LCR, nessa situação, geralmente mostra pleocitose neutrofílica, acompanhada por hipoglicorraquia e níveis elevados de proteína. A apresentação clínica da pneumonite por CMV é por vezes inespecífica e difícil de diferenciar das principais doenças pulmonares no paciente com HIV/AIDS. As manifestações que podem ser detectadas na TC de tórax incluem uma mistura de padrões: áreas de vidro fosco, consolidações e pequenos nódulos, geralmente com diâmetro < 10mm. As lesões cavitadas são raras.

Diagnóstico

Em geral, o diagnóstico da retinite por CMV é estabelecido após o reconhecimento das alterações na retina observadas por meio do exame oftalmoscópico com a pupila dilatada, de preferência realizado por um oftalmologista experiente. A demonstração de ulcerações na mucosa em exame endoscópico, associado a exame histopatológico que mostra a ocorrência de inclusões intracitoplasmáticas e intranucleares, define o diagnóstico de colite por CMV. Por sua vez, o diagnóstico de esofagite por CMV é estabelecido pela presença de úlceras esofágicas rasas e extensas no esôfago distal, acompanhadas de corpos de inclusão intranucleares em células endoteliais com reação inflamatória na borda da úlcera ao exame histopatológico, realizado a partir de biópsia da úlcera esofágica. A imagem de infiltrado intersticial pulmonar, a identificação de múltiplos corpos de inclusão em células do tecido pulmonar e a ausência de outros patógenos mais comumente envolvidos podem indicar o diagnóstico da pneumonite por CMV. A forma neurológica da infecção pelo CMV é diagnosticada com base no quadro clínico compatível e na presença do CMV no LCR ou tecido nervoso, que pode ser constatada, preferencialmente, pelo exame de PCR.

Tratamento

O tratamento da retinite por CMV é uma urgência em virtude do risco de progressão da doença, que pode causar sérios danos à visão, incluindo a cegueira. As alternativas de tratamento incluem ganciclovir (5mg/kg a cada 12 horas durante 14 a 21 dias e, posteriormente, 5mg/kg a cada 24 horas), foscarnet (60mg/kg EV a cada 8 horas ou 90mg/kg a cada 12 horas durante 14 a 21 dias e, posteriormente, 90 a 120mg/kg a cada 24 horas), cidofovir (5mg/kg semanal, nas primeiras 2 semanas, e, após, a cada 2 semanas, combinado com hidratação salina e probenecida), valganciclovir (900mg VO a cada 12 horas nos primeiros 14 a 21 dias e, após, diariamente) ou implante ocular de ganciclovir. Nos casos de retinite extensa, com risco de perda de visão, e manifestações extraoculares, a terapia EV é a alternativa de eleição, com duração de 21 a 28 dias, ou até a resolução dos sinais e sintomas. Ganciclovir EV e foscarnet EV são igualmente efetivos na indução da remissão da retinite. No entanto, o ganciclovir costuma ser o agente de escolha, considerando seu perfil de toxicidade mais favorável, comparado com foscarnet e cidofovir. Pacientes virgens de tratamento específico para o HIV com retinite, doença gastrointestinal ou pneumonite por CMV são candidatos para iniciar a TARV.

Profilaxia

Após a indução do tratamento, a profilaxia secundária está recomendada até que ocorra a reconstituição imune. A escolha pelo esquema de manutenção secundária para pacientes tratados deve ser realizada em conjunto com o especialista. Para pacientes com retinite, a decisão deve ocorrer em conjunto com o oftalmologista, e deve levar em consideração a localização anatômica da lesão na retina, a situação da visão contralateral, o *status* virológico e imunológico e a resposta do paciente à TARV. A profilaxia secundária não é rotineiramente indicada para a doença gastrointestinal ou pulmonar.

A suspensão da profilaxia secundária pode ser realizada com segurança após contagens de CD4 > 100 células, por um período mínimo de 3 a 6 meses, em pacientes em uso de TARV. Monitoramento frequente da situação visual deve ser mantido com oftalmologista experiente a fim de detectar recorrência da retinite por CMV.

CRIPTOCOCOSE

Epidemiologia

A maioria das doenças criptocócicas associadas ao HIV é causada pelo *Cryptococcus neoformans* e ocorre quando a contagem de células CD4 é < 50 células/mm^3.

Manifestações clínicas

A forma mais comum da criptococose entre os portadores da infecção pelo HIV é a meningite subaguda ou meningoencefalite. Os sintomas frequentemente presentes são febre, cefaleia e mal-estar generalizado. Sinais e sintomas meníngeos clássicos, como rigidez de nuca e fotofobia, ocorrem em apenas 25% a 30% dos pacientes. Sintomas encefalopáticos, incluindo letargia, confusão mental, mudança de personalidade e perda de memória, são geralmente causados por elevação da pressão intracraniana e ocorrem em menor proporção. Os pacientes podem apresentar ainda manifestações pulmonares e cutâneas, com ou sem doença neurológica aparente. A doença disseminada ocorre com mais frequência na imunodepressão.

Diagnóstico

Pacientes com meningite apresentam LCR com dosagem de proteína elevada, pleocitose linfocítica, baixa dosagem de glicose e coloração com tinta-da-china positiva. Em alguns pacientes, um ou mais desses parâmetros podem ser normais. A pressão de abertura encontra-se elevada em cerca de 75% dos pacientes. As dosagens de antígeno criptocócico sérico e liquórico são quase sempre positivas. Mais de 75% dos pacientes apresentam hemoculturas positivas para *C. neoformans*.

Tratamento

O tratamento inicial recomendado consiste em anfotericina B desoxicolato (0,7mg/kg/dia), combinada com flucitosina (100mg/kg, divididos em quatro doses diárias), por pelo menos 2 semanas para aqueles pacientes com função renal preservada. A adição da flucitosina ao tratamento com anfotericina B, durante a fase de indução, está associada a uma esterilização mais rápida do liquor. A combinação de anfotericina B desoxicolato com fluconazol (400mg/dia) é inferior à anfotericina combinada com flucitosina em relação ao clareamento do líquido cefalorraquidiano (LCR), porém é mais efetiva do que a anfotericina B somente. As formulações lipídicas da anfotericina B também são efetivas e podem ser utilizadas nos pacientes com disfunção renal. Após um período mínimo de indução no tratamento da criptococose, definido como melhora clínica e negativação da cultura no LCR após nova punção lombar, a fase de consolidação no tratamento deve ser iniciada com fluconazol, 400mg/dia, por pelo menos 8 semanas.

Profilaxia

Pacientes que completaram as 10 semanas iniciais de tratamento da criptococose aguda devem iniciar a profilaxia secundária com fluconazol, 200mg/dia. A suspensão da profilaxia secundária pode ser realizada com segurança quando os pacientes terminaram o curso de 10 semanas do tratamento inicial, permaneceram assintomáticos para sinais e sintomas da criptococose e apresentaram reconstituição imune sustentada em decorrência do uso da TARV com contagem de linfócitos CD4 ≥ 200 células/mm^3 por pelo menos 6 meses.

CANDIDÍASE

Epidemiologia

A candidíase orofaríngea ou esofágica é afecção comum entre os pacientes portadores da infecção pelo HIV e indica progressão para imunossupressão, já que é mais frequentemente observada quando a contagem de linfócitos CD4 está < 200 células/mm^3. A maioria dessas infecções é causada pela *Candida albicans*. Já a vulvovaginite por cândida é comum entre as mulheres adultas saudáveis e não está relacionada com a infecção pelo HIV. A introdução da TARV levou a um declínio importante da prevalência das candidíases esofágica e orofaríngea e dos casos refratários da doença.

Manifestações clínicas

A candidíase orofaríngea é caracterizada por lesões brancacentas, cremosas ou imitando placas sobre a mucosa orofaríngea ou a superfície da língua. As lesões são facilmente removíveis com abaixador de língua, sendo esta a característica que as distingue da leucoplasia pilosa oral. Uma apresentação menos frequente é a candidíase eritematosa, na qual não são observadas as placas brancacentas, mas fragmentos eritematosos no palato superior anterior e posterior ou difusamente na língua. A queilite angular também pode ser causada por *Candida* (Figura 73.2). Na candidíase esofágica ocorrem, com frequência, dor ou desconforto restroesternal em queimação e odinofagia. No entanto, ela também pode ser assintomática. Por sua vez, a vulvovaginite por cândida pode ser leve ou moderada e esporádica e apresentar características semelhantes às encontradas em pacientes imunocompetentes; apresenta-se como corrimento vaginal brancacento, aderente e associado à sensação de queimação da mucosa vulvovaginal ou prurido.

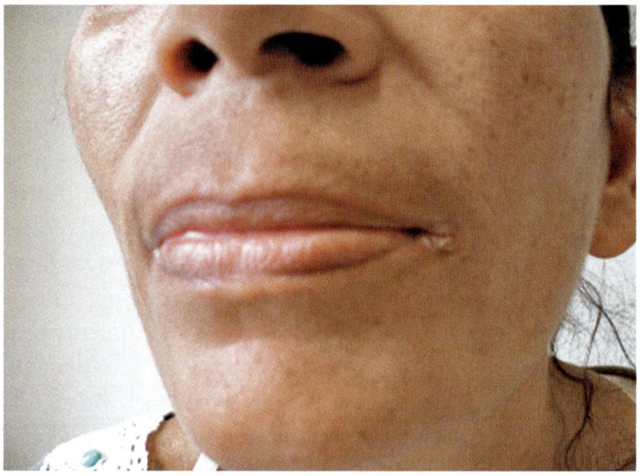

Figura 73.2 ■ Queilite angular. (Acervo da autora.)

Diagnóstico

O diagnóstico da candidíase orofaríngea geralmente é clínico, fundamentado na visualização das lesões à ectoscopia. O diagnóstico da candidíase esofágica pode exigir a visualização endoscópica das lesões, mostrando placas brancacentas e ulcerações superficiais da mucosa esofágica com exsudato brancacento. A demonstração histopatológica revela a presença de leveduras características das espécies de *Candida*, que podem ser confirmadas por sua identificação na cultura do material. Por sua vez, o diagnóstico da vulvovaginite por *Candida* baseia-se na apresentação clínica e na demonstração de pseudo-hifas no exame da secreção vaginal, coletada em preparação de KOH.

Tratamento

Fluconazol é considerado o tratamento de escolha, em razão das melhores tolerância e efetividade. Cetoconazol e itraconazol são menos efetivos do que o fluconazol, por apresentarem absorção mais variável. Os episódios iniciais de candidíase oral podem ser tratados adequadamente com clotrimazol (trocisco) ou nistatina (suspensão oral ou pastilhas). Para o tratamento da candidíase esofágica, o uso de antifúngicos sistêmicos, como fluconazol (VO ou EV) e itraconazol (solução oral), por 14 a 21 dias, é altamente efetivo. Embora os sintomas de candidíase esofágica possam ser confundidos com a infecção desse sítio por outros agentes, a terapia antifúngica empírica está indicada antes do exame endoscópico. Se a resposta ao tratamento for positiva, o diagnóstico foi acertado. A vulvovaginite por *Candida* em mulheres infectadas pelo HIV cursa geralmente sem complicações em 90% dos casos e responde prontamente ao tratamento oral de curso curto ou tratamento tópico, incluindo os regimes terapêuticos descritos a seguir: fluconazol oral, azóis tópicos (clotrimazol, butaconazol, miconazol, ticonazol ou terconazol), nistatina tópica e itraconazol em solução oral. O uso da TARV reduz a frequência dos episódios de candidíase mucosa, e casos refratários costumam resolver-se com a melhora da imunidade em virtude do tratamento específico para o HIV.

HISTOPLASMOSE

Epidemiologia

A histoplasmose é uma infecção oportunista comum e com importante perfil de morbimortalidade em certas áreas geográficas, incluindo a América Latina. A doença é causada pelo fungo dimórfico *Histoplasma capsulatum*.

Manifestações clínicas

Histoplasmose disseminada geralmente ocorre em pacientes com contagem de CD4 < 150 células/mm^3. As manifestações mais frequentes incluem febre, fraqueza, perda de peso, hepatoesplenomegalia e linfadenopatia. Tosse, dor no peito e dispneia são descritas em cerca de 50% dos pacientes. Manifestações gastrointestinais, cutâneas e do SNC ocorrem em parcela menor de pacientes e complicações mais graves, incluindo choque e falência múltipla de órgãos, ocorrem em menos de 10% dos indivíduos acometidos. A histoplasmose do SNC causa, tipicamente, febre e cefaleia. Se houver acometimento cerebral, podem ocorrer ainda convulsões, sinais neurológicos focais e confusão mental. A doença gastrointestinal se manifesta por meio de diarreia, febre, dor abdominal e perda de peso.

Diagnóstico

O diagnóstico pode ser estabelecido por microscopia direta ou cultura (lavado broncoalveolar, aspirado de medula óssea ou sangue periférico) ou pela detecção de antígeno (lavado broncoalveolar, sangue periférico ou urina). A sensibilidade deste último teste varia de acordo com o material pesquisado (urina: 95%; soro: 85%; lavado broncoalveolar: 70%; LCR: 50%). A cultura do *H. capsulatum* pode levar semanas para positivar. O exame histopatológico da biópsia de tecidos acometidos pode prover um diagnóstico mais rápido da infecção. Os testes sorológicos são menos úteis nos pacientes com HIV/AIDS ou histoplasmose disseminada. O diagnóstico da meningite pode ser difícil, pois o LCR apresenta pleocitose linfocítica, associada a proteína aumentada e glicorraquia reduzida. Além disso, as colorações fúngicas do LCR são geralmente negativas e a cultura do LCR é positiva em um número mínimo de casos.

Tratamento

Pacientes com doença grave ou disseminada devem receber anfotericina B em sua formulação lipídica EV por pelo menos 2 semanas ou até melhora clínica, seguida por itraconazol (200mg a cada 8 horas, nos primeiros 3 dias, e 200mg a cada 12 horas, por pelo menos 12 meses). Nos pacientes com meningite confirmada, deve-se administrar anfotericina B lipossomal, na dose de 5mg/kg durante 4 a 6 semanas, seguida por itraconazol, 200mg, a cada 8 horas ou 12 horas por pelo menos 12 meses e até a resolução das alterações liquóricas.

Profilaxia

Profilaxia secundária com itraconazol (200mg/dia) é recomendada para pacientes com doença disseminada ou infecção do SNC e para pacientes com recorrência da doença a despeito de tratamento adequado.

HERPES-ZÓSTER

Epidemiologia

O vírus varicela-zóster é responsável por um quadro de infecção primária, conhecido como catapora, e pela reativação da infecção latente pelo mesmo vírus, que resulta no quadro conhecido como herpes-zóster. A incidência do herpes-zóster é mais de 15 vezes maior entre portadores do HIV/AIDS do que em seus controles, pareados por idade. O herpes-zóster ocorre em qualquer nível de contagem de células CD4, porém é mais prevalente com contagens < 200 células/mm^3.

Manifestações clínicas

O herpes-zóster se manifesta como erupção cutânea dolorosa que acomete a distribuição de um ou mais dermátomos, geralmente precedida pelo pródromo de dor local. Os dermátomos torácicos são os mais frequentemente acometidos (40% a 50%), seguidos pelos nervos cranianos (20% a 25%), cervicais (15% a 20%), lombar (15%) e sacral (5%). As lesões cutâneas iniciam-se como um *rash* maculopapular eritematoso, seguido pelo surgimento de vesículas claras, acompanhadas por dor local, que pode ser intensa. A formação de novas vesículas continua por 3 a 5 dias, seguida por formação de pústulas e, posteriormente, crostas (Figuras 73.3 a 73.5). Estas, por sua vez, persistem por cerca de 2 a 3 semanas. As complicações mais frequentes incluem a disseminação do herpes-zóster, mais comum em pacientes com imunossupressão importante, síndromes neurológicas, incluindo vasculite do SNC, leucoencefalite multifocal, ventriculite, mielite e mielorradiculite, neurite óptica, paralisias de nervos cranianos, lesões focais do tronco cerebral e meningite asséptica. Neuralgia pós-herpética e infecção bacteriana secundária são complicações locais frequentes. Necrose retiniana aguda e necrose progressiva da retina externa (PORN) são variantes da retinopatia necrosante causada pelo vírus varicela-zóster.

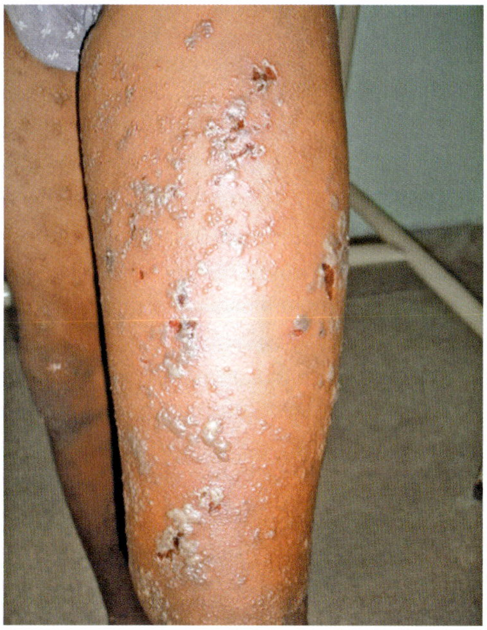

Figura 73.3 ■ Herpes-zóster em adolescente portador de HIV/AIDS. (Acervo do Dr. João Gentilini Fasciani de Castro.)

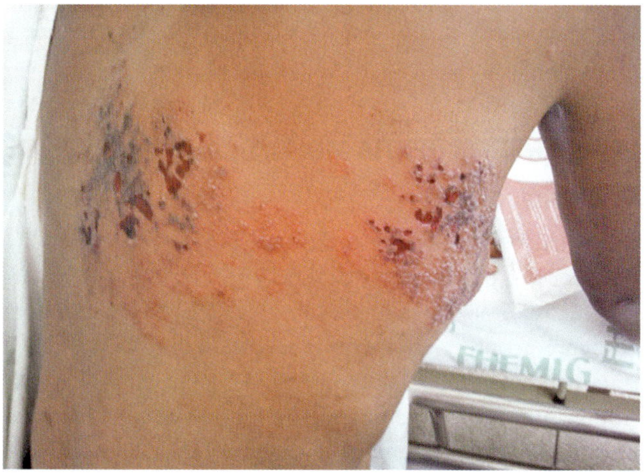

Figura 73.4 ■ Herpes-zóster acometendo dermátomos torácicos em mulher adulta portadora de HIV/AIDS. (Acervo do Dr. João Gentilini Fasciani de Castro.)

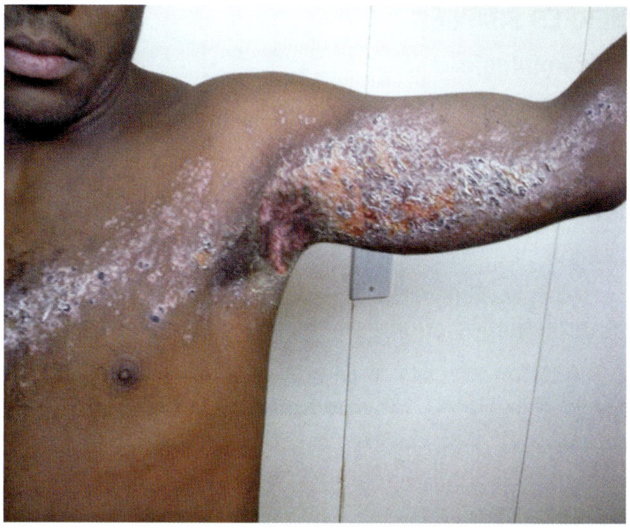

Figura 73.5 ■ Herpes-zóster com cicatriz extensa em portador de HIV/AIDS. (Acervo do Dr. João Gentilini Fasciani de Castro.)

Diagnóstico

O herpes-zóster é diagnosticado, na maioria dos casos, por sua apresentação clínica. Quando as lesões são atípicas e o diagnóstico é incerto, pode-se coletar *swab* de lesões ou biópsias de tecidos para realização de cultural viral, teste de antígeno fluorescente direto ou PCR.

Tratamento

As opções terapêuticas recomendadas para herpes-zóster de dermátomo cutâneo localizado incluem valaciclovir (1g a cada 8 horas), fanciclovir (500mg a cada 8 horas) e aciclovir (800mg, cinco vezes ao dia) por 7 a 10 dias. Se as lesões cutâneas são extensas ou há suspeita de acometimento visceral, aciclovir EV (10 a 15mg/kg a cada 8 horas) está indicado por 10 a 14 dias ou até a resolução clínica, podendo ser trocado pela formulação oral, após melhora clínica, até completar 10 a 14 dias de terapia.

Profilaxia

Pacientes suscetíveis ao vírus varicela-zóster (p. ex., não vacinados, sem história prévia de catapora ou herpes-zóster, soronegativos para o vírus varicela-zóster) devem evitar exposição às pessoas com quadro clínico de catapora ou herpes-zóster. Para profilaxia pós-exposição contra catapora, pessoas infectadas pelo HIV e suscetíveis ao vírus varicela-zóster devem receber imunoglobulina contra varicela-zóster para evitar a catapora e suas complicações nas primeiras 96 horas após a exposição.

A vacina de vírus vivos atenuados contra varicela-zóster apresenta relatos de segurança e imunogenicidade aceitáveis em crianças com mais de 8 anos de idade e contagem de CD4 > 200 células/mm^3.

HERPES SIMPLES

Epidemiologia

Infecções com os vírus humanos herpes simples tipo 1 e tipo 2 (HSV-1 e HSV-2, respectivamente) são frequentes em nosso meio. Reativações de lesões mucosas ocorrem de maneira intermitente e podem ocasionar a transmissão. O HSV-2 é um fator de risco importante para a infecção pelo HIV.

Manifestações clínicas

A lesão orolabial é a manifestação mais frequente da infecção pelo HSV-1. As manifestações clássicas são pródromos de alterações sensoriais na área acometida, lesões papulares e, posteriormente, pustulosas, ulcerosas e crostosas na região perilabial. As lesões podem ser recorrentes e deflagradas por fatores emocionais e exposição à luz solar ou ao frio, dentre outros fatores. Por sua vez, a lesão genital é a manifestação mais comum do HSV-2 e cursa com lesões semelhantes às lesões orolabiais em aparência e evolução. Em pacientes com imunossupressão avançada (contagem de CD4 < 100 células/mm^3), podem ocorrer úlceras extensas, profundas e com cicatrização lenta. Os episódios de infecções genitais pelo HSV-1 não podem ser diferenciados clinicamente daqueles causados pelo HSV-2, mas os primeiros recorrem menos frequentemente do que os últimos. Infecções de outros sítios pelo HSV também são relatadas. São elas: ceratite, encefalite, hepatite e panarício herpético. A infecção disseminada pelo HSV é rara. A retinite por HSV se manifesta como necrose retiniana aguda e pode causar rapidamente a perda da visão.

Diagnóstico

O diagnóstico laboratorial é importante para confirmação da infecção, especialmente nos indivíduos HIV-positivos. Podem ser utilizados cultura viral, PCR para HSV e detecção de antígeno. O PCR é o método mais sensível, mas não está amplamente disponível.

Tratamento

Pacientes com lesões orolabiais ou genitais podem ser tratados com formulações orais de valaciclovir (1g a cada 12 horas), fanciclovir (500mg a cada 12 horas) ou aciclovir (400mg a cada 12 horas) por 5 a 10 dias e 5 a 14 dias, respectivamente. Lesões mucocutâneas graves repondem bem ao aciclovir EV (5mg/kg a cada 8 horas), que pode ser trocado pela formulação oral após melhora clínica e até o fechamento completo das lesões. A encefalite por HSV deve ser tratada com aciclovir EV na dose de 10mg/kg a cada 8 horas por 21 dias.

Profilaxia

Se as lesões recorrentes são frequentes e ocorrem dentro de intervalo curto de tempo, a terapia supressiva com valaciclovir (500mg a cada 12 horas), fanciclovir (500mg a cada 12 horas) ou aciclovir (400mg a cada 12 horas) é efetiva em prevenir novos episódios.

SÍFILIS

Epidemiologia

A infecção pelo *Treponema pallidum* está associada a maior risco de aquisição ou transmissão do HIV. Embora a coinfecção pelo HIV tenha modificado o diagnóstico e a história natural, os princípios terapêuticos são os mesmos da população não infectada pelo HIV.

Manifestações clínicas

A sífilis pode apresentar manifestações clínicas bem variadas em suas diversas fases: primária, secundária ou terciária. Para os pacientes infectados pelo HIV, a sífilis deve fazer parte de todo diagnóstico diferencial de síndromes dermatológicas, oculares ou neurológicas. Nessa população, a incidência da neurossífilis é maior e pode ocorrer em qualquer estágio da sífilis. A indicação de punção lombar em pacientes com diagnóstico da infecção por sífilis e HIV continua controversa. Punção lombar para análise do LCR em pacientes sem sintomas neurológicos e diagnóstico de sífilis latente tardia não é recomendada devido à ausência de evidências que mostrem benefício clínico. Todos os pacientes, coinfectados pelo HIV ou não, com evidências sorológicas de sífilis e sintomas neurológicos devem realizar punção lombar e análise do LCR, inclusive aqueles com sífilis oftálmica. Além disso, a análise do LCR para excluir neurossífilis está indicada para aqueles pacientes que não alcançaram queda adequada dos títulos do VDRL após tratamento.

Diagnóstico e tratamento

O manejo diagnóstico e terapêutico da infecção segue os mesmos princípios dos indivíduos não infectados pelo HIV, conforme descrito no Capítulo 9.

LEUCOENCEFALOPATIA MULTIFOCAL PROGRESSIVA

Epidemiologia

A leucoencefalopatia multifocal progressiva (LEMP) é um processo uni ou multifocal desmielinizante causado pelo vírus JC. Fora do contexto do HIV, a LEMP é rara e geralmente acontece como complicação de outras doenças e tratamentos acompanhados por imunodepressão. Após a introdução da TARV combinada, a incidência de LEMP diminuiu substancialmente. No entanto, a morbimortalidade dessa infecção oportunista continua alta. A LEMP também pode ocorrer no cenário da síndrome de reconstituição imune.

Manifestações clínicas

A LEMP produz déficit neurológico focal, geralmente de início insidioso e progressão contínua. As lesões desmielinizantes podem acometer a substância branca em qualquer região do SNC. Embora as lesões possam ser múltiplas, em geral uma única área predomina clinicamente. Além disso, a natureza focal ou multifocal da LEMP é responsável pela consistência da apresentação clínica com sinais e sintomas focais distintos em vez de demência ou encefalopatia mais difusa, que é rara. Cefaleia e febre não estão presentes, e a progressão clínica da doença dura várias semanas, o que diferencia a LEMP da maioria dos outros diagnósticos neurológicos na AIDS. Convulsões ocorrem em cerca de 20% dos casos.

Diagnóstico

O diagnóstico deve reunir os achados clínicos e radiológicos. A RM do encéfalo mostra lesões na substância branca cerebral em áreas distintas, que correspondem aos déficits ao exame neurológico. As lesões apresentam, geralmente, hipersinal em T2 (brancas) e hipossinal em T1 (escuras). Realce das lesões por contraste é descrito em 10% a 15% das lesões, mas geralmente ocorre de modo esparso e com aparência fina e reticulada, adjacente à borda das lesões. A confirmação da infecção pelo vírus JC também pode auxiliar o diagnóstico. Este pode ser identificado por meio do PCR DNA do vírus no LCR do paciente, sendo positivo em 70% a 90% dos pacientes sem TARV. Se o diagnóstico se mantiver incerto, apesar das medidas anteriores, a biópsia cerebral poderá ser realizada.

Tratamento

Não há tratamento específico para a LEMP. A melhor conduta consiste em iniciar TARV nos pacientes virgens de tratamento ou na otimização do esquema antirretroviral para aqueles com falência imunovirológica no intuito de melhorar o estado de imunodepressão e a resposta à infecção pelo vírus JC.

Profilaxia

Não há medidas de profilaxia descritas até o momento.

DOENÇAS RESPIRATÓRIAS BACTERIANAS

Epidemiologia

As infecções pulmonares bacterianas podem ocorrer em qualquer estágio da infecção pelo HIV, têm alta mortalidade e, muitas vezes, constituem a primeira manifestação da infecção pelo vírus. Assim como nos indivíduos não infectados pelo HIV, os agentes etiológicos mais frequentemente descritos nos casos de pneumonia bacteriana adquirida na comunidade são o *Streptococcus pneumoniae* e o *Haemophillus* sp. Outros agentes, menos frequentes, incluem *Pseudomonas aeruginosa* e *Staphylococcus aureus* e agentes atípicos (*Legionella pneumophila*, *Mycoplasma pneumoniae* e *Chlamydophila* sp.).

Manifestações clínicas

A apresentação clínica e radiográfica é semelhante àquela descrita para os pacientes não infectados pelo HIV. Indivíduos com pneumonia causada por *S. pneumoniae* ou *Haemophilus* sp. apresentam evolução aguda dos sintomas (3 a 5 dias), que incluem febre, calafrios, dor torácica, tosse produtiva com expectoração purulenta e dispneia. A presença de taquicardia ou hipotensão é geralmente um indicador de síndrome da resposta inflamatória sistêmica (SRIS). Ao exame pulmonar, o paciente costuma apresentar evidência de consolidação focal e/ou derrame pleural.

Diagnóstico

O diagnóstico deve contemplar a análise dos sinais e sintomas clínicos e os recursos laboratoriais e de imagem. A contagem de leucócitos globais está geralmente aumentada, até mesmo em portadores da AIDS com grau de imunossupressão elevado. Desvio à esquerda também pode estar presente. À radiografia de tórax, frequentemente é observada consolidação unilateral, focal, segmentar ou lobar. Também é frequente o acometimento multifocal ou multilobar, acompanhado de derrame parapneumônico. É importante ressaltar que o diagnóstico de *M. tuberculosis* deve ser sempre suspeitado em pacientes infectados pelo HIV com pneumonia bacteriana, devido à alta incidência desse agente nessa população. Testes diagnósticos para identificar o agente etiológico são considerados opcionais para pacientes que estão em tratamento ambulatorial. Para pacientes hospitalizados, está indicada a coleta de escarro para Gram e cultura e de duas amostras de sangue periférico para hemocultura. Para pacientes em ventilação mecânica, o aspirado endotraqueal deve ser obtido para Gram e cultura. A toracocentese diagnóstica está indicada se o paciente apresenta derrame pleural e há suspeita de empiema.

Tratamento

Os princípios de tratamento da pneumonia bacteriana comunitária nos pacientes infectados pelo HIV são os mesmos descritos para a população não infectada. Pacientes que realizarão tratamento ambulatorial devem receber agente betalactâmico oral combinado com macrolídeo oral. Para os pacientes que farão o tratamento hospitalizados, o esquema terapêutico recomendado consiste no uso EV de agente betalactâmico combinado com macrolídeo. Já para os pacientes com pneumonia grave que necessitam tratamento em Centro de Terapia Intensiva, o esquema indicado consiste em antibiótico betalactâmico combinado com azitromicina ou quinolona respiratória EV. Em caso de suspeita de infecção causada por *Pseudomonas*, deve ser utilizado um agente betalactâmico antipneumococos e antipseudomonas (piperacilina-tazobactam, cefepima, imipenem ou meropenem) combinado com ciprofloxacino ou levofloxacino.

Profilaxia

Pacientes infectados pelo HIV devem receber as vacinas contra pneumococos e influenza, conforme preconizado pelas autoridades competentes.

DOENÇAS BACTERIANAS INTESTINAIS (*SALMONELLA*, *SHIGELLA* E *CAMPYLOBACTER*)

Epidemiologia

Entre os agentes que causam doenças bacterianas intestinais nos portadores de HIV/AIDS estão *Salmonella*, *Shigella* e *Campylobacter*. A forma mais comum de contaminação consiste na ingestão de alimentos ou água contaminados. Atividade sexual com exposição fecal-oral também é uma forma não incomum de transmissão.

Manifestações clínicas

A infecção por bactérias entéricas gram-negativas nessa população pode causar três grandes síndromes:

- Gastroenterite autolimitada.
- Diarreia prolongada, acompanhada de febre, sangue nas fezes, perda de peso e bacteriemia.
- Septicemia com manifestações extraintestinais.

A *Salmonella* é causa frequente de septicemia e apresenta risco maior de infecções recorrentes. A septicemia recorrente por *Salmonella*, por sua vez, é um critério diagnóstico de AIDS, e a profilaxia secundária está indicada nesse caso.

Diagnóstico

O diagnóstico pode ser realizado por meio de cultura das fezes ou sangue.

Tratamento

Em virtude do risco aumentado de bacteriemia nos pacientes acometidos por *Salmonella*, a maioria dos especialistas recomenda o tratamento de todos os pacientes infectados pelo HIV com salmonelose. O tratamento de escolha para *Salmonella* consiste no uso de fluoroquinolona (ciprofloxacino, 500 a 750mg VO, a cada 12 horas, ou 400mg EV, a cada 12 horas). Outros tratamentos alternativos incluem SMX-TMP e cefalosporina (ceftriaxona ou cefotaxima EV) de amplo espectro. A duração do tratamento é variável. Em caso de contagem de CD4 $\geq$ 200 células/mm^3, deve-se tratar o paciente por 7 a 14 dias; em caso de contagem de CD4 < 200 células/mm^3, o tratamento deve durar pelo menos 14 dias, no máximo 6 semanas; para a septicemia sintomática recorrente, o paciente deve ser tratado por pelo menos 6 meses.

O tratamento para *Shigella* também pode ser realizado com fluoroquinolona por 3 a 7 dias ou 14 dias, para gastroenterite ou bacteriemia, respectivamente. Alternativas a esse tratamento incluem SMX-TMP (800/160mg a cada 12 horas) por 3 a 7 dias ou azitromicina (500mg no primeiro dia, seguidos por 250mg uma vez ao dia) por 5 dias. Dependendo da gravidade do quadro clínico, deve-se considerar a ampliação do tempo de tratamento para 14 dias com os mesmos antibióticos citados.

O tratamento de escolha para *Campylobacter* não está bem definido. Resistência aumentada às fluoroquinolonas torna mais difícil a escolha do tratamento. Para pacientes com doença de moderada a grave, pode-se iniciar com fluoroquinolona (ciprofloxacino, 500mg a cada 12 horas) ou macrolídeo (azitromicina, 500mg uma vez ao dia), solicitar testes de suscetibilidade e tratar por 7 dias. Pacientes com bacteriemia devem ser tratados por pelo menos 14 dias, sendo possível considerar a adição de um aminoglicosídeo ao tratamento.

Profilaxia

Está indicada para os pacientes com contagem de CD4 < 200 células/mm^3 e septicemia recorrente por *Salmonella*. A profilaxia inclui 6 meses ou mais de antibioticoterapia profilática.

ANGIOMATOSE BACILAR

Epidemiologia

Angiomatose bacilar é causada por *Bartonella quintana* ou *Bartonella henselae* e ocorre somente em imunodeprimidos. Nos pacientes infectados pelo HIV, é mais frequente quando a imunossupressão é avançada (contagem de CD4 < 50 células/mm^3).

Manifestações clínicas

A angiomatose bacilar pode acometer qualquer órgão. As lesões cutâneas são as mais facilmente reconhecidas. Elas podem ser muito semelhantes às lesões cutâneas do SK e do granuloma piogênico. Apresentam-se como nódulos subcutâneos ou dérmicos, únicos ou múltiplos, em forma de cúpula, da cor da pele, ou como pápulas vermelho-arroxeadas, ou de ambas as cores, com drenagem serosa ou sanguinolenta, e crostas. As lesões podem ser fixas ou móveis, ter tamanhos variados e uma quantidade que varia de poucas a centenas. Podem acometer também mucosas ou tecido conjuntivo profundo, ser acompanhadas de linfadenomegalia e sangrar copiosamente à incisão. As lesões viscerais também podem variar em número e heterogeneidade. A infecção é potencialmente disseminada por via hematogênica, e sintomas sistêmicos de febre, sudorese noturna e perda de peso podem estar presentes. A bartonelose deve ser investigada em casos de febre de origem indeterminada em pacientes em estágio avançado de imunossupressão (contagem de CD4 < 100 células/mm^3).

Diagnóstico

A confirmação diagnóstica é realizada pelo exame histopatológico de tecido biopsiado. As lesões da angiomatose bacilar são caracterizadas pela proliferação vascular, e a coloração de prata modificada (p. ex., coloração de Warthin-Starry) geralmente demonstra numerosos bacilos. O crescimento da *Bartonella* em meios de cultura ocorre com dificuldade. Os métodos sorológicos não tiveram suas características de especificidade e sensibilidade avaliadas.

Tratamento

Os antibióticos mais utilizados são a eritromicina (2g/dia) por pelo menos 12 semanas, para os pacientes com lesões cutâneas, e a doxiciclina (100mg a cada 12 horas), para os pacientes com doença do SNC ou manifestações mais graves. Rifampicina pode ser acrescentada a um dos dois fármacos, como opção de tratamento.

INFECÇÃO PELO HERPESVÍRUS HUMANO-8

Epidemiologia

O herpesvírus humano-8 está associado a todas as formas de SK e outros tipos raros de neoplasia, incluindo desordens linfoproliferativas (doença de Castleman multicêntrica) e linfoma de efusão primária. A incidência de SK diminuiu consideravelmente após a instituição da TARV combinada e sua ocorrência é mais frequente em casos de imunossupressão avançada (contagem de CD4 < 200 células/mm^3), embora possa ocorrer em qualquer estágio da infecção pelo HIV/AIDS. A doença de Castleman multicêntrica pode ocorrer em qualquer nível da contagem de CD4.

Manifestações clínicas

O SK acomete vasos sanguíneos e linfáticos, mais comumente na pele, mas pode atingir também diversos outros órgãos, incluindo linfonodos, pulmões, trato gastrointestinal, fígado e baço. Os sintomas de SK incluem lesões cutâneas arroxeadas e endurecidas (Figuras 73.6 e 73.7). Lesões na cavidade oral são comuns, e o acometimento visceral pode ocorrer sem manifestações cutâneas (Figura 73.8). A doença de Castleman multicêntrica se manifesta com

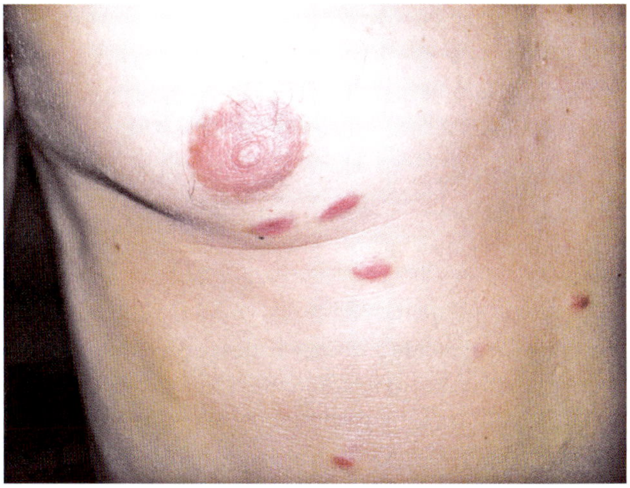

Figura 73.6 ■ Sarcoma de Kaposi cutâneo em portador de HIV/AIDS. (Acervo do Dr. João Gentilini Fasciani de Castro.)

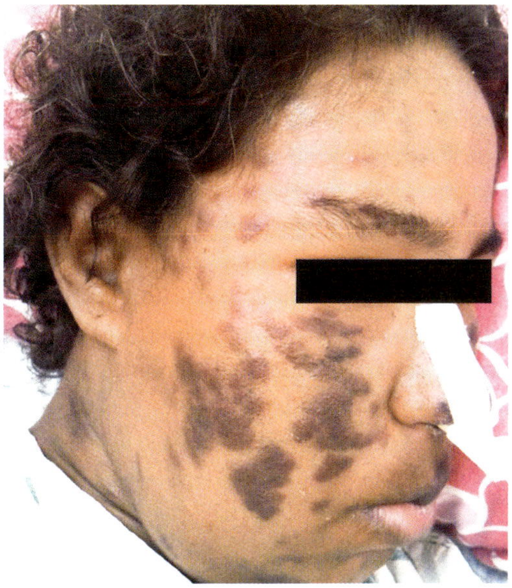

Figura 73.7 ■ Sarcoma de Kaposi em portadora de HIV/AIDS. (Acervo da Dra. Izabela Voieta da Silva Teixeira – Serviço de Dermatologia do Hospital Eduardo de Menezes.)

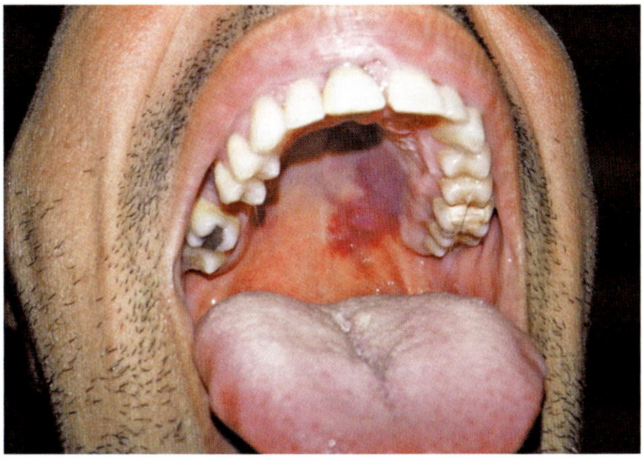

Figura 73.8 ■ Sarcoma de Kaposi no palato de portador de HIV/AIDS. (Acervo do Dr. João Gentilini Fasciani de Castro.)

adenopatia generalizada e febre e pode evoluir rapidamente para falência múltipla dos órgãos.

Diagnóstico

Os diagnósticos de SK, doença de Castleman multicêntrica e linfoma de efusão primária dependem do uso de marcadores citológicos e imunológicos e do exame histológico.

Biópsias percutâneas de órgãos como fígado, por exemplo, em pacientes com a doença podem resultar em hemorragias maciças e hemoperitônio. O radiologista deve se familiarizar com o diagnóstico para ajudar a evitar essa complicação.

Tratamento

A presença do SK não é indicação automática de tratamento. Lesões que não causam danos e pouco numerosas não precisam ser necessariamente tratadas. As lesões podem regredir após o início da TARV combinada. Medidas locais, como excisão, radiação ou quimioterapia intralesional, podem ser utilizadas. Em outras situações, o SK pode ameaçar a vida do paciente. Ele pode produzir lesões que obstruem estruturas vitais, incluindo laringe, brônquios, trato biliar ou intestino. Pode, também, infiltrar órgãos vitais, como pulmão, e causar hipoxemia. Nessas situações, faz-se necessário tratamento específico com radioterapia ou quimioterapia citotóxica. A melhor opção terapêutica depende da localização e da extensão do tumor. Uma variedade de agentes quimioterápicos tem sido utilizada com sucesso, incluindo vimblastina lipossomal, etoposídeo, vincristina, bleomicina e doxorrubicina, entre outros. Para o tratamento da doença de Castleman multicêntrica, tem sido indicado o uso do ganciclovir EV ou valganciclovir VO.

CRIPTOSPORIDIOSE

Epidemiologia

A criptosporidiose é causada por várias espécies do protozoário *Cryptosporidium*, que infecta a mucosa do intestino delgado e causa diarreia. Outros sítios gastrointestinais e extragastrointestinais podem ser infectados e causar doença, especialmente em situações de imunossupressão avançada (contagem de CD4 < 100 células/mm^3).

Manifestações clínicas

Pacientes com criptosporidiose apresentam diarreia aquosa de início agudo ou subagudo, acompanhada por náusea, vômitos e cólicas abdominais. Febre pode estar presente em 30% dos pacientes, e má absorção também pode ser frequente. Ao infectar o epitélio dos ductos biliares e pancreático, o parasita pode causar colangite esclerosante e pancreatite secundária à estenose papilar. Infecções pulmonares também são descritas.

Diagnóstico

O diagnóstico pode ser realizado por meio da visualização microscópica de oocistos nas fezes ou em tecido corado por ácido de coloração rápida. A imunofluorescência direta também pode ser utilizada para o exame das fezes. Outras técnicas descritas incluem detecção de antígeno por ELISA, teste imunocromotográfico e PCR. O exame histológico de biópsias do intestino também pode ser utilizado. Pacientes com envolvimento do trato biliar podem necessitar de coledocoduodenoscopia retrógrada endoscópica para o diagnóstico.

Tratamento

A recuperação da imunidade secundária com o uso de TARV combinada para contagens de CD4 > 100 células/mm^3 geralmente leva à resolução da criptosporidiose e é a melhor conduta para o tratamento da doença. Desse modo, pacientes com criptosporidiose devem ter seu tratamento antirretroviral iniciado como parte do manejo da doença oportunista. Os IP podem inibir *Cryptosporidium in vitro* e em modelos animais. Por isso, alguns especialistas acreditam que o esquema antirretroviral contendo IP é mais indicado para os pacientes com criptosporidiose documentada. Tratamento sintomático da diarreia com hidratação e agentes antimotílicos também está indicado. Nenhuma outra terapia farmacológica ou imunológica direcionada especificamente para o *Cryptosporidium* mostrou-se efetiva quando usada sem TARV.

Profilaxia

Nenhuma intervenção farmacológica é reconhecidamente efetiva na prevenção da recorrência da criptosporidiose.

MICROSPORIDIOSE

Epidemiologia

Os microsporídios são seres protistas, relacionados com os fungos, e podem causar doenças em humanos imunocompetentes (crianças, viajantes, receptores de transplantes, portadores de lentes de contato e idosos) e imunodeprimidos, especialmente aqueles infectados pelo HIV. As manifestações clínicas relacionadas com a microsporidiose ocorrem com mais frequência em casos de imunossupressão avançada (contagem de CD4 < 100 células/mm^3).

Manifestações clínicas

O acometimento gastrointestinal é o mais comum, causando diarreia. Infecções de outros sítios também são descritas e incluem encefalite, infecção ocular, sinusite, miosite e infecção disseminada.

Diagnóstico

O diagnóstico pode ser estabelecido mediante visualização microscópica dos esporos de microsporídios em coloração específica de amostras clínicas como, por exemplo, fezes ou tecidos de biópsia.

Tratamento

Assim como no tratamento da criptosporidiose, a recuperação da imunidade secundária ao uso da TARV combinada para contagens de CD4 > 100 células/mm^3 geralmente leva à resolução da infecção e é a melhor conduta para o tratamento da doença. Os pacientes também devem receber tratamento de suporte para diarreia, incluindo hidratação e agentes antimotílicos.

Itraconazol combinado com fluconazol pode ser útil no tratamento de doença disseminada, especialmente nas infecções causadas pelo *Trachipleistophora* ou *Anncaliia*. O albendazol exerce atividade contra várias espécies de microsporídios, mas não é efetivo contra infecções causadas pelo *Enterocytozoon* sp. ou *Vittaforma corneae*. O albendazol só é recomendado para tratamento de infecções intestinais ou disseminadas causadas por microsporídios que não sejam *E. bieneusi* e *V. corneae*.

Profilaxia

Nenhuma intervenção farmacológica é reconhecidamente efetiva na prevenção da recorrência da microsporidiose.

ISOSPORÍASE

Epidemiologia

A isosporíase ou cistoisosporíase é causada pelo *Isospora (Cytoisospora) belli*, que completa seu ciclo de vida nos humanos. Este agente ocorre mundialmente, mas predomina em regiões tropicais e subtropicais.

Manifestações clínicas

As manifestações mais comuns incluem diarreia aquosa, não sanguinolenta, acompanhada de dor e cólica abdominal, anorexia, náuseas, vômitos e febre baixa. A diarreia pode ser profusa e prolongada, levando a um quadro clínico debilitante com desidratação grave, alterações eletrolíticas, perda de peso e má absorção. Colecistite/colangiopatia acalculosa e artrite reativa também são descritas.

Diagnóstico

O diagnóstico é realizado com a identificação de oocistos nas fezes, o que pode ser facilitado pela coleta seriada de amostras.

Tratamento

Sulfametoxazol-trimetoprima é o agente de escolha para tratamento da isosporíase. Recomenda-se o medicamento na dose de 800/160mg VO ou EV, quatro vezes por dia, durante 10 dias. Além disso, também está indicado tratamento de suporte para diarreia e má absorção com hidratação, reposição eletrolítica e suplementação nutricional.

Profilaxia

Em pacientes com contagem de CD4 < 200 células/mm^3, pode-se utilizar SMX-TMP na dose de 800/160mg, três vezes por semana, até a recuperação da imunidade.

CICLOSPORÍASE

Epidemiologia

A infecção pelo *Cyclospora* ocorre mundialmente, mas predomina nas regiões tropicais e subtropicais. A imunodepressão é um fator de risco para o desenvolvimento da ciclosporíase.

Manifestações clínicas

O início dos sintomas é agudo e consiste em diarreia profusa e aquosa, fadiga, mialgia, anorexia, flatulência, cólicas abdominais, náuseas e perda de peso. Febre está presente em cerca de 25% dos casos. A diarreia pode ser intermitente, especialmente na ausência de tratamento, e tende a ser mais grave e duradoura nos pacientes com imunossupressão avançada. Complicações extraintestinais são raras, já tendo sido descritas síndrome de Reiter, síndrome de Guillain-Barré e doença do trato biliar.

Diagnóstico

Para o diagnóstico é realizada a identificação dos oocistos nas fezes à microscopia. Além disso, também podem ser realizados o exame histopatológico e a visualização à microscopia eletrônica de aspirados jejunais ou de espécimes coletados em biópsias.

Tratamento

Sulfametoxazol-trimetoprima (800/160mg, a cada 12 horas, durante 7 a 10 dias) é o tratamento recomendado para a ciclosporíase. Pacientes que não toleram o SMX-TMP podem receber ciprofloxacino, 500mg, a cada 12 horas, durante 7 dias.

Profilaxia

Sulfametoxazol-trimetoprima, 800/160mg, três vezes por semana, pode ser usado em pacientes com imunossupressão avançada, considerando que a taxa de recorrência pode ser alta.

Bibliografia

Bartlett JG, Gallant JE, Pham PA. Medical management of HIV infection. Minneapolis: Mill City Press, 2009. 557 p.

Centers for Disease Control and Prevention. Sexually transmitted diseases treatment guidelines MMWR 2010; 59(RR-12):1-114.

Costa DN, Viana PC C, Maciel RP, Gebrim EMMS, Rocha MS. Sarcoma de Kaposi relacionado com a síndrome da imunodeficiência adquirida: características do comprometimento hepático na tomografia computadorizada e na ressonância magnética. Radiologia Brasileira 2008; 41(2):139-40.

Franquet T, Lee KS, Muller NL. Thin-section CT findings in 32 immunocompromised patients with cytomegalovirus pneumonia who do not have AIDS. Am J Roentgenol 2003; 181:1059-63.

Ghanem KG, Workowski KA. Management of adult syphilis. Clin Infect Dis 2011; 53(Suppl. 3):S110-28.

Kasper DL, Fauci AS. Harrisson's infectious diseases. New York: McGraw-Hill, 2012. 1294 p.

Mandell GL, Bennett JE, Dolin R. Principles and practice of infectious diseases. Philadelphia: Elsevier, 2010. 4028 p.

Ministério da Saúde 2011. Manual de Recomendações para o controle da tuberculose no Brasil. Brasília: Ministério da Saúde, 2011. 284 p.

Ministério da Saúde 2013. Protocolo clínico e diretrizes terapêuticas para adultos vivendo com HIV/AIDS. Brasília: Ministério da Saúde, 2013. 75 p.

Nijland HM, L'Homme RF, Rongen GA et al. High incidence of adverse events in healthy volunteers receiving rifampicin and adjusted doses of lopinavir/ritonavir tablets. AIDS, 2008; 22(8):931-5.

Panel on Opportunistic Infections in HIV-Infected Adults and Adolescents. Guidelines for the prevention and treatment of opportunistic infections in HIV-infected adults and adolescents: recommendations from the Centers for Disease Control and Prevention, the National Institutes of Health, and the HIV Medicine Association of the Infectious Diseases Society of America. Disponível em: http://aidsinfo.nih.gov/contentfiles/lvguidelines/adult_oi.pdf. Acessado em 01/05/2013. 416 p.

Santos JS, Beck ST. A coinfecção tuberculose e HIV: um importante desafio – Artigo de Revisão. Revista Brasileira de Análises Clínicas, 2009; 41(3):209-15.

World Health Organization. Global Tuberculosis Report 2012. Genebra: WHO Press. 89 p.

Síndrome Inflamatória da Reconstituição Imunológica

Sílvia Hees de Carvalho
Lucinéia Maria de Queiroz Carvalhais Ramos

HISTÓRICO

A resposta inflamatória exacerbada durante o tratamento de certas afecções foi descrita muito antes do surgimento da AIDS. Em 1955, Choremis e cols. descreveram piora clínica em pacientes que recebiam tratamento para tuberculose (TB).[1] São muito conhecidos a reação de Jarisch-Herxheimer em pacientes com sífilis, a exacerbação das lesões em pacientes usando N-metilglucamina para leishmaniose tegumentar,[2] os quadros reacionais na hanseníase e a piora, em vigência do tratamento, da pneumocistose pulmonar em pacientes com AIDS e durante o tratamento de tantas outras infecções.

Em 1992, foram relatados casos de piora paradoxal em pacientes que receberam zidovudina.[3] Em 1997, Jacobson e cols. descreveram manifestações atípicas, causadas pelo citomegalovírus, em pacientes com AIDS durante o início da terapia com agentes antirretrovirais (TARV),[4] e, em 1998, Race e cols. descreveram a formação de abscessos por micobacteriose atípica também em pacientes nos quais a TARV havia sido recentemente administrada.[5] Em 2003, Lawn e cols. descreveram, pela primeira vez, a síndrome da reconstituição imune (SRI) em um caso de hanseníase dimorfa tuberculoide[6] e, subsequentemente, vários outros casos foram relatados.

Com o aumento do número de pacientes com AIDS em tratamento a partir da introdução do primeiro inibidor de protease (IP), em 1996, têm sido descritos mais casos em que a resposta imune desencadeia, em caráter espectral, um processo inflamatório que leva a deterioração clínica.[7] Entretanto, os benefícios da TARV são inquestionáveis, tendo proporcionado a mudança da história natural da infecção pelo HIV.[8,9]

Alguns autores propõem que a SRI se aplique apenas a pacientes infectados pelo HIV.[10] No presente capítulo, o enfoque está voltado para os pacientes portadores do vírus.

DEFINIÇÃO

Doenças associadas à reconstituição imune (DARI), síndrome inflamatória da reconstituição imune (SIRI; *immune reconstitution inflammatory syndrome* – IRIS), doença da restauração imune (DRI) ou síndrome da reconstituição imune (SRI) são denominações empregadas nos casos em que há um processo inflamatório exacerbado em decorrência do tratamento de uma infecção, podendo ser puramente autoimune ou uma resposta exacerbada a um antígeno específico ou, até mesmo, a uma doença neoplásica. A apresentação varia desde um processo autolimitado até quadros fatais. O quadro pode se apresentar como uma infecção oportunista recente que se encontrava latente antes do início da TARV, como a recidiva de uma infecção tratada ou como piora de uma infecção em tratamento adequado.[11] A SRI também é descrita quando há recuperação imune, com melhora da leucopenia e da neutropenia, em pacientes submetidos a transplante de medula óssea e após a interrupção de terapia imunossupressora.[12]

Deve-se distinguir a SRI de falência ao tratamento, toxicidade medicamentosa ou má adesão.[13]

EPIDEMIOLOGIA

A maior parte dos dados epidemiológicos referentes à SRI provém de países desenvolvidos.[14] Estima-se que a SRI imune ocorra em 10% a 25% dos pacientes que recebem antirretrovirais,[15] sendo descrita em 15% a 45% dos casos em pacientes em início de tratamento antirretroviral com infecção oportunista latente.[16] Novak e cols., em estudo envolvendo 2.610 pacientes, observaram a SRI em 10,6% dos pacientes que responderam à TARV.[17]

Alguns estudos têm associado, de maneira inconsistente, a SRI ao sexo masculino e a pacientes jovens, mas não a aspectos étnicos. Não foi mostrado, também, nenhum esquema antirretroviral que oferecesse risco maior para o desenvolvimento da síndrome.[14]

PATOGÊNESE

A imunopatogênese da SRI não é completamente compreendida. Acredita-se que a síndrome seja resultado de uma resposta imune inapropriada, após a introdução da TARV, a estímulos antigênicos diversos. Acredita-se que a fisiopatogenia da reconstituição imune envolva vários fatores, incluindo o número e a função de células T CD4, a redistribuição dos linfócitos, a mudança no perfil Th1, a carga antigênica[16] e a suscetibilidade genética do hospedeiro.[14,18] Agentes infecciosos viáveis, antígenos tumorais, antígenos do próprio hospedeiro e antígenos liberados após a morte do agente infeccioso podem servir de gatilho para a SRI. Após a segunda semana de tratamento antirretroviral já se inicia a restauração imune, havendo aumento de células T CD4 e aumento independente de células T CD8.[12] Há aumento das células CD4 de memória, seguido pelo aumento das células CD4 *naive,*[9] tornando o sistema imune capaz de reconhecer patógenos que não eram combatidos durante o período de maior imunossupressão.[19] Na maioria dos casos de SRI ocorre uma resposta imune exacerbada, havendo um exagero na resposta Th1,[20] em comparação com pacientes imunocompetentes, e tanto os linfócitos T CD4 como os linfócitos T CD8 estão envolvidos.[11,21] A capacidade das células T regulatórias, responsáveis por conterem a resposta imune, está diminuída nos pacientes com SRI.[12,16]

A amplitude da resposta inflamatória é que irá ditar a intensidade das manifestações clínicas. A recuperação da hipersensibilidade retardada e a produção de citocinas estão implicadas na resposta inflamatória exacerbada.[18] Portanto, há autores que consideram o processo inflamatório um fator indispensável[12] para definição da SRI. Entretanto, alguns especialistas consideram, dentro do contexto da SRI, qualquer deterioração clínica em pacientes que respondem à TARV.[22] Tappuni sugere uma distinção entre SRI e doenças associadas à recuperação imune (*immune reconstitution -associated disease* – IRAD).[12]

Alguns marcadores sorológicos têm sido usados como indicativos da SRI, como PCR (proteína C reativa), interferon-γ (INF-γ), fator de necrose tumoral-α (TNF-α), dímero-D, IP-10 e interleucinas (IL) 2, 6, 7, 12, 13, 17 e 18.[21,23-25] O perfil dos biomarcadores sugere liberação de poucas citocinas envolvidas na destruição de antígenos pelos macrófagos (TNF-α), marcadores de inflamação exacerbados (PCR e IL-17), pouco reconhecimento de antígenos pelos linfócitos TCD4 (diminuição de fator do crescimento dependente do endotélio – VEGF) e uma resposta Th2 inapropriada (aumento de IL-4).[14] De acordo com Domingo e cols., a IL-6 e o INF-γ apresentam importante implicação na SRI.[26] Nos casos de SRI associados à tuberculose, observa-se elevação de IL-4, IL-6, IL-7 e INF-γ.[21]

A SRI tem sido associada a certos antígenos leucocitários (HLA). A presença do HLA-B44 tem sido detectada em casos de SRI envolvendo o citomegalovírus (CMV), por exemplo. Além disso, certos alelos estão relacionados com baixa produção de citocinas. Mais estudos serão necessários para que a imunopatologia da SRI seja elucidada e para que se possam identificar novos marcadores úteis no diagnóstico da síndrome e na avaliação dos pacientes com risco de desenvolvê-la.[14]

AFECÇÕES ASSOCIADAS À SÍNDROME INFLAMATÓRIA DA RECONSTITUIÇÃO IMUNOLÓGICA NO PACIENTE COM AIDS

Embora muito descrita no contexto da infecção pelo HIV, a SRI pode ser observada em pacientes (não portadores do vírus) neutropênicos[27] e linfopênicos submetidos à suspensão de agentes imunossupressores ou quimioterápicos[11,12] e em pacientes submetidos a tratamento com inibidores do TNF-α.[28] Shiohara e cols. citam quadro compatível com a SRI no contexto das seguintes afecções em pacientes não portadores do HIV: micobacteriose atípica (por *Mycobacterium avium complex*), tuberculose, criptococose, herpes simples, herpes-zóster, hepatites B e C, CMV, sarcoma de Kaposi, sarcoidose, doença de Graves, tireoidite de Hashimoto e síndrome da hipersensibilidade induzida por medicamentos (doença sistêmica potencialmente fatal induzida por certos medicamentos, como carbamazepina, fenitoína, fenobarbital, zonisamida, alopurinol, dapsona, salazossulfapiridina e mexiletina).[11] Suzuki e cols. relataram a interação de infecções virais, especialmente a infecção por herpesvírus, e reações alérgicas. Além disso, a infecção pelo vírus herpes tipo 6 é considerada fator de risco para síndrome de hipersensibilidade grave induzida por medicamento.[29] No entanto, há também relatos de hipersensibilidade induzida por medicamentos relacionada com vírus herpes tipo 7, vírus Epstein-Barr (EBV) e CMV.[30]

Na maioria dos portadores do HIV que desenvolvem a SRI, o CD4 pré-tratamento está < 50 células/mm^3 e a carga viral é muito alta, seguida de queda significativa após a introdução da TARV.[18] Ou seja, o paciente responde ao tratamento mas, paradoxalmente, há piora clínica. O intervalo entre o início do tratamento e o surgimento da síndrome é variável, de dias a vários meses, com média de 8 semanas.[11] No entanto, a apresentação pode ser tardia, anos após a recuperação imunológica.[18] As manifestações clínicas da SRI são bastante variáveis, dependendo da infecção envolvida e da amplitude da resposta ao tratamento antirretroviral, podendo variar de um quadro leve, autolimitado, a quadros fatais. O paciente pode apresentar piora clínica de uma infecção oportunista em tratamento ou desenvolver sintomas previamente inexistentes, decorrentes de infecções que eram latentes antes do início da TARV[11] (situação conhecida como *unmasking IRIS*).[31]

A pele é acometida em 52% a 78% dos casos de SRI.[22] Em estudo envolvendo 59 pacientes portadores do HIV virgens de tratamento e seguidos por 6 meses, 30 (50,8%) desenvolveram lesão de pele que era inexistente antes do tratamento. O tempo médio para o surgimento de novas lesões foi de 8 semanas. As lesões descritas foram: dermatite seborreica (nove pacientes), herpes anogenital (sete pacientes), acne, tinha e foliculite (seis pacientes cada), sarcoma de Kaposi (SK), herpes-zóster, verrugas genitais e eczema (dois pacientes cada), molusco contagioso, verruga plantar e pitiríase *versicolor* (um paciente cada). A média de linfócitos T CD4 desses pacientes antes do início do tratamento foi de 60 células/mm,[3] sendo a carga viral média > 100.000 cópias/mL. Na 12ª semana de tratamento, a carga viral média foi < 32 cópias/mL.[32]

A despeito do uso correto da TARV, lesões orais vegetantes e o acometimento de parótidas continuam ocorrendo com muita frequência entre os portadores do HIV.[12]

Em estudo com 180 portadores do HIV, 31,7% dos pacientes desenvolveram SRI, envolvendo *Mycobacterium tuberculosis, Mycobacterium avium complex* (MAC) e *Cryptococcus neoformans.*[33] *M. tuberculosis* é um dos agentes mais comuns envolvidos na SRI, com incidência que varia de 8% a 43% dos casos.[14] Entretanto, outras micobactérias estão envolvidas, como *M. xenopi*[34] e *M. kansasii.*[35]

Também é descrita piora dos quadros de infecção crônica pelos vírus B[36] e C[37] da hepatite. Outras infecções implicadas são: pneumocistose,[38] retinite por citomegalovírus,[39] pancolite por CMV, levando a perfuração intestinal,[40] histoplasmose,[41] surgimento de herpes-zóster,[42] herpes simples,[43] infecção pelo HPV,[13] surgimento de molusco contagioso,[44] hanseníase,[6] infecção pelo JC vírus,[45] entre outras. Há relato, também, da SRI associada a leishmaniose tegumentar causada pela *Leishmania guyanensis.*[46]

No estudo de Novak e cols., a infecção mais frequentemente envolvida nos casos de SRI foi a candidíase, em todas as suas formas de apresentação, tendo sido descritas também infecções por CMV, micobacteriose atípica disseminada, pneumocistose e varicela-zóster. SK e linfoma não Hodgkin (LNH) foram as doenças neoplásicas descritas no contexto da SRI pelos autores.[17]

Vários quadros inusitados são descritos. Silvestre e cols. descreveram reação à tatuagem como manifestação da SRI em paciente recebendo TARV,[47] enquanto Karoui e cols. relataram um quadro semelhante à sarcoidose, desencadeado por *Propionibacterium acnes*, em uma paciente portadora do HIV com SRI. A paciente apresentava acometimento de vários órgãos e meningite crônica, tendo sido isolado *P. acnes* do liquor.[48] Até mesmo a meningoencefalite por cândida foi relatada.[49] A encefalite por toxoplasmose tem sido relatada no contexto da SRI, porém com frequência bem menor do que a da leucoencefalopatia multifocal progressiva (LEMP) e da neurocriptococose. Enquanto a LEMP e a meningite criptocócica assumem achados atípicos no contexto da SRI, as manifestações da infecção de SNC por toxoplasmose e a neurotuberculose não diferem substancialmente dos pacientes com AIDS para os quais a TARV ainda não foi prescrita.[49]

Outra ocorrência descrita no contexto da reconstituição inflamatória imune é a disseminação regional e sistêmica do bacilo de Calmette-Guérin (BCG).[50,51]

Criptococose

Pacientes portadores do HIV com infecção pelo *C. neoformans* desenvolvem SRI em 30% dos casos. A infecção criptocócica, no contexto da SRI, pode se manifestar como abscesso localizado, pneumonite, meningite e linfadenopatia.[14] Casos de criptococoma e pneumonia necrosante também são descritos.[16] Aproximadamente 60% dos casos ocorrem no primeiro mês de tratamento. Em relação às outras afecções na SRI, a meningite criptocócica é excepcionalmente grave, podendo ser fatal,[52] e apesar do tratamento combinado e dos vários esquemas disponíveis, muitos pacientes permanecem com cultura liquórica positiva após 2 semanas de tratamento.[14] Além disso, os pacientes apresentam, em geral, níveis iniciais baixos de CD4 (< 200 células/mm^3) e alta carga viral pré-tratamento, níveis altos de antígeno criptocócico no liquor, alta pressão de abertura, pleocitose e níveis de glicose mais altos em relação aos pacientes fora do contexto da SRI.[14,53] Como nos outros casos de reconstituição imune, não se conhece ao certo o tempo ideal para o início da TARV após o diagnóstico da meningite criptocócica nos pacientes virgens de tratamento.[14]

Tuberculose

Como exposto, o *M. tuberculosis* é um dos patógenos mais envolvidos na SRI, principalmente em países em desenvolvimento, sendo provavelmente responsável por um terço dos casos, com incidência variando de 11% a 45%.[31] Alguns fatores de risco são descritos para o desenvolvimento da SRI relacionada com a TB, como: intervalo de tempo curto entre o início do tratamento para TB e o início da TARV; CD4 inicial baixo; carga viral inicial alta; queda rápida da carga viral após a introdução da TARV; e TB disseminada.[14] A TB extrapulmonar também é considerada fator de risco para SRI.[54] Além disso, há relato de que a TB multirresistente possa predispor a quadros de SRI.[55]

O intervalo entre o surgimento da SRI associada à TB e o início da TARV varia de menos de 1 semana a muitos meses,[54] porém, usualmente, ocorre entre 1 e 4 semanas. No contexto da SRI, a TB pode surgir após a introdução da TARV (*unmasking IRIS*), ou pode haver piora paradoxal da TB nos casos em que a micobacteriose já estava sendo tratada.[12] Podem surgir novas lesões à radiografia, piora da linfadenomegalia, levando à compressão de estruturas vizinhas e podendo haver supuração, formação de abscessos cutâneos e viscerais, derrames pleurais e pericárdicos, síndrome da angústia respiratória do adulto,[14] insuficiência renal, quadros disseminados, síndrome da resposta inflamatória sistêmica, tuberculoma de SNC, piora dos sintomas respiratórios, perda de peso, febre persistente, dor abdominal e icterícia obstrutiva, entre outras manifestações.[53] A SRI associada à TB pode desencadear hepatotoxicidade, o que torna difícil o diagnóstico diferencial de toxicidade medicamentosa.[56]

Não se deve esperar a conclusão do tratamento da TB para iniciar a TARV, uma vez que a terapia antiviral melhora a sobrevida dos pacientes. Entretanto, não se conhece o momento ideal para início da TARV, mas sabe-se que há benefício em iniciá-la precocemente (2 semanas *vs.* 8 semanas) nos pacientes gravemente imunossuprimidos.[57,58] Havlir e cols. consideraram seguro o início da TARV durante 2 semanas do início do tratamento para TB e observaram redução significativa da mortalidade com o início precoce dos antivirais em pacientes com contagem de linfócitos T CD4 < 50 células/mm³.[57]

Micobacteriose atípica

A incidência de micobacteriose não tuberculosa associada à SRI em pacientes com AIDS é em torno de 3% a 5% entre pacientes com contagem de CD4 < 100 células/mm.[3] No contexto da SRI, a micobacteriose atípica ocorre em pacientes muito imunossuprimidos que apresentaram excelente resposta à TARV. Nesses casos, a micobacteriose atípica (MAC) se manifesta de 2 a 8 semanas após o início dos antirretrovirais e se apresenta, em geral, como doença localizada, contrastando com os quadros habituais de MAC nos pacientes com AIDS, nos quais a doença tem caráter disseminado.[14] O quadro clínico mais comum consiste em febre e linfadenopatia dolorosa supurativa (69%), seguidas por infecção pulmonar (19%).[14] O quadro pulmonar pode levar à síndrome da angústia respiratória aguda, enquanto a linfadenopatia pode se apresentar com ou sem formação de abscesso ou supuração.[53] Pode haver acometimento articular, da coluna, de pele e de partes moles.[14,53] Piomiosite associada a abscessos cutâneos[59] e quadros abdominais[60] também são descritos.

Pneumocistose

A pneumonia pelo *Pneumocystis jirovecii* (PCP) é uma das infecções oportunistas mais comuns nos pacientes com AIDS avançada. A piora de pneumocistose previamente tratada pode ocorrer de 2 a 3 semanas após o início da TARV. O paciente pode apresentar recorrência da febre, piora da hipoxia e piora radiológica. Hipoxemia < 70mmHg, início precoce da TARV e a suspensão recente do corticoide usado no tratamento da PCP são fatores de risco para SRI.[14]

Hanseníase

A interação entre infecção pelo HIV e hanseníase ainda não é inteiramente compreendida. Sabe-se que incidência de hanseníase não é aumentada em pacientes infectados pelo HIV-1[61-64] e que a infecção pelo HIV não altera a história natural da hanseníase. Todas as formas clínicas da hanseníase têm sido descritas em pacientes portadores do HIV.[65] A comprovação de incidência maior da forma virchowiana na imunossupressão pelo HIV não foi concretizada.[66] Além disso, a infecção pelo HIV não é considerada fator de risco para o desenvolvimento da hanseníase.[6] Entretanto, com a introdução da TARV, têm sido observados surgimento de novas lesões e piora de lesões hansenianas preexistentes.[6] O início da TARV pode desencadear a ativação da infecção pelo bacilo de Hansen, que se encontrava latente antes do início da TARV (*unmasking IRIS*). Com o uso cada vez mais difundido da TARV, mais casos de SRI têm sido relatados na coinfecção por HIV e hanseníase. No contexto da SRI, a forma mais frequentemente encontrada é a dimorfa (sobretudo a dimorfa tuberculoide) associada à reação do tipo 1.[66] No entanto, casos de eritema nodoso também são relatados no contexto da SRI em pacientes coinfectados.[68]

Em 2009, Deps e Lockwood fizeram uma revisão de todos os casos de coinfecção por hanseníase e HIV relatados até então. Vinte e três casos foram identificados em 14 publicações. Dos 21 casos de SRI, 17 (89,5%) apresentaram diagnóstico histopatológico das formas tuberculoide ou dimorfa tuberculoide. Quase todos os pacientes apresentaram a reação tipo 1. A reação tipo 1 associada a neurite foi observada em oito pacientes (42%). Seis pacientes (28,5%) apresentaram lesões ulceradas e intenso processo inflamatório à patologia. De acordo com os 21 casos encontrados pelas autoras, foram descritos quatro tipos de apresentação da SRI envolvendo pacientes coinfectados por hanseníase e/ou reação tipo 1 e HIV:

- ***Unmasking IRIS:*** situação em que o paciente se apresenta com hanseníase ou reação tipo 1 após o início da TARV, sem diagnóstico prévio de hanseníase. Ocorre em 58% dos casos.
- **Piora paradoxal:** diagnóstico de hanseníase antecedendo o início da TARV, descrevendo o surgimento de reação tipo 1 dentro de 3 meses do início da TARV. Ocorre em 10% dos casos. A reação tipo 1 representa uma resposta inflamatória exacerbada contra o *M. leprae* e está associada a reativação da imunidade celular.
- **Hanseníase não diagnosticada ou previamente tratada, ocorrendo 6 meses antes do início da TARV:** quando o tratamento antirretroviral é instituído, surge a reação tipo 1. Ocorre em 10% dos casos.
- **Infecção hanseniana subclínica (*unmasking*) com sobreposição de resposta imune após a introdução da TARV e do tratamento para hanseníase:** dentro de 6 meses do início do tratamento antirretroviral é estabelecido o

diagnóstico de hanseníase e o tratamento antirretroviral é iniciado. Em seguida, o paciente desenvolve reação tipo 1. Ocorre em 21% dos casos.[69]

Há vários casos de hanseníase diagnosticados 6 meses após o início da TARV, mas o surgimento da hanseníase após esse período exclui o diagnóstico de SRI.[66]

Contrastando com estudos do leste africano, em que a coinfecção por HIV e hanseníase mostrou maior incidência de formas virchowianas,[70,71] os estudos brasileiros não observaram maior incidência de formas multibacilares entre os portadores do HIV com hanseníase. Ao contrário, as formas paucibacilares foram mais frequentes, devendo-se interpretar os dados da literatura de acordo com a população envolvida.[72]

Entre 1996 e 2006 foi realizada uma coorte na Fundação Oswaldo Cruz, envolvendo 1.026 pacientes com hanseníase, entre os quais 59 eram portadores do HIV. As formas paucibacilares foram as mais frequentes entre os coinfectados (78% dos casos), sobretudo a forma tuberculoide. No mesmo estudo, a forma dimorfa tuberculoide foi mais encontrada entre os soropositivos, quando comparados aos pacientes soronegativos (66,7% *vs.* 32,7%). A maior parte dos pacientes recebeu diagnóstico de infecção pelo HIV antes do diagnóstico de hanseníase, e a baixa contagem de células T CD4 esteve associada a manifestações clínicas mais precoces da hanseníase. Dos 33 pacientes em que foi realizada a carga viral, o diagnóstico de hanseníase ocorreu no momento em que a carga viral estava baixa e as células T CD4 haviam aumentado.[67]

Entre os coinfectados, a resposta ao tratamento convencional para hanseníase não mostrou piores resultados.[66] Entretanto, no estudo de Sarno, a taxa de recidiva entre os coinfectados foi de 3% a 4%, contrastando com 1% de recidiva nos soronegativos,[67] o que sugere que a monitorização dos pacientes portadores do HIV deve ser mais cuidadosa. Alguns estudos relatam taxas mais altas de surtos reacionais entre os portadores do HIV.[66] O estudo de Sarno e cols. mostrou que pacientes soropositivos apresentavam taxas mais altas de surto reacional no momento do diagnóstico (31,5% *vs.* 18,8%); no entanto, durante o período de acompanhamento, as taxas de reação dos dois grupos foram semelhantes (59,3% *vs.* 53,1%).[67] A neuropatia nos pacientes portadores do HIV tem múltiplas etiologias. Não se sabe com certeza se a neuropatia entre os pacientes soropositivos coinfectados com hanseníase é mais prevalente do que nos hansenianos soronegativos.[66] Contudo, lesões incomuns podem compor o quadro clínico, evidenciando que o aumento da imunidade relacionado com o uso de TARV pode causar manifestações atípicas nos pacientes coinfectados com hanseníase.[70]

À patologia, os pacientes HIV-positivos (mesmo com imunossupressão avançada), coinfectados com hanseníase, apresentam granuloma bem formado,[73,74] ao contrário dos pacientes com AIDS avançada com TB, nos quais o granuloma é frequentemente malformado. Em estudo de Sampaio e cols., pacientes coinfectados com a forma dimorfa tuberculoide apresentavam, à patologia, o oposto do que se deveria esperar, granulomas bem formados com número normal de linfócitos T CD4 nas lesões, embora apresentassem número baixo de células T CD4 circulantes. Pacientes coinfectados com a forma virchowiana também apresentam alterações semelhantes às dos não portadores do HIV à patologia.[73]

Nenhum estudo confirmou que a hanseníase contribua para pior evolução da infecção pelo HIV.[66] Chow e cols. relataram um caso em que houve evolução da forma dimorfa tuberculoide para a forma virchowiana após a introdução da TARV.[75]

Doenças neoplásicas

É evidente a melhora do SK após a introdução da TARV, fato atribuído à melhora da imunidade, à resposta imune específica ao herpesvírus tipo 8, à queda da proteína *tat* do HIV e à queda da carga viral do herpesvírus tipo 8 (indiretamente atribuída à TARV). Há melhora da função dos linfócitos T citotóxicos e do perfil de citocinas entre os pacientes que recebem TARV, favorecendo a melhora do SK, neoplasia ainda mais frequente entre os portadores do HIV. Entretanto, pacientes com linfócitos T CD4 muito baixos ao início da TARV podem desenvolver SK como manifestação da SRI, podendo ocorrer, também, piora de lesões preexistentes e surgimento de novas lesões. Pacientes que estão recebendo TARV no momento do diagnóstico de SK tendem a apresentar quadros menos agressivos da neoplasia, quando comparados com os pacientes que recebem o diagnóstico ainda virgens de tratamento antirretroviral.[76]

O LNH também tem sido descrito como manifestação da SRI. Bush e cols. descreveram um caso de paciente com linfoma de Burkitt como manifestação da SRI,[77] enquanto Corti e cols. descreveram o surgimento de linfoma de células B em cavidade oral como manifestação da SRI em um paciente com AIDS.[78] Tanto o SK como o LNH podem ser evitados com o início precoce da TARV.[79]

Doenças virais

Úlceras genitais por herpes simples e lesões vegetantes por HPV estão entre as infecções mais comuns no contexto da SRI.[14] Jevtovic e cols., em estudo envolvendo 389 pacientes, 65 dos quais apresentavam quadro da SRI (16,7%), observaram o surgimento de herpes-zóster em 26 pacientes (40% dos pacientes com a síndrome).[80] Há relato de que o herpes simples acometa 50% dos pacientes com SRI.[15] Casos de herpes-zóster têm ocorrido com frequência três a cinco vezes maior do que na era pré-TARV. Portanto, o tratamento antirretroviral tem sido considerado fator de risco para o desenvolvimento de herpes-zóster. A média de tempo entre o início da TARV e o surgimento da doença é de 5 semanas, não havendo descrição de surgimento de lesões antes de 4 semanas do início da TARV.[53] Embora sejam descritas manifestações como encefalites, mielites, paralisia de pares cranianos e de nervos periféricos e necrose retiniana aguda em pacientes gravemente imunossuprimidos,[53] no contexto da SRI as manifestações, em geral, ocorrem de modo não complicado, acometendo apenas um dermátomo.[14,53] O tratamento com aciclovir tem sido efetivo, contribuindo para a cicatrização das lesões e diminuindo o tempo da dor. O uso combinado de corticoide e aciclovir diminui o tempo de cicatrização e melhora a dor e a qualidade de vida, mas não interfere na incidência nem na duração da neuralgia pós-herpética. A incidência da neuralgia pós-herpética não difere de maneira significativa entre os imunocompetentes e os pacientes portadores do HIV, mas a incidência aumenta com a idade.[53] No SNC, o vírus varicela-zóster pode levar a vasculopatia envolvendo grandes vasos, desencadeando quadro de acidente vascular encefálico (AVE) isquêmico, ocorrência rara no contexto da SRI. Nesses casos, a lesão de pele típica de herpes-zóster foi evidente em apenas 54% dos casos. O acometimento cutâneo, no entanto, pode surgir muitas semanas antes do envolvimento do SNC.[49]

Jacobson e cols. descreveram cinco pacientes com retinite por CMV de 4 a 7 semanas após o início da TARV. Especulou-se que a resposta imune ao tratamento poderia ter desencadeado a infecção latente por CMV, a qual se encontrava subclínica antes do tratamento antirretroviral (*unmasking IRIS*).[4] Além dos quadros conhecidos de retinite, a TARV está associada ao surgimento de vitrite pelo CMV, denominada vitrite da recuperação imune, relatada em pacientes com quadro prévio inativo de retinite por CMV. Há intenso processo inflamatório, ao contrário do que se observa nos quadros de uveíte por CMV fora do contexto da SRI.[39] As manifestações incluem diminuição da acuidade visual e *floaters*.[53] Além do acometimento visual, podem surgir manifestações típicas e atípicas de infecção por CMV em pacientes coinfectados com SRI. São descritos quadros de radiculites, lesões expansivas de SNC, lesões de SNC sugestivas de vasculite e lesões encefálicas multifocais. As lesões de vasculite de SNC (tanto por CMV como pelo vírus herpes-zóster) fazem diagnóstico diferencial com a angiite primária de SNC, na qual nenhum agente etiológico está implicado. A piora da encefalite pelo HIV no contexto da SRI é evento considerado raro.[49]

As lesões anais por HPV não diminuíram após o surgimento da TARV e casos novos de neoplasias intraepiteliais anais continuam acontecendo mesmo entre os pacientes que estão usando corretamente o tratamento antirretroviral.[81] Embora a infecção pelo HIV pareça propiciar a infecção pelo HPV, a literatura mostra que a TARV não ocasionou impacto importante na melhora de lesões causadas pelo HPV, inclusive em relação às lesões malignas e pré-malignas, mesmo entre os pacientes com recuperação imune. Há, inclusive, relato de que as lesões orais vegetantes nos pacientes recebendo TARV parecem ser proliferativas e refratárias ao tratamento.[12]

O molusco contagioso manifesta-se de modo mais exuberante, associado a processo inflamatório no contexto da SRI. Pode ser assintomático ou levar a prurido e dor. Além da pele, pode haver acometimento de mucosa oral, lábios e língua.[12]

As hepatites B e C, no contexto da SRI, podem se manifestar com *flare*,[37] havendo relato de progressão para quadros graves de cirrose por vírus C.[82]

A LEMP, causada pelo vírus John Cunningham (JC), pode se manifestar com piora paradoxal ou como *unmasking IRIS*, associada a importante resposta inflamatória percebida à histopatologia e aos exames de imagem,[83,84] podendo levar a lesão expansiva com captação de contraste à ressonância magnética (RM).[85] Embora a evolução possa ser favorável com a TARV, casos fatais são descritos (leucoencefalopatia inflamatória fulminante).[84]

Doenças autoimunes e inflamatórias

Antes do surgimento da TARV, já eram descritas doenças autoimunes (como artrite reumatoide, síndrome de Sjögren-símile, síndrome da linfocitose infiltrativa difusa e lúpus eritematoso sistêmico [LES]) associadas à infecção pelo HIV. Após o advento da TARV, parece ter havido um declínio dessas doenças. No entanto, o agravamento de doenças autoimunes pode ocorrer como manifestação da SRI.[86] Alguns autores relatam declínio da síndrome da linfocitose infiltrativa difusa após a introdução da TARV, mas outros não. A artrite reumatoide, o LES e a sarcoidose no paciente HIV-positivo são ocorrências consideradas raras, e a piora clínica desses pacientes está relacionada com o aumento de células T CD4 após a introdução da TARV. Paradoxalmente, a diminuição dos linfócitos T CD4 associada a um perfil de resposta Th2, com aumento de IL-4 e IL-10 e a supressão de IL-1 e TNF-α, tem sido associada à artrite reumatoide entre os infectados pelo HIV.[87]

As doenças autoimunes mais descritas no contexto da SRI são o hipotireoidismo, a tireoidite autoimune[88,89] e o LES. Outras doenças autoimunes podem se manifestar como SRI, como síndrome de Guillain-Barré, síndrome de Reiter e polimiosite.[90] No contexto da SRI, descreve-se também quadro autolimitado de miosite associado à artralgia e, às vezes, à sinovite.[91]

Em relação às doenças inflamatórias, como anteriormente citado, além da sarcoidose e dos quadros de foliculites, é descrita, no contexto da SRI, a pneumonia linfocítica intersticial.[14]

Em pacientes soropositivos vêm sendo usados os mesmos tratamentos prescritos para pacientes não portadores do HIV com doenças autoimunes, como metotrexato, sulfassalazina e ciclosporina. Mesmo os modificadores da resposta biológica do TNF, como o infliximabe e o etanercept, têm se mostrado seguros em pacientes portadores do HIV com artrite reumatoide e espondiloartropatias.[91] Com relação à SRI, o tratamento é, em geral, conservador, considerando-se que o quadro é frequentemente autolimitado.[87]

Martin e cols. descreveram o primeiro caso de glomerulonefrite aguda pós-estreptocócica em paciente portador do HIV com SRI.[92]

DIAGNÓSTICO

Não há um padrão consensual para o diagnóstico da SRI.[14] Shohara e cols.[11] propuseram a modificação dos critérios sugeridos por Shelburne e cols.[93] para definição da síndrome:

- Piora paradoxal de uma infecção preexistente atribuída à recuperação do sistema imune.
- Diminuição da carga viral com ou sem aumento dos linfócitos T CD4.
- Sintomas clínicos que não podem ser explicados pelo surgimento de uma infecção oportunista ou pelo curso de uma doença previamente diagnosticada ou pelos efeitos colaterais das medicações prescritas.
- Qualquer evento que surja após o início da TARV ou após a suspensão ou redução de agentes imunossupressores, incluindo agentes biológicos, independentemente de o paciente ser ou não portador do HIV.

Considera-se significativa, para critério da SRI, queda da carga viral > 1 $\log_{10}$ cópias/mL.[14, 94]

Muitos fatores de risco para SRI têm sido descritos, entre os quais: rápido declínio da carga viral (principalmente nos primeiros 3 meses de tratamento); CD4 < 50 células/mm^3 no início do tratamento, seguido de aumento rápido após início da TARV; início rápido do tratamento antirretroviral após o diagnóstico de infecção oportunista e presença de infecção oportunista disseminada. Os dados nem sempre são congruentes e outros fatores de risco são também descritos. Há casos de SRI com níveis mais altos de linfócitos T CD4, o que denota, possivelmente, alteração funcional das células.[14] Huis e cols. consideram a baixa contagem de células T CD4 em pacientes virgens de tratamento o principal fator de risco para desenvolvimento da SRI.[95] Os casos de SRI são mais comuns em pacientes previamente virgens de tratamento antirretroviral, mas podem ocorrer também após a troca da TARV.[12]

TRATAMENTO

Antes de se indicar tratamento para SRI é importante afastar a possibilidade de infecção oportunista não adequadamente tratada ou infecção por outro agente ainda não diagnosticada.[11] Ainda não há padronização para os casos de SRI. Além do tratamento específico da infecção, da neoplasia ou da manifestação autoimune implicada, recomenda-se o uso de anti-inflamatórios não esteroides. Corticoides podem ser indicados para casos graves.[14] Portanto, o tratamento é, em geral, suportivo.[11] Há relato de benefícios com o uso de prednisona na dose de 1,5mg/kg/dia, por 2 semanas, seguido de 0,75mg/kg por 2 semanas, em paciente com SRI e TB;[96] entretanto, mais dados são necessários para que se possa estabelecer uma conduta padronizada.[14] Nos casos de SRI associados à criptococose, o corticoide está indicado quando há edema cerebral e nos casos com acometimento pulmonar, levando à síndrome da angústia respiratória aguda.[97] Há relato, também, de benefícios com a corticoterapia em pacientes com meningite tuberculosa, pneumocistose, micobacteriose atípica, síndrome da hipersensibilidade induzida por medicamento (SHIM) e hanseníase. A suspensão do corticoide deve ser gradativa, principalmente em casos de SHIM, devido ao risco de piora da SRI, sendo descritos desde o surgimento de lesões por CMV até doenças autoimunes.[11] A terapia com corticoide pode ser prejudicial para pacientes com infecção oportunista em tratamento inadequado, podendo levar a quadros disseminados, o que aumenta a morbidade e a mortalidade.[14]

Como relatado anteriormente, com relação ao herpes-zóster, o uso combinado de corticoide e aciclovir diminui o tempo de cicatrização e melhora a dor, mas não interfere na incidência nem na duração da neuralgia pós-herpética.[53]

A princípio, a TARV não deve ser suspensa, a menos que haja alguma contraindicação à sua manutenção. A SRI pode retornar com a reintrodução da TARV, e a interrupção do tratamento torna o paciente mais vulnerável a infecções oportunistas.[14]

PREVENÇÃO

Como o principal fator de risco para o desenvolvimento da SRI é o baixo número de células T CD4, o início da TARV (quando possível) com contagem > 350 células/mm^3 pode prevenir a maioria dos casos da SRI.[95]

Referências

1. Choremis CB, Padiatellis C, Zoumboulakis D et al. Transitory exacerbation of fever and roentgenographic findings during treatment of tuberculosis in children. Am Rev Tuberc oct. 1955; 72(4):527-36.
2. Ministério da Saúde do Brasil. Secretaria de Vigilância em Saúde. Manual de vigilância da leishmaniose tegumentar americana. 2. ed. Brasília, 2007.

3. French MA, Mallal SA, Dawkins RL. Zidoudine-induced restauration of cell-mediated immunity to mycobacteria in immunodeficient HIV-infected patients. AIDS nov 1992; 6(11):1293-7.
4. Jacobson MA, Schrier R, McCune JM et al. Cytomegalovirus retinitis after initiation of highly active antiretroviral therapy. Lancet may 1997; 349(9096):1443-5.
5. Race EM, Adelson-Mitty J, Kriegel GR et al. Focal mycobacterial lymphadenitis following initiation of protease-inhibitor therapy in patients with advanced HIV-1 disease. Lancet jan 1998; 351(9098):252-5.
6. Lawn SD, Wood C, Lockwood DN. Borderline tuberculoid leprosy: an immune reconstitution phenomenon in a human immune deficiency virus-infected person. Clin Infect Dis jan 2003; 36(1):5-6.
7. French MA. HIV/AIDS immune reconstitution inflammatory syndrome: a reappraisal. Clin Infect Dis jan 2009; 48(1):101-7.
8. Mocroft A, Ledergerber B, Katlama C et al. Decline in the AIDS and death rates in the EuroSIDA study: an observational study. Lancet jul 2003; 362(9377):22-9.
9. Autran B, Carcelain G, Li TS et al. Positive effects of combined antiretroviral therapy on CD4+ T cell homeostasis and function in advanced HIV disease. Science jul 1997; 4(277-5322):112-6.
10. Powderly WG, Landay A, Lederman MM. Recovery of the immune system with antiretroviral therapy: the end of opportunism? JAMA jul 1998; 280(1):72-7.
11. Shiohara T, Kwata M, Mizukawa Y et al. Recognition of immune reconstitution syndrome necessary for better management of patients with severe drug eruptions and those under immunosuppressive therapy. Allergology International dec 2010; 59(4):333-43.
12. Tappuni AR. Immune reconstitution inflammatory syndrome. Adv Dent Res apr 2011; 23(1):90-6.
13. Fernandes RCSC, Araújo LC, Medina-Acosta E. Reactivation of genital HPV in a patient infected by HIV associated with immune reconstitution inflammatory syndrome DST. J Bras Doenças Sex Transm 2008; 20(2):148-50.
14. Sharma SK, Soneja M. HIV & immune reconstitution inflammatory syndrome (IRIS). Indian J Med Res dec 2001; 134(6):866-77.
15. Ratnam I, Chin C, Kandala NB et al. Incidence and risk factors for immune reconstitution inflammatory syndrome in an ethnically diverse HIV type 1 infected cohort. Clin Infect Dis feb 2006; 42(3):418-27.
16. Shelburne SA, Darcourt J, White Jr AC et al. The role of immune reconstitution inflammatory syndrome in AIDS-related Cryptococcus neoformans disease in the era of highly active antiretroviral therapy. Clin Infect Dis 40(7):1049-52.
17. Novak RM, Richardson JT, Buchacz K et al. Immune reconstitution inflammatory syndrome: incidence and implications for mortality. AIDS mar 2012; 26-27(6):721-30.
18. French MA, Price P, Stone SF. Immune restoration disease after antiretroviral therapy. AIDS aug 2004; 18(12):1615-27.
19. Havlir DV et al. Effect of potent antiretroviral therapy on immune responses to Mycobacterium avium in human immunodeficiency virus-infected subjects. J Infect Dis dec 2000; 182(6):1658-63.
20. Morlese JF et al. Plasma IL-6 as a marker of mycobacterial immune restoration disease in HIV-1 infection. AIDS jun 2003; 17(9):1411-3.
21. Seddiki N, Sasson SC, Santner-Nanan et al. Proliferation of weakly suppressive regulatory CD4+ T cells is associated with over-active CD4+ T-cell responses in HIV-positive patients with mycobacterial immune restoration disease. Eur J Immunol feb 2009; 39(2): 391-403.
22. Lehloenya R, Meintjes G. Dermatologic manifestations of the immune reconstitution inflammatory syndrome. Dermatol Clin oct 2006; 24(4):549-70, VII.
23. Boulware DR, Meya DB, Bergemann TL et al. Clinical features and serum biomarkers in HIV immune reconstitution inflammatory syndrome after cryptococcal meningitis: a prospective cohort study. PLoS Med dec. 2010; 7(12).
24. Haddow LJ, Dibben OC, Mossa MYS et al. Circulating inflammatory biomarkers can predict and characterize tuberculosis-associated immune reconstitution inflammatory syndrome. AIDS jun 20111; 25(9):1163-74.
25. Tadokera R, Meintjes G, Skolimowska KH et al. Hypercytokinaemia accompanies HIV-tuberculosis immune reconstitution inflammatory syndrome. Eur Respir J may 2011; 37(5):1248-59.
26. Domingo P, Torres OH, Ris J, Vazquez G.. Herpes-zóster as an immune reconstitution disease after initiation of combination antiretroviral therapy in patients with human immunodeficiency virus type-1 infection. Am J Med jun 2001; 110(8):605-9.
27. Alawin IA, Karnath BM. Paradoxical immune reconstitution syndrome presenting as acute respiratory distress syndrome in a leukemia patient during neutrophil recovery. Case Report Hematol june 2012; 2012, 2012:670347.
28. Garcia Vidal C et al. Paradoxical response to antituberculous therapy in infliximab-treated patients with disseminated tuberculosis. Clin Infect Dis 2005; 40(5):756-9.
29. Suzuki Y, Togashi M, Moriguchi Y et al. Human herpesvirus 6 infection as a risk factor for the development of severe drug-induced hypersensitivity syndrome. Arch Dermatol sep 1998; 134(9):1108-12.
30. Criado PR. Drug reaction with eosinophilia and systemic symptoms (DRESS)/drug-induced hypersensitivity syndrome (DIHS): a review of current concepts. An Bras Dermatol, Rio de Janeiro, may/june 2012; 87(3):435-49.
31. Colebunders, Lynen L, Janoff EN L et al. Tuberculosis immune reconstitution inflammatory syndrome in countries with limited resources. Int J Tuberc Lung Dis sep 2006; 10(9):946-53.
32. Osei-Sekyere B, Karstaedt AS. Immune reconstitution inflammatory syndrome involving the skin. Clin Exp Dermatol jul 2010; 35(5):477-81.
33. Shelburnea SA, Visnergawala F, Darcourt J et al. Incidence and risk factors for immune reconstitution inflammatory syndrome during highly active antiretroviral therapy. AIDS mar 2005; 4-19(4):399-406.
34. Leone S, Giglio S, Maio P et al. Mycobacterium xenopi pulmonary infection resulting in self-limited immune reconstitution inflammatory syndrome in an HIV-1 infected patient. New Microbiologica oct 2009; 32(4):415-7.
35. Lawn SD. Acute respiratory failure due to Mycobacterium kansasii infection: immune reconstitution disease in a patient with AIDS. J Infect nov 2005; 51(4):339-40.
36. Drake A, Mijch A, Sasadeusz J. Immune reconstitution hepatitis in HIV and hepatitis B coinfection, despite lamivudine therapy as part of Haart. Clin Infect Dis jul 2004; 1-39(1):129-32.
37. John M, Flexman J, French MA. Hepatitis C virus-associated hepatitis following treatment of HIV-infected patients with HIV protease inhibitors: an immune restoration disease? AIDS dec 1998; 3-12(17):2289-93.
38. Calligaro G, Meintjes G, Mendelson M. Pulmonary manifestations of the immune reconstitution inflammatory syndrome. Curr Opin Pulm Med may 2011; 17(3):180-8.
39. Karavellas MP, Plummer DJ et al. Immune recovery vitritis associated with inactive cytomegalovirus retinitis: a new syndrome. Arch Ophthalmol feb 1998; 116(2):169-75.
40. Von Both U, Reto Laffer L, Grube C et al. Acute cytomegalovirus colitis presenting during primary HIV infection: an unusual case of an immune reconstitution inflammatory syndrome. Clin Infect Dis feb 2008; 46(4):38-40.

41. Breton G, Adle-Biassette H, Therby A et al. Immune reconstitution inflammatory syndrome in HIV-infected patients disseminated histoplasmosis. AIDS jan 2006; 20(1):119-21.
42. Feller L, Wood NH, Lemmer J. Herpes-zoster infection as an immune reconstitution inflammatory syndrome in HIV-seropositive subjects: a review. Oral Surg Oral Med Oral Pathol Oral Radiol Endod oct 2007; 104(4):455-60.
43. Couppié P et al. Increased incidence of genital herpes after HAART initiation: a frequent presentation of immune reconstitution inflammatory syndrome (IRIS) in HIV-infected patients. AIDS Patient Care and STDs mar 2006; 20(3):143-5.
44. Fernández-Martínez R, Arenas SS. Síndrome inflamatorio de reconstitución inmune (SIRI). Una revisión para entenderlo Immune reconstitutión inflammatory syndrome (IRIS). A review to understand RF. Med Cutan Iber Lat Am 2008; 36(3):113-9.
45. Venkataramana A et al. Immune reconstitution inflammatory syndrome in the CNS of HIV-infected patients. Neurology aug 2006; 67(3):383-8.
46. Chrusciak-Talhari A et al. Case report: tegumentary leishmaniasis as the cause of immune reconstitution inflammatory syndrome in a patient co-infected with human immunodeficiency virus and Leishmania guyanensis. Am J Trop Med Hyg oct 2009; 81(4):559-64.
47. Silvestre JF et al. Cutaneous intolerance to tattoos in a patient with human immunodeficiency virus: a manifestation of the immune restoration syndrome. Arch Dermatol may 2001; 137(5):669-70.
48. Ei Karoui K et al. Sarcoidosis-like reaction related to propionibacterium acnes and immune restoration syndrome in HIV infection. J Rheumatol dec 2007; 34(12):2495-6.
49. Post MJ et al. CNS – Immune Reconstitution Inflammatory Syndrome in the setting of HIV infection, Part 2: Discussion of neuro-immune reconstitution inflammatory syndrome with and without other pathogens. AJNR Am J Neuroradiol jul 2012.
50. Sharp MJ, Mallon DF. Regional bacillus Calmette-Guerin lymphadenitis after initiating antiretroviral therapy in an infant with human immunodeficiency virus type 1 infection. Pediatr Infect Dis jul 1998; 17(7):660-2.
51. Hesseling AC et al. Bacille Calmette-Guerin vaccine-induced disease in HIV-infected and HIVuninfected children. Clin Infect Dis feb 2006; 42(4):548-58.
52. Lortholary O et al. Incidence and risk factors of immune reconstitution inflammatory syndrome complicating HIV-associated cryptococcosis in France. AIDS jul 2005; 1-9(10):1043-9.
53. Murdoch MD et al. Immune reconstitution inflammatory syndrome (IRIS): review of common infectious manifestations and treatment options. AIDS Research and Therapy may 2007; 8:4-9.
54. Manosuthi W et al. Immune reconstitution inflammatory syndrome of tuberculosis among HIV-infected patients receiving antituberculous and antiretroviral therapy. The Journal of Infection 2006; 53(6):357-63.
55. Meintjes G, Rangaka MX, Maartens G et al. Novel relationship between tuberculosis immune reconstitution inflammatory syndrome and antitubercular drug resistance. Clin Infect Dis mar 2009; 48(5):667-76.
56. Lawn SD, Wood R. Hepatic involvement with tuberculosis-associated immune reconstitution disease. AIDS nov 2007; 12-21(17):2362-3.
57. Havlir DV et al. Timing of antiretroviral therapy for HIV-1 infection and tuberculosis. N Engl J Med oct 2011; 365:1482-91.
58. Blanc FX et al. Significant enhancement in survival with early (2 weeks) vs. late (8 weeks) initiation of highly active antiretroviral treatment (HAART) in severely immunosuppressed HIV-infected adults with newly diagnosed tuberculosis: results of the CAMELIA clinical trial. BMC Proceedings jan 2011; 5(1):1-2.
59. Lawn SD, Bicanic TA, Macallan DC. Pyomyositis and cutaneous abscesses due to Mycobacterium avium: an immune reconstitution manifestation in a patient with AIDS. Clin Infect Dis feb 2004; 38(3):461-3.
60. Phillips P et al. Nontuberculous mycobacterial immune reconstitution syndrome in HIV-infected patients: spectrum of disease and long-term follow-up. Clin Infect Dis nov 2005; 41(10): 1483-97.
61. Opromolla DVA, Tonello CJS, Fleury RN. Hanseníase dimorfa e infecção pelo HIV (aids). Hansen Int 2000; 25(1):54-9.
62. Blum L et al. Leprosy reversal reaction in HIV positive patients. Int J Lepr jun 1993; 61(2):214-7.
63. Faye O, Mahe A, Janet P et al. Etude anatomopathologique de 5 cas de lèpre chez des sujets séropositifs pour le virus de l'immunodéficience humaine (VIH) = Anatomopathological study of five cases of leprosy in human immunodeficiency (HIV) seropositive patients. Acta Leprol 1996; 10(2):93-6. A.
64. Lucas S. Human immunodeficiency virus and leprosy. Lepr Rev jun 1993; 64(2):97-103.
65. Girão RJS, Ura S, Daolio A et al. Tuberculoid leprosy in AIDS patient. An Bras Dermatol nov/dec 2005; 80(3):5360-3.
66. Lockwood DNJ, Lambert SB. Leprosy and HIV, where are we at? Leprosy Review sept 2010; 81(3):169-75.
67. Sarno EN et al. HIV-M leprae interaction: can HAART modify the course of leprosy? Public Health Rep mar-apr 2008; 123(2):206-12.
68. Martiniuk F et al. Leprosy as immune reconstitution inflammatory syndrome in HIV positive persons. Emerg Infect Dis sep 2007; 13(9):1438-40.
69. Deps PD, Lockwood DN. Leprosy presenting as immune reconstitution inflammatory syndrome: proposed definitions and classification. Lepr Rev jan 2010; 81(1):59-68.
70. Borgdorff MW et al. HIV-1 infection as a risk factor for leprosy; a case control study in Tanzania. Int J Lepr Other Mycobact Dis dec 1993; 61(4):556-62.
71. Orege PA et al. A case control study on human immundeficiency virus-1 (HIV-1) infection as a risk for tuberculosis and leprosy in western Kenya. Tuber Lung Dis dec 1993; 74(6):3777-81.
72. Pereira GA et al. Human immunodeficiency virus type 1 (HIV-1) and Mycobacterium leprae co-infection: HIV-1 subtypes and clinical, immunologic and histopathologic profiles in a Brazilian cohort. Am J Trop Med Hyg nov 2004; 71(5):679-84.
73. Sampaio EP et al. Cellular immune response to Mycobacterium leprae infection in human immunodeficiency vírus-infected individual. Infect and Imun may 1995; 63(5):1848-54.
74. Ustianowski AP, Gramado SD, Lockwood DN. Interactions between HIV infection and leprosy: a paradox. Lancet Infect Dis jun 2006; 6(6):350-60.
75. Chow D et al. Hansen's disease with HIV: a case of immune reconstitution disease – 2009 July 23. Published in final edited form as: Hawaii Med J mar 2009; 68(2):27-9.
76. Feller L, Lemmer J. Insights into pathogenic events of HIV-associated Kaposi sarcoma and immune reconstitution syndrome related Kaposi sarcoma. Infect Agent Cancer jan 2008; 3(1):1-9.
77. Bush LM et al. Burkitt's leukemia/lymphoma as a manifestation of HIV immune reconstitution inflammatory syndrome. A review: A propos of a case. HIV & AIDS Rev mar 2011; 10(1):26-32.
78. Corti M et al. Oral cavity lymphoma as secondary AIDS-defining neoplasm in a patient on HAART with immune reconstitution. Rev Soc Bras Med Trop sep-oct 2007; 40(5):582-4.
79. Jaffe HW et al. Immune reconstitution and risk of Kaposi sarcoma and non-Hodgkin lymphoma in HIV-infected adults. AIDS jul 2011; 25(11):1395-403.

80. Jevtovic DJ et al. The prevalence and risk of immune restoration disease in HIV-infected patients treated with highly active antiretroviral therapy. HIV Med mar 2005; 6(2):140-3.
81. Nadal SR, Manzione CR. Síndrome inflamatória da reconstituição imunológica. Rev Bras Colo-proctol jan/mar 2009; 29(1):125-8.
82. Zylberberg H et al. Rapidly evolving hepatitis C virus-related cirrhosis in a human immunodeficiency virus-infected patient receiving triple antiretroviral therapy. Clin Infect Dis nov 1998; 27(5):1255-8.
83. Gray F et al. Central nervous system immune reconstitution disease in acquired immunodeficiency syndrome patients receiving highly active antiretroviral treatment. J Neurovirol 11(3): 16-22.
84. Vendrely A et al. Fulminant inflammatory leukoencephalopathy associated with HAART-induced immune restoration in AIDS-related progressive multifocal leukoencephalopathy. Acta Neuropathol apr 2005; 109(4):449-55.
85. Arendt G, Nolting T. Immune reconstitution inflammatory syndrome in HIV-positive patients: a relatively new and not fully understood phenomenon. HIV Therapy sep 2010; 4(5):577-87.
86. Calabrese LH, Kirchner E, Shrestha R. Rheumatic complications of human immunodeficiency virus infection in the era of active antiretroviral therapy: emergence of a new syndrome of immune reconstitution and changing patterns of disease. Semin Arthritis Rheum dec 2005; 35(3):166-74.
87. Patel N, Patel N, Espinoza LR. HIV infection and rheumatic diseases: the changing spectrum of clinical enigma. Rheum Dis Clin North Am feb 2009; 35(1):139-61.
88. Jubault V et al. Sequential occurrence of thyroid autoantibodies and Grave's disease after immune restoration in severely immunocompromised human immunodeficiency virus-1 infected patients. J Clin Endocrinal Metab nov 2000; 85(11):4254-7.
89. Vos F et al. Grave's disease during immune reconstitution in HIV-infected patients treated with HAART. Scand J Infect Dis 38(2):124-6.
90. Calza L et al. Systemic and discoid lupus erythematosus in HIV-infected patients treated with highly active antiretroviral therapy. Int J STD AIDS may 2003; 14(5):356-9.
91. Bohra V, Shanmuganandan K. The spectrum of rheumatic manifestations of HIV infection in an era of antiretroviral therapy. Indian Journal of Rheumatology mar 2011; 6(1):28-37.
92. Martin J, Kaul A, Schacht R. Acute poststreptococcal glomerulonephritis: a manifestation of immune reconstitution inflammatory syndrome. Pediatrics sep 2012; 130(3):710-3.
93. Shelburne SA et al. Immune reconstitution inflammatory syndrome: emergence of a unique syndrome during highly active antiretroviral therapy. Medicine may 2002; 81(3):213-27.
94. Robertson J et al. Immune reconstitution syndrome in HIV: validating a case definition and identifying clinical predictors in persons initiating antiretroviral therapy. Clin Infect Dis jun 2006; 42(11):1639-46.
95. Veld DH et al. The immune reconstitution inflammatory syndrome related to HIV co-infections: a review. Eur J Clin Microbiol Infect Dis jun 2012; 31(6):919-27.
96. Meintjes G et al. Randomized placebo-controlled trial of prednisone for paradoxical tuberculosis-associated immune reconstitution inflammatory syndrome. AIDS sep 2010; 24(15):2381-90.
97. Perfect JR et al. Clinical practice guidelines for the management of cryptococcal disease: update by the Infectious Diseases Society of America. Clin Infect Dis feb 2010; 50(3):291-322.

Agentes Antirretrovirais e Interações Medicamentosas entre si e com Outros Medicamentos

Maria Rita Teixeira Dutra
Dario Brock Ramalho

HISTÓRICO

As interações entre antirretrovirais (ARV) e outros fármacos têm grande importância na abordagem de portadores de HIV/AIDS com indicação de tratamento, particularmente quando considerados o uso dos inibidores de protease (IP) e dos inibidores da transcriptase reversa não análogos de nucleosídeos (ITRNN).

A associação entre fármacos para o tratamento de infecções oportunistas e coinfecções (como tuberculose e hepatite C) e medicamentos antilipemiantes e medicamentos "naturais" (fitoterápicos), entre outros, deve ser considerada pelo clínico para evitar interações indesejáveis entre essas substâncias. Por outro lado, o uso de substâncias recreacionais e álcool também deve ser avaliado com cautela, em virtude das potenciais interações para o incremento na toxicidade e/ou interferência na adesão. Este capítulo faz uma breve alusão aos medicamentos ARV disponíveis atualmente no arsenal terapêutico para tratamento do HIV, assim como sobre a pertinência e as implicações das interações medicamentosas, em particular com os medicamentos da prática dermatológica.

PATOGÊNESE

A maioria das interações envolvendo ARV se deve aos mecanismos de sua metabolização no fígado e no intestino por meio de um sistema enzimático conhecido como sistema citocromo P450 monoxigenase. As enzimas do citocromo P450 constituem uma superfamília de proteínas largamente distribuídas nos seres vivos e estão envolvidas na metabolização de uma variedade de compostos químicos, tanto endógenos como exógenos. Aproximadamente 1.000 componentes do citocromo P450 são conhecidos e cerca de 50 são ativos em seres humanos. As enzimas são classificadas em 17 famílias e diversas subfamílias, de acordo com a similaridade de sua sequência de aminoácidos. A abreviatura CYP é usada para sua identificação. Cerca de oito a dez isoformas nas famílias CYP1, CYP2 e CYP3 estão envolvidas na maioria dos mecanismos de metabolização de medicamentos em humanos, embora outras famílias sejam importantes na biossíntese e degradação de esteroides, ácidos graxos, vitaminas e outros compostos endógenos. Cada isoforma CYP parece ter uma especificidade para um substrato, porém existe considerável sobreposição entre eles. CYP3A4 e CYP3A5 estão envolvidas na metabolização de cerca de 50% das substâncias, sendo expressas também no intestino e no rim, além de no fígado. As várias isoformas também têm características de inibição ou indução com grande variabilidade individual.[1]

DEFINIÇÃO

Inibição do metabolismo

A inibição de enzimas que metabolizam fármacos determina aumento da concentração plasmática e redução de seus metabólitos, com exagerado e prolongado efeito farmacológico, aumentando a probabilidade de toxicidade induzida por medicamentos. Com frequência, a inibição ocorre por causa da competição entre dois ou mais substratos para o mesmo sítio ativo da proteína, dependendo da concentração relativa do substrato e da afinidade pela enzima. Agentes antifúngicos (como o cetoconazol e o itraconazol), IP (especialmenteo ritonavir) e alguns macrolídeos são exemplos de inibidores da CYP3A.[1]

Indução do metabolismo

A sobrerregulação da metabolização dos medicamentos ocorre por aumento da produção de proteínas secundário a prolongada exposição ao agente indutor, levando a aumento das vias de metabolização, com consequente diminuição da biodisponibilidade e da concentração plasmática do fármaco. Essa atividade é bem documentada com a rifampicina, que reduz a atividade de uma série de outros medicamentos com efeitos variáveis. Os indutores são seletivos para certas subfamílias e isoformas de CYP, mas também envolvem receptores de outras enzimas que exercem igualmente uma sobrerregulação. O receptor pregnane X (PXR) está envolvido na indução da CYP3A por uma grande variedade de produtos químicos, incluindo medicamentos como rifampicina e rifabutina, barbitúricos e outros anticonvulsivantes, alguns glicocorticoides e mesmo agentes naturais, como a erva-de-são-joão. Outras isoformas de CYP também podem ser afetadas por esses fármacos (p. ex., rifampicina e carbamazepina induzem CYP1A2, CYP2C9 e CYP2C19).[1]

As consequências dessas interações podem ser positivas, como aumento significativo do nível sérico de IP quando associado a baixas doses de ritonavir, devido à inibição da CYP3A4 ocasionada por este fármaco. Entretanto, as interações podem ser negativas, acarretando risco de toxicidade medicamentosa (seja dos ARV, seja da substância coadministrada) e/ou redução de níveis séricos (quando dos ARV, acarretando falha virológica).

Diversos medicamentos, como estatinas, anticonvulsivantes, antiarrítmicos, antidepressivos, rifampicinas, derivados do ergot, antifúngicos, antiácidos, inibidores da bomba de prótons, antagonistas de receptores H_2, medicamentos para disfunção erétil, entre outros, são, em geral, metabolizados pela isoenzima CYP3A4. As consequências dessas interações dependem da inibição ou indução que esses medicamentos e os ARV determinam no sistema, conforme demonstrado nas Tabelas 75.1 a 75.6.

VISÃO GERAL

Deve-se ter em mente uma visão ampla ao se desenhar um esquema de ARV ou quando se acrescenta um fármaco a um esquema de ARV estabelecido. Todos os medicamentos do esquema do paciente devem ser analisados, atentando, em particular, para aqueles de metabolismo hepático, habitualmente responsáveis pelas interações mais relevantes. Eventualmente, combinações de fármacos com interações desfavoráveis serão inevitáveis. Nesses casos, recomenda-se o monitoramento estrito da carga viral e, idealmente, dos níveis séricos dos ARV (não disponível no sistema público), optando por aqueles cuja interação é menos significativa.

EPIDEMIOLOGIA

Doenças infecciosas sistêmicas podem ter curso assintomático a despeito de ocasionarem quadros graves na longo prazo. A infecção crônica pelo HIV é emblemática nesse sentido, sendo, por este motivo, seu rastreamento preconizado em larga escala na população. A lógica dessa abordagem consiste em detectar aqueles pacientes portadores da infecção antes que eles desenvolvam manifestações graves da doença. Situação análoga é a do paciente que obtém o diagnóstico a partir de manifestações dermatológicas. Assim, considerando que a prevalência atual da infecção pelo HIV na população brasileira foi estimada em 0,3% a 0,4%,[2] não serão infrequentes as ocasiões em que pacientes que adentram o sistema de saúde à procura de assistência dermatológica se revelem, na verdade, pacientes portadores do HIV, cientes ou não de seu *status*.

CLASSES DE ARV E SUAS INTERAÇÕES MEDICAMENTOSAS

Antagonista da CCR5

O único antagonista da CCR5 disponibilizado pelo Ministério da Saúde no Brasil, até o momento, é o maraviroque (MVC). Medicamento peculiar no arsenal de ARV por sua ação no hospedeiro, bloqueando a entrada do HIV pela porta natural do correceptor CCR5 dos linfócitos T CD4, o MVC é um substrato das enzimas CYP3A e das glicoproteínas P, o que acarreta aumento substancial de sua concentração na presença de inibidores fortes da CYP3A, como ritonavir e os demais IP (à exceção do tipranavir), e sua redução quando o MVC é utilizado com indutores da CYP3A (efavirenz e rifampicina). Essas alterações têm impacto significativo, sendo necessário ajuste da dose do medicamento quando ocorre o uso combinado. O MVC, por outro lado, não é indutor nem inibidor da ação do sistema CYP3A e não determina impacto na farmacocinética dos medicamentos estudados até o momento.[3]

Inibidores da fusão

A enfuvirtida (T20), único medicamento dessa classe disponível comercialmente, é um peptídeo composto de 36 aminoácidos, catabolizado em seus constituintes sem causar interação significativa, visto que não adentra as células humanas. Não há registro de interação medicamentosa significativa desse fármaco até a presente data.[3]

Inibidores da integrase

O único inibidor da integrase disponibilizado pelo Ministério da Saúde no Brasil, até o momento, é o raltegravir (RAL), o qual é metabolizado primariamente por glicuronização mediada pelas enzimas 1A1 uridino difosfato glicuronil transferase. Potentes indutores das enzimas UGT1A1, como a rifampicina, podem causar redução significativa nas concentrações de RAL.[3] Em estudo recente, essa interação não se traduziu em impacto clínico ou necessidade de ajuste da dose.[4]

Inibidores da protease

Os IP também são metabolizados no fígado pelas isoenzimas CYP3A, sendo a interação de um destes, o ritonavir, utilizada de maneira a aumentar a concentração sérica dos demais IP. Esse efeito do ritonavir sobre os demais IP é um dos esteios do tratamento ARV atual, e potentes agentes indutores das isoenzimas CYP3A podem acarretar concentrações subótimas e falência do tratamento com ARV.[3] A coinfecção por HIV e tuberculose é um exemplo dessa interação, sendo as rifampicinas potentes indutoras das CYP3A4, com impacto na concentração sérica da maioria dos IP.[5] Como a rifabutina tem menos impacto nesse metabolismo, é considerada alternativa com o uso da rifampicina.[6] Ademais, alguns IP podem induzir ou inibir as isoenzimas CYP, assim como a glicoproteína P e outros transportadores no intestino. O uso de um substrato da CYP3A que tenha uma margem de segurança de toxicidade estreita (como é o caso dos IP) na presença de um potente inibidor da CYP3A pode acarretar nível sérico elevado com efeitos tóxicos importantes. A lista de interações importantes é extensa e se encontra em processo de expansão, sendo alguns exemplos: estatinas, benzodiazepínicos, bloqueadores dos canais de cálcio, imunossupressores (como tacrolimus e ciclosporina), anticonvulsivantes, rifamicinas e sildenafila.[3]

Inibidores da transcriptase reversa análogos de nucleosídeos – ITRN

Esse grupo apresenta interações menos relevantes devido à natureza do metabolismo dessa classe que, ao contrário das demais (IP, ITRNN e maraviroque), não sofre ação do metabolismo hepático pela via CYP. Devem ser considerados efeitos de toxicidade somatória, como é o caso da zidovudina (AZT), quando acrescida a outros fármacos que suprimem a medula óssea, ou associada tenofovir (TDF), com relação à nefrotoxicidade.[3]

Inibidores da transcriptase reversa não análogos de nucleosídeos

Todos os inibidores da transcriptase reversa não análogos de nucleosídeos (ITRNN) são metabolizados no fígado, no citocromo P450, pelo conjunto das isoenzimas (CYP) 3A. Além disso, efavirenz (EFV) e nevirapina (NVP) são substratos das enzimas CYP2B6, sendo a oetravirina (ETR) um substrato das enzimas CYP2C9 e 2C19. Agentes que interfiram no metabolismo dessas enzimas podem alterar o nível sérico desses medicamentos, resultando em falha virológica dos ARV não análogos. Todos os ITRNN são indutores ou inibidores das isoenzimas CYP. Como exemplo dessas interações devem ser consideradas, especialmente, as rifampicinas, os antifúngicos azólicos, os IP para tratamento da hepatite C e as estatinas.[3]

As tabelas apresentadas neste capítulo foram adaptadas do *HIV Drug Interactions*.[7]

Tabela 75.1 ■ ARV e tuberculostáticos

	ATV/r	DRV/r	FPV/r	LPV/r	SQV/r	EFV	ETV	NVP	MVC	RAL	ABC	3TC	TDF	AZT
Amicacina												↔	↔ a	
Clofazimina														
Ciprofloxacino														
Dapsona														↔
Etambutol														
Etionamida														
Isoniazida														
Minociclina														
Moxifloxacino	↑ b				↔ c									
Ofloxacino														
Pirazinamida														
Rifabutina	↑	↑↓50%	↑	↑	↑	↓38%	↓37%	↑17%	*					
Rifampicina	↓72%	↓	↓90%	↓	↓	↓26%	↓	↓58%	↓ **	↓40%	↓			↓47%
Estreptomicina													↔a	

* Maraviroque sem inibidor da protease: 150mg duas vezes ao dia (sem ajustes).
** Maraviroque com rifampicina 600mg duas vezes ao dia.
a – Evitar coadministração, nefrotoxicidade aditiva.
b – Evitar coadministração, prolongamento do QT causado por ambos os fármacos.
c – Associação contraindicada, prolongamento do QT.
↓ Alteração do nível sérico TARV.
↑↓ Alteração do nível sérico tuberculostático.
↔ Sem interação clínica relevante.

Tabela 75.2 ■ ARV e antifúngicos

	ATV/r	DRV/r	FPV/r	LPV/r	SQV/r	EFV	ETV	NVP	MVC	RAL	ABC	3TC	TDF	AZT
Anfotericina B	Verde	Verde	Verde	Verde	Verde	Verde	Verde	Verde	Verde	Verde	Verde	Amarelo	Amarelo	Amarelo
Fluconazol	Verde	Verde	Verde	Verde	Verde	Verde	Amarelo	Amarelo	Verde	Verde	Verde	Verde	Verde	Amarelo
Itraconazol	Amarelo	Amarelo	Amarelo	Amarelo	Verde	Amarelo	Amarelo	Vermelho	Amarelo	Verde	Verde	Verde	Verde	Verde
Cetoconazol	Amarelo	Amarelo	Verde	Amarelo	Verde	Amarelo	Amarelo	Vermelho	Amarelo	Verde	Verde	Verde	Verde	Verde
Terbinafina	Amarelo	Amarelo	Amarelo	Amarelo	Amarelo	Amarelo	Amarelo	Amarelo	Verde	Verde	Verde	Verde	Verde	Verde
Voriconazol	Amarelo	Amarelo	Amarelo	Amarelo	Amarelo	Amarelo	Amarelo	Amarelo	Amarelo	Verde	Verde	Verde	Verde	Verde

Tabela 75.3 ■ ARV e agentes utilizados no tratamento e na profilaxia das doenças oportunistas mais comuns

	ATV/r	DRV/r	FPV/r	LPV/r	SQV/r	EFV	ETV	NVP	MVC	RAL	ABC	3TC	TDF	AZT
Aciclovir	Verde	Verde	Verde	Verde	Verde	Verde	Verde	Verde	Verde	Verde	Verde	Verde	Amarelo	Verde
Azitromicina	Verde	Verde	Verde	Verde	Verde	Verde	Verde	Verde	Verde	Verde	Verde	Verde	Verde	Verde
Clindamicina	Verde	Verde	Verde	Verde	Verde	Verde	Verde	Verde	Verde	Verde	Verde	Verde	Verde	Verde
Pirimetamina	Verde	Verde	Verde	Verde	Verde	Verde	Verde	Verde	Verde	Verde	Verde	Verde	Verde	Amarelo
Sulfadiazina	Verde	Verde	Verde	Verde	Verde	Verde	Verde	Verde	Verde	Verde	Verde	Verde	Verde	Verde
Sulfametoxazol-trimetoprima	Verde	Verde	Verde	Verde	Verde	Verde	Verde	Verde	Verde	Verde	Verde	Amarelo	Verde	Amarelo

Tabela 75.4 ■ ARV e antibióticos utilizados comumente na prática dermatológica

	ATV/r	DRV/r	FPV/r	LPV/r	SQV/r	EFV	ETV	NVP	MVC	RAL	ABC	3TC	TDF	AZT
Amoxicilina	Verde	Verde	Verde	Verde	Verde	Verde	Verde	Verde	Verde	Verde	Verde	Verde	Verde	Verde
Cefalexina	Verde	Verde	Verde	Verde	Verde	Verde	Verde	Verde	Verde	Verde	Verde	Amarelo	Amarelo	Verde
Claritromicina	Amarelo	Amarelo	Verde	Amarelo	Vermelho	Amarelo	Amarelo	Amarelo	Amarelo	Verde	Verde	Verde	Verde	Amarelo
Levofloxacino	Verde	Verde	Verde	Verde	Vermelho	Verde	Verde	Verde	Verde	Verde	Verde	Verde	Verde	Verde
Oxacilina	Verde	Verde	Verde	Verde	Verde	Verde	Verde	Verde	Verde	Verde	Verde	Verde	Verde	Verde
Penicilina benzatina	Verde	Verde	Verde	Verde	Verde	Verde	Verde	Verde	Verde	Verde	Verde	Verde	Verde	Verde
Tetraciclina	Verde	Verde	Verde	Verde	Verde	Verde	Verde	Verde	Verde	Verde	Verde	Verde	Verde	Verde
Vancomicina	Verde	Verde	Verde	Verde	Verde	Verde	Verde	Verde	Verde	Verde	Verde	Verde	Amarelo	Amarelo

Tabela 75.5 ■ ARV e imunomoduladores utilizados comumente na prática dermatológica

	ATV/r	DRV/r	FPV/r	LPV/r	SQV/r	EFV	ETV	NVP	MVC	RAL	ABC	3TC	TDF	AZT
Acitretina	Verde	Verde	Verde	Verde	Verde	Verde	Verde	Verde	Verde	Verde	Verde	Verde	Verde	Verde
Azatioprina	Verde	Verde	Verde	Verde	Verde	Verde	Verde	Verde	Verde	Verde	Verde	Verde	Verde	Verde
Ciclosporina	Amarelo	Amarelo	Amarelo	Amarelo	Amarelo	Amarelo	Amarelo	Amarelo	Amarelo	Verde	Verde	Verde	Amarelo	Verde
Cloroquina	Verde	Verde	Verde	Verde	Verde	Verde	Verde	Verde	Verde	Verde	Verde	Verde	Verde	Verde
Isotretinoína	Amarelo	Amarelo	Amarelo	Amarelo	Amarelo	Amarelo	Amarelo	Amarelo	Verde	Verde	Verde	Verde	Verde	Verde
Metotrexato*	Verde	Verde	Verde	Verde	Verde	Verde	Verde	Verde	Verde	Verde	Verde	Verde	Verde	Amarelo
Micofenolato	Verde	Verde	Verde	Verde	Verde	Verde	Verde	Verde	Verde	Verde	Verde	Verde	Verde	Verde
Pentoxifilina	Verde	Verde	Verde	Verde	Verde	Verde	Verde	Verde	Verde	Verde	Verde	Verde	Verde	Verde
Prednisona	Amarelo	Amarelo	Amarelo	Amarelo	Amarelo	Amarelo	Amarelo	Amarelo	Verde	Verde	Verde	Verde	Verde	Verde
Tacrolimus	Amarelo	Amarelo	Amarelo	Amarelo	Amarelo	Amarelo	Amarelo	Amarelo	Verde	Verde	Verde	Verde	Amarelo	Verde
Talidomida	Verde	Verde	Verde	Verde	Verde	Verde	Verde	Verde	Verde	Verde	Verde	Verde	Verde	Verde
Adalimumabe	Verde	Verde	Verde	Verde	Verde	Verde	Verde	Verde	Verde	Verde	Verde	Verde	Verde	Verde
Etanercepte	Verde	Verde	Verde	Verde	Verde	Verde	Verde	Verde	Verde	Verde	Verde	Verde	Verde	Verde
Infliximabe	Verde	Verde	Verde	Verde	Verde	Verde	Verde	Verde	Verde	Verde	Verde	Verde	Verde	Verde
Ustekinumabe	Verde	Verde	Verde	Verde	Verde	Verde	Verde	Verde	Verde	Verde	Verde	Verde	Verde	Verde

*O uso de metotrexato está contraindicado em pacientes portadores de HIV.

Tabela 75.6 ■ ARV e medicamentos diversos

	ATV/r	DRV/r	FPV/r	LPV/r	SQV/r	EFV	ETV	NVP	MVC	RAL	ABC	3TC	TDF	AZT
Ácido valproico	laranja	laranja	laranja	laranja	laranja	verde	verde	verde	verde	verde	verde	verde	verde	laranja
Artovastatina	laranja	laranja	laranja	laranja	laranja	laranja	laranja	laranja	verde	verde	verde	verde	verde	verde
Carbamazepina	laranja	laranja	laranja	laranja	laranja	laranja	vermelho	laranja	laranja	laranja	laranja	verde	verde	laranja
Fenobarbital	laranja	vermelho	laranja	laranja	laranja	laranja	vermelho	laranja	laranja	laranja	laranja	verde	verde	laranja
Fenofibrato	verde	verde	verde	verde	verde	verde	verde	verde	verde	verde	verde	verde	verde	verde
Fenitoína	laranja	vermelho	laranja	laranja	laranja	laranja	vermelho	laranja	laranja	laranja	laranja	verde	verde	laranja
Omeprazol	vermelho	verde	verde	verde	laranja	verde	verde	verde	verde	laranja	verde	verde	verde	verde
Pravastatina	verde	laranja	verde	verde	laranja	laranja	laranja	verde	verde	verde	verde	verde	verde	verde
Ranitidina	laranja	verde	laranja	verde	verde	verde	verde	verde	verde	laranja	verde	verde	verde	verde
Sinvastatina	vermelho	vermelho	vermelho	vermelho	vermelho	laranja	laranja	laranja	verde	verde	verde	verde	verde	verde

Legenda:

verde	Sem interação clínica significativa.
amarelo	Interação clínica esperada e pouco relevante.
laranja	Interação relevante que pode exigir ajuste ou monitoramento.
vermelho	Não coadministrar esses fármacos.

ATV/r – atazanavir; DRV/r – darunavir; FPV/r – fosamprenavir; LPV/r – lopinavir; SQV/r – saquinavir; EFZ – efavirenz; ETV – etravirina; NVP – nevirapina; MVC – maraviroque; RAL – raltegravir; ABC – abacavir; 3TC – lamivudina; TDF – tenofovir; AZT – zidovudina. A enfuvertida não foi incluída porque não promove interações significativas.

Referências

1. Brasil. Ministério da Saúde. Secretaria de Vigilância em Saúde. Programa Nacional de DST e AIDS – Recomendações para terapia anti-retroviral em adultos infectados pelo HIV: 2008/Ministério da Saúde, Secretaria de Vigilância em Saúde, Programa Nacional de DST e AIDS. 7. ed. Brasília: Ministério da Saúde, 2008. 244p.
2. Programa Conjunto das Nações Unidas sobre HIV/AIDS (UNAIDS). Disponível em: http://www.unaids.org/en/regionscountries/countries/brazil/. Acessado em: 17/06/2013.
3. Panel on Antiretroviral Guidelines for Adults and Adolescents. Guidelines for the use of antiretroviral agents in HIV-1-infected adults and adolescents. Department of Health and Human Services. Disponível em: http://aidsinfo.nih.gov/ContentFiles/AdultandAdolescentGL.pdf. Acessado em: 20/05/2013.
4. Grinsztejn B, Castro N, Arnold V et al. The "ART" of TB treatment – efficacy and safety of raltegravir vs efavirenz for the treatment of HIV/TB patients: 48-week results of the ANRS 12180 Reflate TB Trial. Paper #853. 20th Conference on Retroviruses and Opportunistic Infections (CROI), March 3-6, 2013. Atlanta, USA.
5. Baciewicz AM, Chrisman CR, Finch CK, Self TH. Update on rifampin and rifabutin drug interactions. Am J Med Sci 2008; 335(2):126-36. Disponível em: http://www.ncbi.nlm.nih.gov/entrez/query.fcgi?cmd=Retrieve&db=PubMed&dopt=Citation&list_uids=18277121. Acessado em: 20/05/2013.
6. Blumberg HM, Burman WJ, Chaisson RE et al. American Thoracic Society/Centers for Disease Control and Prevention/Infectious Diseases Society of America: treatment of tuberculosis. Am J RespirCrit Care Med 2003; 167(4):603-62. Disponível em: http://www.ncbi.nlm.nih.gov/entrez/query.fcgi?cmd=Retrieve&db=PubMed&dopt=Citation&list_uids=12588714. Acessado em: 20/05/2013.
7. HIV Drug interactions [página eletrônica]. The University of Liverpool: Liverpool HIV Pharmacology group; atualizado em 13 de agosto 2013. Disponível em: http://www.hiv-druginteractions.org. Acessado em 21/08/2013.

Parte XI

DERMATOSES TROPICAIS

Pênfigo Foliáceo Endêmico

Mariana Costa Alves

INTRODUÇÃO

O termo pênfigo, derivado da palavra grega *pemphix*, que significa bolha, foi utilizado pela primeira vez em medicina em 1791[1] para descrever um grupo raro de doenças bolhosas intraepidérmicas mucocutâneas de caráter autoimune e que têm grande potencial de morbidade e mortalidade.

Os pênfigos são representados, principalmente, por dois subtipos: o pênfigo vulgar (PV) e o pênfigo foliáceo (PF), sendo o primeiro cinco vezes mais comum do que o último nos EUA, representando 70% dos casos de pênfigos, enquanto o PF é responsável por 20%. Por outro lado, PF é mais comum do que PV na Finlândia, na África do Sul e em Mali e é endêmico no Brasil, na Tunísia, na Colômbia, na Venezuela, no Equador, no Peru e no Paraguai.[2,3] A incidência mundial dos pênfigos é de um a 16 novos casos/1 milhão de habitantes ao ano, variando entre os países. Acomete igualmente ambos os sexos e atinge todas as raças.[4]

A forma de PF que tem distribuição em determinadas áreas geográficas, ou seja, endêmica, é conhecida como pênfigo foliáceo endêmico (PFE), popularmente conhecido como fogo selvagem (FS). Acomete mais frequentemente crianças, adolescentes e adultos jovens que vivem nas áreas rurais de regiões endêmicas.[5] A forma esporádica, conhecida como pênfigo de Cazenave, tem distribuição mundial. Ambas as formas de apresentação do PF podem ser diferenciadas por sua epidemiologia, com a presença de formas familiares e faixa etária mais jovem acometida no FS.[2,6] Silvestre e Netto (2005) demonstraram essas características mediante análise de 210 prontuários de pacientes de PFE no período de 1996 a 2001 no estado de Goiás, encontrando maior incidência da doença na terceira década de vida e na zona rural, leve ocorrência familiar e sem predileção por gênero.[7] Variantes mais raras do PF são o pênfigo eritematoso, também conhecido como síndrome de Senear-Usher, e o PF fármaco-induzido.[8,9]

A história epidemiológica do PFE no Brasil mostra ascensão, seguida de queda da endemia em algumas regiões. No Hospital do Pênfigo de Goiânia foram registrados 502 casos entre 1952 e 1959 e 1.822 casos entre 1960 e 1969. Após esse período, houve queda progressiva: entre 1996 e 2001 foram registrados 210 casos, com incidência anual praticamente estável. A partir da década de 1930, houve aumento significativo do número de casos de PFE nos estados de São Paulo, Goiás, Mato Grosso, Minas Gerais e no norte do Paraná.[6] No entanto, a incidência continuou maior, principalmente, na Região Centro-Oeste do Brasil.[7] A região nordeste do estado de São Paulo, incluindo os municípios de Franca e Ribeirão Preto, também é endêmica para o PFE, mas estudo realizado por Gonçalves e cols. (2011) mostrou tendência de queda da incidência em uma série histórica de 20 anos – 1988 a 2008.[6]

PATOGÊNESE

Genética

A ocorrência de formas familiares está presente no PFE, chegando a 18% dos casos. A expressão dos alelos HLA DRB1 0404, 1402 ou 1406 está significativamente relacionada com PFE no Brasil, apresentando uma determinada sequência de alelos (LLEQRRAA) nas posições 67-74 da terceira região hipervariável do HLA-DRB1.[8] A suscetibilidade tanto para a forma esporádica como para a forma endêmica está associada ao polimorfismo no gene da desmogleína-1 (Dsg-1) e o polimorfismo no gene da interleucina-6 está associado ao PFE.[10]

Autoimunidade

O papel da autoimunidade é bem estabelecido nos pênfigos, com a formação de lesões vesicobolhosas sendo promovida pelos anticorpos IgG dirigidos contra glicoproteínas do desmossomo.[8] O mecanismo que leva a essa desregulação do sistema imune, e consequentemente à autoimunidade, é complexo e ainda não completamente entendido.[4] Essa agressão imune gera acantólise na camada granulosa subcórnea, já que a desmogleína-1, alvo dos autoanticorpos (anti-Dsg-1) no PFE, está localizada, principalmente, na porção superior da epiderme. Como a Dsg-1 está ausente nas mucosas, estas não são acometidas em caso de PFE.[6]

As desmogleínas são glicoproteínas transmembrânicas da família das caderinas de 160kD, que compõem os desmossomos, com uma parte intracelular (endodomínio) e vários domínios extracelulares (ectodomínio – EC). Acredita-se que o domínio intracelular esteja envolvido com as funções de adesão e integridade do citoesqueleto, enquanto a porção extracelular, além das funções de adesão, participaria da patogenia de processos autoimunes, por conter os determinantes antigênicos (epítopos). A partir de uma Dsg-1 recombinante, foram realizados ensaios em modelos murinos, os quais comprovam a patogenicidade dos anticorpos do PF dirigidos contra o ectodomínio da Dsg-1, principalmente contra os ectodomínios EC1 e EC2.[4,8]

A subclasse de IgG predominante no PFE, caracterizada por imunofluorescência indireta (IFI), é a IgG-4. Autoanticorpos das classes IgG-1 e IgG-2 são detectados em baixos títulos, enquanto a IgG-3 está ausente. Em estudo recente, foi demonstrado que a IgG-4 em baixos títulos na IFI pode ser encontrada em 56% dos doentes com PFE em remissão clínica e que isso poderia representar maior possibilidade de reativação da enfermidade, caso esses autoanticorpos estejam se dirigindo contra os epítopos patogênicos da Dsg-1. Altos títulos dessa subclasse estão presentes em fase ativa da doença, sendo encontrados baixos títulos de IgG-1 em doença em remissão ou controles sadios de áreas endêmicas.[8]

O que poderia justificar a presença de autoanticorpos em indivíduos sadios que vivem em áreas endêmicas e que não desenvolvem a enfermidade é o fenômeno denominado epítopo de espalhamento (*epitope spreading*) intramolecular ou mimetismo antigênico. O epítopo de espalhamento, no caso das doenças cutâneas, ocorre quando algum dano tecidual causado por dermatose autoimune ou inflamatória leva à exposição de componentes proteicos até então não detectados pelo sistema imunológico, ocasionando a produção de autoanticorpos distintos e desencadeando outra doença cutânea autoimune.

Os achados demonstram que esses controles normais de áreas endêmicas exibem autoanticorpos que reconhecem porções não patogênicas da Dsg-1 (EC-5). A produção de anticorpos anti-EC5 seria desencadeada por reação cruzada de antígenos exógenos com homologia de sequência com o domínio EC5 da Dsg-1.[1] Em indivíduos expostos repetidamente a picadas de insetos hematófagos e com predisposição genética ao PFE, o epítopo de espalhamento exacerba a resposta imunológica e aumenta a produção de anticorpos patogênicos da subclasse IgG-4 que reconhecem os EC1 e EC2 da Dsg-1. Surge a hipótese de que um componente da saliva do inseto vetor, mais do que o próprio parasita, possa desencadear resposta de anticorpos contra o EC5 (Figura 76.1). Assim, o epítopo de espalhamento dentro do ectodomínio da Dsg-1 parece ditar a mudança da fase pré-clínica da doença para a fase clínica.[1,5,8]

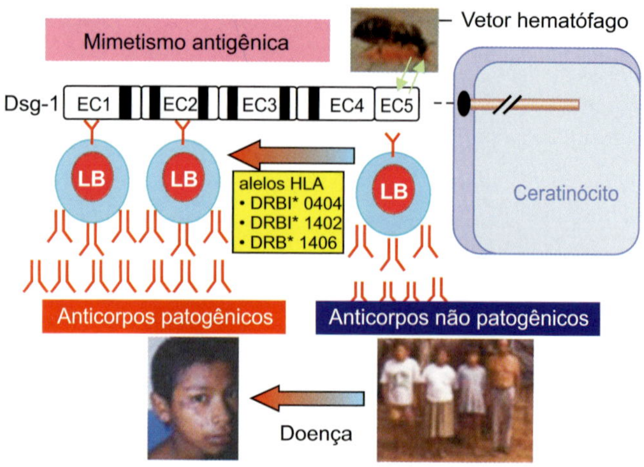

Figura 76.1 ■ Etiopatogenia do pênfigo foliáceo endêmico. (Aoki e cols, 2008.[1])

Outro fato que pode ser explicado por esse fenômeno é a transformação de uma doença bolhosa em outra, distinta. Linfócitos T ou B passam a reconhecer epítopos endógenos em proteínas distintas (intermoleculares). Já foram relatados casos de epítopo de espalhamento intermoleculares em que houve conversão de PV em PF e, mais raramente, de PF em PV ou penfigoide bolhoso.

Com relação à resposta imune celular no PF, sabe-se que é predominantemente Th2, com linfócitos CD4+ levando à produção de IgG-4 por meio da liberação de interleucinas 4, 5 e 6, explicando o predomínio dessa subclasse de IgG.[8]

Fatores ambientais

Agentes ambientais estão implicados na patogênese do PFE, principalmente a participação do inseto simulídeo ou borrachudo (Figura 76.2).[8] Questionários aplicados a pacientes de um estudo de caso-controle apontam picada de insetos alados como fator de risco (*odds ratio:* 4,7, $p < 0,001$).[5] Em outro trabalho, o *Simulium nigrimanum* foi detectado como a espécie predominante em área de alta prevalência do PFE, a reserva indígena Terena, de Limão Verde, a 25km de Aquidauana, Mato Grosso do Sul.[8]

A exposição do doente a outros fatores ambientais, como outros insetos hematófagos (triatomídeos e cimecídeos) e moradias rústicas, com tetos de sapê e paredes de adobe, mostrou-se relevante para o desencadeamento do PFE.[8] Já foi demonstrado que o pico de casos de PFE ocorre no final da época de chuvas, quando as condições são ótimas para os insetos hematófagos.[9]

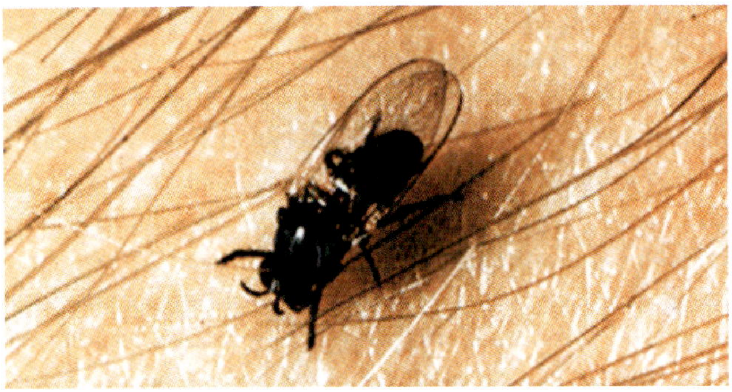

Figura 76.2 ■ *Simulium*. (Disponível em: http://www.science.smith.edu/departments/Biology/SWILLIAM/fgn/pnb/oncvol.html. Acesso em: 18/04/2013.)

A luz ultravioleta pode induzir a formação de bolhas, sendo o sol um dos fatores ambientais mais importantes para o desenvolvimento e a piora do PFE.[5]

Outros fatores

Dados apontam para a participação da acetilcolina e seus receptores na formação de acantólise no pênfigo. Tem sido demonstrado que os agentes colinérgicos podem diminuir a adesão entre os desmossomos mediante a alteração dos níveis de Dsg-1 e Dsg-3 na epiderme. O fator de necrose tumoral alfa (TNF-α) também parece ter participação na perda de adesão entre os ceratinócitos. Estudos demonstraram a liberação de TNF-α e de interleucina-1 pelos ceratinócitos epidérmicos nas áreas de acantólise no pênfigo.[2]

MANIFESTAÇÕES CLÍNICAS

O PFE é também conhecido como fogo selvagem. Esta terminologia faz referência à expressão popular fogo selvagem, usada pela população para identificar a sensação de calor e ardência característica da doença. O quadro clínico da forma endêmica é semelhante ao da forma esporádica ou clássica.

As lesões cutâneas iniciam-se como bolhas superficiais que se rompem facilmente, deixando erosões, com escamas e crostas finas e aderentes (Figuras 76.3 e 76.4). Acomete predominantemente a face, o pescoço e a parte superior do tronco, quando é denominada forma frusta ou localizada, com distribuição, principalmente, em áreas seborreicas (Figura 76.5). O quadro pode evoluir para a forma generalizada, tendo sua expressão máxima na eritrodermia (Figuras 76.6 e 76.7), ou evoluir em sua fase crônica com lesões do tipo placas verrucosas, que têm curso extremamente arrastado (Figura 76.8). Praticamente todos os pacientes têm lesões na face e/ou no couro cabeludo. O PFE não acomete mucosa oral, palmas e plantas. Na maioria dos pacientes, a doença tem início gradual, com as lesões cutâneas evoluindo durante semanas ou meses. Em uma minoria de casos o aparecimento é

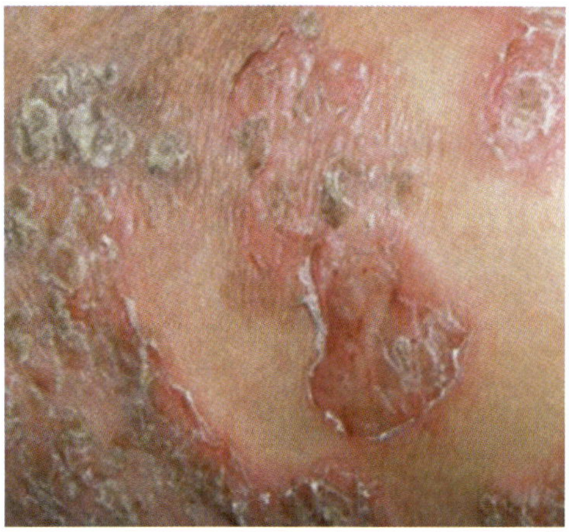

Figura 76.3 ■ Bolhas flácidas rotas, formando escamas e crostas. (Serviço de Dermatologia do Hospital Eduardo de Menezes.)

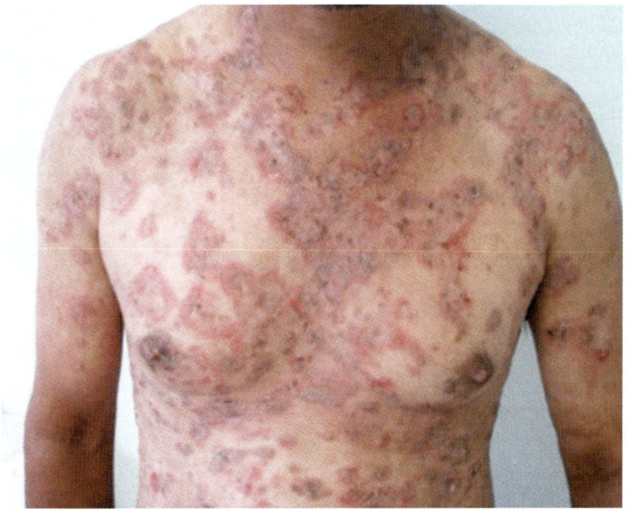

Figura 76.4 ■ Lesões exulceradas com crostas aderentes. (Serviço de Dermatologia do Hospital Eduardo de Menezes.)

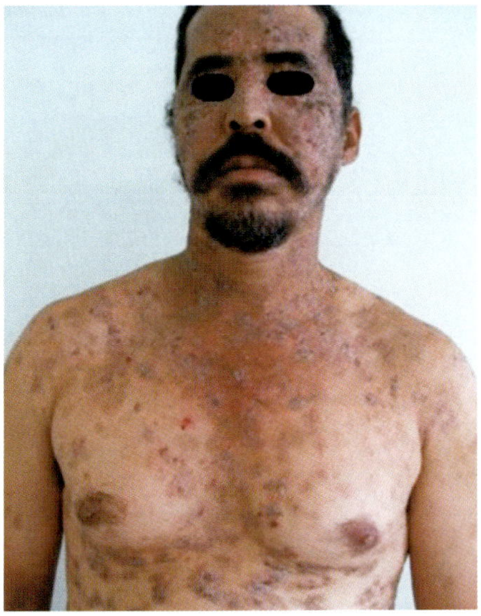

Figura 76.5 ■ Crostas, erosões e hipercromia residual em áreas seborreicas. (Serviço de Dermatologia do Hospital Eduardo de Menezes.)

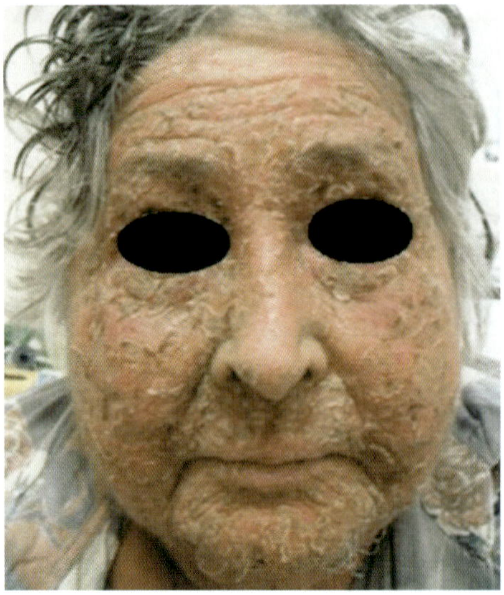

Figura 76.6 ■ Eritrodermia com escamas e crostas. (Serviço de Dermatologia do Hospital Eduardo de Menezes.)

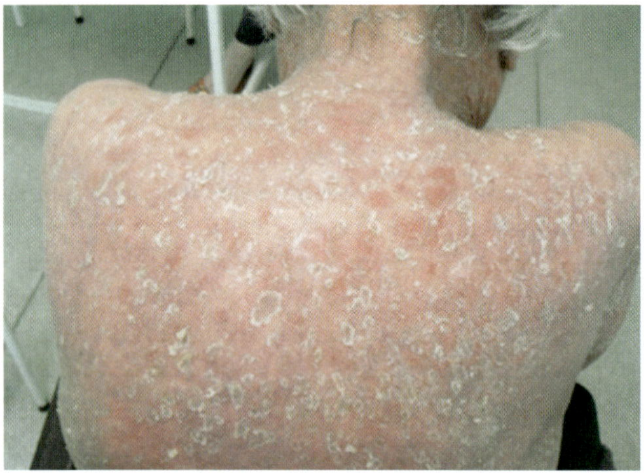

Figura 76.7 ■ Eritrodermia com áreas de erosões e intensa descamação. (Serviço de Dermatologia do Hospital Eduardo de Menezes.)

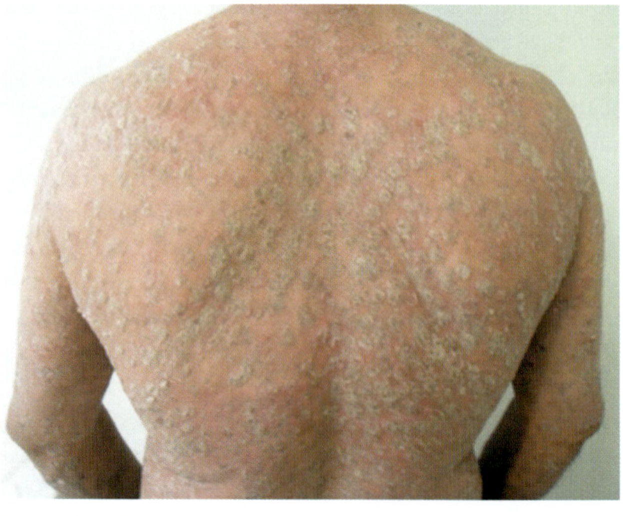

Figura 76.8 ■ Lesões crostosas crônicas com exulcerações. (Serviço de Dermatologia do Hospital Eduardo de Menezes.)

súbito, atingindo grande extensão do tegumento.[5,11] O sol e o calor podem exacerbar a atividade da doença.

Na fase eritrodérmica, são frequentes complicações como infecções secundárias diversas. Piodermites, dermatofitoses, escabiose e verrugas virais são as mais comuns. Disseminação do herpesvírus (HSV), levando a erupção variceliforme de Kaposi, foi responsável, no passado, por muitos óbitos nessa forma da doença e ainda hoje é considerada grave.[11] Embora a erupção variceliforme de Kaposi seja mais comum nos pacientes com dermatite atópica, também tem sido relatada em doenças bolhosas autoimunes. Existem 17 casos relatados em pacientes com PF, dois dos quais faleceram devido a viremia pelo HSV, hepatite e/ou falência múltipla de órgãos. Desenvolvimento de nova dor cutânea ou novos sintomas constitucionais, mudança na morfologia primária, progressão rápida de lesões e falha das terapias convencionais devem levar o médico a considerar infecção viral concomitante, incluindo HSV ou mesmo citomegalovírus.[13]

Além do potencial risco de infecção secundária, principalmente em formas disseminadas, as lesões crônicas podem levar a desidratação e dor importante. O impacto na qualidade de vida é significativo, e suporte psicológico muitas vezes é necessário.[4]

Embora os anticorpos do PF possam atravessar a placenta, o neonato não é frequentemente afetado. Em dois casos em que os neonatos se apresentavam com a doença, os títulos de anticorpos estavam muito elevados tanto nas mães como nas crianças.[10] Um estudo com 19 mães portadoras de PFE mostrou que nenhum de seus respectivos filhos nasceu com acometimento cutâneo da doença.[9]

Um número cada vez maior de doenças têm sido associadas ao PF, como penfigoide bolhoso, miastenia grave, outras doenças autoimunes, e também neoplasias, incluindo linfoma de células B e células T, câncer de próstata e carcinoma cutâneo de células escamosas.[9]

DIAGNÓSTICO DIFERENCIAL

O diagnóstico diferencial do PFE inclui impetigo bolhoso, pênfigo por IgA, pênfigo herpetiforme, erupção por medicamentos, dermatose pustular subcórnea e lúpus eritematoso. Se as lesões se localizam em face e couro cabeludo, com descamação abundante e crostas amareladas, a dermatite seborreica deve ser considerada. Os casos que se apresentam como eritrodermia esfoliativa, psoríase, pitiríase *rubra* pilar e erupção por medicamentos entram no diagnóstico diferencial.[9]

DIAGNÓSTICO

A lesão do FS é caracterizada histologicamente pela formação de bolha acantolítica intraepidérmica alta na região subcórnea ou granulosa (Figura 76.9). Os sítios dessas bolhas coincidem com a distribuição da Dsg-1 na epiderme,

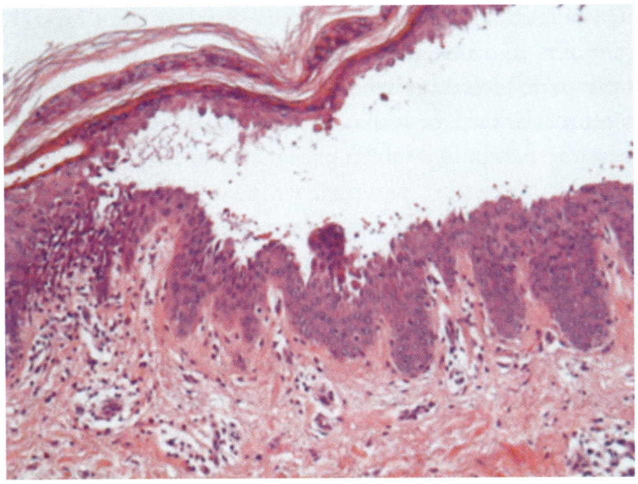

Figura 76.9 ■ Clivagem subcórnea com células acantolíticas. (Gérard Abadjian – Universidade St. Joseph. Disponível em: <http://www.epathologies.com/pcoll/derm/pf01/051128.htm.> Acesso em: 18/04/2013.)

que tem maior expressão nas camadas superiores do estrato espinhoso, embora a Dsg-1 também esteja presente, em menor grau, na epiderme profunda.[5] Um achado comum é o encontro de pústulas subcórneas com neutrófilos e células acantolíticas.[12] Lesões mais antigas apresentam sinais de inflamação crônica, incluindo papilomatose, acantose, hiperceratose, paraceratose e *plug* folicular.[8]

Imunofluorescência direta (IFD) da pele perilesional mostra depósito de IgG e C3 na superfície dos ceratinócitos em todos os casos ativos, podendo ser mais intenso nas camadas superiores da epiderme devido à maior densidade de Dsg-1 nessa localização (Figura 76.10).[5,9] A sensibilidade da IFD em qualquer pênfigo varia entre 80% e 95%.[9]

O exame de IFI com o soro de pacientes em atividade, usando como substrato pele humana normal, demonstra, na maioria dos casos de PF, anticorpos IgG circulantes contra a superfície celular dos ceratinócitos. A pele humana normal é o substrato mais sensível para detecção dos autoanticorpos, seguida, em ordem decrescente, de eficiência por esôfago de porquinho-da-índia, esôfago de macaco e língua bovina. A sensibilidade descrita para diagnóstico de pênfigos é de 79% a 90%. Os níveis de anticorpos correlacionam-se diretamente com a extensão e a atividade da doença.[5,9]

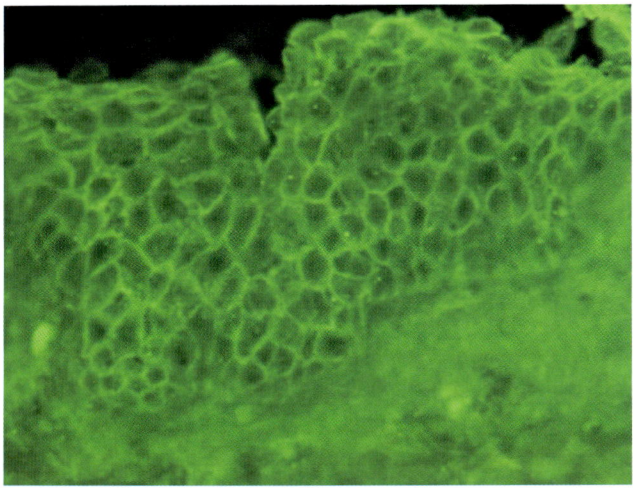

Figura 76.10 ■ Imunofluorescência direta com depósito de IgG intercelular na epiderme. (Gérard Abadjian – Universidade St. Joseph. Disponível em: <http://www.epathologies.com/pcoll/derm/pf01/051128.htm.> Acesso em: 18/04/2013.)

Um estudo comparativo das técnicas de detecção de autoanticorpos no PFE, utilizando o *imunoblotting* (IB) com extratos epidérmicos e a imunoprecipitação (IP) com Dsg-1 bovina, mostra que o IB, apesar de específico, é pouco sensível. Em contrapartida, a IP revelou-se técnica altamente sensível e específica, apresentando reatividade em 100% dos casos de PFE com a Dsg-1 bovina, independente do grau de atividade da doença. Essa técnica ainda revelou autoanticorpos presentes em indivíduos normais vivendo em áreas endêmicas e que apresentaram o PFE, após 2 anos de seguimento, em 10% dos casos analisados.

A técnica de ELISA, utilizando desmogleínas recombinantes (rDsg-1 e rDsg-3), expressas em baculovírus, foi introduzida em 1997. Sua positividade foi de 96% para doentes de PF e de 94% para doentes de PV (1997), oferecendo ferramenta laboratorial altamente sensível e específica. Dado muito interessante foi a ocorrência de controles sadios soropositivos para rDsg-1 em 14% dos indivíduos analisados, sugerindo que essa população de risco para o PFE deveria estar sob vigilância imunoepidemiológica.[8] Em outro estudo, a sensibilidade e a especificidade encontradas foram de 97,9% e 98,9%, respectivamente. Por ser quantitativo, tem sido indicado como método de eleição para diagnóstico e seguimento dos doentes com PF.[8]

Cunha e Barraviera (2009), estudando a sensibilidade dos testes de IFI e IB para detectação de autoanticorpos do PFE, constataram que a IFI (71%) é o teste mais sensível do que o IB (28%). Os mesmos autores, comparando a sensibilidade da IFI com a do ELISA, demonstraram que os anticorpos foram observados por ELISA (rDsg-1) em 91% dos casos, enquanto a positividade com a IFI foi de 81%.[5]

TRATAMENTO

O objetivo do tratamento do PF é induzir e manter a remissão clínica. Isto implica a supressão da formação de bolhas, a cicatrização de erosões e a suspensão do tratamento.

Glicocorticoides

Os corticoides são a pedra angular no tratamento, sendo a maioria dos pacientes responsiva a essa terapia. Sua introdução, na década de 1950, foi um marco na abordagem dos pênfigos, pois reduziu a mortalidade da doença de 75% para 30% dos casos.[2,4]

O tratamento se faz, principalmente, com prednisona (PDN) VO, na dose de 1 a 2mg/kg/dia (dose máxima de 100 a 120mg/dia). Se não houver resposta no prazo de 7 a 10 dias, pode-se substituir a PDN por triancinolona na dose equivalente. A redução do corticoide deve ser iniciada após resolução completa das lesões e o não surgimento de novas bolhas. A dose é reduzida em 10mg a cada semana até ser alcançada a dose de 30mg/dia. Posteriormente, a redução deve ser mais lenta, 5 a 10mg/mês, atingindo a dose de 10mg/dia. A retirada ocorre com diminuição de 2,5mg a cada 1 ou 2 meses, de acordo com a evolução clínica. O tratamento pode ser suspenso 1 ano após o uso de doses baixas diárias ou em dias alternados, sem surgimento de novas lesões, e com sorologia (IFI) negativa.[5,14]

Comparando a dose inicial de prednisolona de 60 e 120mg em 22 pacientes, um estudo foi inconclusivo quanto a efeitos adversos, controle da doença, mortes e recidivas, e a dosagem ótima não é conhecida.[15] Estudo realizado no Hospital Universitário Clementino Fraga Filho, no período de 1978 a 1999, também comparou dois grupos de tratamento: um recebendo até 100mg/dia de prednisona e o outro grupo > 120mg diariamente. Com o primeiro esquema, houve bom controle inicial dos pênfigos, sem aumento da taxa de mortalidade associada às doenças. A dose > 120mg induziu maior morbidade. Os resultados tornaram possível estabelecer um esquema de prednisona (1 a 2mg/kg/dia), com dose máxima de 120mg diários, no tratamento dos pênfigos vulgar e foliáceo.[17] Série randomizada e controlada de 22 pacientes com pênfigo grave, desenvolvida por Ratnam e cols., também mostrou igual eficácia entre grupos de dose menor e dose maior de corticoide, com menos efeitos adversos.[2]

Muitos estudiosos recomendam doses intermediárias ou baixas, principalmente se associadas a imunossupressores, e tolerância à atividade residual da doença, o que resulta em redução de complicações e da mortalidade. Outros, no entanto, ainda preferem o uso de altas doses de corticoide para controle inicial da doença, com escalonamento posterior da dose.[12]

Os glicocorticoides podem ser usados, também, em regime de pulsoterapia. A metilprednisolona é a primeira opção para pulsoterapia, sendo usada na dose de 250 a 1.000mg/dia, por 4 a 5 dias consecutivos, podendo resultar em longas remissões e promover redução da dose total de corticoide necessária para controle da doença. Apesar desses benefícios, pode ter como efeitos adversos arritmias cardíacas com morte súbita, sendo seu uso ainda controverso.[12] Associações de medicações como dexametasona e ciclofosfamida em pulsos também podem ser usadas.[16] Estudo com 20 pacientes, avaliando pulso de dexametasona oral, foi inconclusivo e demonstrou número elevado de efeitos adversos.[15] Em outra série controlada, não randomizada, de 20 pacientes com PV recém-diagnosticado, Femiano e cols. demonstraram não haver diferença no tempo para atingir remissão entre pulsoterapia EV de corticoide e corticoterapia não pulsada. Por outro lado, várias séries de casos mostraram que, em casos graves e recalcitrantes de PV, a pulsoterapia pode apresentar benefícios. Estudos controlados ainda são necessários para avaliar a real eficácia dessa opção terapêutica, incluindo também pacientes com PF.[2]

Corticoterapia tópica pode ser indicada nas lesões crônicas e, particularmente, nas crianças com formas generalizadas e que apresentam pouca resposta à corticoterapia sistêmica. Deve ser indicada por segmentos corpóreos a cada 3 ou 4 dias. Infiltração com triancinolona, 5mg/mL, pode ser indicada em lesões crônicas, localizadas e resistentes ao tratamento tópico.[14] Formas superficiais de PF geralmente respondem a corticoides tópicos de alta potência ou intralesionais.[10]

O curso prolongado e as altas doses exigidas para controle da doença, no entanto, estão associados a efeitos adversos significativos: face cushingoide, infecções, úlceras gástricas, *diabetes mellitus* (DM), hiperlipidemia, hipertensão, osteoporose, psicose, catarata e necrose asséptica do fêmur.[2,7] A investigação de osteoporose deve incluir densitometria óssea prévia ao início da corticoterapia, devendo ser repetida anualmente. O uso de cálcio e vitamina D deve ser orientado de acordo com avaliação clínico-laboratorial.[14]

Importante lembrar que, mesmo com exame parasitológico de fezes negativo, é conveniente a prescrição de medicamentos antiparasitários, principalmente efetivos contra estrongiloides, que podem se disseminar com a corticoterapia.[5]

Poupadores de corticoides

As inúmeras medicações adjuvantes poupadoras de corticoides são amplamente utilizadas para aumentar a eficácia do tratamento e reduzir as doses dos corticoides e, consequentemente, seus efeitos colaterais.

As medicações mais estudadas são azatioprina (AZA), ciclofosfamida (CFF) e micofenolato mofetil (MFF). Outros fármacos que podem ser utilizados são: ciclosporina, metotrexato, antimaláricos, dapsona, difosfato de cloroquina, tetraciclina e nicotinamida. Nos casos refratários e não responsivos a corticosteroides sistêmicos e outros imunossupressores, há indicação de imunobiológicos e imunoglobulina endovenosa (IGEV).[5,16]

Martin e cols. (2009), em sua revisão sistemática de ensaios randomizados e controlados de 11 estudos, incluindo 404 pacientes com PV e PF (337 com PV, 27 com PF e 40 não especificados), avaliaram a segurança e a eficácia de várias intervenções. Foram avaliados prednisolona, pulso de dexametasona, AZA, CFF, ciclosporina, dapsona, MFF, plasmaférese, fator de crescimento epitelial tópico e medicina chinesa tradicional. Foi possível a realização de meta-análise, comparando CFF *versus* corticoide isolado, ciclosporina *versus* corticoide isolado, AZA *versus* CFF e AZA *versus* MFF, cujos dados serão referidos adiante. Algumas terapias, nessa revisão, revelaram-se superiores a outras, mas não houve evidências fortes nos estudos para estabelecer resultados definitivos.[4]

O início de ação dos imunossupressores é lento, em torno de 4 a 6 semanas. Esses medicamentos são utilizados para manutenção e não para controle inicial da doença.[2]

A escolha do melhor fármaco a ser usado em caso de falha ou contraindicação à corticoterapia ainda é difícil. Há poucos estudos randomizados e controlados para avaliar a real efetividade e os riscos da terapêutica disponível no momento.[2] Importante salientar, também, que os poupadores de corticoides apresentam seus próprios efeitos adversos, que podem ser graves.[15]

AZA e MFF parecem ser agentes benéficos devido a seus efeitos adversos mais brandos e seu evidente efeito poupador de corticoide, sendo geralmente os primeiros imunossupressores de escolha.[2,12] Quanto ao efeito poupador de corticoide, o melhor fármaco parece ser a AZA, seguida da CFF e do MFF. O MFF parece ser a melhor opção como poupador de corticoide para controle de doença, seguida da AZA. No entanto, ainda são necessários novos estudos.[15]

Azatioprina

A azatioprina (AZA) é um análogo das purinas que compromete a síntese dos nucleotídeos adenina e guanina e determina inibição do metabolismo do DNA nas células linfoides. Há maior comprometimento da imunidade celular e citotoxicidade em relação à imunidade humoral.[14]

Em estudo com 40 pacientes, foi menos efetiva do que o MFF no controle de doença. Em comparação com a CFF, os resultados foram inconclusivos. Como agente poupador de corticoide, a AZA é efetiva quando comparada à prednisolona isoladamente, com base em estudo com 57 participantes, foi mais efetiva do que a CFF, em estudo com 57 participantes, e também mais efetiva do que o MFF, em dois estudos com 92 pacientes (Figura 76.11). A relevância clínica desse efeito poupador de corticoide não é certa.[15] Em estudo controlado, não randomizado, de 72 pacientes com pênfigo, Akhtar e Hasan mostraram que a combinação de AZA com prednisolona revelou-se mais efetiva do que o uso isolado de prednisolona. Apesar de não existirem estudos randomizados, o efeito da AZA como terapia adjuvante parece benéfico.[2] Sampaio e Rivitti (2008) relatam pouca eficácia da AZA no PF, enquanto Burns e cols. (2010) referem ser esta uma terapia adjuvante eficaz em casos graves.[10,14]

Micofenolato de mofetil

Originalmente aprovado pela Food and Drug Administration (FDA), em 1995, para profilaxia de rejeição em transplantados renais e cardíacos, o MFF é uma prodroga do ácido micofenólico e tem como principais vantagens, em relação a este último, maiores biodisponibilidade, eficácia e tolerabilidade. Sua ação se dá mediante a inibição da enzima inosina 5-monofosfato desidrogenase, bloqueando a via de síntese das purinas. Como os linfócitos T e B utilizam essa via de metabolização, sua inibição provoca supressão na proliferação dos linfócitos, na formação de autoanticorpos, no recrutamento de leucócitos e na glicosilação de proteínas de adesão ao endotélio. Os principais efeitos adversos são os sintomas gastrointestinais, que são dose-dependentes, mialgia, neutropenia, linfopenia e infecções.[16]

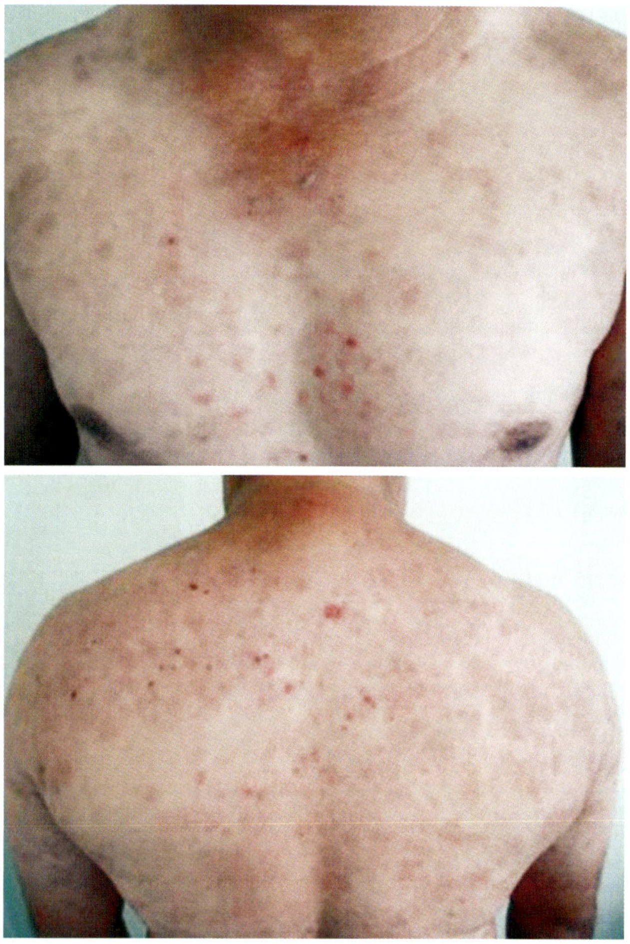

Figura 76.11 ■ Erosões, crostas e hipercromia residual. Quadro parcialmente controlado com azatioprina, 300mg/dia, e prednisona, 40mg/dia. (Serviço de Dermatologia do Hospital Eduardo de Menezes.)

O MFF tem efeito relativamente rápido na redução dos títulos de anticorpos e da atividade da doença, mesmo em pacientes irresponsivos à AZA. Como apresenta, provavelmente, menos reações adversas do que a AZT, o MFF tem sido a primeira escolha como imunossupressor em alguns centros.[12]

MFF foi mais efetivo do que AZA em induzir controle de pênfigo em estudo com 40 pacientes. Entretanto, demonstrou menor efeito poupador de corticoide do que AZA, com base em dois estudos com 92 pacientes.[15] Inúmeras séries de casos apontam o MFF como terapia adjuvante eficaz no tratamento do pênfigo refratário, também com

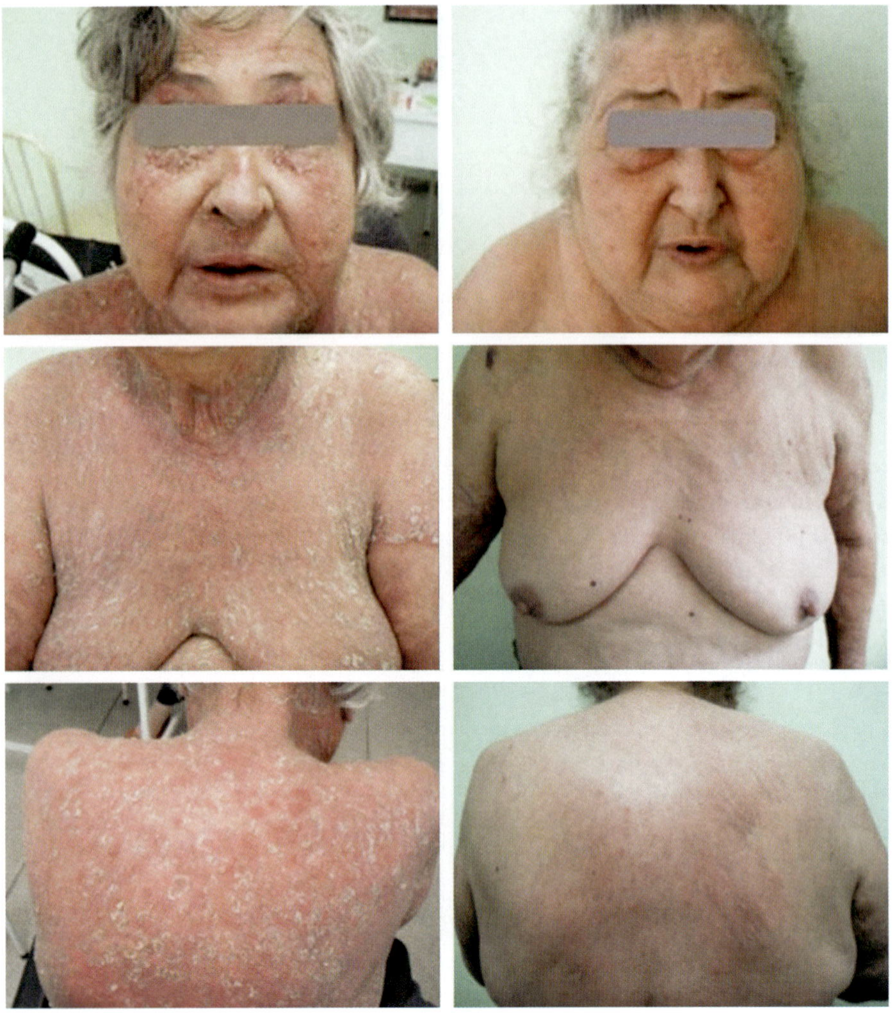

Figura 76.12 ■ À esquerda, quadro inicial de eritrodermia difusa com descamação grosseira, exulcerações e bolhas flácidas. À direita, ausência de lesões após 1 ano e 8 meses de tratamento. Paciente em uso de prednisona, 10mg/dia, e micofenolato de mofetil, 3.000mg/dia. (Serviço de Dermatologia do Hospital Eduardo de Menezes)

efeito poupador de corticoide. No entanto, a maioria desses relatos é de PV e não de PF.[2]

Sampaio e Rivitti (2008) recomendam a associação de MFF quando não há melhora com a corticoterapia.[14] A dose utilizada é de 35 a 45mg/kg/dia, e a dose máxima é de 3g/dia (Figura 76.12).[5]

Ciclofosfamida

Ciclofosfamida (CFF) é agente alquilante potente que, em pequenas doses, ocasiona diminuição da celularidade dos órgãos linfoides, sem afetar as células hematopoéticas. Em doses altas, é seletivamente tóxica para linfócitos B. Em pulso, acarreta menor potencial de malignidade e infertilidade. Nos pênfigos, é usada na dose de 500mg a 1g/m^2 de superfície corporal. O número de pulsos é variável: 14 a 48, segundo alguns autores, sendo relatado também o máximo de 15. Os corticoides não são habitualmente administrados nos intervalos entre os pulsos, a não ser em caso de recorrência das lesões antes do próximo pulso (de 2 a 4 semanas). São referidas doses diárias de 30 a 40mg de prednisona nesses intervalos.[18]

Um estudo randomizado e controlado e uma série controlada não mostraram benefício da pulsoterapia de CFF associada a corticoide, revelando inclusive taxa mais alta de falha terapêutica.[2]

A CFF tem efeito poupador de corticoide, quando comparada com prednisolona isoladamente, com base em estudo com 54 pacientes. Esse efeito poupador da CFF é mais eficaz do que o do MPF, segundo estudo com 54 pacientes, e menos efetivo do que o da AZP, de acordo com estudo com 51 pacientes.[15] Sampaio e Rivitti (2008) relatam pouca eficácia do medicamento no PF, enquanto Burns e cols. (2010) referem ser a CFF eficaz como terapia adjuvante.[10,14] Wolff e cols. (2008) citam um estudo em que 19 de 23 pacientes com pênfigo atingiram remissão completa em uma média de 8,5 meses com o uso de CFF.[12]

O tratamento deve ser rigorosamente acompanhado, sendo necessários alguns cuidados, como monitorização de hemograma, EAS e bioquímica antes do pulso, a cada 3 semanas. É importante hidratação oral rigorosa 24 horas antes e 36 horas após cada pulso. Para alívio sintomático durante a infusão, recomenda-se a administração de antieméticos antes do uso da medicação. Os critérios para suspensão do tratamento são: leucopenia (< 3.000 leucócitos), plaquetopenia (< 100.000 plaquetas), hemácias no EAS (> 10) e infecções.

Os efeitos adversos mais frequentes são náuseas, vômitos, alopecia, amenorreia, oligospermia, azoospermia, leucopenia, trombocitopenia e cistite hemorrágica.

Efeitos mais raros são hiperpigmentação, fibrose pulmonar e da bexiga, alteração da função hepática, úlceras mucosas, miocardite, neoplasias malignas da pele e da bexiga e linfoma não Hodgkin.[18]

Em virtude dos potenciais efeitos adversos graves, a CFF deve ser reservada para pacientes refratários a imunossupressores menos tóxicos.[2]

Rituximabe

O rituximabe (RTX) é um anticorpo monoclonal quimérico anti-CD20 que destrói as células pré-B e células B maduras via complemento e por citotoxicidade e apoptose. O RTX reduz, portanto, a quantidade de células B circulantes e impede a maturação em células produtoras de anticorpos. Aprovado pela FDA para tratamento de linfoma não Hodgkin e artrite reumatoide refratários, é considerado o tratamento mais efetivo para pênfigos refratários, mas estudos futuros ainda são necessários para comprovar sua eficácia. Existem alguns relatos e séries de casos de seu uso em pacientes com pênfigo, principalmente com PV, refratários à corticoterapia e a imunossupressores, com resultados favoráveis. Em relação ao PF, existem poucos casos descritos.[2,11,19] Os efeitos adversos incluem náusea, vômito, edema facial, calafrios, tosse e infecções graves.[16]

Kanwar e cols. (2011) avaliaram a resposta a duas doses de RTX, 1.000mg em adultos e 375mg/m² em crianças EV, em 10 pacientes indianos com formas graves e resistentes de pênfigo. Nove (90%) responderam ao tratamento. Sete (70%) tiveram remissão total da doença e dois (20%), remissão parcial em uso de dose baixa de prednisolona (PDN). Um paciente morreu devido a sepse. Angioedema e sepse foram complicações observadas devido à infusão da medicação.[19]

Reguiai e cols. (2012) realizaram estudo retrospectivo em que compararam um grupo de 13 pacientes com PV e PF que usaram RTX a um grupo de controle de 11 pacientes que receberam corticoide isolado ou em combinação com imunossupressores. Dos 13 casos que receberam RTX, nove atingiram remissão completa 3 meses após o primeiro ciclo do medicamento. Em seguimento de 41 meses após o primeiro ciclo e 28 meses após o último ciclo (sete receberam um ou dois ciclos adicionais), todos os 13 pacientes permaneceram em remissão completa (cinco sem tratamento). Não houve o registro de efeito colateral grave durante o estudo. Os autores demonstraram que o RTX é efetivo e seguro a curto prazo. A taxa de remissão a longo prazo sem terapia de manutenção não foi diferente do grupo de controle, que usou os imunossupressores clássicos.[20]

O RTX é terapia adjuvante eficaz e bem tolerada em casos de pênfigo. Sua segurança e eficácia são mantidas quando readministrado em caso de recaídas.[21] A administração EV é feita uma vez por semana por 4 semanas, e este curso pode ser repetido em aproximadamente 6 meses. Melhora é vista em 1 a 2 meses após o curso da terapia, com muitos pacientes alcançando remissões parciais e alguns com dramáticas remissões completas.[12]

O custo da medicação limita seu uso, e ela não é liberada pelo Sistema Único de Saúde (SUS) para tratamento de pênfigos.

Imunoglobulina endovenosa

A IGEV é utilizada como agente imunomodulador em diversas doenças autoimunes, e seu uso na dermatologia vem se tornando cada vez mais frequente. Está indicada para casos refratários aos tratamentos convencionais ou aqueles que apresentam complicações, como DM, doença gastrointestinal, osteoporose, imunodeficiência e infecções, em que há restrições ao uso de altas doses de corticoides. Na maioria dos casos, é utilizada em associação a outros imunossupressores, sendo a dose média de 2g/kg por ciclo mensal, até a obtenção de controle efetivo da doença. Algumas séries de casos descritas na literatura apresentam resultados clínicos bastante satisfatórios, além de redução da dose do corticoide. A vantagem da imunoglobulina está em poder ser usada em indivíduos com imunidade comprometida.[16,22]

Seu mecanismo de ação é complexo, e a IGEV exerce seu efeito mediante aumento do catabolismo dos anticorpos patogênicos por meio da modulação da expressão e função dos receptores Fc, interferindo na ativação do complemento e de citocinas, fornecimento de anticorpos, modulação das células dendríticas e ativação de linfócitos B e C. Tem efeito imunomodulatório em doenças autoimunes e inflamatórias sem suprimir o sistema imune, o que confere à IGEV vantagem com relação à terapia convencional.[11,21]

Estudo multicêntrico, randomizado, placebo-controlado, duplo-cego, realizado por Amagai e cols. (2009), mostrou que um único ciclo de IGEV em altas doses (400mg/kg/dia) pode ser eficaz para casos de pênfigo refratários aos corticoides sistêmicos.[22]

Cefaleia foi o efeito adverso mais comum encontrado por Gürgan e Ahmed (2007). Outros efeitos foram: fadiga, náuseas, vômitos, urticária, edema, rouquidão, desconforto torácico e palpitações. Efeitos adversos graves são incomuns; no entanto, os pacientes de alto risco devem ser identificados e monitorizados de perto para evitar complicações.[23]

Plasmaférese

Várias séries de casos têm descrito efeito benéfico da plasmaférese em casos de pênfigos graves e recalcitrantes, quando usada juntamente com corticoides e agentes imunossupressores.[2] No entanto, segundo avaliação de um estudo com 40 pacientes, os resultados foram inconclusivos, e quatro dos 22 pacientes que receberam prednisolona e plasmaférese faleceram por sepse ou tromboembolismo.[2,15] Para a efetividade do tratamento o procedimento deve ser realizado com o paciente usando concomitantemente um imunossupressor, para prevenir o fenômeno de rebote de anticorpos que pode se seguir à retirada da IgG.[12]

Trata-se de um procedimento relativamente seguro e que pode ser acompanhado de efeitos adversos leves, como trombocitopenia, hipocalcemia, urticária, febre, hipotensão, náuseas e tonturas. Efeitos graves, como sepse e tromboembolismo, podem ocorrer.[16] Ensaios controlados são necessários para avaliação da real eficácia desse procedimento.

Dapsona

A dapsona apresenta efeito terapêutico em doenças cutâneas caracterizadas por infiltrado rico em neutrófilos. Seu efeito se dá mediante supressão da migração de neutrófilos. Um estudo recente mostrou que ela age por meio da inibição das funções cálcio-dependentes dos neutrófilos, que liberam agentes oxidantes e proteases ao tecido. Dapsona também reduz a liberação de prostaglandinas e leucotrienos, bloqueando seus efeitos inflamatórios. Nas doenças imunomediadas, como os pênfigos, pouco se sabe sobre o mecanismo de ação desse fármaco.[24]

Uma revisão da literatura inglesa de relatos sobre o uso de dapsona em pênfigos e penfigoides foi realizada por Gürcan e cols. (2009). Foram encontrados 23 séries ou relatos de casos de pênfigos, dentre os quais 18 casos de PF. Dapsona foi usada em monoterapia em 14 desses pacientes. Destes, nove tiveram remissão clínica com dosagem de 100 a 300mg/dia. Em cinco dos 18 casos, a dapsona foi associada à PDN, com remissão clínica e possibilidade de suspensão ou redução do corticoide. Hemólise foi o efeito adverso mais comum, sendo reversível com a suspensão do medicamento. Estudos randomizados são necessários para avaliação da eficácia da dapsona, mas na opinião dos autores ela é subutilizada e pode ser usada como adjuvante em pacientes não responsivos aos corticoides ou em pacientes jovens, para evitar os efeitos adversos da corticoterapia.[24]

Em duas pequenas séries de casos, descritas por Heaphy e cols. e Basset e cols., foi demonstrado benefício no controle da doença, apesar de 33% dos pacientes apresentarem efeitos adversos. A dapsona parece ter efeito poupador de corticoide naqueles pacientes estáveis, córtico-dependentes.[2,14]

A dose de 100mg/dia é recomendada por alguns autores.[5]

Outros medicamentos

Os antimaláricos, difosfato de cloroquina, 250mg/dia, ou hidroxicloroquina, 200mg, duas vezes ao dia, podem ser usados, preferencialmente, quando as lesões se localizam nas áreas expostas ao sol.[5,10]

O ouro teve seu benefício demonstrado em séries de casos, entretanto muitos pacientes não toleram seus efeitos adversos.[2]

Vários medicamentos têm sua eficácia pouco avaliada em estudos clínicos controlados e randomizados para o tratamento de PF, como metotrexato, ciclosporina, clorambucil, agentes anti-TNF-α, agonistas colinérgicos, tetraciclinas e fator de crescimento epidérmico tópico.[2,5,10,25]

A medicina tradicional chinesa foi avaliada em estudo com 40 pacientes com pênfigo, mas os resultados foram inconclusivos.[15]

CONSIDERAÇÕES FINAIS

O PFE é doença que não apresenta grande dificuldade para o diagnóstico clínico, que deve ser auxiliado, principalmente, pela histopatologia e IFD. Os pacientes, na maioria das vezes, são responsivos à corticoterapia, mas existem casos refratários que exigem uso de múltiplas terapias adjuvantes. Nesses casos, consideração cuidadosa deve ser feita sobre os potenciais benefícios e efeitos adversos das medicações no contexto de comorbidades individuais, visto que as principais causas de morbidade e mortalidade dos pacientes com PF são as complicações do tratamento. Apesar dos avanços na terapêutica, a mortalidade é ainda considerável, sendo estimada em 5% a 10%.[2,4] A escolha da melhor medicação em casos refratários não é fácil, já que, em geral, a evidência dos estudos de intervenções em pênfigos é inconclusiva e incompleta, com amostras pequenas e insuficientes para demonstrar resultados definitivos.

Referências

1. Aoki V, Lago F, Yamazaki MH et al. Significado do epitope spreading na patogênese dos pênfigos vulgar e foliáceo. An Bras Dermatol 2008; 83(2):157-61.
2. Dick SE, Werth VP. Pemphigus: a treatment update. Autoimmunity 2006; 39(7):591-9.
3. Aoki V, Sousa JX, Diaz LA et al. Pathogenesis of endemic pemphigus foliaceus. Dermatol Clin 2011; 29:413-8.
4. Martin LK, Werth VP, Villanueva EV et al. Interventions for pemphigus vulgaris and pemphigus foliaceus. Cochrane Database of Systematic Reviews 2009, Issue 1. Art. No.: CD006263. DOI: 10.1002/14651858.CD006263.pub2.
5. Cunha PR, Barraviera SRCS. Dermatoses bolhosas autoimunes. An Bras Dermatol 2009; 84(2):111-24.
6. Gonçalves GA, Brito MMC, Salathiel AM et al. Incidência do pênfigo vulgar ultrapassa a do pênfigo foliáceo em região endêmica para pênfigo foliáceo: análise de série histórica de 21 anos. An Bras Dermatol 2011; 86(6):1109-12.
7. Sylvester MC, Netto JA. Pênfigo foliáceo endêmico: características sócio-demográficas e incidência nas microrregiões do estado

de Goiás, baseadas em estudo de pacientes atendidos no Hospital de Doenças Tropicais, Goiânia, GO. An Bras Dermatol 2005; 80(3):261-6.
8. Aoki V, Rivitti EA, Ito LM et al. Perfil histórico da imunopatogenia do pênfigo foliáceo endêmico. An Bras Dermatol2005; 80(3): 287-92.
9. James KA, Culton DA, Diaz LA. Diagnosis & clinical features of pemphigus foliaceus. Dermatol Clin, Chapel Hill 2011; 29(3): 405-12.
10. Burns T, Breathnach S, Cox N et al. Rook's textbook of dermatology. 8. ed. Oxford: Wiley Blackwell, 2010.
11. Teixeira TA, Fiori FCBC, Silvestre MC et al. Pênfigo foliáceo endêmico refratário na adolescência – sucesso terapêutico com imunoglobulina intravenosa. An Bras Dermatol 2011; 86(4)(Supl1):133-6.
12. Wolff K, Goldsmith LA, Katz SI et al. Fitzpatrick's dermatology in general medicine. 7. ed. New York: MacGraw Hill, 2008:459-68.
13. Gee SN, Velez NF, Sepehr A et al. Two distinct viral infections complicating pemphigus foliaceus. Dermatology Online Journal 2012; 18(1):3.
14. Sampaio SPA, Rivitti EA. Dermatologia. 3. ed. São Paulo: Artes Médicas, 2008:301-14.
15. Martin LK, Werth VP, Villanueva EV et al. A systematic review of randomized controlled trials for pemphigus vulgaris and pemphigus foliaceus. J Am Acad Dermatol 2011; 64:903-8.
16. Hashimoto T. Treatment strategies for pemphigus vulgaris in Japan. Expert Opin Pharmacother 2008; 9(9):1-12.
17. Fernandes NC, Perez M. Treatment of pemphigus vulgaris and pemphigus foliaceus: experience with 71 patients over a 20 year period. Rev Inst Med trop S Paulo 2001; 43(1):33-6.
18. Fernandes NC, Zubaty VM. Pulsoterapia com ciclofosfamida nos pênfigos: relato de sete casos. An Bras Dermatol 2005; 80(2):165-8.
19. Kanwar AJ, Tsuruta D, Vinay K et al. Efficacy and safety of rituximab treatment in Indian pemphigus patients. J Eur Acad Dermatol Venereol 2011:1-7.
20. Reguiai Z, Tabary T, Maizieres M et al. Rituximab treatment of severe pemphigus: long-term results including immunologic follow-up. J Am Acad Dermatol 2012; 67(4):623-9.
21. Kasperkiewicz M, Shimanovich I, Ludwig RJ et al. Rituximab for treatment-refractory pemphigus and pemphigoid: a case series of 17 patients. J Am Acad Dermatol 2011; 65:552-8.
22. Amagai M, Ikeda S, Shimizu H et al. A randomized double-blind trial of intravenous immunoglobulin for pemphigus. J Am Acad Dermatol 2009; 60:595-603.
23. Gürcan HM, Ahmed AR. Frequency of adverse events associated with intravenous immunoglobulin therapy in patients with pemphigus or pemphigoid. Ann Pharmacother 2007; 41:1604-10.
24. Gürcan HM, Ahmed AR. Efficacy of dapsone in the treatment of pemphigus and pemphigoid: analysis of current data. Am J Clin Dermatol 2009; 10(6):383-96.
25. Tabrizi MN, Chams-Davatchi C, Esmaeeli N. Accelerating effects of epidermal growth factor on skin lesions of pemphigus vulgaris: a double-blind, randomized, controlled trial. J Eur Acad Dermatol Venereol 2007; 21(1):79-84.

Prurigos

Silvia Helena Lyon de Moura

INTRODUÇÃO

Os prurigos constituem um grupo de dermatoses cujas principais características são as lesões papulosas associadas a um quadro de prurido.

O prurido consiste em sensação desagradável na pele que leva à coçadura (Figuras 72.1 e 77.2).

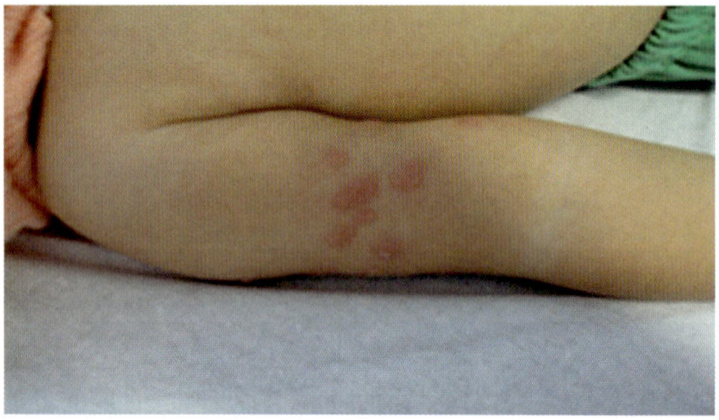

Figura 77.1 ■ Prurigo. (CEMEPE – Centro de Medicina Especializada, Pesquisa e Ensino.)

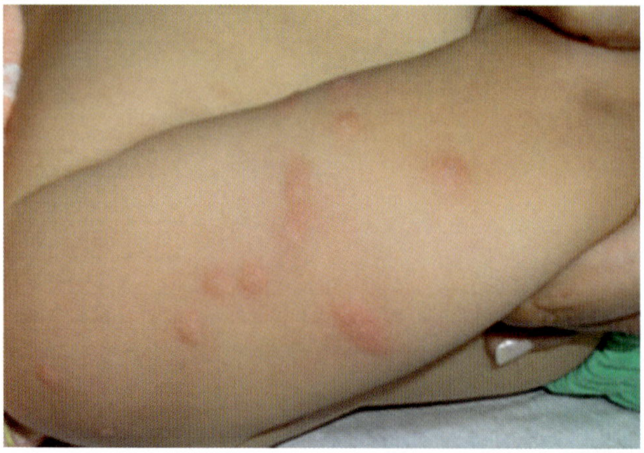

Figura 77.2 ■ Prurigo. (CEMEPE – Centro de Medicina Especializada, Pesquisa e Ensino.)

HISTÓRICO

O prurido foi definido em 1660, por Samuel Hafenreffer.[1]

Em 1868, o termo prurigo foi criado por Ferdinand von Hebra para descrever quadro dermatológico de pápulas e nódulos pruriginosos.[2]

CLASSIFICAÇÃO

Estrófulo

O estrófulo constitui o prurigo agudo infantil, uma afecção que se caracteriza por lesões papulovesiculares pruriginosas que surgem nos primeiros anos de vida, por meio de surtos, devido a uma reação de hipersensibilidade a diversos antígenos.[3]

Etiopatogenia

O estrófulo é uma reação de hipersensibilidade a uma substância inoculada pela picada de artrópodes como mosquitos, pulgas, carrapatos, percevejos e formigas. Normalmente, as fontes de infestação são os animais domésticos.

Manifestações clínicas

As lesões cutâneas podem apresentar aspectos variados, com lesão eritematoedematosa, vesicular, bolhas, escoriações e liquenificação. No entanto, a lesão característica é a seropápula: pápula encimada por pequena vesícula, denominada seropápula de Tommasol-Brocq.

O quadro clínico evolui por surtos, culminando em infecção secundária.

Acomete, sobretudo, crianças. O prurido é uma manifestação constante.[3,4]

Diagnóstico e diagnóstico diferencial

O diagnóstico do estrófulo é eminentemente clínico. O diagnóstico diferencial é feito com escabiose, urticária e reações a picada de insetos.

Tratamento

O tratamento consiste no uso de cremes à base de antibióticos, loção de mentol e cânfora.

Em alguns casos, pode ser necessária a administração de corticoides e antibióticos sistêmicos. Os anti-histamínicos são necessários para alívio do prurido. Como medidas preventivas utilizam-se repelentes, mosquiteiros e desinsetização do ambiente doméstico.

Preconiza-se a utilização de vitamina B_1, na dose de 100 a 200mg, como repelente de insetos.

Prurigo do adulto

O prurigo do adulto, ou prurigo simples, constitui quadro clínico semelhante ao prurigo infantil, acometendo, normalmente, o adulto jovem.

Etiopatogenia

Consiste em uma reação de hipersensibilidade a diversos agentes, como picadas de insetos, doenças sistêmicas (*diabetes mellitus*, hepatopatia, nefropatia, linfoma e policitemia *vera*) e quadros infecciosos e parasitários.[5]

Manifestações clínicas

As lesões cutâneas são pápulas pruriginosas que predominam na face extensora dos membros, tronco superior e nádegas. Evoluem por surtos ou de modo contínuo.

Diagnóstico e diagnóstico diferencial

O quadro clínico é típico; no entanto, faz diagnóstico diferencial com dermatite herpetiforme de During Brocq, vasculite, foliculite pitirospórica, picadas de insetos e escabiose.

Tratamento

O tratamento é feito com cremes e loções antipruriginosas, associados a anti-histamínicos e corticoides sistêmicos. Deve-se, ainda, investigar causas sistêmicas.

Prurigo de Hebra

Descrito em 1868 por Ferdinand von Hebra, o prurigo de Hebra recebeu esta denominação em 1892, por Besnier.

Etiopatogenia

Trata-se de uma síndrome de hipersensibilidade que acomete crianças, particularmente da raça negra, desnutridas e atópicas. As picadas de insetos constituem os agentes desencadeadores.[6]

Manifestações clínicas

A erupção consiste em pequenas pápulas, situadas profundamente, mais palpáveis do que visíveis, intensamente pruriginosas, predominando nas superfícies extensoras dos membros, menos frequentemente atingindo o tronco e poupando a face e as áreas flexoras.

A coçadura provoca escoriações, crostas, hipercromias e hipocromias, sem que haja liquenificação. Há enfartamento de gânglios inguinais, axilares e cervicais.

As erupções iniciam-se nos primeiros anos de vida e se prolongam até a adolescência.[6,7]

Diagnóstico e diagnóstico diferencial

Os pacientes apresentam elevação da IgE sérica. O enfartamento de gânglios inguinais, axilares e cervicais constitui dado importante para o diagnóstico. O diagnóstico diferencial é feito com outras apresentações clínicas de prurigo e escabiose.

Tratamento

O mais importante é eliminar o fator desencadeante. Para controle do prurido, utilizam-se anti-histamínicos e corticoides tópicos e sistêmicos.

Prurigo nodular de Hyde

Descrito em 1909 por Hyde, apresenta-se como dermatose crônica, de caráter insidioso, refratária a tratamento, sendo considerada expressão máxima dos prurigos.[8]

Etiopatogenia

Existem fatores predisponentes e desencadeadores: picadas de insetos, estresse emocional, dermatite atópica, doenças hepáticas, hepatite C, síndrome da imunodeficiência adquirida (AIDS), gravidez, diabetes, tireoidopatia, linfomas, leucemias, insuficiência renal, fotodermatose e enteropatia ao glúten.[8,9]

Manifestações clínicas

As lesões cutâneas são papulonodulares, eritematosas, com escoriações na superfície, predominando nos membros superiores e inferiores. Podem apresentar-se com aspecto verrucoso, liquenificado e hiperpigmentado. As lesões são isoladas, podendo assumir disposição linear (Figuras 77.3 a 77.5).

Há prurido intenso, paroxístico e intermitente.

Diagnóstico e diagnóstico diferencial

O diagnóstico baseia-se no aspecto clínico das lesões, sua localização e sintomatologia.

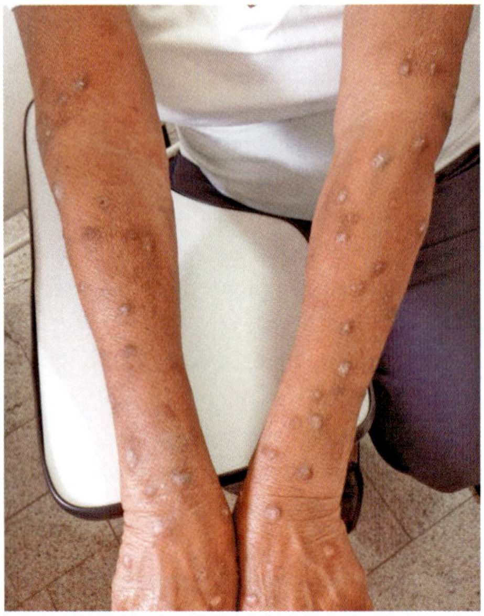

Figura 77.3 ■ Prurigo nodular de Hyde. (CEMEPE – Centro de Medicina Especializada, Pesquisa e Ensino.)

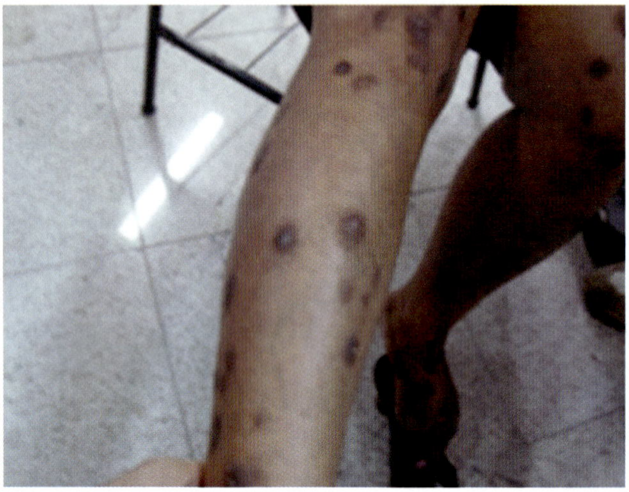

Figura 77.4 ■ Prurigo nodular de Hyde. (CEMEPE – Centro de Medicina Especializada, Pesquisa e Ensino.)

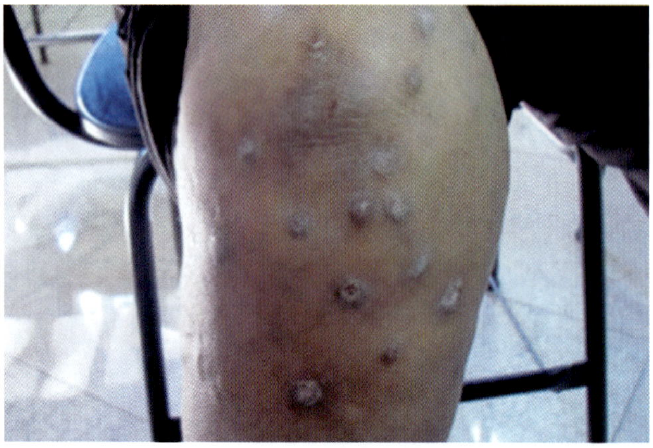

Figura 77.5 ■ Prurigo nodular de Hyde. (Acervo da Dra. Maria Juliana Saraiva de Almeida.)

O diagnóstico diferencial é feito com líquen simples crônico, líquen plano hipertrófico, penfigoide nodular, doença de Kyrle e ceratoacantomas múltiplos.

Tratamento

O tratamento é feito com:

- Loções e cremes antipruriginosos e corticoides tópicos.
- Doxepina: antidepressivo tricíclico com ação anti-histamínica nos receptores H_1 e H_2, na dose de 10mg/dia. Deve ser evitada em crianças e, em idosos, preconiza-se dose de 5mg, pois pode causar hipotensão e hiponatremia.[10]
- Infiltração intralesional de corticoide com metilprednisolona, 40mg/1mL, ou triancinolona, 20mg/1mL.
- Creme de capsaicina de 0,025% a 0,3%, quatro vezes ao dia.[11]
- Fototerapia, principalmente com radiação ultravioleta B, é capaz de diminuir o prurido.[12]
- Talidomida, na dose de 100mg/dia, lembrando que não pode ser prescrita para mulheres em idade fértil.[13,14]
- Em casos recalcitrantes pode-se usar o benoxaprofeno, ciclosporina (dose de 3 a 5mg/kg de peso/dia) ou azatioprina (dose de 50 a 100mg/dia).[15,16]

Prurigo actínico

Induzido por radiação ultravioleta, o prurigo actínico acomete áreas fotoexpostas e é considerado uma forma de erupção polimorfa à luz. Sua etiopatogenia é decorrente de mecanismos autoimunes.[17]

Manifestações clínicas

As manifestações clínicas são polimórficas com pápulas eritematosas, placas liquenificadas e escoriações.

As lesões predominam na face, no pescoço, na região pré-esternal e na face extensora dos braços, antebraços e dorso das mãos.

Podem acometer os lábios e a conjuntiva com pseudopterígio. O prurido é intenso.[18]

Tratamento

O tratamento preconizado consiste no uso de fotoprotetores, corticoides tópicos e sistêmicos e anti-histamínicos. Podem ainda ser usados antimaláricos[19] e talidomida, na dose de 100mg/dia.[20,21]

Prurigo associado ao HIV

O prurigo associado ao HIV constitui dermatose papulopruriginosa do HIV, cujo espectro comportamental abrange também foliculites não infecciosas e quadros de farmacodermia, decorrentes de desarranjo imunológico.[22]

Etiopatogenia

As picadas de insetos constituem fator etiológico importante, representando uma reação de hipersensibilidade de memória tardia, em função da ativação policlonal de linfócitos B ou T.[23,24]

Manifestações clínicas

A erupção é bastante pruriginosa, com lesões eritematopapulosas encimadas por seropápulas ou recobertas de crostas com escoriações. Predominam nas extremidades de maneira simétrica, podendo acometer face e tronco. A hiperpigmentação pós-inflamatória é comum. O curso é crônico com períodos de exacerbação e períodos de acalmia.[22]

Diagnóstico e diagnóstico diferencial

Trata-se de um quadro clínico que se manifesta em portadores de HIV com contagem de linfócitos T CD4 < 100 células/mm^3.

Eosinofilia e elevação de IgE sérica constituem achados frequentes.

O diagnóstico diferencial é feito com foliculite eosinofílica, dermodicidose, escabiose, prurigo simples, prurigo nodular e farmacodermias.[25]

Tratamento

O tratamento baseia-se no uso de anti-histamínicos. Em casos resistentes, estão preconizados pimozida VO, 1mg/dia, e talidomida, 100mg/dia. Em caso de impetiginização, usa-se antibioticoterapia sistêmica.

Referências

1. Hafenreffer S. De pruritu, in nosodochin, in quo cutis, eique adharetium partuim, affectus omnes, singular; methodo et cognoscendi et curandi fidelissime traduntur. Ulm B Kuhn 1660; 98-102. Apud Wahlgren CF. Measurements of itch. Semin Dermatol 1995; 14(4):277-84.
2. Hebra F. On diseases of the skin. London: New Sydenham Society, 1868:257.
3. Wallengren J. Prurigo: diagnosis and management. Am J Clin Dermatol 2004; 5(5):85-95.
4. Jorizzo JL, Gatti S, Smith EB. Prurigo: a clinical review. J Am Acad Dermatol 1981; 4(6):723-8.
5. Ghalpert E, Rodrigues A, Andrade R, Florentino S, Garcia C. Immune and histopathologic examination of flea bite-induced papular urticaria. Ann Dermatol 2004; 92(4):446-52.
6. Almeida FA, Croce J. Hypersensibility in patients with Hebra's prurigo caused by flea bite. Med cut ILA 1990; 18(2):132-7.
7. El-Okbi LM, El-Okbi MM, Klaled ML. Insects bites as a possible aetiological factor of prurigo of Hebra in Egypt. J Egypt Soc Parasitol 1985; 15(1):57-61.
8. Accioly-Filho J W, Nogueira A, Ramos-e-Silva M. Prurigo nodularis of Hyde: an update. J Eur Acad Dermatol Venereol 2000; 14;75-85.
9. Nascimento LV, Romiti R, Castro MCR. Prurigos. In: Ramos-e-Silva M, Castro MCR. Fundamentos de dermatologia. Vol. 1. Rio de Janeiro: Atheneu, 2010.
10. Greaves MW. Itch in systemic disease: therapeutic options. Dermatol Ther 2005; 18:323-7.
11. Stander S, Luger T, Metze D. Treatment of prurigo nodularis with topical capsaicin. J Am Acad Dermatol 2001; 44(3):471-8.
12. Divekar PM, Palmer RA, Keef M. Phototherapy in nodular prurigo. Clin Exp. Dermatol 2003; 28:99-100.
13. Mattos O. Prurigo nodular de Hyde tratado com talidomida. Bol Div Nac Lepra 1973(7):32-71.
14. Daly M, Shuster S. Antipruritic action of thalidomide. Acta Derm Venereol 2000; 80:24-5.
15. Ahmed E, Mc Millan MA. Cyclosporin treatment of nodular prurigo in a dialysis patient. Br J Dermatol 1997; 136:805-6.
16. Cather JC, Abramovits W, Menter A. Cyclosporine and tacrolimus in dermatology. Dermatol Clin 2001; 19:119-37.
17. Gomez A, Umaña A, Trespalacios AA. Immune responses to isolated human skin antigens in actinic prurigo. Med Sci Monit 2006; 12(3):106-13.
18. Hojyo-Tomaka T, Veja-Memize E, Granados J et al. Actinic prurigo: an update. Int J Dermatol 1995; 34(6):380-4.
19. Hojyo-Tomoka MT, Veja-Memije ME, Cortes-Franco C, Dominguez-Soto L. Diagnosis and treatment of actinic prurigo. Dermatol Therapy 2003; 16:40-4.
20. Londoño F. Thalidomide in the treatment of actinic prurigo. Int J Dermatol 1973; 12:326-8.
21. Lovell CR, Hawk JLM, Calnan CD. Thalidomid in actinic prurigo. Br J Dermatol 1983; 108:467-71.
22. Bason MM, Berger TG, Nesbitt Jr LT. Pruritic popular eruption of HIV-disease. Int J Dermatol 1993; 32:784-9.
23. Penneys NS, Nayar JK, Bernstein H. Chronic pruritic eruption in patients with acquired immunodeficiency syndrome associated with increased antibody titers to mosquito salivary antigens. J Am Acad Dermatol 1989; 21:421-5.
24. Pradinaud R, Sainte-Marie D, Strobel M, Degarve B, Roul S. Prurigo in tropical area. Importance of its association with HIV infection. Bull Soc Pathol Exot, 1993; 86(5 P+2):512-6.
25. Liautaud B, Pape JW, De Hovitz JA et al. Pruritc skin lesions. A common initial presentation of acquired immunodeficiency syndrome. Arch Dermatol 1989; 125(5):629-32.

Parte XII

DERMATOSES CARENCIAIS

Dermatoses Carenciais

Angela Carolina Nascimento
Fábio Lyon Moreira

INTRODUÇÃO

As dermatoses carenciais caracterizam-se por alterações cutâneas provenientes da deficiência de nutrientes no organismo. São comumente observadas em países subdesenvolvidos e em desenvolvimento, em razão de condições socioeconômicas que impedem o acesso a alimentos ricos em nutrientes. Entretanto, podem ser encontradas em países desenvolvidos, principalmente nos indivíduos que apresentam alterações absortivas de nutrientes e do metabolismo ou com ingesta calórica adequada, mas de pobre valor nutricional.

Doenças psiquiátricas como bulimia e anorexia nervosa podem levar ao surgimento de transtornos carenciais com manifestações cutâneas. Além disso, o uso de determinadas medicações pode também interferir na absorção ou metabolização de elementos nutricionais. Pode-se observar que muitas dermatoses carenciais são encontradas em um mesmo indivíduo devido a múltiplas deficiências de nutrientes. Neste capítulo serão analisadas as manifestações cutâneas evidenciadas nas principais carências nutricionais.[1]

KWASHIORKOR

Doença nutricional da infância decorrente de ingesta calórica adequada, mas com deficiência abrupta de ingesta proteica, seu nome é originado dos dialetos de Gana, na África, e significa "mal do segundo filho", devido ao desmame precoce da criança mais velha, quando o irmão mais novo nasce, o que promove a instalação desse déficit proteico. Com isso a criança apresenta sintomas diversos provenientes da baixa síntese proteica, dentre os quais são encontrados, à inspeção: cabelos hipopigmentados com aspecto esbranquiçado e opaco com partes escuras intercaladas, denominado "sinal da bandeira", cútis despigmentada, xerótica, descamativa e eczemática, onicorrexe, queilite, xeroftalmia e vulvovaginites, abdome globoso e fácies edemaciada, estes últimos decorrentes da baixa síntese de albumina, o que leva ao desequilíbrio oncótico do organismo. Outra característica marcante é a apatia.[2-4]

MARASMO

Trata-se de uma forma crônica de desnutrição por deficiência primária de energia que ocasiona o aspecto de caquexia, devido ao catabolismo das proteínas e das reservas lipídicas corpóreas. A criança adquire fácies simiesca e pregueamentos cutâneos, principalmente evidenciados nas nádegas e no abdome. Os pelos do tipo lanugem estão em maior proporção, e as unhas apresentam-se quebradiças. Observam-se, também, retardo do crescimento, peso muito baixo para a idade, extremidades ósseas mais proeminentes e estado de ânimo mais ansioso do que apático.[3,4]

DEFICIÊNCIA DE VITAMINA A

A deficiência de vitamina A geralmente está ligada à deficiência de outras vitaminas lipossolúveis. Resulta da baixa ingesta de vitamina A preformada, de carotenoides provitamina A ou de doenças que levam à má absorção, como hepatopatias, deficiência de zinco, insuficiência pancreática, insuficiência biliar, desnutrição proteicocalórica e dietas com teor insuficiente de gordura. Sua carência se caracteriza, inicialmente, por dificuldade da acomodação visual à baixa luminosidade, evoluindo com xeroftalmia, xeroderma e hiperceratose folicular, que primariamente ocorre em antebraços e coxas, mas torna-se generalizada em estágios mais avançados, chamando-se frinoderma.[5,6]

DEFICIÊNCIA DE VITAMINA K

A vitamina K atua nas reações da cascata de coagulação sanguínea, na síntese de pelos e no fortalecimento das unhas e dentes. Encontrada no fígado, no tomate, em vegetais de folhas verdes-escuras, no arroz integral e nos óleos vegetais, entre outros, sua deficiência pode ocorrer em virtude de baixa ingesta alimentar, absorção intestinal inadequada, na insuficiência hepática, ou com o uso de sulfato de protamina ou de varfarina. As manifestações clínicas incluem o surgimento de petéquias, equimoses e hematomas.[7]

DERMATOSES CARENCIAIS POR VITAMINAS DO COMPLEXO B

O complexo B compreende um grupo de vitaminas hidrossolúveis composto por: B_1 (tiamina), B_2 (riboflavina), B_3 (niacina), B_6 (piridoxina), B_{12} (cianocobalamina), biotina, ácido fólico e ácido pantotênico.

As deficiências das vitaminas do complexo B raramente ocorrem isoladamente e, em geral, estão associadas a ingestão inadequada, alcoolismo, doenças gastrointestinais, doenças crônicas e medicamentos.

Deficiência de vitamina B_2 (riboflavina)

A riboflavina é encontrada, principalmente, em alimentos como fígado bovino, leite, queijo, gema, peixes, aves, iogurte, legumes e espinafre. Absorvida no intestino delgado proximal, seu excesso é excretado pela via urinária. Seu metabolismo é regulado por hormônios tireoidianos, adrenocorticotróficos e aldosterona. Atua, também, em várias reações corpóreas, como na conversão da glutationa oxidase em glutationa redutase, principalmente nos eritrócitos.

Apesar de a vitamina B_2 não ser armazenada no organismo, seu quadro carencial só se instala após longos períodos de privação e pode estar relacionado também com hipotireoidismo, uso de clorpromazina, fototerapia neonatal e intoxicação por boratos. Sua deficiência caracteriza-se, inicialmente, por fotofobia, conjuntivite e sensibilidade de lábios, boca e língua, evoluindo com a síndrome oro-óculo-genital, em que se observam queilose, estomatite angular, despapilação lingual, glossite e dermatite seborreica em asas nasais, sulcos nasogenianos, regiões malares e mento. Evidenciam-se, também, lesões liquenificadas ou eritematodescamativas em vulva e escroto.

O diagnóstico clínico pode ser corroborado pela dosagem urinária da riboflavina e pelo teste da glutationa eritrocitária.[8]

Deficiência de vitamina B_3 (niacina, ácido nicotínico ou vitamina PP)

A carência da vitamina B_3 pode ocorrer em etilistas crônicos e pacientes com doenças disabsortivas (doença de Hartnup), ou em indivíduos que apresentem baixa ingesta ou dietas pobres em triptofano. Em caso de ingesta deficiente dessa vitamina, pode ocorrer a pelagra, uma doença com três sintomas característicos: diarreia, dermatite e demência.

O nome dessa doença advém do italiano *pelle agra* (pele áspera), e ela é conhecida como a doença dos três D em razão de o paciente apresentar a tríade diarreia-dermatite-demência. A pelagra se manifesta primeiramente com quadro de diarreia, seguido de dermatites em áreas de maiores atrito e pressão ou fotoexpostas. Inicialmente, ocorre a hiperpigmentação dessas regiões, as quais evoluem para perda do brilho, tornando-se secas, descamativas e adquirindo aspecto acastanhado. Essas áreas se tornam dolorosas com a exposição aos raios ultravioleta, adquirindo aspecto inicial de queimadura solar e podendo ocorrer fissuras e bolhas. Quando presentes no colo do pescoço e no dorso das mãos e dedos, recebem as denominações de colar de Casal e luva de esgrima, respectivamente. A face apresenta lesão com distribuição malar em asa de borboleta, enquanto o dorso dos pés e os maléolos podem ser acometidos, mas com preservação do calcanhar. A língua e a mucosa oral podem estar inflamadas e ásperas (Figuras 78.1 a 78.3).

A demência é o último estágio, e os sintomas mentais mais comuns são irritabilidade, perda da memória, ansiedade e insônia.[9,10]

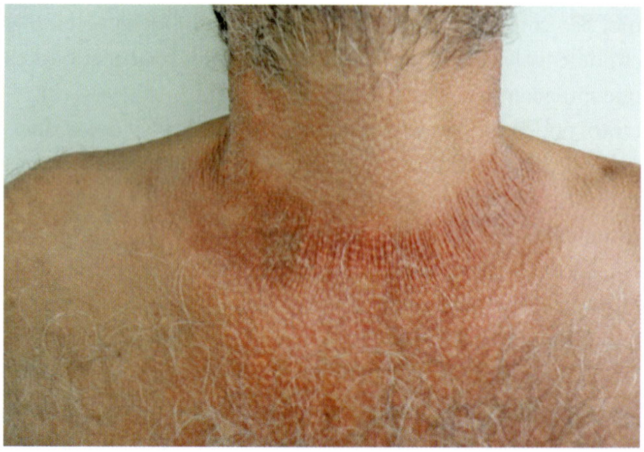

Figura 78.1 ■ Pelagra: colar de Casal. (Serviço de Dermatologia do Hospital Eduardo de Menezes.)

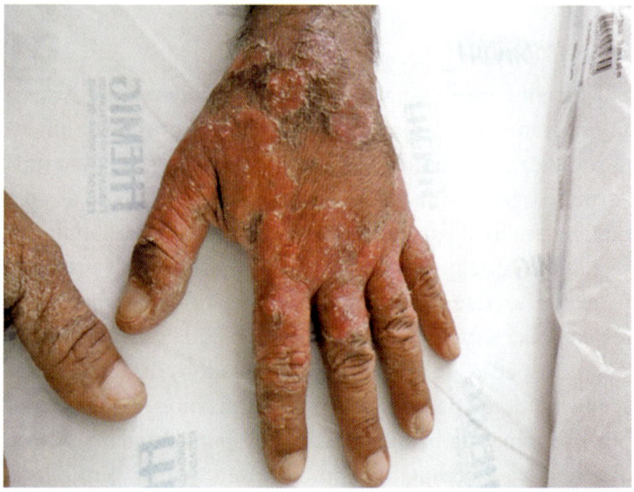

Figura 78.2 ■ Pelagra: lesões eritematodescamativas em áreas fotoexpostas. (Serviço de Dermatologia do Hospital Eduardo de Menezes.)

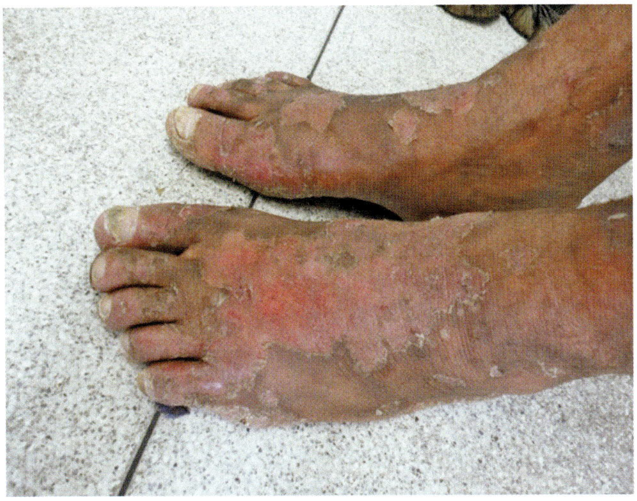

Figura 78.3 ■ Pelagra: lesões eritematosas hipercrômicas descamativas no dorso dos pés. (Serviço de Dermatologia do Hospital Eduardo de Menezes.)

Deficiência de vitamina B_6 (piridoxina)

As principais fontes de piridoxina são as carnes, grãos integrais, levedo de cerveja, cenoura, ovos, vegetais, germe de trigo, aves e peixes. Absorvida no jejuno e no íleo, tem seus metabólitos inativos excretados via urinária.

A vitamina B_6 participa como coenzima de praticamente todas as reações no metabolismo dos aminoácidos e dos ácidos graxos e na biossíntese de vários neurotransmissores.

A carência de piridoxina manifesta-se, principalmente, por alterações neurológicas e dermatológicas. Advém da baixa ingesta, má absorção e uso de medicamentos como anticoncepcionais orais, hidralazina, isoniazida, penicilamina, alguns antidepressivos e terapia estrogênica.

Dermatologicamente, há lesões descamativas tipo dermatite seborreica na boca, mas podem ocorrer também em couro cabeludo, pescoço, ombros, nádegas e períneo. Há também erosões em mucosa oral, glossite, queilose e estomatite angular. Neurologicamente, manifesta-se com neuropatia periférica, convulsões, vertigens, cefaleia, anorexia, náuseas, vômitos e hiperirritabilidade. Pode haver alterações hematológicas, como anemia, hemorragias gengivais, linfopenia e eosinofilia.

O diagnóstico é feito pela clínica, somada a baixos níveis séricos de fosfato piridoxal.[8,11]

Deficiência de vitamina B_{12} (cianocobalamina)

A vitamina B_{12} é encontrada ligada a proteínas, principalmente de origem animal, como rins, fígado, ovos, queijos, leite, carnes, peixes, frutos do mar e vegetais marinhos. No estômago, é liberada das proteínas e atinge o intestino delgado, onde se liga ao fator intrínseco produzido no estômago, para ser então absorvida. Armazenada no fígado, é excretada pela via biliar.

Sua carência ocorre, geralmente, quando há deficiência do fator intrínseco, em dietas vegetarianas estritas e no alcoolismo. É cada vez mais encontrada em idosos devido à atrofia da mucosa gástrica. Medicamentos como anticoagulantes, antigotosos e suplementos de potássio podem alterar a absorção de vitamina B_{12}. Em virtude do grande estoque hepático, o quadro clínico só se manifesta após anos de carência.

A cianocobalamina participa no processo de divisão celular, na formação da bainha de mielina, na produção de acetilcolina e na maturação eritrocitária. Por isso, sua deficiência inclui, principalmente, anormalidades neurológicas, hematológicas e dermatológicas.

Na pele, há aumento de melanócitos na camada basal e incontinência pigmentar na derme papilar com numerosos macrófagos, levando ao surgimento de máculas e pápulas hiperpigmentadas na mucosa oral, na articulação de mãos e pés, nas palmas e plantas. Nas unhas, há estriações longitudinais escurecidas. Se associada à anemia perniciosa, pode levar a alopecia *areata* e vitiligo. A língua encontra-se dolorosa, avermelhada e lisa.

O diagnóstico pode ser estabelecido pela dosagem sérica de seus metabólitos, como o ácido metilmalônico e a homocisteína, além da presença de anemia megaloblástica, somada ao quadro clínico.[12]

Deficiência de vitamina H (biotina)

A biotina é encontrada em amêndoas, ovos, leite, amendoins e outros alimentos. Como é produzida por bactérias colônicas, sua deficiência não é comum. Absorvida no intestino delgado e no cólon, pode ser armazenada no fígado. Pode ser excretada através da urina ou pelas fezes, quando produzida pelas bactérias colônicas.

A vitamina H participa no metabolismo das proteínas e carboidratos, na utilização das outras vitaminas do complexo B e na produção dos ácidos graxos.

Sua carência é rara, mas pode ser encontrada em pessoas que têm o hábito de comer ovos crus, devido à avidina existente no ovo. Esta se liga à biotina, impedindo-a de ser absorvida. Pode ocorrer, também, em dietas parenterais prolongadas, acloridria, doenças inflamatórias intestinais e em duas doenças hereditárias recessivas: na forma neonatal, ocorre a deficiência de halocarboxilase sintetase e, consequentemente, da carboxilase; já na forma infantil tardia (2 a 3 meses de idade), ocorre a deficiência da biotinidase.

O quadro clínico é comum em todas as formas e se caracteriza por dermatite seborreica em couro cabeludo, supercílios, pálpebras, região perioral e perianal e faces flexurais. Evolui com blefarite, conjuntivite e alopecia universal. Há sintomas neurológicos, como paralisia, ataxia, convulsões, hipotonia, depressão, retardo psicomotor e perda da audição. Podem ocorrer esteatose hepática, anorexia, náuseas, vômitos e hipercolesterolemia.

O diagnóstico pode ser feito pela dosagem sérica de biotina ou da excreção urinária do ácido 3-hidroxivalérico, somada à clínica do paciente.[13]

Deficiência de vitamina C (ácido ascórbico)

A vitamina C é um componente essencial à dieta humana, uma vez que o ser humano é incapaz de sintetizá-la. Sua maior importância reside na reação de hidroxilação da prolina em hidroxiprolina para produção de colágeno e, consequentemente, na manutenção da integridade do tecido conjuntivo, das cartilagens, matriz óssea, dentina, pele e tendões. Assim, é fundamental seu envolvimento na cicatrização, na reparação de fraturas e na proteção contra infecções.

A carência da vitamina C determina o surgimento do escorbuto. Esta doença está presente em crianças e lactentes sob dietas que contenham leite processado, sem a adição de frutas cítricas ou vegetais, mas ocorre também na gestação e em doenças como tireotoxicose e alcoolismo, devido ao aumento da demanda de vitamina C no organismo. A não ingestão de ácido ascórbico faz com que os primeiros sinais e sintomas do escorbuto surjam após 1 a 3 meses, manifestando-se por astenia, mialgia e artralgia.

A presença de escorbuto leva ao aparecimento de lesões cutâneas, como hiperceratose folicular com fragilidade dos pelos nessas regiões (pelos em saca-rolha), petéquias e hemorragias perifoliculares, comumente observadas nas pernas, além de equimoses extensas.

Observam-se arroxeamento e edema gengival, associados a sangramentos espontâneos nesses locais, amolecimento e perda de dentes, em casos mais avançados. As unhas apresentam estilhas hemorrágicas.

A ocorrência de sangramentos abaixo do periósteo de ossos longos e em articulações ocasiona edema doloroso e até separação das epífises nas crianças. Quando o rebordo costal se eleva e o esterno se apresenta afundado, o quadro é denominado rosário escorbútico.

O escorbuto pode levar à morte, principalmente nos casos de hemorragias intracranianas. No entanto, com o tratamento, há interrupção das hemorragias espontâneas em 24 horas, melhora das dores musculares e ósseas e interrupção do sangramento gengival em 48 a 72 horas.[8,14]

DEFICIÊNCIA DE MINERAIS

Deficiência de ferro

Ricamente encontrado em fígado, rins, coração, frutos do mar, carnes vermelhas, aves, hortaliças e feijões, o ferro é absorvido em todas as porções do intestino delgado. A excreção é mínima e também ocorre via intestinal.

Sua carência, na grande maioria dos casos, se deve à baixa ingesta ou a sangramentos. Dermatologicamente, pode haver queda de cabelo, prurido generalizado, coiloníquia, queilite angular e atrofia das papilas linguais.[15]

Deficiência de zinco

O zinco é um elemento encontrado, principalmente, em carnes, peixes, aves, cereais, fígado, feijões e nozes. Absorvido no intestino delgado, também é excretado no intestino. Participa de reações que podem sintetizar ou degradar metabólitos de carboidratos, lipídios, proteínas e ácidos nucleicos. Está relacionado com a estabilização e a estrutura dos ácidos nucleicos, a manutenção das organelas, a função imunológica e a expressão gênica.

Sua carência geralmente é provocada por alterações absortivas, como em caso de doenças inflamatórias intestinais, insuficiência pancreática e alta ingesta de cobre, cádmio, ferro e cálcio. O alcoolismo também pode alterar o metabolismo do zinco.

A deficiência desse mineral lentifica o processo cicatricial, podendo levar a alopecia, formação de lesões cutâneas em áreas de trauma, diminuição do crescimento capilar e lesões tipo dermatite seborreica em face. Nas unhas, pode haver depressões transversais nas lâminas ungueais. Em quadros agudos, surgem lesões nas mãos com bolhas acinzentadas e borda eritematosa, que podem evoluir para necrose. Pode-se observar, também, lesões em pés e periorificiais, especialmente em região anogenital. É também responsável pela acrodermatite enteropática, uma doença autossômica recessiva que leva à má absorção de zinco. O quadro clínico se caracteriza por alopecia, eczemas, infecções fúngicas e bacterianas e diarreia, que se manifestam durante o desmame materno para o leite de vaca.[16,17]

Referências

1. WHO. Management of severe mal nutrition: a manual for physilians and other senior health workers. Who Healt Organization. Geneve, 1999:1-60.
2. Goskowicz M, Eichen Field, L.F. Cutaneous findings of nutritional deficiencies in children. Curr Opin Pediatric 1993; 5:441-5.
3. Monte CMG. Desnutrição: um desafio secular à nutrição infantil. J Pediatr 2002; 76(3):285-97.
4. Leão E, Starling AL, Lamounier JA. Alimentação. In: Leão E, Corrêa E, Mota JAC, Viana MB. Pediatria ambulatorial. Belo Horizonte: Coopmed, 2005:300-13.
5. El Beitune P, Duarte G, Morais EN, Quintana SM, Vannucchi H. Deficiência de vitamina A e associações clínicas: revisão. Arch Latino Am Nutr 2003; 53(4):355-63.
6. West Jr KP. Vitamina A deficiency disorders in children and women. Food Nutr Bull 2003; 24(4):78-90.
7. Denisova NA, Booth SL. Vitamin K and sphingolipid metabolism: evidence to date. Nutr Rev 2005; 63:111-21.
8. Mahan LK, Escott-Stump S. Krause: alimentos, nutrição e dietoterapia. Rio de Janeiro: Elsevier, 2010.

9. Hendricks WM. Pellagra and pellagralike dermatoses: etiology, differencial diagnosis, dermatolpathology and treatment. Semin Dermatol 1991; 10:282-92.
10. Barthelemy H, Chouvert B, Cambazard F. Skin and mucosal manifestations in vitamin deficiency. J Am Acad Dermatol 1986; 15:1263-74.
11. Coburn SP, Slominski A, Mahuren JD, Wortsman J, Hessle L, Millan JL. Cutaneous metabolism of vitamin B6. J Invest Dermatol 2003; 120:292-300.
12. Kannan R, Ming MJ. Cutaneous lesions and vitamin B12 deficiency. Can Fam Physician 2008; 54:529-32.
13. Fujimoto W, Inaoki M, Fukui T, Inoue Y, Kuhara T. Biotin deficiency in an infant fed with amino acid formula. J Dermatol 2005; 32:256-61.
14. Aranha FQ et al. O papel da vitamina C sobre as alterações orgânicas no idoso. Ver Nutr, Campinas, 2000; 13(2).
15. Trost LB, Bergfield WF, Calogeras E. The diagnosis and treatment of iron deficiency and its potential relationship to hair loss. J Am Acad Dermatol 2006; 54:824-44.
16. Prasad AS. Zinc deficiency in women, infants and children. J Am Coll Nutr 1996; 15:113-20.
17. Prasad AS. Zinc: an overview. Nutrition 1995; 93-9.

Parte III

DERMATOSES POR TOXINAS E VENENOS ANIMAIS E DE PLANTAS

Acidentes com Animais Peçonhentos: Dermatoses por Toxinas e Venenos de Aranhas e Escorpiões

Paula Gomes Bernardino

ARANEÍSMO

As aranhas pertencem à classe Arachnida e constituem a ordem mais ampla de aracnídeos.

Existem, no Brasil, três gêneros de aranhas de importância médica e que podem causar envenenamento grave no ser humano: *Phoneutria*, *Loxosceles* e *Latrodectus*. As aranhas venenosas são carnívoras e alimentam-se de insetos. Têm as glândulas de veneno ligadas às presas na porção anterior do cefalotórax. Já as aranhas dos gêneros *Lycosa* (tarântulas [Figura 79.1*A*] – aranha-de-grama ou aranha-de-jardim) e *Migalomorpha* (caranguejeiras – Figura 79.1*B*) têm peçonhas pouco ativas em humanos e, apesar do aspecto terrível, são consideradas não venenosas. As caranguejeiras podem soltar pelos abdominais que, em contato com a pele, podem provocar dermatites papulourticadas. As tarântulas também podem provocar eritema, edema e dor leve, de caráter transitório, no local da picada. O tratamento baseia-se na limpeza do local da picada e no uso de analgésicos e anti-histamínicos, se necessário, nos casos de *Lycosa* e *Migalomorpha*.

Foneutrismo

Acidente provocado por aranhas do gênero *Phoneutria*, que conta com várias espécies, particularmente a *P. nigriventer*, conhecida como "armadeiras ou aranha da banana" (Figura 79.2), ocorre em quase todo o Brasil, com maior frequência no Sul e no Sudeste. Essas aranhas medem de 3 a 4cm e atacam quando incomodadas, assumindo posição de bote, ou adotam essa posição mesmo sem serem acuadas, o que explica sua denominação. São aranhas agressivas que se instalam em ambientes domésticos e nas proximidades, durante o manuseio de material de construção, entulhos, lenha, ou ao colocar calçados, causando acidentes graves, que envolvem, principalmente, mãos e pés. Seu veneno é neurotóxico e provoca a liberação de acetilcolina e catecolaminas.

Manifestações clínicas

O quadro clínico é caracterizado por dor local intensa, que se irradia para a raiz do membro afetado, associada a discreto eritema, edema, parestesia e fasciculação no local da picada. Na maioria dos pacientes, observam-se discretas manifestações locais.

Às vezes, particularmente em crianças, pode ocorrer choque do tipo neurogênico, com arritmia cardíaca, priapismo, insuficiência respiratória e até mesmo o óbito. O veneno da *Lactrodectus*, conhecida como viúva-negra, também é neurotóxico, e o quadro clínico é similar.

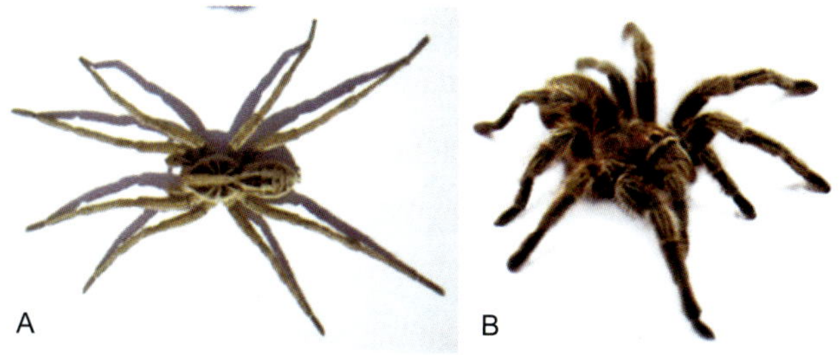

Figura 79.1 ■ **A** *Lycosa* (tarântula). **B** *Migalomorpha* (caranguejeira).

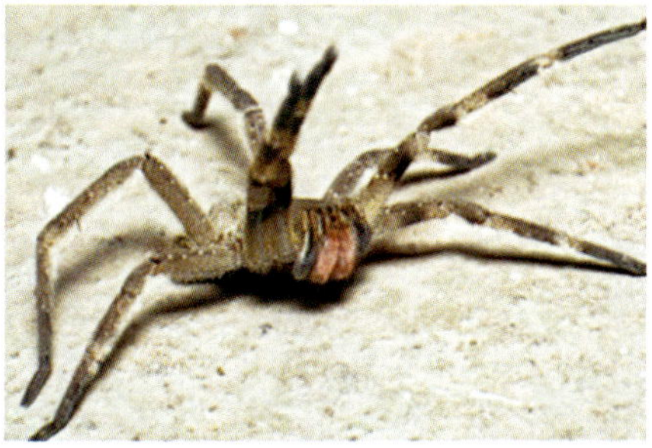

Figura 79.2 ■ *Phoneutria nigriventer* (armadeira).

Tabela 79.1 ■ Foneutrismo: soroterapia

Classificação	Manifestações clínicas	Tratamento geral	Soroterapia
Leve	Dor local Taquicardia e agitação eventuais	Observar por 6 horas	–
Moderada	Dor local intensa Sudorese e/ou vômitos ocasionais e/ou agitação e/ou hipertensão arterial	Hospitalização	2 a 4 ampolas
Grave	Manifestações anteriores Sudorese profunda Sialorreia e vômitos frequentes Hipertonia muscular Priapismo, choque e/ou edema pulmonar agudo	Internação em CTI	5 a 10 ampolas

Fonte: Ministério da Saúde, 1998.

Tratamento

O tratamento é sintomático, na maioria dos casos com o uso de analgésicos e infiltração local de anestésico, como lidocaína a 2%, sem vasoconstritor, ou bupivacaína (3 a 4mL para adultos e 1 a 2mL para crianças), podendo ser repetida até três vezes com intervalo de 1 hora entre as doses para adultos e de 2 horas para crianças. A imersão do local em água morna ou o uso de compressas quentes também alivia a dor.

Em casos raros e graves, com choque neurogênico, particularmente em crianças, ou em caso de dor persistente, o tratamento consiste no uso de soro antiaracnídeo (em geral, cinco ampolas) (Tabela 79.1).

Prognóstico

Quanto ao prognóstico, os óbitos são raros e o prognóstico é bom.

Loxoscelismo

Acidente provocado por espécies do gênero *Loxosceles* (aranha-marrom – Figura 79.3), é o acidente aracnídeo mais grave no país, frequente em adultos no Sul e no Sudeste do Brasil. A aranha geralmente se refugia em toalhas, sapatos, travesseiros e vestimentas e pica ao ser comprimida contra a pele.

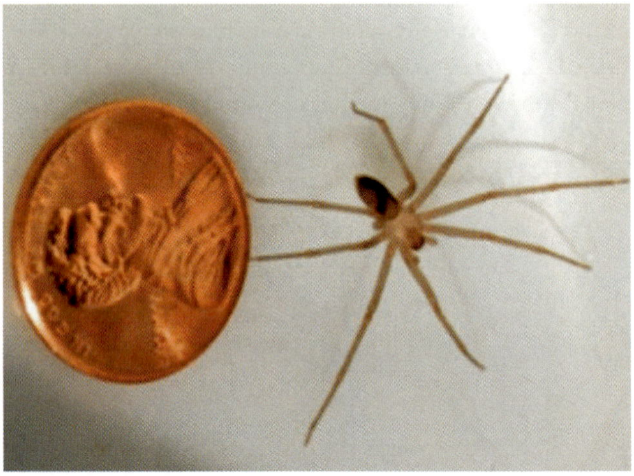

Figura 79.3 ■ *Loxosceles* (aranha-marrom).

Manifestações clínicas

O veneno tem ação proteolítica, coagulante e hemolítica. A picada, na maioria das vezes, é imperceptível ou pode constituir-se em quadro álgico, semelhante a uma queimadura leve. A lesão se instala de maneira lenta e progressiva. Entre 12 e 24 horas após a picada, surge placa edematosa com vesiculação, bolha e equimose, restritas à área de inoculação do veneno. Essa lesão é conhecida como placa marmórea pelos tons azul (cianose), branco (isquemia) e vermelho (rubor), e pode evoluir para necrose e, pela eliminação do esfacelo, ulceração de cicatrização demorada (Figuras 79.4*A* e *B*). O quadro, na fase inicial, deve ser diferenciado de infecções bacterianas e, na tardia, de doenças que apresentam úlceras, como leishmaniose, sífilis, esporotricose e outras afecções que provocam úlceras. Entre 24 e 72 horas podem ocorrer, também, cefaleia, mal-estar e febre. Além da forma localizada, pode ser observada a forma cutaneovisceral, uma forma grave e rara (5% a 15% dos casos), que apresenta, além dos sintomas referidos, hemólise intravascular, caracterizada por anemia, icterícia, hemoglobinúria, petéquias, equimoses, coagulação intravascular disseminada e insuficiência renal aguda, principal causa de óbito por esses acidentes.

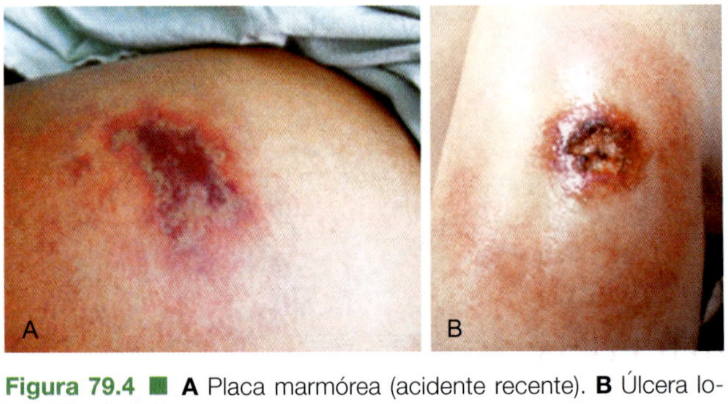

Figura 79.4 ■ **A** Placa marmórea (acidente recente). **B** Úlcera loxoscélica crônica.

Tratamento

O tratamento é feito de acordo com a classificação apresentada na Tabela 79.2.

Nos casos leves, sem necrose, o uso de corticoide (1mg/kg/dia) VO, por no mínimo 5 dias, a partir do início da lesão, apresenta resultados controversos, mas parece melhorar a evolução das lesões de pele. Nos casos com necrose extensa, deve-se usar o soro antiaracnídeo EV (total de cinco ampolas). Em caso de fenômenos hemolíticos, devem ser usadas 10 ampolas de soro antiaracnídeo. Em virtude de sua ação anti-inflamatória, sulfona, 100mg/dia, tem sido empregada associada a soroterapia ou isoladamente, na fase tardia.

O uso do soro é controverso. Após 36 horas do acidente, sua eficácia é questionada. Antibióticos são indicados em caso de infecção evidente. Está indicado o uso de analgésicos para controle da dor. É necessário o desbridamento cirúrgico após a delimitação definitiva da necrose, o que ocorre por volta do sétimo dia.

Em caso de manifestações sistêmicas, procede-se à correção da anemia e ao tratamento da insuficiência renal aguda, enquanto os distúrbios de coagulação são cuidados da maneira clássica.

Prognóstico

O prognóstico é favorável na maioria dos casos. Hemólise intravascular, quando ocorre, pode levar a quadros graves, incluindo alguns raros óbitos nesse grupo.

Latrodectismo

Acidentes causados por aranha do gênero *Latrodectus*, conhecida como viúva-negra, ocorrem com maior frequência na Bahia e no Rio de Janeiro. Essas aranhas podem ser encontradas, na maioria das vezes, atrás de vasos sanitários, e as picadas ocorrem, principalmente, em nádegas e região genitália.

O veneno é muito potente, superior ao das cobras; entretanto, a quantidade inoculada é mínima em relação ao peso corporal da vítima. É necessário ter cuidado com crianças e idosos nos quais, sem tratamento, a picada pode ser fatal.

Tabela 79.2 ■ Loxoscelismo: soroterapia

Classificação	Manifestações clínicas	Soroterapia
Leve	Sem alterações clínicas Sem alterações laboratoriais Lesão incaracterística	–
Moderado	Lesão sugestiva *Rash* cutâneo e plaquetas Ausência de hemólise	5 ampolas
Grave	Lesão característica Anemia aguda Icterícia Evolução rápida Alterações laboratoriais de hemólise	10 ampolas

Fonte: Ministério da Saúde, 1998.

Manifestações clínicas

O veneno atua sobre as terminações nervosas sensitivas e sobre o sistema nervoso autônomo mediante a liberação de neurotransmissores. As manifestações clínicas podem ser locais ou sistêmicas. O quadro clínico inicia com dor local de baixa intensidade em 60% casos, evoluindo com sensação de queimadura após 15 minutos, e alcança seu ápice em 1 a 3 horas, podendo durar de 24 a 48 horas.

Fraqueza e letargia, se presentes, podem persistir por mais tempo. Em 20% dos casos são observadas pápulas eritematosas e sudorese localizada. Podem ser observadas lesões puntiformes distando de 1 a 2mm da picada, bem como placa urticariforme e hiperestesia ao redor, acompanhadas de enfartamento ganglionar regional.

Nas primeiras horas após o acidente, podem ocorrer tremor, ansiedade, excitabilidade, insônia, cefaleia, prurido, eritema de face e pescoço, distúrbio de comportamento e choque. Alterações motoras, como dor irradiada para os membros inferiores, acompanhada de contraturas musculares periódicas, podem estar presentes. Dor abdominal forte pode simular abdome agudo.

Em 5% dos casos observa-se a fácies latrodectísmica, caracterizada por contratura facial e trismo dos masseteres. Pode haver, também, manifestações cardiovasculares, como opressão precordial com sensação de morte iminente, taquicardia e hipertensão arterial, acompanhada de bradicardia.

A picada pela aranha viúva-negra faz diagnóstico diferencial com reação medicamentosa, apendicite, meningite ou tétano. É necessário cuidado para que não se estabeleça o diagnóstico errado.

Tratamento

O tratamento é feito de acordo com a classificação da gravidade (Tabela 79.3). Nos casos leves, o tratamento é sintomático (p. ex., analgésicos, benzodiazepínicos, gluconato de cálcio EV, clorpromazina, fenitoína, fenobarbital e morfina) e observação.

Os pacientes devem permanecer hospitalizados por pelo menos 24 horas.

O soro antilatrodectus está indicado nos casos moderados e graves. Trata-se do único antiveneno cuja administração é feita por via intramuscular (IM).

Prognóstico

O prognóstico é bom, desde que o tratamento seja iniciado precocemente e estejam disponíveis os meios de suporte das funções vitais.

Tabela 79.3 ■ Latrodectismo: tratamento

Classificação	Manifestações clínicas	Soroterapia
Leve	Dor local e nos membros inferiores Edema local discreto Sudorese local Parestesia de membros Tremores e contraturas	Sintomáticos Observação
Moderado	Os mais citados: Dor abdominal Sudorese generalizada Ansiedade/agitação Mialgia Cefaleia e tontura Hipertermia	Analgésicos + sedativos 1 ampola de soro antilatrodectus IM
Grave	Todos os citados Taqui/bradicardia Hipertensão arterial Taquipneia/dispneia Náuseas e vômitos Priapismo Retenção urinária Fácies típica	Analgésicos + sedativos 1 ou 2 ampolas de soro antilatrodectus IM

Fonte: Ministério da Saúde, 1998.

ESCORPIONISMO

O acidente escorpiônico tem grande importância no país, em razão de sua frequência e gravidade, em especial na infância, quando ainda é responsável por óbitos decorrentes, principalmente, de choque cardiocirculatório e edema agudo de pulmão.

No Brasil, esse acidente é causado por espécies do gênero *Tityus*, principalmente *Tityus serrulatus* (escorpião-amarelo), *T. bahiensis* (escorpião-marrom) e *T. stigmurus*.

Os acidentes humanos mais graves são causados pelo escorpião-amarelo (Figura 79.5). As picadas ocorrem com maior frequência nos membros superiores, no período de setembro a fevereiro. Os escorpiões injetam veneno pelo aguilhão no fim da cauda, que tem ação neurotóxica, com predomínio de efeitos simpáticos e parassimpáticos. Entretanto, a maioria dos casos é leve e necessita apenas controle da dor.

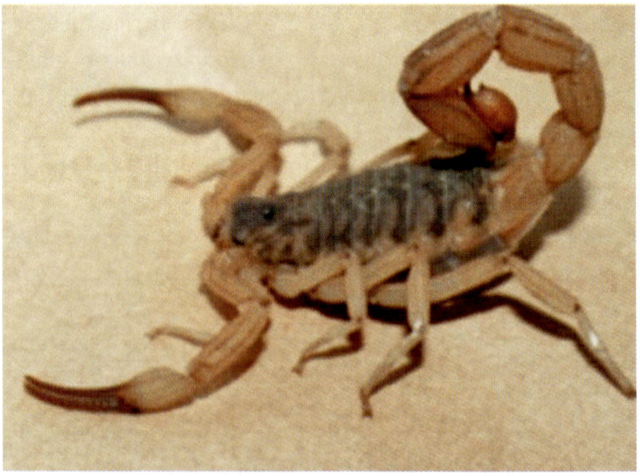

Figura 79.5 ■ *T. serrulatus* (escorpião-amarelo).

O escorpião tem hábitos noturnos e vive em buracos, montes de entulhos, fendas de muros, no peridomicílio e nos domicílios, especialmente em ambientes insalubres. Muito prolífero, seu principal alimento são as baratas.

Manifestações clínicas

A manifestação clínica mais importante é a dor intensa no local da picada, que surge imediatamente após o acidente, semelhante ao acidente por *Phoneutria*. As manifestações dermatológicas não são significativas nesse tipo de acidente. O ponto da picada pode ser de difícil detecção, observando-se apenas discreto edema e eritema, às vezes com sudorese e piloereção local. Pode haver, também, parestesias e irradiação no membro atingido.

As manifestações sistêmicas importantes são náuseas, vômitos, sialorreia e dor abdominal, que são indícios de gravidade, podendo evoluir para arritmias cardíacas, hipertensão, hipotensão, insuficiência cardíaca congestiva, edema agudo de pulmão, choque, agitação, sonolência, tremores, confusão mental e óbito. A gravidade depende da espécie, do tamanho, da quantidade de veneno inoculado e do tratamento precoce.

Tratamento

O tratamento, na maioria dos casos, é sintomático, mediante bloqueio anestésico, por exemplo, como referido nos casos de foneutrismo. Tem como objetivos combater os sintomas do envenenamento, dar suporte às condições vitais do paciente e, nos casos moderados e graves, nos locais em que se encontre o escorpião-amarelo, em crianças, em caso de dores intensas e persistentes, e de risco de óbito, neutralizar a toxina circulante por meio uso do soro antiescorpiônico ou fração antiescorpiônica do soro antiaracnídeo, até a dosagem total de cinco ampolas (Tabela 79.4).

Prognóstico

Quando o tratamento é iniciado nas primeiras 2 horas de vida e a criança recebe assistência em UTI, o prognóstico é bom, com mortalidade de cerca de 0,5%. Nos adultos e adolescentes o acidente é, na maior parte dos casos, de bom prognóstico.

CONSIDERAÇÕES FINAIS

As dermatoses por contato com toxinas e venenos de aranhas e escorpiões são frequentes, eventualmente graves e, às vezes, até mesmo fatais. As manifestações clínicas podem ser polimórficas e necessitam clínica precoce, para evitar manifestação sistêmica grave (Tabela 79.5 e Figura 79.6).

Tabela 79.4 ■ Acidentes escorpiônicos: soroterapia

Manifestações	Classificação		
	Leve	**Moderada**	**Grave**
	Dor e parestesias locais	Dor local intensa, náuseas, vômitos, sudorese discreta, sialorreia, agitação, taquipneia e taquicardia	Iguais às da forma moderada; vômitos profusos e incoercíveis; sudorese profunda, sialorreia intensa, prostração, convulsão e coma, bradicardia, insuficiência cardíaca, edema pulmonar e choque
Soroterapia	–	2 a 3 ampolas EV	4 a 6 ampolas EV*

*A maioria dos casos se resolve com quatro ampolas, o que é observado desde 1972.
Fonte: Ministério da Saúde, 1998.

Tabela 79.5 ■ Acidentes provocados por animais peçonhentos

Fase pré-hospitalar	
O que fazer	**O que não fazer**
Localizar e identificar o animal agressor	Não fazer torniquete
Capturar o animal agressor sem expor-se a nova situação de risco	Não fazer perfurações/cortes no local da picada
Transportar o animal para o Serviço de Saúde, em segurança	Não tentar chupar o veneno do local da picada
Limpar o local acometido com água e sabão	Não permitir que a vítima faça uso de bebidas alcoólicas
Transportar a vítima o mais rapidamente possível para unidade de saúde com os recursos necessários para seu tratamento	Não administrar anti-histamínicos, ansiolíticos e analgésicos
	Evitar uso de via intramuscular para administração de medicamentos

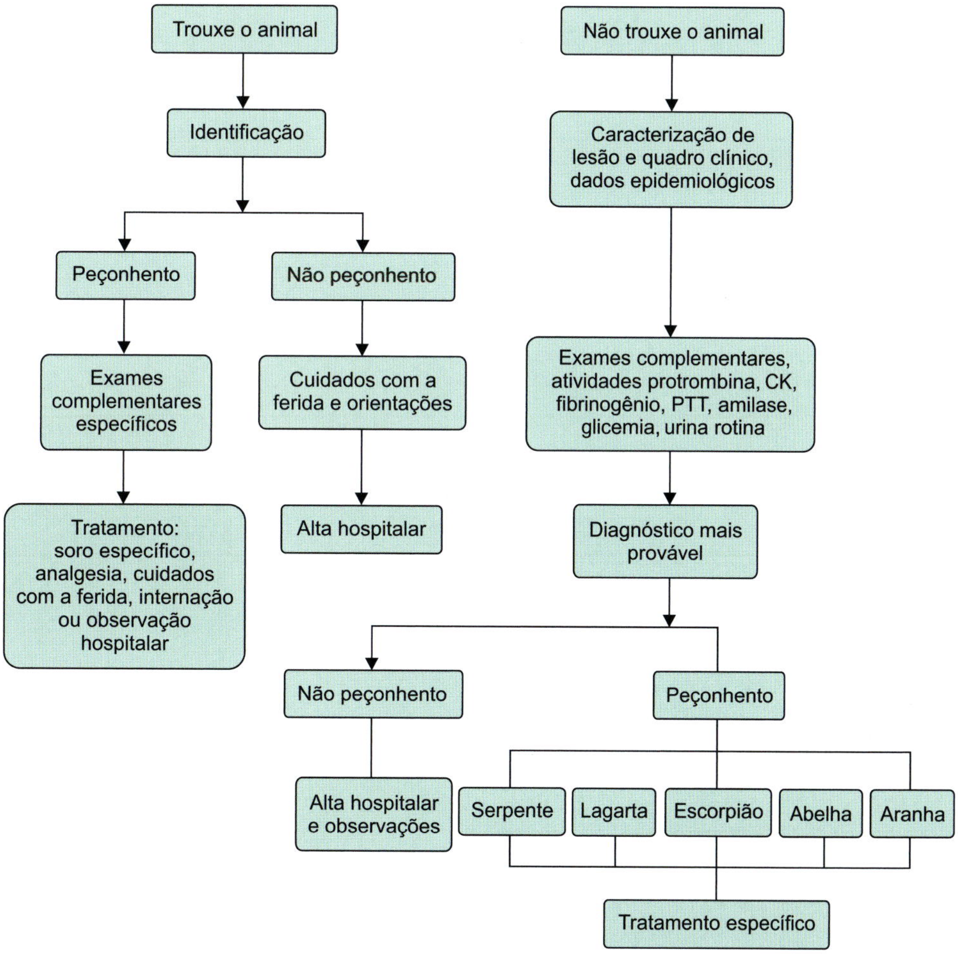

Figura 79.6 ■ Fase hospitalar. (Adaptada de Dermatologia Azulay, 5. ed.)

Bibliografia

Amaral CFS, Resende NA, Freire-Maia L. Acute pulmonary edema after Tityus serrulatus scorpion sting in children. Am J Cardiol 1993; 71:242-5.

Azulay R, Azulay D, Abulafia L. Dermatologia. Rio de Janeiro: Guanabara Koogan, 5. ed. rev. 2008.

Brasil. Ministério da Saúde. Manual de diagnóstico e tratamento de acidentes por animais peçonhentos. Fundação Nacional de Saúde, Brasília-DF, 1998.

Campos JA, Costa DM, Oliveira, JS. Acidentes por animais peçonhentos. In: Tonelli E. Doenças contagiosas e parasitárias na infância. 2. ed. Rio de Janeiro: Medsi, 1999.

Freire-Maia L, Campos JA, Amaral CFS. Approaches to the treatment of scorpion envenoming. Toxicon 1994; 32:1009-14.

Lucas MS. Spiders in Brazil. Toxicon 1988; 26:759-72.

Morena P, Nonoyama K, Cardoso JLC et al. Search of intravascular hemolysis in patients with the cutaneous form of loxoscelism. Rev Inst Med Trop São Paulo 1994; 36:149-51.

Sampaio, SAP, Rivitti EA. Dermatologia. 3. ed. rev., 2007.

Acidentes por Himenópteros e Coleópteros

Luiza Andrade Araújo
Aline Melo dos Santos
Sarah de Figueiredo Miranda

ACIDENTES POR HIMENÓPTEROS DE IMPORTÂNCIA MÉDICA

A ordem Hymenoptera (himenópteros – termo derivado de *hymen* = membrana e *ptera* = asas) constitui um dos maiores grupos dentre os insetos, com cerca de 108 mil espécies descritas, podendo chegar a 300 mil em todo o mundo, computando-se as não descritas, o que predispõe contatos com humanos em vários ambientes e em variadas situações. É também uma das mais conhecidas, existindo três famílias de importância médica: Apidae (abelhas e mamangavas), Vespidae (vespa-amarela, vespão e marimbondo ou caba) e Formicidae (formigas). Apenas nessa ordem podem ser encontrados insetos com ferrões verdadeiros, isto é, possuidores de aparelho inoculador de veneno, decorrente de um ovipositor modificado, o que explica por que somente as fêmeas dessa ordem ferroam.[1-3]

A incidência dos acidentes por himenópteros é subestimada e muito pouco conhecida; entretanto, a hipersensibilidade provocada por picada de insetos, na literatura médica, pode alcançar de 0,4% a 10% das populações estudadas.[2]

Acidentes por abelhas

As abelhas são insetos de organização social desenvolvida e produtores de mel, pertencentes à superfamília Apoidea, constituída por aproximadamente 10 mil espécies. As espécies de maior interesse médico são encontradas na família Apidae.[1]

Na subfamília Apinae estão as abelhas do gênero *Apis*, e é na espécie *Apis mellifera* que se encontram as abelhas africanizadas, híbridos desenvolvidos a partir de cruzamento das abelhas africanas e europeias. São capazes de habitar quase todas as regiões do mundo, graças a seu grande poder de adaptação. Isso se deve à sua capacidade de sobrevoar longas distâncias, à maior resistência às pragas ou doenças e à frequência incomum de enxameamento.[4,5]

Após picar a vítima, a abelha morre devido ao desprendimento de parte de seu abdome com o ferrão, ocorrendo liberação de odores que irão atrair outras abelhas para o ataque, e a inoculação do veneno persiste devido à presença de músculos autônomos, assegurando maior injeção do veneno.[2,6] O ataque agressivo e defensivo das abelhas africanizadas deu a elas a denominação de *killer-bees*, ou abelhas assassinas.[5]

A incidência desse tipo de acidentes é desconhecida. Como a maioria dos casos apresenta reações locais leves, as vítimas não procuram atendimento médico. Somente em casos graves, como de anafilaxia, ocorre a procura por pronto atendimento.[5]

O ferrão deve ser retirado o mais rápido possível, o que diminui a inoculação de maior quantidade de veneno. Não deve ser realizado pinçamento para retirada, o que pode comprimir a glândula ligada ao ferrão e aumentar a injeção de veneno. A preferência é pela raspagem com lâmina de bisturi.[1,2,5,7] No entanto, estudos demonstram que, 30 segundos após a penetração do ferrão, o modo de remoção é irrelevante.[6]

Composição do veneno

A composição do veneno consiste em uma complexa mistura de proteínas, peptídeos e aminas, com distintas atividades farmacológicas e alergênicas.[1,2]

Alguns alérgenos presentes no veneno, como fosfolipases, melitina, hialuronidases e fosfatases ácidas, são capazes de ativar o sistema imunológico mediante a produção de IgE específica, estimulando a liberação de histamina por basófilos, o que induz desde a formação de pústulas até reações graves. A fosfolipase A2 é o alérgeno mais importante.[5,8,9]

Manifestações clínicas

As reações desencadeadas por picada de abelhas poderão evoluir de quadros benignos, com discretas reações locais, a quadros graves, como choque anafilático. O local e o número de ferroadas, a dose do veneno inoculada, a sensibilidade do indivíduo, assim como sua idade e comorbidades, irão determinar a forma clínica, que pode ser classificada em reações tóxicas, devido à ação farmacológica dos componentes do veneno, e reações alérgicas.[2,8,10]

A maioria das pessoas desenvolve reações locais caracterizadas por dor imediata, seguida por reação eritematosa intensa e localizada, associada a edema e calor, que ocorre dentro de minutos e se resolve em algumas horas.[10] O local da ferroada revela um ponto central claro, circundado por halo eritematoso, quase sempre acompanhado de ferrão.[11] Ocasionalmente, o edema pode durar 1 ou 2 dias (Figura 80.1).[10]

Reações locais extensas são normalmente mediadas por IgE e causam edema intenso, em geral com pico em 24 a 48 horas e com duração de 1 semana ou mais. A frequência dessas reações é estimada em 5% a 15%, e elas são erroneamente diagnosticadas e tratadas como celulite.[10,12] Essas reações podem estar acompanhadas de urticária, angioedema, broncoespasmo, arritmias, hipotensão e, eventualmente, choque anafilático e morte.[10] Em indivíduos sensíveis, uma única picada é suficiente para precipitar a reação anafilática, e na maioria dos indivíduos os sintomas aparecem abruptamente.[13]

Nos acidentes provocados por múltiplas picadas, independente da hipersensibilidade, desenvolve-se quadro tóxico generalizado em virtude da inoculação de grande quantidade de veneno, denominado síndrome do envenenamento. As manifestações clínicas são indistinguíveis das reações anafiláticas agudas e estão associadas a sintomas sistêmicos, como náusea, vômito, diarreia, cefaleia, vertigem, síncope, convulsão e febre. Hemólise, complicações cardíacas, insuficiência renal e rabdomiólise também foram descritas.[3,9]

Ocasionalmente, são relatadas outras manifestações mais tardias, que incluem doença do soro, vasculite, neurites, miocardite e encefalite.[10]

Diagnóstico

O diagnóstico dos acidentes provocados por abelhas é feito a partir da história clínica, não existindo exame complementar específico.

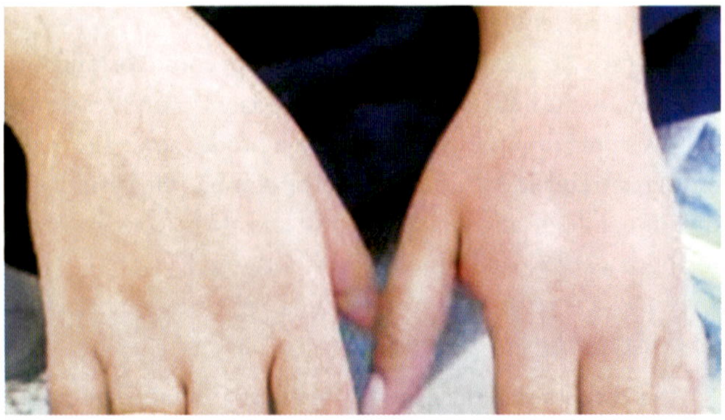

Figura 80.1 ■ Picada de abelha (edema e eritema). (Acervo do Dr. Délio Campolina.)

Os acidentes são considerados graves quando ocorrem mais de cem picadas ou quando o indivíduo é hipersensível ao veneno da abelha; nesses casos, devem ser solicitados exames laboratoriais, como hemograma completo, urina rotina, CK, LDH, TGO, TGP, bilirrubinas, ionograma e gasometria arterial, devido ao risco de rabdomiólise, insuficiência renal aguda (IRA), hepatotoxicidade e distúrbios hidroeletrolíticos e ácido-básicos.[2,5] O eletrocardiograma deve ser solicitado de rotina aos pacientes com múltiplas picadas, para detecção de arritmias e sinais sugestivos de isquemia.[5] A dose considerada letal é de, aproximadamente, 500 ferroadas para crianças e de 1.100 em adultos.[14]

Tratamento

Em caso de acidente por abelhas, deve-se correr para o mais longe possível, uma vez que as abelhas africanizadas conseguem perseguir a vítima por até 400 metros. Os olhos e a boca devem ser cobertos, pois as abelhas tendem a procurar locais escuros e úmidos.[14] O uso de repelente parece não ajudar, sendo mais eficaz espirrar água para atrapalhar o voo das abelhas.[14,15]

A profilaxia dos acidentes é muito importante, pois as reações às picadas são imprevisíveis. Deve-se evitar o uso de perfumes, roupas coloridas e locais em que existam concentrações do inseto.[1]

Em caso de reações locais e leves, podem ser feitas compressas frias e usados analgésico e cremes à base de corticoides e, por via sistêmica, anti-histamínicos. Nas reações locais extensas, deve-se considerar o uso de anti-inflamatórios não esteroides, anti-histamínicos e corticoides sistêmicos.[1,2,5]

Em casos de manifestações mais graves, como reações anafiláticas e síndrome do envenenamento, são mais importantes reconhecimento e tratamento rápidos.[7] O tratamento da anafilaxia não difere do utilizado em qualquer outra etiologia, consistindo em adrenalina, corticoides, anti-histamínicos e medidas de suporte cardiorrespiratórias.[1] Nas reações tóxicas sistêmicas, a terapêutica é de acordo com a clínica.[1,5] Soro antiabelhas africanizadas já está em desenvolvimento, de acordo com o Instituto Butantan.

Pacientes alérgicos devem ser encaminhados para alergologistas altamente qualificados, para determinação do uso da imunoterapia e para profilaxia e prevenção de reações a picadas subsequentes.[16]

Acidentes por vespas

As vespas diferem das abelhas, principalmente, por apresentaram escassez de pelos revestindo o corpo, um abdome mais afilado e uma estrutura relativamente alongada entre o tórax e o abdome, chamada pedicelo.[2]

Existem de 20 a 25 mil espécies de vespas difundidas nas superfamílias Bethyloidea, Scalioidea, Pompiloidea,

Sphecoidea e Vespoidea.[1,2] Apenas 800 espécies são sociais ou subsociais. No Brasil, são descritas mais de 400 espécies.[1]

Diferentemente da picada de abelhas, as vespas (*Vespinae*) são capazes de picar repetidamente e, em geral, não deixam o ferrão no local da picada.[1,2,17] O ferrão dos vespídeos, na maior parte das vezes, são mais lisos do que os encontrados nas abelhas, sendo por isso mais difícil sua permanência na pele da vítima após a picada.[17]

Composição do veneno

A composição do veneno ainda não é muito conhecida.[2,4] Os principais alérgenos dos venenos de *Vespidae* são fosfolipase A1, hialuronidase e antígeno 5, que é o mais importante de todos os venenos dessa família.[8]

Os venenos dos vespídeos apresentam reação cruzada entre si e contêm basicamente os mesmos alérgenos.[7] O veneno das vespas *Polistes* desenvolve menos reação cruzada, em comparação aos venenos dos demais vespídeos.[17]

Manifestações clínicas

As picadas de todas as espécies de vespas são semelhantes do ponto de vista médico, exceto quando se consideram as reações alérgicas de hipersensibilidade, que podem ser específicas para cada espécie.[18]

O quadro clínico local é sistêmico, análogo ao descrito por picadas de abelhas.[1,5] Infecção bacteriana secundária é mais comum por picadas de vespas do que de abelhas, uma vez que as vespas circundam comidas podres e, consequentemente, transportam bactérias.[19]

Tratamento

O tratamento varia de acordo com a intensidade do quadro clínico, não diferindo do recomendado para acidentes por picadas de abelhas.[4]

Acidentes por formigas

As formigas pertencem à ordem Hymenoptera e à família Formicoidea, e compreendem centenas de espécies, que habitam áreas silvestres e agrícolas e ambientes domésticos. De organização social bem desenvolvida, provavelmente representam os mais bem-sucedidos de todos os grupos de insetos. Dividem-se em sete subfamílias, porém as de importância médica são Myrmicinae, Ponerinae e Dorylinae.[1-3]

A subfamília Myrmicinae contém mais de 400 espécies, entre as quais as quenquéns (gênero *Acromyrmex*), as saúvas (gênero *Atta*) e as lava-pés ou formigas-de-fogo (gênero *Solenopsis*). As formigas do gênero *Solenopsis* são responsáveis pelos acidentes de maior importância médica, pois atacam em grande número, quando perturbadas. A formiga é capaz de ferroar de 10 a 12 vezes, fixando suas fortes mandíbulas na pele e ferroando repetidamente. As formigas dos gêneros *Acromyrmex* e *Atta* têm pouca importância clínica.

A subfamília Dorylinae é constituída por formigas predadoras e do gênero *Eciton*, também conhecidas como formigas-correição, típicas da Região Amazônica, que são carnívoras, atacam em bando e são predadoras de animais pequenos.

Constituem a subfamília Ponerinae, do gênero *Paraponera clavata*, as famosas tocandiras, também conhecidas como cabo-verde ou formiga vinte-e-quatro horas, devido ao período de dor de sua picada, que é extremamente intensa.[1,2]

Manifestações clínicas

Os acidentes provocados por formigas são frequentes e difíceis de evitar, sendo as crianças mais frequentemente afetadas do que os adultos. Outrossim, acidentes de picadas múltiplas podem ocorrer em alcoolistas e incapacitados. Na maioria das vezes, os membros inferiores são os mais afetados, e a dor pode variar a depender da subfamília (p. ex., a ferroada da *Paraponera clavata* [tocandira] provoca dor intensa e prolongada).[1,2,21]

Após a picada, inicia-se no local uma pápula urticariforme, medindo de 0,5 a 1cm, que desaparece pouco tempo depois, em cerca de 30 minutos a poucas horas. Em 24 horas após o contato inicial, ocorre a formação de uma pústula estéril no local, com resolução da lesão em 3 a 10 dias.[1,2]

Há casos de ocorrência de reação muito pruriginosa no local, com presença de edema e eritema, que persistem por até 72 horas. Em se tratando da *Paraponera clavata* (tocandira), a picada pode adquirir proporções mais agressivas, sendo a dor profunda e podendo persistir por 24 a 48 horas. Podem também estar presentes quadros febris, taquicardia, vômitos, calafrios e adenites.[1,2]

Verificou-se ainda a possibilidade de complicações, como infecção secundária, abscessos, celulites e reações alérgicas sistêmicas importantes, embora raras, podendo o paciente inclusive chegar ao óbito.[1,2,20]

Diagnóstico

O diagnóstico é basicamente clínico, com análise da história clínica completa. Deve-se obter, em especial, informação acerca da hora da picada, do número de picadas e do local da(s) picada(s), observando as características da lesão para exclusão de outras dermatoses. Na maior parte dos casos, não são necessários outros exames auxiliares, porém, em indivíduo hipersensível ou que apresenta múltiplas picadas, podem ser necessários exames laboratoriais.[1-3,20]

Tratamento

Para o tratamento do acidente por formigas está indicado o uso de compressas frias, anti-histamínicos, antipiréticos

VO, corticoides, tópicos para diminuir o prurido, e paracetamol ou analgésicos potentes podem ser utilizados para analgesia. Em caso de infecção secundária, antibióticos devem ser prescritos.[1,2]

Nos pacientes com múltiplas picadas, o ideal é que as formigas sejam retiradas com soro fisiológico a 0,9% e sabonete antisséptico. Quando ocorre a picada, o ideal é que a formiga seja retirada imediatamente para evitar outras picadas.[1,2]

Em casos de reações sistêmicas anafiláticas, são necessários reconhecimento e tratamento rápidos, além do uso de adrenalina e corticoides sistêmicos e das medidas de suporte cardiorrespiratório, como as preconizadas no tratamento de anafilaxia de outras etiologias.[1,2,20]

Se o paciente apresentou reações alérgicas sistêmicas ou reações locais extremas, deverá ser encaminhado a um especialista em alergia para investigação aprofundada e realização de testes específicos para o veneno. Cuidados gerais e medidas preventivas devem ser sempre reforçados.[1-3,20]

ACIDENTES POR COLEÓPTEROS (BESOUROS)

Coleópteros constituem a ordem mais abundante dos insetos, sendo conhecidas cerca de 300 mil espécies. Suas famílias têm a propriedade de segregar substâncias químicas (vesicantes) que, em contato com a pele, induzem a formação de bolhas ou vesiculações.[3,20,21]

Os coleópteros vesicantes são artrópodes polífagos, predadores de outros insetos. Acidentes provocados por eles têm sido relatados em todos os continentes, à exceção das regiões polares.[1,3,21,22]

São descritas três principais famílias causadoras de dermatoses: Meloidae, Oedemeridae e Staphylinidae, que têm em comum a capacidade de segregar substâncias vesicantes quando esmagadas ou ameaçadas. As duas primeiras famílias produzem a chamada cantaridina, substância irritante capaz de provocar acantólise. A família Oedemeridae é restrita à bacia do Pacífico e ao Caribe, enquanto a família Meloidae, mais difundida, contém dois principais gêneros: *Lytta* e *Epicauta*.[23-25]

A mais prevalente e de maior interesse médico, em virtude das maiores intensidade e duração das lesões provocadas, é a família Staphylinidae, representada principalmente pelo gênero *Paederus*.[24-26]

No Brasil são descritos acidentes por besouros do gênero *Paederus* nas regiões Norte, Nordeste e Centro-Oeste e pelo gênero *Epicauta* no estado de São Paulo.[2] No entanto, há relato da ocorrência de acidentes por *Epicauta* também no Rio Grande do Sul.[27]

Acidentes por *Paederus* (pederismo)

Os *Paederus* constituem em tipo especial de coleópteros, popularmente conhecidos como potós, os quais são capazes de causar um tipo especial de dermatite de contato, denominada dermatite vesicante, dermatite linear ou dermatite pela pederina (substância por eles secretada).

Os potós, também conhecidos como fogo selvagem, trepa-moleque ou pela-égua, são artrópodes pertencentes à classse Insecta, ordem Coleoptera, família Staphylinidae, gênero *Paederus*, com mais de 600 espécies conhecidas no mundo, das quais apenas 4% são potenciais causadores de dermatite, com relato de 48 espécies na América do Sul. No Brasil, as espécies mais encontradas são *P. columbinus*, *P. fuscipes*, *P. curtis*, *P. amazonicus*, *P. goeldi* e *P. brasiliensis*, com predominância da última espécie.[2,23,24,28]

Os potós são pequenos besouros de corpo alongado, medindo de 7 a 13mm de comprimento. Contêm élitros curtos, que deixam descoberta mais da metade do abdome.[5]

No Brasil, há relatos de acidentes nos estados do Amazonas, Pará, Ceará, Alagoas, Paraíba, Pernambuco, Bahia, Minas Gerais, São Paulo e Paraná, com relativa frequência de surtos ou epidemias, principalmente no Nordeste.[22-24,29-31]

Vivem em lugares úmidos, sendo abundantes em lavoura de algodão, nas plantações de fumo, batata, cana-de-açúcar, nos campos de milho e nas gramíneas próximas aos riachos.[29,31] Observa-se a tendência de aumento dos acidentes após períodos chuvosos.[1,11,22,28,32]

Os acidentes no campo são registrados em trabalhadores que adentram plantações ou naqueles que transportam a colheita.[22,24,33]

Os acidentes em áreas urbanas ou no domicílio se devem à característica dos *Paederus* de serem fortemente atraídos pela luz, motivo pelo qual a maioria dos acidentes ocorre à noite.[22,24]

Os *Paederus* spp são capazes de liberar (quando ameaçados) a pederina, uma substância amidocristalina com propriedades cáustico-vesicantes, potente inibidor da síntese proteica e presente na hemolinfa desses artrópodes.[2,21-24,28,33] A substância é armazenada nas glândulas pigidiais, que se localizam próximo ao ânus do artrópode, daí a denominação popular "mijo de potó".[1,24,29]

As dermatites causadas pelos *Paederus* são zoodermatoses descritas pela primeira vez por Pirajá da Silva, em 1912, no estado da Bahia, sendo atribuída ao besouro *Paederus columbinus* a causa de lesões dermatológicas vesicobolhosas.[1,22,24,33,34]

São consideradas dermatites de contato por irritante primário observadas em determinados períodos do ano, conforme períodos de chuva e estiagem, calor ou umidade das diferentes regiões.[10,24,32,35]

Manifestações clínicas

Por se tratar de artrópodes voadores e de hábito noturno, os acidentes normalmente ocorrem à noite, quando os insetos são atraídos pelas luzes artificiais das residências. Podem bater e pousar nas pessoas que, instintivamente, tendem a afugentá

-los ou esmagá-los, o que é suficiente para, em defesa própria, liberarem o líquido cáustico. Em contato com a pele, a pederina é capaz de provocar eritema, vesiculação e necrose epidérmica após 24 a 48 horas.[24,28,33]

Após o contato com a substância, ocorre a sensação de ardor, com surgimento em 24 a 48 horas de uma lesão eritematosa, acompanhada de sensação de queimação e prurido. Posteriomente, ocorre a formação de vesículas e bolhas, frequentemente seguida por uma transformação pustular (Figura 80.2). As lesões crescem gradualmente, podendo sofrer umbilicação, seguida por esfolição e surgimento de lesões crostosas, que se resolvem em aproximadamente 10 dias. Determinam uma hipercromia transitória pós-inflamatória, que pode durar meses.[20,24,25,28,33]

As lesões ocorrem frequentemente em áreas expostas, sendo a cabeça, o pescoço e os membros superiores responsáveis pelo maior registro de casos.[1,22,24,33] Não aparecem em regiões palmoplantares, as quais são resistentes à ação da pederina.[24] Apresentam, tipicamente, trajeto linear (devido à esfregadela do inseto sobre a pele – Figuras 80.3 e 80.4) ou simetria por contato ("lesão em beijo", "lesão em espelho").[23,26] É comum a observação de lesões superpostas, em áreas de flexão, constituindo importante dado clínico-epidemiológico.[24,36]

Quando em contato com a região ocular ou periorbital, a pederina pode provocar conjuntivite ou blefarite, sendo normalmente a mão o veículo do líquido tóxico.[24,33]

Pode ocorrer adenopatia satélite.[3] Já os sintomas sistêmicos, como febre, náuseas e vômitos, são encontrados nos casos mais graves, em geral mais extensos, devido ao contato com várias espécimes.[5] Tem sido relatada uma variante atípica da dermatite linear com lesões eritematodescamativas difusas, que ocorrem predominantemente na parte superior do corpo e na face. Várias causas têm sido descritas, como contato com espécie diferente de *Paederus,* contato recorrente durante curto período de tempo, doenças subjacentes, como dermatite atópica ou utilização de água infestada para lavagem, ou mesmo um fenômeno imunológico que resulta em um padrão de reação de eczematização.[28]

As lesões podem complicar-se com infecção secundária e a consequente evolução mais duradoura.

Diagnóstico diferencial

Pelas características das lesões vesicobolhosas, muitas vezes de caráter linear, o herpes simples e o herpes-zóster devem ser particularmente considerados no diagnóstico diferencial dessa dermatite, sendo possível recorrer à citologia de Tzanck, que promove a identificação de células virais típicas.[24,33]

Entre as dermatoses que devem ser consideradas, além do herpes, estão: fitofotodermatose, outras dermatites de contato, dermatite seborreica, herpetiforme e factícia, impetigo, farmacodermia, pênfigo foliáceo, *larva migrans* cutânea, erucismo, loxocelismo ou acidentes com substâncias cáusticas.[5,23,28,33]

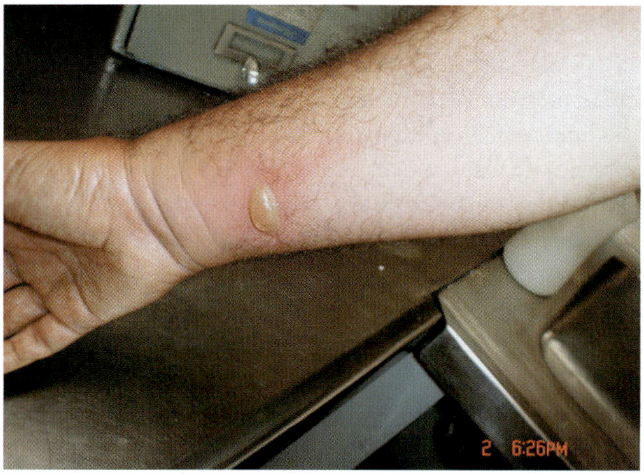

Figura 80.2 ■ Lesão bolhosa sobre base eritematosa. Acidente ocorrido na Chapada Diamantina, porém com atendimento no centro de toxicologia da FHEMIG – Serviço de Toxicologia da FHEMIG. (Acervo da Dra. Solange de Lourdes Silva Magalhães.)

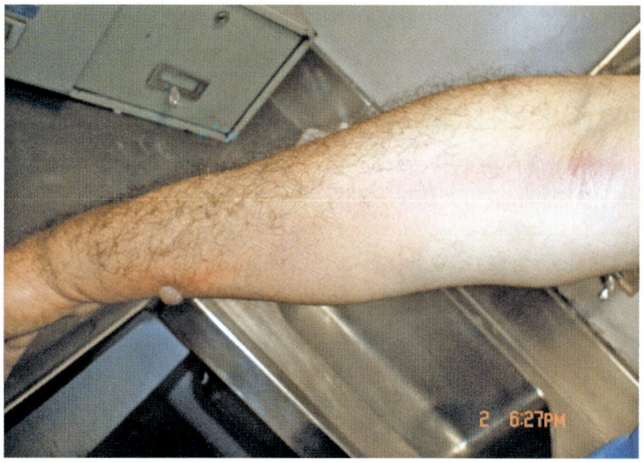

Figura 80.3 ■ Lesão bolhosa na parte distal do antebraço com extensão do eritema em trajeto linear, típico das lesões por potó – Serviço de Toxicologia da FHEMIG. (Acervo da Dra. Solange de Lourdes Silva Magalhães.)

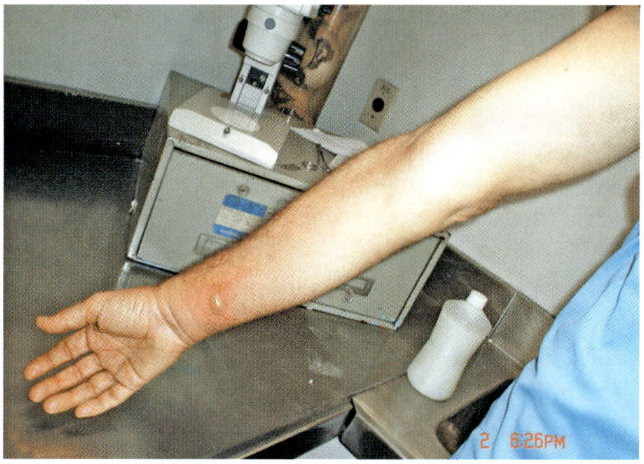

Figura 80.4 ■ Lesão bolhosa na parte distal do antebraço, mostrando extensão do eritema até a porção medial do braço (trajeto linear) – Serviço de Toxicologia da FHEMIG. (Acervo da Dra. Solange de Lourdes Silva Magalhães.)

Diagnóstico

O diagnóstico dessa dermatose é clínico-epidemiológico. A presença de lesões eritematovesiculares, de distribuição linear, em áreas expostas, associada a incidência sazonal, presença de casos semelhantes na mesma região e/ou história de contato com o inseto, é bastante sugestiva do diagnóstico.[10,26,28]

Exames e técnicas auxiliares podem ser necessários para exclusão de outras dermatoses.[24,28,33]

A biópsia tem indicação apenas em situações endêmicas ou para afastar outras causas que possam promover dúvida diagnóstica.[24,33]

O achado histopatológico das lesões varia conforme a fase evolutiva, evidenciando, na fase inicial, edema inter e intracelular, com bolhas intraepidérmicas e eventual degeneração reticular da epiderme, seguida por necrose epidérmica, ausência de camada granulosa, acúmulo de neutrófilos e alguns eosinófilos intraepidérmicos. Células acantolíticas esparsas podem estar presentes nessa fase.

Na fase tardia, observam-se acantose irregular com reaparecimento da camada granulosa e presença de numerosas figuras de mitose nas camadas basal e suprabasal, associadas a inclusões intranucleares, além de focos de acantólise e paraceratose contendo exsudato neutrofílico.

Na derme, observa-se infiltrado inflamatório perivascular, mais acentuado na derme papilar, composto principalmente por mononucleares, mas podendo apresentar algumas células polimorfonucleares.[24,26,28,37]

A imunofluorescência direta é negativa em qualquer fase da dermatite para deposição de imunoglobulina (IgG, IgM, IgA) e C3.[24,28,37]

A citodiagnose de Tzanck é útil para diagnóstico diferencial, pois possibilita confirmação imediata, principalmente em caso de pênfigos e infecções por vírus herpes simples ou vírus da varicela-zóster. Nos pênfigos, são visualizadas células acantolíticas, enquanto nas infecções pelo vírus herpes verifica-se a presença de células balonizantes.[20]

Tratamento

À percepção do contato com o potó, deve-se lavar imediatamente a pele com água e sabão, particularmente se houver fricção do besouro contra a pele.[1,2,21,22]

Há recomendações de uso de tintura de iodo em lesões quando o contato é observado imediatamente, com a justificativa de que essa substância agiria como um solvente da pederina.[1,5,30]

Em lesões já instaladas, podem ser usadas compressas úmidas, cremes, loções ou pomadas à base de corticosteroides, associados a antimicrobianos tópicos, em caso de infecção secundária.[20,24,28] Em casos mais graves, pode ser necessária corticoterapia sistêmica.[20,21] Na presença de lesões oftalmológicas, recomendam-se lavagem abundante com água limpa e o uso de compressas com água boricada de 1% a 3% ou solução fisiológica, além de avaliação oftalmológica.[10,20]

Prevenção

Prevenção do contato com o besouro é o método principal, sendo necessárias medidas como telagem de portas e janelas em áreas geográficas de maior ocorrência e redução do número e da intensidade da iluminação noturna no domicílio com uso de lâmpadas amarelas dentro de casa, associado a focos de luzes brancas em áreas externas para atrair os insetos.

Orientar a população de áreas endêmicas quanto ao correto reconhecimento do besouro, evitando sua manipulação ou esmagamento em caso de contato e, se este ocorrer, proceder à lavagem imediata da área com água e sabão.[5,28,32]

Acidentes por *Epicauta*

Pertencentes à família Meloidea, os *Epicauta* também causam acidentes por serem produtores de substância cáustica. A família Meloidea inclui mais de 2.500 espécies no mundo, algumas das quais constituem pragas agrícolas. Dois gêneros estão associados a acidentes: *Lytta* e *Epicauta*.[1,23] São denominados popularmente vaquinhas, burrinhos, cantáridas, besouro-palha, potó-pimenta ou potó-grande.[1,22,27]

Esses insetos também são atraídos por focos luminosos e considerados defensivos, agredindo o ser humano apenas em defesa própria. Quando ameaçados, têm a capacidade de liberar a cantaridina (daí a denominação cantáridas), substância vesicante capaz de produzir acantólise.[24,27,29]

As lesões provocadas pela cantaridina são menos intensas do que pela pederina, caracterizando-se pela formação de lesões vesicobolhosas que se resolvem em cerca de 3 dias.[29]

CONSIDERAÇÕES FINAIS

Os acidentes provocados por abelhas, vespas, formigas e besouros são muito frequentes no Brasil. A intensidade das manifestações clínicas pode variar de acordo com o número de picadas, provocando desde discretas reações locais até quadro graves, incluindo choque anafilático. A sensibilidade do paciente pode determinar a gravidade do acidente.

Referências

1. Oliveira RC, Wen FH, Sifuentes DN. Epidemiologia dos acidentes por animais peçonhentos. In: Cardoso JLC, Haddad Jr V, França FOS, Wen FH, Malaque CMS (eds.) Animais peçonhentos do Brasil: biologia, clínica e terapêutica. 2. ed. São Paulo: Sarvier, 2009: 6-21.
2. Manual de diagnóstico e tratamento de acidentes por animais peçonhentos. 2. ed. Brasília: Fundação Nacional de Saúde, 2001.
3. Sampaio SAP, Rivitti EA. Dermatologia. 3. ed. São Paulo: Artes Médicas, 2007.

4. Stort AC, Gonçalves LS. A africanização das abelhas Apis ellifera nas Américas. In: Barraviera B (ed.) Venenos animais – uma visão integrada. 1. ed. Rio de Janeiro: EPUC, 1994:33-47.
5. Filho AA, Campolina D, Dias BD. Toxicologia na prática clínica. 1. ed. Belo Horizonte: 2001.
6. Schumacher MJ, Tveten MS, Egen NB. Rate and quantity of delivery of venom from honeybee stings. J Allergy Clin Immunol 1994; 93(5):831-5.
7. Bonifazi M et al. Prevention and treatament of hymenoptera venom allergy: guidelines for clinical practice. J Allergy Clin Immunol 2005; 60:1459-70.
8. Biló BM et al. Diagnosis of Hymenoptera venom allergy. J Allergy Clin Immunol 2005; 60:1339-49.
9. Barboni E et al. The purification of acid phosphatase from honeybee venom (Apis mellifera). Toxicon 1987; 25:1097-104.
10. Freeman T. Bee, yellow jacket, and other Hymenoptera stings: reaction types and acute management. Literature review current through, 2013.
11. Azulay RD, Azulay DR. Dermatologia. Rio de Janeiro: Guanabara Koogan, 2006.
12. Reisman RE. Insect stings. N Engl J Med 1994; 331(8):523-7.
13. Tang ML, Osborne N, Allen K. Epidemiology of anaphylaxis. Curr Opin Allergy Clin Immunol 2009; 9:351.
14. Sherman R. What physicians should know about Africanized honeybees? West J Med 1995; 163:541-6.
15. Schmidt JO, Johnson AN, Ginter DL, Spangler HG. Olfactory stimulation of Africanized honeybee (Hymenoptera: Apidae) attacks by insect repellents. J Med Entomol 2003; 40:275-8.
16. Golden DB, Moffitt J, Nicklas RA et al. Stinging insect hypersensitivity: a practice parameter update 2011. J Allergy Clin Immunol 2011; 127:852.
17. Golden DBK. Allergic reactions to Hymenoptera. ACP Medicine 2011, 1-8.
18. Vetter RS, Visscher PK. Bites and stings of medically important venomous arthropods. International Journal of Dermatology 1998; 57:481-96.
19. Reisman RE. Clinical aspects of Hymenoptera allergy. In: Levine MI, Lockey RF (eds.). Monograph on insect allergy. 4. ed. Pittsburgh: Dave Lambert Associates, 2003:55.
20. de Shazo RD et al. Stings of imported fire ants: clinical manifestations, diagnosis and treatment. Literature review current through: Mar 2013.
21. Wokdd K, Goldsmith LA, Katz SI, Gilchrest BA, Paller AS, Leffell DJ. Fitzpatrick: tratado de dermatologia. Vol. 2, 7. ed. Rio de Janeiro: Revinter, 2011.
22. Albuquerque HN et al. Contribuição ao estudo dos potós (Paederus sp) em dois bairros da cidade de Campina Grande-PB. Rev Biol e Farm 2008; 3:26-37.
23. Fonseca JMV, Oliveira CMN, Peluzio RJE, Zanúncio JC, Fiorezi JMS. Dermatite vesicante pelo Paederus sp.: relato de 19 casos em Viçosa, Minas Gerais, Brasil. Rev Bras Med Fam Comunidade, Florianópolis, out-dez 2012; 7(25).
24. Diógenes MJN. Dermatite de contato pela pederina, estudo clínico e epidemiológico no estado do Ceará, Brasil. Rev Inst Med Trop São Paulo. jan-fev 1994; 36(1):59-65.
25. Gelmetti C, Grimalt R. Paederus dermatitis: an easy diagnosable but misdiagnosed eruption. Eur J Pediatr 1993; 125:6-8.
26. Assaf M et al. Paederus dermatitis in Egypt: a clinicopathological and ultrastructural study. J Eur Acad Dermatol Venerol (JEADV) 2010; 24:1197-201.
27. Vianna EES, Brandão RK, Brum JGW. Ocorrência de acidentes em humanos causados por Epicauta Excavata Klug, 1825 (Coleoptera, Meloidae) no sul do Rio Grande do Sul, Brasil. Arq Inst Biol São Paulo jan-mar 2007; 74(1):47-8.
28. Singh G, Yousuf Ali S. Paederus dermatitis. Indian J Dermatol Venereol Leprol 2007; 73:13-5.
29. Soerensen B. Acidentes por animais peçonhentos: reconhecimento, clínica e tratamento. 1. ed. São Paulo: Atheneu, 2000.
30. Amado RC, Rabelo JVC, Braga PMF, Chumbinho AS. Identificação de surto de dermatite causada por besouro potó (Paederus brasiliensis) em Betim, Minas Gerais, 2009. Epidemiol Serv Saúde, Brasília, 2010; 19:403-5.
31. Vieira JS. Revisão das espécies de Paederus Fabricius, 1775 (Coleoptera: Staphylinidae Paederini) causadoras de dermatite no Brasil. Universidade Federal do Paraná. Tese de Mestrado. Curitiba, 2013.
32. Rahmah E, Norjaiza MJ. An outbreak of Paederus dermatitis in a primary school. Terengganu, Malaysia. Malaysian J Pathol 2008; 30:53-6.
33. Alva-Dávalos V et.al. Dermatite epidêmica por Paederus irritans em Piura, Perú, 1999, relacionado ao fenômeno El Niño. Rev Sociedade Brasileira de Medicina Tropical jan-fev 2002; 35(1):23-8.
34. Pirajá da Silva M. Le Paederus columbinus est vésicant. Arch Parasit 1912; 15:431.
35. Padhi T, Mohanty P, Jena S, Sirka CS, Mishra S. Clinicoepidemiological profile of 590 cases of beetle dermatitis in western Orissa. Indian J Dermatol Venereol Leprol sep-oct 2007; 73(5):333-5.
36. Vasconcelos W. Dermatozoíases em um imenso país tropical. An Bras Derm 1979; 54:87-103.
37. Borroni G et al. Paederus fuscipes dermatitis: a histopathological study. Am J Derm 1991; 13:467-74.

81

Ofidismo

Maria Thereza Pace Capanema
Amanda Moreira Corrêa Araújo

INTRODUÇÃO

O ofidismo refere-se ao estudo das serpentes e desperta especial interesse na medicina em razão dos acidentes envolvendo humanos. Esses animais, que remontam há mais de 130 milhões de anos, são classificados dentro do reino Animalia, no filo Chordata, na classe Reptilia, na subclasse Lepidosauria, na ordem Squamata, na subordem Ophidia e no grupo Vertebrata.

Os ofídios são répteis que se caracterizam como animais vertebrados, com corpo cilíndrico e alongado e coberto de escamas, não possuindo membros locomotores, pálpebras móveis e orifício auditivo.

Os ofídios peçonhentos têm, ordinariamente, a fosseta loreal, que é um órgão sensorial termorreceptor caracterizado pela presença de um orifício situado entre o olho e a narina. Esse órgão é comumente encontrado nos gêneros *Bothrops*, *Crotalus* e *Lachesis*, que possuem dentes inoculadores bem desenvolvidos, móveis e situados na porção anterior do maxilar (FUNASA, 2001). Esse órgão, ademais, justifica o conhecimento popular de que as "cobras-de-quatro-ventas" são peçonhentas (Figuras 81.1 e 81.2).

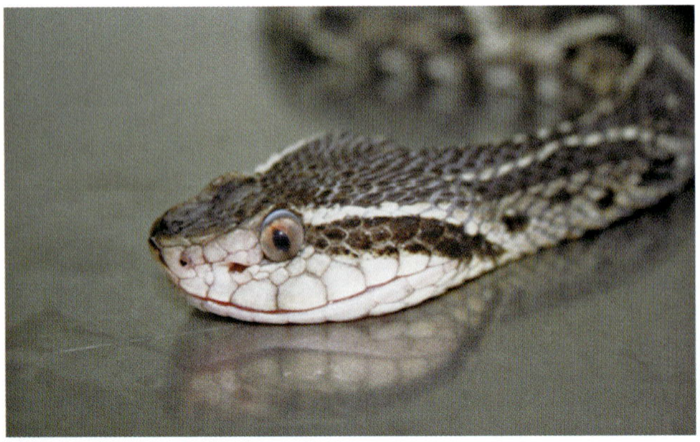

Figura 81.1 ■ *B. jararacussu*, evidenciando a presença da fosseta loreal. (Fundação Ezequiel Dias.)

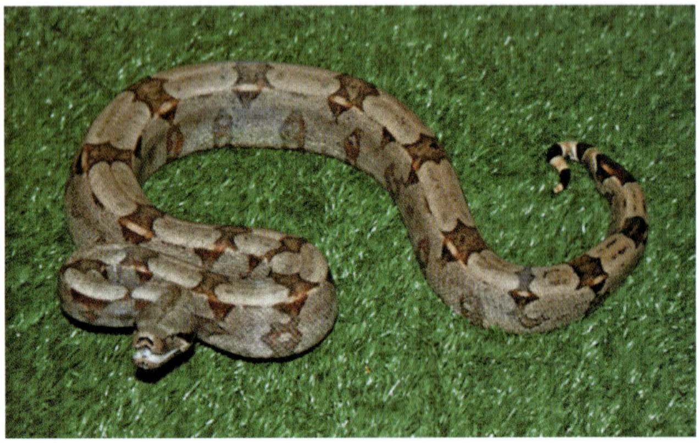

Figura 81.2 ■ *Boa constrictor* (jiboia) – serpente não peçonhenta, em que não se visualiza a fosseta loreal. (Fundação Ezequiel Dias.)

Merecem atenção especial as serpentes do gênero *Micrurus* que, embora não apresentem a fosseta loreal, são peçonhentas. Esses animais se caracterizam pela presença de anéis coloridos (pretos, brancos e vermelhos). Ressalve-se, contudo, que na Região Amazônica existem serpentes do gênero *Micrurus* que não apresentam anéis vermelhos.

No último levantamento do Ministério da Saúde, ainda com dados preliminares para o ano de 2011, foram registrados, no Brasil, mais de 30 mil ataques de serpentes, especialmente na Região Norte, com 9.309 notificações (Tabela 81.1 e Figura 81.3). Esses acidentes, no mesmo ano de 2011, foram responsáveis por 143 óbitos, especialmente nas regiões Norte e Nordeste, com 48 e 44 mortes, respectivamente (Tabela 81.2 e Figura 81.4).

A relação óbito/acidentes é minorada pelo administração precoce do soro antiofídico, cujo desenvolvimento remonta ao pesquisador Louis Calmette, do Instituto Pasteur, em Lille, na França, em 1894. No Brasil, a produção de soros antiofídicos iniciou-se em 1901, no antigo Instituto Soroterápico, do estado de São Paulo, que posteriormente tornou-se o Instituto Butantan (Figura 81.5).

Tabela 81.1 ■ Casos de acidentes por serpentes no Brasil – 2009 a 2011

Regiões	2009	2010*	2011*
Norte	9.264	9.446	9.309
Nordeste	8.551	8.500	8.081
Sudeste	6.504	6.603	7.493
Sul	3.033	2.788	2.668
Centro-Oeste	3.024	3.233	3.285
Brasil	30.376	30.570	30.836

Fonte: dados para confecção da tabela extraídos do Portal da Saúde, do Sistema Único de Saúde.
* Dados preliminares dos anos de 2010 e 2011.

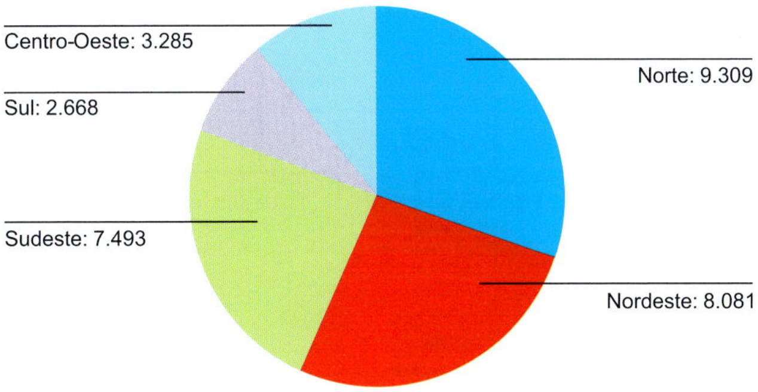

Figura 81.3 ■ Dados preliminares do Sistema Único de Saúde para o ano de 2011.

Tabela 81.2 ■ Óbitos por acidentes por serpentes no Brasil – 2009 a 2011

Regiões	2009	2010*	2011*
Norte	39	53	48
Nordeste	54	55	44
Sudeste	19	17	24
Sul	2	5	7
Centro-Oeste	11	17	20
Brasil	125	147	143

Fonte: dados para confecção da tabela extraídos do Portal da Saúde, do Sistema Único de Saúde.
* Dados preliminares dos anos de 2010 e 2011.

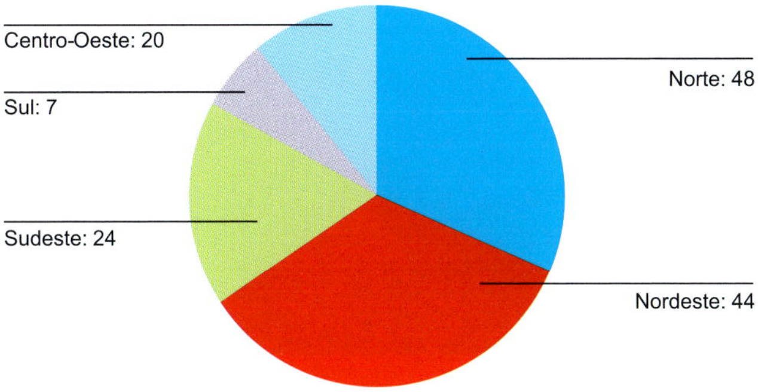

Figura 81.4 ■ Dados preliminares do Sistema Único de Saúde para o ano de 2011.

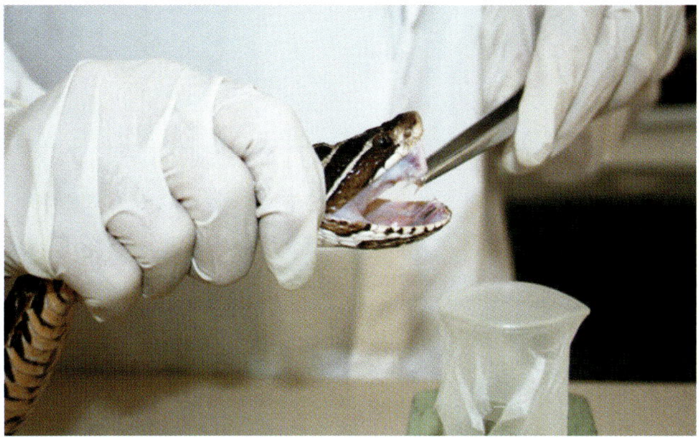

Figura 81.5 ■ Extração do veneno da serpente *B. alternatus*. Destaque para a técnica de pinçamento das presas para depósito no béquer e posterior inoculação em animal para produção do soro antibotrópico. (Fundação Ezequiel Dias.)

Na história do ofidismo, merece destaque o relevante papel de Vital Brasil (Sistema Único de Saúde, s.d.; Costa, 2002), mineiro da cidade de Campanha que demonstrou, na primeira década do século passado, a especificidade dos soros antiofídicos, em razão dos gêneros da serpente agressora. Essa descoberta tornou possível o desenvolvimento de diversos e eficientes tipos de soros, possibilitando um tratamento mais adequado e tornando fundamental ao médico conhecer e classificar a serpente agressora.

As décadas de 1970 a 1980 foram importantes para a transformação do tratamento do ofidismo no Brasil, uma vez que o Estado, buscando a autossuficiência na produção de soro antiofídico, promoveu o aparelhamento dos laboratórios públicos, com especial destaque para o Instituto Butantan, em São Paulo/SP, a Fundação Ezequiel Dias, em Belo Horizonte/MG, e o Instituto Vital Brasil, em Niterói/RJ. Nesse mesmo período, os acidentes ofídicos passaram a ser de notificação compulsória, o que melhorou a qualidade dos dados epidemiológicos brasileiros.

RECONHECENDO AS SERPENTES PEÇONHENTAS E NÃO PEÇONHENTAS

Como destacado previamente, na Região Amazônica existem serpentes do gênero *Micrurus* que não apresentam anéis vermelhos.

As falsas-corais são distinguíveis das verdadeiras pela ausência do dente inoculador (Figura 81.6).

ACIDENTE BOTRÓPICO

Os principais acidentes com serpentes no Brasil (90%) são os botrópicos, causados pelas serpentes da família Viperidae, notadamente as dos gêneros *Bothrops*, *Bothropoides*, *Bothriopsis* e *Rhinocerophis*. Apresentam como características a presença da fosseta loreal e cauda lisa. Esses animais são agressivos, especialmente quando se sentem ameaçados,

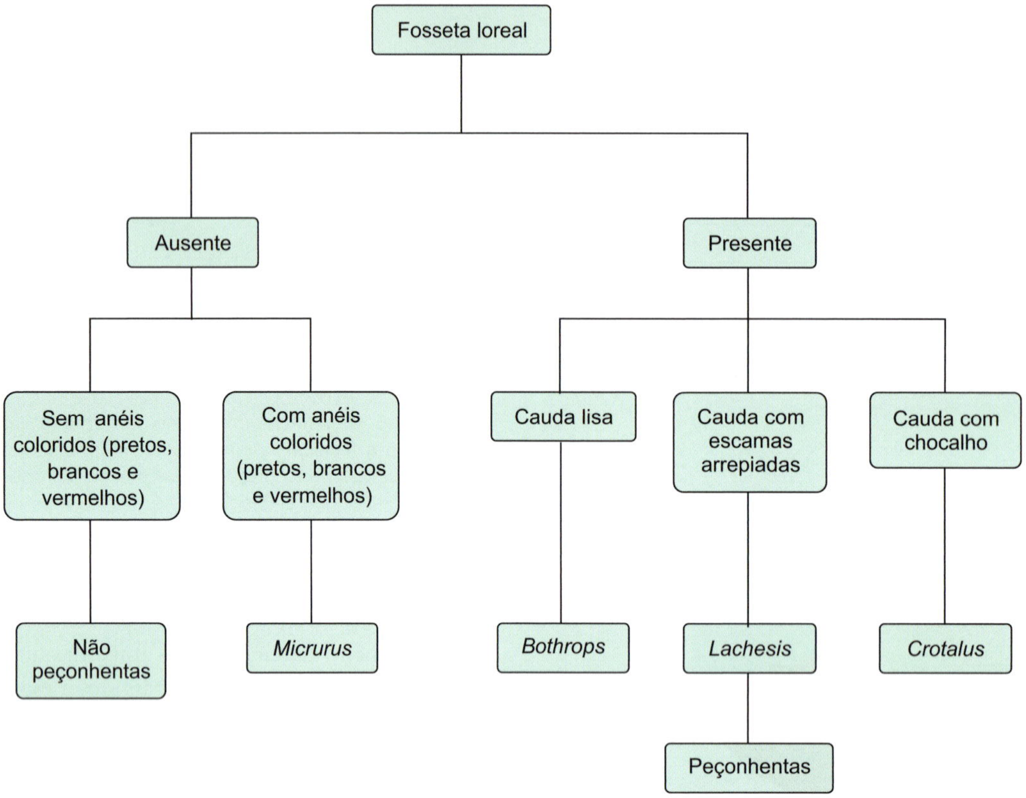

Figura 81.6 ■ Como reconhecer serpentes peçonhentas e não peçonhentas. (Organograma elaborado a partir da FUNASA, 2001:14.)

e sorrateiros, sendo capazes de desferir botes sem produzir maiores ruídos.

Esses animais, de hábitos noturnos, são encontrados nos mais diversos ambientes rurais, litorâneos e urbanos, especialmente em locais úmidos e onde haja proliferação de roedores. São solenóglifas e, portanto, apresentam um par de dentes maxilares especializados para inoculação de veneno, canaliculados e localizados na porção anterior da maxila superior, e que, durante o ataque, projetam-se para fora, e no repouso são recobertos por uma prega mucosa.

Nesse grupo estão incluídas mais de 60 espécies, com especial destaque, em razão do número de ataques, para a jararaca (*B. jararaca*), a jararacuçu (*B. jararacussu*) (Figura 81.8), a urutu (*B. alternatus*) (Figura 81.9), a *B. erythromelas*, a *B. atrox*, a jararaca-do-rabo-branco (*B. neuwiedi* – Figura 81.10), a caiçara (*B. moogeni*) (Figura 81.11) e a jararaca-verde (*B. bilineatus* – Figura 81.12).

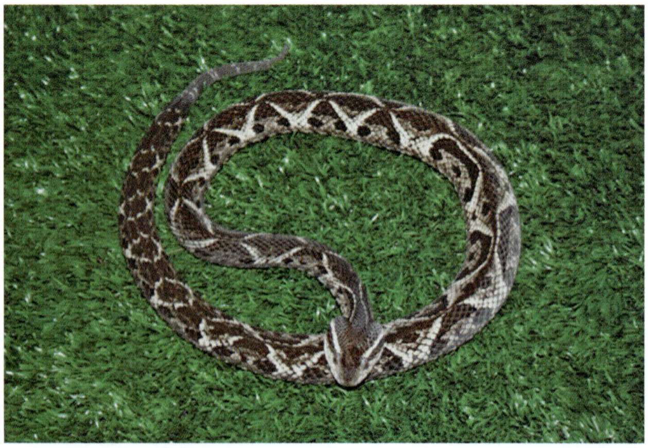

Figura 81.7 ■ *B. jararacussu*. (Fundação Ezequiel Dias.)

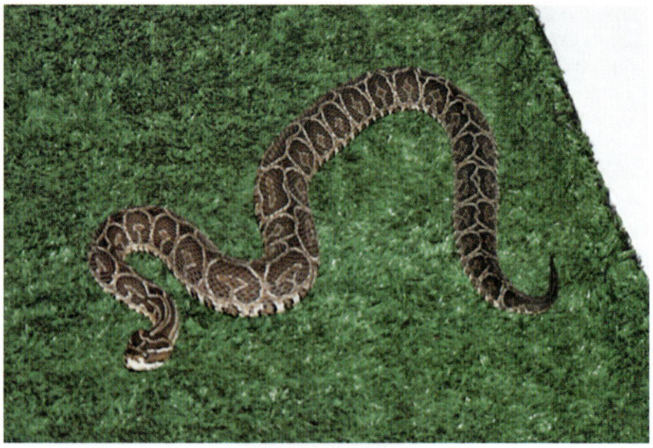

Figura 81.8 ■ *B. alternatus*. (Fundação Ezequiel Dias.)

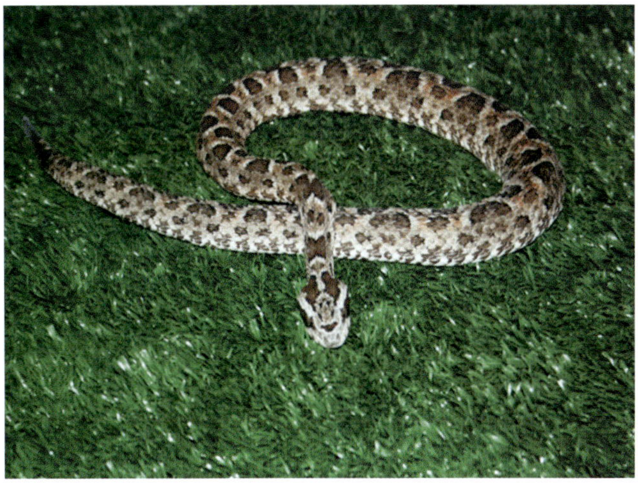

Figura 81.9 ■ *B. erythromelas*. (Fundação Ezequiel Dias.)

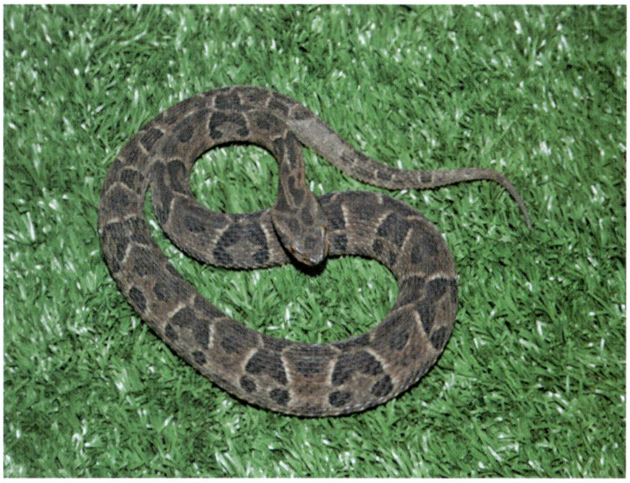

Figura 81.10 ■ *B. neuwiedi*. (Fundação Ezequiel Dias.)

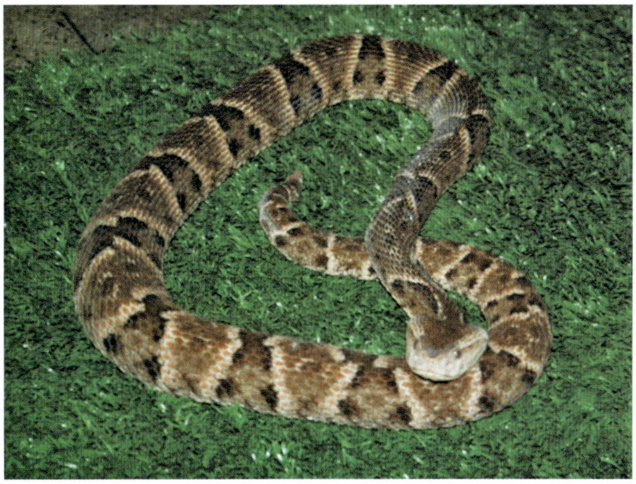

Figura 81.11 ■ *B. moojeni*. (Fundação Ezequiel Dias.)

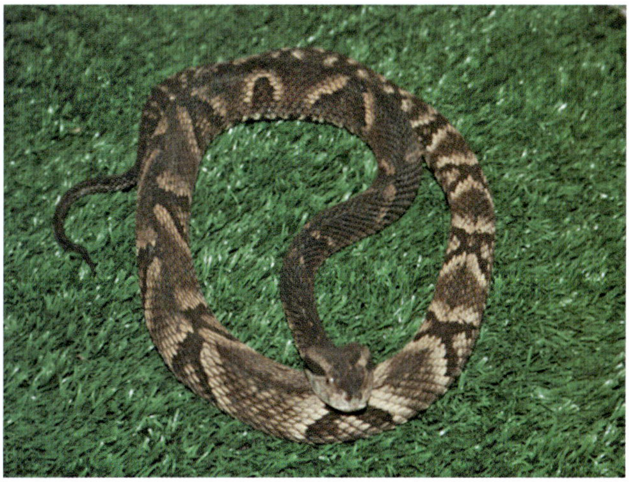

Figura 81.12 ■ *B. jararaca*. (Fundação Ezequiel Dias.)

Ações do veneno

O veneno dessas serpentes apresenta três ações principais: proteolítica, coagulante e hemorrágica. A ação proteolítica deve-se, principalmente, à atividade de diversas proteases, como as hialuronidases e fosfolipases, à liberação de mediadores da resposta inflamatória e à ação de hemorraginas. A ação coagulante decorre do fato de a maioria dos venenos botrópicos ativar o fator X, da cascata de coagulação, e a protrombina, bem como favorecer a conversão do fibrinogênio em fibrina. Essa ação leva o organismo da vítima a consumir, desenfreadamente, os fatores de coagulação e a gerar subprodutos da degradação de fibrina e fibrinogênio, o que, em casos mais graves, pode ocasionar um quadro de incoagulabilidade sanguínea semelhante ao da coagulação intravascular disseminada. O veneno dessas serpentes pode, ainda, ocasionar alterações na função plaquetária, levando o paciente a um quadro de plaquetopenia.

Por fim, a ação hemorrágica decorre da atuação das hemorraginas, que lesam a membrana basal dos capilares, e das alterações nos mecanismos de coagulação.

Manifestações clínicas

Manifestações locais

A ação proteolítica do veneno provoca no local da picada, em geral e precocemente, edema e dor de intensidades variáveis e progressivas, bem como o surgimento de bolhas. Podem ocorrer, também, equimoses e sangramentos no local da picada e, nos casos mais graves, infarto ganglionar e necrose de partes moles (Figuras 81.13 e 81.14).

Manifestações sistêmicas

As manifestações sistêmicas estão comumente relacionadas com quadros de hemorragia, especialmente com epistaxes, gengivorragias, hematêmese, hematúria e, em gestantes, hemorragia uterina.

Ademais, podem ocorrer vômitos, náuseas, sudorese, hipotensão arterial e, em quadros graves, até mesmo choque (Tabela 81.3).

Muitas vezes, os acidentes causados por filhotes de *Bothrops* apresentam como única manifestação a alteração do

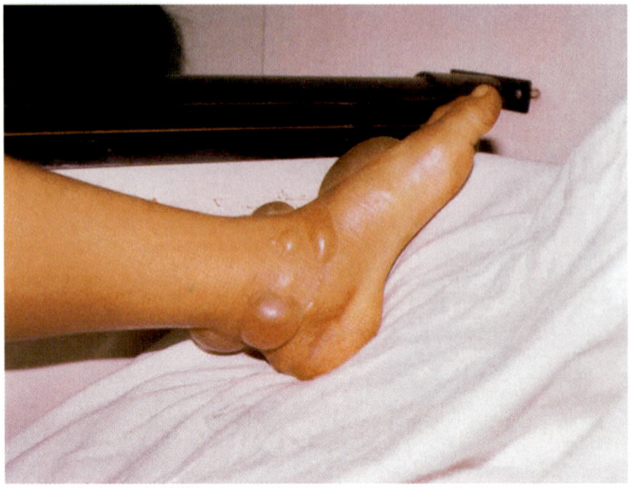

Figura 81.13 ■ Edema e múltiplas bolhas em membro inferior esquerdo de vítima de acidente botrópico. (Acervo do Dr. Aderbal de Andrade Filho.)

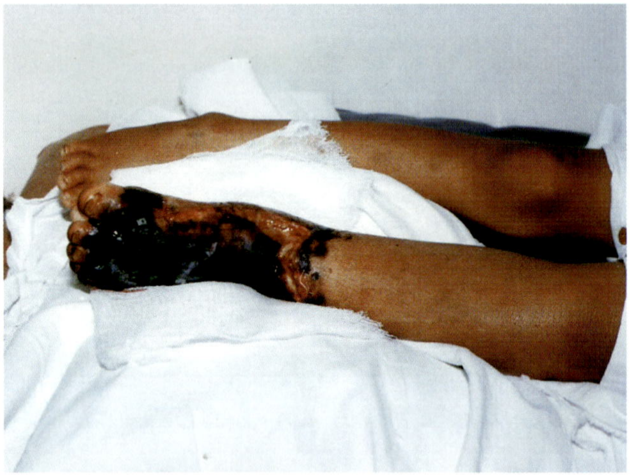

Figura 81.14 ■ Edema, eritema e necrose em membro inferior esquerdo de vítima de acidente botrópico. (Acervo do Dr. Aderbal de Andrade Filho.)

Tabela 81.3 ■ Quadro clínico

Leve	Forma mais comum Dor e edema local ausentes ou de pequena intensidade Manifestações hemorrágicas ausentes ou discretas Pode alterar o tempo de coagulação
Moderado	Dor Edema significativo e que ultrapassa o segmento anatômico picado Manifestações hemorrágicas locais ou sistêmicas podem estar presentes
Grave	Dor intensa Edema local endurado intenso e extenso, que pode ocasionar isquemia local por compressão dos feixes vasculonervosos Presença de bolhas Manifestações sistêmicas (hipotensão arterial, choque, oligoanúria ou hemorragias)

Fonte: elaborada a partir de FUNASA, 2001:22.

tempo de coagulação. Destaque-se que o veneno dos filhotes apresenta maior ação coagulante, enquanto o dos adultos tem maior ação proteolítica.

Complicações

Complicações locais

As complicações locais não são comuns, mas as principais são abscesso, necrose e síndrome de compartimento. Abscesso ocorre em 10% a 20% dos acidentes e decorre especialmente da ação proteolítica do veneno, o que facilita a ocorrência de infecções locais, devendo seu tratamento ser avaliado em razão da gravidade e das possibilidades terapêuticas disponíveis.

A necrose, cujo maior risco de ocorrência ocorre nas picadas em extremidades, está associada a processos isquêmicos locais, que podem levar, em quadros mais graves, à gangrena.

Por fim, a síndrome de compartimento, quadro grave e raro, está associada à compressão vascular decorrente do edema ocasionado pela picada e ações tóxicas do veneno inoculado. Em geral, o quadro evolui com dor, alterações de sensibilidade e temperatura no membro afetado, cianose e déficits motores.

Complicações sistêmicas

As complicações sistêmicas ocorrem nos quadros graves, entre as quais se destacam o choque e a insuficiência renal aguda (IRA). As causas dessas complicações são multifatoriais. Os quadros de choque, que exigem as medidas de urgência que lhes são típicas, decorrem da perda de volume circulante em razão do sequestro de líquido pelo edema e da perda de sangue nos processos hemorrágicos, além da liberação de substâncias vasoativas.

A IRA, por sua vez, decorre tanto da ação direta do veneno nos rins como da menor irrigação destes em razão de desidratação, hipotensão arterial, isquemia renal secundária e do próprio quadro de choque.

Exames complementares

A propedêutica complementar para os acidentes botrópicos inclui diversos exames laboratoriais, especialmente hemograma, tempo de hemossedimentação, tempo de coagulação, ionograma, creatinina, ureia e urina rotina. O hemograma, quando alterado, mostra leucocitose, com desvio à esquerda, especialmente à custa de uma neutrofilia, podendo estar associada à plaquetopenia. O tempo de hemossedimentação aumenta, especialmente, nas primeiras horas após o acidente.

O tempo de coagulação pode alterar-se em razão dos efeitos coagulantes do veneno, sendo, muitas vezes, indicativo da gravidade do quadro e, por isso, orientador do tratamento.

A dosagem de íons, creatinina e ureia no sangue é recomendável para avaliação do funcionamento e do comprometimento da função renal ante o risco, já descrito, de o paciente evoluir para quadros de IRA.

Nesse mesmo sentido, também é relevante a realização de exame de urina rotina para avaliação do sistema renal, buscando a ocorrência de proteinúria, hematúria e leucocitúria, que ajudam na definição da gravidade do quadro.

Havendo disponibilidade, existe ainda a possibilidade, por meio da técnica de ELISA, de se pesquisar no sangue a presença de antígenos circulantes do veneno botrópico, o que auxilia, nos casos duvidosos, a confirmação da serpente que atacou o paciente.

Tratamento

Tratamento específico

O tratamento específico consiste na administração de soro antibotrópico (SAB) o mais rápido possível. A dosagem é proporcional à gravidade do quadro: nos casos leves, a dose é de duas a quatro ampolas; nos moderados, de quatro a oito; nos graves, 12 ampolas, que devem ser infundidas em 20 a 60 minutos. A dose é a mesma para crianças e adultos, pois leva em conta não o peso do paciente, mas a estimativa, pelo quadro clínico, do veneno injetado.

A administração do soro pode se dar em diluição, ou não, com soro fisiológico ou glicosado a 5%, embora a diluição seja sempre recomendável, pois diminui significativamente as reações à soroterapia. Em caso de diluição, esta deve ser feita nas proporções de 1:2 a 1:5, conforme a capacidade do paciente de suportar volume.

Caso o tempo de coagulação se mostre alterado 24 horas após a administração do soro específico, devem ser administradas, em dose suplementar, outras duas ampolas.

Ademais, em casos de indisponibilidade do soro específico, devem ser usados os soros associados: antibotrópico-crotálico (SABC) e antibotrópico-laquético (SABL).

Tratamento geral

Além do tratamento específico, que busca neutralizar o veneno circulante mediante a administração de soroterapia, medidas gerais devem ser tomadas. Deve-se, incialmente, manter o membro atingido elevado e estendido. A dor deve ser controlada com o uso de analgésicos. O suporte hídrico deve ser assegurado e controlado por meio da diurese do paciente que, no caso de adultos, deve ser de 30 a 40mL/h e, no de crianças, de 1 a 2mL/kg/h. Outras ocorrências, como infecções e abscessos, devem receber tratamento específico.

Tratamento das complicações

As complicações porventura presentes devem receber tratamento específico e precoce. Assim sendo, por exemplo, não se devem retardar a fasciotomia, nos casos de síndrome de compartimento, e a transfusão de sangue, plasma fresco congelado ou crioprecipitado, nos casos de distúrbios de coagulação e situações de choque.

Prognóstico

O prognóstico depende do atendimento rápido e adequado, sendo a letalidade, nos casos tratados, de 0,3%. As sequelas locais, anatômicas ou funcionais, também podem ocorrer, mas não são comuns.

ACIDENTE CROTÁLICO

Em segundo lugar, em número de acidentes com serpentes no Brasil (8%), estão os causados pelos ataques dos animais do gênero *Crotalus*, especialmente da espécie *Crotalus durissus*. No estado de Minas Gerais, essa espécie é responsável por, aproximadamente, 30% dos acidentes com serpentes, segundo dados do Hospital João XXII, referência estadual para acidentes ofídicos.

As serpentes desse gênero apresentam como característica mais marcante a presença da fosseta loreal e de chocalho (ou guizo ou maracá) na cauda, além de serem solenóglifas. Esses animais, que são encontrados em locais secos, arenosos e pedregosos, especialmente nas regiões áridas, semiáridas, de cerrado e de campos, apresentam menor agressividade, quando comparados às serpentes do gênero botrópico. Contudo, a letalidade dos ataques é maior, pois, com frequência, o paciente evolui com IRA.

No gênero *Crotalus*, seis subespécies são responsáveis pela maioria dos acidentes: *C. durissus terrificus*, *C. durissus ruruima*, *C. durissus collilineatus*, *C. durissus cascavella*, *C. durissus marajoensis* e *C. durissus trigonicus*. Essas serpentes, outrossim, são conhecidas popularmente como cascavel, boicininga, boiçununga, boiquira, maracá e maracaboia (Figura 81.15).

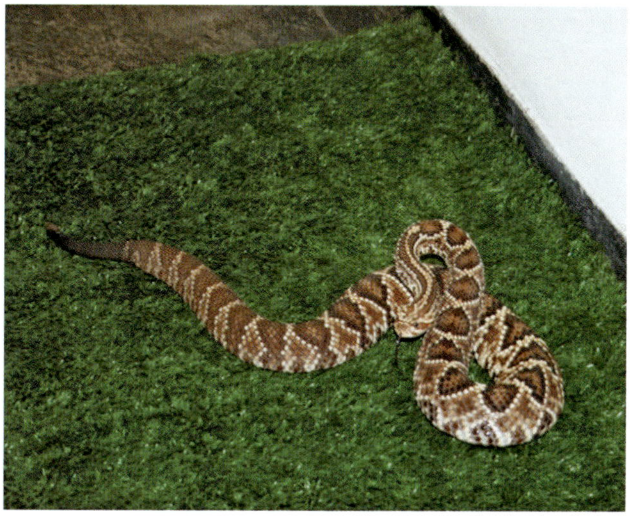

Figura 81.15 ■ *C. durissus*. (Fundação Ezequiel Dias.)

Ações do veneno

O veneno dessas serpentes apresenta três ações principais: neurotóxica, miotóxica e coagulante. A ação neurotóxica deve-se, principalmente, à crotoxina, que atua nas terminações nervosas, inibindo a liberação do neurotransmissor acetilcolina. Esse bloqueio ocasiona os quadros de déficits motores e de paralisias.

A ação miotóxica ocasiona a rabdomiólise, em razão de lesões produzidas nas fibras musculares esqueléticas, liberando enzimas e mioglobinas, que são levadas aos rins e excretadas pela urina.

Por fim, a atividade coagulante decorre da conversão do fibrinogênio em fibrina, o que pode ocasionar quadros de incoagulabilidade. Por outro lado, as manifestações hemorrágicas são raras e não há plaquetopenia.

Manifestações clínicas

Manifestações locais

As manifestações locais são, geralmente, pouco exuberantes, habitualmente não havendo dor, eritema ou edemas importantes na região da picada, mas pode haver parestesias (Figura 81.16).

Manifestações sistêmicas

As manifestações sistêmicas consistem, em geral, em quadros de sensação de mal-estar, prostração, sudorese, náuseas, vômitos, sonolência ou inquietação e xerostomia. Para esse quadro contribui, além dos efeitos tóxicos do veneno, o estado emocional do paciente, que tende a agravar ou valorizar esses sinais e sintomas.

As manifestações neurológicas surgem progressivamente, sendo comum, nas primeiras horas, o aparecimento de ptose palpebral, uni ou bilateral, flacidez muscular de face, alteração do diâmetro pupilar, visão turva ou visão dupla (fácies neurotóxica de Rosenfeld). Ademais, pode ocorrer paralisia velopalatina, com alteração da deglutição, do reflexo de vômito, do paladar e do olfato.

A ação miotóxica do veneno lesiona as fibras musculares esqueléticas, provocando quadros generalizados de mialgias, que surgem precocemente. Como consequência da rabdomiólise, há aumento das mioglobulinas circulantes que, filtradas pelos rins, são liberadas na urina (mioglobinúria), promovendo uma coloração avermelhada ou amarronzada.

Por fim, como consequência da ação coagulante do veneno, surgem quadros hemorrágicos e, em situações mais graves, de incoagulabilidade sanguínea (Tabela 81.4).

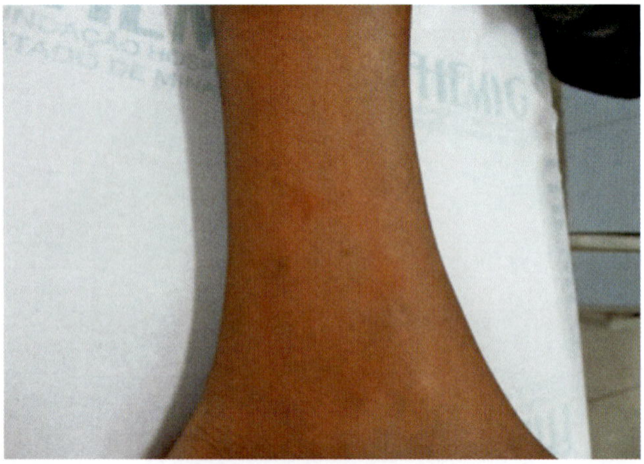

Figura 81.16 ■ Discretos edema e eritema e duas lesões puntiformes, evidenciando o local da picada, em membro inferior direito de vítima de acidente crotálico. (Acervo do Dr. Aderbal de Andrade Filho.)

Tabela 81.4 ■ Quadro clínico dos acidentes crotálicos

Leve	Sinais e sintomas neurotóxicos discretos, com aparecimento tardio Mialgia ausente ou discreta Alteração da cor da urina
Moderado	Sinais e sintomas neurotóxicos discretos, com instalação precoce Mialgia discreta Urina pode apresentar coloração alterada
Grave	Fácies miastênica e fraqueza muscular Mialgia intensa e generalizada Urina escura, podendo haver oligúria ou anúria

Fonte: FUNASA, 2001:28.

Complicações

Complicações locais

As complicações locais não são comuns, mas a principal é o surgimento de parestesias locais duradouras, que revertem após algumas semanas.

Complicações sistêmicas

As complicações sistêmicas ocorrem nos quadros graves, com destaque para IRA com necrose tubular, que usualmente se instala em 48 horas após o acidente.

Exames complementares

A propedêutica complementar para os acidentes crotálicos inclui diversos exames laboratoriais, especialmente hemograma, tempo de coagulação, dosagens séricas de creatinocinase (CK), desidrogenase láctica (LDH), aspartato aminotransferase (AST), alanina aminotransferase (ALT), aldolase, ureia, creatinina, ácido úrico, fósforo, potássio, cálcio e urina rotina. O hemograma, quando alterado, mostra leucocitose, com desvio à esquerda, especialmente à custa de uma neutrofilia com granulações tóxicas, podendo estar associada à plaquetopenia.

O tempo de coagulação pode alterar-se em virtude dos efeitos coagulantes do veneno, estando frequentemente prolongado.

A rabdomiólise eleva os níveis de CK, LDH, AST, ALT e aldolase. Na avaliação do quadro e do tempo do acidente, as dosagens de CK e o LDH são especialmente úteis, com a primeira apresentando pico precoce nas primeiras 24 horas e a segunda, pico tardio.

A dosagem de íons, creatinina, ureia e ácido úrico no sangue é recomendável para avaliação do funcionamento e do comprometimento da função renal, ante o risco, já descrito, de o paciente evoluir para quadros de IRA. Em geral, esses indicadores se elevam, denotando a gravidade do quadro, à exceção do cálcio, que tende a diminuir.

Nesse mesmo sentido, também é relevante a realização de exame de urina rotina para avaliação do sistema renal, buscando, especialmente, a ocorrência de proteinúria.

Tratamento

Tratamento específico

O tratamento específico consiste na administração de soro anticrotálico (SAC) o mais rápido possível. A dosagem é proporcional à gravidade do quadro: nos casos leves, a dose é de cinco ampolas; nos moderados, 10; nos graves, 20 ampolas. A dose é a mesma para crianças e adultos, pois leva em conta não o peso do paciente, mas a estimativa, pelo quadro clínico, do veneno injetado.

A administração do soro pode se dar em diluição, ou não, com soro fisiológico ou glicosado a 5%, embora a diluição seja sempre recomendável, pois diminui significativamente as reações à soroterapia. Em caso de diluição, esta deve ser feita nas proporções de 1:2 a 1:5, conforme a capacidade do paciente de suportar volume.

Ademais, caso o soro específico não se encontre disponível, deve-se utilizar o soro associado SABC.

Tratamento geral

Além do tratamento específico, que busca neutralizar o veneno circulante mediante a administração de soroterapia, outras medidas devem ser tomadas. O suporte hídrico deve ser assegurado e controlado por meio da diurese do paciente que, em adultos, deve ser de 30 a 40mL/h e, em crianças, de 1 a 2mL/kg/h, em virtude do risco de desenvolvimento de IRA. Para tanto, pode-se induzir a diurese osmótica (solução de manitol a 20%, 100mL no adulto e 5mL/kg na criança), e caso persista a oligúria, devem ser administrados diuréticos de alça (furosemida, 40mg EV no adulto e 1mg/kg EV na criança).

Ademais, o pH urinário deve ser monitorizado e mantido > 6,5, inclusive com o uso parenteral de bicarbonato de sódio, pois maior acidez potencializaria a precipitação intratubular de mioglobina.

Prognóstico

O prognóstico depende do atendimento rápido e adequado. Nos casos leves e moderados, atendidos precocemente (até 6 horas do acidente), costuma ocorrer a regressão do quadro em poucos dias.

Nos acidentes graves, o prognóstico está relacionado com o desenvolvimento, ou não, da IRA e a gravidade desta, sendo reservado nos quadros de necrose tubular com necessidade de diálise.

ACIDENTE LAQUÉTICO

As cobras que provocam esse tipo de acidente pertencem à família Viperidae e ao gênero *Lachesis*.

As espécies são: *Lachesis stenophrys*, *Lachesis melanocephala*, *Lachesis muta muta* e *Lachesis muta rhombeata* (apenas as duas últimas são encontradas no Brasil). Popularmente conhecidas por surucucu, surucucu-pico-de-jaca, surucutinga e malha-de-fogo, são as maiores serpentes peçonhentas das Américas, atingindo até 3,5m. Habitam áreas florestais como Amazônia, Mata Atlântica e algumas enclaves de matas úmidas do Nordeste. Apresentam fosseta loreal, presas inoculadoras e cauda com escamas arrepiadas.

Os acidentes laquéticos em seres humanos são raros e graves.

Ações do veneno

Ação proteolítica

As lesões são decorrentes da ação de proteases, hialuronidases e fosfolipases. Há, também, a participação dos mediadores da resposta inflamatória, a ação das hemorraginas sobre o endotélio vascular e a ação procoagulante do veneno.

Ação coagulante-hemorrágica

Foi obtida a caracterização parcial de uma fração do veneno com atividade do tipo trombina. Pode ocorrer consumo de fibrinogênio, com formação de fibrina instável e fibrinólise. O veneno leva ao depósito de fibrina na microcirculação, com várias consequências: por um lado, as plaquetas e os fatores de coagulação são consumidos e uma fibrinólise secundária é iniciada, levando à hemorragia; por outro lado, os tecidos sofrem por isquemia devido à obstrução de vasos.

Ação neurotóxica

Ação do tipo estimulação vagal. A fração específica responsável por essa atividade ainda não foi identificada.

Manifestações clínicas

A gravidade (moderada ou grave) dos acidentes laquéticos é avaliada de acordo com os sinais locais e a intensidade das manifestações sistêmicas.

Manifestações locais

Há predomínio de dor e edema no local, podendo progredir para todo o membro. Podem surgir vesículas e bolhas de conteúdo seroso ou sero-hemorrágico nas primeiras horas após o acidente.

Manifestações sistêmicas

Hipotensão arterial, tonteira, escurecimento visual, bradicardia, cólicas abdominais, diarreia e síndrome vagal.

Complicações

As complicações podem ser variadas: síndrome compartimental, necrose, infecção secundária, abscesso e déficit funcional.

Exames complementares

A determinação do tempo de coagulação (TC) auxilia o diagnóstico do envenenamento e o acompanhamento dos casos. Outros exames laboratoriais podem ser indicados, como hemograma, ureia, creatinina e eletrólitos. Ainda não há disponibilidade de imunodiagnóstico na rotina dos atendimentos.

Diagnóstico diferencial

O diagnóstico diferencial com acidentes botrópicos é difícil. Estudos de imunodiagnóstico (ELISA) têm mostrado que a maioria dos acidentes referidos pelos pacientes como causados por *Lachesis* é ocasionada pelo gênero botrópico.

Tratamento

Tratamento específico

Dez a 20 ampolas EV de soro antilaquético (SAL) ou SABL.

Tratamento geral

O membro picado deve ser mantido estendido e elevado. Em caso de dor, utilizam-se analgésicos. A hidratação do paciente deve ser feita, mantendo diurese entre 30 e 40mL/h nos adultos e 1 e 2mL/kg/h nas crianças. Antibióticos devem ser administrados na presença de sinais de infecção local.

ACIDENTE ELAPÍDICO

As cobras responsáveis por provocar esse tipo de acidente pertencem à família Elapidae e ao gênero *Micrurus*.

São 18 espécies distribuídas por todo o território nacional, sendo as mais comuns a *M. corallinus*, encontrada na Região Sul e no litoral da Região Sudeste, a *M. frontalis*, também encontrada nas regiões Sul e Sudeste e em parte do Centro-Oeste, e *M. lemniscatus*, espalhada pelas regiões Norte e Centro-Oeste.

Trata-se de animais de pequeno e médio porte, medindo em torno de 1m, conhecidos popularmente por coral, coral-verdadeira ou boicorá. Apresentam anéis vermelhos, pretos e brancos em qualquer tipo de combinação. Na Região Amazônica e áreas limítrofes, são encontradas corais de cor marrom-escura (quase preta), com manchas avermelhadas na região ventral.

As serpentes do gênero *Micrurus* não apresentam fosseta loreal e possuem dentes inoculadores pouco desenvolvidos e fixos na região anterior da boca.

Em todo o país, existem serpentes não peçonhentas com o mesmo padrão de coloração das corais-verdadeiras, porém desprovidas de dentes inoculadores. Diferem ainda quanto à configuração dos anéis, que em alguns casos não envolvem toda a circunferência do corpo. São denominadas falsas-corais (Figuras 81.17 a 81.20).

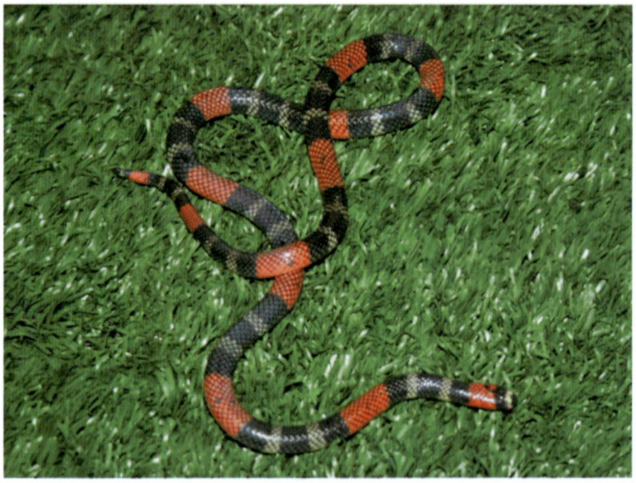

Figura 81.17 ■ *M. lemniscatus*. (Fundação Ezequiel Dias.)

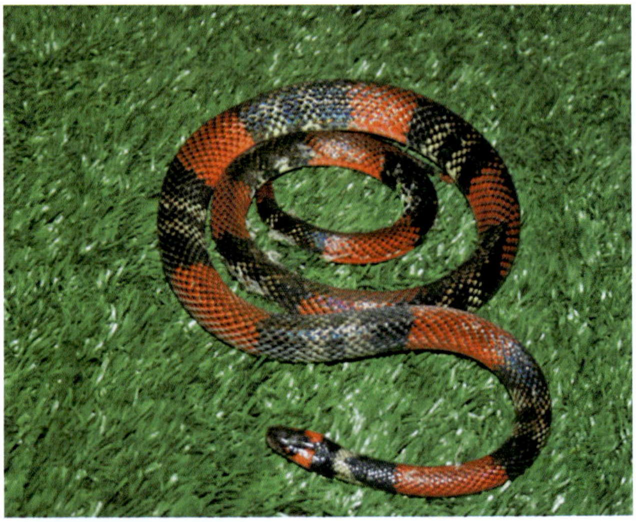

Figura 81.18 ■ *Oxyrhopus trigeminus* – falsa-coral. (Fundação Ezequiel Dias.)

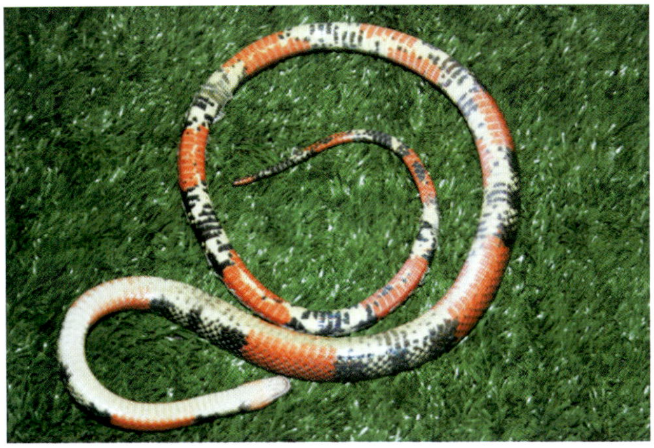

Figura 81.19 ■ *Oxyrhopus trigeminus* – falsa-coral – visão do ventre da serpente, onde se destaca o tom branco das escamas, uma das características para diferenciação da coral-verdadeira. (Fundação Ezequiel Dias.)

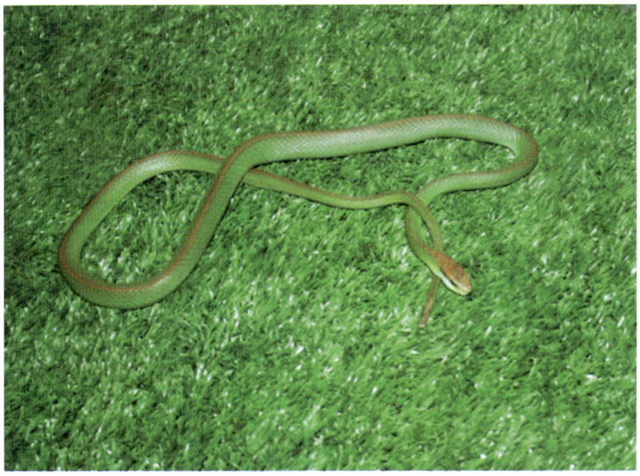

Figura 81.20 ■ *Philodryas olfersii* – cobra-verde. (Fundação Ezequiel Dias.)

Ações do veneno

Os constituintes tóxicos do veneno, denominados neurotoxinas (NTX), atuam da seguinte maneira:

NTX de ação pós-sináptica

As NTX de ação pós-sináptica estão presentes em todos os venenos elapídicos estudados até o momento. Apresentam baixo peso molecular, podendo ser rapidamente absorvidas para a circulação sistêmica e difundidas para os tecidos, o que explica a precocidade dos sintomas de envenenamento. As NTX competem com a acetilcolina pelos receptores colinérgicos da junção neuromuscular, atuando, portanto, de modo semelhante ao curare. Nos envenenamentos em que predomina essa ação (*M. frontalis*), o uso de substâncias anticolinesterásicas (edrofônio e neostigmina) pode prolongar a vida média do neurotransmissor (acetilcolina), levando a uma melhora rápida da sintomatologia.

NTX de ação pré-sináptica

As NTX de ação pré-sináptica estão presentes em algumas corais (*M. coralliunus)* e também em alguns viperídeos, como a cascavel sul-americana. Atuam na junção neuromuscular, bloqueando a liberação de acetilcolina pelos impulsos nervosos e impedindo a deflagração do potencial de ação. Esse mecanismo não é antagonizado pelas substâncias anticolinesterásicas.

Manifestações clínicas

Os sintomas podem surgir em menos de 1 hora após a picada. No entanto, há relatos de aparecimento de sintomas tardios, o que leva à recomendação de observação do paciente por 24 horas.

Manifestações locais

Pode ocorrer dor no local, acompanhada de parestesia com tendência à progressão proximal.

Manifestações sistêmicas

Vômitos, fraqueza muscular progressiva e fácies miastênica (oftalmoplegia, ptose palpebral e flacidez dos músculos da face). O paciente pode apresentar dificuldade para manter a posição ereta, dificuldade para deglutir, em virtude da paralisia do véu palatino, turvação visual, diplopia e miose/midríase.

Complicações

A paralisia flácida da musculatura respiratória compromete a ventilação, podendo evolui para insuficiência respiratória aguda e apneia.

Tratamento

Tratamento específico

Administram-se 10 ampolas de soro antielapídico (SAE) EV. Todos os casos de acidente por coral que apresentam manifestações clínicas devem ser considerados potencialmente graves.

Tratamento geral

Nos casos com manifestações clínicas de insuficiência respiratória, é fundamental manter o paciente adequadamente ventilado, seja por máscara e AMBU, intubação traqueal e AMBU, ou até mesmo por ventilação mecânica. Estudos mostram a eficácia do uso de anticolinesterásicos (neostigmina) em acidentes elapídicos, revertendo rapidamente a sintomatologia respiratória enquanto o paciente é transferido para centros médicos com recursos de assitência ventilatória mecânica.

Tratamento da insuficiência respiratória aguda

Neostigmina

Pode ser utilizada como teste na verificação da resposta aos anticolinesterásicos e como terapêutica. No teste da neostigmina, aplica-se 0,05mg/kg EV em crianças ou uma ampola no adulto. A melhora do quadro neurotóxico ocorre dentro de 10 minutos. Se houver melhora dos fenômenos neuroparalíticos com o teste, a neostigmina pode ser utilizada na dose de manutenção de 0,05 a 0,1mg/kg EV, a cada 4 horas ou em intervalos menores, precedida da administração de atropina.

Atropina

Antagonista competitivo dos efeitos muscarínicos da acetilcolina, principalmente a bradicardia e a hipersecreção, a atropina deve ser sempre administrada antes da neostigmina, na dose de 0,05mg/kg EV em crianças e 0,5mg EV em adultos.

Prognóstico

O prognóstico é favorável, mesmo nos casos graves, desde que o atendimento seja adequado no que diz respeito à soroterapia e à assistência ventilatória.

ACIDENTES POR COLUBRÍDEOS

As cobras responsáveis por esse tipo de acidente são pertencentes à família Colubridae.

A maioria dos acidentes por colubrídeos é destituída de importância por causar apenas ferimentos superficiais da pele, não havendo inoculação de peçonha.

Algumas espécies dos gêneros *Philodryas (P. olfersii, P. viridissimus* e *P. patogoniensis)* e *Clelia (C. clelia plumbea)* despertam interesse médico, pois há relatos de quadro clínico de envenenamento.

São conhecidas popularmente por cobra-cipó ou cobra-verde (*Philodryas*) e muçurana ou cobra-preta (*Clelia*).

Possuem dentes inoculadores na porção posterior da boca e não apresentam fosseta loreal. Para injetarem o veneno, mordem e se prendem ao local.

Ações do veneno

As ações dos venenos dos colubrídeos são pouco conhecidas. Estudos com animais de experimentação mostraram que o veneno de *P. olfersii* apresenta atividades hemorrágicas, proteolíticas, fibrinolíticas e fibrinogenolíticas, estando ausentes as ações coagulantes.

Manifestações clínicas

Acidentes por *P. olfersii* e *C. clelia plumbea* podem ocasionar edema local importante, equimose e dor.

Exames complementares

A determinação do tempo de coagulação pode auxiliar o diagnóstico diferencial com os envenenamentos botrópicos e laquéticos, uma vez que este parâmetro não se mostra alterado nos acidentes por colubrídeos.

Tratamento

Em raros acidentes por colubrídeos, o soro antibotrópico foi empregado. Não há dados suficientes, até o momento, para concluir quanto a eventuais benefícios decorrentes de sua utilização.

REAÇÕES À SOROTERAPIA

Reações precoces (RP)

A frequência relatada de RP é muito variável, de 4,6% até 87,2%. A maioria das RP ocorre durante a infusão do antiveneno e nas 2 horas subsequentes.

Embora comumente consideradas leves, é conveniente que os pacientes sejam mantidos em observação por, no mínimo, 24 horas, para detecção de outras reações que possam estar relacionadas com a soroterapia.

Os sinais e sintomas mais frequentemente observados são: urticária, tremores, tosse, náuseas, dor abdominal, prurido e rubor facial. Mais raramente, são observadas RP graves, semelhantes a reação anafilática ou reações anafilactoides. Nesses casos, os pacientes podem apresentar arritmias cardíaca, hipotensão arterial, choque e/ou quadro obstrutivo das vias respiratórias.

A fisiopatologia das RP ainda não se encontra estabelecida. Admite-se que a grande quantidade de proteínas heterólogas poderia determinar a formação de agregados de proteínas ou de imunocomplexos, ativando o complemento. A ativação desse sistema levaria à formação de anafilotoxinas que, por sua vez, poderiam determinar a liberação direta de mediadores químicos dos mastócitos e basófilos, principalmente a histamina.

Os seguintes fatores podem favorecer o aparecimento de RP:

- Dose, concentração de proteínas e imunoglobulinas e velocidade de infusão: as reações observadas parecem ser proporcionais à quantidade de soro administrada, à concentração de proteínas e imunoglobulinas e à velocidade de infusão.
- Atopia.
- Sensibilização à proteína de soro de cavalo por utilização prévia de algum tipo de soro heterólogo ou contato anterior com produtos equinos.
- Tipo de antiveneno: as reações são mais frequentes quando são utilizados soros de baixa purificação. Há evidências de que a administração de soro antiveneno (SAV) crotálico

em crianças pode determinar RP mais frequentes e mais graves, quando comparada à de SAV botrópico.

- Via de administração: as RP aparecem mais precocemente quando o soro é administrado em *bolus* EV.

Prevenção

Aconselha-se a seguinte rotina antes da administração do SAV crotálico:

- Garantir bom acesso venoso.
- Dentro das possibilidades, é conveniente deixar preparado:
  - Laringoscópio com lâminas e tubos traqueais adequados para peso e idade.
  - Frasco de soro fisiológico (SF) e/ou solução de Ringer lactato.
  - Frasco de solução aquosa de adrenalina (1:1.000) e aminofilina (10mL = 240mg).
- Agentes anti-histamínicos (antagonistas H_1 e H_2) por via parenteral:
  - Antagonistas H_1: maleato de dextroclorofeniramina (disponível em farmácia de manipulação), na dose de 0,05mg/kg IM ou EV – aplicar no máximo 5mg; ou prometazina, na dose de 0,5mg/kg EV ou IM – aplicar no máximo 25mg.
  - Antagonistas H_2: cimetidina, na dose de 10mg/kg, máximo de 300mg; ou ranitidina, na dose de 3mg/kg, máximo de 100mg EV lentamente.
  - Hidrocortisona, na dose de 10mg/kg EV – aplicar no máximo 1.000mg.

Tratamento

Apesar de desconhecida a patogênese das RP, o tratamento preconizado é semelhante ao indicado para reações alérgicas e de anafilaxia sistêmica. Caso o paciente apresente intensa reação urticariforme, pode-se indicar um anti-histamínico e, se não houver boa resposta, adrenalina milesimal SC, na dose de 0,01mL/kg, não excedendo a 0,3mL.

As RP mais graves são choque "anafilático" e insuficiência respiratória obstrutiva; nessas situações, devem ser adotadas as seguintes condutas:

- Suspensão temporária da infusão de SAV.
- Tratamento das reações.
- Tratamento do choque:
  - Adrenalina (1:1.000), diluída a 1:10, na dose de 0,1mL/kg até 3mL EV ou intratraqueal ou SC, por ordem de eficácia. Repetir, se necessário, até três vezes com intervalo de 5 minutos. É o medicamento de escolha para o tratamento inicial. Os antagonistas H_1 e os corticosteroides devem ser associados à adrenalina, e nunca substituí-la.
  - Hidrocortisona, 30mg/kg EV, com dose máxima de 1.000 a 2.000mg.
  - Prometazina, 0,5mg/kg EV ou IM, com dose máxima de 25mg.
  - Expansão da volemia – soro fisiológico ou solução de Ringer lactato. Iniciar a infusão rapidamente, na dose de 20mL/kg peso.
- Tratamento da insuficiência respiratória:
  - Manter oxigenação adequada: em caso de edema de glote, proceder à introdução de sonda adequada pela via orotraqueal, de modo a conseguir ultrapassar o orifício da fenda glótica ou, se não for possível, realizar cricotomia ou traqueostomia de emergência. Em caso de crise asmatiforme, pode ser realizada inalação com agente broncodilatador tipo b_2, como fenoterol, ou aminofilina, EV, na dose de 3 a 5mg/kg, em intervalos de 6 horas, em infusão de 5 a 15 minutos.
  - Reiniciar o SAV: uma vez controlada a RP grave, o SAV deve ser reiniciado. O soro pode ser diluído em SF ou soro glicosado a 5%, à razão de 1:2 a 1:5, e infundido mais lentamente.

Reações tardias

Também conhecidas como "doença do soro", ocorrem de 5 a 24 dias após o uso de SAV. Os pacientes podem apresentar febre, artralgia, linfadenomegalia, urticária e proteinúria.

A incidência real dessas manifestações é subestimada, pois muitos pacientes não retornam ao serviço em que foram tratados ou não lhes foi recomendado, em caso de aparecimento da sintomatologia citada, procurar novamente o médico.

Os mecanismos mais prováveis incluem a formação de complexo imune entre antiveneno e veneno, com ativação e consumo de complemento.

Dependendo da intensidade das manifestações clínicas, pode-se utilizar um corticosteroide, como a prednisona, na dose de 1mg/kg dia (máximo de 60mg), por 5 a 7 dias.

INSUFICIÊNCIA RENAL AGUDA SECUNDÁRIA AO OFIDISMO

A IRA é uma complicação grave, decorrente dos envenenamentos produzidos por ofídios (gêneros *Bothrops* e *Crotalus*).

A lesão anatomopatológica mais comumente descrita é a necrose tubular aguda (NTA). Nos acidentes ofídicos, são também relatadas nefrite intersticial e necrose cortical renal, esta última observada apenas nos acidentes botrópicos.

A patogênese da IRA ainda não está completamente elucidada. As lesões renais podem ser produzidas pela atuação isolada ou combinada de diferentes mecanismos isquêmicos e/ou nefrotóxicos, desencadeados pelas atividades biológicas dos venenos no organismo.

O diagnóstico da IRA do tipo NTA deve ser suspeitado naquele paciente que, apesar de adequadamente hidratado, normotenso e sem obstrução de vias urinárias, apresente oligúria (no adulto, volume urinário < 400mL/dia; na criança, volume urinário < 0,5mL/kg/h) ou anúria (adultos: volume urinário < 100mL/dia; crianças: volume urinário < 0,1mL/kg/h). Excepcionalmente, a IRA pode se manifestar sem a ocorrência de oligúria ou anúria.

A confirmação se dá a partir da elevação dos níveis séricos de ureia (> 40mg/dL), de creatinina (> 1,5mg/dL) e do ácido úrico. Outros índices que podem auxiliar o diagnóstico da IRA são: diminuição da densidade, aumento do sódio urinário (> 40mEq/L) e índice de creatinina urinária/creatinina plasmática < 20.

A prevenção da IRA deve ser tentada em todo paciente acidentado por animal peçonhento, mediante administração precoce do antiveneno específico, tratamento da hipotensão arterial e do choque e manutenção de estado de hidratação adequado. Considera-se que este último objetivo é alcançado quando o fluxo urinário é de 1 a 2mL/kg/h nas crianças e de 30 a 40mL/h nos adultos. Os pacientes que, apesar da administração de líquidos em quantidade satisfatória, permaneçam em oligúria ou anúria, devem ser medicados com furosemida EV (1mg/kg/dose na criança e 40mg/dose no adulto).

A diurese osmótica pode ser tentada com a administração EV de solução de manitol a 20% (5mL/kg de peso na criança e 100mL no adulto).

Estabelecido o diagnóstico de IRA secundária a acidentes por animais peçonhentos, o paciente deve ser encaminhado para tratamento especializado.

APLICABILIDADE DO MÉTODO DE ELISA NO ESTUDO DO ENVENENAMENTO POR OFÍDIOS

Métodos imunoenzimáticos para detecção de veneno e antiveneno estão sendo desenvolvidos para auxiliar o estudo do envenenamento por animais peçonhentos. Esses testes, contudo, ainda não estão disponíveis para uso de rotina, sendo atualmente empregados em estudos-piloto.

A técnica utilizada com maior frequência é a do ensaio imunoenzimático de fase sólida (ELISA), em razão de sua sensibilidade, reprodutibilidade, facilidade de execução e custo não muito elevado.

Os ELISA têm sido atualmente empregados para:

- **Detecção de veneno:** essa técnica tem sido utilizada na detecção de veneno em sangue, urina e outros fluidos corporais de pacientes recentemente picados. Como principal método imunodiagnóstico, possibilita a caracterização do gênero do animal envolvido no acidente, como nos casos de envenenamento botrópico e laquético que apresentam quadros clínicos semelhantes. Além disso, essa técnica pode ser ainda empregada na quantificação e determinação da cinética do veneno circulante, possibilitando sua correlação com a gravidade do envenenamento.
- **Detecção de soro heterólogo:** o uso do ELISA para detecção de veneno e antiveneno (IgG de cavalo contra veneno botrópico, laquético, crotálico etc.) tem possibilitado a avaliação da eficácia das doses de antiveneno necessárias para neutralizar o veneno circulante em vítimas de diferentes tipos de envenenamento com o objetivo de fornecer subsídio para racionalizar a terapêutica com antivenenos específicos.

PREVENÇÃO DE ACIDENTES E PRIMEIROS SOCORROS

Como prevenir acidentes[16]

- O uso de botas de cano alto ou perneira de couro, botinas e sapatos evita cerca de 80% dos acidentes.
- Cerca de 15% das picadas atingem mãos ou antebraços. Usar luvas de aparas de couro para manipular folhas secas, montes de lixo, lenha, palhas etc. Não colocar as mãos em buracos.
- Cobras gostam de se abrigar em locais quentes, escuros e úmidos. Cuidado ao mexer em pilhas de lenha e palhadas de feijão, milho ou cana. Cuidado ao revirar cupinzeiros.
- Onde há rato, há cobra. Limpar paióis e terreiros e não deixar amontoar lixo. Fechar buracos de muros e frestas de portas.
- Evitar acúmulo de lixo ou entulho, pedras, tijolos, telhas, madeiras, bem como mato alto ao redor das casas, que atraem e abrigam pequenos animais que servem de alimentos para as serpentes.

Primeiros socorros

- Lavar o local da picada apenas com água ou com água e sabão.
- Manter o paciente deitado.
- Manter o paciente hidratado.
- Procurar o serviço médico mais próximo.
- Se possível, levar o animal para identificação.
- Não fazer torniquete ou garrote.
- Não cortar o local da picada.
- Não perfurar ao redor do local da picada.
- Não colocar folhas, pó de café ou outros contaminantes.
- Não oferecer bebidas alcoólicas, querosene ou outros agentes tóxicos.

CONSIDERAÇÕES FINAIS

Os acidentes causados por serpentes no Brasil são, na maioria das vezes, graves, necessitando pronto encaminhamento às unidades de referência.

A lesão dermatológica pode constituir apenas parte do quadro clínico, que, muitas vezes, acomete diversos órgãos, tornando necessária a disponibilidade de uma equipe médica treinada no atendimento de emergência e suporte em unidade de tratamento intensivo.

Bibliografia

Andrade Filho A, Campolina D, Dias MB. Ofidismo. In: Toxicologia na prática clínica. Belo Horizonte: Folium, 2001:229-41.

Bochner R, Struchiner CJ. Epidemiologia dos acidentes ofídicos nos últimos 100 anos no Brasil: uma revisão. Caderno de Saúde Pública, Rio de Janeiro, jan-fev, 2003; 19:7-16.

Bolaños R, Rojas O, Flores COU. Aspectos biomédicos de cuatro casos de mordedura de serpiente por Lachesis muta (Ophidía: Viperidae) en Costa Rica. Revista de Biologia Tropical, Costa Rica, 1982; 30(1):53-8. Disponível em: <http://www.biologiatropical.ucr.ac.cr/attachments/volumes/vol30-1/06-Bolanos-Mordedura.pdf>. Acesso em: 20/05/13.

Bucaretchi F, Herrera SRF, Hyslop S, Baracat ECE, Vieira RJ. Snakebites by Crotalus durissus spp in children in Campinas, São Paulo, Brasil. Revista do Instituto de Medicina Tropical de São Paulo, São Paulo, 2002; 44(3).

Costa MCS. Ofidismo. In: Lema T. Os répteis do Rio Grande do Sul: atuais e fósseis – biogeografia – ofidismo. Porto Alegre: Edipucrs, 2002:121-5.

Fernandes TA, Aguiar CN, Daher EF. Envenenamento crotálico: epidemiologia, insuficiência renal aguda e outras manifestações clínicas. Revista Eletrônica Pesquisa Médica, Fortaleza, abr-jun 2008; 2(2).

Fernandes TA, Aguiar CN, Daher EF. Envenenamento crotálico: epidemiologia, insuficiência renal aguda e outras manifestações clínicas: artigo de revisão. Revista Eletrônica, abr-jun 2008; 2(2). Disponível em: <http://www.fisfar.ufc.br/pesmed/index.php/repm/article/viewFile/183/185>. Acesso em: 20/05/13.

Filho AA. Acidentes provocados por animais peçonhentos. In: Ratton ILA (ed.) Medicina intensiva, 2. ed. São Paulo: Atheneu, 1997:574-9.

Funasa. Manual de diagnóstico e tratamento de acidentes por animais peçonhentos. Brasília: FUNASA, 2001.

Fundação Ezequiel Dias. Animais peçonhentos. s.d. Disponível em: <http://funed.mg.gov.br/servicos-e-produtos/animais-peconhentos/>. Acesso em: 27/05/13.

Instituto Butantan. Acidentes por animais peçonhentos. s.d. Disponível em: <ftp://ftp.cve.saude.sp.gov.br/doc_tec/zoo/aula03_peconhentos.pdf>. Acesso em: 01/06/13.

Instituto Butantan. Saúde e Produção. s.d. Disponível em: <http://www.butantan.gov.br/home/>. Acesso em: 27/05/13.

Instituto Vital Brasil. Soros. s.d. Disponível em: < http://www.ivb.rj.gov.br>. Acesso em: 27/05/13.

Pardal PPO, Bezerra IS, Rodrigues LS, Pardal JSO, Farias PHS. Acidente por surucucu (Lachesis muta muta) em Belém-Pará: Relato de caso. Revista Paraense de Medicina, Belém, 2007; 21(1). Disponível em: <http://scielo.iec.pa.gov.br/scielo.php?script=sci_arttext&pid=S0101-59072007000100007&lng=pt>. Acesso em: 20/05/13.

Pinho FMO, Pereira ID. Ofidismo: artigo de revisão. Revista da Associação Médica Brasileira, São Paulo, jan/mar 2001; 47(1).

Pinho FMO, Pereira ID. Ofidismo: Artigo de Revisão. Revista da Associação Médica Brasileira, São Paulo, jan/mar 2001; 47(1).

Rosenthal R, Meier J, Koelz A, Müller C, Weg MW, Vogelbach P. Intestinal ischemia after bushmaster (Lachesis muta) snakebite – a case report. Toxicon 2002; 40(2):217-20.

Sampaio SAP, Rivitti EA. Dermatoses por toxinas e venenos animais. In: Dermatologia. 3. ed. São Paulo: Artes Médicas, 2008:793-4.

Saraiva MG, Oliveira DS, Fernandes Filho GM CF, Coutinho LASA, Guerreiro JV. Perfil epidemiológico dos acidentes ofídicos no Estado da Paraíba, Brasil, 2005 a 2010. Epidemiologia e Serviços de Saúde, Brasília, jul-set 2012; 21(3):449-56.

Saraiva MG, Oliveira DS, Filho GMCF, Coutinho LASA, Guerreiro JV. Perfil epidemiológico dos acidentes ofídicos no Estado da Paraíba, Brasil, 2005 a 2010. Disponível em: <http://scielo.iec.pa.gov.br/pdf/ess/v21n3/v21n3a10.pdf>. Acesso em: 20/05/13.

Souza RCG. Aspectos clínicos do acidente laquético. Disponível em: <http://www.lachesisbrasil.com.br/download/JLC_5D_Final.pdf>. Acesso em: 20/05/13.

Lepidopterismo e Erucismo

Maísa Neiva Santos Hernandez
Helena Lyon Moreira

INTRODUÇÃO

Lepidópteros são insetos recobertos de escamas na fase adulta (*lépido* = escamas; *ptera* = asa escamosa) e corpo vermiforme na fase larval. Algumas espécies apresentam cerdas.[1-3]

A ordem Lepidoptera (mariposas e borboletas) compreende mais de 150 mil espécies dentro da classe Insecta, sendo algumas famílias de interesse médico: Megalopygidae, Saturniidae (que engloba a *Lonomia*), Artiidae e Limacodidae.[1-4]

Erucismo é um termo utilizado para designar intoxicações provocadas pelo contato com lagartas ou pupas de lepidópteros. Denomina-se lepidopterismo o acidente desencadeado pelo contato com as formas adultas de mariposas.[3-5]

O desenvolvimento dos lepidópteros envolve um ciclo biológico caracterizado por fases de ovo, larva, pupa (crisálida) e adulta (imago). O corpo das lagartas é recoberto por cerdas pontiagudas que contêm glândulas secretoras de toxinas.[2-4]

Sua importância em saúde pública está relacionada com o contato das cerdas de determinadas espécies de lagartas com a pele humana, na qual são liberadas toxinas capazes de provocar dermatites urticantes.[5]

Os acidentes provocados pela forma larvária de lepidópteros são os mais frequentes, com destaque para os gêneros *Lonomia* e *Premolis*, capazes de causar, respectivamente, comprometimento sistêmico e articular.[2-4]

LEPIDOPTERISMO

No Brasil, os casos de lepidopterismo são subnotitificados, segundo informações da Fundação Nacional de Saúde, o que dificulta o real dimensionamento dos casos de lepidopterismo.[3] Há relatos de dermatite urticante por *Hylesia* no Amapá, em Minas Gerais, em São Paulo e no Paraná.[5-7]

Os surtos epidêmicos ocorrem, principalmente, em meses quentes, com maior incidência de chuvas, e em pacientes procedentes da zona rural. Os locais de maior acometimento são as mãos, seguidas de braços, pernas e tronco.[1]

As manifestações agudas caracterizam-se por dermatite papulopruriginosa de início abrupto. Esse processo é desencadeado pelo contato com as cerdas presentes no abdome, que desencadeiam intensa resposta inflamatória. Há controvérsia quanto à existência ou não de venenos nessas cerdas.[1-4]

O tratamento baseia-se no uso de sintomáticos, anti-histamínicos, no caso de prurido intenso, além de compressas frias e corticoide tópico local e oral, se necessário.[1-4]

ERUCISMO

O erucismo consiste em acidentes com lagartas ou pupas de lepidópteros, causando quadros dermatológicos de instalação aguda. Os acidentes provocados por *Lonomia* demandam maior atenção devido às possíveis manifestações sistêmicas e por serem comuns em nosso meio.[8]

As manifestações dermatológicas são as mais comuns e dependem da intensidade e extensão do contato. Inicialmente, há edema, eritema, dor em queimação, prurido e enfartamento ganglionar regional.[1,2] A lesão pode evoluir nas primeiras 24 horas com vesiculação e, mais raramente, com formação de bolhas e necrose na área de contato. A regressão dos sintomas ocorre em 24 a 48 horas, sem maiores complicações e com bom prognóstico.[1]

O tratamento consiste na lavagem abundante da área afetada. O alívio da dor é possível com infiltração de anestésico local, compressas de água fria e analgésicos. A utilização de corticoides tópicos e anti-histamínicos pode contribuir para o controle do prurido local.[1,3]

ACIDENTES POR *LONOMIA*

O gênero *Lonomia* pertence à família Sartuniidae e tem papel de destaque devido à ocorrência de acidentes hemorrágicos, principalmente, na Região Sul do país.[8,9] Nos últimos anos, observa-se uma tendência de aumento na incidência desses acidentes por influência de alterações climáticas, desmatamento, diminuição de predadores e uso indiscriminado de agrotóxicos.[2,4]

A *Lonomia achelous* tem maior predominância no Amapá, e a *Lonomia obliqua* pode ser encontrada com maior frequência nas regiões Sul e Sudeste do Brasil. Ambas as espécies são peçonhentas e podem desencadear acidentes hemorrágicos graves.[1,8,10,11]

Ainda não foi elucidada completamente a fisiopatologia do envenenamento por *Lonomia*. O veneno da *Lonomia* causa significativa ação fibrinolítica, desencadeando níveis plasmáticos alterados dos fatores de coagulação, e diminuição sérica de plasminogênio, fibrinogênio e fator XIII, promovendo um quadro similar ao da coagulação intravascular disseminada.[1,10]

As manifestações clínicas mais comuns decorrentes do contato com cerdas da *Lonomia* são: dor em queimação, prurido, edema, eritema, bolhas, dormência e adenomegalia. Podem ser observados, também, sintomas inespecíficos, como náuseas, cefaleia, artralgia, vertigem e dor abdominal, muitas vezes relacionadas com o aparecimento prévio de sangramentos.[1,4] A síndrome hemorrágica é achado importante nos acidentes causados por *Lonomia*, e a insuficiência renal aguda é a principal complicação.[10]

Não existem métodos diagnósticos específicos, mas é necessária observação criteriosa dos sinais de sangramento, com o objetivo de adotar medidas terapêuticas rápidas e eficientes para controle das complicações e evitar o óbito.

O tratamento consiste na utilização de concentrado de hemácias e de fibrinogênio, antifibrinolíticos, corticoides e soro antilonômico, o qual este está relacionado com a redução da morbimortalidade pelo envenenamento por *Lonomia*.[1]

PARARAMOSE

Doença inflamatória de caráter ocupacional, também conhecida como "doença dos seringais", é causada pelo lepidóptero *Premolis semirufa*. O contato com as cerdas do pararama (larva da mariposa *P. semirufa*) desencadeia manifestações agudas e crônicas, que podem acarretar deformidades e alterações osteoarticulares.[1,6]

Os acidentes são decorrentes do contato acidental com lagartas ou ocorrem quando os trabalhadores dos seringais entram em contato direto com as cerdas soltas nas tigelas de látex, desencadeando prurido intenso, edema e eritema local, com remissão dos sintomas em 3 a 7 dias. A maioria dos acidentes ocorre nas mãos, mas há relatos de acidentes também nos pés, no pescoço e na região abdominal.[1,3,12]

As formas crônicas podem ser encontradas nos indivíduos poliacidentados, nos quais ocorre espessamento da membrana sinovial articular, ocasionando deformidades crônicas e irreversíveis.[1,12]

Observam-se cerdas de tamanhos variados nas lagartas, favorecendo o acometimento de tecidos profundos (membrana sinovial, cartilagem e osso). O primeiro contato é autolimitado, ocorrendo cura espontânea. À medida que ocorrem outros contatos, há evolução para cronicidade, o que leva a pensar em reação imunológica secundária.[1,12]

A realização de radiografia pouco contribui para o diagnóstico da doença, uma vez que não há sinal patognomônico.[1,3]

Não há tratamento específico para a pararamose. O tratamento paliativo consiste no uso de analgésicos para controle da dor, cremes à base de corticoides e anti-inflamatórios não hormonais, nas formas crônicas.[1,2]

Referências

1. Haddad Jr V, Cardoso JLC. In: Cardoso JLC, França FOS, Wen FH, Malaque CMS, Haddad Jr V. Animais peçonhentos no Brasil – biologia, clínica e terapêutica dos acidentes. 2. ed., São Paulo: Sarvier, 2009.
2. Sampaio SAP, Rivitti EA. Dermatologia. São Paulo: Artes Médicas, 2011:790-2.
3. Ministério da Saúde. Manual de diagnóstico e tratamento dos acidentes por animais peçonhentos. Brasília – DF: Fundação Nacional de Saúde, 2001. 67-76.
4. Cardoso AEC, Haddad Jr V. Acidentes por lepidópteros (larvas e adultos de mariposas): estudo dos aspectos epdemiológicos clínicos e terapêuticos. An Bras Dermatol 2005; 80(6):571-8.
5. Moreira SC, Lima JC, Silva, Haddad Jr V. Descrição de um surto de lepidopterismo (dermatite associada ao contato com mariposas) entre marinheiros, ocorrido em Salvador, Estado da Bahia. Rev Soc Bras Med Trop [online] 2007: 40(5):591-3
6. Cardoso JLC, Borges Filho TS, Carneiro ECG. Surto de dermatite por *Hylesia paulex* no litoral do Estado de São Paulo, Bertioga, verão 1990. Memórias do Intituto Butantan 1990; 52:82.
7. Glasser CM, Cardoso JLC, Carréri-Bruno GC. Surtos epidêmicos de dermatite causada por mariposas do gênero *Hylesia* (Lepidoptera: Hemilucidae) no estado de São Paulo, Brasil. Revista de Saúde Pública 1993; 27:217-20.
8. Centro de Informação toxicológica. Manual de diagnóstico e tratamento de acidentes por lonomia. Porto Alegre, Rio Grande do Sul, 1999.
9. Rubio GBG. Vigilância epidemiológica da distribuição da lagarta Lonomia obliqua Walker, 1855, no Estado do Paraná, Brasil. Cad Saúde Pública, Rio de Janeiro, aug 2001; 17(4):1036.
10. Correa MS et al. Erucismo por Lonomia spp em Teresópolis, RJ, Brasil: relato de um caso provável e revisão da literatura. Rev Soc Bras Med Trop [online] 2004; 37(5):418-21.
11. Lorini LM, Corseuil E. Aspectos morfológicos de Lonomia obliqua Walker (Lepidoptera: Saturniidae). Neotrop Entomol Londrina, sept 2001; 30(3):373-9.
12. Villas Boas-Silva IM. Caracterização biológica e imunoquímica da peçonha da lagarta Premolis semirufa, agente etiológico da pararamose, doença ocupacional de seringueiros da Amazônia. 2013.2007f. Tese (Doutorado em Imunologia – Instituto de Ciências Biomédicas, Universidade de São Paulo, São Paulo, 2013.

Animais Aquáticos

Sandra Lyon
Rochelle Ferreira Frizon Lorenzini

INTRODUÇÃO

Grande número de animais aquáticos produz substâncias tóxicas, as quais são armazenadas para defesa ou ataque a outros animais.

Acidentes podem ser provocados por animais aquáticos invertebrados e vertebrados.

ACIDENTES POR ANIMAIS AQUÁTICOS INVERTEBRADOS

Entre os principais animais aquáticos invertebrados estão as esponjas marinhas, águas-vivas, ouriços-do-mar, caravelas e anêmonas.[1]

Cnidários

Os cnidários são animais de estrutura radial, a maioria com tentáculos. São importantes as caravelas (*Physalia physalis*), as cubomedusas (*Tamoya haplonema, Chiropsalmus quadramanus*), as águas-vivas (*Chironex fleckeri*) e as pequenas medusas (*Linuche unguiculata*).

Ação do veneno

Esses animais apresentam estrutura circular simples e vários tentáculos com células de defesa, os cnidócitos, em cujo interior ficam os nematocistos, organelas capazes de disparar um fino tubo repleto de veneno neurotóxico e necrosante.

Manifestações clínicas

As manifestações clínicas do envenenamento podem ser produzidas pela ação tóxica imediata e por reação alérgica. Dor intensa e imediata é seguida por erupção papuloeritematosa, urticariforme, com aspecto linear, entrecruzado. Algumas horas após, as lesões tornam-se vesiculosas e bolhosas, e pode ocorrer necrose. A dor é persistente, podendo ocorrer, ainda, manifestações sistêmicas de choque cardiogênico, insuficiência respiratória e insuficiência renal.

As larvas de medusa da espécie *Linuch unguiculata* podem causar o prurido de calção de banho, caracterizado por erupção eritematopapulopruriginosa em área de calção. Os corais podem provocar cortes na pele e promover reações granulomatosas tipo corpo estranho.[2,3]

Tratamento

Os acidentes por águas-vivas e caravelas devem ser tratados com compressas de água do mar gelada por períodos de 10 a 20 minutos. No entanto, deve ser evitada a aplicação de compressas de água doce que, em virtude da diferença de osmolaridade, pode descarregar os nematócitos ainda íntegros.

A aplicação de vinagre é útil por inativar o veneno, em razão de seu pH ácido.

Analgésicos serão necessários para alívio da dor.[4]

Equinodermas

Os equinodermas compreendem ouriços, estrelas e pepinos-do-mar.

Os ouriços-do-mar pretos (*Echinometra locunter*) provocam acidentes com bastante frequência, enquanto os ouriços-verdes, embora possam provocar acidentes, são mais raros.

Os acidentes provocados por pepinos-do-mar são raros por ser necessária sua ingestão.[5]

Ação do veneno

Os ouriços-do-mar apresentam veneno em suas pedicelárias, que são órgãos ambulacrais situados ao lado das espículas. O gênero *Diadema* torna-se mais perigoso por conter veneno ao lado das espículas.

A estrela-do-mar (*Acanthaster planci*) é a única espécie venenosa, apresentando toxina no epitélio glandular, o que pode causar edema e necrose cutânea.

Os pepinos-do-mar produzem lioloturina, irritante de pele e mucosas.[6]

Manifestações clínicas

As estrelas, pepinos e ouriços-do-mar venenosos podem causar lesões cutâneas com eritema, pápulas e vesículas, levando à necrose cutânea. Os ouriços-do-mar venenosos podem, ainda, provocar quadros sistêmicos de cardiotoxicidade e neurotoxicidade.[6]

As espículas dos ouriços-do-mar provocam lesões traumáticas na pele e dor intensa. Podem formar nódulos com granuloma de corpo estranho.

Tratamento

Nos acidentes sem veneno, a retirada dos espinhos deve ser efetuada com agulha de grosso calibre. As espículas remanescentes podem ser dissolvidas com aplicação de solução de amônia.

Acidentes por crustáceos

Os siris, caranguejos e tamburutacas ou siriboias podem provocar lacerações na pele, sobretudo em pescadores.

Ação do veneno

Esses animais não possuem veneno, mas provocam reações alérgicas de dermatite de contato. O consumo de carne de crustáceos pode provocar intoxicações pelas toxinas tetrodotoxina, brevetoxina e saxitoxina.[6]

Manifestações clínicas

As lesões de natureza alérgica são predominantemente as urticárias, podendo ocorrer casos de anafilaxia. Manifestam-se, também, eczemas de contato. No entanto, as lesões mais comuns são as lacerações de pele.

Tratamento

A maioria dos acidentes por crustáceos é traumática, provocando lacerações na pele. Em casos de reações de natureza alérgica podem ser administrados anti-histamínicos e corticoides sistêmicos.

Peixe-leão (*Pterois volitans*)

Entre os peixes de água doce, os bagres são os principais responsáveis pelos acidentes peçonhentos, especialmente os da família Pimelodidae (mandijubas e mandis). Os pintados, jaús e armaús têm ferrão, mas não contêm substâncias tóxicas.[7-9]

Ação do veneno

Os peixes venenosos inoculam o veneno por meio de raios de nadadeiras, acúleos dorsais e laterais ou ferrões ósseos.

A ação farmacológica de todos os venenos é semelhante: ocorre dor intensa em virtude da ação neurotóxica, podendo levar à necrose cutânea.

Ocorrem ulcerações extensas e de difícil cicatrização.[10]

Tratamento

Em todos os acidentes agudos causados por peixe venenoso, recomenda-se colocar a extremidade comprometida em imersão em água quente, por ser o veneno termolábil, o que provoca a desnaturação de diversos venenos.[10]

O tratamento preconizado consiste no uso de corticoide tópico e anti-histamínico, podendo ser necessário o uso de corticoide sistêmico. Em caso de lacerações da pele, deve-se ter cuidado com os ferimentos, para evitar infecção secundária. As intoxicações por neurotoxinas necessitam suporte ventilatório, porque o envenenamento pode levar o paciente ao óbito.

ACIDENTES POR AQUÁTICOS VERTEBRADOS

Muitas das espécies de peixes venenosos, marinhas e de água doce, podem provocar acidentes.

Entre os peixes venenosos, podem ser citados os peixes-escorpiões (*Scorpaena* sp.) os peixes-sapos ou niquins (*Thalassophryne* sp.), as moreias (*Muraenidae*) e o cação.

Acidentes provocados por ingestão de animais aquáticos

O consumo de alguns animais aquáticos como alimento provoca envenenamento. Os principais acidentes são provocados por:

- **Toxinas em frutos do mar:** a saxitoxina, uma potente neurotoxina encontrada em frutos do mar, provoca quadro clínico de vômitos, cefaleia, ataxia e paralisia muscular, podendo levar ao óbito. Recomendam-se lavagem gástrica e uso de carvão ativado e bicarbonato de sódio para inativação do veneno, que é ácido.[4]
- **Ciguatera:** o envenenamento ocorre por ingestão de peixes que acumulam uma neurotoxina oriunda do dinoflagelado (*Gambierdicus toxicus*). Ocorrem fraqueza muscular, diarreia, bradicardia, hipotensão, parestesias e alterações na sensibilidade ao calor e ao frio.[4] O tratamento consiste em lavagem gástrica e no uso de carvão ativado e manitol a 20% EV.[4,5]
- **Doença de Minamata:** ocorre em pessoas que se alimentam de peixes contaminados com mercúrio. As manifestações clínicas consistem em alterações da visão e da audição e paralisias musculares.[4-6]

- **Escombroidismo:** a saurina, toxina encontrada em carne mal conservada de atum, bonito e cavala, reproduz uma intoxicação histamínica com quadro clínico de cefaleia, vômitos, taquicardia, dificuldade respiratória e óbito. Está indicado o uso de anti-histamínico.[4-6]
- **Intoxicação pela tetrodotoxina:** a tetrodotoxina é potente neurotoxina encontrada no baiacu e nos polvos. Após ingestão da carne contaminada, surgem parestesias, hipotensão, dispneia e paralisia muscular, com alto índice de mortalidade. Deve-se utilizar carvão ativado e proceder à assistência ventilatória.[4-6]

Referências

1. Haddad Jr V, Cardoso JLC, França FOS et al. Acidentes provocados por celenterados: aspectos clínicos e terapêuticos. An Bras Dermatol 1997; 72:206-10.
2. Haddad Jr V. Avaliação epidemiológica, clínica e terapêutica de acidentes provocados por animais peçonhentos marinhos na região Sudeste do Brasil. São Paulo (tese de doutorado). Escola Paulista de Medicina - Universidade Federal de São Paulo, 1999.
3. Haddad Jr V. Atlas de animais aquáticos perigosos do Brasil. Guia médico de identificação e tratamento. São Paulo: Roca, 2000. 145p.
4. Halstead BW. Venomous marine animals of Brazil. Mem Inst Butantan 1966; 33:1-26.
5. Williamson JA, Fenner PJ, Burnett JW. Venomous and poisonous marine animals: a medical and biological handbook. Austrália: University of South Wales Press 1977. 504p.
6. Cardoso JLC, França FOS, Wen FH, Malaque CMS, Haddad Jr V. Animais peçonhentos no Brasil. 2. ed. São Paulo: Sarvier, 2009.
7. Garrone Neto D, Cordeiro R Haddad Jr V. Acidentes de trabalho em pescadores artesanais da região do Médio Rio Araguaia, Tocantins, Brasil. Cad Saúde Pública 2005; 21(3):795-803.
8. Haddad Jr V, Lastoria JC. Acidentes por mandijubas (mandis -amarelos): aspectos clínicos e terapêuticos. Diagnóstico e Tratamento 2005; 10(3):132-3.
9. Haddad Jr V, Pardal PPD, Cardoso JLC, Martins IA. The venomous toadfish Thalassophryne nattere (niquim or miquim): report of 43 injuries provoked in fishermen of Salinópolis (Pará State) and Aracaju (Sergipe state). Rev Inst Med Trop, São Paulo, 2003; 45(4):221-3.
10. Haddad Jr V. Animais aquáticos de importância médica. Rev Soc Bras Med Trop 2003; 36(5):591-7.

Plantas Venenosas e Alergênicas

Sandra Lyon

INTRODUÇÃO

A flora brasileira é bastante diversificada, abrangendo um grande número de espécies de vegetais, as quais podem estar associadas a mecanismos lesivos à pele.[1,2]

Os principais mecanismos lesivos são: urticária de contato, fitofotodermatose, dermatites de contato e dermatite de contato por sensibilização.[2]

URTICÁRIA

Erupção caracterizada pelo súbito aparecimento de pápulas edematosas, de duração efêmera e extremamente pruriginosas, a urticária de contato pode ocorrer por dois mecanismos: imunológico e não imunológico.

No mecanismo imunológico, há formação de anticorpos do tipo IgE no primeiro contato. Nos contatos subsequentes, esses anticorpos aderem à parede dos mastócitos, provocando sua desgranulação e liberação de histamina no local do contato. Constituem exemplos desse tipo de urticária de contato: manga, kiwi, berinjela e látex.

No mecanismo não imunológico, a reação se deve à capacidade de a substância em contato com a pele promover a liberação direta de histamina pelos mastócitos (p. ex., urtiga).

As urtigas (*Urtica* sp.) apresentam cerdas ocas em sua superfície, as quais penetram a pele, liberando mediadores de inflamação que ocasionam quadros de urticária.

DERMATITE DE CONTATO FOTOTÓXICA

Apresenta o mesmo mecanismo etiopatogênico da dermatite de contato por irritante primário, com a diferença que a substância torna-se irritante quando sua estrutura química é modificada pelo sol. O melhor exemplo é a fitofotodermatose, provocada por furocoumarins existentes no limão. A energia radiante é absorvida pelo cromóforo e sua interação com a substância fotossensibilizante determina a formação de radicais livres, os quais provocam dano celular.

Esse quadro não é mediado por processos imunes e não exige contato prévio com agente causal.[3] As fitofotodermatoses são reações cutâneas causadas por substâncias psoralênicas que, por ação da luz, provocam lesões cutâneas eritematosas, por vezes vesicobolhosas, que deixam hipercromia residual. Estão associadas a frutas cítricas, seiva de figueira e frutos da mangueira.

DERMATITE POR IRRITANTES DA PELE

Não estão relacionadas com fenômenos alérgicos. Podem ser causadas por espinhos, fragmentos de vegetais que penetram a pele, causando ferimentos, ou granulomas de corpo estranho (p. ex., roseiras, cactos, bambus, abacaxi).

Alguns vegetais, como a pimenta, podem irritar a pele e as mucosas.[4]

DERMATITE DE CONTATO POR SENSIBILIZAÇÃO

Corresponde a uma reação imunológica do tipo IV, levando à formação de anticorpos celulares (linfócitos T) contra a substância contatante, que passa a ser um antígeno. A dermatite de contato alérgica conta com a participação de linfócitos T CD4 e CD8. O linfócito T CD4 promove tolerância e regula a dermatite de contato alérgica, enquanto o linfócito T CD8 atua como célula citotóxica, aumentando a reação inflamatória contra o hapteno.

Esses fenômenos alérgicos podem ocorrer com qualquer planta. As aroeiras liberam as substâncias em aerossóis, provocando o aparecimento de lesões eczematosas, por vez graves.[5]

CONSIDERAÇÕES FINAIS

As plantas são capazes de produzir dermatoses variadas devido à versificação de flora existente com potencial de provocar lesões na pele.

Referências

1. Lovell CR. Plants and the skin. Oxford: Blackwell, 1993.
2. Haddad Jr V, Cardoso JLC. Dermatoses por peçonhas e toxinas de animais e plantas. In: Ramos-e-Silva M, Castro MCR. Fundamentos de dermatologia. Rio de Janeiro: Atheneu, 2010.
3. Sampaio SAP, Rivitti EA. Dermatologia. São Paulo: Artes Médicas, 2008.
4. Avalos J, Maibach HI. Dermatologic Botany. Florida: CRC Press, 2000.
5. Haddad Jr V. Plantas e dermatologia. In: Talharis S, Neves RG. Atlas de dermatologia tropical. Rio de Janeiro: Medsi, 2001: 137-42.

Parte XIV

DERMATOSES INDUZIDAS PELA RADIAÇÃO SOLAR

Fotodermatoses

Leonardo Oliveira Ferreira
Paula Força Dellaqua

INTRODUÇÃO

A luz solar é a principal fonte de energia na terra. A luz visível, a radiação ultravioleta (RUV) e a radiação infravermelha são necessárias para sustentar a vida em nosso planeta. No entanto, além dos benefícios, como calor, visão e síntese de vitamina D, a luz solar também pode ser responsável por queimaduras solares, indução de fotodermatoses ou carcinogênese. A ultravioleta é considerada o principal fator ambiental que representa perigo físico à pele humana.

A exposição à RUV é modificada por comportamentos, roupas, tempo passado ao ar livre e profissão. Aproximadamente 60% dos raios ultravioleta em nossa latitude são adquiridos durante 4 horas de exposição ao redor do meio-dia, em dias de verão, enquanto até 30% da dose anual de RUV são experimentados durante 2 semanas de férias. Segundo estudos canadenses, os maiores grupos ocupacionais expostos a grandes quantidades de RUV são os de agricultores, trabalhadores da construção e paisagistas.

Suscetibilidade individual à RUV pode ser prevenida pela medição da dose mínima do eritema (DEM) ou por determinação do tipo de pele de acordo com Fitzpatrick, que vai do tipo I – nunca bronzeia, sempre queimaduras – até o VI – pessoas com pigmentação mais escura da pele.

A RUV constitui apenas cerca de 5% de todo o espectro emitido pelo sol e que atinge a superfície da terra. Conforme o comprimento de onda, a RUV é dividida em três faixas: UVA (320 a 400nm), UVB (290 a 320nm) e UVC (200 a 290nm).

Os raios que atingem nossa pele consistem, principalmente, em UVA (95%), com apenas 5% de UVB.

A UVC é totalmente absorvida pela camada de ozônio estratosférica.

A profundidade de penetração da RUV na pele humana depende de seu comprimento de onda – quanto maior a onda, mais profunda sua penetração:

- **UVC:** apresenta o menor comprimento de onda, porém a maior energia, sendo irritante para a pele e a córnea. Tem amplo potencial mutagênico.
- **UVB:** é responsável pelo bronzeamento e a reação de queimadura solar, atingindo apenas a epiderme e sendo absorvida, principalmente, pela camada córnea.
- **UVA:** é menos eritematogênica. Cerca de 50% atingem a derme papilar. Desse modo, é considerada responsável pelo fotoenvelhecimento da pele e a indução de reações fototóxicas e fotoalérgicas. Também apresenta importância na síntese de vitamina D.

FOTOENVELHECIMENTO

A RUV é o principal fator responsável pelo processo exógeno do envelhecimento da pele, o que é evitável. O padrão clínico do fotoenvelhecimento é caracterizado pela presença de rugas profundas, ressecamento da pele, atrofia, lesões hiperceratóticas, hiperpigmentação e diminuição da elasticidade da pele.

A UVB é responsável por lesões de pele hiperceratóticas, atipias celulares e pela função das células de Langerhans. A UVA atua como cofator nesses processos. Como penetra mais profundamente a derme, a UVA prejudica a microcirculação e a angiogênese e destrói tecido conjuntivo, resultando na acumulação de elastoses solares.

Estudos revelaram que a exposição crônica à RUV também pode resultar em mutações do DNA mitocondrial, levando à destruição de colágenos tipos I e II.

INDUÇÃO DAS FOTODERMATOSES

A RUV também desempenha papel importante na etiologia de um grupo de distúrbios caracterizados por fotossensibilidade. Fotodermatoses idiopáticas podem ser induzidas imunologicamente, como erupção polimórfica à luz, dermatite actínica crônica, prurigo actínico, hidroa vaciniforme ou urticária solar, que pode estar ligada ao produto químico da fototoxicidade (exógeno, na fotossensibilidade induzida por medicamentos, ou endógeno, por exemplo, na porfiria). Podem resultar, também, de um defeito na reparação do DNA (p. ex., xeroderma pigmentoso).

A fisiopatologia dessas classes difere, mas a fotoproteção é componente necessário para seu controle. A proteção pode ser feita por vestimentas e acessórios fotoprotetores, por aplicação de protetores solares com alto fator de proteção solar (FPS) e evitando medicamentos fotossensibilizantes e produtos químicos.

FOTODERMATOSES IDIOPÁTICAS

Erupção polimórfica solar

Epidemiologia

Erupção polimórfica solar (EPS) é a fotodermatose mais comum. Atinge homens e mulheres de todas as idades. Mulheres entre a segunda e a terceira década de vida são afetadas com frequência um pouco maior. Costuma se manifestar em indivíduos de pele clara.

Trata-se de uma doença comum em indivíduos aparentemente saudáveis. A prevalência está inversamente relacionada com a latitude: 21% dos escandinavos, 10% a 15% dos norte-americanos, 5% dos australianos e 1% da população de Cingapura apresentam a doença. Os afros-americanos também são acometidos pela doença, porém a EPS apresenta-se de modo variado. As crianças também podem ser acometidas. História familiar positiva está presente em até 16% dos casos.

Etiopatogenia

A etiologia da EPS ainda não é conhecida, tendo sido demonstrada apenas uma base imunológica.

Aparentemente, há um tipo de hipersensibilidade retardada (HR) em resposta aos fotoantígenos cutâneos, induzida por UV, o que explica a diferença de tempo entre a exposição solar, a manifestação dos sintomas e o aparecimento na histologia de pele lesionada.

A irradiação UV pode converter um antígeno que provoca a reação de HR, resultando no aparecimento clínico da doença.

Recentemente, biópsias de lesões induzidas por luz artificial demonstraram infiltrados perivasculares com predomínio de células T CD4 em algumas horas e de células T CD8 dentro de alguns dias. Também é comum o aumento das células de Langerhans e dos macrófagos.

A imunossupressão induzida por UV é descoberta importante em peles normais. Uma hipótese é que esse processo pode proteger a pele a partir de fotoalérgenos induzidos por luz UV. Assim, a suscetibilidade à EPS poderia surgir a partir de uma falha normal na imunossupressão induzida por UV.

Características clínicas

A EPS ocorre mais frequentemente em áreas temperadas, e os sintomas pioram na primavera ou no início do verão.

As lesões geralmente são simétricas e costumam afetar áreas expostas ao sol. As áreas mais comumente afetadas são a porção externa dos braços e antebraços e, menos frequentemente, a área do pescoço. Pode envolver também a face.

A EPS manifesta-se como prurido, eritema, máculas, pápulas ou vesículas na pele exposta ao sol, 1 ou 2 dias após a exposição, e apresenta tendência para resolução espontânea durante os próximos 7 a 10 dias. Pode ocorrer formação de crostas na pele após exposições subsequentes.

Em um mesmo paciente, a erupção tende a afetar sempre os mesmos locais na pele. As lesões variam entre os pacientes, mas geralmente são pruriginosas, agrupadas em pápulas eritematosas, de tamanhos variados, que se aglomeram em placas lisas ou ásperas, assemelhando-se ao lúpus cutâneo eritematoso subagudo.

A EPS apresenta muitas variantes morfológicas, como líquen nítido micropapular e líquen plano. Lesões com morfologias variadas podem estar presentes em um mesmo paciente. A forma papular é a mais comum, apresentando-se como lesões confluentes em aglomerados. A forma eczematosa ainda é questionada, tendo em vista que é representada pela dermatite actínica crônica (DAC).

Raramente, prurido e eritema são os únicos sintomas presentes.

Sintomas sistêmicos podem estar associados, apesar de raros. Calafrios, cefaleia, febre e náuseas têm sido relatados, mas podem ser decorrentes da queimadura solar que pode acompanhar o quadro.

Diagnóstico

O diagnóstico é essencialmente clínico, com base na morfologia clínica das lesões.

O fototeste é de larga utilidade durante o inverno, na ausência de lesões, para confirmação do diagnóstico.

Não existem exames laboratoriais para o diagnóstico de EPS. Esses exames são normalmente realizados para exclusão de outras dermatoses, como lúpus eritematoso e protoporfiria eritropoética fotossensível.

Diagnóstico histopatológico

Em geral, a análise histopatológica não é necessária, mas é útil para esclarecer o diagnóstico.

A epiderme apresenta edema, acantose, espongiose focal e, ocasionalmente, vesículas pequenas.

Existe discreto infiltrado, onde predominam células T. Neutrófilos e eosinófilos raramente são encontrados.

Diagnóstico diferencial

- Prurigo.
- Eczema fotoalérgico.
- Eritema multiforme.
- Urticária solar.
- Lúpus eritematoso.

Tratamento

O tratamento consiste em evitar a exposição ao sol, no uso de roupas de proteção e em aplicações regulares de protetor solar de amplo espectro.

Em sua forma leve, a doença é controlada adequadamente pela moderação de exposição moderada ao sol em horários de alta intensidade de RUV, o uso de vestimentas de proteção e a aplicação regular de protetor solar com alta proteção UVA.

Pacientes com a doença totalmente desenvolvida necessitam de corticoterapia tópica. Quadros mais graves podem ser tratados de maneira eficaz com corticosteroides sistêmicos (injetáveis ou orais).

Fototerapia

Os raios UVA, UVB e PUVA (psoralena + raios ultravioleta A) exercem efeitos imunomoduladores sobre a pele. O UVB normaliza significativamente as respostas celulares migratórias induzidas pela RUV. PUVA é um tratamento preventivo muito eficaz por suprimir a doença em exposições à luz solar subsequentes. Dez por cento dos pacientes desenvolvem lesões típicas durante a fase inicial com PUVA. Em aproximadamente 70% dos pacientes, o tratamento com PUVA suprimiu a doença dentro de 3 a 4 semanas.

Outras formas de tratamento incluem:

- Antimaláricos: hidroxicloroquina, 200mg, duas vezes ao dia durante o primeiro mês e 200mg, uma vez ao dia, durante o próximo mês. Só pode ser usada durante os meses de verão.
- Betacaroteno, na dose de 3mg/kg de peso corporal, é eficaz para o tratamento profilático de PMLE.
- Corticoterapia tópica e sistêmica é recomendada para pacientes sintomáticos.
- Ciclosporina ou azatioprina são usadas em casos graves.
- Calcitriol tópico e seus análogos têm propriedades imunossupressoras, sendo utilizados (*polymorphus light eruption*) no tratamento profilático.

Prurigo actínico

Epidemiologia

Uma fotodermatose idiopática, o prurigo actínico (PA) afeta mais as mulheres do que homens e raramente acomete populações caucasianas. Trata-se de fotodermatose relativamente comum em populações étnicas, sendo mais prevalente em altitudes mais de 1.000 metros acima do nível do mar. Normalmente, o início se dá na infância, com média de idade entre 10 e 14 anos, sendo menos comum em adultos.

Etiologia e patogênese

O PA é causado pela RUV, em especial UVA e, em menor proporção, UVB.

Tem sido sugerido que o PA é uma forma de doença autoimune associada a uma proteína (antígeno-induzida) epidérmica que é transformada pela exposição à RUV.

As células de Langerhans, que normalmente diminuem em quantidade na pele após a exposição à RUV, persistem em doentes com PA e apresentam o antígeno induzido por UV de modo mais persistente e em maiores quantidades, induzindo ou aumentando a resposta inflamatória.

Há evidente associação entre o PA e os subtipos do antígeno leucocitário humano (HLA). O HLA DRB1*0407, o mais prevalente, está presente em pelo menos 60% a 70% dos pacientes com PA. A prevalência do HLA DRB1*0401 é pouco menor, sendo encontrado em até 20% dos doentes que sofrem de PA. Existem muitos polimorfismos desse gene. Foi documentada superprodução do fator de necrose tumoral alfa (TNF-α) a partir dos ceratinócitos de doentes com PA expostos à RUV, o que pode explicar a boa resposta ao tratamento com talidomida.

O TNF-α localiza-se no cromossomo 6, próximo ao principal HLA local.

Quadro clínico

O quadro é desencadeado pela exposição ao sol, tornando a doença mais grave nos meses de primavera e verão.

O prurido é intenso e crônico, e desencadeia vários tipos de lesão, como erupções papulares eritematosas, nódulos isolados ou em grupos, placas liquenificadas e lesões escoriadas. Pode levar a cicatrização e despigmentação.

Vesículas raramente são encontradas, a não ser em casos de infecções secundárias.

As lesões acometem, principalmente, face, pescoço, tórax, antebraços e mãos. Áreas cobertas, como nádegas e costas, também podem ser acometidas.

É comum o surgimento de queilite, e são encontrados edema, descamação, crostas e fissuras labiais.

Hiperemia conjuntival e edema podem acompanhar os sintomas de prurido, fotofobia e lacrimejamento. Conjuntivite é frequente em pacientes caucasianos.

Em climas temperados e durante o inverno, pode haver melhora do quadro, mas este nem sempre desaparece por completo.

Pode acontecer remissão espontânea na adolescência, principalmente se o quadro teve início na infância. A doença tende a ser mais persistente naqueles em que teve início na fase adulta.

Diagnóstico

O fototeste é útil para confirmação do diagnóstico e a determinação do espectro de ação.

Teste provocativo é positivo em dois terços dos pacientes com indução de lesões típicas.

Histologia

Não é muito útil, pois os resultados não são específicos.

Observam-se hiperceratose, paraceratose, acantose superficial e infiltração linfocítica perivascular. Também pode haver espongiose, ulceração epidérmica, edema dérmico, telangiectasias de vasos da derme superficial e presença de eosinófilos.

Formações de folículos linfoides são comumente vistas em biópsias de lesões das mucosas.

Diagnóstico laboratorial

Devem ser realizadas a tipagem de HLA e a investigação para anticorpos antinucleares (AAN) e antígenos nucleares extraíveis (ANE), para exclusão de outros distúrbios fotossensíveis. Os exames devem ser realizados antes da fototerapia.

Diagnóstico diferencial

- Eczema atópico fotoagravado.
- Eritema polimórfico à luz.
- Dermatite actínica crônica.

Tratamento

A prevenção e a limitação da exposição solar são os fatores mais importantes para o tratamento.

O uso de corticoides tópicos, emolientes e anti-histamínicos orais pode ser útil para o prurido.

Corticoides orais de curta duração apresentam bons efeitos em casos de exacerbações agudas.

Grande parte dos pacientes não responde aos antimaláricos, como cloroquina e hidroxicloroquina.

Os antibióticos também não são eficazes como tratamento, e só devem ser utilizados em caso de infecção secundária.

Fototerapias NB (*narrow-band*) UVB e PUVA podem ser eficazes para o desaparecimento e a prevenção de novas lesões. O uso de PUVA não está indicado em crianças.

O tratamento mais eficaz consiste na administração de talidomida, que atua compensando rapidamente as lesões ativas e diminuindo a quantidade e a gravidade de novas lesões. Sua eficácia ajuda a confirmar o diagnóstico. Normalmente, é utilizada nas doses de 50 a 100mg em crianças e de 100 a 200mg em adultos. O tratamento é restringido pela neuropatia periférica, que ocorre em cerca de 20% a 50% dos pacientes, mas é reversível e melhora após cessação do uso do medicamento. A teratogenicidade é a complicação mais temida, e os pacientes devem usar algum método de contracepção. Doação de sangue também é proibida. Outros efeitos, como sonolência, cefaleia, constipação intestinal, ganho de peso e efeitos tromboembólicos, também podem ocorrer.

O uso do medicamento está indicado no período noturno, devido à sonolência que ele causa.

Os derivados da talidomida, como lenalidomida, são menos neurotóxicos, mas parecem ser menos eficazes.

Hidroa vaciniforme

Epidemiologia

Hidroa vaciniforme é uma fotodermatose idiopática rara, com prevalência de 0,34 em 100 mil pessoas. Em geral, manifesta-se pela primeira vez durante a infância e regride espontaneamente na adolescência. É mais comum nos meses de verão e primavera.

Etiologia e patogênese

A etiopatogenia é desconhecida, mas acredita-se que o vírus Epstein-Barr desempenhe um importante papel. No entanto, a hipótese mais aceita, até o momento, sugere que a RUV com comprimentos de onda entre 320 a 390nm seria a causa da hidroa vaciniforme. O cromóforo responsável pelos danos ainda é desconhecido.

Quadro clínico

O início do quadro é agudo e se caracteriza por uma sensação de prurido e ardor, seguida pelo aparecimento de erupções cutâneas eritematosas dentro de algumas horas após a exposição ao sol. A erupção progride para pápulas, que evoluem para vesículas umbilicadas. As vesículas tendem a tornar-se cobertas por crostas e, dentro de 1 a 6 semanas, permanecem cicatrizes hipocrômicas, o que é característico da doença. As lesões desenvolvem-se em orelhas, nariz, bochechas, dedos, palmas das mãos e antebraços e são simétricas em áreas fotoexpostas. Também há registros de casos graves acompanhados de febre e estado geral reduzido.

Diagnóstico

O diagnóstico consiste em história, achados clínicos e histologia e é confirmado pelo fototeste.

Diagnóstico diferencial

- Porfiria eritropoética e hepática.
- Reações fototóxicas.
- Erupção polimorfa à luz.
- Prurigo actínico.

Tratamento

A terapia consiste em fotoproteção tópica e em evitar a exposição ao sol. Em pacientes não responsivos ao tratamento profilático, está indicado o uso de agentes sistêmicos, como betacaroteno, exposição ao PUVA, a UVB e medicações antimaláricas e imunossupressoras.

Urticária solar

Epidemiologia

Urticária solar (US) é uma urticária física rara relacionada com a IgE. Tem sido considerada em pacientes com história de urticária de recorrência após exposição à luz solar. Ocorre em todo o mundo, com maior prevalência em afrodescendentes do que em brancos, e tem preferência pelo sexo feminino, ocorrendo comumente entre a quarta e a quinta década de vida.

Etiologia e patogênese

A US é causada pelo aparecimento de pápulas e rubor em resposta à exposição ao sol dentro de 30 minutos. Consiste em resposta imediata da reação antígeno-anticorpo, que se desenvolve dentro de alguns minutos ou horas após a exposição solar. O antígeno circulante é produzido na pele, a partir de um precursor, após a absorção de energia luminosa. Os antígenos induzidos no soro ou plasma por exposição à luz tornam-se fotoalergênicos.

Foram propostos dois tipos de US:

- **Tipo 1:** caracteriza-se por hipersensibilidade mediada por IgE a fotoalergênicos específicos, gerados apenas em pacientes com urticária e sob energia solar. Resulta na desgranulação dos mastócitos.
- **Tipo 2:** hipersensibilidade mediada por IgE a um fotoalergênico específico que está presente em pacientes com ou sem US.

Um amplo espectro de ação é responsável pelos eventos descritos e por sua diversidade.

Quadro clínico

Os pacientes apresentam sensação de formigamento ao longo das áreas expostas dentro de 5 a 10 minutos de exposição solar, seguida rapidamente por eritema, erupções e pápulas, que podem se tornar confluentes. As erupções desaparecem completamente dentro de 1 ou 2 horas após a cessação da exposição. A US costuma afetar áreas expostas.

Diagnóstico

O paciente com US normalmente chega ao consultório sem alterações visíveis de pele.

A confirmação é feita pelo fototeste, que deve ser realizado com luz visível, UVA, UVB e luz solar. É importante salientar que o exame pode apresentar resultado falso-negativo inicialmente, pois, para alguns pacientes, podem ser necessárias doses maiores de radiação.

A morfologia da lesão é menos urticária e mais papular ou papulovesicular.

Rastreio de anticorpos deve ser realizado em casos de história sugestiva de lúpus eritematoso sistêmico.

Diagnóstico diferencial

- Protoporfiria eritropoética.
- Urticária física.
- Reações fototóxicas após medicação.
- Erupção polimorfa à luz.

Tratamento

O tratamento consiste em proteção solar com alto FPS e administração de anti-histamínicos.

Os anti-histamínicos de segunda geração são considerados a terapia de primeira linha no tratamento para US.[5,8]

Imunoglobulina EV e plasmaférese também vêm se mostrando eficazes em pacientes com US grave e em pacientes resistentes ao tratamento conservador e medicamentoso.

O curso da doença é mais frequentemente crônico e de resolução lenta.

Dermatite actínica crônica

Epidemiologia

A dermatite actínica crônica (DAC) é uma das fotodermatoses mais frequentes em pacientes com mais de 50 anos de idade, sendo incomum sua ocorrência antes dessa idade.

Em geral, afeta homens entre 40 e 80 anos de idade. Mulheres também podem ser afetadas (cerca de 10% a 22% dos casos ocorrem em mulheres).

Outros fatores, além do sexo masculino e da idade, incluem prática de atividades ao ar livre, eczema atópico, dermatite de contato alérgica e infecção por HIV.

A DAC tem sido relatada em pessoas de todas as raças, porém é mais frequente em caucasianos.

Etiologia e patogênese

Não há nenhuma evidência genética. Sugere-se que se trate de doença adquirida em que fatores ambientais parecem explicar por que uma pessoa a desenvolve.

A DAC representa, provavelmente, uma alergia de contato de resposta tipo tardia da hipersensibilidade contra a luz solar endógena, induzindo um alérgeno cutâneo.

Quadro clínico

Mais comum em climas temperados, a doença geralmente piora no verão, após a exposição solar.

O quadro clássico da DAC é de dermatite pruriginosa, com alterações eczematosas generalizadas, muitas vezes com liquenificação escamosa ou placas infiltradas sobre a pele exposta. Ocorre, em especial, na face, no couro cabeludo, nas costas, na parte superior do tórax, nas superfícies dorsais dos braços e dorsos das mãos, frequentemente poupando áreas não fotoexpostas.

A infiltração da pele leva a uma acentuação das marcas na pele do rosto e, consequentemente, a uma rara tendência à fácies leonina, em casos graves.

Perda do sobrancelha e de cabelos no couro cabeludo também pode ocorrer.

A DAC persiste por anos, e estima-se que a probabilidade de resolução seja de 10% em 5 anos, 20% em mais de 10 anos e 50% em mais de 15 anos.

Em quadros muito graves, o paciente pode tornar-se deficiente e psicologicamente deprimido, o que pode levar ao suicídio.

Diagnóstico

Existem três critérios para o diagnóstico de DAC:

- Erupção eczematosa clinicamente persistente, possivelmente associada a pápulas e placas infiltradas, afetando principalmente áreas fotoexpostas e podendo se expandir para áreas cobertas.
- Alterações histológicas consistentes quando apresentam eczema crônico.
- Fototestes mostrando diminuição na dose eritematosa mínima (DEM) para raios UVA, UVB e luz visível.

Histopatologia

No exame histopatológico, podem ser observadas espongiose epidérmica, acantose e hiperplasia perivascular com infiltração linfocítica limitada à parte superior da derme. Casos mais leves apresentam apenas eczema crônico.

O exame é útil, mostrando a predominância de células T CD8+.

Fototeste

Teste de confirmação, revela redução do eritema em resposta exagerada a UVA e UVB em 24 horas. O comprimento das ondas raramente é visível, sendo estimado comprimento de onda UVA de 320 a 400nm e de onda UVB, de 280 a 320nm.

Teste de contato

É necessário para exclusão de dermatite de contato como causa de DAC. A maioria dos pacientes apresenta alergias de contato múltiplas, que podem estar relacionadas com a predisposição para DAC.

Diagnóstico diferencial

- Reação fotoalérgica sistêmica.
- Dermatite aerogênica de contato.
- Micose fungoide.
- Eczema atópico crônico.

Tratamento

O tratamento consiste em fotoproteção e em evitar alérgenos de contato, se houver. O uso de protetores solares com alto FPS e roupas de proteção é de extrema importância.

O tratamento medicamentoso pode ser feito com corticosteroides, que geralmente são necessários. Em casos refratários, a azatioprina (1 a 2,5mg/kg/dia VO), durante 1 mês, é eficaz, e alguns pacientes permanecem livres da doença após terminarem o tratamento. A ciclosporina (3,5 a 5mg/kg/dia) é normalmente eficaz, mas apresenta muitos efeitos colaterais. Micofenolato de mofetila (25 a 50mg/kg/dia) foi eficaz em alguns casos, com melhora significativa em 6 semanas e remissão completa dos sintomas em 3 meses.

FOTODERMATOSES INDUZIDAS POR SUBSTÂNCIAS QUÍMICAS

A fotossensibilidade induzida por agentes químicos pode ser classificada em fototóxica e fotoalérgica.

Reações fototóxicas

As reações fototóxicas são mais comuns e são consideradas reações inflamatórias da pele induzidas quimicamente em áreas fotoexpostas, sem base imunológica, onde a absorção da radiação resulta na formação de radicais livres que causam a lesão citotóxica. Trata-se de um resultado direto dos danos celulares provocados pela RUV. As substâncias fotossensibilizantes podem ser de origem endógena (porfirinas) ou iatrogênica (medicamentos). Algumas medicações com efeitos fototóxicos são: fenotiazinas, furocumarínicos, furosemida, amiodarona, ácido tiaprofênico e ciprofloxacino.

Os sintomas assemelham-se a queimaduras solares e incluem dermatite aguda com vermelhidão, edema, vesículas ou bolhas e pigmentação. O diagnóstico é baseado na história clínica e nos achados típicos; se necessário, pode ser realizado teste de fotoprovocação.

O tratamento consiste em evitar o agente fototóxico e a exposição ao sol e na utilização de filtros com alto FPS; em casos de reações agudas, pode ser administrado corticoide tópico.

Reações fotoalérgicas

As reações fotoalérgicas são mais raras do que as fototóxicas e se desenvolvem apenas em indivíduos previamente sensibilizados. Trata-se de uma reação de hipersensibilidade retardada da pele, que consiste em uma fase de sensibilização durante a primeira exposição, seguida de um período de incubação de 7 a 10 dias antes de desenvolver-se uma reação clínica. Caracteriza-se por infiltração linfocítica, liberação de linfocinas, ativação dos mastócitos e consequente aumento da expressão das citocinas.

As reações precisam de uma substância que será ativada com a radiação UV, especialmente UVA. Vários agentes tópicos têm sido implicados nas reações fotoalérgicas, como benzofenonas, PABA, cinamatos, ambreta e óleo de sândalo, e algumas medicações, como halogenados de salicilanida, fenticlor, hexaclorofeno e bitinol.

As manifestações clínicas são restritas às áreas fotoexpostas. Há sinais de DAC com eritemas, vesículas papulares e, raramente, bolhas. Os sintomas clínicos podem ser alterados com a exposição contínua ao alérgeno. A pele torna-se ligeiramente mais inflamada e avermelhada, liquenificada e escamosa. Os doentes queixam-se de prurido.

O tratamento é semelhante ao fototóxico, com filtros solares. A administração de corticoides tópicos é a primeira medida de tratamento, em casos de lesões graves. A recuperação é mais lenta do que nos casos de lesões fototóxicas (Tabela 85.1)

FOTODERMATOSES PRECIPITADAS OU AGRAVADAS PELAS RADIAÇÕES SOLARES

Fotodermatoses por defeitos na reparação do DNA (hereditárias)

Síndrome de Hartnup

A doença de Hartnup é condição genética autossômica recessiva rara e que acomete, principalmente, crianças entre 5 e 15 anos de idade. Descrita por Baron e cols., em 1956, sua fisiopatologia está relacionada com defeito no transporte tubular proximal renal e intestinal jejunal de aminoácidos neutros, sendo a gênese de suas manifestações clínicas atribuída à queda dos níveis de niacina (vitamina B_3) ocasionada pela diminuição da absorção de seu precursor, o triptofano.

Múltiplas formas de apresentação podem ser reconhecidas, desde indivíduos totalmente assintomáticos, passando pela forma mais frequente, indentificada por dermatite fotossensível do tipo pelagroide, associada a ataxia cerebelar intermitente e sintomas neuropsíquicos, podendo, em alguns casos, levar ao desenvolvimento de quadros mais graves com lesões neurodegenerativas progessivas e morte.

Exposição à luz solar, febre, uso de sulfonamidas, estresse emocional, infecções intercorrentes e dieta irregular ou inadequada são descritos como possíveis fatores desencadeantes dos sinais e sintomas.

O diagnóstico da doença de Hartnup é estabelecido pela identificação de hiperaminoacidúria na cromatografia urinária. A ausência de hiperaminoacidúria em pacientes com quadro clínico de doença de Hartnup vem sendo descrita por alguns autores. O tratamento baseia-se na administração oral de nicotinamida (40 a 250mg/dia).

Síndrome de Bloom

Mutações no gene *BLM* dão origem à síndrome de Bloom (SB). A SB é uma doença genética rara, mais prevalente na Europa, entre a população judaica asquenazi do leste europeu (incidência de 1/50.000). As características importantes associadas à SB incluem lesões cutâneas sensíveis ao sol, pequena estatura, infertilidade masculina e suscetibilidade a infecções e diabetes. Os pacientes com SB têm maiores chances de desenvolver vários tipos de câncer, muitas vezes em idade jovem. Células derivadas de indivíduos com SB apresentam genoma instável e frequência elevada de troca de cromátides irmãs. A característica mais marcante em linhagens de células derivadas de pacientes com SB consiste nos altos níveis de trocas de cromátides irmãs, acompanhados da formação de cromossomos multirradiais, o que é um fator-chave potencial que leva à transformação celular e à tumorigênese.

Tabela 85.1 ■ Comparação entre reações fototóxicas e fotoalérgicas

Características	Reação fototóxica	Reação fotoalérgica
Incidência	Alta	Baixa
Quantidade necessária do agente	Grande	Pequena
Início da reação	Minutos a horas	24 a 72h
Distribuição	Só pele exposta ao sol	Pele exposta ao sol; pode espalhar-se para áreas não expostas
Necessária mais do que uma exposição ao agente	Não	Sim
Características clínicas	Semelhante a queimadura solar exagerada	Dermatite
Imunologicamente mediada	Não	Sim, tipo IV

Síndrome de Rothmund-Thomson

Apenas cerca de 300 casos dessa doença autossômica recessiva rara foram relatados na literatura. Os pacientes com síndrome de Rothmund-Thomson (SRT) frequentemente se apresentam no início da vida com anormalidades esqueléticas e dentárias, baixa estatura, distribuição rala de cabelos, catarata juvenil e erupção poiquilodermal característica. Eles apresentam risco aumentado para o desenvolvimento de osteossarcoma, que geralmente se apresenta na segunda década de vida. Os defeitos genéticos subjacentes da SRT estão relacionados com mutações no gene RECQL4, envolvido com a estabilidade cromossômica. Em geral, a síndrome apresenta-se com erupção cutânea facial característica (poiquilodermia), a marca registrada para o diagnóstico. Sintomas gastrointestinais, como estenose pilórica, atresia anal, pâncreas anular e fístula retovaginal, também foram relatados esporadicamente.

Xeroderma pigmentoso

Doença autossômica recessiva, caracterizada por fotossensibilidade, alterações pigmentares, envelhecimento prematuro da pele e desenvolvimento de um tumor maligno devido à hipersensibilidade celular à RUV, resulta de defeito no DNA. O DNA é incapaz de reparar os danos ocasionados na pele pela RUV. Alguns pacientes também apresentam complicações neurológicas. Indivíduos afetados são mil vezes mais propensos a desenvolver câncer de pele UV-induzido. Desenvolvimento de múltiplas neoplasias malignas de pele recorrentes é o resultado final dessa falha de reparo no DNA que, em todo o mundo, mata 75% dos indivíduos afetados antes dos 20 anos de idade. Os indivíduos afetados devem ser mantidos longe da luz do sol, na tentativa de evitar a malignização. Até o momento, não há tratamento definitivo para a doença.

Síndrome de Cockayne (SC)

Doença neurológica autossômica recessiva rara, é causada por defeitos de reparo no DNA ocasionados por excisão dos nucleotídeos. As principais características clínicas de todos os tipos são nanismo, caquexia progressiva, degeneração neurológica progressiva com leucodistrofia cerebral, microcefalia, retinopatia pigmentar progressiva, surdez neurossensorial e fotossensibilidade.

A SC é classificada em três tipos: a SC tipo A (tipo I) é definida como a forma mais suave, tendo em vista que a SC tipo B (tipo II) dá início à forma grave, que pode levar à morte precoce (síndrome cérebro-óculo-fácio-esquelética é o mais grave formulário de pré-natal de SC com expressão clínica semelhante ao tipo II). A SC tipo III provoca sintomas leves e tem início no final da infância. As médias de idade no momento da morte são de 5, 16 e 30 anos nesses grupos, respectivamente.

Fotodermatoses agravadas (adquiridas)

Lúpus eritematoso sistêmico

Doença autoimune de múltiplos órgãos, com numerosas manifestações imunológicas e clínicas, é tipicamente caracterizada por autoanticorpos em resposta a antígenos nucleares. A doença envolve principalmente a pele, as articulações, os rins, as células do sangue e o sistema nervoso. O lúpus eritematoso sistêmico (LES) é frequentemente descrito como doença que, na maioria das vezes, atinge mulheres em idade reprodutiva, sendo raro seu início após os 50 anos de idade (apenas 3% a 18% dos pacientes apresentam a doença após os 50 anos). A relação com o sexo diminui com o avançar da idade. O comprometimento pulmonar é mais frequentemente observado no LES de início tardio, enquanto eritema malar, fotossensibilidade, artrite e nefropatia ocorrem menos comumente. Exantema malar, fotossensibilidade, alopecia/perda de cabelo, lesões purpúricas vasculites, fenômeno de Raynaud, manifestações neuropsiquiátricas, linfadenopatia e síndromes nefrítica e nefrótica ocorrem menos frequentemente no LES de início precoce.

Porfiria cutânea tardia

Doença causada por deficiência da quinta enzima da via do heme no fígado, manifesta-se na pele com formação de bolhas e fragilidade, predominantemente, em pele exposta ao sol. As regiões mais acometidas são o dorso das mãos e o couro cabeludo. Podem ocorrer alteração na pigmentação da pele e urina escurecida. Ocorre em indivíduos com fatores de risco ambientais e/ou genéticos, como uso de estrogênio, hepatite C e mutações genéticas.

Pênfigo vulgar

Doença autoimune caracterizada por vesículas mucocutâneas, o pênfigo vulgar é mediado por autoanticorpos IgG contra o epitélio escamoso estratificado. Caracteriza-se por perda de adesão dos ceratinócitos com acantólise. O quadro clínico apresenta formações de bolhas em pele e mucosas que, com o passar do tempo, se rompem, deixando um aspecto de queimadura.

Grupo miscelânea

Queilite actínica

A queilite actínica (QA) é condição pré-cancerosa do lábio que afeta, principalmente, pessoas de fototipos de pele I e II. É também resultado de exposição crônica à radiação solar. Fatores adicionais incluem má higiene oral, irritação de lábio crônica e tabagismo. O espectro clínico da QA é variado e pode incluir eritema, leucoplasia, descamação, atrofia, ressecamento, fissuras, úlceras e hipopigmentação. Como as ceratoses actínicas, a QA também é considerada lesão precursora de carcinoma espinocelular (CEC). Embora o taxa exata de transformação maligna seja desconhecida, CEC de lábio é o tumor maligno mais comum da cavidade oral. Diagnóstico precoce e tratamento eficaz da QA são necessários para reduzir seu potencial de malignidade.

Lentigo solar

Lentigo solar (LS) é caracterizado por lesões hiperpigmentadas que ocorrem em áreas da pele danificadas pelo sol. Consiste na proliferação local e benigna de melanócitos na junção dermoepidérmica. Aparece em áreas expostas ao sol, especialmente em pessoas idosas e, portanto, representa um marco da pele envelhecida. Apesar da associação de LS à exposição à RUV, os mecanismos subjacentes ao desenvolvimento desse quadro não estão completamente definidos.

Ceratose actínica

Doença da pele caracterizada por lesões cutâneas resultantes da exposição crônica à luz ultravioleta do sol, a camas/cabines de bronzeamento ou à terapia de RUV, é comumente vista em locais do corpo expostos ao sol, como membros superiores, mãos, face, couro cabeludo e pescoço. Na maioria das vezes assintomáticas aparece como pápulas ou máculas cor de pele, que variam de 1mm a vários centímetros de diâmetro. Áreas em torno dessas lesões podem apresentar danos causados pelo sol (p. ex., vasos sanguíneos quebrados) ou descoloração. Com frequência, é identificada com mais precisão por palpação. As lesões podem ser ásperas, elevadas, colisões escamosas com textura de lixa. O diagnóstico pode ser difícil, considerando as possíveis variações na apresentação, incluindo cornos cutâneos, hiperceratose, lesões pigmentadas e, ainda, variantes liquenoides, verrucosas, confluentes e atróficas.

Púrpura senil

Quase que exclusivamente presente na porção extensora do antebraço, é decorrente da degradação da elastina induzida pelo sol, desencadeada por mínimos traumas ou espontaneamente, independente de o paciente estar em uso de medicamentos. As manchas são indolores, não coçam e não modificam a superfície da pele.

Cânceres cutâneos

O melanoma é classificado como tumor maligno dos melanócitos, os quais produzem o pigmento escuro chamado melanina, responsável pela cor da pele. Os melanócitos estão localizados predominantemente na pele, mas também se encontram em outras partes do corpo, como intestinos e olhos. Isso significa que o melanoma pode ocorrer em qualquer área onde estejam presentes melanócitos. A exposição à RUV é considerada responsável por 65% a 95% dos casos, e a predisposição genética está presente em cerca de 10% dos casos. Pacientes de pele clara têm maior risco de desenvolver o tumor. Os sinais de apresentação precoce consistem em alterações na forma ou no pigmento. Os primeiros sinais de melanoma são resumidos como "ABCDE" (assimetria, bordas irregulares, coloração escurecida, diâmetro > 6mm e evolução).

Pseudocicatrizes estelares

Representam uma doença da pele senil e limitam-se a partes das mãos e às porções radial e extensora do antebraço. A aparência clínica é de cor branca, levemente deprimida, de formato irregular, muitas vezes linear, ou em formato de estrela, com áreas de pele atrófica e irregularmente pigmentadas.

Hiperplasia sebácea

Proliferação benigna da glândula sebácea, é comum na meia-idade e em idosos. Consiste em pápulas moles, amareladas e em forma de cúpula. Costuma ocorrer na testa, bochechas e nariz. A maioria das lesões mede de 2 a 4mm de diâmetro, mas têm sido documentadas algumas com até 5cm. Embora o diagnóstico clínico de hiperplasia sebácea seja geralmente fácil, algumas lesões podem ser diagnosticadas.

Miliária solaris

Erupção cutânea inflamatória comum em virtude da obstrução das glândulas sudoríparas écrinas por ceratina, substância que forma as células córneas da epiderme, é constituída por elevações com ardor e prurido. É comum em crianças, pessoas obesas e pessoas fotoexpostas durante longos períodos de tempo. O tratamento pode ser realizado por meio da aplicação de loções calmantes e secagem.

Poiquilodermia actínica (Civatte)

Condição comum e benigna, envolve simetricamente as áreas expostas do pescoço, bochechas laterais e a porção superior do tórax ao sol. Ocorre, principalmente, em homens de meia-idade de pele clara. Clinicamente, a área afetada apresenta um padrão de pigmentação reticulada, marrom--avermelhada, com telangiectasias associadas e alterações atróficas da pele. As lesões geralmente são assintomáticas, embora os pacientes, às vezes, relatem prurido e leve queimação. A etiopatogenia ainda é desconhecida. Pode ser causada por predisposição genética, alterações hormonais relacionadas com a menopausa e reações de fototoxicidade ou fotoalérgicas a produtos químicos.

Bibliografia

Amin A, Bassiouny M, Sallam K, Ghally G, El-Karaksy H, El-Haddad A. Livingrrelated hemi-face skin transplant using radial forearm free flap for a xeroderma pigmentosa patient: early outcome. Head & Neck Oncology [serial online] Jan 2010;2(1):1-7.

Arnaud L, Mathian A, Boddaert J, Amoura Z. Late-onset systemic lupus erythematosus epidemiology, diagnosis and treatment. Drugs & Aging [serial online] Mar 2012;29(3):181-9.

Azmanov D, Rodgers H, Cavanaugh J et al. Persistence of the common Hartnup disease D173. Annals of Human Genetics [serial online] Nov 2007;71(6):755-61.

Balestri, Iria N. Hydroa vacciniforme. Canadian Medical Association Journal 2010;182.17.

Bloch-Zupan A, Rousseaux M, Laugel V et al. A possible cranio-orofacial phenotype in Cockayne syndrome. Orphanet Journal of Rare Diseases [serial online] Apr 2013;8(1):1-11

Carlson A, Lindor N, Litzow M. Therapy-related myelodysplasia in a patient with Rothmund-Thomson syndrome. European Journal of Haematology [serial online] Jun 2011;86(6):536-40.

Darwich E, To-Figueras J, Herrero C et al. Increased serum hepcidin levels in patients with porphyria cutanea tarda. Journal of the European Academy of Dermatology & Venereology [serial online] Jan 2013;27(1):e68-e74.

Englert C, Hughes B. A review of actinic keratosis for the nurse practitioner: Diagnosis, treatment, and clinical pearls. Journal of the American Academy Of Nurse Practitioners [serial online] May 2012;24(5):290-6.

Ergen E, Seidler E, Parekh S, Parker S. Is non-alcoholic steatohepatitis a predisposing factor to porphyria cutanea tarda? Photodermatology, Photoimmunology & Photomedicine [serial online] Apr 2013;29(2):106-8.

Furtado J, Isenberg D. B cell elimination in systemic lupus erythematosus. Clinical Immunology [serial online] Feb 2013;146(2):90-103.

Ghasri P, Admani S, Petelin A, Zachary C. Treatment of actinic cheilitis using a 1,927-nm thulium fractional laser. Dermatologic Surgery [serial online] Mar 2012;38(3):504-7.

Goldust M, Farideh G, and Elham Rezaee. Treatment of solar lentigines with trichloroacetic acid 40% vs. cryotherapy. European Journal of Dermatology 21.3 (2011): 426.

Hafner C, Stoehr R, Vogt T et al. FGFR3 and PIK3CA mutations are involved in the molecular pathogenesis of solar lentigo. British Journal of Dermatology [serial online] Mar 2009;160(3): 546-51.

Hartnup Disease Masked by Kwashiorkor. Journal of Health, Population, & Nutrition [serial online] Aug 2010;28(4):413-5.

Hayashi M, Miwa-Saito N, Tanuma N, Kubota M. Brain vascular changes in Cockayne syndrome. Neuropathology [serial online] Apr 2012;32(2):113-7.

Hönigsmann H. Mechanisms of phototherapy and photochemotherapy for photodermatoses. Dermatologic Therapy [serial online] Mar 2003;16(1):23-7

Hönigsmann H. Polymorphous light eruption. Photodermatology, Photoimmunology & Photomedicine [serial online] Jun 2008;24(3):155-61.

Kalantari-Dehaghi M, Anhalt G, Grando S et al. Pemphigus vulgaris autoantibody profiling by proteomic technique. Plos ONE [serial online] Mar 2013;8(3):1-10.

Lehmann P, Thomas S. Photodermatoses: diagnosis and treatment. Deutsches Ärzteblatt International 2011;108.9:135.

Mattos SL et al. Prevalência de dermatoses em idosos residentes em instituição de longa permanência. Revista Associação Médica Bras 2008;54(6):543-7.

Osmola-Makowska A, Silny W, Daczak-Pazdrowska A et al. The sun--our friend or foe? Annals of Agricultural and Environmental Medicine: AAEM 2011;19(4):805-9.

Oztas P, Polat M, Oztas M, Alli N, Ustun H. Bonbon toffee sign: a new dermatoscopic feature for sebaceous hyperplasia. Journal of the European Academy of Dermatology & Venereology [serial online] Oct 2008;22(10):1200-02.

Patel A, Prabhu A. HARTNUP DISEASE. Indian Journal of Dermatology [serial online] Jan 2008;53(1):31-32.

Peters T, Levell N. Re-evaluation of the diagnosis of porphyria cutanea tarda in Admiral Sir Francis Beaufort. JRSM Shorts [serial online] Jun 2010;1(1):1-9.

Polese L, Merigliano S, Mungo B, Pennelli G, Norberto L. Report on a case of Rothmund-Thomson syndrome associated with esophageal stenosis. Diseases of the Esophagus [serial online] Nov 2011;24(8):E41-E44

Prickly heat. Columbia Electronic Encyclopedia, 6Th Edition [serial online] Feb 2013:1. Available from: Academic Search Premier, Ipswich, MA

Ross G, Foley P, Baker C. Actinic prurigo. Photodermatology, Photoimmunology & Photomedicine [serial online] Oct 2008;24(5):272-5.

Rouzeau S, Cordelières F, Amor-Guéret M et al. Bloom's syndrome and PICH helicases cooperate with topoisomerase II in centromere disjunction before anaphase. Plos ONE [serial online] Apr 2012;7(4):1-12.

Rusciani A, Motta A, Fino P, Menichini G. Treatment of poikiloderma of civatte using intense pulsed light source: 7 Years of Experience. Dermatologic Surgery [serial online] Mar 2008;34(3):314-319.

Singh S. Evidence-based treatments for pemphigus vulgaris, pemphigus foliaceus, and bullous pemphigoid: A systematic review. Indian Journal of Dermatology, Venereology & Leprology [serial online] Jul 2011;77(4):456-69.

Srinivas C, Sekar C, Jayashree R. Photodermatoses in India. Indian Journal of Dermatology, Venereology & Leprology [serial online] May 2, 2012:S1-S8.

Tancurinová N, Žampachová I, Pock. L. Miliaria pustulosa. (Czech). Czecho-Slovak Dermatology/Cesko-Slovenska Dermatologie [serial online] Aug 2011;86(3):148-52.

Trakatelli M, Charalampidis S, Novakovic L, Patsatsi A, Kalabalikis D, Sotiriadis D. Photodermatoses with onset in the elderly. British Journal of Dermatology [serial online] Nov 2, 2009;161:69-77.

Webb LM, Mikita CP. Solar urticaria. Allergy and Asthma Proceedings. OceanSide Publications, Inc, 2009;30(5)

Wingfield C. Skin cancer: an overview of assessment and management. Primary Health Care [serial online] Apr 2012;22(3):28-38. Available from: Academic Search Premier, Ipswich, MA.

Yilun L, West S. More complexity to the Bloom's syndrome complex. Genes & Development [serial online] Oct 15, 2008;22(20):2737-42.

Cânceres Cutâneos

Parte A
Carcinoma Basocelular

Rozana Castorina da Silva

INTRODUÇÃO

O carcinoma basocelular (CBC), também denominado epitelioma basocelular ou basalioma, é o câncer mais encontrado na espécie humana. Constitui tumor maligno epidérmico, com crescimento lento e de caráter invasivo local.[1]

HISTÓRICO

Descrito por Jacob em 1827, o CBC recebeu a denominação de epitelioma basocelular[2] em 1903, por Krompecher.[3] Em 1940, Frederich Mohs desenvolveu a quimiocirurgia de Mohs[4,5] e, posteriormente, descreveu a técnica de Mohs, utilizando tecido a fresco congelado.[6]

EPIDEMIOLOGIA

O CBC é um tumor comum, sobretudo em pessoas de raça branca. Ocorre em negros, mas a prevalência é muito menor do que na população caucasiana.[7]

Sua incidência é aumentada em pacientes imunossuprimidos, sobretudo em portadores da imunodeficiência adquirida.[8]

São considerados fatores de riscos para CBC: pele branca, exposição à radiação ultravioleta (RUV), arsênico, coaltar e organofosforados, radioterapia e terapia com PUVA (psoraleno + raios ultravioleta).[9]

Algumas síndromes genéticas estão associadas ao risco de desenvolvimento de CBC: xeroderma pigmentoso, síndrome do nevo basocelular e síndrome de Basex.[10]

MANIFESTAÇÕES CLÍNICAS

O carcinoma basocelular localiza-se, predominantemente, nos dois terços superiores da face, acima de uma linha que passa pelos lóbulos das orelhas e as comissuras labiais. Menos comum em outras áreas da face, tronco e extremidades, não ocorre em palmas, plantas e mucosas.[11]

O CBC é quase sempre assintomático e tem crescimento lento. Exibe aspecto clínico variado, apresentando-se como pápulas, exulcerações, ulcerações com bordas elevadas, placas, atrofias e infiltração. Pode apresentar-se com cor perolada, esbranquiçada, avermelhada, acastanhada ou negra.[10]

A característica clínica mais marcante é a lesão perolada, acompanhada de telangiectasias.

Apresenta crescimento progressivo com lateralidade e profundidade, podendo invadir cartilagem e osso (Figuras 86.1 a 86.4).

CLASSIFICAÇÃO

O CBC é classificado de acordo com o aspecto clínico predominante:

- **Nodular:** tipo mais frequente (60%), apresenta-se como lesão nodular, que inicia com pápula rósea, perolácea, que cresce progressivamente, formando nódulo com telangiectasias na superfície, podendo ulcerar-se.
- **Superficial:** responde por 15% a 25% dos casos de CBC, predominando no tronco e nos membros. É constituído de placa eritematosa, bem delimitada, com superfície escamosa e bordas peroladas.

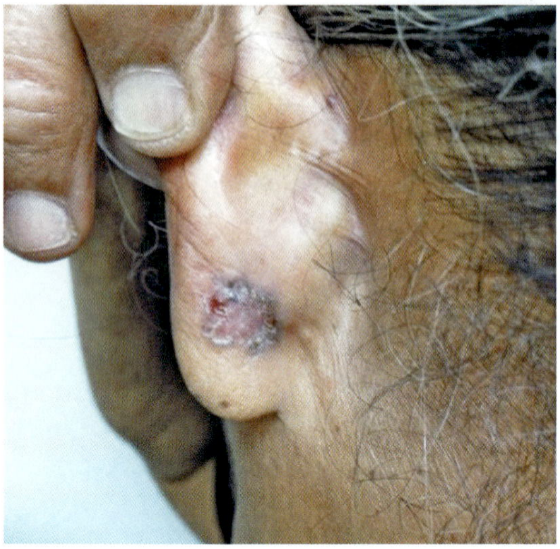

Figura 86.1 ■ Carcinoma basocelular pigmentado. (CEMEPE – Centro de Medicina Especializada, Pesquisa e Ensino.)

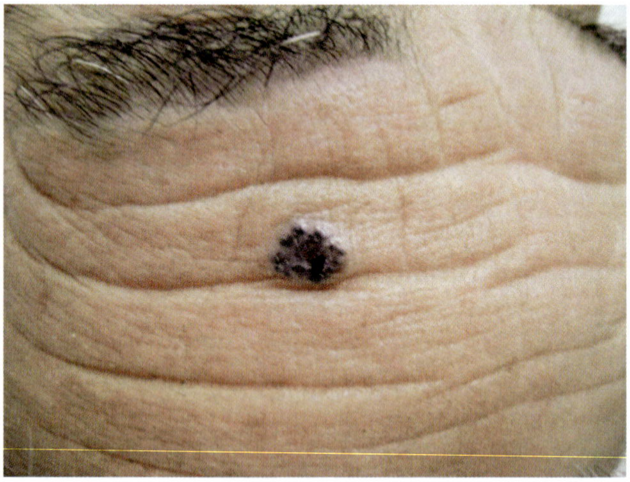

Figura 86.2 ■ Carcinoma basocelular pigmentado. (CEMEPE – Centro de Medicina Especializada, Pesquisa e Ensino.)

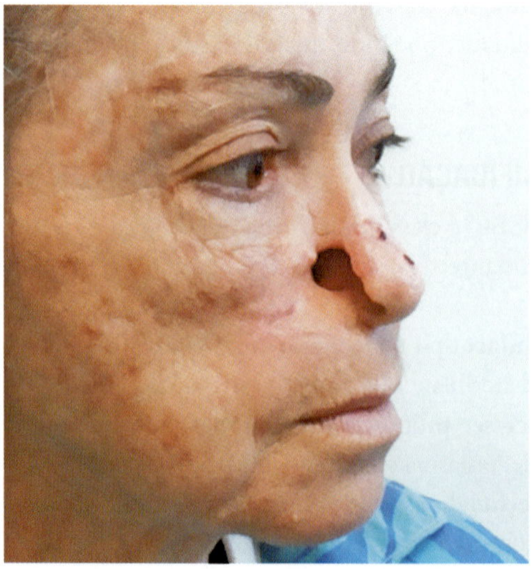

Figura 86.3 ■ Carcinoma basocelular esclerodermiforme. (Acervo da Dra. Sandra Lyon.)

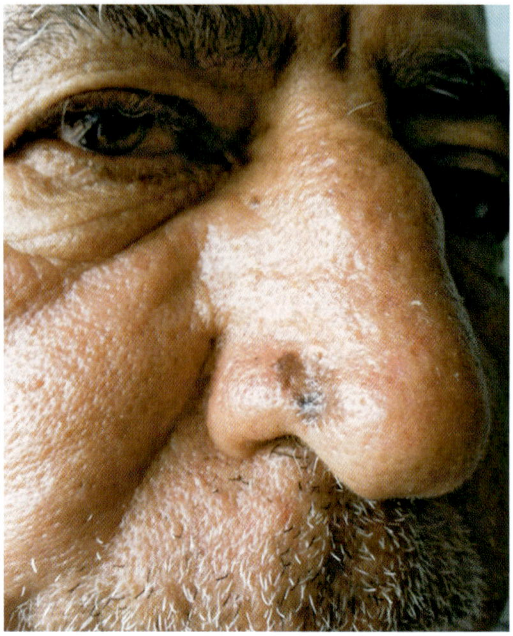

Figura 86.4 ■ Carcinoma basocelular ulcerado. (Acervo da Dra. Sandra Lyon.)

- **Esclerodermiforme ou fibrosante:** apresenta-se como placas escleroatróficas duras e lisas, às vezes com telangiectasia e bordas mal definidas. Não ulcera. É o mais agressivo dos CBC. Tem crescimento infiltrativo em profundidade e irregular.[10]
- **Fibroepitelioma de Pinkus:** constitui variante rara de CBC. Ocorre nas regiões lombar, pubiana, genital ou nas extremidades. As lesões podem ser únicas ou múltiplas e têm formato séssil, como pápulas rosadas cupuliformes.

DIAGNÓSTICO

O diagnóstico é estabelecido com base nas características clínicas do tumor, de acordo com os subtipos. Alguns aspectos morfológicos são importantes, como bordas peroláceas, telangiectasias, presença de infiltração e enduração, lesão eritematosa plana, ceratósica, lesões friáveis com sangramento ao atrito.

No diagnóstico, além dos aspectos clínicos, baseia-se em histopatologia, dermatoscopia, citologia esfoliativa e microscopia confocal.

Histopatológico

O exame histopatológico é importante para definição do tipo histológico, orientando o tratamento e o prognóstico.

Existem vários padrões histológicos nos CBC, sendo a característica fundamental a presença de massa de células basaloides que se dispõem perifericamente em paliçada. Existem graus variáveis de atipia citológica e atividade mitótica (Figuras 86.5 a 86.7).[11,12]

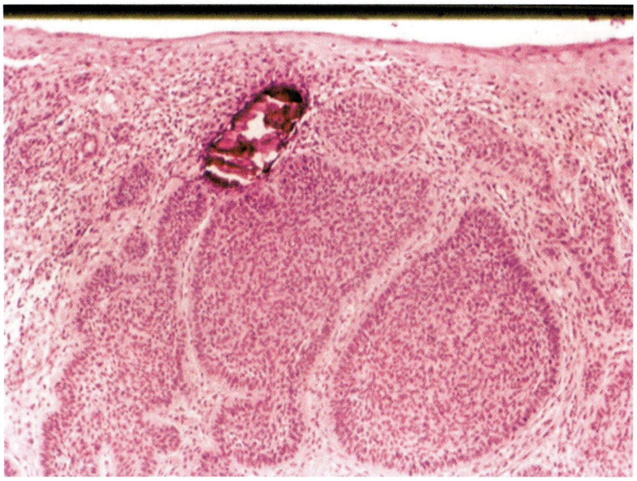

Figura 86.5 ■ Carcinoma basocelular – núcleos de células basaloides. (Acervo do Dr. Moisés Salgado Pedrosa.)

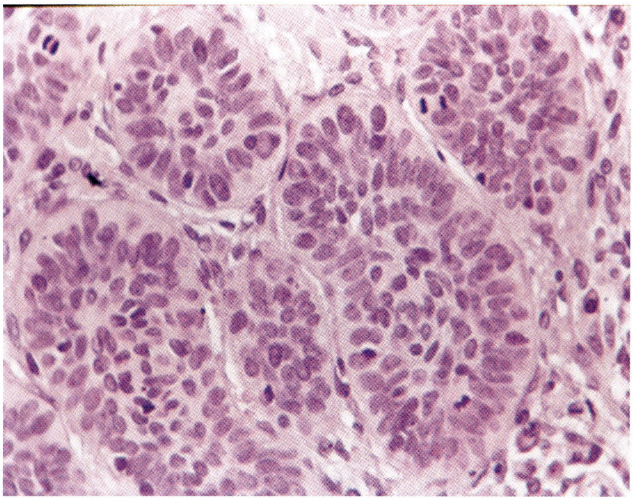

Figura 86.6 ■ Carcinoma basocelular – núcleos de células basaloides com atipias celulares. (Acervo do Dr. Moisés Salgado Pedrosa.)

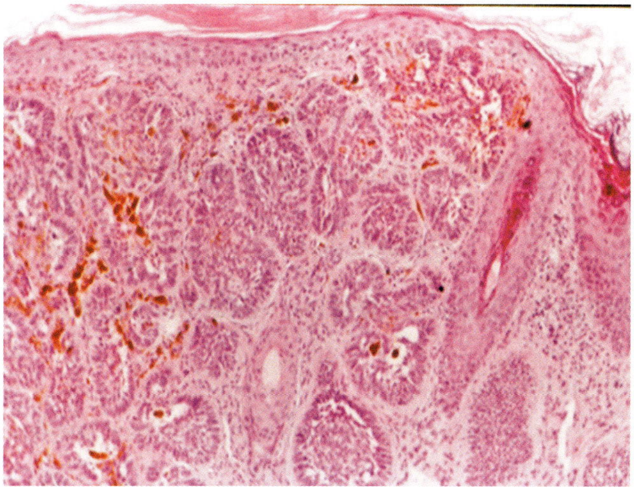

Figura 86.7 ■ Carcinoma basocelular pigmentado – presença de melanócitos ou de macrófagos contendo melanina. (Acervo do Dr. Moisés Salgado Pedrosa.)

Dermatoscopia

O exame dermatoscópico é útil para diferenciar CBC de ceratose seborreica, nevo melanocítico e melanoma.

Os achados são: áreas radiais, grandes ninhos ovoides azul-acinzentados, áreas em folha de boldo, telangiectasias arboriformes, áreas de hipopigmentação e ulceração. A rede pigmentar está ausente (Figura 86.8).[13]

Citologia esfoliativa

A citologia esfoliativa é uma técnica em que se raspa a lesão com lâmina de bisturi e o material coletado é colocado em lâmina de vidro e fixado, para ser examinado ao microscópio óptico.[14]

Microscopia confocal a *laser* próximo do infravermelho: realiza-se análise microscópica não invasiva *in vivo*.[15]

DIAGNÓSTICO DIFERENCIAL

O diagnóstico diferencial, fundamentado nos aspectos clínicos, é feito com:

- **Carcinoma nodular:** hiperplasia sebácea, molusco contagioso e carcinoma espinocelular.
- **Carcinoma superficial:** doença de Bowen, eczema e psoríase.
- **Carcinoma pigmentado:** nevo pigmentado, ceratose seborreica e melanoma.
- **Carcinoma basocelular esclerodermiforme:** esclerodermia e cicatrizes.

Com base nos achados histopatológicos, o diagnóstico histológico consiste em:

- **Carcinoma anexial microcístico:** apresenta cisto de ceratina, diferenciação de ductos de glândulas sudoríparas e ausência de reação estromal.
- **Tricoepitelioma:** presença de cistos córneos, diferenciação folicular e ausência de reação estromal.
- **Proliferação basaloide foliculocêntrica:** proliferação folicular focal, sem reação estromal.[10]

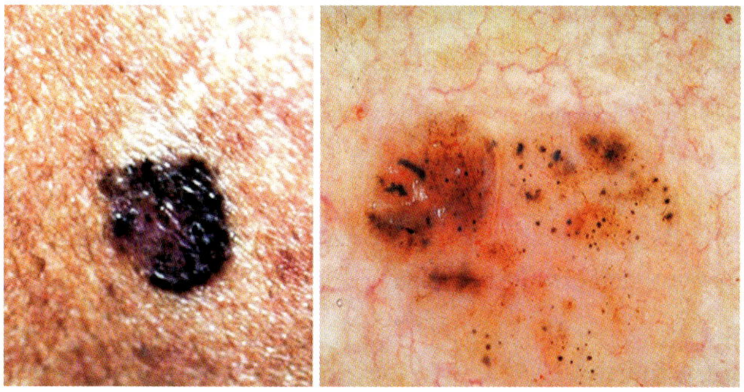

Figura 86.8 ■ Carcinoma basocelular pigmentado e achados dermatoscópicos. (CEMEPE – Centro de Medicina Especializada, Pesquisa e Ensino.)

TRATAMENTO

O tratamento depende do tamanho, do tipo e da localização do tumor:

- 5-fluorouracil a 5% creme para pequenas lesões.
- Imiquimode a 5% em creme em aplicação diária provoca reação local, eritema, prurido e ulceração. As aplicações podem ser espaçadas quando há muita irritação cutânea.
- **Crioterapia:** o nitrogênio líquido destrói as células tumorais pelo congelamento, podendo ser aplicado em *spray* aberto ou em sondas fechadas. O anel do congelamento deve ir, no mínimo, 5mm além das margens visíveis do tumor.
- **Curetagem e eletrocoagulação:** consistem na remoção de células tumorais com auxílio de uma cureta, seguida de eletrocoagulação da lesão. Está indicada em lesões < 1cm.
- **Excisão cirúrgica:** é a técnica indicada para a maioria dos tumores, possibilitando a análise histológica das margens cirúrgicas, que, quando comprometidas, exigem reabordagem cirúrgica.
- **Cirurgia micrográfica de Mohs:** consiste na remoção do tumor e no mapeamento preciso da ferida operatória, seguidos por análise histológica detalhada da totalidade das margens cirúrgicas. Está indicada para tumores invasivos, com margens mal delimitadas, em tumores recorrentes.[16]
- **Terapia fotodinâmica:** a terapia fotodinâmica utiliza uma substância fotossensibilizante, o ácido aminolevulínico (ALA), que é aplicado à pele; em seguida, procede-se à irradiação por uma fonte de luz (*laser*, luz intensa pulsada, luz visível) que irá promover a destruição tecidual na área que contém o fotossensibilizante.[17]

PROGNÓSTICO

O diagnóstico precoce dos carcinomas basocelulares e o tratamento adequado levam a um bom prognóstico.

As metástases são raras, e podem ocorrer em casos de CBC de longa duração incorretamente tratados ou não tratados, levando à invasão de tecidos subjacentes com ação destrutiva e às formas denominadas terebrantes.

SEGUIMENTO E PREVENÇÃO

O acompanhamento dos pacientes é importante para detecção de novas lesões ou recidivas, as quais ocorrem dentro de 5 anos.

Os pacientes devem ser orientados quanto às medidas de fotoproteção necessárias.

Referências

1. Kopke LFF, Schimidt SM. Carcinoma basocelular. An Bras Dermatol 2002; 77(3):249-85.
2. Jacob A. Observations respecting an ulcer of peculiar character, wich attacks the eyelids and other parts of the face. Dublin Hospital Reports and Communications in Medicine and Surgery 1827; 4:232-9.
3. Krompecher E. Der basalzellenbrebs. Jena: Gustav Fischer, 1903.
4. Mohs FE. Chemosurgery: a microscopically controled method of cancer excision. Arch Surg 1941; 42:279-95.
5. Mohs FE. Chemosurgical treatment of cancer of the face. Arch Dermatol Syphilol 1947; 56:143-56.
6. Mohs FE. Chemosurgery for skin cancer: fixed tissue and fresh tissue techniques. Arch Dermatol 1976; 112:211-5.
7. Beckenstein MS, Windle BH. Basal cell carcinoma in black patients: the need to include it in the differential diagnosis. Ann Plast Surg 1995, 35:546.
8. Wang CY, Brodland DG, Su WPD et al. Skin cancers associated with acquired immunodeficiency syndrome. Mayo Clin Proc 1995; 70:766-72.
9. Vlajinac HD, Adanja BJ, Lazar ZF et al. Risk factor for basal cell carcinoma. Acta Oncologica 2000, 39:611-6.
10. Terzian LR. Carcinoma basocelular. In: Ramos-e-Silva M, Castro MCR. Fundamentos de dermatologia. Vol. 2. Rio de Janeiro: Atheneu, 2010.
11. Sampaio SAP, Rivitti E. Dermatologia. São Paulo: Artes Médicas, 2008.
12. Lever WF. Histopatologia da pele. Rio de Janeiro: Guanabara Koogan, 2011.
13. Menzies SW, Wester Hoff K, Rabinovitz H, Kop FAW, Mc Carthy WH, Kartz B. Surface microscopy of pigmented basal cell carcinoma. Arch Dermatol 2000; 136(8):1012-6.
14. Bakis S, Irwig W, Wood G, Wong D. Exfoliative cytology as a diagnostic test for basal cell carcinoma: a meta-analysis. Br J Dermatol 2004; 150(5):829-36.
15. Gonzales S, Tonnous Z. Real-time, in vivo confocal reflectance microscopy of basal cell carcinoma. J Am Acad Dermatol 2002; 47(6):869-74.
16. Rowe DE, Carroll RJ, Day Jr CL et al. Mohs surgery is the treatment of choice for recurrent basal cell carcinoma. J Dermatol Surg Oncol 1989; 15:424-31.
17. Lui H, Salasche S, Kollias N et al. Photodynamic therapy of nonmelanoma skin cancer with topical aminolevulinic acid: a clinical and histologic study. Arch Dermatol 1995; 131:737.

Parte B
Carcinoma Espinocelular

Rozana Castorina da Silva

INTRODUÇÃO

O carcinoma espinocelular (CEC), também denominado carcinoma de células escamosas ou epidermoide, é um tumor maligno resultante da proliferação de ceratinócitos da epiderme, de caráter invasor e capaz de produzir metástases.[1]

HISTÓRICO

A primeira descrição de CEC foi feita em 1775, por Percivall Pott, em câncer de escroto em um limpador de chaminés por contato com hidrocarbonetos.[2]

Em 1828, Marjolin descreveu a ocorrência de CEC em cicatrizes de lesões cutâneas.[3]

Thiersch, em 1875, e Unna, em 1894, correlacionaram a exposição solar ao aparecimento de carcinomas cutâneos.[1]

Hyde, em 1906, relatou que indivíduos com maior grau de pigmentação na pele apresentavam risco menor de adquirir câncer cutâneo.[2] Outros fatores de risco para a ação carcinogênica foram propostos, como arsênico (1887), por Hutchinson, e raios X (1902), por Frieben. Em 1954, Ayrd descreveu o carcinoma verrucoso.[2]

EPIDEMIOLOGIA

O CEC acomete mais indivíduos de pele clara e está diretamente relacionado com a exposição solar e a agentes cancerígenos, como fumo, arsênico e alcatrão.

Normalmente, tem origem nas lesões de ceratoses actínicas, leucoplasia, radiodermite crônica, xeroderma pigmentoso, úlceras crônicas e cicatrizes de queimaduras.

FATORES DE RISCO

Fatores físicos

A exposição à RUV A e B é responsável pelo dano celular, tendo a exposição cumulativa relevância na carcinogênese cutânea.

A terapia com PUVA e a exposição à radiação ionizante constituem fatores de risco importantes para o desenvolvimento de CEC.[4]

Fatores químicos

Alguns produtos químicos, como arsênico, benzantraceno, herbicidas e inseticidas, são capazes de levar ao desenvolvimento da carcinogênese.[5,6]

Fatores biológicos

Algumas genodermatoses, como albinismo oculocutâneo, xeroderma pigmentoso e epidermólise bolhosa distrófica, por meio de defeitos no reparo do DNA danificado pela RUV, podem progredir para CEC.

O papilomavírus humano (HPV) está associado ao surgimento de CEC, sobretudo anogenital. A epidermodisplasia verruciforme também está associada ao desenvolvimento de CEC. Outras condições são: úlceras, cicatrizes, osteomielite, doenças inflamatórias crônicas (lúpus) e a imunossupressão (transplante de órgãos, leucemia, linfoma e uso de medicamentos imunossupressores).[4]

MANIFESTAÇÕES CLÍNICAS

As lesões de CEC, na raça branca, acometem predominantemente as áreas expostas ao sol, como cabeça, pescoço e dorso das mãos. Na raça negra, pode acometer tanto as áreas expostas como as não expostas ao sol (Figuras 86.9 a 86.13).[7] As manifestações irão depender do tipo clínico apresentado:

- **CEC *in situ*:** limitado à epiderme, apresenta-se clinicamente de quatro formas distintas: eritroplasia de Queyrat, doença de Bowen, papulose bowenoide e neoplasia intraepitelial.[8] As lesões de ceratoses actínicas têm sido consideradas CEC *in situ*.[9]

  Descrita pela primeira vez em 1911, por M. Queyrat, a eritroplasia de Queyrat acomete a glande e apresenta-se como placa eritematosa, crônica, indolor, levemente infiltrada, podendo evoluir, em alguns casos, para CEC invasivo.[8]

  Descrita por John T. Bowen, em 1912, a doença de Bowen acomete a pele glabra, apresentando-se como placa eritematosa de borda irregular, bem demarcada, em áreas fotoexpostas, podendo evoluir para CEC invasivo.[4]

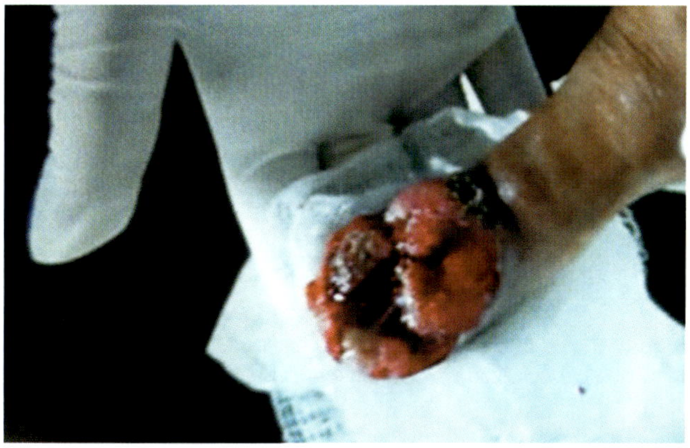

Figura 86.9 ■ Câncer cutâneo – espinocelular. (CEMEPE – Centro de Medicina Especializada, Pesquisa e Ensino.)

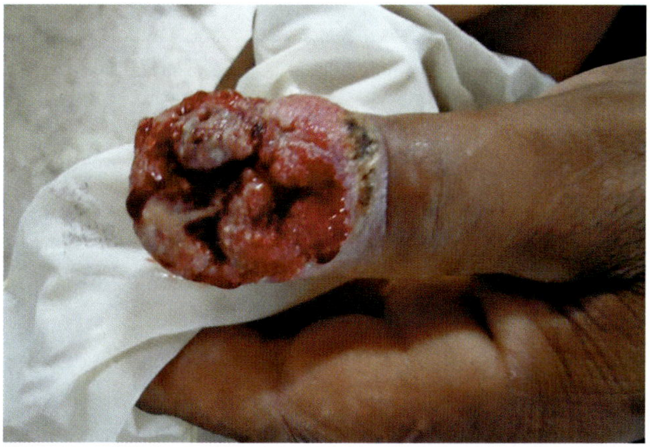

Figura 86.10 ■ Câncer cutâneo – espinocelular. (CEMEPE – Centro de Medicina Especializada, Pesquisa e Ensino.)

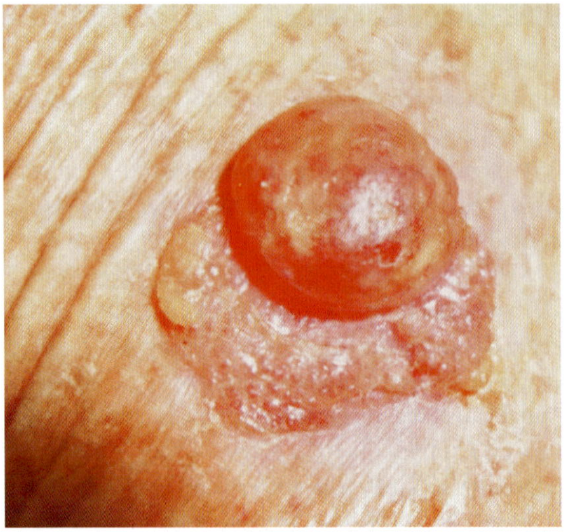

Figura 86.11 ■ Carcinoma espinocelular. (CEMEPE – Centro de Medicina Especializada, Pesquisa e Ensino.)

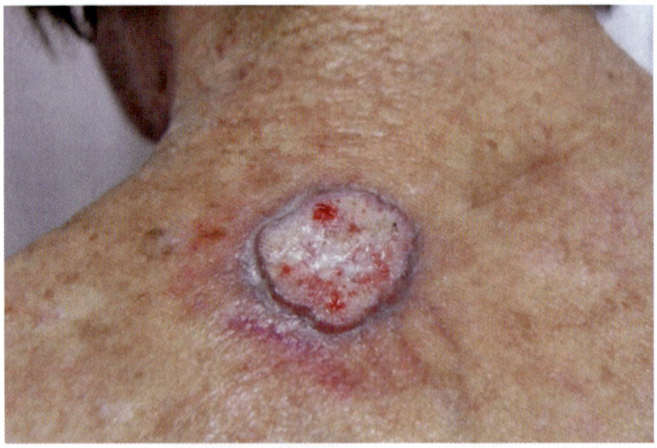

Figura 86.12 ■ Carcinoma espinocelular. (CEMEPE - Centro de Medicina Especializada, Pesquisa e Ensino.)

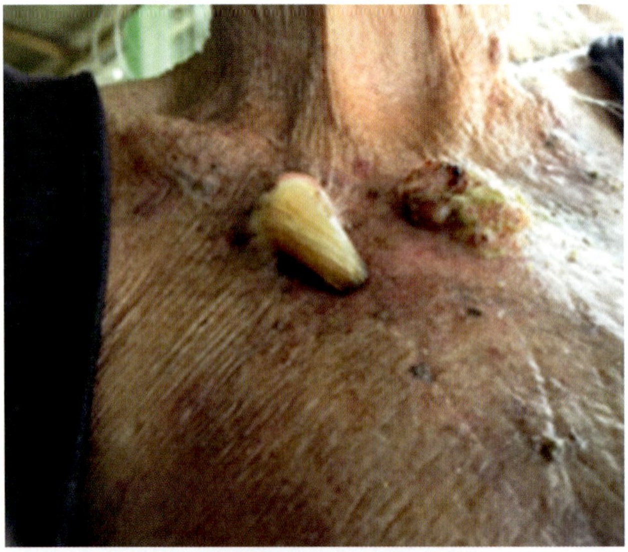

Figura 86.13 ■ Corno cutâneo sobre lesão de CEC. (Acervo da Dra. Rejane Martins Reginaldi.)

Descrita por Wade e Ackerman, em 1979, a papulose bowenoide apresenta-se como múltiplas pápulas pigmentadas na genitália externa de ambos os sexos.

Está, em geral, associada à infecção pelo HPV tipos 16 e 18. As lesões podem evoluir para CEC invasivo.[10]

A neoplasia intraepitelial corresponde às lesões com atipias citológicas do colo do útero. Se atingir toda a extensão do epitélio, passa a corresponder ao grau III.

- **Carcinoma espinocelular da pele glabra:** surge na pele normal ou sobre lesões preexistentes, como ceratoses actínicas. Inicialmente, apresenta uma área ceratósica que se estende horizontalmente, formando uma pápula ou nódulo, que pode ulcerar-se.
- **Carcinoma espinocelular invasivo:** CEC que ultrapassa a membrana basal da epiderme, inicia-se como placa eritematosa, endurecida e ulcerada. As localizações preferenciais são: lábio inferior, face, dorso das mãos, orelhas, mucosa oral e genitália externa.[12]
- **Carcinoma espinocelular das mucosas:** pode surgir sobre a mucosa normal ou sobre lesões preexistentes, como leucoplasias, infecção pelo HPV e líquen escleroso e atrófico. Forma-se placa eritematosa, infiltrada e ulcerada.[11]
- **Carcinoma espinocelular sobre cicatrizes:** denominado úlcera de Marjolin, acomete áreas onde existem úlceras crônicas.[11]
- **Carcinoma verrucoso:** apresenta-se como uma formação verrucosa. A localização predominante é nas plantas, sendo dominado epitelioma *cuniculatum*. Pode apresentar-se na cavidade oral, onde recebe a denominação de papilomatose oral florida, ou Rock-Fischer, ou em condiloma acuminado, constituindo o tumor de Buschke-Löwenstein.[12]
- **Carcinoma metastático:** as metástases do CEC são mais frequentes no dorso das mãos, nas mucosas e em cicatrizes de queimadura. As lesões podem ser ceratósicas, nodulares, acompanhadas de um linfonodo palpável próximo à lesão.[2]

DIAGNÓSTICO

Histopatologia

O diagnóstico deve ser confirmado pelo exame histopatológico.

Há formação de massas de células epidérmicas atípicas (anaplásicas). Ocorrem alterações no tamanho e hipercromasia dos núcleos e atipias.

As pérolas córneas são formadas à custa de ceratinização das camadas concêntricas de células escamosas.

O grau de diferenciação do tumor se deve ao aumento da ceratinização central das pérolas córneas.[13]

Imuno-histoquímica

A técnica imuno-histoquímica revela anticorpos anticitoceratinas, que são filamentos proteicos intermediários, presentes no citoplasma das células eucarióticas (Figura 86.14).[14]

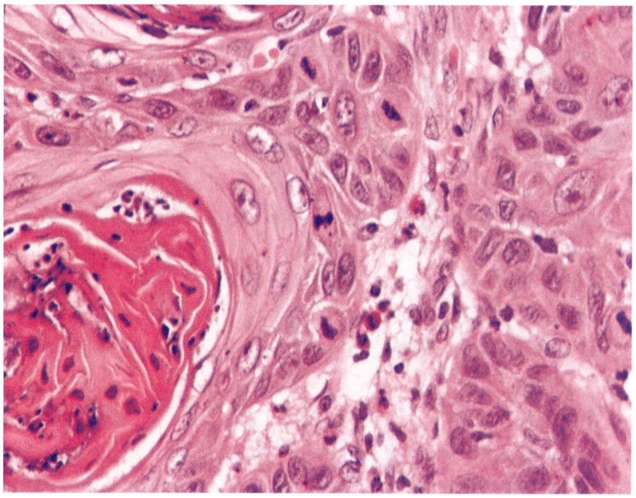

Figura 86.14 ■ Imuno-histoquímica. (Acervo do Dr. Moisés Salgado Pedrosa.)

DIAGNÓSTICO DIFERENCIAL

O diagnóstico diferencial de CEC é feito com ceratoacantoma, hiperplasia pseudoepiteliomatosa, melanoma amelanótico e tumores de células de Merckel.[15]

TRATAMENTO

A ceratose actínica é um precursor comum do carcinoma de células escamosas relacionado com a exposição solar. O tratamento da ceratose actínica e da área da pele adjacente pode erradicar as lesões de ceratose actínicas clínicas e subclínicas. Poderá ser feito com 5-fluorouracil em creme, imiquimode, mebutato de ingenol em gel, cloridrato de aminolevulinato de metila (terapia fotodinâmica) e crioterapia.

O tratamento do CEC deve visar à erradicação completa do tumor, podendo ser feita cirurgia, quimioterapia ou radioterapia.

Constituem alternativas terapêuticas:

- **Eletrocirurgia:** utilizada em lesões pequenas, com diâmetro < 1cm.
- **Crioterapia com nitrogênio líquido:** escolhida em casos de pequenas lesões superficiais localizadas sobre a cartilagem e os ossos.
- **Cirurgia excisional:** tratamento mais utilizado com margens cirúrgicas de 3 a 5mm.
- **Cirurgia micrográfica de Mohs:** tratamento ideal por ser possível a análise histopatológica no momento da cirurgia.
- **Quimioterapia utilizando imiquimode a 5% em CEC *in situ*.**
- **Radioterapia:** pode ser uma alternativa para CEC pouco diferenciado, em regiões como nariz, lábios, pálpebras e epicanto, em que não haja invasão de ossos e cartilagens e sem metástases.[7]

PROGNÓSTICO

O prognóstico depende de a lesão do CEC ser circunscrita, moderadamente ou bem diferenciada, e se o tumor é invasivo. A probabilidade de metástase e a evolução do tumor dependerão dos seguintes critérios:

- **Porcentagem de células indiferenciadas – Classificação de Broders:**
  - Grau I: < 25%.
  - Grau II: < 50%.
  - Grau III: < 75%.
  - Grau IV: > 75%.
- **Avaliação semiquantitativa do aspecto geral de malignidade:** tumor bem diferenciado, moderadamente ou pouco diferenciado.
- **Profundidade de invasão:** a invasão abaixo do nível das glândulas sudoríparas indica mau prognóstico.[11]

Quando excisado, o CEC apresenta bom prognóstico, podendo haver taxa de recidiva de 8% nos primeiros 5 anos pós-tratamento, com a ocorrência de metástase em 5% dos casos.[7]

Referências

1. Schwartz RA. Premalignant kerartinocytic neoplasms. J Am Acad Dermatol 1996; 35:223.
2. Grossman D, Leffell DJ. Squamous cell carcinoma. In: Freedberg IM, Eisen AZ, Wolff K, Auten KF, Goldsmith LA, Stephen IK. Fitzpatrick's dermatology in general medicine Ged. New York: MC Graw-Hill, 2003:737-54.
3. Schwartz RA. Skin cancer: recognition and management. New York: Springer, 1998.
4. Alam M, Ratner D. Cutaneous squamous-cell carcinoma. N Engl J Med 2001; 344:975-83.
5. Leffel DJ. The scientific basis of skin cancer. J Am Acad Dermatol 2000; 42:518-22.
6. Johnson JM, Rowe DE, Nelson BR, Swanson NA. Squamous cell carcinoma of the skin. J Am Acad Dermatol 1992; 26:467-84.
7. Rutowitsch MS, Zechmeister M. Carcinoma espinocelular. In: Ramos-e-Silva M, Castro MCR. Fundamentos de dermatologia, Rio de Janeiro: Atheneu, 2010.
8. Azevedo LMS, Harris OMO. Carcinoma espinocelular in situ. In: Neves RG, Lupi O, Talhari S. Câncer da pele. Rio de Janeiro: Medsi, 2001.
9. Brand D, Ackerman B. Squamous cell carcinoma, not basal cell carcinoma, is the most common cancer in humans. J Am Acad Dermatol 2000; 42:523-6.
10. Alam M, Caldwell JB, Eliezri YD. Human papillomavirus-associated digital squamous cell carcinoma: literature review and report of 21 new cases. J Am Acad Dermatol 2003; 48(3):385-93.
11. Lupi O, Castañon MCN, Luiz FB, Pereira Jr AC. Carcinoma espinocelular. In: Neves RG, Lupi O, Talhari S. Câncer de pele. Rio de Janeiro: Medsi, 2001.
12. Neves RG. Carcinoma verrucoso. In: Neves RG, Lupi O, Talhari S. Câncer de pele. Rio de Janeiro: Medsi, 2001.
13. Rapini RP. Dermatologia prática. Rio de Janeiro: DiLivros, 2007.
14. An KP, Ratner D. Surgical management of cutaneous malignancies. Clin Dermatol 2001; 19:305-20.
15. Sampaio SAP, Rivitti EA. Dermatologia. São Paulo: Artes Médicas, 2008.

Parte C
Melanoma Cutâneo

Rozana Castorina da Silva

INTRODUÇÃO

Melanoma cutâneo (MC) é um tumor maligno decorrente da transformação atípica dos melanócitos no nível da junção dermoepidérmica.

HISTÓRICO

O primeiro relato de melanoma foi feito por John Hunter, em 1787. Em 1806, René Laennec descreveu o melanoma como "câncer negro". O melanoma como uma entidade teria sido descrito por Dupuytren, antes da publicação de Laennec.[1]

EPIDEMIOLOGIA

O MC pode ocorrer em qualquer idade, mas é raro antes da puberdade. Ocorre predominantemente em pessoas de raça branca, podendo acometer pacientes da raça negra. Representa de 3% a 4% dos tumores cutâneos malignos, com elevadas morbidade e mortalidade.[2]

FATORES DE RISCO

Constituem fatores de risco para o melanoma: fototipos de pele I, II e III na classificação de Fitzpatrick, nevos atípicos de caráter familial ou adquirido, presença de lentigos actínicos e fatores ambientais, como exposição solar, levando a efeitos lesivos de UVB e UVA no DNA celular, e antecedente familiar de qualquer câncer cutâneo ou melanoma.

O xeroderma pigmentoso tem correlação bem estabelecida com o risco de melanoma.[3,4]

CLASSIFICAÇÃO[5]

O melanoma cutâneo pode ser classificado em quatro tipos principais:

- **Melanoma extensivo superficial:** constitui a forma mais frequente de melanoma entre os indivíduos de pele clara (70%). Localiza-se, preferencialmente, na região dorsal dos pacientes do sexo masculino e nos membros inferiores das mulheres. Manifesta-se clinicamente como lesão superficial, assimétrica, de bordas elevadas e coloração que varia de acastanhada a negra, com áreas de regressão. O diâmetro, em geral, é > 6mm. O melanoma extensivo disseminado apresenta fase inicial de crescimento radial ou horizontal, confinado à epiderme. Em seguida, apresenta fase de invasão da derme com crescimento vertical e componente nodular.
- **Melanoma nodular:** o melanoma nodular representa 15% dos melanomas. Localiza-se, geralmente, em tronco, cabeça e pescoço. Tem evolução rápida, com crescimento vertical, invadindo a derme. Surge a partir de lesão névica preexistente. A lesão é elevada, de cor escura, podendo tornar-se rosada e ulcerar-se (Figuras 86.15 e 86.16).
- **Melanoma lentiginoso acral:** raro em indivíduos de pele clara (2% a 8%), é mais comum em negros (35% a 60%) e acomete mais os idosos. A localização preferencial é nas palmas e plantas e nas falanges distais com acometimento subungueal. Apresenta coloração acastanhada ou enegrecida. O sinal de Hutchinson pode estar presente, correspondendo à faixa de cor enegrecida subungueal que acomete a matriz ungueal.
- **Lentigo maligno-melanoma:** o lentigo maligno-melanoma corresponde a 5% dos melanomas de indivíduos de pele clara. Localiza-se nas regiões malares, no dorso do nariz, pescoço e antebraços, preferencialmente em áreas fotoexpostas. Inicialmente, observa-se uma mancha acastanhada, que cresce lentamente – é o lentigo maligno, precursor do lentigo maligno-melanoma.

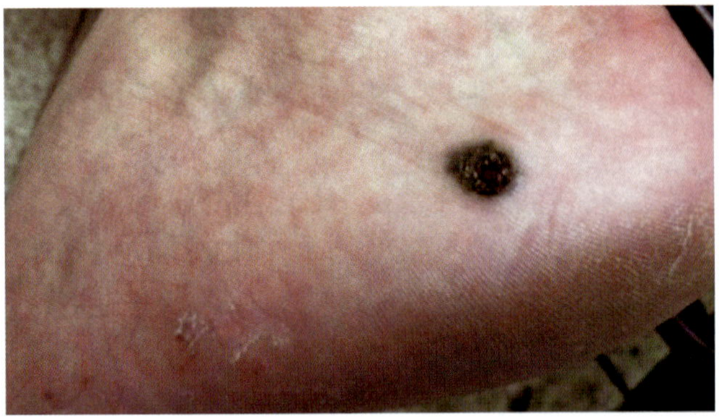

Figura 86.15 ■ Melanoma. (CEMEPE – Centro de Medicina Especializada, Pesquisa e Ensino.)

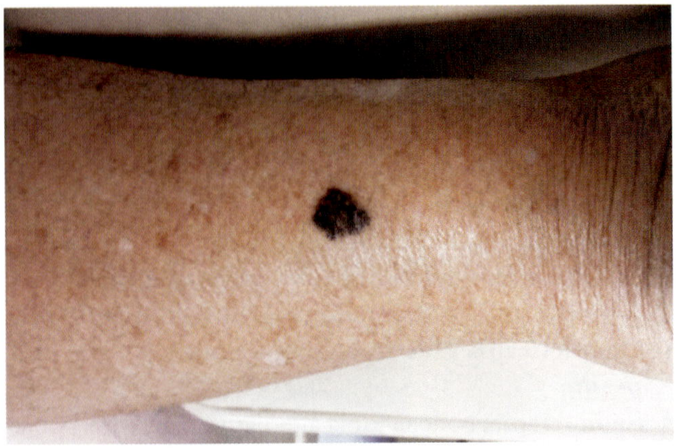

Figura 86.16 ■ Melanoma em membro inferior de paciente do sexo feminino. (Serviço de Dermatologia do Hospital Eduardo de Menezes.)

Tipos especiais de melanoma[6]

- **Melanoma desmoplásico:** constitui forma pouco frequente de melanoma e acomete áreas fotoexpostas, sendo localizado na cabeça ou no pescoço. Clinicamente, é representado por nódulo amelanótico de difícil diagnóstico.
- **Melanoma amelanótico:** constitui tumoração com pouca (hipomelanótico) ou nenhuma melanina (amelonótico). É tumor raro. A pouca quantidade de melanina é decorrente da deficiência da enzima tirosinase ou da perda funcional de capacidade de produção ou armazenamento de melanina, devido à rápida proliferação celular indiferenciada (Figura 86.17).
- **Melanomas primários de mucosas:** originam-se dos melanócitos presentes nos epitélios que revestem cavidade nasal, orofaringe, vagina e trato urinário.
- **Nevo azul maligno:** forma rara de melanoma originada de nevo azul celular, nevo de Ota, ou que surge sem lesões prévias. Localiza-se em couro cabeludo, tronco e pés.
- **Melanoma nevoide:** acomete o tronco ou a parte proximal dos membros, exibindo pouca atipia citológica durante sua fase de crescimento vertical.
- **Melanoma pitzoide:** formado por células fusiformes ou epitelioides, constitui variante de melanoses. Acomete membros inferiores e tronco.

DIAGNÓSTICO DIFERENCIAL

Os diagnósticos diferenciais do melanoma são feitos com nevo atípico, ceratose seborreica, carcinoma basocelular pigmentado, nevo de Reed, nevo de Spitz, hematoma subungueal e melanoníquia estriada.[2]

DIAGNÓSTICO

Para o diagnóstico do melanoma devem ser considerados alguns critérios, como a regra do ABCDE:

- **A** – assimetria – perda da assimetria.
- **B** – bordas irregulares.
- **C** – coloração heterogênea.
- **D** – diâmetro > 6mm.
- **E** – expansão em superfície.

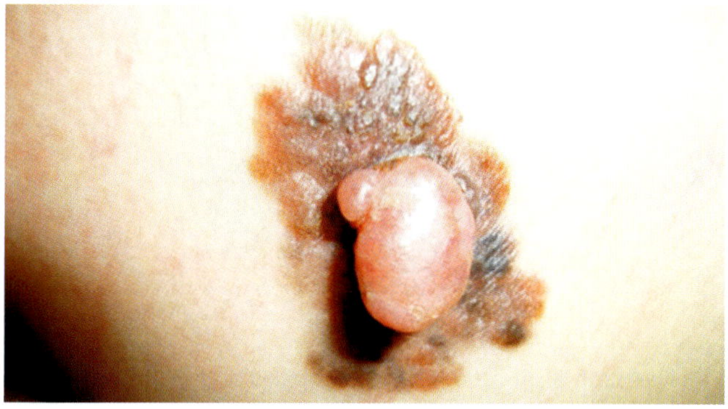

Figura 86.17 ■ Melanoma amelanótico. (CEMEPE – Centro de Medicina Especializada, Pesquisa e Ensino.)

Além dos critérios ABCDE, outros critérios de avaliação podem ser úteis, como crescimento, pigmentação irregular, sangramento, inflamação e prurido.

Índice de Breslow (tumor primário cutâneo)

Fator mais importante para classificação, conduta, risco de recidiva e prognóstico do melanoma, é medido pelo patologista a partir da área mais espessa do melanoma primário, entre a camada granulosa e o ponto mais profundo do tumor, em milímetros:

- TO = melanoma *in situ.*
- T1 = ≤ 1mm.
- T2 = 1,01 a 2mm.
- T3 = 2,01 a 4mm.
- T4 = > 4mm.

Classificação de Clark (tumor primário cutâneo)

Apresentando menor valor prognóstico que o índice de Breslow, não é usada para a classificação de tumores primários > 1mm (Tabela 86.1).

Dermatoscopia

A dermatoscopia é um recurso importante no diagnóstico do melanoma, melhorando a sensibilidade e a especificidade diagnóstica.

Assimetria

Devem ser selecionados eixos perpendiculares sobre a lesão para obtenção da melhor simetria possível, separando a lesão em dois segmentos e comparando-os em relação a formato, distribuição de cores e diferentes estruturas.

Noventa e seis por cento dos melanomas têm pontuação = 2:

- Ausência de assimetria = 0 ponto.
- Presença de assimetria em um eixo = 1 ponto.
- Presença de assimetria nos dois eixos = 2 pontos.

Bordas

Avalia-se a ruptura abrupta do padrão pigmentar ou o esmaecimento gradual da pigmentação na periferia da lesão.

Tabela 86.1 ■ Classificação de Clark

Nível	Localização
N I	*In situ*, intraepidérmico
N II	Derme capilar
N III	Derme capilar até o limite da derme papilar-reticular
N IV	Derme reticular
N V	Hipoderme

Divide-se a lesão em oito segmentos iguais e avalia-se cada um deles. Cada segmento alterado recebe 1 ponto (varia de 0 a 8) (Figura 86.18).

Cores

As cores podem variar de preto a marrom-escuro, marrom-claro, azul-claro e escuro, branco e vermelho. A pontuação pela quantidade de cores varia de 1 a 6 – 85% dos melanomas têm ≥ 3 cores (Figura 86.19).

Diferentes estruturas

As estruturas consistem nos pontos, glóbulos, rede pigmentada, estrias e áreas amorfas.

Os pontos são considerados presentes quando são encontrados pelo menos dois pontos na lesão avaliada.

Nos glóbulos, considera-se apenas 1 ponto.

As áreas amorfas correspondem à ausência de estruturas.

A pontuação varia de 1 a 5.

A presença de três ou mais estruturas ocorre em 73% dos melanomas (Tabela 86.2).

Se houver alterações na evolução nos últimos 12 meses, soma-se 1,2 à pontuação final obtida pela regra do ABCD. No entanto, se o paciente não referir alterações, subtrai-se 0,8 do final obtido.

A acurácia diagnóstica é de 87% para a regra do ABCD, sendo de 90% com a regra do ABCDE (Tabela 86.3).

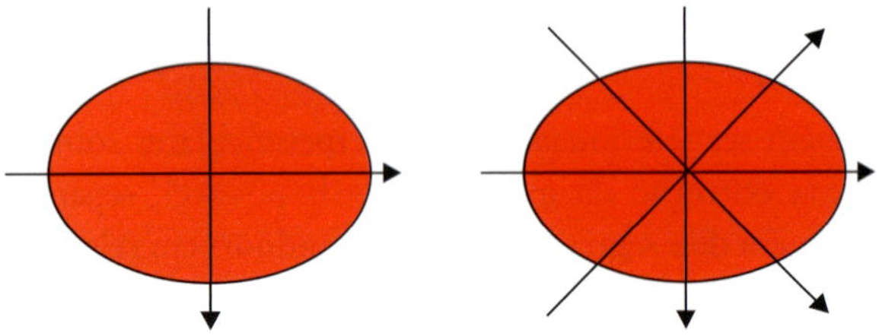

Figura 86.18 ■ Avaliação de bordas

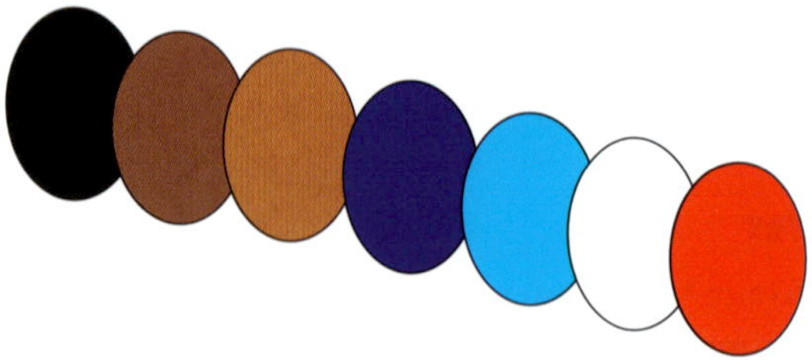

Figura 86.19 ■ Avaliação de cores no exame dermatoscópico

Tabela 86.2 ■ Características dermatoscópicas

Características	Coeficiente
Assimetria	× 1,3
Bordas	× 0,1
Cores	× 0,5
Diferentes estruturas	× 0,5

Tabela 86.3 ■ Dermatoscopia – Métodos diagnósticos

Critérios	Especificação	Pontuação	Coeficiente (multiplicação)
Assimetria	2 eixos 1 eixo	2 1	1,3
Bordas (segmentos)	Cada Total	1 8	0,1
Cores	Cada Total	1 6	0,5
Diferentes estruturas	Cada Total	1 5	0,5
Alterações morfológicas		+ 1,2 ou – 0,8	

- **Regra do ABCDE:**
  – **Lesões benignas:** soma dos critérios ≥ 4,75.
  – **Lesões suspeitas:** soma dos critérios ≥ 4,75 e ≤ 5,45.
  – **Lesões malignas:** soma dos critérios ≥ 5,45.

Regra dos 7 pontos

Na regra dos 7 pontos, cada critério maior recebe a pontuação 2 e cada critério menor recebe a pontuação 1. O somatório de todos os critérios encontrados determina a pontuação final:

- Pontuação < 3 = lesões benignas.
- Pontuação ≥ 3 = melanoma.

Esse método é ideal para examinadores inexperientes e suas limitações consistem no fato de ser uma técnica muito simples e existirem novas estruturas classificadas (Figura 86.20).

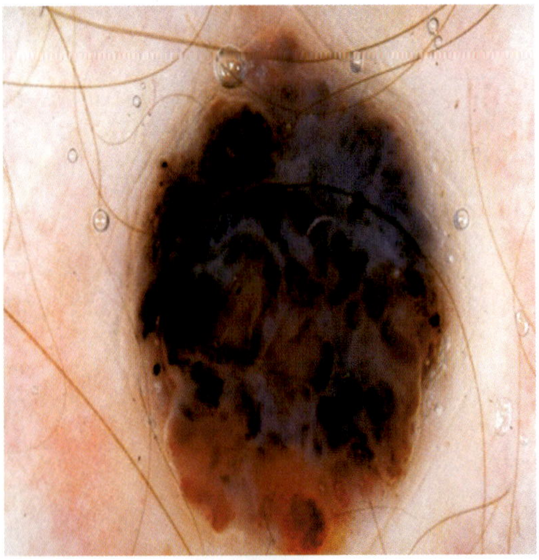

Figura 86.20 ■ Achados dermatoscópicos do melanoma nodular: véu azul esbranquiçado, múltiplas cores e componentes vasculares atípicos. (CEMEPE – Centro de Medicina Especializada, Pesquisa e Ensino.)

HISTOPATOLOGIA

Na histopatologia do lentigo maligno-melanoma, a epiderme apresenta-se atrófica e ratificada e mostra número aumentado de melanócitos atípicos, que se dispõem inclusive ao longo dos folículos pilosos e demais anexos. O melanoma extensivo superficial apresenta desde melanócitos atípicos intraepidérmicos, isolados ou em ninhos, até acúmulos nitidamente intradérmicos das células neoplásicas.

O melanoma nodular caracteriza-se por agressão predominantemente dérmica a partir da junção dermoepidérmica, atingindo apenas secundariamente a epiderme (Figuras 86.21 e 86.22).

Todos os laudos histopatológicos de melanoma devem conter:

- Tipo histológico.
- Fase de crescimento (radial ou vertical).
- Nível de Clark.
- Profundidade (índice de Breslow).
- Mitoses por mm^2.
- Infiltrado inflamatório linfocitário.
- Invasão vascular e invasão perineural.
- Ulceração, regressão e satelitose microscópica.
- Margens cirúrgicas.

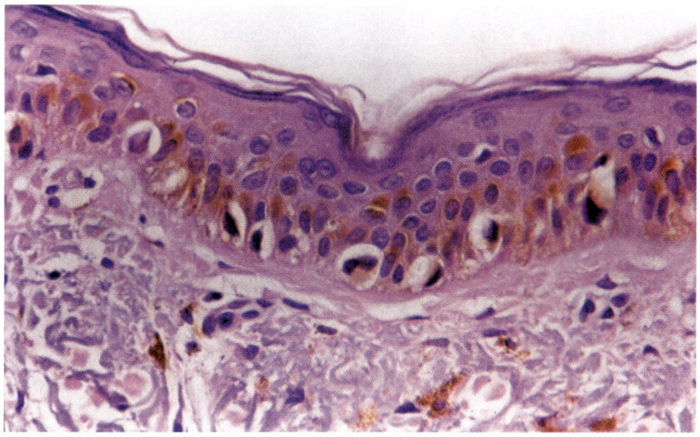

Figura 86.21 ■ Melanoma – melanócitos atípicos com desorganização celular.

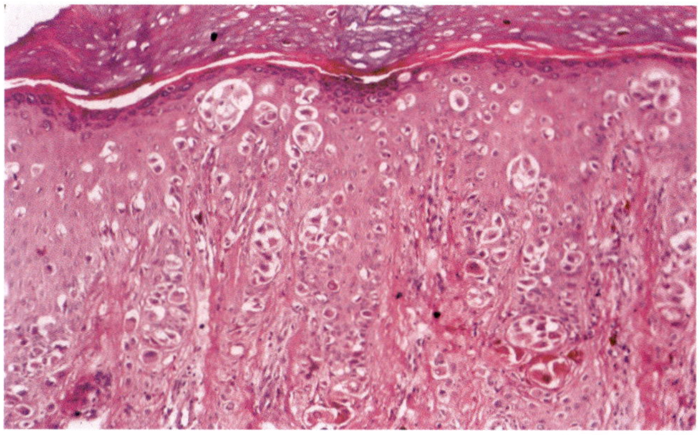

Figura 86.22 ■ Melanoma – melanócitos atípicos acometendo toda a epiderme.

METÁSTASES

- Relação direta com fase evolutiva, espessura, nível de invasão e ulceração.
- Diagnóstico e tratamento precoces diminuem a incidência de metástase.
- Quanto mais espesso o tumor, mais rápido o surgimento de metástase:
  - **Metástases locais:** até 2cm da cicatriz cirúrgica (satelitose).
  - **Metástases em trânsito:** além de 2cm do local da lesão primária, em direção aos linfonodos regionais.
  - **Metástases regionais:** linfonodos.
  - **Metástases sistêmicas:** por disseminação hematogênica, atingindo pele, subcutâneo, pulmão, cérebro, fígado, ossos, coração, sistema reticuloendotelial e trato gastrointestinal. As primeiras metástases podem ser sistêmicas em 20% dos casos.
- **Preditivos da sobrevida:** satelitose, metástases em trânsito e quantidade de linonodos comprometidos.
- **Valor prognóstico:** quantidade de locais com metástases e intervalo entre diagnóstico do tumor primário e surgimento de metástases.
- **Recidiva local ou recorrência por ressecção insuficiente:** lesões no leito ou nas bordas da cicatriz cirúrgica.

TRATAMENTO

Tumor primário cutâneo

Exérese é o único tratamento efetivo em casos inoperáveis: radioterapia (altas doses) ou criocirurgia (Tabela 86.4).

Pesquisa e remoção do linfonodo-sentinela

- Presença de linfonodos-sentinela positivos indica associação a maior quantidade de óbito e recidivas.
- Pesquisa do linfonodo-sentinela é usada para prever recidivas e avaliar a sobrevida.
- Quando combinada com linfadenectomia imediata para metástase no linfonodo-sentinela, pode melhorar a sobrevida.
- A condição do linfonodo-sentinela é fator prognóstico para melanoma localizado.
- Injeção de corante no local do tumor primário.
- Contraverso: sem associação a aumento na sobrevida.
- Indicações variam conforme a literatura.

Tabela 86.4 ■ Margem de segurança para exérese de tumores primários

MM	Margem de excisão
In situ	0,5cm
< 2mm	1cm
≥ 2mm	2cm

- Indicações para pesquisa do linfonodo-sentinela: Breslow ≥ 0,76mm; se < 0,76mm, somente se associado a ulceração e/ou regressão e/ou Clark IV/V (GBM 2004).
- Não há benefício para melanomas com Breslow > 4mm.

Metástases nos linfonodos

- Linfadenectomia profilática não está indicada.
- Melanoma de 1,5 a 4mm com linfonodos acometidos: linfadenectomia regional.
- Melanoma > 4mm, níveis IV e V: linfadenectomia não indicada.
- Contraindicações: pacientes muito idosos, doenças graves e tumor primário em local com drenagem linfática para várias estações (tronco).

PROGNÓSTICO

- **Metástases linfonodais:** sobrevida em 5 anos de 36%.
- **Metástases disseminadas:** sobrevida em 5 anos de 5%.

SEGUIMENTO

- Primeiros 2 anos: avaliação a cada 4 meses; exames laboratoriais e de imagem semestrais.
- Próximos 3 anos: avaliação a cada 6 meses; exames anuais. Posteriormente, avaliação anual por tempo indefinido.
- Radiografia de tórax, ultrassonografia abdominal, dosagem de DHL e fosfatase alcalina.
- Tomografia por emissão de pósitrons (PET): exame mais sensível para detecção de metástases nos casos de melanoma de alto risco.

Referências

1. Belfort FA, Waisntein AJA. Melanoma – diagnóstico e tratamento. São Paulo: Lemar, 2010.
2. Almeida FA, Almeida GOO. Melanoma cutâneo. In: Ramos-e-Silva M, Castro MCR. Fundamentos de dermatologia. Vol. 2. Rio de Janeiro: Atheneu, 2010.
3. Koh KH. Cutaneous melanoma. N Engl J Med 1991; 325: 171-82.
4. Landi MT, Baccarelli A, Tarone RE et al. DNA repair, dysplastic nevi, and sunlight sensitivy in the development of cutaneous malignant melanoma. J Nath Cancer Inst 2002; 94(2):24-101.
5. National Institutes of Health consensus development panel on early melanoma. JAMA 1992; 268:1314-9.
6. Barcaui C, Moura LH. Tipos especiais de melanoma. In: Belfort FA, Waisntein AJA. Melanoma: diagnóstico e tratamento. São Paulo: Lemar, 2010.

Parte XV

DOENÇAS EMERGENTES E REEMERGENTES

Doenças Emergentes e Reemergentes – Introdução

Sandra Lyon

Doenças emergentes são doenças que surgiram ou foram identificadas em período recente ou que assumiram novas condições de transmissão. Essas novas condições de transmissão podem incluir modificações nas características do agente infeccioso ou doenças raras e restritas, que passaram a constituir problemas de saúde pública.[1]

Doenças reemergentes consistem em doenças que ressurgiram como problema de saúde pública após terem sido controladas no passado.[1]

A situação epidemiológica das doenças transmissíveis tem apresentado mudanças significativas, observadas a partir dos padrões de morbidade e mortalidade.[1]

Nesse contexto, as novas doenças, como a síndrome da imunodeficiência adquirida (AIDS), descrita em 1981, constituem epidemias concentradas em grupos populacionais que apresentam situação de vulnerabilidade específica.

A história natural da infecção foi modificada a partir da introdução dos antirretrovirais, que determinou a redução da ocorrência de doenças oportunistas, diminuiu a mortalidade e alterou o perfil das morbidades relacionadas com a AIDS.[2]

Em 2009 foi detectado o vírus da influenza pandêmica (H_1N_1), uma nova cepa de vírus RNA de hélice única, que se subdivide em três tipos antigenicamente distintos: A, B e C.

O tipo A é responsável pela ocorrência da maior parte das epidemias de gripe, sendo mais suscetível a variações antigênicas.

Esses vírus são classificados de acordo com os tipos de proteínas que se localizam em sua superfície, chamadas hemaglutinina (H) e neuraminadase (N). A proteína H está associada à infecção das células do trato respiratório superior, onde o vírus se multiplica, enquanto a proteína N facilita a saída das partículas virais do interior das células infectadas. No vírus da influenza em humanos já foram caracterizados três subtipos de hemaglutina imunologicamente distintos (H_1, H_2 e H_3) e dois de neuraminidases (N_1 e N_2).

A gripe ou influenza é doença aguda febril, de gravidade variável, com manifestações respiratórias e sistêmicas causadas pelo vírus influenza. Apresenta-se de maneira epidêmica na comunidade, sobretudo nos períodos de inverno. O tipo A é responsável pelas grandes epidemias que afetaram a população mundial diversas vezes.

O vírus tem a capacidade de variar sua antigenicidade, proporcionando a repetição das epidemias.

Os vírus da influenza A e B apresentam vários subtipos, que sofrem contínuas mutações, surgindo novas cepas, as quais passam a infectar humanos com distintos graus em relação às cepas já circulantes, devido ao processo de mutação por meio de recombinação de genes entre cepas que infectam diferentes espécies de animais.[1,3] São considerados reservatórios para o vírus influenza: seres humanos, suínos, equinos, focas e aves aquáticas e silvestres.

Em geral, a transmissão ocorre dentro da mesma espécie, exceto entre os porcos, cujas células são receptoras para os vírus humanos e aviários.

Os vírus influenza do tipo A infectam seres humanos, suínos, cavalos, mamíferos marinos e aves, enquanto os do tipo B são observados exclusivamente entre os seres humanos e os suínos.[1]

O potencial pandêmico da influenza se reveste de grande importância, haja vista o que ocorreu com a gripe espanhola (entre 1918 e 1920), a gripe asiática (1957 a 1960), a gripe de Hong Kong (1968 a 1972) e a gripe russa (1977 a 1978). O vírus influenza do tipo A (H_1N_1) atingiu o Brasil em 2009. A gripe ocorre mundialmente como surto localizado ou regional, ora como epidemias, ora como pandemias devastadoras.[1]

A cólera é doença endêmica há mais de dois séculos no delta do rio Ganges, na Índia, e em Bangladesh. Na segunda metade do século XIX (de 1855 a 1868), uma grande epidemia de cólera no Brasil provocou a morte de cerca de 200 mil pessoas.

A sétima pandemia de cólera, iniciada em 1961, com foco epidêmico na Indonésia e que mais tarde se espalhou para os países da Ásia, Oriente Médio, África, Europa e EUA, chegou à América do Sul em 1991, atingindo o Brasil através da Selva Amazônica e posteriormente se alastrando, alcançando o ápice em 1993, com 60.340 casos notificados e 970 óbitos. Desde 2006 não há registros de novos casos autóctones de cólera no Brasil.[4]

As arboviroses são doenças viróticas causadas por arbovírus de forma endêmica ou epidêmica. Os vírus podem infectar humanos, aves, equinos e outros mamíferos. Os vetores são mosquitos amplamente disseminados na natureza. Causam febres hemorrágicas e encefalites.[5]

A febre amarela constitui o protótipo das febres hemorrágicas. O agente causal é um arbovírus pertencente à família Flaviviridae, gênero Flavivirus, que é transmitido ao ser humano e aos primatas não humanos pela picada de mosquitos dos gêneros *Aedes, Haemagogus* e *Sabethles.*

No Brasil, o mosquito *Haemagogus janthinomys* é considerado o principal transmissor silvestre, enquanto na África os artrópodes do gênero *Aedes* são considerados os mais prevalentes.

A doença apresenta dois ciclos epidemiológicos distintos: um silvestre e outro urbano.

O *Aedes aegypti* é o vetor da forma urbana da doença, enquanto o *Aedes alpopictus* tem a capacidade de se manter tanto em áreas urbanas como silvestres.[6]

De origem africana, o vírus da febre amarela foi trazido às Américas com o comércio de escravos. Nos séculos XVII e XIX, e na primeira metade do século XX, foi responsável por epidemias que dizimaram grandes contingentes populacionais dos núcleos urbanos das Américas e da África.[6,7]

A febre amarela silvestre apresenta-se sob a forma de surtos com intervalos de 5 a 7 anos. Na população humana, o aparecimento de casos costuma ser precedido de epizootias em primatas não humanos.[6,7]

Doença sazonal, sua incidência é maior nos períodos em que a pluviosidade também é maior.

Não há registros de febre amarela urbana por *Aedes aegypti* no Brasil desde o ano de 1942; no entanto, o ciclo de transmissão silvestre continua a ocorrer sob a forma de casos isolados ou surtos esporádicos, quando pessoas não vacinadas se expõem ao risco de infecção em ambientes silvestres em que há a circulação viral e a presença de vetores.[8,9]

Considerada a principal arbovirose do mundo, a dengue é um problema de saúde pública com endemicidade em vários centros urbanos, localizados em regiões tropicais e subtropicais.[10]

Cerca de 2,5 bilhões de pessoas vivem em países nos quais a doença ocorre de maneira endêmica.

Os mosquitos do gênero *Aedes* estão entre os vetores predominantes implicados em sua expansão, notadamente o *Aedes aegypti.*[11]

O ser humano infectado é única fonte de infecção para o mosquito. No Brasil, em 1973, o *A. aegypti* foi considerado erradicado do país; em 1976, no entanto, o vetor foi novamente detectado e vem se disseminando de maneira gradual. A reintrodução da dengue no país ocorreu a partir do Rio de Janeiro, sendo responsável o sorotipo dengue 1. Atualmente, existem quatro sorotipos em circulação simultânea.

Em 1990 foi identificado o sorotipo 2, no Rio de Janeiro, e em 2000 o sorotipo 3; em 2010 foi identificado o sorotipo 4, atualmente o principal sorotipo circulante.[12]

Isolado pela primeira vez em 1955, a partir de um trabalhador florestal febril, em Trinidad,[13] o vírus *Oropouche* (*voro*) provoca surtos de doenças como dengue febril aguda, incluindo alguns casos de meningite. No Brasil, o primeiro surto de febre *voro* foi relatado em Belém do Pará, em 1961, com cerca de 11 mil casos, estendendo-se para regiões do Amazonas e Planalto Central.

O reservatório silvestre inicial foi o bicho-preguiça e os vetores, *Aedes serratus* e *Culex quinquefasciatus.* O ciclo urbano inclui os humanos como reservatórios e o *Culicoides paraenses* como vetor.[14]

Em 2003 foi isolado em primatas na Região Sudeste.[14]

A febre Chikungunya (*Chikv*) foi descrita pela primeira vez na Tanzânia, em 1950, e em 2013 nas Américas e no Caribe. Em 2014 foi documentada a transmissão autóctone nas Américas e no Caribe. Inúmeros casos da febre Chikungunya foram diagnosticados no Brasil. Trata-se de doença transmitida pelo *Aedes aegypti*, o mesmo mosquito transmissor da dengue, e que apresenta como principais sintomas febre alta e dores articulares tão intensas a ponto de desencadear uma postura recurvada, caracterizando o nome da doença.[15]

Data de 1940 a infecção pelo *West Nile Virus* (WNV) responsável pelos casos de encefalite humana e animal na África, na Europa e na Ásia, a partir de casos relatados em Uganda. Introduzida na América do Norte em 1999, em 2005 foi descrita a circulação viral em equinos na América Latina.[16]

O vírus Zika (ZIKV), um arbovírus Flavivirus, filogeneticamente próximo aos vírus da dengue, da febre amarela e da encefalite de Saint Louis, ou vírus do Nilo Ocidental, foi isolado na floresta de Zika, em Uganda, em 1947, e é endêmico no leste e oeste do continente africano. Provoca complicações neurológicas (síndrome de Guillain-Barré e meningoencefalite) ou autoimunes (púrpura, trombocitopenia e leucopenia).[17]

O vírus da encefalite de Saint Louis (VESL), o vírus da encefalite da Califórnia (VEC) e o vírus da encefalite equina do leste (VEEL) são considerados importantes agentes etiológicos de desordens neurológicas humanas e, à exceção do VESL, também equinas.[16,18]

A febre Mayaro é doença antiga, cujo vetor é o mosquito da espécie *Haemagogus janthinomys*, de hábitos diurnos, encontrado principalmente na copa das árvores de matas úmidas. Apresenta potencial de transmissão em áreas de floresta degradadas na Amazônia; no entanto, já foram encontradas evidências, do vírus em população humana de grandes cidades, como Cuiabá e Manaus, o que pode indicar uma possível mudança no perfil epidemiológico da doença com a ampliação para áreas urbanizadas.

Já foram encontrados anticorpos para o vírus *Mayaro* em cavalos, ovelhas e jacarés. As aves migratórias surgem como hospedeiros amplificadores secundários, transportando o vírus para fora das áreas endêmicas.

Os pacientes infectados apresentam febre branda ou moderada, de início abrupto e curta duração, acompanhada de calafrios, dores musculares e nas articulações e cefaleia.

A febre hemorrágica Ebola é doença humana provocada por um vírus do gênero *Ebolavirus*, popularmente conhecido como vírus Ebola. Trata-se de doença altamente contagiosa que exige medidas especiais por ser quase sempre fatal. O vírus surgiu em 1976, em região próxima ao rio Ebola, no oeste da África.

A pessoa se infecta quando entra em contato com sangue ou fluidos corporais de pessoa ou animal infectado. A doença apresenta alta taxa de mortalidade.[20]

O vírus Ebola apresenta grande labilidade, porém é ágil na mutação de micro-organismo e infecção. Assim, em cada nova infecção apresenta-se geneticamente diferente, o que impede o desenvolvimento de uma vacina eficaz. Tem alto poder de virulência e leva em torno de 21 dias para multiplicar-se. A pessoa infectada é assintomática, o que dificulta o monitoramento e a investigação de casos suspeitos de Ebola.[21]

As epidemias são devastadoras e exigem a adoção de medidas de biossegurança dos profissionais da área da saúde, isolamento e tratamento eficaz dos doentes e a investigação e monitoramento de cada contato do doente para reduzir as chances de propagação do vírus.

No Brasil, verifica-se uma situação social muito precária, expressa no campo da saúde por influenciar diretamente a gênese das doenças mais prevalentes.

Apesar da redução da mortalidade por doenças infecciosas e da diminuição significativa da morbidade causada por um conjunto importante dessas doenças, as frágeis estruturas ambientais tornam as populações vulneráveis a doenças ditas emergentes ou reemergentes. Por isso, é necessária uma vigilância capaz de detectar e diagnosticar precocemente patógenos que possam passar despercebidos até que causem grandes surtos epidêmicos.

Referências

1. Brasil. Ministério da Saúde. Secretária de Vigilância Epidemiológica. 7. ed. Brasília-DF. 2009.
2. Brasil. Ministério da Saúde. Secretária de Vigilância em Saúde. Portaria 151, de 14 de outubro de 2009. Brasília-DF.
3. Brasil. Ministério da Saúde. Organização Pan-Americana da Saúde. Módulos de princípios de epidemiologia para controle de enfermidades. Brasília-DF: OPAS/MS, 2010.
4. Brasil. Ministério da Saúde. Informe técnico sobre cólera. Brasil-DF, 2011.
5. Organização Mundial da Saúde (OMS). Viroses transmitidas por artrópodes e roedores. Informe técnico, WHO 1985; 719:126.
6. Vasconcelos PF. Febre amarela. Rev Soc Bras Med Trop 2003; 36(2):275-93.
7. Monath TP. Yellow fever: an update. Lancet Infect Dis 2001; 1(1): 11-20.
8. Robertson SE, Hull BP, Tomori O, Bele O, LeDuc JW, Esteves K. Yellow fever: a decade of reemergence. *JAMA* 1996 Oct 9; *276*(14):1157-62.
9. Vasconcelos PFC, Toscano CM. Febre amarela. In: Duncan BB. Medicina ambulatorial. Condutas de atenção primária baseadas em evidências. Porto Alegre: Artmed, 2013.
10. World Health Organization. Dengue: guidelines for diagnosis, treatment, prevent and control. Genova: WHO, 2009.
11. Siqueira JR. Jr, Vinhal LC, Said RFC, Hoffmann JL, Rintins J. Dengue no Brasil: tendências e mudanças na epidemiologia, com ênfase nas epidemias de 2008 a 2010. In: Brasil. Ministério da Saúde. Saúde Brasil 2010: uma análise da situação de saúde e evidências selecionadas de impacto de ações de vigilância de saúde. Brasília, MS, 2011:157-69.
12. Temporão JB, Penna GO, Carmo EH et al. Dengue vírus serotype 4. Emerging Infect Dis Roraima state, Brazil 2012; 17(5): 938-40.
13. Anderson CR, Spence I, Downs WG, Aitken THG. Vírus oropouche: um novo agente de doença humana de Trinidad, Índias Ocidentais. AM J Trop Med Hig 1961; 10:574-8.
14. Nunes MRT, Martins LC, Rodrigues SG et al. Isolamento do vírus Oropouche, Sudeste do Brasil. Doenças Infecciosas Emergentes 2005; 11:1610-3.
15. Donalisio MR, Freitas ARR. Chikungunya no Brasil: um desafio emergente. Rev Bras Epidemiol São Paulo, Jan/Mar 2015; 18(1).
16. Panvolid-Corrêa A, Varella RB. Aspectos epidemiológicos da Febre do Oeste do Nilo. Rev. Bras. Epidemiol São Paulo, Sept 2008:II(3).
17. Organização Panamericana de Saúde. Alerta epidemiológico. Infecção por vírus Zika. OPAS, 2015.
18. Vasconcelos PFC, Travassos DA, Rosa APA, Rodrigues SG. Gestão imprópria do ecossistema natural na Amazônia Brasileira resulta na emergência e reemergencia de Arbovirus. CAD Saúde Pública 2001; 17:155-64.
19. Informativo do Instituto Oswaldo Cruz, maio de 2015.
20. Fernandez A. Febre hemorrágica – surto devido ao vírus Ebola em Uganda. Sanid Mil Madrid, Jan/Mar 2012; 68(1).
21. Gironda WP. Informações sobre a doença do vírus de Ebola. Rev Bol Ped La Paz, 2014; 53(2).

Arboviroses

Sandra Lyon

INTRODUÇÃO

Arboviroses são doenças causadas por arbovírus e transmitidas por artrópodes. Os arbovírus são vírus de RNA zoonóticos, das famílias Togaviridae, Flaviviridae, Bunytviridae, Orthomixoviridae, Reoviridae e Rhabdoviridae, que são mantidos na natureza em ciclos complexos, envolvendo vetores artrópodes, sobretudo mosquitos e carrapatos.

Esses vetores transmitem a infecção para aves e mamíferos ao se alimentarem do sangue do animal. O ciclo completa-se com a infecção de novos artrópodes.

País tropical com grande extensão territorial (8.514.215km^2) e uma população estimada em 204.757.499 habitantes, o Brasil conta com mais de um terço de seu território coberto por florestas tropicais ou outros ecossistemas naturais, os quais fornecem condições adequadas para a existência de inúmeros arbovírus, mantidos em ciclos zoonóticos variados.[1]

Por outro lado, as cidades estão infestadas por mosquitos *Culex*, como, por exemplo, o antropofílico *Aedes aegypti*. Apesar de a dengue ser considerada a arbovirose mais importante, outros arbovírus, a partir de seres humanos ou animais infectados, podem chegar a essas cidades de configuração ecológico-epidemiológica e promover a emergência e a reemergência dos arbovírus.[2]

As mudanças ecológicas promovidas pelo ser humano podem aumentar a prevalência do vetor, criar novos reservatórios ou induzir os arbovírus a se adaptarem a novos ciclos de manutenção. Deve-se levar em consideração que os arbovírus podem percorrer grandes distâncias e entrar em novos países ou continentes.[2]

Em 1942, a expressão, em inglês, *arthropod-borne virus* foi introduzida para descrever um grupo de vírus animais que se propagam em artrópodes e são transmitidos biologicamente a hospedeiros vertebrados. Posteriormente, foi recomendada a adoção oficial do termo arbovírus para designação dos vírus que são mantidos na natureza em ciclos que envolvam vetores artrópodes hematófagos e hospedeiros vertebrados.[2,3]

Com exceção do vírus da peste suína africana (VPSA), a ausência de arbovírus compostos por ácido desoxirribonucleico (DNA) sugere que a grande plasticidade genética associada a altas taxas de mutação dos vírus compostos por ácido ribonucleico (RNA) promove grande capacidade de propagação em hospedeiros vertebrados e invertebrados.[4]

Atualmente, o Catálogo Internacional de Arbovírus e Outros Vírus de Vertebrados mantém o registro de 500 vírus, sendo conhecidas cerca de 100 espécies capazes de infectar humanos e 40, animais domésticos.[5]

Acredita-se que ocorra subnotificação de casos, uma vez que muitas arboviroses são caracterizadas como síndromes sistêmicas inespecíficas ou permanecem sem identificação em virtude da baixa incidência, resultando, por sua vez, na subnotificação de casos.[6]

EPIDEMIOLOGIA

O ciclo epidemiológico das arboviroses depende de um grupo de artrópodes-vetores, hospedeiros eventuais e habituais e possíveis reservatórios.

Entre os artrópodes, são transmissores os culicíneos e os anofelíneos (pernilongos, mosquitos ou muriçocas), os ixodíceos e os argasídeos (carrapatos), os flebotomíneos (mosquito-palha) e os culicoides (mosquito-pólvora).

Os hospedeiros habituais dos arbovírus são roedores, marsupiais, primatas, morcegos e aves, que participam do ciclo básico de manutenção.

Os humanos são hospedeiros eventuais, adquirindo o arbovírus através de um artrópode-vetor; no entanto, em algumas arboviroses, como a dengue, a febre chikungunya e a febre do Oropouche, pode ocorrer a transmissão inter-humanos, sendo o ciclo apenas urbano.

A prevalência das arboviroses vem interferindo em sua incidência e distribuição geográfica e garantindo a sobrevivência do vírus, sendo representada pelas correntes migratórias de aves-hospedeiras ou reservatórios e, ainda, pela migração de pessoas infectadas.[5,7]

PATOGÊNESE

O ciclo epidemiológico das arboviroses começa quando o artrópode adquire o vírus, ingerindo sangue de um vertebrado durante a fase de viremia. O vírus replica-se e alcança os gânglios linfáticos regionais da área picada. A partir dos linfáticos, alcança a corrente sanguínea e dissemina-se pelos tecidos do hospedeiro.

A multiplicação dos vírus irá determinar a fase de viremia.

A infecção pode limitar-se a essa fase ou progredir, atingindo o sistema nervoso central (SNC) ou provocando fenômenos hemorrágicos. Ao atingir o SNC, há destruição de neurônios, hipoxia, edema e processo inflamatório difuso nas manifestações hemorrágicas. Ocorre deposição de imunocomplexos, provocando coagulação intravascular disseminada.[6,7]

MANIFESTAÇÕES CLÍNICAS

As síndromes clínicas podem se apresentar com febres indiferenciadas, febres com exantema e/ou artralgia, encefalites e febres hemorrágicas.

A febre é considerada característica comum das arboviroses, podendo estar associada a cefaleia, mialgia, astenia ou artralgia, a qual compromete pequenas articulações de maneira intensa e incapacitante. O exantema pode ser maculopapuloso, acometendo tronco, membros e, menos frequentemente, a face. Pode ser descrita, ainda, a sintomatologia caracterizada por dor ocular, náuseas e vômitos.

As manifestações hemorrágicas são variadas, como epistaxe, gengivorragia, petéquias e equimoses.

As encefalomielites são manifestações clínicas de algumas arboviroses e podem cursar com febre, distúrbios de marcha, diplopia, hipo e hipertonia, paraplegia, tremores, confusão mental e convulsões.[6-8]

DIAGNÓSTICO LABORATORIAL

O teste diagnóstico consiste na detecção de anticorpos IgM contra o vírus em soro ou líquido cefalorraquidiano (LCR), utilizando a técnica de captura de anticorpos IgM (ELISA).

Outras provas incluem inibição de hemoglutinação, detecção de genoma viral (PCR) e isolamento viral.

DIAGNÓSTICO DIFERENCIAL

O diagnóstico diferencial muitas vezes está condicionado às questões epidemiológicas e às manifestações clínicas de maior ou menor gravidade. O isolamento do vírus e as características sorológicas orientam também o diagnóstico diferencial.[8]

TRATAMENTO

Não existe tratamento específico para as síndromes acarretadas pelos arbovírus. Nas febres indeterminadas, o tratamento é sintomático. Estão indicados analgésicos, exceto o ácido acetilsalicílico, em virtude do risco de diminuir a agregação plaquetária. Devem ser mantidos repouso e hidratação e, se necessário, administrados antieméticos e anticonvulsivantes.[8]

PROFILAXIA

A medida profilática mais recomendada consiste em interromper o ciclo de transmissão do arbovírus. As medidas de controle se restringem ao vetor, uma vez que não há vacinas ou agentes antivirais específicos.

A vacinação é importante medida de controle no caso de febre amarela. Deve-se dar atenção aos movimentos migratórios.

Casos em humanos, epizootias e o achado do vírus em vetor silvestre devem ser notificados imediatamente.[9]

Referências

1. Meslin FX. Aspectos globais de zoonoses emergentes e potenciais: uma perspectiva da Organização Mundial de Saúde (OMS). Doenças Infecciosas Emergentes 1997; 3:223-8.
2. Figueiredo LTM. Arboviroses emergentes no Brasil. Rev Soc Bras Med Trop Uberaba, mar-abr 2007; 40(2).
3. Organização Mundial da Saúde (OMS). Viroses transmitidas por artrópodes e roedores. Informe Técnico 1985; 719:126.
4. Weaver SC. Evolutionary influences in arboviral disease. Curr Top Microbiol Immunol 2006; 299:285-314.
5. Karabastos N. International catalogue of arboviruses including certain other viruses of vertebrates. American Society of Tropical Medicine and Hygiene. San Antonio, 1985.
6. Brés P. Impact of arboviruses on human and animal health. In: Monath TP. The arboviruses: epidemiology and ecology. Florida: CRC Press Inc, 1988:1-18.
7. De Filippis VR, Villa Roel LP. Evolução do vírus. In: Knipe DM, Howley PM. Virology. Philadelphia: Lippincott Williams and Wilkins 2001:353-70.
8. World Health Organization. Dengue: guidelines for diagnosis, treatment, prevent and control. Genova: WHO, 2009.
9. Brasil. Ministério da Saúde. Guia de vigilância epidemiológica. 7. ed. Brasília-DF, 2009.

Febre Chikungunya

Sandra Lyon

INTRODUÇÃO

Chikungunya é uma doença infecciosa febril, causada pelo vírus *Chikungunya* (CHIKV), transmitido pelos mosquitos *Aedes aegypti* e *Aedes albopictus*.[1]

O termo chikungunya descreve a aparência curvada dos pacientes, motivada pelas fortes dores musculares e nas articulações que caracterizam a doença.[2]

HISTÓRICO

Originado na Tanzânia, em 1952, o vírus logo se espalhou pela África, Ásia e Europa.[3] Atualmente, circula em alguns países da África e da Ásia. De acordo com a Organização Mundial da Saúde (OMS), desde 2004, o vírus já foi identificado em 19 países.[4]

A partir de 2004, um surto na costa do Quênia propagou o vírus para Comores, Ilhas Reunião e outras ilhas do Oceano Índico, chegando, em 2006, a Índia, Sri Lanka, Ilhas Maldivas, Cingapura, Malásia e Indonésia.[5,6] Nesse período foram reportados, aproximadamente, 1,9 milhão de casos, a maioria na Índia.[7]

Em 2007, o vírus foi identificado na Itália.[8] Em 2010, houve relatos de casos na Índia, Indonésia, Mianmar, Tailândia, Ilhas Maldivas, Ilhas Reunião e Taiwan. Países como França e EUA também registraram casos em 2010, mas sem transmissão autóctone, ou seja, as pessoas foram infectadas nos locais onde viviam.[9,10]

Em 2014, o Ministério da Saúde do Brasil registrou 824 casos de febre chikungunya no Brasil, sendo 458 casos na Bahia, 330 no Amapá, 17 em São Paulo, quatro no Ceará e três no Rio de Janeiro. Foram considerados 785 casos autóctones (Bahia e Amapá), e os restantes, importados (Rio de Janeiro, Ceará, São Paulo e outros estados da Federação).[11]

EPIDEMIOLOGIA

O vírus consegue infectar muitas pessoas ao mesmo tempo porque é transmitido pelo mosquito da dengue, o *Aedes aegypti*. Por isso, a doença é conhecida como "prima da dengue".

Toda a população do continente americano está vulnerável, pois não há imunidade contra o vírus, e os dois mosquitos capazes de transmitir a doença estão presentes em inúmeros criadouros nas regiões tropicais e subtropicais.[1]

O vírus faz parte da família Togaviridae, do gênero *Alphavirus*, é envelopado e contém material genético constituído por RNA de fita simples positiva. Codifica quatro proteínas não estruturais que participam da replicação viral (NS1, NS2, NS3, NS4) e três proteínas estruturais, uma que forma o capsídeo (C) e duas que constituem o envelope (E1 e E2).[1,2,5]

A doença é transmitida vetorialmente por artrópodes capazes de infectar indivíduos que permaneçam ou que viajem por áreas endêmicas. Esses viajantes podem aumentar a disseminação do vírus, tornando-se prováveis fontes de infecção para outros mosquitos em novos indivíduos, em outros locais.

Em virtude da alta incidência dos vetores em vários países, a doença tornou-se uma preocupação em nível mundial.[2]

A incidência da doença aumentou consideravelmente quando o vírus passou por uma mutação adaptativa que facilitou a infecção viral por *Aedes albopictus*, transportando a doença para locais onde ainda não havia pessoas afetadas.[12]

MANIFESTAÇÕES CLÍNICAS

O período de incubação varia de 2 a 12 dias (em média, 3 a 7 dias). Ocorre febre de 38,9°C, de início súbito e duração prolongada, que pode variar de dias a 2 semanas, com cefaleia, calafrios, mialgia, náuseas e vômitos.

A artralgia é típica, acometendo extremidades, tornozelos, pulsos e dedos e, eventualmente, as grandes articulações.

Pode ocorrer artrite, em geral incapacitante, após a fase aguda. Alguns sintomas tornam-se prolongados, com duração de semanas ou meses, incluindo fadiga, poliartrite e tenossinovite dos dedos.[13]

Além disso, podem manifestar-se erupção maculopapular e prurido, acometendo primordialmente o tronco. São observadas, ainda, miocardite, meningoencefalite e hemorragia leve, síndrome de Guillain-Barré e paralisia flácida aguda.[14]

Alguns pacientes podem apresentar recorrência dos sintomas de dores articulares, poliartrite distal e alterações vasculares periféricas (síndrome de Raynaud), assim como sintomas depressivos, fadiga e debilidade.[15]

Alguns fatores de risco estão associados às formas mais graves, como idade superior a 45 anos, preexistência de comprometimento articular e manifestações graves na forma clínica aguda.[16]

Manifestações atípicas

- **Neurológicas:** meningoencefalite, encefalopatias, síndrome do cerebelo, parestesias, neuropatias e paralisia.
- **Oculares:** neurite óptica, iridociclite, epiesclerite, retinite e uveíte.
- **Cardiovasculares:** miocardite, pericardite, falência cardíaca, arritmia e instabilidade hemodinâmica.
- **Dermatológicas:** fotossensibilidade, hiperpigmentação, erupção vesiculosa e intertrigo.
- **Renais:** nefrite e insuficiência renal aguda.
- **Respiratórias:** pneumonia e insuficiência respiratória.
- **Outras manifestações:** hepatite, pancreatite e hipoadrenalismo.[17]

São descritas três formas clínicas:

- **Aguda:** início súbito, febre alta (> 39°C), dores articulares de pequenas e grandes articulações, cefaleia, mialgia, *rash* cutâneo e conjuntivite. Os sintomas se estendem por 3 a 10 dias.
- **Subaguda:** a maioria dos pacientes apresenta melhora clínica em 10 dias após o início dos sintomas. Outros apresentam poliartrite distal e alterações vasculares periféricas (síndrome de Raynaud), assim como sintomas depressivos, fadiga e astenia.
- **Crônica:** a artralgia apresenta-se como artropatia destrutiva, semelhante à artrite reumatoide, podendo evoluir para incapacidade de movimento.[17]

DIAGNÓSTICO

O diagnóstico baseia-se na história epidemiológica: presença de vetores responsáveis pela transmissão e pacientes provenientes de áreas em que há a circulação do vírus.

O diagnóstico clínico baseia-se na tríade clássica: febre alta, *rash* cutâneo e dores articulares.[17]

O diagnóstico laboratorial consiste em:

- Leucocitose com diminuição de linfócitos; trombocitopenia nunca < 100.000/mm^3.
- O vírus pode ser detectado no sangue durante as primeiras 48 horas ou, em alguns pacientes, depois de 4 dias, por meio de ELISA IgM. Esses anticorpos podem persistir por mais de 6 meses no sangue.[18]

A soroconversão consiste em:

- ELISA IgG: os anticorpos permanecem por mais de 6 meses.
- Detecção de ácidos nucleicos (Rt-PCR) e isolamento do vírus, que pode ser detectado após 48 horas e em até 4 dias após a infecção.[18]

TRATAMENTO

Não há tratamento específico nem vacinação preventiva.

Nos episódios agudos, recomendam-se repouso, ingestão de líquidos e administração de anti-inflamatórios não esteroides para alívio das dores articulares. Ácido acetilsalicílico não deve ser usado em virtude do risco de sangramento e síndrome de Reye.[17]

Referências

1. Sudeep AB, Parashar D. Chikungunya: uma visão geral. J Riosci 2008; 33:443-9.
2. Burt FJ et al. Chikungunya: a Re-ermerging virus. Lancet 2012; 379:662-71.
3. Robinson MC. An epidemic of virus disease in southern province, Tanganyika territory, in 1952-53. Trans R Soc Trop Med Hyg 1955; 49:28-32.
4. Vazeille M, Jeannin C, Martin E, Schaffner F, Failloux AB. Chikungunya: a risk for Mediterranean contries. Acta Trop 2008; 105(2):200-2.
5. Josseran L, Paquet C, Zehgnoun A et al. Chikungunya disease outbreak, Reunion Island. Emerg Infect Dis 2006; 12(12):1994-5.
6. Gauzere BA, Aubry P. L'épidemie de chickungunya "a la Reunion, 2005-2006 em questions". Sainte-Marie: Azalées éditions, 2006.
7. World Health Organization Outbreak News. Chikungunya, India. Wkly Epidemiol Rec 2006; 81(43):409-10.
8. Rezza G, Nicoletti L, Angelini R et al. Infection with chikungunya virus in Italy: an outbreak in a temperate region. Lancet 2007; 370(96052):1840-6.
9. European Centre for Disease Prevention and Control. Consultation on mosquito-borne disease transmission in Europe. Paris: ECDC, 2010.
10. Gibsey K, Fisher M, Prince H, Kasay L. Chikungunya fever in the united states: a fifteen year review of cases. Clin Infect Dis 2011; 52(5):1.
11. Ministério da Saúde, Brasil. Organização Mundial da Saúde. Disponível em: http://www.infectologia.org.br/pdf.

12. Gonzalez M, Mattar VS. Vírus chikungunya em Colombia, simples cuestión de tempo? Rev MVZ, Córdoba, mai/ago 2014; 19(2).
13. Taubitz W, Cramer JP, Kapaun A. Chikungunuya fever in travelers: clinical presentation and course. Clin Infec Dis 2007; 45:1-4.
14. Staples JE, Brriman RF, Powers AM. Chikungunya fever: an epidemiological review of a re-emerging infections disease. Clin Infect Dis 2011; 49(6):942-8.
15. Angelini R, Finarelli AC, Angelini P et al. Chikungunya in northeastern Italy: summing up o f the outbreak. Eurosurveillance 2007; 12(47).
16. Simon F, Parola P, Grandadam M et al. Chikungunya infection: an emerging rheumatism among travelers reutned from Indian Ocean Islands report of 47 cases. Medicine Baltimore 2007; 86(3):123-37.
17. Sanchez GP, Alvarez GR, Gijon YP, Lluch CC. Chikungunya fever: uncommon disease as a medical emergency in Cuba. Medisan Santiago de Cuba, Jun 2014; 18(6).
18. Lanciotti RS. Arbovirus diseases branch diagnostic and reference laboratory fort Collins. Colorado: Center for Disease Control, 2010.

Febre Zika

Sandra Lyon

INTRODUÇÃO

A febre Zika é causada pelo vírus *Zika* (*Zika virus* [ZIKV]) da família Flaviridae e do gênero *Flavivirus*.[1]

O vírus *Zika* é envelopado e icosaedral com um genoma RNA não segmentado, de cadeia simples e senso positivo. Ele está mais estreitamente relacionado com o vírus *Spondweni*, sendo um dos dois vírus no subtipo *Spondweni*.

HISTÓRICO

Em 1947, pesquisando a febre amarela, cientistas colocaram um macaco *rhesus* em uma jaula na floresta de Zika (termo que significa sobrecrescido em luganda, a língua local), próximo ao Instituto de Pesquisa Virológica do Leste Africano, em Entebe, Uganda. A febre se desenvolveu no macaco, e os pesquisadores isolaram de seu soro um agente transmissível, descrito como vírus *Zika*, em 1952. Somente em 1954 o vírus foi isolado em humanos.

De 1951 a 2013, o micro-organismo foi encontrado em outros países do continente africano (Tanzânia, Egito, República da África Central, Gabão e Serra Leoa).

A partir de 1966, estima-se que tenha se alastrado para a Ásia (Índia, Malásia, Filipinas, Tailândia, Vietnã e Indonésia) e, depois, para a Oceania (Micronésia e Polinésia Francesa).

Até 2007, os casos de infecção pelo vírus *Zika* eram considerados raros, quando uma epidemia ocorreu na ilha Yap, na Micronésia. Mais recentemente, foram registradas epidemias na Polinésia, na Ilha de Páscoa, nas Ilhas Cook e na Nova Caledônia.

Nas Américas, o vírus foi identificado pela primeira vez na Ilha de Páscoa (território pertencente ao Chile), em 2014.

No Brasil, os primeiros casos da febre Zika foram registrados em Camaçari, na região metropolitana de Salvador, Bahia. Posteriormente foram identificados casos no interior da Bahia e em outros estados do Nordeste.[2-7]

Epidemiologia

O vírus *Zika* foi detectado em casos de infecção humana em Uganda, na Tanzânia, no Egito, na República Centro-Africana, em Serra Leoa e no Gabão, assim como em partes da Ásia, incluindo Índia, Malásia, Filipinas, Vietnã e Indonésia.

Transmitido por mosquito, o vírus já foi isolado de inúmeras espécies do gênero *Aedes*, como *Aedes aegypti, Aedes africanus, Aedes apricoargenteus, Aedes furcifer, Aedes luteocephalus* e *Aedes vitattus*.[8]

O período de incubação é de cerca de 10 dias, e os hospedeiros vertebrados do vírus incluem macacos e humanos.[1,2,8] A transmissão se dá pela picada do inseto, em geral no fim do dia e à noite.

MANIFESTAÇÕES CLÍNICAS

Os sintomas iniciam com cefaleia, exantema maculopapuloso, febre entre 37,8°C e 38,5°C, dores articulares, sobretudo em mãos e pés, dores musculares e hipersensibilidade nos olhos, que evolui para conjuntivite. O paciente pode ainda apresentar astenia, dor abdominal, náuseas, vômitos e diarreia.

A sintomatologia, em geral, desaparece entre 4 e 7 dias. Existe correlação entre a infecção *ZIKV* e a síndrome de Guillain-Barré em locais em que ocorre a circulação simultânea do vírus da dengue.[9-11]

A síndrome de Guillain-Barré é caracterizada por fraqueza muscular com diferentes graus de agressividade, podendo ocorrer paralisia total dos membros, além de comprometimento dos músculos respiratórios e da face. A fraqueza ou paralisia muscular pode ser acompanhada de outros sintomas, como taquicardia, queda ou aumento da pressão arterial, retenção urinária ou constipação intestinal e dor nos membros.[5,12,13]

Quadros mais graves podem provocar, ainda, comprometimento do sistema nervoso central (SNC), além da síndrome de Guillain-Barré, como mielite transversa e meningoencefalite.

Mulheres no início da gravidez (até 12 semanas de gestação) constituem o grupo mais sujeito a apresentar consequências graves provocadas pelo vírus, podendo dar à luz bebês com microcefalia fetal. Essas crianças nascem com crânio com menos de 32cm de circunferência. Essa redução está associada a deficiência mental, motora e, em alguns casos, à morte prematura.[4,5,14]

MICROCEFALIA[15-17]

A microcefalia corresponde a uma malformação congênita, em que o cérebro não se desenvolve de maneira adequada. Nesse caso, os bebês nascem com o perímetro cefálico menor que a média:

- **Perímetro cefálico normal:**
  - $\geq$ 31,5cm (meninas);
  - $\geq$ 31,9cm (meninos).
- **Microcefalia:**
  - < 31,5cm (meninas);
  - < 31,9cm (meninos).
- **Microcefalia severa:** medida não definida pelo Ministério da Saúde (MS). Os casos de microcefalia relacionados com a infecção pelo vírus Zika são considerados graves.

Principais causas de microcefalia[18]

- Genética: em geral, anomalias cromossômicas, como as síndromes de Down, de Cornelia de Lange, *Cri Du Chat*, de Rubinstein-Taybi, de Seckel, de Smith-Lemli-Opitz e de Edwards.
- Infecções perinatais (transmitidas da mãe para o feto), como toxoplasmose, rubéola, citomegalovírus, herpes tipos 1 e 2, varicela-zóster (VZV), sífilis, HIV, citomegalovírus e hepatite B.
- Síndrome alcoólica fetal: o uso e o consumo excessivo de álcool na gestação podem acarretar prejuízos para o feto, como microcefalia, baixo peso ao nascimento, fraco desempenho escolar, dificuldades de linguagem e anomalias cardíacas e renais.
- Exposição a substâncias químicas, como o mercúrio.
- Desnutrição grave.
- Anoxia neonatal durante o parto.

A criança com microcefalia pode apresentar múltiplos distúrbios de desenvolvimento, como atraso mental, distúrbios alimentares (por exemplo, dificuldade para engolir), choro agudo e fraqueza generalizada, convulsões, rigidez de membros, atraso neuromotor (o bebê demora a sustentar a cabeça e tem dificuldade para sentar, engatinhar, andar e manipular objetos).

Não existe tratamento específico para a microfalia, e a condição não pode ser revertida. O que existe são ações de suporte direcionadas caso a caso para ajudar a criança a se desenvolver.

Um dos aspectos mais importantes é a estimulação precoce, desde o nascimento até os anos de idade, que tem como objetivo maximizar o potencial de cada bebê no que se refere à maturação neurológica, ao crescimento físico, ao comportamento, ao aprendizado e à sociabilidade.[18]

Síndrome da Zika congênita

- Microcefalia.
- Calcificação intracraniana.
- Alterações auditivas.
- Alterações de visão.
- Rigidez e deformidade nos braços e nas pernas.
- Irritação e choro agudo.
- Dificuldade de engolir.
- Atraso neuromotor.
- Presença de líquido na cavidade craniana, em casos graves.[18]

Diagnóstico da microcefalia

A ultrassonografia é um exame preciso para o diagnóstico da microcefalia, pois é capaz de identificar outras características e outras malformações cerebrais que também poderiam determinar microcefalia e que não estariam relacionadas com o vírus Zika. Se o contato com o vírus acontecer depois do segundo trimestre da gravidez, pode não haver tempo suficiente para aparecer na ultrassonografia.

DIAGNÓSTICO LABORATORIAL

O diagnóstico laboratorial do *ZIKV* se baseia, principalmente, na detecção de RNA viral a partir de espécimes clínicos. Não há testes sorológicos comerciais. A análise foi confirmada com resultados negativos quando testados com os seguintes vírus: dengue 1-4, encefalite japonesa, febre amarela, hepatite C, chikungunya, Ross River, citomegalovírus, Epstein-Barr, varicela-zóster, herpes simples 1, hepatite B, B19, adenovírus e subtipos de enterovírus humanos, incluindo enterovírus humano 71, ecovírus 6, poliovírus, Sabin tipos 1, 2 e 3 e os coxsackievírus A10 e B4.[13,19]

DIAGNÓSTICO DIFERENCIAL (Tabela 90.1)

O hemograma pode apresentar alterações como leucopenia, linfocitose e plaquetopenia. O exame de RT-PCR (*reverse transcription polymerase chain reaction*) é uma alternativa disponível em centros de referência.[13,19]

Tabela 90.1 ■ Sinais e sintomas da Zika: semelhanças e diferenças entre Zika, dengue e chikungunya[18,20]

	Zika	Dengue	Chikungunya
Período de incubação	3 a 12 dias	4 a 10 dias	3 a 12 dias
Febre	< 38,5°C, podendo não ocorrer	Sempre presente > 38,5°C, de inicio imediato	Quase sempre presente, ≥ 38,5°C, e de início imediato
Dores articulares	Leves	Moderadas	Presentes em 90% dos casos, são intensas e afetam principalmente tornozelos e pulsos
Cefaleia	Pode estar presente	Presente, inclusive na região atrás dos olhos	Pode estar presente
Máculas eritematosas na pele	Aparecem nas primeiras 24 horas, sobretudo no tronco	Presentes em cerca de 30% a 50% dos casos	Podem estar presentes nas primeiras 48 horas da infecção
Prurido	De leve a intenso	Leve	Presente em 50% a 80% dos casos, mas é leve
Vermelhidão nos olhos	Pode estar presente	Rara	Pode estar presente
Náusea	Pode estar presente	Pode estar presente	Pode estar presente
Edema	Pode estar presente	Raro	Raro
Hemorragia	Rara	Pode surgir no terceiro e quarto dias de evolução	Rara
Tosse ou dor de garganta	Podem estar presentes	Raras	Raras
Duração dos sintomas	De 3 a 7 dias	De 5 a no máximo 10 dias, mas o paciente pode ter astenia por até 1 mês	Em geral, os pacientes se recuperam após 10 dias, mas em alguns casos os sintomas podem durar meses

TRATAMENTO

Não há tratamento específico. Podem ser utilizados analgésicos, como paracetamol, anti-inflamatórios, colírios e anti-histamínicos, em caso de prurido. Não há vacina disponível.[3]

Vigilância epidemiológica

O comprometimento do SNC em pacientes com doenças causadas pelo vírus Zika pressupõe a necessidade de aprimorar a vigilância de síndromes neurológicas em doentes febris agudos.

É necessário melhorar o controle vetorial nos municípios infestados com o *Aedes aegypti*, associado à transmissão das arboviroses (dengue, chikungunya e Zika), que representam enorme desafio para a vigilância epidemiológica quanto ao reconhecimento precoce das novas áreas de transmissão, de modo a minimizar o impacto dessas doenças na população.[7]

Medidas de prevenção

- Combate aos principais criadouros do mosquito.
- Eliminação dos focos de mosquitos utilizando cloro em recipientes com larvas.
- Utilização de tinta de parede com moléculas repelentes para os mosquitos.
- Inoculação da bactéria *Wolbachia pipientis* em *Aedes* com o objetivo de bloquear a transmissão do vírus pelo *Aedes* e também de reduzir sua longevidade.
- Utilização de bioinseticidas com capacidade de matar as larvas de *Aedes* sem prejudicar as pessoas e os animais domésticos.
- Utilização de repelentes.
- Desenvolvimento de vacina com bom nível de eficácia.

Principais repelentes

Os repelentes são utilizados sobre a pele em áreas expostas, com o objetivo de criar dificuldades para que o mosquito não se aproxime, pouse ou pique a pessoa. O repelente não mata o mosquito e não é venenoso. Existem roupas antimosquito com o repelente permetrina, derivado do crisântemo, entremeado nas fibras. Para bebês, utiliza-se a citronela.

A ação do repelente perdura aproximadamente até 50 lavagens do tecido. Com o objetivo de aumentar a proteção, pode-se ainda utilizar repelentes na apresentação *spray* sobre as vestimentas e sobre os mosquiteiros das camas.[18]

Os princípios ativos dos repelentes recomendados pela Organização Mundial de Saúde (OMS) são:

- Icaridina (KB3023): uso permitido no Brasil em crianças a partir de 2 anos de idade em concentração de 25%, cujo período de proteção chega a 8 a 10 horas.

- DEET: em concentração até 10%, pode ser utilizado em maiores de 2 anos, mas não deve ser aplicado mais de três vezes ao dia em crianças de 2 a 12 anos.
- IR3535 30%: liberado pela ANVISA para uso em crianças com mais de 6 meses. Confere proteção por um período de 4 horas.

Existem ainda os repelentes naturais; no entanto, como são altamente voláteis e costumam ter efeito de curta duração, não garantem proteção adequada contra o *Aedes aegypti*, devendo ser evitados.

Bebês com até 6 meses só devem usar mosquiteiros e roupas de proteção. Não são recomendados nenhuma substância química na pele ou repelentes elétricos que contenham produtos químicos. Recomenda-se a instalação de telas nas janelas e portas, deixando o ambiente refrigerado, já que os mosquitos gostam de calor e umidade.

Em geral, o uso de repelentes deve ser evitado nas crianças com menos de 2 anos. Dos 6 meses aos 2 anos devem ser utilizados apenas em situações especiais com orientação e acompanhamento médico.[21]

Referências

1. Oliveira WK. Zika vírus – Informações sobre a doença e investigação da síndrome exantemática no Nordeste. Coordenação Geral e Resposta às Emergências de Saúde Pública. Departamento de Vigilância das Doenças Transmíssiveis. Secretaria de Vigilância em Saúde, Brasília-DF, 2015.
2. Les infections a virus Zika. Rev Francoph des Lab 2014; 467:45-52.
3. Zanluca C, de Melo VCA, Mosimann ALP, dos Santos GIV, dos Santos CND, Luz K. First report of autochthonous transmission of Zika virus in Brazil. Mem Inst Oswaldo Cruz 2015; 110:569-72.
4. Campos GS, Bandeira AC, Sardi SI. Zika virus outbreak, Bahia, Brazil. Emerg Infect Dis 2015 Oct; 21(10):1885-6.
5. Nhan TX, Cao-Lormeau VM, Musso D. Les infections à virus Zika. Rev Francoph Lab 2014 Déc; 2014(467):45-52.
6. Hayes EB. Zika vírus fora da África. Emerg Infect Dis 2009.
7. Vasconcelos PFC. Enfermedad por virus Zika: ¿Sun nuevo problema emergente en las Américas? Rev Pan-Amaz Saude Ananindeua 2015 Jun; 6(2).
8. Foy BD, Kobylinski KC, Chilson Foy JL et al. Provable non-vectorborne transmission of Zika virus. Colorado, U.S.A. Emeg Infect Dis 2011 May; 17(5):880-2.
9. Brasil. Ministério da Saúde, Secretaria de Vigilância em Saúde. Centro de Informação Estratégica em Saúde. Nota informativa 6/2015.
10. Brasil. Ministério da Saúde, Secretaria de Vigilância em Saúde. Centro de Informação Estratégica em Saúde. Nota informativa 7/2015.
11. Organização Panamericana de Saúde – Alerta epidemiológico infecção por vírus Zika – 7/05/2015.
12. Dourado ME, Felix RH, Da Silva WKA, Queiroz JW, Jerônimo SMB. Clinical characteristics of Guillain-Barré syndrome in a tropical country: a Brazilian experience. Acta Neurol Scand 2012; 125:47-53.
13. Duffy MR, Chen TH, Hancock WT et al. Zika virus outbrak on Yap Island, Federated States of Micronesia. N E J Med 2009; 360:2536-43.
14. Informativo Ministério da Saúde do Brasil. Brasília, novembro de 2015.
15. Ministério da Saúde do Brasil. Secretaria de Vigilância em Saúde. Situação epidemiológica de ocorrência de microcefalia no Brasil. Bol Epidemiol 2015; 46 (34):1-3.
16. Ministério da Saúde do Brasil. Ministério da Saúde confirma relação entre vírus Zika e microcefalia. Brasília. Ministério da Saúde. Portalsaude.saude.gov.br.
17. Ministério da Saúde do Brasil. Secretaria de Vigilância em Saúde. Departamento de Vigilância Epidemiológica. Nota informativa nº 1, de 17 de novembro de 2015.
18. Viva Saúde Especial. Zika vírus e microcefalia. São Paulo, Revista Viva Saúde, Editora Escala, 2016.
19. Faye O, Dupressoir A, Weidmann M, Ndiage M, Alpha Sall A. One-step RT-PCR for detection of Zika virus. J Clin Virology 2008 Sep; 43(1):96-101.
20. Musso D, Cao-Lormeau VM, Guble DJ. Zika virus: following the path of dengue and chikungunya? Lancet 2015 Jul; 386(990): 243-4.
21. Sociedade Brasileira de Dermatologia. Alerta sobre o uso de repelentes em crianças – 23 de maio de 2015. Disponível em: http://www.sbd.org.br/sociedade-brasileira-de-dermatologia-alerta-sobre-o-uso-de-repelentes-em-criancas. Acesso em: 11 de junho de 2016.

Febre do Nilo Ocidental

Sandra Lyon

INTRODUÇÃO

A febre do Nilo Ocidental (FNO) é uma doença causada por um vírus do gênero *Flavivirus*, família Flaviridae, assim como os vírus da dengue e da febre amarela.

A infecção viral pode transcorrer de maneira subclínica ou apresentando sintomatologia com distintos graus de gravidade, variando desde uma febre passageira a uma encefalite grave, que ocorre com maior frequência em adultos.[1,2]

HISTÓRICO

A infecção cerebral denominada febre do Nilo Ocidental foi identificada pela primeira vez em Uganda, em 1937. A FNO pode ter causado a morte de Alexandre, o Grande, no ano 323 a.C, aos 32 anos de idade. [3]

De início, a distribuição geográfica da FNO parecia restrita ao vale do Nilo, na África, e ao Oriente Médio. Posteriormente, observou-se a ocorrência da infecção no Oeste da Rússia, na Ásia Central, na Europa e na África do Sul.[4]

Na década de 1950, verificou-se, em Israel, a primeira epidemia, sendo o vírus do Nilo Ocidental reconhecido como causador de uma meningoencefalite grave. Mais tarde, sua presença foi novamente identificada em Israel, bem como na Índia, no Egito e em outros países da África. Na década de 1990 foram registrados surtos nos seguintes países: Argélia (1994), Romênia (1996-1997), República Checa (1997), Congo (1998), Rússia (1999) e Israel (2000); nos EUA, desde 1999 surgem casos da doença com óbitos, assim como no Canadá.[4,5]

Recentemente, a disseminação do vírus para o hemisfério Sul foi confirmada com a detecção de animais infectados pela FNO em território sul-americano. A soropositividade para a FNO em equídeos na Colômbia e na Venezuela e o isolamento do vírus nesses animais na Argentina reiteram a necessidade de manutenção do sistema de vigilância enzoótica para o vírus em território nacional.[6]

ECOLOGIA E EPIDEMIOLOGIA

O vírus pode infectar humanos, aves, coalas e outros mamíferos. Sua competência vetorial está diretamente ligada à abundância do vetor no local, além da prática de antropofilia e ornitofilia. O principal gênero do mosquito foi identificado como vetor do vírus da FNO, atribuindo-se a ele o papel de principal disseminador e amplificador do vírus.[7,8]

Entre os mamíferos, os equinos são considerados os principais hospedeiros suscetíveis, além de felinos (gatos) e cães. Os jacarés podem desempenhar papel relevante na transmissão da FNO em áreas em que é alta a densidade populacional desses animais.[9-12]

Na natureza, a capacidade de perpetuação do vírus em condições climáticas adversas é atribuída à transmissão viral vertical e sua capacidade de manutenção durante a diapausa do vetor.[2]

PATOGENIA

O mecanismo exato e os locais de replicação do vírus FNO após a picada do mosquito infectado permanecem desconhecidos; no entanto, acredita-se que a replicação inicial ocorra na pele e em linfonodos regionais, gerando uma viremia primária no sistema reticuloendotelial.[13]

Dependendo da viremia secundária resultante da replicação viral no sistema reticuloendotelial, os vírions podem acometer o sistema nervoso central (SNC), causando desordens neurológicas em virtude da proliferação viral em neurônios e células da glia, citotoxicidade do sistema imune em resposta às células infectadas, inflamação perivascular difusa e formação de nódulo microglial.[6,14]

Além do neurotropismo viral, o tecido renal é um dos sítios replicativos do vírus da FNO.[15] Poderão ocorrer, ainda, acometimento do sistema digestório e manifestações hemorrágicas.[16]

TRANSMISSÃO

Não ocorre transmissão entre humanos. A transmissão do vírus só ocorre quando um mosquito infectado pica um humano para se alimentar. O período de incubação varia de 3 a 14 dias.[5]

MANIFESTAÇÕES CLÍNICAS

A maior parte das infecções pela FNO em humanos não causa sintomas (80%), e cerca de 20% dos casos têm como primeiros sinais e sintomas: doença febril de início abrupto, frequentemente acompanhada de mal-estar, anorexia, náuseas, vômitos, dor nos olhos, cefaleia, mialgia, exantema maculopapular e linfadenopatia. Menos de 1% dos seres humanos infectados pela FNO ficam gravemente doentes, podendo apresentar febre alta, rigidez de nuca, desorientação, tremores, fraqueza muscular e paralisia. Os casos graves podem ser fatais, desenvolvendo encefalite e meningite.[2,3]

DIAGNÓSTICO DIFERENCIAL

Constituem diagnóstico diferencial com FNO: meningoencefalite sem causa conhecida, encefalites ou meningites de provável etiologia viral, além de outras doenças do SNC.

Devem ser consideradas ainda no diagnóstico diferencial: doenças febris agudas, suspeitas de dengue, leptospirose e febre maculosa.

DIAGNÓSTICO LABORATORIAL

O teste diagnóstico mais eficiente consiste na detecção de anticorpos IgM contra o vírus do Nilo Ocidental em soro (coletado entre o oitavo e o 14º dia após o início dos sintomas) ou em líquido cefalorraquidiano (LCR – coletado até o oitavo dia a partir do início dos sintomas), utilizando a técnica de captura de anticorpos IgM (ELISA).

Pacientes recentemente vacinados (p. ex., febre amarela) ou infectados com outro flavivírus (p. ex., febre amarela, dengue, encefalite japonesa, Saint Louis) podem apresentar resultado de IgM-Elisa positivo por reação cruzada.

Podem ser utilizadas outras provas, como inibição de hemaglutinação, detecção do genoma viral (PCR) e isolamento viral.

Outros achados importantes, em casos graves de surtos recentes, incluem contagem de leucócitos geralmente elevada, ocorrendo linfocitopenia e anemia. O exame de LCR pode apresentar pleocitose linfocítica com proteínas elevadas e glicose normal.

A tomografia computadorizada do cérebro apresenta-se geralmente normal.

A imagem por ressonância magnética pode revelar aumento das leptomeninges e/ou área periventricular e alteração do sinal do parênquima.[7,14]

TRATAMENTO

O tratamento é de suporte, frequentemente envolvendo hospitalização, fluido EV, suporte respiratório e prevenção de infecção secundária para os pacientes com a forma grave da doença.[5]

Medidas de controle

Considerando que o território brasileiro apresenta algumas características geográficas que delineiam sua suscetibilidade à futura circulação da FNO, medidas de vigilância epidemiológica devem ser adotadas no sentido de detectar o mais precocemente possível a circulação do vírus:

- **Vigilância de aves:** aparecimento de aves mortas sem etiologia definida.
- **Vigilância entomológica:** isolamento viral em mosquitos.
- **Vigilância em cavalos.**
- **Vigilância em humanos.**[5]

O Brasil tem mais de 4.700km de fronteiras com a Colômbia, a Venezuela e a Argentina, países de reconhecida circulação viral, o que dificulta um eficiente monitoramento sanitário em toda a área limítrofe. No entanto, a confirmação da entrada do vírus em território sul-americano, associada às características ecológicas e econômicas das fronteiras brasileiras, expõe a necessidade de manutenção permanente do sistema de vigilância para circulação desse arbovírus em território nacional.[6]

Referências

1. Organização Mundial da Saúde (OMS). Virosis transmitidas por artrópodos y roedores. Informes Técnicos 1985; 719:126.
2. Kramer LD, Li J, Shi P. West Nile Virus. Lancet Neurol 2007; 6:171-81.
3. Marr JS, Calisher CH, Alexander, The Great and West Nile Virus encephalitis. Emerg Infect Dis 2003; 9(12):1599-603.
4. Ackermann H, Bertheaume L. Atlas of virus diagrams. Flórida: CRC Press, 1995.
5. Brasil. Ministério da Saúde. Guia de Vigilância Epidemiológica. 7. ed. Brasília, MS, 2009.
6. Pauvolid-Corrêa A, Varella RB. Aspectos epidemiológicos da Febre do Oeste do Nilo. Rev Bras Epidemiol. São Paulo, set, 2008; II(3).
7. Centers for Disease Control and Prevention (CDC) outbreak of West Nile-like viral encephalitis. Morb Mortal WKLY Rep 1999; 38(48):845-72.

8. Rappole JH, Derrickson SR, Hubalek Z. Migratory birds and spread of West Nile Virus in the Western Hemisphere. Emerg Infect Dis 2000; 4(6):319-28.
9. Austgen LE, Bowen RA, Bunning ML, Davis BS, Mitchell CJ, Chang GJ. Experimental infection of cats and dogs with West Nile Virus. Emerg Infect Dis 2004; 10(1):82-6.
10. Durand B, Chevalier V, Pouillot R et al. West Nile Virus outbreak in horses, southern France results of a serosurvey. Emerg Infect Dis 2002; 8(8):777-82.
11. Lichtensteiger CR, Heinz-Taheny K, Osborne TS, Novak RJ, Lewis BA, Firth ML. West Nile Virus encephalitis and myocarditis in wolf and dog. Emerg Infect Dis 2003; 9(10):1303-6.
12. Klenk K, Snow J, Morgan K et al. Alligators as West Nile Virus amplifiers. Emerg Infect Dis 2004; 10(12):2150-5.
13. Deubel V, Fiette L, Gounon P, Drouet M.T, Khun H, Huerre M. Variations in biological features of West Nile Viruses. Ann N Y Acad Sci 2001; 951:195-206.
14. Campbell GL, Marfin AA, Lanciotti RS, Gubler DJ. West Nile Virus. Lancet Infections Disease 2002; 2:519-29.
15. Tonry JH, Brown CB, Cropp CB et al. West Nile Virus detection in urine. Emerg Infect Dis 2005; 11(8):1294-6.
16. Paddock CD, Nicholson WL, Bhatnagar J et al. Fatal hemorrhagic fever caused by West Nile Virus in the United States. Clin Infect Dis 2006; 42(11):1527-35.

Febre Hemorrágica Ebola

Sandra Lyon

INTRODUÇÃO

A febre hemorrágica Ebola é doença humana provocada por um vírus de gênero *Ebolavirus*, conhecido popularmente como vírus *Ebola*. Constitui doença altamente contagiosa que exige medidas especiais de proteção por ser fatal na maioria dos casos.[1]

HISTÓRICO

A infecção pelo filovírus Marburg foi inicialmente documentada em 1967, na Alemanha, para onde teria sido levada pelos macacos verdes africanos. Somente em 1976 foram descritas grandes epidemias no Zaire e no Sudão.

As quatro estirpes do vírus *Ebola*, geneticamente distintas, recebem os nomes das áreas geográficas onde foram descobertas: Zaire, Sudão, Reston, Tai (Costa do Marfim), todas resultantes de mutações gênicas da estirpe original Ebola Zaire.

Ocorreram epidemias do Ebola em 1975, no Zimbabwe e na África do Sul, e em 1980 e 1987, no Quênia.

Em 1994, outro surto ocorreu na Costa do Marfim e, em 1996, no Gabão rural e na África do Sul, correspondendo ao sorotipo Zaire.

Surtos epidêmicos ocorreram no Congo, em Kaluamba, em Uganda e no Sudão em 2000, 2004, 2007, 2008 e 2011, os quais foram contidos mediante o estabelecimento de medidas de controle da infecção.[1]

Em 2014 teve início um surto de febre hemorrágica Ebola na Guiné, na Libéria e em Serra Leoa, com expansão de casos para os EUA e a Europa. Em amostras de sangue desses pacientes foram constatadas 395 diferentes mutações, o que parece fazer parte da natureza do vírus *Ebola* e que constitui uma séria ameaça para a saúde humana e dos animais selvagens nas bacias do Congo e do Nilo.[1]

ETIOLOGIA

O vírus *Ebola* é um vírus de (-)ssRNA cadeia (do inglês *negative-sense single-stranded RNA viruses*) pertencente à ordem Mononegavirales, família Filoviridae, gênero *Filovirus*.

Os filovírus (Ebola, Raburg e Reston) partilham muitos aspectos comuns de sua biologia, como morfologia, densidade e perfil semelhante em uma eletroforese em gel de poliacrilamida. O *Ebola* consiste em quatro sorotipos: Ebola Sudão, Ebola Zaire, Ebola Reston e Ebola Tai (Costa do Marfim).[2]

Originalmente, esses vírus foram classificados como rabdovírus, mas observou-se posteriormente maior afinidade com o grupo dos Paramyxovirus. No entanto, foram inseridos na categoria dos filovírus por diferirem de outros vírus ssRNA cadeia. Assim, os filovírus apresentam classificação nível 4 na patogênese (superior ao HIV, que é nível 2), tempo de incubação de 20 a 21 dias (dependendo da estirpe), tempo de replicação do vírus de cerca de 8 horas e taxa de mortalidade de 70% a 90%.[3]

O vírus consiste em um nucleocapsídeo envolto em capsídeo helicoidal estriado.

Existe um canal axial no nucleocapsídeo e todo o vírus é envolvido por uma unidade lipoproteica derivada da célula hospedeira.[4]

A principal diferença entre os diversos subtipos de *Ebola* parece residir no gene que codifica uma glicoproteína, responsável pela entrada do vírus nas células. Há uma tendência natural de evolução desse vírus, formando um sem-número de subtipos, pois ele não tem a capacidade de rever suas cópias, o que leva à existência de deleções e alterações nos genoma.

Até agora, o vírus *Ebola* apresenta taxas de alterações mínimas, uma vez que se restringe a áreas geográficas limitadas com pressões seletivas constantes. O vírus penetra as células por ligação de uma glicoproteína existente em sua superfície com receptores de membranas celulares. Desse modo, efetuada a ligação, o vírus penetra a célula e controla todo o processo de proliferação.[4]

ECOLOGIA E EPIDEMIOLOGIA

O vírus foi isolado pela primeira vez em 1976, após um surto de febre hemorrágica no Zaire e no Sudão que matou 250 pessoas.[5,6] Até o momento foram identificadas quatro espécies distintas de *Ebolavirus*: Zaire, Sudão, Costa do Marfim e Bundibuyo, com a participação de seres humanos. Outro subtipo, o Reston, faz com que haja uma caixa hemorrágica letal em primatas não humanos originários das Filipinas.

A origem do vírus continua desconhecida, mas morcegos frugívoros são considerados seus prováveis hospedeiros.

Uma das razões para o início dos surtos no continente africano seria o contato ou o manuseio da carne crua de chimpanzés, gorilas, morcegos, macacos, antílopes e porcos--espinhos doentes ou mortos na floresta. Desse modo, o vírus seria disseminado para a comunidade, contaminando outras pessoas.

Por questões culturais, em algumas comunidades rurais da África, durante as cerimônias fúnebres, os familiares costumam tocar o corpo da pessoa falecida que, se infectada ou morta pelo *Ebola*, pode se tornar uma forma importante de transmissão do *Ebola*. Por isso, os mortos pela febre hemorrágica *Ebola* devem ser manipulados apenas por pessoas portando roupas de proteção e luvas, e o corpo deve ser enterrado imediatamente.

As florestas tropicais da África constituem um ecossistema comum para o surgimento do vírus *Ebola* por proporcionar uma rica biodiversidade animal, de modo que as epidemias parecem ser sazonais.[1]

TRANSMISSÃO

Na maioria dos surtos, o vírus é introduzido na população humana a partir da manipulação de carcaças de animais infectados. Nesses casos, a primeira fonte de transmissão é um animal encontrado morto ou caçado na floresta, seguida por transmissão pessoa a pessoa de caso-índice de membros da família ou profissionais da área da saúde.[9]

O contágio ocorre através de contato direto com sangue, secreções, órgãos ou outros fluidos corporais de pessoas ou animais infectados, assim como através de fômites. O vírus não é transmitido pelo ar, o que reduz a disseminação entre as pessoas e o meio ambiente.

A transmissão pode ocorrer logo após o surgimento dos primeiros sintomas. Durante o período de incubação, a pessoa não transmite o vírus.

Os profissionais da saúde devem adotar medidas de biossegurança rigorosas com o objetivo de evitar a exposição ao material contaminado.

O vírus *Ebola* morre facilmente com o uso de sabão e água sanitária e quando exposto ao sol e em ambientes secos. Sobrevive por curto período de tempo em superfícies secas ou com a emissão de solares.

A transmissão sexual tem sido sugerida, uma vez que filovírus foram encontrados no sêmen humano. Os vírus são capazes de persistir no sêmen dos sobreviventes por até 7 ou 8 semanas depois do desaparecimento da doença.[10]

MANIFESTAÇÕES CLÍNICAS

O início da doença é abrupto, após período de incubação de 2 a 21 dias.

As manifestações clínicas podem ser divididas em quatro fases principais:

- **Síndrome gripal:** o início é abrupto, com sinais e sintomas não específicos, como febre alta, cefaleia, artralgia, mialgia, dor de garganta, astenia e náuseas.
- **Fase aguda** (entre o 1º e o 6º dia): febre persistente, não responsiva a medicamentos, cefaleia, fadiga intensa, seguida de diarreia, dor abdominal, anorexia e vômitos.
- **Pseudorremissão** (entre o 7º e o 8º dia): o paciente parece apresentar melhora dos sintomas.
- **Agravamento** (após o 9º dia): os seguintes sintomas são observados:
  - **Distúrbios respiratórios:** dispneia, dor de garganta e precordial, tosse, soluços.
  - **Sintomas de diátese hemorrágica:** diarreia sanguinolenta, hematêmese, hiperemia conjuntival, sangramento gengival, epistaxe, sangramento no local da injeção.
  - **Manifestações cutâneas:** petéquias, erupção cutânea purpúrica.
  - **Manifestações neuropsiquiátricas:** prostração, delírio, confusão.
  - **Manifestações cardiovasculares:** choque hipovolêmico; as manifestações clínicas podem mimetizar muitas doenças tropicais no início dos sinais e sintomas, como malária, febre tifoide e febre amarela.

DIAGNÓSTICO LABORATORIAL

A confirmação precoce é fundamental em casos suspeitos de febre hemorrágica Ebola para a implementação de medidas de controle adequadas. O diagnóstico definitivo é estabelecido a partir da PCR e do isolamento do vírus. Outros testes diagnósticos incluem ELISA, para detecção de anticorpos IgM e IgG.[11]

TRATAMENTO

O tratamento constitui um desafio por não haver nenhum agente antiviral eficaz e nenhuma vacina específica disponível. Devem ser adotadas medidas de suporte para manutenção das funções cardíacas e renais.

Devem ser fornecidos cuidados ao paciente e máxima proteção à equipe médica e de enfermagem.

A doença apresenta taxa de mortalidade muito elevada (90%), mas, caso o paciente sobreviva, a recuperação é rápida e completa, embora muitas vezes ocorram complicações a longo prazo, como inflamação dos testículos, dores articulares, esfoliação da pele, alopecia e sintomas oculares.

Medidas de controle

O fundamental é interromper a cadeia de transmissão viral. Medidas rigorosas de saúde pública precisam ser implementadas o mais rapidamente possível, incluindo isolamento de doentes, precauções de barreira e identificação e rastreamento de todos os contatos.

O conhecimento da epidemiologia e da ecologia do vírus *Ebola*, incluindo a identificação de seus hospedeiros naturais, permanece como um importante desafio para a saúde pública e a comunidade científica.

Referências

1. Muyembe-Tamfum JJ, Mulangu S, Masumu J, Kayembe JM, Kemp A. Janusz Paweska T. Epidemias de vírus de Ebola na África: ontem e hoje. Onderspoort Journal of Veterinary Research. Cidade do Cabo, 2012; 79(2).
2. Leroy EM, Gonzales JP, Baize S. Ebola e Marburg vírus da febre hemorrágica: grandes avanços científicos, mas uma à saúde pública relativamente menor para a África. Microbiologia Clínica X Infecção 2011; 17:964-76.
3. Feldmann H, Geisbert TW. Feber hemorrágica Ebola. Lancet 2011; 377:849-62.
4. Johnson KM, Webb PA, Lange JV, Murphy FA. Isolamento e caracterização parcial de um novo vírus que causa febre hemorrágica aguda no Zaire. Lancet 1977; 569.
5. Ebola: febre hemorrágica no Zaire. Touro Orgão Mundial Saúde 1976; 56:271-93.
6. Febre hemorrágica Ebola no Sudão. Touro Orgão Mundial Saúde 1978; 56:247-70.
7. Pourrut X, Souris M, Towner JS, Rollin PE, Nichol ST, Gonzalez JP. Grande inquérito sorológico mostrando cocirculação do vírus Ebola e Marburg em populações de morcegos do Gabão e uma alta prevalência de ambos os vírus em Rousettus aegyptiacus. BMC Infect Dis 2009; 9:159.
8. Francescon P, Yoti Z, Declich S et al. Ebola: transmissão de febre hemorrágica e fatores de risco de contato. Emerg Infect Dis, Uganda, 2003; 9:1430-7.
9. Leroy EM, Rouquet P, Formenty P et al. Vários eventos de transmissão do vírus Ebola e rápido declínio da vida selvagem na África Central. Ciência 2004; 303:387-90.
10. Bausch DG, Towner JS, Dowell SF et al. Avaliação do risco de transmissão do vírus Ebola a partir de fluidos corporais e fômites. Journal of Infecions Diseases 2007; 196:S142-S147.
11. Onyangu CO, Opaka ML, Ksiazek TG et al. Diagnóstico laboratorial de febre hemorrágica Ebola durante um surto em yambio, no Sudão. Jornal de Doenças Infecciosas 2004; 196(Supl. 2):S193.
12. Anais da Conferência do Centro Africano Sul para Vigilância de Doenças Infecciosas "One Health", Realizadas no Instituto Nacional de Doenças Transmissíveis, Joanesburgo, Julho, 2011.

Parte XVI

IMUNIZAÇÃO

Imunização

Sandra Lyon
Pollyana Maia de Faria
Maria Júlia Lara Lamac Vieira Cunha

INTRODUÇÃO

Imunização constitui processo de indução da imunidade por meio da administração de antígenos e anticorpos.[1]

TIPOS DE IMUNIZAÇÃO

Imunização ativa

A imunização ativa consiste em processo em que a pessoa é estimulada a desenvolver anticorpos por meio da administração de antígenos. A proteção alcançada pode ser permanente ou parcial, havendo necessidade de reforços.[1]

Imunização passiva

Na imunização passiva há transferência de anticorpos produzidos de maneira exógena para proteção temporária, para prevenção ou atenuação da doença em potencial.[1]

CLASSIFICAÇÃO DAS VACINAS

Toxoide

Toxoide é uma toxina bacteriana modificada de modo a tornar-se atóxica, mas com capacidade de estimular a formação de anticorpo.[2]

Vacina atenuada

A vacina atenuada é composta por bactérias ou vírus vivos que perderam a virulência após cultivo sob condições adversas. No entanto, esses vírus mantiveram a propriedade de replicação.

Pode produzir imunidade sem causar doença. Propicia proteção de longa duração com apenas uma dose.[1]

Vacina inativada

A vacina inativada é composta por bactérias ou vírus mortos, inativados por procedimentos químicos ou físicos.

Exige várias doses para primovacinação e dose de reforço.[1]

Vacinas combinadas

As vacinas combinadas são compostas de vários agentes infecciosos na mesma apresentação (p. ex., vacina DTP [difteria, tétano e coqueluche]).[2-4]

Vacina recombinante

Vacina recombinante é a vacina produzida a partir da inserção de um segmento do ácido desoxirribonucleico (DNA) que codifica o antígeno desejado no material genético do micro-organismo.[2]

Vacina polissacarídea

Vacina polissacarídea é a vacina composta por cadeias longas de moléculas de açúcar da cápsula da bactéria, formando anticorpos de imunoglobulina IgM, os quais não conferem memória imunológica.[2]

Vacina polissacarídica conjugada

A vacina polissacarídica conjugada tem a capacidade de conferir memória imunológica e é constituída de um polissacarídeo conjugado a uma proteína carreadora que estimula a resposta imune timo-dependente.[2]

VACINAS E ESQUEMAS VACINAIS

Poliomielite

Tipos

- **Vacina oral poliomielite** (**VOP**): é atenuada e composta por vírus vivos.
- **Vacina injetável poliomielite** (**VIP**): é inativada e composta por vírus mortos.

Recomendação

Proteção contra a paralisia infantil.

Esquema vacinal

Para crianças, o Programa Nacional de Imunização recomenda VIP aos 2, 4 e 6 meses e VOP aos 15 meses e aos 4 anos.[3] Campanha de vacinação indiscriminada de 1 a 4 anos.

Hepatite A

Vacina inativada, composta por vírus mortos.

Recomendação

Proteção contra hepatite causada pelo vírus A (HAV).

Esquema vacinal

A vacina da hepatite A é administrada por via IM, a partir de 15 meses de vida, em dose única, podendo ser administrada até os 23 meses.[1,2]

Hepatite combinada A e B

A vacinação combinada para as hepatites A e B pode substituir a vacinação isolada para as hepatites A e B, quando as duas vacinas estão indicadas.[3]

A vacinação para hepatite A deve ser adiada na presença de doença febril aguda e em pacientes com trombocitopenia ou qualquer distúrbio de coagulação em que haja risco de sangramento pela via de administração da vacina (IM). Nesses casos, a via SC deve ser considerada, mas contraindicada diante de reação anafilática após dose prévia.

Entre os idosos é maior a probabilidade de que sejam encontrados indivíduos com anticorpos para hepatite A. Portanto, a vacinação não é prioritária para esse grupo populacional. Pode-se solicitar sorologia para definição da necessidade de aplicação. Nos indivíduos que tiveram contato com doentes infectados por hepatite A ou durante surto da doença, a vacinação deve ser acompanhada da aplicação de imunoglobulina padrão. [3]

Hepatite B

Vacinas inativadas compostas por DNA recombinante, produzido por engenharia genética.

Recomendação

Proteção contra hepatite causada pelo vírus B (HBV). Administrada por via IM.

Esquema vacinal

- **Crianças:** recém-nascidos, 2, 4 e 6 meses.
- **Adultos:** toda a população, independentemente da idade ou da condição de vulnerabilidade.[4,5]
- **Recém-nascido:** deve receber a dose nas primeiras 12 horas de vida. A vacina deve ser administrada nos intervalos de 0, 1 e 6 meses.[4] Não deve ser aplicada na região glútea, mas sempre em local diferente daqueles em que foram aplicadas outras vacinas.[1]

A avaliação da imunidade pós-vacinal não está recomendada como rotina em imunocompetentes. Anticorpo contra antígeno de superfície do vírus da hepatite B (anti--HBS) > 10mUI/mL é considerado protetor. Títulos iniciais < 10mUI/mL não são considerados protetores, e a revacinação está indicada com até três doses.[1,6] Se os níveis protetores não forem alcançados com a revacinação, estará indicada imunoglobulina humana contra hepatite B (HBIG), em caso de exposição.[7]

A vacinação para hepatite B deve ser adiada nas seguintes circunstâncias:

- Presença de doença febril aguda.
- Paciente com trombocitopenia ou qualquer distúrbio de coagulação: risco de sangramento pela via de administração da vacina (IM). Nesses casos, a via SC deve ser considerada.
- A vacinação está contraindicada em caso de reação anafilática após dose prévia.

Esquemas especiais de vacinação contra hepatite B são necessários para pacientes imunossuprimidos e renais crônicos, nos quais a dose deve ser administrada em quatro aplicações (esquema 0, 1, 2 e 3 meses).

A hepatite combinada A e B pode ser utilizada em três doses, sendo a segunda 1 mês depois da primeira e a terceira 6 meses após a primeira (esquema 0, 1 e 6 meses).[3]

Tuberculose

Vacina atenuada composta por bactérias vivas, o bacilo de Calmette-Guérin (BCG).

Recomendações

- Proteção contra tuberculose disseminada e meningite tuberculosa em crianças pequenas. Não protege contra infecção primária nem contra reativação de infecção pulmonar latente.[4,8]
- Em comunicantes de casos novos de hanseníase, visando reduzir a incidência de formas bacilíferas e, consequentemente, interromper a cadeia de transmissão.[9]

Esquema vacinal

- No recém-nascido, é administrada via intradérmica (ID) na altura da inserção inferior do músculo deltoide direito.

A revacinação está indicada apenas para lactentes vacinados e que não apresentem cicatriz após 6 meses.[8]

- A BCG não é uma vacina específica para hanseníase, mas destina-se prioritariamente aos contatos intradomiciliares de hanseníase. Contatos intradomiciliares com menos de 1 ano de idade, já vacinados, não necessitam da aplicação de outra dose de BCG. Para contatos com mais de 1 ano de idade e com a cicatriz de BCG, prescrever uma dose; com duas cicatrizes de BCG, não prescrever nenhuma dose.[9]

Difteria, tétano e coqueluche

- **DTP:** vacina inativada composta pelos toxoides diftérico e tetânico e por células inteiras de *Bordetella pertussis* (para crianças menores de 7 anos).
- **DT:** vacina inativada composta por toxoides diftérico e tetânico (para crianças menores de 7 anos).

Esquema vacinal

- DTP e DTPa são recomendadas IM para crianças aos 2, 4, 6 e 15 meses e aos 4 anos de idade (total de cinco doses).
- DT está indicada para crianças com contraindicação ao componente *pertussis*.[7]

Recomendação

Imunização contra difteria, tétano e coqueluche.

Esquema vacinal

- **dTpa:** vacina inativada composta por toxoides diftérico e tetânico e pelos componentes purificados da *B. pertussis* (para crianças a partir dos 7 anos de idade e adultos).
- **dT:** vacina inativada composta por toxoides diftérico (em menores quantidades) e tetânico (para crianças a partir dos 7 anos de idade e adultos).
- **dTpa e dT:** estão indicadas para crianças a partir dos 7 anos de idade, adolescentes não imunizados ou parcialmente imunizados ou para reforço em gestantes.
- Devem ser administradas IM em três doses com intervalo de 60 dias, com reforço a cada 10 anos ou em 5 anos, para gestantes.
- Na gestante a vacina deve ser administrada até pelo menos 20 dias antes da data provável do parto.[6]

Influenza

Vacinas contra influenza consistem em vacinas inativadas compostas por vírus mortos.

Recomendação

Proteção contra a gripe.

Esquema vacinal

A vacina deve ser administrada IM todos os anos, no outono. A população-alvo é constituída de crianças entre 6 meses e 2 anos, gestantes, profissionais da área da saúde e pessoas com 60 anos de idade ou mais.[4,10]

Sarampo, caxumba e rubéola

Vacina combinada, atenuada, composta por vírus vivos.

Recomendação

Protege contra sarampo, caxumba e rubéola.

Esquema vacinal

Deve ser administrada SC no esquema de duas doses, aos 12 meses e entre os 4 e os 6 anos de idade.[4] Adolescentes não vacinados anteriormente recebem duas doses com intervalo de 30 dias. Mulheres dos 20 aos 49 anos e homens dos 20 aos 39 anos recebem uma dose.[4,10]

A vacina pentavalente é administrada em três doses, aos 2, 4 e 6 meses.[6]

Não é rotina para idosos, podendo, no entanto, ser indicada em casos de surtos e viagens a regiões endêmicas. É considerado protegido o indivíduo que tenha recebido duas doses da vacina após 1 ano de idade, com intervalo mínimo de 1 mês entre elas.

A vacinação deve ser adiada diante do uso de imunoglobulina e de sangue e derivados previamente ou nos 15 dias posteriores à vacinação.

Deve-se revacinar nessas condições.

Está contraindicada em indivíduos imunossuprimidos e diante de histórico de reação anafilática após a ingestão de ovo.[3]

Meningococo C

Vacinas contra meningococo C são vacinas inativadas compostas por polissacarídeos ou por polissacarídeos conjugados a uma proteína carreadora.[10]

Recomendações

- Proteção contra meningite e meningococcemia.
- A vacina conjugada C está indicada para imunização ativa de crianças na faixa etária de 3 meses a 2 anos incompletos.
- A vacina polissacarídea conjugada ACW135Y está preconizada para viajantes que se destinam a áreas endêmicas de meningococos.

Esquema vacinal

- A vacina é administrada IM em duas doses, aos 3 e aos 5 meses de idade, com reforço aos 12 meses; para crianças de 12 meses a 4 anos não vacinadas, administrar dose única até os 4 anos de idade.[4,6]
- Está indicada para idosos apenas em casos de epidemia da doença.

- Existem dados limitados em indivíduos entre 56 e 65 anos de idade, mas não há dados sobre sua administração a indivíduos com mais de 65 anos de idade.
- Deve-se adiar a vacinação na presença de doença febril aguda e em pacientes com trombocitopenia ou qualquer distúrbio de coagulação: risco de sangramento pela via de administração da vacina (IM).
- A vacinação está contraindicada para indivíduos com hipersensibilidade conhecida a qualquer componente da vacina.[3]

Haemophilus influenzae do tipo B (HIB)

Vacinas inativadas compostas por polissacarídeos conjugados a uma proteína carreadora.

Recomendação

Proteção contra pneumonia, meningite, sepse e síndromes bacterianas invasivas.[10]

Esquema vacinal

Está recomendada para todas as crianças no primeiro ano de vida, combinada à DTP (DTP + Hib ou vacina tetravalente).[4]

Deve ser administrada IM em três doses, aos 2, 4 e 6 meses de idade, com dose de reforço após 1 ano de idade.[4]

Está indicada, também, em transplantados de medula óssea e órgãos sólidos.

Vacina influenza inativada (INF)

Indicações

- HIV/AIDS.
- Transplantados de órgãos sólidos e medula óssea.
- Doadores de órgãos sólidos e medula óssea devidamente cadastrados nos programas de doação.
- Imunodeficiências congênitas.
- Imunodepressão em virtude de câncer ou imunossupressão terapêutica.
- Comunicantes domiciliares de imunodeprimidos.
- Profissionais da área da saúde.
- Cardiopatias crônicas.
- Pneumopatias crônicas.
- Asplenia anatômica ou funcional e doenças relacionadas.
- *Diabetes mellitus*.
- Fibrose cística.
- Trissomias.
- Implante de cóclea.
- Doenças neurológicas crônicas incapacitantes.
- Usuários crônicos de ácido acetilsalicílico.
- Neuropatia crônica/síndrome nefrótica.
- Asma.
- Hepatopatias crônicas.[3]

Pneumococos

Vacinas contra pneumococos são vacinas inativadas compostas por polissacarídeos conjugados a proteínas carreadoras com 10 sorotipos de pneumococos (PCV10) e 13 sorotipos (PCV13) ou por polissacarídeos não conjugados com 23 sorotipos (PPSV23).[10]

Recomendações

- Proteção contra otites, pneumonia, meningite, sepse e síndromes bacterianas invasivas.

Esquema vacinal

- A vacina PCV10 deve ser administrada IM em duas doses a todas as crianças aos 2 meses (primeira dose) e aos 4 meses (segunda dose), com dose de reforço preferencialmente aos 12 meses, podendo ser administrada até os 4 anos de idade. Para crianças de 12 meses a 4 anos, não vacinadas, administrar dose única.[4]
- A vacina PPSV23 pode ser administrada IM ou SC em dose única a partir dos 65 anos de idade,[10] podendo ainda ser administrada uma dose entre os 2 e os 64 anos de idade e com mais uma dose de revacinação aos 65 anos, com intervalo mínimo de 5 anos entre as doses.[10]
- Para aqueles indivíduos que já receberam VPP23 recomenda-se o intervalo de 1 ano para aplicação de VPC13 e de 5 anos para aplicação da segunda dose de VPP23 com intervalo mínimo de 2 meses entre elas.
- Para os indivíduos que já receberam duas doses de VPP23 recomenda-se uma dose de VPC13 com intervalo mínimo de 1 ano após a última de VPP23. Se a segunda dose de VPP23 foi aplicada antes dos 65 anos, está recomendada uma terceira dose depois dessa idade com intervalo mínimo de 5 anos antes da última dose.
- As doenças causadas pela bactéria *Streptococcus pneumoniae* são as principais causas de morbimortalidade em todas as faixas etárias, principalmente nos extremos de idade.
- Os idosos constituem um grupo de risco reconhecido para complicações e mortalidade por doença pneumocócica. A distribuição dos sorotipos varia com a idade e a área geográfica.

Rotavírus

Vacinas contra rotavírus são vacinas atenuadas compostas por vírus vivos

Recomendação

Proteção contra diarreia causada por rotavírus.[4,6,10]

Esquema vacinal

Vacina monovalente, preconizada em duas doses VO, aos 2 e aos 4 meses.

Febre amarela

A vacinação contra febre amarela consiste em vacina atenuada composta por vírus vivos.

Recomendação

Proteção contra febre amarela.

Esquema vacinal

A vacina é administrada SC em dose única, no mínimo 10 dias antes da exposição em áreas de risco, com reforço a cada 10 anos. Está indicada a partir dos 9 meses de idade para viajantes e residentes de áreas de transmissão de febre amarela.[1]

Em situações epidêmicas, pode-se reduzir a idade mínima de vacinação para a partir de 6 meses.

A vacinação contra febre amarela é de alta imunogenicidade, oferecendo proteção prolongada.

A vacinação deve ser adiada na presença de doença febril aguda e na vigência de tratamento imunossupressor, quimioterápico ou radioterápico (intervalo mínimo de 2 semanas).

Está contraindicada a vacinação nas seguintes situações:

- Histórico de reação anafilática após ingestão de ovo de galinha.
- Doenças ou tratamentos imunossupressores, quimioterápicos ou radioterápicos.
- Nos casos de doença febril aguda.
- Diante de reação anafilática após ingestão de ovo de galinha ou com a dose anterior da vacina.
- Em criança com menos de 6 meses de vida.
- Idade maior do que 60 anos apresenta-se como uma contraindicação relativa.[3]

Varicela

A vacina contra varicela consiste em vacina atenuada composta por vírus vivos.

Recomendação

Protege contra varicela.

Esquema vacinal

A vacina é administrada SC em duas doses, aos 12 meses e entre os 4 e os 6 anos de idade.

A quádrupla viral, vacina combinada contra sarampo, rubéola, caxumba e varicela, é preconizada para uso dos 12 meses aos 12 anos de idade.

Para indicação da vacina varicela (VZ) devem ser consideradas duas situações:[1]

Vacinação pré-exposição

- Leucemia linfocítica aguda e tumores sólidos em remissão há pelo menos 12 meses, desde que apresentem > 700 linfócitos/mm^3, plaquetas > 100.000/mm^3 e sem radioterapia.
- Profissionais da saúde, pessoas e familiares suscetíveis à doença e imunocompetentes que estejam em convívio domiciliar ou hospitalar com pacientes imunocompetentes que estejam em convívio domiciliar ou hospitalar com pacientes imunodeprimidos.
- Candidatos a transplante de órgãos, suscetíveis à doença até pelo menos 3 semanas antes do ato cirúrgico, desde que não estejam imunodeprimidos.
- Imunocompetentes suscetíveis à doença e maiores de 1 ano de idade, no momento da internação em enfermaria, onde haja caso de varicela.
- Antes da quimioterapia, em protocolos de pesquisa.
- Nefropatias crônicas.
- Síndrome nefrótica: crianças com síndrome nefrótica, em caso de baixa dose de corticoide (dose < 2mg/kg de peso/dia até, no máximo, 20mg de prednisona/dia ou equivalente) ou para aquelas nas quais o corticoide tiver sido suspenso 2 semanas antes da vacinação.
- Doadores de órgãos sólidos e medula óssea.
- Receptores de transplante de medula óssea: uso restrito, sob a forma de protocolo para pacientes transplantados há 24 meses ou mais.
- Pacientes infectados pelo HIV/AIDS se suscetíveis à varicela e assintomáticos ou oligossintomáticos.
- Pacientes com deficiência isolada da imunidade humoral e imunidade celular preservada.
- Doenças dermatológicas crônicas graves, como ictiose, epidermólise bolhosa, psoríase e dermatite atópica grave.
- Uso crônico de ácido acetilsalicílico (suspender o uso por 6 semanas após a vacinação).
- Asplenia anatômica ou funcional.
- Trissomias.[3]

Vacinação pós-exposição

- Controle de surto em ambiente hospitalar nos comunicantes suscetíveis imunocompetentes maiores de 1 ano de idade até 120 horas após o contágio. A imunoglobulina humana antivaricela-zóster (IGHAVZ) pode ser utilizada de acordo com três condições: suscetibilidade, contato significativo e condição especial de risco. Assim, deve-se considerar:
  - Comunicante suscetível:
    - Pessoas imunocompetentes e imunodeprimidas sem história bem definida da doença e/ou de vacinação anterior.
    - Pessoas com imunossupressão celular grave, independente de história anterior.
  - Contato significativo com o vírus varicela-zóster:
    - Contato domiciliar contínuo, permanecendo com o doente durante pelo menos 1 hora em ambiente fechado.
    - Contato hospitalar com pessoas internadas no mesmo quarto do doente ou que tenham mantido contato direto prolongado com ele, de pelo menos 1 hora.[3]

- **Pessoa com risco especial de varicela grave:**
  - Criança ou adulto imunodeprimido.
  - Grávidas.
  - Recém-nascidos de mães nas quais a varicela manifestou-se nos 5 últimos dias de gestação ou até 48 horas após o parto.
  - Recém-nascidos prematuros, com 28 ou mais semanas de gestão, cuja mãe nunca teve varicela.
  - Recém-nascidos prematuros, com menos de 28 semanas de gestação ou com peso < 1kg ao nascimento, independente da história materna de varicela.[3]

Herpes-zóster

A vacina contra herpes-zóster é vacina atenuada composta por vírus vivos (VHZ).

Recomendação

Protege contra herpes-zóster, prevenindo a neuralgia pós-herpética.

Esquema vacinal

Dose única subcutânea a partir dos 50 anos de idade.

A vacina contra herpes-zóster pode ser administrada com a vacina contra influenza.

A vacinação contra herpes-zóster deve ser adiada na presença de doença febril aguda. Deve-se aguardar intervalo mínimo de 6 meses entre o quadro agudo e a aplicação da vacina.

A vacinação está contraindicada em imunodeprimidos graves por doença ou por uso de medicamentos. Pode ser, no entanto, utilizada em casos de imunodepressão leve (uso de metotrexato, corticoides sistêmicos, HIV com CD4 > 200). Pode ser usada ainda em pessoas com doenças crônicas.[1,2]

Papilomavírus humano

A vacinação contra papilomavírus humano (HPV) consiste no uso de vacinas inativas compostas por DNA recombinante e produzidas por engenharia genética.[10]

Recomendação

Vacina HPV bivalente (sorotipos 16 e 18) confere proteção contra câncer genital, enquanto a quadrivalente (sorotipos 6, 11, 16 e 18) confere proteção contra câncer e verrugas genitais.

Esquema vacinal

A vacina contra HPV deve ser aplicada em duas doses IM, no intervalo de 0 e 6 meses. Está preconizada para adolescentes do sexo feminino dos 9 aos 13 anos, preferencialmente aos 11 e 12 anos, antes do início da vida sexual.[6,10]

Está preconizada para adolescentes e adultos dos sexos feminino e masculino dos 9 aos 26 anos (quadrivalente) e para adolescentes e adultos do sexo feminino dos 10 aos 25 anos (bivalente),[1,2] preferencialmente aos 11 e 12 anos, antes do início da vida sexual.[6,10]

Raiva

A vacinação contra raiva consiste no uso de vacina inativada composta por vírus mortos.

Recomendação

Proteção contra a raiva.

Esquema vacinal

A vacina está indicada para profilaxia pré-exposição em pessoas com risco de exposição permanente ao vírus da raiva ou em caso de pós-exposição por acidente com animal suspeito.

Estão preconizadas cinco doses, nos dias 0, 3, 7, 14 e 28.[11-13]

A imunoglobulina humana antirrábica (IGHAR) está indicada para:

- Indivíduos com algum tipo de hipersensibilidade ao soro heterólogo (antitetânico, antirrábico, antidiftérico, antiofídico).
- Indivíduos que não completaram esquema antirrábico por efeitos adversos à vacina.
- Indivíduos imunodeprimidos.[3]

Febre tifoide

A vacina contra febre tifoide é vacina inativada composta por polissacarídeos capsulares.

Recomendação

Proteção contra as infecções causadas por *Salmonella typhi* e *S. paratyphi.*

Esquema vacinal

Administrada IM e SC em dose única a partir de 2 anos de idade com reforço após 5 anos. Indicada para viajantes em áreas de risco onde a doença é endêmica.

Cólera e diarreia

A vacinação contra cólera e diarreia causada pela *Escherichia coli* enterotoxigênica (ETEC) consiste no uso de vacina inativada composta por bactérias mortas.

Recomendação

Protege contra diarreia causada pelo *Vibrio cholerae* e pela ETEC.

Esquema vacinal

A vacina é administrada VO em três doses, com intervalo de 1 a 6 semanas.

Se a exposição permanecer, preconiza-se dose de reforço a cada 6 meses para crianças entre 2 e 5 anos de idade.

Em crianças maiores de 6 anos e adultos estão indicadas duas doses com intervalo de 1 a 6 semanas e reforço a cada 2 anos.[10]

CALENDÁRIO DE IMUNIZAÇÃO DE CRIANÇAS E DE ADOLESCENTES

- **Recém-nascido:** BCG, hepatite B.
- **2 meses:** poliomielite, difteria, tétano, coqueluche, Hib, rotavírus, hepatite B, pneumococo conjugado.
- **3 meses:** meningococo C agrupado.
- **4 meses:** poliomielite, difteria, tétano, coqueluche, Hib, rotavírus, hepatite B, pneumococo conjugado.
- **5 meses:** meningococo C conjugado.
- **6 meses:** poliomielite.
- **9 meses:** febre amarela.
- **12 meses:** poliomielite, difteria, tétano, coqueluche, Hib, menigococo conjugado.
- **15 meses:** poliomielite, hepatite A.
- **4 anos:** poliomielite, difteria, tétano, coqueluche, varicela.
- **De 9 a 13 anos:** papilomavírus humano.
- **De 9 a 19 anos:** febre amarela, difteria, tétano, coqueluche.

Situações especiais

Prematuros (período gestacional) < 37 semanas

As vacinas são utilizadas nas doses usuais de acordo com a idade cronológica; no entanto, a vacina contra tuberculose (BCG) deve ser aplicada quando o recém-nascido alcançar 2kg de peso.

O recém-nascido pré-termo com peso < 2kg, vacinado ao nascer para hepatite B, deve receber três doses adicionais, aos 1, 2 e 6 meses de vida.

O recém-nascido de mãe comprovadamente negativa para antígeno de superfície do vírus da hepatite B (HBSAG), seja pré-termo, seja a termo, deve receber a dose da vacina ao nascimento, com 1 mês de vida, independente do peso ao nascimento e do peso atual, administrada em três doses.

O recém-nascido de mãe HBSAG-positiva deverá receber a vacina e imunoglobulina humana contra hepatite B (HBIG) nas primeiras 12 horas de vida.

Recém-nascido de mãe portadora de HIV deverá receber a vacina em quatro doses, com o dobro da dose recomendada para a idade, nos intervalos de 0, 1, 6 e 12 meses.[13]

Amamentação

As vacinas inativadas, recombinantes, de subunidades e toxoides podem ser administradas às mães que amamentam.

Constituem exceções a vacinação contra a febre amarela, que deve ser adiada até a criança completar 6 meses, e a vacinação contra varíola (não disponível no Brasil).[13]

Indivíduos imunodeprimidos

Por apresentarem menor resposta imunológica, os indivíduos imunodeprimidos, mesmo quando vacinados adequadamente, devem utilizar proteção passiva com imunoglobulinas.[13]

Os contatos de indivíduos imunodeprimidos (familiares, cuidadores e profissionais da saúde) devem receber todas as vacinas, exceto a VOP, em virtude do risco de disseminação após contato com fezes de crianças por pelo menos 1 semana.

Uso de corticoides e imunossupressores

O uso de corticoide em doses não imunossupressoras não contraindica o uso de vacinas de vírus vivos (doses até 1mg de prednisona/kg de peso/dia). Doses maiores da vacina podem ser utilizadas 1 mês após suspensão do tratamento com doses imunossupressoras.

Pessoas submetidas a quimioterapia ou radioterapia devem ser consideradas imunossuprimidas e não podem receber vacinas com organismos vivos. Essas vacinas só poderão ser administradas no mínimo 3 meses após a suspensão da quimioterapia ou radioterapia ou entre 2 semanas e 1 mês antes de seu início (Tabela 93.1).[1,10,13]

Viajantes

Os viajantes devem estar atentos aos esquemas vacinais, dependendo do tipo de viagem e do local a ser visitado.

Em geral, os esquemas vacinais para viajantes incluem: hepatites A e B, febre amarela, febre tifoide, meningocócica, raiva, cólera e encefalite japonesa.[10,13]

Vacina ocupacional

Para os profissionais da saúde, as vacinas mais importantes são: sarampo, caxumba, rubéola, varicela e tuberculose, hepatite B, influenza e coqueluche.

Devem ser fornecidas recomendações especiais sobre acidentes com material biológico e acidentes percutâneos (punctórios com agulhas, cortes), os quais representam risco maior de acidente direto e com potencial de transmissão de HIV, HVB e HBC, seguidos pelo contato de mucosa e de pele lesionada com tecidos e fluidos potencialmente contaminados.[10,14]

Portadores de doenças reumatológicas

Os portadores de doenças reumatológicas apresentam risco aumentado de infecções – uma das principais causas de morbimortalidade nesse grupo. A mortalidade relacionada com es-

Tabela 93.1 ■ Esquema vacinal pré-tratamento com agentes imunossupressores

Vacina	Esquema
VPC13	Dose única
VP23	Primeira dose 8 semanas após VPC13 e reforço após 5 anos
Influenza	Dose anual
H. influenzae b	Dose única
Varicela	Para menores de 13 anos, 2 doses com intervalos de 3 meses; para maiores de 13 anos, 2 doses com intervalos de 1 a 3 meses – sem evidência de doença prévia
Tríplice viral (SCR)	2 doses com intervalo de 1 mês
Hepatite A	2 doses: 0 e 6 meses
Hepatite B	3 doses: 0, 1 e 6 meses
Meningocócica conjugada (C ou ACWY)	Dose única
Tríplice bacteriana acelular (dTpa) ou dupla adulto (dT)	Dose única
HPV	Três doses: 0, 2 e 6 meses

ses eventos pode ser até 10 vezes maior em relação à população geral. Os pacientes com doença grave e/ou portadores de comorbidades são os mais frequentemente acometidos, o que faz da imunização uma ferramenta de grande importância para redução das complicações nesse grupo.[15,16]

As seguintes vacinas devem ser conferidas durante a investigação inicial de doença reumatológica:

- *Haemophilus influenzae b.*
- Hepatite A.
- Hepatite B.
- Papilomavírus humano (HPV).
- Influenza inativada (gripe).
- Meningocócica conjugada.
- Pneumocócica conjugada 13-valente (VPC-13v)+Pneumo 23-valente (VPC-23v).
- Tétano dupla adulto (dT) ou tríplice bacteriana acelular do adulto (dTpa).
- Sarampo-caxumba-rubéola (SCR)/varicela-zóster/zóster (vírus vivo atenuado).

CONSIDERAÇÕES FINAIS

A imunização é considerada uma das medidas de maior custo-benefício para prevenção de doenças infectocontagiosas.

O Programa Nacional de Imunização (PNI) oferece esquemas vacinais específicos e definidos para crianças, adolescentes, adultos, idosos e imunodeprimidos. Grupos específicos, como profissionais da saúde e viajantes, também devem receber vacinas de acordo com as recomendações dos Centros de Referência em Imunobiológicos Especiais (CRIE).

CALENDÁRIO DE IMUNIZAÇÃO DE ADULTOS E DE IDOSOS

- **20 a 64 anos:** hepatite B, difteria, tétano, coqueluche, febre amarela, sarampo, caxumba, rubéola, varicela, influenza e papilomavírus humano.
- **50 anos:** herpes-zóster.
- **65 anos ou mais:** difteria, tétano, coqueluche, febre amarela, influenza e pneumococo 23.

Referências

1. Pickering, J. Red Book: report of the committee on infectious diseases. 28. ed. Elk rov Village: American Academy of Pediatrics, 2009.
2. Cunha J, Krebs LS, Barros E. Vacinas e imunoglobulinas: consulta rápida. Porto Alegre: Artmed, 2009.
3. Ballala I, Baptistão PG. Guia para vacinação em geriatria.
4. Brasil. Ministério de Saúde. Calendários de vacinação. Brasília, MS; 2011.
5. Brasil. Ministério da Saúde. Departamento de DST, AIDS e Hepatites Virais. Brasília, MS, 2010.
6. Sociedade Brasileira de Pediatria. Calendário vacinal: manual. São Paulo: SBP, 2011.
7. Brasil. Ministério da Saúde. Manual dos centros de referência para imunobiológicos especiais. Brasília, MS, 2006.
8. Brasil. Ministério da Saúde. Manual de recomendações para o controle da tuberculose. Brasília, MS, 2010.
9. Brasil. Ministério da Saúde. Portaria 3125, de 07 de outubro de 2010. Brasília, MS, 2010.
10. Cunha J, Krebs LS. Imunizações. In: Duncan BB et al. Medicina ambulatorial. Condutas de atenção primária baseada em evidências.Porto Alegre: Artmed, 2013.
11. Brasil. Ministério da Saúde. Normas técnicas de profilaxia da raiva humana. Brasília, MS, 2010.
12. World Healt Organization. Rabies Vaccines. WHO position paper WKLY Epidemiol Rec 2007; 82(49-50):425-35.
13. Centers for Disease Control and Prevention. General recomendation on immunization: recomendation of the Advisory Committee on Immunization Practices. MMOR Morb Mortal Wkly Rep 2011; 60(02):1-64.
14. Updated U.S. Public Health Service Guidelines for the management of occupational exposures to HVB, HCV and HIV and remmendations for postexposure prophylaxis. MMWR: recommendations and reports 2001; 20(2):50(RR11)-1-42.
15. Brenol CV, da Mota LMH, Cruz BA et al. Consenso 2012 da Sociedade Brasileira de Reumatologia sobre vacinação em pacientes com artrite reumatoide. Rev Bras Reumatol 2013; 53(1):4-23.
16. Falagas ME, Manta KG, Besi GL, Pappas G. Infection-related morbidity and mortality in patients with connective tissue diseases: a systematic review. Clin Rheumatol 2007 May; 26(5):663-70.

Anexos

ANEXO I
Doenças de Notificação Compulsória

Este texto não substitui o publicado no Diário Oficial da União

Ministério da Saúde
Secretaria de Vigilância em Saúde

1. PORTARIA Nº 5, DE 21 DE FEVEREIRO DE 2006

Inclui doenças na relação nacional de notificação compulsória, define doenças de notificação imediata, relação dos resultados laboratoriais que devem ser notificados pelos Laboratórios de Referência Nacional ou Regional e normas para notificação de casos.

O SECRETÁRIO DE VIGILÂNCIA EM SAÚDE, no uso das atribuições que lhe confere o Art. 36 do Decreto nº 4.726, de 9 de junho de 2003 e, considerando o disposto no Art. 4º da Portaria nº 2.325, de 8 de dezembro de 2003, resolve:

Art. 1º – Adotar a Lista Nacional de Doenças e Agravos de Notificação Compulsória, constante do Anexo I desta Portaria, incluindo- se a notificação de casos suspeitos ou confirmados de influenza humana por novo subtipo.

Art. 2º – A ocorrência de agravo inusitado, caracterizado como a ocorrência de casos ou óbitos de doença de origem desconhecida ou alteração no padrão epidemiológico de doença conhecida, independente de constar na Lista Nacional de Doenças e Agravos de Notificação Compulsória, deverá também ser notificada às autoridades sanitárias.

Art. 3º – As doenças e agravos relacionados no Anexo II desta Portaria, para todo território nacional, devem ser notificados, imediatamente, às Secretarias Estaduais de Saúde, e estas deverão informar, também de forma imediata, à Secretaria de Vigilância em Saúde – SVS/MS.

Parágrafo Único: A notificação imediata deverá ser realizada por um dos seguintes meios de comunicação:

I. Serviço de notificação eletrônica de emergências epidemiológicas (e-notifica), por meio de mensagem de correio eletrônico enviada ao endereço notifica@saude.gov.br ou, diretamente pelo sítio eletrônico da Secretaria de Vigilância em Saúde, no endereço www. saude. gov. br/ svs;

II. Serviço telefônico de notificação de emergências epidemiológicas, 24 horas (Disque-Notifica) por meio de ligação para o número nacional que será divulgado pela Secretaria de Vigilância em Saúde – SVS/MS, sendo este serviço destinado aos profissionais de saúde cujo Município ou Estado não possuam serviço telefônico em regime de plantão para recebimento das notificações imediatas.

Art. 4º – Os agravos de notificação imediata, constantes do Anexo II desta Portaria, devem ser notificados em, no máximo, 24 horas a partir do momento da suspeita inicial.

Parágrafo único. A notificação imediata não substitui a necessidade de registro posterior das notificações em conformidade com o fluxo, a periodicidade e os instrumentos utilizados pelo Sistema de Informação de Agravos de Notificação – SINAN.

Art. 5º – Os profissionais de saúde no exercício da profissão, bem como os responsáveis por organizações e estabelecimentos públicos e particulares de saúde e ensino, em conformidade com a Lei nº 6259 de 30 de outubro de 1975, são obrigados a comunicar aos gestores do Sistema Único de Saúde – SUS a ocorrência de casos suspeitos ou confirmados das doenças relacionadas nos anexo I, II e III desta Portaria.

Parágrafo único. O não cumprimento desta obrigatoriedade será comunicado aos conselhos de entidades de Classe e ao Ministério Público para que sejam tomadas as medidas cabíveis.

Art. 6º – Os resultados dos exames laboratoriais das doenças de notificação imediata relacionadas no Anexo III desta Portaria devem ser notificados, pelos laboratórios de referência nacional, regional e laboratórios centrais de saúde pública de cada Unidade Federada, concomitantemente às Secretarias Estaduais de Saúde, Secretarias Municipais de Saúde e a SVS/MS, conforme estabelecido no Art. 3º desta Portaria.

Art. 7º – A definição de caso para cada doença relacionada no Anexo I desta Portaria, obedecerá à padronização definida pela SVS/MS.

Art. 8º – É vedada a exclusão de doenças e agravos componentes da Lista Nacional de Doenças de Notificação Compulsória pelos gestores municipais e estaduais do SUS.

Art. 9º – Esta Portaria entra em vigor na data de sua publicação.

Art. 10º – Fica revogada a Portaria nº 33/SVS, de 14 de julho de 2005, publicada no DOU nº 135, Seção 1, pág. 111, de 15 de julho de 2005.

Jarbas Barbosa da Silva Júnior

2. LISTA NACIONAL DE DOENÇAS E AGRAVOS DE NOTIFICAÇÃO COMPULSÓRIA

I. Botulismo
II. Carbúnculo ou antraz
III. Cólera
IV. Coqueluche
V. Dengue
VI. Difteria
VII. Doença de Creutzfeldt-Jakob
VIII. Doença de Chagas (casos agudos)
IX. Doença meningocócica e outras meningites
X. Esquistossomose (em área não endêmica)
XI. Eventos adversos pós-vacinação
XII. Febre amarela
XIII. Febre do Nilo Ocidental
XIV. Febre maculosa
XV. Febre tifoide
XVI. Hanseníase
XVII. Hantavirose
XVIII. Hepatites virais
XIX. Infecção pelo vírus da imunodeficiência humana – HIV em gestantes e crianças expostas ao risco de transmissão vertical
XX. Influenza humana por novo subtipo (pandêmico)
XXI. Leishmaniose tegumentar americana
XXII. Leishmaniose visceral
XXIII. Leptospirose
XXIV. Malária
XXV. Meningite por *Haemophilus influenzae*
XXVI. Peste
XXVII. Poliomielite
XXVIII. Paralisia flácida aguda
XXIX. Raiva humana
XXX. Rubéola
XXXI. Síndrome da rubéola congênita
XXXII. Sarampo
XXXIII. Sífilis congênita
XXXIV. Sífilis em gestante
XXXV. Síndrome da imunodeficiência adquirida – SIDA
XXXVI. Síndrome febril íctero-hemorrágica aguda
XXXVII. Síndrome respiratória aguda grave

XXXVIII. Tétano
XXXIX. Tularemia
XL. Tuberculose
XLI. Varíola

3. DOENÇAS E AGRAVOS DE NOTIFICAÇÃO IMEDIATA

I. Caso suspeito ou confirmado de:
- a) Botulismo
- b) Carbúnculo ou antraz
- c) Cólera
- d) Febre amarela
- e) Febre do Nilo Ocidental
- f) Hantaviroses
- g) Influenza humana por novo subtipo (pandêmico)
- h) Peste
- i) Poliomielite
- j) Raiva humana
- l) Sarampo, em indivíduo com história de viagem ao exterior nos últimos 30 (trinta) dias ou de contato, no mesmo período, com alguém que viajou ao exterior
- m) Síndrome febril íctero-hemorrágica aguda
- n) Síndrome respiratória aguda grave
- o) Varíola
- p) Tularemia

II. Caso confirmado de:
- a) Tétano neonatal

III. Surto ou agregação de casos ou de óbitos por:
- a) Agravos inusitados
- b) Difteria
- c) Doença de Chagas aguda
- d) Doença meningocócica
- e) Influenza humana

IV. Epizootias e/ou morte de animais que podem preceder a ocorrência de doenças em humanos:
- a) Epizootias em primatas não humanos
- b) Outras epizootias de importância epidemiológica

4. RESULTADOS LABORATORIAIS DEVEM SER NOTIFICADOS DE FORMA IMEDIATA PELOS LABORATÓRIOS DE SAÚDE PÚBLICA DOS ESTADOS (LACEN) E LABORATÓRIOS DE REFERÊNCIA NACIONAL OU REGIONAL

I. Resultado de amostra individual por:
- a) Botulismo
- b) Carbúnculo ou antraz
- c) Cólera
- d) Febre amarela
- e) Febre do Nilo Ocidental
- f) Hantavirose
- g) Influenza humana por novo subtipo (pandêmico)
- h) Peste
- i) Poliomielite
- j) Raiva humana
- l) Sarampo
- m) Síndrome respiratória aguda grave
- n) Varíola
- o) Tularemia

II. Resultado de amostras procedentes de investigação de surtos:
- a) Agravos inusitados
- b) Doença de Chagas aguda
- c) Difteria
- d) Doença meningocócica
- e) Influenza humana

SAÚDE LEGIS – SISTEMA DE LEGISLAÇÃO DA SAÚDE

RIO PREFEITURA SAÚDE

ANEXO II
Lista Nacional de Notificação Compulsória

SUS

(Portaria GM/MS nº 204 de 17 de fevereiro de 2016)

Notificação Imediata ($\leq$ 24 horas)

- Acidente de trabalho: grave, fatal e em crianças e adolescentes
- Acidente por animal peçonhento
- Acidente por animal potencialmente transmissor da raiva
- Botulismo
- Cólera
- Coqueluche
- Dengue – óbitos
- Difteria
- Doença aguda pelo vírus Zika em gestantes
- Óbito com suspeita de doença pelo vírus Zika
- Doença de Chagas aguda
- Doença invasiva por *Haemophilus influenzae*
- Doença meningocócica e outras meningites
- Doenças com suspeita de disseminação intencional:
  - a. Antraz pneumônico
  - b. Tularemia
  - c. Varíola
- Doenças exantemáticas:
  - a. Sarampo
  - b. Rubéola
- Doenças febris hemorrágicas emergentes/reemergentes:
  - a. Arenavírus
  - b. Ebola
  - c. Marburg
- Eventos adversos graves ou óbitos pós-vacinação
- Evento de Saúde Pública (ESP) que se constitua em ameaça à Saúde Pública (ver definição no art. 2º desta Portaria)
- Febre amarela
- Febre de Chikungunya em áreas sem transmissão
- Óbito com suspeita de febre de Chikungunya
- Febre do Nilo Ocidental e outras arboviroses de importância em Saúde Pública
- Febre maculosa e outras riquetsioses
- Febre tifoide
- Hantavirose
- Influenza humana produzida por novo subtipo viral
- Leptospirose
- Malária na Região Extra Amazônica
- Poliomielite por poliovírus selvagem
- Peste
- Raiva humana
- Síndrome da rubéola congênita
- Síndrome da paralisia flácida aguda
- Síndrome respiratória aguda grave associada a coronavírus
  - a. SARS-Cov
  - a. MERS-Cov
- Tétano:
  - a. Acidental
  - b. Neonatal
- Varicela – caso grave internado ou óbito
- Violência sexual e tentativa de suicídio

Notificação Semanal

- Acidente de trabalho com exposição a material biológico
- Dengue – casos
- Doença aguda causada pelo vírus Zika
- Doença de Creutzfeldt-Jakob (DCJ)
- Esquistossomose
- Febre de Chikungunya
- Hanseníase
- Hepatites virais
- HIV/AIDS – infecção pelo vírus da imunodeficiência adquirida
- Infecção pelo HIV em gestante, parturiente ou puérpera e criança exposta ao risco de transmissão vertical do HIV
- Infecção pelo vírus da imunodeficiência humana (HIV)
- Intoxicação exógena (por substâncias químicas, incluindo agrotóxicos, gases tóxicos e metais pesados)
- Leishmaniose tegumentar americana
- Leishmaniose visceral
- Malária na Região Amazônica
- Óbito:
  - a. Infantil
  - b. Materno
- Sífilis:
  - a. Adquirida
  - b. Congênita
  - c. Em gestante
- Toxoplasmose gestacional e congênita
- Tuberculose
- Violência: doméstica e/ou outras violências

Plantão CIEVS
9-8000-7575
NOITE • FINAIS DE SEMANA • FERIADOS
notifica@rio.rj.gov.br

COMO NOTIFICAR

Telefones (2ª a 6ª feira, das 8h às 18h)
3971-1804 • 3971-1894 • 2976-1660
3971-1708 • 3971-1710

E-mail: cievs.rio@gmail.com
Formulário no site:
www.rio.rj.gov.br/web/sms

ANEXO III

Calendário de Vacinação 2016

CALENDÁRIO DE VACINAÇÃO DO PREMATURO

Recomendações da Sociedade Brasileira de Imunizações (SBIm) – 2015/2016

Comentários numerados devem ser consultados.

Vacinas	Recomendações, esquemas e cuidados especiais
BCG ID (1)	Em recém-nascidos (RNs) com peso maior ou igual a 2.000 g. Se peso de nascimento inferior a 2.000 g, adiar a vacinação até que o RN atinja peso maior ou igual a 2.000 g.
Hepatite B (2)	Aplicar a primeira dose nas primeiras 12 horas de vida. Quatro doses em RNs nascidos com peso inferior a 2.000 g.
Profilaxia do Vírus Sincicial Respiratório (VSR) (3)	Recomendada para prematuros e crianças de maior risco.
Pneumocócica conjugada (4)	Iniciar o mais precocemente possível (aos 2 meses), respeitando a idade cronológica. Três doses: aos 2, 4 e 6 meses e um reforço entre 12 e 15 meses.
Poliomielite (6)	Utilizar somente vacina inativada (VIP) em RNs internados em unidades neonatais.
Rotavírus (7)	Não utilizar a vacina em ambiente hospitalar.
Tríplice bacteriana (difteria, tétano, coqueluche) – DTPw e DTPa (8)	Utilizar preferencialmente vacinas acelulares.
Haemophilus influenzae tipo b (9)	A combinação da vacina tríplice bacteriana acelular (DTPa) com a Hib e outros antígenos são preferenciais, pois permitem a aplicação simultânea e se mostraram eficazes e seguras para os RNPTs.

As demais vacinas do *Calendário de vacinação SBIm criança* devem ser aplicadas de acordo com a idade cronológica.

OBSERVAÇÕES:

RECÉM-NASCIDO HOSPITALIZADO: deverá ser vacinado com as vacinas habituais, de acordo com a idade cronológica, desde que clinicamente estável. Não usar vacinas de vírus vivos: pólio oral e rotavírus.

PROFISSIONAIS DA SAÚDE E CUIDADORES: todos os funcionários da Unidade Neonatal, pais e cuidadores devem ser vacinados para influenza, varicela (se suscetíveis) e coqueluche, a fim de evitar a transmissão dessas infecções ao RN.

VACINAÇÃO EM GESTANTES E PUÉRPERAS: a imunização da gestante para influenza (em qualquer idade gestacional) e coqueluche, entre a 27ª e 36ª semana de idade gestacional – em todas as gestações – constitui excelente estratégia na prevenção dessas doenças em recém-nascidos nos primeiros seis meses de vida, época em que eles ainda não estão adequadamente imunizados e mais vulneráveis às formas graves.

A prevenção do tétano neonatal não deve ser esquecida, e o momento do puerpério é oportuno para receber as vacinas para doenças para as quais a puérpera seja suscetível: hepatite B, hepatite A, rubéola, sarampo, caxumba e varicela.

VACINAÇÃO DE CONTACTANTES: a prevenção de doenças infeciosas em lactentes jovens e prematuros pode ser obtida com a vacinação de crianças, adolescentes e adultos que têm contato frequente com eles (mãe, pai, irmãos, avós, babás, e outros) – que podem ser fontes, principalmente, das seguintes infecções imunopreveníveis: coqueluche, influenza, varicela, sarampo, caxumba e rubéola. A vacinação desses contactantes, inclusive a mãe, deve se dar o mais precocemente possível.

COMENTÁRIOS

1. **BCG ID:** deverá ser aplicada o mais precocemente possível, de preferência ainda na maternidade, em recém-nascidos com peso maior ou igual a 2.000 g. Em caso de suspeita de imunodeficiência ou recém- -nascidos cujas mães fizeram uso de biológicos durante a gestação, consulte os *Calendários de vacinação SBIm pacientes especiais.*

2. **HEPATITE B:** Os RNs de mães portadoras do vírus da hepatite B devem receber ao nascer, além da vacina, imunoglobulina específica para hepatite B (HBIG) na dose de 0,5 mL via intramuscular, logo após o nascimento, até, no máximo, o sétimo dia de vida. A vacina deve ser aplicada via IM no vasto lateral da coxa e a HBIG na perna contralateral. Em função da menor resposta à vacina em bebês nascidos com menos de 2.000 g, recomenda-se completar o esquema de quatro doses (0 - 1 - 2 - 6 meses).

3. **PROFILAXIA DO VSR:** Utiliza-se um anticorpo monoclonal específico contra o VSR, o palivizumabe, que deve ser aplicado em prematuros nos meses de maior circulação do vírus, que depende da região do Brasil:
   - região Norte, de janeiro a junho;
   - região Sul, de março a agosto;
   - regiões Nordeste, Centro-Oeste e Sudeste, de fevereiro a julho.

   Estão recomendadas doses mensais consecutivas de 15 mg/kg de peso, via intramuscular, até no máximo cinco aplicações para os seguintes grupos:
   - RN prematuro com idade gestacional inferior a 29 semanas, até 1 ano de vida.
   - RN prematuro com idade gestacional entre 29 e 31 6/7 semanas, até 6 meses de vida.

   O uso em portadores de doença pulmonar crônica da prematuridade e cardiopatias congênitas, independente da idade gestacional ao nascer e desde que em tratamento dessas condições nos últimos seis meses, está indicado até o segundo ano de vida.

   O palivizumabe deve ser aplicado também nos bebês hospitalizados que estejam contemplados nessas recomendações.

4. **PNEUMOCÓCICA CONJUGADA:** Recém-nascidos pré-termo (RNPTs) e de baixo peso ao nascer apresentam maior risco para o desenvolvimento de doença pneumocócica invasiva, que aumenta quanto menor a idade gestacional e o peso ao nascimento. O esquema deve ser iniciado o mais precocemente possível, de acordo com a idade cronológica. O PNI adotou a partir de janeiro de 2016, esquema de duas doses da VPC10 aos 2 e 4 meses de vida, com reforço aos 12 meses.

5. **INFLUENZA:** Respeitar a idade cronológica e a sazonalidade da circulação do vírus. Preferencialmente utilizar vacinas quadrivalentes.

6. **POLIOMIELITE:** A SBIm recomenda que todas as doses sejam com a VIP. Não utilizar a vacina oral (VOP) em crianças hospitalizadas.

7. **ROTAVÍRUS:** Por se tratar de vacina de vírus vivos atenuados, a vacina rotavírus só deve ser realizada após a alta hospitalar, respeitando-se a idade máxima limite para administração da primeira dose (3 meses e 15 dias).

8. **TRÍPLICE BACTERIANA:** A utilização de vacinas acelulares reduz o risco de eventos adversos. Em prematuros extremos, considerar o uso de analgésicos/antitérmicos profiláticos com o intuito de reduzir a ocorrência desses eventos, especialmente reações cardiovasculares.

9. ***HAEMOPHILUS INFLUENZAE* TIPO b:** Na rede pública, para os RNPTs extremos, a DTPa é disponibilizada pelos Centros de Referência para Imunológicos Especiais (Cries) e, nesses casos, a conduta do Ministério da Saúde é adiar a aplicação da vacina Hib para 15 dias após a DTPa. O reforço da vacina Hib deve ser aplicado nessas crianças aos 15 meses de vida.

07/03/2016 • Sempre que possível, preferir vacinas combinadas • Sempre que possível, considerar aplicações simultâneas na mesma visita • Qualquer dose não administrada na idade recomendada deve ser aplicada na visita subsequente • Eventos adversos significativos devem ser notificados às autoridades competentes • Algumas vacinas podem estar especialmente recomendadas para pacientes portadores de comorbidades ou em outra situação especial. Consulte os *Calendários de vacinação SBIm pacientes especiais.*

CALENDÁRIO DE VACINAÇÃO DO ADOLESCENTE

Recomendações da Sociedade Brasileira de Imunizações (SBIm) – 2015/2016

11-19 anos

Para definir vacinas e esquemas de doses na adolescência, considerar o passado vacinal.

Vacinas	Esquemas e recomendações	Comentários	DISPONIBILIZAÇÃO DAS VACINAS	
			Gratuitas na rede pública	Clínicas privadas de vacinação
Tríplice viral (sarampo, caxumba e rubéola)	É considerado protegido o adolescente que tenha recebido duas doses da vacina tríplice viral acima de 1 ano de idade, e com intervalo mínimo de um mês entre elas.	Contraindicada para imunodeprimidos e gestantes. Até 12 anos de idade, considerar a aplicação de vacina combinada quádrupla viral (sarampo, caxumba, rubéola e varicela – SCRV).	SIM SCR	SIM SCR E SCRV
Hepatites A, B ou A e B	**Hepatite A:** duas doses, no esquema 0 - 6 meses.	• Adolescentes não vacinados na infância para as hepatites A e B devem ser vacinados o mais precocemente possível para essas infecções. • A vacina combinada para as hepatites A e B é uma opção e pode substituir a vacinação isolada para as hepatites A e B. • Hepatite B – recomendada para gestantes.	NÃO	SIM
	Hepatite B: três doses, esquema 0 - 1 - 6 meses.		SIM	SIM
	Hepatite A e B: para menores de 16 anos: duas doses aos 0 - 6 meses; A partir de 16 anos: três doses aos 0 - 1 - 6 meses.		NÃO	SIM
HPV	Se não iniciado o esquema de vacinação aos 9 anos, a vacina HPV deve ser aplicada o mais precocemente possível. O esquema de vacinação para meninas e meninos é de três doses: 0 - 1 a 2 - 6 meses. O PNI adotou esquema de vacinação com duas doses (0-6 meses), exclusivamente para meninas de 9 a 13 anos.	Duas vacinas estão disponíveis no Brasil: uma contendo VLPs dos tipos 6, 11, 16 e 18, licenciada para ambos os sexos; e outra contendo VLPs dos tipos 16 e 18, licenciada para meninas. Vacina contraindicada em gestantes.	SIM. Vacina HPV6,11,16,18 para meninas de 9 a 13 anos, 11 meses e 29 dias	SIM HPV6,11,16,18 e HPV16,18
Tríplice bacteriana acelular do tipo adulto (dTpa) / Difteria, tétano e coqueluche	**Com esquema de vacinação básico para tétano completo:** um reforço dez anos após a última dose.	• Atualizar dTpa independente de intervalo prévio com dT ou TT. • O uso da vacina dTpa, em substituição à dT, para adolescentes e adultos, objetiva, além da proteção individual, a redução da transmissão da *Bordetella pertussis*, principalmente para suscetíveis com alto risco de complicações, como os lactentes. • Considerar antecipar reforço com dTpa para cinco anos após a última dose de vacina contendo o componente pertussis para adolescentes contactantes de lactentes. • Para indivíduos que pretendem viajar para países nos quais a poliomielite é endêmica recomenda-se a vacina dTpa combinada à pólio inativada (dTpa-VIP). • dTpa-VIP pode substituir dTpa, inclusive em gestantes. • Gestantes: recomendada uma dose de dTpa entre 27ª e 36ª semanas de gestação.	SIM dT para todos. dTpa para gestantes	SIM dTpa e dTpa-VIP
Dupla adulto (dT) / Difteria, tétano	**Com esquema de vacinação básico para tétano incompleto:** uma dose de dTpa a qualquer momento e completar a vacinação básica com uma ou duas doses de dT (dupla bacteriana do tipo adulto) de forma a totalizar três doses de vacina contendo o componente tetânico.			
Varicela (catapora)	**Para suscetíveis:** duas doses. **Para menores de 13 anos:** intervalo de três meses. **A partir de 13 anos:** intervalo de um a dois meses.	Contraindicada para imunodeprimidos e gestantes. Até 12 anos de idade, considerar a aplicação de vacina combinada quádrupla viral (SCRV). Contraindicada para gestantes.	NÃO	SIM varicela e SCRV
Influenza (gripe)	Dose única anual.	Desde que disponível, a vacina influenza 4V é preferível à vacina influenza 3V, por conferir maior cobertura das cepas circulantes. Na impossibilidade de uso da vacina 4V, utilizar a vacina 3V.	SIM para grupos de risco	SIM
Meningocócica conjugada ACWY	**Para não vacinados na infância:** duas doses com intervalo de cinco anos. **Para vacinados na infância:** reforço aos 11 anos ou cinco anos após o último reforço na infância.	Na indisponibilidade da vacina meningocócica conjugada ACWY, substituir pela vacina meningocócica C conjugada.	NÃO	SIM
Meningocócica B	Duas doses com intervalo de um mês.	Não se conhece ainda a duração da proteção conferida e, consequentemente, a necessidade de dose(s) de reforço.	NÃO	SIM
Febre amarela	Uma dose para residentes ou viajantes para áreas de vacinação (de acordo com classificação do MS e da OMS). Se persistir o risco, recomenda-se uma segunda dose dez anos após a primeira.	• Uma dose para viajantes para áreas de risco ou para atender a exigências sanitárias de determinadas viagens internacionais (pelo menos dez dias antes da viagem). • Contraindicada para imunodeprimidos e gestantes. Quando os riscos de adquirir a doença superam os riscos potenciais da vacinação, o médico deve avaliar sua utilização. • Em gestantes: ler Comentário (6) no Calendário SBIm da Mulher.	SIM	SIM

09/03/2016 • Sempre que possível, preferir vacinas combinadas • Sempre que possível, considerar aplicações simultâneas na mesma visita • Qualquer dose não administrada na idade recomendada deve ser aplicada na visita subsequente • Eventos adversos significativos devem ser notificados às autoridades competentes • Algumas vacinas podem estar especialmente recomendadas para pacientes portadores de comorbidades ou em outra situação especial. Consulte os *Calendários de vacinação SBIm pacientes especiais.*

CALENDÁRIO DE VACINAÇÃO DA MULHER

Recomendações da Sociedade Brasileira de Imunizações (SBIm) – 2015/2016

Comentários numerados devem ser consultados.

20-59 anos

Vacinas	Esquemas e recomendações	Não gestante	Gestante	Puérpera	DISPONIBILIZAÇÃO DAS VACINAS	
					Gratuitas na rede pública	Clínicas privadas de vacinação
HPV [1]	Duas vacinas estão disponíveis no Brasil: uma contendo VLPs dos tipos 6, 11, 16 e 18, licenciada para meninas e mulheres de 9 a 45 anos de idade e meninos e jovens de 9 a 26 anos; e outra contendo VLPs dos tipos 16 e 18, licenciada para meninas e mulheres a partir dos 9 anos de idade. Três doses: 0 - 1 a 2 - 6 meses.	SIM	Contraindicada	SIM	NÃO	SIM
Tríplice viral (sarampo, caxumba e rubéola) [2]	É considerada protegida a mulher que tenha recebido duas doses da vacina tríplice viral acima de 1 ano de idade e com intervalo mínimo de um mês entre elas.	SIM	Contraindicada	SIM	SIM, até os 49 anos	SIM
Hepatites A, B ou A e B [3]	**Hepatite A:** duas doses, no esquema 0 - 6 meses.	SIM	Considerar nas suscetíveis [3]	SIM	NÃO	SIM
	Hepatite B: três doses, no esquema 0 - 1 - 6 meses.	SIM	Recomendada	SIM	SIM	SIM
	Hepatite A e B: três doses, no esquema 0 - 1 - 6 meses.	SIM	Considerar nas suscetíveis [3]	SIM	NÃO	SIM
Tríplice bacteriana acelular do tipo adulto (dTpa) / Difteria, tétano e coqueluche [4] Dupla adulto (dT) / Difteria, tétano	Atualizar dTpa independente de intervalo prévio com dT ou TT. **Com esquema de vacinação básico para tétano completo:** reforço com dTpa a cada dez anos. **Com esquema de vacinação básico incompleto:** uma dose de dTpa a qualquer momento e completar a vacinação básica com uma ou duas doses de dT (dupla bacteriana do tipo adulto) de forma a totalizar três doses de vacina contendo o componente tetânico. **Para mulheres que pretendem viajar para países nos quais a poliomielite é endêmica:** recomenda-se a vacina dTpa combinada à pólio inativada (dTpa-VIP). A dTpa-VIP pode substituir a dTpa, inclusive em gestantes. **Considerar antecipar reforço com dTpa:** para cinco anos após a última dose de vacina contendo o componente pertussis para mulheres contactantes de lactentes. **Durante a gestação**[4]: ver quadro ao lado.	SIM	Recomendada dTpa	SIM	SIM dT para todos dTpa para gestantes	SIM dTpa e dTpa-VIP
Varicela (catapora) [2]	**Para suscetíveis:** duas doses com intervalo de um a dois meses.	SIM	Contraindicada	SIM	NÃO	SIM
Influenza (gripe) [5]	Dose única anual.	SIM	Recomendada	SIM	SIM, para grupos de risco e gestantes	SIM
Febre amarela [2, 6]	Uma dose para residentes ou viajantes para áreas de vacinação (de acordo com classificação do MS e da OMS). Se persistir o risco, fazer uma segunda dose dez anos após a primeira. Pode ser recomendada também para atender a exigências sanitárias de determinadas viagens internacionais. Em ambos os casos, vacinar pelo menos dez dias antes da viagem.	SIM	Contraindicada [6]	Contraindicada na amamentação [6]	SIM	SIM
Meningocócica conjugada ACWY [7]	Uma dose. A indicação da vacina, assim como a necessidade de reforços, dependerão da situação epidemiológica.	SIM	A ser considerada em situações de risco aumentado	SIM	NÃO	SIM
Meningocócica B	Duas doses com intervalo de um mês. Considerar seu uso avaliando a situação epidemiológica.	SIM	A ser considerada em situações de risco aumentado	SIM	NÃO	SIM
Pneumocócicas [8]	Esquema sequencial de VPC13 e VPP23 é recomendado para mulheres com 60 anos ou mais (ver *Calendário de vacinação SBIm idoso*).	SIM	A ser considerada em situações de risco aumentado	SIM	NÃO	SIM
Herpes zóster [9]	Recomendada para mulheres com 60 anos ou mais, dose única (ver *Calendário de vacinação SBIm idoso*).	SIM	Contraindicada	SIM	NÃO	SIM

19/11/2015 • Sempre que possível, preferir vacinas combinadas • Sempre que possível, considerar aplicações simultâneas na mesma visita • Qualquer dose não administrada na idade recomendada deve ser aplicada na visita subsequente • Eventos adversos significativos devem ser notificados às autoridades competentes • Algumas vacinas podem estar especialmente recomendadas para pacientes portadores de comorbidades ou em outra situação especial. Consulte os *Calendários de vacinação SBIm pacientes especiais*.

OBSERVAÇÃO

Sempre que possível, evitar a aplicação de vacinas no primeiro trimestre de gravidez. Após a aplicação de vacinas de vírus vivos atenuados (tríplice viral, varicela e febre amarela), a mulher deve ser orientada a aguardar o prazo de um mês para engravidar.

COMENTÁRIOS

1. Mulheres mesmo que previamente infectadas podem se beneficiar da vacinação.

2. Vacinas de vírus atenuados são de risco teórico para o feto, sendo, portanto, contraindicadas em gestantes.

3. Hepatite A é vacina inativada, portanto, não contraindicada em gestantes. Já que no Brasil as situações de risco aumentado de exposição ao vírus são frequentes, a vacinação de gestantes deve ser considerada. A vacina combinada para as hepatites A e B é uma opção e pode substituir a vacinação isolada para as hepatites A e B.

4. A melhor época para a aplicação da vacina dTpa em gestantes é entre a 27ª e a 36ª semana de gestação (permite transferência de maior quantidade de anticorpos maternos para o feto), mas a vacina pode ser recomendada a partir da 20ª semana até o momento do parto. Mulheres não vacinadas na gestação devem ser vacinadas no puerpério, o mais precocemente possível. A vacinação com dTpa deve ser repetida a cada gestação.

A vacina está recomendada mesmo para aquelas que tiveram a coqueluche, já que a proteção conferida pela infecção não é permanente.

Histórico vacinal	Conduta na gravidez	Conduta após a gravidez
Previamente vacinada, com pelo menos três doses de vacina contendo o toxoide tetânico.	Uma dose de dTpa a cada gestação.	Fazer dTpa no puerpério, se não vacinada durante a gestação.
Em gestantes que receberam vacinação incompleta tendo recebido **uma dose** de vacina contendo o toxoide tetânico na vida.	Uma dose de dT (a qualquer momento) seguida de uma dose de dTpa (entre a 27ª e 36ª semanas de gestação), sempre que possível respeitando intervalo mínimo de um mês entre elas, no esquema 0 - 2 meses.	Fazer dTpa no puerpério, se não vacinada durante a gestação e completar esquema para o tétano com dT.
Em gestantes que receberam vacinação incompleta para tétano, tendo recebido **duas doses** de vacina contendo o toxoide tetânico na vida.	Uma dose de dTpa.	Fazer dTpa no puerpério, se não vacinada durante a gestação.
Em gestantes com vacinação desconhecida.	Duas doses de dT e uma dose de dTpa, sendo que a dTpa deve ser aplicada entre a 27ª e a 36ª semana de gestação. Adotar esquema 0 - 2 - 4 meses ou 0 - 2 - 6 meses.	Fazer dTpa no puerpério, se não vacinada durante a gestação e completar esquema para o tétano com dT.

Na falta de dTpa, substituir por dTpa-VIP.

5. A gestante é grupo de risco para as complicações da infecção pelo vírus da influenza. A vacina está recomendada nos meses da sazonalidade do vírus, mesmo no primeiro trimestre de gestação.

Desde que disponível, a vacina influenza 4V é preferível à vacina influenza 3V, inclusive em gestantes, por conferir maior cobertura das cepas circulantes. Na impossibilidade de uso da vacina 4V, utilizar a vacina 3V.

6. Contraindicada na gravidez, porém seu uso pode ser permitido após ponderação do risco/benefício da vacinação: 1) não anteriormente vacinadas e que residem em áreas de risco para febre amarela; 2) que vão se deslocar para região de risco da doença, na impossibilidade total de se evitar a viagem durante a gestação. Gestantes que viajam para países que exigem o Certificado Internacional de Vacinação e Profilaxia (CIVP) devem ser isentadas da vacinação, se não houver risco de transmissão. É contraindicada em nutrizes até que o bebê complete 6 meses; se a vacinação não puder ser evitada, suspender o aleitamento materno por pelo menos 15 dias e preferencialmente 30 dias após a imunização. Contraindicada para imunodeprimidas; porém, quando os riscos de adquirir a doença superam os riscos potenciais da vacinação, o médico deve avaliar sua utilização.

7. As vacinas meningocócicas conjugadas são inativadas, portanto sem risco teórico para a gestante e o feto. Na indisponibilidade da vacina meningocócica conjugada ACWY, substituir pela vacina meningocócica C conjugada.

8. A VPC13 está licenciada a partir dos 50 anos de idade, ficando a critério médico sua recomendação nessa faixa etária. VPC13 e VPP23 são vacinas inativadas, portanto sem riscos teóricos para a gestante e o feto. Devem ser recomendadas para gestantes de alto risco para a doenca pneumocócica.

9. Vacina licenciada a partir dos 50 anos. Recomendada mesmo para aquelas que já apresentaram quadro de herpes zóster. Nesses casos, aguardar o intervalo de um ano, entre o quadro agudo e a aplicação da vacina. Em caso de pacientes com história de herpes zóster oftálmico, não existem ainda dados suficientes para indicar ou contraindicar a vacina. Uso em imunodeprimidos: a vacina não deve ser empregada em indivíduos com estados de imunodeficiência primária ou adquirida ou em uso de terapêuticas em posologias consideradas imunossupressoras.

CALENDÁRIO DE VACINAÇÃO DO HOMEM

Recomendações da Sociedade Brasileira de Imunizações (SBIm) – 2015/2016

20-59 anos

Vacinas	Esquemas e recomendações	Comentários	DISPONIBILIZAÇÃO DAS VACINAS: Gratuitas na rede pública	DISPONIBILIZAÇÃO DAS VACINAS: Clínicas privadas de vacinação
Tríplice viral (sarampo, caxumba e rubéola)	É considerado protegido o homem que tenha recebido duas doses da vacina tríplice viral acima de 1 ano de idade, e com intervalo mínimo de um mês entre elas.	Contraindicada para imunodeprimidos.	SIM, uma dose até os 49 anos	SIM
Hepatites A, B ou A e B	**Hepatite A:** duas doses, no esquema 0 - 6 meses.	• Homens não imunizados anteriormente para as hepatites A e B devem ser vacinados. • A vacina combinada para as hepatites A e B é uma opção e pode substituir a vacinação isolada para as hepatites A e B.	NÃO	SIM
	Hepatite B: três doses, no esquema 0 - 1 - 6 meses.		SIM	SIM
	Hepatite A e B: três doses, no esquema 0 - 1 - 6 meses.		NÃO	SIM
HPV	**Vacina HPV6,11,16,18:** três doses, no esquema 0 - 1 a 2 - 6 meses.	• A vacina HPV6,11,16,18 está licenciada e recomendada para meninos e jovens de 9 a 26 anos de idade. • Entretanto, homens com mais de 26 anos também podem ser beneficiados com a vacinação, sendo seu uso *off label* nessa faixa etária e ficando a critério médico sua indicação.	NÃO	SIM
Tríplice bacteriana acelular do tipo adulto (dTpa) / Difteria, tétano e coqueluche Dupla adulto (dT) / Difteria, tétano	**Atualizar dTpa independente de intervalo prévio com dT ou TT.** **Com esquema de vacinação básico para tétano completo:** reforço com dTpa a cada dez anos. **Com esquema de vacinação básico incompleto:** uma dose de dTpa a qualquer momento e completar a vacinação básica com uma ou duas doses de dT (dupla bacteriana do tipo adulto) de forma a totalizar três doses de vacina contendo o componente tetânico. **Para homens que pretendem viajar para países nos quais a poliomielite é endêmica recomenda-se a vacina dTpa combinada à pólio inativada (dTpa-VIP).** **A dTpa-VIP pode substituir a dTpa.**	• A vacina está recomendada mesmo para aqueles que tiveram a coqueluche, já que a proteção conferida pela infecção não é permanente. • O uso da vacina dTpa, em substituição à dT, objetiva, além da proteção individual, a redução da transmissão da *Bordetella pertussis*, principalmente para suscetíveis com alto risco de complicações, como os lactentes. • Considerar antecipar reforço com dTpa para cinco anos após a última dose de vacina contendo o componente pertussis em adultos contactantes de lactentes.	SIM dT	SIM dTpa
Varicela (catapora)	**Para suscetíveis:** duas doses com intervalo de um a dois meses.	Uso em imunodeprimidos – Consultar os *Calendários de vacinação SBIm pacientes especiais*.	NÃO	SIM
Influenza (gripe)	Dose única anual.	Desde que disponível, a vacina influenza 4V é preferível à vacina influenza 3V, por conferir maior cobertura das cepas circulantes. Na impossibilidade de uso da vacina 4V, utilizar a vacina 3V.	SIM, para grupos de risco	SIM
Meningocócica conjugada ACWY	Uma dose. A indicação da vacina, assim como a necessidade de reforços, dependerão da situação epidemiológica.	• Considerar seu uso avaliando a situação epidemiológica. • Na indisponibilidade da vacina meningocócica conjugada ACWY, substituir pela vacina meningocócica C conjugada.	NÃO	SIM
Meningocócica B	Duas doses com intervalo de um mês.	Considerar seu uso avaliando a situação epidemiológica.	NÃO	SIM
Febre amarela	Uma dose para residentes ou viajantes para áreas de vacinação (de acordo com classificação do MS e da OMS). Se persistir o risco, fazer uma segunda dose dez anos após a primeira. Pode ser recomendada também para atender a exigências sanitárias de determinadas viagens internacionais. Em ambos os casos, vacinar pelo menos dez dias antes da viagem.	Contraindicada para imunodeprimidos. Quando os riscos de adquirir a doença superam os riscos potenciais da vacinação, o médico deve avaliar sua utilização.	SIM	SIM
Pneumocócicas	Recomendadas para homens a partir de 60 anos e portadores de risco aumentado para DPI. Esquema sequencial das vacinas pneumocócicas (ver *Calendário SBIm de vacinação do idoso* e os *Calendários de vacinação SBIm pacientes especiais*).	• A VPC13 está licenciada a partir dos 50 anos de idade, ficando a critério médico sua recomendação nessa faixa etária. • A VPP23 está disponível gratuitamente nos Cries para homens portadores de algumas comorbidades.	NÃO	SIM
Herpes zóster	Recomendada para homens a partir de 60 anos de idade, dose única. (ver *Calendário de vacinação SBIm idoso*).	• Vacina licenciada a partir dos 50 anos. Recomendada mesmo para aqueles que já apresentaram quadro de herpes zóster. Nesses casos, aguardar o intervalo de um ano, entre o quadro agudo e a aplicação da vacina. • Em caso de pacientes com história de herpes zóster oftálmico, não existem ainda dados suficientes para indicar ou contraindicar a vacina. • Uso em imunodeprimidos: a vacina não deve ser empregada em indivíduos com estados de imunodeficiência primária ou adquirida ou em uso de terapêuticas em posologias consideradas imunossupressoras.	NÃO	SIM

19/11/2015 • Sempre que possível, preferir vacinas combinadas • Sempre que possível, considerar aplicações simultâneas na mesma visita • Qualquer dose não administrada na idade recomendada deve ser aplicada na visita subsequente • Eventos adversos significativos devem ser notificados às autoridades competentes • Algumas vacinas podem estar especialmente recomendadas para pacientes portadores de comorbidades ou em outra situação especial. Consulte os *Calendários de vacinação SBIm pacientes especiais*.

CALENDÁRIO DE VACINAÇÃO DO IDOSO

Recomendações da Sociedade Brasileira de Imunizações (SBIm) – 2015/2016

60+ anos

Vacinas	Quando indicar	Esquemas e recomendações	Comentários	DISPONIBILIZAÇÃO DAS VACINAS	
				Gratuitas na rede pública	Clínicas privadas de vacinação
Influenza (gripe)	Rotina.	Dose única anual.	Os maiores de 60 anos fazem parte do grupo de risco aumentado para as complicações e óbitos por influenza. Desde que disponível, a vacina influenza 4V é preferível à vacina influenza 3V, por conferir maior cobertura das cepas circulantes. Na impossibilidade de uso da vacina 4V, utilizar a vacina 3V.	SIM	SIM
Pneumocócicas (VPC13) e (VPP23)	Rotina.	Iniciar com uma dose da VPC13 seguida de uma dose de VPP23 seis a doze meses depois, e uma segunda dose de VPP23 cinco anos depois da primeira.	• Para aqueles que já receberam a VPP23, recomenda-se o intervalo de um ano para a aplicação de VPC13. A segunda dose de VPP23 deve ser feita cinco anos após a primeira, mantendo intervalo de seis a doze meses com a VPC13. • Para os que já receberam duas doses de VPP23, recomenda-se uma dose de VPC13, com intervalo mínimo de um ano após a última dose de VPP23. Se a segunda dose de VPP23 foi aplicada antes dos 65 anos, está recomendada uma terceira dose depois dessa idade, com intervalo mínimo de cinco anos da última dose.	SIM VPP23 para grupos de risco	SIM
Tríplice bacteriana acelular do tipo adulto (dTpa) / Difteria, tétano e coqueluche	Rotina.	• Atualizar dTpa independente de intervalo prévio com dT ou TT. • Para idosos que pretendem viajar para países nos quais a poliomielite é endêmica recomenda-se a vacina dTpa combinada à pólio inativada (dTpa-VIP). • A dTpa-VIP pode substituir a dTpa. **Com esquema de vacinação básico para tétano completo:** reforço com dTpa a cada dez anos. **Com esquema de vacinação básico para tétano incompleto:** uma dose de dTpa a qualquer momento e completar a vacinação básica com uma ou duas doses de dT (dupla bacteriana do tipo adulto) de forma a totalizar três doses de vacina contendo o componente tetânico.	• A vacina está recomendada mesmo para aqueles que tiveram a coqueluche, já que a proteção conferida pela infecção não é permanente. • Considerar antecipar reforço com dTpa para cinco anos após a última dose de vacina contendo o componente pertussis para idosos contactantes de lactentes.	dT SIM	SIM dTpa e dTpa-VIP
Hepatites A e B	**Hepatite A**: após avaliação sorológica ou em situações de exposição ou surtos.	Duas doses, no esquema 0 - 6 meses.	Na população com mais de 60 anos é incomum encontrar indivíduos suscetíveis. Para esse grupo, portanto, a vacinação não é prioritária. A sorologia pode ser solicitada para definição da necessidade ou não de vacinar. Em contactantes de doentes com hepatite A, ou durante surto da doença, a vacinação deve ser considerada.	NÃO	SIM
	Hepatite B: rotina.	Três doses, no esquema 0 - 1 - 6 meses.		SIM	SIM
	Hepatite A e B	Três doses, no esquema 0 - 1 - 6 meses.	A vacina combinada para as hepatites A e B é uma opção e pode substituir a vacinação isolada para as hepatites A e B.	NÃO	SIM
Febre amarela	Rotina para residentes em áreas de vacinação.	Uma dose para residentes ou viajantes para áreas de vacinação (de acordo com classificação do MS e da OMS). Se persistir o risco, fazer uma segunda dose dez anos após a primeira. Vacinar pelo menos dez dias antes da viagem.	• Contraindicada para imunodeprimidos. Quando os riscos de adquirir a doença superam os riscos potenciais da vacinação, o médico deve avaliar sua utilização. • Há relatos de maior risco de eventos adversos graves nos maiores de 60 anos, portanto, na primovacinação, avaliar risco/benefício.	SIM	SIM
Meningocócica conjugada ACWY	Surtos e viagens para áreas de risco.	Uma dose. A indicação da vacina, assim como a necessidade de reforços, dependerão da situação epidemiológica.	Na indisponibilidade da vacina meningocócica conjugada ACWY, substituir pela vacina meningocócica C conjugada.	NÃO	SIM
Tríplice viral (sarampo, caxumba e rubéola)	Situações de risco aumentado.	• É considerado protegido o indivíduo que tenha recebido, em algum momento da vida, duas doses da vacina tríplice viral acima de 1 ano de idade, e com intervalo mínimo de um mês entre elas. • Está indicada em situações de risco aumentado já que a maioria das pessoas nessa faixa etária não é suscetível à essas doenças.	Na população com mais de 60 anos é incomum encontrar indivíduos suscetíveis ao sarampo, caxumba e rubéola. Para esse grupo, portanto, a vacinação não é rotineira. Porém, a critério médico (em situações de surtos, viagens, entre outros), pode ser recomendada. Contraindicada para imunodeprimidos.	NÃO	SIM
Herpes zóster	Rotina.	Dose única.	• Vacina recomendada mesmo para aqueles que já apresentaram quadro de herpes zóster. Nesses casos, aguardar intervalo mínimo de um ano, entre o quadro agudo e a aplicação da vacina. • Em caso de pacientes com história de herpes zóster oftálmico, não existem ainda dados suficientes para indicar ou contraindicar a vacina. • Uso em imunodeprimidos: a vacina não deve ser empregada em indivíduos com estado de imunodeficiência primária ou adquirida ou em uso de terapêuticas em posologias consideradas imunossupressoras.	NÃO	SIM

19/11/2015 • Sempre que possível, preferir vacinas combinadas • Sempre que possível, considerar aplicações simultâneas na mesma visita • Qualquer dose não administrada na idade recomendada deve ser aplicada na visita subsequente • Eventos adversos significativos devem ser notificados às autoridades competentes • Algumas vacinas podem estar especialmente recomendadas para pacientes portadores de comorbidades ou em outra situação especial. Consulte os *Calendários de vacinação SBIm pacientes especiais*.

CALENDÁRIO DE VACINAÇÃO OCUPACIONAL

Recomendações da Sociedade Brasileira de Imunizações (SBIm) – 2015/2016

Comentários numerados devem ser consultados.

Todo indivíduo deve estar em dia com o calendário de vacinação para sua faixa etária. Este calendário considera somente as vacinas particularmente recomendadas para a prevenção das doenças infecciosas relacionadas ao risco ocupacional para o trabalhador ou para sua clientela.

Vacinas especialmente indicadas	Esquemas e recomendações	Indicações especiais para profissionais por área de atuação													
		Saúde	Alimentos e bebidas	Militares, policiais e bombeiros	Profissionais que lidam com dejetos, águas contaminadas e coletores de lixo	Crianças	Animais	Profissionais do sexo	Profissionais administrativos	Profissionais que viajam muito	Receptivos de estrangeiros	Manicures, pedicures e podólogos	Profissionais que trabalham em regime de confinamento	Profissionais e voluntários em campos de refugiados, situações de catástrofe e ajuda humanitária	Atletas profissionais
Tríplice viral (sarampo, caxumba e rubéola) [1, 2]	É considerado protegido o indivíduo que tenha recebido duas doses da vacina tríplice viral acima de 1 ano de idade, e com intervalo mínimo de um mês entre elas.	SIM	–	SIM	–	SIM	–	SIM	–	SIM	SIM	–	SIM	SIM	SIM
Hepatites A, B ou A e B [3]	**Hepatite A:** duas doses, no esquema 0 - 6 meses.	SIM [6]	SIM	SIM	SIM	SIM	–	SIM	–	SIM	SIM [9]	–	SIM	SIM	SIM
	Hepatite B: três doses, no esquema 0 -1 - 6 meses.	SIM [6]	–	SIM	SIM	–	–	SIM	–	SIM	–	SIM	SIM	SIM	SIM
	Hepatite A e B: três doses, no esquema 0 - 1 - 6 meses. A vacinação combinada das hepatites A e B é uma opção e pode substituir a vacinação isolada das hepatites A e B.	SIM [6]	–	SIM	SIM	–	–	SIM	–	SIM	–	–	SIM	SIM	SIM
HPV	Duas vacinas estão disponíveis no Brasil: uma contendo VLPs dos tipos 6, 11, 16 e 18, licenciada para meninas e mulheres de 9 a 45 anos de idade e meninos e jovens de 9 a 26 anos; e outra contendo VLPs dos tipos 16 e 18, licenciada para meninas e mulheres a partir dos 9 anos de idade.	–	–	–	–	–	–	SIM	–	–	–	–	–	–	–
Tríplice bacteriana acelular do tipo adulto (dTpa ou dTpa-VIP)	Sempre que possível, aplicar dTpa independente de intervalo prévio com dt ou TT. **Com esquema de vacinação básico para tétano completo:** reforço com dTpa (ou dTpa-VIP, ou dT) a cada dez anos. **Com esquema de vacinação básico para tétano incompleto:** uma dose de dTpa (ou dTpa-VIP, ou dT) a qualquer momento e completar a vacinação básica com uma ou duas doses de dT de forma a totalizar três doses de vacina contendo o componente tetânico.	dTpa [6]	dT	dT	dT	dTpa [7]	dT	–	–	dTpa-VIP [8]	–	dT	dTpa [7]	dTpa-VIP	dT
Poliomielite inativada [8]	**Pessoas nunca vacinadas:** uma dose. Na rede privada só existe combinada à dTpa.	–	–	SIM [10]	–	–	–	–	–	SIM	–	–	–	SIM [10]	–
Varicela (catapora) [1]	**Para suscetíveis:** duas doses com intervalo de um mês.	SIM [6]	–	SIM [10]	–	SIM	–	SIM	–	SIM [10]	SIM	–	SIM	SIM	SIM
Influenza (gripe) [11]	Dose única anual. Desde que disponível, a vacina influenza 4V é preferível à vacina influenza 3V, inclusive em gestantes, por conferir maior cobertura das cepas circulantes. Na impossibilidade de uso da vacina 4V, utilizar a vacina 3V.	SIM	SIM	SIM	SIM	SIM	SIM	SIM	SIM	SIM	SIM	SIM	SIM	SIM	SIM
Meningocócicas conjugadas (C ou ACWY) [4]	Uma dose. A indicação da vacina, assim como a necessidade de reforços, dependerão da situação epidemiológica.	SIM [6]	–	SIM [10]	–	–	–	–	–	SIM [6]	–	–	–	SIM [6]	SIM [12]
Meningocócica B	Duas doses com intervalo de um mês. Considerar seu uso avaliando a situação epidemiológica.	SIM [6]	–	SIM [10]	–	–	–	–	–	SIM [6]	–	–	–	SIM [6]	SIM [12]
Febre amarela [1]	Uma dose para residentes ou viajantes para áreas de vacinação (de acordo com a classificação do MS e da OMS). Se persistir o risco, aplicar segunda dose dez anos após a primeira. Vacinar pelo menos dez dias antes da viagem.	–	–	SIM [10]	–	–	–	–	–	SIM	–	–	–	SIM	SIM [12]
Raiva [5]	**Para pré-exposição:** três doses, 0 - 7 - 21 a 28 dias.	–	–	SIM [10]	–	–	SIM	–	–	–	–	–	–	SIM	–
Febre tifoide [13]	Dose única. No caso de o risco de infecção permanecer ou retornar, está indicada outra dose após três anos.	–	–	SIM [10]	SIM [10]	–	–	–	–	SIM [10]	–	–	–	SIM [10]	–

A disponibilidade das vacinas nas redes pública e privada pode ser verificada nos *Calendários de vacinação SBIm*, para cada faixa etária.

02/09/2015 • Sempre que possível, preferir vacinas combinadas • Sempre que possível, considerar aplicações simultâneas na mesma visita • Qualquer dose não administrada na idade recomendada deve ser aplicada na visita subsequente • Eventos adversos significativos devem ser notificados às autoridades competentes • Algumas vacinas podem estar especialmente recomendadas para pacientes portadores de comorbidades ou em outra situação especial. Consulte os *Calendários de vacinação SBIm pacientes especiais*.

RECOMENDAÇÕES DE **VACINAS PARA O ATLETA – 2016**

VACINAS	JUSTIFICATIVA PARA A VACINAÇÃO DO ATLETA	RECOMENDAÇÕES	COMENTÁRIOS	DISPONIBILIZAÇÃO DAS VACINAS	
				GRATUITO NAS UBS	NAS CLÍNICAS PRIVADAS
Tríplice viral (sarampo, caxumba e rubéola)	**Risco individual e coletivo:** Surtos dessas viroses não são raros em atletas e equipe, podendo comprometer desempenho, treinos e até mesmo impedir participação em competições.	É considerado protegido o indivíduo que tenha recebido duas doses da vacina tríplice viral acima de 1 ano de idade, e com intervalo mínimo de um mês entre elas. Aplicar uma dose para individuos que receberam apenas uma dose previamente; aplicar duas doses para os que ainda não receberam nenhuma dose da vacina ou com antecedentes vacinais desconhecidos, respeitando intervalo mínimo de 30 dias entre as doses.	Vacina contraindicada para imunodeprimidos e gestantes.	SIM Uma dose até os 49 anos	SIM
Hepatites A, B ou **A e B**	**Risco individual e coletivo:** Atletas que viajam e, principalmente aqueles que praticam esportes aquáticos, estão mais expostos à infecção pelo VHA. Surtos não são raros. Vacina hepatite B é de recomendação universal e atletas também têm comportamento de risco para infecção pelo VHB.	**Hepatite A:** duas doses no esquema 0-6 meses.	• A vacina combinada para as hepatites A e B é uma opção e pode substituir a vacinação isolada para as hepatites A e B. • Esquema acelerado pode ser recomendado para atletas não previamente imunizados, em situação de viagem considerada de risco, e sem tempo hábil de receber as doses no esquema padrão.	NÃO	SIM
		Hepatite B: três doses, no esquema 0-1-6 meses.		SIM	SIM
		Hepatite A e B: três doses, no esquema 0-1-6 meses.		NÃO	SIM
HPV	**Risco individual:** Atletas passam longos períodos longe do convívio familiar e não é raro atividade sexual eventual. Está bem documentada na literatura a incidência aumentada de DSTs em atletas.	• Duas vacinas estão disponíveis no Brasil: uma contendo VLPs dos tipos 6, 11, 16 e 18, licenciada para meninas e mulheres de 9 a 45 anos de idade e meninos e homens de 9 a 26 anos; e outra contendo VLPs dos tipos 16 e 18, licenciada apenas para meninas e mulheres a partir dos 9 anos de idade. • Três doses: 0-1 a 2-6 meses. O PNI adtou esquema de duas doses (0-6 meses) para meninas de 9 a 13 anos.	• A vacinação deve ser iniciada o mais precocemente possível, ou seja, a partir dos 9 anos de idade. • Mulheres e homens mais velhos, mesmo que previamente infectados, podem se beneficiar com a vacinação. • Para homens, apenas a vacina quadrivalente está licenciada e, para os maiores de 26 anos, seu uso é *off label*, ficando a critério médico sua indicação. • Vacina contraindicada em gestantes.	SIM Vacina quadrivalente para meninas de 9 a 13 anos	SIM
Tríplice bacteriana acelular do tipo adulto – dTpa ou dTpa-VIP (difteria, tétano e coqueluche) **Dupla adulto – dT** (difteria e tétano)	**Risco individual e coletivo:** A prática de esportes e alguns tipos de exercícios físicos podem ser de risco aumentado para ferimentos e acidentes perfurocortantes, condições que aumentam risco de tétano. A coqueluche é doença frequente em nosso meio e pode comprometer desempenho,treinos e participação em competições, além de ser transmissível a outros atletas e equipe.	• Atualizar dTpa independente de intervalo prévio com dT ou TT. • **Com esquema de vacinação básico para tétano completo:** reforço com dTpa a cada dez anos. • **Com esquema de vacinação básico incompleto:** uma dose de dTpa a qualquer momento e completar a vacinação básica com uma o u duas doses de dT (dupla bacteriana do tipo adulto) de forma a totalizar três doses de vacina contendo o componente tetânico. • **Para indivíduos que pretendem viajar a países nos quais a poliomielite é endêmica:** recomenda-se a vacina dTpa combinada à pólio inativada (dTpa-VIP). A dTpa-VIP pode substituir a dTpa.	• A vacina dTpa está recomendada mesmo para aqueles que tiveram a coqueluche, já que a proteção conferida pela infecção não é permanente. • Uma dose de vacina dTpa é recomendada, mesmo nos indivíduos que receberam a vacina dupla bacteriana do tipo adulto (dT), independentemente do intervalo entre elas. • Para adultos e adolescentes que pretendem viajar para países em que a poliomielite é endêmica, deve-se indicar a vacina dTpa combinada à pólio inativada (dTpa-IPV).	SIM dT	SIM dTpa e dTpa-VIP
Varicela (catapora)	**Risco individual e coletivo:** Doença infecto-contagiosa possível de causar surtos.	Duas doses com intervalo de um a dois meses para os suscetíveis.	Contraindicada para imunodeprimidos e gestantes.	NÃO	SIM
Influenza (gripe)	**Risco individual e coletivo:** Todos os atletas devem ser vacinados pelo risco aumentado de infecções respiratórias, além de ser infecção altamente transmissível à outros atletas e equipe.	Dose única anual.	Desde que disponível, a vacina influenza 4V é preferível à vacina influenza 3V, por conferir maior cobertura das cepas circulantes. Na impossibilidade de uso da vacina 4V, utilizar a vacina 3V.	SIM 3V para grupos de risco	SIM 3V e 4V

cont.

Esquema para profilaxia da raiva humana com vacina de *cultivo celular*

TIPO DE EXPOSIÇÃO	CONDIÇÕES DO ANIMAL AGRESSOR		
	Cão ou gato sem suspeita de raiva no momento da agressão	Cão ou gato clinicamente suspeito de raiva no momento da agressão	Cão ou gato raivoso, desaparecido ou morto Animais silvestres[5] (inclusive os domiciliados) Animais domésticos de interesse econômico ou de produção
Contato Indireto	• Lavar com água e sabão. • Não tratar.	• Lavar com água e sabão. • Não tratar.	• Lavar com água e sabão. • Não tratar.
Acidentes Leves • Ferimentos superficiais, pouco extensos, geralmente únicos, em tronco e membros (exceto mãos e polpas digitais e planta dos pés); podem acontecer em decorrência de mordeduras ou arranhaduras causadas por unha ou dente. • Lambedura de pele com lesões superficiais.	• Lavar com água e sabão. • Observar o animal durante 10 dias após a exposição[1]. • Se o animal permanecer sadio no período de observação, encerrar o caso. • Se o animal morrer, desaparecer ou se tornar raivoso, administrar 5 doses de vacina (dias 0, 3, 7, 14 e 28).	• Lavar com água e sabão. • Iniciar esquema profilático com 2 (duas) doses, uma no dia 0 e outra no dia 3. • Observar o animal durante 10 dias após a exposição[1]. • Se a suspeita de raiva for descartada após o 10º dia de observação, suspender o esquema profilático e encerrar o caso. • Se o animal morrer, desaparecer ou se tornar raivoso, completar o esquema até 5 (cinco) doses. Aplicar uma dose entre o 7º e o 10º dia e uma dose nos dias 14 e 28.	• Lavar com água e sabão. • Iniciar imediatamente o esquema profilático com 5 (cinco) doses de vacina administradas nos dias 0, 3, 7, 14 e 28.
Acidentes Graves • Ferimentos na cabeça, face, pescoço, mãos, polpas digitais e/ou planta do pé. • Ferimentos profundos, múltiplos ou extensos, em qualquer região do corpo. • Lambedura de mucosas. • Lambedura de pele onde já existe lesão grave. • Ferimento profundo causado por unha de animal.	• Lavar com água e sabão. • Observar o animal durante 10 dias após exposição[1,2]. • Iniciar esquema profilático com duas doses uma no dia 0 e outra no dia 3. • Se o animal permanecer sadio no período de observação, encerrar o caso. • Se o animal morrer, desaparecer ou se tornar raivoso, dar continuidade ao esquema profilático, **administrando o soro**[3,4] e completando o esquema até 5 (cinco) doses. Aplicar uma dose entre o 7º e o 10º dia e uma dose nos dias 14 e 28.	• Lavar com água e sabão. • Iniciar o esquema profilático com soro[3] e 5 doses de vacina nos dias 0, 3, 7, 14 e 28. • Observar o animal durante 10 dias após a exposição. • Se a suspeita de raiva for descartada após o 10º dia de observação, suspender o esquema profilático e encerrar o caso.	• Lavar com água e sabão. • Iniciar imediatamente o esquema profilático com soro[3] e 5 (cinco) doses de vacina administradas nos dias 0, 3, 7, 14 e 28.

1. É necessário orientar o paciente para que ele notifique imediatamente a Unidade de Saúde se o animal morrer, desaparecer ou se tornar raivoso, uma vez que podem ser necessárias novas intervenções de forma rápida, como a aplicação do soro ou o prosseguimento do esquema de vacinação.
2. É preciso avaliar, sempre, os hábitos do cão e gato e os cuidados recebidos. Podem ser dispensados do esquema profilático as pessoas agredidas pelo cão ou gato que, com certeza, não tem risco de contrair a infecção rábica. Por exemplo, animais que vivem dentro do domicílio (exclusivamente); não tenham contato com outros animais desconhecidos; que somente saem à rua acompanhados dos seus donos e que não circulem em área com a presença de morcegos. Em caso de dúvida, iniciar o esquema de profilaxia indicado. Se o animal for procedente de área de raiva controlada **não** é necessário iniciar o esquema profilático. Manter o animal sob observação e só iniciar o esquema profilático indicado (soro+vacina) se o animal morrer, desaparecer ou se tornar raivoso.
3. O soro deve ser infiltrado na(s) porta(s) de entrada. Quando não for possível infiltrar toda dose, aplicar o máximo possível e a quantidade restante, a menor possível, aplicar pela via intramuscular, podendo ser utilizada a região glútea. Sempre aplicar em local anatômico diferente do que aplicou a vacina. Quando as lesões forem muito extensas ou múltiplas a dose do soro a ser infiltrada pode ser diluída, o menos possível, em soro fisiológico para que todas as lesões sejam infiltradas.
4. Nos casos em que se conhece só tardiamente a necessidade do uso do soro antirrábico ou quando o mesmo não se encontra disponível no momento, aplicar a dose de soro recomendada antes da aplicação da 3ª dose da vacina de cultivo celular. **Após esse prazo o soro não é mais necessário.**
5. Nas agressões por morcegos deve-se indicar a soro-vacinação independentemente da gravidade da lesão, ou indicar conduta de reexposição.

www.saude.gov.br/bvs www.saude.gov.br/svs disque notifica: 0800.644.6645 e-notifica: notifica@saude.gov.br disque saúde: 0800.61.1997

SUS Secretaria de Vigilância em Saúde Ministério da Saúde BRASIL UM PAÍS DE TODOS GOVERNO FEDERAL

VACINAS ESPECIALMENTE RECOMENDADAS PARA INDIVÍDUOS COM HEPATOPATIAS CRÔNICAS

Todo indivíduo deve estar em dia com as vacinas do calendário vacinal para sua faixa etária, recomendado pela SBIm. As recomendações nesta tabela levam em consideração aquelas vacinas especialmente indicadas para o grupo com risco aumentado para a infecção e/ou suas complicações.

VACINAS	ESQUEMAS/RECOMENDAÇÕES	DISPONIBILIDADE NOS CRIEs*
Influenza	• Primovacinação de crianças entre 6 e 35 meses de idade: duas doses de 0,25 mL com intervalo de quatro semanas; entre 3 e 8 anos de idade: 0,5 mL com intervalo de quatro semanas. • A partir de 9 anos: uma dose anual de 0,5 mL.	SIM
Hepatite A	Duas doses: 0 - 6 meses.	SIM
Hepatite B	• Três doses: 0 - 1 - 6 meses. • Quatro doses: 0 - 1 - 2 - 6 meses, com o dobro da dose recomendada para a faixa etária, nos casos de hepatopatia terminal ou transplante de fígado.	SIM
Hepatite A e B	• Para menores de 16 anos: duas doses: 0 - 6 meses. • A partir de 16 anos: três doses: 0 - 1 - 6 meses. • Pode substituir as vacinas isoladas, complementando com doses da vacina hepatite B, para manter o dobro da dose recomendada para hepatite B conforme faixa etária, quando indicada.	NÃO
1. Necessário solicitar sorologia para hepatite B um a dois meses após a última dose. Considera-se imunizado se Anti HBs = ou >10 UI/mL. 2. Se sorologia negativa, repetir o esquema vacinal.		
Pneumocócicas conjugadas (VPC10 ou VPC13)	• Para menores de 5 anos: esquema padrão de vacinação por faixa etária, conforme *Calendário de vacinação SBIm criança.* • Crianças entre 2 e 5 anos com esquema completo com VPC10 podem se beneficiar de uma dose adicional de VPC13 para ampliar a proteção, respeitando o intervalo mínimo de dois meses da última dose. • Crianças entre 2 e 5 anos, não vacinadas anteriormente: duas doses de VPC13 com intervalo de dois meses entre elas. • Crianças a partir de 6 anos, adolescentes e adultos: uma dose de VPC13.	SIM - VPC10 para menores de 5 anos NÃO - VPC13
Pneumocócica 23V (VPP23)	Duas doses com intervalo de cinco anos entre elas.	SIM
1. Sempre preferir VPC13 (entre 18 e 49 anos, indicação fora de bula). 2. Iniciar esquema com vacina conjugada, seguida pela aplicação da vacina VPP23, respeitando o intervalo mínimo de dois meses entre as vacinas. 3. Para indivíduos que já receberam a VPP23, não vacinados com VPC13, recomenda-se o intervalo mínimo de um ano para a aplicação de VPC13 e de cinco anos para a aplicação da segunda dose da VPP23, com intervalo mínimo de dois meses entre a vacina conjugada e a polissacarídica. 4. Se a segunda dose de VPP23 foi aplicada antes de 65 anos de idade, uma terceira dose está recomendada após essa idade, com intervalo mínimo de cinco anos da última dose.		
Meningocócicas conjugadas (MenC ou MenACWY)	• Para crianças a partir de 2 meses de idade, adolescentes e adultos: ver *Calendários de vacinação SBIm* para cada faixa etária. • A partir de 1 ano, preferir a vacina meningocócica ACWY.	SIM - MenC NÃO - MenACWY
Meningocócica B	• A partir de 2 meses de idade: três doses, aos 3, 5 e 7 meses e reforço entre 12 e 15 meses. • Crianças entre 12 meses e 10 anos de idade, não vacinadas: duas doses com intervalo de dois meses entre elas. • Adolescentes e adultos: duas doses com intervalo de um mês.	NÃO
Varicela	• Para menores de 13 anos: duas doses com intervalo de três meses entre elas. • A partir de 13 anos: duas doses com intervalo de um mês entre elas.	SIM
1. Em situações de risco – surto ou exposição domiciliar – a primeira dose pode ser aplicada aos 9 meses de idade. Mais duas doses ainda serão necessárias a partir de 1 ano de idade. 2. A vacina quádrupla viral (combinação da vacina varicela com a vacina tríplice viral) é uma opção para menores de 12 anos. Na primeira dose, associou-se a maior frequência de eventos adversos quando comparada à aplicação das vacinas em injeções separadas. 3. Contraindicada em caso de imunossupressão grave.		
Herpes zóster	A partir dos 50 anos: uma dose, na ausência de imunossupressão.	NÃO

*A disponibilidade segue as normas contidas no Manual dos Cries, disponível em http://bvsms.saude.gov.br/bvs/publicacoes/manual_centro_referencia_imunobiologicos.pdf

VACINAS ESPECIALMENTE RECOMENDADAS PARA INDIVÍDUOS COM CARDIOPATIA E/OU PNEUMOPATIA CRÔNICAS

Todo indivíduo deve estar em dia com as vacinas do calendário vacinal para sua faixa etária, recomendado pela SBIm. As recomendações nesta tabela levam em consideração aquelas vacinas especialmente indicadas para o grupo com risco aumentado para a infecção e/ou suas complicações.

9

VACINAS	ESQUEMAS/RECOMENDAÇÕES	DISPONIBILIDADE NOS CRIEs*
Tríplice bacteriana (DTPa ou dTpa)	Esquema padrão para a idade (ver *Calendários de vacinação SBIm* para cada faixa etária).	SIM - DTPa NÃO - dTpa
Pneumocócicas conjugadas (VPC10 ou VPC13)	• Para menores de 5 anos: esquema padrão de vacinação por faixa etária, conforme *Calendário de vacinação SBIm criança.* • Crianças entre 2 e 5 anos com esquema completo com VPC10 podem se beneficiar de uma dose adicional de VPC13 para ampliar a proteção, respeitando o intervalo mínimo de dois meses da última dose. • Crianças entre 2 e 5 anos, não vacinadas anteriormente: duas doses de VPC13 com intervalo de dois meses entre elas. • Crianças a partir de 6 anos, adolescentes e adultos: uma dose de VPC13.	SIM - VPC10 para menores de 5 anos NÃO - VPC13
Pneumocócica 23V (VPP23)	Duas doses com intervalo de cinco anos entre elas.	SIM
1. Sempre preferir VPC13 (entre 18 e 49 anos, indicação fora de bula). 2. Iniciar esquema com vacina conjugada, seguida pela aplicação da vacina VPP23, respeitando o intervalo mínimo de dois meses entre as vacinas. 3. Para indivíduos que já receberam a VPP23, não vacinados com VPC13, recomenda-se o intervalo mínimo de um ano para a aplicação de VPC13 e de cinco anos para a aplicação da segunda dose da VPP23, com intervalo mínimo de dois meses entre a vacina conjugada e a polissacarídica. 4. Se a segunda dose de VPP23 foi aplicada antes de 65 anos de idade, uma terceira dose está recomendada após essa idade, com intervalo mínimo de cinco anos da última dose.		
Influenza	• Primovacinação de crianças entre 6 e 35 meses de idade: duas doses de 0,25 mL com intervalo de quatro semanas; entre 3 e 8 anos de idade: 0,5 mL com intervalo de quatro semanas. • A partir de 9 anos: uma dose anual de 0,5 mL.	SIM
Haemophilus influenzae b	• Para menores de 1 ano: ver *Calendário de vacinação SBIm criança.* • A partir de 1 ano, adolescentes e adultos: uma dose.	SIM, para menores de 19 anos
Varicela	• Para menores de 13 anos: duas doses com intervalo de três meses entre elas. • A partir de 13 anos: duas doses com intervalo de um mês entre elas.	NÃO
1. Em situações de risco – surto ou exposição domiciliar – a primeira dose pode ser aplicada aos 9 meses de idade. Mais duas doses ainda serão necessárias a partir de 1 ano de idade. 2. A vacina quádrupla viral (combinação da vacina varicela com a vacina tríplice viral) é uma opção para menores de 12 anos. Na primeira dose, associou-se a maior frequência de eventos adversos quando comparada à aplicação das vacinas em injeções separadas. 3. Contraindicada em caso de imunossupressão grave.		
Herpes zóster	A partir dos 50 anos: uma dose, na ausência de imunossupressão.	NÃO
Especialmente indicada para os cardiopatas com risco aumentado para vasculopatias.		

*A disponibilidade segue as normas contidas no Manual dos Cries, disponível em http://bvsms.saude.gov.br/bvs/publicacoes/manual_centro_referencia_imunobiologicos.pdf

VACINAS ESPECIALMENTE RECOMENDADAS PARA INDIVÍDUOS COM NEOPLASIAS OU EM USO DE DROGAS IMUNOSSUPRESSORAS

Todo indivíduo deve estar em dia com as vacinas do calendário vacinal para sua faixa etária, recomendado pela SBIm. As recomendações nesta tabela levam em consideração aquelas vacinas especialmente indicadas para o grupo com risco aumentado para a infecção e/ou suas complicações.

VACINAS	ESQUEMAS/RECOMENDAÇÕES	DISPONIBILIDADE NOS CRIEs*
Pneumocócicas conjugadas (VPC10 ou VPC13)	• Para menores de 5 anos: esquema padrão de vacinação por faixa etária, conforme *Calendário de vacinação SBIm criança.* • Crianças entre 2 e 5 anos com esquema completo com VPC10 podem se beneficiar de uma dose adicional de VPC13 para ampliar a proteção, respeitando o intervalo mínimo de dois meses da última dose. • Crianças entre 2 e 5 anos, não vacinadas anteriormente: duas doses de VPC13 com intervalo de dois meses entre elas. • Crianças a partir de 6 anos, adolescentes e adultos: uma dose de VPC13.	SIM - VPC10 para menores de 5 anos NÃO - VPC13
Pneumocócica 23V (VPP23)	Duas doses com intervalo de cinco anos entre elas.	SIM
1. Sempre preferir VPC13 (entre 18 e 49 anos, indicação fora de bula). 2. Iniciar esquema com vacina conjugada, seguida pela aplicação da vacina VPP23, respeitando o intervalo mínimo de dois meses entre as vacinas. 3. Para indivíduos que já receberam a VPP23, não vacinados com VPC13, recomenda-se o intervalo mínimo de um ano para a aplicação de VPC13 e de cinco anos para a aplicação da segunda dose da VPP23, com intervalo mínimo de dois meses entre a vacina conjugada e a polissacarídica. 4. Se a segunda dose de VPP23 foi aplicada antes de 65 anos de idade, uma terceira dose está recomendada após essa idade, com intervalo mínimo de cinco anos da última dose.		
Influenza	• Primovacinação de crianças entre 6 e 35 meses de idade: duas doses de 0,25 mL com intervalo de quatro semanas; entre 3 e 8 anos de idade: 0,5 mL com intervalo de quatro semanas. • A partir de 9 anos: uma dose anual de 0,5 mL.	SIM
Tríplice bacteriana (DTPa/dTpa)	Esquema padrão para a idade (ver *Calendários de vacinação SBIm* para cada faixa etária).	SIM - DTPa para menores de 7 anos NÃO - dTpa
Haemophilus influenzae b	• Para menores de 1 ano: ver *Calendário de vacinação SBIm criança.* • A partir de 1 ano, adolescentes e adultos: uma dose; para imunodeprimidos, duas doses com intervalo de dois meses.	SIM, para menores de 19 anos
Hepatite A	Duas doses: 0 - 6 meses.	SIM
Hepatite B	Quatro doses: 0 - 1 - 2 - 6 meses, com o dobro da dose recomendada para a faixa etária.	SIM
Hepatite A e B	• Para menores de 16 anos: duas doses: 0 - 6 meses. • A partir de 16 anos: três doses: 0 - 1 - 6 meses. • Pode substituir as vacinas isoladas, complementando com doses da vacina hepatite B, para manter o dobro da dose recomendada para hepatite B conforme faixa etária.	NÃO
1. Necessário solicitar a sorologia para hepatite B um a dois meses após a quarta dose. Considera-se imunizado se Anti HBs = ou >10 UI/mL. 2. Se sorologia negativa, repetir o esquema vacinal de quatro doses dobradas.		
Meningocócicas conjugadas (MenC ou MenACWY)	• Para crianças a partir de 2 meses de idade, adolescentes e adultos: ver *Calendários de vacinação SBIm* para cada faixa etária. • A partir de 1 ano, não vacinadas: duas doses com intervalo de dois meses. • Uma dose de reforço a cada cinco anos se persistir imunossupressão. • A partir de 1 ano, preferir a vacina meningocócica ACWY.	SIM - MenC NÃO - MenACWY
Meningocócica B	• A partir de 2 meses de idade: três doses, aos 3, 5 e 7 meses e reforço entre 12 e 15 meses. • Crianças entre 12 meses e 10 anos de idade, não vacinadas: duas doses com intervalo de dois meses entre elas. • Adolescentes e adultos: duas doses com intervalo de um mês.	NÃO

Vacinas atenuadas são contraindicadas na vigência de imunodepressão, inclusive decorrente do uso de drogas. Veja na p. 32 os intervalos recomendados entre a aplicação destas vacinas e a interrupção do tratamento.

*A disponibilidade segue as normas contidas no Manual dos Cries, disponível em http://bvsms.saude.gov.br/bvs/publicacoes/manual_centro_referencia_imunobiologicos.pdf

VACINAS ESPECIALMENTE RECOMENDADAS PARA INDIVÍDUOS COM DOENÇA RENAL CRÔNICA

Todo indivíduo deve estar em dia com as vacinas do calendário vacinal para sua faixa etária, recomendado pela SBIm. As recomendações nesta tabela levam em consideração aquelas vacinas especialmente indicadas para o grupo com risco aumentado para a infecção.

VACINAS	ESQUEMAS/RECOMENDAÇÕES	DISPONIBILIDADE NOS CRIEs*
Hepatite A	Duas doses: 0 - 6 meses.	SIM, em caso de transplante
Hepatite B	Quatro doses: 0 - 1 - 2 - 6 meses, com o dobro da dose recomendada para a faixa etária.	SIM
Hepatite A e B	• Para menores de 16 anos: duas doses: 0 - 6 meses. • A partir de 16 anos: três doses: 0 - 1 - 6 meses. • Pode substituir as vacinas isoladas, complementando com doses da vacina hepatite B, para manter o dobro da dose recomendada para hepatite B conforme faixa etária.	NÃO
1. Necessário solicitar a sorologia para hepatite B um a dois meses após a quarta dose. Considera-se imunizado se Anti HBs = ou >10 UI/mL. 2. Se sorologia negativa, repetir o esquema vacinal com quatro doses dobradas. 3. Repetir sorologia anualmente, se Anti HBs <10 UI/mL, fazer dose de reforço.		
Influenza	• Primovacinação de crianças entre 6 e 35 meses de idade: duas doses de 0,25 mL com intervalo de quatro semanas; entre 3 e 8 anos de idade: 0,5 mL com intervalo de quatro semanas. • A partir de 9 anos: uma dose anual de 0,5 mL.	SIM
Pneumocócicas conjugadas (VPC10 ou VPC13)	• Para menores de 5 anos: esquema padrão de vacinação por faixa etária, conforme *Calendário de vacinação SBIm criança.* • Crianças entre 2 e 5 anos com esquema completo com VPC10 podem se beneficiar de uma dose adicional de VPC13 para ampliar a proteção, respeitando o intervalo mínimo de dois meses da última dose. • Crianças entre 2 e 5 anos, não vacinadas anteriormente: duas doses de VPC13 com intervalo de dois meses entre elas. • Crianças a partir de 6 anos, adolescentes e adultos: uma dose de VPC13.	SIM - VPC10 para menores de 5 anos NÃO - VPC13
Pneumocócica 23V (VPP23)	Duas doses com intervalo de cinco anos entre elas.	SIM
1. Sempre preferir VPC13 (entre 18 e 49 anos, indicação fora de bula). 2. Iniciar esquema com vacina conjugada, seguida pela aplicação da vacina VPP23, respeitando o intervalo mínimo de dois meses entre as vacinas. 3. Para indivíduos que já receberam a VPP23, não vacinados com VPC13, recomenda-se o intervalo mínimo de um ano para a aplicação de VPC13 e de cinco anos para a aplicação da segunda dose da VPP23, com intervalo mínimo de dois meses entre a vacina conjugada e a polissacarídica. 4. Se a segunda dose de VPP23 foi aplicada antes de 65 anos de idade, uma terceira dose está recomendada após essa idade, com intervalo mínimo de cinco anos da última dose.		
Varicela	• Para menores de 13 anos: duas doses com intervalo de três meses entre elas. • A partir de 13 anos: duas doses com intervalo de um mês entre elas.	SIM
1. Em situações de risco – surto ou exposição domiciliar – a primeira dose pode ser aplicada aos 9 meses de idade. Mais duas doses ainda serão necessárias a partir de 1 ano de idade. 2. A vacina quádrupla viral (combinação da vacina varicela com a vacina tríplice viral) é uma opção para menores de 12 anos. Na primeira dose, associou-se a maior frequência de eventos adversos quando comparada à aplicação das vacinas em injeções separadas. 3. Contraindicada em caso de imunossupressão grave.		
Herpes zóster	A partir dos 50 anos: uma dose, na ausência de imunossupressão.	NÃO
Haemophilus influenzae b	• Para menores de 1 ano: Ver *Calendário de vacinação SBIm criança.* • Para maiores de 1 ano, adolescentes e adultos: uma dose.	SIM, para menores de 19 anos
Meningocócicas conjugadas (MenC ou MenACWY)	• Para crianças a partir de 2 meses de idade, adolescentes e adultos: ver *Calendário de vacinação SBIm* para cada faixa etária. • Uma dose de reforço a cada cinco anos se persistir indicação. • A partir de 1 ano, preferir a vacina meningocócica ACWY.	NÃO
Meningocócica B	• A partir de 2 meses de idade: três doses, aos 3, 5 e 7 meses e reforço entre 12 e 15 meses. • Crianças entre 12 meses e 10 anos de idade, não vacinadas: duas doses com intervalo de dois meses entre elas. • Adolescentes e adultos: duas doses com intervalo de um mês.	NÃO

*A disponibilidade segue as normas contidas no Manual dos Cries, disponível em http://bvsms.saude.gov.br/bvs/publicacoes/manual_centro_referencia_imunobiologicos.pdf

VACINAS ESPECIALMENTE RECOMENDADAS PARA INDIVÍDUOS COM ASPLENIA ANATÔMICA E FUNCIONAL

Todo indivíduo deve estar em dia com as vacinas do calendário vacinal para sua faixa etária, recomendado pela SBIm. As recomendações nesta tabela levam em consideração aquelas vacinas especialmente indicadas para o grupo com risco aumentado para a infecção e/ou suas complicações.

Nos pacientes que serão submetidos a esplenectomia eletiva, a vacinação deverá ser realizada, se possível, pelo menos duas semanas antes da cirurgia. Em caso de esplenectomia de urgência, recomenda-se administrar as vacinas indicadas duas semanas após a cirurgia.

VACINAS	ESQUEMAS/RECOMENDAÇÕES	DISPONIBILIDADE NOS CRIEs*
Pneumocócicas conjugadas (VPC10 ou VPC13)	• Para menores de 5 anos: esquema padrão de vacinação por faixa etária, conforme *Calendário de vacinação SBIm criança*. • Crianças entre 2 e 5 anos com esquema completo com VPC10 podem se beneficiar de uma dose adicional de VPC13 para ampliar a proteção, respeitando o intervalo mínimo de dois meses da última dose. • Crianças entre 2 e 5 anos, não vacinadas anteriormente: duas doses de VPC13 com intervalo de dois meses entre elas. • Crianças a partir de 6 anos, adolescentes e adultos: uma dose de VPC13.	SIM - VPC10 para menores de 5 anos NÃO - VPC13
Pneumocócica 23V (VPP23)	Duas doses com intervalo de cinco anos entre elas.	SIM
1. Sempre preferir VPC13 (entre 18 e 49 anos, indicação fora de bula). 2. Iniciar esquema com vacina conjugada, seguida pela aplicação da vacina VPP23, respeitando o intervalo mínimo de dois meses entre as vacinas. 3. Para indivíduos que já receberam a VPP23, não vacinados com VPC13, recomenda-se o intervalo mínimo de um ano para a aplicação de VPC13 e de cinco anos para a aplicação da segunda dose da VPP23, com intervalo mínimo de dois meses entre a vacina conjugada e a polissacarídica. 4. Se a segunda dose de VPP23 foi aplicada antes de 65 anos de idade, uma terceira dose está recomendada após essa idade, com intervalo mínimo de cinco anos da última dose.		
Meningocócicas conjugadas (MenC ou MenACWY)	• Para crianças a partir de 2 meses de idade, adolescentes e adultos: ver *Calendários de vacinação SBIm* para cada faixa etária. • A partir de 1 ano, não vacinadas: duas doses com intervalo de dois meses. • Uma dose de reforço a cada cinco anos. • A partir de 1 ano de idade, preferir a vacina meningocócica ACWY.	SIM - MenC sem reforços NÃO - MenACWY
Meningocócica B	• A partir de 2 meses de idade: três doses, aos 3, 5 e 7 meses e reforço entre 12 e 15 meses. • Crianças entre 12 meses e 10 anos de idade, não vacinadas: duas doses com intervalo de dois meses entre elas. • Adolescentes e adultos: duas doses com intervalo de um mês.	NÃO
Haemophilus influenzae b	• Para menores de 1 ano: Ver *Calendário de vacinação SBIm criança*. • A partir de 1 ano, adolescentes e adultos: uma dose.	SIM, para menores de 19 anos
Influenza	• Primovacinação de crianças entre 6 e 35 meses de idade: duas doses de 0,25 mL com intervalo de quatro semanas; entre 3 e 8 anos de idade: 0,5 mL com intervalo de quatro semanas. • A partir de 9 anos: uma dose anual de 0,5 mL.	SIM
Varicela	• Para menores de 13 anos: duas doses com intervalo de três meses entre elas. • A partir de 13 anos: duas doses com intervalo de um mês entre elas.	SIM
1. Em situações de risco – surto ou exposição domiciliar – a primeira dose pode ser aplicada aos 9 meses de idade. Mais duas doses ainda serão necessárias a partir de 1 ano de idade. 2. A vacina quádrupla viral (combinação da vacina varicela com a vacina tríplice viral) é uma opção para menores de 12 anos. Na primeira dose, associou-se a maior frequência de eventos adversos quando comparada à aplicação das vacinas em injeções separadas. 3. Contraindicada em caso de imunossupressão grave.		
Herpes zóster	A partir dos 50 anos: uma dose.	NÃO
Hepatite A	Duas doses: 0 - 6 meses.	SIM
Hepatite B	Três doses: 0 - 1 - 6 meses.	SIM
Hepatite A e B	• Para menores de 16 anos: duas doses: 0 - 6 meses. • A partir de 16 anos: três doses: 0 - 1 - 6 meses. • Pode substituir as vacinas isoladas a partir de 1 ano de idade.	NÃO
Necessário solicitar a sorologia para hepatite B um a dois meses após a última dose. Considera-se imunizado se Anti HBs = ou >10 UI/mL. Se sorologia negativa, repetir o esquema vacinal de três doses.		

*A disponibilidade segue as normas contidas no Manual dos Cries, disponível em http://bvsms.saude.gov.br/bvs/publicacoes/manual_centro_referencia_imunobiologicos.pdf

VACINAS ESPECIALMENTE RECOMENDADAS PARA INDIVÍDUOS COM DOENÇA REUMATOLÓGICA

Todo indivíduo deve estar em dia com as vacinas do calendário vacinal para sua faixa etária, recomendado pela SBIm. As recomendações nesta tabela levam em consideração aquelas vacinas especialmente indicadas para o grupo com risco aumentado para a infecção e/ou suas complicações.

VACINAS	ESQUEMAS/RECOMENDAÇÕES	DISPONIBILIDADE NOS CRIEs*
Veja na p. 32 os intervalos recomendados entre a interrupção do tratamento e o uso de vacinas atenuadas.		
Pneumocócicas conjugadas (VPC10 ou VPC13)	• Para menores de 5 anos: esquema padrão de vacinação por faixa etária, conforme *Calendário de vacinação SBIm criança*. • Crianças entre 2 e 5 anos com esquema completo com VPC10 podem se beneficiar de uma dose adicional de VPC13 para ampliar a proteção, respeitando o intervalo mínimo de dois meses da última dose. • Crianças entre 2 e 5 anos, não vacinadas anteriormente: duas doses de VPC13 com intervalo de dois meses entre elas. • Crianças a partir de 6 anos, adolescentes e adultos: uma dose de VPC13.	SIM - VPC10 para menores de 5 anos NÃO - VPC13
Pneumocócica 23V (VPP23)	Duas doses com intervalo de cinco anos entre elas.	SIM
1. Sempre preferir VPC13 (entre 18 e 49 anos, indicação fora de bula). 2. Iniciar esquema com vacina conjugada, seguida pela aplicação da vacina VPP23, respeitando o intervalo mínimo de dois meses entre as vacinas. 3. Para indivíduos que já receberam a VPP23, não vacinados com VPC13, recomenda-se o intervalo mínimo de um ano para a aplicação de VPC13 e de cinco anos para a aplicação da segunda dose da VPP23, com intervalo mínimo de dois meses entre a vacina conjugada e a polissacarídica. 4. Se a segunda dose de VPP23 foi aplicada antes de 65 anos de idade, uma terceira dose está recomendada após essa idade, com intervalo mínimo de cinco anos da última dose.		
Influenza	• Primovacinação de crianças entre 6 e 35 meses de idade: duas doses de 0,25 mL com intervalo de quatro semanas; entre 3 e 8 anos de idade: 0,5 mL com intervalo de quatro semanas. • A partir de 9 anos: uma dose anual de 0,5 mL.	SIM
Haemophilus influenzae b	• Para menores de 1 ano: ver *Calendário de vacinação SBIm criança*. • A partir de 1 ano, adolescentes e adultos: uma dose; duas doses, com intervalo de dois meses entre elas, na vigência de imunossupressão.	SIM, para menores de 19 anos
Varicela	• Para menores de 13 anos: duas doses com intervalo de três meses entre elas. • A partir de 13 anos: duas doses com intervalo de um mês entre elas.	SIM
1. Em situações de risco – surto ou exposição domiciliar – a primeira dose pode ser aplicada aos 9 meses de idade. Mais duas doses ainda serão necessárias a partir de 1 ano de idade. 2. A vacina quádrupla viral (combinação da vacina varicela com a vacina tríplice viral) é uma opção para menores de 12 anos. Na primeira dose, associou-se a maior frequência de eventos adversos quando comparada à aplicação das vacinas em injeções separadas. 3. Contraindicada em caso de imunossupressão grave.		
Herpes zóster	A partir dos 50 anos: uma dose, na ausência de imunossupressão.	NÃO
Meningocócicas conjugadas (MenC ou MenACWY)	• Para crianças a partir de 2 meses de idade, adolescentes e adultos: ver *Calendários de vacinação SBIm* para cada faixa etária. • Crianças a partir de 2 anos, adolescentes e adultos não vacinados e em vigência de imunossupressão: duas doses com intervalo de dois meses. • Uma dose de reforço a cada cinco anos, enquanto persistir imunossupressão. • A partir de 1 ano, preferir a vacina meningocócica ACWY.	SIM, MenC na imunossupressão NÃO, MenACWY
Meningocócica B	• A partir de 2 meses de idade: três doses, aos 3, 5 e 7 meses e reforço entre 12 e 15 meses. • Crianças entre 12 meses e 10 anos de idade, não vacinadas: duas doses com intervalo de dois meses entre elas. • Adolescentes e adultos: duas doses com intervalo de um mês.	NÃO
Hepatite A	Duas doses: 0 - 6 meses.	SIM, na imunossupressão por drogas
Hepatite B	Quatro doses: 0 - 1 - 2 - 6 meses, com o dobro da dose recomendada para a faixa etária, se em uso de medicação imunossupressora.	SIM
Hepatite A e B	• Para menores de 16 anos: duas doses: 0 - 6 meses. • A partir de 16 anos: três doses: 0 - 1 - 6 meses. • Pode substituir as vacinas isoladas, complementando com doses da vacina hepatite B, para manter o dobro da dose recomendada para hepatite B conforme faixa etária, se em uso de medicação imunossupressora.	NÃO
Necessário solicitar a sorologia para hepatite B um a dois meses após a última dose. Considera-se imunizado se Anti HBs = ou > 10 UI/mL. Se sorologia negativa, repetir o esquema vacinal.		
HPV	Três doses: 0 - 1 a 2 - 6 meses.	NÃO

*A disponibilidade segue as normas contidas no Manual dos Cries, disponível em http://bvsms.saude.gov.br/bvs/publicacoes/manual_centro_referencia_imunobiologicos.pdf

VACINAS ESPECIALMENTE RECOMENDADAS PARA INDIVÍDUOS COM IMUNODEFICIÊNCIAS PRIMÁRIAS

Todo indivíduo deve estar em dia com as vacinas do calendário vacinal para sua faixa etária, recomendado pela SBIm. As recomendações nesta tabela levam em consideração aquelas vacinas especialmente indicadas para o grupo com risco aumentado para a infecção e/ou suas complicações.

VACINAS	ESQUEMAS/RECOMENDAÇÕES	DISPONIBILIDADE NOS CRIEs*
Poliomielite inativada (VIP)	• A partir de 2 meses, aos 2, 4 e 6 meses e reforços entre 12 e 15 meses e aos 5 anos de idade. • Crianças não vacinadas, adolescentes e adultos: três doses com intervalo de dois meses.	SIM
Rotavírus	• Duas ou três doses, de acordo com o fabricante (ver *Calendário de vacinação SBIm criança).* • Contraindicada em imunodeficiência combinada grave.	NÃO
Pneumocócicas conjugadas (VPC10 ou VPC13)	• Para menores de 5 anos: esquema padrão de vacinação por faixa etária, conforme *Calendário de vacinação SBIm criança.* • Crianças entre 2 e 5 anos com esquema completo com VPC10 podem se beneficiar de uma dose adicional de VPC13 para ampliar a proteção, respeitando o intervalo mínimo de dois meses da última dose. • Crianças entre 2 e 5 anos, não vacinadas anteriormente: duas doses de VPC13 com intervalo de dois meses entre elas. • Crianças a partir de 6 anos, adolescentes e adultos: uma dose de VPC13.	SIM - VPC10 para menores de 5 anos NÃO - VPC13
Pneumocócica 23V (VPP23)	Duas doses com intervalo de cinco anos entre elas.	SIM
1. Sempre preferir VPC13 (entre 18 e 49 anos, indicação fora de bula). 2. Iniciar esquema com vacina conjugada, seguida pela aplicação da vacina VPP23, respeitando o intervalo mínimo de dois meses entre as vacinas. 3. Para indivíduos que já receberam a VPP23, não vacinados com VPC13, recomenda-se o intervalo mínimo de um ano para a aplicação de VPC13 e de cinco anos para a aplicação da segunda dose da VPP23, com intervalo mínimo de dois meses entre a vacina conjugada e a polissacarídica. 4. Se a segunda dose de VPP23 foi aplicada antes de 65 anos de idade, uma terceira dose está recomendada após essa idade, com intervalo mínimo de cinco anos da última dose.		
Meningocócicas conjugadas (MenC ou MenACWY)	• Para crianças a partir de 2 meses de idade, adolescentes e adultos: ver *Calendários de vacinação SBIm* para cada faixa etária. • Crianças a partir de 1 ano, adolescentes e adultos: duas doses com intervalo de dois meses. • Uma dose de reforço a cada cinco anos. • A partir de 1 ano, preferir a vacina meningocócica ACWY.	SIM - MenC com uma só dose de reforço NÃO - MenACWY
Meningocócica B	• A partir de 2 meses de idade: três doses, aos 3, 5 e 7 meses e reforço entre 12 e 15 meses. • Crianças entre 12 meses e 10 anos de idade, não vacinadas: duas doses com intervalo de dois meses entre elas. • Adolescentes e adultos: duas doses com intervalo de um mês.	NÃO
Influenza	• Primovacinação de crianças entre 6 e 35 meses de idade: duas doses de 0,25 mL com intervalo de quatro semanas; entre 3 e 8 anos de idade: 0,5 mL com intervalo de quatro semanas. • A partir de 9 anos: uma dose anual de 0,5 mL.	SIM
Hepatite A	Duas doses: 0 - 6 meses.	SIM
Hepatite B	Quatro doses: 0 - 1 - 2 - 6 meses, com o dobro da dose recomendada para a faixa etária.	SIM
Hepatite A e B	• Para menores de 16 anos: duas doses: 0 - 6 meses. • A partir de 16 anos: três doses: 0 - 1 - 6 meses. • Pode substituir as vacinas isoladas, complementando com doses da vacina hepatite B, para manter o dobro da dose recomendada para hepatite B conforme faixa etária.	NÃO
Necessário solicitar a sorologia para hepatite B um a dois meses após a quarta dose. Considera-se imunizado se Anti HBs = ou > 10 UI/mL. Se sorologia negativa, repetir o esquema vacinal com o dobro da dose.		
Varicela	• Para menores de 13 anos: duas doses com intervalo de três meses entre elas. • A partir de 13 anos: duas doses com intervalo de um mês entre elas.	SIM
1. Em situações de risco – surto ou exposição domiciliar – a primeira dose pode ser aplicada aos 9 meses de idade. Mais duas doses ainda serão necessárias a partir de 1 ano de idade. 2. A vacina quádrupla viral (combinação da vacina varicela com a vacina tríplice viral) é uma opção para menores de 12 anos. Na primeira dose, associou-se a maior frequência de eventos adversos quando comparada à aplicação das vacinas em injeções separadas. 3. Contraindicada em caso de deficiência combinada da imunidade celular ou celular e humoral e na imunossupressão grave.		
Herpes zóster	A partir dos 50 anos: uma dose, na ausência de imunossupressão.	NÃO
Haemophilus influenzae b	• Para menores de 1 ano: ver *Calendário de vacinação SBIm criança.* • Para maiores de 1 ano, adolescentes e adultos: duas doses com intervalo de quatro a oito semanas.	SIM, para menores de 19 anos
HPV	Três doses: 0 - 1 a 2 - 6 meses	NÃO

*A disponibilidade segue as normas contidas no Manual dos Cries, disponível em http://bvsms.saude.gov.br/bvs/publicacoes/manual_centro_referencia_imunobiologicos.pdf

16

Calendários de vacinação SBIm pacientes especiais, 2015-2016

17

VACINAS RECOMENDADAS PARA CRIANÇAS E ADOLESCENTES (DE 0 A 19 ANOS) EXPOSTOS OU INFECTADOS PELO HIV

Todo indivíduo deve estar em dia com as vacinas do calendário vacinal para sua faixa etária, recomendado pela SBIm. As recomendações nesta tabela levam em consideração aquelas vacinas especialmente indicadas para o grupo com risco aumentado para a infecção e/ou suas complicações.

VACINAS	ESQUEMAS/RECOMENDAÇÕES	DISPONIBILIDADE NOS CRIEs*
Crianças expostas, mas não infectadas, podem seguir o calendário da rotina após os 18 meses de vida.		
BCG	Dose única ao nascer. Contraindicada no caso de infecção pelo HIV.	SIM
Rotavírus	Duas ou três doses, de acordo com o fabricante (ver *Calendário de vacinação SBIm criança*).	NÃO
Tríplice bacteriana (DTPa ou dTpa)	Ver *Calendários de vacinação SBIm criança e adolescente.*	NÃO
Haemophilus influenzae b	• Para menores de 1 ano: ver *Calendário de vacinação SBIm criança.* • A partir de 1 ano e não vacinados: duas doses, com intervalo de dois meses entre elas, se infecção confirmada.	SIM, para menores de 19 anos
Poliomielite inativada (VIP)	A partir de 2 meses, aos 2, 4 e 6 meses e reforços entre 12 e 15 meses e aos 4 anos de idade.	SIM
Influenza	• Primovacinação de crianças entre 6 e 35 meses de idade: duas doses de 0,25 mL com intervalo de quatro semanas; entre 3 e 8 anos de idade: 0,5 mL com intervalo de quatro semanas. • A partir de 9 anos: uma dose anual de 0,5 mL.	SIM
Hepatite A	Crianças e adolescentes não vacinados: duas doses com intervalo de seis meses entre elas.	SIM
Hepatite B	• Três doses: 0 - 1 - 6 meses. • Quatro doses: 0 - 1 - 2 - 6 meses, com o dobro da dose para a faixa etária nos casos de infecção confirmada.	SIM
Hepatite A e B	• Para menores de 16 anos, duas doses: 0 - 6 meses. • A partir de 16 anos, três doses: 0 - 1 - 6 meses (o dobro da dose de hepatite B, nos casos de infecção confirmada). • Pode substituir as vacinas isoladas, complementando com doses da vacina hepatite B, para manter o dobro da dose recomendada para hepatite B conforme faixa etária, nos casos de infecção confirmada.	NÃO
Necessário solicitar a sorologia para hepatite B um a dois meses após a quarta dose. Considera-se imunizado se Anti HBs = ou >10 UI/mL. Se sorologia negativa, repetir o esquema vacinal com dose dobrada para a faixa etária nos casos de infecção confirmada.		
Pneumocócicas conjugadas (VPC10 ou VPC13)	• Para menores de 5 anos: esquema padrão de vacinação por faixa etária, conforme *Calendário de vacinação SBIm criança.* • Crianças entre 2 e 5 anos com esquema completo com VPC10 podem se beneficiar de uma dose adicional de VPC13 para ampliar a proteção, respeitando o intervalo mínimo de dois meses da última dose. • Crianças entre 2 e 5 anos, não vacinadas anteriormente: duas doses de VPC13 com intervalo de dois meses entre elas, se infecção comprovada. • Crianças a partir de 6 anos e adolescentes: uma dose de VPC13, se infecção comprovada.	SIM - VPC10 para menores de 5 anos NÃO - VPC13
Pneumocócica 23V (VPP23)	Duas doses com intervalo de cinco anos entre elas.	SIM
1. Sempre preferir VPC13 (entre 18 e 49 anos, indicação fora de bula). 2. Iniciar esquema com vacina conjugada, seguida pela aplicação da vacina VPP23, respeitando o intervalo mínimo de dois meses entre as vacinas. 3. Para indivíduos que já receberam a VPP23, não vacinados com VPC13, recomenda-se o intervalo mínimo de um ano para a aplicação de VPC13 e de cinco anos para a aplicação da segunda dose da VPP23, com intervalo mínimo de dois meses entre a vacina conjugada e a polissacarídica.		
Meningocócicas conjugadas (MenC ou MenACWY)	• Para crianças a partir de 2 meses de idade e adolescentes: ver *Calendários de vacinação SBIm* para cada faixa etária. • Crianças a partir de 1 ano, adolescentes e adultos não vacinados: duas doses com intervalo de dois meses. • Uma dose de reforço a cada cinco anos, se comprovada infecção pelo HIV. • A partir de 1 ano, preferir a vacina meningocócica ACWY.	SIM - MenC com uma só dose de reforço NÃO - MenACWY
Meningocócica B	• A partir de 2 meses de idade: três doses, aos 3, 5 e 7 meses e reforço entre 12 e 15 meses. • Crianças entre 12 meses e 10 anos de idade, não vacinadas: duas doses com intervalo de dois meses entre elas. • Adolescentes: duas doses com intervalo de um mês.	NÃO
Febre amarela	• Duas doses: aos 9 meses e 4 anos de idade. • Crianças maiores e adolescentes: duas doses com intervalo de dez anos. • Contraindicação/indicação a depender do CD4 (ver Quadro 1, p. 21).	NÃO
Tríplice viral	• Duas doses com intervalo mínimo de um mês a partir de 1 ano de idade. • Deve ser aplicada em crianças nas categorias N, A e B com CD4 ≥ 15%.	SIM
Varicela	• Para menores de 13 anos: duas doses com intervalo de três meses entre elas. • Deve ser aplicada em crianças nas categorias N, A e B com CD4 ≥ 15%. • A partir de 13 anos: duas doses com intervalo de um mês entre elas.	SIM
1. Em situações de risco – surto ou exposição domiciliar – a primeira dose pode ser aplicada aos 9 meses de idade. Mais duas doses ainda serão necessárias a partir de 1 ano de idade. 2. A vacina quádrupla viral (combinação da vacina varicela com a vacina tríplice viral) é uma opção para menores de 12 anos. Na primeira dose, associou-se a maior frequência de eventos adversos quando comparada à aplicação das vacinas em injeções separadas. 3. Contraindicada em caso de imunossupressão grave.		
HPV	Três doses: 0 - 1 a 2 - 6 meses.	SIM, HPV4 para meninas e mulheres de 9 a 26 anos

*A disponibilidade segue as normas contidas no Manual dos Cries, disponível em http://bvsms.saude.gov.br/bvs/publicacoes/manual_centro_referencia_imunobiologicos.pdf

CLASSIFICAÇÃO CONFORME ALTERAÇÃO IMUNOLÓGICA, SINAIS E SINTOMAS CLÍNICOS

Alteração imunológica	N= Ausência de sinais e/ ou sintomas clínicos	A= Sinais e/ou sintomas clínicos leves	B= Sinais e/ou sintomas clínicos moderados	C= Sinais e/ou Sintomas clínicos graves
Ausente	N1	A1	B1	C1
Moderada	N2	A2	B2	C2
Grave	N3	A3	B3	C3

Fonte: Modificado de Brasil (2009).

VACINAS ESPECIALMENTE RECOMENDADAS PARA INDIVÍDUOS ADULTOS VIVENDO COM HIV/AIDS

VACINAS	ESQUEMAS/RECOMENDAÇÕES	DISPONIBILIDADE NOS CRIEs*
Hepatite A	Duas doses: 0 - 6 meses.	SIM
Hepatite B	Quatro doses: 0 - 1 - 2 - 6 meses, com o dobro da dose para a faixa etária.	SIM
Hepatite A e B	• Três doses: 0 - 1 - 6 meses. • Pode substituir as vacinas isoladas, mas complementar com a vacina hepatite B para manter a recomendaçao de quatro doses dobradas conforme a faixa etária.	NÃO
Necessário solicitar a sorologia para hepatite B um a dois meses após a quarta dose. Considera-se imunizado se Anti HBs = ou >10 UI/mL. Se sorologia negativa, repetir o esquema vacinal com o dobro da dose.		
Influenza	Uma dose anual.	SIM
HPV	Três doses: 0 - 1 a 2 - 6 meses.	SIM, HPV4 para mulheres até 26 anos
Meningocócicas conjugadas (MenC ou MenACWY)	• Duas doses com intervalo de dois meses. Reforço a cada cinco anos. • Preferir a vacina meningocócica ACWY.	SIM - MenC com uma só dose de reforço NÃO - MenACWY
Meningocócica B	Duas doses com intervalo de um mês.	NÃO
Haemophilus Influenzae b	Duas doses com intervalo de dois meses.	NÃO
Tríplice bacteriana do tipo adulto (dTpa)	Ver *Calendários de vacinação SBIm* para cada faixa etária.	NÃO
Pneumocócica conjugada (VPC13)	Uma dose de VPC13.	NÃO
Pneumocócica 23V (VPP23)	Duas doses com intervalo de cinco anos entre elas.	SIM
1. Sempre preferir VPC13 (entre 18 e 49 anos, indicação fora de bula). 2. Iniciar esquema com vacina conjugada, seguida pela aplicação da vacina VPP23, respeitando o intervalo mínimo de dois meses entre as vacinas. 3. Para indivíduos que já receberam a VPP23, não vacinados com VPC13, recomenda-se o intervalo mínimo de um ano para a aplicação de VPC13 e de cinco anos para a aplicação da segunda dose da VPP23, com intervalo mínimo de dois meses entre a vacina conjugada e a polissacarídica. 4. Se a segunda dose de VPP23 foi aplicada antes de 65 anos de idade, uma terceira dose está recomendada após essa idade, com intervalo mínimo de cinco anos da última dose.		
Tríplice viral	• É considerado protegido o adulto que tenha recebido duas doses da vacina tríplice viral acima de 1 ano de idade, com intervalo mínimo de um mês entre elas. • Contraindicação a depender do CD4 (ver Quadro 1, abaixo).	SIM
Varicela	• Para suscetíveis: duas doses com intervalo de um mês. • Contraindicação a depender do CD4 (ver Quadro 1, abaixo).	SIM
Febre amarela	• Duas doses com intervalo de dez anos. • Contraindicação a depender do CD4 (ver Quadro 1, abaixo).	NÃO

*A disponibilidade segue as normas contidas no Manual dos Cries, disponível em http://bvsms.saude.gov.br/bvs/publicacoes/manual_centro_referencia_imunobiologicos.pdf

QUADRO 1 – PARÂMETROS IMUNOLÓGICOS PARA TOMADA DE DECISÃO EM IMUNIZAÇÕES COM VACINAS VIVAS ATENUADAS EM ADULTOS COM HIV/AIDS

CONTAGEM DE CD4 EM CÉLULAS / MM3	RECOMENDAÇÃO
> 350 (≥ 20%)	Indicar uso.
200 - 350 (15% a 19%)	Avaliar parâmetros clínicos e risco epidemiológico para tomada de decisão.
< 200 (<15%)	Não vacinar.

Fonte: adaptado do Manual dos Cries/MS, 2014.

VACINAS ESPECIALMENTE RECOMENDADAS PARA INDIVÍDUOS CANDIDATOS A TRANSPLANTE DE ÓRGÃOS SÓLIDOS OU TRANSPLANTADOS

Todo indivíduo deve estar em dia com as vacinas do calendário vacinal para sua faixa etária, recomendado pela SBIm. As recomendações nesta tabela levam em consideração aquelas vacinas especialmente indicadas para o grupo com risco aumentado para a infecção e/ou suas complicações.

VACINAS	ESQUEMAS/RECOMENDAÇÕES	DISPONIBILIDADE NOS CRIEs*
PREFERENCIALMENTE VACINAR ANTES DO TRANSPLANTE PARA GARANTIR MELHORES RESPOSTAS IMUNOLÓGICAS.		
Poliomielite inativada (VIP)	• Para menores de 1 ano: ver *Calendário de vacinação SBIm criança.* • Para maiores de 1 ano não vacinados: três doses com intervalo de dois meses entre elas (mínimo de 30 dias).	SIM
Hepatite A	Duas doses: 0 - 6 meses.	SIM
Hepatite B	• Três doses: 0 - 1 - 6 meses. • Em vigência de imunodepressão, quatro doses: 0 - 1 - 2 - 6 meses, com o dobro da dose para a faixa etária.	SIM
Hepatite A e B	• Para menores de 16 anos: duas doses: 0 - 6 meses. • A partir de 16 anos: três doses: 0 - 1 - 6 meses. • Pode substituir as vacinas isoladas, complementando com a vacina hepatite B, para manter o dobro da dose recomendada para hepatite B conforme faixa etária, quando em vigência de imunodepressão.	NÃO
Necessário solicitar a sorologia para hepatite B um a dois meses após a última dose. Considera-se imunizado se Anti HBs = ou >10 UI/mL. Se sorologia negativa, repetir o esquema vacinal de três doses ou quatro doses dobradas, conforme indicação.		
DTPw ou DTPa	Esquema padrão para a idade (ver *Calendário de vacinação SBIm criança).*	SIM
Tríplice bacteriana do tipo adulto (dTpa)	Esquema padrão para a idade (ver *Calendários de vacinação SBIm* para cada faixa etária).	NÃO
Haemophilus influenzae b	• Para menores de 1 ano: ver *Calendário de vacinação SBIm criança.* • Para maiores de 1 ano, adolescentes e adultos: uma dose; para imunodeprimidos, duas doses com intervalo de dois meses.	SIM, para menores de 19 anos
Pneumocócicas conjugadas (VPC10 ou VPC13)	• Para menores de 5 anos: esquema padrão de vacinação por faixa etária, conforme *Calendário de vacinação SBIm criança.* • Crianças entre 2 e 5 anos com esquema completo com VPC10 podem se beneficiar de uma dose adicional de VPC13 para ampliar a proteção, respeitando o intervalo mínimo de dois meses da última dose. • Crianças entre 2 e 5 anos, não vacinadas anteriormente: duas doses de VPC13 com intervalo de dois meses entre elas. • Crianças a partir de 6 anos, adolescentes e adultos: uma dose de VPC13.	SIM - VPC10 para menores de 5 anos NÃO - VPC13
Pneumocócica 23V (VPP23)	Duas doses com intervalo de cinco anos entre elas.	SIM
1. Sempre preferir VPC13 (entre 18 e 49 anos, indicação fora de bula). 2. Iniciar esquema com vacina conjugada, seguida pela aplicação da vacina VPP23, respeitando o intervalo mínimo de dois meses entre as vacinas. 3. Para indivíduos que já receberam a VPP23, não vacinados com VPC13, recomenda-se o intervalo mínimo de um ano para a aplicação de VPC13 e de cinco anos para a aplicação da segunda dose da VPP23, com intervalo mínimo de dois meses entre a vacina conjugada e a polissacarídica. 4. Se a segunda dose de VPP23 foi aplicada antes dos 65 anos, está indicada uma terceira dose depois dessa idade, com intervalo mínimo de cinco anos da última dose.		
Meningocócicas conjugadas (MenC ou MenACWY)	• Para crianças a partir de 2 meses, adolescentes e adultos: ver *Calendários de vacinação SBIm* para as faixas etárias. • A partir de 1 ano: preferir a vacina meningocócica ACWY.	SIM, MenC com uma só dose de reforço NÃO, MenACWY
Meningocócica B	• A partir de 2 meses de idade: três doses, aos 3, 5 e 7 meses e reforço entre 12 e 15 meses. • Crianças entre 12 meses e 10 anos de idade, não vacinadas: duas doses com intervalo de dois meses entre elas. • Adolescentes e adultos: duas doses com intervalo de um mês.	NÃO
Influenza	• Primovacinação de crianças entre 6 e 35 meses de idade: duas doses de 0,25 mL com intervalo de quatro semanas; entre 3 e 8 anos de idade: 0,5 mL com intervalo de quatro semanas. • A partir de 9 anos: uma dose anual de 0,5 mL.	SIM
Tríplice viral	• Duas doses com intervalo de um mês a partir de 1 ano de idade. • Contraindicada no pós-transplante.**	SIM
Varicela	• Para menores de 13 anos: duas doses com intervalo de três meses. • A partir de 13 anos: duas doses com intervalo de um mês. • Contraindicada no pós-transplante.**	SIM
1. Em situações de risco – surto ou exposição domiciliar – a primeira dose pode ser aplicada aos 9 meses de idade. Mais duas doses ainda serão necessárias a partir de 1 ano de idade. 2. A vacina quádrupla viral (combinação da vacina varicela com a vacina tríplice viral) é uma opção para menores de 12 anos. Na primeira dose, associou-se a maior frequência de eventos adversos quando comparada à aplicação das vacinas em injeções separadas. 3. Contraindicada em caso de imunossupressão grave.		
Febre amarela	• Crianças: uma dose aos 9 meses e outra aos 4 anos de idade. • Crianças maiores, adolescentes e adultos não vacinados: duas doses com intervalo de dez anos. • Contraindicada no pós-transplante.**	SIM
**** Vacinas atenuadas são contraindicadas no pós-transplante, mas podem ser aplicadas, se indicadas, quando o paciente estiver imunocompetente.**		

* A disponibilidade segue as normas contidas no Manual dos Cries, disponível em http://bvsms.saude.gov.br/bvs/publicacoes/manual_centro_referencia_imunobiologicos.pdf

VACINAS ESPECIALMENTE RECOMENDADAS PARA INDIVÍDUOS TRANSPLANTADOS DE CÉLULAS-TRONCO HEMATOPOIÉTICAS

Todo indivíduo deve estar em dia com as vacinas do calendário vacinal para sua faixa etária, recomendado pela SBIm. As recomendações nesta tabela levam em consideração aquelas vacinas especialmente indicadas para o grupo com risco aumentado para a infecção e/ou suas complicações.

VACINAS	ESQUEMAS/RECOMENDAÇÕES	DISPONIBILIDADE NOS CRIEs*
VACINAS INATIVADAS: Iniciar vacinação preferencialmente a partir de seis meses após o transplante, podendo antecipar na dependência das condições clínicas e laboratoriais do paciente. **VACINAS ATENUADAS: Iniciar vacinação dois anos após o transplante, após reconstituição imunológica.**		
DTPa	Esquema padrão para a idade (ver *Calendário de vacinação SBIm criança*).	SIM
Tríplice bacteriana do tipo adulto (dTpa)	Esquema padrão para a idade (ver *Calendários de vacinação SBIm* para cada faixa etária).	NÃO
Poliomielite inativada (VIP)	• Para menores de 1 ano: ver *Calendário de vacinação SBIm criança.* • Para maiores de 1 ano, adolescentes e adultos não vacinados: três doses com intervalo de dois meses (mínimo de 30 dias).	SIM
Hepatite A	Duas doses: 0 - 6 meses.	SIM
Hepatite B	Três doses: 0 - 1 - 6 meses.	SIM
Hepatite A e B	• Para menores de 16 anos: duas doses: 0 - 6 meses. • A partir de 16 anos: três doses: 0 - 1 - 6 meses. • Pode substituir as vacinas isoladas hepatie A e hepatite B.	NÃO
Necessário solicitar a sorologia para hepatite B um a dois meses após a última dose. Considera-se imunizado se Anti HBs = ou >10 UI/mL. Se sorologia negativa, repetir o esquema vacinal.		
Haemophilus influenzae b	• Para menores de 1 ano: ver *Calendário de vacinação SBIm criança.* • Para maiores de 1 ano, adolescentes e adultos: uma dose; para imunodeprimidos, duas doses com intervalo de dois meses (podendo ser recomendada terceira dose dois meses após).	SIM
Influenza	• Primovacinação de crianças entre 6 e 35 meses de idade: duas doses de 0,25 mL com intervalo de quatro semanas; entre 3 e 8 anos de idade: 0,5 mL com intervalo de quatro semanas. • A partir de 9 anos: uma dose anual de 0,5 mL.	SIM
Pneumocócicas conjugadas (VPC10 ou VPC13)	• Para menores de 5 anos: esquema padrão de vacinação por faixa etária, conforme *Calendário de vacinação SBIm criança.* • Crianças entre 2 e 5 anos com esquema completo com VPC10 podem se beneficiar de uma dose adicional de VPC13 para ampliar a proteção, respeitando o intervalo mínimo de dois meses da última dose. • Crianças entre 2 e 5 anos, não vacinadas anteriormente: duas doses de VPC13 com intervalo de dois meses entre elas. • Crianças a partir de 6 anos, adolescentes e adultos: uma dose de VPC13.	SIM - VPC10 para menores de 5 anos NÃO - VPC13
Pneumocócica 23V (VPP23)	Duas doses com intervalo de cinco anos entre elas.	SIM
1. Sempre preferir VPC13 (entre 18 e 49 anos, indicação fora de bula). 2. Iniciar esquema com vacina conjugada, seguida pela aplicação da vacina VPP23, respeitando o intervalo mínimo de dois meses entre as vacinas. 3. Para indivíduos que já receberam a VPP23, não vacinados com VPC13, recomenda-se o intervalo mínimo de um ano para aplicação de VPC13 e de cinco anos para a aplicação da segunda dose da VPP23, com intervalomínimo de dois meses entre a vacina conjugada e a polissacarídica. 4. Se a segunda dose de VPP23 foi aplicada antes dos 65 anos, está indicada uma terceira dose depois dessa idade, com intervalo mínimo de cinco anos da última dose.		
Meningocócicas conjugadas (MenC ou MenACWY)	• Para crianças a partir de 2 meses, adolescentes e adultos: ver *Calendários de vacinação SBIm* para cada faixa etária. • A partir de 1 ano: preferir a vacina meningocócica ACWY.	SIM, MenC com uma só dose de reforço NÃO, MenACWY
Meningocócica B	• A partir de 2 meses de idade: três doses, aos 3, 5 e 7 meses e reforço entre 12 e 15 meses. • Crianças entre 12 meses e 10 anos de idade, não vacinadas: duas doses com intervalo de dois meses entre elas. • Adolescentes e adultos: duas doses com intervalo de um mês.	NÃO
Tríplice viral	Esquema padrão para a idade (ver *Calendários de vacinação SBIm*).	SIM
Varicela	Esquema padrão para a idade (ver *Calendários de vacinação SBIm*).	SIM
1. A vacina quádrupla viral (combinação da vacina varicela com a vacina tríplice viral) é uma opção para menores de 12 anos. Na primeira dose, associou-se a maior frequência de eventos adversos quando comparada à aplicação das vacinas em injeções separadas. 2. Contraindicada em caso de imunossupressão grave.		
Febre amarela	Indicação na dependência de risco epidemiológico e estado imunológico do paciente.	NÃO

*A disponibilidade segue as normas contidas no Manual dos Cries, disponível em http://bvsms.saude.gov.br/bvs/publicacoes/manual_centro_referencia_imunobiologicos.pdf

VACINAS ESPECIALMENTE RECOMENDADAS PARA INDIVÍDUOS EM OUTRAS SITUAÇÕES ESPECIAIS

Todo indivíduo deve estar em dia com as vacinas do calendário vacinal para sua faixa etária, recomendado pela SBIm. As recomendações nesta tabela levam em consideração aquelas vacinas especialmente indicadas para o grupo com risco aumentado para a infecção e/ou suas complicações.

CONDIÇÕES ESPECIAIS	VACINAS	ESQUEMAS/RECOMENDAÇÕES	DISPONIBILIDADE NOS CRIEs*
EM USO CRÔNICO DE AAS	Influenza	Esquema padrão para a idade (ver *Calendários de vacinação SBIm*).	SIM
	Varicela	• Esquema padrão para a idade (ver *Calendários de vacinação SBIm*). • Interromper o uso de AAS por seis meses após a vacinação.	SIM
	A Síndrome de Reye é uma doença grave, rara, de rápida progressão e, muitas vezes, fatal, que acomete o cérebro e o fígado e está relacionada ao uso de salicilatos, em conjunto com uma infecção viral. A doença afeta principalmente crianças e adolescentes, embora possa ocorrer em qualquer idade.		
COAGULOPATIAS	Hepatite A	Esquema padrão para a idade (ver *Calendários de vacinação SBIm*).	SIM
	Hepatite B	Esquema padrão para a idade (ver *Calendários de vacinação SBIm*).	SIM
	1. Evitar via intramuscular; fazer via subcutânea profunda com agulha de menor calibre e aplicar gelo local por 3-5 minutos após a aplicação. Se o Fator VIII foi usado entre 24 e 48 horas antes da vacinação, a via intramuscular pode ser utilizada; fazer compressa de gelo local após a aplicação. 2. Intervalos recomendados entre transfusão sanguínea/imunoglobulinas e vacinas virais atenuadas parenterais (varicela, sarampo, caxumba, rubéola e febre amarela), ver Quadro 2, p. 31. 3. Outras vacinas devem ser utilizadas na dependência da situação clínica de base associada à coagulopatia.		
DIABETES MELLITUS	Influenza	Esquema padrão para a idade (ver *Calendários de vacinação SBIm*).	SIM
	Haemophilus influenzae b	• Para menores de 1 ano: ver *Calendário de vacinação SBIm criança.* • A partir de 1 ano, adolescentes e adultos: uma dose.	SIM, para menores de 19 anos
	Pneumocócicas conjugadas (VPC10 ou VPC13)	• Para menores de 5 anos: esquema padrão de vacinação por faixa etária, conforme *Calendário de vacinação SBIm criança.* • Crianças entre 2 e 5 anos com esquema completo com VPC10 podem se beneficiar de uma dose adicional de VPC13 para ampliar a proteção, respeitando o intervalo mínimo de dois meses da última dose. • Crianças entre 2 e 5 anos, não vacinadas anteriormente: duas doses de VPC13 com intervalo de dois meses entre elas. • Crianças a partir de 6 anos, adolescentes e adultos: uma dose de VPC13.	SIM - VPC10 para menores de 5 anos NÃO - VPC13
	Pneumocócica 23V (VPP23)	Duas doses com intervalo de cinco anos entre elas.	SIM
	1. Sempre preferir VPC13 (entre 18 e 49 anos, indicação fora de bula). 2. Iniciar esquema com vacina conjugada, seguida pela aplicação da vacina VPP23, respeitando o intervalo mínimo de dois meses entre as vacinas. 3. Para indivíduos que já receberam a VPP23, não vacinados com VPC13, recomenda-se o intervalo mínimo de um ano para aplicação de VPC13 e de cinco anos para a aplicação da segunda dose da VPP23, com intervalo mínimo de dois meses entre a vacina conjugada e a polissacarídica. 4. Se a segunda dose de VPP23 foi aplicada antes dos 65 anos, está indicada uma terceira dose depois dessa idade, com intervalo mínimo de cinco anos da última dose.		
	Hepatite B	Esquema padrão para a idade (ver *Calendários de vacinação SBIm*).	NÃO
	Varicela	Esquema padrão para a idade (ver *Calendários de vacinação SBIm*).	NÃO
DOENÇAS DERMATOLÓGICAS CRÔNICAS	Varicela	Esquema padrão para a idade (ver *Calendários de vacinação SBIm*).	SIM
DOENÇAS DE DEPÓSITO	Pneumocócicas conjugadas (VPC10 ou VPC13)	• Para menores de 5 anos: esquema padrão de vacinação por faixa etária, conforme *Calendário de vacinação SBIm criança.* • Crianças entre 2 e 5 anos com esquema completo com VPC10 podem se beneficiar de uma dose adicional de VPC13 para ampliar a proteção, respeitando o intervalo mínimo de dois meses da última dose. • Crianças entre 2 e 5 anos, não vacinadas anteriormente: duas doses de VPC13 com intervalo de dois meses entre elas. • Crianças a partir de 6 anos, adolescentes e adultos: uma dose de VPC13.	SIM - VPC10 para menores de 5 anos NÃO - VPC13
	Pneumocócica 23V (VPP23)	Duas doses com intervalo de cinco anos entre elas.	SIM
	1. Sempre preferir VPC13 (entre 18 e 49 anos, indicação fora de bula). 2. Iniciar esquema com vacina conjugada, seguida pela aplicação da vacina VPP23, respeitando o intervalo mínimo de dois meses entre as vacinas. 3. Para indivíduos que já receberam a VPP23, não vacinados com VPC13, recomenda-se o intervalo mínimo de um ano para aplicação de VPC13 e de cinco anos para a aplicação da segunda dose da VPP23, com intervalo mínimo de dois meses entre a vacina conjugada e a polissacarídica. 4. Se a segunda dose de VPP23 foi aplicada antes dos 65 anos, está indicada uma terceira dose depois dessa idade, com intervalo mínimo de cinco anos da última dose.		
	Influenza	Esquema padrão para a idade (ver *Calendários de vacinação SBIm*).	SIM
	DTPa ou dTpa (de acordo com a idade)	Esquema padrão para a idade (ver *Calendários de vacinação SBIm*).	NÃO
	Haemophilus influenzae b	• Para menores de 1 ano: ver *Calendários de vacinação SBIm criança.* • Para maiores de 1 ano, adolescentes e adultos: uma dose.	SIM, para menores de 19 anos
	Varicela	Esquema padrão para a idade (ver *Calendários de vacinação SBIm*).	SIM
	Hepatite A	Esquema padrão para a idade (ver *Calendários de vacinação SBIm*).	SIM
	Hepatite B	Esquema padrão para a idade (ver *Calendários de vacinação SBIm*).	SIM
	Meningocócicas conjugadas (MenC ou MenACWY)	Esquema padrão para a idade (ver *Calendários de vacinação SBIm*).	SIM - MenC NÃO - MenACWY
	Meningocócica B	• A partir de 2 meses de idade: três doses, aos 3, 5 e 7 meses e reforço entre 12 e 15 meses. • Crianças entre 12 meses e 10 anos de idade, não vacinadas: duas doses com intervalo de dois meses entre elas. • Adolescentes e adultos: duas doses com intervalo de um mês.	NÃO

*A disponibilidade segue as normas contidas no Manual dos Cries, disponível em http://bvsms.saude.gov.br/bvs/publicacoes/manual_centro_referencia_imunobiologicos.pdf

VACINAS ESPECIALMENTE RECOMENDADAS PARA INDIVÍDUOS EM OUTRAS SITUAÇÕES ESPECIAIS (CONT.)

CONDIÇÕES ESPECIAIS	VACINAS	ESQUEMAS/RECOMENDAÇÕES	DISPONIBILIDADE NOS CRIEs*
ALCOOLISMO	Pneumocócica conjugada (VPC13)	Para adolescentes e adultos: dose única de VPC13.	NÃO
	Pneumocócica 23V (VPP23)	Duas doses com intervalo de cinco anos entre elas.	NÃO
	1. VPC13: entre 18 e 49 anos é indicação fora de bula. 2. Iniciar esquema com vacina conjugada, seguida pela aplicação da vacina VPP23, respeitando o intervalo mínimo de dois meses entre as vacinas. 3. Para indivíduos que já receberam a VPP23, não vacinados com VPC13, recomenda-se o intervalo mínimo de um ano para a aplicação de VPC13 e de cinco anos para a aplicação da segunda dose da VPP23, com intervalomínimo de dois meses entre a vacina conjugada e a polissacarídica. 4. Se a segunda dose de VPP23 foi aplicada antes dos 65 anos, está indicada uma terceira dose depois dessa idade, com intervalo mínimo de cinco anos da última dose.		
	Influenza	Esquema padrão para a idade (ver *Calendários de vacinação SBIm*).	NÃO
	Hepatite A	Esquema padrão para a idade (ver *Calendários de vacinação SBIm*).	NÃO
	Hepatite B	Esquema padrão para a idade (ver *Calendários de vacinação SBIm*).	NÃO
	Varicela	Duas doses com intervalo de um a três meses entre elas.	SIM
TABAGISMO	Pneumocócica conjugada (VPC13)	Para adolescentes e adultos: dose única de VPC13.	NÃO
	Pneumocócica 23V (VPP23)	Duas doses com intervalo de cinco anos entre elas.	NÃO
	1. Sempre preferir VPC13 (entre 18 e 49 anos, indicação fora de bula). 2. Iniciar esquema com vacina conjugada, seguida pela aplicação da vacina VPP23, respeitando o intervalo mínimo de dois meses entre as vacinas. 3. Para indivíduos que já receberam a VPP23, não vacinados com VPC13, recomenda-se o intervalo mínimo de um ano para a aplicação de VPC13 e de cinco anos para a aplicação da segunda dose da VPP23, com intervalo mínimo de dois meses entre a vacina conjugada e a polissacarídica. 4. Se a segunda dose de VPP23 foi aplicada antes dos 65 anos, está indicada uma terceira dose depois dessa idade, com intervalo mínimo de cinco anos da última dose.		
	Influenza	Esquema padrão para a idade (ver *Calendários de vacinação SBIm*).	NÃO
FIBROSE CÍSTICA	Hepatite A	Esquema padrão para a idade (ver *Calendários de vacinação SBIm*).	SIM
	Hepatite B	Esquema padrão para a idade (ver *Calendários de vacinação SBIm*).	SIM
	Influenza	Esquema padrão para a idade (ver *Calendários de vacinação SBIm*).	SIM
	Pneumocócicas conjugadas (VPC10 ou VPC13)	• Para menores de 5 anos: esquema padrão de vacinação por faixa etária, conforme *Calendário de vacinação SBIm criança*. • Crianças entre 2 e 5 anos com esquema completo com VPC10 podem se beneficiar de uma dose adicional de VPC13 para ampliar a proteção, respeitando o intervalo mínimo de dois meses da última dose. • Crianças entre 2 e 5 anos, não vacinadas anteriormente: duas doses de VPC13 com intervalo de dois meses entre elas. • Crianças a partir de 6 anos, adolescentes e adultos: uma dose de VPC13.	SIM - VPC10 para menores de 5 anos NÃO - VPC13
	Pneumocócica 23V (VPP23)	Duas doses com intervalo de cinco anos entre elas.	SIM
	1. Sempre preferir VPC13 (entre 18 e 49 anos, indicação fora de bula). 2. Iniciar esquema com vacina conjugada, seguida pela aplicação da vacina VPP23, respeitando o intervalo mínimo de dois meses entre as vacinas. 3. Para indivíduos que já receberam a VPP23, não vacinados com VPC13, recomenda-se o intervalo mínimo de um ano para aplicação de VPC13 e de cinco anos para a aplicação da segunda dose da VPP23, com intervalo mínimo de dois meses entre a vacina conjugada e a polissacarídica. 4. Se a segunda dose de VPP23 foi aplicada antes dos 65 anos, está indicada uma terceira dose depois dessa idade, com intervalo mínimo de cinco anos da última dose.		
	Haemophilus influenzae b	• Para menores de 1 ano: ver *Calendário de vacinação SBIm criança*. • Para maiores de 1 ano, adolescentes e adultos: uma dose.	SIM, para menores de 19 anos
	Varicela	Duas doses com intervalo de um a três meses entre elas.	SIM
TRISSOMIAS	DTPa e dTpa (de acordo com a faixa etária)	Esquema padrão para a idade (ver *Calendários de vacinação SBIm*).	NÃO
	Pneumocócicas conjugadas (VPC10 ou VPC13)	• Para menores de 5 anos: esquema padrão de vacinação por faixa etária, conforme *Calendário de vacinação SBIm criança*. • Crianças entre 2 e 5 anos com esquema completo com VPC10 podem se beneficiar de uma dose adicional de VPC13 para ampliar a proteção, respeitando o intervalo mínimo de dois meses da última dose. • Crianças entre 2 e 5 anos, não vacinadas anteriormente: duas doses de VPC13 com intervalo de dois meses entre elas. • Crianças a partir de 6 anos, adolescentes e adultos: uma dose de VPC13.	SIM - VPC10 para menores de 5 anos NÃO - VPC13
	Pneumocócica 23V (VPP23)	Duas doses com intervalo de cinco anos entre elas.	SIM
	1. Sempre preferir VPC13 (entre 18 e 49 anos, indicação fora de bula). 2. Iniciar esquema com vacina conjugada, seguida pela aplicação da vacina VPP23, respeitando o intervalo mínimo de dois meses entre as vacinas. 3. Para indivíduos que já receberam a VPP23, não vacinados com VPC13, recomenda-se o intervalo mínimo de um ano para aplicação de VPC13 e de cinco anos para a aplicação da segunda dose da VPP23, com intervalo mínimo de dois meses entre a vacina conjugada e a polissacarídica. 4. Se a segunda dose de VPP23 foi aplicada antes dos 65 anos, está indicada uma terceira dose depois dessa idade, com intervalo mínimo de cinco anos da última dose.		
	Influenza	Esquema padrão para a idade (ver *Calendários de vacinação SBIm*).	SIM
	Meningocócicas conjugadas (MenC ou MenACWY)	Esquema padrão para a idade (ver *Calendários de vacinação SBIm*).	SIM, MenC NÃO, MenACWY
	Meningocócica B	• A partir de 2 meses de idade: três doses, aos 3, 5 e 7 meses e reforço entre 12 e 15 meses. • Crianças entre 12 meses e 10 anos de idade, não vacinadas: duas doses com intervalo de dois meses entre elas. • Adolescentes e adultos: duas doses com intervalo de um mês.	NÃO
	Haemophilus influenzae b	• Para menores de 1 ano, ver *Calendário de vacinação SBIm criança*. • Para maiores de 1 ano, adolescentes e adultos: dose única.	SIM, para menores de 19 anos
	Hepatite A	Esquema padrão para a idade (ver *Calendários de vacinação SBIm*).	SIM
	Hepatite B	Esquema padrão para a idade (ver *Calendários de vacinação SBIm*).	SIM
	Varicela	Esquema padrão para a idade (ver *Calendários de vacinação SBIm*).	SIM

*A disponibilidade segue as normas contidas no Manual dos Cries, disponível em http://bvsms.saude.gov.br/bvs/publicacoes/manual_centro_referencia_imunobiologicos.pdf

VACINAS ESPECIALMENTE RECOMENDADAS PARA INDIVÍDUOS EM OUTRAS SITUAÇÕES ESPECIAIS (CONT.)

CONDIÇÕES ESPECIAIS	VACINAS	ESQUEMAS/RECOMENDAÇÕES	DISPONIBILIDADE NOS CRIEs*
DOENÇA NEUROLÓGICA CRÔNICA INCAPACITANTE	Pneumocócicas conjugadas (VPC10 ou VPC13)	• Para menores de 5 anos: esquema padrão de vacinação por faixa etária, conforme *Calendário de vacinação SBIm criança.* • Crianças entre 2 e 5 anos com esquema completo com VPC10 podem se beneficiar de uma dose adicional de VPC13 para ampliar a proteção, respeitando o intervalo mínimo de dois meses da última dose. • Crianças entre 2 e 5 anos, não vacinadas anteriormente: duas doses de VPC13 com intervalo de dois meses entre elas. • Crianças a partir de 6 anos, adolescentes e adultos: uma dose de VPC13.	SIM - VPC10 para menores de 5 anos NÃO - VPC13
	Pneumocócica 23V (VPP23)	Duas doses com intervalo de cinco anos entre elas.	SIM
	1. Sempre preferir VPC13 (entre 18 e 49 anos, indicação fora de bula). 2. Iniciar esquema com vacina conjugada, seguida pela aplicação da vacina VPP23, respeitando o intervalo mínimo de dois meses entre as vacinas. 3. Para indivíduos que já receberam a VPP23, não vacinados com VPC13, recomenda-se o intervalo mínimo de um ano para a aplicação de VPC13 e de cinco anos para a aplicação da segunda dose da VPP23, com intervalo mínimo de dois meses entre a vacina conjugada e a polissacarídica. 4. Se a segunda dose de VPP23 foi aplicada antes dos 65 anos, está indicada uma terceira dose depois dessa idade, com intervalo mínimo de cinco anos da última dose.		
	Influenza	Esquema padrão para a idade (ver *Calendários de vacinação SBIm*).	SIM
	DTPa e dTpa (de acordo com a faixa etária)	Esquema padrão para a idade (ver *Calendários de vacinação SBIm*).	Sim - DTPa
	Haemophilus influenzae b	• Para menores de 1 ano: ver *Calendário de vacinação SBIm criança.* • Para maiores de 1 ano, adolescentes e adultos: uma dose.	SIM, para menores de 19 anos
	Varicela	Esquema padrão para a idade (ver *Calendários de vacinação SBIm*).	SIM
	Meningocócicas conjugadas (MenC ou MenACWY)	Esquema padrão para a idade (ver *Calendários de vacinação SBIm*).	SIM - MenC NÃO - MenACWY
	Meningocócica B	• A partir de 2 meses de idade: três doses, aos 3, 5 e 7 meses e reforço entre 12 e 15 meses. • Crianças entre 12 meses e 10 anos de idade, não vacinadas: duas doses com intervalo de dois meses entre elas. • Adolescentes e adultos: duas doses com intervalo de um mês.	NÃO
DOENÇA CONVULSIVA CRÔNICA NA INFÂNCIA	DTPa e dTpa (de acordo com a faixa etária)	• Substituir a DTP de células inteiras em todas as doses por DTPa. • Esquema padrão para a idade (ver *Calendários de vacinação SBIm*).	SIM
	Influenza	Esquema padrão para a idade (ver *Calendários de vacinação SBIm*).	SIM
	1. CUIDADOS ADICIONAIS: Evitar a administração simultânea da vacina influenza e pneumocócica conjugada 13V, e da vacina meningocócica B com as vacinas DTPw ou DTPa e VPC10 ou VPC13. 2. Administrar preferencialmente SCR e varicela separadamente e não sob a forma combinada SCRV, na primeira dose entre 12 e 47 meses.		
FÍSTULA LIQUÓRICA	Pneumocócicas conjugadas (VPC10 ou VPC13)	• Para menores de 5 anos: esquema padrão de vacinação por faixa etária, conforme *Calendário de vacinação SBIm criança.* • Crianças entre 2 e 5 anos com esquema completo com VPC10 podem se beneficiar de uma dose adicional de VPC13 para ampliar a proteção, respeitando o intervalo mínimo de dois meses da última dose. • Crianças entre 2 e 5 anos, não vacinadas anteriormente: duas doses de VPC13 com intervalo de dois meses entre elas. • Crianças a partir de 6 anos, adolescentes e adultos: uma dose de VPC13.	SIM - VPC10 para menores de 5 anos NÃO - VPC13
	Pneumocócica 23V (VPP23)	Duas doses com intervalo de cinco anos entre elas.	SIM
	1. Sempre preferir VPC13 (entre 18 e 49 anos, indicação fora de bula). 2. Iniciar esquema com vacina conjugada, seguida pela aplicação da vacina VPP23, respeitando o intervalo mínimo de dois meses entre as vacinas. 3. Para indivíduos que já receberam a VPP23, não vacinados com VPC13, recomenda-se o intervalo mínimo de um ano para a aplicação de VPC13 e de cinco anos para a aplicação da segunda dose da VPP23, com intervalo mínimo de dois meses entre a vacina conjugada e a polissacarídica. 4. Se a segunda dose de VPP23 foi aplicada antes dos 65 anos, está indicada uma terceira dose depois dessa idade, com intervalo mínimo de cinco anos da última dose.		
	Influenza	Esquema padrão para a idade (ver *Calendários de vacinação SBIm*).	SIM
	Haemophilus influenzae b	• Para menores de 1 ano: ver *Calendário de vacinação SBIm criança.* • Para maiores de 1 ano, adolescentes e adultos: uma dose.	SIM, para menores de 19 anos
	Meningocócicas conjugadas (MenC ou MenACWY)	Esquema padrão para a idade (ver *Calendários de vacinação SBIm*).	SIM - MenC NÃO - MenACWY
	Meningocócica B	• A partir de 2 meses de idade: três doses, aos 3, 5 e 7 meses e reforço entre 12 e 15 meses. • Crianças entre 12 meses e 10 anos de idade, não vacinadas: duas doses com intervalo de dois meses entre elas. • Adolescentes e adultos: duas doses com intervalo de um mês.	NÃO

*A disponibilidade segue as normas contidas no Manual dos Cries, disponível em http://bvsms.saude.gov.br/bvs/publicacoes/manual_centro_referencia_imunobiologicos.pdf

Calendários de vacinação SBIm pacientes especiais, 2015-2016

30

31

QUADRO 2 – DOSES E INTERVALOS SUGERIDOS ENTRE A ADMINISTRAÇÃO DE PRODUTOS CONTENDO IMUNOGLOBULINAS E VACINAS VIRAIS VIVAS INJETÁVEIS

IMUNOGLOBULINAS HUMANAS ESPECÍFICAS ADMINISTRADAS POR VIA IM		
IMUNOBIOLÓGICOS	**DOSE HABITUAL**	**INTERVALO (MESES)**
Imunoglobulina humana antitetânica	250 U (10 mg de IgG/kg)	três
Hepatite B – Imunoglobulina humana anti-hepatite B	0,06 mL/kg (10 mg de IgG/kg)	três
Raiva – Imunoglobulina humana antirrábica	20 UI/kg (22 mg de IgG/kg)	quatro
Varicela – Imunoglobulina humana antivaricela zóster	125 U/10 kg – máximo 625 U	cinco
SANGUE E HEMODERIVADOS		
PRODUTOS	**DOSE HABITUAL**	**INTERVALO (MESES)**
Hemácias lavadas	10 mL/kg (quase sem IgG)	0
Concentrado de hemácias	10 mL/kg (20-60 mg de IgG/kg)	cinco
Sangue total	10 mL/kg (80-100 mg de IgG/kg)	seis
Plasma ou plaquetas	10 mL/kg (160 mg de IgG/kg)	sete

Fonte: AMERICAN ACADEMY OF PEDIATRICS. Simultaneous administration of multiple vaccines. In: PICKERING, L. K. (Ed.). Red Book: report of the Committee on Infectious Diseases. 26th ed. Elk Grove Village: American Academy of Pediatrics, 2003.

USO DE DROGAS QUE CAUSAM IMUNOCOMPROMETIMENTO E INTERVALO DE DESCONTINUIDADE DE TRATAMENTO PARA APLICAÇÃO DE VACINAS ATENUADAS

DROGAS IMUNOSSUPRESSORAS	
DROGAS	**INTERVALO**
Corticoides	4 semanas
Metotrexato	nenhum
Leflunomida	nenhum
Sulfassalazina	nenhum
Antimaláricos	nenhum
Antiproliferativos (azatioprina e ciclofosfamida)	3 meses
Inibidores de calcineurinas (ciclosporinas, sirolimus, tacrolimus)	3 meses para doses altas

BIOLÓGICOS UTILIZADOS EM DOENÇAS REUMATOLÓGICAS	
DROGAS	**INTERVALO**
Infliximabe	45 dias
Etanercepte	25 dias
Golimumabe	70 dias
Certolizumabe	70 dias
Abatacept	70 dias
Belimumabe	105 dias
Ustequinumabe	105 dias
Canaquinumabe	105 dias
Tocilizumabe	65 dias
Ritoximabe	6 meses

Vacinas atenuadas são contraindicadas na vigência de imunodepressão.

Índice Remissivo

D

E

G

H

I

Q

R

U

V

W

X

Y

Z